BASES DA

FISIOTERAPIA RESPIRATÓRIA

TERAPIA INTENSIVA E REABILITAÇÃO

BASES DA FISIOTERAPIA RESPIRATÓRIA

TERAPIA INTENSIVA E REABILITAÇÃO

Maria da Glória Rodrigues Machado

Fisioterapeuta. Especialista em Fisioterapia Respiratória pela Associação Brasileira de Fisioterapia Cardiorrespiratória e Fisioterapia em Terapia Intensiva (ASSOBRAFIR) e pelo Conselho Federal de Fisioterapia e Terapia Ocupacional (COFFITO). Especialista em Kinesiologia Cardiorrespiratória pelo Sanatorio Güemes (Buenos Aires, Argentina). Pós-Doutorado, Doutorado e Mestrado em Fisiologia e Farmacologia pela Universidade Federal de Minas Gerais (UFMG). Pós-Doutorado pelo Anesthesia Center for Critical Care Research, Massachusetts General Hospital, Harvard Medical School (EUA). Professora adjunta e Pesquisadora do Programa de Pós-Graduação em Ciências da Saúde da Faculdade Ciências Médicas de Minas Gerais (FCM-MG).

2ª edição

gen | GUANABARA KOOGAN

- A autora deste livro e a editora empenharam seus melhores esforços para assegurar que as informações e os procedimentos apresentados no texto estejam em acordo com os padrões aceitos à época da publicação, *e todos os dados foram atualizados pela autora até a data da entrega dos originais à editora*. Entretanto, tendo em conta a evolução das ciências, as atualizações legislativas, as mudanças regulamentares governamentais e o constante fluxo de novas informações sobre os temas que constam do livro, recomendamos enfaticamente que os leitores consultem sempre outras fontes fidedignas, de modo a se certificarem de que as informações contidas no texto estão corretas e de que não houve alterações nas recomendações ou na legislação regulamentadora.

- A autora e a editora se empenharam para citar adequadamente e dar o devido crédito a todos os detentores de direitos autorais de qualquer material utilizado neste livro, dispondo-se a possíveis acertos posteriores caso, inadvertida e involuntariamente, a identificação de algum deles tenha sido omitida.

- **Atendimento ao cliente: (11) 5080-0751 | faleconosco@grupogen.com.br**

- Travessa do Ouvidor, 11
  Rio de Janeiro – RJ – CEP 20040-040
  www.grupogen.com.br

- Capa: Bruno Sales

- Editoração eletrônica: Le1 Studio Design

- Ficha catalográfica

M132b
2. ed.

Rodrigues Machado, Maria da Glória
Bases da fisioterapia respiratória : terapia intensiva e reabilitação / Maria da Glória Rodrigues Machado. - 2. ed. - [Reimpr.]. - Rio de Janeiro : Guanabara Koogan, 2022.
556 p. : il. ; 28 cm.

Inclui bibliografia
ISBN 978-85-277-3288-8

1. Fisioterapia. 2. Pneumologia. 3. Aparelho respiratório - Doenças. I. Título.

17-46197 CDD: 615.82
CDU: 615.8

A todos os fisioterapeutas comprometidos com o crescimento da profissão e com uma assistência qualificada para os pacientes, pautada na ética e na humanização.
Em especial, à Professora Hilda Angélica Iturriaga Jimenez, com quem tive a honra de iniciar na Fisioterapia Respiratória.

Ao meu marido, Professor Antonio Vieira Machado, admirador e incentivador da minha profissão.

Colaboradores

Ada Clarice Gastaldi

Fisioterapeuta. Especialista em Fisioterapia Cardiorrespiratória, pelo Instituto do Coração (InCor) do Hospital das Clínicas da Faculdade de Medicina da Universidade de São Paulo (HC-FMUSP), e em Fisioterapia Respiratória, pela Universidade Federal de São Paulo (Unifesp) e pela Associação Brasileira de Fisioterapia Cardiorrespiratória e Fisioterapia em Terapia Intensiva (ASSOBRAFIR). Mestre e Doutora em Reabilitação pela Unifesp. Professora-associada da Faculdade de Medicina de Ribeirão Preto da Universidade de São Paulo (FMRPUSP).

Alessandra Choqueta de Toledo Arruda

Fisioterapeuta. Especialista em Fisioterapia Respiratória pela Universidade Estadual de Campinas (Unicamp). Mestre em Fisiopatologia Experimental e Doutora em Ciências Médicas pela Faculdade de Medicina da Universidade de São Paulo (FMUSP). Pós-Doutorado pela Universidade Federal Fluminense (UFF) e pela USP. Professora do Programa de Pós-Graduação em Ciências Cardiovasculares e Ciências Biomédicas da UFF.

Aline Cândida Bastos

Fisioterapeuta. Especialista em Fisioterapia Neurológica, pela Universidade Federal de Minas Gerais (UFMG), e Fisioterapia Respiratória com Prática Hospitalar, pela Faculdade Ciências Médicas de Minas Gerais (FCM-MG).

Ana Paula Ferreira Rocha de Carvalho

Fonoaudióloga. Especialista em Disfagia, pelo Hospital A.C.Camargo e pelo Conselho Federal de Fonoaudiologia (CFFa), e em Audiologia, pela Faculdade de Estudos Administrativos de Minas Gerais (FEAD). Fonoaudióloga do Hospital Felício Rocho.

Anne Marise Koenig

Terapeuta ocupacional. Especialista em Gerontologia Social pela Universidade de São Paulo (USP). Mestre em Reabilitação pela Universidade Federal de São Paulo (Unifesp). Professora-assistente da Universidade Federal do Triângulo Mineiro (UFTM).

Antonio Vieira Machado

Médico. Especialista em Ginecologia e Obstetrícia pelo Instituto de Ensino e Pesquisa da Santa Casa BH. Mestre em Ginecologia e Obstetrícia pela Universidade Federal de Minas Gerais (UFMG). Professor adjunto da Faculdade Ciências Médicas de Minas Gerais (FCM-MG). Médico-assistente do Departamento de Ginecologia e Obstetrícia da Santa Casa BH. Coordenador Geral da Pós-Graduação da FCM-MG.

Armèle Dornelas de Andrade

Fisioterapeuta. Doutora em Pneumoalergologia pela Universidade Aix Marseille (França). Pós-Doutorado pela Universidade de British Columbia (Canadá). Professora Titular da Universidade Federal de Pernambuco (UFPE).

Betânia Luiza Alexandre

Fisioterapeuta. Especialista em Fisioterapia em Terapia Intensiva, pela Associação Brasileira de Fisioterapia Cardiorrespiratória e Fisioterapia em Terapia Intensiva (ASSOBRAFIR); em Fisioterapia Cardiopulmonar, pela Faculdade Ciências Médicas de Minas Gerais (FCM-MG); em EMG-Biofeedback, pela Universidade de Miami (EUA); em Fisioterapia em Membro Superior e Cirurgia de Mão, pela Faculdade de Medicina de São José do Rio Preto (Famerp). Mestre em Ciências da Saúde pela Universidade Federal de Minas Gerais (UFMG). Professora do Centro Universitário de Belo Horizonte (UniBH) e da FCM-MG. Professora convidada do curso de Especialização Hospitalar da Santa Casa BH.

Bruno Almeida Rezende

Cirurgião-dentista. Mestre e Doutor em Fisiologia e Farmacologia pela Universidade Federal de Minas Gerais (UFMG). Professor adjunto da Faculdade Ciências Médicas de Minas Gerais (FCM-MG). Professor do Programa *stricto sensu* em Ciências da Saúde da FCM-MG.

Bruno Prata Martinez

Fisioterapeuta. Especialista em Fisioterapia Respiratória e Fisioterapia em Terapia Intensiva pela Associação Brasileira de Fisioterapia Cardiorrespiratória e Fisioterapia em Terapia Intensiva (ASSOBRAFIR). Doutor em Medicina e Saúde Humana pela Escola Bahiana de Medicina e Saúde Pública (EBMSP). Professor adjunto da Universidade Federal da Bahia (UFBA). Professor auxiliar da Universidade do Estado da Bahia (UNEB).

Caio César Araújo Morais

Fisioterapeuta. Mestre em Fisioterapia pela Universidade Federal de Pernambuco (UFPE).

Carlos Henrique Xavier

Fisioterapeuta. Mestre e Doutor em Fisiologia e Farmacologia pela Universidade Federal de Minas Gerais (UFMG). Professor adjunto da Universidade Federal de Goiás (UFG).

Christiano Altamiro Coli Nogueira

Médico. Especialista em Clínica Médica e Terapia Intensiva pela Associação de Medicina Intensiva Brasileira (AMIB).

Cíntia Lourenço Santos

Médica. Especialista em Farmacologia pela Universidade Federal de Lavras (UFLA). Mestre em Produção pela Universidade Estadual do Norte Fluminense Darcy Ribeiro (UENF). Doutora em Ciências pela Universidade Federal do Rio de Janeiro (UFRJ). Pós-Doutorado Laboratório de Investigação Pulmonar e de Cirurgia Experimental da UFRJ. Pesquisadora colaboradora do Laboratório de Investigação Pulmonar do Instituto de Biofísica Carlos Chagas Filho da UFRJ.

Cláudia Marotta Neves Alves

Nutricionista. Especialista em Nutrição Clínica pelo Centro Universitário São Camilo. Mestre em Ciências da Saúde pela Faculdade Ciências Médicas de Minas Gerais (FCM-MG).

Cristina S. Matushita

Médica. Especialista em Medicina Nuclear pelo Colégio Brasileiro de Radiologia (CBR) e pela Associação Médica Brasileira (AMB).

Cristino Carneiro Oliveira

Fisioterapeuta. Especialista em Fisioterapia Respiratória pela Universidade Federal de São Paulo (Unifesp). Mestre em Ciências Médicas pela Unifesp. Doutor em Fisioterapia pela Universidade de Melbourne (Austrália). Professor adjunto da Universidade Federal de Juiz de Fora (UFJF).

Cynthia dos Santos Samary

Fisioterapeuta. Mestre e Doutora em Fisiologia pelo Instituto de Biofísica Carlos Chagas Filho da Universidade Federal do Rio de Janeiro (UFRJ). Pesquisadora do Laboratório de Investigação Pulmonar da UFRJ.

Daniel da Cunha Ribeiro

Fisioterapeuta. Especialista em Fisioterapia em Terapia Intensiva de Adulto pela Associação Brasileira de Fisioterapia Cardiorrespiratória e Fisioterapia em Terapia Intensiva (ASSOBRAFIR). Professor do Centro Universitário Newton Paiva.

Daniel Mendes Pinto

Médico. Especialista em Cirurgia Vascular pela Sociedade Brasileira de Angiologia e Cirurgia Vascular (SBACV). Mestre em Ciências da Saúde pela Faculdade Ciências Médicas de Minas Gerais (FCM-MG). Professor da FCM-MG.

Eduardo Machado Rossi Monteiro

Médico. Especialista em Otorrinolaringologia pelo Hospital Felício Rocho (Belo Horizonte, MG).

Erica Albanez Giovanetti

Fisioterapeuta. Especialista em Fisioterapia Respiratória, pela Universidade Federal de São Paulo (Unifesp), e Fisioterapia em Terapia Intensiva, pelo Conselho Federal de Fisioterapia e Terapia Ocupacional (COFFITO).

Erica Aranha Suzumura

Fisioterapeuta. Especialista em Fisioterapia Cardiovascular Funcional, pelo Instituto Dante Pazzanese de Cardiologia, e Avaliação de Tecnologias em Saúde, pela Universidade Federal do Rio Grande do Sul (UFRGS). Mestre em Epidemiologia pela Faculdade de Medicina da Universidade de São Paulo (FMUSP). Pesquisadora Sênior do Instituto de Pesquisa do Hospital do Coração de São Paulo (HCor).

Fabio Pitta

Fisioterapeuta. Especialista em Fisioterapia Respiratória pela Universidade Federal de São Paulo (Unifesp). Doutor em Rehabilitation Sciences pela Katholieke Universiteit Leuven (Bélgica). Professor adjunto da Universidade Estadual de Londrina (UEL).

Flávia Baggio Nerbass

Fisioterapeuta. Especialista em Fisioterapia Cardiorrespiratória pelo Instituto do Coração (InCor) do Hospital das Clínicas da Faculdade de Medicina da Universidade de São Paulo (HC-FMUSP). Doutora em Ciências da Saúde pela FMUSP.

Flavia Cardoso Schaper Magalhães

Fisioterapeuta. Especialista em Fisioterapia Cardiorrespiratória pela Universidade Federal de Minas Gerais (UFMG). Mestre em Ciências da Saúde pela Faculdade Ciências Médicas de Minas Gerais (FCM-MG). Professora-assistente da Faculdade Pitágoras.

Gisele do Carmo Leite Machado Diniz

Fisioterapeuta. Especialista em Fisioterapia em Geriatria e Gerontologia pela Universidade Federal de Minas Gerais (UFMG). Mestre em Ciências da Saúde pelo Instituto de Previdência dos Servidores do Estado de Minas Gerais (IPSEMG). Professora da Pontifícia Universidade Católica de Minas Gerais (PUC Minas).

Giselle Santos Magalhães

Fisioterapeuta. Doutora em Fisiologia pela Universidade Federal de Minas Gerais (UFMG). Pós-Doutorado em Fisiologia e Farmacologia, pela UFMG, e em Ciências da Saúde, pela Faculdade Ciências Médicas de Minas Gerais (FCM-MG).

Graciane Laender Moreira

Fisioterapeuta. Especialista em Fisioterapia, pela Universidade Estadual Paulista (Unesp), e em Fisioterapia Cardiorrespiratória, pela Faculdade de Medicina de São José do Rio Preto (Famerp). Mestre em Fisioterapia pela Unesp. Doutora em Medicina Translacional pela Universidade Federal de São Paulo (Unifesp).

Grazielle Caroline da Silva

Fisioterapeuta. Especialista em Fisioterapia Respiratória pela Faculdade Ciências Médicas de Minas Gerais (FCM-MG). Mestre e Doutora em Fisiologia e Farmacologia pela Universidade Federal de Minas Gerais (UFMG). Professora Titular Supervisora de Estágio Hospitalar do Centro Universitário de Lavras (Unilavras).

Helder Cassiano Gonçalves Mota

Fisioterapeuta. Especialista em Reabilitação Cardiopulmonar pela Pontifícia Universidade Católica de Minas Gerais (PUC Minas). Especialista em Terapia Intensiva Neonatal e Pediátrica pelo Conselho Federal de Fisioterapia e Terapia Ocupacional (COOFITO). Coordenador do setor de Fisioterapia Pediátrica do Hospital Municipal Odilon Behrens (Belo Horizonte, MG).

Hilda Angélica Iturriaga Jimenez

Fisioterapeuta. Especialista em Fisioterapia Respiratória pela Universidade Católica do Chile. Mestre em Reabilitação pela Queen's University (Canadá). Professora adjunta da Universidade Federal de Minas Gerais (UFMG).

Hugo Pereira Goretti

Fisioterapeuta. Especialista em Fisioterapia Aplicada a Neonatologia e Pediatria pela Fundação Educacional Lucas Machado (FELUMA). Professor da Faculdade Pitágoras (MG).

Isabela M. B. Sclauser Pessoa

Fisioterapeuta. Especialista em Reabilitação Cardiopulmonar, pela Pontifícia Universidade Católica de Minas Gerais (PUC Minas), e em Terapia Intensiva em Neonatologia e Pediatria, pela Associação Brasileira de Fisioterapia Cardiorrespiratória e Fisioterapia em Terapia Intensiva (ASSOBRAFIR). Mestre em Fisioterapia pela Universidade Metodista de Piracicaba (UNIMEP). Doutora em Ciências da Reabilitação pela Universidade Federal de Minas Gerais (UFMG). Professora da PUC Minas.

James B. Fink

PhD, RRT, FAARC, FCCP. Adjunct Professor at Georgia State University (USA). Adjunct Faculty at Rush University Medical Center.

João Paulo Kawaoka Matushita

Médico radiologista. Especialista em Radiologia e Diagnóstico por Imagem pela Pontifícia Universidade Católica do Rio de Janeiro (PUC-Rio). Mestre e Doutor em Radiologia e Diagnóstico por Imagem pela Faculdade de Medicina da Universidade Federal do Rio de Janeiro (UFRJ). Professor Titular da Faculdade de Medicina da Universidade Federal de Minas Gerais (UFMG).

João Paulo Kawaoka Matushita Junior

Médico. Especialista em Ressonância Magnética, pela Clínica Multi-Imagem Ipanema, e em Radiologia e Diagnóstico por Imagem em Oncologia, pelo Hospital A.C.Camargo. Mestre em Radiologia e Diagnóstico por Imagem pela Universidade Federal do Rio de Janeiro (UFRJ). Médico titular do Departamento de Radiologia Intervencionista do Hospital A.C.Camargo.

Jocimar Avelar Martins

Fisioterapeuta. Especialista em Fisioterapia Respiratória, pela Universidade Federal de Minas Gerais (UFMG), e em Fisioterapia em Terapia Intensiva, pela Associação Brasileira de Fisioterapia Cardiorrespiratória e Fisioterapia em Terapia Intensiva (ASSOBRAFIR) e pelo Conselho Federal de Fisioterapia e Terapia Ocupacional (COFFITO). Mestre em Ciências da Reabilitação pela UFMG. Diretora Financeira Geral da ASSOBRAFIR (2017-2020). Coordenadora do Curso de Fisioterapia da Faculdade Dinâmica.

Jorge Bonassa

Engenheiro mecânico. Doutor em Ciências Médicas e Biológicas pela Universidade Federal de São Paulo (Unifesp).

José Carlos Serufo

Médico. Especialista em Terapia Intensiva, pelo Hospital Santa Mônica (HSM), e Patologia Clínica, pela Associação Médica Brasileira (AMB). Doutor em Infectologia e Medicina Tropical pela Universidade Federal de Minas Gerais (UFMG). Professor adjunto da UFMG.

José Felippe Pinho da Silva

Fisioterapeuta. Especialista em Fisioterapia Respiratória e Terapia Intensiva pelo Centro Universitário de Belo Horizonte (UniBH). Mestre e Doutor em Fisiologia e Farmacologia pela Universidade Federal de Minas Gerais (UFMG). Pós-Doutorado em Bioquímica e Imunologia, pela UFMG, e em Ciências da Saúde, pela Faculdade Ciências Médicas de Minas Gerais (FCM-MG). Professor adjunto da FCM-MG e do Centro Universitário Newton Paiva. Professor do Programa *stricto sensu* em Ciências da Saúde da FCM-MG.

José R. Jardim

Médico. Especialista em Pneumologia pela Escola Paulista de Medicina da Universidade Federal de São Paulo (EPM-Unifesp). Doutor em Pneumologia pela EPM-Unifesp. Professor Sênior da EPM-Unifesp.

Julieta S. Matushita

Médica radiologista. Residência em Diagnóstico por Imagem na Santa Casa de Misericórdia do Rio de Janeiro. Especialista em Radiologia e Diagnóstico por Imagem pelo Colégio Brasileiro de Radiologia (CBR) e pela Associação Médica Brasileira (AMB). Diretora Administrativa e Clínica do CDI Dr. Matsushita Ltda.

Karina Couto Furlanetto

Fisioterapeuta. Especialista em Fisioterapia Respiratória pela Associação Brasileira de Fisioterapia Cardiorrespiratória e Fisioterapia em Terapia Intensiva (ASSOBRAFIR). Residência em Fisioterapia Pulmonar na Universidade Estadual de Londrina (UEL). Mestre e Doutora em Ciências da Reabilitação pelas UEL e Universidade Norte do Paraná (Unopar). Professora Titular do Programa *stricto sensu* em Ciências da Reabilitação da UEL-Unopar e do curso de Graduação em Fisioterapia da Unopar.

Leila Donária

Fisioterapeuta. Residência em Fisioterapia Pulmonar na Universidade Estadual de Londrina (UEL). Especialista em Ciências Fisiológicas pela UEL. Mestre em Ciências da Reabilitação pela UEL. Professora Titular da Faculdade Pitágoras.

Leny Vieira Cavalheiro

Fisioterapeuta. Especialista em Fisioterapia Respiratória, pela Escola Paulista de Medicina da Universidade Federal de São Paulo (EPM-Unifesp), e em Fisioterapia em Terapia Intensiva de Adulto, pela Associação Brasileira de Fisioterapia Cardiorrespiratória e Fisioterapia em Terapia Intensiva (ASSOBRAFIR). Mestre em Reabilitação Pulmonar pela EPM-Unifesp.

Leonardo Silva Augusto

Fisioterapeuta. Especialista em Fisioterapia Respiratória pelo Centro Universitário de Belo Horizonte (UniBH). Mestre em Ciências da Saúde pela Faculdade Ciências Médicas de Minas Gerais (FCM-MG). Professor-assistente do Centro Universitário Una, da Faculdade Pitágoras e da FCM-MG.

Letícia Braga Ribeiro Zocrato

Fisioterapeuta. Especialista em Fisioterapia Respiratória pela Universidade Federal de Minas Gerais (UFMG). Mestre em Fisiologia e Farmacologia pela UFMG.

Louise Helena Rodrigues Gonçalves

Fisioterapeuta. Especialista em Clínica Médica pela Universidade Federal de São Paulo (Unifesp) e Reabilitação Cardiovascular, pelo Hospital Israelita Albert Einstein (HIAE).

Luana Souto Barros

Fisioterapeuta. Especialista em Fisioterapia Respiratória pela Universidade Federal de Minas Gerais (UFMG). Mestre em Engenharia Mecânica pela UFMG. Doutora em Segurança e Saúde Ocupacionais pela Faculdade de Engenharia da Universidade do Porto (FEUP).

Luciana de Carvalho Lopes Orlandi

Fisioterapeuta. Especialista em Fisioterapia Cardiopulmonar pela Faculdade Ciências Médicas de Minas Gerais (FCM-MG). Mestre em Ciências da Saúde pelo Instituto de Previdência dos Servidores do Estado de Minas Gerais (IPSE-MG). Professora-assistente da FCM-MG.

Luciano dos Santos Aggum Capettini

Cirurgião-dentista. Mestre e Doutor em Fisiologia e Farmacologia pela Universidade Federal de Minas Gerais (UFMG). Pós-Doutorado em Biotecnologia pela École Polytechnique Fédérale de Lausanne (Suíça). Professor adjunto do Instituto de Ciências Biológicas da UFMG.

Lucimara Vidal

Enfermeira. Mestre em Infectologia e Medicina Tropical pela Universidade Federal de Minas Gerais (UFMG).

Luiz Lobato

Médico. Especialista em Coloproctologia pelo Cleveland Clinic (EUA). Mestre e Doutor em Ciências Médicas pela Universidade de Brasília (UnB). Professor adjunto da Universidade Federal de Minas Gerais (UFMG).

Mahara Proença

Fisioterapeuta. Especialista em Fisioterapia Intensiva Neonatal e Pediátrica pelo Instituto de Formação e Prestação de Serviço em Saúde NSG. Mestre em Fisioterapia pela Universidade Estadual Paulista (Unesp). Doutora em Ciências da Saúde pela Universidade Estadual de Londrina (UEL). Professora colaboradora da Universidade Estadual do Norte do Paraná (UENP).

Marcelle Xavier Custódio

Fisioterapeuta. Especialista em Fisioterapia Cardiovascular e Vascular Periférica pelo Centro Universitário de Belo Horizonte (UniBH).

Marcelo Gama de Abreu

Médico e engenheiro biomédico. Especialista em Anestesiologia e Terapia Intensiva. Mestre em Engenharia Biomédica pelo Instituto Alberto Luiz Coimbra de Pós-Graduação e Pesquisa de Engenharia da Universidade Federal do Rio de Janeiro (Coppe/UFRJ). Doutor em Medicina pela Universidade de Heidelberg (Alemanha). Professor Titular da Universidade de Tecnologia de Dresden (Alemanha).

Marcelo Velloso

Fisioterapeuta. Especialista em Fisioterapia em Terapia Intensiva pela Universidade de São Paulo (USP). Mestre em Reabilitação e Doutor em Ciências pela Universidade Federal de São Paulo (Unifesp). Pós-Doutorado em Fisioterapia pela Universidade de Sydney (Austrália). Professor-associado da Universidade Federal de Minas Gerais (UFMG).

Marcio A. de Oliveira

Fisioterapeuta. Especialista em Fisioterapia Respiratória pela Universidade Federal de São Paulo (Unifesp). Mestre em Ciências pela Unifesp. Fisioterapeuta Sênior da Unidade de Pronto Atendimento da Sociedade Beneficente Israelita Brasileira Hospital Albert Einstein.

Maria de Fátima Lobato Vilaça

Médica. Especialista em Ginecologia e Obstetrícia, pela Federação Brasileira de Ginecologia e Obstetrícia (Febrasgo), e em Ultrassonografia, pelo Colégio Brasileiro de Radiologia (CBR) e pela Febrasgo.

Maria José Campagnole-Santos

Biomédica. Doutora em Fisiologia pela Faculdade de Medicina de Ribeirão Preto da Universidade de São Paulo (FMRP-USP). Professora Titular do Instituto de Ciências Biológicas da Universidade Federal de Minas Gerais (UFMG).

Natalice Sousa de Oliveira

Cirurgiã-dentista. Especialista em Ortopedia Funcional dos Maxilares e Ortodontia pela Associação Brasileira de Odontologia (ABO-MG). Mestre em Ciências da Saúde pela Universidade Federal de Minas Gerais (UFMG).

Nidia A. Hernandes

Fisioterapeuta. Especialista em Fisioterapia Cardiorrespiratória pelo Instituto do Coração (InCor) do Hospital das Clínicas da Faculdade de Medicina da Universidade de São Paulo (HC-FMUSP). Mestre em Fisioterapia pela Universidade Estadual Paulista (Unesp).

Paolo Pelosi

Médico. Department of Surgical Sciences and Integrated Diagnostics, San Martino Policlinico Hospital, IRCCS for Oncology, University of Genoa (Italy).

Patrícia Érika de Melo Marinho

Fisioterapeuta. Doutora em Ciências da Saúde pela Universidade Federal do Rio Grande do Norte (UFRN). Professora-associada da Universidade Federal de Pernambuco (UFPE).

Patricia Rieken Macêdo Rocco

Médica. Mestre e Doutora em Fisiologia pelo Instituto de Biofísica Carlos Chagas Filho da Universidade Federal do Rio de Janeiro (UFRJ). Professora Titular da UFRJ.

Pedro Leme Silva

Fisioterapeuta. Mestre e Doutor em Fisiologia pela Universidade Federal do Rio de Janeiro (UFRJ). Professor adjunto do Instituto de Biofísica Carlos Chagas Filho da UFRJ.

Rafael Mesquita

Fisioterapeuta. Especialista Fisioterapia Pulmonar pela Universidade Estadual de Londrina (UEL). Mestre em Ciências da Reabilitação pela Universidade Norte do Paraná (Unopar) e pela UEL. Doutor em Medicina Respiratória pela Universidade de Maastricht (Holanda). Professor adjunto da Faculdade Ateneu e professor substituto da Faculdade de Medicina da Universidade Federal do Ceará (UFC).

Rik Gosselink

Fisioterapeuta. Professor of Rehabilitation Sciences, Faculty of Kinesiology and Rehabilitation Sciences, Katholieke Universiteit Leuven, Division of Respiratory Rehabilitation, University Hospital Gasthuisberg, Leuven Belgium.

Rosária Dias Aires

Fisioterapeuta. Especialista em Fisioterapia Respiratória e Terapia Intensiva de Adulto pelo Centro Universitário de Belo Horizonte (UniBH). Mestre e Doutora em Fisiologia Cardiovascular pela Universidade Federal de Minas Gerais (UFMG). Professora da Faculdade Sete Lagoas (FACSETE).

Shirley Lima Campos

Fisioterapeuta. Especialista em Reabilitação Cardíaca pela Faculdade Ciências Médicas de Minas Gerais (FCM-MG). Residência em Fisioterapia Respiratória no Hospital Prontocor (MG). Mestre e Doutora em Engenharia Mecânica pela Universidade Federal de Minas Gerais (UFMG). Professora adjunta da Universidade Federal de Pernambuco (UFPE).

Simone Nascimento Santos Ribeiro

Fisioterapeuta. Especialista em Fisioterapia Respiratória pela Universidade Federal de Minas Gerais (UFMG). Mestre e Doutora em Saúde da Criança e do Adolescente pela UFMG. Professora colaboradora da Faculdade Ciências Médicas de Minas Gerais (FCM-MG) e do Hospital Sofia Feldman (Belo Horizonte, MG).

Solange Gelmini Araújo

Fisioterapeuta. Especialista em Fisioterapia Cardiopulmonar pela Faculdade Ciências Médicas de Minas Gerais (FCM-MG).

Solange Ribeiro

Fisioterapeuta. Especialista em Terapia Intensiva Adulta e Fisioterapia Respiratória pela Associação Brasileira de Fisioterapia Cardiorrespiratória e Fisioterapia em Terapia Intensiva (ASSOBRAFIR) e pelo Conselho Federal de Fisioterapia e Terapia Ocupacional (COFFITO). Especialista em Fisioterapia Respiratória pela Universidade Federal de São Paulo (Unifesp). Mestre em Fisioterapia pelo Centro Universitário do Triângulo (Unitri).

Valdecir Castor Galindo Filho

Fisioterapeuta. Especialista em Fisioterapia Cardiorrespiratória pela Universidade Federal de Pernambuco (UFPE). Mestre em Ciências da Saúde pela UFPE. Doutor em Ciências da Saúde pela Universidade Federal do Rio Grande do Norte (UFRN). Professor do Centro Universitário Estácio do Recife, da Faculdade Redentor e da UFPE.

Vanessa Alves Guimarães Borges

Médica. Especialista em Cardiologia Pediátrica e Pós-Operatório de Cirurgia Cardíaca Pediátrica pelo Instituto do Coração (InCor) do Hospital das Clínicas da Faculdade de Medicina da Universidade de São Paulo (HC-FMUSP).

Vanessa Pereira de Lima

Fisioterapeuta. Especialista em Fisioterapia Respiratória, pela Universidade Federal de São Paulo (Unifesp), e em Administração Hospitalar, pelo Centro Universitário São Camilo. Mestre em Ciências da Saúde pela Unifesp. Doutora em Ciências da Reabilitação pela Universidade Federal de Minas Gerais (UFMG). Professora adjunta da Universidade Federal dos Vales do Jequitinhonha e Mucuri (UFVJM).

Vanessa Suziane Probst

Fisioterapeuta. Especialista em Fisioterapia Pulmonar pela Universidade Estadual de Londrina (UEL). Mestre em Fisioterapia e Doutora em Fisioterapia e Ciências da Reabilitação pela Katholieke Universiteit Leuven (Bélgica). Professora adjunta da UEL.

Walter Araujo Zin

Médico. Doutorado em Biofísica pelo Instituto de Biofísica Carlos Chagas Filho da Universidade Federal do Rio de Janeiro (UFRJ). Professor Titular da UFRJ.

Apresentação à 1ª edição

Este livro nasceu de um sonho ousado, um projeto de vida, e, com muito trabalho, esforço e dedicação, materializou-se. Reflete minha experiência profissional nesses quase 30 anos de atuação em Fisioterapia Respiratória, junto às clínicas médica e cirúrgica, à terapia intensiva e à docência.

A Medicina, sobretudo a terapia intensiva, experimentou nos últimos anos um extraordinário avanço tecnológico e em seus conceitos e abordagens ao paciente crítico. Nesse contexto, a Fisioterapia Respiratória era pouco ou nada conhecida e, gradativamente, tornou-se imperiosa sua participação na assistência ao paciente. A inserção do Fisioterapeuta Respiratório em terapia intensiva foi um grande desafio e aprendizado.

Esta obra é fruto dessa trajetória. Não tive a pretensão de fornecer conhecimentos definitivos e completos, mas sim de transmitir conhecimentos já consagrados, gerar discussão e novas ideias e, sobretudo, incentivar os leitores a buscar sustentação científica para suas ações. Na sua organização, procurei fazer uma integração entre as disciplinas básicas – Anatomia, Fisiologia e Patologia – e a clínica, possibilitando uma melhor atuação do profissional.

O livro é dividido, basicamente, em três partes. A primeira delas consagra-se à abordagem científica dos principais recursos e técnicas em Fisioterapia Respiratória. A segunda faz uma abordagem geral do conteúdo relacionado à terapia intensiva, com enfoque no atendimento do paciente crítico e no pré e pós-operatório de cirurgias cardíacas, torácicas e neurológicas. E, finalmente, a terceira trata da reabilitação cardiorrespiratória do ponto de vista fisioterápico. Atendendo às necessidades do momento e ao caráter multidisciplinar da profissão, foram incluídos temas relevantes envolvendo profissionais de diversas áreas.

O conteúdo, apresentado de forma didática e abrangente, marca o compromisso deste livro de sistematizar os conceitos e as condutas em Fisioterapia Respiratória. A extensa ilustração apresentada, principalmente relativa aos exames complementares em Pneumologia, reflete o meu interesse nessa área e caracteriza a importância desse conteúdo para a formação profissional, bem como facilita a aprendizagem do leitor. Destina-se aos fisioterapeutas respiratórios e a todos os profissionais da área da saúde envolvidos na atenção aos pacientes em terapia intensiva e em processo de reabilitação. Contempla também os estudantes de graduação, pelos tópicos básicos, e os de pós-graduação, por colocá-los em contato com os novos recursos terapêuticos aliados aos mais modernos conhecimentos da área.

Este livro me remete ao fisioterapeuta José Liberato da Silva Júnior, ex-chefe da Clínica de Reabilitação Cardíaca – Procor, com quem tive o prazer de iniciar minhas atividades, e a dois mestres da Fisioterapia Respiratória com quem pude iniciar e compartilhar essa caminhada: a Professora Hilda Angélica Iturriaga Jimenez, pioneira da Fisioterapia Respiratória em nosso Estado, e o Professor Carlos Alberto Caetano Azeredo (*in memoriam*), o maior difusor dessa profissão pelo Brasil afora. Para a implantação do serviço de Fisioterapia Respiratória no Hospital Prontocor, recebi o apoio do Corpo Clínico do referido Hospital, principalmente do Dr. Rubens Nassar Darwich e da equipe do Centro de Tratamento Intensivo, chefiada pelo Dr. Francisco Rezende Silveira. Sou muito grata também àqueles que, no anonimato, contribuíram para minha formação.

Meus agradecimentos e minha sincera gratidão a todos os professores e colaboradores, muitos deles meus ex-residentes, que contribuíram com envolvimento, dedicação, competência e eficácia na elaboração desta obra. Além da atuação na prática clínica, muitos profissionais apresentam experiência de docência na área em que foram convidados para prestar sua colaboração.

À Editora Guanabara Koogan, minha gratidão pela confiança, qualidade técnica e rigor editorial, especialmente aos senhores Jackson Alves de Oliveira e Sérgio Pinto.

As ilustrações foram cuidadosamente preparadas pelos excelentes profissionais Cláudia Lambert, Ricardo Ferreira de Jesus e Sheila Márcia de Oliveira Reis. A todos, minha admiração e sinceros agradecimentos.

Agradeço em particular ao meu esposo, Antonio Vieira Machado, por sua tolerância, apoio e opiniões oportunas.

Espero que este livro seja útil para acadêmicos e profissionais da área da saúde, e que a contribuição que ele possa trazer seja revertida em benefício do nosso maior objetivo: o paciente.

Maria da Glória Rodrigues Machado

Apresentação à 2ª edição

Nas últimas décadas, a Fisioterapia revelou grandes resultados da pesquisa básica e clínica, contribuindo de maneira importante para a fundamentação da atuação do fisioterapeuta. *Bases da Fisioterapia Respiratória | Terapia Intensiva e Reabilitação,* mantém, nesta 2ª edição, o objetivo desafiador de fornecer conteúdo integrado de conceitos básicos e prática clínica, apresentar uma revisão precisa sobre fisiopatologia, métodos diagnósticos e terapia em diversas entidades clínicas e cirúrgicas, bem como delinear as perspectivas na área de fisioterapia respiratória. Esta edição, atualizada e ampliada, só foi possível devido à sua grande aceitação na comunidade acadêmica.

O livro é composto de seis partes. A primeira aborda os aspectos anatomofuncionais e as principais técnicas de avaliação dos músculos respiratórios, os quais se apresentam alterados em várias doenças respiratórias. A segunda parte apresenta abordagem teórica e prática dos diferentes recursos, técnicas e procedimentos utilizados em fisioterapia respiratória. A terceira é dedicada à assistência ao paciente crítico, clínico ou cirúrgico, e a quarta abrange a fisiopatologia, os métodos diagnósticos e a reabilitação de pacientes com doença pulmonar obstrutiva crônica (DPOC), cuja alta prevalência na população brasileira e mundial faz dela um tema substancial. A quinta parte é dedicada à fisioterapia cardiovascular, com abordagem aos novos rumos da ventilação não invasiva em cardiologia e a fisiopatologia, os métodos diagnósticos e o tratamento da doença venosa crônica e da doença arterial obstrutiva periférica (DAOP). Por último, é apresentado o envolvimento do estresse oxidativo na fisiopatologia das principais doenças respiratórias, bem como os aspectos moleculares da ação dos fármacos. Esse conteúdo oferece uma visão atualizada da fisioterapia respiratória em seus diferentes campos de atuação, além de uma perspectiva sobre os rumos da especialidade.

Agradeço à Editora Guanabara Koogan, selo integrante do GEN | Grupo Editorial Nacional, e em especial a Dirce Laplaca Viana, Marcelo Nardeli, Tamiris Prystaj e Christina Louise Noren, pela confiança e pelo comprometimento em todas as etapas para a publicação desta obra.

Agradeço também à minha família, por entender que meus longos períodos de ausência foram dedicados à construção do saber e a uma assistência cada vez mais digna e qualificada aos nossos pacientes.

Este livro foi escrito por várias mãos, envolvendo pesquisadores e profissionais de diversas partes do Brasil e do exterior. Agradeço imensamente a todos pelo empenho e dedicação, por não terem medido esforços para compartilhar conhecimentos, experiências e condutas, contribuindo na criação de uma base científica sólida para melhor assistência aos nossos pacientes.

Maria da Glória Rodrigues Machado

Prefácio à 1ª edição

Prezado leitor, estas palavras têm dois tempos: o primeiro reflete a alegria de ser convidada a apresentar este livro e as prováveis razões do convite; e o segundo, quando me foi apresentado o livro.

O primeiro momento nos remete ao passado, como e quando nos conhecemos. Percorrer os anos de minha participação na Fisioterapia Respiratória, em Minas Gerais, traz-me à lembrança o primeiro curso de aprimoramento, que ministrei na Faculdade Ciências Médicas de Minas Gerais (FCM-MG), na época a única instituição que formava fisioterapeutas no Estado. Foi nesse curso que conheci a Dra. Maria da Glória Rodrigues Machado, Fisioterapeuta que se dedicava aos pacientes de Reabilitação Cardíaca, mas com interesse extraordinário pela Fisioterapia Respiratória, que ainda consistia apenas em um conhecimento teórico. Foi por seu especial interesse que ela foi se transformando em colaboradora do Curso de Graduação de Fisioterapia da FCM-MG, onde iniciei meu labor docente no País. A Dra. Maria da Glória colaborou e contribuiu – e muito – para a reviravolta da visão profissional do fisioterapeuta. Na época, o fisioterapeuta não fazia o tratamento de seus pacientes; apenas indicava quais as técnicas que deveriam ser executadas pelos auxiliares, postura essa que vai contra todos os princípios da qualidade do tratamento para os pacientes. A partir de então, a Fisioterapia Respiratória, no Estado de Minas Gerais, foi ministrada por fisioterapeutas com formação para atender os pacientes com problemas respiratórios. Os primeiros hospitais que abraçaram essa conduta foram os que tinham pacientes pós-operados de cirurgia cardíaca e necessitavam do suporte de Fisioterapia Respiratória. Iniciou-se, assim, o exercício da profissão do fisioterapeuta nos Centros de Tratamento Intensivo, sendo o Hospital Vera Cruz o primeiro, sob minha responsabilidade, seguido do Hospital Prontocor, pela Dra. Maria da Glória Rodrigues Machado.

Posteriormente, agora como responsável pela disciplina de Fisioterapia Aplicada à Pneumologia, do curso de Fisioterapia da FCM-MG, a Professora Maria da Glória fez crescer o espírito competitivo com seus ensinamentos, já que contávamos com um novo curso na Universidade Federal de Minas Gerais. Essa atitude provocou um grande salto no embasamento científico que está por detrás dos recursos e das técnicas fisioterápicas hoje utilizados. Desde então, a Professora Maria da Glória tem contribuído para o progresso da Fisioterapia e difundido seus trabalhos científicos no País e no exterior.

Com seu espírito idealista e empreendedor, iniciou, em 1987, no Hospital Prontocor, a "Residência em Fisioterapia Respiratória" sob a chancela da FCM-MG, com a implantação do primeiro Curso de Especialização em Fisioterapia Respiratória. O objetivo principal dessa parceria foi aliar a prática clínica supervisionada à pesquisa científica na área de Fisioterapia e à qualificação para a docência do ensino superior. A qualificação dos profissionais e a melhoria na qualidade dos serviços fizeram com que esse programa se tornasse exemplo para outros tantos do gênero.

Este livro é mais um dos logros de sua admirável conquista profissional.

O professor olha sempre para a frente, acompanhando o êxito de seus alunos, e saboreia com prazer os avanços percorridos por eles, com asas próprias e em voos inimagináveis, que o enchem de orgulho, se nesse caminhar, em algum momento, teve participação.

Hoje, não posso estar menos emocionada diante do convite para escrever estas palavras, sinal de que o professor de outrora foi um guia e que não foi esquecido no pódio do êxito de uma carreira vertiginosa, como a da Professora Maria da Glória. Sinal, também, de que o humano está sempre presente na existência dessa ilustre profissional. Desculpem, mas estou emocionada, com os olhos transbordando lágrimas de alegria.

Vou parar por aqui, porque estou realmente muito emocionada...

Quanto ao segundo momento, refiro-me ao nascimento do livro. Vamos descrever esse fato, conforme conversa com a autora e editora do livro. Suas palavras e gestos foram de uma mãe que vai dar à luz o almejado filho: "O livro". Com entusiasmo contagiante, explicou-me ela como foi realizado esse seu sonho. Contou-me seus objetivos: levar o leitor a mergulhar em cada capítulo, desde as bases do tema aos conhecimentos mais atuais. Cada capítulo foi cuidadosamente supervisionado pela autora e primorosamente ilustrado com fotos e gráficos, de extrema beleza e clareza, que reforçam o seu conteúdo. Todos os colaboradores dos capítulos concordaram com ela em seguir o eixo central, esforçando-se para que o leitor possa vir a ter respondidas suas dúvidas a cada tema. Os capítulos podem ser lidos independentemente, de acordo com a necessidade do leitor. Tenho certeza de que ele concordará comigo quando tiver nas mãos o livro.

Para finalizar, não posso deixar de manifestar meu constrangimento pela honra deste convite, mas, principalmente, o orgulho de ser convidada a escrever estas palavras sobre um livro tão almejado e tão valioso por sua imensa contribuição na área.

Hilda Angélica Iturriaga Jimenez

Fisioterapeuta. Especialista em Fisioterapia Respiratória
pela Universidade Católica do Chile.
Mestre em Reabilitação pela Queen,s University (Canadá).
Professora adjunta da Universidade Federal de Minas Gerais (UFMG).

Prefácio à 2ª edição

É um prazer e uma honra discorrer, em poucas linhas, sobre a nova edição do livro *Bases da Fisioterapia Respiratória | Terapia Intensiva e Reabilitação*, que representou a realização de um sonho difícil, conforme declarou a autora na 1ª edição. O conteúdo mantém sua qualidade essencial, agora abordando os benefícios da incorporação tecnológica na fisioterapia respiratória e enriquecido pelo amadurecimento intelectual e curricular da Professora Maria da Glória Rodrigues Machado.

Da edição anterior para esta, a participação da nobre profissão das Ciências da Saúde – a fisioterapia – tornou-se essencial na conduta e na terapêutica de dezenas de situações e doenças clínicas e cirúrgicas, em um espectro de ação amplo e com resultados positivos que comprovam de maneira definitiva sua importância e eficácia. Nossa querida Maria da Glória, grande amiga, com seu esforço ilimitado, incorporou à sua formação, já muito rica, projetos de pesquisa de grande importância acadêmica. É evidente que, com sua competência, aliada à incorporação de novos conhecimentos e à experiência que a vida traz, Maria da Glória se tornou uma pessoa mais profunda cientificamente e doce no humanismo, na sensibilidade e na arte da docência, que pratica com maestria no ensino superior.

Mestre e professora, Maria da Glória trouxe com grandeza todo esse cabedal, a fim de enriquecer também nossa querida Fundação Educacional Lucas Machado, mantenedora da Faculdade Ciências Médicas de Minas Gerais (FCM-MG), onde se formou e na qual, desde então, deixa sua marca. Desejo enorme sucesso a esta nova edição, mais aprofundada e rica cientificamente, que persiste em sua tradicional ternura. Rogo muitos anos de vida, saúde, paz e competência científica, para continuar abrilhantando e enriquecendo o nome de nossa instituição. Você é indispensável para nós.

Com certeza, todos os profissionais que usufruírem do conteúdo desta nova edição beneficiarão inestimavelmente seus pacientes.

Um abraço afetuoso e mais sucesso, para engrandecer sua brilhante carreira.

Wagner Eduardo Ferreira
Presidente do Conselho Diretor da
Fundação Educacional Lucas Machado,
mantenedora da Faculdade de Ciências
Médicas de Minas Gerais e da Pós-Graduação
Ciências Médicas de Minas Gerais.

Sumário

Parte 1

Aspectos Anatomofuncionais e Avaliação dos Músculos Respiratórios

1 Aspectos Morfofuncionais do Sistema Respiratório | Uma Visão Comparada do Neonato, da Criança e do Adulto

Leonardo Silva Augusto • Grazielle Caroline da Silva • Maria da Glória Rodrigues Machado

INTRODUÇÃO

O desenvolvimento da Pediatria nas últimas décadas vem transformando a visão de muitos profissionais, principalmente em relação à atuação clínica. Esse avanço tem produzido conhecimentos que destacam as importantes diferenças na anatomia e na fisiologia da criança em relação ao adulto. Por conta dessas características, um estudo comparado se faz necessário para a melhor compreensão dos mecanismos fisiológicos e do desenvolvimento das principais doenças pulmonares que afetam neonatos, crianças e adultos. Tal conhecimento contribuirá de maneira significativa para uma melhor atuação de fisioterapeutas e outros profissionais da área de saúde.

EMBRIOGÊNESE DO SISTEMA RESPIRATÓRIO

As fases do desenvolvimento humano, após a concepção, podem ser divididas em dois períodos: embrionário e fetal. Durante cada um deles, o sistema respiratório se desenvolve desde uma cavidade repleta de líquido sem função específica até assumir importantes funções, como a troca gasosa, na hora do nascimento. De modo geral, o desenvolvimento e as modificações no sistema respiratório podem ser divididos em períodos embrionário e fetal.

Período embrionário

Estende-se da 3ª a 7ª semanas de gestação. O pulmão fetal humano origina-se como um divertículo ventral que surge do sulco laringotraqueal do endoderma (Figura 1.1), o qual é separado na região dorsoventral do esôfago primitivo para formar a traqueia primitiva, e lateralmente aos dois brônquios primários. O botão pulmonar primitivo, que se origina do mesoderma esplâncnico, é induzido a se ramificar originando posteriormente a árvore respiratória. Este botão pulmonar primitivo é revestido por epitélio derivado do endoderma, que se diferencia em células das vias condutoras e respiratórias. As células em torno das vias aéreas primitivas dão origem a vasos sanguíneos, músculo liso, cartilagem e outros tecidos conjuntivos do pulmão.

Período fetal

Pode ser dividido em estágios que variam de acordo com a semana de gestação.

Estágio pseudoglandular. Neste estágio, que se estende da 7ª até a 17ª semana de gestação, há rápida proliferação das vias aéreas primitivas, com a formação dos bronquíolos segmentares, além de estruturas linfáticas pulmonares, epitélio das vias aéreas principais e das células produtoras de muco, finalizando com a formação dos bronquíolos terminais e vasos pulmonares a eles associados (Figura 1.2). De acordo com Moore *et al.* (2012), este estágio recebe o nome pseudoglandular em virtude da aparência histológica do pulmão, que, na secção transversal, consiste em estruturas oculares de tipo tubular (glândulas) cercadas por aglomerados de células mesenquimais. Durante esse período, começam a se formar cartilagem em torno das vias aéreas de maior calibre e músculo liso em torno das vias aéreas e vasos sanguíneos principais.

Estágio canicular. Estende-se da 16ª semana até a 24ª semana de gestação. A luz dos brônquios e dos bronquíolos terminais torna-se maior e o tecido pulmonar fica altamente vascularizado. Inicia-se, neste estágio, a formação dos bronquíolos respiratórios e do ácino imaturo. O ácino, unidade de troca gasosa associada a um único bronquíolo terminal, é formado por ductos alveolares, sacos alveolares e alvéolos. Nesta fase, formam-se os lóbulos primitivos dos pulmões, apresentando de três a cinco brônquios terminais (como pode ser visualizado

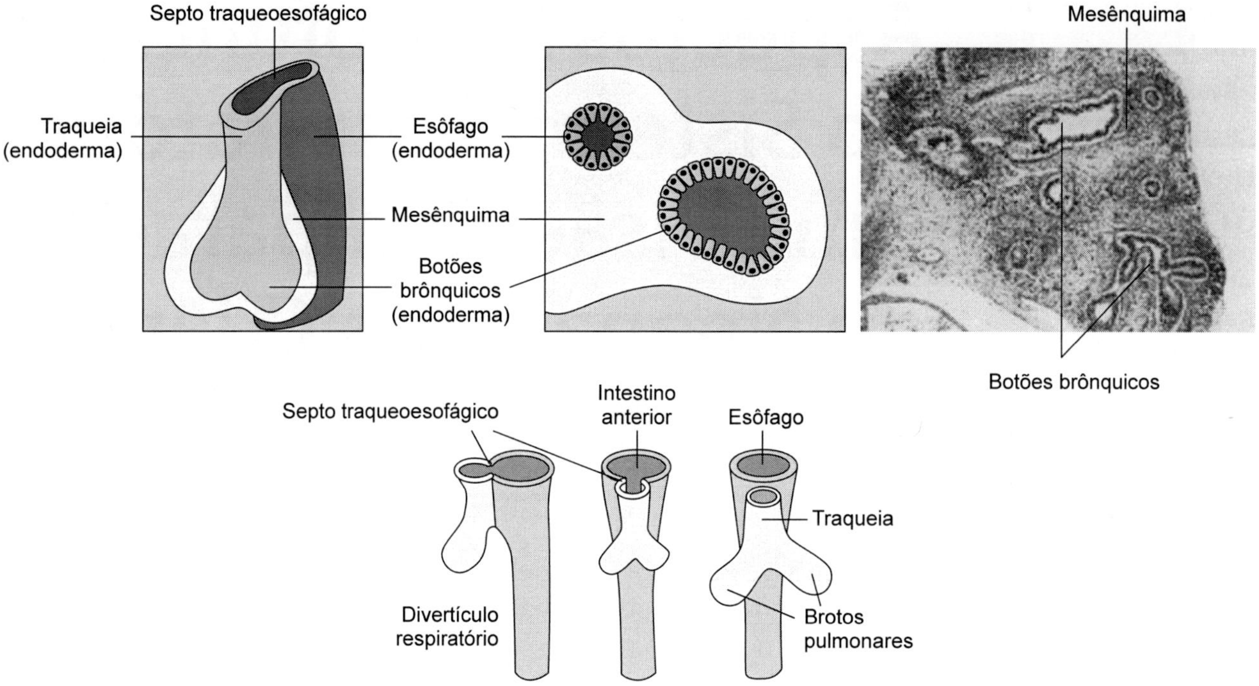

Figura 1.1 Representação da formação do broto laringotraqueal e do esôfago. A partir do broto laringotraqueal, há a formação e a diferenciação do esôfago, da traqueia primitiva e de botões pulmonares primitivos que posteriormente darão origem à árvore respiratória. O tecido que envolve as vias aéreas primitivas originará vasos sanguíneos, músculo liso, cartilagem e outros tecidos conjuntivos do pulmão. Adaptada de Deutsch e Pinar (2002) e Moore e Persaud (2003).

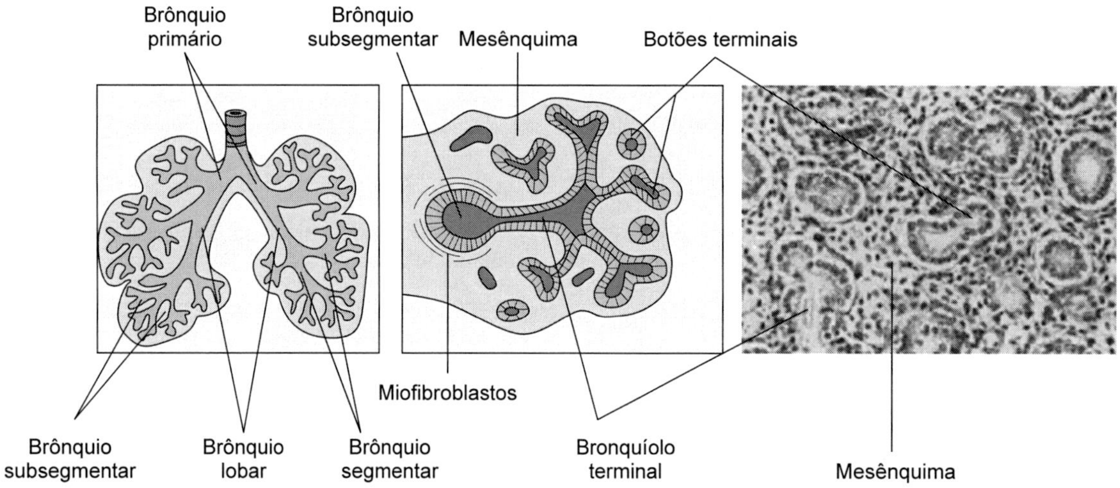

Figura 1.2 Representação do desenvolvimento pulmonar durante o período pseudoglandular com a proliferação das vias aéreas primitivas, formação dos bronquíolos segmentares, estruturas linfáticas pulmonares, epitélio das vias aéreas principais, das células produtoras de muco, formação dos bronquíolos terminais e vasos pulmonares a eles associados. Adaptada de Deutsch e Pinar (2002).

na Figura 1.3) e, ao fim de 27 semanas, aproximadamente 25 mil bronquíolos terminais. Os pneumócitos tipos I e II começam a se diferenciar e a multiplicar entre 20 e 22 semanas de gestação, e os capilares pulmonares se desenvolvem na superfície dos ácinos. Concentrações de surfactante imaturo começam a aparecer no fluido pulmonar. As artérias e as veias pulmonares seguem o desenvolvimento das ramificações das vias aéreas. Os fetos nascidos durante este período podem sobreviver sob cuidados intensivos.

Estágio sacular terminal. Com início na 28ª semana de gestação, este estágio tem grande duração, indo até o nascimento. Nele, os sáculos terminais (futuros ductos alveolares e alvéolos) aumentam em número, além de seu epitélio se tornar mais delgado e os capilares começarem a se projetar dentro dos alvéolos em desenvolvimento (Figura 1.4). De acordo com Boyden (1974), cada ácino originado por um bronquíolo terminal apresenta de três a quatro bronquíolos respiratórios. O contato entre as células epiteliais e endoteliais forma a barreira alveolocapilar, possibilitando as trocas gasosas. Com 26 semanas, os sacos terminais são revestidos pelos pneumócitos tipo I, entre os quais estão dispersos os pneumócitos tipo II, que secretam surfactante.

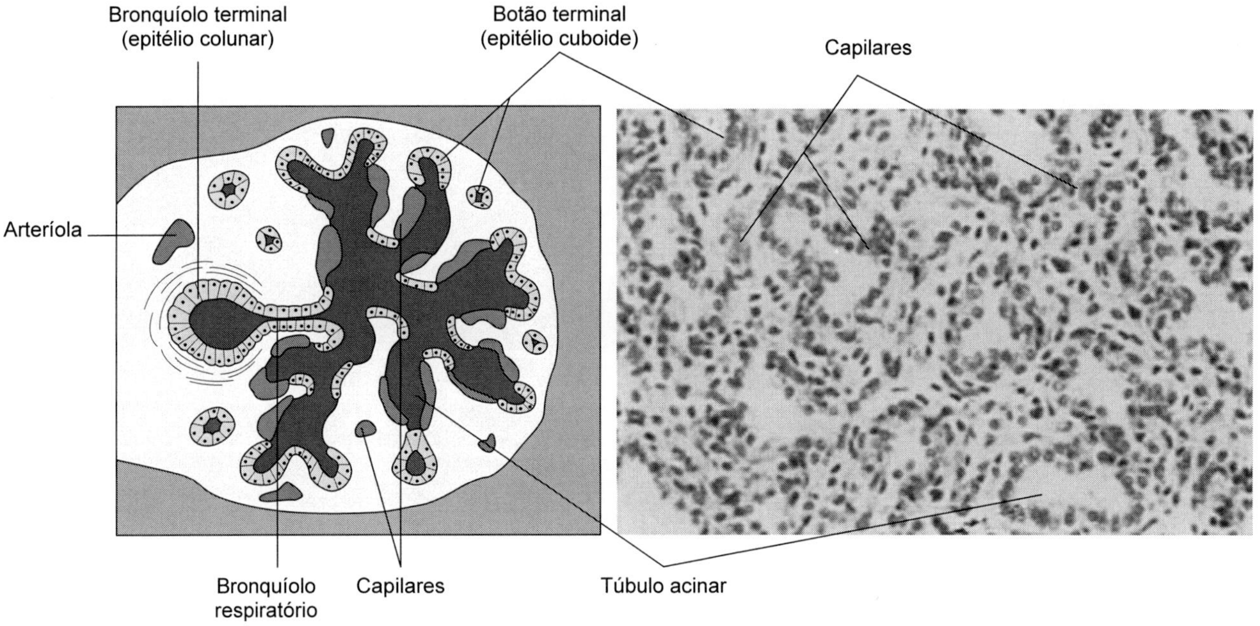

Figura 1.3 Representação do desenvolvimento dos bronquíolos respiratórios e dos ácinos formados por ductos alveolares, sacos alveolares e alvéolos durante o período canalicular. Nesse período, ocorre também o desenvolvimento das artérias e veias pulmonares acompanhando o desenvolvimento das ramificações das vias aéreas. Adaptada de Deutsch e Pinar (2002).

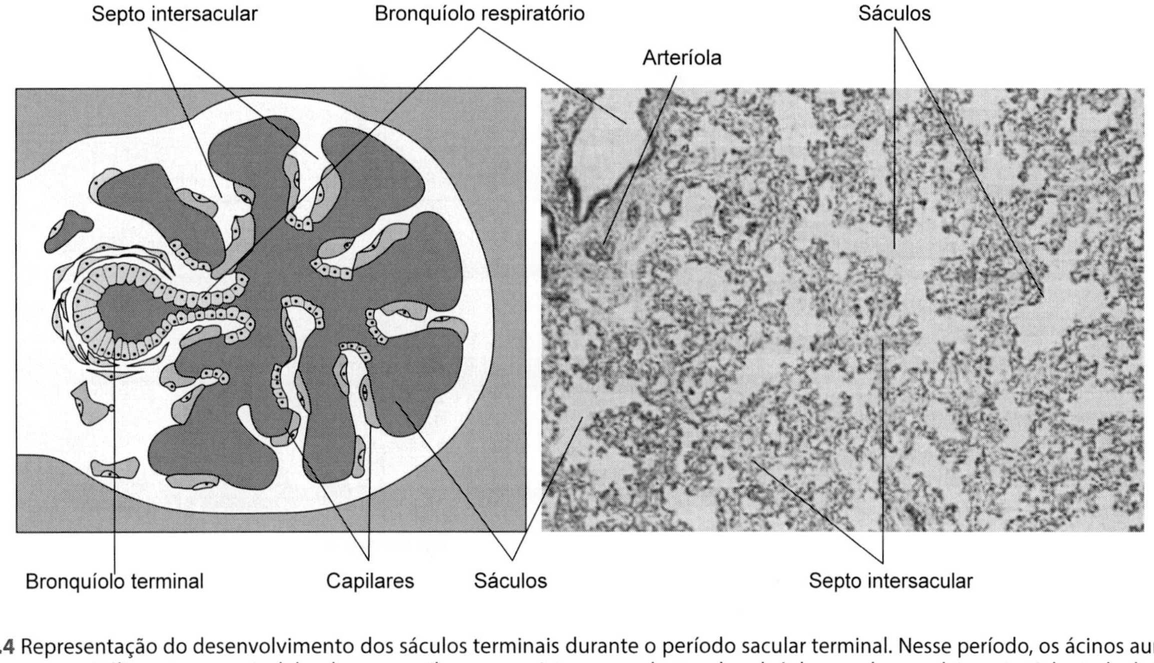

Figura 1.4 Representação do desenvolvimento dos sáculos terminais durante o período sacular terminal. Nesse período, os ácinos aumentam em número, seu epitélio se torna mais delgado e os capilares se projetam para dentro dos alvéolos em desenvolvimento. Adaptada de Deutsch e Pinar (2002).

Estágio alveolar. Iniciando na 32ª semana de gestação, estende-se até o 8º ano após o nascimento. Milhões de alvéolos formam-se antes do nascimento, embora esta fase final do desenvolvimento pulmonar ocorra em sua maioria durante a vida pós-natal. A formação dos alvéolos é resultado da deposição de elastina no pulmão no período sacular. Os sacos terminais sofrem invaginações resultantes de protrusões da parede das células epiteliais e são acompanhados por um sistema capilar (Figura 1.5). Essas protrusões formam os alvéolos primitivos que, posteriormente, se tornam mais profundos à medida que o desenvolvimento continua.

Vários estudos têm demonstrado a presença de movimento respiratório fetal (MRF), os quais podem ser detectados por ultrassonografia em tempo real, ocorrem antes do nascimento e exercem força suficiente para causar aspiração de líquido amniótico para os pulmões. Os movimentos se dão de modo intermitente – aproximadamente 30% deles durante o período de movimento rápidos dos olhos durante o sono (Figura 1.6) – e são essenciais para o desenvolvimento normal dos pulmões.

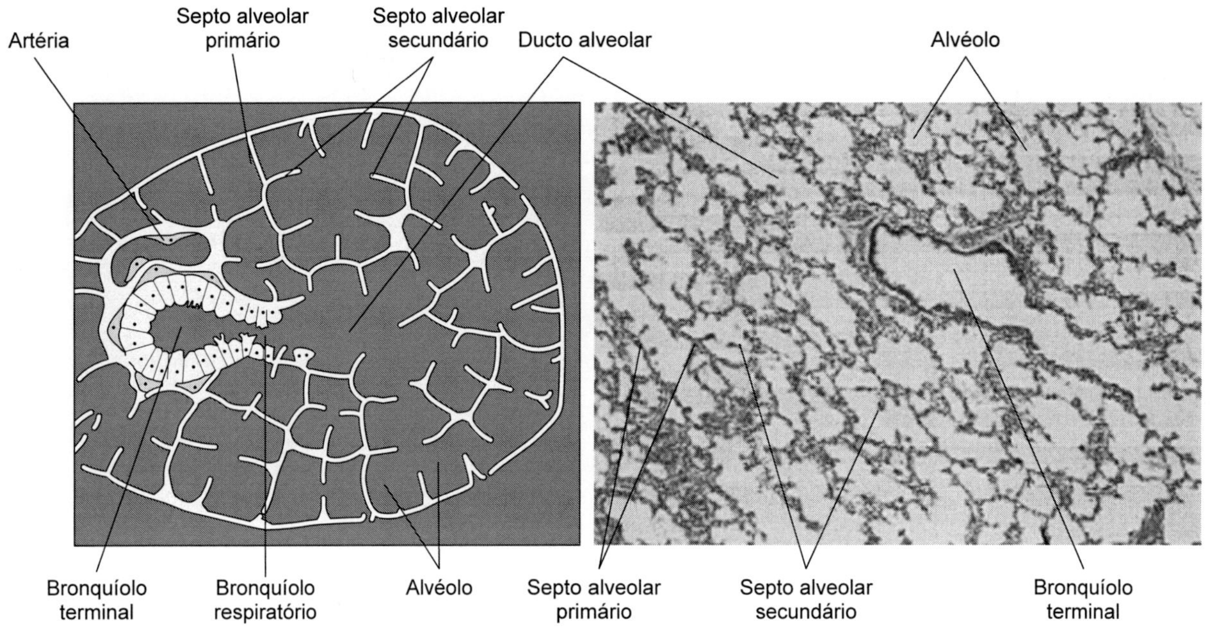

Figura 1.5 Formação e desenvolvimento dos alvéolos como resultado da deposição de elastina e de invaginações resultantes de protrusões da parede das células epiteliais no início da fase alveolar. Adaptada de Deutsch e Pinar (2002).

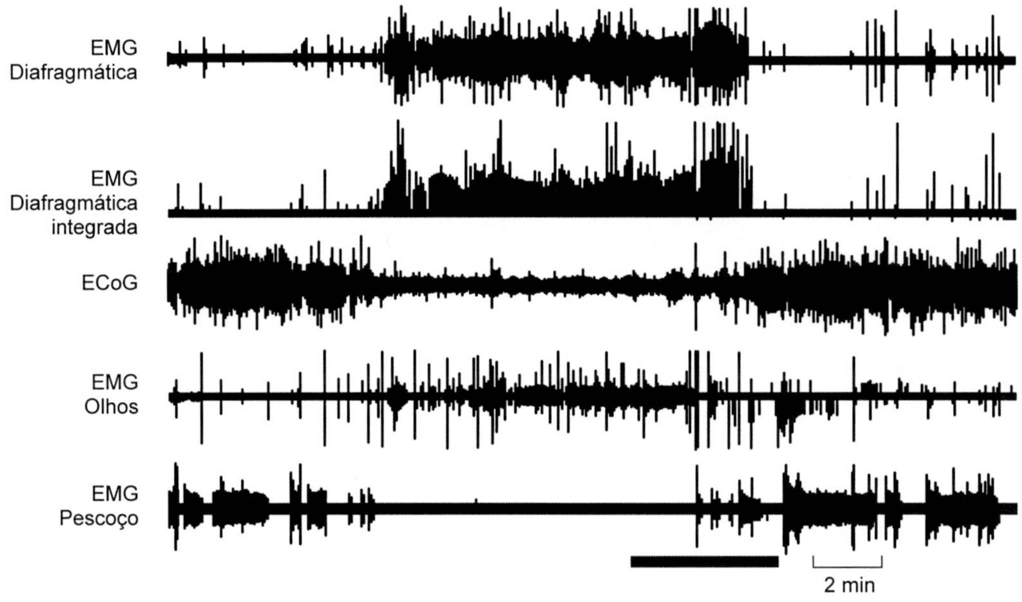

Figura 1.6 Eletromiografia diafragmática em fetos de cordeiro. Os movimentos respiratórios fetais ocorrem principalmente durante o sono REM (*rapid eye movement* ou movimento rápido do olho), reconhecido pelo eletrocorticograma (ECoG), de baixa tensão. A atividade rápida do reto lateral é reconhecida pela eletromiografia (EMG), e a ausência de tônus muscular nucal pela eletromiografia do pescoço. O sono não REM (movimentos lentos ou ausentes) é reconhecido primeiramente pelo ECoG lento de baixa voltagem. Adaptada de Jansen e Chernick (1991).

ANATOMIA DO SISTEMA RESPIRATÓRIO | DESENVOLVIMENTO PÓS-NATAL

Durante a fase pós-natal, o crescimento pulmonar é geométrico e não há aumento no número de vias aéreas. Existe um crescimento proporcionalmente menor nas vias aéreas condutoras em comparação ao tecido alveolocapilar. O sistema respiratório de neonatos e crianças, ao contrário do que muitos pensam, é único, e não uma miniatura do adulto. Ele apresenta várias diferenças e seu conhecimento se mostra importante para a adoção de condutas clínicas adequadas em ambulatórios, clínicas e em unidade de terapia intensiva.

Vias aéreas superiores

Além de conduzir, umidificar e filtrar o ar para as vias aéreas inferiores, as vias aéreas superiores exercem importante papel na produção do som, no olfato, na proteção das vias aéreas inferiores (p. ex., reflexo de tosse), na manutenção dos volumes pulmonares e, muitas vezes, em reflexos que podem influenciar o ritmo cardíaco.

Algumas particularidades são observadas nas vias aéreas superiores das crianças, as quais podem comprometer o funcionamento do sistema respiratório e até mesmo o seu desenvolvimento. A maioria das crianças apresenta respiração nasal por causa da posição mais elevada e horizontalizada da epiglote, bem como por ser mais longa e menos flexível nessa faixa etária (Figura 1.7). Com o desenvolvimento da criança, ocorre a descida fisiológica da epiglote e, com isso, maior utilização da respiração oral. Entretanto, a criança somente será capaz de usar a respiração oral completa após os 5 meses de vida. A posição mais elevada da epiglote nos primeiros meses de vida explica o maior comprometimento respiratório dos neonatos por obstruções nasais provenientes de infecções de vias aéreas.

Em adultos, a região mais estreita das vias aéreas superiores é a glote. Diferentemente, na criança, o local mais estreito se dá no nível da cartilagem cricoide, como pode ser observado na Figura 1.7.

A laringe do recém-nascido encontra-se mais anterior e elevada (em nível de C3-C4) ao ser comparada à do adulto, localizada em nível de C4-C5 (Figura 1.8). Deste modo, ela forma um ângulo agudo durante a laringoscopia, dificultando a visualização da glote durante o processo de intubação das crianças. Durante a deglutição, a laringe da criança fornece uma conexão direta com a nasofaringe, criando, assim, dois caminhos quase distintos: um para a passagem de ar para os pulmões e outro para a passagem do alimento, possibilitando a respiração e a deglutição simultâneas, evitando-se, assim, a broncoaspiração durante a amamentação.

A cabeça e o osso occipital do neonato são proporcionalmente maiores em relação ao adulto, podendo levar a obstrução das vias aéreas em neonatos hipotônicos durante o momento de flexão cervical. Proporcionalmente ao tamanho da boca, a língua do neonato é maior que a do adulto (Figura 1.8). Dessa maneira, tais variações podem ser também associadas à causa de obstrução das vias aéreas em neonatos.

Vias aéreas inferiores | Vias condutoras

Nas crianças, as vias aéreas condutoras são menores e mais estreitas comparadas às dos adultos. Além disso, apresentam maior complacência por terem uma quantidade de fibras elásticas maior, o que as tornam mais propensas ao colapso, tanto na inspiração quanto na expiração.

O tamanho da traqueia, no adulto, varia de 15 a 20 cm de comprimento e de 15 a 20 mm de diâmetro. No recém-nascido, a traqueia tem aproximadamente 5 a 6 cm de comprimento e 4 mm de diâmetro. Por causa do tamanho reduzido das vias aéreas nos neonatos, o espaço morto anatômico é proporcionalmente menor que o do adulto (0,35 mℓ/kg do peso corporal em neonato *vs.* 2,2 mℓ/kg do peso corporal em adultos).

O brônquio principal direito se ramifica em ângulos menos agudos no neonato (30° a 47°) do que em adultos (20° a 40° em homens e de 20° a 50° em mulheres).

De acordo com a lei de Poiseuille, a resistência ao fluxo aéreo é inversamente proporcional à quarta potência do raio da via aérea. O calibre das vias aéreas em neonatos é menor que nos adultos, demonstrando naturalmente uma maior resistência ao fluxo aéreo. Associada a essa característica, uma diminuição no calibre das vias aéreas em neonatos, por quadros obstrutivos, promove um aumento na resistência superior ao observado nos adultos para uma área obstruída equivalente.

Alvéolos

O número de alvéolos ao nascimento ainda é pequeno, reduzindo a superfície das trocas gasosas em recém-nascidos. As estimativas do número de alvéolos em neonatos variam amplamente, mas é aceita uma média de 50 milhões (20 a 50 milhões de alvéolos). Esses alvéolos fornecem uma superfície de troca de gás de aproximadamente 3 a 4 m^2 ao neonato. O reduzido número de alvéolos nesta fase torna pequena a área de troca gasosa, e qualquer alteração no parênquima pulmonar pode levar o neonato a uma insuficiência respiratória aguda

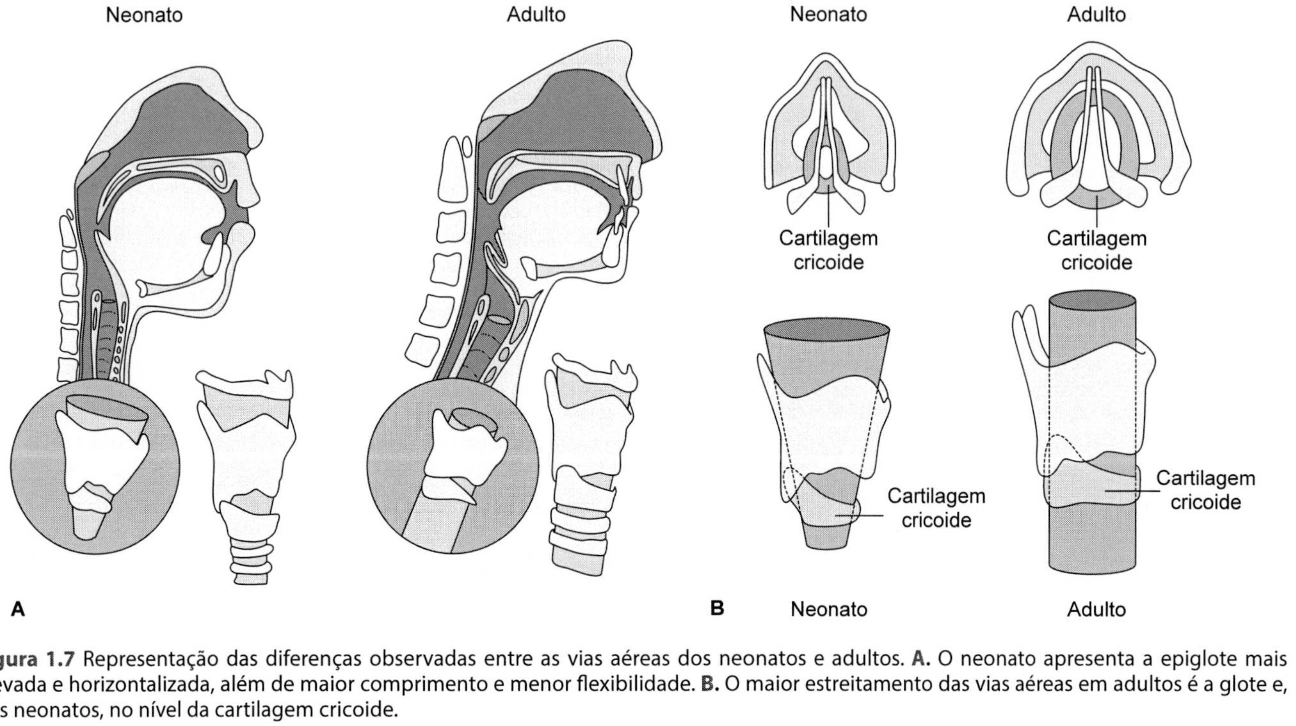

Figura 1.7 Representação das diferenças observadas entre as vias aéreas dos neonatos e adultos. **A.** O neonato apresenta a epiglote mais elevada e horizontalizada, além de maior comprimento e menor flexibilidade. **B.** O maior estreitamento das vias aéreas em adultos é a glote e, nos neonatos, no nível da cartilagem cricoide.

por hipoxemia. Com o desenvolvimento pulmonar pós-nascimento, estima-se que o número de alvéolos esteja em torno de 300 milhões aos 8 anos de idade e a área de superfície em torno de 75 a 100 m^2 na idade adulta.

Ventilação colateral

Consiste na passagem de ar entre estruturas adjacentes, a qual pode se dar por três tipos de comunicações: poros de Kohn (comunicações intra-alveolares apresentando diâmetros de 3 μm), canais de Lambert (comunicações entre bronquíolos e alvéolos apresentando diâmetro de 30 μm) e canais de Martim (comunicações entre dois bronquíolos), representados na Figura 1.9. A ventilação colateral encontra-se ausente ou rara ao nascimento, o que explica a prevalência de microaletectasias nessa faixa etária, extremamente importantes em casos de obstrução.

A Tabela 1.1 resume os diferentes estágios do desenvolvimento pulmonar do período embrionário, fetal e pós-natal.

PAREDE TORÁCICA E MUSCULATURA RESPIRATÓRIA

A caixa torácica nos neonatos e em crianças apresenta-se transversalmente cilíndrica, com as costelas mais maleáveis e o esterno menos calcificado, proporcionando uma alta complacência desse componente do sistema respiratório. Esta característica nos neonatos contribui para o surgimento de movimentos paradoxais durante o estresse respiratório. Na inspiração, a caixa torácica é facilmente sugada, comprometendo a ventilação e levando a tiragens supraesternais, subesternais e intercostais. Ao mesmo tempo, o diafragma encontra-se mais horizontalizado e mais elevado, diminuindo a zona de aposição (Figura 1.10).

Além do diafragma, principal músculo da respiração, os escalenos, como músculos respiratórios, elevam as duas primeiras costelas quando toma apoio sobre suas inserções cervicais. Alguns estudos têm mostrado a presença de atividade elétrica desses músculos durante a inspiração basal em posições supina e ortostática, o que leva a uma discussão sobre a ação dos escalenos como motores primários da respiração, e

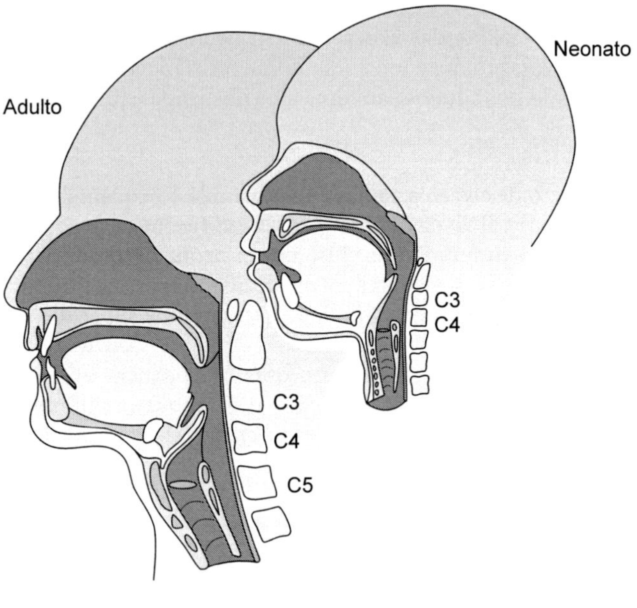

Figura 1.8 Representação da anatomia das vias aéreas superiores do adulto e do neonato em secção sagital. Nota-se que a laringe em neonatos se encontra mais anterior e elevada (em nível de C3-C4) em comparação à do adulto, em nível de C4-C5. Pode-se observar também que a cabeça e o osso occipital em neonatos são proporcionalmente maiores que os do adulto. Adaptada de Finucane e Santora (1988).

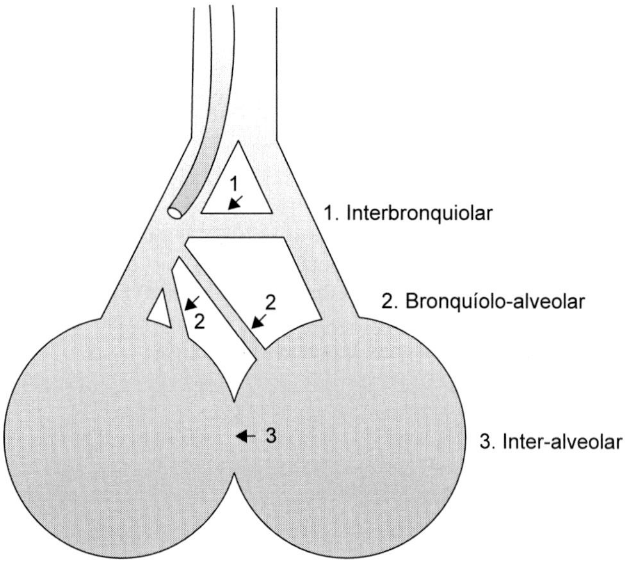

Figura 1.9 Representação da ventilação colateral pulmonar: canais de Martin (1), canais de Lambert (2), poros de Konh (3). Essas comunicações estão ausentes ou reduzidas ao nascimento, aumentando ao longo da fase de alveolização, que vai até aproximadamente os 8 anos de idade.

Tabela 1.1 Estágios do desenvolvimento pulmonar do período embrionário, fetal e pós-natal.

Estágios	Idade de desenvolvimento (semanas)	Principais eventos
Embrionário	3 a 7	Surgimento de brotos pulmonares a partir do endoderma com formação da traqueia e dos brônquios principais
Pseudoglandular	7 a 16	Formação de 25.000 bronquíolos terminais, cartilagem e músculo liso derivado do mesênquima
Canalicular	16 a 24	Capilarização com formação acinar. Ocorre a diferenciação das células epiteliais tipos I e II
Sacular	24 a 36	Redução do número de camadas das células epiteliais; formação sacular terminal e produção de surfactante
Pós-natal (alveolar)	32 semanas a 8 anos	Aparecimento dos alvéolos verdadeiros, com formação dos septos alveolares e expansão dos espaços alveolares

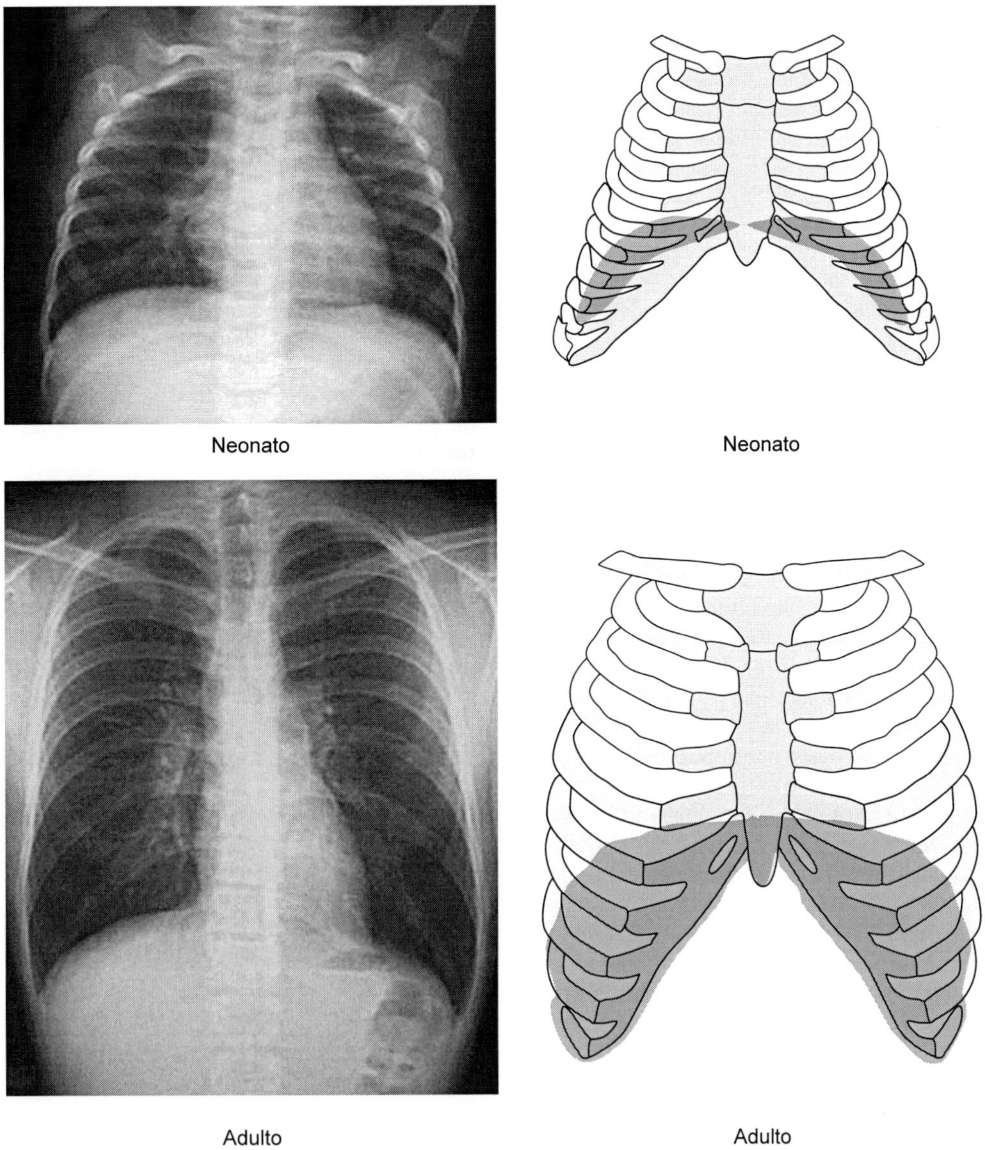

Figura 1.10 Imagens radiológicas e esquemáticas de tórax normal de neonato e adulto. As radiografias (incidência posteroanterior) apresentam grau de aeração pulmonar satisfatório. Na radiografia do neonato, o diafragma apresenta-se mais horizontalizado e o posicionamento do hemidiafragma direito encontra-se na altura do oitavo espaço intercostal. No adulto, o diafragma se encontra no décimo espaço intercostal. Adaptada de Taussig e Landau (1999).

não secundários, como se pensava. Durante a sua contração, o esternocleidomastóideo, considerado um músculo acessório da respiração, eleva o esterno e o primeiro par de costelas, aumentando o diâmetro da caixa torácica superiormente. Os músculos intercostais são divididos em intercostais internos (interósseos e intercartilaginosos) e externos. Os músculos intercostais internos intercartilaginosos e intercostais externos são considerados inspiratórios, e os intercostais internos interósseos expiratórios. Durante a sua contração, os músculos abdominais, considerados músculos expiratórios, aumentam a pressão abdominal, deslocando o diafragma cranialmente, resultando em um aumento na pressão pleural e na redução do volume pulmonar.

A maturação pós-natal do diafragma está associada a grandes alterações histológicas e bioquímicas, bem como ao desenvolvimento progressivo do retículo sarcoplasmático (SR), os quais são responsáveis pela progressiva melhora pós-natal da contratilidade diafragmática. A proporção nas fibras tipo I (fibras de contração lenta, aeróbia) e tipo IIB (fibras de contração rápida, anaeróbia) aumenta progressivamente com a maturação pós-natal, enquanto a proporção nas fibras tipo IIA (rápida, intermediária) diminui progressivamente.

FISIOLOGIA RESPIRATÓRIA

Durante o período pré-natal, é a placenta que apresenta as funções de nutrição, respiração, digestória e excretora do feto. No entanto, assim que acontece o nascimento, essa conexão é rompida e mudanças rápidas surgem antes do início da respiração. Assim, o recém-nascido tem que fazer importantes adaptações na transição para a vida extrauterina para sobreviver de modo independente da mãe, e a ventilação pulmonar é o primeiro parâmetro necessário para que isso aconteça.

Durante a vida fetal, os pulmões são preenchidos por um líquido, com volume próximo a capacidade residual funcional (CRF), espaço pulmonar que será preenchido por ar na primeira respiração. Esse líquido é ativamente secretado pelas células epiteliais e impulsionado pelo gradiente de secreção do cloreto. Além disso, tem grande quantidade de cloreto e baixas concentrações de bicarbonato e proteínas, apresentando composição diferente da encontrada no plasma, e é essencial para o desenvolvimento pulmonar fetal. A retenção de líquido dentro dos espaços respiratórios potenciais é necessária para manter os pulmões em expansão, constituindo-se um estímulo primordial para o seu crescimento. O volume de líquido do pulmão fetal é regulado principalmente pela resistência ao efluxo de líquido pelas vias aéreas superiores e pela presença de atividade do diafragma associada aos movimentos respiratórios fetais. Esse líquido é produzido a partir da 20ª semana de gestação em uma velocidade de 4 a 5 mℓ/kg/h e alcança um volume de 25 a 30 mℓ/kg ao final da gestação.

Logo após o nascimento, esse líquido pulmonar deve ser eliminado dos pulmões para que haja insuflação de ar. Uma das primeiras modificações para que ocorra essa eliminação acontece ainda antes do nascimento. Dias antes do trabalho de parto, a produção de líquido pulmonar é interrompida, favorecendo a alteração dinâmica dos fluidos e, consequentemente, a sua reabsorção para os capilares e o sistema linfático. Vários estudos demonstram que o sistema linfático pulmonar drena um pequeno volume desse líquido, porém a maior parte passa diretamente para a circulação pulmonar. Outro fator importante para a eliminação desse fluido pulmonar é o próprio nascimento, e dois aspectos são extremamente relevantes para tal finalidade. O primeiro é que, durante o trabalho de parto, ocorre um aumento de catecolaminas circulantes fetais, e este aumento do estímulo beta-adrenérgico é associado à depuração do líquido pulmonar. O segundo aspecto é que, durante o parto normal, a compressão torácica pelo canal vaginal favorece a eliminação de aproximadamente um terço do líquido pulmonar. O líquido restante é, então, eliminado por meio dos capilares linfáticos pulmonares. Assim, o nascimento por cirurgia cesariana pode dificultar a eliminação do líquido pulmonar fetal remanescente e favorecer o aparecimento da taquipneia transitória do recém-nascido e da síndrome do desconforto respiratório agudo (SDRA), também conhecida como síndrome do pulmão úmido.

Para substituir o líquido pulmonar restante por ar e estabelecer uma CRF estável, o recém-nascido deve desenvolver elevado gradiente de pressão transpulmonar durante as primeiras respirações. O gradiente de pressão elevado supera as forças de oposição da viscosidade do fluido nas vias aéreas e a tensão superficial dos alvéolos. O estímulo para esses esforços respiratórios iniciais tem origem periférica e central. Ao nascer, a criança recebe vários estímulos táteis e térmicos que estimulam a respiração. Além disso, a interrupção da conexão com a placenta impede a transferência de gases da mãe para o neonato e, assim, rapidamente este se torna hipoxêmico, hipercápnico e acidótico, o que estimula os quimiorreceptores respiratórios. Imediatamente após a chegada do estímulo aos centros respiratórios, estes emitem sinais nervosos eferentes através da coluna espinal para os músculos respiratórios (diafragma e músculos intercostais), originando, assim, a contração dos músculos inspiratórios. A princípio, nenhum ar entra no pulmão do recém-nascido até que o gradiente pressórico transpulmonar atinja 40 cmH_2O. Assim, na primeira respiração, o neonato sai de um volume pulmonar aéreo de zero e precisa realizar uma pressão de expansão de 40 cmH_2O para mobilizar um volume de ar próximo a 40 mℓ. No entanto, já na primeira expiração, o neonato mantém um volume aéreo em torno de 20 mℓ, criando e mantendo, assim, a CRF. Dessa maneira, conforme o volume pulmonar aumenta gradativamente a cada respiração, cada vez mais será necessária uma pressão menor para superar as forças de resistência. O volume retido nos pulmões se estabiliza rapidamente e é crucial para uma troca gasosa adequada. Normalmente, a CRF de repouso é obtida com três ou quatro respirações (Figura 1.11).

VOLUMES E CAPACIDADES PULMONARES

Os movimentos coordenados de inspiração e expiração constituem a ventilação e, no recém-nascido, ocorre com uma frequência média em torno de 45 ciclos por minuto (30 a 60 ipm), número bem acima do adulto em repouso, que é em torno de 12 a 18 ciclos por minuto.

Os volumes pulmonares são divididos em quatro volumes primários e quatro capacidades. Os volumes primários não se sobrepõem e são denominados: volume corrente (VC), o volume de ar inspirado ou expirado em cada respiração normal; volume de reserva inspiratório (VRI), a quantidade máxima de ar que pode ser inspirada voluntariamente a partir do final de uma inspiração espontânea; volume de reserva expiratório (VRE), que corresponde ao máximo de volume expirado após uma expiração espontânea; e volume residual (VR), o volume de ar que permanece nos pulmões após uma expiração forçada.

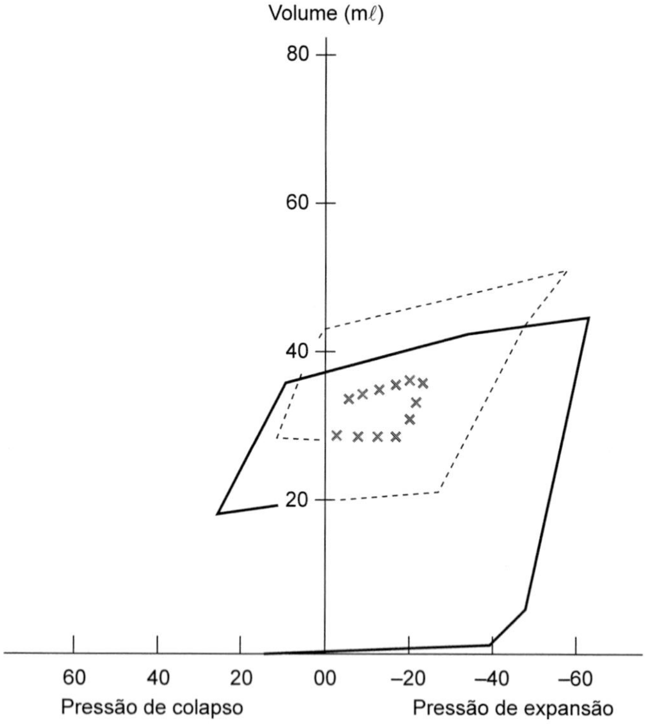

Figura 1.11 Mudanças na curva pressão-volume em neonato durante as três primeiras respirações após o nascimento. À medida que o volume pulmonar aumenta em cada respiração, menor pressão será necessária para superar as forças de oposição à ventilação. Normalmente, a capacidade residual funcional (CRF) de repouso é obtida com três ou quatro respirações. Primeira respiração (___), segunda respiração (- - - -) e terceira respiração (x x x). Adaptada de Avery (1964).

A soma dos volumes pulmonares determina as capacidades pulmonares. A soma dos quatro volumes pulmonares constitui a capacidade pulmonar total (CPT), ou seja, todo o volume gasoso que os pulmões conseguem acomodar após uma inspiração máxima. A associação dos VC e VRI constitui a capacidade inspiratória (CI). A CRF é determinada pela soma dos VRE e VR, e corresponde à quantidade de gás contida nos pulmões ao final de uma expiração espontânea. Denomina-se capacidade vital, a quantidade de ar mobilizado entre uma inspiração e uma expiração máximas, sendo representada pela soma do VC, VRI e VRE.

A renovação constante do ar alveolar é responsável por manter adequadamente as pressões parciais de oxigênio (PaO_2) e dióxido de carbono ($PaCO_2$) no sangue arterial. A CRF, como mencionado anteriormente, é o volume de ar que permanece nos pulmões após uma expiração basal. Esse volume age como um tampão gasoso importante para a manutenção da PaO_2 no recém-nascido, assim como no adulto.

No indivíduo adulto, a CRF corresponde a 40% da CPT. Diferentemente, no recém-nascido, esse valor é muito inferior, sendo estimado em torno de 15%. Acredita-se que essa diferença decorra da elevada complacência do gradil costal do recém-nascido. Esse baixo valor de CRF provoca uma grande instabilidade das vias aéreas terminais e alvéolos, prejudicando as trocas gasosas.

Um aspecto relevante relacionado com a CRF é a diferença de volume encontrada em recém-nascidos de parto normal e de parto cesariano. Geralmente, os neonatos de parto normal atingem a CRF após as primeiras respirações, ao passo que o mesmo não ocorre no segundo grupo. Não se tem uma explicação única para esse fato, mas a resposta parece estar relacionada com a maior permanência de líquido nos pulmões dos recém-nascidos de parto cesariano. Aparentemente, o tempo mais prolongado de parto, a maior produção endógena de epinefrina e a pressão mais elevada de constrição sobre a caixa torácica do feto no parto vaginal acabam sendo favoráveis, uma vez que induzem à eliminação do líquido que permanece nos pulmões durante a vida intrauterina. Alguns parâmetros pulmonares do adulto e do neonato podem ser analisados na Tabela 1.2.

DISTRIBUIÇÃO DA VENTILAÇÃO E DA PERFUSÃO PULMONAR

A função primordial dos pulmões é promover adequada troca de O_2 e CO_2 entre os alvéolos e os capilares pulmonares. Para que isso ocorra, a ventilação e a circulação pulmonar precisam ser adequadamente distribuídas. A relação ventilação alveolar/perfusão capilar (VA/Q) ideal é aquela na qual o ar inspirado distribui-se uniformemente a todos os alvéolos, de modo que as pressões parciais de O_2 sejam iguais. Entretanto, essa relação ideal não ocorre porque a mecânica pulmonar e a própria gravidade são responsáveis pela desigualdade da ventilação e perfusão nas unidades pulmonares.

Ventilação

É bem estabelecido na literatura que, em adultos, as regiões pulmonares dependentes são mais ventiladas que as não dependentes em respiração basal.

Em neonatos e crianças, por limitações técnicas, o número de estudos é pequeno e os resultados são conflitantes. Estudos recentes, utilizando a técnica de imagem de tomografia por impedância elétrica (TIE), possibilitaram avaliar a distribuição da ventilação pulmonar em neonatos e crianças saudáveis, por ser uma técnica não invasiva e não necessitar da cooperação do indivíduo. Esses estudos demonstram diferenças importantes na distribuição da ventilação pulmonar entre a criança e o adulto.

Os estudos com recém-nascidos demonstram um alto grau de irregularidade em seu padrão respiratório com episódios frequentes de respiração periódica (episódios de respiração regular com breves pausas), porém sem fases de apneia (pausas respiratórias > 10 s). Frerichs *et al.* (2003) examinaram a distribuição topográfica da ventilação em neonatos saudáveis com respiração espontânea. Nesse estudo, os autores realizaram quatro mudanças de decúbito com a sequência supino, decúbito lateral direito, prono e retorno para a posição supina, em um período total de 60 min de procedimento, e observaram importantes diferenças na distribuição da ventilação entre essas posições. Na postura supina, durante a respiração basal, observou-se maior ventilação no pulmão direito. No entanto, no decúbito lateral direito, o pulmão dependente (direito) foi menos ventilado do que o pulmão não dependente (esquerdo). Essa distribuição de ar inspirado no neonato difere do padrão do adulto. Uma das razões para que isso ocorra é a diferença da mecânica respiratória do neonato em relação à do adulto. A pressão intrapleural no neonato é próxima da pressão atmosférica por causa da imaturidade do pulmão e do gradil costal. Estas diferenças mecânicas favorecem o fechamento das vias aéreas, principalmente as do pulmão dependente. Desse modo, na criança, a ventilação distribui para as regiões não dependentes, mais abertas, porém menos perfundidas. Esse padrão de distribuição de ventilação modifica-se durante a infância e, a partir dos 2 anos de idade, se assemelha à encontrada no

Tabela 1.2 Parâmetros respiratórios do adulto e do recém-nascido.

Aspectos respiratórios	Adulto	Neonato
Capacidade pulmonar total (mℓ/kg)	86	63
Capacidade vital (mℓ/kg)	52	33
Capacidade residual funcional (mℓ/kg)	34	30
Volume corrente (mℓ/kg)	7	6
Ventilação alveolar (ℓ/m²/min)	2,4	2,3
Complacência pulmonar/capacidade residual funcional (mℓ/cmH_2O/ℓ)	0,07	0,07
Frequência respiratória (ipm)	12 a 18	30 a 60

Fonte: Comroe (1975) e Battisti (2012).

adulto. Frerichs *et al.* (2003) demonstraram ainda que o neonato em posição prona apresenta uma heterogeneidade da distribuição ventilatória nos pulmões, sendo mais pronunciada no pulmão direito. Contudo, não se sabe a razão para tal resultado. Os autores sugerem que, na postura prona, a parede abdominal é comprimida, sua complacência reduzida e, consequentemente, a mecânica respiratória é alterada. Outro importante resultado desse trabalho demonstrou que a mobilização do neonato em diferentes posturas – supina, decúbito lateral direito, prono e o retorno para a posição supina – foi capaz de melhorar a distribuição ventilatória, tornando-a mais homogênea entre ambos os pulmões, como pode ser observado na Figura 1.12 (supino posição final). No entanto, durante a inspiração profunda em todas as posições estudadas, a distribuição da ventilação foi semelhante à do adulto, com maior ventilação do pulmão dependente.

O posicionamento corporal é comumente usado em pacientes em estado crítico, a fim de otimizar a ventilação e a relação ventilação/perfusão, constituindo um componente importante no tratamento de doenças respiratórias. Assim, o conhecimento da distribuição da ventilação pulmonar de neonatos e crianças pode ser favorável para a prática fisioterápica.

Perfusão

Durante o desenvolvimento do pulmão fetal, a vasculatura pulmonar surge com um tubo primitivo e sofre modificações até o estabelecimento de um sistema vascular hierárquico. A partir de 34 dias de gestação, o feto já apresenta uma continuidade entre a circulação sistêmica, o coração e o complexo capilar pulmonar. No entanto, a reatividade vascular (resposta de contração e dilatação vascular) só ocorrerá por volta da metade do período gestacional. Durante esse processo de maturação fetal, a reatividade vascular aumenta e é caracterizada por um aumento da resistência vascular pulmonar e um baixo fluxo do pulmão (< 20% do débito ventricular). A maior fração do débito cardíaco é desviada do pulmão para os outros órgãos via forame oval e canal arterial (ou ducto arterial). Esse processo de desvio do volume sanguíneo é favorecido pela elevada resistência da circulação pulmonar quando comparada à circulação sistêmica (Figura 1.13).

A transição fetal para neonatal começa quando o recém-nascido realiza as primeiras respirações, iniciando importantes alterações fisiológicas respiratórias e hemodinâmicas. Durante as respirações iniciais, o líquido pulmonar é removido e o ar permanece no pulmão ao final da expiração, iniciando e mantendo a CRF, conforme mostrado na Figura 1.11. A aeração dos pulmões diminui a resistência vascular pulmonar, enquanto a clampagem do cordão umbilical aumenta a resistência vascular sistêmica logo após o nascimento. Esses eventos provocam grandes mudanças no sistema circulatório do recém-nascido. A aeração pulmonar uniforme, o estabelecimento da CRF e a diminuição da resistência vascular pulmonar são fatores essenciais para iniciar a troca gasosa pulmonar de maneira eficaz, o que, por sua vez, melhora a frequência cardíaca, o débito cardíaco (DC) e a oxigenação do neonato.

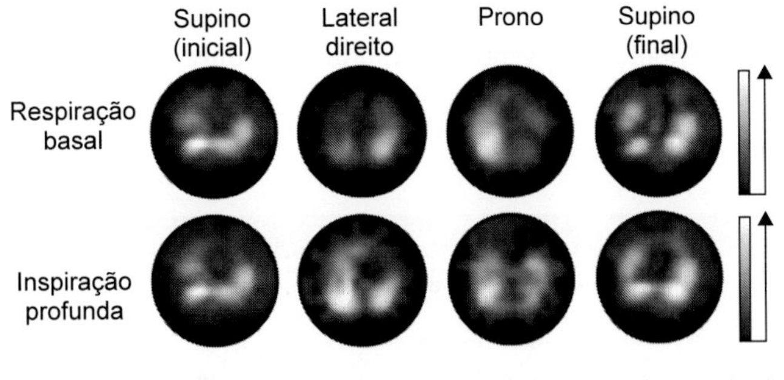

Figura 1.12 Imagens de tomografia de impedância elétrica (TIE) funcional da ventilação pulmonar regional obtidas de recém-nascido em diferentes posições corporais durante respiração espontânea basal (painel superior) e inspirações profundas (painel inferior). Escala de cores em tons de cinza na qual se observa a mudança da ventilação regional; note-se que, quanto maior o volume de ar em um local, mais clara a imagem no TIE. A sequência de posicionamento do estudo foi: supino, decúbito lateral direito, prono e retorno para supino. Adaptada de Frerichs *et al.* (2003).

Após o fechamento das vias de *shunt* pulmonar da vida fetal (canal arterial e forame oval), a circulação pulmonar de um recém-nascido consegue acomodar o débito cardíaco proveniente do ventrículo direito, independentemente do seu valor. A persistência do canal arterial nos primeiros 3 dias de vida é considerada um *shunt* fisiológico tanto no neonato a termo quanto em prematuros, e sua oclusão é regulada pela exposição ao oxigênio e substâncias vasoativas que provocam uma sequência de eventos modificando a estrutura até seu completo fechamento. Uma das etapas iniciais que desencadeia o fechamento do ducto arterial é a sua contração reversível e incompleta logo após a primeira respiração do neonato. Como resultado dessa contração, o lúmen arterial assume um perfil pró-trombótico com ativação endotelial, deposição do fator von Willebrand e de fibrina, e, eventualmente, ocorre o deslocamento de células endoteliais da lâmina elástica interna, o que leva à exposição do colágeno. Este processo desencadeiam o acúmulo de plaquetas que circulam no lúmen do ducto arterial residual e forma um tampão plaquetário, selando-o. Assim, o selamento plaquetário, com outros mecanismos, facilita a remodelamento luminal e o posterior fechamento do canal arterial, como pode ser observado na Figura 1.14. O forame oval, por sua vez, fecha-se quando a pressão sistêmica e a resistência vascular tornam-se maiores que a resistência da circulação pulmonar.

Logo após o nascimento, o fluxo sanguíneo pulmonar aumenta em torno de 20% do débito cardíaco total. A determinação do fluxo pulmonar no recém-nascido é difícil tecnicamente poucos valores, com encontrados na literatura. Utilizando-se o gás freon como indicador, estudos demonstram valores médios de fluxo sanguíneo de 138 mℓ/min/kg antes das 24 h, aumentando para 166 mℓ/min/kg após 3 dias de vida.

Ao longo do 1º mês de vida, o fluxo sanguíneo pulmonar aumenta, o que realmente perfunde os capilares pulmonares adjacentes aos alvéolos ventilados. Um dos fatores responsáveis por esse fenômeno é a diminuição da resistência vascular pulmonar, que começa a ser observada imediatamente após o nascimento quando coexistem insuflação pulmonar e vasodilatação por melhora da hipoxemia fetal. Durante as semanas subsequentes ao nascimento, a resistência diminui pela involução da camada muscular média. O valor de ventilação alveolar/perfusão capilar do adulto é alcançado por volta do 3º ao 6º mês de vida.

Em indivíduos normais, a perfusão pulmonar aumenta gradativamente da região não dependente para a região dependente, correspondendo, respectivamente, ao ápice e à base do pulmão em posição ortostática. Diferentes teorias têm sido formuladas para explicar esse gradiente de perfusão. A teoria

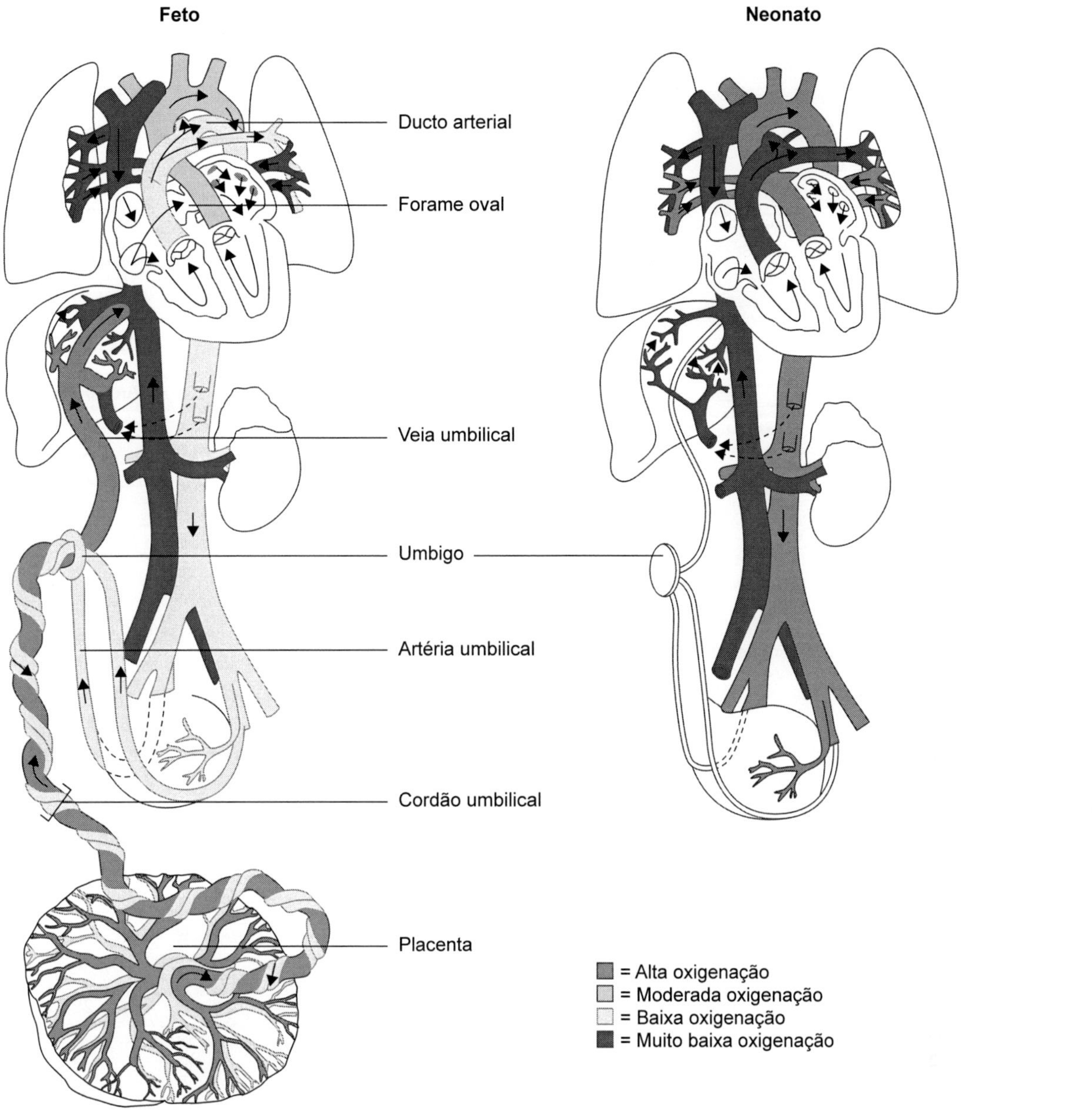

Figura 1.13 Comparação da circulação sanguínea fetal e neonatal. Observa-se a presença de placenta, cordão umbilical, artéria e veia umbilicais, estruturas responsáveis pela oxigenação do feto. Além disso, nota-se a presença do ducto arterial e do forame oval, estruturas que mantêm a oxigenação da circulação pulmonar fetal. Com o nascimento, ocorrem o estabelecimento da aeração e da circulação pulmonar resultante da interrupção da circulação placentária e o consequente fechamento do ducto arterial e do forame oval.

gravitacional considera as relações entre o fluxo sanguíneo pulmonar, a pressão na artéria pulmonar (Pa), a pressão alveolar (PA) e a pressão venosa ($P\overline{v}$), arranjadas como o resistor de Starling. Este é composto de câmaras fechadas (alvéolos) e tubos colapsáveis (vasos sanguíneos) que atravessam essas câmaras, com fluxo variável, dependente da gravidade, como será explicado posteriormente. Quando a pressão na câmara é maior que a dos tubos (PA > Pa), o fluxo sanguíneo é interrompido, pois o capilar é comprimido – essa área corresponde à região não dependente do pulmão. De modo contrário, quando a pressão nos tubos é alta (Pa > PA), ou seja, maior que a pressão da câmara, o tubo permanece aberto e o fluxo sanguíneo flui normalmente. Considerando que a PA é a mesma em todo o pulmão e as Pa e $P\overline{v}$ aumentam do ápice para as bases pulmonares, o pulmão pode ser dividido em três áreas funcionais, chamadas zonas I, II e III de West (Figura 1.15). Na zona I, a PA supera as pressões arterial e venosa locais (PA > Pa > $P\overline{v}$). Nesse caso, o fluxo sanguíneo é determinado pela diferença entre PA e Pa. Essa condição não acontece normalmente no indivíduo saudável, mas pode ocorrer por redução do fluxo sanguíneo (hemorragia) ou por aumento da pressão alveolar (em pacientes ventilados mecanicamente). Na zona II de West, a pressão arterial supera a pressão alveolar que é superior à pressão venosa (Pa > PA > $P\overline{v}$). Nessa condição, o fluxo sanguíneo é determinado pela diferença entre Pa e PA. Na zona III de West, as pressões arterial e venosa superam a pressão alveolar (Pa > $P\overline{v}$ > PA) e, como acontece nos demais tecidos, o fluxo nos capilares é determinado pela diferença arteriovenosa (Pa - $P\overline{v}$). A $P\overline{v}$ não sofre influência da PA.

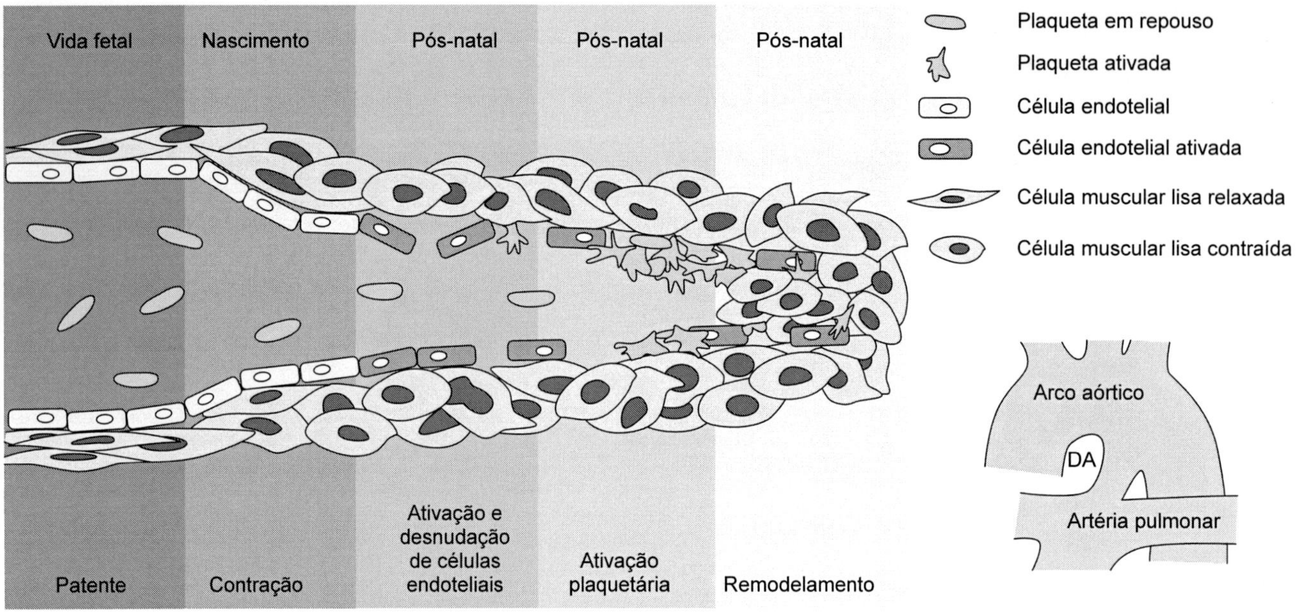

Figura 1.14 Fechamento do ducto arterial (DA) em neonatos. A figura esquemática delineia a sequência de eventos propostos que contribuem para a oclusão do DA. Adaptada de Echtler *et al.* (2010).

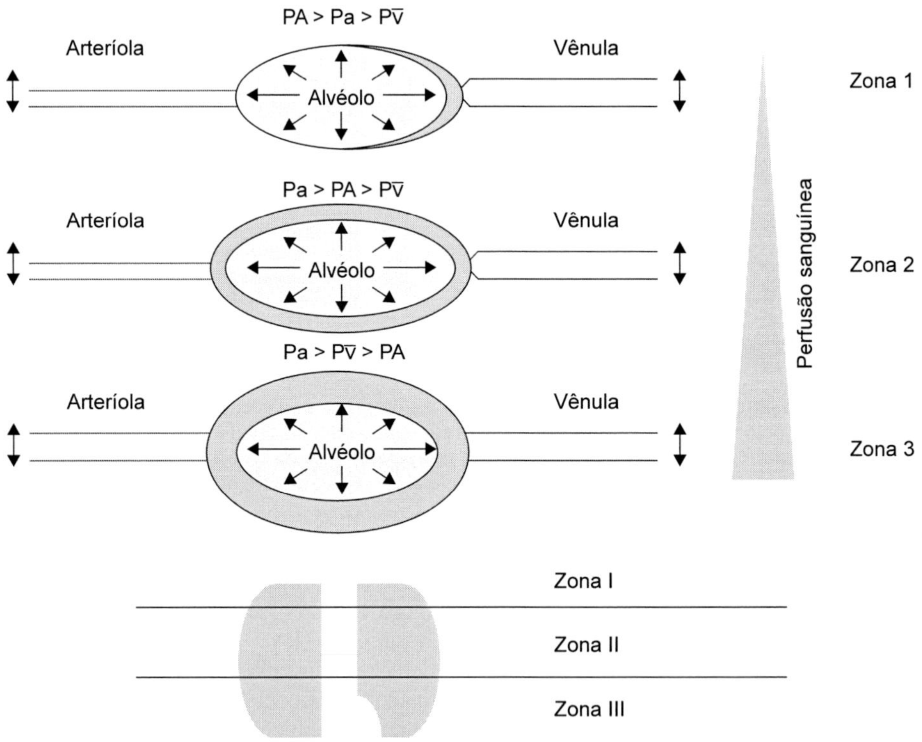

Figura 1.15 Relação das pressões alveolar (PA), arterial (Pa) e venosa (P$\bar{v}$) na distribuição do fluxo sanguíneo pulmonar, em posição ortostática. O pulmão pode ser dividido em três áreas funcionais, chamadas de zonas I, II e III de West. A pressão alveolar (PA) é a mesma em todo o pulmão, e a Pa e a P$\bar{v}$ aumentam do ápice e da região hilar, respectivamente, para as bases pulmonares. Na zona I: região acima do coração, a PA é maior que as Pa e P$\bar{v}$ locais (PA > Pa > P$\bar{v}$). Zona II: Pa supera a PA, que é superior à Pv (Pa > PA > P$\bar{v}$); ocorre compressão das vênulas. Zona III: região abaixo do coração, as Pa e Pv superam a PA (Pa > P$\bar{v}$ > PA) e o fluxo é contínuo e depende do gradiente arteriovenoso. O triângulo mostra a distribuição gravitacional do fluxo sanguíneo, maior na base em relação ao ápice pulmonar, em posição ortostática. Adaptada de Kleen e Zwissler (2001).

A distribuição da perfusão pulmonar é influenciada pela posição corporal do indivíduo. Nos decúbitos supino e lateral, o fluxo sanguíneo pulmonar é maior nas regiões dependentes dos pulmões, ou seja, naquelas que estão apoiadas. Nestes decúbitos, como a altura dos pulmões é menor, o gradiente gravitacional reduz e a distribuição da perfusão se torna mais uniforme. Diferentemente do que se observa nessas posições, na posição prona, a perfusão pulmonar é mais homogênea e continua sendo maior na região dorsal dos pulmões, ou seja, na região não dependente. Nesta posição, a pressão transpulmonar é mais homogênea e, consequentemente, a expansão pulmonar aumenta. Em virtude da interdependência de vasos pulmonares e do grau de expansão pulmonar, a pressão transpulmonar mais homogênea pode contribuir para a redução da resistência vascular pulmonar e favorecer o aumento do fluxo sanguíneo pulmonar na região não dependente.

Vários estudos experimentais e em humanos têm sido realizados com o objetivo de caracterizar os fatores que influenciam a distribuição da perfusão pulmonar, uma vez que, na posição prona, a distribuição do fluxo não segue as forças gravitacionais, de acordo com a teoria tradicional. Em pacientes com SDRA, vários fatores podem influenciar a distribuição da perfusão pulmonar, como vasoconstrição hipóxica, obliteração vascular e compressão extrínseca dos vasos. No neonato, o estabelecimento da perfusão pulmonar adequada possibilita a melhora na oxigenação tecidual e a estabilidade de parâmetros hemodinâmicos.

TROCAS GASOSAS

O recém-nascido não tem as trocas alveolocapilares de gases inteiramente desenvolvidas; elas se intensificam à medida que a criança cresce e sua eficiência é máxima somente quando os alvéolos estão completamente formados. Após o nascimento, a superfície de trocas gasosas aumenta de 1,8 m^2 para aproximadamente 70 m^2 na vida adulta. Sincronicamente, aumenta o número de alvéolos desde a infância até a vida adulta. Esse aumento de superfície é extremamente importante porque a quantidade de gás transferida através do tecido é diretamente proporcional à sua área.

TRANSPORTE DOS GASES

Uma vez que o O_2 tenha alcançado o plasma a partir do alvéolo, diversos mecanismos são acionados para que ele possa chegar às células em quantidade adequada. O O_2 é transportado de duas formas: dissolvido no plasma e ligado à hemoglobina. Cabe ressaltar que um total de aproximadamente 95% do O_2 transportado é carreado pela molécula de hemoglobina.

A hemoglobina fetal (HbF) tem uma afinidade maior pelo O_2, facilitando o seu transporte, e compreende um fator importante para a sobrevida do feto no ambiente intrauterino, que apresenta baixos valores de PaO_2. A HbF, embora seja uma hemoglobina normal, difere da hemoglobina adulta (HbA) quanto aos seus componentes. Duas das quatro cadeias da HbF e do adulto são cadeias alfa idênticas, mas as outras duas cadeias são beta no adulto e gama no feto. As cadeias beta normais ligam-se ao difosfoglicerato, o seu regulador natural, que participa na liberação do O_2. As cadeias gama não se ligam da mesma maneira ao difosfoglicerato e, por consequência, apresentam maior afinidade ao O_2. Em um ambiente hipoxêmico, como o da placenta, o O_2 é rapidamente captado pela HbF, favorecendo a oxigenação fetal. A HbF não é prejudicial na infância, e a substituição para a HbA ocorre durante o passar dos meses. O valor da HbF encontrada no adulto é de 2%, alcançado por volta do 11º mês de vida.

Imediatamente após o nascimento, a pressão parcial de O_2 é muito baixa, por volta de 20 mmHg, subindo para 62 mmHg na 1ª hora de vida. Valores mais elevados (80 mmHg) só são obtidos após 2 ou 3 dias de vida. A Tabela 1.3 mostra os valores comumente encontrados na gasometria arterial normal, em relação à idade, do recém-nascido e do adulto.

COMPLACÊNCIA PULMONAR

Medida das propriedades elásticas do pulmão, define-se como a mudança do volume pulmonar resultante da variação de 1 cmH_2O ($\Delta V/\Delta P$). Assim, a complacência pode ser descrita como a facilidade com que os pulmões conseguem ser expandidos. A complacência pulmonar normalmente é determinada em respiração basal, que corresponde ao segmento mais linear da curva pressão-volume, e, no recém-nascido, é, em média, 5 $m\ell/cmH_2O$. No entanto, um simples valor da complacência do sistema respiratório tem valor limitado, uma vez que depende do volume pulmonar total, ou seja, indivíduos com elevados volumes pulmonares terão maior complacência para um mesmo volume inspirado do que aqueles com pequenos volumes pulmonares, mesmo que ambos os pulmões sejam normais e tenham a mesma distensão. Assim, em valores absolutos, o homem adulto tem a complacência mais elevada do que o recém-nascido. Para contornar esse fenômeno, deve-se determinar a complacência específica, isto é, a complacência dividida pelo volume pulmonar, em geral aferida em CRF (Figura 1.16). Assim, a complacência do neonato mantém uma relação constante com a CRF, pois, desse modo, é possível comparar as medidas obtidas para a criança com os mesmos volumes preditos para as demais faixas etárias. A

Tabela 1.3 Parâmetros da gasometria arterial e venosa do recém-nascido e do adulto.

Parâmetros	Adulto	Neonato
pH	7,36 a 7,44	7,35 a 7,45
Pressão parcial de dióxido de carbono no sangue venoso ($PvCO_2$, mmHg)	41 a 51	55 a 60
Pressão parcial de oxigênio no sangue venoso (PvO_2, mmHg)	30 a 50	17 a 19
Pressão parcial de dióxido de carbono no sangue arterial ($PaCO_2$, mmHg)	35 a 48	27 a 40
Pressão parcial de oxigênio no sangue venoso (PaO_2, mmHg)	> 85	60 a 75
Concentração de bicarbonato (HCO_3, mEq/ℓ)	20 a 30	22 a 26
Base em excesso (BE, mM/ℓ)	−2 a +2	−2 a +2

Fonte: Jacobs *et al.* (2001).

complacência específica, definida pela relação entre complacência pulmonar e volume pulmonar [complacência pulmonar (mℓ/cmH_2O)/volume pulmonar (mℓ)] do recém-nascido está em torno de 0,057 mℓ/cmH_2O. $mℓ^{-1}$. Ressalta-se que, ao comparar os valores de complacência específica do adulto e do neonato, obtêm-se valores próximos (0,063 e 0,057 mℓ/cmH_2O. $mℓ^{-1}$, respectivamente).

SURFACTANTE

A estreita aposição das células epiteliais do tipo I (pneumócitos I) subjacentes às células endoteliais dos capilares forma uma barreira ar-sangue altamente difusível que possibilita as trocas gasosas. A estabilização da estrutura alveolar durante a expansão (inspiração) e a contração (expiração) induzidas pela respiração é obtida pela formação e pela manutenção de uma película rica em fosfolipídios denominada surfactante pulmonar, que se difunde pela fina camada líquida (hipofase aquosa) que cobre a superfície de células epiteliais alveolares.

Avanços na fisiologia, na bioquímica e na biologia molecular identificaram a composição química do surfactante pulmonar, bem como os genes e os processos celulares envolvidos na homeostasia desse material tensoativo. O surfactante é um composto lipídico-proteico, sintetizado pelos pneumócitos tipo II, presentes no epitélio alveolar em uma forma imatura a partir da 24ª semana de gestação até a 35ª semana. O componente lipídico do surfactante é principalmente os fosfolipídios, enriquecido com fosfatidilcolina e fosfatidilglicerol, encaminhados a partir do retículo endoplasmático para o corpo multivesicular e, depois, para o corpo lamelar, onde são armazenados ainda nos pneumócitos tipo II. O componente proteico do surfactante (SP) tem sido identificado e foram descritos quatro tipos diferentes de proteínas denominadas SP-A, SP-B, SP-C e SP-D, as quais são essenciais para a homeostase pulmonar e cada uma apresenta uma atividade distinta dependente de sua estrutura. Tanto os lipídios tensoativos quanto as proteínas são sintetizadas pelos pneumócitos tipo II. Em neonatos prematuros, esses componentes não são totalmente diferenciados, resultando em surfactante pulmonar insuficiente e imaturo, o que contribui para a patogênese da síndrome do desconforto respiratório.

A principal função do surfactante é prevenir o colapso alveolar (atelectasia), principalmente em baixos volumes pulmonares, por sua capacidade de reduzir a tensão superficial do líquido. A tensão superficial é uma manifestação de força de atração entre átomos ou moléculas na superfície de um líquido. Como mostrado na Figura 1.17, a molécula de água abaixo da superfície apresenta forças atrativas iguais, circundando-a em todas as direções. Diferentemente, a molécula de água situada na superfície do líquido em contato com o ar sofre maior atração para o interior do líquido do que para o estado gasoso e, como resultado desse desequilíbrio entre forças intermoleculares, a superfície diminui até atingir a menor área possível. O surfactante recobre a superfície alveolar, reduzindo essa tensão superficial. Isso ocorre por causa da ação detergente do surfactante que apresenta uma terminação polar e outra não polar. A terminação polar é atraída pelas moléculas de água, e a não polar interrompe a atração polar de outras moléculas de água, reduzindo a tensão superficial para valores próximos a zero (Perez-Gil e Weaver, 2010). Para que os

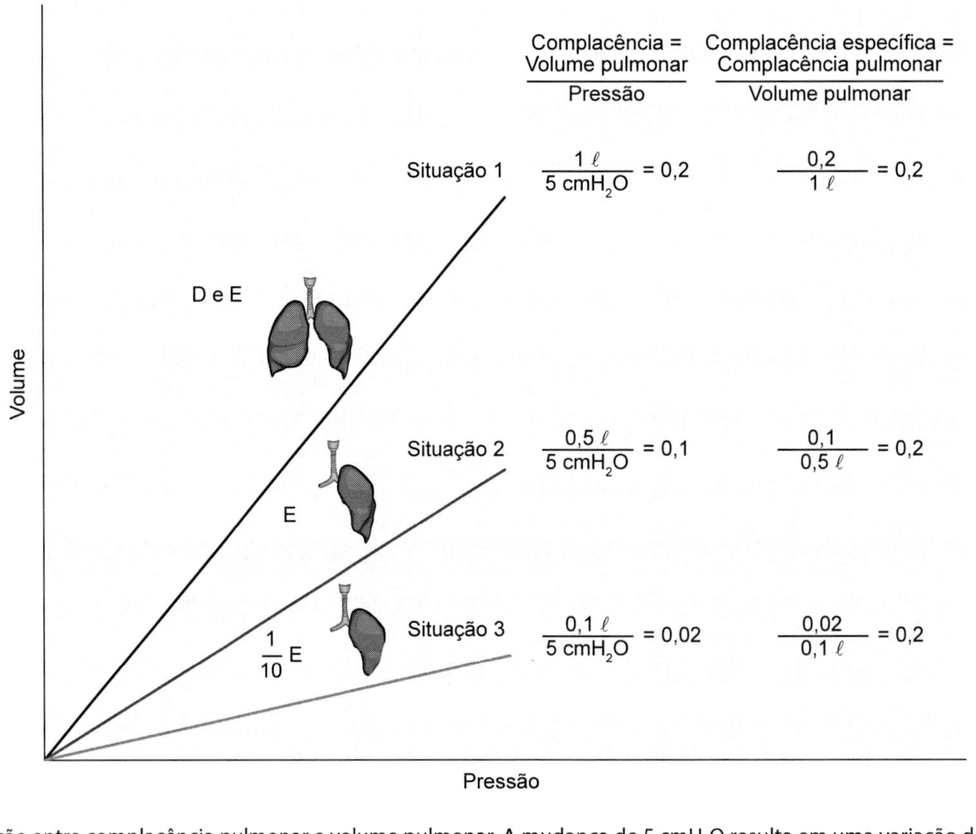

Figura 1.16 Relação entre complacência pulmonar e volume pulmonar. A mudança de 5 cmH_2O resulta em uma variação de 1 ℓ. Se metade do pulmão for removida, a complacência diminui. Entretanto, quando corrigida para o volume do pulmão, a complacência permanece a mesma (complacência específica). D: direito; E: esquerdo. Adaptada de Cloutier e Thrall (2009).

alvéolos se mantenham abertos, tem-se proposto que a tensão superficial ótima seja menor que 2 mN/m, em baixos volumes.

A tensão superficial exercida pelos pulmões pode ser verificada utilizando-se a lei de Laplace, em que P (pressão de ar no interior do alvéolo) se relaciona com o raio (R) e com a tensão superficial (T) da seguinte maneira: $P = 4T/R$, em que o número "4" representa duas interfaces ar-líquido (interna e externa). Entretanto, no alvéolo esférico revestido de líquido na sua face interna, há apenas uma superfície envolvida; assim, o numerador tem o número "2" em vez de "4".

Considerando-se dois alvéolos de diferentes tamanhos, conectados por meio de uma via aérea comum, e com a tensão superficial semelhante em ambos os alvéolos, era de se esperar, de acordo com a lei de Laplace ($P = 2T/R$), que a pressão necessária para manter o alvéolo aberto seria maior no alvéolo menor (pressão inversamente proporcional ao raio). Consequentemente, os alvéolos menores se esvaziariam nos maiores e haveria alvéolos colapsados e ductos alveolares hiperinsuflados. No entanto, o surfactante pulmonar reduz a tensão superficial (diminui o poder de atração entre as moléculas) em maior grau nos alvéolos menores do que nos maiores, fato que, em conjunto com os elementos elásticos dos tecidos, assegura a estabilidade alveolar e reduz o colapso dos pequenos alvéolos durante a expiração (Figura 1.18).

Outra função importante do surfactante pulmonar é a manutenção do equilíbrio dos fluidos pela membrana capilar, colaborando para evitar o edema intersticial. Se a tensão superficial na parede dos alvéolos aumentasse muito, eles tenderiam a se fechar, aumentando a tração sobre o interstício, onde se localizam os vasos. Isso levaria ao aumento do diâmetro dos vasos e facilitaria a filtração pela diminuição da pressão intersticial. Assim, a passagem de líquido do interior dos vasos para o interstício pulmonar aumentaria.

O surfactante está em constante estado de renovação. O complexo lipídio-proteína é removido da fina camada de surfactante na superfície alveolar durante a compressão e

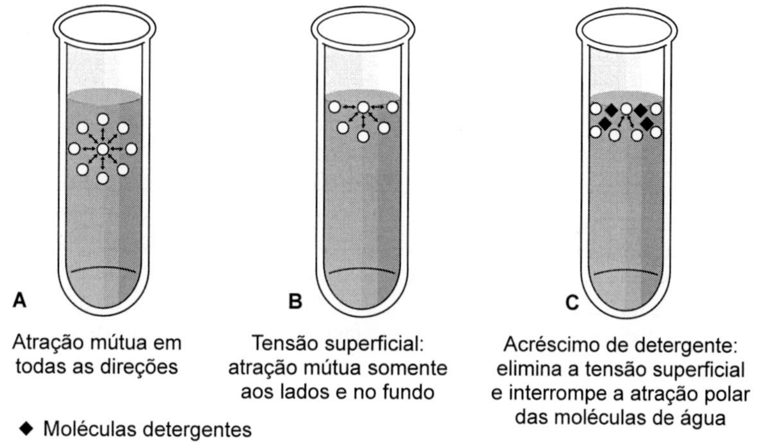

Figura 1.17 Efeito do detergente/surfactante sobre a tensão superficial. **A.** Molécula de água abaixo da superfície é submetida a forças atrativas iguais circundando-a em todas as direções. **B.** Molécula na superfície com interface ar-líquido, criando uma tensão através da superfície da água. **C.** Detergente/surfactante com uma extremidade polar e outra não polar é introduzido no tubo. A extremidade polar é atraída para a molécula de água e a extremidade não polar interrompe a atração polar das outras moléculas. Nesta situação, ocorre redução da tensão superficial. Adaptada de Comroe (1975).

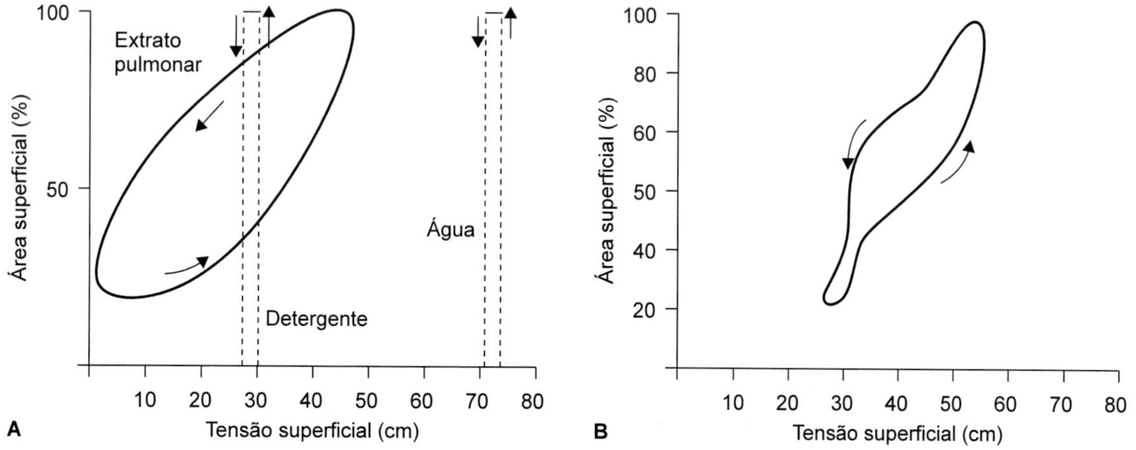

Figura 1.18 Relação entre área de superfície e tensão superficial. **A.** Extrato pulmonar corresponde ao surfactante. Observar que, quanto menor a área de superfície, menor a tensão superficial do surfactante. Dessa maneira, o surfactante assegura a estabilidade e evita o colapso alveolar de pequenos alvéolos durante a expiração. Diferentemente, as tensões superficiais da água e do detergente independem da área de superfície, e a tensão superficial do detergente é muito menor que a da água (as setas ascendentes e descendentes correspondem, respectivamente, à inspiração e à expiração). **B.** Diagrama entre a área de superfície e a tensão superficial de um lactente com síndrome do desconforto respiratório causado por parto prematuro. Adaptada de Comroe (1975).

degradado pelos macrófagos alveolares e/ou reciclados pelos pneumócitos do tipo II. Esse processo de reciclagem depende parcialmente da SP-D, que é capaz de aumentar a absorção de lipídios tensoativos pelos pneumócitos do tipo II. Em geral, a manutenção dessa superfície é um processo altamente dinâmico que requer a integração de vias envolvidas em síntese, complexação, secreção, reciclagem e degradação do surfactante (Figura 1.19). A disfunção em qualquer um desses pontos pode levar a alterações na quantidade, na composição ou em ambas, resultando em acúmulo ou insuficiência de surfactante.

Os componentes tensoativos pulmonares são sintetizados no retículo endoplasmático, transportados para o complexo de Golgi e armazenados em organelas denominadas corpos lamelares nos pneumócitos tipo II. Após a estimulação adequada, como o nascimento ou uma respiração profunda, o conteúdo do corpo lamelar é secretado na hipofase aquosa (fina camada líquida) que cobre o epitélio alveolar. Os corpos lamelares liberam seu conteúdo formando uma estrutura cruzada denominada mielina tubular, que consiste em lipídios e proteínas. Esta estrutura fornece os lipídios para a película de superfície, bem como para a fase associada à superfície (SAP, *surface-associated phase*). Essas moléculas dão origem à dipalmitoilfosfatidilcolina, que pode reduzir a tensão superficial. Parte dessas moléculas expostas na superfície é eventualmente reciclada e retorna para os pneumócitos tipo II, formando um processo de reciclagem de lipídios, e a outra parte é degradada, como mostrado na Figura 1.19.

A deficiência quantitativa de surfactante em razão das baixas reservas, como resultado da produção insuficiente do agente tensoativo, pode ser vista em pulmões imaturos, pulmões malformados (hipoplasia pulmonar) e na SDRA. A deficiência qualitativa do surfactante decorre da disfunção do surfactante alveolar, sendo a mais importante a inativação da película tensoativa. Os mecanismos envolvidos nesse processo ainda não são bem compreendidos. Sabe-se, no entanto, que a inativação tensoativa pode decorrer de alteração, destruição ou remoção da película de fosfolipídios da superfície alveolar; ou, ainda, por adição de outras substâncias com propriedades tensoativas que substituem ou competem com a película original. Os principais agentes envolvidos na inativação do surfactante são proteínas (albumina, fibrinogênio e hemoglobina), líquidos (edema pulmonar), marcadores de lesão tecidual (citocinas e protease), agentes oxidantes (oxigênio em alta concentração) e físicos (barotrauma e volutrauma) (Quadro 1.1). O excesso de substâncias nos alvéolos se dá basicamente pelo aumento da permeabilidade vascular observada em pulmões imaturos. Essa situação é deteriorada por lesões induzidas pelo ventilador, por processos infecciosos e na asfixia. Além disso, uma série de estudos demonstra que os componentes encontrados no mecônio (colesterol, ácidos graxos e bilirrubina) interferem na função do surfactante.

A deficiência na película de superfície ativa resulta em um aumento das forças de tensão superficial e no recuo elástico do pulmão, levando a instabilidade e atelectasia alveolar com progressiva diminuição da complacência pulmonar e da CRF. Esses fatores podem alterar a relação ventilação-perfusão, causando hipoxemia, hipercapnia e acidose. Nos últimos anos, vários aspectos do metabolismo do surfactante têm sido investigados para analisar a eficácia da terapia de reposição de surfactante em doenças pulmonares. Existe evidência de benefício do uso do surfactante exógeno na síndrome de aspiração meconial, pneumonias, displasia broncopulmonar e na SDRA.

Assim, a identificação dos processos celulares envolvidos na maturação e na função do sistema de surfactante pulmonar facilita o entendimento de distúrbios do surfactante que podem provocar doenças pulmonares presentes em recém-nascidos e crianças e favorecer a melhora na conduta terapêutica.

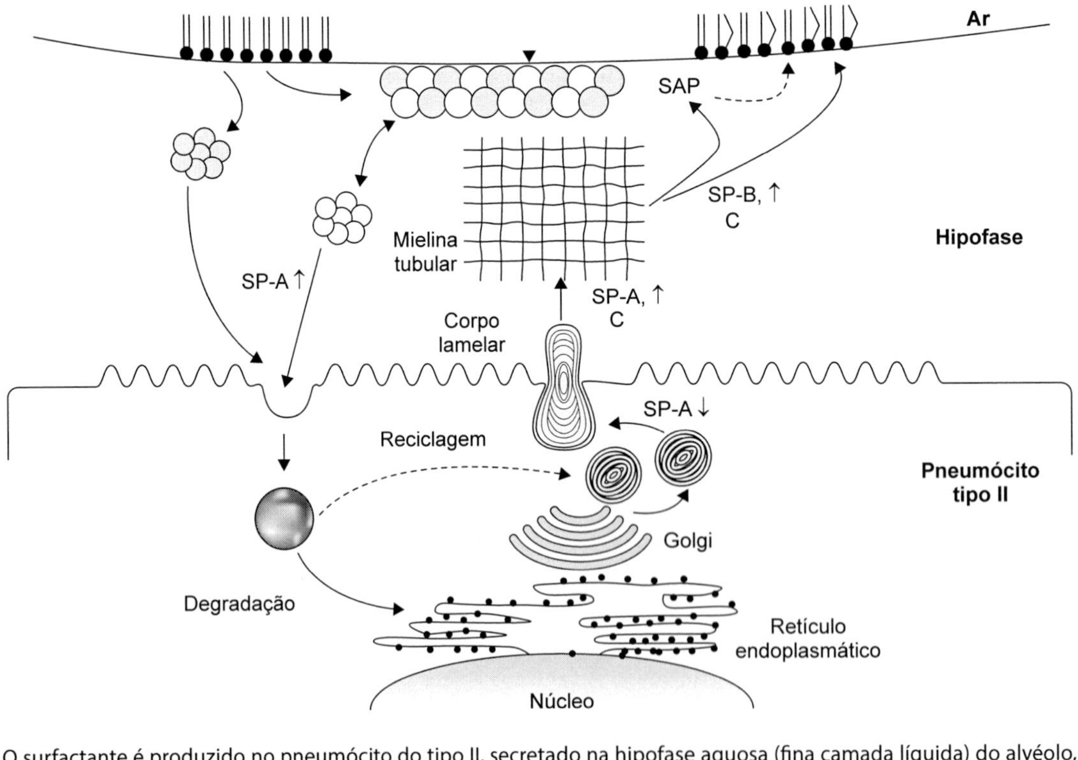

Figura 1.19 O surfactante é produzido no pneumócito do tipo II, secretado na hipofase aquosa (fina camada líquida) do alvéolo, parte do seu conteúdo é reciclado e a outra, degradada. O papel de algumas das proteínas do surfactante (SP-A, -B e -C) na regulação desses processos de produção e reciclagem é indicada com ↑ (estimulação) ou ↓ (inibição). Adaptada de Daniels e Orgeig (2003).

Quadro 1.1 Principais agentes envolvidos na inativação do surfactante.

Proteínas	Líquidos	Marcadores de lesão tecidual	Oxidantes	Físicos
Albumina, fibrinogênio e hemoglobina	Edema pulmonar	Citocinas e proteases	Oxigênio em alta concentração	Barotrauma e volutrauma

CONTROLE DA VENTILAÇÃO NO RECÉM-NASCIDO

A respiração fetal foi descrita pela primeira vez por Dawes *et al.* (1974) que evidenciaram movimentos respiratórios regulares aferidos por mudança na pressão traqueal. Esses movimentos foram confirmados por meio de monitoramento das atividades elétricas cortical e diafragmática do feto, possibilitando concluir que o feto respira durante períodos de sono REM a partir da 11ª semana gestacional.

O fato de ocorrer respiração fetal é intrigante, uma vez que a hematose (trocas gasosas) se realiza no plano placentário. Pesquisadores sugerem que a respiração fetal seja importante para preparar o feto para as necessidades extrauterinas, uma espécie de treinamento neuromuscular. Os movimentos respiratórios fetais dependem basicamente da contração do diafragma e provocam pequena alteração de volume pulmonar (até 5 mℓ), com mudanças repetidas na pressão intratorácica (de 1 a 5 mmHg). A respiração fetal propicia aumento do débito cardíaco e do fluxo sanguíneo para coração, cérebro e placenta, em animais experimentais, favorecendo a nutrição desses órgãos. No entanto, a função crucial parece ser o estímulo vital para o desenvolvimento pulmonar fetal. Estudos demonstram que algumas condições clínicas, em que os movimentos respiratórios fetais estão diminuídos ou ausentes (distrofia miotônica, agenesia do frênico e malformações do sistema nervoso central), cursam com hipoplasia pulmonar. Além disso, em modelos animais que abolem os movimentos respiratórios, como o modelo de secção da medula espinal na região cervical de feto de cordeiro, acima da origem do nervo frênico, demonstram subdesenvolvimento pulmonar do animal. Assim, para um desenvolvimento pulmonar normal, o feto deve ser capaz de realizar os movimentos respiratórios de maneira quantitativa (incidência) e qualitativa (amplitude) adequadas.

Durante o período gestacional, o feto encontra-se em um meio hipoxêmico com a PaO_2 de 25 a 30 mmHg e saturação em torno de 70%. A placenta libera substâncias capazes de inibir a respiração e, ainda, a respiração é intermitente, apenas durante o sono REM. Ao nascer, o feto é exposto a um ambiente com grande oferta de O_2, ocorre a interrupção do cordão umbilical, o que impede o contato das vias aéreas com as substâncias inibidoras da placenta, e, assim, inicia-se uma respiração contínua, em que novos fatores desempenham papéis decisivos.

A respiração é um processo automático, rítmico e centralmente regulado, com controle voluntário. Os neurônios responsáveis pela atividade rítmica da respiração são localizados no bulbo. Esses neurônios são responsáveis pela formação de uma atividade rítmica regular, modificada por estímulos periféricos provenientes de pulmões, vias aéreas e quimiorreceptores. Normalmente, há um equilíbrio entre a geração de um ritmo intrínseco e vários estímulos periféricos, de modo que a respiração possa aumentar ou diminuir frente às mais diferentes situações diárias. No entanto, o recém-nascido apresenta maior vulnerabilidade aos estímulos periféricos, os quais, muitas vezes são mais fortes que o ritmo intrínseco, resultando em diferentes padrões respiratórios.

A respiração periódica é normalmente encontrada em neonatos prematuros e se caracteriza por períodos curtos de interrupção da respiração sem comprometimentos fisiológicos. As crises de apneia em geral cursam com períodos mais prolongados de interrupção respiratória e podem ser acompanhadas de bradicardia. Os episódios de apneia acontecem mais frequentemente durante o sono ou na alimentação oral. Tanto a apneia quanto a respiração periódica, sem outra doença associada, são decorrentes de respostas respiratórias imaturas. Em neonatos prematuros, observa-se uma maior frequência de eventos apneicos, e vários mecanismos têm sido atribuídos à patogênese da apneia nesses indivíduos, estando associados principalmente a redução da resposta ventilatória à hipercapnia, resposta paradoxal à hipoxia e resposta exagerada do estímulo laríngeo.

Os estímulos que ativam o reflexo laríngeo podem ser do tipo mecânico ou químico, como água, ácido clorídrico ou outras soluções ácidas provenientes de refluxo gástrico, as quais causam inibição da respiração e apneia. O reflexo de apneia está associado à contração do músculo tireoaritenóideo, causando fechamento da glote e movimento de deglutição, além de ativar o centro expiratório cerebral, finalizando a apneia. No entanto, em neonatos pré-termos, o reflexo inibitório parece ser exagerado, ocorrendo um prolongamento da apneia em resposta à instilação da orofaringe com salina. Estudos sugerem que mudanças nas conexões sinápticas centrais sejam as responsáveis pela maturação do reflexo apneico.

Outra característica importante do controle respiratório do recém-nascido são os quimiorreceptores. As concentrações de O_2 e de CO_2 no sangue compreendem os principais moduladores químicos da respiração, e os quimiorreceptores, que já se encontram ativos no neonato, são os responsáveis pela percepção do teor desses gases. No adulto, a hipoxia provoca aumento significativo da ventilação, porém, no recém-nascido, esta resposta é paradoxal. Quando exposto a baixa concentração de O_2, o neonato apresenta um breve período de hiperpneia (cerca de 2 min), seguido de depressão ventilatória, podendo culminar em apneia. Pequenas modificações na $PaCO_2$ ou aumento do pH no líquido cerebral aumentam muito a ventilação pulmonar por conta do controle dos quimiorreceptores centrais. O neonato a termo é capaz de aumentar a frequência respiratória e o VC em resposta ao aumento do CO_2. Contudo, em neonatos pré-termo, esse aumento da ventilação é prejudicado. Vários mecanismos têm sido propostos para explicar a resposta ventilatória pós-hipercapnia em neonatos pré-termo, como as diferenças nas propriedades mecânicas do pulmão, a não maturação dos quimiorreceptores centrais e periféricos e a imaturidade da integração dos quimiorreceptores com os sinais neuronais eferentes.

Os reflexos pulmonares já existem na respiração do neonato, porém mais diferenças são encontradas em relação ao adulto. O reflexo de Hering-Breuer regula a amplitude da inspiração impedindo a hiperinsuflação pulmonar e é facilmente demonstrável no recém-nascido, mas nem sempre no adulto. Em neonatos pré-termo, há uma maior atividade do reflexo de Hering-Breur, contribuindo com o aumento da frequência respiratória nesses indivíduos. O nervo vago também é responsável pelos receptores que disparam o reflexo de tosse, mas, no neonato, pode estimular apneia, e não o reflexo de tosse. Em neonatos pré-termo, os períodos de apneia tendem a se dar com maior pausa respiratória, uma vez que esses indivíduos apresentam maior dificuldade para iniciar a respiração após uma apneia. Existe ainda um reflexo importante na respiração do recém-nascido denominado reflexo inibitório frenicointercostal, de grande relevância durante o sono REM. Nesse período do sono, ocorre uma inibição da "alça gama", via aferente do neurônio motor, o que leva à diminuição do tônus dos músculos intercostais e praticamente abole a sua ação física, deixando o recém-nascido em desvantagem para enfrentar o trabalho respiratório.

Por fim, o recém-nascido não apresenta boa coordenação entre seus músculos respiratórios e os músculos que controlam a permeabilidade das vias aéreas superiores. Além disso, existem vários obstáculos anatômicos para a passagem de ar no neonato, pois as dimensões dos diversos condutos respiratórios são muito pequenas, como observado na Figura 1.7. As fossas nasais, a faringe posterior e a parte proximal da laringe compreendem os locais em que a via aérea é menor. Além disso, durante a respiração normal, a contração dos músculos respiratórios inicia uma pressão negativa que pode levar ao colapso das vias aéreas. Assim, o recém-nascido está em desvantagem em relação ao adulto não só pelo aspecto anatômico, mas também pela imaturidade em seu sistema de controle. Todos esses aspectos tornam o neonato mais vulnerável frente ao desafio da adaptação à vida extrauterina e essas diferenças devem ser consideradas durante intervenções terapêuticas.

BIBLIOGRAFIA

Abu-Shaweesh JM. Maturation of respiratory reflex responses in the fetus and neonate. Semin Neonatol 2004;9(3):169-80.

Avery ME. The lung and its disorders in the newborn infant. Philadelphia: WB Saunders; 1964.

Battisti O. Utero and in the postnatal period growth in human newborns. Pediatrics & Therapeutics. 2012;2(3):2-6.

Beech DJ, Sibbons PD, Howard CV, van Velzen D. Terminal bronchiolar duct ending number does not increase post-natally in normal infants. Early Hum Dev. 2000;59(3):193-200.

Bing D. Neonatal pulmonary function testing. Respir Care Clin N Am 1997;3(2):333-50.

Boyden EA. The mode of origin of pulmonary acini and respiratory bronchioles in the fetal lung. Am J Anat. 1974;141(3):317-28.

Cloutier MM, Thrall RS. O sistema respiratório. In: Koeppen BM, Stanton BA, organizadores. Berne & Levy: fisiologia. Rio de Janeiro: Elsevier; 2009. p. 415-88.

Comroe JH. Physiology of respiration. Chicago: Year Book Medical Publishers; 1975.

Daniels CB, Orgeig S. Pulmonary surfactant: the key to the evolution of air breathing. News Physiol Sci. 2003;18:151-7.

Dawes GS, Boddy, Robinson JS. Intrauterine fetal movements. In: Gluck L, editor. Modern perinatal medicine. Chicago: Year Book Medical; 1974. p. 381-9.

Dawes GS. Foetal and neonatal physiology; a comparative study of the changes at birth. Chicago: Year Book Medical Publishers; 1968.

Deutsch GH, Pinar H. Prenatal lung development. In: Voelkel NF, MacNee W. Chronic obstructive lung diseases. Hamilton: BC Decker; 2002. p. 2-14.

Echtler K, Stark K, Lorenz M, Kerstan S, Walch A, Jennen L, et al. Platelets contribute to postnatal occlusion of the ductus arteriosus. Nat Med. 2010;16(1):75- 82.

Finucane BT, Santora AH. Principles of airway management. Philadelphia: F.A. Davis; 1988.

Fisher JT, Sant'Ambroqio G. Airway and lung receptor and their reflexes in the newborn. Pediatr Pulmonol. 1985;2:112-26.

Fleming S, Thompson M, Stevens R, Heneghan C, Plüddemann A, Maconochie I, et al. Normal ranges of heart rate and respiratory rate in children from birth to 18 years of age: a systematic review of observational studies. Lancet. 2011;377(9770):1011-8.

Frappell PB, MacFarlane PM. Development of mechanics and pulmonary reflexes. Respir Physiol Neurobiol. 2005;149(1-3):143-54.

Frerichs I, Schiffmann H, Oehler R, Dudykevych T, Hahn G, Hinz J, et al. Distribution of lung ventilation in spontaneously breathing neonates lying in different body positions. Intensive Care Med. 2003;29(5):787-94.

Gao Y, Raj JU. Regulation of the pulmonary circulation in the fetus and newborn. Physiol Rev. 2010;90(4):1291-335.

Gauda EB, McLemore GL, Tolosa J, Marston-Nelson J, Kwak D. Maturation of peripheral arterial chemoreceptors in relation to neonatal apnoea. Semin Neonatol. 2004;9(3):181-94.

Hazinsk M, van Stralen D. Physiological and anatomical differences between children and adults. In: Levin D, Morris F, editors. Essentials of pediatric intensive care. St Louis: Quality Medical Publishing; 1990.

Hooper SB, Harding R. Fetal lung liquid: a major determinant of the growth and functional development of the fetal lung. Clin Exp Pharmacol Physiol. 1995;22(4):235-47.

Hooper SB, Polglase GR, Roehr CC. Cardiopulmonary changes with aeration of the newborn lung. Paediatr Respir Rev. 2015;16(3):147-50.

Jacobs DS, DeMott W R, Oxley DK. Jacobs & DeMott laboratory test handbook: with key word index. 5. ed. Hudson: LexiComp; 2001.

Jain L, Eaton DC. Physiology of fetal lung fluid clearance and the effect of labor. Semin Perinatol. 2006;30:34-43.

Jansen AH, Chernick V. Fetal breathing and development of control of breathing. J Appl Physiol. 1991;70:1431-46.

Jardim JRB, Filho SPC. Fisiologia pulmonar. In: Kopelman B, Myyoshi M, Guinsburg R. Distúrbios respiratórios no período neonatal. São Paulo: Atheneu; 1998. p. 15-43.

Kleen M, Zwissler B. Physiology of pulmonary perfusion: new concepts. Curr Opin Anaesthesiol. 2001;14(1):51-7.

Koos BJ, Rajaee A. Fetal breathing movements and changes at birth. Adv Exp Med Biol. 2014;814:89-101.

Lopes JAMA, Almeida VL. Controle da respiração no recém-nascido. In: Kopelman B, Myyoshi M, Guinsburg R. Distúrbios respiratórios no período neonatal. São Paulo: Atheneu; 1998. p. 45-54.

Lupton-Smith AR, Argent AC, Rimensberger PC, Morrow BM. Challenging a paradigm: positional changes in ventilation distribution are highly variable in healthy infants and children. Pediatr Pulmonol. 2014;49(8):764-71.

Miller MJ, Carlo WA, Strohl KP, Fanaroff AA, Martin RJ. Effect of maturation on oral breathing in sleeping premature infants. J Pediatr. 1986;109(3):515-9.

Moore KL, Persaud TVN. The respiratory system. In: Moore KL, Persaud TVN, editors. The developing human – Clinically oriented embryology. 7. ed. Philadelphia: WB Saunders; 2003.

Murray JF. Postnatal growth and development of the lung. In: Murray JF, editor. The normal lung. 2. ed. Philadelphia: WB Saunders; 1986.

Perez-Gil J, Weaver TE. Pulmonary surfactant pathophysiology: current models and open questions. Physiology. 2010;25:132-41.

Polgar G, Weng T. The functional development of respiratory system. From the period of gestation to adulthood. State of the art. Am Rev Respir Dis. 1979;120:625-95.

Postiaux G. Fisioterapia pediátrica. 2. ed. Porto Alegre: Artmed; 2003.

Scalan CL, Wilkins RL, Stoller JK. Fundamentos de terapia respiratória de Egan. 7. ed. São Paulo: Elsevier; 2009.

Shannon EG, Hansmann HG. Patent ductus arteriosus of the preterm infant. Pediatrics. 2010;125:1020.

Sun B, Curstedt T, Robertson B. Surfactant inhibition in experimental meconium aspiration. Acta Paediatr. 1993;82:182-9.

Taeusch HW, Keough KM. Inactivation of pulmonary surfactant and the treatment of acute lung injuries. Pediatr Pathol Mol Med. 2001;20(6):519-36.

Taussing LM, Landau LI, editores. Pediatric respiratory medicine. St. Louis: Mosby; 1999.

Thurlbeck WM. Postnatal growth and development of the lung. Am Rev Respir Dis. 1975;111:803-44.

van Vonderen JJ, Roest AA, Siew ML, Walther FJ, Hooper SB, te Pas AB. Measuring physiological changes during the transition to life after birth. Neonatology. 2014;105(3):230-42.

West J. Fisiologia respiratória. 9. ed. Barueri: Manole; 2014.

Whitsett JA, Weaver TE. Alveolar development and disease. Am J Respir Cell Mol Biol. 2015;53(1):1-7.

2 Anatomia e Função dos Músculos Respiratórios

Maria da Glória Rodrigues Machado

INTRODUÇÃO

Os músculos respiratórios, do ponto de vista embriológico, morfológico e funcional, são considerados músculos esqueléticos, cuja principal função é deslocar a parede do tórax de maneira rítmica, para possibilitar a ventilação pulmonar e manter os gases sanguíneos arteriais dentro dos limites normais. Comparados aos músculos esqueléticos periféricos, os músculos respiratórios se caracterizam por maior resistência à fadiga, fluxo sanguíneo aumentado, maior capacidade oxidativa e densidade capilar mais elevada. Em razão da maior demanda funcional, o músculo diafragma é mais ativo que os músculos esqueléticos. Em comparação ao *duty cycle* (relação entre o tempo ativo e inativo do músculo) em torno de 14% do músculo sóleo, o *duty cycle* do diafragma está em torno de 32 a 40%. Além disso, diferentemente dos músculos esqueléticos, o controle das funções dos músculos respiratórios é voluntário e automático.

A posição de repouso dos músculos respiratórios é determinada pelo equilíbrio entre as forças de recolhimento elástico dos pulmões e da parede torácica. A capacidade residual funcional, ou seja, no final de uma expiração normal, a soma das forças de recolhimento elástico dos pulmões e da parede torácica é igual a zero. Nesse ponto, os músculos respiratórios estão em repouso. Os efeitos mecânicos da ativação da fibra muscular, em diferentes regiões do diafragma, dependem das origens e inserções dessas fibras e das diferentes cargas impostas pela caixa torácica e abdominal.

As impedâncias mecânicas oferecidas pelos pulmões e pela parede torácica durante a respiração são vencidas pelo trabalho desenvolvido pelos músculos inspiratórios. A energia potencial armazenada nas estruturas elásticas durante a inspiração normalmente é suficiente para superar a resistência ao fluxo aéreo durante a expiração. Trabalho mecânico expiratório adicional é necessário quando as propriedades mecânicas do aparelho respiratório se encontram alteradas por alguma doença, ou durante a expiração forçada. Um comparativo entre homens e mulheres demonstrou que as mulheres apresentam menor dimensão radial da caixa torácica e maior inclinação das costelas. O comprimento diafragmático é menor, e a posição diafragmática em relação à coluna é semelhante à do homem. As mulheres exibiram maior contribuição da caixa torácica durante a respiração basal, em comparação aos homens, provavelmente pela vantagem mecânica conferida aos músculos em razão da maior inclinação das costelas. Esses resultados sugerem um crescimento desproporcional da caixa torácica em relação ao volume nas mulheres.

MECÂNICA DO SISTEMA RESPIRATÓRIO

Depende da interação entre pulmões, tórax, diafragma e abdome, como mostrado na Figura 2.1.

A parede do tórax é dividida em caixa torácica (CT), diafragma e compartimento abdominal. A caixa torácica que está aposta aos pulmões é chamada de caixa torácica pulmonar

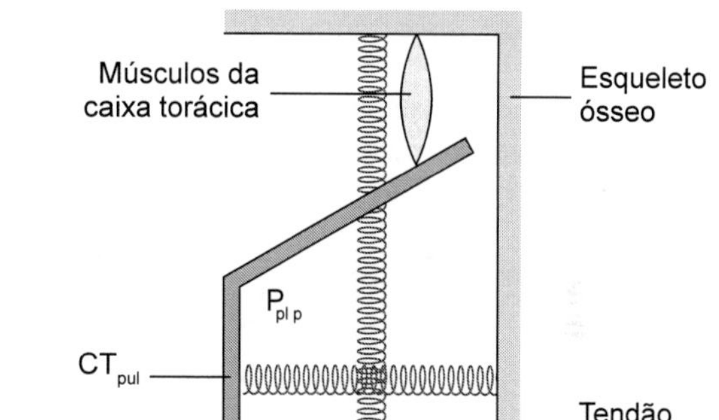

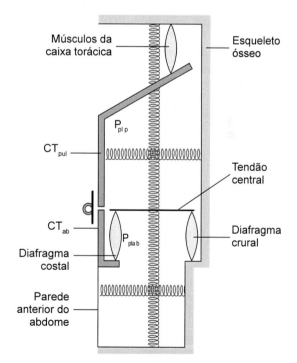

Figura 2.1 Modelo mecânico demonstrando a interação entre pulmões, tórax, diafragma e abdome. A parede do tórax é dividida em caixa torácica (CT), diafragma e compartimento abdominal. A caixa torácica que está aposta aos pulmões é chamada de caixa torácica pulmonar (CT_{pul}); e a região aposta ao abdome, caixa torácica abdominal (CT_{ab}). A cavidade abdominal é dividida em duas partes: a porção do diafragma em contato com a CT (CT_{ab}) e a parede ventral abaixo da CT. $P_{pl\,p}$: pressão pleural pulmonar; $P_{pla\,b}$: pressão pleural abdominal. Adaptada de Ward *et al.* (1992).

(CT_{pul}); e a região aposta ao abdome, caixa torácica abdominal (CT_{ab}). As duas partes da caixa torácica podem ser consideradas compartimentos diferentes, em virtude das diferenças anatômicas entre elas e da ação de distintos músculos sobre elas. Os músculos inspiratórios, escalenos e paraesternais agem quase exclusivamente sobre a CT_{pul}. Ao final da expiração normal, a área aposta do diafragma à CT estende-se cranialmente no nível do apêndice xifoide, tornando a ação do diafragma quase exclusiva à CT_{ab}. A cavidade abdominal é dividida em duas partes: a porção do diafragma em contato com a CT (CT_{ab}) e a parede anterior do abdome.

Os músculos respiratórios apresentam diferentes tipos de fibras, que determinam a variação de respostas contráteis possíveis. As fibras tipo I possibilitam trabalho contrátil sustentado, de baixa intensidade. Ao contrário, as fibras tipo II atuam em situações que necessitam de trabalho de alta intensidade e por curtos períodos, como no exercício e na tosse. A composição das fibras pode mudar com o tempo, em resposta a diversos fatores. A idade, a desnutrição e o desuso resultam em atrofia, e o treinamento e o aumento da carga respiratória resultam em adaptação celular, com melhora da capacidade oxidativa. Reduções de força e *endurance* dos músculos respiratórios podem ocorrer em resposta à atrofia das fibras tipos I e II, respectivamente.

A força contrátil promovida pelos músculos depende do seu comprimento em repouso, da frequência de estimulação, da velocidade de contração, da massa muscular e da vantagem mecânica. A função contrátil pode ser dividida em força – que depende do número de unidades contráteis – e *endurance*, que depende da densidade capilar e mitocondrial e da capacidade enzimática oxidativa. A força é aumentada pelo recrutamento adicional de unidades motoras ou por aumento da taxa de disparo de unidades individuais, promovidas por contração de baixa e alta intensidade, respectivamente.

A relação comprimento-tensão dos músculos respiratórios e dos músculos esqueléticos dos membros é similar. O comprimento ótimo do diafragma depende do volume pulmonar e ocorre ligeiramente abaixo da CRF (Figura 2.2). O encurtamento (doença pulmonar obstrutiva crônica) e o estiramento (obesidade) do diafragma podem reduzir sua força.

A curva que representa a frequência de estimulação e força durante atividades diárias demonstra que a frequência de ativação do nervo frênico é aproximadamente 10 a 30 Hz. À frequência de estimulação entre 50 e 100 Hz, observa-se um platô, e frequências mais elevadas podem ser sustentadas por poucos segundos. Durante a hiperinsuflação e a fadiga, a curva desvia-se para a direita (Figura 2.3).

A curva que representa a velocidade de contração e força demonstra que a velocidade de contração diminui quando a carga sobre os músculos respiratórios aumenta. Em contraposição, a velocidade de encurtamento é máxima na ausência de sobrecarga dos músculos respiratórios (Figura 2.4).

MÚSCULOS RESPIRATÓRIOS

Diafragma

Consiste em três partes anatômica e funcionalmente distintas:

1. As fibras costais, que se originam da margem do esterno e das seis últimas costelas
2. As fibras crurais, que se originam da coluna lombar
3. O tendão central, local de inserção das fibras costais e crurais. Em virtude da inervação, da origem embriológica e de ações diferentes sobre a caixa torácica, as partes costal e crural podem ser consideradas dois músculos distintos, com origens anatômicas diferentes dividindo uma inserção comum, o centro tendíneo.

A disposição anatômica do diafragma e sua relação com a CT e o abdome explicam a sua ação mecânica. A porção cilíndrica que opõe a CT_{ab} constitui a "zona de aposição" diafragmática, e a cúpula corresponde ao tendão central (Figura 2.5).

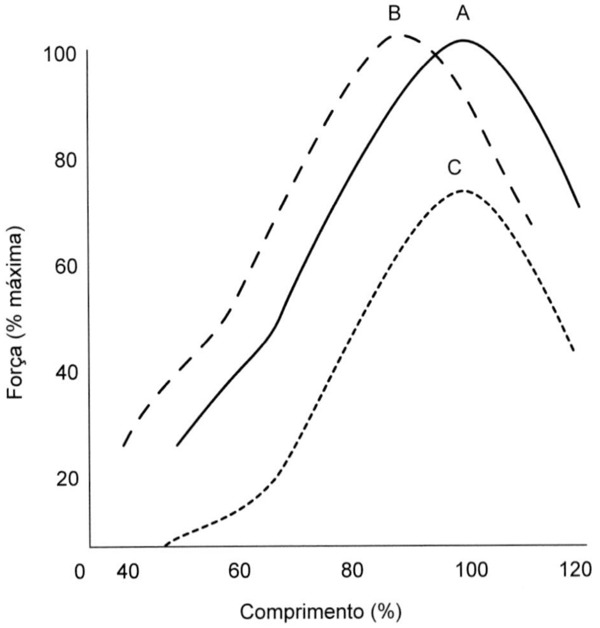

Figura 2.2 Curva comprimento-tensão do diafragma normal (**A**), na hiperinsuflação crônica (**B**) e na fadiga (**C**). Adaptada de Epstein (1994).

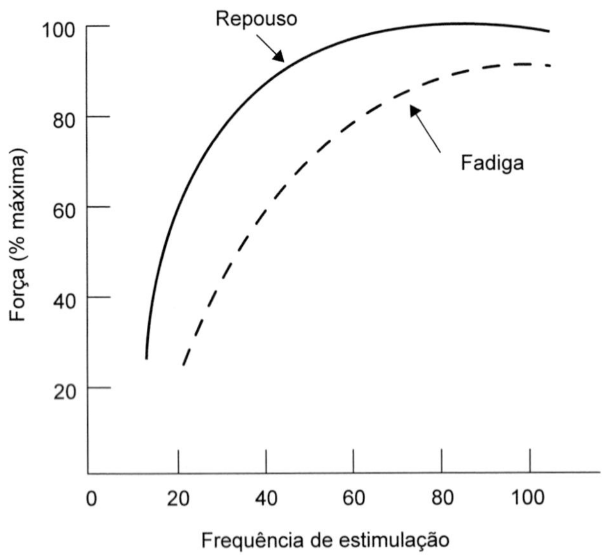

Figura 2.3 Curva força-frequência dos músculos respiratórios em situação normal e na fadiga contrátil de baixa frequência. Adaptada de Epstein (1994).

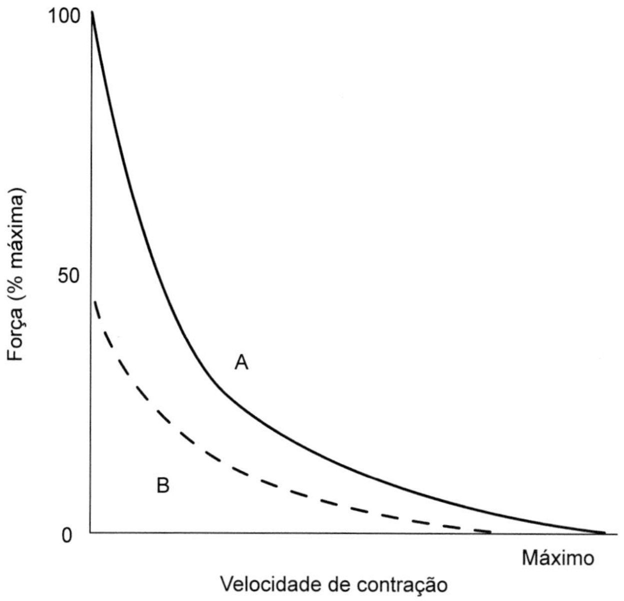

Figura 2.4 Curva de força-velocidade dos músculos respiratórios em situação normal (**A**) e na fadiga contrátil de baixa frequência (**B**). Adaptada de Epstein (1994).

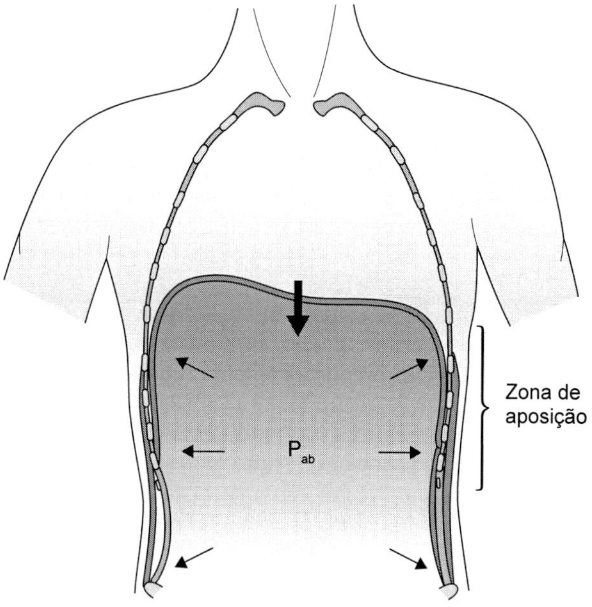

Figura 2.5 Vista anterior da parede torácica, ao final da expiração, ilustrando a anatomia funcional do diafragma. Observar a orientação cranial das fibras diafragmáticas, apostas à parede interna da caixa torácica. Quando o diafragma se contrai, aumenta a pressão abdominal (seta maior), transmitida ao tórax pela zona de aposição, para expandir a CT inferior (setas menores). P_{ab}: pressão abdominal. Adaptada de De Troyer e Estene (1988).

Quando o diafragma se contrai, ocorrem queda da pressão intrapleural e aumento do volume pulmonar. Simultaneamente, há aumento na pressão abdominal que é transmitida ao tórax pela zona de aposição, para expandir a CT inferior. Esse componente da ação diafragmática é chamado "componente aposicional" e depende do tamanho da zona de aposição e do aumento da pressão abdominal. O diâmetro vertical do tórax aumenta pela contração diafragmática, com o abaixamento do centro tendíneo, que é limitado pela entrada em tensão dos elementos do mediastino e pela presença de massa das vísceras abdominais. Normalmente, o centro frênico é fixado no nível da nona vértebra torácica. A partir dessa fixação, as fibras musculares da periferia, orientadas cranialmente, contraem-se elevando e evertendo as costelas inferiores do tórax, aumentando o diâmetro transversal e anteroposterior, pela elevação e projeção anterior do esterno. Esse componente da ação diafragmática é chamado "componente insercional" que se aplica somente à porção costal do diafragma (Figura 2.6). Como as forças aposicionais, a magnitude das forças insercionais depende da complacência do conteúdo abdominal. Quando a complacência abdominal é baixa, a zona de aposição é mantida durante a contração diafragmática, e o aumento da P_{ab} é maior. Quando a complacência abdominal é alta (grande hérnia ventral e paralisia dos músculos abdominais), a efetividade do diafragma diminui. A utilização de cintas abdominais, na posição sentada, pode melhorar a função diafragmática. A força contrátil produzida pelo diafragma é representada pela pressão diafragmática (P_{di}), que representa a diferença entre as pressões abdominal (P_{ab}) e pleural (P_{pl}), ou seja:

$$P_{di} = P_{ab} - P_{pl}$$

A zona de aposição está diretamente relacionada com o grau de insuflação pulmonar. A zona de aposição é maior a baixos volumes pulmonares e diminui durante a inspiração, por conta do encurtamento das fibras costais e das forças centrípetas que puxam as bordas superiores da zona para longe

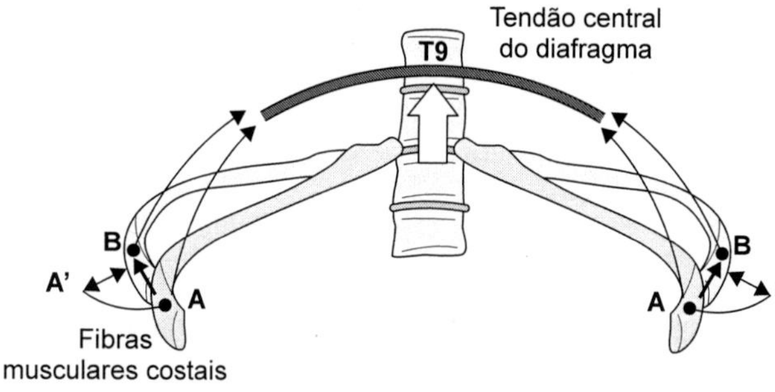

Figura 2.6 Componente insercional da ação diafragmática. A seta branca representa o ponto de fixação do diafragma no nível da nona vértebra torácica (T9) durante a inspiração por causa da oposição das vísceras abdominais à sua descida. A partir dessa fixação, as fibras musculares da periferia, orientadas cranialmente, contraem-se elevando (seta A-B) e evertendo (seta A-A') as costelas inferiores do tórax, aumentando o diâmetro transversal e anteroposterior, pela elevação e projeção anterior do esterno. Adaptada de De Troyer e Estene (1988).

das costelas. Na hiperinsuflação pulmonar, a fração da caixa torácica exposta à pressão abdominal (zona de aposição) diminui, e a fração da caixa torácica exposta à pressão pleural aumenta. A cúpula diafragmática pode ser comparada a uma esfera, cuja pressão (P) interna está relacionada com a tensão (T) de sua parede pela equação de Laplace: P = 2T/R; em que R é o raio da curvatura do diafragma, P representa a P_{di}, e T representa a força de contração. Com a hiperinsuflação, ocorrem rebaixamento e aplainamento da cúpula diafragmática, seu raio de curvatura torna-se grande, e sua capacidade de promover pressão diminui. Na hiperinsuflação, ocorre também alteração na direção das fibras diafragmáticas. Essas fibras, que normalmente estão orientadas na direção cefalocaudal, tornam-se horizontais. Nessa situação, a contração diafragmática tem uma ação expiratória sobre o gradil costal, podendo ser detectada clinicamente como sinal de Hoover, o qual se refere à retração inspiratória paradoxal da caixa torácica e espaços intercostais. Pacientes com sinal de Hoover tendem a apresentar índices de dispneia mais elevados e visitar mais serviços de urgência e hospitalização em relação àqueles sem o sinal.

Alterações na configuração torácica podem ocorrer em pacientes tetraplégicos na posição sentada, pela falta de sustentação das vísceras por comprometimento dos músculos abdominais. Durante a inspiração, o abdome expande e o diâmetro anteroposterior superior diminui. Nessa situação, o diafragma também se comporta como músculo expiratório.

A área de aposição diafragmática em decúbito dorsal, à CRF, é de 45% da área total de superfície do diafragma. Na posição ortostática, a zona de aposição representa 30% da área de superfície total da CT. Por causa da posição mais cefálica da hemicúpula diafragmática à direita, a área de aposição é 21% maior desse lado. Estudos utilizando tomografia computadorizada demonstraram, em secções coronais e sagitais, que o hemidiafragma direito é maior e encurta-se mais durante a inspiração quando comparado ao esquerdo.

Foi demonstrado, pela utilização de fluoroscopia linear axial, que os deslocamentos diafragmáticos de suas partes anterior, média e posterior correspondem a 60%, 90% e 100%, respectivamente, entre o volume residual (VR) e a capacidade pulmonar total (CPT). O movimento axial do diafragma correlacionou-se com as trocas da área de secção transversa da caixa torácica e do abdome, com contribuição relativamente maior da caixa torácica a altos volumes pulmonares.

Estudos histoquímicos revelam que o diafragma é composto de 55% de fibras tipo I, as quais têm alta capacidade oxidativa e baixa glicolítica e são altamente resistentes à fadiga; e aproximadamente 20% de fibras tipo IIa, as quais são de contração rápida com alta capacidade glicolítica e oxidativa. As fibras do tipo IIb, mais suscetíveis à fadiga, constituem 25% do total.

O suprimento sanguíneo do diafragma se dá pelas artérias mamária interna, intercostais e artérias frênicas (Figura 2.7). Existe uma grande rede de anastomose entre essas artérias de cada lado das hemicúpulas.

O diafragma é inervado pelos nervos frênicos direito e esquerdo, que correspondem a ramos dos plexos cervicais e recebem suas fibras a partir do III, do IV e do V nervos cervicais. O nervo frênico caminha pelo pescoço e mediastino até alcançar o diafragma, inervando as partes superior e inferior deste (Figura 2.8). Receptores proprioceptivos são relativamente esparsos, sugerindo que a habilidade de o diafragma compensar cargas depende mais de suas propriedades intrínsecas do que de mecanismo reflexo neural. Existem controvérsias sobre reflexos proprioceptivos no diafragma. Parte desse problema pode decorrer dos dados obtidos em pequenos quadrúpedes, os quais não estão sujeitos ao grande estresse gravitacional que ocorre em humanos com a troca da postura. Observou-se redução importante da atividade tônica do diafragma durante o sono, com o movimento rápido dos olhos (sono REM), quando comparado ao sono não REM, em recém-nascidos e adultos. Observou-se também redução da atividade tônica diafragmática com anestesia por halotano, assim como aumento da atividade desse músculo, proporcional à carga abdominal aplicada, sugerindo a presença de reflexo de estiramento.

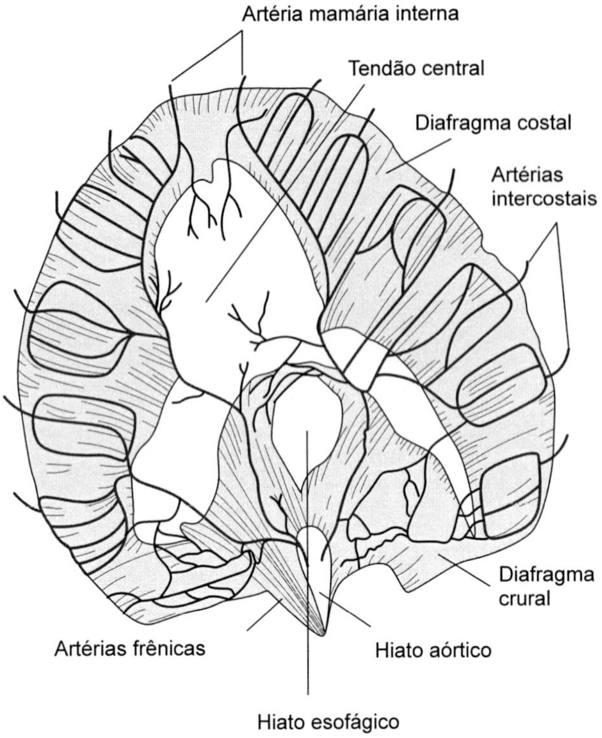

Figura 2.7 Vista abdominal do diafragma ilustrando o círculo interno formado pelas artérias mamária interna e frênicas, responsáveis pela irrigação do diafragma. Adaptada de Supinski (1988).

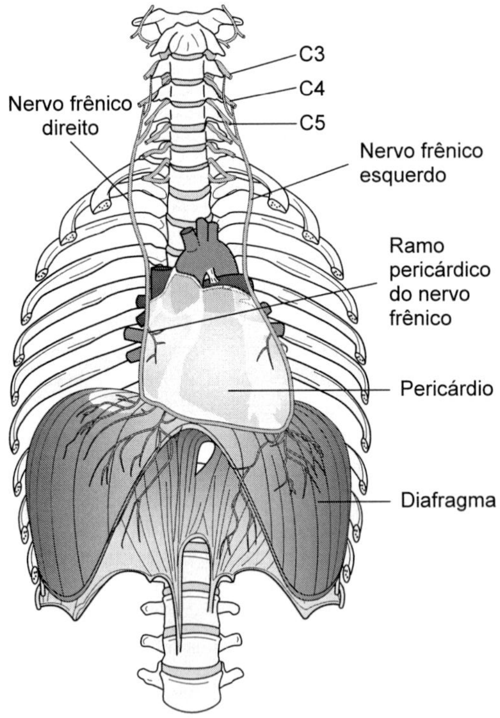

Figura 2.8 Inervação do músculo diafragma. O diafragma é inervado pelos nervos frênicos direito e esquerdo, os quais são ramos dos plexos cervicais e recebem suas fibras a partir do III, do IV e do V nervos cervicais (C3, C4 e C5, respectivamente). O nervo frênico caminha pelo pescoço e mediastino até alcançar o diafragma, inervando as partes superior e inferior deste.

Estudos em humanos demonstram que o diafragma também exerce importante papel na estabilização da coluna durante o equilíbrio e a execução de tarefas. A postura em pé requer controle proprioceptivo do tornozelo, do joelho, do quadril e da coluna, definido como controle multissegmentar. Recentemente, Jassens *et al.* (2013) demonstraram que pacientes com doença pulmonar obstrutiva crônica (DPOC), principalmente aqueles com fraqueza dos músculos inspiratórios, apresentaram aumento da dependência de sinais proprioceptivos do tornozelo e reduziram os sinais proprioceptivos dos músculos das costas durante o controle do equilíbrio, resultando em redução da estabilidade postural. Essa estratégia de maior dependência de sinais proprioceptivos do tornozelo sugere que a fraqueza dos músculos inspiratórios contribui para o prejuízo do controle postural proprioceptivo, resultando em taxas mais elevadas de quedas nesta população. O duplo papel dos músculos respiratórios deve ser considerado nesse contexto. Quando a demanda respiratória aumenta, sua função postural pode tornar-se prejudicada e resultar em efeito negativo sobre o controle postural. Outra explicação para o controle alterado da postura em pacientes com DPOC pode ser atribuída à hiperinsuflação, que, além de provocar fraqueza dos músculos respiratórios, projeta o esterno anteriormente, causando a perda da mobilidade toracolombar.

Escalenos

Os músculos escalenos estendem-se dos processos transversos das cinco últimas vértebras cervicais à superfície superior da primeira (escaleno anterior e medial) e segunda costelas (escaleno posterior). Sua inervação é feita pelos nervos C4 a C8.

Histoquimicamente, esse músculo é composto de 59% de fibras tipo I, 22% de fibras tipo IIa e 17% tipo IIb.

A contração unilateral desse músculo determina inclinação e rotação da coluna para o lado da contração. A contração simétrica dos escalenos determina flexão da coluna cervical sobre a coluna dorsal e uma hiperlordose se o músculo longo do pescoço, músculo pré-vertebral, não estiver contraído. Com a retificação e a rigidez da coluna cervical pelo músculo longo do pescoço, a contração simétrica desses músculos promove flexão da coluna cervical sobre a coluna dorsal quando toma apoio sobre as inserções das costelas. Agindo como músculo respiratório, o escaleno eleva as duas primeiras costelas quando toma apoio sobre suas inserções cervicais.

Estudos recentes têm documentado a presença de atividade elétrica nos músculos escalenos durante a inspiração basal, nas posições supina e ortostática. Esses achados suportam o conceito de que esses músculos são motores primários, e não acessórios da inspiração, como se pensava.

Em pacientes tetraplégicos com comprometimento dos músculos escalenos, a ação do diafragma sobre a caixa torácica superior tem um efeito expiratório. O mesmo acontece em pessoas normais, quando respiram usando seletivamente o diafragma. Essas observações sugerem que os músculos escalenos são importantes músculos inspiratórios e que sua contração contribui para a expansão da caixa torácica superior.

A hiperinsuflação na DPOC aumenta a CRF com consequente encurtamento do diafragma e de outros músculos respiratórios. O encurtamento afeta a relação comprimento-tensão do músculo, o que é determinante na sua contratilidade. Os músculos escalenos encurtam-se pouco quando o volume pulmonar se torna aumentado, mantendo a efetividade mecânica, mesmo com volumes pulmonares relativamente altos.

Esternocleidomastóideo

Esse músculo estende-se do manúbrio esternal e da parte medial da clavícula até o processo mastoide e osso occipital. É inervado pelo 11º par craniano (nervo acessório) e pelo segundo e terceiro nervos cervicais. Sua ação unilateral determina um movimento triplo, associando rotação da cabeça para o lado oposto à sua contração, inclinação para o lado da contração e extensão. A contração simultânea dos dois músculos depende do estado de contração de outros músculos da coluna cervical. Com a coluna cervical não rígida, a contração bilateral promove a hiperlordose da coluna cervical, com extensão da cabeça. De modo contrário, com a coluna cervical rígida e retilínea, pela contração dos músculos pré-vertebrais, a contração simultânea do esternocleidomastóideo acarreta flexão da cabeça para a frente.

O esternocleidomastóideo é considerado um músculo acessório porque ele não está ativo durante a respiração basal. Sua contração eleva o esterno e o primeiro par de costelas, aumentando o diâmetro da CT superior. É ativado a altos volumes pulmonares ou quando existe demanda ventilatória aumentada e em tetraplégicos, com comprometimento dos demais músculos inspiratórios. Em contraste com o que se pensava anteriormente, a maioria dos pacientes estáveis com DPOC não utiliza o esternocleidomastóideo durante a respiração basal na posição sentada ou supina.

Músculos intercostais

Os músculos intercostais externos estendem-se dos tubérculos costais, dorsalmente, às junções costocondrais, ventralmente. Suas fibras dirigem-se obliquamente, no sentido caudal e ventral, da costela superior para a inferior.

Os músculos intercostais internos estendem-se do esterno aos ângulos das costelas, dorsalmente. Suas fibras dirigem-se obliquamente, em direção caudal e dorsal, da costela superior para a inferior. A porção ventral e dorsal dos espaços intercostais contém somente uma camada muscular. Ventralmente, entre o esterno e as junções condrocostais, existem somente fibras dos músculos intercostais internos ou paraesternais. Dorsalmente, encontra-se o músculo levantador da costela, derivado dos intercostais externos, que se estendem do processo transverso da vértebra ao ângulo da costela caudalmente.

Os músculos intercostais internos intercartilaginosos e intercostais externos são considerados inspiratórios, e os intercostais internos interósseos expiratórios. Quando os músculos paraesternais estão paralisados, predomina a expansão abdominal durante a inspiração. Diferentemente do diafragma, o comprimento ótimo desses músculos ocorre mais perto da CPT que da CRF. Isso possibilita a esses músculos trabalharem em uma ampla faixa de volume pulmonar.

Ambas as camadas dos intercostais são inervadas pelos nervos intercostais de T1 a T12.

Por causa das funções diferentes, as características morfológicas desses músculos também são diferentes. A ocorrência de fibras tipo I é a mesma para todos os intercostais, ou seja, 62%. Os intercostais internos interósseos apresentam 35% e 1% de fibras tipo IIa e de fibras tipo IIb, respectivamente. Os intercostais externos e intercartilaginosos (paraesternais) apresentam 22% e 19% de fibras tipos IIa e IIb, respectivamente.

A contração dos músculos intercostais estabiliza o gradil costal quando a pressão intrapleural é reduzida ou aumentada, não deixando que os espaços intercostais sejam sugados ou abaulados durante a inspiração e a expiração, respectivamente. Na inibição dos músculos intercostais, durante o sono REM ou a anestesia, a caixa torácica superior move-se paradoxalmente para dentro durante a inspiração. Do mesmo modo, na tetraplegia aguda ou paralisia seletiva, quando o diafragma age sozinho, a caixa torácica superior retrai durante a inspiração em resposta à redução da pressão pleural.

Recentes estudos têm demonstrado que os músculos intercostais contribuem efetivamente para a rotação de tronco em humanos. Os intercostais interósseos externos, do lado direito, com os intercostais interósseos internos, do lado esquerdo, rodam o tronco para a esquerda. Esse mesmo movimento é realizado pelos músculos oblíquos interno e externo, que têm a mesma orientação das fibras dos músculos intercostais interósseos interno e externo, respectivamente.

Em contraste com o que se pensa convencionalmente, os intercostais interósseos internos e externos têm efeitos similares sobre as costelas, e o padrão de ativação desses músculos está relacionado com o volume pulmonar. Em baixos volumes pulmonares, independentemente do músculo intercostal estimulado, ocorre elevação das costelas. De modo contrário, em altos volumes pulmonares, os intercostais internos e externos promovem a descida das costelas.

As ações dos músculos intercostais são dependentes do padrão de ativação do músculo. Se a primeira costela for elevada e impedida de mover-se caudalmente por contração dos músculos inspiratórios do pescoço, a ação dos músculos intercostais internos e externos é elevar as costelas inferiores para um movimento inspiratório. Contrariamente, se as costelas inferiores forem rebaixadas e impedidas de mover cranialmente, ambos os intercostais abaixarão as costelas mais superiores, em uma ação expiratória.

Existem outros músculos que, em virtude de suas origens e inserções, podem ter função respiratória em certas condições. Quando as inserções extratorácicas dos músculos peitoral menor e maior, serrátil anterior e trapézio estão fixadas, a contração desses músculos ajuda a inspiração pelo aumento do diâmetro do tórax.

A Figura 2.9 mostra os principais músculos respiratórios envolvidos na inspiração e na expiração.

Músculos abdominais

Os músculos abdominais, que constituem a parede ventrolateral do abdome, têm importante atividade respiratória. Apesar de a ação predominante desses músculos ser expiratória, em circunstâncias especiais eles têm ação inspiratória, quando descolam o diafragma dentro do tórax, tornando-o mais eficiente como gerador de pressão.

Os músculos abdominais são constituídos pelo reto abdominal, ventralmente, e pelos oblíquos e transverso do abdome, lateralmente. O músculo reto abdominal origina-se na crista ilíaca e sínfise púbica e insere-se sobre as cartilagens costais da quinta, sexta e sétima costelas e processo xifoide. O músculo oblíquo externo origina-se nas superfícies externas das oito últimas costelas e insere-se na linha alba, na crista ilíaca e no ligamento inguinal. O músculo oblíquo interno origina-se na crista ilíaca, no ligamento inguinal e na fáscia toracolombar e insere-se na linha alba por meio de aponeurose e bordas inferiores da 10ª a 12ª costelas. O músculo transverso do abdome forma a camada mais profunda da parede abdominal. Origina-se das superfícies internas das cartilagens das seis costelas inferiores, interdigita-se com diafragma, fáscia toracolombar, crista ilíaca e ligamento inguinal e insere-se na linha alba, na sínfise púbica e no púbis.

Os músculos abdominais são inervados pelos nervos torácicos T7 a T12 e pelo primeiro nervo lombar.

A atuação unilateral dos oblíquos interno e externo promove inclinação lateral para o lado correspondente à contração, e a atuação bilateral desses músculos promove a flexão de tronco, com o reto do abdome. Os oblíquos atuam em sinergia nos movimentos de rotação de tronco. A contração simultânea do oblíquo interno, de um lado, e do oblíquo externo, do lado oposto, promove rotação do tronco para o lado do

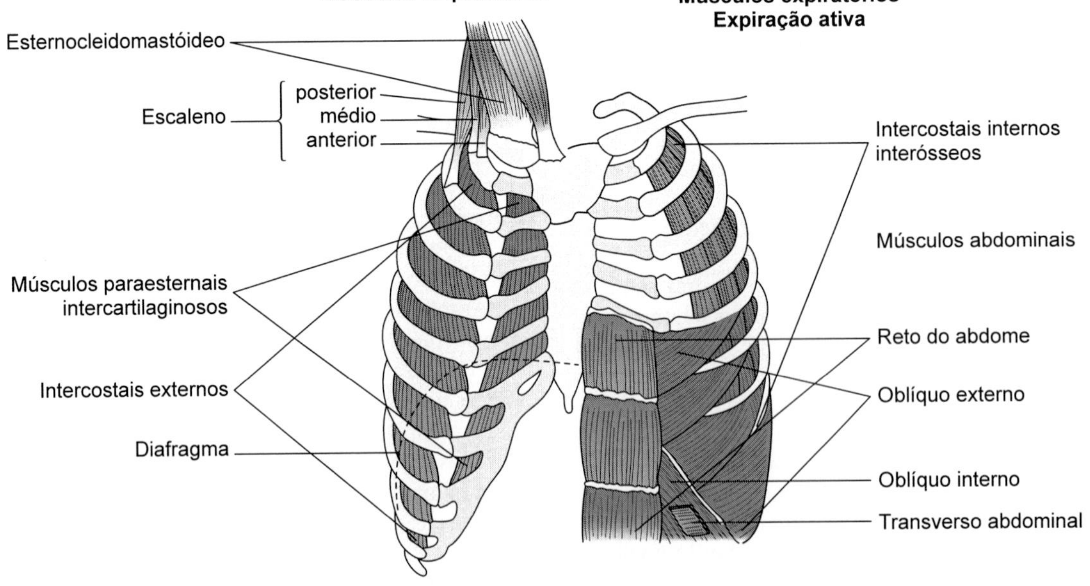

Figura 2.9 Representação dos músculos da inspiração e da expiração. Adaptada de Cloutier e Thrall (2009).

oblíquo interno. O músculo transverso do abdome comprime as vísceras abdominais e estabiliza a linha alba, possibilitando, desse modo, melhor atuação dos músculos anterolaterais do tronco.

Os músculos abdominais, como músculos respiratórios, têm ação predominantemente expiratória. Durante a contração desses músculos, ocorre aumento na pressão abdominal causando deslocamento cranial do diafragma. Esse deslocamento resulta em aumento na pressão pleural e redução do volume pulmonar. Em virtude da inserção desses músculos sobre as costelas, eles têm ação também sobre a caixa torácica. A estimulação isolada do reto abdominal produz importante deslocamento caudal do esterno e redução do diâmetro anteroposterior do tórax; e a estimulação do oblíquo externo causa pequeno deslocamento caudal do esterno e redução importante do diâmetro transverso do tórax (Figura 2.10).

Estudos da função respiratória dos músculos abdominais em humanos, por motivos técnicos, têm sido direcionados para o reto abdominal e oblíquo externo. Consequentemente, a função dos músculos abdominais pode ser subestimada na ausência de atividade elétrica desses dois músculos da camada superficial, quando o transverso do abdome é preferencialmente recrutado.

Apesar da ação predominantemente expiratória dos músculos abdominais, eles podem contribuir de maneira significativa na inspiração, em duas situações. A primeira é a atividade tônica dos músculos abdominais na posição ortostática (contração na inspiração e na expiração), principalmente nas regiões dependentes do abdome. Essa atividade tônica promove uma facilitação direta na ação diafragmática, evitando o seu encurtamento excessivo durante a inspiração (Figura 2.11).

O segundo mecanismo pelo qual os músculos abdominais podem facilitar a inspiração é pela sua contração, durante a expiração, deslocando o diafragma cranialmente e reduzindo o volume expiratório final. Isso resulta em alongamento do diafragma, colocando-o em uma posição mais favorável na curva comprimento-tensão. Atividade eletromiográfica fásica expiratória foi observada nos músculos abdominais com aumento da ventilação pulmonar. O nível de ventilação no qual os músculos abdominais tornam-se ativos, na expiração, relaciona-se com a postura do indivíduo. Nas posturas em que o efeito da gravidade sobre o conteúdo abdominal é expiratório (posição de Trendelenburg), o nível ventilatório em que os músculos abdominais são recrutados é maior quando comparado às posturas em que o efeito da gravidade sobre o conteúdo abdominal é inspiratório (posição sentada).

O recrutamento dos músculos abdominais durante a expiração ocorre também quando cargas inspiratórias resistidas são aplicadas ao aparelho respiratório. Essa observação sugere que o sistema respiratório tende a limitar a força inspiratória, transferindo qualquer força adicional para os músculos expiratórios, prevenindo a fadiga e colocando o diafragma em melhor vantagem mecânica para iniciar a inspiração subsequente. Quando os músculos abdominais relaxam, ao final da expiração, eles promovem a descida passiva do diafragma, aumentando o volume pulmonar antes do início da contração dos músculos inspiratórios.

Em contraste com as pessoas normais, pacientes estáveis com DPOC grave apresentam contração dos músculos expiratórios durante respiração basal tanto na posição supina quanto na sentada. A contração expiratória é, em geral, confinada ao músculo transverso do abdome e está relacionada com a gravidade da obstrução ao fluxo aéreo.

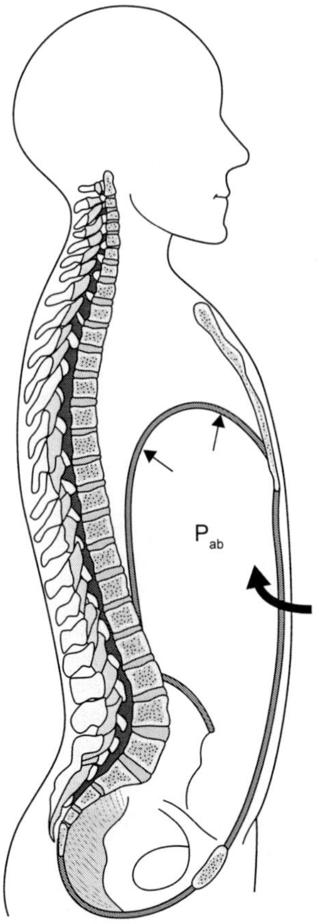

Figura 2.10 Anatomia funcional dos músculos abdominais. A contração desses músculos (seta maior) promove aumento da pressão abdominal causando deslocamento cranial do diafragma e redução do volume pulmonar (setas menores). P_{ab}: pressão abdominal. Adaptada de De Troyer e Estene (1988).

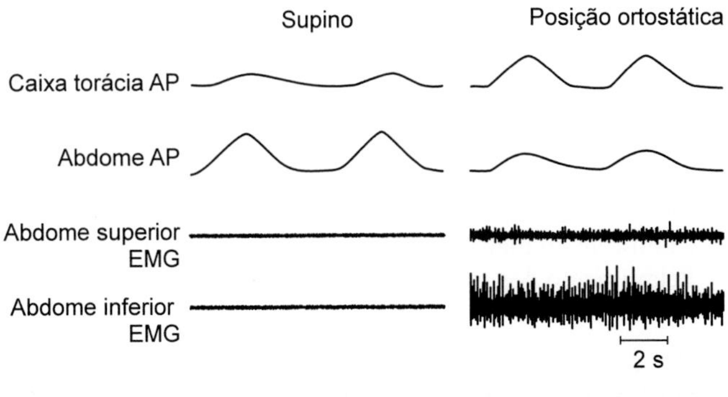

Figura 2.11 Atividade elétrica dos músculos abdominais, nas posições supina e ortostática (em pé), durante a respiração basal. Durante a inspiração, na posição supina, observam-se aumento do diâmetro anteroposterior (AP) do abdome e atividade dos músculos abdominais. Em posição ortostática, verificam-se atividade elétrica tônica dos músculos abdominais, principalmente do andar inferior do abdome, e aumento da amplitude dos movimentos respiratórios da região superior do tórax. Adaptada de De Troyer e Estene (1988).

Triangular do esterno

O músculo triangular do esterno origina-se da região posterior do apêndice xifoide e do terço inferior do corpo do esterno e insere-se na superfície interna da segunda à sexta cartilagens costais. Suas fibras são oblíquas para baixo e para dentro, perpendiculares à orientação das fibras dos intercostais paraesternais. Seu suprimento motor é dado pelos nervos intercostais. A contração desse músculo determina o abaixamento, relativo ao esterno, das cartilagens costais correspondentes.

O triangular do esterno é inativo em pessoas normais durante a respiração basal em decúbito supino. Esse músculo torna-se ativado com os músculos abdominais durante a expiração abaixo da CRF, durante as manobras expulsivas e esforços expiratórios involuntários, como a fonação, a tosse e o riso. Esse músculo se contrai também durante manobras posturais, como flexão de cabeça, rotação de tronco e elevação de membros inferiores.

Estudos recentes demonstraram atividade do triangular do esterno em pessoas normais, durante respiração basal em posição ortostática. A contração expiratória foi mais frequente nas pessoas idosas que nas jovens. Com a idade, ocorrem perda gradual do recolhimento elástico e consequente aumento da CRF, o que pode talvez diminuir o limiar para ativação expiratória do músculo triangular do esterno.

MÚSCULOS DAS VIAS AÉREAS SUPERIORES

A ventilação efetiva depende da atividade coordenada entre os músculos motores primários e os da via aérea superior. Ativação elétrica dos músculos adutores de laringe ocorre imediatamente antes da ativação do diafragma e persiste durante a inspiração. Essa ativação mantém a patência e a estabilidade das vias aéreas superiores, reduz a resistência e diminui o trabalho da respiração. A fraqueza desses músculos tende a colapsar as vias aéreas durante a inspiração, o que, associado à fraqueza dos músculos respiratórios, pode promover a hipoventilação e a hipoxemia, principalmente durante o sono REM. Esses músculos são importantes também na fonação, na deglutição e na proteção do trato respiratório superior. Função anormal dos músculos da via aérea superior é comum nas doenças neuromusculares.

COORDENAÇÃO DOS MÚSCULOS RESPIRATÓRIOS

A sequência de um ciclo respiratório típico consiste em:

- Contração dos músculos das vias aéreas superiores
- Contração dos músculos intercostais para prevenir a distorção da caixa torácica
- Contração do diafragma e demais músculos inspiratórios
- Relaxamento dos músculos inspiratórios
- Expiração passiva.

Quando a demanda ventilatória aumenta, músculos acessórios inspiratórios e expiratórios são recrutados. Alterações dessa sequência podem promover obstrução das vias aéreas inferiores, deformação torácica e ação muscular ineficiente, aumentando o trabalho da respiração.

A sincronização inadequada entre os músculos inspiratórios e os da via aérea superior pode resultar em obstrução da via aérea superior durante a inspiração. Isso acontece em pacientes submetidos à estimulação diafragmática ou com fraqueza dos músculos faríngeos, quando se submetem à ventilação com pressão negativa.

Quando ocorre contração incoordenada dos músculos inspiratórios, observa-se distorção da parede do tórax, e o trabalho respiratório não resulta em ventilação. A distorção torácica aumenta com níveis elevados de ventilação, aumento da pressão intratorácica, redução da complacência da parede torácica, fluxo inspiratório aumentado e em pacientes portadores de DPOC, asma e quadriplegia.

A ação coordenada dos músculos respiratórios é importante quando cargas fatigantes são impostas a esses músculos. Quando a impedância do sistema respiratório é muito elevada, o trabalho da respiração é compartilhado entre o diafragma e os músculos acessórios, os quais alternam sua participação para prevenir ou atrasar a fadiga ou falência de qualquer músculo individual.

Alguns músculos respiratórios compartilham as funções de ventilação e posicionamento das extremidades superiores. Pacientes portadores de DPOC grave e hiperinsuflação pulmonar apresentam disfunção diafragmática, e os músculos acessórios são recrutados para manter a ventilação. Esses pacientes apresentam aumento da dispneia, assincronia toracoabdominal e demandas ventilatória e metabólica aumentadas para atividades simples, como elevação de membros superiores. Algumas doenças neuromusculares, com comprometimento proximal dos músculos dos membros superiores, predizem disfunção pulmonar futura.

EFEITOS SECUNDÁRIOS DA DISFUNÇÃO DOS MÚSCULOS RESPIRATÓRIOS

Pacientes com doenças neuromusculares apresentam disfunção ventilatória do tipo restritiva, com redução dos volumes pulmonares de modo desproporcional em relação à disfunção dos músculos inspiratórios. O comprometimento pode resultar de microatelectasias, alterações nas propriedades mecânicas dos pulmões, alterações no surfactante, encurtamento e rigidez das fibras elásticas pulmonares e redução do recolhimento elástico (para fora) da parede torácica. Este último efeito não é observado em pacientes com quadriplegia, na fase crônica, em razão da rigidez da parede torácica (ligamentos, tendões e anquilose das articulações costovertebrais e costoesternais, espasticidade dos músculos paralisados e inabilidade de produzir suspiros).

A fraqueza dos músculos do tronco pode predispor à cifoescoliose e à redução da complacência dos pulmões e da parede torácica, comprometendo a função diafragmática. O comprometimento da tosse, a aspiração e o *clearance* mucociliar diminuído podem predispor à infecção e à piora da disfunção do parênquima pulmonar. Finalmente, a disfunção do diafragma tem sido associada a distúrbios da relação ventilação/perfusão nas bases dos pulmões. O desequilíbrio entre o aumento da carga imposta aos músculos respiratórios e a redução da capacidade de gerar pressão predispõem à fadiga e à falência respiratória.

PLASTICIDADE DOS MÚSCULOS RESPIRATÓRIOS

A habilidade de um músculo alterar suas propriedades estruturais e funcionais de acordo com as condições ambientais impostas a ele é denominada plasticidade. Os músculos esqueléticos estão em estado constante de remodelamento para adequar-se às funções requeridas ou a função alterada imposta por fatores extrínsecos. A base da resposta é a manutenção do equilíbrio de síntese e degradação de proteína. Uma vez que os músculos esqueléticos são a maior reserva de proteína do corpo, qualquer alteração no balanço proteico pode afetar o sistema como um todo. O tamanho da fibra e a carga mecânica são específicos de cada músculo. Similarmente aos demais músculos esqueléticos, os músculos respiratórios estão em constante estado de remodelamento para adaptarem-se aos diferentes tipos de demanda.

BIBLIOGRAFIA

Agostoni E, Sant'Ambrogio G, Del Portillo Carrasco H. Electromyography of the diaphragm in man and transdiaphragmatic pressure. J Appl Physiol. 1960;15:1093-7.

Aldrich TK. Respiratory muscle fatigue. Clinics in Chest Medicine. 1988;9(2):225-36.

ATS/ERS Statement on Respiratory Muscle Testing. American Thoracic Society/European Respiratory Society. Am J Respir Crit Care Med. 2002;166:518-624.

Breslin EH. The pattern of respiratory muscle recruitment during pursed-lip breathing. Chest. 1992;101(1):75-8.

Comtois A, Gorczyca W, Grassino A. Anatomy of diaphragmatic circulation. J Appl Physiol. 1987;62(1):238-44.

Coutier MM, Thrall RS. O sistema respiratório. In: Koeppen BM, Stanton BA, editores. Berne & Levy: fisiologia. 6. ed. Rio de Janeiro: Elsevier; 2009.

De Troyer A, Estene M. Functional anatomy of the respiratory muscles. Clin Chest Med. 1988;9(2):175-93.

De Troyer A, Kelly S, Macklem PT, Zin WA. Mechanics of intercostal space and actions of external and internal intercostal muscles. J Clin Invest. 1985;75(3):850-7.

De Troyer A. Effect of hyperinflation on the diaphragm. Eur Respir J. 1997;10(3):708-13.

Epstein SK. An overview of respiratory muscle function. Clin Chest Med. 1994;15(4):619-39.

Gransee HM, Mantilla CB, Sieck GC. Respiratory muscle plasticity. Compr Physiol. 2012;2(2):1441-62.

Hughes PD, Polkey MI, Harrus ML, Coats AJ, Moxham J, Green M. Diaphragm strength in chronic heart failure. Am J Respir Crit Care Med. 1999;160(2):529-34.

Janssens L, Brumagne S, McConnell AK, Claeys K, Pijnenburg M, Burtin C, et al. Proprioceptive changes impair balance control in individuals with chronic obstructive pulmonary disease. PLoS One. 2013;8(3):e57949.

Johnston CR 3rd, Krishnaswamy N, Krishnaswamy G. The Hoover's sign of pulmonary disease: molecular basis and clinical relevance. Clin Mol Allergy. 2008;6:8.

Nason LK, Walker CM, McNeeley MF, Burivong W, Fligner CL, Godwin JD. Imaging of the diaphragm: anatomy and function. Radiographics. 2012;32(2):E51-70.

Rochester DF. Effects of COPD on the respiratory muscles. In: Cherniack NS, editor. Chronic obstructive pulmonary disease. Philadelphia: WB Saunders Company; 1991. p.134-57.

Sieck GC, Ferreira LF, Reid MB, Mantilla CB. Mechanical properties of respiratory muscles. Compr Physiol. 2013;3(4):1553-67.

Sieck GC. Diaphragm muscle: structural and functional organization. Clinics in Chest Medicine. 1988;9(2):195-210.

Supinski GS. Respiratory muscle blood flow. Clin Chest Med. 1988;9(2):211-24.

Tobim MJ. Respiratory muscles in disease. Clinics in Chest Medicine. 1988;9(2):263-86.

Verschakelen JA, Demedts MG. Normal thoracoabdominal motions. Influence of sex, age, posture, and breath size. Am J Respir Crit Care Med. 1995;151(2 Pt 1):399-405.

Ward ME, Ward JW, Mackeem PT. Analysis of human chest wall motion using a two-comportment rib cage model. J Appl Physiol. 1992; t2(4): 1338-47.

Whitelaw WA, Ford GT, Rimmer KP, De Troyer A. Intercostal muscles are used during rotation of the thorax in humans. J Appl Physiol. 1992;72(5):1940-4.

3 Avaliação e Equações Preditivas das Pressões Respiratórias Máximas

Maria da Glória Rodrigues Machado • Solange Gelmini Araújo • Betânia Luiza Alexandre

INTRODUÇÃO

A medida das pressões respiratórias máximas, geradas durante o esforço de inspiração ($PI_{máx}$) e expiração ($PE_{máx}$) máximas contra a via aérea ocluída, representa um procedimento importante para a avaliação funcional dos músculos respiratórios.

A $PI_{máx}$, método simples, reprodutível e não invasivo, é influenciada por sexo, idade, volume pulmonar e comprimento de repouso dos músculos inspiratórios (antes da medida), posição e cooperação do indivíduo e variação da técnica empregada. Entretanto, a dificuldade do uso de uma técnica padronizada dificulta a comparação entre vários estudos realizados.

As principais indicações da medida de $PI_{máx}$ são:

- Quantificar, por medidas sequenciais, a progressão da fraqueza dos músculos inspiratórios em pacientes com doenças neuromusculares
- Avaliar, com outros parâmetros fisiológicos, o desmame da ventilação mecânica
- Estabelecer carga para treinamento específico dos músculos inspiratórios
- Avaliar a sobrecarga dos músculos inspiratórios pela relação entre PI (pressão inspiratória gerada durante a inspiração basal) e a $PI_{máx}$
- Estimar a fadiga dos músculos respiratórios utilizando-se o produto das relações $PI/PI_{máx}$ e o tempo inspiratório (T_I)/duração total do ciclo respiratório (T_{TOT}) denominado índice tempo/pressão ($ITP = PI/PI_{máx} \times T_I/T_{TOT}$).

A $PE_{máx}$ avalia a força dos músculos expiratórios. Sua redução pode aumentar o volume residual, diminuir o pico de fluxo expiratório e, consequentemente, a tosse. Nesse caso, os resultados podem ser erroneamente interpretados como obstrução das vias aéreas. Similarmente à $PI_{máx}$, a $PE_{máx}$ também pode ser utilizada para estabelecer carga de treinamento específico dos músculos expiratórios. Várias equações de referência da normalidade encontram-se disponíveis na literatura para o cálculo dos valores previstos da $PI_{máx}$ e da $PE_{máx}$.

Além das pressões respiratórias máximas, vários outros testes podem ser utilizados para avaliar a função dos músculos respiratórios, como a medida da pressão inspiratória nasal durante o fungar/farejar (*sniff nasal inspiratory pressure* – SNIP), a medida da pressão esofágica durante o fungar/farejar (*sniff esophageal pressure, sniff* – Pes) e a medida da pressão transdiafragmática durante o fungar/farejar (*sniff transdiaphragmatic pressure, sniff* – Pdi). Os dois últimos são considerados mais precisos e reprodutivos. Entretanto, para a execução dos dois últimos testes, é necessário colocar balão esofágico e, para a medida da pressão diafragmática, também o balão gástrico.

Além desses testes volutivos, os quais dependem da colaboração do paciente, existem os não volutivos, como: a estimulação elétrica ou eletromagnética do(s) nervo(s) frênico(s) na altura do pescoço. No caso da estimulação elétrica, pode ser feita a medida simultânea da pressão transdiafragmática durante a contração brusca do diafragma (*twitch transdiaphragmatic pressure, "twitch"* – PDI), e eventual registro eletromiográfico da contração diafragmática e medida do tempo de condução pelo nervo. A descrição desses testes está fora do escopo deste capítulo.

Definição

A maior pressão capaz de ser gerada durante esforços de inspiração (pressão inspiratória máxima – $PI_{máx}$) ou expiração (pressão expiratória máxima – $PE_{máx}$) contra uma via aérea completamente ocluída é considerada índice de força dos músculos respiratórios.

INDICAÇÕES

Os músculos respiratórios são responsáveis diretos pelo adequado funcionamento do sistema respiratório. Em diferentes situações patológicas, podem ocorrer alterações da força contrátil desses músculos que, dependendo da intensidade e da quantificação, podem ser classificadas em fraqueza, fadiga ou falência muscular respiratória.

A mensuração das pressões dos músculos respiratórios ($PI_{máx}$, $PE_{máx}$, *sniff*) possibilita o diagnóstico de insuficiência respiratória por falência muscular e o diagnóstico precoce de fraqueza dos músculos respiratórios, contribuindo para que o profissional estabeleça o protocolo de treinamento físico geral e, em particular, da musculatura respiratória. Em unidades de terapia intensiva (UTI), auxilia na avaliação da mecânica respiratória e na indicação de ventilação mecânica, desmame do respirador e extubação do paciente.

A medida de $PI_{máx}$ relaciona-se com a capacidade ventilatória e com o desenvolvimento da insuficiência respiratória. A $PI_{máx}$ torna-se comprometida em distúrbios neuromusculares, lesões da musculatura respiratória (diafragma e músculos acessórios), hiperinsuflação pronunciada e malformação torácica grave.

A $PE_{máx}$ é importante para o diagnóstico de distúrbios neuromusculares. Uma redução da $PE_{máx}$ pode aumentar o volume residual e reduzir o pico de fluxo expiratório, interpretado erroneamente como obstrução de vias aéreas. A $PE_{máx}$ contribui para a avaliação da tosse eficaz e, consequentemente, da capacidade de eliminar secreções de vias aéreas. O Quadro 3.1 mostra as indicações e as contraindicações para a avaliação das pressões respiratórias máximas.

IMPORTÂNCIA DA PADRONIZAÇÃO DA TÉCNICA

Na prática clínica, medidas de pressões respiratórias máximas são realizadas em um mesmo paciente, de maneira seriada, em várias situações. A falta de padronização da técnica pode culminar na obtenção de resultados falsos e na interpretação inapropriada dos resultados.

Uma medida que subestime os valores da $PI_{máx}$ pode prolongar a permanência do paciente em ventilação mecânica.

Quadro 3.1 Indicações e contraindicações para as medidas de pressões respiratórias máximas.

Indicações
Avaliar a força dos músculos respiratórios em pacientes saudáveis ou com doenças pulmonares e/ou neuromusculares
Avaliar a capacidade ventilatória e o desenvolvimento de insuficiência respiratória
Prever retirada do suporte ventilatório
Verificar o grau de anormalidade e monitorar a progressão de doença dos músculos respiratórios
Verificar a necessidade de utilização de ventilação mecânica invasiva ou não invasiva
Comparar a função dos músculos respiratórios no pré e no pós-operatório
Acompanhar a resposta à reabilitação muscular respiratória
Avaliar a tosse
Contraindicações
Hipertensão arterial não controlada
Pneumotórax
Angina instável
Aneurisma de aorta e cerebral
Problemas agudos da orelha média
Infarto agudo do miocárdio
Fístulas pleurocutâneas ou pulmonares
Hérnias abdominais
Glaucoma ou descolamento de retina

Além disso, a ausência de um protocolo normatizado dificulta a comparação entre os diversos trabalhos publicados.

Técnica convencional

A maneira mais simples de avaliar a força dos músculos respiratórios é medir as pressões geradas na boca quando o indivíduo realiza esforços máximos contra uma via aérea ocluída. A medida pode ser feita com manovacuômetro analógico ou digital. Como o maior valor de $PI_{máx}$ acontece rapidamente e pode ser perdido em um mostrador analógico, a preferência é para a utilização de aparelhos digitais. A Figura 3.1 apresenta um desenho esquemático do aparelho utilizado por Black e Hyatt para medidas das pressões respiratórias máximas. O sistema era constituído por um tubo metálico com a extremidade distal fechada, conectada a 2 manômetros aneroides.

A medida da $PI_{máx}$ é feita geralmente com o paciente sentado, com ou sem clipe nasal. Os indivíduos precisam ser conscientizados sobre o modo exato de realização do teste. Para a avaliação da $PE_{máx}$, o paciente é orientado a inspirar, até a capacidade pulmonar total (CPT), e a realizar um esforço expiratório sustentado até o volume residual (VR). Na medida de $PI_{máx}$, o indivíduo deve expirar até o VR e, em seguida, realizar um breve e poderoso esforço inspiratório até a CPT. Alguns estudos avaliam a medida de $PI_{máx}$ a partir da capacidade residual funcional (CRF), e não do VR.

A análise das curvas entre volume pulmonar e pressão alveolar durante esforços inspiratórios e expiratórios em condições estáticas, isto é, com fluxo igual a zero, demonstrou que as pressões inspiratórias são maiores em volumes próximos do VR, e as pressões expiratórias são maiores em volumes próximos da CPT. Em volumes pulmonares próximos aos extremos (VR ou CPT), as variações das pressões máximas são menores, em consequência das pequenas variações do volume gasoso pulmonar que podem ocorrer em medidas repetidas, aumentando, assim, a reprodutibilidade dos resultados.

A medida da $PI_{máx}$, realizada a partir da CRF, apresenta a vantagem de não sofrer interferências da pressão de recolhimento elástico do sistema respiratório (P_{sr} = pressão de recolhimento elástico dos pulmões e da parede torácica). À CRF, essa pressão de recolhimento elástico corresponde a zero.

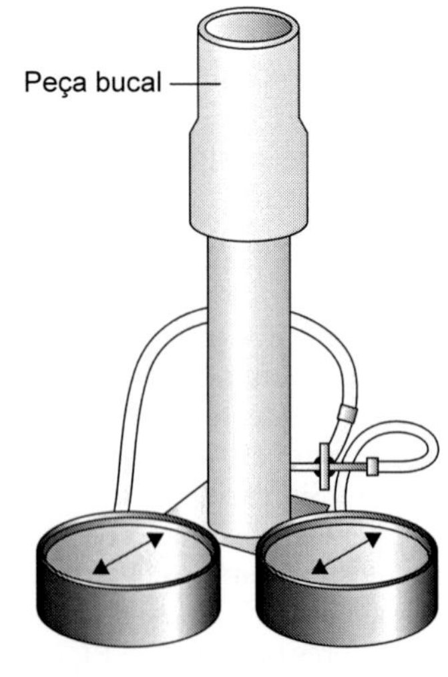

Figura 3.1 Representação esquemática do aparelho para medidas de pressões respiratórias máximas utilizado por Black e Hyatt. Adaptada de Black e Hyatt (1969).

Como mostrado na Tabela 3.1, abaixo da CRF, a P_{sr} é negativa (–30 cmH_2O), e, acima, positiva (+30 cmH_2O). Portanto, a $PI_{máx}$, medida a partir do VR, ultrapassa 30% da pressão dos músculos respiratórios (–130 cmH_2O *versus* –100 cmH_2O), e a $PE_{máx}$ medida à CPT superestima a pressão dos músculos respiratórios (240 cmH_2O *versus* 210 cmH_2O). Caso seja necessário obter a verdadeira pressão muscular (P_{mus}), a pressão de recolhimento deve ser subtraída da $PI_{máx}$ e da $PE_{máx}$, respectivamente. A P_{mus} expiratória e a $PE_{máx}$ são positivas em relação à pressão atmosférica. A $PI_{máx}$ e a P_{mus} inspiratória são negativas em relação à pressão atmosférica, e seu registro é feito de sinal negativo. Os valores típicos para indivíduos considerados saudáveis, nos diferentes volumes pulmonares, são mostrados na Tabela 3.1.

Em 2002, a American Thoracic Society (ATS) e a European Respiratory Society (ERS) propuseram uma padronização da técnica para as medidas das pressões respiratórias máximas com a utilização de transdutores de pressão em substituição aos manômetros aneroides. A partir da curva pressórica gerada pelos transdutores de pressão durante os testes, pode-se considerar a pressão de pico (P_{pico}: pressão máxima alcançada), pressão de platô ($P_{platô}$: maior valor sustentado durante um período mínimo) e pressão média máxima ($P_{média}$: maior valor médio sustentado durante 1 s) (Figura 3.2). A $PI_{máx}$ e a $PE_{máx}$ devem ser mantidas, idealmente, durante pelo menos 1,5 s, para que a pressão máxima mantida por 1 s possa ser registrada. A P_{pico} pode ser maior do que o 1 s de pressão sustentada, mas acredita-se que seja menos reprodutível.

Utilizando-se um transdutor de pressão, Coelho *et al.* (2012) compararam as medidas de P_{pico}, $P_{platô}$, $P_{média}$ e segundo a área ($P_{área}$) em 49 sujeitos considerados saudáveis. Esses autores observaram diferenças significativas entre todos os parâmetros, tanto para $PI_{máx}$ (P_{pico} = 95,69 ± 27,89 cmH_2O; $P_{área}$ = 88,53 ± 26,45 cmH_2O; $P_{platô}$ = 82,48 ± 25,11 cmH_2O; $P_{média}$ = 89,01 ± 26,41 cmH_2O; $p < 0,05$ entre todos) quanto para $PE_{máx}$ (P_{pico} = 109,98 ± 40,67 cmH_2O; $P_{área}$ = 103,85 ± 36,63 cmH_2O; $P_{platô}$ = 98,93 ± 32,10 cmH_2O; $P_{média}$ = 104,43 ± 36,74 cmH_2O; $p < 0,0083$ entre todos). A concordância foi baixa entre a maior parte das medidas e as diferenças foram maiores à medida que valores pressóricos mais elevados foram alcançados.

Técnica de oclusão

Antigamente, a maior limitação da técnica para medida da $PI_{máx}$ era sua utilização em pacientes pouco cooperativos e inconscientes. Em 1986, Marini *et al.* (1986) avaliaram a medida de $PI_{máx}$ nesse tipo de paciente utilizando uma válvula unidirecional que possibilita a expiração e assegura que os esforços inspiratórios ocorram em volumes pulmonares cada vez menores, ou seja, a volume residual. A Figura 3.3 mostra um aparelho utilizado para realização do método de oclusão simples e com válvula unidirecional. A oclusão por 20 s ou 10 esforços inspiratórios foi considerada suficiente para se obter a pressão inspiratória máxima.

Kacmarek *et al.* (1989) compararam a técnica de oclusão simples de via aérea com a utilização da válvula unidirecional em pacientes com e sem DPOC, ventilados mecanicamente (Tabela 3.2). Os maiores valores de $PI_{máx}$ foram encontrados durante as medidas realizadas com a válvula unidirecional. O tempo de oclusão também influenciou diretamente o valor das medidas.

Comparando a medida de $PI_{máx}$ dos dois grupos, observou-se que o grupo de DPOC apresentou os valores mais baixos, independentemente da técnica ou do tempo de oclusão. O método de oclusão por válvula unidirecional foi considerado seguro para avaliação e acompanhamento da força e da *endurance* dos músculos respiratórios.

Na Tabela 3.2, são comparadas as pressões inspiratórias máximas ($PI_{máx}$) avaliadas pelo método A (sem válvula unidirecional) e pelo método B (com válvula unidirecional) em

Tabela 3.1 Pressões respiratórias avaliadas a partir de diferentes volumes pulmonares.

Pressão	Volume pulmonar		
	VR	CRF	CPT
$PE_{máx}$	0	200	240
$PI_{máx}$	–130	–115	0
P_{sr}	–30	0	30
P_{mus} exp.	30	200	210
P_{mus} insp.	–100	–115	–30

VR: volume residual; CRF: capacidade residual funcional; CPT: capacidade pulmonar total; $PE_{máx}$: pressão expiratória máxima; $PI_{máx}$: pressão inspiratória máxima; P_{sr}: pressão do sistema respiratório; P_{mus}: pressão muscular.

Fonte: Rochester (1988).

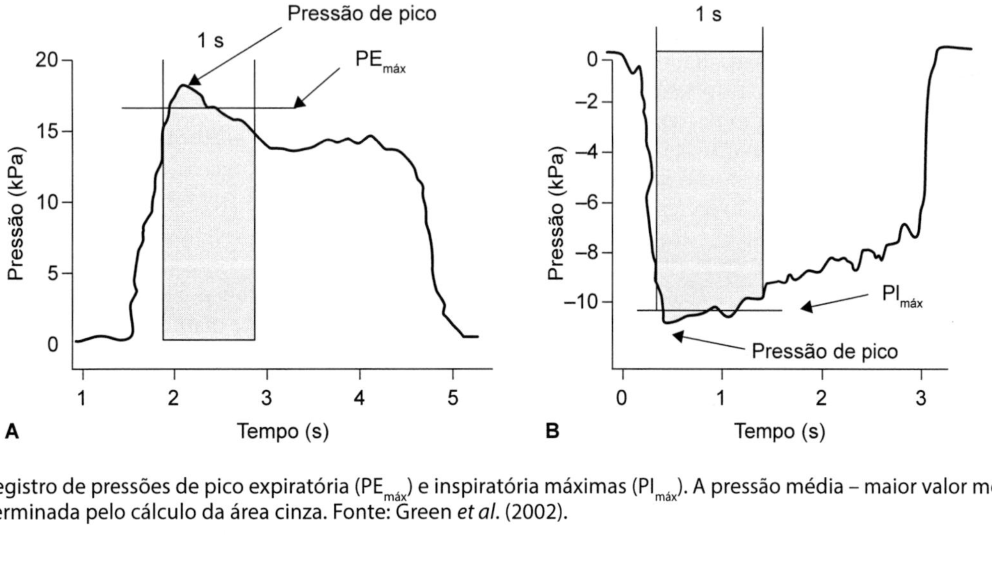

Figura 3.2 A e **B** Registro de pressões de pico expiratória ($PE_{máx}$) e inspiratória máximas ($PI_{máx}$). A pressão média – maior valor médio sustentado durante 1s – é determinada pelo cálculo da área cinza. Fonte: Green *et al.* (2002).

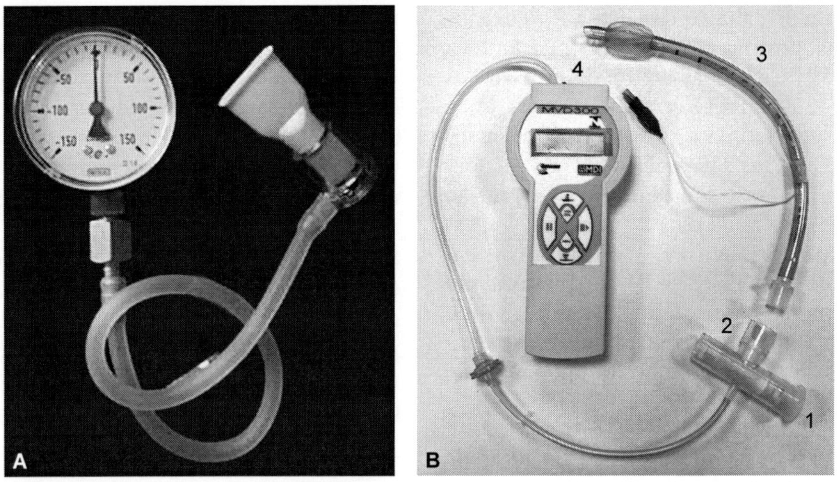

Figura 3.3 A. Modelo de medidor de pressões inspiratórias ($PI_{máx}$) e expiratórias ($PE_{máx}$). **B.** Sistema para medida de pressão inspiratória máxima pelo método de oclusão (1. Válvula unidirecional; 2. Conector; 3. Máscara/Tubo endotraqueal/bocal; 4. Manovacuômetro).

Tabela 3.2 Efeito de diferentes técnicas e tempo de oclusão sobre as pressões inspiratórias máximas.

Pacientes	Intervalo de tempo				
	Métodos	5 s	10 s	15 s	20 s
Todos os pacientes (n = 50)	(A)	12,1 ± 8,1	18 ± 9,6	24,6 ± 11,6	30,8 ± 14,4
	(B)	16 ± 9,2	24,1 ± 11,4	31,4 ± 13,1	39,8 ± 15,8
Pacientes com DPOC (n = 25)	(A)	9,8 ± 4,4	15,4 ± 8,9	21,9 ± 11,4	29 ± 14,9
	(B)	13,4 ± 6,1	21,4 ± 10,2	28,2 ± 12,6	36,4 ± 16,9
Pacientes sem DPOC (n = 25)	(A)	14,4 ± 10,1	20,7 ± 9,7	27,4 ± 11,4	32,6 ± 14
	(B)	18,6 ± 11	26,8 ± 12,1	34,6 ± 13,1	43,3 ± 14,1

Adaptada de Kacmarek *et al.* (1989).

diferentes intervalos de tempo de pacientes ventilados mecanicamente, com ou sem DPOC. Os valores estão expressos em cmH_2O, em média ± desvio padrão. A $PI_{máx}$, avaliada pelo método B, foi significativamente maior que a $PI_{máx}$ avaliada pelo método A nos diferentes tempos. Os pacientes com DPOC apresentaram a $PI_{máx}$ significativamente menor que o grupo-controle, nas duas técnicas e nos diferentes tempos avaliados.

Em 2015, Grams *et al.* compararam a medida de $PI_{máx}$, avaliada de modo convencional, com a técnica de oclusão em 31 voluntários respirando espontaneamente. Ambas as medidas foram realizadas por dois observadores independentes. Eles verificaram que a $PI_{máx}$, avaliada pela técnica de oclusão, foi 14,3% maior que a técnica convencional, sugerindo que a medida convencional subestima o esforço inspiratório em pacientes sem via aérea artificial. A avaliação da reprodutibilidade interobservador mostrou correlação muito alta para o método de oclusão (ICC [2,1] = 0,91) e alta correlação para o teste convencional (ICC [2,1] = 0,88). A avaliação da reprodutibilidade intraobservador mostrou alta correlação para o avaliador A (ICC [2,1] = 0,86) e para o avaliador B (ICC [2,1] = 0,77).

Orifício de fuga

De acordo com a ATS e a ERS, o sistema de medida de pressões respiratórias máximas requer um pequeno orifício de fuga (aproximadamente 2 mm de diâmetro interno e 20 a 30 mm de comprimento) para evitar o bloqueio glótico durante a manobra $PI_{máx}$ e para reduzir o uso de músculos da boca durante a manobra de $PE_{máx}$.

Tipo de comando | Motivação e cooperação do paciente

A avaliação das pressões respiratórias máximas é uma manobra desconhecida, tornando essenciais a instrução cuidadosa do método e o encorajamento. Os indivíduos necessitam frequentemente de orientação para evitar vazamentos de ar em torno do bocal e para apoiar as bochechas durante os esforços expiratórios.

Número de manobras

A falta de padronização da técnica tem dificultado a avaliação dos diferentes estudos realizados. Entretanto, atualmente o aprendizado tem demonstrado exercer efeito nítido sobre os resultados alcançados. À medida que o indivíduo realiza sucessivos esforços, o valor médio das pressões vai aumentando. Em pacientes com limitação do fluxo aéreo, o valor médio mais elevado costuma ser obtido a partir da nona manobra.

Para efeito prático e por ser, às vezes, impraticável realizar um número grande de manobras, preconiza-se a realização de 3 a 5, obtendo-se três manobras aceitáveis (duração de pelo menos 1,5 s e ausência de vazamentos). Entre as manobras aceitáveis, deve haver pelo menos duas reprodutíveis (diferença menor que 5% entre as duas superiores). Caso o valor mais alto surja na quinta manobra, o teste deve prosseguir até que a diferença máxima entre as duas maiores seja inferior a 5%.

A baixa variabilidade pode não garantir que os esforços máximos tenham sido feitos.

Deve-se respeitar um repouso mínimo de 1 min entre uma manobra e outra, para melhor equalização dos volumes e, consequentemente, das pressões máximas.

Padrão respiratório

Zakynthinos *et al.* (1999) demonstraram que as pressões dinâmicas expiratória e inspiratória geradas durante os esforços de inspiração/expiração podem ser aumentadas se a contração dos músculos respiratórios for precedida por uma contração rápida dos músculos antagonistas. Especificamente durante a medida da $PE_{máx}$, a pressão dinâmica gerada pelos músculos abdominais durante a expiração forçada pode ser significativamente aumentada se a contração dos músculos expiratórios for imediatamente precedida por uma contração rápida dos músculos inspiratórios para se chegar à CPT. Em contrapartida, essa pressão será menor se a inspiração que a precede for lenta e seguida de uma pequena pausa. O mesmo se aplica à pressão gerada pelos músculos inspiratórios durante a manobra para verificação de $PI_{máx}$. A pressão gerada é maior quando a expiração que a precede (para se chegar ao VR) é rápida, e o intervalo entre a expiração e a inspiração é pequeno. A Figura 3.4 mostra um registro obtido com as manobras de expiração rápida (à esquerda) e lenta (à direita), antes de esforços inspiratórios máximos com via aérea ocluída, a partir do volume residual (VR). Observa-se que a pressão gerada após um esforço máximo e rápido é muito maior que a pressão gerada após um esforço máximo e lento.

Postura corporal

Tem sido demonstrado que o padrão respiratório e parâmetros do teste de função pulmonar são alterados com a posição do corpo e, em ambas as situações, os músculos respiratórios estão diretamente envolvidos.

A posição de decúbito supino favorece o deslocamento cranial do diafragma em virtude da pressão exercida pelas vísceras abdominais sobre ele. Isso pode levá-lo a uma posição mais favorável na curva comprimento/tensão e a maior capacidade de gerar pressão. Entretanto, nesta posição, há redução das atividades tônica e fásica dos músculos escalenos, esternocleidomastóideos e intercostais paraesternais, e o aumento da força diafragmática é incapaz de compensar a perda da atividade desses músculos e a redução da complacência da parede torácica nessa posição.

A posição sentada é a recomendada para medidas de $PI_{máx}$ e $PE_{máx}$, apesar de muitos pacientes serem avaliados no pós-operatório em posição semissentada.

Em 2015, Costa *et al.* avaliaram os efeitos da posição do corpo sobre a força dos músculos respiratórios em 63 voluntários jovens (19,7 ± 1,5 ano) considerados saudáveis. As posições utilizadas foram: sentada, semiereta e supina. A ordem das três condições foi determinada aleatoriamente. Os autores observaram que a $PI_{máx}$ e a $PE_{máx}$ foram mais elevadas na posição sentada do que nas posições supino ou semiereta (Tabela 3.3).

DETERMINANTES BÁSICOS DA FORÇA DOS MÚSCULOS RESPIRATÓRIOS

A força desenvolvida por um músculo e, consequentemente, sua capacidade de gerar pressão dependem de seu

Tabela 3.3 Valores de $PI_{máx}$ e $PE_{máx}$ em diferentes posturas.

Pressão	Posição do corpo		
	Sentada	Semiereta	Supina
$PI_{máx}$ (cmH_2O)	92,8 ± 20,05*	84,4 ± 17,5	84,1 ± 15,1
$PE_{máx}$ (cmH_2O)	125,4 ± 34,2*	120,2 ± 33,9	115,8 ± 29

* $p < 0,05$; diferença significativa das posições supina e semiereta.

Adaptada de Costa *et al.* (2015).

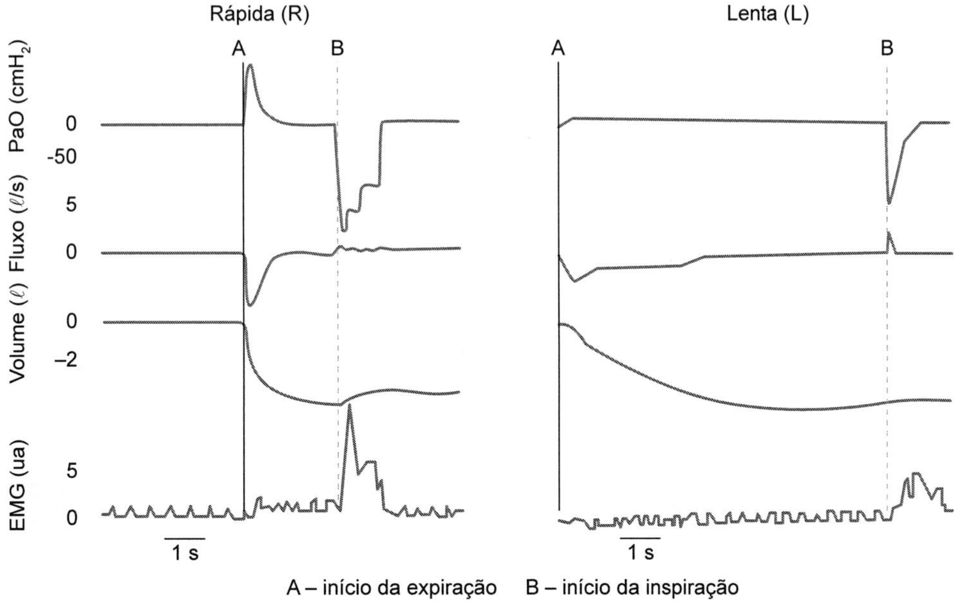

Figura 3.4 Traçado obtido com as manobras de expiração rápida (à esquerda) e lenta (à direita), antes de esforços inspiratórios máximos com via aérea ocluída, a partir do volume residual (VR). A linha vertical contínua (A) assinala o início da expiração, e a linha vertical pontilhada (B) mostra o início da inspiração. PaO: pressão da abertura de via aérea; EMG: eletromiografia; ua: unidade arbitrária. Adaptada de Zakynthinos *et al.* (1999).

comprimento de repouso antes da contração (relação tensão/comprimento), de sua contratilidade intrínseca (relação força/velocidade) e sua vantagem mecânica (no caso dos músculos respiratórios, depende do adequado acoplamento entre ele e a caixa torácica). Para as medidas das pressões respiratórias máximas, somam-se a esses fatores a integridade da caixa torácica, o volume pulmonar, o *drive* respiratório e a massa muscular (relacionada com a idade e o sexo). Em relação ao sistema respiratório, pode-se considerar o volume pulmonar índice de comprimento do músculo respiratório, e a pressão medida no nível da boca tensão.

Volume pulmonar

A força desenvolvida por um músculo varia em razão do comprimento muscular. Quanto mais alongada estiver a fibra muscular, maior será sua capacidade de gerar pressão. A força necessária é, então, desenvolvida quando o músculo está na sua posição de repouso, ou seja, quando não há estiramento ativo. Essa força pode ser ainda maior quando o músculo for alongado acima de seu comprimento de repouso.

O comprimento dos músculos respiratórios e, consequentemente, sua força de contração variam com o volume pulmonar. A força contrátil, portanto, é máxima na CPT para os músculos expiratórios e no VR para os músculos inspiratórios. Os músculos expiratórios estão próximos de seu comprimento ótimo de repouso em altos volumes pulmonares. Inversamente, os músculos inspiratórios apresentam seu comprimento ótimo de repouso em baixos volumes pulmonares.

Frequentemente, a $PI_{máx}$ e a $PE_{máx}$ são medidas em pacientes cujo volume pulmonar é alterado. O aumento do volume pulmonar (síndromes obstrutivas com hiperinsuflação pulmonar) desloca o diafragma em sentido caudal, reduzindo seu comprimento de repouso e, consequentemente, sua capacidade de gerar pressão. Em geral, a hiperinsuflação acarreta o encurtamento de todos os músculos respiratórios, sendo o diafragma e os intercostais os músculos mais comprometidos. Por sua vez, nas síndromes restritivas (redução do volume pulmonar), a $PE_{máx}$ reduzida pode decorrer do fato de os músculos expiratórios não se encontrarem em seu comprimento ótimo. Nesses casos, é conveniente expressar todos os volumes pulmonares como porcentagem da CPT predita, e as pressões respiratórias como porcentagem de seus valores máximos. A Figura 3.5 mostra as relações entre as pressões respiratórias máximas e os volumes pulmonares. Observa-se que, para a medida da $PI_{máx}$, um aumento do percentual da CPT é indiretamente proporcional à $PI_{máx}$ encontrada (lado direito), ou seja, quanto maior o percentual da CPT, menor o valor da $PI_{máx}$. Ao contrário, uma diminuição do percentual da CPT reflete diretamente em valores reduzidos de $PE_{máx}$ (lado esquerdo do gráfico), ou seja, quanto menor o percentual da CPT, maior o valor da $PE_{máx}$.

A Tabela 3.4 apresenta exemplos de pressões respiratórias máximas corrigidas para o volume, gerados a partir da Figura 3.5. No exemplo A, um homem de 60 anos com doença obstrutiva apresenta VR aumentado (VR cerca de 85% da CPT) e CPT 120% do valor predito. Isso significa que o VR está aumentado em 3 vezes. Seus músculos expiratórios estão totalmente normais (180 cmH_2O), mas a $PI_{máx}$ é apenas 50 cmH_2O (44% do valor predito), por causa da desvantagem mecânica em que se encontram os músculos inspiratórios. Como pode ser observado na Figura 3.5, a $PI_{máx}$ de uma pessoa normal é de 50% do predito quando ela é medida a partir de 85% da CPT.

O exemplo B representa uma paciente de 49 anos com doença pulmonar intersticial. Seu VR é normal (30% da CPT predita), mas sua CPT é 55% do valor predito. A $PE_{máx}$ é 67 cmH_2O e a $PI_{máx}$ é 45 cmH_2O (valores correspondentes a 40 e 50% do predito, respectivamente). Como mostrado na Figura 3.5, para uma CPT de 55% do valor predito, a $PE_{máx}$ deveria ser 82% do predito. Nesse caso, a paciente apresenta fraqueza da musculatura expiratória, pois a $PE_{máx}$ é somente 49% do predito. Como a $PI_{máx}$ também está abaixo do predito, pode-se afirmar que a paciente apresenta fraqueza dos dois grupos musculares.

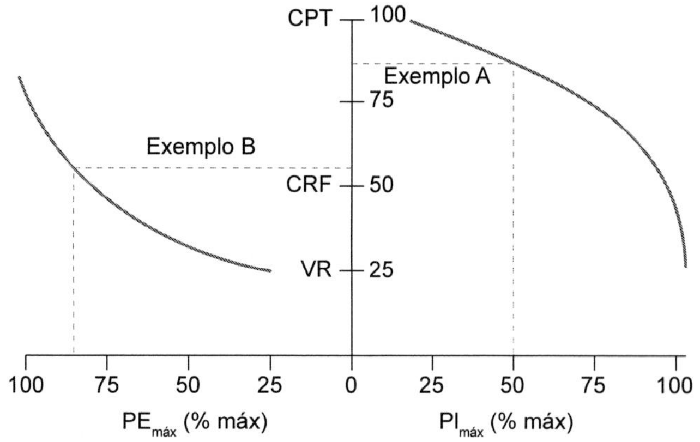

Figura 3.5 Relação entre as pressões respiratórias estáticas máximas e o volume pulmonar. As pressões são expressas em % do máximo, e os volumes pulmonares em % da capacidade pulmonar total (CPT). CRF: capacidade residual funcional; VR: volume residual. Adaptada de Rochester (1988).

Tabela 3.4 Exemplo de pressões máximas corrigidas para o volume.

	Paciente A (doença obstrutiva)	Paciente B (doença restritiva)	Valor normal de A, após correção do volume	Valor normal de B, após correção do volume
$PI_{máx}$	50 cmH_2O (44% do predito)	45 cmH_2O (50% do predito)	50 cmH_2O, após correção para o volume pulmonar	–
$PE_{máx}$	180 cmH_2O	67 cmH_2O (40% do predito)	–	82% do predito, após correção do volume
CPT	120% do predito	55% do predito	–	–
VR	85% da CPT	30% da CPT	–	–
Comentário	–	–	Para um volume de 85% da CPT, a $PI_{máx}$ está normal. Os músculos estão apenas em desvantagem mecânica	Para um volume de 55% da CPT, a $PE_{máx}$ está baixa (49%)

Para a correção das pressões respiratórias máximas em razão dos volumes pulmonares (expressos em % de CPT), Ringqvist (1966) elaborou equações de regressão que possibilitam a correção das pressões respiratórias máximas para as síndromes obstrutivas com hiperinsuflação pulmonar e as síndromes restritivas:

$$PE_{máx} = 3{,}5 \times (\%CPT) - 0{,}023 \times (CPT\% \text{ do previsto})^2 - 42$$

$$PI_{máx} = 1{,}1 \times (\%CPT) - 0{,}016 \times (CPT\% \text{ do previsto})^2 + 74$$

Idade e gênero

O processo de envelhecimento está associado à redução da massa muscular do diafragma e dos músculos acessórios da respiração, bem como ao declínio da força de trabalho para uma mesma estimulação neural. O aumento da complacência do compartimento abdominal em pessoas idosas pode dissipar a pressão gerada notadamente na expiração forçada, reduzindo as pressões estáticas máximas. Além disso, há uma redução na CPT e um aumento marcado no VR com a idade. Os valores das pressões respiratórias máximas no sexo masculino têm sido maiores que no feminino, na maioria dos trabalhos realizados. Essa relação pode estar ligada à maior proximidade da relação entre a massa muscular total e o índice de massa corpórea (IMC) em homens que em mulheres, e à estreita relação entre $PI_{máx}$ e o IMC. O sexo e a idade são os fatores que mais afetam as pressões respiratórias máximas. Entretanto, a altura, o peso, a capacidade de trabalho muscular ou preparação física, os fatores genéticos e ambientais, o tabagismo e os hábitos alimentares também podem afetar a força desses músculos. A Figura 3.6 representa as pressões inspiratórias e expiratórias máximas em virtude do sexo e da idade.

OUTROS MÉTODOS PARA DETERMINAÇÃO DAS PRESSÕES RESPIRATÓRIAS MÁXIMAS

Pressão transdiafragmática

A pressão transdiafragmática (Pdi) é definida pela diferença entre a pressão pleural (Ppl) e a pressão abdominal (Pab). Como a variação da Ppl corresponde à da pressão esofágica (Pes), na prática clínica, a Pdi pode ser representada como:

$$Pdi = Pga - Pes$$

Em que: Pga = pressão gástrica.

A Pes e a Pga são medidas por sensores localizados no esôfago e no estômago, respectivamente, introduzidos pelo nariz sob anestesia da mucosa nasal e faríngea. As distâncias dos cateteres entre narina-esôfago e narina-estômago correspondem a 35 a 40 cm e 50 a 60 cm, respectivamente. A desvantagem do procedimento é a necessidade de cooperação do paciente. A Figura 3.7 mostra o registro da Pdi, Pga e Pes durante manobra de *sniff* de um voluntário considerado saudável e de um paciente com paralisia diafragmática bilateral.

Pressão inspiratória nasal

A pressão inspiratória nasal (do inglês, *sniff nasal inspiratory pressure* – SNIP) refere-se à pressão inspiratória medida na narina durante uma manobra inspiratória rápida e profunda similar a fungar/farejar (*sniff*). Esta pressão reflete acuradamente a Pes, com a vantagem de ser não invasiva (Figura 3.8). Entretanto, a correlação entre a Pes e a SNIP diminui quando há grande obstrução das vias aéreas, como ocorre na asma e na DPOC.

Fadiga dos músculos respiratórios

A atividade global dos músculos inspiratórios pode ser avaliada por diferentes técnicas invasivas. O índice tempo/tensão (ITT), desenvolvido por Bellemare e Grassino (1982) como produto de $Pdi/Pdi_{máx} \times T_I/T_{TOT}$ representa a magnitude e a duração da pressão gerada durante a contração diafragmática. Seu valor crítico é de 0,15, ocorrendo fadiga muscular para valores superiores. Ele avalia a atividade do diafragma medindo a pressão transdiafragmática (Pdi) durante a respiração tranquila em razão da pressão diafragmática máxima ($Pdi_{máx}$) e o ciclo respiratório, representado pela relação T_I/T_{TOT}, em que T_I é o tempo inspiratório, e T_{TOT}, o tempo total do ciclo respiratório.

Na prática clínica, obtém-se a relação entre PI e $PI_{máx}$ ($PI/PI_{máx}$) para avaliar a sobrecarga imposta à musculatura respiratória. Em indivíduos considerados saudáveis, a porcentagem da relação $PI/PI_{máx}$ deve ser igual ou inferior a 26% e, em pacientes com DPOC, inferior ou igual a 33%. Essa medida reflete a porcentagem da força máxima que o indivíduo consome em sua ventilação basal. A primeira oscilação no manômetro é registrada como a PI, e a medida máxima após a oclusão, a $PI_{máx}$. Quanto maior o valor real da PI em relação à $PI_{máx}$, maior é o gasto energético desse paciente para realizar as incursões respiratórias basais. Somada ao longo do tempo, essa sobrecarga à musculatura respiratória reflete o sofrimento da bomba ventilatória, podendo levar a um quadro de falência muscular respiratória.

VALORES DE REFERÊNCIA DAS PRESSÕES RESPIRATÓRIAS MÁXIMAS

Várias equações de referência de $PI_{máx}$ e $PE_{máx}$ têm sido propostas por diferentes autores. A maioria delas correlaciona as pressões respiratórias máximas com idade e sexo. Entretanto, a análise comparativa entre as equações de referência indica grandes discrepâncias entre os valores $PI_{máx}$ considerados normais para idade e sexo, sugerindo risco aumentado para estabelecer o diagnóstico de fraqueza muscular.

Os valores de referência mais frequentemente citados na literatura são os de Black e Hyatt (1969). Esses autores estudaram 120 adultos saudáveis (homens e mulheres de 20 a 86 anos de idade). Foram excluídos da amostra os participantes com sintomas respiratórios, anormalidades torácicas ao exame físico e evidência de disfunção neuromuscular. A Tabela 3.5 mostra as equações de regressão elaboradas por esses autores.

Em 1999, Neder *et al.* publicaram pela primeira vez valores de referência das pressões respiratórias máximas obtidas de amostra da população brasileira. Além das variáveis demográficas e antropométricas típicas, o estudo avaliou a relação de aptidão física (capacidade aeróbica e nível de atividade física regular) com índices de força dos músculos respiratórios. A $PI_{máx}$ e a $PE_{máx}$ foram obtidas, respectivamente, a partir do VR e da CPT, com os participantes sentados e usando um nasoclipe. O orifício de fuga foi introduzido entre a oclusão e a boca, a fim de evitar o fechamento da glote e a pressão gerada pelos músculos da boca que superestimam a medida. Além disso, os indivíduos seguraram as bochechas com uma das mãos durante a manobra. Os esforços inspiratórios ou expiratórios

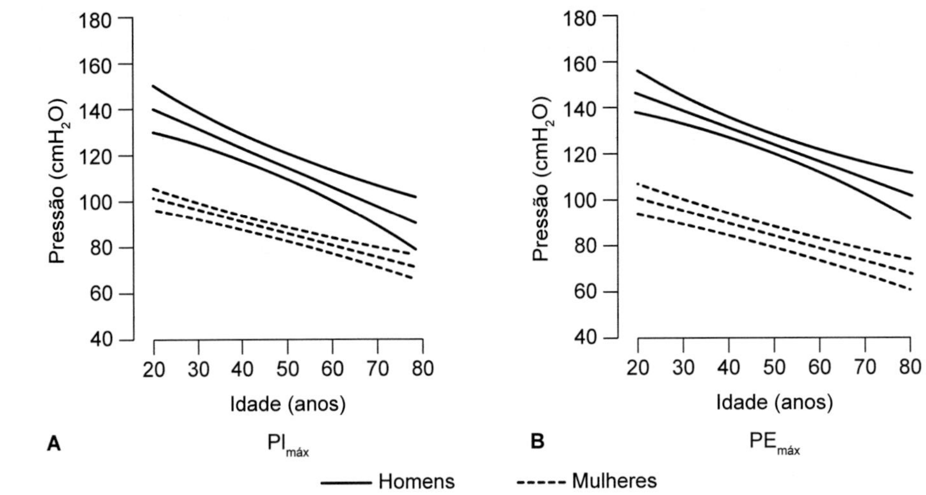

Figura 3.6 $PI_{máx}$ (**A**) e $PE_{máx}$ (**B**) em razão da idade em 100 indivíduos sedentários saudáveis. Observa-se que valores de $PI_{máx}$ e $PE_{máx}$ diminuem com a idade, mantendo sempre os valores superiores nos homens em comparação às mulheres. Adaptada de Neder *et al.* (1999).

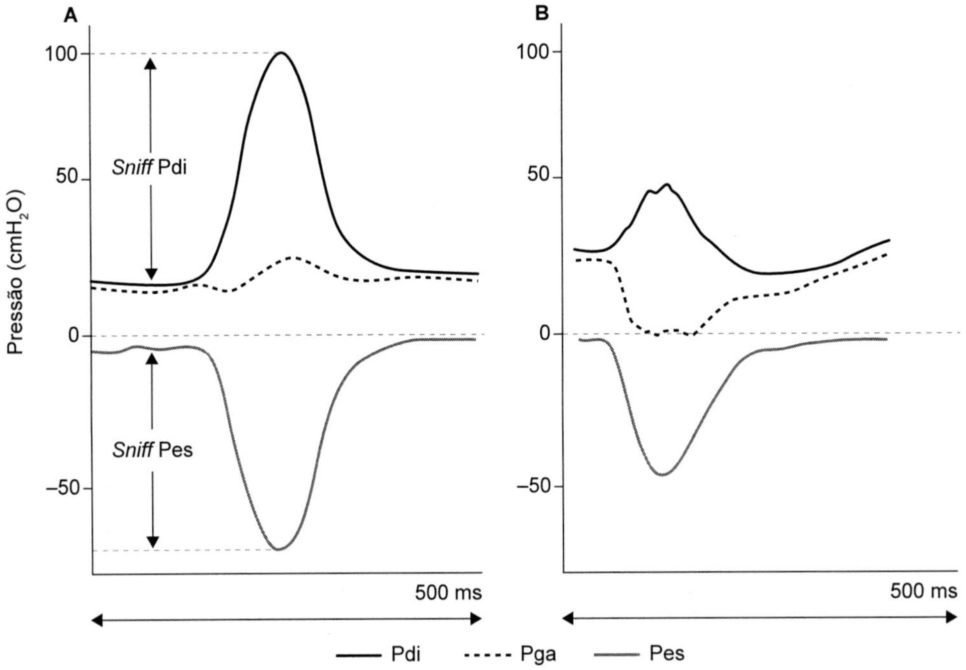

Figura 3.7 Registro das pressões diafragmática (Pdi), gástrica (Pga) e esofágica (Pes) durante manobra de *sniff*. **A.** Registro de um voluntário considerado saudável. Observa-se que a alteração da pressão esofágica (pleural) durante a inspiração é subatmosférica. Diferentemente, a pressão gástrica se torna mais positiva. **B.** Registro de um paciente com paralisia diafragmática bilateral. A pressão abdominal se torna negativa durante a inspiração. Pdi: pressão transdiafragmática; Pga: pressão gástrica; Pes: pressão esofágica. Adaptada de Vassilakopoulos e Roussos (2008).

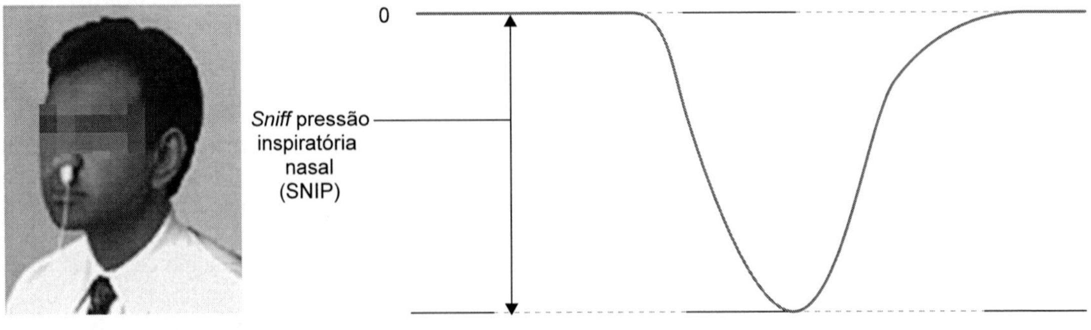

Figura 3.8 Registro da medida da SNIP. Adaptada de Vassilakopoulos e Roussos (2008).

Tabela 3.5 Equações de referência elaboradas por Black e Hyatt.

Sexo	Idade (anos)	Equação
Homens	Todas as idades	$PI_{máx} = 143 - 0,55$ A $PE_{máx} = 268 - 1,03$ A
	20 a 54	$PI_{máx} = 129 - 0,13$ A $PE_{máx} = 229 - 0,08$ A
	55 a 86	$PI_{máx} = 120 - 0,25$ A $PE_{máx} = 353 - 2,33$ A
Mulheres	Todas as idades	$PI_{máx} = 104 - 0,51$ A $PE_{máx} = 170 - 0,53$ A
	20 a 54	$PI_{máx} = 100 - 0,39$ A $PE_{máx} = 158 - 0,18$ A
	55 a 86	$PI_{máx} = 122 - 0,79$ A $PE_{máx} = 210 - 1,14$ A

A: idade em anos.

Fonte: Black e Hyatt (1969).

foram mantidos durante pelo menos 1 s. Os participantes fizeram de 3 a 5 manobras máximas reprodutíveis e aceitáveis (diferença de 10% ou menos entre os valores). O valor mais alto foi considerado para análise.

A seguir, são apresentadas as equações de referência das $PI_{máx}$ e $PE_{máx}$ em razão da idade em 100 indivíduos sedentários saudáveis:

- $PI_{máx}$:

  Homens: Y= −0,80 (idade) +155,3 | EPE = 17,3

  Mulheres: Y= −0,49 (idade) +110,4 | EPE = 9,1

- $PE_{máx}$:

  Homens: Y= −0,81 (idade) +165,3 | EPE = 15,6

  Mulheres: Y= −0,61 (idade) +115,6 | EPE = 11,2

Em que: EPE = erro-padrão estimado.

Em 2015, Lanza *et al.* propuseram equações de referência de $PI_{máx}$ e $PE_{máx}$ para crianças e adolescentes considerados saudáveis (6 a 18 anos), com prova de função normal. Foram avaliados 450 voluntários, provenientes de quatro centros de diferentes regiões do Brasil, constituindo, assim, uma amostra representativa da população pediátrica e de adolescentes do Brasil. As medidas foram feitas com os voluntários na posição em pé, usando um nasoclipe. A $PE_{máx}$ foi medida a partir da CPT e a $PI_{máx}$ a partir do VR. A duração mínima de cada manobra foi de 3 s, e um platô mínimo de 2 s foi requerido. Permitiu-se um período de repouso de 1 min entre cada medida de $PI_{máx}$ e $PE_{máx}$. As medidas foram interrompidas quando 5 manobras foram concluídas e no mínimo 3 delas não diferiram mais que 10%. Os melhores valores de $PI_{máx}$ e $PE_{máx}$ foram considerados para análise final. Para o cálculo das equações, os autores dividiram os participantes em dois grupos: crianças (6 a 11 anos, n = 318) e adolescentes (12 a 18 anos, n = 132):

- Grupo 6 a 11 anos:

$$PI_{máx}: 37{,}458 - 0{,}559 + (\text{idade} \times 3{,}253) + (\text{BMI} \times 0{,}843) + (\text{idade} \times \text{sexo} \times 0{,}985)$$

$$R^2: 0{,}34,\ p < 0{,}001$$

$$PE_{máx}: 38{,}556 + 15{,}892 + (\text{idade} \times 3{,}023) + (\text{BMI} \times 0{,}579) + (\text{idade} \times \text{sexo} \times 0{,}881)$$

$$R^2: 0{,}31,\ p < 0{,}001$$

- Grupo 12 a 18 anos:

$$PI_{máx}: 92{,}472 + (\text{sexo} \times 9{,}894) + 7{,}103$$

$$R^2: 0{,}27,\ p = 0{,}006$$

$$PE_{máx}: 68{,}113 + (\text{sexo} \times 17{,}022) + 6{,}46 + (\text{BMI} \times 0{,}927)$$

$$R^2: 0{,}34,\ p < 0{,}001$$

As variáveis que persistiram no modelo foram idade, sexo e massa corpórea. No grupo de 6 a 11 anos, $PI_{máx}$ e $PE_{máx}$ foram associadas a idade, IMC e sexo. No grupo de 12 a 18 anos, a $PI_{máx}$ foi associada somente a sexo, e a $PE_{máx}$ foi associada com IMC e sexo. Os voluntários do sexo feminino apresentaram valores inferiores de $PI_{máx}$ e $PE_{máx}$ em relação aos voluntários do sexo masculino. Foi observado, também, que os voluntários mais jovens (grupo 6 a 11) apresentaram menor força dos músculos respiratórios que os voluntários mais velhos (grupo 12 a 18).

BIBLIOGRAFIA

Bellemare F, Grassino A. Effect of pressure and timing of contraction on human diaphragm fatigue. J Appl Physiol. 1982;53(5):1190-5.

Black FL, Hyatt RE. Maximal respiratory pressures: normal values and relationships to age and sex. Am Rev Resp Dis. 1969;99(5):696-702.

Caruso P, Albuquerque AL, Santana PV, Cardenas LZ, Ferreira JG, Prina E, et al. Diagnostic methods to assess inspiratory and expiratory muscle strength. J Bras Pneumol. 2015;41(2):110-23.

Coelho CM, Carvalho RM, Gouvêa DAS, Novo Júnior JM. Comparação entre parâmetros de pressões respiratórias máximas em indivíduos saudáveis. J Bras Pneumol. 2012;38(5):605-13.

Costa R, Almeida N, Ribeiro F. Body position influences the maximum inspiratory and expiratory mouth pressures of young healthy subjects. Physiotherapy. 2015;101(2):239-41.

Grams ST, Kimoto KYM, Azevedo EMO, Lança M, Albuquerque ALP, Brito CMM, et al. Unidirectional expiratory valve method to assess maximal inspiratory pressure in individuals without artificial airway. PLoS ONE. 2015;10(9):e0137825.

Green M, Jeremy R, Gary CS, Similowski T. ATS/ERS Statement on respiratory muscle testing. Tests of respiratory muscle strength. Am Journal Respir Crit Care Med. 2002;166:528-47.

Harik-Khan RI, Wise RA, Fozard JL. Determinants of maximal inspiratory pressure: the Baltimore longitudinal study of aging. Am J Respir Crit Care Med. 1998;158(5 Pt 1):1459-64.

Iandelli I, Gorini M, Misuri G, Gigliotti F, Rosi E, Duranti R, et al. Assessing inspiratory muscle strength in patients with neurologic and neuromuscular disease. Chest. 2001;119(4):1108-13.

Kacmarek RM, Cycyk MC, Chapman BS, Young PJ, Palazzo BS, Romagnoli DM. Determination of maximal inspiratory pressure: a clinical study and literature review. Respir Care. 1989;34:868-78.

Karvonen J, Saarelainen S, Nieminen MM. Measurement of respiratory muscles forces based on maximal inspiratory and expiratory pressures. Respiration. 1994;61:28-31.

Lanza FC, de Moraes Santos ML, Selman JP, Silva JC, Marcolin N, Santos J, et al. Reference equation for respiratory pressures in pediatric population: a multicenter study. PLoS ONE. 2015;10(8):e0135662.

Marini JJ, Smith TC, Lamb V. Evaluation of inspiratory muscles strength in mechanically ventilated patients: the measurement of maximal inspiratory pressure. J Crit Care. 1986;1:32-8.

Neder JA, Andreoni S, Lerano MC, Nery LE. Reference values for lung function tests. II. Maximal respiratory pressures and voluntary ventilation. Braz J Med Biol Res. 1999;32:719-27.

Ringqvist T. The ventilatory capacity in healthy subjects: an analysis of causal factors with special reference to the respiratory forces. Scand J Clin Invest. 1966;18(suppl.):87-93.

Rochester DF. Tests of respiratory muscle function. Clin Chest Med. 1988;9(2):249-61.

Rodrigues A, da Silva ML, Berton DC, Cipriano G Jr., Pitta F, O'Donnell DE, et al. Maximal inspiratory pressure: does the choice of reference values actually matter? Chest. 2016. pii: S0012-3692(16)62573-4.

Souza RB. Pressões respiratórias estáticas máximas. In: Pereira CAC, Neder JA, editores. Diretrizes para testes de função pulmonar. J Pneumol. 2002:28(Suple 3):155-65.

Torres JP, Talamo C, Aguirre-Jaime A, Rassulo J, Celli B. Electromiografic validation of the mouth pressure-time index: a noninvasive assessment of inspiratory muscle load. Respir Med. 2003;97(9):1006-13.

Tzelepis GE, Zakynthinos S, Vassilakopoulos T, Geroulanos S, Roussos C. Inspiratory maneuver effects on peak expiratory flow: role of lung elastic recoil and expiratory pressure. Am Journal Respir Crit Care Med. 1997;156(5):1339-4.

Vassilakopoulos T, Roussos C. Physiology and test of respiratory muscles. In: Albert RK, Spiro SG, Jett JR, editors. Clinical respiratory medicine. 3. ed. Philadelphia, PA: Mosby Elsevier; 2008. p.135-46.

Wen AS, Woo MS, Keens TG. How many maneuvers are required to measure maximal inspiratory pressure accurately? Chest. 1997;111(3):803-7.

Windisch W, Hennings E, Sorichter S, Hamm H, Criée CP. Peak or plateau maximal inspiratory mouth pressure: which is best? Eur Respir J. 2004;23(5):708-13.

Zakynthinos S, Vassilakopoulos T, Mavrommatis A, Roussous C, Tzelepis G. Effects of different expiratory maneuvers on inspiratory muscle force output. Am J Resp Crit Care Med. 1999;159(3)892-5.

4 Avaliação da *Endurance* dos Músculos Respiratórios

Rafael Mesquita • Vanessa Suziane Probst • Fabio Pitta

INTRODUÇÃO

Diversos testes estão disponíveis atualmente para a avaliação dos músculos respiratórios, podendo fornecer diferentes informações. A avaliação da *endurance* muscular respiratória especificamente, embora ainda pouco utilizada na prática clínica, muitas vezes fornece informações que não são obtidas por meio de outros testes e que podem até complementar o entendimento de diversas doenças. A palavra *endurance* tem origem na língua inglesa e pode ser traduzida como a habilidade de continuar realizando algo difícil, não prazeroso ou doloroso por um longo período. Na literatura nacional da área da saúde, esse termo vem sendo utilizado para se referir à capacidade dos músculos e/ou sistema cardiorrespiratório em tolerar determinada atividade por determinado tempo. O termo "resistência" também pode ser identificado em alguns estudos nacionais para se referir à *endurance*. No que diz respeito especificamente aos músculos respiratórios, a avaliação da *endurance* se relaciona com a avaliação da resistência à fadiga e se enquadra como um teste funcional na avaliação desses músculos, considerando-se a dicotomia morfologia/função. Fadiga é um conceito específico definido como a perda da capacidade de produzir força e/ou velocidade, mas que pode ser restaurada após um período de repouso. A fadiga é uma variável complexa, apresentando diferentes causas e formas de avaliação; por isso, não será abordada neste capítulo.

Quantificar a *endurance* dos músculos respiratórios é uma avaliação interessante, uma vez que esses músculos já são naturalmente mais resistentes à fadiga se comparados aos periféricos. Estima-se que o principal músculo inspiratório, o diafragma, seja constituído por cerca de 55% de fibras do tipo 1 (lentas), 21% de fibras do tipo 2A (rápidas, porém com relativa resistência à fadiga) e 24% de fibras do tipo 2B (rápidas). Se comparados aos periféricos, os músculos respiratórios apresentam fluxo sanguíneo aumentado, maior capacidade oxidativa e maior densidade capilar (ver Capítulo 2).

O foco deste capítulo está nos principais testes utilizados para a avaliação da *endurance* muscular respiratória, porém será dada ênfase àqueles com maior potencial de aplicação na prática clínica. Este capítulo é voltado principalmente para a avaliação da *endurance* em indivíduos adultos que respiram espontaneamente, dividindo-se em três grandes seções:

1. Indicações e contraindicações para a avaliação da *endurance* muscular respiratória, que discutirá as principais situações nas quais a avaliação da *endurance* está indicada e aquelas em que ela não deve ser realizada, ou deve ser realizada com cautela.
2. Métodos de avaliação da *endurance* muscular respiratória, na qual serão apresentadas as diferentes maneiras de se avaliar a *endurance*, detalhando-se aquelas com maior aplicabilidade clínica.
3. Considerações para a prática clínica, com discussões sobre a aplicação e a interpretação das medidas de *endurance* dos músculos respiratórios.

INDICAÇÕES E CONTRAINDICAÇÕES PARA A AVALIAÇÃO DA *ENDURANCE* MUSCULAR RESPIRATÓRIA

As indicações para a avaliação da *endurance* muscular respiratória vão desde indicações mais gerais, como a avaliação de rotina dos músculos respiratórios, até mais específicas, como a investigação de dispneia ou hipercapnia de causa desconhecida. O Quadro 4.1 apresenta as principais indicações e contraindicações para a avaliação da *endurance* dos músculos respiratórios.

Na avaliação clínica de rotina dos músculos respiratórios, a avaliação da *endurance* contribui para traçar o perfil da função muscular respiratória dos indivíduos avaliados, tornando possível, por exemplo, comparações com avaliações prospectivas. Isso é importante principalmente em indivíduos com doenças que podem cursar com disfunção dos músculos respiratórios. Em pacientes com doenças neuromusculares, atenção especial deve ser dada tanto aos músculos inspiratórios quanto aos expiratórios, já que algumas doenças, como a esclerose múltipla, apresentam a fraqueza dos músculos abdominais como uma de suas principais características. Nesses casos, um método de

Quadro 4.1 Indicações e contraindicações para a avaliação da *endurance* muscular respiratória.

Indicações	Contraindicações
Avaliação clínica de rotina dos músculos respiratórios Monitorização em indivíduos com doenças de risco para disfunção muscular respiratória (DPOC), doenças neuromusculares e insuficiência cardíaca congestiva (ICC) Avaliação para a prescrição de treinamento muscular respiratório Investigação de dispneia ou hipercapnia de causa desconhecida Suplementação de diagnóstico Avaliação da resposta a intervenções	Glaucoma, deslocamento de retina ou cirurgia ocular recente Problemas agudos de ouvido médio Hipertensão arterial não controlada, angina instável, infarto agudo do miocárdio Hemoptise Instabilidade ventilatória Pneumotórax não drenado Aneurisma de artéria aorta ou cerebral Cirurgia de vias aéreas superiores, torácica ou abdominal recente Hérnia abdominal não contida Incontinência urinária de esforço

endurance que avalie os dois grupos musculares (inspiratórios e expiratórios) deve ser preferido.

Entre as doenças respiratórias (p. ex., doença pulmonar obstrutiva crônica – DPOC –, asma, fibrose cística), algumas podem cursar com redução da *endurance* muscular respiratória, enquanto outras podem não apresentar efeito sobre esse desfecho ou até potencializá-lo. A redução da *endurance*, quando presente, geralmente decorre da disfunção muscular causada por desnutrição, uso crônico de corticosteroides ou inflamação sistêmica; ou por desvantagem mecânica dos músculos decorrente de alterações mecânicas da parede torácica, como na hiperinsuflação. Quando a *endurance* está aumentada, isso geralmente é reflexo da exposição crônica dos músculos respiratórios a cargas de trabalho elevadas, levando a adaptações musculares semelhantes às causadas por treinamento muscular inspiratório.

Nos indivíduos com doenças cardíacas (p. ex., insuficiência cardíaca congestiva – ICC), a *endurance* pode estar reduzida por diminuição do fluxo sanguíneo para o diafragma ou por alterações da mecânica pulmonar e/ou de parede torácica. Achados prévios sugerem que outras doenças e/ou condições também podem levar à redução da *endurance* muscular respiratória, como o diabetes melito, a espondilite anquilosante e a obesidade, porém mais estudos são necessários para confirmar esses resultados.

Referente às contraindicações, o Quadro 4.1 apresenta condições que podem ser contraindicações relativas ou absolutas, de acordo com o teste escolhido. Algumas contraindicações, como a instabilidade ventilatória, servem para todos os testes por causa do risco de agravar essa condição. Outras contraindicações, como o glaucoma, são mais específicas para os testes de *endurance* que utilizam a medida da pressão inspiratória máxima ($PI_{máx}$). Independentemente do teste escolhido, sugere-se que o avaliador sempre considere as condições apresentadas no Quadro 4.1. Eventualmente, outras condições não apresentadas nesse quadro também podem constituir uma contraindicação, quando se sugere que o avaliador, com outros profissionais de saúde, examine cada caso com atenção.

MÉTODOS DE AVALIAÇÃO DA *ENDURANCE* MUSCULAR RESPIRATÓRIA

A maioria dos testes disponíveis atualmente para a avaliação da *endurance* dos músculos respiratórios avalia a capacidade desses músculos em sustentar uma carga específica em função do tempo. A Figura 4.1 apresenta um modelo ilustrativo de curva de *endurance*, mostrando que cargas de alta intensidade são toleradas por pouco tempo (teste A), enquanto as de menor intensidade o são por mais tempo (teste B). Esse tipo de avaliação não fornece informações acerca do gasto energético envolvido em cada atividade. Para isso, medidas como o produto pressão-tempo, o índice tempo-tensão do diafragma e a taxa de trabalho mecânico do sistema respiratório são necessárias. Elas permitem um melhor entendimento da *endurance* muscular respiratória, porém podem ser complexas de avaliar e interpretar e, por isso, não serão abordadas no presente capítulo.

Diferentemente da avaliação da força muscular respiratória, na qual a medida das pressões respiratórias estáticas máximas é o método mais utilizado, a avaliação da *endurance* não dispõe de um teste específico amplamente aceito e utilizado. Diferentes testes estão disponíveis na literatura, cada um apresentando vantagens e desvantagens e sendo mais ou menos adequados em determinadas situações. Os testes que serão apresentados neste capítulo baseiam-se, principalmente, na publicação da American Thoracic Society (ATS)/European Respiratory Society (ERS) sobre avaliação dos músculos respiratórios (2002). Por isso, sugere-se a leitura desse documento para maiores detalhes.

Basicamente, a *endurance* tem sido avaliada em termos da capacidade de sustentar determinado nível de ventilação minuto (*endurance* ventilatória) ou de pressão inspiratória

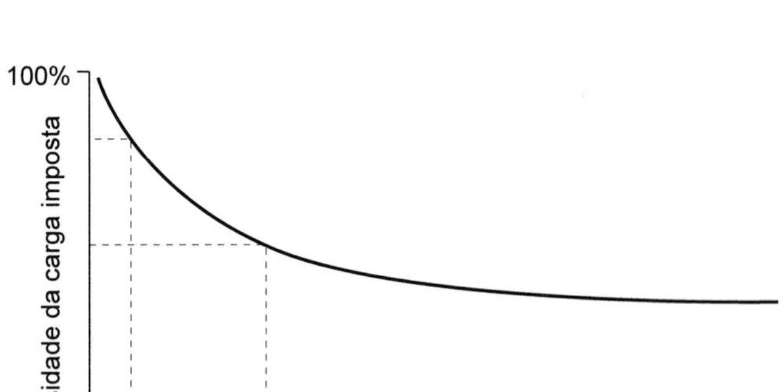

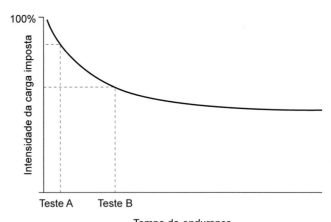

Figura 4.1 Modelo ilustrativo de uma curva de *endurance*. Por isso, nenhuma unidade de medida foi utilizada. Teste A: as cargas de alta intensidade são toleradas por pouco tempo. Teste B: as cargas de menor intensidade são toleradas por mais tempo. Adaptada de ATS/ERS (2002).

e/ou expiratória (*endurance* de cargas externas). Esses dois tipos de avaliação da *endurance* serão discutidos a seguir em subtópicos, mas, independentemente do tipo avaliado, orientações gerais antes dos testes devem ser seguidas (Quadro 4.2).

Endurance ventilatória

O foco na avaliação da *endurance* ventilatória está na ventilação máxima sustentável (VMS), também denominada ventilação voluntária máxima sustentada. Em indivíduos normais, a VMS corresponde a cerca de 60 a 80% da ventilação voluntária máxima (VVM), uma forma de avaliar a *endurance* que envolve tanto os músculos inspiratórios quanto os expiratórios. Entre as medidas de *endurance*, esta provavelmente é a que melhor se associa a medidas de capacidade de exercício, por sua semelhança com a ventilação realizada durante essa atividade. Basicamente, duas técnicas podem ser utilizadas para a avaliação da VMS: técnica do esforço máximo e técnica incremental máxima. Ambas fornecem informações importantes, porém têm pouca aplicabilidade clínica por necessitarem de aparelhos complexos e de alto custo. Independentemente da técnica escolhida, a VVM (geralmente durante 12 s) deve ser a primeira a ser avaliada, para que a VMS possa ser expressa em porcentagem da VVM. Assim, é de fundamental importância uma avaliação acurada da VVM, para que ela não comprometa a interpretação da VMS. Protocolos nacional e internacional estão disponíveis para uma avaliação aceitável e reprodutível da VVM, bem como valores de referência para a população brasileira. Detalhes sobre as técnicas do esforço máximo e incremental máxima estão descritos nos tópicos a seguir:

- Técnica do esforço máximo: os indivíduos são encorajados a manter uma ventilação de aproximadamente 70 a 90% da VVM por cerca de 10 a 15 min. A utilização de espirômetros e/ou osciloscópios para *feedback* visual é necessária, bem como o controle da pressão de expiração final de dióxido de carbono ($PetCO_2$) para a manutenção de condições isocápnicas. Oxigênio pode ser fornecido para a prevenção de hipoxemia. A ventilação média alcançada no último minuto será considerada a VMS
- Técnica incremental máxima: conforme seu nome, trata-se de uma técnica incremental que tem início com o indivíduo mantendo uma ventilação equivalente a 20% de VVM. A cada 3 min, ocorrem incrementos de 10% da VVM até que o indivíduo não consiga mais tolerar a carga por 3 min completos. A VMS será calculada a partir dos dez últimos ciclos do último minuto da carga tolerada por 3 min completos. Para esse teste, também são necessários aparelhos que possibilitem o controle da $PetCO_2$. Esta é uma técnica mais recente e que tem sido bem tolerada pelos indivíduos avaliados.

Para a avaliação da VMS, equipamentos complexos e de relativo alto custo são necessários. A Figura 4.2 apresenta um modelo de equipamento para a avaliação da VMS. Por conta dessas limitações, alguns autores têm considerado a VVM avaliada em 12 s uma medida de *endurance* ventilatória em estudos clínicos. Embora a VVM represente uma medida mais simples e que pode ser facilmente realizada na prática clínica, não se trata de uma representação fidedigna da VMS, uma vez que, em indivíduos normais, a VMS corresponde a apenas 60 a 80% da VVM. Esse fator deve sempre ser levado em consideração na interpretação dos estudos que utilizam a VVM como medida de *endurance*.

Endurance de cargas externas

Diferentes técnicas podem ser utilizadas para avaliar a *endurance* de cargas externas, basicamente divididas de acordo com a carga imposta aos músculos respiratórios. A *endurance* resultará, então, da resposta desses músculos à carga imposta, que deve ser superada para que os músculos consigam desenvolver sua função. Na maioria dos testes, a *endurance* será definida pelo tempo máximo que o indivíduo tolera respirar contra essa carga. A maioria dos testes utilizados com esse tipo de carga envolve quase somente os músculos inspiratórios, entre os quais mais os músculos da parede torácica do que o diafragma. Não obstante, um parágrafo será dedicado a testes voltados para a avalição dos músculos expiratórios.

As seguintes opções de cargas têm sido descritas na literatura:

- Cargas por resistência de fluxo: o fluxo determina a carga imposta aos músculos respiratórios, a qual pode ser classificada como linear, quando o fluxo é laminar, ou não linear, quando o fluxo é turbulento. Em virtude dessa dependência do fluxo, são desejáveis aparelhos que permitam o controle dessa variável são desejáveis. Nesse tipo de carga, os indivíduos avaliados podem tender a adotar um padrão respiratório com um fluxo mais laminar, para diminuir a resistência. Desse modo, é interessante que o avaliador estabeleça previamente o padrão respiratório a ser adotado, preferencialmente com auxílio de *feedback* visual. Segundo McCool *et al.* (1986) e Roussos *et al.* (1979), a maneira mais comum de resistir ao fluxo se dá por meio de orifícios – os orifícios menores fornecem maior resistência e os maiores, menor resistência
- Cargas elásticas: a carga imposta aos músculos respiratórios é determinada pelo volume pulmonar e independe do fluxo. De acordo com a ATS/ERS (2002), nesse tipo de carga, quanto maior o volume corrente, maior a sobrecarga imposta aos músculos respiratórios
- Cargas pressóricas: esse tipo de carga exige que os músculos respiratórios desenvolvam sua função até alcançar uma pressão predeterminada, que, depois de alcançada, possibilita

Quadro 4.2 Orientações pré-teste para o indivíduo avaliado e para o avaliador.

Para o indivíduo avaliado	Para o avaliador
Evitar refeições volumosas até 1 h antes do teste Evitar atividade física extenuante até 30 min antes do teste Trajar roupas confortáveis que não restrinjam os movimentos abdominais e/ou de parede torácica Repousar por 5 a 10 min antes do teste Incentivar o indivíduo de maneira adequada e padronizada durante o teste	Explicar e demonstrar como o teste será realizado Posicionar o paciente sentado (salvo exceções em avaliações específicas) Verificar se o indivíduo faz uso de próteses dentárias que possam influenciar a execução e o resultado dos testes Se o indivíduo fizer uso de próteses, decidir se elas serão mantidas ou retiradas durante o teste e fazer registro da opção escolhida para a padronização em avaliações futuras

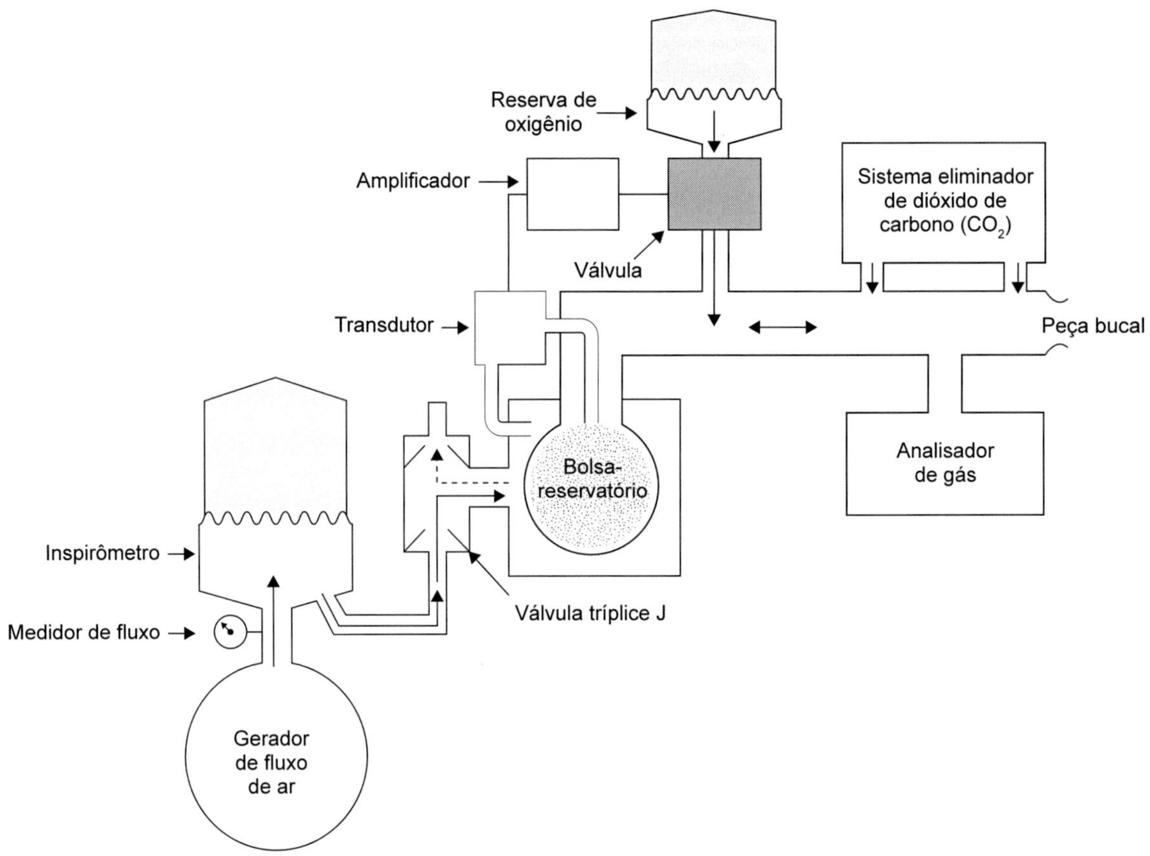

Figura 4.2 Modelo de equipamento para a avaliação da ventilação máxima sustentável (VMS). Adaptada de Belman e Mittman (1980).

que uma válvula do dispositivo utilizado se abra liberando o fluxo de ar para o indivíduo. Logo, com esse tipo de carga, a pressão é mantida relativamente constante, independentemente do fluxo e do volume gerado pelo paciente. Basicamente, três tipos de protocolos podem ser utilizados para avaliar a *endurance* com esse tipo de carga:

- Protocolo com carga máxima sustentável: esse teste tem início com a avaliação da pressão inspiratória máxima ($PI_{máx}$). Orientações nacionais para a avaliação dessa variável, bem como valores de referência para a população brasileira, estão disponíveis na literatura. No estudo descrito por Nickerson e Keens (1982), o teste teve início com 90% da $PI_{máx}$, porcentagem que foi decrescendo 5% após cada pressão não tolerada, com intervalo de repouso entre uma pressão e outra equivalente a 10 vezes o tempo tolerado na pressão anterior. A pressão inspiratória sustentável será a primeira carga que o indivíduo consegue tolerar por tempo igual ou superior a 10 min. A principal vantagem dessa técnica é que ela possibilita uma avaliação global dos músculos inspiratórios. Como desvantagem, pode-se citar o fato de o padrão respiratório dos indivíduos influenciar no resultado do teste, além de este poder ser exaustivo e desconfortável para os indivíduos avaliados, por ser relativamente longo
- Protocolo com carga máxima incremental: nesse protocolo, o teste também tem início com a medida da $PI_{máx}$, porém, ao contrário do protocolo descrito por Nickerson e Keens (1982), neste caso o teste começa com uma carga baixa (geralmente 30 a 40% da $PI_{máx}$), e incrementos de 5 a 10% vão se dando até que o indivíduo não consiga mais manter a carga por 2 min completos. O desfecho do teste será, então, a pressão máxima tolerada por pelo menos 2 min completos. Embora existam críticas sobre esse tipo de teste, por tratar-se de um protocolo incremental para avaliar a *endurance* – que geralmente associa-se a cargas constantes –, já se verificou que a carga máxima atingida nesse teste pode ser tolerada por tempo superior a 2 min, mostrando um comportamento de carga constante. Não obstante, as diretrizes da ATS/ERS sugerem que o desfecho desse teste seja tratado como "desempenho incremental máximo" em vez de *endurance*. Uma vantagem desse tipo de teste é que o seu resultado parece ser menos afetado pelo padrão respiratório dos indivíduos, embora existam relatos de que pode causar discreta dessaturação e hipoventilação. Esse tipo de teste foi sugerido pelas diretrizes da ATS/ERS como o teste de *endurance* de cargas externas mais promissor e prático para avaliar a qualidade da *endurance* dos músculos inspiratórios
- Protocolo com carga constante: nesse protocolo, os indivíduos são orientados a respirar contra uma carga submáxima constante até a exaustão. A carga utilizada tem sido definida como aquela que possibilite um teste com duração de 5 a 10 min. O avaliador deve determinar essa carga em uma fase de familiarização, tendo em vista a duração-alvo do teste. Cargas que levem a um teste muito curto (p. ex., < 1 min) devem ser reduzidas, e cargas que levem a um teste muito longo (p. ex., > 15 min), aumentadas. Em indivíduos com DPOC, embora tenha sido verificada razoável variabilidade, essa carga tem correspondido a cerca de 80% da $PI_{máx}$. O desfecho do teste será

o tempo máximo que o indivíduo tolera a carga. Dispositivos como o Threshold IMT (Figura 4.3) podem ser adotados nesses tipos de protocolo, ainda que apresentem a limitação de não possibilitar a utilização de altos valores de pressão (valor máximo = 41 cmH_2O)

- Cargas por resistência de fluxo constante: os testes com esse tipo de carga assemelham-se àqueles com contração isocinética para os músculos periféricos, nos quais a velocidade é mantida constante durante toda a contração. No caso dos músculos respiratórios, o fluxo é mantido constante enquanto o indivíduo desenvolve repetidas manobras de $PI_{máx}$. Os indivíduos devem realizar manobras de $PI_{máx}$ com auxílio de *feedback* visual enquanto seus pulmões são insuflados em uma frequência constante, permitindo assim que os músculos desenvolvam sua função com uma melhor relação comprimento-tensão (Figura 4.4). As manobras de $PI_{máx}$ devem ser repetidas por até 10 min, até a identificação de uma pressão constante (geralmente após os 4 a 5 primeiros minutos). Aparelhos que permitam o controle do fluxo, do padrão respiratório e da $PetCO_2$ (por causa da hiperventilação realizada durante o teste) são necessários. A suplementação de O_2 também pode ser necessária. Uma das vantagens dessa técnica é o fato de que vários parâmetros relacionados com o padrão respiratório são controlados, o que pode ser visto também como uma desvantagem, já que aparelhos específicos e de relativo alto custo são necessários para essa função.

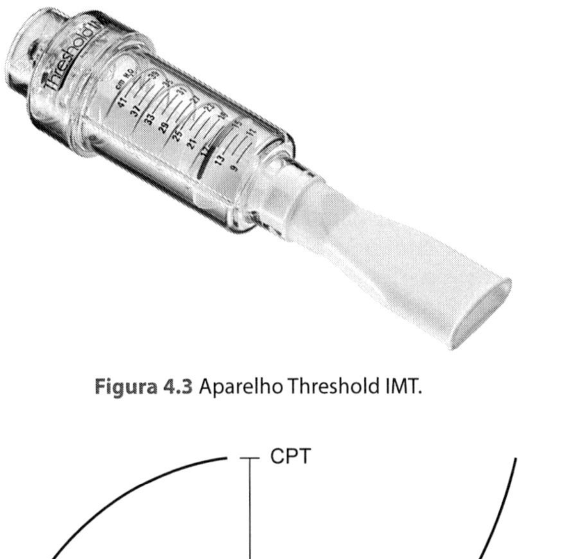

Figura 4.3 Aparelho Threshold IMT.

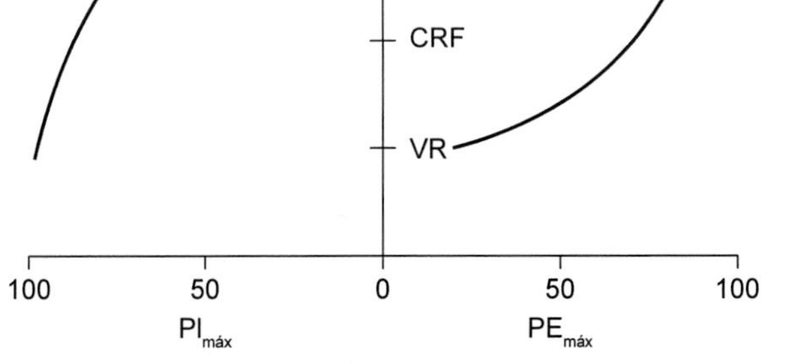

Figura 4.4 Relação entre as pressões respiratórias estáticas máximas e o volume pulmonar. CPT: capacidade pulmonar total; CRF: capacidade residual funcional; VR: volume residual; $PI_{máx}$: pressão inspiratória máxima; $PE_{máx}$: pressão expiratória máxima. Adaptada de Clanton e Diaz (1995).

Outro método que pode ser utilizado para se avaliar a *endurance* dos músculos inspiratórios, semelhante ao teste com carga por resistência de fluxo constante, porém sem fluxo constante, é o de medidas repetidas da $PI_{máx}$. Inicialmente descrito por McKenzie e Gandevia (1987), ele consiste na realização de 18 medidas sucessivas de $PI_{máx}$, cada uma sustentada por 10 s e com intervalo de 5 s entre uma manobra e outra. Esse padrão permite que o indivíduo consiga somente expirar durante o intervalo entre uma manobra e outra, levando a uma relação entre o tempo inspiratório e o tempo total do ciclo respiratório de 0,67. O valor da pressão promovida na 18ª manobra será considerado a medida da *endurance* inspiratória.

Também se pode realizar a avaliação específica da *endurance* do diafragma, estabelecendo-se uma meta de pressão transdiafragmática (P_{di}) a ser alcançada. A P_{di} pode ser avaliada por meio de cateteres e balões inseridos no esôfago e no estômago, que refletem a pressão pleural (P_{pl}) e abdominal (P_{ab}), respectivamente (Figura 4.5). A P_{di} resulta da diferença entre a P_{pl} e a P_{ab}. Por se tratar de um método invasivo, pode ser desconfortável para alguns indivíduos.

Referente à avaliação da *endurance* dos músculos expiratórios, esta tem sido menos explorada na literatura, provavelmente por conta da menor importância funcional desses músculos em relação aos músculos inspiratórios. A maioria dos testes tem focado na *endurance* de cargas externas (pressóricas, na maior parte das vezes), ou seja, na resposta dos músculos expiratórios a uma carga externa imposta. Em um dos primeiros estudos com foco nos músculos expiratórios, McKenzie e Gandevia (1986) utilizaram um protocolo que se assemelha ao de medidas repetidas da $PI_{máx}$. Neste, os indivíduos foram instruídos a realizar uma série de 12 contrações dos músculos expiratórios de maneira estática e máxima, e tanto as contrações quanto o intervalo entre elas tinham duração de 15 s. A pressão gerada na última manobra foi utilizada como medida da *endurance* expiratória. Os autores observaram que houve um declínio de aproximadamente 15% na pressão gerada durante as contrações dos músculos expiratórios em indivíduos asmáticos e controles. Contudo, não se observou declínio no protocolo para os músculos inspiratórios, demonstrando o diferente comportamento desses dois grupos musculares. Mais recentemente, Ramirez-Sarmiento *et al.* (2002a) sugeriram um protocolo com duas partes distintas. Na primeira, incrementos com uma carga expiratória específica aconteciam a cada 2 min até que o indivíduo não conseguisse mais continuar. A máxima pressão tolerada por pelo menos 60 s era definida como a pressão expiratória máxima sustentável. Na segunda parte, o indivíduo deveria expirar contra uma pressão equivalente a 80% da $PE_{máx}$ até que não conseguisse mais continuar. O tempo máximo tolerado era definido como o tempo de *endurance* expiratório. Para permitir uma mínima recuperação muscular entre as duas partes, pelo menos 30 min de intervalo era estabelecido. Os autores afirmam que as duas partes representam aspectos complementares da *endurance* muscular expiratória e, por isso, sugerem que as duas partes sejam utilizadas para uma avaliação mais completa. Os autores observaram que indivíduos com DPOC apresentaram menor pressão expiratória máxima sustentável e menor tempo de *endurance* expiratório que indivíduos do grupo-controle. Ainda, as duas medidas de *endurance* correlacionaram-se com medidas de gravidade da DPOC. A *endurance* dos músculos expiratórios também foi foco de outros estudos, contudo a maioria utilizou protocolos semelhantes aos

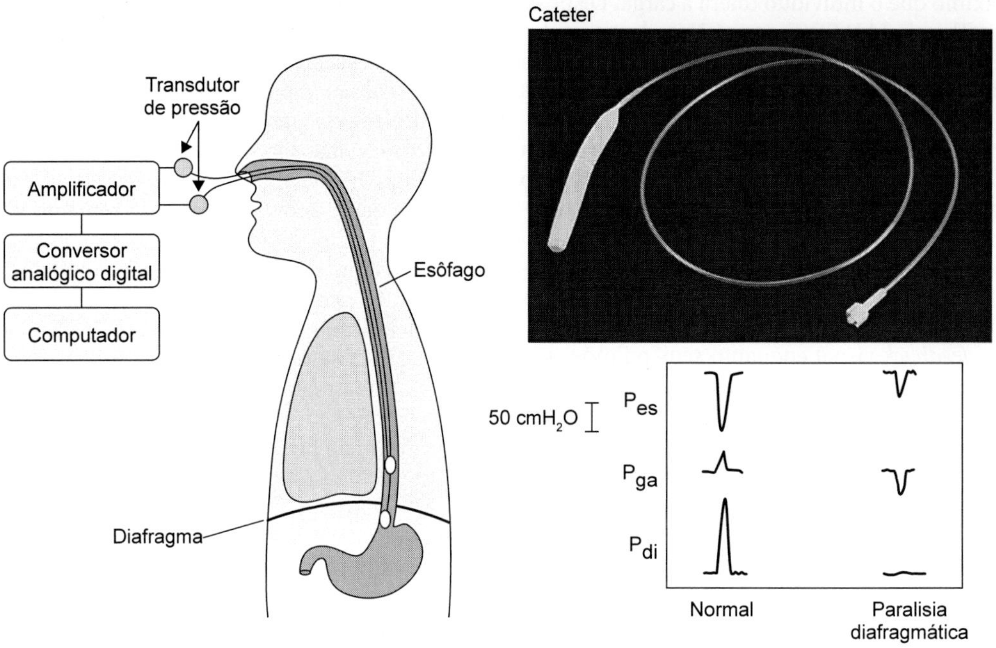

Figura 4.5 Representação da inserção dos cateteres para a avalição das pressões esofágica (P_{es}) e abdominal (pressão gástrica, P_{ga}). A P_{di} resulta da diferença entre a P_{pl} e a P_{ab} ou P_{ga} (registro gráfico), exemplificada em um voluntário saudável e em presença de paralisia frênica. Adaptada de Benditt (2005).

aqui descritos. Desconhecem-se estudos que tenham avaliado a pertinência de cada protocolo em diferentes populações. A escolha do protocolo a ser utilizado deve levar em consideração, principalmente, o propósito da avaliação.

CONSIDERAÇÕES PARA A PRÁTICA CLÍNICA

Embora menos utilizada na prática clínica em comparação a outros testes de função pulmonar, a avaliação da *endurance* muscular respiratória tem demonstrado importante significado clínico. Na presença de fraqueza muscular inspiratória discreta com consequências clínicas inespecíficas em indivíduos com DPOC, por exemplo, a medida da *endurance* inspiratória pode auxiliar na tomada de decisão para a instituição de treinamento muscular inspiratório.

Estudos prévios têm evidenciado que treinar a *endurance* dos músculos respiratórios pode ter efeitos positivos não somente sobre a própria *endurance*, mas também em outros desfechos importantes. Em pacientes com DPOC, Scherer *et al.* (2000) observaram que o treinamento da *endurance* dos músculos respiratórios por meio de hiperpneia foi capaz de melhorar a *endurance*, avaliada por meio de diferentes protocolos, mas também a força muscular respiratória e as capacidades funcional e máxima de exercício. Em pacientes com doença cardíaca, Laoutaris *et al.* (2004) verificaram que um protocolo de treinamento muscular inspiratório utilizando um teste de *endurance* dos músculos respiratórios teve efeitos semelhantes, mas causando também uma melhora em escores de qualidade de vida. Em uma amostra de indivíduos com miastenia *gravis*, Rassler *et al.* (2007) observaram que o treinamento de *endurance* dos músculos respiratórios foi capaz de melhorar o tempo e a ventilação total durante o teste de *endurance*. Outros estudos têm observado que o treinamento de força muscular inspiratória também é capaz de melhorar a *endurance*.

Entre os testes de *endurance* apresentados neste capítulo, os com cargas externas pressóricas são, provavelmente, aqueles com maior aplicabilidade clínica. Troosters *et al.* (2005), com base em outros estudos que sugerem que 60% da $PI_{máx}$ é, em geral, a carga máxima que pode ser sustentada por ≥ 10 min, sugeriram esse ponto de corte como meta para avaliar a *endurance* dos músculos respiratórios. Segundo os autores, se o tempo máximo em que essa carga for tolerada for inferior a 10 min, pode-se considerar que a *endurance* está comprometida. Contudo, desconhecem-se estudos que tenham avaliado a sensibilidade e a especificidade desse meio de avaliação.

É importante destacar que as diferentes medidas de *endurance* não são intercambiáveis, mesmo quando consideradas dentro de um mesmo grupo (i. e., *endurance* ventilatória ou *endurance* de cargas externas). Cada uma apresenta características específicas, sendo mais ou menos indicadas em determinadas situações. Deve-se sempre avaliar o propósito da avaliação da *endurance*, além da pertinência e da disponibilidade dos testes.

Valores de referência para a maioria das técnicas descritas neste capítulo podem ser encontrados na literatura, porém os resultados variam consideravelmente entre os estudos. Desse modo, as diretrizes da ATS/ERS (2002) sugerem que cada laboratório estabeleça seus próprios valores de referência.

BIBLIOGRAFIA

American Thoracic Society/European Respiratory Society. ATS/ERS Statement on respiratory muscle testing. Am J Respir Crit Care Med. 2002;166(4):518-624.

Belman MJ, Gaesser GA. Ventilatory muscle training in the elderly. J Appl Physiol. 1988;64(3):899-905.

Belman MJ, Mittman C. Ventilatory muscle training improves exercise capacity in chronic obstructive pulmonary disease patients. Am Rev Respir Dis. 1980;121:273-80.

Benditt JO. Esophageal and gastric pressure measurements. Respir care. 2005; 50(1): 68-75; discussion 75-77.

Clanton TL, Ameredes BT. Fatigue of the inspiratory muscle pump in humans: an isoflow approach. J Appl Physiol. 1988;64(4):1693-9.

Clanton TL, Diaz PT. Clinical assessment of the respiratory muscles. Phys Ther. 1995;75(11):983-95.

Eastwood PR, Hillman DR, Finucane KE. Ventilatory responses to inspiratory threshold loading and role of muscle fatigue in task failure. J Appl Physiol. 1994;76(1):185-95.

Flaminiano LE, Celli BR. Respiratory muscle testing. Clin Chest Med. 2001;22(4):661-77.

Fuller D, Sullivan J, Fregosi RF. Expiratory muscle endurance performance after exhaustive submaximal exercise. J Appl Physiol. 1996;80(5):1495-502.

Fuso L, Pitocco D, Longobardi A, Zaccardi F, Contu C, Pozzuto C, et al. Reduced respiratory muscle strength and endurance in type 2 diabetes mellitus. Diabetes Metab Res Rev. 2012;28(4):370-5.

Goldstein R, De Rosie J, Long S, Dolmage T, Avendano MA. Applicability of a threshold loading device for inspiratory muscle testing and training in patients with COPD. Chest 1989;96(3):564-71.

Goncalves MJ, do Lago ST, Godoy Ede P, Fregonezi GA, Bruno SS. Influence of neck circumference on respiratory endurance and muscle strength in the morbidly obese. Obes Surg 2011;21(8):1250-6.

Gosselink R, De Vos J, van den Heuvel SP, Segers J, Decramer M, Kwakkel G. Impact of inspiratory muscle training in patients with COPD: what is the evidence? Eur Respir J. 2011;37(2):416-25.

Gosselink R, Kovacs L, Ketelaer P, Carton H, Decramer H. Respiratory muscle weakness and respiratory muscle training in severely disabled multiple sclerosis patients. Arch Phys Med Rehabil. 2000;81(6):747-51.

Hill K, Jenkins SC, Philippe DL, Shepherd KL, Hillman DR, Eastwood PR. Comparison of incremental and constant load tests of inspiratory muscle endurance in COPD. Eur Respir J. 2007;30(3):479-86.

Keenan SP, Alexander D, Road JD, Ryan CF, Oger J, Wilcox PG. Ventilatory muscle strength and endurance in myasthenia gravis. Eur Respir J. 1995;8(7):1130-5.

Keens TG, Krastins IR, Wannamaker EM, Levison H, Crozier DN, Bryan AC. Ventilatory muscle endurance training in normal subjects and patients with cystic fibrosis. Am Rev Respir Dis. 1977;116(5):853-60.

Laghi F, Tobin MJ. Disorders of the respiratory muscles. Am J Respir Crit Care Med. 2003;168(1):10-48.

Laoutaris I, Dritsas A, Brown MD, Manginas A, Alivizatos PA, Cokkinos DV. Inspiratory muscle training using an incremental endurance test alleviates dyspnea and improves functional status in patients with chronic heart failure. Eur J Cardiovasc Prev Rehabil. 2004;11(6):489-96.

Laoutaris ID, Dritsas A, Brown MD, Manginas A, Kallistratos MS, Degiannis D, et al. Immune response to inspiratory muscle training in patients with chronic heart failure. Eur J Cardiovasc Prev Rehabil. 2007;14(5):679-85.

Leith DE, Bradley M. Ventilatory muscle strength and endurance training. J Appl Physiol. 1976;41(4):508-16.

Mancini DM, Henson D, LaManca J, Levine S. Evidence of reduced respiratory muscle endurance in patients with heart failure. J Am Coll Cardiol. 1994;24(4):972-81.

Martyn JB, Moreno RH, Pare PD, Pardy RL. Measurement of inspiratory muscle performance with incremental threshold loading. Am Rev Respir Dis. 1987;135(4):919-23.

McCool FD, McCann DR, Leith DE, Hoppin FG Jr. Pressure-flow effects on endurance of inspiratory muscles. J Appl Physiol. 1986;60(1):299-303.

McElvaney G, Fairbarn MS, Wilcox PG, Pardy RL. Comparison of two-minute incremental threshold loading and maximal loading as measures of respiratory muscle endurance. Chest. 1989;96(3):557-63.

McKenzie DK, Gandevia SC. Influence of muscle length on human inspiratory and limb muscle endurance. Respir Physiol. 1987;67(2):171-82.

McKenzie DK, Gandevia SC. Strength and endurance of inspiratory, expiratory, and limb muscles in asthma. Am Rev Respir Dis. 1986;134(5):999-1004.

Miller MR, Hankinson J, Brusasco V, Burgos F, Casaburi R, Coates A, et al. Standardisation of spirometry. Eur Respir J. 2005;26(2):319-38.

Morrison NJ, Richardson J, Dunn L, Pardy RL. Respiratory muscle performance in normal elderly subjects and patients with COPD. Chest 1989;95(1):90-4.

Neder JA, Andreoni S, Lerario MC, Nery LE. Reference values for lung function tests. II. Maximal respiratory pressures and voluntary ventilation. Braz J Med Biol Res. 1999;32(6):719-27.

Nickerson BG, Keens TG. Measuring ventilatory muscle endurance in humans as sustainable inspiratory pressure. J Appl Physiol Respir Environ Exerc Physiol. 1982;52(3):768-72.

Polla B, D'Antona G, Bottinelli R, Reggiani C. Respiratory muscle fibers: specialization and plasticity. Thorax. 2004;59(9):808-17.

Ramirez-Sarmiento A, Orozco-Levi M, Barreiro E, Méndez R, Ferrer A, Broquetas J, et al. Expiratory muscle endurance in chronic obstructive pulmonary disease. Thorax. 2002a;57(2):132-6.

Ramirez-Sarmiento A, Orozco-Levi M, Guell R, Barreiro E, Hernandez N, Mota S, et al. Inspiratory muscle training in patients with chronic obstructive pulmonary disease: structural adaptation and physiologic outcomes. Am J Respir Crit Care Med. 2002b;166(11):1491-7.

Rassler B, Hallebach G, Kalischewski P, Baumann I, Schauer J, Spengler CM. The effect of respiratory muscle endurance training in patients with myasthenia gravis. Neuromuscul Disord. 2007;17(5):385-91.

Roussos C, Fixley M, Gross D, Macklem PT. Fatigue of inspiratory muscles and their synergic behavior. J Appl Physiol Respir Environ Exerc Physiol. 1979;46(5):897-904.

Roussos CS, Macklem PT. Diaphragmatic fatigue in man. J Appl Physiol Respir Environ Exerc Physiol. 1977;43(2):189-97.

Sahin G, Guler H, Calikoglu M, Sezgin M. A comparison of respiratory muscle strength, pulmonary function tests and endurance in patients with early and late stage ankylosing spodylitis. Z Rheumatol. 2006;65(6):535-8, 540.

Scherer TA, Spengler CM, Owassapian D, Imhof E, Boutellier U. Respiratory muscle endurance training in chronic obstructive pulmonary disease: impact on exercise capacity, dyspnea, and quality of life. Am J Respir Crit Care Med. 2000;162(5):1709-14.

Sociedade Brasileira de Pneumologia e Tisiologia. Diretrizes para testes de função pulmonar. J Pneumol. 2002;28(Suppl 3):1-82.

Suzuki S, Suzuki J, Ishii T, Akahori T, Okubo T. Relationship of respiratory effort sensation to expiratory muscle fatigue during expiratory threshold loading. Am Rev Respir Dis. 1992;145(2 Pt 1):461-6.

Suzuki S, Suzuki J, Okubo T. Expiratory muscle fatigue in normal subjects. J Appl Physiol. 1991;70(6):2632-9.

Troosters T, Gosselink R, Decramer M. Respiratory muscle assessment. Eur Respir Mon. 2005;31:57-71.

Troosters T, Pitta F, Decramer M. Respiratory muscle assessment in pulmonary rehabilitation. In: Donner CF, Ambrosino N, Goldstein R, editors. Pulmonary rehabilitation. London: Hodder Arnold; 2004. p. 69-79.

5 Avaliação Ultrassonográfica do Diafragma

Antonio Vieira Machado • Maria de Fátima Lobato Vilaça • Maria da Glória Rodrigues Machado

INTRODUÇÃO

O diafragma é um músculo tendíneo extenso, fino, que separa as cavidades torácica e abdominal e tem uma superfície de 270 cm^3. É composto por fibras musculares de diferentes propriedades, com aproximadamente 55% de fibras musculares do tipo I (altamente resistentes à fadiga), possibilitando, assim, manter contrações rítmicas e permanentes, com baixo grau de fadiga. O diafragma é responsável por 75% do volume inspiratório total e, na respiração tranquila, o aumento do volume requer somente 12% da contração diafragmática máxima. Em circunstâncias normais, o diafragma atinge a contração máxima apenas com engasgo ou espirro.

Trata-se do principal músculo respiratório, cujas fibras musculares anteriores são mais curtas que as posteriores, dando assim a configuração de uma cúpula com convexidade em direção ao tórax. É formado por duas cúpulas, direita e esquerda, divididas em três porções: esternal, costal e crural (lombar), inseridas no centro tendíneo. A parte esternal origina-se atrás do processo xifoide e dá passagem aos vasos sanguíneos epigástricos superiores, pela fenda chamada trígono esternocostal. A parte costal origina-se das superfícies internas das quatro últimas costelas e das seis cartilagens costais inferiores, sendo responsável pela formação das cúpulas direita e esquerda. A parte crural (lombar ou vertebral) origina-se dos corpos e arcos fibrosos das vértebras lombares mais altas e tem segmento medial e lateral.

O diafragma apresenta três grandes orifícios: os hiatos aórtico e esofágico e o forame da veia cava inferior. Posteriormente, no nível da 10ª e 12ª vértebras torácicas, estão os hiatos esofágico e aórtico, respectivamente. A veia cava inferior passa à direita do centro tendíneo no nível da 8ª ou 9ª vértebra torácica.

O hemidiafragma esquerdo está, geralmente, um espaço costal abaixo do direito. Os hemidiafragmas direito e esquerdo estão, respectivamente, no nível da 10ª e 11ª costelas, posteriormente. Considerando-se as costelas anteriores, a hemicúpula diafragmática direita situa-se no nível da 6ª ou 7ª costela. Em indivíduos considerados saudáveis, a hemicúpula diafragmática direita é mais alta em mulheres. É também mais alta em indivíduos de compleição avantajada, com idade superior a 40 anos, hiperestênicos e obesos, e mais baixa nos indivíduos astênicos. A posição do diafragma varia com a mudança de posição do indivíduo e suas dimensões diferem de acordo com a estatura.

A parte do diafragma que justapõe ao gradil costal, correspondente à zona de aposição, está diretamente relacionada com o grau de insuflação pulmonar. Durante a inspiração, ocorre aumento da pressão intra-abdominal, transmitida para a zona de aposição, ajudando na expansão da porção inferior da caixa torácica.

É inervado pelo nervo frênico, que se origina dos nervos cervicais (C3 a C5), e cada hemicúpula tem sua inervação motora e sensorial própria e independente. O nervo frênico direito cruza o diafragma pelo orifício da veia cava inferior e o esquerdo à frente do ventrículo esquerdo, e ambos se dispõem radialmente. A periferia do músculo recebe inervação do 6º e 7º nervo intercostal posterior e nervo subcostal.

MOBILIDADE DIAFRAGMÁTICA

Na respiração normal, o diafragma movimenta-se em sentido caudal, apoiando-se nas vísceras abdominais, principalmente pela contração das porções costal e crural, promovendo a expansão da caixa torácica. Durante esse movimento inspiratório, ele desce cerca de 1 a 3 cm. Na respiração forçada, essa incursão pode chegar a 10 cm. A movimentação diafragmática é 0,5 cm menor em mulheres. No mesmo indivíduo, é maior à direita e somente em 10% dos indivíduos normais é maior à esquerda. As partes diafragmáticas, costal e crural, causam a descida da cúpula, com consequente aumento da pressão abdominal. A porção costal age fortemente sobre a caixa torácica, aumentando a expansão desta. A porção crural desce o centro tendíneo, potencializando a função da porção costal.

Com o envelhecimento, os defeitos diafragmáticos (áreas de adelgaçamento) e o hiato esofágico aumentam progressivamente. Esses defeitos são mais comuns na região posteromedial. O enfisema representa o fator predisponente mais frequente. A espessura diafragmática pouco se altera com a idade.

AVALIAÇÃO MORFOFUNCIONAL DO DIAFRAGMA

A disfunção diafragmática pode ser assintomática ou manifestar-se clinicamente por taquicardia, taquipneia, fala entrecortada e dispneia, que piora ou é provocada pela posição supina ou por esforço.

Normalmente, avalia-se o diafragma durante a respiração espontânea tranquila, a respiração profunda ou o *sniffing* (cheirar) ou tosse. Ele também pode ser observado após a estimulação elétrica ou magnética do nervo frênico.

A avaliação morfofuncional do diafragma é feita por vários métodos, como radiografia convencional, fluoroscopia, tomografia computadorizada, ressonância magnética, avaliação da atividade eletrofisiológica e ultrassonografia.

Toledo *et al.* (2003) demonstraram que a ultrassonografia, comparada à radiografia, é um método alternativo para avaliar a mobilidade do diafragma. Desde a década de 1980, a ultrassonografia vem sendo utilizada na identificação e na avaliação do diafragma, músculo observado como uma camada hipoecoica, entre duas linhas hiperecoicas (peritônio e pleura), que se mobiliza de acordo com os movimentos respiratórios, com espessura aproximada de 10 mm, variando com a inspiração e a expiração e a posição do indivíduo.

A investigação ecográfica do diafragma possibilita sua avaliação anatômica e funcional simultaneamente. Essa investigação é feita pelo estudo dos movimentos e a variação da espessura dos hemidiafragmas, por visão direta de imagens das cúpulas, em tempo real. As imagens são adquiridas empregando-se o ultrassom no modo B (brilho) e M (movimento) com transdutores convexos de 3,5 a 10 MHz. Essas imagens podem ser armazenadas para posteriores avaliação e estudo.

Segundo Houston *et al.* (1995), a avaliação ultrassonográfica quantitativa e qualitativa dos movimentos das hemicúpulas diafragmáticas é geralmente superior à fluoroscópica. A avaliação ultrassonografica do diafragma apresenta bom desempenho e confiabilidade quando comparada a outros métodos de investigação, além de boa reprodutibilidade e ótima acurácia (sensibilidade 88 a 93% e especificidade 97 a 100%) para neuropatias frênicas.

TÉCNICA DO EXAME ULTRASSONOGRÁFICO

Posição do paciente

A posição do indivíduo tem influência na quantificação do movimento e na mobilidade do diafragma. A excursão do diafragma é maior na posição supina, além de esta posição proporcionar maior reprodutibilidade, menor variabilidade lado a lado e menor variabilidade das medidas como um todo. A fraqueza diafragmática é mais aparente em decúbito dorsal, quando o movimento paradoxal é exagerado, e a contribuição dos músculos abdominais na expiração é reduzida. A contração dos músculos abdominais pode mascarar a fraqueza muscular. Em pacientes com fraqueza diafragmática significativa, a posição supina pode não ser bem tolerada, caso no qual devem ser examinados em 45° ou o mais próximo possível em decúbito dorsal.

Transdutores

O diafragma pode ser avaliado pelo ultrassom usando o modo B (brilho) ou modo M (movimento), geralmente considerando as janelas acústicas criadas pelo fígado (diafragma direito) e pelo baço (diafragma esquerdo), porque a energia de ultrassom não é transmitida através do pulmão repleto de ar. O hemidiafragma esquerdo pode ser mais difícil de visualizar em virtude de uma janela acústica menor fornecida pelo baço ou pela bolha de ar gástrico.

O transdutor pode ser posicionado em vários espaços: intercostal, subcostal anterior e posterior e espaço subxifoide:

- Espaço intercostal: transdutor posicionado entre a 7ª e a 8ª ou a 8ª e a 9ª costelas entre as linhas axilares anterior e posterior ou linha axilar média e hemiclavicular ou linha mamária
- Espaço subcostal anterior: transdutor posicionado na região subcostal anterior entre as linhas axilar anterior e hemiclavicular
- Espaço subcostal posterior: transdutor posicionado na região subcostal posterior na linha média escapular
- Espaço subxifoide: transdutor posicionado na região subxifoide com inclinação cranial.

Avaliação da espessura do diafragma

A espessura do diafragma vem sendo muito estudada e ganhou valor clínico nos últimos anos. Usando o modo B, a espessura do diafragma pode ser avaliada em repouso (ao final da expiração normal) e após a inspiração máxima (respiração à capacidade pulmonar total). A Figura 5.1 mostra a espessura do diafragma ao final da expiração basal (B) e ao final da inspiração máxima (C), com o transdutor colocado no espaço intercostal (7ª e 8ª/8ª e 9ª costelas), na linha axilar anterior. Nesta região, que corresponde à zona de aposição, o diafragma é visto como uma camada hipoecoica (escura) entre duas linhas hiperecoicas (brilhantes) que correspondem à pleura diafragmática e o peritônio.

A espessura média do diafragma de repouso é de 0,34 cm (0,12 a 1,18 cm) e tem uma correlação positiva leve com índice de massa corporal. A relação entre a espessura de repouso (final da expiração) e no esforço inspiratório máximo (final da inspiração máxima) é maior que 1,2. A porcentagem de espessamento (%) calculada entre o valor da espessura do diafragma ao final da expiração e o valor da espessura do diafragma ao final da inspiração multiplicado por 100 deve ser superior a 20%.

Para a medição, é importante assegurar que o ângulo de incidência do feixe de ultrassom intersecte o diafragma em 90°, em vez de obliquamente, para medir com precisão a espessura ou o movimento. As porções inferiores do diafragma são mais espessas que as porções superiores. Desse modo, a medição da espessura do diafragma deve ser tomada em um espaço intercostal padronizado para garantir que os valores normais sejam confiáveis, principalmente para as medidas sequenciais de um mesmo paciente.

Segundo Wait *et al.* (1989) e Ueki *et al.* (1995), existe uma correlação positiva entre a variação do volume pulmonar e a espessura do diafragma em indivíduos considerados saudáveis. Cohn *et al.* (1997) mediram a espessura do diafragma pelo ultrassom, na zona de aposição, e o volume pulmonar pelo espirômetro em nove indivíduos sadios. Esses autores observaram que a espessura do diafragma aumenta de acordo com o aumento da capacidade vital, expressa em porcentagem da capacidade pulmonar total (Figura 5.2).

Pontos de referência para quantificar a excursão do diafragma

Os pontos de referência para quantificar a excursão diafragmática variam bastante entre os autores. Davies *et al.* (1994) utilizaram o fígado e os rins; Jousela *et al.* (1992; 1994), a borda inferior do fígado; Houston *et al.* (1992) e Jiang *et al.* (2004), o polo superior do rim; e Toledo *et al.* (2003), os ramos intra-hepáticos da veia porta.

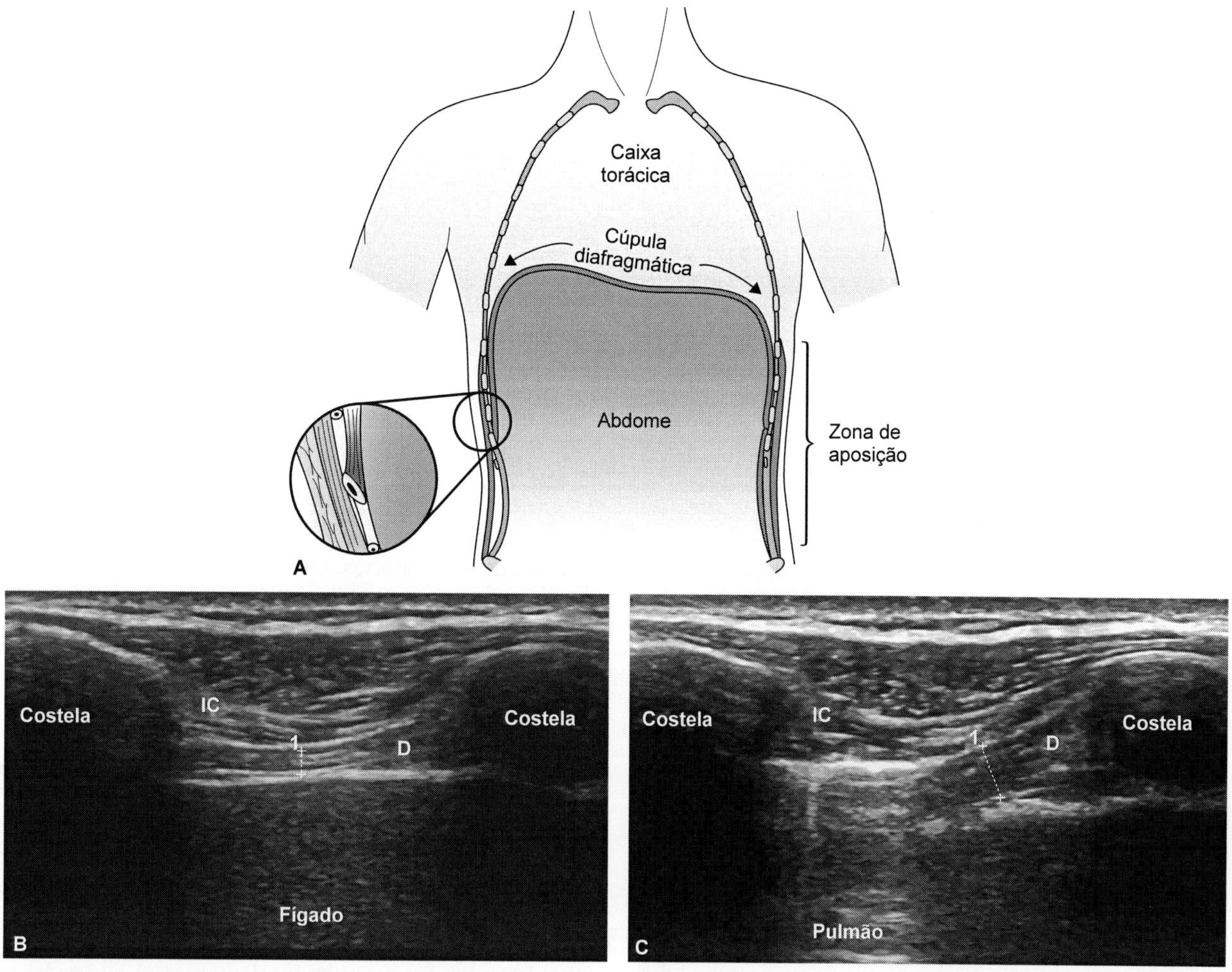

Figura 5.1 A. Representação esquemática da zona de aposição do diafragma. Observar dentro do círculo a orientação das fibras musculares na zona de aposição. **B.** Imagem ultrassonográfica do diafragma (D, espessura de 0,16 cm) em repouso (ao final da expiração, ou seja, à capacidade residual funcional). **C.** Imagem ultrassonográfica do diafragma contraído (espessura de 0,35 cm), no final da inspiração máxima (ou seja, à capacidade pulmonar total). O pulmão entrou no campo de visão e deslocou o diafragma caudalmente. A taxa de espessamento do diafragma da CRF para a CPT é maior que 2,0. IC: músculos intercostais. Adaptada de De Troyer e Estenne (1988) e Boon *et al.* (2016).

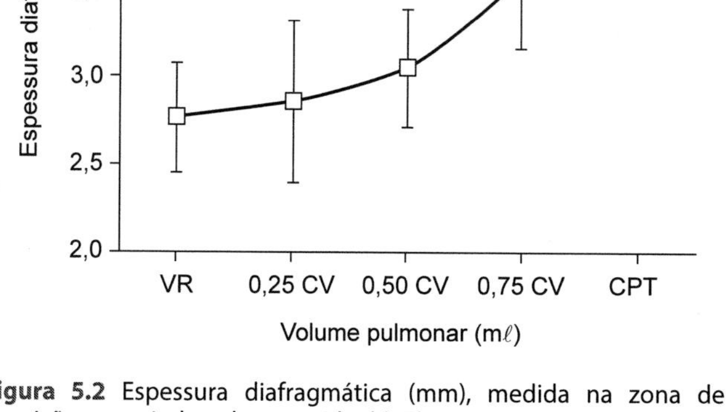

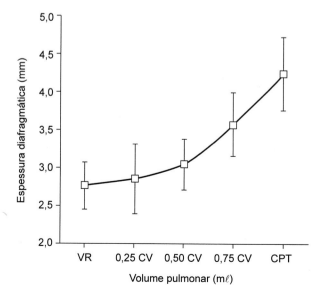

Figura 5.2 Espessura diafragmática (mm), medida na zona de aposição, a partir do volume residual (VR) até a capacidade pulmonar total (CPT). Adaptada de Cohn *et al.* (1997).

Mensuração quantitativa da excursão diafragmática

Para o cálculo da amplitude de movimento (excursão) diafragmático basal, emprega-se o deslocamento craniocaudal desse músculo entre a inspiração e a expiração basal. Já para o cálculo da amplitude de movimento (excursão) diafragmático máximo, é utilizado o deslocamento craniocaudal desse músculo entre a inspiração máxima e a expiração basal. As áreas diafragmáticas, habitualmente observadas e estudadas durante o exame ecográfico, são as partes costal, crural e o centro tendíneo. A parte esternal raramente é visibilizada. Intercorrências clínicas como derrame pleural e ascite proporcionam melhor visão ecográfica dos detalhes anatômicos do diafragma, pela interposição de líquido entre as estruturas estudadas. A identificação da hemicúpula direita é em geral melhor e mais fácil que a esquerda, pela presença do fígado, em contraste com o estômago e os gases intestinais à esquerda.

Para a avaliação da excursão diafragmática, pode ser utilizado o modo M com o transdutor colocado na região subcostal anterior direita ou esquerda. A partir de então, obtém-se uma curva na qual a letra "A" representa o intervalo entre o final da expiração e o pico da inspiração em centímetros (cm) e "B", o tempo de contração em segundos (Figura 5.3). Para o cálculo da velocidade do movimento, emprega-se a seguinte fórmula: Velocidade de movimento = A (cm)/B (s). Na parte superior da figura, o diafragma é visto como uma linha hiperecogênica curvilínea.

Toledo *et al.* avaliaram e compararam a mobilidade do hemidiafragma direito em 51 pacientes, utilizando-se a ultrassonografia e a radiografia. Para o cálculo da mobilidade diafragmática, esses autores utilizaram o descolamento craniocaudal dos vasos intra-hepáticos esquerdos da veia porta (Figuras 5.4 e 5.5). Durante esse estudo, não foram observadas diferenças significativas entre as duas medidas (35,2 ± 10,7 mm à ultrassonografia e 34,8 ± 17 mm pela radiologia). Sendo assim, essa técnica de mensuração ultrassonográfica pode ser usada na avaliação indireta da mobilidade do hemidiafragma direito.

Boussuges *et al.* (2009) avaliaram a excursão diafragmática e encontraram valores normais para homens de 18 ± 3 mm e para mulheres de 16 ± 3 mm e valores patológicos de < 10 mm para homens e < 9 mm para mulheres.

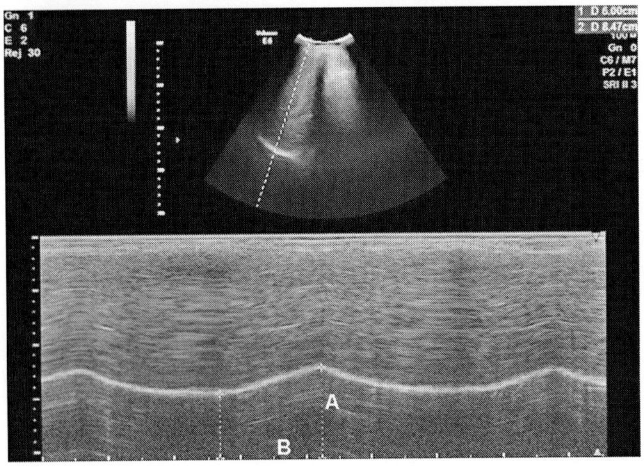

Figura 5.3 Avaliação da excursão diafragmática pelo modo M, com o transdutor colocado na região subcostal anterior direita. A letra "A" da curva representa a amplitude da excursão durante a respiração profunda (cm) e "B", o tempo de contração do diafragma em segundos (s). Para o cálculo da velocidade do movimento, emprega-se a seguinte fórmula: Velocidade de movimento = A (cm)/B (s). Na parte superior da figura, o diafragma é visto como uma linha hiperecogênica curvilínea.

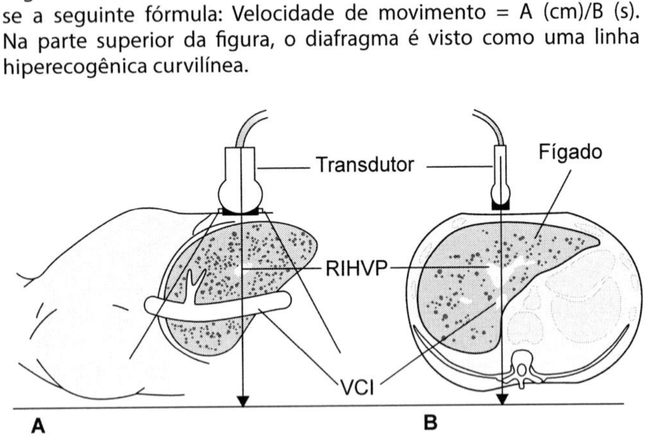

Figura 5.4 Desenho esquemático dos planos usados para avaliação ultrassonográfica do deslocamento craniocaudal dos vasos intra-hepáticos esquerdos da veia porta. RIHVP: vasos intra-hepáticos esquerdos da veia porta; VCI: veia cava inferior. **A.** Vista longitudinal. **B.** Vista transversal. Adaptada de Toledo *et al.* (2003).

A avaliação ecográfica do diafragma, no modo B, aumenta a acurácia no diagnóstico da paralisia desse músculo.

A Tabela 5.1 apresenta os valores de referência para avaliação ultrassonográfica do diafragma.

INDICAÇÕES DO EXAME ULTRASSONOGRÁFICO

O estudo ultrassonográfico do diafragma é indicado para identificar distúrbios funcionais e causas de falência respiratória, avaliar atrofia, predizer sucesso ou falência de extubação, monitorar sobrecarga de trabalho respiratório e diagnosticar tumores, hérnias, eventrações e ruptura do referido músculo.

A ultrassonografia tem sido utilizada também como método de avaliação dos efeitos dos recursos e técnicas em fisioterapia respiratória sobre o diafragma. Em 2004, Rodrigues-Machado *et al.* avaliaram a excursão diafragmática em voluntários saudáveis, comparando diferentes tipos de padrões musculares ventilatórios. Os voluntários foram avaliados em decúbito dorsal, com elevação de 45° do plano horizontal. A mão direita foi posicionada atrás da nuca, fazendo um ângulo de 90° com o ombro direito. As imagens do diafragma posterior foram obtidas a partir da fixação do transdutor de 3,75 MHz entre as linhas axilar média e hemiclavicular, nos espaços intercostais do gradil costal inferior à direita. Os padrões avaliados foram: respiração basal (RB); padrão respiratório diafragmático associado à resistência labial (PD); padrão de intercostais (PI); e padrão de soluço (PS). Verificou-se que as excursões diafragmáticas durante PD (42,79 ± 11,70 mm) e PS (45,66 ± 32,22 mm) não diferiram entre si e foram significativamente maiores que PI (13,67 ± 4,50 mm) e RB (12,99 ± 5,01 mm). Observou-se uma correlação positiva (r = 0,94) entre PD e PS. Esses resultados demonstram que padrões voluntários específicos, utilizando diferentes grupos musculares, alteram a excursão diafragmática (Figuras 5.6 e 5.7).

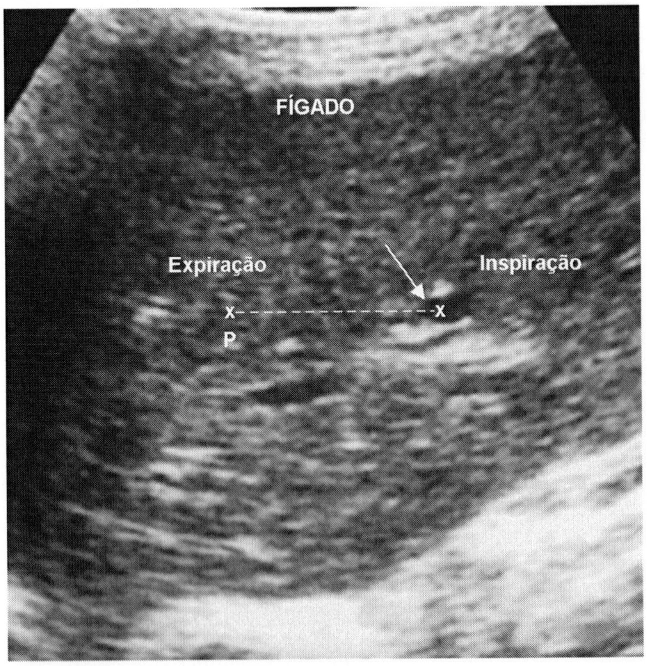

Figura 5.5 Deslocamento craniocaudal dos vasos intra-hepáticos esquerdos da veia porta medido pelo modo B do ultrassom durante inspiração e expiração forçadas. P: medida entre a inspiração e expiração. Adaptada de Toledo *et al.* (2003).

Tabela 5.1 Valores de referência para avaliação ultrassonográfica do diafragma.

Medidas		Masculino	Feminino
Excursão (cm) [Boussuges *et al.* (2009)]	Respiração tranquila	1,8 ± 0,3 (1,1 a 2,5)	1,6 ± 0,3 (1 a 2,2)
	Respiração profunda	7 ± 1,1 (4,7 a 9,2)	5,7 ± 1 (3,6 a 7,7)
	Sniffing voluntário	2,9 ± 0,6 (1,8 a 4,4)	2,6 ± 0,5 (1,6 a 3,6)
	Paralisia	< 0,25	
Velocidade (cm/s) [Soilemezi *et al.* (2013)]	Respiração tranquila	1,3 ± 0,4	
Espessura (tdi, cm) [Wait *et al.* (1989)]	Sujeito saudável	0,22 a 0,28	
	Paralisia	< 0,2	
Fração de espessamento [Summerhill *et al.* (2008)]	Sujeito saudável	28 a 96%	
	Paralisia	< 20%	

Fonte: Le Neindre *et al.* (2016).

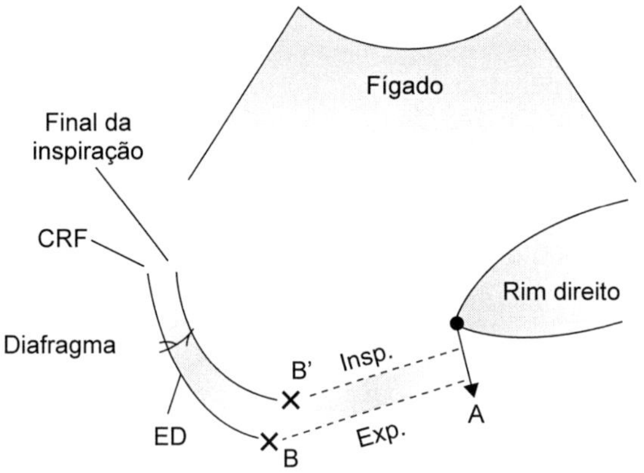

Figura 5.6 Desenho esquemático representando a excursão e a posição do diafragma direito durante a respiração basal. A: borda superior do rim direito; B: ângulo reto formado entre o diafragma e a borda inferior do fígado ao final da expiração; B': ângulo reto formado entre o diafragma e a borda inferior do fígado ao final da inspiração; AB: posição do diafragma ao final da expiração em relação ao rim direito; AB': posição do diafragma ao final da inspiração em relação ao rim direito; ED: excursão diafragmática; ED = ABAB'. Adaptada de Rodrigues-Machado (1996).

Pomponet *et al.* (2000) avaliaram os efeitos do incentivador inspiratório (Voldyne) e do *breath-stacking* sobre a excursão diafragmática de oito voluntários saudáveis do sexo feminino. A excursão diafragmática foi avaliada pela ultrassonografia, considerando-se o deslocamento desse músculo entre a capacidade residual funcional e o final da inspiração máxima, seguindo a mesma técnica descrita anteriormente. As excursões diafragmáticas avaliadas durante a realização do incentivador inspiratório (49,9 ± 15,6 mm) e o método de *breath-stacking* (55,2 ± 5,6 mm) não diferiram entre si. Não houve correlação entre o volume inspirado e a excursão diafragmática durante a realização desses procedimentos. Esses resultados sugerem que ambos os métodos podem ser utilizados para otimizar a mobilidade diafragmática.

Além dessas investigações fisiológicas, a ultrassonografia tem sido utilizada para avaliar a sobrecarga inspiratória sobre o diafragma. Rodrigues-Machado *et al.* (2003), comparando a excursão diafragmática durante a respiração basal e durante a sobrecarga com 80% da carga máxima tolerada pelos músculos respiratórios, demonstraram que o deslocamento diafragmático foi de 17,94 ± 3,27 mm para 32,76 ± 9,19 mm, em voluntários do sexo feminino. Esses resultados mostram que a ultrassonografia foi capaz de mensurar a contribuição do diafragma durante o teste de *endurance* dos músculos inspiratórios.

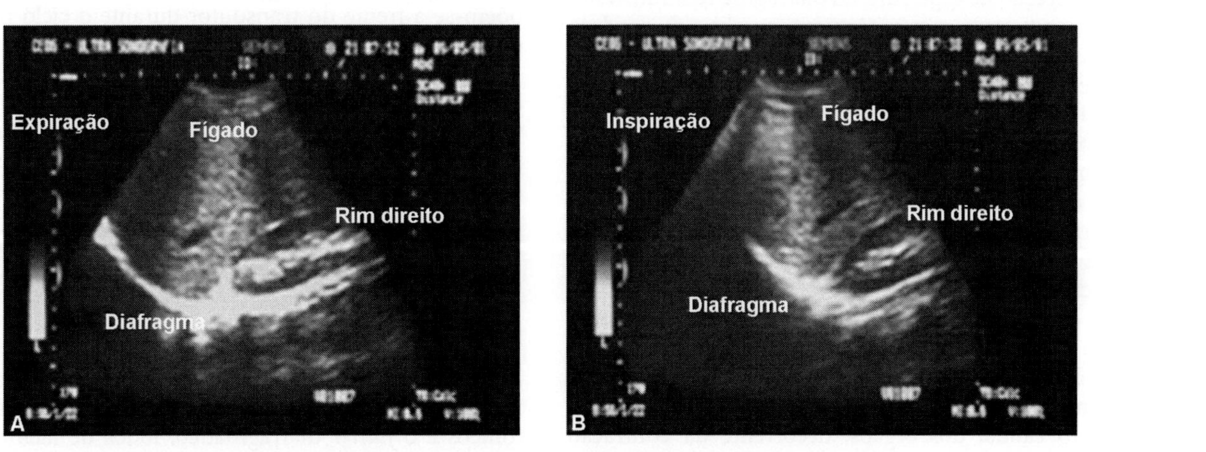

Figura 5.7 Imagem ultrassonográfica da cúpula frênica direita, com o voluntário em decúbito supino, durante a respiração basal. **A.** Diafragma após expiração. **B.** Diafragma após inspiração. Adaptada de Rodrigues-Machado (1996).

Estudo semelhante foi realizado em pacientes com doença pulmonar obstrutiva crônica (DPOC). Significativa correlação ($r = 0,59$; $p = 0,02$) entre respiração basal e resistida foi encontrada. O deslocamento diafragmático aumentou consideravelmente durante a respiração resistida (26 ± 2,6 mm) quando comparada à respiração normal (14 ± 2,6 mm). Esses resultados demonstram que a ultrassonografia foi capaz de avaliar a contribuição do diafragma durante a respiração resistida, mesmo em pacientes apresentando alterações anatomofuncionais do diafragma (p. ex., com DPOC).

Le Neindre *et al.* (2016) publicaram artigo no qual descrevem que a ultrassonografia torácica é uma nova ferramenta potencial para os fisioterapeutas. Segundo os autores, esse exame poderia ser útil para guiar a escolha de técnicas e parâmetros para o fisioterapeuta, bem como ser usado como marcador da efetividade do tratamento fisioterapêutico.

A disfunção diafragmática tem alta incidência em pacientes críticos e é uma causa sub-reconhecida de falência respiratória e desmame prolongado da ventilação mecânica. A disfunção diafragmática diagnosticada pela ultrassonografia foi encontrada em 29% dos pacientes ventilados mecanicamente sem história de doença diafragmática ou neuromuscular, indicando que essa condição provavelmente é subestimada em pacientes de terapia intensiva. O comprometimento do diafragma ocorre logo após o início da ventilação mecânica, com perda da função contrátil, diminuição da força máxima e alterações metabólicas evidentes na biopsia. Existe inibição significativa do *drive* respiratório normal quando os pacientes são ventilados mecanicamente.

Recentemente, Zambon *et al.* (2017) publicaram uma revisão sistemática sobre a avaliação ultrassonográfica da disfunção diafragmática em pacientes criticamente enfermos. Esses autores concluíram que a literatura atual sugere que a ultrassonografia pode ser uma ferramenta útil e precisa para detectar disfunção diafragmática em pacientes criticamente enfermos, prever o sucesso ou o fracasso da extubação, monitorar o trabalho respiratório e avaliar a atrofia em pacientes submetidos à ventilação mecânica prolongada. Durante o desmame da ventilação mecânica e *trials* de respiração espontânea, tanto a excursão quanto medidas de espessura do diafragma têm sido usadas para predizer o sucesso ou a falência do desmame. O ponto de corte ótimo variou de 10 a 14 mm para a excursão e 30 a 36% para a fração de espessamento. Durante a ventilação mecânica assistida, o grau de espessura do diafragma é considerado um índice acurado de sobrecarga dos músculos inspiratórios. A fração de espessura do diafragma tem mostrado correlação significativa com as técnicas invasivas de produto tempo-pressão do diafragma e músculos inspiratórios (PTPdi e PTPes), emergindo como uma técnica nova não invasiva para monitorar a sobrecarga de trabalho respiratório durante a ventilação mecânica assistida. Por último, a ultrassonografia pode ser empregada para avaliar a progressão da atrofia diafragmática de pacientes ventilados mecanicamente. Medidas da espessura do diafragma na zona de aposição são a melhor ferramenta para detectar atrofia, uma das principais características de disfunção.

Jiang *et al.* (2004) utilizaram o modo B do ultrassom para visualizar a margem mais caudal do fígado e do baço na linha axilar anterior direita e linha axilar posterior esquerda, respectivamente, no final da expiração. Com a inspiração, o deslocamento caudal dos órgãos, decorrente da contração do diafragma, pode ser medido diretamente. Segundo esses autores, o deslocamento caudal > 1,1 cm foi um indicador mais sensível de falha do desmame do que os parâmetros de desmame tradicionais, como respiração rápida e superficial (índice de Tobin) e a medida da pressão inspiratória máxima ($PI_{máx}$). Isto tem importante implicação clínica, pois pacientes que falham na extubação têm permanência mais prolongada na terapia intensiva, com aumento na taxa de complicação e maiores gastos.

VANTAGENS DA REALIZAÇÃO DO EXAME ECOGRÁFICO

As vantagens da realização do exame ecográfico incluem:

- Baixo risco potencial à saúde, não empregando radiação ionizante
- Razoável custo dos equipamentos e materiais utilizados
- Não é invasivo
- Boa qualidade das informações obtidas
- Pode ser realizado no paciente acamado – aparelho portátil
- Não exige sedação
- Ampla disponibilidade de aparelhos
- Avaliação anatômica e funcional em tempo real
- Facilidade de armazenamento dos dados para comparação, estudo e pesquisa
- Boa reprodutibilidade
- Ótima acurácia (sensibilidade de 88 a 93% e especificidade de 97 a 100%) para neuropatias frênicas.

LIMITAÇÕES DE EXECUÇÃO DO EXAME ECOGRÁFICO

São limitações de execução do exame ecográfico do diafragma:

- Exame operador-dependente e com curva de aprendizagem de tempo variável
- Difícil identificação do ângulo exato de insonação para a melhor imagem
- Variabilidade de pontos de referência na aquisição das imagens
- Insuficiência de valores de referência consistentes
- Influência da posição, do biotipo e das condições clínicas do indivíduo
- Presença de curativos, ataduras, drenos, cicatrizes cirúrgicas e imobilização do paciente.

O diafragma, por ser um músculo extenso, sofre, durante seu movimento, influências dos órgãos vizinhos, principalmente fígado, rins e baço. As costelas frequentemente interpõem-se à frente do transdutor durante o ciclo respiratório, dificultando a obtenção da imagem do diafragma.

Abscesso subfrênico, grandes derrames pleurais e lesões expansivas mediastinais podem promover distorções na movimentação diafragmática. Por sua vez, ascite e/ou derrame pleural podem melhorar a visibilização de detalhes anatômicos do diafragma.

DOENÇAS DO DIAFRAGMA | ALTERAÇÕES DA MOTILIDADE DO DIAFRAGMA

Hipermotilidade

Entre as perturbações transitórias de hipermotilidade do diafragma, estão os espasmos clônicos (soluços), os espasmos tônicos e o *flutter* diafragmático, todos de fácil diagnóstico clínico. O *flutter* diafragmático tem causa idiopática. A ultrassonografia evidencia a elevação da hemicúpula envolvida.

Os soluços (súbita contração do diafragma com fechamento da glote) estão relacionados com dispepsia, e os espasmos tônicos podem ocorrer em casos de raiva, tétano, convulsões epilépticas, intoxicações por estricnina, encefalite, tumor cerebral, pleurite basal, abscesso subfrênico ou traumatismo.

Paralisia e paresia diafragmáticas

A paralisia do diafragma é, por vezes, subdiagnosticada pela grande variedade de apresentação e mesmo pelos sintomas e sinais inespecíficos. O diagnóstico precoce é vital na prevenção das complicações clínicas.

Na paralisia do diafragma, a hemicúpula acometida é mais elevada, porque a pressão intra-abdominal é maior que a pressão intratorácica. Na paresia, essa elevação pode não estar presente. A paralisia de uma hemicúpula é detectada pela ausência ou por movimentação paradoxal do lado afetado. A paralisia unilateral pode ser decorrente de tumores, traumas, pneumonias, herpes-zóster e ter causa desconhecida; a bilateral, por neuropatias e miopatias e trauma raquimedular. A ultrassonografia auxilia nesse diagnóstico, fazendo as medidas do deslocamento e da espessura e seus deltas de variação na região de aposição do diafragma, bem como observando a retificação ou mesmo movimento paradoxal na hemicúpula afetada. Auxilia também no prognóstico após a paralisia e no acompanhamento de sua recuperação por aumento da espessura durante a inspiração.

Deslocamentos do diafragma

O diafragma pode deslocar-se para cima (direção cefálica) e para baixo (direção caudal) em virtude das condições intratorácicas e intra-abdominais.

Tumores e cistos hepáticos, tumores do rim direito e coleções subfrênicas podem elevar o diafragma localmente. Esplenomegalia e tumores do rim esquerdo, do ângulo esplênico do cólon e do estômago elevam a hemicúpula esquerda. Ascite, obesidade, grandes tumores abdominais e gravidez promovem a elevação diafragmática bilateral. Fibrose pulmonar, doença pleural crônica e atelectasia promovem elevação da hemicúpula do lado acometido.

Grandes tumores intratorácicos, derrame pleural, enfisema pulmonar e pneumotórax hipertensivo produzem o deslocamento do diafragma para baixo. Do mesmo modo, o enfisema pulmonar difuso promove a descida bilateral do diafragma.

A ultrassonografia é útil e eficiente na identificação dessas anormalidades. A Figura 5.8 demonstra, esquematicamente, a posição do diafragma direito nas doenças pulmonares restritiva e obstrutiva em vista anteroposterior. Ocorrem elevação da cúpula diafragmática na doença pulmonar restritiva e retificação na doença pulmonar obstrutiva.

Eventração do diafragma

Uma deficiência do desenvolvimento muscular do diafragma pode provocar abaulamentos anormais, sem penetração de vísceras abdominais. Essa elevação anormal pode ser parcial ou completa, congênita ou adquirida. A eventação congênita é rara e, na maioria da vezes, assintomática, por conta do recrutamento da musculatura acessória da respiração. A forma parcial é a mais comum e afeta principalmente a porção anterior do hemidiafragma direito. A forma completa afeta mais a porção esquerda e os homens. Já a adquirida decorre de trauma, tumores e infecções do músculo ou do nervo frênico. A ultrassonografia pode ser utilizada na identificação de

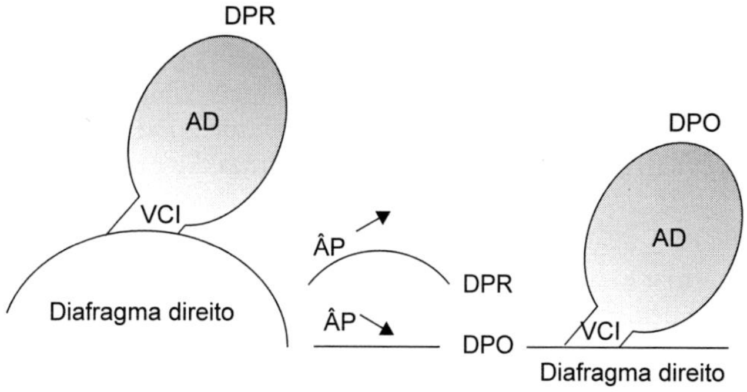

Figura 5.8 Representação esquemática da posição do hemidiafragma direito nas doenças pulmonares restritiva (DPR) e obstrutiva (DPO), em vista anteroposterior (ÂP). AD: átrio direito; VCI: veia cava inferior. Adaptada de Shah *et al.* (1995).

um diafragma intacto e, muitas vezes, da perda da continuidade da imagem do músculo. A imagem ecográfica depende do grau de hipoplasia e da víscera envolvida no processo.

Inversão do diafragma

Neoplasma ou um grande derrame pleural podem provocar a inversão da convexidade da cúpula diafragmática, afetando parte da hemicúpula ou toda a hemicúpula e sendo mais frequente à esquerda, sobretudo em razão da resistência oferecida pelo fígado à direita. A inversão pode provocar diminuição dos movimentos (hipocinesia) ou movimentos assincrônicos, resultando em respiração paradoxal e distúrbios de troca gasosa. A ultrassonografia auxilia bastante nesse diagnóstico, principalmente em cortes parassagitais e transversos.

Hérnias diafragmáticas

O herniamento de conteúdo abdominal ou retroperitoneal para a cavidade torácica pode ocorrer pelos orifícios naturais, por rupturas traumáticas e por anomalias de formação do músculo. Em suma, as hérnias podem ser classificadas como congênitas e adquiridas. Os defeitos adquiridos são mais comuns que os congênitos.

As hérnias diafragmáticas congênitas apresentam uma incidência de 1:2.000 a 3.000 nascidos vivos, sendo mais frequente à esquerda (85%) e estão associadas a outras malformações em cerca de 50% das vezes.

A detecção antenatal de hérnia congênita do diafragma é suspeitada pela ultrassonografia quando o coração se encontra desviado, pela presença de massa sólida intratorácica (rim, baço) ou estruturas com líquido no seu interior (estômago, intestino), a partir da 18ª semana de gestação. Normalmente, cursa com hipoplasia pulmonar, resultado da compressão do pulmão fetal pela víscera herniada. Cerca de 50 a 75% dos recém-nascidos morrem por falência respiratória. Atualmente, o tratamento cirúrgico intraútero possibilita uma sobrevida melhor desses recém-nascidos.

A eventração pode ser diagnosticada também no período fetal, é mais comum à direita e compreende um diagnóstico diferencial.

Hérnia do hiato esofágico

A passagem de parte ou de todo o estômago através do hiato esofágico é mais comum na idade adulta e está associada, principalmente, à malformação e ao aumento de pressão intra-abdominal por obesidade, gravidez, tosse, vômitos ou ao levantar objetos pesados.

Hérnia de Morgagni (retroesternal, paraesternal)

A herniação, principalmente de cólon transverso, fígado e epíplo pelo forame de Morgagni, anterior, é mais comum na fase adulta e à direita. Causada pelo desenvolvimento inadequado do septo transverso, é a mais rara das hérnias diafragmáticas.

Hérnia de Bochdalek

A herniação através do forame ou hiato pleuroperitoneal de Bochdalek, posterior, decorre de um defeito congênito do fechamento do canal pleuroperitoneal durante o desenvolvimento. Essa hérnia ocorre sobretudo à esquerda. Sua incidência é de 1:3.600 nativivos e de 1:2.200 fetos, podendo ser detectada intraútero.

Hérnias traumáticas

As hérnias diafragmáticas produzidas pelo trauma de tórax ou de abdome são geralmente à esquerda, pela maior proteção dada pelo fígado à hemicúpula diafragmática direita.

São mais bem demonstradas por tomografia computadorizada, radiografia simples de tórax e radiografia após ingestão de bário (radiografia contrastada). A ultrassonografia auxilia no diagnóstico, não apenas identificando o local de herniação, como também estabelecendo o caráter do conteúdo intratorácico.

Ruptura do diafragma

A ruptura espontânea do diafragma é rara, podendo ser provocada por obesidade, gravidez, tosse intensa e desnutrição grave. A ruptura da hemicúpula esquerda é mais frequente que da direita, provavelmente pela proteção hepática à direita. Trauma fechado ou penetrante, acidentes automobilísticos e atropelamentos podem levar à ruptura do diafragma, sendo o primeiro mais comum. A ultrassonografia pode identificar essa área pela hipomotilidade e/ou pela presença de vísceras abdominais no tórax.

Abscesso subfrênico

O espaço subfrênico é dividido em várias lojas pelo fígado e por suas inserções ligamentares.

A inflamação primária do diafragma (miosite) é de baixa frequência. Coleções purulentas nesse espaço subfrênico (infradiafragmático ou supramesocólico) decorrem da complicação de evolução ou de tratamento cirúrgico das diversas infecções e supurações intra-abdominais. A localização mais frequente desses abscessos é nas lojas superiores e posteriores. À ultrassonografia, são encontradas uma elevação e uma redução da mobilidade do hemidiafragma comprometido, a presença de coleção líquida densa no espaço subfrênico e, às vezes, derrame pleural associado.

A Figura 5.9 corresponde à imagem ecográfica de um abscesso subfrênico, em paciente no 10º dia de pós-operatório de apendicectomia por apendicite, evoluindo com febre e dor no hipocôndrio direito. Nota-se a presença de coleção líquida densa, correspondente à área hipoecoica à direita.

Cistos do diafragma

Normalmente, os cistos do diafragma representam o sequestro de tecido pulmonar, envolvendo, em 90% dos casos, o hemidiafragma esquerdo. A ultrassonografia identifica e, às vezes, demonstra a natureza desses cistos.

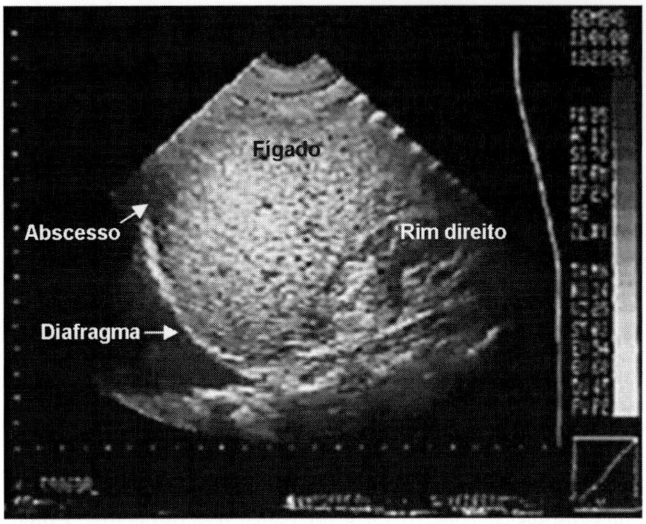

Figura 5.9 Imagem ecográfica de abscesso subfrênico à direita – área hipoecoica na parte superior à direita.

Tumores

Os tumores primitivos do diafragma são raros. Classificam-se em benignos e malignos. Entre os tumores benignos, o de maior prevalência é o lipoma. Todos os tumores malignos são sarcomas, e o mais frequente é o fibrossarcoma.

O diagnóstico é, basicamente, feito por estudo radiológico e tomografia computadorizada. A ultrassonografia empregando o efeito Doppler pode contribuir com o estudo do fluxo sanguíneo e da neovascularização do tumor. A presença de metástases no diafragma pode causar alteração ou mesmo interrupção dos ecos do diafragma à ultrassonografia.

BIBLIOGRAFIA

Alexander C. Diaphragm movements and the diagnosis of diaphragmatic paralysis. Clin Radiol. 1966;17(1):79-83.

Baldwin CE, Paratz JD, Bersten AD. Diaphragm and peripheral muscle thickness on ultrasound: intra-rater reliability and variability of a methodology using non-standard recumbent positions. Respirology. 2011;16(7):1136-43.

Boon AJ, O'Gorman C. Ultrasound in the Assessment of Respiration. J Clin Neurophysiol. 2016;33(2):112-9.

Boon AJ, Sekiguchi H, Harper CJ, Strommen JA, Ghahfarokhi LS, Watson JC, et al. Sensitivity and specificity of diagnostic ultrasound in the diagnosis of phrenic neuropathy. Neurology. 2014;83(14):1264-70.

Boussuges A, Gole Y, Blanc P. Diaphragmatic motion studied by M-mode ultrasonography. Chest. 2009;135:391-400.

Chinn DL, Filly RA, Callen PW, Nakayama DK, Harrison MR. Congenital diafragmatic hernia diagnosed prenatally by ultrasound. Radiology. 1983;148(1):119-23.

Cohn D, Benditt JO, Eveloff S, McCool FD. Diaphragm thickening during inspiration. J Appl Physiol. 1997;83(1):291-6.

Davies SC, Hill AL, Holmes RB, Halliwell M, Jackson PC. Ultrasound quantitation of respiratory organ motion in the upper abdomen. Br J Radiol. 1994;67(803):1096-102.

De Bruin PFC. Contribuição ao desenvolvimento de métodos não-invasivos de investigação da musculatura respiratória [tese de doutorado]. São Paulo: Escola Paulista de Medicina da Universidade Federal de São Paulo; 1994.

De Troyer A, Estenne M. Functional anatomy of the respiratory muscles. Clin Chest Med. 1988;9(2):175-93.

DePalo VA, Parker AL, Al-Bilbeisi F, McCool FD. Respiratory muscle strength training with non respiratory maneuvers. J Appl Physiol. 2004;96(2):731-4.

Diament MJ, Boechat MI, Kangarloo H. Real-time sector ultrasound in the evaluation of suspected abnormalities of diaphragmatic motion. J Clin Ultrasound. 1985;13(8):539-43.

DiNino E, Gartman EJ, Sethi JM, McCool FD. Diaphragm ultrasound as a predictor of successful extubation from mechanical ventilation. Thorax. 2014;69(5):423-7.

Drake RL, Vogl AW, Mitchell AWM. Gray's Anatomia para estudantes. 2. ed. Rio de Janeiro: Elsevier; 2010.

Drummond GB, Allan PL, Logan MR. Changes in diaphragmatic position in association with the induction of anaesthesia. Br J Anaesth. 1986;58(11):1246-51.

Ferrari G, De Filippi G, Elia F, Panero F, Volpicelli G, Aprà F. Diaphragm ultrasound as a new index of discontinuation from mechanical ventilation. Crit Ultrasound J. 2014;6(1):8.

Francis CA, Hoffer JA, Reynolds S. Ultrasonographic evaluation of diaphragm thickness during mechanical ventilation in intensive care patients. Am J Crit Care. 2016;25(1):e1-8.

Gierada DS, Curtin JJ, Erickson SJ, Prost RW, Strandt JA, Goodman LR. Diaphragmatic motion: fast gradient-recalled-echo MR imaging in healthy subjects. Radiology. 1995;194(3):879-84.

Gottesman E, McCool FD. Ultrasound evaluation of the paralyzed diaphragm. Am J Respir Crit Care Med. 1997;155(5):1570-4.

Grams ST, von Saltiél R, Mayer AF, Schivinski CI, de S Nobre LF, Nóbrega IS, et al. Assessment of the reproducibility of the indirect ultrasound method of measuring diaphragm mobility. Clin Physiol Funct Imaging. 2014;34(1):18-25.

Grosu HB, Lee YI, Lee J, Eden E, Eikermann M, Rose KM. Diaphragm muscle thinning in patients who are mechanically ventilated. Chest. 2012;142(6):1455-60.

Haji K, Royse A, Green, C, Botha J, Canty D, Royse C. Interpreting diaphragmatic movement with bedside imaging. J Crit Care. 2016;34:56-65.

Harris RS, Giovannetti M, Kim BK. Normal ventilatory movement of the right hemidiaphragm studied by ultrasonography and pneumotachography. Radiology. 1983;146(1):141-4.

Houston JG, Angus RM, Cowan MD, McMillan NC, Thomson NC. Ultrasound assessment of normal hemidiaphragmatic movement: relation to inspiratory volume. Thorax. 1994;49(5):500-3.

Houston JG, Fleet M, Cowan MD, McMillan NC. Comparison of ultrasound with fluoroscopy in the assessment of suspected hemidiaphragmatic movement abnormality. Clin Radiol. 1995;50(2):95-8.

Houston JG, Morris AD, Howie CA, Reid JL, McMillan N. Technical report: Quantitative assessment of diaphragmatic movement--a reproducible method using ultrasound. Clin Radiol. 1992;46(6):405-7.

Hoyle B. Ultrasound confirms proper endotracheal tube placement. Nat Rev Med. 2004;1(19).

Jiang JR, Tsai TH, Jerng JS, Yu CJ, Wu HD, Yang PC. Ultrasonographic evaluation of liver/spleen movements and extubation outcome. Chest. 2004;126(1):179-85.

Jousela I, Makelainen A, Tahvanainen J, Nikki P. Diaphragmatic movement using ultrasound during spontaneous and mechanical ventilation: effect of tidal volume. Acta Anaesthesiol Belg. 1992;43(3):165-71.

Jousela I, Tahvanainen J, Makelainen A, Yla-Jarkko A, Nikki P. Diaphragmatic movement studied with ultrasound during spontaneous breathing and mechanical ventilation with intermittent positive pressure ventilation (IPPV) and airway pressure release ventilation (APRV) in man. Anaesthesiol Reanim. 1994;19(2):43-7.

Jurcak-Zaleski S, Comstock CH, Kirk JS. Eventration of the diaphragm. Prenatal diagnosis. J Ultrasound Med. 1990;9(6):351-4.

Kantarci F, Mihmanli I, Demirel MK, Harmanci K, Akman C, Aydogan F, et al. Normal diaphragmatic motion and the effects of body composition: determination with M-mode sonography. J Ultrasound Med. 2004;23(2):255-60.

Le Neindre A, Mongodi S, Philippart F, Bouhemad B. Thoracic ultrasound: potential new tool for physiotherapists in respiratory management. A narrative review. J Crit Care. 2016; 31(1):101-9.

Lewandowski BJ, Winsberg F. Echographic appearance of the right hemidiaphragm. J Ultrasound Med. 1983;2(6):243-9.

Lloyd T, Tang YM, Benson MD, King S. Diaphragmatic paralysis: the use of M mode ultrasound for diagnosis in adults. Spinal Cord. 2006;44(8):505-8.

Machado MDGR, Tavares TB, Schaper FC, Dalle JM, Murca TM. (Belo Horizonte, Brazil). Ultrasonographic comparison of diaphragmatic excursion during tidal breathing and inspiratory muscles overload in patients whit chronic obstructive pulmonary disease. Eur Respir J. 2006;28:Suppl. 50, 1633.

McCool FD, Benditt JO, Conomos P, Anderson L, Sherman CB, Hoppin FG Jr. Variability of diaphragm structure among healthy individuals. Am J Respir Crit Care Med. 1997;155(4):1323-8.

McCool FD, Tzelepis GE. Dysfunction of the diaphragm. N Engl J Med. 2012;366(10):932-42.

Mead J. Functional significance of the area of apposition of diaphragm to rib cage. Am Rev Respir Dis. 1979;119:31.

Noh DK, Lee JJ, You JH. Diaphragm breathing movement measurement using ultrasound and radiographic imaging: a concurrent validity. Biomed Mater Eng. 2014;24(1):947-52.

Orde SR, Boon AJ, Firth DG, Villarraga HR, Sekiguchi H. Diaphragm assessment by two dimensional speckle tracking imaging in normal subjects. BCM Anesthesiology. 2016;16:43.

Papa GFS, Pellegrino GM, Di Marco F, Imeri G, Brochard L, Goligher E, et al. A review of the ulrasound assessment of diaphragmatic function in clinical practice. Respiration. 2016;91:403-11.

Pomponet K, Campanha LC, Oliveira IM, Machado AV, Andrade AF, Dornelas DE, et al. Ultrasound evaluation of the diaphragmatic excursion during breath-stacking and incentive spirometer performance. In: World Congress on Lung Health e 10th Annual Congress, 2000, Florence.

Rodrigues Machado MG, Pereira LM, Chaves MR, Ribas VL, Tavares TB, Nacaretti PRA, et al. Ultrasound evaluation of diaphragm during respiratory muscle endurance test in healthy volunteers. European Respiratory Journal. 2004; 24:407s.

Rodrigues Machado MG, Xavier FT, Aquino E, Campos SL, Cenachi-Coelho C, Oliveira IM, et al. Ultrasound evaluation of diaphragm excursion during different types of breathing pattern. Proceedings 14th International Congress of the World Confederation for Physical Therapy, Barcelona-Spain, 2003.

Rodrigues Machado MG. Função respiratória em indivíduos normais e asmáticos em decorrência da utilização de pressão expiratória positiva [dissertação de mestrado]. Belo Horizonte: Universidade Federal de Minas Gerais; 1996.

Sarwal A, Walker FO, Cartwright MS. Neuromuscular ultrasound for evaluation of the diaphragm. Muscle Nerve. 2013;47(3):319-29.

Shah NS, Koller SM, Janower ML, Spodick DH. Diaphragm levels as determinants of P axis in restritive vs obstrutive pulmonary disease. Chest. 1995;107:697-700.

Soilemezi E, Tsagourias M, Talias MA, Soteriades ES, Makrakis V, Zakynthinos E, et al. Sonographic assessment of changes in diaphragmatic kinetics induced by inspiratory resistive loading. Respirology. 2013;18:468-73.

Somers JM, Gleeson FV, Flower CD. Rupture of the right hemidiaphragm following blunt trauma: the use of ultrasound in diagnosis. Clin Radiol. 1990;42(2):97-101.

Summerhill EM, El-Sameed YA, Glidden TJ, McCool FD. Monitoring recovery from diaphragm paralysis with ultrasound. Chest. 2008;133(3):737-43.

Taniguchi N, Miyakoda J, Itoh K, Fukui J, Nakamura M, Suzuki O. Ultrasonographic images of the diaphragm and respiratory changes of their tickness. Jpn J Med Ultrason. 1991;18:93-8.

Toledo NS, Kodaira SK, Massarollo PC, Pereira OI, Dalmas JC, Cerri GG, et al. Left hemidiaphragmatic mobility: assessment with ultrasonography measurement of the craniocaudal displacement of the splenic hilum and the inferior pole of the spleen. J Ultrasound Med. 2006;25:41-9.

Toledo NS, Kodaira SK, Massarollo PC, Pereira OI, Mies S. Right hemidiaphragmatic mobility: assessment with US measurement of craniocaudal displacement of left branches of portal vein. Radiology. 2003;228(2):389-94.

Ueki J, De Bruin PF, Pride NB. In vivo assessment of diaphragm contraction by ultrasound in normal subjects. Thorax. 1995;50(11):1157-61.

Umbrello M, Formenti P, Longhi D, Galimberti A, Piva I, Pezzi A, et al. Diaphragm ultrasound as indicator of respiratory effort in critically ill patients undergoing assisted mechanical ventilation: a pilot clinical study. Crit Care. 2015;19:161.

Wait JL, Nahormek PA, Yost WT, Rochester DP. Diaphragmatic thickness-lung volume relationship in vivo. J Appl Physiol. 1989;67(4):1560-8.

Young DA, Simon G. Certain movements measured on inspiration-expiration chest radiographs correlated with pulmonary function studies. Clin Radiol. 1972;23(1):37-41.

Zambon M, Greco M, Bocchino S, Cabrini L, Beccaria PF, Zangrillo A. Assessment of diaphragmatic dysfunction in the critically ill patient with ultrasound: a systematic review. Intensive Care Med. 2017;43(1):29-38.

6 Radiologia do Diafragma

João Paulo Kawaoka Matushita • Julieta S. Matushita •
João Paulo Kawaoka Matushita Junior • Cristina S. Matushita

INTRODUÇÃO

O diafragma é o principal músculo da respiração e separa as cavidades torácica e abdominal. Em forma de cúpula, tem uma parte muscular periférica, que se origina das margens da parede torácica, e um tendão, centralmente posicionado, formando o assoalho da cavidade torácica.

Visto de frente, o diafragma se curva para cima, formando as cúpulas direita e esquerda. As cúpulas frênicas direita e esquerda alcançam, anteriormente, o sexto ou sétimo arcos costais. O tendão central situa-se no nível da articulação xifoesternal. Visto de lado, o diafragma tem o aspecto de um "J" invertido, cuja perna mais longa estende-se até a coluna vertebral, e a perna mais curta estende-se para diante até o processo xifoide.

Cada hemidiafragma é inervado por um dos nervos frênicos, formados pelas raízes anteriores de C_3, C_4 e C_5, com trajeto descendente pelo mediastino, em contato principalmente com o coração, a traqueia e os gânglios.

MOBILIDADE E POSICIONAMENTO DA CÚPULA FRÊNICA

Em condições de repouso e respiração tranquila, a mobilidade diafragmática é em torno de 2 cm. A variação entre a inspiração e a expiração máximas é de 5 a 10 cm (Figura 6.1).

Essa membrana limitante das cavidades torácica e abdominal sofre influências dos dois compartimentos. Assim, os aumentos de volume ou da pressão abdominal elevam o diafragma, diminuindo a expansibilidade pulmonar. Por sua vez, um volumoso derrame pleural, o pneumotórax hipertensivo ou o enfisema pulmonar (Figura 6.2) podem rebaixá-lo. Nas atelectasias lobares ou pulmonares, ocorre retração do diafragma.

O diafragma é, também, via de passagem de três condutos (hiatos): o esôfago, a aorta, a veia cava inferior, que comunicam o abdome e o retroperitônio com as pleuras e o mediastino posterior. A superfície caudal do diafragma não é visível à

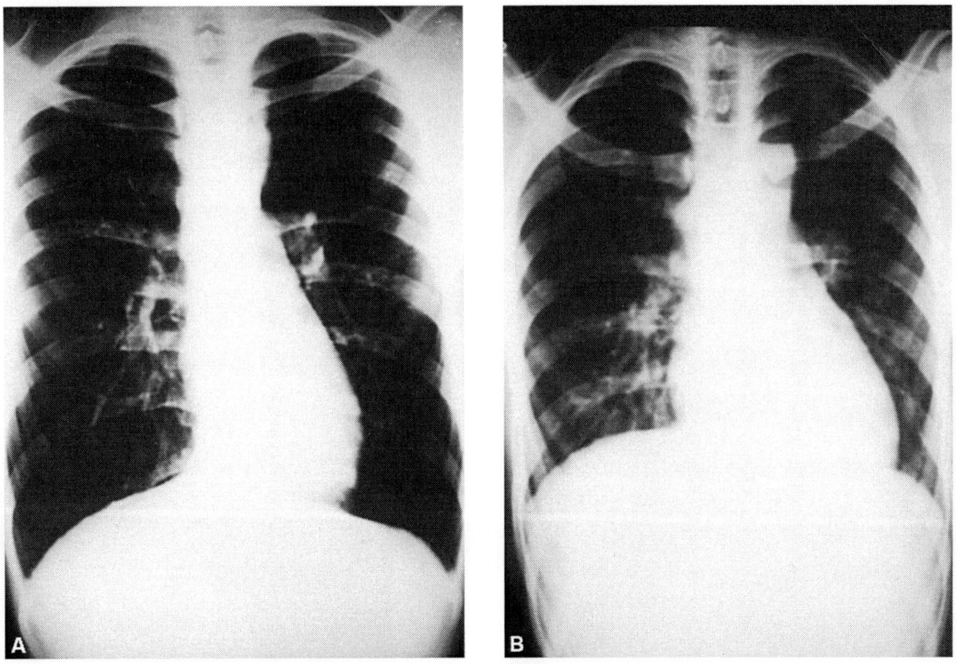

Figura 6.1 Tórax em PA. **A.** Inspiração. **B.** Expiração. Observam-se boa mobilidade das cúpulas diafragmáticas e expansibilidade pulmonar, no estudo comparativo das telerradiografias de tórax nas manobras de apneia inspiratória e expiratória, respectivamente.

radiografia, a menos que seja esboçada, à esquerda, pela bolha gástrica ou, à direita, pelo ar entre o fígado e o diafragma, como pode ocorrer tanto no pneumoperitônio (Figura 6.3) quanto na interposição colônica (síndrome de Chilaiditi; Figura 6.4).

Quando a distância entre a borda inferior do pulmão e a bolha de ar gástrica for superior a 1 cm, deve-se suspeitar de uma variação anatômica (baço horizontalizado) ou de uma doença (derrame pleural subpulmonar; Figura 6.5).

Em geral, na radiografia do tórax em incidência posteroanterior (PA) a hemicúpula frênica direita é mais elevada que a esquerda, segundo a crença popular, pela presença da massa hepática. No entanto, existe controvérsia com relação a essa afirmação. Alguns pesquisadores demonstraram que a hemicúpula frênica esquerda é mais baixa por causa do peso do coração. Esse dado pode ser comprovado em pacientes com dextrocardia, os quais apresentam rebaixamento da cúpula frênica à direita (Figura 6.6).

Na radiografia lateral do tórax, a hemicúpula frênica esquerda está, em geral, mais baixa anteriormente e mais alta posteriormente, com a bolha gástrica persistindo inferiormente. Seu contorno estende-se, anteriormente, até a borda posterior da silhueta cardíaca. A hemicúpula frênica direita é, habitualmente, mais alta na parte anterior e mais baixa posteriormente. Seu contorno pode ser traçado a partir do ângulo costofrênico para a frente até o esterno (Figura 6.7).

ELEVAÇÃO UNILATERAL DA CÚPULA FRÊNICA

As causas de elevação unilateral do hemidiafragma são: eventração, atelectasia lobar ou pulmonar unilateral, grande distensão gástrica, hepatomegalia, esplenomegalia, enfisema

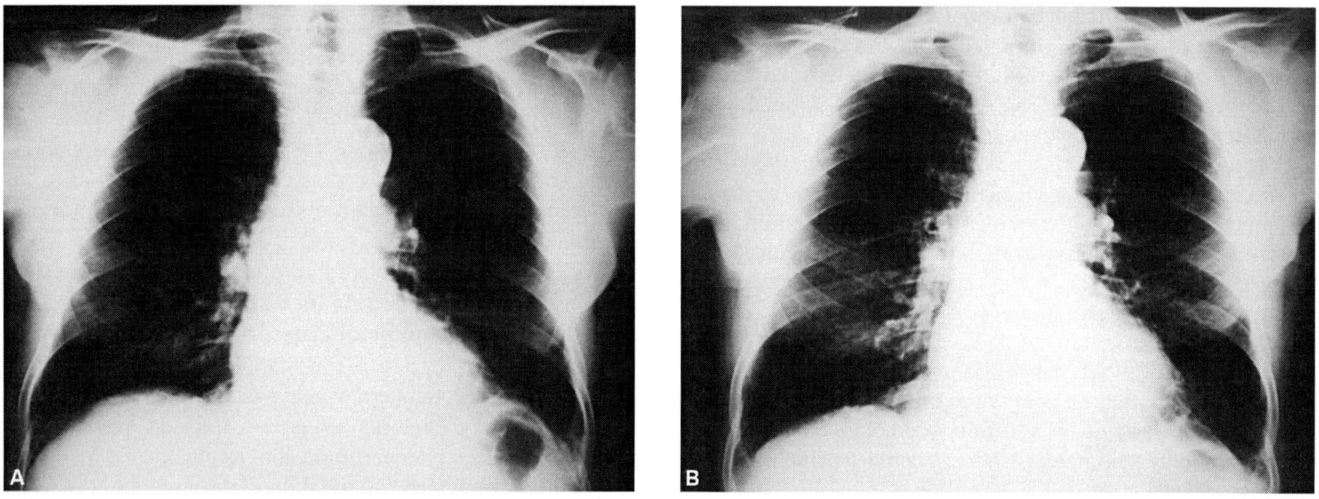

Figura 6.2 Tórax em PA. **A.** Apneia inspiratória. **B.** Apneia expiratória. Paciente portador de doença pulmonar obstrutiva crônica (DPOC). Observam-se pouca mobilidade de ambas as cúpulas frênicas e expansibilidade reduzida dos pulmões.

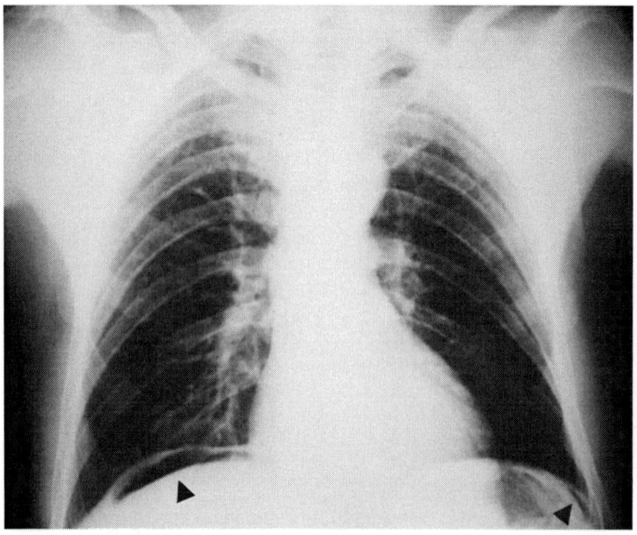

Figura 6.3 Tórax em PA. Pneumoperitônio. Presença de gases abaixo de ambas as cúpulas frênicas, por ruptura do bulbo duodenal (setas).

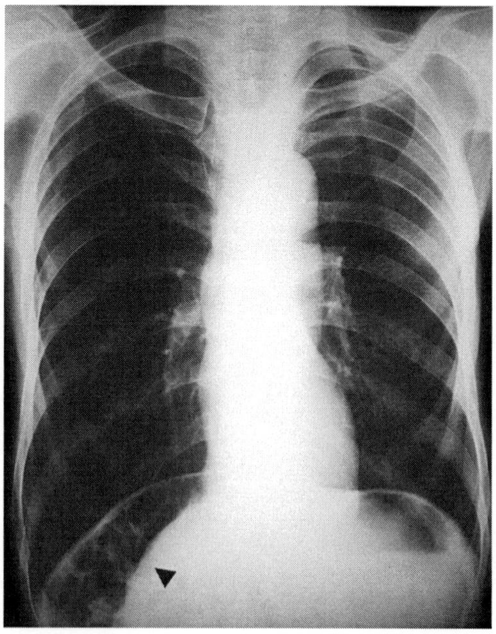

Figura 6.4 Tórax em PA. Sinal de Chilaiditi. Presença do intestino grosso entre a hemicúpula frênica direita e o fígado (seta).

obstrutivo do pulmão contralateral, paralisia do nervo frênico, derrame subpulmonar, abscesso subfrênico e hipoplasia pulmonar unilateral.

A distância entre o ar do fundo gástrico e a hemicúpula frênica esquerda é menor que 1 cm em 88% dos indivíduos, de 1 a 2 cm em cerca de 11%, e acima de 2 cm em apenas 1%. As causas do aumento da distância entre o fundo gástrico e a hemicúpula frênica esquerda incluem variações anatômicas normais (baço horizontalizado), lobo hepático esquerdo de aspecto normal ou aumentado, baço normal ou aumentado, ascite, derrame pleural, abscesso subfrênico e tumor abdominal ou retroperitoneal.

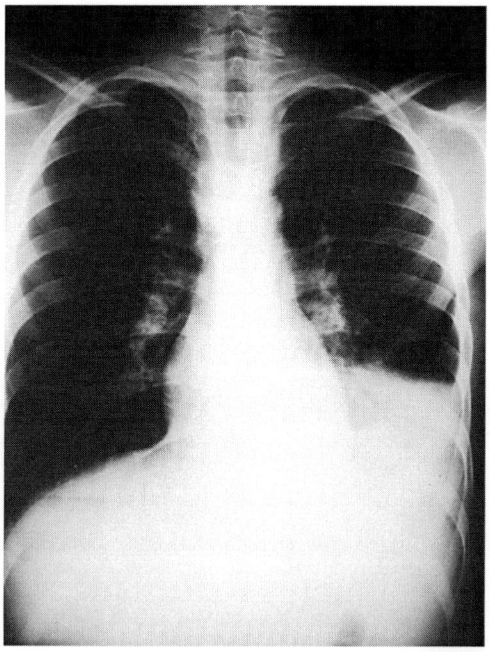

Figura 6.5 Tórax em PA. Derrame pleural à esquerda. Aumento da distância entre a hemicúpula frênica esquerda e a bolha gástrica.

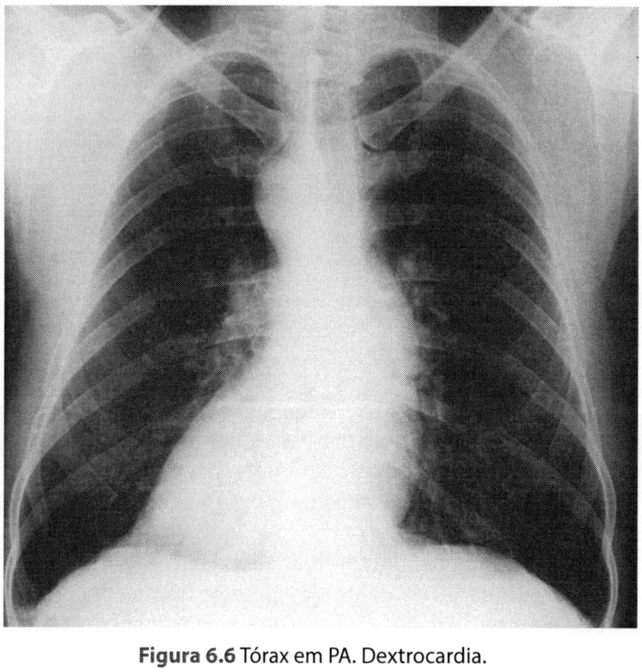

Figura 6.6 Tórax em PA. Dextrocardia.

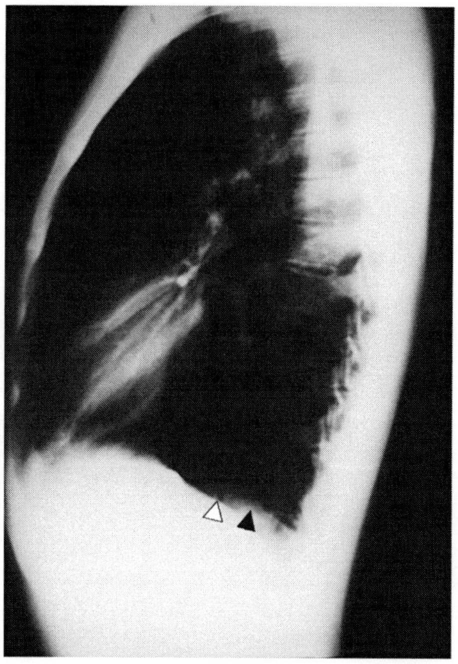

Figura 6.7 Tórax em perfil. Hemicúpula frênica esquerda (seta preta). Hemicúpula frênica direita (seta branca).

PARALISIA E PARESIA

Qualquer lesão ou disfunção das vias nervosas que inervam o diafragma pode causar sua paralisia, ou seja, ausência de mobilidade frênica do lado comprometido, ou, em graus menos intensos, paresia (Figura 6.8).

As lesões do nervo frênico podem ocorrer por traumatismo, infecções virais (poliomielite e Guillain-Barré) e no esfriamento frênico durante a cirurgia de revascularização do miocárdio.

A paralisia diafragmática unilateral não costuma estar associada à queixa clínica, enquanto a paralisia diafragmática bilateral por lesão da medula espinal ou por distrofias musculares é grave, repercutindo na mecânica respiratória.

Na radiografia de tórax de pacientes com paralisia diafragmática unilateral, observa-se uma elevação da hemicúpula comprometida, principalmente da porção central, mantendo os seios costofrênicos e costovertebrais profundos. No estudo radioscópico, a movimentação da hemicúpula acometida é diminuída, ausente ou paradoxal. No movimento paradoxal do diafragma, em estudos radiográfico e radioscópico, na inspiração ocorre o movimento descendente da hemicúpula íntegra, com consequente aumento da pressão intra-abdominal. O diafragma paralisado sofre movimento passivo ascendente (contrário do movimento do diafragma homolateral; Figura 6.9).

Na paralisia diafragmática bilateral, a avaliação radiográfica e radioscópica é muito difícil. A elevação do diafragma é bilateral e acompanhada de atelectasias laminares basais.

DEFEITOS DE INTEGRIDADE DO DIAFRAGMA

Agenesia

Somente a ausência congênita unilateral do diafragma é compatível com a vida. Nesse caso, parte das vísceras abdominais passa a ocupar o hemitórax correspondente ao defeito, comprometendo a expansão normal do pulmão homolateral. Nos

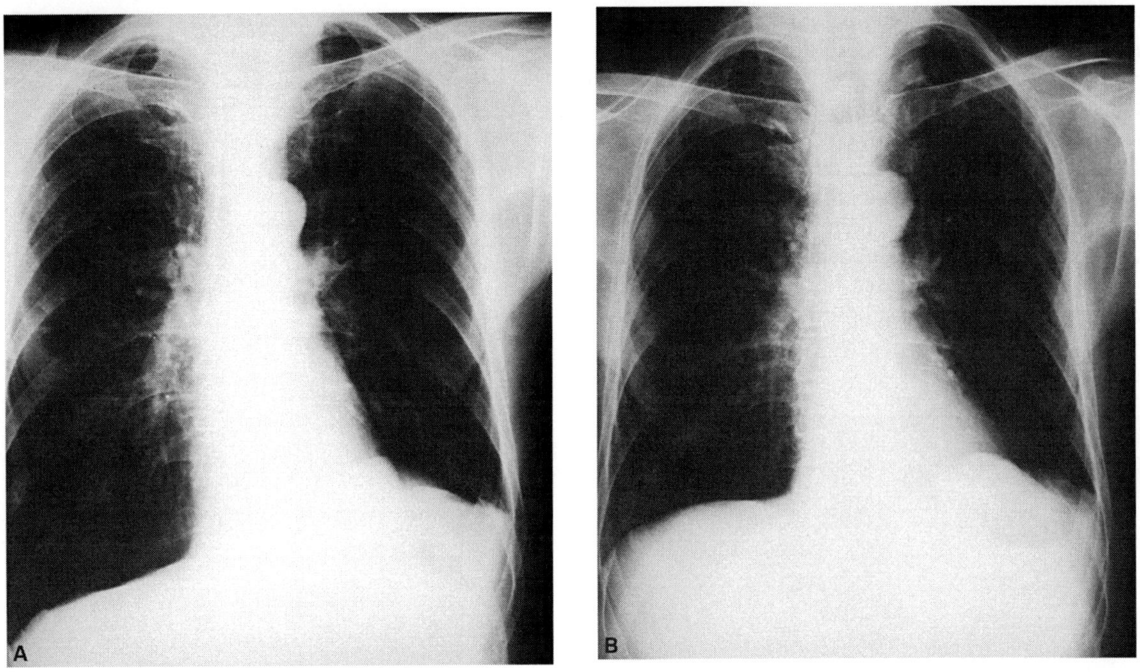

Figura 6.8 Tórax em PA. Paralisia frênica. **A.** Apneia inspiratória. **B.** Apneia expiratória. Observar nas telerradiografias de tórax em apneias inspiratória e expiratória a imobilização da hemicúpula frênica esquerda.

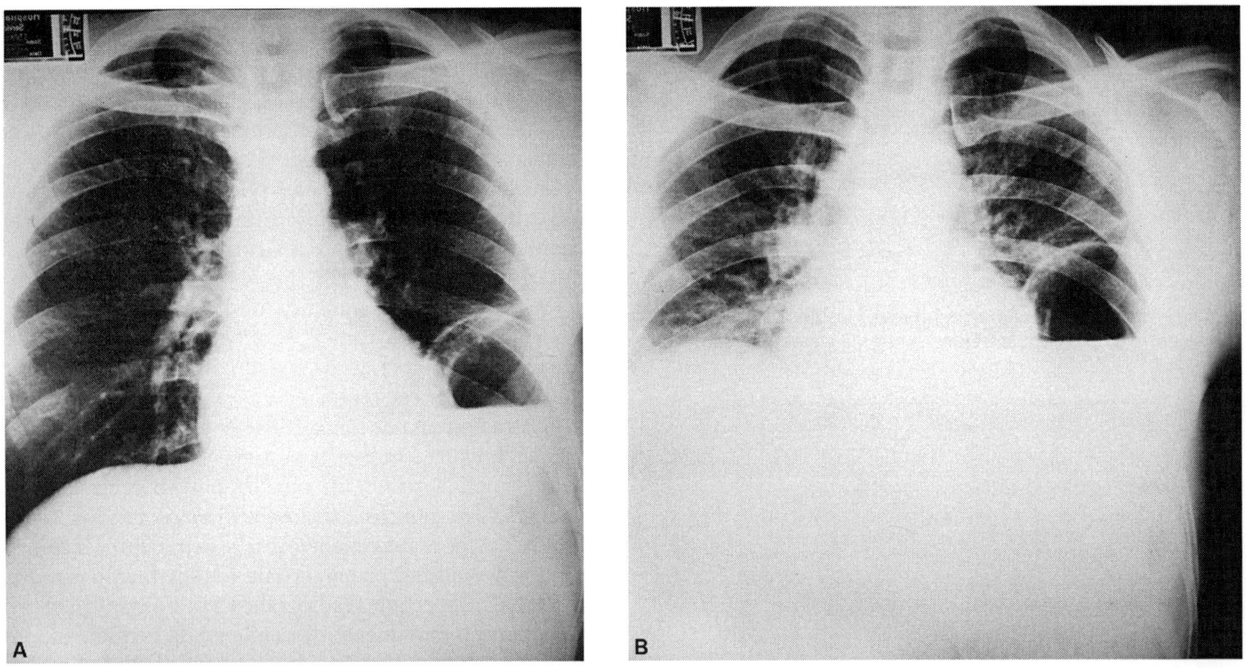

Figura 6.9 Tórax em PA. Paralisia diafragmática com movimento paradoxal e hérnia diafragmática traumática à esquerda. **A.** Apneia inspiratória. **B.** Apneia expiratória. Observar a elevação da hemicúpula frênica esquerda durante a inspiração.

defeitos maiores ou no aumento exagerado dos gases intestinais, pode ocorrer compressão do mediastino, impedindo, inclusive, o funcionamento normal do pulmão contralateral.

Hérnia traumática

A hérnia traumática da hemicúpula diafragmática funciona similarmente à agenesia desta, sendo mais frequente do lado esquerdo. Em geral, o estômago, o intestino grosso ou ambos penetram no tórax.

A ruptura diafragmática traumática é cerca de três vezes mais frequente no hemidiafragma esquerdo do que no direito e, raramente, bilateral. O hemidiafragma direito parece ser mecanicamente mais resistente, requer uma maior força para rompê-lo e está protegido pelo fígado, que absorve o impacto abdominal, funcionando como amortecedor. A ruptura diafragmática traumática é mais frequente no trauma penetrante do que no trauma contuso. No entanto, na forma penetrante, a sensibilidade da radiografia é baixa.

Nas hérnias pequenas, as vísceras que invadem o tórax e as sombras diafragmáticas são facilmente distinguidas. No entanto, nas hérnias volumosas, a sombra diafragmática, muitas vezes, superpõe-se com sombras viscerais no tórax, e a borda superior da víscera herniada pode simular um diafragma. Na telerradiografia do tórax em PA, pode-se encontrar uma eventração diafragmática, e, na incidência em perfil, não se observa o diafragma integralmente (Figura 6.10).

A seguir, serão descritas as hérnias de Bochdalek, Morgani e do hiato esofágico, estando suas localizações representadas na Figura 6.11.

Hérnia de Bochdalek

Forma mais frequente entre as hérnias diafragmáticas congênitas, trata-se da herniação das vísceras abdominais no tórax, por um defeito na parte posterolateral do diafragma, mais frequentemente à esquerda. Sua incidência é de 1:3.600 nativivos e de 1:2.200 fetos.

As maiores complicações no recém-nascido são o grave desconforto respiratório ou o estrangulamento intestinal. A ausência de aeração do pulmão, os sinais de pneumotórax contralateral e o estômago intratorácico são associados a um mau prognóstico.

O aspecto radiológico característico é a presença de múltiplas sombras gasosas no hemitórax afetado, com níveis líquidos no paciente em ortostatismo. O coração e o mediastino estão deslocados para o lado oposto (Figura 6.12). No estudo contrastado com sulfato de bário, pode-se identificar o estômago ou o intestino delgado na cavidade torácica.

Hérnia de Morgagni

Um defeito de desenvolvimento dos feixes musculares anteriores pode produzir um orifício pelo qual herniam órgãos abdominais. A hérnia de Morgagni é geralmente observada à direita, junto ao recesso cardiofrênico anterior do tórax. O saco herniário pode conter epíplon e alças de intestinos delgado

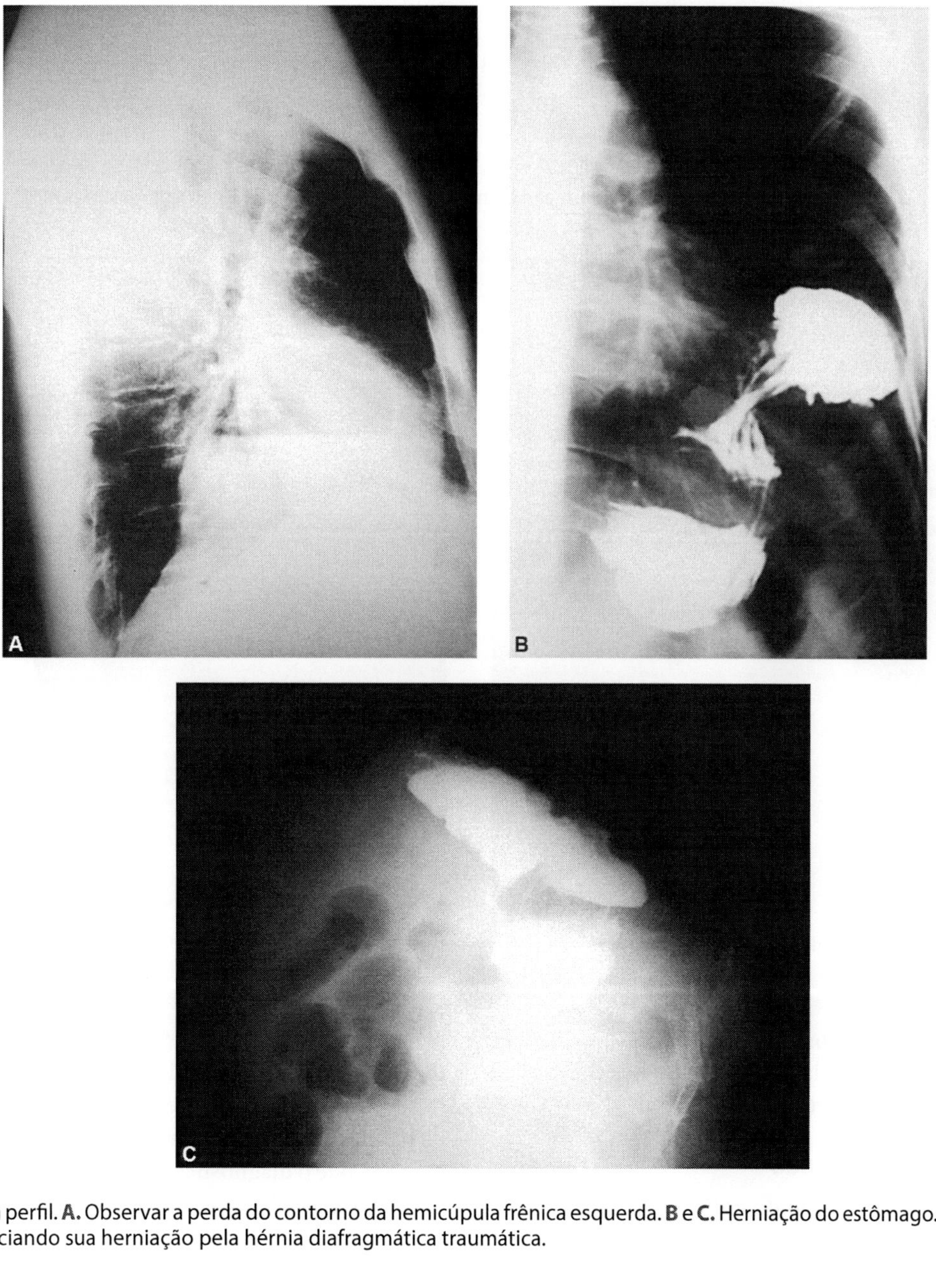

Figura 6.10 Tórax em perfil. **A.** Observar a perda do contorno da hemicúpula frênica esquerda. **B** e **C.** Herniação do estômago. Estudo contrastado do estômago evidenciando sua herniação pela hérnia diafragmática traumática.

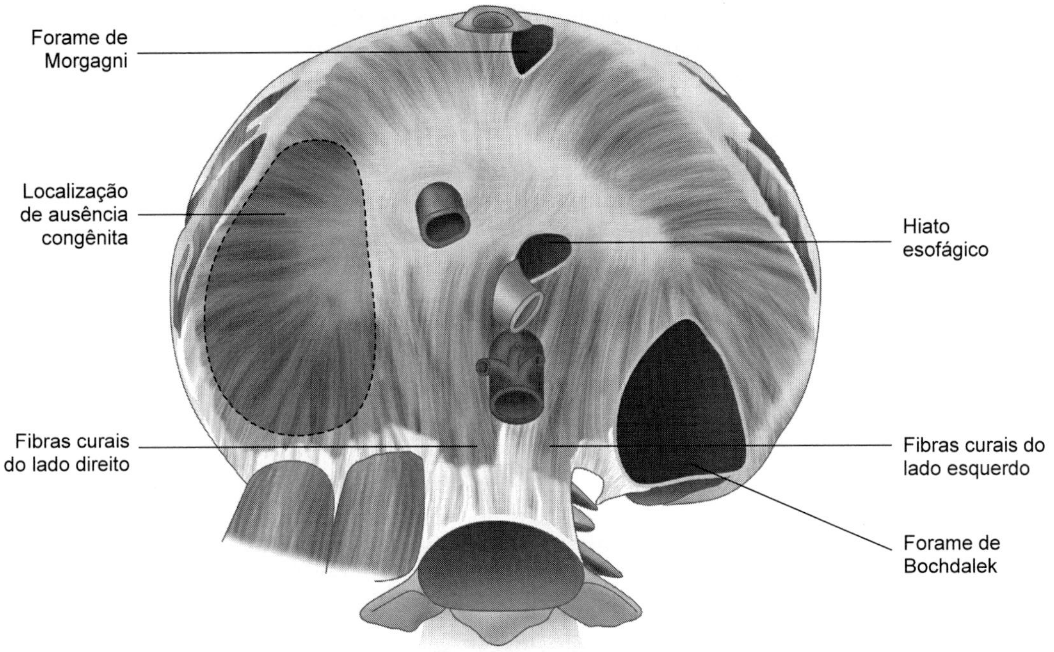

Figura 6.11 Desenho esquemático da localização de hérnias diafragmáticas. Adaptada de Nason *et al.* (2012).

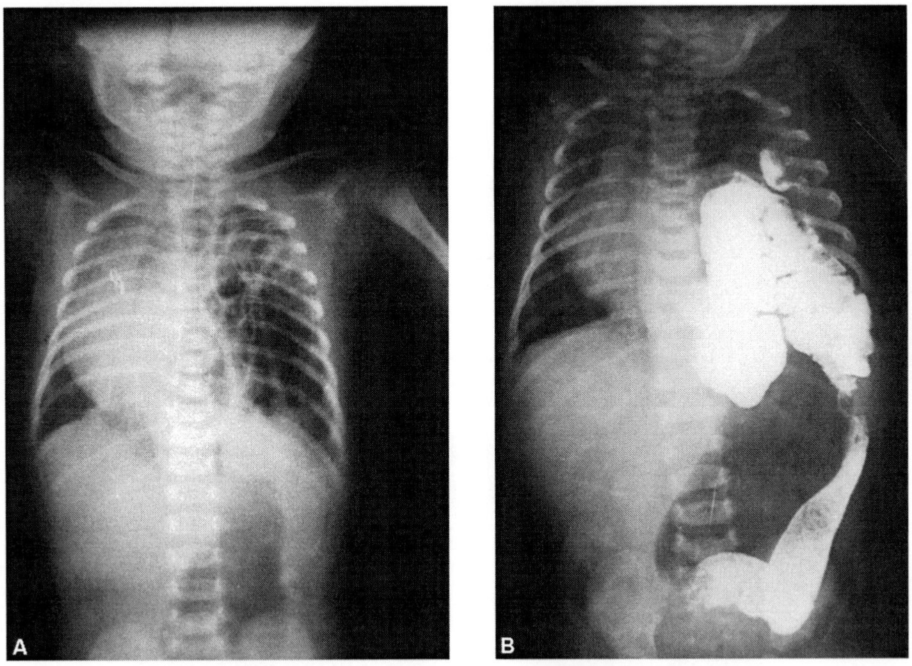

Figura 6.12 Tórax em PA. **A.** Hérnia congênita de Bochdalek. **B.** Estudo contrastado do intestino grosso. Observar gases do intestino grosso no hemitórax esquerdo.

e grosso, produzindo uma sombra arredondada homogênea de bordas nítidas, de difícil diagnóstico diferencial com cisto pericárdico ou tumor (Figura 6.13).

Hérnias do hiato esofágico

Ocorrem por defeitos de fixação do esôfago e/ou relaxamento diafragmático em nível do pertuito esofágico. Há três tipos principais: por deslizamento, paraesofágico e hérnia asssociada a esôfago curto congênito.

A hérnia por deslizamento é a mais frequente, caracterizada pela localização intratorácica da junção gastresofágica. Isso significa que o diagnóstico radiológico requer a demonstração da mucosa gástrica e a união esofagogástrica acima da linha do diafragma. O relevo mucoso gástrico é grosso (5 mm), tortuoso e, muitas vezes, festoneado, em contraste com o relevo mucoso esofágico, que é fino (2 mm), reto e paralelo.

Na hérnia hiatal do tipo paraesofágico, a junção cardioesofágica fica abaixo do diafragma, e parte do fundo gástrico hernia-se no tórax junto ao esôfago distal. Nas radiografias de tórax, observa-se essa hérnia como uma transparência arredondada atrás do coração; em algumas ocasiões, verifica-se um nível líquido (Figura 6.14).

A hérnia associada a esôfago curto congênito é mais rara. O paciente torna-se sintomático nos primeiros 5 anos de vida. Alguns autores duvidam da existência do esôfago curto congênito.

Eventração

Resulta de um relaxamento congênito ou adquirido de um dos folhetos diafragmáticos, que está muito elevado e sem assumir

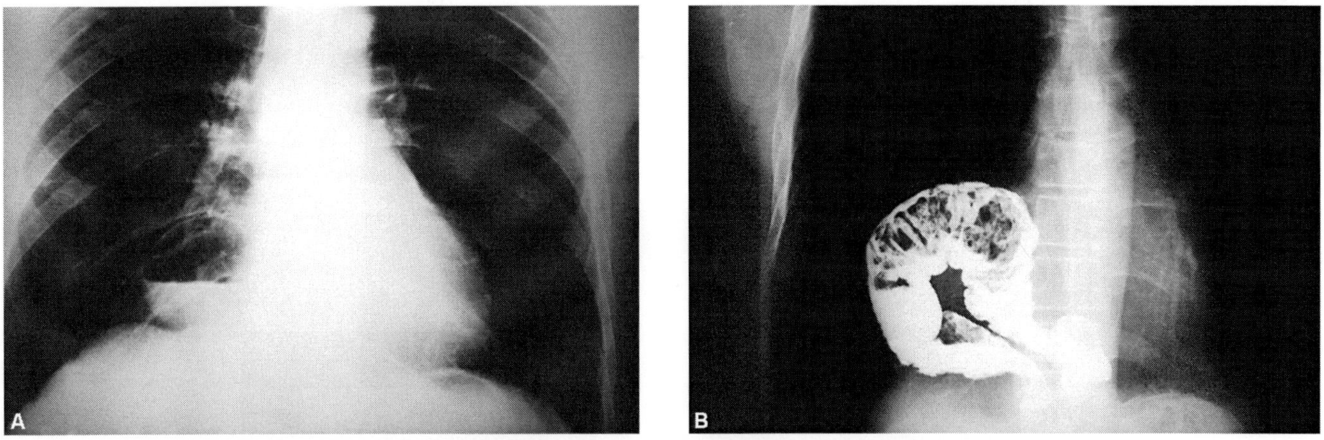

Figura 6.13 Tórax em PA. **A.** Hérnia de Morgagni. **B.** Estudo contrastado do intestino grosso. Observar, junto ao recesso cardiofrênico direito, uma opacidade com nível líquido que, ao exame contrastado, mostrou ser o intestino grosso herniado.

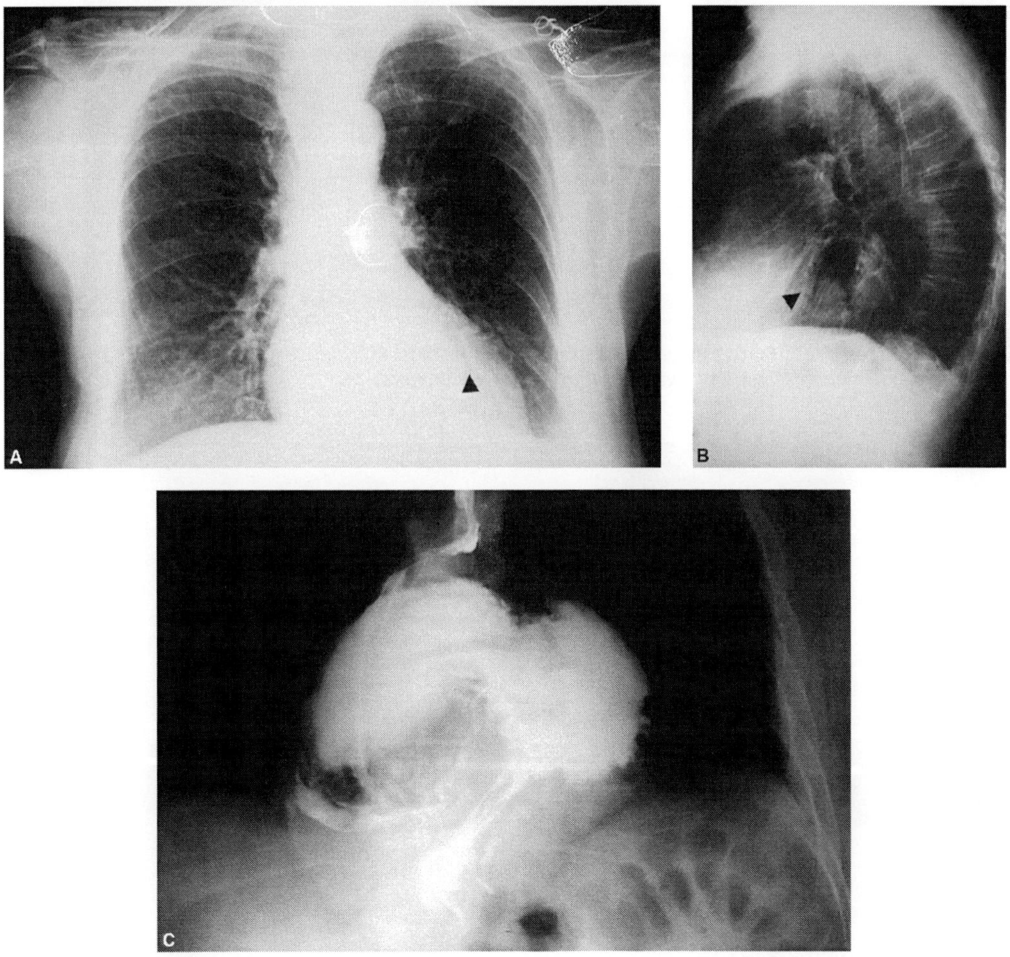

Figura 6.14 **A.** Tórax em PA. Hérnia de hiato esofágico. **B.** Tórax em perfil. Observar opacidade nodular com imagens aéreas no mediastino posterior (setas). **C.** Exame contrastado do estômago. Observar o estômago herniado no mediastino posterior.

função respiratória. Pode ser confundida com a paralisia, mas, nesse caso, não existem lesões de vias nervosas.

Pode ser focal, geralmente anteromedial à direita, ou completa unilateral, quando é mais frequente à esquerda. Caracteristicamente, a eventração é assintomática e sua descoberta é acidental.

A melhor incidência para verificar o diafragma na eventração acima das vísceras é a radiografia de tórax em perfil (Figura 6.15).

Abscesso subfrênico

Múltiplas doenças intra-abdominais podem provocar coleções purulentas nas lojas subdiafragmáticas: ruptura de víscera oca, cirurgia abdominal alta, apendicite e colecistite. O abscesso subfrênico ocorre sobretudo à direita, e o principal agente patogênico é a *Escherichia coli*. A drenagem linfática transdiafragmática é a responsável por derrame pleural, empiema, pneumonia e abscesso pulmonar. Os primeiros sinais radiográfico são a elevação e a diminuição dos movimento do diafragma acometido. Os achados radiológicos mais frequentes são: derrame pleural, atelectasias laminares de Fleischner, pneumonia reativa e níveis hidroaéreos subfrênicos. Se presente à esquerda, observa-se o deslocamento medial e caudal do fundo gástrico (Figura 6.16).

Tumores do diafragma

Bastante raros, desenvolvem-se nas porções tendínea e muscular, podendo ser benignos (lipoma, fibroma, neurofibroma

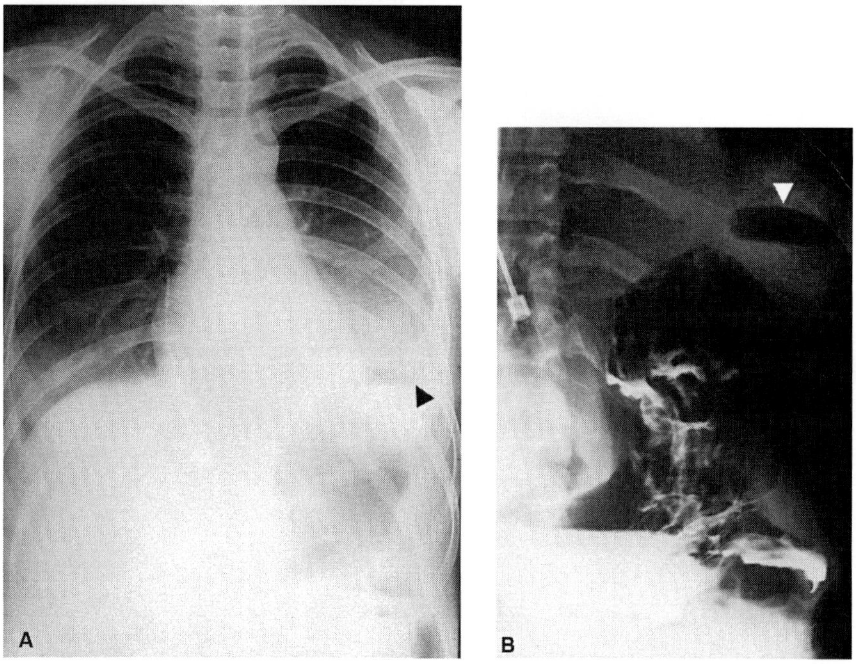

Figura 6.15 A. Tórax em PA. Abscesso subfrênico esquerdo. **B.** Estômago contrastado. Coleção com nível líquido abaixo do diafragma deslocando o fundo gástrico medial e caudalmente (setas). Observar derrame pleural homolateral.

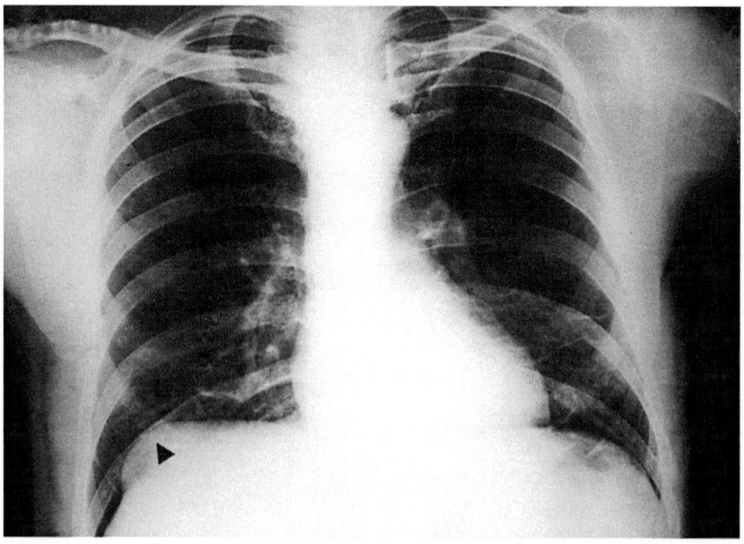

Figura 6.16 Tórax em PA. Eventração da hemicúpula frênica direita. Observar elevação localizada da hemicúpula frênica direita (seta).

etc.) ou malignos (fibrossarcoma, histiocitoma fibroso maligno, leiomiossarcoma). As lesões metastáticas, quando presentes, ocorrem por invasão direta do envolvimento pleural ou peritoneal.

Pneumoperitônio

Trata-se da presença de ar livre na cavidade peritoneal, causada geralmente pela ruptura da parede intestinal. A causa mais comum de ar intraperitoneal livre é uma cirurgia abdominal recente, sendo o ar normalmente visível por 3 a 5 dias. O ar livre pode ser visto sob o diafragma em radiografias do tórax em PA e do abdome em decúbito lateral esquerdo com raios horizontais.

BIBLIOGRAFIA

Benjamin JJ, Cascade PN, Rubenfire M, Wajszcznk W, Kerin NZ. Left lower lobe atelectasis and consolidation following cardiac surgery: the effect of topical cooling on the phrenic nerve. Radiology. 1982;142(1):11-4.

Celli BR. Respiratory management of diaphragm paralysis. Semin Respir Crit Care Med. 2002;23(3):275-81.

Eren S, Ciris F. Diaphragmatic hernia: diagnosis approaches with review of the literature. Eur J Radiol. 2005;54(3):448-59.

Isawa T, Benfield JR, Johnson DE, Taplin GV. Pulmonary perfusion changes after experimental unilateral bronchial occlusion and their clinical implications. Radiology. 1971;99(2):355-60.

Lichtmann SS. Isolated congenital dextrocardia. Arch Int Med. 1931;48(4):683-717.

McGaft CJ, Williams JB, Leight L, Little JP. The right sided heart: a report of forty-seven cases. Arch Int Med. 1963;111(4):483-7.

Müller NL, Silva CIS. Diaphragm. In: Imaging of the chest. Philadelphia: Saunders Elsevier; 2008.. p.1573-89.

Nason LK, Walker CM, McNeeley MF, Burivong W, Fligner CL, Godwin JD. Imaging of the diaphragm: anatomy and function. Radiographics. 2012;32(2):E51-70.

Oh KS, Newman B, Bender TM, Bowen A. Radiologic evaluation of the diaphragm. Radiologic Clinics of North America. 1988;26(2):354-64.

Olafsson G, Rausing A, Holen O. Primary tumors of diaphragm. Chest. 1971;59(5):568-70.

Reddy V, Sharma S, Cobanoglu A. What dictates the position of the diaphragm. The heart or the liver. J Thoracic Cardiovasc Surgery. 1994;108(4):687-91.

Saifuddin A, Arthur RJ. Congenital diaphragmatic hernia: a review of pre and post operative chest radiology. Clin Radiol. 1993;47(2):104-10.

Shaher RM, Johnson AM. Isolated laevocardia and isolated dextrocardia: pathology and pathogenesis. Guys Hosp Rep. 1963;112:127-51.

Sliker CW. Imaging of diaphragm injuries. Radiol Clin North Am. 2006;44(2):199-211.

Wohl ME, Griscom NT, Strieder DJ, Schuster SR, Treves S, Zwerdling RG. The lung following repair of congenital diaphragmatic hernia. J Pediatric. 1977;90(3):405-14.

Parte 2

Recursos, Técnicas e Procedimentos em Fisioterapia Respiratória

7 Padrões Respiratórios Anormais e Terapêuticos

Maria da Glória Rodrigues Machado

INTRODUÇÃO

A ventilação é constantemente monitorada e ajustada para manter a PaO_2 e o pH dentro de valores considerados normais. Esse sistema de controle homeostático requer três elementos básicos: os sensores, o controlador central e os efetores. A resposta da ventilação a mudanças químicas do sangue, carga mecânica, taxa metabólica e receptores neurais respiratórios possibilita que o sistema respiratório se adapte a circunstâncias fisiológicas especiais, como sono, exercício e altitude, bem como para compensar distúrbios patológicos. O córtex é capaz de dominar esses centros se houver o desejo de controle voluntário.

Os movimentos de respiração em mamíferos são impulsionados pela atividade neural rítmica promovida dentro de circuitos neurais do tronco encefálico (ponte e bulbo), constituindo o gerador de padrão central respiratório. Essa atividade rítmica fornece a regulação homeostática dos gases no sangue e nos tecidos e integra a respiração com outros atos motores. Tal organização torna possível a promoção de múltiplos padrões de respiração rítmica e mudanças adaptativas entre eles, dependendo das condições fisiológicas ou fisiopatológicas.

Os sensores também fazem parte do controle respiratório, captando informação e alimentando o gerador de padrão central respiratório. Os principais sensores são: quimiorreceptores centrais e periféricos, receptores pulmonares presentes no parênquima e nas vias aéreas e mecanorreceptores que respondem a trocas no comprimento, na tensão e no movimento dos músculos da parede torácica.

O sistema efetor consiste nas vias e músculos envolvidos na inspiração e na expiração. Os músculos inspiratórios expandem a caixa torácica, tornando a pressão alveolar negativa, o que resulta no fluxo inspiratório. Entre eles, o diafragma é classicamente considerado o principal músculo inspiratório, pelo menos em indivíduos saudáveis e jovens respirando em condições de repouso. No entanto, quando as demandas ventilatórias aumentam em decorrência de envelhecimento, doenças respiratórias e/ou exercício, outros músculos participam progressivamente do esforço respiratório.

Os músculos ativos na inspiração basal são considerados motores primários da inspiração; os recrutados, quando ocorre aumento da demanda ventilatória, são chamados de músculos acessórios. A ação combinada dos músculos inspiratórios expandindo a parede torácica e o recolhimento elástico dos pulmões aumentam a negatividade pleural, que é transmitida à região alveolar, e, consequentemente, a entrada de ar nos pulmões. A expiração é passiva, secundária ao relaxamento dos músculos inspiratórios e ao recolhimento elástico de estruturas que foram expandidas durante a inspiração.

O padrão respiratório normal inclui a localização predominante dos movimentos respiratórios (torácico e/ou abdominal), volume corrente (VC), frequência respiratória (FR), volume minuto ($\dot{V}_E$), duração da inspiração e expiração e variáveis derivadas, como: tempo total do ciclo respiratório (T_{TOT}), relação entre o tempo inspiratório e T_{TOT} (T_I/T_{TOT}), que reflete a duração da contração dos músculos inspiratórios e o perfil do fluxo (relação entre o VC e o tempo inspiratório, VC/T_I). Em adultos acordados, existe uma grande diversidade nos componentes do padrão respiratório. Essa variabilidade não é aleatória e pode ser explicada por mecanismos neurais centrais ou por instabilidade do *feedback* químico. Além dessa variabilidade, um padrão particular entre um número infinito de combinação das variáveis ventilatórias e do perfil do fluxo parece ser selecionado individualmente.

PADRÃO RESPIRATÓRIO NORMAL

Segundo Benchetrit (2000), existe uma diversidade muito grande na apresentação das variáveis que compõem o padrão respiratório normal na população em geral. A frequência respiratória, por exemplo, é muito variável (6 a 31 irpm). Do mesmo modo, a duração do tempo inspiratório (T_I) e do tempo expiratório (T_E) também é muito variável, mas T_I é sempre menor que T_E. Apesar dessa grande diversidade, estudiosos do assunto observaram a existência de individualidade do padrão respiratório quando vários registros são feitos no mesmo indivíduo. A existência dessa diversidade e individualidade do padrão respiratório sugere que um infinito número de combinações dos componentes ventilatórios e o modo de fluxo possibilitam alcançar a mesma ventilação minuto.

Durante a respiração tranquila (basal), a postura do indivíduo tem um efeito significativo sobre o padrão respiratório. A contribuição do tórax é maior nas posições sentada e em pé, para ambos os sexos, durante a respiração basal. Diferentemente, na posição supina existe um predomínio da movimentação abdominal. A diferença na contribuição do tórax e do abdome entre as posições em pé e supina pode ser atribuída a vários fatores:

- Variações no diâmetro do tórax e abdome por forças gravitacionais
- Distribuição da força dos músculos respiratórios
- Atividade ou vantagem mecânica de vários músculos inspiratórios
- Variação da complacência local no tórax e no abdome.

A passagem da posição sentada para a supina torna a caixa torácica menos complacente e o compartimento diafragma-abdome mais distensível. Na postura sentada, a contração dos músculos intercostais e a atividade tônica dos músculos abdominais são maiores. Esses fatores diminuem a complacência da parede abdominal, mas favorecem a depressão das costelas inferiores nessa posição.

Tobin *et al.* (1983a) avaliaram o padrão respiratório, pela pletismografia de indutância, em voluntários saudáveis jovens e idosos (≥ 60 anos) em posição supina. Os parâmetros avaliados foram FR, VC, $\dot{V}_E$, fluxo inspiratório e contribuição dos compartimentos tórax e abdome para o VC. A FR foi de 16,7 ± 2,7 irpm em voluntários jovens (28,6 ± 5,3 anos) e 16,6 ± 2,8 irpm em voluntários idosos (68,9 ± 6,5 anos). Taxas inferiores a essas geralmente são observadas durante a utilização de espirômetros ou pneumotacógrafos. O VC foi, em média, 383 ± 91 mℓ. A postura pode interferir nesse parâmetro. Foi demonstrado, em comparações realizadas entre as posições supina e sentada, que o VC aumentou de 364 ± 60 mℓ para 443 ± 107 mℓ, respectivamente. O $\dot{V}_E$ foi em média de 6,01 ± 1,39 ℓ/min, e o fluxo inspiratório, de 250 ± 58 mℓ/s. O T_I (1,62 ± 31 s) foi menor que o TE, como refletido pela relação T_I/T_{TOT} de 421 ± 0,03 s. Observou-se, também, que a respiração foi mais regular em voluntários jovens que nos idosos, que apresentaram grande variação da ritmicidade da respiração com períodos intermitentes de flutuações do VC, apneias e oscilações do nível expiratório final (capacidade residual funcional).

Apesar da leve predominância da contribuição abdominal para o VC, foi observado que vários voluntários apresentaram maior deslocamento torácico. A contribuição da caixa torácica para o VC foi de 42,17%. Os compartimentos tórax e abdome moveram-se de maneira sincrônica.

Em humanos, durante a fase do sono do movimento rápido dos olhos (sono REM), ocorre redução do tônus dos músculos posturais. O sono REM é o estágio do sono com maior distúrbio do padrão respiratório, com períodos de apneia mais prolongada, em pacientes com apneia obstrutiva do sono, e hipoxemia, em pacientes com doença pulmonar obstrutiva crônica (DPOC). Gould *et al.* (1988) avaliaram a associação do sono REM à ventilação e ao padrão respiratório, em voluntários saudáveis. Os autores observaram que essa fase do sono foi associada à redução do VC, aumento da FR e redução do $\dot{V}_E$ (padrão respiratório rápido e superficial). Eles observaram também redução do tempo expiratório (TE), aumento da relação T_I/T_{TOT} e redução do fluxo inspiratório médio. A redução da ventilação, nesse período, pode explicar a ocorrência de hipoxemia em pacientes com DPOC.

MÉTODOS DE AVALIAÇÃO DOS PADRÕES RESPIRATÓRIOS

A importância de avaliar a respiração basal origina-se da observação das diferenças clínicas entre indivíduos saudáveis e aqueles com doença respiratória. Alteração na FR ou outro componente do padrão respiratório pode ser indicativo de um estado patológico particular e, como tal, a avaliação desses aspectos é capaz de resultar no diagnóstico de alguma doença.

Em virtude do grande número de variáveis que compõem o padrão respiratório, vários são os meios de avaliá-lo. Por exemplo, a inspeção e a palpação do tórax e do abdome possibilitam reconhecer o padrão de recrutamento dos músculos inspiratórios nesses dois compartimentos. Diferentemente, o VC e o $\dot{V}_E$ não podem ser avaliados pelo exame físico, mas a presença dos suspiros pode ser observada na inspeção e confirmada na ausculta, conduzindo à suspeição de estado de ansiedade, por exemplo. Os distúrbios do ritmo e/ou amplitude podem ser identificados durante o exame físico. Entretanto, essa avaliação deve ser cuidadosa porque os pacientes normalmente alteram o ritmo respiratório/amplitude quando percebem que estão sendo observados.

A redução da relação entre a inspiração e o ciclo total da respiração (T_I/T_{TOT} < 0,30) pode ser associada a obstruções das vias aéreas. Taxas menores que 0,30 podem ser detectadas pelo exame físico.

O *drive* respiratório, refletido pela relação VC/T_I, é uma alteração comum em várias entidades clínicas. O fisioterapeuta pode suspeitar desse comprometimento quando de T_I muito curto.

Várias ferramentas estão disponíveis para avaliar o diafragma. A radiografia de tórax é geralmente o passo inicial para avaliar forma, posição e contorno do diafragma. A radiografia de tórax também ajuda na avaliação dos pulmões para quaisquer outras anormalidades parenquimatosas que possam explicar a falta de ar.

A fluoroscopia é um tipo de imagem funcional, geralmente utilizada após observar a elevação diafragmática detectada na radiografia de tórax. O exame é simples de executar e os resultados, fáceis de interpretar. Entretanto, a grande exposição à radiação constitui limitação para seu uso na prática clínica.

A eletromiografia dos músculos respiratórios tem sido muito utilizada para avaliar o padrão de recrutamento desses músculos. O aumento da amplitude do sinal de atividade elétrica pode correlacionar-se com a sensação de dispneia.

A ultrassonografia tem sido utilizada para avaliar a variação da espessura ou o deslocamento (excursão) do diafragma durante a inspiração. Essas medidas relacionam-se com variações de força do diafragma e de volume de ar, respectivamente. A relação entre volume inspirado e deslocamento diafragmático é linear. Do mesmo modo, existe alta correlação entre aumento de força e espessura desse músculo. Entretanto, a ultrassonografia tem algumas limitações. O exame é operador-dependente e requer conhecimentos significativos, uma vez que o campo de visão é muitas vezes pequeno e pode sofrer intervenção do ar do pulmão ou do intestino, os quais podem obscurecer o movimento diafragmático, tornando difícil a avaliação da função do diafragma.

Grande parte dos estudos dos padrões ventilatórios foi obtida com peças bucais ou máscaras faciais e por espirômetro ou pneumotacógrafos, conhecidos por aumentar o VC e diminuir a FR, em comparação à respiração normal.

Nos últimos anos, vários trabalhos têm sido publicados mostrando as vantagens do uso da pletismografia optoeletrônica (POE) para avaliação do padrão respiratório. Esse sistema é capaz de detectar pequenos movimentos da parede torácica que ocorrem durante a respiração, tornando possível avaliar a contribuição de diferentes compartimentos da parede torácica (caixas torácicas pulmonar e abdominal e abdome) para o volume pulmonar. Possibilita também avaliar o volume pulmonar de cada hemitórax separadamente. Além disso, o sistema é não invasivo e não requer peças bucais ou clipes nasais, os quais podem modificar o padrão respiratório. Para tanto, faz-se uma modelagem da parede torácica utilizando marcadores reflexivos (esferas plásticas de 6 a 10 mm de diâmetro cobertas por um papel refletor) que se relacionam com pontos anatômicos da parede torácica (tórax e abdome). A luz emitida dos marcadores reflexivos é captada por um conjunto de câmaras, e se analisa a imagem tridimensional formada (Figura 7.1). A POE pode ser utilizada em diferentes posturas, no repouso, durante o exercício e em diferentes entidades clínicas. Além dos volumes compartimentais, a POE fornece informações sobre a $\dot{V}_E$, a FR, os tempos inspiratório e expiratório e o ciclo respiratório.

PADRÕES RESPIRATÓRIOS PATOLÓGICOS

Os músculos respiratórios deslocam ritmicamente a parede torácica para promover a ventilação pulmonar e manter os gases sanguíneos arteriais dentro dos limites normais. Sua posição de repouso é determinada pelo equilíbrio entre as forças de recolhimento elástico dos pulmões e da parede torácica. A contração muscular destina-se a vencer as impedâncias mecânicas impostas pelo sistema respiratório durante a respiração, que se referem à retração elástica dos pulmões e da parede torácica, resistência das vias aéreas e resistência ao atrito, causadas pela deformação dos tecidos do sistema respiratório. A energia potencial armazenada nas estruturas elásticas durante a inspiração é, normalmente, suficiente para superar a resistência ao fluxo aéreo durante a expiração. Trabalho mecânico expiratório adicional faz-se necessário quando as propriedades mecânicas do aparelho respiratório se encontram alteradas por alguma doença ou durante a expiração forçada.

A Figura 7.2 mostra o trabalho respiratório, expresso pelo produto de pressão e volume, correspondendo ao trabalho resistivo, elástico e inercial. O trabalho resistivo corresponde ao trabalho para vencer a resistência das vias aéreas e dos tecidos. Pacientes com obstrução ao fluxo aéreo, como asma ou DPOC, apresentam aumento do trabalho resistivo. O trabalho elástico é realizado para vencer a retração elástica do pulmão, parede torácica e tensão superficial do líquido. Ele é armazenado sob a forma de energia potencial, para mover o sistema durante a expiração. Doenças que cursam com redução da complacência apresentam aumento de trabalho elástico do sistema respiratório.

Movimento paradoxal do tórax superior

Pacientes com fraqueza ou paralisia do músculo escaleno, atuante também para estabilização do tórax, podem apresentar depressão da região torácica superior quando o diafragma se contrai. Nessa situação, o aumento da negatividade pleural durante a contração diafragmática deprime a região torácica superior e expande a região torácica inferior. Em casos assim, o diafragma exerce função expiratória sobre o tórax superior. Esse tipo de respiração pode ocorrer em pacientes com lesão medular ou em recém-nascidos com desconforto respiratório, que ainda não desenvolveram suporte adequado da caixa torácica.

Movimento paradoxal do tórax inferior

Pacientes com DPOC, com hiperinsuflação pulmonar, apresentam rebaixamento e aplainamento do diafragma. As fibras musculares, que normalmente apresentam-se paralelas à parede torácica formando a zona de oposição, passam a se direcionar centralmente. Em razão do reposicionamento das fibras, a contração diafragmática durante a inspiração produz movimento paradoxal do tórax, reduzindo seu diâmetro transverso. Essa alteração é denominada sinal de Hoover (Figura 7.3), o qual, em pacientes com DPOC, é geralmente simétrico.

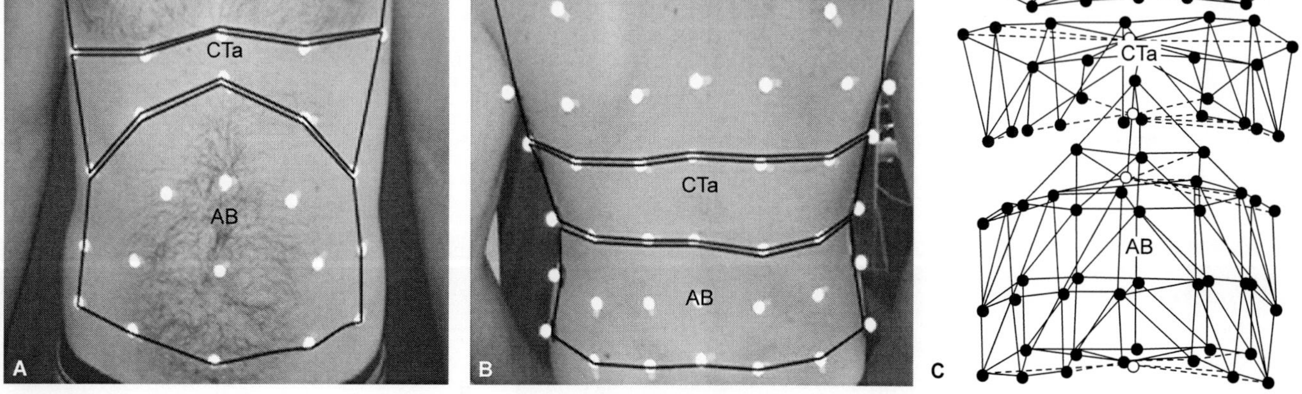

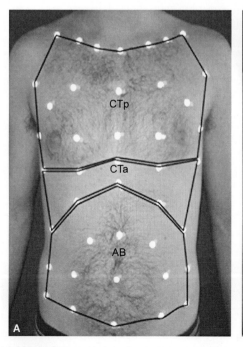

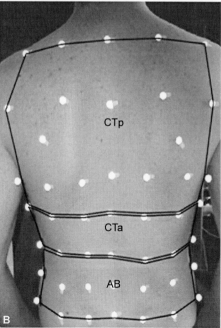

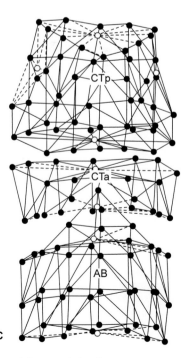

Figura 7.1 Posicionamento de marcadores na parede torácica nas regiões anterior (**A**) e posterior (**B**) e modelo geométrico do compartimento da parede torácica (**C**) para análise pela pletismografia optoeletrônica (POE). As bordas dos diferentes compartimentos são mostradas nas regiões anterior e posterior do tórax. Em **A** e **B**, observam-se diferentes compartimentos: caixa torácica pulmonar (CTp), caixa torácica abdominal (CTa) e abdome (AB). Adaptada de Aliverti *et al.* (2009).

Respiração paradoxal ou movimento paradoxal do abdome

Durante a respiração tranquila, o tórax e o abdome movem-se sinergicamente, aumentando ou diminuindo o volume de ambos os compartimentos durante a inspiração e a expiração, respectivamente. Ao contrário, a respiração paradoxal é caracterizada pela depressão abdominal e ampliação do deslocamento do tórax superior durante a inspiração, em virtude da grande ativação dos músculos acessórios inspiratórios (Figura 7.4). Na expiração, ocorre o oposto: o tórax deprime e o abdome se torna abaulado. Esse padrão respiratório pode ocorrer nos distúrbios respiratórios graves, em pacientes com DPOC ou asma e em pacientes neurológicos com disfunção dos músculos intercostais (lesão cervical baixa ou torácica alta). A respiração paradoxal pode indicar também paresia ou paralisia diafragmática.

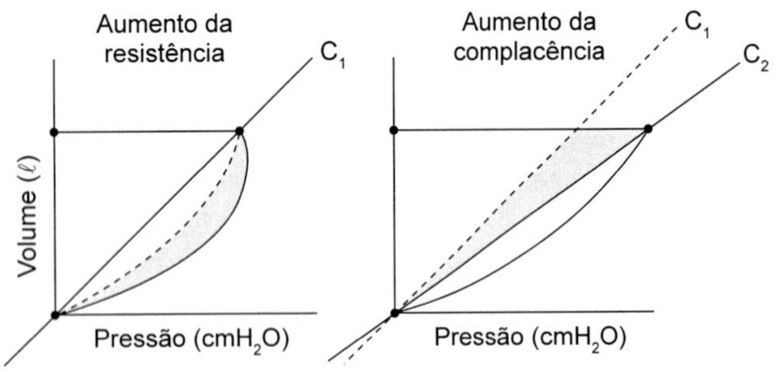

Figura 7.2 Trabalho mecânico da respiração. Curvas de volume em razão da pressão. C_1 corresponde à complacência normal e C_2 refere-se à complacência diminuída, ou seja, após a piora da distensibilidade do sistema respiratório. As áreas cinzas representam o trabalho adicional imposto pelo aumento da resistência (como ocorre na asma e na DPOC) ou redução da complacência (como ocorre na fibrose pulmonar, na síndrome do desconforto respiratório agudo, na atelectasia etc.). Adaptada de Marini (1988).

Respiração assincrônica ou assincronia toracoabdominal

A respiração assincrônica é caracterizada pelo padrão anormal de recrutamento dos músculos inspiratórios, favorecendo o aparecimento de um intervalo de tempo entre os movimentos do tórax e abdome. Esse tipo de respiração pode ser observado em pacientes com DPOC, durante exercícios com os membros superiores.

Respiração alternada

Importante característica de fadiga dos músculos inspiratórios, dá-se pela alternância entre a contribuição do diafragma e os músculos acessórios quando cargas fatigantes são impostas ao sistema respiratório. Dessa maneira, a alternância de grupos musculares durante o ciclo respiratório previne ou atrasa o início da fadiga dos músculos inspiratórios.

Expiração abdominal forçada

Os músculos abdominais são considerados expiratórios por causa do aumento do recolhimento elástico passivo dos pulmões durante a expiração forçada. A contração dos músculos abdominais durante a expiração alonga o diafragma e diminui

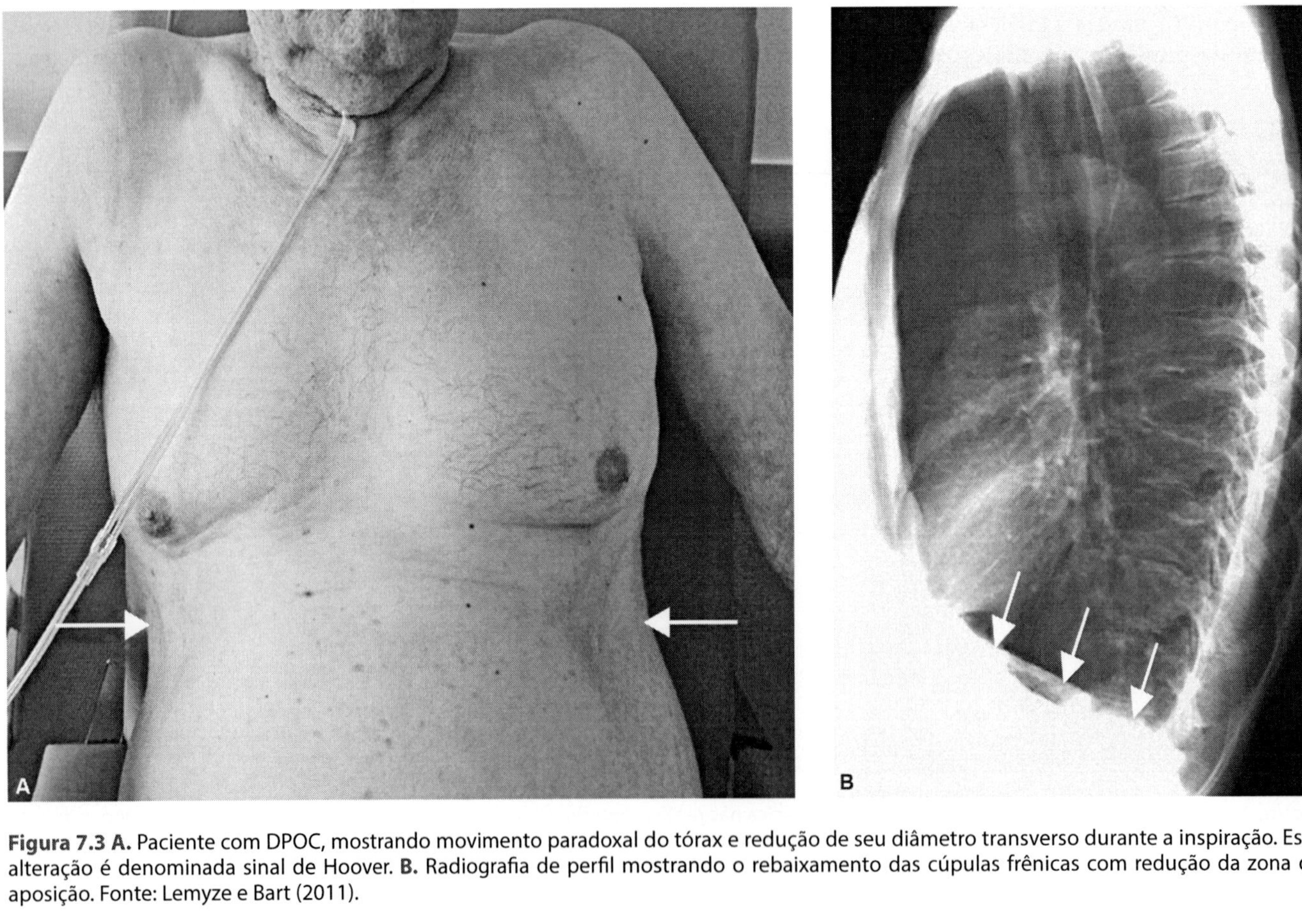

Figura 7.3 A. Paciente com DPOC, mostrando movimento paradoxal do tórax e redução de seu diâmetro transverso durante a inspiração. Essa alteração é denominada sinal de Hoover. **B.** Radiografia de perfil mostrando o rebaixamento das cúpulas frênicas com redução da zona de aposição. Fonte: Lemyze e Bart (2011).

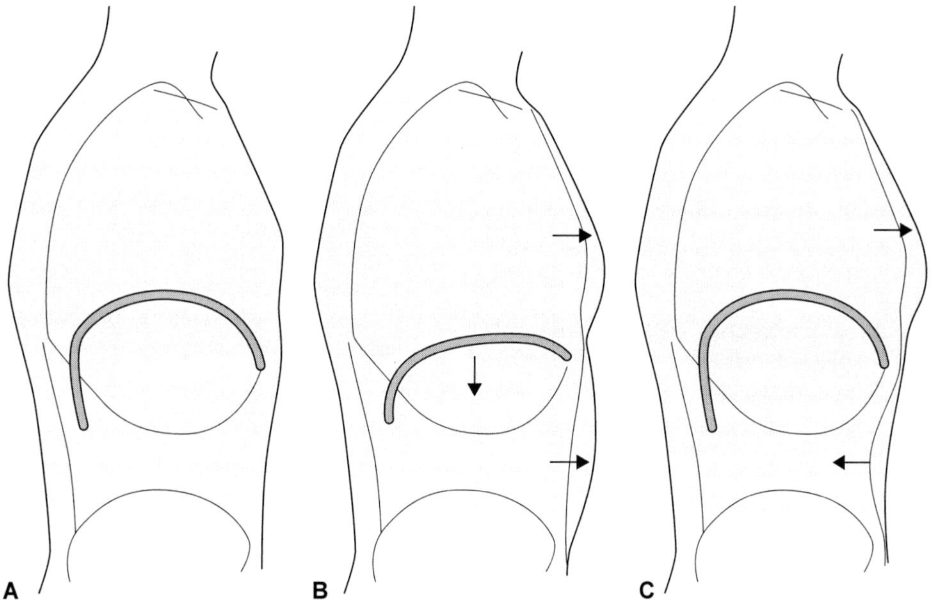

Figura 7.4 Representação esquemática da respiração paradoxal. **A.** Posição do diafragma ao final da expiração normal, ou seja, à capacidade residual funcional. **B.** Posição do diafragma ao final da inspiração normal. As setas representam os deslocamentos do diafragma e da parede torácica. **C.** Respiração paradoxal. Durante a inspiração, o diafragma se eleva e observam-se depressão abdominal e ampliação do deslocamento do tórax superior (setas) em virtude da grande ativação dos músculos acessórios inspiratórios. Adaptada de Mittal e Wijdicks (2014).

o seu raio de curvatura, colocando-o em uma posição favorável na curva comprimento-tensão. Essa melhora da vantagem mecânica do diafragma aumenta a sua capacidade de promover pressão, o que é bastante significativo em posição ortostática e principalmente durante os exercícios.

Pacientes que apresentam obstrução ao fluxo aéreo por secreção, broncoespasmo, edema, hipertrofia e hiperplasia das glândulas da submucosa e perda de recolhimento elástico pulmonar (enfisema pulmonar) também podem apresentar a expiração forçada. Nessa situação, esses músculos podem ter, também, uma ação facilitadora durante a inspiração, diminuindo a sobrecarga dos músculos inspiratórios. Segundo Clanton e Dias (1995), o relaxamento dos músculos abdominais previamente à inspiração diminui a pressão abdominal, favorecendo a descida passiva do diafragma, que pode ser demonstrada em pacientes com sobrecarga dos músculos inspiratórios.

Dispneia

Os mecanismos fisiológicos da dispneia têm sido relacionados com as características intrínsecas dos músculos inspiratórios. Correlações limitadas vêm sendo encontradas entre dispneia e alteração da função pulmonar. Importantes determinantes para o aparecimento da dispneia são a pressão promovida pelos músculos inspiratórios (PI), sua capacidade máxima de gerar a força ($PI_{máx}$) e a relação entre esses dois fatores. Desse modo, a dispneia aumenta quando há sobrecarga dos músculos inspiratórios e, também, quando a $PI_{máx}$ se reduz. A duração da contração dos músculos inspiratórios (T_I) em relação ao tempo total do ciclo respiratório (T_{TOT}) e o aumento da frequência respiratória também se relacionam com a sensação de dispneia. Breslin *et al.* (1990) demonstraram, em voluntários normais durante trabalho ventilatório aumentado (60% da $PI_{máx}$), uma correlação inversa entre dispneia e atividade diafragmática e uma correlação positiva entre dispneia e recrutamento dos músculos da parede torácica.

Ortopneia

Trata-se de um sintoma comum na insuficiência ventricular esquerda. Os pacientes apresentam aumento acentuado da resistência das vias aéreas na posição supina, a qual não pode ser atribuída à redução do volume pulmonar e broncoconstrição induzida vagalmente.

Na ausência de insuficiência cardíaca, a ortopneia pode ser um indicador de disfunção dos músculos inspiratórios. Em geral, pacientes com paralisia diafragmática ou DPOC grave respiram melhor na posição sentada. Na posição supina, os volumes pulmonares são menores e o diafragma deve vencer a pressão abdominal durante a inspiração. Desse modo, pacientes com fraqueza diafragmática ou com abdome globoso podem hipoventilar durante essa posição.

Platipneia

Sintoma raro de dispneia em posição sentada, é aliviada na posição supina. A zona pulmonar I de West corresponde à região onde a pressão alveolar excede a pressão na artéria pulmonar. Desse modo, essa região praticamente não é perfundida, gerando, em condições normais, pequenas áreas de espaço morto alveolar, na posição sentada ou ortostática. Em determinadas situações, esse fato pode ser agravado e o aumento do espaço morto alveolar predispõe ao desequilíbrio da relação ventilação/perfusão, hiperventilação, aumento do trabalho respiratório e dispneia. Os estados patológicos associados à platipneia são: *shunt* intracardíaco, pós-pneumectomia e doenças intersticiais.

Respiração de Cheyne-Stockes

É um tipo de respiração periódica com alteração crescente e decrescente da amplitude respiratória (aumento/redução do volume corrente) com intervalos de apneia e hipopneia.

Esse tipo de respiração pode ser observado em pacientes com insuficiência cardíaca congestiva (fração de ejeção

< 40%), distúrbios neurológicos (hemorragia intracerebral, infarto, embolia, tumores, meningite, encefalite e trauma), idosos, recém-nascidos prematuros e pessoas saudáveis em grande altitude.

Os mecanismos responsáveis por esse tipo de distúrbio não estão bem estabelecidos, mas várias teorias são propostas:

- Aumento da sensibilidade do sistema nervoso central para as mudanças da pressão parcial de oxigênio no sangue arterial (PaO_2) e pressão parcial de dióxido de carbono no sangue arterial ($PaCO_2$)
- Redução da reserva corporal total do O_2 e $PaCO_2$, que resulta em instabilidade das pressões parciais dos gases arteriais em resposta às variações de ventilação
- Aumento do tempo circulatório entre a troca gasosa na membrana alveolocapilar e os quimiorreceptores periféricos.

Padrões (exercícios) respiratórios terapêuticos

Os padrões respiratórios utilizados com objetivos terapêuticos visam a minimizar as alterações observadas em diferentes entidades clínicas. A melhora da mecânica respiratória e da ventilação pulmonar favorece uma melhora da troca gasosa e reduz a dispneia. Vários exercícios de controle respiratório têm sido propostos, como respiração diafragmática, respiração frenolabial, técnicas de relaxamento etc.

Padrão diafragmático (PD)

Considerado um importante componente dos programas de reabilitação pulmonar, nele o paciente é orientado a relaxar os músculos acessórios da respiração e utilizar mais o diafragma, para reduzir o trabalho da respiração e melhorar a ventilação pulmonar e a dispneia.

Vários autores têm questionado a eficácia e a segurança da utilização do PD em pacientes com DPOC. Alguns estudos demonstram que o PD melhora a função pulmonar, a ventilação, a FR e os gases arteriais. Diferentemente, outros demonstram piora na coordenação da mobilidade torácica, aumento do esforço dos músculos inspiratórios e sensação de dispneia, sem melhora da ventilação ou do *status* funcional, durante ou após o PD. Parte desses achados pode ser resultado da falta de uniformidade e de instrução consistente da técnica, pacientes com diferentes níveis de gravidade da doença e falta de padronização para avaliar a competência do PD. A posição do paciente também é determinante para seu bom resultado.

Pacientes com DPOC que apresentam elevada FR, baixo VC, gases sanguíneos alterados e que aumentam a mobilidade diafragmática e o VC durante a utilização do PD são os que mais se beneficiam dessa técnica. Contudo, não são considerados bons candidatos para utilização de PD pacientes com DPOC grave, com importante hiperinsuflação pulmonar, sem evidência de aumento da mobilidade diafragmática, com FR baixa e alto VC, que não se alteram durante o PD. Esses pacientes geralmente apresentam respiração paradoxal antes, durante e após o PD, que não é corrigida com a postura ortostática ou com a inclinação anterior do tronco.

Estudos recentes demonstram que o treinamento do padrão diafragmático melhora o refluxo gastresofágico (RGE), avaliado pela pHmetria e qualidade de vida. O RGE ocorre com um relaxamento inadequado do esfíncter esofágico inferior, que faz o ácido gástrico entrar no esôfago distal, estimulando os quimiorreceptores, causando irritação e levando ao aparecimento dos sintomas esofágicos (azia) e extraesofágicos (lesões orais, faríngeas, distúrbios laríngeos e pulmonares). Os sintomas são desencadeados por lesão da mucosa e diretamente relacionados com a frequência de eventos de refluxo, duração da acidificação da mucosa e potência cáustica do refluxo.

O refluxo é fisiologicamente prevenido pelas barreiras antirrefluxo, incluindo o esfíncter esofágico inferior. O diafragma crural apresenta uma ação semelhante ao esfíncter esofágico inferior durante suas contrações, exercendo, assim, um efeito de esfíncter externo. Por sua segurança, baixo custo e ausência de efeitos colaterais, o treinamento do padrão diafragmático pode desempenhar um papel importante no tratamento do RGE.

Estudos recentes demonstram, também, que a respiração diafragmática pode afetar positivamente o retorno venoso, via veia cava inferior (VCI). Como se sabe, o aumento da negatividade da pressão intrapleural durante a inspiração diminui a pressão venosa central (PVC) e favorece o retorno venoso. Nessa situação, o diâmetro da VCI diminui significativamente. Ao contrário, o colapso mínimo ou ausente da VCI significa aumento da PVC ou disfunção ventricular direita. Byeon *et al.* (2012) avaliaram o impacto da inspiração lenta e profunda e inspiração lenta e profunda associada a uma pausa inspiratória sobre o fluxo venoso central utilizando a ecocardiografia em voluntários que tinham prática da respiração diafragmática por no mínimo 2 anos. A respiração normal foi comparada à do grupo-controle, sem prática da respiração diafragmática. Estes autores observaram que as pessoas que praticam a respiração abdominal apresentaram maior grau de colapso da VCI que o grupo-controle, sugerindo que o exercício de respiração diafragmática pode afetar positivamente o retorno venoso. O colapso da VCI foi maior durante a inspiração lenta e profunda associada a uma pausa inspiratória.

INSTRUÇÃO E EXECUÇÃO DA TÉCNICA

O PD é descrito como uma inspiração com predominância da utilização do diafragma e atenuação do uso dos músculos acessórios. O paciente deve estar em posição confortável, geralmente em semi-Fowler ou decúbito dorsal. As mãos devem estar colocadas uma sobre o tórax e a outra sobre o abdome, para certificar-se de que o tórax se apresenta livre de movimento; o abdome projeta-se anteriormente durante a inspiração. Caso a mão sobre o tórax funcione como um estímulo proprioceptivo, ou seja, estimulando o deslocamento desta região, a mão deve ser retirada deste local.

O PD pode, também, ser facilitado pela estimulação tátil na área abdominal, ao final da expiração. Essa estimulação alonga as fibras diafragmáticas, colocando-as em vantagem na curva comprimento-tensão, favorecendo a descida do diafragma durante a inspiração.

A inspiração é nasal, lenta e profunda, e a expiração é realizada pela boca, associada ou não à resistência labial (respiração frenolabial ou *pursed-lips*). A inspiração com pequenos volumes (*sniffing*) frequentemente é usada para facilitar a contração do diafragma e o aprendizado do padrão diafragmático.

A posição sentada com inclinação anterior do tronco também tem sido utilizada durante o PD. Essa posição aumenta a compressão do conteúdo abdominal e melhora a biomecânica de pacientes com DPOC, que cursam com importante hiperinsuflação pulmonar e, consequentemente, respiração paradoxal.

Vários pacientes com DPOC obtêm alívio da dispneia na posição sentada, com inclinação anterior do tronco, e membros superiores apoiados sobre os membros inferiores, provavelmente pela menor utilização dos músculos acessórios. Sharp *et al.* (1980) avaliaram o efeito da posição corporal (posição supina, ortostática, sentada e sentada com inclinação anterior do corpo) por meio de eletromiografia, pressões gástrica, esofágica e diafragmática e diâmetro toracoabdominal (magnetômetro), durante a respiração tranquila. Dos 17 pacientes avaliados, sete apresentaram alívio da dispneia nas posições sentada com inclinação anterior e supina. Quando esses pacientes foram comparados aos demais, observou-se que eles apresentavam aumento da capacidade pulmonar total e do volume residual e que a atividade eletromiográfica dos músculos acessórios aumentou significativamente nas posições sentada e ortostática. Os padrões das pressões gástrica e transdiafragmática indicaram que, para a mesma variação de pressão pleural, o diafragma contribuiu menos que os músculos acessórios, nas posições sentada e ortostática. Os resultados sugerem que a postura de alívio pode estar relacionada com a maior eficiência do diafragma, provavelmente por causa do efeito hidrostático sobre o diafragma. Nas posições sentada ou em pé, o efeito hidrostático tende a deslocar o diafragma caudalmente, porque, nessas posições, a pressão hidrostática abdominal é zero, vários centímetros abaixo do diafragma. Desse modo, o encurtamento fisiológico do diafragma diminui sua capacidade de gerar pressão. Diferentemente, na posição supina, o nível zero da pressão hidrostática é próximo à parede anterior do abdome, com aumento progressivo em relação à região dorsal. Os efeitos resultantes da pressão hidrostática são o deslocamento cranial do diafragma, o alongamento das suas fibras e, consequentemente, o aumento da sua capacidade de gerar pressão.

A relação entre pressão diafragmática (Pdi) e eletromiografia do diafragma (Edi) é denominada índice de eficiência neuromecânica do diafragma (Pdi/Edi). Esse índice apresenta-se aumentado no decúbito dorsal e na posição sentada com inclinação anterior do tronco entre 20° e 40°.

Métodos específicos para instruir e realizar o padrão diafragmático

1. Posicionamento do paciente: o PD pode ser realizado em qualquer posição – sentada, semi-Fowler, em decúbito lateral ou sentada com flexão de tronco – se o paciente apresenta importante hiperinsuflação pulmonar e respiração paradoxal, em repouso ou durante o exercício. A pelve deve estar com inclinação posterior, extensão do pescoço, extremidades superiores e inferiores em flexão e rotação externa.
2. Estimulação tátil: as mãos do terapeuta ou paciente devem estar colocadas uma sobre o tórax (região do manúbrio) e a outra sobre o abdome (região umbilical). O alongamento do diafragma deve ser feito no final da expiração, na região abdominal.
3. Estimulação auditiva: o fisioterapeuta pode orientar o paciente a inspirar e expirar durante o procedimento.
4. Estimulação visual: o paciente é instruído a observar o abaulamento anterior do abdome e a redução da movimentação do tórax. A protrusão abdominal e a hiperlordose devem ser evitadas. O *biofeedback* das manobras respiratórias por eletromiografia dos músculos respiratórios, saturação de oxigênio e espelhos pode ser útil.
5. Instrução da respiração: o paciente é orientado a inspirar, elevando a mão posicionada sobre o abdome, e expirar pela boca, em associação ou não à resistência labial.
6. Terapia complementar: utilizar oxigênio suplementar, terapia broncodilatadora e remoção de secreção, caso haja necessidade.
7. Avaliar a competência do PD.

Respiração frenolabial

Caracterizada pela exalação contra os lábios parcialmente fechados, é comumente recomendada para diminuir a dispneia de pacientes com DPOC, os quais cursam com hiperinsuflação dinâmica (HD), resultante da limitação do fluxo aéreo. Estudos mostram que a respiração frenolabial pode ajudar a reduzir a HD em pacientes com DPOC por aumentar a pressão intrabrônquica durante a expiração e impedir o colapso dos brônquios durante a expiração. Com isso, ocorre redução do volume de fechamento e aumento da capacidade inspiratória e da capacidade vital. Aproximadamente 20% dos pacientes com DPOC moderada a grave adotam a respiração frenolabial espontaneamente.

Uma das principais causas de limitação do exercício em pacientes com DPOC é a HD. Durante o exercício, a FR aumenta e o tempo expiratório diminui, impossibilitando o sistema respiratório de atingir o volume de equilíbrio elástico antes do início da próxima respiração, aumentando ainda mais a HD. Dessa maneira, o aumento da demanda ventilatória eleva o volume de equilíbrio elástico do sistema respiratório e reduz a capacidade inspiratória. Recentemente, Cabral *et al.* (2015) avaliaram o efeito da respiração frenolabial na tolerância ao exercício, padrão de respiração, hiperinsuflação dinâmica e oxigenação arterial em pacientes com DPOC durante exercícios de alta intensidade. Os autores demonstraram que os pacientes com DPOC, com baixo pico de fluxo expiratório, diminuíram a hiperinsuflação dinâmica, aumentaram a saturação periférica de oxigênio e a tolerância ao exercício durante a respiração frenolabial.

Padrão de soluço ou suspiro

Nesse tipo de padrão, solicita-se ao paciente que a inspiração normal seja fracionada em 2 ou 3 tempos. A inspiração fracionada com pequenos volumes (*sniffing*) frequentemente é usada para facilitar a contração do diafragma e o aprendizado do PD. A utilização de VC baixo torna o fluxo inspiratório mais laminar, favorecendo uma distribuição mais homogênea da ventilação pulmonar em regiões com alterações obstrutivas (Figura 7.5).

Diferentemente, a inspiração fracionada com volumes pulmonares altos aumenta a capacidade pulmonar total (CPT) e tem sido utilizada por pacientes com doenças restritivas. Em ambas as situações, a expiração é realizada à capacidade funcional residual (CFR), com utilização da resistência labial.

Tem-se preconizado a pausa inspiratória durante os padrões diafragmático e de soluço com o objetivo de aumentar o tempo de contato entre o sangue do capilar pulmonar e o ar alveolar, favorecendo o aumento da difusão dos gases.

Padrão de intercostais

Nesse tipo de padrão, o paciente é orientado a inspirar e expirar pelo nariz, com as maiores frequência e amplitude respiratórias possíveis. O aumento da FR diminui o T_{TOT};

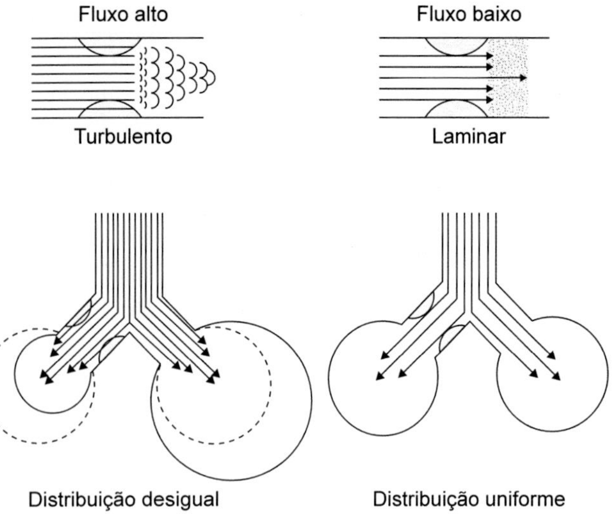

Figura 7.5 Influência da modificação do fluxo inspiratório sobre a ventilação de zonas obstruídas. Adaptada de Espana *et al.* (1987).

consequentemente, ocorre aumento da CRF. A relação entre o tempo inspiratório e o expiratório é de 1:1.

A distribuição do ar inspirado é alterada pela contração voluntária de diferentes grupos musculares. Roussos *et al.* (1977) demonstraram, em três posturas diferentes (sentada, decúbitos dorsal e lateral), que a distribuição do gás inalado, partindo da CRF, foi preferencialmente para as regiões dependentes do pulmão, durante a inspiração abdominal. Quando os voluntários adotaram a respiração intercostal, a distribuição do gás foi preferencialmente para as regiões não dependentes do pulmão.

A FR também interfere na distribuição da ventilação pulmonar. Indivíduos normais, na posição sentada e em decúbito dorsal, apresentam maior ventilação em ápices pulmonares, quando a FR é elevada.

As posturas mais utilizadas durante a utilização desse padrão são as posições de semi-Fowler e os decúbitos laterais, estes últimos utilizados nas alterações unilaterais do sistema respiratório. Nesse caso, o hemitórax a ser tratado deve estar na posição não dependente. Estimulação tátil pode ser dada durante a utilização do padrão.

Os efeitos colaterais desse padrão são a hiperventilação e, consequentemente, a alcalose respiratória decorrente dos aumentos da amplitude e frequência respiratórias. Um dos efeitos da alcalose respiratória é o vasoespasmo, contraindicando a utilização desse padrão em pacientes coronariopatas e neurológicos, com risco desse tipo de evento.

Rodrigues-Machado *et al.* (2003) avaliaram a excursão diafragmática, em voluntários saudáveis, durante diferentes tipos de padrões ventilatórios, utilizando-se a ultrassonografia. Os voluntários foram posicionados em semi-Fowler. A mão direita foi posicionada atrás da nuca, fazendo um ângulo de 90° com o ombro direito. Imagens foram obtidas a partir da fixação do transdutor de 3,75 MHz, entre a linha axilar média e a linha hemiclavicular, nos espaços intercostais do gradil costal inferior à direita. O diafragma avaliado foi o posterior, porção crural considerada a mais móvel. Os padrões avaliados foram:

- Respiração basal (RB)
- Padrão respiratório diafragmático associado à resistência labial (PD)
- Padrão de intercostais (PI)
- Padrão de soluço (PS).

Observou-se que a excursão diafragmática durante o PD (42,79 ± 11,70 mm) e o PS (45,66 ± 32,22 mm) não diferiram entre si e foram significativamente maiores que o PI (13,67 ± 4,50 mm) e a RB (12,99 ± 5,01 mm). Verificou-se uma correlação positiva (r = 0,94) entre PD e PS. A capacidade inspiratória dos voluntários também foi avaliada. Entretanto, não se observou correlação entre essa medida e os diferentes tipos de padrão. Esses resultados demonstram que padrões respiratórios voluntários específicos, com utilização de diferentes grupos musculares, alteram a excursão diafragmática.

Padrão de expiração forçada

Nesse padrão, o paciente é orientado a fazer uma expiração forçada, ou seja, a volume residual. A utilização desse padrão tem como objetivo aumentar a ventilação dos ápices pulmonares.

Com o maior conhecimento da fisiologia respiratória, sabe-se que, durante esse padrão, o aumento da ventilação do ápice pulmonar se dá em detrimento de alterações da distribuição da ventilação e do fluxo sanguíneo da base pulmonar.

A distribuição regional da ventilação é afetada pelas diferenças regionais da pressão de expansão. A Figura 7.6 A mostra as diferenças de pressões pleurais e transpulmonares nas regiões dependente (–2,5 cmH_2O e 2,5 cmH_2O, respectivamente) e não dependente (–10 cmH_2O e 10 cmH_2O, respectivamente) de um pulmão que mede cerca de 30 cm, ao final de uma expiração normal. O gradiente de pressão intrapleural entre a base e o ápice pulmonar é de 7,5 cmH_2O, promovendo uma variação de pressão de 0,25 cmH_2O/cm de altura pulmonar. Isso significa que o ápice e a base do pulmão funcionam em diferentes porções da curva pressão-volume, tornando os alvéolos da base mais comprimidos e com volume pulmonar menor. Como também pode ser observado, a curva não é linear, favorecendo uma expansão maior da base pulmonar. Ambos os efeitos promovem maior ventilação, por unidade de volume, na base pulmonar.

A Figura 7.6 B mostra as pressões intrapleurais após uma expiração forçada. Observa-se que a pressão intrapleural na base (3,5 cmH_2O) superou a pressão da via aérea, promovendo o seu fechamento. Consequentemente, na respiração subsequente, o ar inspirado será direcionado principalmente para os ápices pulmonares. As regiões com pressões intrapleurais positivas não serão ventiladas até que uma pressão de abertura crítica seja alcançada.

O volume de fechamento, ou seja, o volume pulmonar no qual as vias aéreas se fecham, correlaciona-se linearmente com a idade. Na posição sentada, o volume de fechamento está presente nas regiões dependentes do pulmão durante a respiração normal, em indivíduos acima de 65 anos de idade. A redução da retração elástica torna a pressão intrapleural menos negativa para um dado volume pulmonar. Do mesmo modo, é comum o fechamento de vias aéreas basais em pacientes portadores de DPOC. Em decúbito dorsal, por causa da redução da CRF, o fechamento pode ocorrer aos 44 anos.

A distribuição da perfusão também se modifica quando os volumes pulmonares são pequenos. A Figura 7.7 mostra que, à CPT, o fluxo sanguíneo aumenta ao máximo na região inferior e que, à VR, o fluxo é máximo no nível da segunda costela. Como pode ser observado, esse padrão compromete a ventilação e a perfusão dos pulmões, com consequente prejuízo das trocas gasosas.

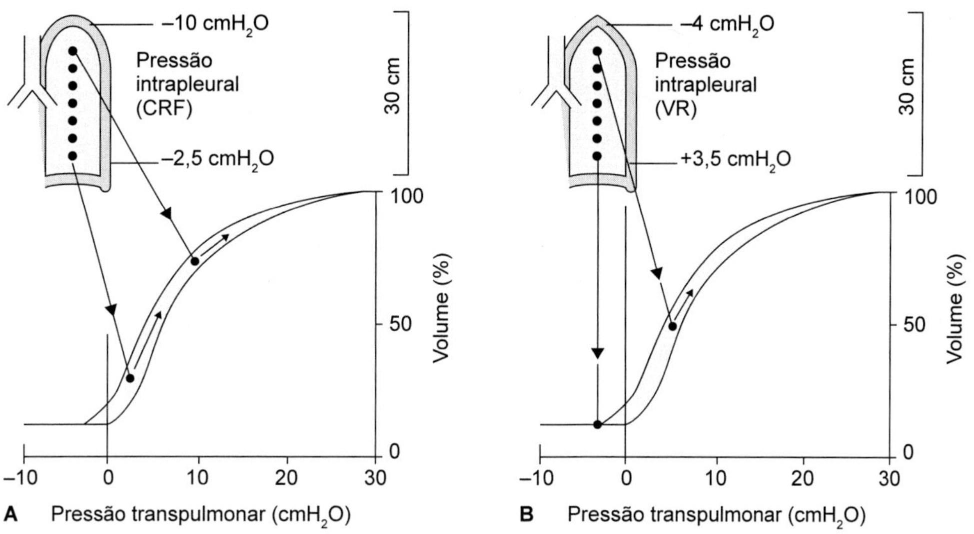

Figura 7.6 Efeito do gradiente de pressão pleural sobre a distribuição da ventilação. **A.** Inspiração normal, a partir da capacidade residual funcional (CRF). **B.** Inspiração a partir do volume residual (VF), ou seja, expiração forçada. Adaptada de West (1979).

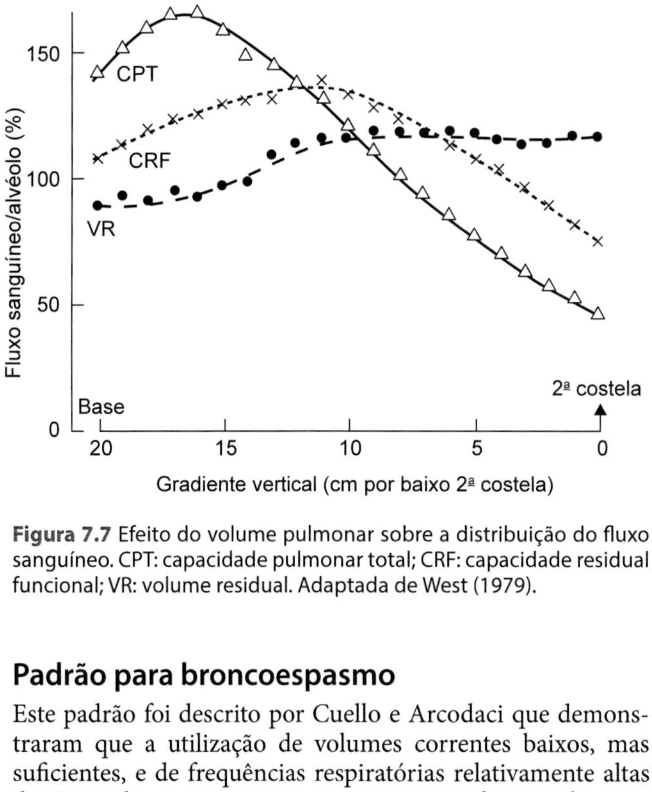

Figura 7.7 Efeito do volume pulmonar sobre a distribuição do fluxo sanguíneo. CPT: capacidade pulmonar total; CRF: capacidade residual funcional; VR: volume residual. Adaptada de West (1979).

Padrão para broncoespasmo

Este padrão foi descrito por Cuello e Arcodaci que demonstraram que a utilização de volumes correntes baixos, mas suficientes, e de frequências respiratórias relativamente altas diminui o broncoespasmo e aumenta a ventilação pulmonar. A inspiração é feita pelo nariz, e a expiração com resistência labial (frenolabial).

Nesse tipo de padrão, o volume pulmonar aumenta e o ponto de igual pressão é deslocado para vias aéreas mais centrais, evitando, assim, o fechamento prematuro das pequenas vias aéreas.

BIBLIOGRAFIA

Aldrich TK. Respiratory muscle fatigue. Clinics in Chest Medicine. 1988;9(2):225-36.

Aliverti A, Pedotti A. Optoelectronic plethysmography. Monaldi Arch Chest Dis. 2003;59(1):12-6.

Aliverti A, Quaranta M, Chakrabarti B, Albuquerque AL, Calverley PM. Paradoxical movement of the lower ribcage at rest and during exercise in COPD patients. Eur Respir J. 2009;33(1):49-60.

Benchetrit G. Breathing pattern in humans: diversity and individuality. Respir Physiol. 2000;122(2-3):123-9.

Borge CR, Hagen KB, Mengshoel AM, Omenaas E, Moum T, Wahl AK. Effects of controlled breathing exercises and respiratory muscle training in people with chronic obstructive pulmonary disease: results from evaluating the quality of evidence in systematic reviews. BMC Pulm Med. 2014;14:184.

Boulding R, Stacey R, Niven R, Fowler SJ. Dysfunctional breathing: a review of the literature and proposal for classification. Eur Respir Rev. 2016;25(141):287-94.

Breslin EH, Garoutte BC, Kohlman-Carrieri V, Celli BR. Correlations between dyspnea, diaphragm and sternomastoid recruitment during inspiratory resistance breathing in normal subjects. Chest. 1990;98(2):298-302.

Breslin EH. The pattern of respiratory muscle recruitment during pursed-lip breathing. Chest. 1992;101(1):75-8.

Byeon K, Choi JO, Yang JH, Sung J, Park SW, Oh JK, Hong KP. The response of the vena cava to abdominal breathing. J Altern Complement Med. 2012;18(2):153-7.

Cabral LF, D'Elia Tda C, Marins Dde S, Zin WA, Guimarães FS. Pursed lip breathing improves exercise tolerance in COPD: a randomized crossover study. Eur J Phys Rehabil Med. 2015;51(1):79-88.

Cahalin LP, Braga M, Matsuo Y, Hernandz ED. Efficacy of diaphragmatic breathing in person with chronic obstructive pulmonary disease: a review of the literature. J Cardiopulm Rehabil. 2002;22(1):7-21. Review.

Casale M, Sabatino L, Moffa A, Capuano F, Luccarelli V, Vitali M, et al. Breathing training on lower esophageal sphincter as a complementary treatment of gastroesophageal reflux disease (GERD): a systematic review. Eur Rev Med Pharmacol Sci. 2016;20(21):4547-52.

Clanton TL, Dias PT. Clinical assessment of the respiratory muscles. Phys Ther. 1995;75(11):983-95.

Cuello AF, Arcodaci CS. Bronco obstrução. São Paulo: Editorial Médica Panamericana; 1987.

De Troyer A, Kelly S, Macklem PT, Zin WA. Mechanics of intercostals space and actions of external and internal intercostals muscles. J Clin Invest. 1985;75(3):850-7.

De Troyer A. Effects of hyperinflation on the diaphragm. Eur Respir J. 1997;10(3):708-13.

Espana PJV, Benito VS, Net CA. Mandos comunes de los ventiladores. In: Ventilación mecánica. Barcelona: Ediciones Doyma; 1987. p. 25-31.

Gea J, Agustí A, Roca J. Pathophysiology of muscle dysfunction in COPD. J Appl Physiol (1985). 2013;114(9):1222-34.

Gosselink R. Controlled breathing and dyspnea in patients with chronic obstructive pulmonary disease (COPD). J Rehabil Res Dev. 2003;40(5 Suppl 2):25-33.

Gould GA, Gugger M, Molloy J, Tsara V, Shapiro CM, Douglas NJ. Breathing pattern and eye movement density during REM sleep in humans. Am Rev Respir Dis. 1988;138(4):874-7.

Houston JG, Angus RM, Cowan MD, McMillan NC, Thomson NC. Ultrasound assessment of normal hemidiaphragmatic movement: relation to inspiratory volume. Thorax. 1994;49(5):500-3.

Hughes PD, Polkey MI, Harrus ML, Coats AJ, Moxham J, Green M. Diaphragm strength in chronic heart failure. Am J Respir Crit Care Med. 1999;160(2):529-34.

Ingram Jr. RH, Schilder DP. Effects of pursed lips expiration on the pulmonary pressure-flow relationship in obstructive lung disease. Am Rev Respir Dis. 1967;96(3):381-8.

Kharma N. Dysfunction of the diaphragm: imaging as a diagnostic tool. Curr Opin Pulm Med. 2013;19(4):394-8.

Killian JK, Jones NL. Respiratory muscles and dyspnea. Clin Chest Med. 1988;9(2):237-48.

Lemyze M, Bart F. Hoover sign. CMAJ. 2011; 183(2): E133

Marini JJ. Monitoring during mechanical ventilation. Clin Chest Med. 1988;9(1):73-100.

Martin J, Powell E, Shore S, Enrich J, Engel LA. The role of respiratory muscles in the hyperinflation of bronchial asthma. Am Rev Respir Dis. 1980;121(3):441-7.

Mittal MK, Wijdicks EFM. Muscular paralysis: myasthenia gravis and Guillaine-Barré syndrome. In: Parrillo JE, Dellinger RP. Critical care medicine: principles of diagnosis and management in the adult. 4. ed. Philadelphia: Elsevier Saunders; 2014. p.1121-9.

Mueller RE, Petty TL, Filley GF. Ventilation and arterial blood gas changes induced by pursed lips breathing. J Appl Physiol. 1970;28(6):784-9.

Perez A, Mulot R, Vardon G, Barois A, Gallego J. Thoracoabdominal pattern of breathing in neuromuscular disorders. Chest. 1996;110(2):454-61.

Rochester DF. Effects of COPD on the respiratory muscles. In: Cherniack NS, editor. Chronic obstructive pulmonary disease. Philadelphia: WB Saunders; 1991. p. 134-57.

Rodrigues-Machado MG, Xavier FT, Aquino E, Campos SL, Cenachi--Coelho C, Oliveira IM, et al. Ultrasound evaluation of diaphragm excursion during different types of breathing pattern. Proceedings 14th International Congress of WCPT, World Physical Therapy 2003. Barcelona: 2003.

Romagnoli I, Lanini B, Binazzi B, Bianchi R, Coli C, Stendardi L, et al. Optoelectronic plethysmography has improved our knowledge of respiratory physiology and pathophysiology. Sensors (Basel) 2008;8(12):7951-72.

Roussos CS, Fixley M, Genest J, Cosio M, Kelly S, Martin RR, Engel LA. Voluntary factors influencing the distribution of inspired gas. Am Rev Respir Dis. 1977;116(3):457-67.

Sharp JT, Drutz WS, Moisan T, Foster J, Machnach W. Postural relief of dyspnea in severe chronic obstructive pulmonary disease. Am Rev Respir Dis. 1980;122(2):201-11.

Tobin MJ, Chadha TS, Jenouri G, Birch SJ, Gazeroglu HB, Sackner MA. Breathing patterns. 1. Normal subjects. Chest. 1983a;84(2):202-5.

Tobin MJ, Chadha TS, Jenouri G, Birch SJ, Gazeroglu HB, Sackner MA. Breathing patterns. 2. Diseased subjects. Chest. 1983b;84(3):286-94.

Tobin MJ. Respiratory muscles in disease. Clin Chest Med. 1988;9(2):263-86.

Visser FJ, Ramlal S, Dekhuijzen PN, Heijdra YF. Pursed-lips breathing improves inspiratory capacity in chronic obstructive pulmonary disease. Respiration. 2011;81(5):372-8.

West JB. Ventilacion/perfusion alveolar e intercambio gaseoso. 3. ed. Buenos Aires: Editorial Médica Panamericana; 1979. p. 1-104.

8 Técnicas Modernas de Higiene das Vias Aéreas

Simone Nascimento Santos Ribeiro • Luana Souto Barros • Jocimar Avelar Martins • Maria da Glória Rodrigues Machado

INTRODUÇÃO

Nas décadas de 1960 a 1970, a obstrução das vias aéreas distais foi objeto de atenção de patologistas e fisiologistas. Fisioterapeutas compartilharam grande interesse sobre o assunto, o que levou à proposição de manobras expiratórias lentas, para eliminar secreções em excesso a partir desta região crítica do pulmão. As intervenções incluem estudos de *clearance* mucociliar, na intenção de identificar os seus efeitos nas regiões dos brônquios de médio calibre, e os desafios em atingir brônquios distais, bem como compreender os efeitos das técnicas sobre diferentes zonas de condução do trato respiratório, incluindo vias aéreas proximais e extratorácicas.

A fisioterapia respiratória baseia-se na fisiologia das vias aéreas. É um processo dinâmico, com aplicação terapêutica de intervenções mecânicas, podendo ser empregada de modo isolado ou em associação a outras técnicas. Os objetivos principais são evitar ou reduzir as consequências das obstruções de vias aéreas por secreção; otimizar o transporte mucociliar; promover adequada ventilação pulmonar; melhorar a oxigenação; reduzir o trabalho respiratório; e facilitar a ação dos músculos ventilatórios. Neste capítulo, serão abordadas as principais técnicas modernas utilizadas em fisioterapia respiratória, classificadas por remoção de secreção e/ou manutenção e ganho de volumes pulmonares. Os princípios mecânicos das técnicas que se destinam às disfunções restritivas são atuar sobre as forças de distensão pulmonar e recuperar volumes perdidos, utilizando-se a manobra inspiratória. Em relação às doenças obstrutivas, os objetivos são atuar sobre as forças de atrito relativas à interação gás-líquido por meio de manobras expiratórias lentas ou rápidas.

VIAS AÉREAS

A Figura 8.1 mostra a representação esquemática das vias aéreas e os locais de atuação das técnicas modernas em fisioterapia respiratória. A árvore respiratória humana tem, em média, 23 gerações, e a traqueia representa a geração zero. As 14 primeiras gerações representam a zona condutora e, a partir da 15ª geração, já é possível observar alvéolos na parede dos bronquíolos. As três gerações subsequentes de bronquíolos respiratórios (16ª, 17ª e 18ª) já apresentam muitos alvéolos em suas paredes. Da 19ª até a 22ª geração, são constituídas por ductos alveolares e, sequencialmente, encontram-se os sacos alveolares e alvéolos. A região da 15ª até a 23ª geração é chamada de ácino pulmonar.

Em pessoas saudáveis, as vias aéreas são cobertas por uma fina camada de muco composta por uma mistura complexa de mucinas, proteínas, lipídios, íons e água secretada por células epiteliais que cobrem a superfície dessas vias, bem como as glândulas submucosas que contribuem para a secreção de muco nas grandes vias aéreas. Durante a respiração basal, depositam-se constantemente sobre a camada de muco: bactérias, vírus, alergênios e outros irritantes ambientais. Esses estímulos nocivos são deslocados cefalicamente pelos movimentos coordenados dos cílios para fora dos pulmões. Em pessoas saudáveis, os cílios atingem uma frequência média de 11 a 13 Hz, propelindo o muco proximalmente nas vias aéreas a uma taxa de 4 a 5 mm × min^{-1}. Esse sistema de depuração mucociliar fornece função protetora e contribui para o sistema de defesa inata do pulmão.

Nas doenças pulmonares crônicas, como fibrose cística (FC), discinesia ciliar primária (DCP), doença pulmonar obstrutiva crônica (DPOC) e asma, o *clearance* mucociliar é reduzido e a secreção de muco aumentada. Esse desequilíbrio promove a obstrução da via aérea e a limitação do fluxo aéreo, causando uma redução da função pulmonar.

Até recentemente, achava-se que as vias aéreas inferiores eram estéreis em indivíduos saudáveis, embora tenha se reconhecido que as vias aéreas superiores (VAS) poderiam ser colonizadas por microrganismos. Com a utilização de novos métodos para a identificação de microrganismos (não dependentes de cultura), sabe-se que as vias aéreas distais (> 2 mm) saudáveis apresentam uma flora complexa chamada microbiota das vias aéreas. Estudos recentes se concentraram nas mudanças na flora da microbiota das vias aéreas em várias condições fisiopatológicas.

CLASSIFICAÇÃO DAS TÉCNICAS DE REMOÇÃO DE SECREÇÃO DAS VIAS AÉREAS E MANUTENÇÃO E GANHO DE VOLUMES PULMONARES

Técnicas de inspiração lenta

Incentivadores inspiratórios

Os principais objetivos da terapia com o uso do espirômetro de incentivo (EI) são o aumento dos volumes/capacidades pulmonares e a melhora da estabilidade alveolar. Para que estes

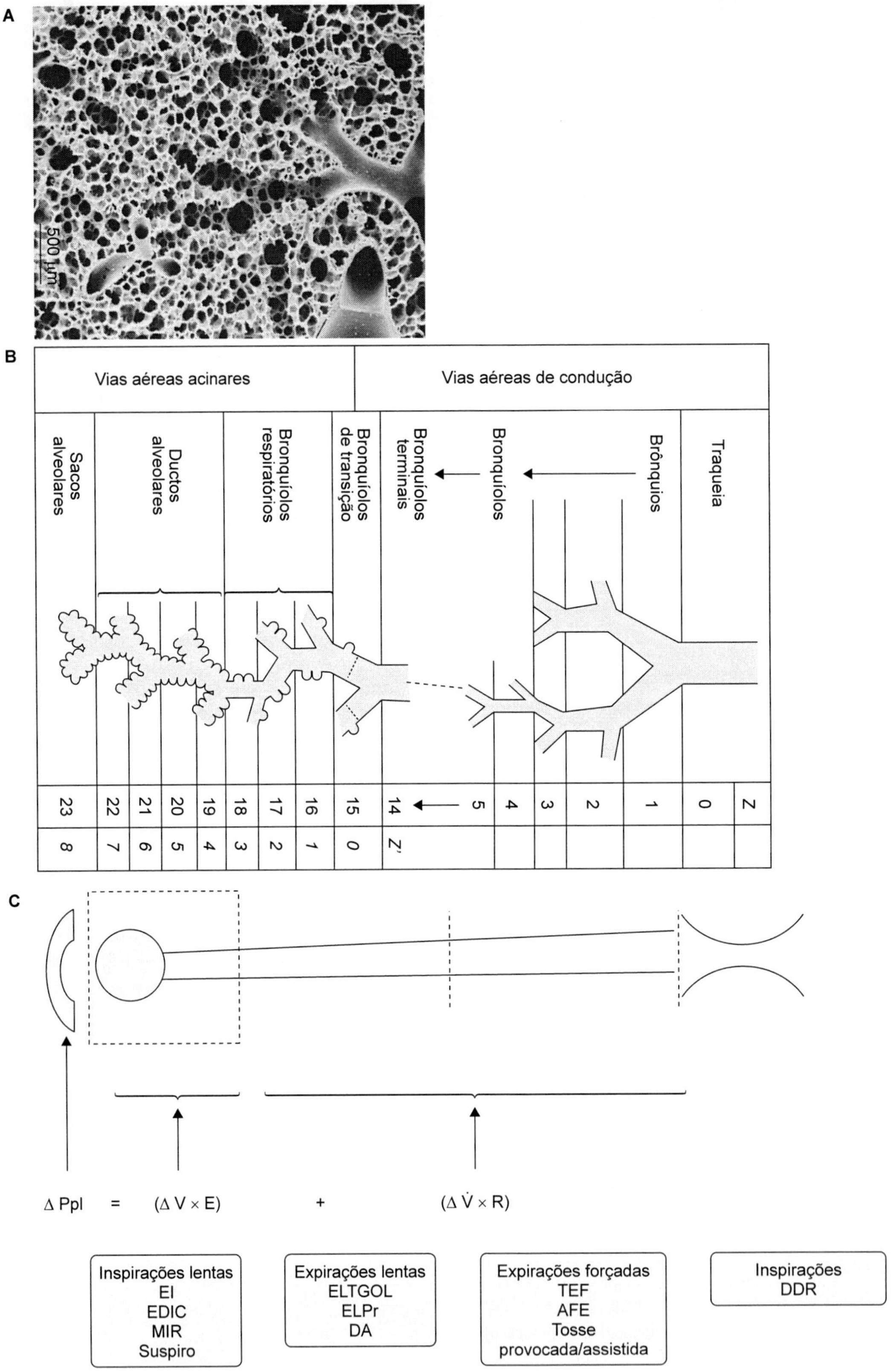

Figura 8.1 A. Bronquíolos terminais e respiratórios, ductos alveolares, sacos alveolares e alvéolos **B.** Modelo esquemático de ramificação das vias aéreas do pulmão humano, da traqueia (geração z = 0) até os sacos alveolares. **C.** Imagem esquemática das vias aéreas extratorácicas até a região alveolar e os locais de atuação das diferentes técnicas modernas utilizadas em fisioterapia respiratória (o quadrado pontilhado representa as estruturas a partir dos bronquíolos terminais). ΔPpl: variação da pressão pleural; ΔV: variação do volume; E: elastância (inverso da complacência); $\Delta\dot{V}$: variação do fluxo; R: resistência; EI: espirômetro de incentivo; EDIC: exercício de fluxo inspiratório controlado; MIR: manobra inspiratória resistida; ELTGOL (*l'expiration lente totale glotte ouverte en infralatéral*): expiração lenta total com a glote aberta em decúbito infralateral; ELPr: expiração lenta prolongada; DA: drenagem autógena; TEF: técnica de expiração forçada; AFE: aumento do fluxo expiratório; DDR: desobstrução rinofaríngea retrógrada. Adaptada de Weibel (2009) e Postiaux (2014).

objetivos sejam alcançados, recomenda-se que as inspirações sejam realizadas de maneira lenta (para garantir um fluxo laminar) e profunda (para aumentar a pressão transpulmonar e a expansão pulmonar). A sustentação do esforço inspiratório favorece a estabilidade alveolar.

Quando o volume corrente é aumentado durante uma inspiração profunda, os alvéolos expandidos exercem uma força de tração sobre os alvéolos não tão bem expandidos que os cercam, ajudando, assim, na reexpansão dos alvéolos colapsados pela elasticidade do interstício circundante. Esse fenômeno é conhecido como "interdependência alveolar".

A inspiração profunda também pode aumentar a ventilação através de canais colaterais. Em indivíduos saudáveis, a importância da ventilação colateral é insignificante, por conta da resistência ao fluxo de ar maior nos canais colaterais do que nas vias aéreas. No entanto, se uma via aérea proximal a essas vias colaterais se bloquear, os canais colaterais possibilitam que o ar se mova pelas vias em razão das diferenças de pressão entre as unidades pulmonares adjacentes e minimizam o colapso das unidades pulmonares.

Os incentivadores inspiratórios são classificados em fluxo-dependente (EI fluxo-dependente) e volume-dependente (EI volume-dependente). Ambos são utilizados para incentivar o paciente a respirar à capacidade pulmonar total com a ajuda de um *feedback* visual.

A terapia com incentivadores inspiratórios está indicada para pacientes com comprometimento da mecânica respiratória que resulta no padrão respiratório superficial e monótono, como: pacientes neurológicos, em pós-operatório, imobilizados por diversas causas. Pacientes com DPOC submetidos a procedimentos cirúrgicos que, por sua condição respiratória prévia, são mais vulneráveis às complicações respiratórias também se beneficiam desse procedimento.

Exercícios de fluxo inspiratório controlado (EDIC)

Essa modalidade de exercício foi descrita pelo fisioterapeuta Guy Postiaux e seu grupo na década de 1980. A técnica utiliza como princípio fisiológico o posicionamento do paciente para favorecer o aumento da negatividade da pressão pleural (região não dependente) e, consequentemente, a expansão passiva dos alvéolos da região a ser tratada. Atua pela ação da maior negatividade da pressão pleural no pulmão supralateral e do aumento do diâmetro transverso do tórax ao final de uma inspiração profunda.

A inspiração lenta e a pausa têm como objetivo igualar as diferentes constantes de tempo nas unidades alveolares periféricas, propiciando uma distribuição mais homogênea da ventilação. Constituem duas modalidades de aplicação:

- Anterolateral (Figura 8.2 A): posicionar o paciente em decúbito lateral, com o membro superior fletido e a mão apoiada na região occipital para favorecer o alongamento da musculatura peitoral
- Posterolateral (Figura 8.2 B): posicionar o paciente em decúbito lateral com o tronco ligeiramente inclinado anteriormente e a pelve perpendicular ao plano de apoio.

A região pulmonar a ser tratada deve-se encontrar em posição supralateral. A técnica inicia-se com o paciente posicionado em decúbito lateral; solicita-se uma inspiração lenta e profunda, recrutando o volume de reserva inspiratório (VRI). A seguir, faz-se uma pausa pós-inspiratória de 3 a 5 s e, em seguida, uma expiração oral no nível de volume residual (VR). A técnica de inspiração lenta é indicada para crianças cooperativas, maiores de 3 a 4 anos de idade, adolescentes e adultos, com doenças respiratórias agudas, atelectasias localizadas e pneumonia. Entre as principais contraindicações, destacam-se pacientes pouco ou não cooperativos, incapazes de compreender e/ou realizar os exercícios, bem como hiper-reatividade brônquica e presença de dor.

Técnicas de expiração lenta

Constituem-se pela expiração lenta prolongada (ELPr) e expiração lenta total com a glote aberta em decúbito infralateral (ELTGOL – *l'expiration lente totale glotte ouverte en infralatéral*). As técnicas do ciclo ativo da respiração (CAR) e de drenagem autógena (DA), que também fazem parte das técnicas de expiração lenta, serão abordadas no Capítulo 9.

Expiração lenta prolongada (ELPr)

A ELPr é utilizada de maneira passiva, de ajuda expiratória aplicada no lactente, por meio de pressão manual toracoabdominal lenta, que se inicia ao final da expiração espontânea (CRF) e prossegue até a expiração a volume residual (VR). Descrita por Postiaux em 1980, tem como objetivo a desinsuflação pulmonar, com consequente alcance da periferia broncopulmonar, obtida por um volume expirado maior que o de uma expiração normal.

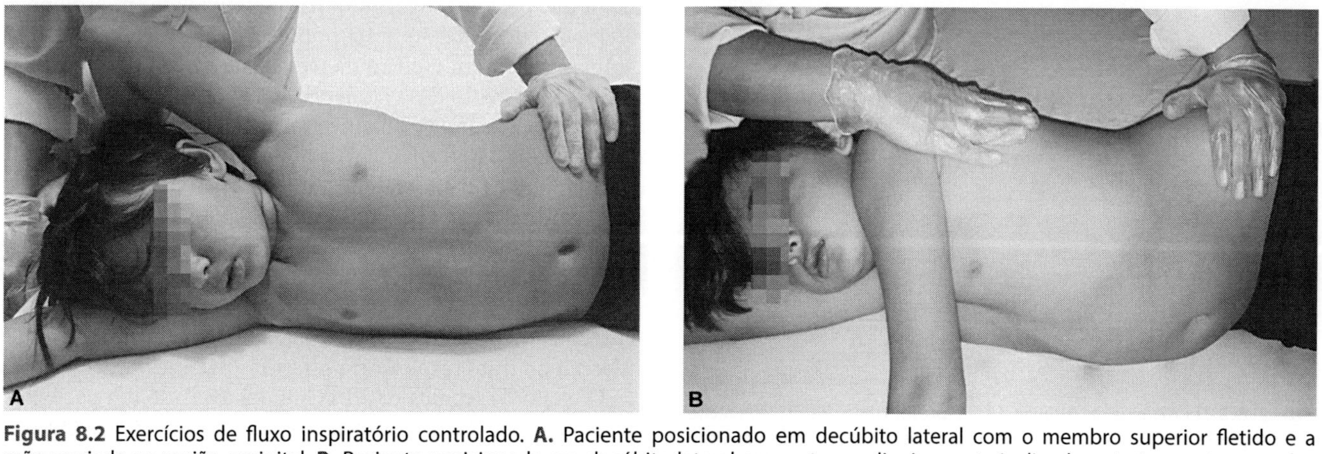

Figura 8.2 Exercícios de fluxo inspiratório controlado. **A.** Paciente posicionado em decúbito lateral com o membro superior fletido e a mão apoiada na região occipital. **B.** Paciente posicionado em decúbito lateral com o tronco ligeiramente inclinado anteriormente e a pelve perpendicular ao plano de apoio.

Para sua realização, o paciente deve ser posicionado em decúbito dorsal horizontal ou elevado a 30°, em uma superfície semirrígida. Uma das mãos do terapeuta é posicionada sobre o tórax e outra sobre o abdome. A mão a ser colocada sobre a região torácica deve estar entre a fúrcula esternal e a linha intermamária, com o apoio da mão do terapeuta variando de acordo com o tamanho do tórax do paciente. A mão a ser colocada sobre o abdome posiciona-se sobre o umbigo e as últimas costelas. A seguir, duas ou três inspirações são limitadas durante a aplicação da técnica para prolongar a expiração (Figura 8.3). Esta técnica tem como objetivo principal obter o maior volume de ar expirado em relação a uma expiração espontânea, sendo indicada em casos de hipersecreção pulmonar e obstrução brônquica. Entre as contraindicações, destacam-se as cirurgias ou os quadros abdominais agudos, as doenças neurológicas agudas e a doença do refluxo gastresofágico.

Expiração lenta total com a glote aberta em decúbito infralateral (ELTGOL)

Trata-se de uma técnica de remoção de secreção das vias aéreas proposta e descrita por Guy Postiaux *et al.* na década de 1990. Simples e de baixo custo, é utilizada em pacientes hipersecretivos, sem necessitar de equipamentos especiais para sua execução.

É uma técnica ativo-passiva ou ativa, na qual o paciente é posicionado em decúbito lateral e realiza expirações lentas, partindo da capacidade residual funcional (CRF) até o volume residual (VR) com a glote aberta. A escolha do decúbito lateral para a realização da técnica ELTGOL tem como finalidade obter uma melhor desinsuflação no pulmão infralateral e, com isso, a mobilização contragravitacional de secreção de vias aéreas intermediárias e periféricas. O alcance de uma melhor desinsuflação é favorecido pela gravidade, pelo peso do mediastino e pela pressão das vísceras abdominais sobre o pulmão infralateral. A Figura 8.4 mostra a radiografia de um paciente em decúbito lateral e um desenho esquemático, com os componentes que atuam favorecendo a desinsuflação do pulmão infralateral (pulmão dependente).

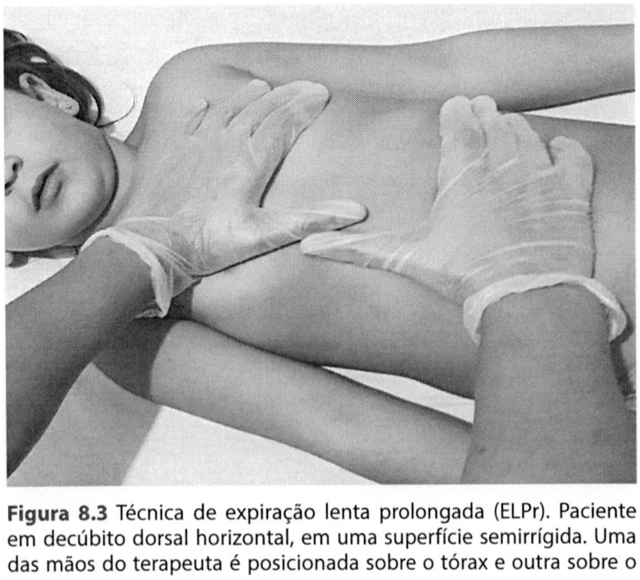

Figura 8.3 Técnica de expiração lenta prolongada (ELPr). Paciente em decúbito dorsal horizontal, em uma superfície semirrígida. Uma das mãos do terapeuta é posicionada sobre o tórax e outra sobre o abdome.

A associação de uma melhor desinsuflação pulmonar, com a utilização de um fluxo lento em baixos volumes pulmonares e com o uso de uma peça bucal para manter a glote aberta, possibilita uma melhor remoção de secreções de vias mais periféricas. O uso da peça bucal tem duas funções: garantir a abertura glótica e agir como um ressonador pulmonar, amplificando de 3 a 4 vezes os sons pulmonares. A observação desses ruídos pode orientar quanto ao momento de interromper a realização da técnica, ou seja, o momento em que os ruídos adventícios apresentam-se reduzidos.

Para a realização da técnica, o paciente é posicionado em decúbito lateral, com o pulmão a ser trabalhado em posição infralateral. A cooperação do paciente durante o procedimento é muito importante. Com o uso de uma peça bucal firmemente posicionada na boca, é solicitado que o paciente realize expirações lentas até que se atinja o VR. Simultaneamente, uma compressão torácica e abdominal é exercida pelo fisioterapeuta (Figura 8.5). A técnica também pode ser autoadministrada pelo paciente treinado. Lanza *et al.* (2015) compararam o volume de reserva expiratório (VRE) mobilizado durante a realização da técnica ELTGOL, com auxílio de um fisioterapeuta e autoadministrada pelo paciente treinado, em um grupo de pacientes com bronquiectasia. Durante a técnica de ELTGOL, foram mobilizados mais de 80% do VRE predito para o paciente. O VRE mobilizado pela técnica realizada por um paciente treinado ou com o auxílio do fisioterapeuta foi similar. A Figura 8.5 mostra a técnica de ELTGOL executada pelo fisioterapeuta na fase inicial e final.

A técnica de ELTGOL é indicada em distúrbios ventilatórios obstrutivos de diferentes etiologias acompanhadas de hipersecreção. Pacientes que apresentam constrições ou colapsos proximais durante manobras expiratórias forçadas, prejudiciais à eliminação das secreções, beneficiam-se da técnica.

Bellone *et al.* (2000) compararam os efeitos agudos da drenagem postural (DP), do *flutter* e da ELTGOL sobre a saturação de oxigênio, função pulmonar e produção de secreção em pacientes com exacerbação aguda de bronquite crônica. Os resultados mostraram que a técnica de ELTGOL, similarmente ao *flutter* e à DP, é segura e efetiva em remover secreções sem causar efeitos indesejáveis na saturação de oxigênio. Trinta minutos após o início do tratamento, a eliminação de secreção aumentou significativamente nos três tratamentos. Entretanto, após 1 h de tratamento, a quantidade de secreção eliminada pelo *flutter* e pela ELTGOL foi significativamente maior que pela DP, sugerindo maior efetividade em prolongar a remoção de secreção nesta população. Martins *et al.* (2012) também avaliaram o efeito da técnica de ELTGOL sobre a remoção de secreção das vias aéreas em pacientes com bronquite crônica. O *clearance* do muco foi avaliado pela radioatividade retida como porcentagem da atividade inicial, 20, 40, 60, 80 e 120 min após a inalação do radioaerossol (TC99m-DTPA). Esse estudo demonstrou que a técnica de ELTGOL aumentou significativamente a remoção de secreções na área periférica do pulmão infralateral (Figura 8.6), demonstrando o aspecto seletivo da técnica. Os autores especulam que o uso rotineiro da técnica de ELTGOL pode contribuir com a prevenção de infecção no trato respiratório inferior.

O efeito da técnica de ELTGOL foi avaliado em pacientes hospitalizados, com exacerbação aguda da DPOC. Os pacientes apresentaram melhora na escala de Borg após a utilização da técnica. Em um subgrupo, seguido por 6 meses, foi

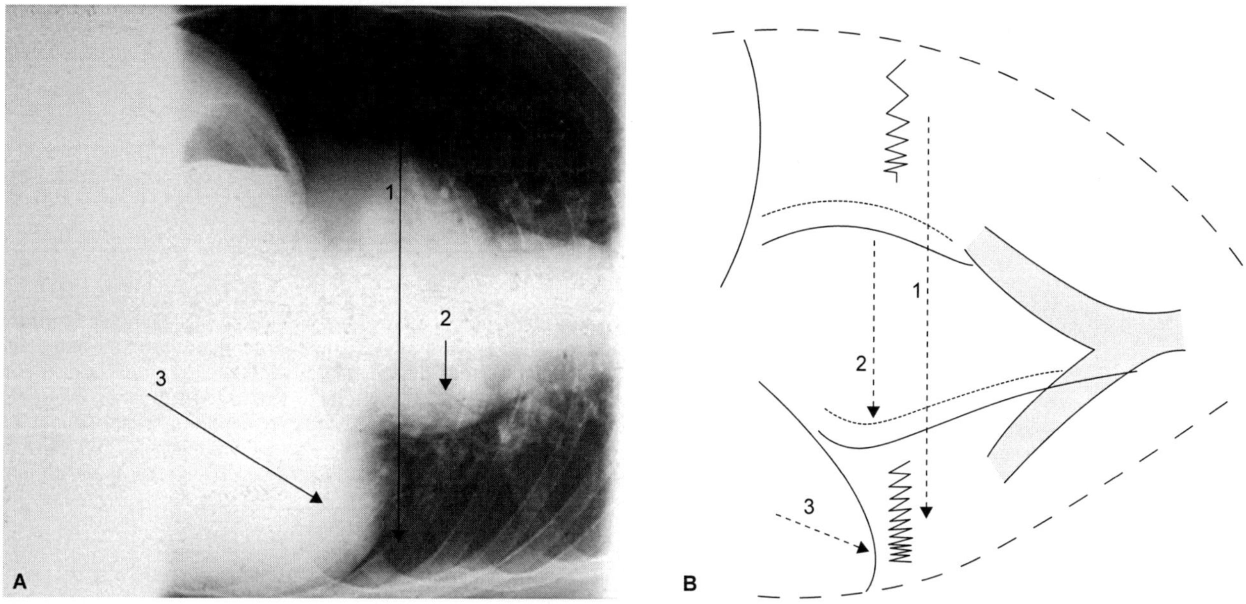

Figura 8.4 Radiografia de tórax de um paciente em decúbito lateral (**A**) e desenho esquemático (**B**) mostrando os componentes que favorecem a desinsuflação do pulmão infralateral (pulmão dependente). 1. Ação da gravidade. 2. Peso do mediastino. 3. Pressão das vísceras abdominais. Imagem cedida por Guy Postiaux, criador da técnica de ELTGOL.

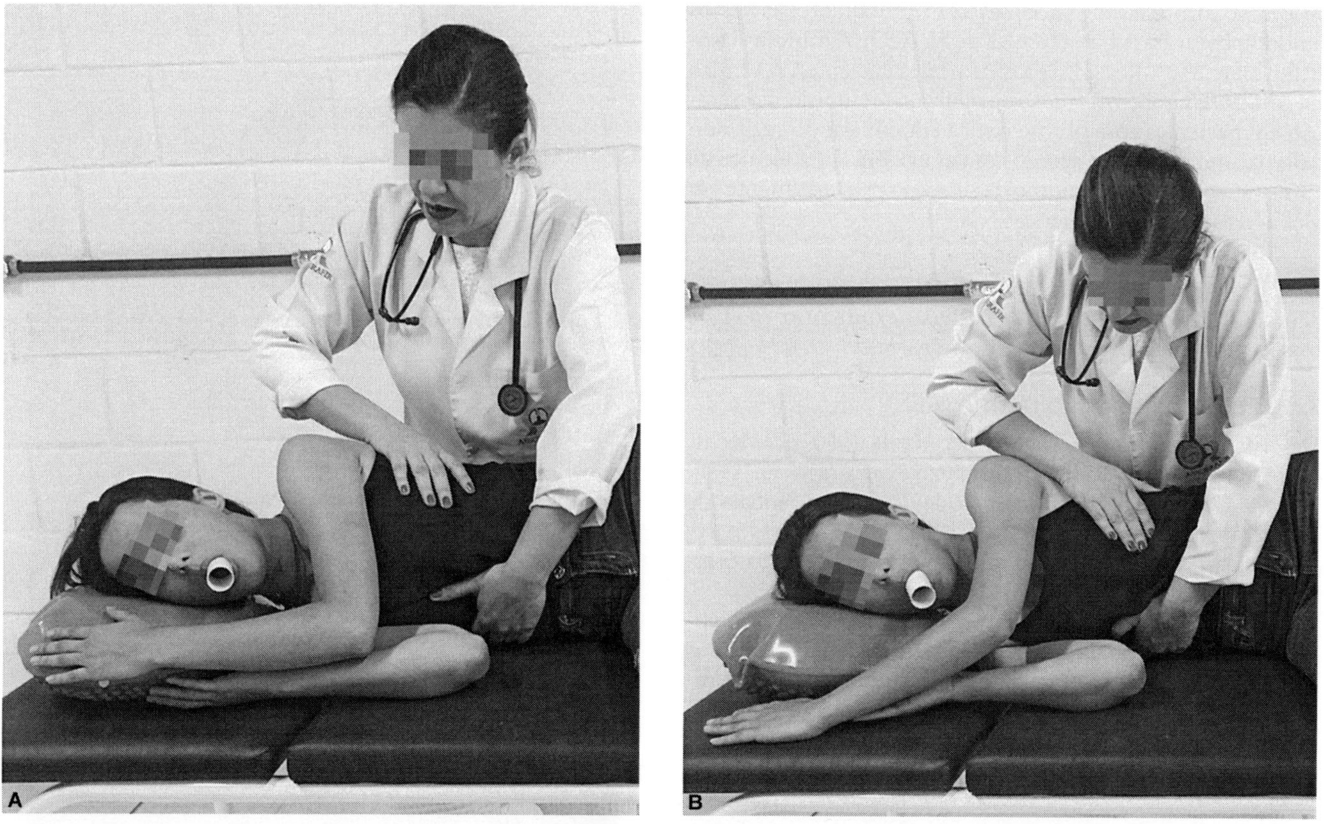

Figura 8.5 Técnica de ELTGOL executada com o auxílio do fisioterapeuta, que se posiciona atrás do paciente. A mão direita do fisioterapeuta envolve o abdome e realiza pressão lenta dirigida de baixo para cima em direção ao ombro contralateral. A mão esquerda do fisioterapeuta, espalmada sobre a parede oposta do tórax, realiza um contra-apoio. As imagens **A** e **B** correspondem, respectivamente, ao início e ao final da aplicação da técnica.

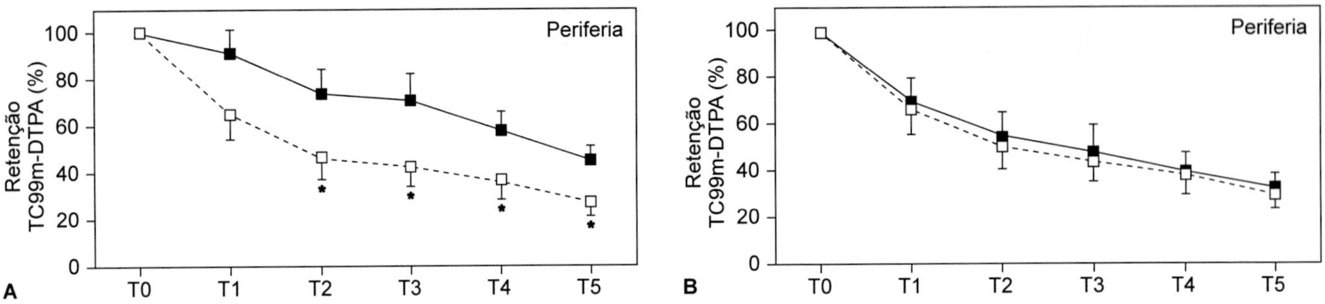

Figura 8.6 *Clearance* da secreção pulmonar, avaliado pela radioatividade retida como porcentagem da atividade inicial ao longo do tempo (T0), 20 (T1), 40 (T2), 60 (T3), 80 (T4) e 120 min (T5) após a inalação do radioaerossol (TC99m-DTPA). **A.** Decaimento do radioisótopo na área periférica do pulmão direito, com o paciente posicionado em decúbito lateral direito, ou seja, pulmão direito em posição dependente. **B.** Decaimento do radioisótopo na área periférica do pulmão esquerdo, com o paciente posicionado em decúbito lateral direito, ou seja, pulmão esquerdo em posição não dependente. Os valores estão expressos em percentual dos valores iniciais. T0 refere-se à imagem cintilográfica inicial e T1, T2, T3, T4 e T5 a 20, 40, 60, 80 e 120 min após T0. A linha sólida refere-se ao grupo-controle; a linha pontilhada, ao grupo que realizou a ELTGOL. A figura **A** mostra que, a partir de T2, a retenção do radioaerossol foi significativamente menor no grupo que utilizou a ELTGOL, ou seja, maior eliminação de secreção pulmonar da região periférica no pulmão dependente. Adaptada de Martins *et al.* (2012).

observado que os pacientes tratados pela técnica de ELTGOL tiveram menor número de exacerbações e necessidade de internação, mas essa diferença não foi significativa em relação ao grupo-controle.

Guimarães *et al.* (2012) avaliaram os efeitos fisiológicos agudos da técnica da ELTGOL sobre os volumes pulmonares dinâmicos e estáticos, por meio da espirometria e da pletismografia corporal, em pacientes com bronquiectasia. Esses autores observaram que a técnica de ELTGOL diminuiu significativamente o VR, a CRF e a CPT nesses pacientes. A técnica da ELTGOL também se mostrou efetiva na remoção de secreção em pacientes com fibrose cística em um estudo realizado pelo mesmo grupo. De acordo com as evidências, a técnica de ELTGOL é efetiva na remoção de secreção principalmente em vias aéreas médias e periféricas.

Técnicas de expiração forçada

São constituídas por aumento do fluxo expiratório (AFE) e tosse assistida e provocada.

Aumento do fluxo expiratório (AFE)

Descrita por Barthe, no final da década de 1960, essa técnica foi denominada "aceleração do fluxo expiratório" até 1994. Após a Conferência de Consenso de Técnicas Manuais de Fisioterapia Respiratória (Lyon, França, 1995), passou a ser conhecida pela denominação atual "aumento do fluxo expiratório" (AFE).

A técnica AFE é definida como o aumento passivo, ativo-assistido ou ativo do fluxo aéreo expiratório, com os objetivos de mobilizar, carrear e eliminar as secreções traqueobrônquicas, com ou sem a ajuda do fisioterapeuta. Pode ser realizada de modo rápido (AFE rápido) ou lento (AFE lento).

AFE passivo

A técnica descrita a seguir é denominada técnica de referência, sendo direcionada preferencialmente a lactentes, crianças pequenas ou quando não se consegue a cooperação do paciente (Barthe *et al.*, 1990). A técnica foi descrita originalmente com o paciente posicionado em decúbito dorsal, porém é recomendado elevá-lo a 30° (postura de segurança).

Para sua realização, o fisioterapeuta posiciona-se em pé, lateralmente ao paciente, com os cotovelos semifletidos, realizando a manobra sem utilizar o peso de seu corpo. Uma das mãos é posicionada sobre o tórax e outra sobre o abdome (Figura 8.7). No tórax, a mão é posicionada entre a fúrcula esternal e a linha intermamária, envolvendo anterior e lateralmente o tórax da criança. A mão deve ser moldada sobre o tórax, mas a superfície de contato varia de acordo com o tamanho da mão do terapeuta e do tórax do paciente. No abdome,

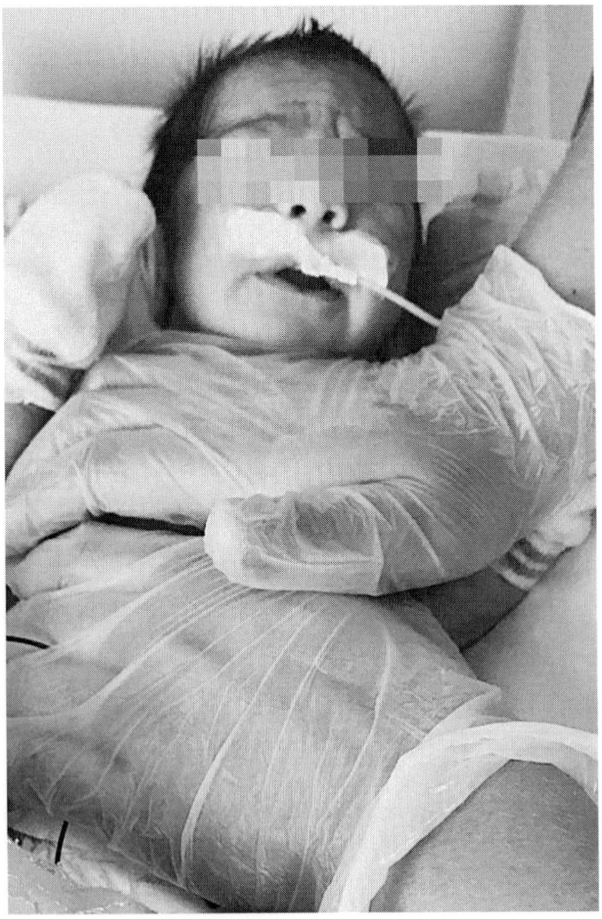

Figura 8.7 Técnica do aumento do fluxo expiratório (AFE) passiva. Posição das mãos do terapeuta durante a execução da técnica.

a mão é posicionada sobre o umbigo e as últimas costelas. O polegar e o indicador devem estar em contato com as costelas inferiores, para perceber melhor o ritmo respiratório e "sentir" a criança respirar sob suas mãos. A dinâmica da técnica consiste em um movimento oblíquo da mão posicionada sobre o tórax, de cima para baixo e de frente para trás (simultaneamente), acompanhando o movimento expiratório. A mão posicionada sobre o abdome pode variar de acordo com a idade e a doença do paciente.

Em recém-nascidos, durante o período neonatal, realiza-se uma ponte, cujos pilares são o polegar e o indicador (ou dedo médio). Esta variação é denominada "técnica da ponte" e tem por objetivo limitar a expansão das últimas costelas, aproximando origem e inserção do diafragma durante a inspiração, melhorando a força de contração. Além disso, preserva o abdome, criando um limite mecânico para a mão posicionada sobre o tórax, prevenindo alterações do fluxo sanguíneo cerebral causadas pelo aumento da pressão intratorácica (Figura 8.8). O número de manobras é individualizado, e as manobras devem ser repetidas até que se perceba a vibração das secreções sob a mão posicionada sobre o tórax e/ou presença de secreções na boca ou no tubo endotraqueal. Somente então, se necessário, deve ser estimulada a tosse ou realizada a aspiração.

AFE ativo ou ativo-assistido

Essa técnica é utilizada em pacientes cooperantes, geralmente acima dos 3 anos de idade. O paciente pode estar sentado, semissentado ou deitado. Para tanto, ensina-se o paciente a expirar com a glote aberta, imitando o som de um "A" expirado.

Na posição sentada, o terapeuta deve se posicionar atrás do paciente, envolvendo o tórax dele com os braços, de modo que seus cotovelos se apoiem sobre as costelas lateralmente e as mãos sejam posicionadas sobre o esterno do paciente (Figura 8.9). Como anteparo entre o tórax do terapeuta e o dorso do paciente, pode-se utilizar um travesseiro firme ou um lençol dobrado. O fisioterapeuta pressiona o tórax durante a expiração, a partir do platô inspiratório, no mesmo sentido do movimento fisiológico, ou seja, diminuindo todos os diâmetros torácicos e aumentando o fluxo de ar. O número e a duração das sessões variam em razão do grau de obstrução, da qualidade das secreções e do estado de fadiga do paciente. A técnica deve ser feita de acordo com a localização das secreções, percebidas pela ausculta pulmonar, palpação das vibrações no tórax e/ou presença dos sons na região da boca.

AFE rápida. Tem por objetivo promover a progressão das secreções dos brônquios de médio para os de grande calibre, por meio do aumento do fluxo aéreo expiratório nos brônquios principais e na traqueia, a uma maior velocidade.

AFE lenta. Tem por objetivo mobilizar as secreções dos pequenos brônquios até as vias aéreas proximais, por meio de uma expiração lenta e prolongada, gerando baixo fluxo e baixo volume pulmonar, propiciando a eliminação de secreções da periferia pulmonar. Realiza-se uma expiração longa e não forçada, impondo um fluxo lento e prolongado ao paciente, de modo a conservar a abertura dos brônquios de pequeno calibre e inibir o fechamento precoce dos pontos de igual pressão.

Em virtude da localização das secreções nas vias aéreas inferiores, pode-se graduar a expiração, tornando a técnica variável em velocidade, fluxo e volume de ar mobilizado. Pode ser modulável em função do grau e do local da obstrução, da doença, da quantidade e da qualidade das secreções. Pode ser adaptável segundo a idade, o grau de compreensão e de atenção do paciente.

Essas técnicas estão indicadas quando a ausculta pulmonar evidencia secreções nas vias aéreas de médio e grande calibres. O fisioterapeuta deve estar atento às situações que podem levar ao colapso das vias aéreas, como asma, enfisema ou traqueobroncodisplasia, constituindo uma limitação para a aplicação da técnica.

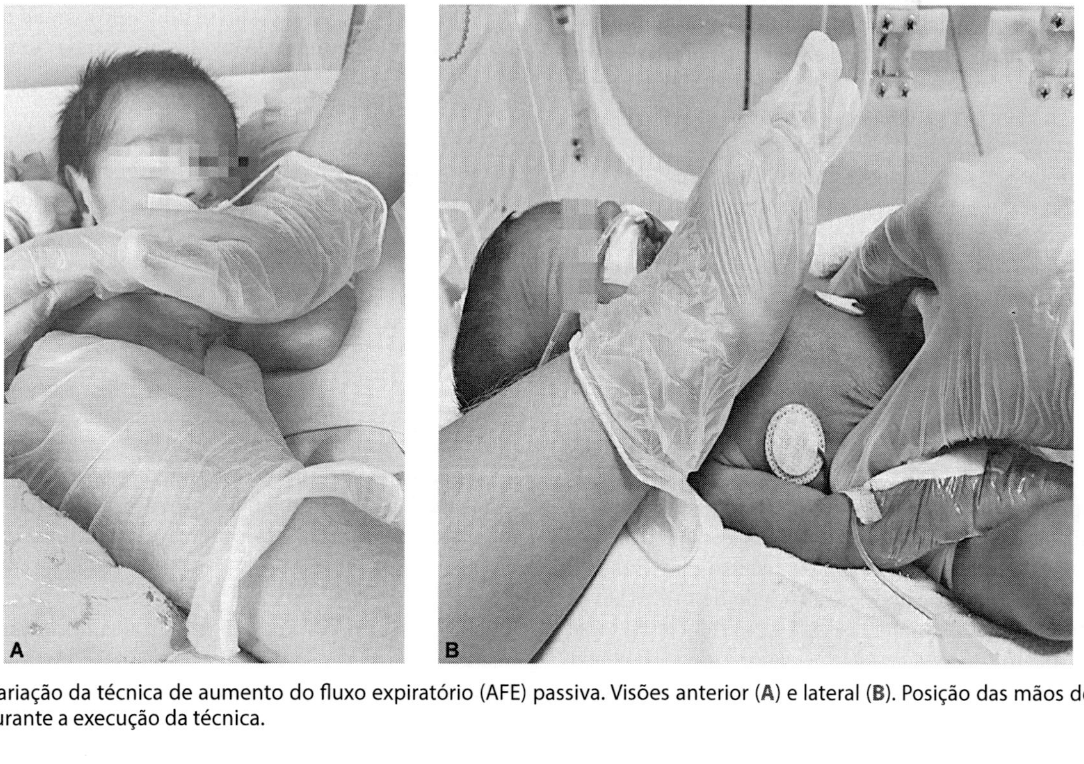

Figura 8.8 Variação da técnica de aumento do fluxo expiratório (AFE) passiva. Visões anterior (**A**) e lateral (**B**). Posição das mãos do terapeuta, em ponte, durante a execução da técnica.

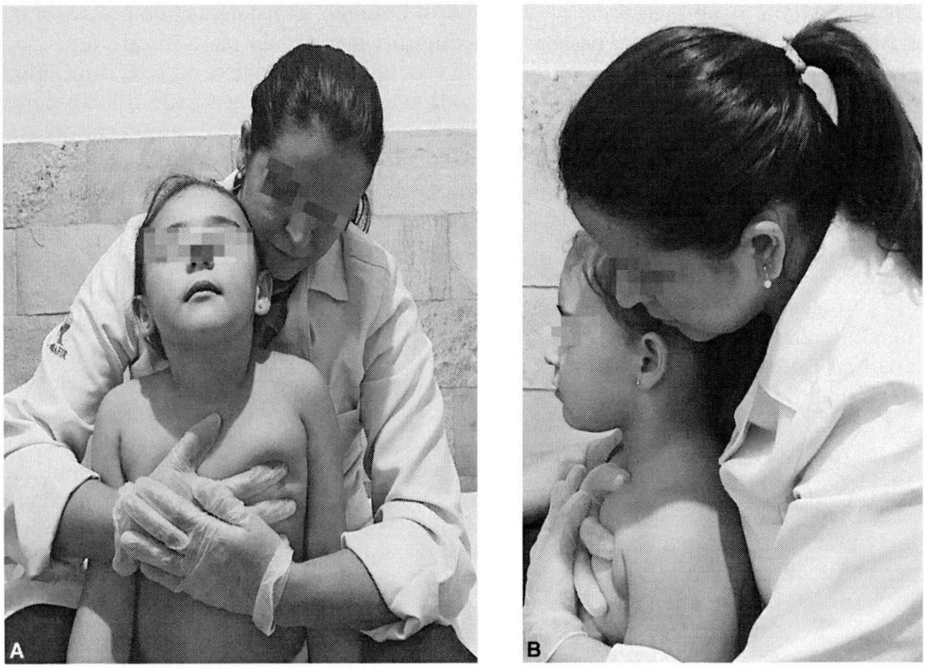

Figura 8.9 Posição das mãos do terapeuta durante a execução da técnica de aumento do fluxo expiratório (AFE) ativo-assistido, com paciente na posição sentado. Visões anterior (**A**) e lateral (**B**).

Tosse assistida e provocada

A tosse é um ato reflexo defensivo importante que contribui para a depuração das secreções e as partículas das vias aéreas e protege da aspiração de materiais estranhos, como aspiração ou inalação de partículas, patógenos, secreções acumuladas, gotejamento pós-nasal, inflamação e mediadores associados à inflamação.

A tosse ocorre pela estimulação de um arco reflexo complexo, sendo iniciada pela irritação dos receptores da tosse (receptores de adaptação lenta, receptores de adaptação rápida e fibras tipo C). Sequencialmente, o estímulo é conduzido pelas vias aferentes até o centro da tosse (ponte e bulbo). Os impulsos provenientes do centro da tosse trafegam pelos nervos vago, frênico e motores espinais para os músculos da parede abdominal, constituindo as vias eferentes.

A tosse pode ser dividida em quatro fases: nervosa, inspiratória, compressiva e expiratória. A fase nervosa envolve a estimulação dos receptores e a ativação do centro da tosse. A fase inspiratória é constituída pela inalação, que gera o volume necessário para uma tosse efetiva. A fase de compressão envolve o fechamento da glote, combinado com a contração dos músculos expiratórios do tórax e abdome, resultando em um aumento rápido da pressão intratorácica. Na fase expiratória, a glote se abre, resultando em alto fluxo expiratório e som de tosse. Os fluxos elevados deslocam o muco das vias aéreas e possibilitam a sua remoção da árvore traqueobrônquica.

A tosse pode ser avaliada pelo pico de fluxo da tosse (PFT), o qual auxilia na avaliação de prognóstico e na evolução das doenças neuromusculares, na predição de sucesso na extubação e decanulação e na indicação de necessidade de utilização de técnicas fisioterápicas direcionadas para a assistência da tosse. O teste é feito com o *Peak Flow Meter*. Valores de PFT abaixo de 160 ℓ/min estão associados à limpeza inadequada da árvore traqueobrônquica. Entretanto, valores superiores, porém muito próximos de 160 ℓ/min, não garantem necessariamente uma adequada proteção das vias aéreas, pois a força muscular tende a piorar durante os episódios infecciosos. Por esse motivo, um valor de PFT de 270 ℓ/min tem sido utilizado para detectar pacientes que se beneficiariam de técnicas de tosse assistida. O PFT abaixo de 270 ℓ/min ocorre quando a capacidade vital forçada (CVF) está em torno de 1.500 mℓ ou 70% do predito. Por este motivo, o ideal é ensinar a tosse manualmente assistida e/ou a técnica empilhamento aéreo (*air stacking*) quando de PFT inferior a 270 ℓ/min, visando à prevenção e ao treinamento. O auxílio da tosse pode ser manual ou mecânico a partir de um aparelho de insuflação-exsuflação mecânica.

Estratégias fisioterápicas de tosse assistida

A tosse eficaz significa que todas as suas fases funcionam ou são suportadas de maneira eficaz. Existem técnicas que possibilitam "simular" os atributos de uma tosse espontânea eficaz, compensando limitações físicas, como a força dos músculos inspiratórios e expiratórios ou a dificuldade em fazer progredir as secreções das vias aéreas distais para as proximais, levando a uma higiene brônquica adequada.

Auxílio na fase nervosa

A tosse pode ser provocada pela estimulação de mecanorreceptores presentes na parede traqueal. O estímulo pode ser aplicado diretamente na fúrcula esternal ou por meio de uma sonda de aspiração. Esta última pode provocar lesões nas vias aéreas e normalmente é muito desconfortável para os pacientes.

Auxílio na fase inspiratória

Quanto maior o volume pulmonar alcançado durante a fase inspiratória, maior será a eficácia da tosse. Assim, uma inspiração profunda propicia um maior volume torácico e dilatação dos brônquios, o que torna mais eficiente a fase subsequente, ou seja, compressiva. O volume torácico alto alonga os músculos expiratórios e os coloca em melhor posição na curva comprimento-tensão, possibilitando maior força de contração na fase compressiva e, consequentemente, aumento do pico de fluxo expiratório. Além disso, a maior dilatação dos brônquios faz com que o ponto de igual pressão seja deslocado para as regiões mais centrais, dificultando o colabamento dos brônquios na expiração.

Em presença de fraqueza dos músculos inspiratórios e da incapacidade de realizar uma inspiração profunda máxima voluntária, técnicas de empilhamento aéreo para atingir a insuflação máxima são necessárias. Insuflações máximas são de extrema importância para aumentar o PFT em pacientes com doença neuromuscular que apresentam capacidade vital inferior a 1.500 mℓ. A assistência à inspiração pode ser fornecida de modo não invasivo por meio de insuflação manual, respiração glossofaríngea ou insuflação mecânica.

Empilhamento aéreo (air-stacking)

Trata-se do volume máximo de ar obtido pela sustentação de insuflações consecutivas com a glote fechada, podendo ser realizado com o uso de um ressuscitador manual (ambu), por meio da respiração glossofaríngea ou de um ventilador volumétrico. A técnica tem como objetivo atingir uma insuflação máxima, a partir da CRF, auxiliando a fase inspiratória e promovendo a expansão pulmonar e da parede torácica. Por meio dessa técnica, pode-se avaliar a capacidade máxima inspiratória do paciente, que é determinada pela medição do maior volume de ar que o paciente pode sustentar com a glote fechada. Antes que a redução da CVF atinja 70% do normal previsto, pacientes são instruídos a realizar o empilhamento aéreo 10 a 15 vezes, pelo menos 2 ou 3 vezes/dia. Assim, o primeiro equipamento respiratório prescrito para doentes com deficiência ventilatória deve ser um ressuscitador manual.

Empilhamento aéreo por insuflação manual (ressuscitador manual). Utilizando-se o ressuscitador manual, o paciente/terapeuta realiza uma insuflação pulmonar máxima, auxiliando a fase inspiratória da tosse (Figura 8.10). Esse procedimento é de fácil aprendizado e pode ser feito por máscara, peça bucal ou diretamente na cânula de traqueostomia.

Empilhamento aéreo por meio de um ventilador mecânico (ventilador utilizado na ventilação não invasiva). Na insuflação mecânica, o paciente realiza o empilhamento aéreo utilizando um ventilador mecânico volumétrico. A interface mais utilizada para esta técnica é a peça bucal.

Empilhamento aéreo por meio da respiração glossofaríngea. A respiração glossofaríngea utiliza a ação de lábios, língua, palato mole, faringe e laringe. O ar é preso na laringe que age como uma válvula, quando a boca é aberta para o próximo bombeamento de ar (*gulps*). A glote fecha após cada bombeamento de ar. Uma respiração geralmente consiste em 6 a 9 bombeamentos de ar de 40 a 200 mℓ cada uma. Além de ser útil para fornecer uma respiração profunda antes da tosse espontânea ou assistida manualmente, a respiração glossofaríngea é reconhecida como um método alternativo de ventilação pulmonar durante eventual falha do respirador. De acordo com Prayor e Webber, essa respiração compõem-se de três etapas (Figura 8.11):

1. Com a depressão da cartilagem cricoide e da língua, a boca e a faringe são preenchidas por ar.
2. Os lábios são fechados e o ar é aprisionado.

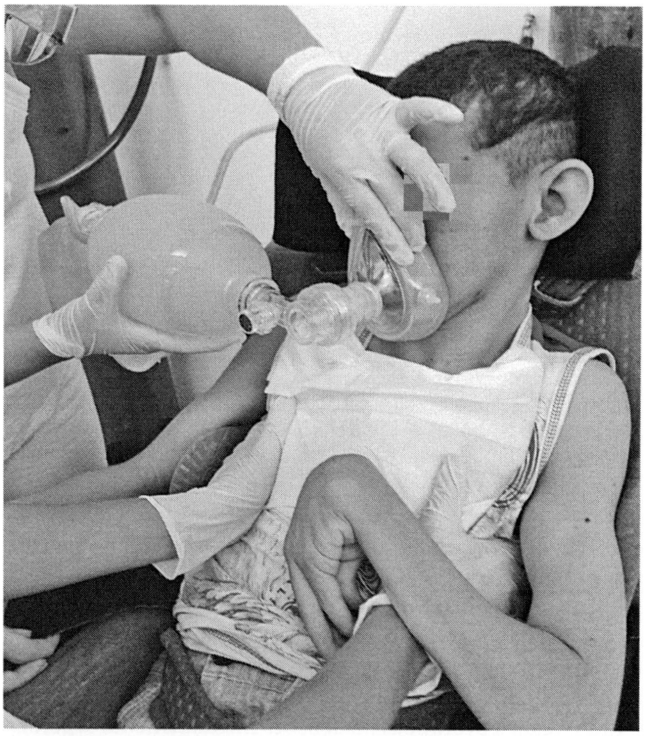

Figura 8.10 Assistência à fase inspiratória por meio de insuflação manual com ressuscitador manual e máscara facial. As mãos do fisioterapeuta estão posicionadas para assistir à tosse do paciente na expiração, comprimindo o tórax nessa fase.

3. O assoalho da boca e a cartilagem cricoide voltam para a posição inicial e o ar é bombeado para dentro dos pulmões.

Auxílio da fase expiratória

As técnicas utilizadas para auxiliar a fase expiratória consistem em substituir ou auxiliar a função dos músculos expiratórios.

Tosse manualmente assistida

Quando há fraqueza dos músculos expiratórios, a compressão manual na fase exalatória é essencial, uma vez que reproduz o aumento de pressão intratorácica da tosse normal e contribui para a produção de um fluxo de tosse eficaz. A tosse manualmente assistida consiste da compressão torácica, abdominal e toracoabdominal (Figura 8.12) durante a fase expiratória forçada a fim de aumentar a velocidade do fluxo expiratório.

As compressões abdominais não devem ser utilizadas após as refeições. Considerando as técnicas de assistência manual da tosse, elas podem ser contraindicadas, mais especificamente, na presença de risco aumentado de regurgitação/aspiração (paciente inconsciente com via aérea desprotegida), doença abdominal aguda, aneurisma da aorta abdominal, hérnia do hiato, gravidez, pneumotórax não tratado, osteoporose e tórax instável ou muito rígido.

Auxílio nas fases inspiratória e expiratória

Tosse mecanicamente assistida | Insuflação-exsuflação mecânica (I-EM)

A I-EM consiste na aplicação de uma pressão positiva de +30 a +60 cmH_2O, seguida de uma pressão negativa de -30 a -60 cmH_2O, por meio de uma peça bucal, máscara facial, tubo

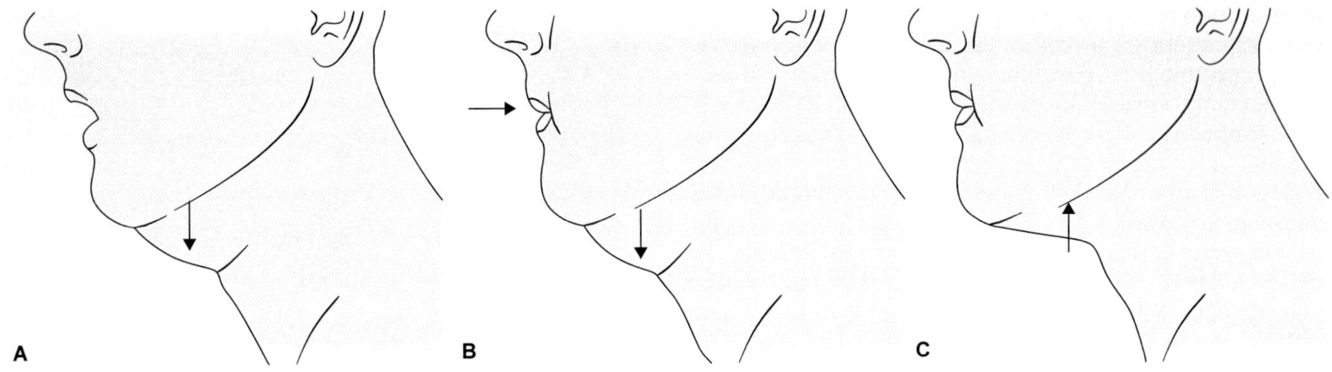

Figura 8.11 Respiração glossofaríngea. **A.** Paciente com a boca aberta; com a depressão da cartilagem cricoide e da língua, a boca e a faringe são preenchidas por ar. **B.** Lábios fechados e ar aprisionado. **C.** Assoalho da boca e cartilagem cricoide na posição normal; o ar é bombeado para dentro dos pulmões.

endotraqueal ou traqueostomia. Basicamente, a manobra simula uma tosse, possibilitando a mobilização e a expulsão das secreções de modo eficaz e seguro. A variação brusca da pressão produz um alto fluxo expiratório de 6 a 11 ℓ/s-1, simulando uma tosse eficaz. O dispositivo mais conhecido é o Cough Assist E70™ (Figuras 8.13 e 8.14). O dispositivo fornece uma I-EM e realiza profundas insuflações imediatamente seguidas de profundas exsuflações.

As pressões de insuflação e exsuflação e o tempo entre os ciclos são ajustados de modo independente. A variação da pressão de insuflação para a exsuflação de +40 a -40 cmH_2O é a geralmente mais eficaz e preferida da maioria dos pacientes. Exceto após as refeições, compressões abdominais podem ser aplicadas em conjunto com a exsuflação. O I-EM pode ser ciclado manual ou automaticamente. A ciclagem manual ajuda o cuidador a coordenar a inspiração e a expiração com a insuflação e a exsuflação.

Um ciclo é composto de insuflação, exsuflação e pausa, reproduzindo uma tosse. O tratamento consiste em cinco ciclos de I-EM seguidos por um curto período de respiração normal ou ciclada pelo ventilador, para evitar a hiperinsuflação. Os tempos de insuflação e exsuflação são ajustados para gerar a máxima expansão torácica e o esvaziamento pulmonar, respectivamente.

Em geral, os parâmetros utilizados são: 3 s de insuflação, 2 s de exsuflação e 4 s de pausa, com pressão inspiratória de +40 cmH_2O e pressão expiratória de –40 cmH_2O. A pressão gerada pelo aparelho depende do diâmetro do tubo. Por exemplo, o fornecimento de 40 cmH_2O de pressão de ar por um tubo de traqueostomia com um diâmetro de 8,5 mm resultou em um fluxo de 170 ℓ/min. A aplicação da mesma pressão por um tubo de 4,5 mm levou a um fluxo de 65 ℓ/min. A mesma pressão de 40 cmH_2O aplicada em um tubo endotraqueal de 5 mm resultou em apenas 70 ℓ/min e, em um tubo de 4,5 mm, apenas 55 ℓ/min. Desse modo, é necessário determinar como compensar essa queda de pressão pelos tubos ou pela traqueostomia de pequeno calibre.

O uso da I-EM pelas VAS pode ser eficaz para crianças mais novas que 11 meses. Alguns pacientes podem se acostumar com a I-EM e permitir o uso eficaz parando de chorar ou de fechar a glote. Entre 2,5 e 5 anos, a maioria das crianças se torna hábil para cooperar e tossir de acordo com a I-EM.

Vários tratamentos são realizados em uma sessão até que as secreções sejam eliminadas e a SpO_2 volte à normalidade. A frequência da utilização da I-EM em pacientes com infecção pulmonar é de acordo com a necessidade do paciente, com intervalo de poucos minutos se necessário. Por meio da VAS ou de via aérea artificial, a aspiração profunda normalmente não atinge o brônquio esquerdo em 90% das vezes. A I-EM, em compensação, promove o mesmo fluxo de exsuflação em ambos os brônquios principais sem o desconforto ou o trauma das vias aéreas decorrente da aspiração. Os doentes geralmente preferem a I-EM pelo conforto e pela eficácia e acham menos cansativa.

A eficácia da I-EM foi demonstrada em modelos animais e em humanos. A geração de fluxo é adequada nas vias aéreas proximais e distais para eliminar efetivamente as secreções. Apesar de algumas quedas de SpO_2 durante a I-EM, a capacidade vital (CV), a taxa de fluxo pulmonar e a SpO_2 anormal melhoraram imediatamente com a limpeza de secreções pelo I-EM. Um aumento na CV de 15 a 42% foi observado imediatamente após o tratamento em 67 pacientes com "dispneia obstrutiva" e um aumento de 55% na CV após a I-EM em pacientes com doenças neuromusculares. Bach (2002) observou a melhora de 15 a 400% (200 a 800 mℓ) na CV e normalização da SpO_2 com o uso da I-EM em pacientes dependentes de ventilação mecânica com doença neuromuscular e infecções pulmonares.

Pacientes traqueostomizados apresentam ineficácia da fase compressiva da tosse por conta da impossibilidade de fechamento da glote. Nesses pacientes, o uso da tosse mecanicamente assistida (com o *cuff* insuflado) é eficaz na eliminação de rolhas de secreção provenientes de ambas as árvores brônquicas, sendo ainda preferido pelos doentes com lesão medular comparativamente à aspiração endotraqueal. A indicação é de uso diário. O Quadro 8.1 apresenta as principais indicações e contraindicações da tosse mecanicamente assistida.

Técnicas de inspiração forçada

Desobstrução rinofaríngea retrógrada (DRR)

A DRR é uma técnica de inspiração forçada originária de uma manobra aplicada em bebês com obstrução nasofaríngea. A partir de então, esta técnica foi aprimorada pelo grupo do fisioterapeuta Guy Positaux, que adicionou a instilação de solução salina ou medicamentosa.

A técnica visa a remover secreções da via nasofaríngea. Pode ser utilizada com ou sem a instilação local de solução

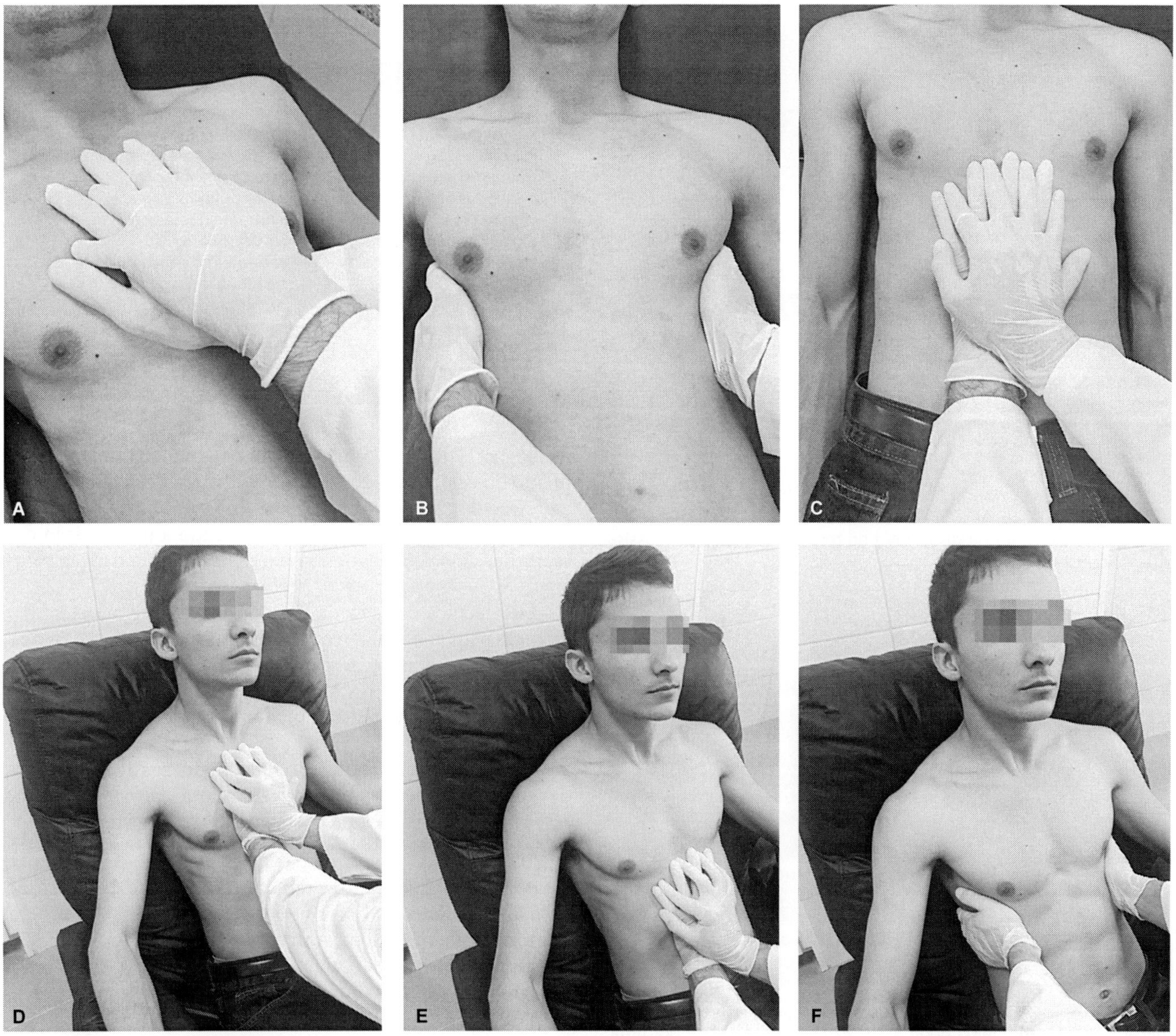

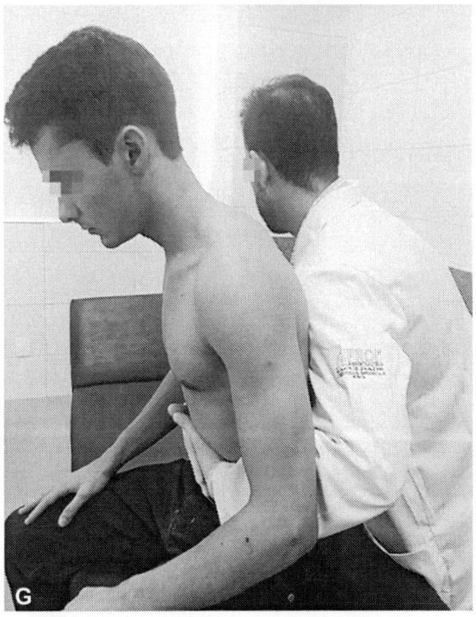

Figura 8.12 A a **C.** Tosse assistida em decúbito dorsal pelo terapeuta, com compressão manual na fase expiratória sobre o esterno, a região lateral do tórax e o abdome (A, B e C, respectivamente). **D** a **G.** Tosse assistida na posição sentada.

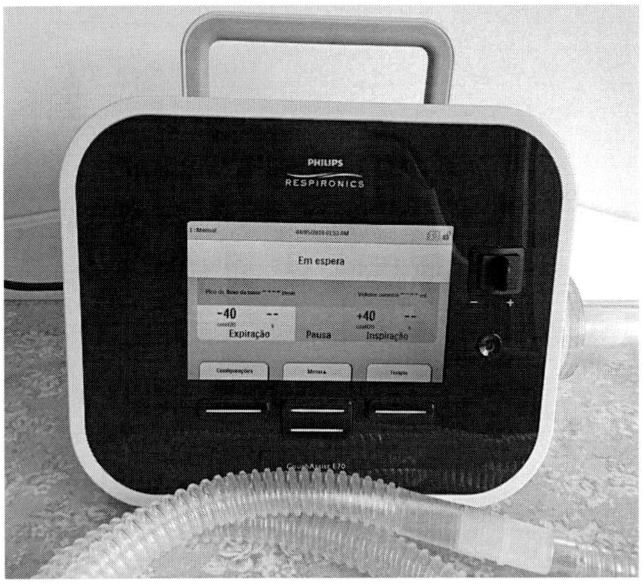

Figura 8.13 Exemplo de dispositivo de tosse mecanicamente assistida (Cough Assist E70™).

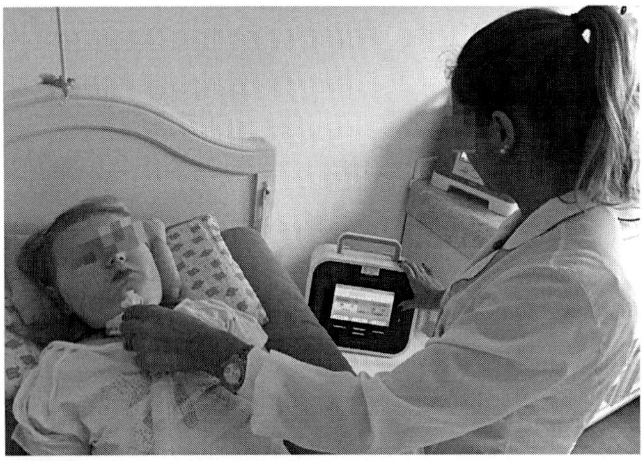

Figura 8.14 Tosse mecanicamente assistida (insuflação-exsuflação mecânica) realizada pelo Cough Assist E70™ invasivamente por uma traqueostomia.

Quadro 8.1 Indicações e contraindicações da tosse mecanicamente assistida.

Indicações	Contraindicações
• Pico de fluxo da tosse menor que 160 ℓ/min • Pacientes traqueostomizados/intubados hipersecretivos • Preparação para extubação e pós-extubação, em pacientes hipersecretivos	• História de enfisema bolhoso • Sensibilidade conhecida a pneumotórax e pneumomediastino • Barotrauma recente • Lesão pulmonar aguda • Síndrome do desconforto respiratório agudo • Pacientes com instabilidade hemodinâmica sem monitoramento adequado • Edema agudo pulmonar • Esclerose lateral amiotrófica bulbar • Traqueomalácia

fisiológica (DRR + I). Seu princípio está fundamentado no aumento da velocidade do fluxo aéreo inspiratório, que diminui a pressão dos orifícios sinusais e da tuba auditiva, provocando o chamado efeito de Venturi, favorecendo a mobilização das secreções dessas cavidades para o conduto rinofaríngeo principal.

Esta técnica é realizada de modo passivo em lactentes e crianças pequenas, ou ativo em crianças maiores de 4 a 5 anos, adolescentes e adultos. No modo passivo, o aumento do fluxo é gerado pelo reflexo inspiratório originado após uma expiração completa, provocada pelo choro ou pela técnica de ELPr ou AFE lento, por exemplo.

Para a aplicação da técnica no modo passivo, a criança deve estar em decúbito dorsal elevado a aproximadamente 30°. O fisioterapeuta pode posicionar-se de duas maneiras:

- Atrás da maca, com uma das mãos elevando a mandíbula, apoiando os dedos indicador e médio na base da língua, ao final do tempo expiratório, obrigando a criança a inspirar profundamente pelo nariz
- Lateralmente ao leito, ocluindo a boca do paciente com a região hipotenar da mão, fechando rapidamente o orifício bucal (Figura 8.15).

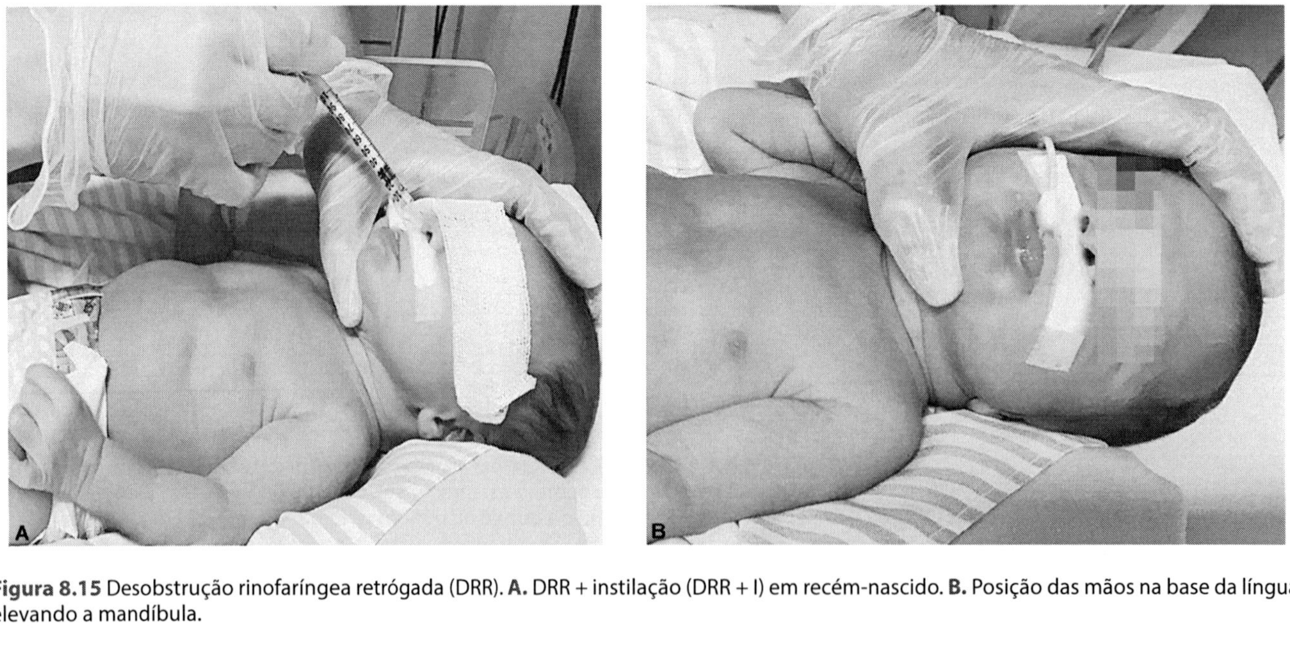

Figura 8.15 Desobstrução rinofaríngea retrógada (DRR). **A.** DRR + instilação (DRR + I) em recém-nascido. **B.** Posição das mãos na base da língua, elevando a mandíbula.

Para a realização da técnica com instilação (DRR+I), instila-se solução de cloreto de sódio a 0,9% (solução fisiológica) em quantidades variáveis de acordo com a idade e o tamanho do paciente e o grau de obstrução nasal, ou, ainda, substância medicamentosa (por indicação médica). Como a DRR é uma técnica específica para lactentes, segundo Postiaux, no modo passivo, as crianças maiores devem utilizar a nasoabsorção ativa para a desobstrução das VAS, isto é, produzir o *sniffing* nasal de maneira voluntária.

Pacientes adultos também podem se beneficiar da técnica de nasoabsorção ativa, que deveria ser a principal estratégia para a desobstrução das VAS. Alguns fatores, como ausência de freno expiratório, otimização do efeito Venturi e localização preferencial da corrente aérea nos meatos superior e médio, potencializam o carreamento de secreções e impedem o fluxo retrógrado, como acontece durante o assoar do nariz.

Clement *et al.* (2003) sugeriram que uma pessoa deveria assoar o nariz somente para eliminar secreções que não foram adequadamente removidas pelo transporte mucociliar nasal, e que a melhor estratégia para fazê-lo seria assoar uma narina de cada vez, ou seja, mantendo sempre uma narina aberta. Segundo esses autores, após assoar o nariz, é preconizada a realização de uma série de *sniffings* nasais para indução de pressões negativas nas vias aéreas com objetivo de compensar os efeitos gerados pelas pressões positivas realizadas previamente. Essa técnica está indicada para crianças com idade superior a 2 anos, adolescentes e adultos, que apresentam quadro de obstrução da nasofaringe. As contraindicações são relativas, como a presença de hiper-reatividade das vias aéreas, traqueomalácia, incoordenação brônquica, insuficiência respiratória grave, coqueluche, malformações cardíacas graves e doença metabólica óssea. A Figura 8.16 mostra, sequencialmente, a técnica sendo executada com a instilação nasal de solução fisiológica.

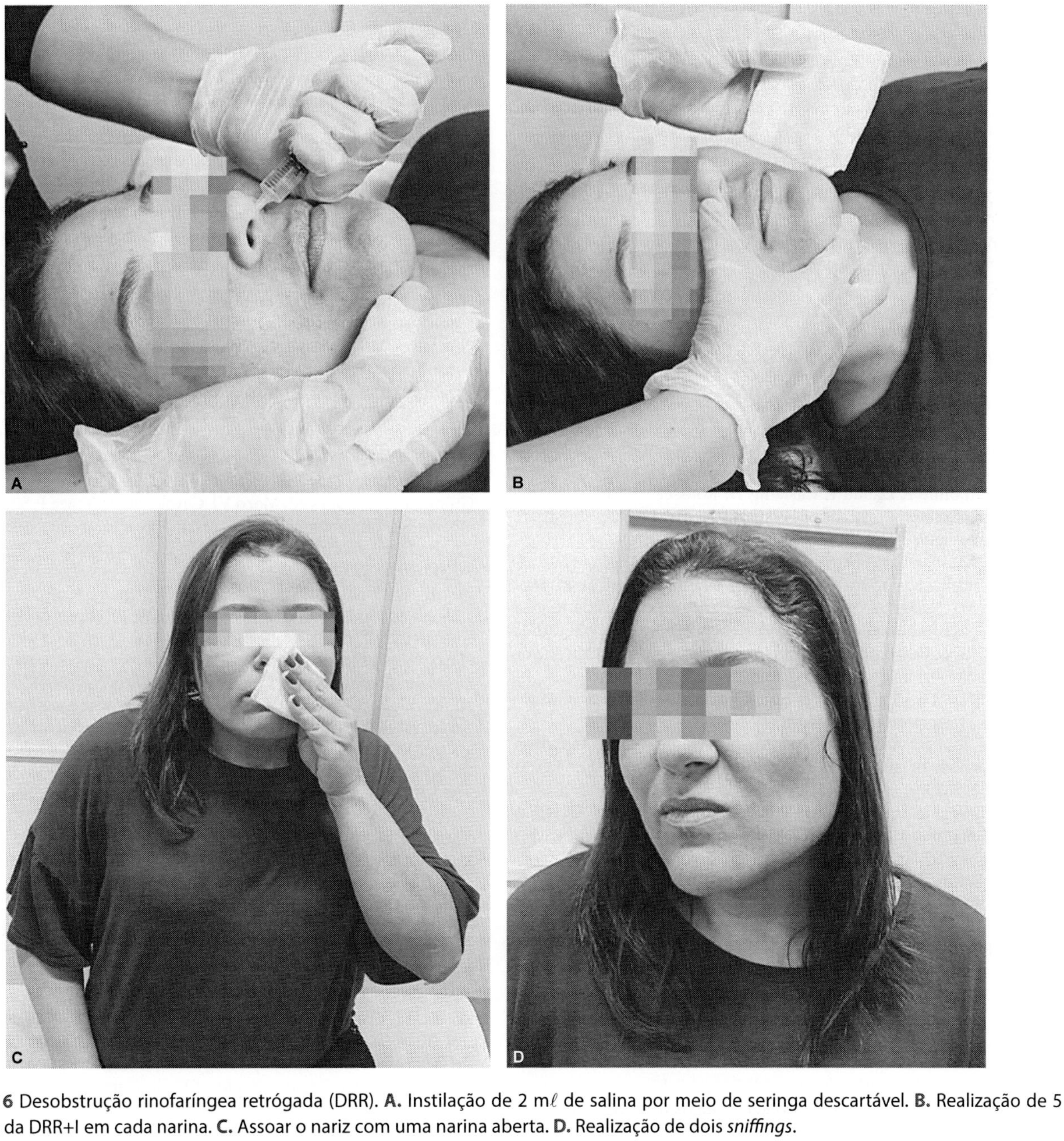

Figura 8.16 Desobstrução rinofaríngea retrógada (DRR). **A.** Instilação de 2 mℓ de salina por meio de seringa descartável. **B.** Realização de 5 repetições da DRR+I em cada narina. **C.** Assoar o nariz com uma narina aberta. **D.** Realização de dois *sniffings*.

BIBLIOGRAFIA

II Diretrizes Brasileiras no Manejo da Tosse Crônica. J Bras Pneumol. 2006;32(Supl 6):S403-S46.

AARC Clinical Practice Guideline. Directed cough. American Association for Respiratory Care. Respir Care. 1993;38(5):495-9.

Ambrosino N, Carpene N, Gherardi M. Chronic respiratory care for neuromuscular diseases in adults. Eur Respir J. 2009;34(2):444-51.

Bach JR, Alba AS, Saporito LR. Intermittent positive pressure ventilation via the mouth as an alternative to tracheostomy for 257 ventilator users. Chest. 1993;103(1):174-82.

Bach JR, Chaudhry SS. Standards of care in MDA clinics. Muscular Dystrophy Association. Am J Phys Med Rehabil. 2000;79(2):193-6.

Bach JR, Goncalves M. Ventilator weaning by lung expansion and decannulation. Am J Phys Med Rehabil. 2004;83(7):560-8.

Bach JR, Goncalves MR, Hamdani I, Winck JC. Extubation of patients with neuromuscular weakness: a new management paradigm. Chest. 2010;137(5):1033-9.

Bach JR, Goncalves MR, Paez S, Winck JC, Leitao S, Abreu P. Expiratory flow maneuvers in patients with neuromuscular diseases. Am J Phys Med Rehabil. 2006;85(2):105-11.

Bach JR, Saporito LR. Criteria for extubation and tracheostomy tube removal for patients with ventilatory failure. A different approach to weaning. Chest. 1996;110(6):1566-71.

Bach JR. Mechanical insufflation-exsufflation. Comparison of peak expiratory flows with manually assisted and unassisted coughing techniques. Chest. 1993;104(5):1553-62.

Bach JR. Noninvasive mechanical ventilation. Philadelphia: Hanley & Belfus; 2002.

Bakow ED. Sustained maximal inspiration: a rationale for its use. Respir Care. 1977;22(4):379-82.

Barthe J, Binoche C, Brossard V. Pneumokinésithérapie. Paris: Doin Editeurs; 1990.

Barthe J, Catalano G, Delaunay JP, Cheron G, Lenoir BG, Temmermann D, et al. Kinésithérapie respiratoire dans les bronchiolites. J Pediatr Puericult. 1988;1(1):41-5.

Bartlett RH, Gazzaniga AB, Geraghty TR. Respiratory maneuvers to prevent postoperative pulmonary complications: a critical review. JAMA. 1973;224(7):1017-21.

Bellone A, Lascioli R, Raschi S, Guzzi L, Adone R. Chest physical therapy in patients with acute exacerbation of chronic bronchitis: effectiveness of three methods. Arch Phys Med Rehabil. 2000;81(5):558-60.

Bernard-Narbonne F, Daoud P, Castaing H, Rousset A. Efficacité de la kinésithérapie respiratoire chez des enfants intubés ventilés atteints de bronchiolite aiguë. Arch Pediatr. 2003;10(12):1043-7.

Brant TCS. Efeitos da desobstrução rinofaríngea retrógada isolada e associada à instilação de soro fisiológico (0,9% NACL), sobre as propriedades do muco nasal, a celularidade e as citocinas em lavado nasal e sintomas nasais de motociclistas profissionais expostos à poluição da cidade de Belo Horizonte [tese de doutorado]. São Paulo: Faculdade de Medicina da Universidade de São Paulo; 2014.

Britto RR, Brant TCS, Parreira VF. Recursos manuais e instrumentais em fisioterapia respiratória. 2. ed. Barueri: Manole; 2009.

Chatham K, Ionescu AA, Nixon LS, Shale DJ. A short-term comparison of two methods of sputum expectoration in cystic fibrosis. Eur Respir J. 2004;23(3):435-9.

Chatwin M, Ross E, Hart N, Nickol AH, Polkey MI, Simonds AK. Cough augmentation with mechanical insufflation/exsufflation in patients with neuromuscular weakness. Eur Respir J. 2003;21(3):502-8.

Clement P, Chovanova H. Pressures generated during nose blowing in patients with nasal complaints and normal test subjects. Rhinology. 2003;41(3):152-8.

Coppo MRC, Stopiglia MS. Técnicas fisioterapêuticas convencionais e atuais. In: Sarmento GJV, Peixe AAF, Carvalho FA. Fisioterapia respiratória em pediatria e neonatologia. Barueri: Manole; 2007. Cap. 30.

Corner E, Garrod R. Does the addition of non-invasive ventilation during pulmonary rehabilitation in patients with chronic obstructive pulmonary disease augment patient outcome in exercise tolerance? A literature review. Physiother Res Int. 2010;15(1):5-15.

Dab IF, Alexander P. Evaluation of the effectiveness of a particular bronchial drainage procedure called autogenic drainage. In: Baran D, Van Bogaert E, editors. Chest physical therapy in cystic fibrosis and chronic obstructive pulmonary disease. Gent: European Press; 1977. p. 185-7.

Dean S, Bach JR. The use of noninvasive respiratory muscle aids in the management of patients with progressive neuromuscular diseases. Respir Care Clin N Am. 1996;2(2):223-40.

Delaunay JP. Conférence dee consensus en kinésithérapie respiratoire: place respective des différentes techniques non instrumentales de désencombrement bronchique. Cahiers de Kinésithérapie. 1998;192(4):14-22.

Demont B, Vinçon C, Bailleux S, Cambas CH, Dehan M, Lacaze-Masmonteil T. Chest physiotherapy using the expiratory flow increase procedure in ventilated newborns: a pilot study. Physiotherapy. 2007;93(1):12-6.

Feltrin MI, Parreira VF. Fisioterapia respiratória: In: Procedings da 1ª Conferência de Consenso em Fisioterapia Respiratória; 1994 dez 2-3; Lyon. Lyon; 1994. p. 8-47.

Fink JB. Forced expiratory technique, directed cough, and autogenic drainage. Respir Care. 2007;52(9):1210-21; discussion 21-3.

Ford PA, Barnes PJ, Usmani OS: Chronic cough and Holmes-Adie syndrome. Lancet. 2007;369:342.

Garstang SV, Kirshblum SC, Wood KE. Patient preference for in-exsufflation for secretion management with spinal cord injury. J Spinal Cord Med. 2000;23(2):80-5.

Gomez-Merino E, Bach JR. Duchenne muscular dystrophy: prolongation of life by noninvasive ventilation and mechanically assisted coughing. Am J Phys Med Rehabil. 2002;81(6):411-5.

Gomez-Merino E, Sancho J, Marin J, Servera E, Blasco ML, Belda FJ, et al. Mechanical insufflation-exsufflation: pressure, volume, and flow relationships and the adequacy of the manufacturer's guidelines. Am J Phys Med Rehabil. 2002;81(8):579-83.

Goncalves M, Bach J. Mechanical insufflation-exsufflation improves outcomes for neuromuscular disease patients with respiratory tract infections: "a step in the right direction". Am J Phys Med Rehabil. 2005;84:89-91.

Gonçalves M, Winck J. Exploring the potential of mechanical insufflation-exsufflation. Breathe. 2008;4:326-9.

Gonçalves MR, Honrado T, Winck JC, Paiva JA. Effects of mechanical insufflation-exsufflation in preventing respiratory failure after extubation: a randomized controlled trial. Crit Care. 2012;16(2):R48.

Guimarães FS, Moço VJ, Menezes SL, Dias CM, Salles RE, Lopes AJ. Effects of ELTGOL and Flutter VRP1® on the dynamic and static pulmonary volumes and on the secretion clearance of patients with bronchiectasis. Rev Bras Fisioter. 2012;16(2):108-13.

Guimarães FS, Lopes AJ, Moço VJ, Cavalcanti de Souza F, Silveira de Menezes SL. Eltgol acutelly improves airway clearance and reduces static pulmonary volumes in adult cystic fibrosis patients. J Phys Ther Sci. 2014;26(6):813-6.

Hasani A, Pavia D, Agnew JE, Clarke SW. Regional lung clearance during cough and forced expiration technique (FET): effects of flow and viscoelasticity. Thorax. 1994;49(6):557-61.

Herry S. Technique insufflatoire de levée d'atélectasie (TILA) en réanimation néonatale. Kinesither Rev. 2007;7(65):30-4.

Hildebrandt TGL, Heppt WJ, Bessler S, Zachow S. Evaluation of the intranasal flow field through computational fluid dynamics. Facial Plast Surg. 2013;29(2):93-8.

Johnston C, Zanetti NM, Comaru T, Ribeiro SNS, Andrade LB, Santos SLL. I Recomendação brasileira de fisioterapia respiratória em unidade de terapia intensiva pediátrica e neonatal. Rev Bras Ter Intensiva. 2012;24(2):119-29.

Kang SW, Bach JR. Maximum insufflation capacity. Chest. 2000;118(1):61-5.

Kang SW, Bach JR. Maximum insufflation capacity: vital capacity and cough flows in neuromuscular disease. Am J Phys Med Rehabil. 2000;79(3):222-7.

Kang SW. Pulmonary rehabilitation in patients with neuromuscular disease. Yonsei Med J. 2006;47(3):307-14.

Kodric M, Garuti G, Colomban M, Russi B, Porta RD, Lusuardi M, et al. The effectiveness of a bronchial drainage technique (ELTGOL) in COPD exacerbations. Respirology. 2009;14(3):424-8.

Lanza FC, Alves CS, dos Santos RL, de Camargo AA, Dal Corso S. Expiratory Reserve Volume During Slow Expiration With Glottis Opened in Infralateral Decubitus Position (ELTGOL) in chronic pulmonary disease: technique description and reproducibility. Respir Care. 2015;60(3):406-11.

Martin C, Burgel PR, Lepage P, Andréjak C, de Blic J, Bourdin A, et al. Host-microbe interactions in distal airways: relevance to chronic airway diseases. Eur Respir Rev. 2015;24(135):78-91.

Martins JA, Andrade AD, Britto RR, Lara R, Parreira VF. Effect of ELTGOL on mucus clearance in stable patients with chronic bronchitis. Respir Care. 2012;57(3):420-6.

Martins JA, Dornelas de Andrade A, Britto RR, Lara R, Parreira VF. Effect of slow expiration with glottis opened in lateral posture (ELTGOL) on mucus clearance in stable patients with chronic bronchitis. Respir Care. 2012;57(3):420-6.

McCool FD. Global physiology and pathophysiology of cough: ACCP evidence-based clinical practice guidelines. Chest. 2006;129(1 Suppl):48S-53S.

McIlwaine M, Bradley J, Elborn JS, Moran F. Personalising airway clearance in chronic lung disease. Eur Respir Rev. 2017;26(143). pii: 160086.

Oberwaldner B. Physiotherapy for airway clearance in paediatrics. Eur Respir J. 2000;15(1):196-204.

Paschoal IA, Villalba W de O, Pereira MC. Chronic respiratory failure in patients with neuromuscular diseases: diagnosis and treatment. J Bras Pneumol. 2007;33(1):81-92.

Polverino M, Polverino F, Fasolino M, Andò F, Alfieri A, De Blasio F. Anatomy and neuro-pathophysiology of the cough reflex arc. Multidiscip Respir Med. 2012;7(1):5.

Postiaux G, Lens E, Alsteens G, Portelange P. Efficacité de l'expiration lente totale glotte ouverte em décubitus latéral (ELTGOL): sur la toilette en périphérie de l'arbre trachéobronchique. Ann Kinesithér. 1990;17(3):89-99.

Postiaux G, Lens E, Alsteens G. L'expiration lente totale glotte ouverte en décubitus latéral (ELTGOL): nouvelle manœuvre pour la toilette bronchique objec- tivée par vidéobronchographie. Ann Kinesither. 1987;14(7/8):341-50.

Postiaux G, Lens E. De ladite "Accélération du Flux Expiratoire (AFE)": où Forced is... Fast (Expiration technique-FET)! Ann Kinésithér. 1992;19(8):411-27.

Postiaux G. Chest physical therapy of the distal lung. Mechanical basis of a new paradigm. Rev Mal Respir. 2014;31(6):552-67.

Postiaux G. Des techniques expiratoires lentes pour l'épuration des voies aériennes distales. Rapport d'expertise. Ann Kinesither. 1997;24(4)166-77.

Postiaux G. Fisioterapia respiratória pediátrica: o tratamento guiado por ausculta pulmonar. 2. ed. Porto Alegre: Artmed; 2004.

Postiaux G. Kinésithérapie et pathologie du poumon profound: les techniques inspiratoires lentes pour l'épuration des voies aériennes périphériques. Rev Mal Respir. 2000;17(Suppl 1):S315-8.

Postiaux G. Kinésithérapie respiratoire de l'enfant: les téchniques de soins guidées par l'auscultation pulmonaire. 2. ed. Belgique: De Boeck Université; 2000.

Postiaux G. Kinésithérapie respiratoire et auscultation pulmonaire. Bruxelles: Debœck Universités; 1990.

Postiaux G. Principales técnicas de fisioterapia de limpeza broncopulmonar em pediatria. In: Postiaux G, editor. Fisioterapia respiratória el nino. Madri: McGraw-Hill Interamericana de Espana; 2000. p.139-241.

Postiaux G. Quelles sont les techniques de désencombrement bronchique et des voies aériennes supérieures adaptées chez le nourrisson? Arch Ped. 2001;8(Suppl 1):117-25.

Postiaux G. Quelles sont les techniques de désencombrement bronchique et des voies aériennes supérieures adaptées chez le nourrisson? In: Rapport d'expertise Conférence de Consensus sur la Bronchiolite du Nourrisson 2000; Sep 21; Paris. Arch Ped. 2001; 8 suppl. 1:117-25.

Sancho J, Servera E, Marin J, Vergara P, Belda FJ, Bach JR. Effect of lung mechanics on mechanically assisted flows and volumes. Am J Phys Med Rehabil. 2004;83(9):698-703.

Servera E, Sancho J, Franco J, Vergara P, Catala A, Zafra MJ. [Respiratory muscle aids during an episode of aspiration in a patient with Duchenne muscular dystrophy]. Arch Bronconeumol. 2005;41(9):532-4.

Stopiglia MS, Coppo MRC. Doenças obstrutivas de vias aéreas superiores. In: Sarmento GJV, Peixe AAF, Carvalho FA. Fisioterapia respiratória em pediatria e neonatologia. Barueri: Manole; 2007. Cap. 19.

Stopiglia MS, Coppo MRC. Principais técnicas de fisioterapia respiratória em pediatria. In: Anais do 2º Congresso Internacional Sabará de Especialidades Pediátricas; 2014 set 12-14; São Paulo. Blucher Medical Proceedings. 2014;1(4):1-16.

Suarez AA, Pessolano FA, Monteiro SG, Ferreyra G, Capria ME, Mesa L, et al. Peak flow and peak cough flow in the evaluation of expiratory muscle weakness and bulbar impairment in patients with neuromuscular disease. Am J Phys Med Rehabil. 2002;81(7):506-11.

Tzeng AC, Bach JR. Prevention of pulmonary morbidity for patients with neuromuscular disease. Chest. 2000;118(5):1390-6.

Weibel ER, Gomez DM. Architecture of the human lung. Use of quantitative methods establishes fundamental relations between size and number of lung structures. Science. 1962;137(3530):577-85.

Weibel ER. What makes a good lung? Swiss Med Wkly. 2009;139:375-86.

Wils J. L'accélération du flux expiratoire chez l'adulte: technique de désencombrement bronchique. Cahiers de Kinésithérapie. 1998;192(4):1-13.

Winck JC, Goncalves MR, Lourenco C, Viana P, Almeida J, Bach JR. Effects of mechanical insufflation-exsufflation on respiratory parameters for patients with chronic airway secretion encumbrance. Chest. 2004;126(3):774-80.

Winck JC, Goncalves MR. Managing non-invasive ventilation – a Portuguese experience. IVUN News Winter Edition, 2002.

Wu BG, Segal LN. Lung microbiota and its impact on the mucosal immune phenotype. Microbiol Spectr. 2017;5(3).

Zhou-Suckow Z, Duerr J, Hagner M, Agrawal R, Mall MA. Airway mucus, inflammation and remodeling: emerging links in the pathogenesis of chronic lung diseases. Cell Tissue Res. 2017;367(3):537-50.

9 Técnicas de Depuração de Secreção Brônquica Não Assistidas | Ciclo Ativo da Respiração e Drenagem Autógena

Hilda Angélica Iturriaga Jimenez

INTRODUÇÃO

Por décadas, os pacientes com hipersecreção pulmonar contaram com as técnicas de drenagem postural, percussão e vibração, consideradas técnicas clássicas de depuração de secreções brônquicas, geralmente executadas com assistência de um profissional, o cuidador. Em 1967, no Centro de Reabilitação em Zeepreventorium (Haia, Holanda), foi desenvolvido o método de drenagem autógena (DA), dando início à criação de técnicas que visam à eliminação das secreções de maneira independente. A DA usa a respiração a baixos volumes para deslocar as secreções, um volume corrente normal para coletar as secreções e grandes volumes pulmonares para maximizar o fluxo expiratório e mover as secreções das vias aéreas centrais, possibilitando que sejam eliminadas pela tosse. Essa técnica foi modificada no Hospital Universitário Infantil de Giessen, na Alemanha, e posteriormente adaptada para crianças e pacientes não colaborativos, o que se denominou drenagem autógena assistida.

Em 1979, foi desenvolvida na Nova Zelândia a técnica de expiração forçada, que na década de 1990, passou a integrar o Ciclo Ativo da Respiração (CAR) no Royal Brompton Hospital, na Inglaterra. O CAR usa ciclos alternados de controle respiratório ou respiração relaxada, exercícios de expansão torácica para mobilizar secreções e técnica de expiração forçada para facilitar a remoção de secreção.

CICLO ATIVO DA RESPIRAÇÃO

A técnica do CAR é uma das opções de depuração de secreção brônquica. Pode ser feita em qualquer posição e nenhum aparelho é requerido. Essa técnica leva o paciente a eliminar as secreções brônquicas de maneira assistida ou independente, seguindo uma sequência de padrões respiratórios, objetivando mobilizar o muco até ser expelido. Com a eliminação das secreções, é possível evitar a infecção pulmonar e a destruição das paredes dos brônquios pelo acúmulo de elementos inflamatórios.

O CAR teve início com a adoção da técnica de expiração forçada (TEF), em inglês *huff*, publicada por Thompson e Thompson (1968). Esses autores descreveram o uso de 1 ou 2 *huffs* partindo de médio a baixos volumes pulmonares, com a glote aberta, precedidos e seguidos pela respiração diafragmática. Bárbara Webber (1990) foi quem nomeou o conjunto de técnicas de *Active Cycle of Breathing Techniques*, ou técnica do ciclo ativo da respiração, que compreende um conjunto de modalidades respiratórias e se caracteriza pela flexibilidade da organização do ciclo adaptado às necessidades do paciente, até que ele sinta que o muco foi eliminado.

O ciclo abrange as seguintes etapas: controle da respiração, exercícios de expansão torácica e técnica de expiração forçada.

Controle da respiração

Consiste em respirar com o volume corrente normal, sem esforço e ritmo regular. A pessoa respira pelo nariz ou, se houver dificuldade por esta via, pela boca. A respiração pela boca deve ser associada à resistência labial (*pursed lips*). O paciente deve ser estimulado a relaxar a cintura escapuloumeral e fazer a respiração diafragmática. Ele deve ser orientado a colocar uma mão relaxada sobre o abdome para perceber o movimento deste durante o ciclo respiratório, ou seja, expandir durante a inspiração e retrair durante a expiração. Durante a expiração, deve-se relaxar o corpo para eliminar as tensões, seguindo assim gradualmente para possibilitar que o ritmo da respiração seja mais lento. Manter os olhos fechados ajuda a focar na respiração relaxada, auxiliando no retorno do sistema respiratório à posição de repouso. O controle da respiração pode ajudar os pacientes com dispneia, medo, ansiedade ou pânico. Este período do CAR deve continuar até que a pessoa esteja pronta para fazer os exercícios de expansão torácica ou TEF.

Exercícios de expansão torácica ou respiração profunda

Nessa fase, deve-se inspirar lenta e profundamente pelo nariz e, se possível, sustentar a inspiração por 2 a 3 s. Deve-se manter o tórax e os ombros relaxados. Expirar suavemente como se fosse embaçar um espelho até sentir esvaziar os pulmões totalmente, sem forçar a expiração. Repetir 3 a 4 vezes e, se perceber leve cefaleia, voltar ao controle da respiração. Para facilitar a propriocepção da expansão torácica, o paciente deve manter os ombros relaxados, colocar as mãos nas costelas inferiores, respirar profundamente até sentir expandir a parede torácica, aumentando, assim, a ventilação pulmonar dessa área. A manobra de sustentar o ar de 2 a 3 s diminui o colapso do tecido pulmonar, mesmo que o fluxo se dirija mais facilmente para as áreas sadias do que para as obstruídas. Esse procedimento favorece a distribuição mais homogênea do ar entre as unidades respiratórias com diferentes constantes de tempo, que se definem como o produto da resistência e complacência pulmonar.

No pulmão normal, a resistência ao fluxo de ar nos canais de ventilação colateral (interalveolar - poros de Kohn; na comunicação bronquíolo-alveolar – canais de Lambert; e na passagem interbrônquica - canais de Martin) é muito alta. Entretanto, em volumes pulmonares altos, principalmente se associados à sustentação da inspiração, a resistência diminui e facilita a ventilação colateral. Em presença de secreção (obstrução), o ar flui por esses canais e aumenta o fluxo expiratório posteriormente às secreções (Figura 9.1).

Em presença de hiperinsuflação pulmonar, a resistência ao fluxo de ar também diminui nas vias colaterais. O ar desloca-se atrás das secreções mobilizando-as para as vias de maior calibre até a boca. A eficácia dos exercícios de expansão torácica advém do fenômeno de interdependência das forças expansivas que exercem entre o tecido alveolar adjacente. Em volumes pulmonares altos, as forças expansivas são maiores entre os alvéolos, propiciando a reexpansão do tecido pulmonar, o que não ocorre com o volume corrente normal.

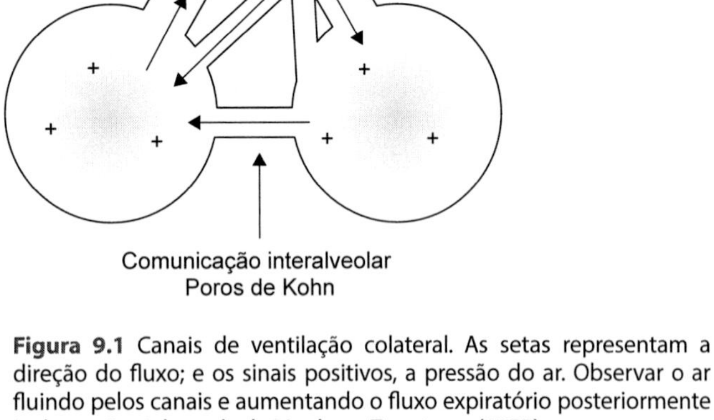

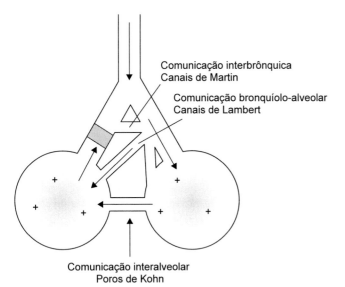

Figura 9.1 Canais de ventilação colateral. As setas representam a direção do fluxo; e os sinais positivos, a pressão do ar. Observar o ar fluindo pelos canais e aumentando o fluxo expiratório posteriormente à obstrução. Adaptada de Menkes e Traystman (1977).

Os exercícios de expansão torácica podem ser associados com vibração ou percussão torácicas, desde que tenham indicação da inclusão dessas técnicas para maior depuração da secreção brônquica. O excesso de exercícios de respiração profunda pode levar a hiperventilação ou cansaço. Os exercícios de expansão ou respiração profunda devem ser executados se a pessoa sente ou percebe que esta parte do ciclo mobiliza as secreções. Cada paciente, com ajuda de seu fisioterapeuta, pode encontrar o número adequado de exercícios de expansão torácica de acordo com a sua condição.

Técnica de expiração forçada

A TEF ou *huffs* é parte integrante do CAR. O modo de execução da TEF depende da localização das secreções, podendo a inspiração ser de pequeno, médio ou grande volume. Após inspirar o volume necessário, o paciente deve exalar com força pela boca e a glote abertas, contraindo o abdome para acelerar a saída do ar dos pulmões, mas evitando esvaziá-los totalmente. Recomenda-se cuidado para que esse esforço não seja exagerado, evitando o aparecimento de sibilos ou desconforto. Caso isso aconteça, o paciente deve voltar aos exercícios de controle da respiração. A TEF precedida por uma inspiração com volumes baixos (abaixo do volume corrente) move o ar das vias aéreas periféricas. Esta manobra deve ser repetida até o paciente sentir que as secreções alcançaram as vias proximais ou centrais. A TEF precedida por uma inspiração com volumes pulmonares altos é executada quando as secreções estão prontas para serem eliminadas. Quando as secreções já estão nas vias centrais, o paciente pode fazer a TEF ou substituí-la pela tosse. Recomenda-se evitar o paroxismo de tosse, o qual provoca cansaço, dispneia ou até mesmo lesões na garganta.

A presença de sons audíveis ou vibrações perceptíveis ao tato significa que as secreções estão movimentando-se para as vias superiores e provavelmente serão facilmente eliminadas. Caso esteja difícil, o paciente deve manter a boca e a glote abertas e treinar a expiração com um pequeno tubo na boca (p. ex., tubo utilizado para prova de *peak flow*), soprar um papel ou bolinhas de algodão ou expirar como se quisesse embaçar um espelho ou óculos (Figura 9.2).

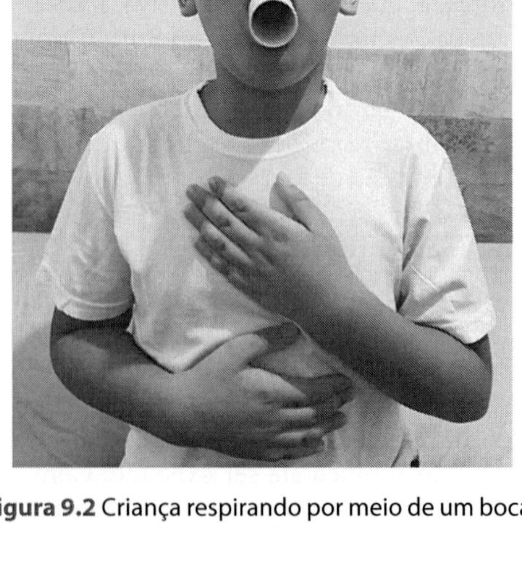

Figura 9.2 Criança respirando por meio de um bocal.

Uma série de TEF é tão efetiva quanto a tosse, porém menos exaustiva, requer menos esforço, e a pressão transpulmonar é menor que na tosse, o que reduz o broncoespasmo. Estudo comparativo da curva fluxo-volume entre tosse e TEF mostra que a TEF pode produzir um fluxo expiratório maior que a expiração forçada máxima.

O CAR é flexível e deve ser adaptado ao paciente no momento da execução da técnica (Figura 9.3). A frequência de execução depende da quantidade e do tipo de secreções que o paciente apresenta, cabendo a ele organizar o ciclo de acordo com a necessidade e a eficácia do método. O ciclo de técnicas pode ser executado na posição sentada ou em posição de drenagem postural, desde que o paciente esteja confortável e relaxado. Alguns pacientes incluem a autopercussão ou a vibração torácica no momento de expansão torácica.

Instruções ao paciente

1. Posição sentada ou posição de drenagem postural desde que esteja confortável.
2. Ombros e pescoço o mais relaxados possível.
3. Controle da respiração (respiração diafragmática): inspirar pelo nariz e expirar pela boca lentamente, com o volume corrente normal.
4. Expansão torácica: inspirar profundamente e sustentar por 2 a 3 s. Exalar sem esforço.
5. Técnica de exalação forçada: inspirar volume baixo com a glote aberta, expelir o ar rapidamente, contraindo fortemente os músculos abdominais.
6. Inspirar volumes altos com a glote aberta, expelir o ar rapidamente, contraindo fortemente os músculos abdominais. Voltar ao controle da respiração quando necessário.

DRENAGEM AUTÓGENA (DA)

Criada na Bélgica pelo fisioterapeuta Jean Chevaillier, a DA tem como princípio básico a modulação da respiração e do fluxo de ar. Essa técnica usa respiração controlada para maximizar o fluxo expiratório com o fechamento mínimo das vias aéreas, movendo secreções das vias aéreas menores para as maiores em três fases: deslocamento, coleta e eliminação da secreção (Figura 9.4).

Para a execução da técnica, devem-se considerar a mecânica da respiração, a idade do paciente, sua capacidade de compreender e seu interesse em colaborar com o procedimento. O paciente é estimulado a aperfeiçoar o padrão respiratório que reduz a resistência da via aérea, levando em conta a qualidade do muco, cuja modulação do fluxo inspiratório e expiratório otimiza o efeito de funil da árvore brônquica. Deve também considerar um adequado esforço da musculatura expiratória para manter a patência das vias áreas, mantendo inclusive as vias aéreas superiores abertas para evitar a fase de compressão da tosse e esforçar-se para manter a distribuição do ar homogênea durante ambas as fases da respiração. Para compensar a distribuição não homogênea da ventilação, deve-se inspirar muito lentamente, com pausa de 2 a 4 s com a glote aberta.

Técnica

Inspiração

A inspiração deve ser feita lentamente pelo nariz e sustentada por 2 a 4 s, o que proporciona umidificação e aquecimento adequados do ar, evitando a irritação das vias aéreas, a tosse prematura e o assincronismo dos movimentos respiratórios, bem como o colapso dos segmentos distais das vias aéreas resultante do deslocamento do ponto de igual pressão para a periferia do pulmão. Possibilita, ainda, uma distribuição mais homogênea da ventilação. Enquanto a inspiração é sustentada com a glote aberta, o ar atmosférico continua a se mover para áreas do pulmão que ainda não estão completamente expandidas.

Expiração

A expiração ativa pode ser pelo nariz ou pela boca. Pela boca, o paciente expira com a glote aberta, como se quisesse embaçar um espelho ou óculos, dando um *feedback* audível de crepitações e vibrações que possibilita a localização das secreções. O surgimento de sons durante a expiração significa que a glote está parcialmente fechada. O tempo expiratório deve ser mais prolongado que o tempo inspiratório.

O esforço durante a expiração deve ser controlado para evitar o colapso das vias aéreas com o aparecimento de sibilâncias, o que limita a velocidade do fluxo aéreo. Se a expiração é feita adequadamente, os ruídos das secreções são audíveis e é possível sentir vibrações táteis das vias aéreas centrais. Para evitar o colapso, o autor da técnica sugere expirar pelo nariz ou com resistência labial (*pursed lips*), ou ainda com uso de pressão positiva expiratória (*flutter* ou EPAP). Esse esforço deve ser feito para encontrar o equilíbrio da força expiratória e provocar turbulência na via aérea, e não o seu colapso. A turbulência descola as secreções das paredes brônquicas em

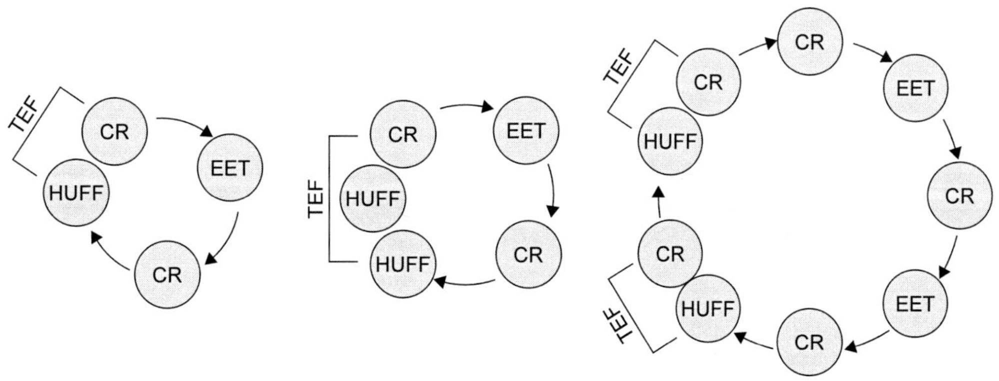

Figura 9.3 Diagrama de três exemplos do ciclo ativo da respiração (CAR), demonstrando a flexibilidade da técnica. CR: controle da respiração; EET: exercícios de expansão torácica; TEF: técnica de expiração forçada. Adaptada de Lapin (2002).

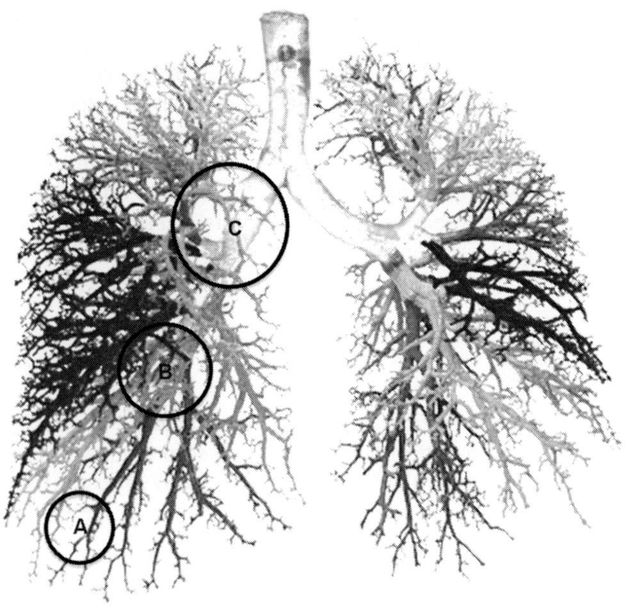

Figura 9.4 Drenagem autógena. **A.** Fase de deslocamento. **B.** Fase de coleta. **C.** Fase de evacuação das secreções.

sentido centrípeto; isso ocorre quando a velocidade do ar alcança uma velocidade crítica, provocando uma interação gás-líquido, o que não acontece com o fluxo laminar. Altas taxas de fluxo criam uma pressão negativa na parede interna do brônquio, o que diminui a adesão do muco e aumenta os efeitos das forças de cisalhamento.

O deslocamento das secreções depende do ponto de igual pressão (PIP), que depende do volume inspiratório prévio à expiração forçada. O local onde a pressão intraluminar brônquica se iguala à pressão intrapleural é chamado de PIP, a partir do qual ocorrem a redução do calibre brônquico e o aumento da velocidade do fluxo de ar. O PIP não é fixo, pois depende do volume pulmonar. Quanto mais distendido estiver o pulmão, maior será sua força elástica e o PIP se afastará dos alvéolos. Diferentemente, em volumes pulmonares baixos, a força elástica estará diminuída e este ponto se deslocará para brônquios periféricos.

Volume pulmonar

O volume do ar inspirado tem por objetivo mobilizar as secreções da periferia até a boca. Nessa técnica, é necessário ajustar o volume de ar inspirado. Na primeira fase, chamada de descolamento, pretende-se, com baixos volumes (menor que o volume corrente), mobilizar o muco da periferia, no nível do volume de reserva expiratório (VRE) (Figura 9.5).

Quando as secreções são mobilizadas para áreas mais centrais na via aérea, o paciente precisa mudar do VRE até o volume de reserva inspiratório (VRI), denominada fase de coleta. Nesta, o paciente também pode fazer volumes pequenos, médios e grandes. À medida que as secreções avançam centripetamente pelos volumes médios e grandes, os volumes maiores provocarão aumento da velocidade do fluxo nesta área, transportando as secreções mais eficientemente. Também contribuem para o deslocamento das secreções o aumento da pressão pelo recuo elástico e a diminuição do diâmetro transverso das vias aéreas centrais, onde converge o gás provocando congestionamento e choque do gás proveniente de diferentes vias brônquicas.

Na fase final ou evacuação, as secreções são eliminadas das vias aéreas centrais ou da traqueia por meio da tosse controlada ou TEF, usando variação de grandes volumes com expiração brusca. É importante salientar que a eliminação de secreções não é o final da técnica, já que, pelos diferentes

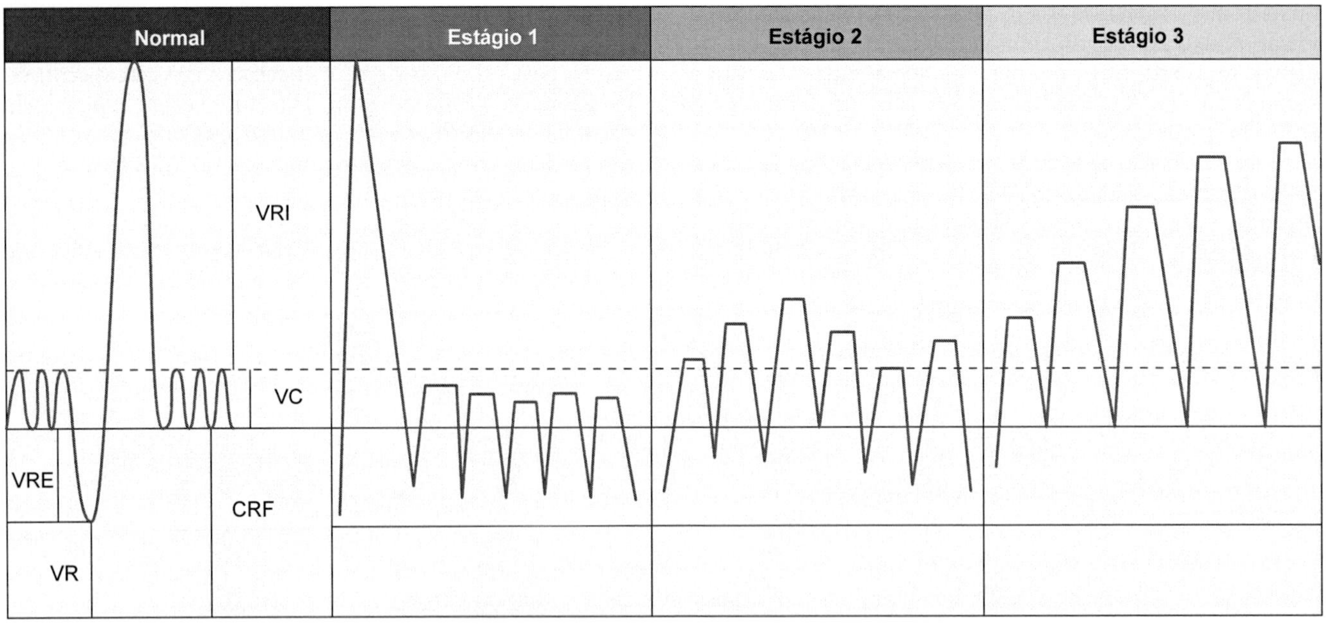

Figura 9.5 Espirograma de uma pessoa considerada saudável (primeira coluna) e as fases da drenagem autógena. Fase 1: respiração com volume abaixo do volume corrente para mobilizar as secreções das vias aéreas periféricas. Fase 2: respiração com volume próximo do volume corrente para coletar as secreções nas vias aéreas de médio calibre. Fase 3: respiração com volume corrente alto para eliminar as secreções das vias aéreas centrais. VC: volume corrente; VRE: volume de reserva expiratório; VR: volume residual; CRF: capacidade residual funcional; VRI: volume de reserva inspiratório. Adaptada de DeTurke e Cahalin (2011).

volumes, ainda existe mobilização de secreções em diferentes derivações brônquicas. A Figura 9.5 mostra o espirograma de uma pessoa considerada saudável (primeira coluna) e as fases da DA.

Instruções ao paciente | Passos preliminares

1. Eliminar o muco das vias aéreas superiores (nariz e traqueia).
2. Localizar o muco.
3. Corrigir a postura e os movimentos da respiração. Evitar a respiração paradoxal. Realizar a respiração diafragmática.
4. Escolher o padrão respiratório ou o nível correto da respiração para a localização do muco.
5. Iniciar a técnica com uma respiração profunda até o volume de reserva inspiratório.

Posteriormente, o paciente respirará em diferentes volumes pulmonares, começando dentro do VRE, passando pela CRF e progredindo para o VRI. Cada componente da técnica é descrito em detalhes a seguir.

Fase 1 | Descolamento da secreção

1. Inspirar pelo nariz com volume menor que o volume corrente (VC).
2. Pausa de 2 a 4 s.
3. Manter a glote e as vias aéreas superiores abertas; se necessário, usar um bocal.
4. Exalar o ar lentamente com as vias aéreas superiores abertas. O tempo da expiração é maior que a inspiração.

Realizar o ciclo de 1 a 3 min ou de 3 a 5 ciclos. Repetir essa fase até sentir vibrações no tórax durante a expiração.

Fase 2 | Coleta da secreção

1. Inspirar volume maior, em nível da capacidade residual funcional (CRF).
2. Pausa de 2 a 4 s.
3. Expirar todo o ar lentamente, evitar a tosse. Se necessário, adaptar uma resistência externa (*flutter*, EPAP).
4. Nesta fase, as vibrações e as crepitações são mais evidentes.

Fase 3 | Eliminação da secreção

1. Inspirar volume corrente alto, recrutando volume acima da CRF, ou seja, VIR.
2. Pausa de 2 a 4 s.
3. Exalar com glote aberta de pequeno a médio volume pulmonar da reserva inspiratória.
4. TEF com glote aberta de médio a grande volume pulmonar.
5. Tossir a partir do nível máximo de volume pulmonar.

Se aparecer tosse durante as fases 1 e 2, ela deve ser abolida. Se persistir, é necessário reiniciar a técnica.

Drenagem autógena e suas modificações

Em razão da dificuldade que os pacientes apresentavam em executar volumes menores que o volume corrente mantendo as vias aéreas abertas, a técnica foi modificada. Na drenagem autógena simplificada, o paciente inspira lenta e profundamente com movimentos combinados de tórax e abdome. No final da inspiração, há uma pausa de 2 a 3 s. A expiração é inicialmente passiva e posteriormente ativa (Figura 9.6).

Fases da técnica

- Inspiração lenta e profunda pelo nariz
- Expiração dividida em passiva e ativa:
  - Expiração passiva: relaxada sem utilizar a musculatura expiratória com fluxo rápido
  - Expiração ativa: lenta, longa com utilização da musculatura expiratória.

Drenagem autógena assistida (DAA)

Usada em crianças pequenas (Figura 9.7), recém-nascidos ou pacientes que não colaboram. Os princípios da técnica são os

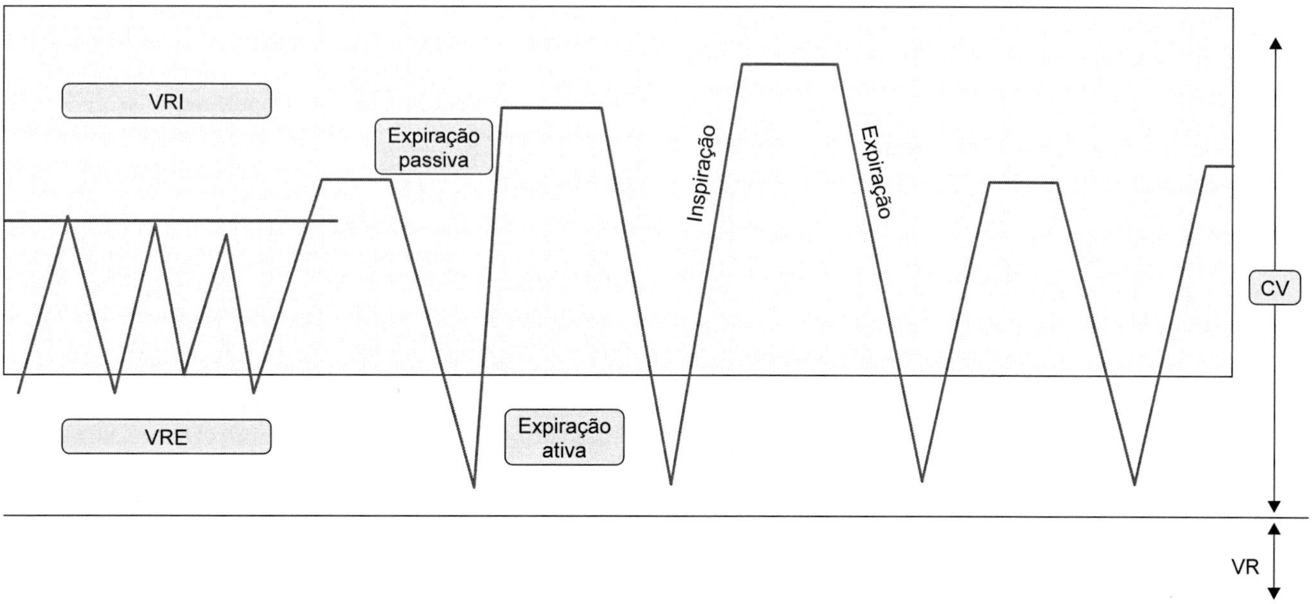

Figura 9.6 Drenagem autógena simplificada. VC: volume corrente; VRI: volume de reserva inspiratório; VRE: volume de reserva expiratório; CV: capacidade vital; VR: volume residual.

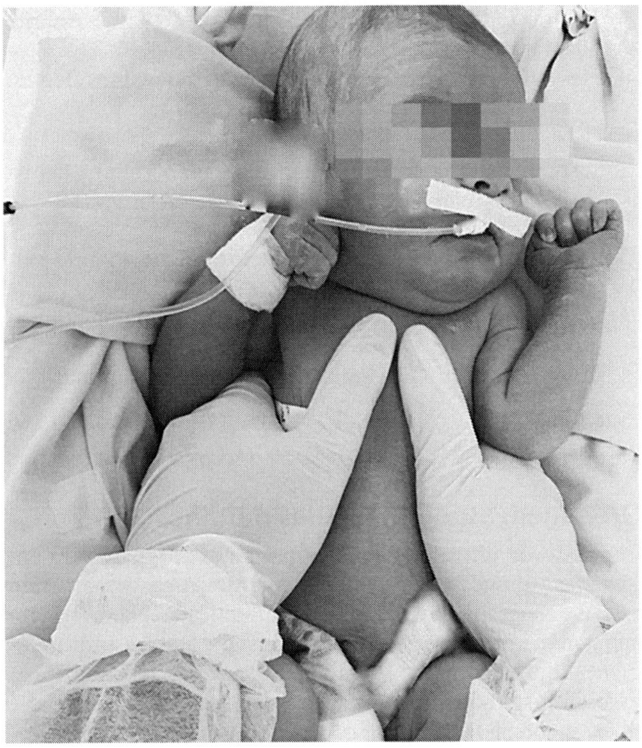

Figura 9.7 Drenagem autógena assistida (DAA) em recém-nascido a termo, no início da manobra. O terapeuta coloca as mãos sobre o tórax do paciente, impedindo a expansão e favorecendo a respiração diafragmática.

mesmos do adulto, mas a técnica de DAA tem que considerar as diferenças anatomofuncionais de bebês e crianças para sua execução.

Em 2017, Corten *et al.* avaliaram o efeito da DAA em 29 crianças (3 meses e meio de idade) com pneumonia não complicada. Para o tratamento, a criança foi colocada na posição sentada, no colo do fisioterapeuta, padronizando a posição de tratamento e otimizando a função diafragmática, melhorando, assim, a ventilação e reduzindo a fadiga. O fisioterapeuta colocava as mãos sobre o tórax da criança, acompanhando o padrão respiratório dela. Durante a expiração, o fisioterapeuta seguia o movimento expiratório sem forçar a exalação (para evitar o colapso das vias aéreas). Na inspiração subsequente, o fisioterapeuta restringia o volume inspiratório da criança, fazendo com que os ciclos respiratórios fossem feitos abaixo da CRF. Ao impedir que a criança voltasse ao volume inicial, ela expirava mais durante o ciclo respiratório subsequente. Desse modo, o fisioterapeuta possibilitava que a criança inspirasse e expirasse com volume pulmonar reduzido, o que favorecia o deslocamento e a mobilização das secreções. Uma vez que as secreções se moviam mais centralmente, o fisioterapeuta lentamente deixava que a criança aumentasse o volume pulmonar, até que as secreções fossem ouvidas ou sentidas de novo. Este processo foi repetido até que as secreções fossem audíveis ou palpáveis nas vias aéreas centrais, onde a criança poderia expectorar as secreções por meio da tosse. Caso a tosse espontânea não ocorresse no final do tratamento, o terapeuta provocava a tosse, por demonstração, sucção (em crianças menores de 9 meses) ou estimulação traqueal (em crianças com mais de 9 meses). Se o paciente necessitasse de terapia de remoção de secreção de via aérea após os 5 dias consecutivos de DAA, qualquer outra técnica de remoção de via aérea poderia ser aplicada. Embora os autores não tenham encontrado diferença do tempo de hospitalização entre a DAA e o tratamento convencional, houve uma redução significativa da frequência respiratória, e nenhum efeito adverso foi observado durante essa modalidade de tratamento.

COMPARAÇÃO DAS TÉCNICAS DE DRENAGEM AUTÓGENA E CICLO ATIVO DA RESPIRAÇÃO

A maioria dos estudos com DA e CAR é feita em pacientes com fibrose cística. Em uma revisão, McKoy *et al.* (2016) compararam a eficácia clínica do CAR com outras terapias de depuração de secreção das vias aéreas em pacientes com fibrose cística. Os estudos incluídos compararam o CAR com DA, dispositivos oscilantes das vias aéreas, dispositivos de compressão de tórax de alta frequência, fisioterapia convencional e PEP. Não houve diferença significativa na qualidade de vida, no peso do escarro, na tolerância ao exercício, na função pulmonar ou na saturação de oxigênio entre o CAR e a DA ou entre o CAR e os dispositivos oscilantes das vias aéreas. Não houve diferença significativa na função pulmonar e no número de exacerbações pulmonares entre o CAR sozinho ou em conjunto com a fisioterapia torácica convencional. Os autores concluíram que não há evidências suficientes para apoiar ou rejeitar o uso do CAR em relação a qualquer outra terapia de remoção de secreção da via aérea. Os autores preconizam estudos a longo prazo para avaliar, de modo mais adequado, os efeitos do CAR sobre resultados importantes para pacientes com fibrose cística, como qualidade de vida e preferência de técnica.

Em 2017, em uma revisão sistemática envolvendo 208 pacientes, McCormack *et al.* compararam a eficácia clínica da DA em pacientes com fibrose cística com outras técnicas de depuração de secreção da via aérea. Dos estudos avaliados, a DA não foi superior a qualquer outra técnica de depuração de secreção das vias aéreas. Segundo os autores, o pequeno número de participantes e a grande variação no tempo de tratamento e no desenho dos estudos dificultaram a análise dos dados.

Savci *et al.* (2000) compararam os efeitos de 20 dias de tratamento com DA e CAR em 30 pacientes com doença pulmonar obstrutiva crônica (DPOC), clinicamente estáveis. Os pacientes foram avaliados utilizando-se testes de função pulmonar, gasometria arterial, teste de caminhada de 6 min e escala de Borg modificada, antes e imediatamente após o teste de caminhada. Os autores observaram que a DA melhorou a capacidade vital forçada (CVF), o volume expiratório forçado em 1 s (VEF_1), o fluxo máximo expiratório, o volume expiratório forçado de 25 a 75% ($VEF_{25\,a\,75\%}$), a hipercapnia crônica, a oxigenação arterial, o desempenho do exercício e a percepção da dispneia durante o exercício. O CAR aumentou a CVF, o pico de fluxo expiratório, a oxigenação arterial e o desempenho do exercício. A taxa de fluxo expiratório máximo e a saturação de oxigênio aumentaram mais na DA que no CAR. A hipercapnia crônica melhorou significativamente na DA em relação ao CAR. Não foram encontradas diferenças em outros parâmetros da função pulmonar. Os autores concluíram que a DA é tão eficaz quanto o CAR na limpeza de secreções e na melhora da função pulmonar e que essas técnicas podem ser usadas em pacientes com DPOC estáveis de acordo com a preferência dos pacientes e dos fisioterapeutas.

CONSIDERAÇÕES FINAIS

As técnicas de DA e CAR têm por objetivo depurar a secreção brônquica de modo independente. Segundo Lapin (2002), ambas as técnicas utilizam os diferentes fluxos aéreos: o fluxo lento, por trás do tampão mucoso, transporta as secreções para a aérea central; o fluxo expiratório circular ou turbulento, em conjunto com o transporte ciliar, mobiliza o muco, sendo parte essencial da higiene brônquica.

O fisioterapeuta deve ensinar as principais opções de tratamento para a depuração de secreção brônquica para que as secreções sejam eliminadas no menor tempo possível, melhorando a qualidade de vida do paciente. Não existe preferência marcante dos pacientes por uma das técnicas, porém, para executar a DA, o paciente precisa ter um grau de entendimento e concentração maior que para o aprendizado do CAR.

BIBLIOGRAFIA

Agostini P, Knowles N. Autogenic drainage: the technique, physiological basis and evidence. Physiotherapy. 2007;93:157-63.

App EM, Kieselmann R, Lindemann H, Dasgupta B, King M, Brand P. Sputum rehology changes in cystic fibrosis lung disease following two different types of physiotherapy: flutter vs autogenic drainage. Chest. 1998; 114(1):171-7.

Chevaillier J. Autogenic drainage. In: Lawson D, editor. Cystic fibrosis horizons. Chichester: John Willey; 1984.

Corten L, Jelsma J, Human A, Rahim S, Morrow BM. Assisted autogenic drainage in infants and young children hospitalized with uncomplicated pneumonia, a pilot study. Physiother Res Int. 2018;23(1).

Cross J, Elender F, Barton G, Clark A, Shepstone L, Blyth A, et al. A randomised controlled equivalence trial to determine the effectiveness and cost-utility of manual chest physiotherapy techniques in the management of exacerbations of chronic obstructive pulmonary disease. Health Technol Assess. 2010;14(23):1-147, iii-iv.

Dab I, Alexander F. The mechanism of autogenic drainage studied with flow volume curves. Monog Paediatr. 1979;3:10-50.

DeTurke WE, Cahalin LP, editors. Cardiovascular and pulmonary physical therapy: an evidence-based approach. 2. ed. New York: McGraw-Hill; 2011.

Fink FB. Forced expiratory technique, directed cough and autogenic drainage. Respir Care. 2007;52(9):1210-21.

Lannefors L, Button B, Mcllwaine M. Physiotherapy in infants and young children with cystic fibrosis: current practice and future developments. J Soc Med. 2004;97(Suppl.44):8-25.

Lapin CD. Airway physiology, autogenic drainage and active cycle of breathing. Respir Care. 2002;47(7):778-85.

Lewis LK, Willims MT, Olds TS. The active cycle of breathing technique: a systematic review and meta-analysis. Respiratory Medicine. 2012;106:155-72.

Lidermann H, Boldts A, Kieselmann R. Autogenic drainage: efficacy of a simplified method. Acta Universitais Carolinae Medica. 1990;36:210-12.

Main E, Prasad A, Schans C. Conventional chest physiotherapy compared to other airways clearance techniques for cystic fibrosis. Cochrane Database Syst Rev. 2005;25(1):CD002011.

McCormack P, Burnham P, Southern KW. Autogenic drainage for airway clearance in cystic fibrosis. Cochrane Database Syst Rev. 2017;10:CD009595. doi: 10.1002/14651858.CD009595.pub2.

Mcllwaire M, Wong LT, Chilvers M, Davison GF. Long term comparative trial of two different chest physiotherapy techniques: postural drainage with percussion and autogenic drainage, in treatment of cystic fibrosis. Pediatr Pulomonol. 2010;445(11):1064-9.

Mckoy NA, Wilson LM, Saldanha IJ, Odelola OA, Robinson KA. Active cycle of breathing technique for cystic fibrosis. Cochrane Database Syst Rev. 2016;7:CD007862. doi: 10.1002/14651858.CD007862.pub4.

Mead J, Turner JM, Macklem PT, Little JB. Significance of the relationship between lung recoil and maximal expiratory flow. J Appl Physiol. 1967;22:95-108.

Menkes HA, Traystman RJ. Collateral ventilation. American Review of Respiratory Disease. 1977;116:287-309.

Miller S, Hall DO, Clayton CB, Nelson R. Chest physiotherapy in cystic fibrosis: a comparative study of autogenic drainage and the active cycle of breathing techniques with postural drainage. Thorax. 1995:(50):165-9.

Osadnik CR, McDonald CF, Holland AE. Airway clearance techniques in acute exacerbations of COPD: a survey of Australian physiotherapy practice. Physiotherapy. 2013;99(2):101-6.

Osadnik CR, McDonald CF, Jones AP, Holland AE. Airway clearance techniques for chronic obstructive pulmonary disease. Cochrane Database Syst Rev. 2012;(3):CD008328.

Osadnik RS, McDonald CF, Holland AE. Advances in airway clearance technologies for chronic obstructive pulmonary disease. Expert Rev Resp Med. 2013;7(6):673-85.

Partridge C, Pryor J, Webber B. Characteristics of the forced expiration technique. Physiotherapy. 1989;75:193-4.

Pfleger A, Theissel B, Oderwaldner B. Self-administered chest physiotherapy in cystic fibrosis: a comparative study of high pressure PEP and autogenic drainage. Lung. 1992;(170):323-30.

Pike SE, Machin AC, Dix KJ, Pryor JA, Hodson ME. Comparison of flutter VRP1 and forced expiration with active cycle of breathing techniques in subjects with cystic fibrosis. The Netherlands Journal of Medicine. 1999;(Suppl)54:555.

Pryor JA, Tannenbaum E, Cramer D, Scott SF, Burgess J, Gyi K, et al. A comparison of five airway clearance techniques in the treatment of people with cystic fibrosis. Journal of Cystic Fibrosis. 2006;(5)Suppl 1:S76.

Robinson KA, McKoy N, Saldanha I, Odelola AO. Active cycle of breathing technique for cystic fibrosis. Cochrane Database Syst Rev. 2012:12:CD007862.

Savci S, Ince DI, Arikan H. A comparison of autogenic drainage and the active cycle of breathing techniques in patients with chronic obstructive pulmonary diseases. J Cardiopulmom Rehabil. 2000;20(1):37-43.

Selsby D, Jones JG. Some physiological and clinical aspects of chest physiotherapy. Br J Anaesthesia. 1990;64:621-31.

Thompson B, Thompson HT. Forced expiration exercises in asthma and their effect on FEV1. New Zealand Journal of Physiotherapy. 1968;3:19-21.

Van der Schans CP. Forced expiratory maneuvers to increase transport of bronquial mucus: mechanistic approach. Monaldi Archives of Chest Disease. 1997;52:367-70.

Webber BA The active cycle of breathing techniques. Cystic Fibrosis News. 1990;Aug/Sep:10-1.

10 Aspiração Endotraqueal

Maria da Glória Rodrigues Machado • Solange Gelmini Araújo

INTRODUÇÃO

O sistema mucociliar e a tosse mantêm a função ótima do sistema respiratório removendo as secreções e evitando a obstrução das vias aéreas. A ação das células ciliadas nas vias aéreas, o sistema imune local e o reflexo de tosse são essenciais para a destruição e a remoção de microrganismos dos pulmões. Em pacientes criticamente enfermos, essas funções podem estar bastante comprometidas pela presença de via aérea artificial (tubos e cânulas de traqueostomia), que atenuam esses mecanismos fisiológicos e comprometem sobretudo a fase compressiva e explosiva da tosse, tornando o sistema respiratório vulnerável a infecções oportunistas, com excessiva produção de secreções. Aspirações periódicas são necessárias para retirar as secreções e evitar a oclusão do tubo, o aumento do trabalho respiratório, as atelectasias e as infecções pulmonares. Entretanto, esse procedimento não é isento de efeitos colaterais e desconforto para o paciente. Desse modo, deve ser realizado com critério e preparo adequado do paciente.

Recomendações recentes para a sucção endotraqueal defendem vários pontos-chave para o procedimento, como:

- Avançar o cateter de sucção até que haja resistência ou que estimule a tosse e retirar em torno de 1 cm antes da aspiração, mas de preferência usar o método de sucção superficial (aspiração somente dentro do tubo)
- Não aspirar rotineiramente (apenas conforme necessário)
- Preferencialmente usar um cateter de sucção fechado
- Não instilar salina
- Pré-oxigenar o paciente
- Não aplicar pressão de sucção por mais de 15 s.

No entanto, essas orientações clínicas parecem não ser seguidas na prática clínica.

Vários trabalhos demonstram que a aspiração e a umidificação adequadas nem sempre conseguem evitar a perda de volume decorrente do acúmulo de secreção na luz do tubo. Além disso, secreções espessas na parede do tubo endotraqueal servem como fonte de aspiração contínua de microrganismos para dentro dos pulmões, levando a uma incidência aumentada de infecção pulmonar e ventilação mecânica prolongada. Recentemente, diferentes tipos de aparelhos têm sido desenvolvidos com o objetivo de remover, de modo mais eficiente, as secreções espessas do lúmen do tubo endotraqueal.

TIPOS DE ASPIRAÇÃO

A aspiração de secreções é, classicamente, realizada com a desconexão do paciente do ventilador e a introdução do cateter de sucção dentro do tubo endotraqueal (sistema aberto). Alternativamente, esse procedimento pode ser realizado com a utilização de um sistema acoplado ao circuito do ventilador, que possibilita a introdução do cateter de aspiração sem a desconexão do paciente da ventilação mecânica (sistema fechado).

Aspiração endotraqueal por sistema fechado

A Figura 10.1 representa o dispositivo que deve ser acoplado entre o tubo endotraqueal do paciente (conexão do paciente) e o circuito do respirador (conexão do ventilador) para aspiração no sistema fechado. O cateter de sucção é envolto por uma capa flexível, o que dispensa o uso de luva estéril. Quando se aciona o botão de sucção, uma pressão negativa é gerada, e a aspiração de secreções é realizada. Observar que a ventilação do paciente é mantida durante todo o procedimento. Caso haja necessidade, o soro fisiológico pode ser instilado por meio do sistema de irrigação para umidificação das secreções.

As principais vantagens do sistema fechado quando comparado ao sistema aberto incluem a redução da contaminação do ambiente, do profissional e do paciente e a manutenção dos parâmetros ventilatórios durante todo o procedimento. A desconexão da ventilação mecânica provoca a interrupção do fornecimento de oxigênio e a queda da pressão alveolar em níveis atmosféricos. Pressões subatmosféricas poderão ainda ser geradas em nível alveolar durante a aspiração, em virtude do aumento da resistência ao fluxo aéreo imposto pela presença

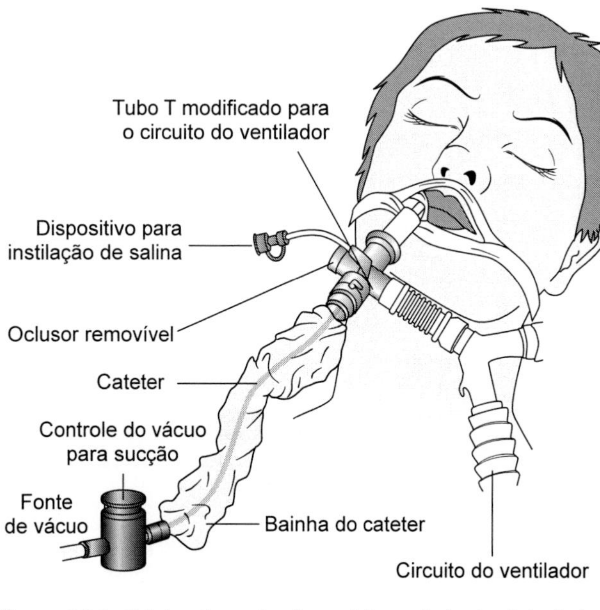

Figura 10.1 Cateter de aspiração – sistema fechado. Adaptada de Sills (2000).

do cateter de sucção na luz do tubo e pela remoção de gás provocada pela aplicação da pressão negativa. Quanto maior o diâmetro interno do cateter de sucção, menor a área determinada entre a sua superfície externa e a superfície interna do tubo endotraqueal, promovendo maior resistência ao fluxo. Além disso, maior será o fluxo em seu interior, provocando maior aspiração de gás. Pressões subatmosféricas poderão levar a colapso alveolar, prejuízo às trocas gasosas e redução da complacência pulmonar.

O sistema fechado evita a descontinuidade da ventilação mecânica e a manutenção dos parâmetros ventilatórios, além de reduzir o risco de infecção por contaminação. Entretanto, não elimina a possibilidade de pressões negativas alveolares durante a aspiração. Segundo Lasocki *et al.* (2006), o sistema fechado pode reduzir a quantidade de secreção aspirada. Além disso, pressões subatmosféricas podem ser criadas quando o fluxo de ar no cateter de aspiração for maior que o fluxo inspiratório do ventilador, levando ao colapso alveolar e afetando o desempenho do respirador. O Quadro 10.1 apresenta as diferenças do sistema fechado em relação ao sistema aberto.

Quadro 10.1 Diferenças entre os sistemas de aspiração aberto e fechado.

Sistema aberto	Sistema fechado
Desconexão do paciente da ventilação mecânica • Perda de PEEP • Perda da FiO_2 desejada • Perda do volume corrente prestabelecido Risco de infecção	Continuidade da ventilação mecânica Manutenção da pressão positiva inspiratória • Preservação da FiO_2 • Manutenção da PEEP • Previne o "desrecrutamento" alveolar • Menor perda do volume corrente prestabelecido Evita a contaminação entre paciente e terapeuta Dispensa o uso de luvas Utiliza 1 sonda por 24 h

PEEP: pressão positiva expiratória final (*positive end-expiratory pressure*).

A Figura 10.2 ilustra as alterações de volume corrente (VC), saturação periférica de O_2 (SpO_2) e pressão de vias aéreas (P_{VA}) durante a aspiração com os sistemas aberto (A) e fechado (B). Observa-se o aumento da FR durante a sucção no sistema fechado.

A desconexão da ventilação mecânica para a aspiração é geralmente bem tolerada por pacientes com lesões pulmonares menos graves. Entretanto, alguns pacientes podem se tornar marcadamente instáveis se o fluxo inspiratório ou a pressão positiva expiratória final (PEEP) forem interrompidos, como no caso de pacientes com síndrome do desconforto respiratório agudo (SDRA).

Almgren *et al.* (2004) compararam os efeitos da sucção endotraqueal com os sistemas aberto e fechado, em animais ventilados mecanicamente a volume controlado e a pressão controlada. O colapso alveolar, com repercussão sobre as trocas gasosas, foi mais grave e persistente nos animais submetidos à ventilação por pressão controlada que em volume controlado. Após 1 min de sucção, a pressão arterial média pulmonar e o *shunt* pulmonar aumentaram, e a PaO_2 e a complacência do sistema respiratório diminuíram nos dois modos ventilatórios. Após 30 min, essas alterações foram comparadas. Esses autores observaram que tais parâmetros estavam significativamente piores nos animais ventilados por pressão controlada. Uma possível explicação é que, na ventilação controlada por volume, o volume corrente é fixo, podendo haver pequenos recrutamentos em cada respiração sucessiva à aspiração. A aspiração de secreções pode ser realizada com mínimos efeitos adversos no sistema aberto, se as devidas precauções forem tomadas.

Aspiração endotraqueal por sistema aberto

Indicação

Por se tratar de um procedimento invasivo e de alto risco para o doente, a aspiração não deve ser realizada como um procedimento de rotina. Deve ser executada apenas quando clinicamente indicada, como nas situações a seguir:

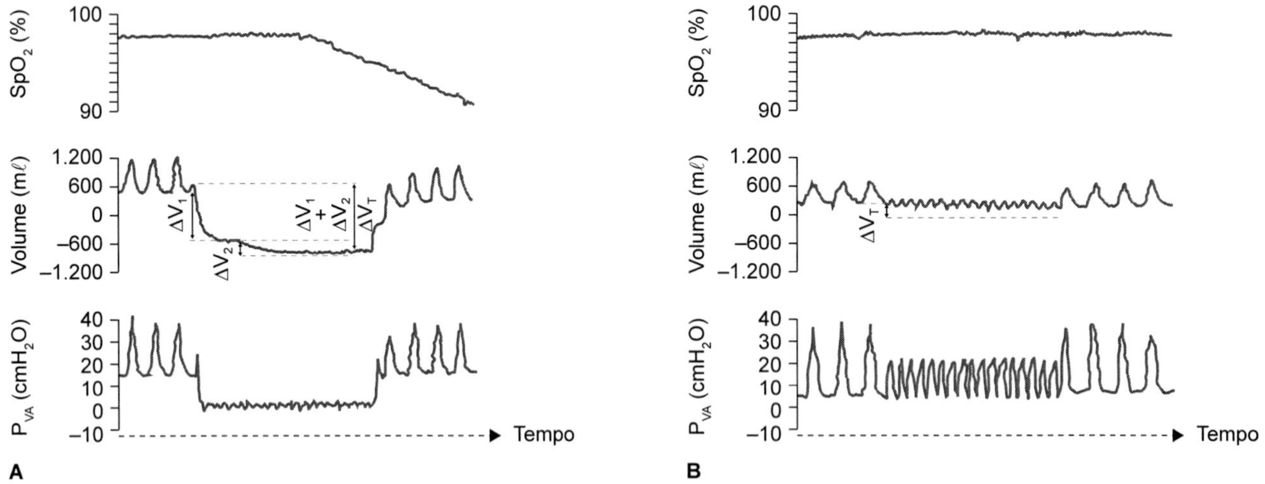

Figura 10.2 Representação gráfica de oximetria de pulso (SpO_2), volume corrente (VC) e pressão de vias aéreas (P_{VA}) obtidos em um paciente durante a sucção aberta e fechada. **A.** Sistema de aspiração aberto: observam-se um marcado decréscimo na SpO_2 e P_{VA}, além de uma imediata queda do volume pulmonar pela desconexão do respirador acompanhada por decréscimo adicional após o início da sucção. A queda total do volume pulmonar é representada por ΔV. **B.** Sistema de aspiração fechado: observa-se discreta redução do VC e P_{VA}. A SpO_2 mantém-se constante. Adaptada de Cereda *et al.* (2001).

- Presença visível de secreções na luz do tubo
- Sons respiratórios audíveis ou alterações na ausculta pulmonar
- Alterações na forma de ondas do ventilador, monitoradas rotineiramente, também podem ser usadas para identificar a presença de secreção. A Figura 10.3 mostra padrão de dente de serra na fase expiratória do fluxo
- Mudanças radiológicas consistentes com a retenção de secreção
- Obtenção de amostras de secreções pulmonares
- Aumento aparente do trabalho respiratório
- Deterioração dos gases arteriais sugerindo hipoxemia, hipercapnia ou queda na SpO_2
- Aumento da pressão de pico inspiratório durante a ventilação artificial com volume controlado ou redução do volume corrente durante a ventilação artificial com pressão controlada
- Alterações gráficas de fluxo e pressão
- Suspeita de aspiração gástrica ou de vias aéreas superiores
- Estimulação da tosse em pacientes incapazes de tossir (déficit neurológico, mudança no estado mental ou por influência de medicação)
- Necessidade de obtenção de secreção para citologia ou exame bacteriológico.

Monitorização durante a aspiração

O Quadro 10.2 apresenta os parâmetros a serem observados antes, durante e após o procedimento de aspiração.

Preparação do paciente

A aspiração deve ser vista como uma intervenção dolorosa quando a sonda ultrapassa a luz do tubo e, portanto, desconfortável para o paciente. Leur *et al.* (2003) demonstraram que 44 a 60% dos pacientes recordam da aspiração traqueal como uma experiência extremamente desagradável. Uma explicação apropriada sobre o procedimento, associada à adequada sedação e à redução da dor, pode controlar a ansiedade e evitar mudanças no comportamento e no quadro fisiopatológico do paciente.

Hiperoxigenação

A aspiração pode, frequentemente, levar à hipoxemia pela interrupção da ventilação mecânica, perda da PEEP e da FiO_2 ofertada. A aspiração dos gases da árvore traqueobrônquica e a redução do volume pulmonar reduzem a complacência pulmonar e predispõem à formação de atelectasias (Quadro 10.3). A hipoxemia pode causar arritmias cardíacas, parada cardíaca e morte. Pode, ainda, ocasionar lesões no sistema nervoso central (SNC).

A hiperoxigenação é a prática de aumentar a concentração de oxigênio (geralmente a 100%) por um período curto antes e, em alguns casos, após a aspiração. Recentemente, Tavangar *et al.* (2017) compararam a pré-oxigenação de 30 s, 1 e 2 min com FiO_2 de 100% em pacientes ventilados mecanicamente. Esses autores observaram que a pré-oxigenação del e 2 min atenuou a queda da saturação arterial de oxigênio durante a aspiração em comparação com 30 s. Resultados semelhantes foram observados com o período pós-aspiração. A redução da saturação arterial de oxigênio, aos 5 e 20 min após a aspiração, foi maior com a pré-oxigenação de 30 s. Esses resultados sugerem que as pré-oxigenações de 1 e 2 min causam menor redução na saturação arterial de oxigênio em comparação com uma pré-oxigenação de 30 s. Desse modo, recomendam-se esses tempos de pré-oxigenação para alcançar a estabilidade na saturação arterial de oxigênio e evitar a hipoxemia causada pela sucção endotraqueal.

Quadro 10.2 Monitorização durante a aspiração endotraqueal.

Sons respiratórios
Perfusão periférica
Gases arteriais (se indicado e possível) e oximetria de pulso (SpO_2)
Padrão e frequência respiratória
Parâmetros hemodinâmicos:

- Frequência cardíaca (FC)
- Pressão arterial (PA)

Características das secreções: cor, odor, consistência e volume
Esforço de tosse
Pressão intracraniana (quando de monitorização)
Parâmetros ventilatórios:

- Pressão de pico inspiratório
- Pressão de platô
- Volume corrente

Representação gráfica dos parâmetros ventilatórios

Quadro 10.3 Causas e consequências da hipoxemia durante a aspiração.

Principais causas
Interrupção da ventilação mecânica – perda da PEEP e da oxigenação
Aspiração dos gases do trato respiratório – redução do volume pulmonar
Redução da complacência pulmonar
Formação de atelectasias
Principais consequências
Arritmias cardíacas
Parada cardíaca
Lesões no sistema nervoso central

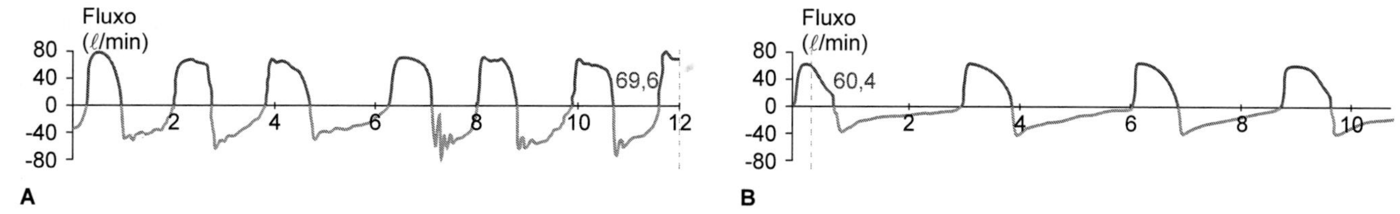

Figura 10.3 Padrão de onda de fluxo de um paciente ventilado mecanicamente. **A.** Sinais de presença de secreção na fase expiratória do fluxo (aspecto denteado). **B.** Normalização do registro do fluxo após a aspiração. Adaptada de Sole *et al.* (2015).

Hiperinsuflação pulmonar

Seus objetivos são aumentar a CRF e reduzir a incidência de atelectasias e *shunt*. Consiste na administração de VC superior ao normalmente recebido pelo paciente. O valor recomendado é de 150% do VC basal. Pode ser realizada pelo aumento do VC do respirador ou do uso de bolsa de reanimação manual (ambu). A hiperinsuflação realizada pelo respirador apresenta vantagens em relação ao uso da bolsa, como podem ser observadas no Quadro 10.4.

A hiperoxigenação e a hiperinsuflação aplicadas exclusivamente pelo respirador garantem o controle do volume aplicado e a monitorização da pressão nas vias aéreas, além da manutenção da PEEP. Entretanto, é necessário atentar ao retorno da FiO_2 aos valores basais após o procedimento de aspiração em respiradores que não dispõem de dispositivos especiais para essa função, a fim de evitar a toxicidade pelo oxigênio. Com o uso dos respiradores, garantem-se condições mais estáveis de ventilação, programando uma FiO_2 de 100% e um VC de 150% sobre o programado. Entretanto, o uso da bolsa tem sido considerado útil no aumento da oxigenação e da mobilização de secreções. Precauções devem ser tomadas em razão da associação de altos volumes pulmonares e do risco de barotrauma. A associação entre a hiperoxigenação e a hiperperinsuflação é eficaz na prevenção da hipoxemia ligada ao procedimento de aspiração, mas não evita diretamente o colapso alveolar.

Controle de infecção

A aspiração é um procedimento com alto risco de infecção para o paciente e para o profissional. Recomenda-se o uso de óculos, avental e luvas estéreis. A lavagem das mãos é obrigatória, antes e depois do procedimento.

Cateter de sucção

As mudanças na pressão dentro dos pulmões durante a aspiração são determinadas pelo equilíbrio entre o gás aspirado pelo cateter de sucção, a reposição desse gás feita por meio da inspiração e a complacência do sistema respiratório.

A quantidade de gás aspirado dos pulmões durante o procedimento está relacionada com a resistência do cateter, o gradiente de pressão aplicado a ele, a presença de fluxos laminares ou turbulentos e a presença de limitação ao fluxo aéreo.

Quadro 10.4 Comparação entre a bolsa de reanimação manual e o uso do respirador para insuflação pulmonar.

Volume controlado pelo respirador	
Vantagens	**Desvantagens**
Controle de volume aplicado Não requer equipamentos adicionais Liberação contínua do O_2	Atenção ao retorno da FiO_2 aos valores basais
Bolsa de reanimação manual	
Mobilização de secreções	Desconexão da ventilação mecânica Incapacidade de determinar o volume corrente Perda da PEEP Risco de barotrauma Risco de contaminação Necessidade de duas pessoas para realizar o procedimento

Para o mesmo gradiente de pressão aplicado, quanto maior o diâmetro interno do cateter e/ou menor o seu comprimento, maior será o volume de gás aspirado (Figura 10.4).

O fluxo de ar proveniente da atmosfera é determinado pelo gradiente de pressão entre as extremidades proximal e distal do tubo endotraqueal e a área existente para a passagem do fluxo. Essa área é determinada pela diferença entre o diâmetro externo do cateter e o diâmetro interno do tubo. Fica claro que o diâmetro interno do cateter influenciará substancialmente na relação entre o fluxo máximo possível dentro de si mesmo e também em sua parte externa. Portanto, a escolha do cateter é um fator de grande importância para o equilíbrio da mecânica ventilatória durante a aspiração. Outros fatores importantes incluem a pressão de sucção aplicada, a presença de secreções mais espessas nas vias aéreas e no interior do tubo e a complacência do sistema respiratório.

O cateter de aspiração não deve ultrapassar a metade do diâmetro interno do tubo endotraqueal. Para calcular o número do cateter a ser utilizado, Plevak e Ward (1997) recomendam a seguinte fórmula:

Diâmetro interno do cateter de aspiração (DI) =
(Diâmetro interno do tubo × 3)/2

Exemplo:

- Tubo número 8
- DI = (8 × 3)/2 =12, que corresponde ao número do cateter.

Além do diâmetro e do comprimento do cateter, o número de orifícios, o tamanho e a disposição destes influenciam o *clearance* do muco. Shah *et al.* (2005) compararam seis diferentes tipos de cateteres, todos com diâmetro de 16 Fr e o mesmo tamanho de furo final, variando o tamanho dos dois orifícios laterais de 3 mm, 4 mm ou 5 mm. Esses autores usaram simuladores de muco com propriedades semelhantes ao muco encontrado nas vias aéreas em diferentes concentrações (0,5%, 1,5% e 3%). A eficácia da aspiração foi avaliada pela porcentagem do conteúdo aspirado em 10 s, com uma pressão negativa de 100 mmHg em um tubo endotraqueal de número 8. A eficácia da aspiração foi menor com o simulador de muco de 3% em comparação com os simuladores de 1,5% e 0,5%. Observou-se também que a eficácia da sucção foi maior nos cateteres que apresentavam os orifícios não paralelos e com diâmetro superior a 5 mm quando testados com simuladores de muco de 1,5% e 3%. A Figura 10.5 mostra os diferentes tipos de cateteres utilizados nesse estudo *in vitro*.

Recentemente, diferentes tipos de cateter de aspiração de secreção têm sido desenvolvidos com o objetivo de remover, de modo mais eficiente, as secreções espessas do lúmen do tubo endotraqueal. Kolobow *et al.* (2005) desenvolveram e testaram um novo tipo de cateter, *Mucus Shaver* (National Institutes of Health, Bethesda, Maryland), com os objetivos de remover o biofilme do lúmen do tubo endotraqueal e o acúmulo de muco, demonstrando que esse novo cateter é mais eficaz que a aspiração-padrão e a umidificação (Figura 10.6). Em um ensaio clínico randomizado, Berra *et al.* (2006) compararam a eficácia, a segurança e a viabilidade do uso do *Mucus Shaver* após a aspiração-padrão e a aspiração-padrão isolada, em pacientes suscetíveis à ventilação mecânica por mais de 72 h (12 pacientes em cada grupo). Após a extubação, cada tubo endotraqueal foi dividido ao meio, longitudinalmente, para inspeção visual e fotografia. Na ponta do tubo, realizou-se o estudo de microscopia eletrônica por varredura e, na

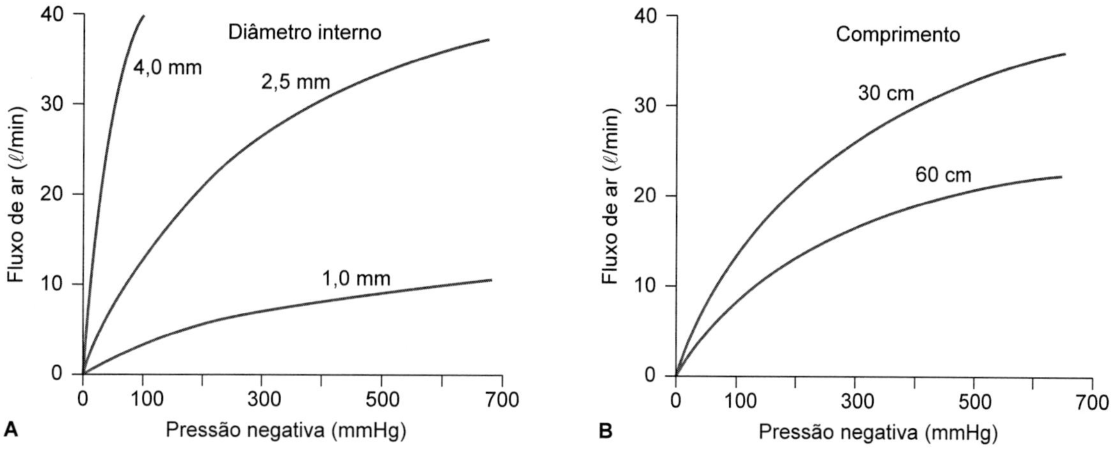

Figura 10.4 Representação gráfica dos efeitos do diâmetro interno (**A**) e do comprimento do cateter de sucção (**B**) sobre a taxa de fluxo aéreo aspirado. Adaptada de Caldwell e Sullivan (1994).

Cateter	Diâmetro do orifício lateral	Diâmetro externo	Dispositivo para controlar o vácuo	Posição dos orifícios
Cardinal Tri-Flo	3 mm	14 Fr	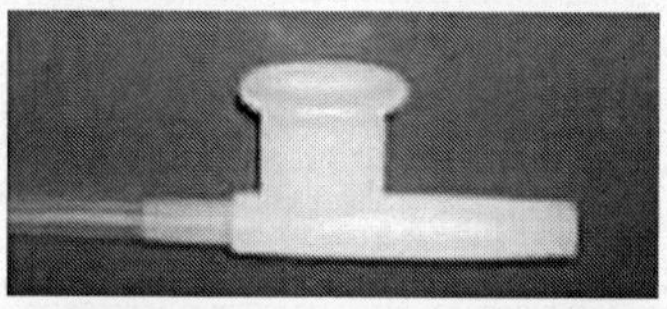	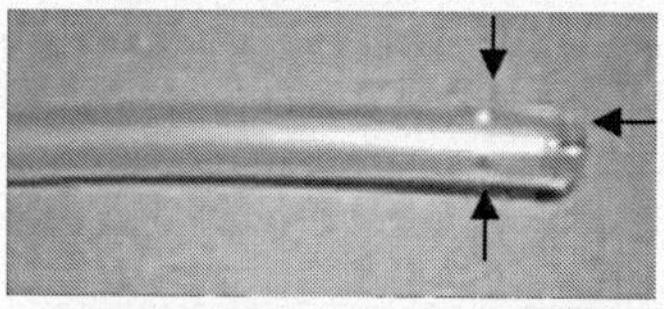
Kendall Regu-vac	4 mm, 6,35 mm entre os orifícios	14 Fr	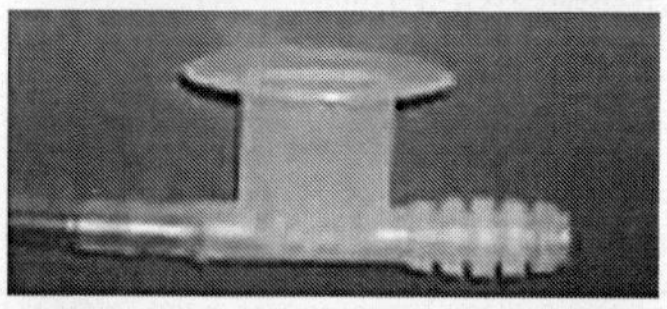	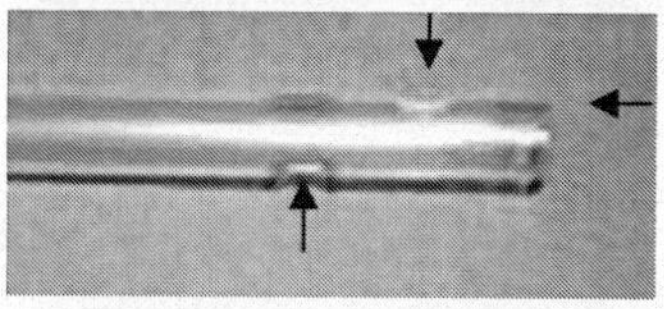
Kendall Sensi-vac	5 mm, 9,52 mm entre os orifícios	14 Fr	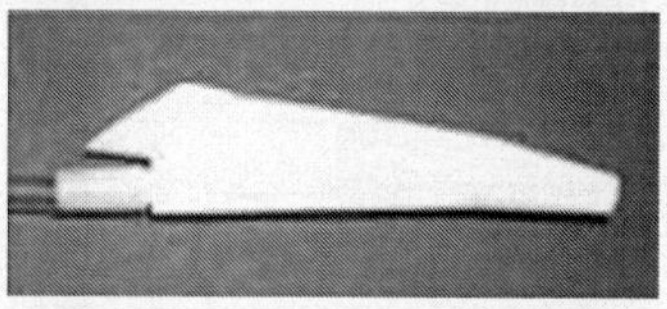	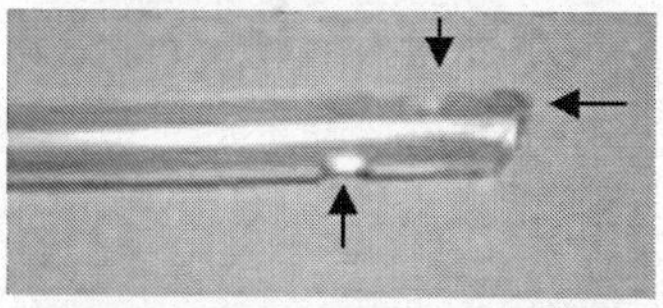
Medline Delee	4 mm, 9,52 mm entre os orifícios	14 Fr	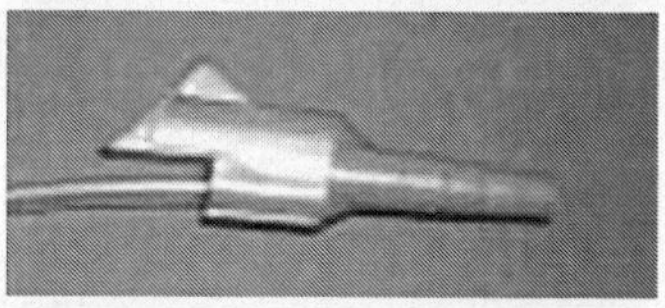	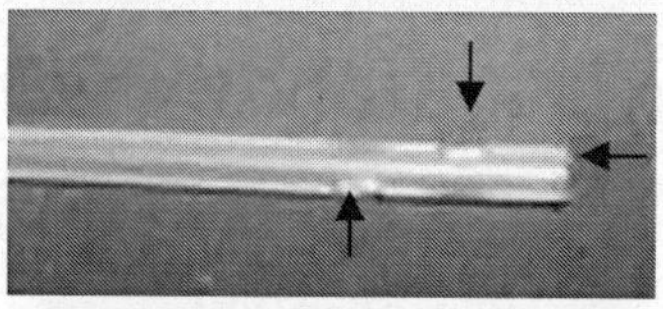
Medline Whistle Tip	4 mm	14 Fr	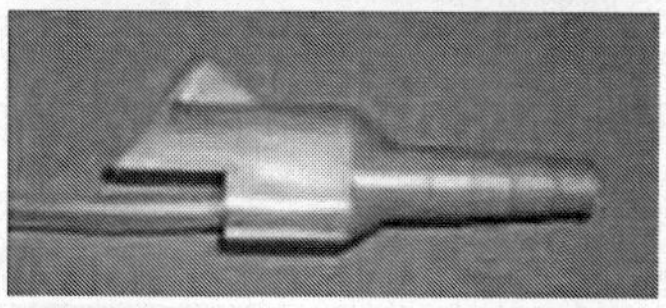	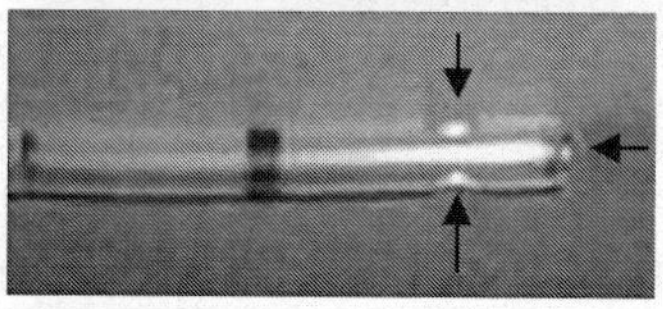
Portex suction tray	4 mm	14 Fr	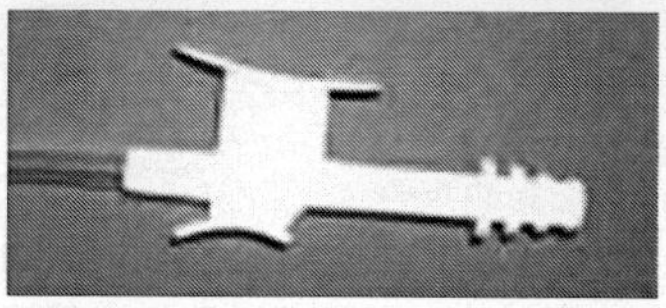	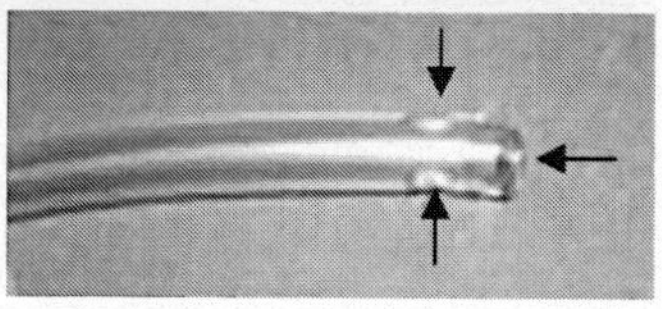

Figura 10.5 Cateteres de aspiração. Diferentes tipos de cateteres de aspiração em relação ao diâmetro e à posição dos orifícios laterais e controladores de vácuo. Fr: French (0,33 mm). Adaptada de Shah *et al.* (2005).

secreção coletada, fez-se análise bacteriológica quantitativa. Após a extubação, observou-se que apenas um tubo endotraqueal do grupo *Mucus Shaver* foi colonizado (8%), enquanto, no grupo-controle, 10 tubos endotraqueais estavam colonizados (83%). A bactéria aeróbica mais comum que colonizou o lúmen do tubo endotraqueal foi o *Pseudomonas aeruginosa*. Além disso, *Staphylococcus aureus* resistente à meticilina (MRSA), *Neisseriae, Escherichio coli, Haemophilus influenzae, Candida albicans* e *Aspergillus flavus* só foram encontrados nos lúmens do tubo endotraqueal do grupo de controle. A microscopia eletrônica mostrou poucas secreções nos tubos endotraqueais do grupo *Mucus Shaver*, enquanto espessos depósitos bacterianos estavam presentes em todos os tubos endotraqueais do grupo-controle. Esses resultados sugerem que o *Mucus Shaver*, além de seguro, viável e eficiente para a limpeza do tubo endotraqueal no cenário clínico, é útil na prevenção da colonização do tubo endotraqueal por potenciais microrganismos prejudiciais.

Stone e Bricknell (2011) apresentaram os resultados de três pacientes que tiveram o tubo endotraqueal desobstruído utilizando-se um novo tipo de cateter, o Rescue Cath®. Esse cateter é considerado um método alternativo para restaurar a via aérea sem a necessidade de extubação e uma nova reintubação. O Rescue Cath® consiste em um cateter rígido com um balão de limpeza em malha na extremidade distal, um calibrador de profundidade, seringa de inflação de balão, alça, dispositivo de irrigação, válvula e dispositivo de sucção (Figura 10.7). O calibrador de profundidade é ajustado de acordo com o comprimento adequado, alinhando as marcas numéricas do cateter com as marcações do tubo endotraqueal. Se o balão do cateter for inflado para além da ponta do tubo endotraqueal, ele pode ser rapidamente desinflado, reposicionado e inflado novamente. Segundo os autores, Rescue Cath® também provou ser útil antes da broncoscopia em pacientes intubados para remover secreções do lúmen do tubo endotraqueal, melhorando a visibilidade, reduzindo o tempo de procedimento e minimizando a necessidade de irrigação. As semelhanças e as diferenças entre o Rescue Cath® e o *Mucus Shaver* estão apresentadas no Quadro 10.5.

Outro removedor de biofilme do tubo endotraqueal, comercialmente disponível, é o endOclear® (Figura 10.8), um dispositivo estéril, de uso único, que consiste em uma alça proximal e um cateter flexível e fino com um aparelho de remoção de secreção na extremidade terminal. Uma estrutura de malha distal de ponta arredondada pode ser ativada mecanicamente para mover-se de uma posição colapsada para uma posição radialmente expandida. Após a inserção do endOclear® no tubo endotraqueal, o dispositivo é ativado para formar um limpador em forma de disco que pressiona suavemente a parede interna do tubo endotraqueal. O endOclear® é então retirado do tubo durante um período de 3 a 5 s, raspando as secreções da parede interna do tubo endotraqueal. Por motivos de segurança, o dispositivo está equipado com marcas graduadas e um guia de segurança ajustável para ajudar a evitar a sobreposição. Um bloqueio de segurança no nível da alça evita o disparo não acelerado do dispositivo. Junto com o dispositivo, um conector em forma de Y é fornecido pelo fabricante. Este conector possibilita a ventilação mecânica contínua durante a manobra e a coleta das secreções em um adaptador descartável e dedicado.

Pinciroli *et al.* (2016) compararam o uso endOclear® a cada 8 h com a aspiração-padrão, em pacientes suscetíveis

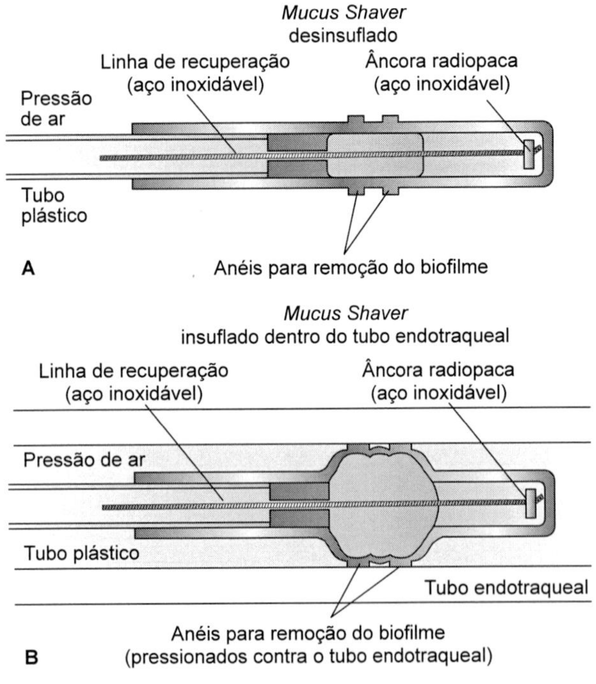

Figura 10.6 Cateter de aspiração *Mucus Shaver.* **A.** Desenho esquemático do *Mucus Shaver* desinsuflado. **B.** *Mucus Shaver* insuflado dentro do tubo endotra-queal. Adaptada de Kolobow *et al.*, 2005.

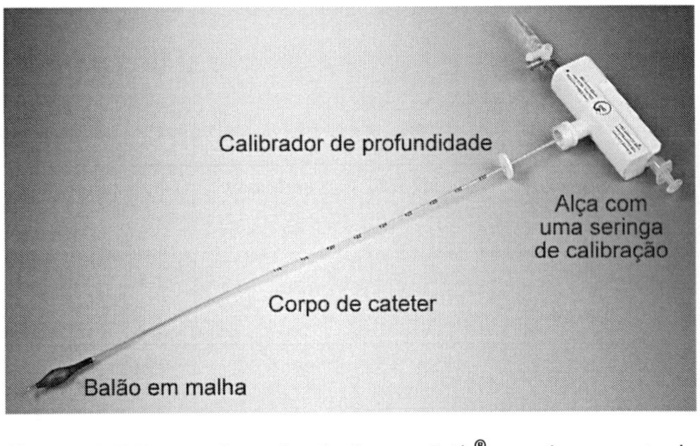

Figura 10.7 Cateter de aspiração Rescue Cath®, que é composto de um cateter rígido com um balão de limpeza em malha na extremidade distal, um calibrador de profundidade, seringa de insuflação de balão, alça, dispositivo de irrigação, válvula e dispositivo de sucção. Fonte: Stone e Bricknell (2011).

Quadro 10.5 Semelhanças e diferenças entre o Rescue Cath® e o *Mucus Shaver*.

Semelhanças	Diferenças
Aspiração/depuração do lúmen do tubo endotraqueal Calibrador de profundidade Ambos usam um balão inflável para criar o contato entre o mecanismo de depuração do muco e a luz do tubo endotraqueal Fácil manuseio, seguro	*Mucus Shaver* tem dois anéis de "borracha" de silicone ligados ao balão Rescue Cath® tem fibra *multimesh* ao redor do balão Rescue Cath® tem válvula e dispositivo de sucção

a ficarem intubados por mais de 48 h. Após a extubação, os tubos foram analisados com tomografia computadorizada de alta resolução (TCAR) para quantificar o volume de muco. Testes microbiológicos foram realizados em biofilme. Os tubos endotraqueais dos pacientes tratados com endOclear® apresentaram menor acúmulo de muco e menor número de obstruções quando comparados com o tratamento-padrão. A TCAR mostrou que os tubos tratados estavam mais limpos. Em relação à colonização, foi observado que houve uma tendência na redução da colonização microbiana no grupo tratado com o endOclear®.

Profundidade de inserção do cateter de aspiração

Os receptores vagais são encontrados em todo o trato respiratório. A estimulação vagal pode resultar em bradicardia e redução da pressão arterial. Além disso, por conta de os receptores de tosse e de irritação serem muito presentes, sobretudo em vias aéreas superiores, paroxismos de tosse podem resultar em aumento da pressão intratorácica e redução do retorno venoso.

Recomenda-se a inserção do cateter até a carina (com a cabeça centralizada), o que é percebido por uma pequena resistência ou pela estimulação da tosse, tracionando-o de 1 a 2 cm para fora, antes da aplicação da sucção. A aspiração seletiva dos brônquios pode ser conseguida por meio do

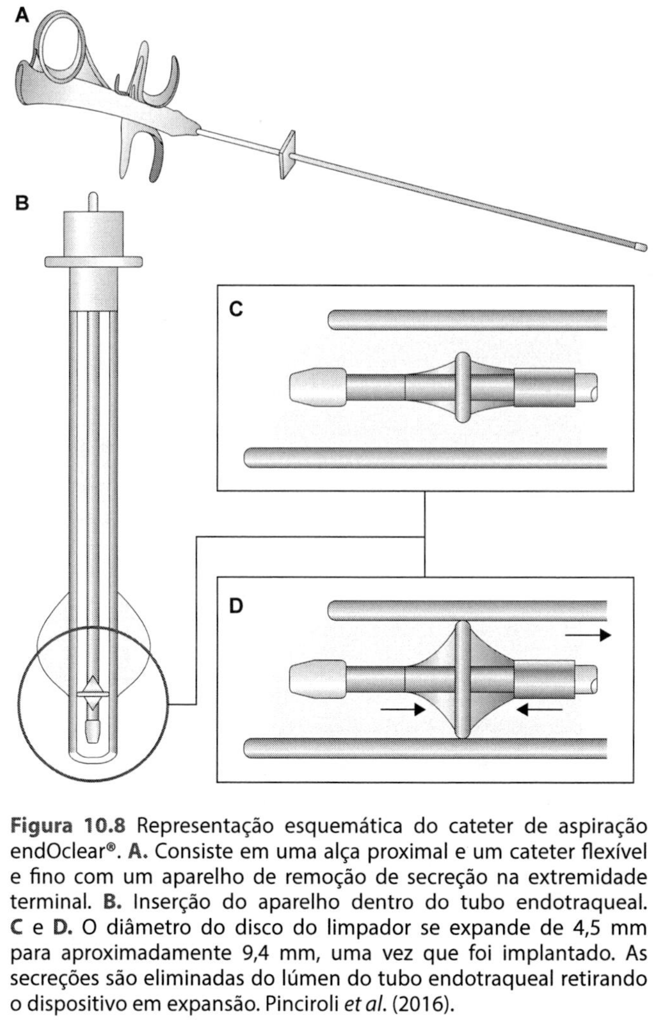

Figura 10.8 Representação esquemática do cateter de aspiração endOclear®. **A.** Consiste em uma alça proximal e um cateter flexível e fino com um aparelho de remoção de secreção na extremidade terminal. **B.** Inserção do aparelho dentro do tubo endotraqueal. **C** e **D.** O diâmetro do disco do limpador se expande de 4,5 mm para aproximadamente 9,4 mm, uma vez que foi implantado. As secreções são eliminadas do lúmen do tubo endotraqueal retirando o dispositivo em expansão. Pinciroli *et al.* (2016).

posicionamento da cabeça do paciente. O desvio da cabeça para a direita favorece a entrada da sonda no brônquio esquerdo; e o desvio para a esquerda, para o brônquio direito. Se o paciente é capaz de tossir e mobilizar as secreções até a extremidade distal do tubo, não há necessidade de introduções mais profundas do cateter, que contribuem para a lesão da via aérea.

Pressão de sucção

Antes de conectar a sonda e iniciar o procedimento de sucção, a pressão negativa da unidade deve ser verificada ocluindo a extremidade da tubulação do vácuo. Segundo a *AARC Clinical Practice Guidelines*, a pressão de sucção deve ser ajustada o mais baixo possível, mas suficiente para realizar efetivamente a limpeza das vias aéreas. Não existem dados experimentais para suportar um nível de sucção máximo apropriado, mas a recomendação é a pressão negativa de 80 a 100 mmHg para neonatos e menos de 150 mmHg para adultos.

O gradiente de pressão dentro do cateter depende da pressão de sucção aplicada a ele e da pressão desenvolvida dentro dos pulmões. Muitas vezes, pressões mais negativas e cateteres com diâmetro maiores são usados para obter maiores fluxos de aspiração e uma satisfatória remoção de secreções. Isso pode levar a menores pressões alveolares e redução significativa dos volumes pulmonares durante a aspiração.

A sucção deve ser aplicada somente durante a retirada do cateter. A sucção realizada durante a introdução do cateter aumenta o tempo de remoção de gases, levando a reduções significativas na pressão alveolar. A aplicação de altas pressões de sucção pode ainda causar danos à mucosa.

Duração do procedimento

O aumento no tempo de aspiração acarreta um longo período de remoção de gases, predispondo à redução da capacidade residual funcional e à hipoxemia. Recomenda-se que a aspiração seja realizada entre 10 e 15 s, desde a inserção do cateter até a sua retirada.

Frequência das aspirações

A frequência da aspiração se estabelece segundo a clínica do paciente. O número de repasses do cateter deve ser o necessário para manter a via aérea permeável, restringindo-se ao menor número possível.

Aplicação de solução salina

A aplicação de solução salina à via aérea, para remoção de secreções mais espessas, é uma prática comum no processo de aspiração. Normalmente, utilizam-se de 3 a 5 mℓ de solução salina para fluidificar as secreções e torná-las mais fáceis de aspirar. Entretanto, as diretrizes para sua prática são inconsistentes, e sua eficácia não é comprovada. Maior atenção à umidificação dos gases inspirados e à hidratação sistêmica do paciente tem sido considerada uma diretriz para evitar essa prática. Segundo a *AARC Clinical Practice Guidelines*, o uso da instilação da salina pode ser associado com tosse excessiva, redução da saturação arterial de oxigênio, broncoespasmo, dor, ansiedade, dispneia, taquicardia e aumento da pressão intracraniana. Outro efeito adverso da instilação é o deslocamento do biofilme de bactéria que coloniza o tubo endotraqueal para as vias aéreas inferiores.

ASPIRAÇÃO NASO E OROFARÍNGEA

Após a aspiração endotraqueal, a aspiração das regiões naso e orofaríngea é necessária, para retirada das secreções acumuladas acima do *cuff* insuflado. Caso haja necessidade de desinsuflação do *cuff* (p. ex., antes da extubação), a aspiração prévia evita a contaminação das vias aéreas inferiores.

Complicações da aspiração

Pouco é conhecido sobre a incidência dos efeitos adversos da aspiração endotraqueal. Recentemente, Maggiore *et al.* (2013) avaliaram a incidência e os fatores de risco em 79 pacientes em ventilação mecânica em um total de 4.506 procedimentos, durante um período de 3 meses. Nesse estudo, os autores avaliaram também o efeito de 1 ano da implementação da padronização da técnica sobre os efeitos adversos (68 pacientes e 4.994 procedimentos). A Figura 10.9 A mostra a porcentagem de pacientes que tiveram complicações, em e a Figura 10.9 B a porcentagem de sucções que tiveram complicações – em ambas as situações, antes e após a introdução da padronização da técnica. Os autores observaram que, após a implementação das diretrizes, todas as complicações, separadamente e juntas, foram reduzidas. A incidência de todas as complicações em conjunto diminuiu de 59,5% para 42,6% dos indivíduos, e de 12,4% para 4,9% dos procedimentos. PEEP > 5 cmH_2O foi um fator de risco independente para dessaturação de oxigênio. Número superior a seis sucções por dia foi um fator de risco para dessaturação e secreções hemorrágicas. O uso de diretrizes foi associado independentemente com menor número de complicações.

Hipoxemia

Pode ser causada durante a aspiração pela interrupção da oxigenação, perda da PEEP e da FiO_2 desejada, retirada da

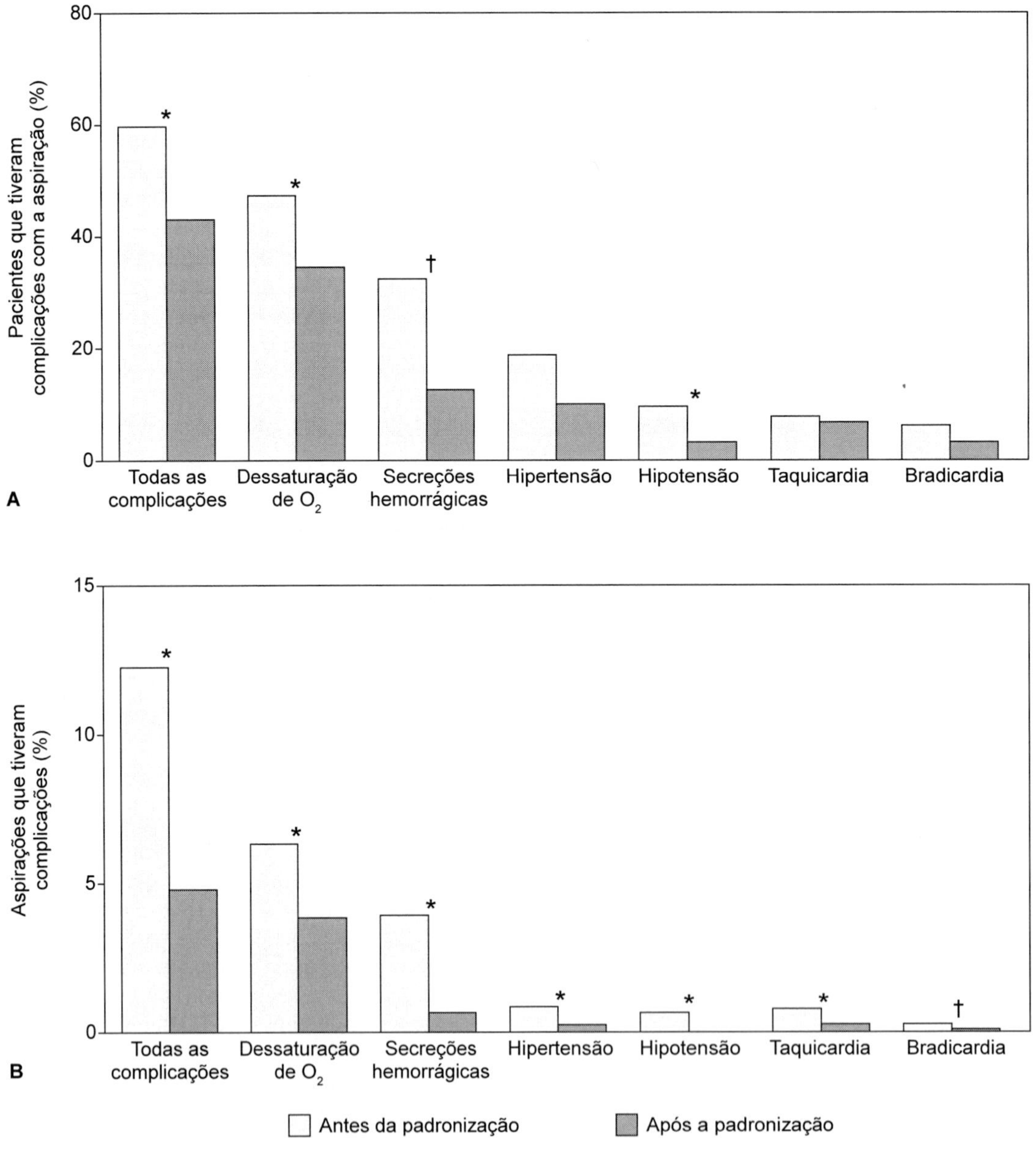

Figura 10.9 Complicações da aspiração endotraqueal. **A.** Porcentagem de pacientes que tiveram complicações antes e após a introdução da padronização da técnica. **B.** Porcentagem de aspirações que tiveram complicações antes e após a introdução da padronização da técnica. * p < 0,005; †p = 0,004. Adaptada de Maggiore *et al.* (2013).

ventilação mecânica, aspiração de gases da árvore traqueobrônquica e formação de atelectasias (ver Quadro 10.3). A hipoxemia desencadeia uma série de mecanismos de compensação que favorecem o aumento do trabalho miocárdico e aumento do consumo de O_2 pelo coração, podendo levar a taquicardia, arritmias cardíacas, parada cardíaca e morte. Pode ainda alterar o ritmo respiratório, levando a dispneia, taquipneia, aumento do trabalho respiratório, excitabilidade, vasoconstrição periférica e aumento da pressão arterial. Na hipoxemia grave, podem ocorrer vasodilatação e hipotensão arterial.

Estimulação vagal

Pode levar à redução da frequência cardíaca (bradicardia). A continuidade do procedimento de aspiração nessa situação pode levar à parada cardíaca.

Atelectasias

A retirada de gases da árvore traqueobrônquica durante a aspiração, sem a adequada reposição pela atmosfera ou pelo respirador (no caso do sistema fechado) pode favorecer a formação de atelectasias. Para isso, contribuem o uso de cateteres inadequados e de excessivas pressões de sucção e o prolongamento do tempo de aspiração. As atelectasias favorecem a hipoxemia e a redução da complacência pulmonar.

Broncoespasmo

A aspiração endotraqueal pode induzir a broncoconstrição em pacientes críticos, submetidos à ventilação mecânica, em virtude da estimulação dos receptores de irritação da árvore brônquica. Qin *et al.* (2000) avaliaram os efeitos regionais e globais da aspiração sobre a reatividade brônquica e a aeração pulmonar em ovelhas. A Figura 10.10 mostra cortes de tomografia computadorizada obtidos em condições de controle, imediatamente após aspiração e após manobra de recrutamento com FiO_2 de 30% em ovelha. A aspiração reduziu a área de secção transversa dos brônquios e o volume pulmonar. Esses autores observaram que a hiperoxigenação e a inalação de lidocaína diminuíram a reatividade brônquica, sendo a atelectasia revertida pela manobra de recrutamento. Esses resultados sugerem que a redução da área de secção transversa dos brônquios se deva ao broncoespasmo e à atelectasia.

Aumento da pressão intracraniana (PIC)

A aspiração endotraqueal pode causar lesão cerebral secundária por causa do impacto negativo sobre as variáveis fisiológicas cerebrais. O aumento da PIC geralmente ocorre em pacientes que tossem excessivamente ou se tornam marcadamente agitados durante o procedimento. A tosse aumenta a pressão intratorácica transmitindo uma pressão intravascular retrógrada, que é associada à redução do retorno venoso cerebral e elevação da PIC. A agitação promove um aumento do metabolismo cerebral, vasodilatação cerebral, aumento da pressão arterial (PA) e fluxo sanguíneo cerebral, levando ao aumento da PIC. Vários estudos têm sido conduzidos para testar os efeitos de diferentes fármacos sobre os parâmetros cerebrais, mas até o momento não existe um consenso sobre a estratégia a ser seguida. Em 2013, Caricato *et al.* avaliaram o efeito da ketamina sobre a PIC, a pressão de perfusão cerebral (PPC), a pressão arterial média (PAM), a saturação de oxigênio da jugular (SjO_2) e a velocidade de fluxo sanguíneo da artéria cerebral média (mVMCA) em pacientes com trauma cerebral fechado antes e após o uso de ketamina. Tal uso não afetou a PPC, preveniu o aumento da PAM, atenuou o aumento da PIC, do mVMC e da tosse, e atenuou a redução da SjO_2.

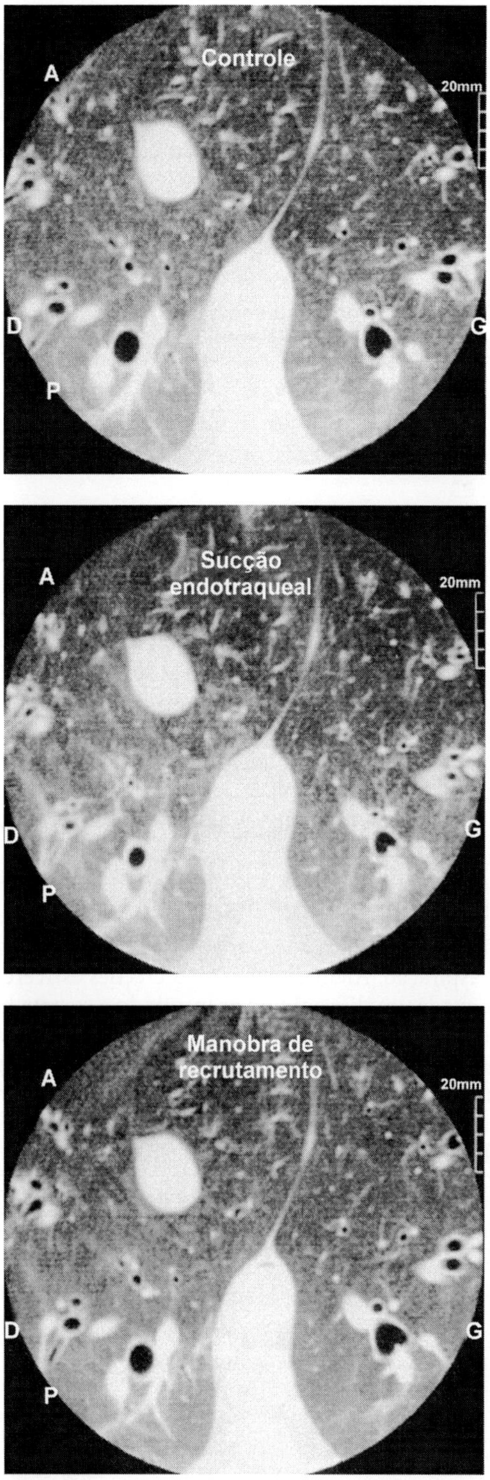

Figura 10.10 Cortes de tomografia computadorizada obtidos em condições de controle (**A**), imediatamente após aspiração (**B**) e após manobra de recrutamento (**C**) com FiO_2 de 30% em ovelha. Observar redução da área de secção transversa dos brônquios e do volume pulmonar, os quais foram revertidos após a manobra de recrutamento. Adaptada de Qin *et al.* (2000).

Trauma de vias aéreas

A aspiração é um procedimento traumático para as vias aéreas. O trauma pode ocorrer pela invaginação da mucosa para dentro do(s) orifício(s) do cateter. A utilização de cateter inadequado, com a pressão de sucção elevada e o tempo de aspiração prolongado, aumenta o risco de lesão à mucosa. A sucção profunda, além de não demonstrar benefícios sobre a sucção superficial, contribui para as lesões. O procedimento pode causar:

- Redução do transporte mucociliar
- Ulceração de mucosa
- Hemorragia
- Hiperemia
- Edema de vias aéreas.

Infecções

A infecção associada à aspiração está relacionada com a contaminação durante o procedimento. A contaminação pode ser prejudicial tanto para o paciente quanto para o ambiente. Nesse sentido, o sistema fechado tem se mostrado mais eficiente, uma vez que dispensa a desconexão da ventilação (que não expõe os circuitos do ventilador nem as secreções do paciente para o ambiente durante a tosse), o uso de bolsa de reanimação manual e o uso de luvas. Na aspiração aberta, o uso de equipamento adequado e a adesão a uma técnica estéril podem minimizar essas complicações. Entretanto, o impacto do sistema fechado na pneumonia associada à ventilação ainda não foi estabelecido.

Prevenção das complicações

A adesão a uma técnica adequada pode reduzir as complicações da aspiração. Além disso, se as secreções estiverem fluidas (adequada umidificação do ar inspirado e correta hidratação do paciente), mais muco pode ser retirado, utilizando-se cateteres adequados com baixas pressões de sucção, em um tempo menor e com menores repetições do procedimento.

ASPIRAÇÃO NASAL E NASOTRAQUEAL

A aspiração nasal se refere à inserção do cateter de aspiração pelo nariz e à aspiração das secreções até o nível da nasofaringe (Figura 10.11 A). A aspiração nasotraqueal refere-se à inserção do cateter de aspiração pelo nariz e da nasofaringe para alcançar a traqueia sem a presença de uma via aérea artificial (tubo endotraqueal ou traqueostomia) (Figura 10.11 B). Apesar do risco do procedimento, ele pode ser utilizado para evitar uma intubação. As indicações e contraindicações da aspiração nasotraqueal se encontram no Quadro 10.6.

A aspiração nasotraqueal pode provocar efeitos deletérios ao paciente, como hipoxemia, hipoxia, arritmias cardíacas, mudanças na pressão arterial, aumento da PIC, desconforto, dor, trauma, broncoespasmo e infecção. Somam-se a essas outras complicações específicas, como laringoespasmo, vômitos, epiglotites, laceração nasal, perfuração da faringe e direcionamento do cateter para o esôfago.

Procedimento

Comparada com outros meios de aspiração, a aspiração nasotraqueal é tecnicamente mais difícil de ser realizada e apresenta maiores riscos ao paciente. O trauma nasal provocado pela introdução do cateter na via aérea resulta na liberação de catecolaminas, o que, associado a hipoxia, aumento do trabalho respiratório e estimulação vagal, pode resultar em arritmias.

A administração de O_2 durante a aspiração nasotraqueal deve ser mais rigorosa. O paciente deve ser colocado em posição de Fowler, o cateter introduzido suavemente até a laringe, e a observação dos sons respiratórios acompanhada pela extremidade proximal do cateter. Quando esses sons são audíveis, a ponta do cateter está imediatamente acima da epiglote. Quando os sons respiratórios desaparecem, o cateter está

Quadro 10.6 Indicações e contraindicações da aspiração nasotraqueal.

Indicações	Contraindicações
Presença de secreções em vias áreas centrais com incapacidade para eliminá-las por meio da tosse	Oclusão nasal Sangramento nasal Epiglotites Trauma facial ou nasal Distúrbios de coagulação Laringoespasmo Infecção do trato respiratório superior

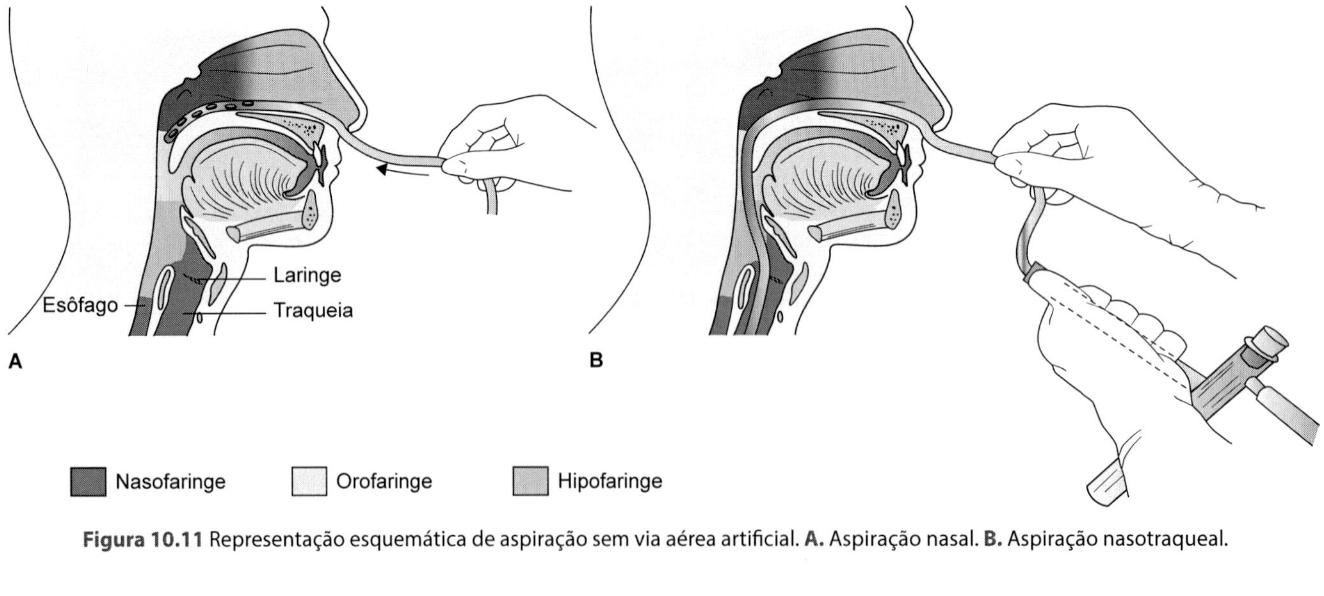

Figura 10.11 Representação esquemática de aspiração sem via aérea artificial. **A.** Aspiração nasal. **B.** Aspiração nasotraqueal.

direcionado para o esôfago. Quando a traqueia é alcançada, a tosse pode aparecer mais forte e o paciente se torna inapto a falar com voz normal (penetração das cordas vocais). Quando se ultrapassam as cordas vocais, o paciente deve receber oxigênio suplementar. A penetração na traqueia provoca ainda uma tosse vigorosa (isso deve ser explicado ao paciente antes do procedimento). Deve-se então iniciar a sucção com a retirada do cateter com movimentos rotatórios. As pressões de sucção devem estar entre –100 e –150 mmHg, e a duração de todo o procedimento não deve ultrapassar 15 s.

ASPIRAÇÃO DE SECREÇÕES SUBGLÓTICAS

A aspiração de secreção subglótica é considerada uma estratégia promissora para a prevenção de pneumonia associada à ventilação mecânica (PAV). A PAV se desenvolve em unidades de terapia intensiva (UTI) em pacientes ventilados mecanicamente entre 48 e 72 h após a intubação. Em uma metanálise recente, Mao *et al.* (2016) compararam a sucção da secreção subglótica e não sucção da secreção subglótica em adultos ventilados mecanicamente em relação à incidência de PAV. Esses autores observaram que a aspiração de secreção subglótica diminuiu a incidência de PAV e a duração da ventilação mecânica e atrasou o início da PAV. Entretanto, não se observou redução na mortalidade e no tempo de permanência na UTI. A recomendação dos autores é que seja instituída a aspiração de secreção subglótica para evitar PAV e reduzir o tempo da ventilação, especialmente na população com alto risco de início prévio da PAV. A Figura 10.12 mostra um desenho esquemático da presença de secreção subglótica ou supra *cuff* (Figura 10.12 A), intubação com tubo endotraqueal com dispositivo para aspiração subglótica (Figura 10.12 B) e um tubo endotraqueal com dispositivo para aspiração subglótica (Figura 10.12 C).

ASPIRAÇÃO COM INVASÃO MÍNIMA DE VIAS AÉREAS

Foi criada como um processo alternativo de remoção de secreções intratraqueais com a menor invasão possível. O sistema aberto de aspiração, como visto anteriormente, consiste na desconexão do paciente do respirador, na aplicação de hiperinsuflação manual, na inserção do cateter de sucção (49 cm de comprimento) e na aplicação de pressão negativa.

Durante a aspiração com invasão mínima, o cateter não deve ultrapassar o comprimento do tubo endotraqueal para não alcançar a traqueia. Os cateteres têm 29 cm de comprimento. A pressão negativa é utilizada com duração de 3 s.

Apesar de reduzir os efeitos adversos da aspiração, como queda na saturação de O_2, aumento da pressão arterial e trauma de vias aéreas, o novo procedimento não alcançou diferenças na duração da intubação, mortalidade e incidência de infecções pulmonares.

CONSIDERAÇÕES FINAIS

A sucção endotraqueal, componente da terapia de higiene brônquica, é um dos procedimentos mais comuns realizados em pacientes com vias aéreas artificiais. O procedimento não é isento de efeitos colaterais e desconforto para o paciente. Desse modo, ele exige critério para indicação e preparo adequado do paciente. O terapeuta deve conhecer os riscos e complicações, bem como as precauções e condutas necessárias para garantir a segurança do paciente.

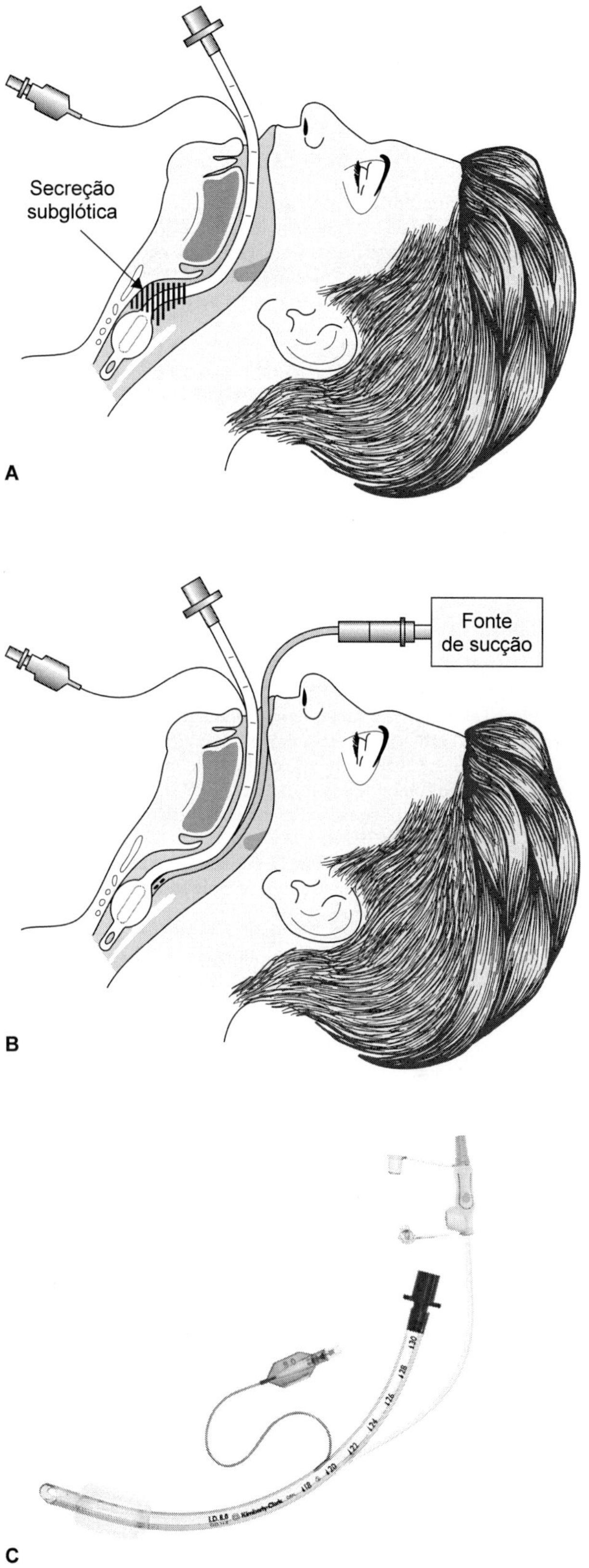

Figura 40.12 Tubos endotraqueais. **A.** Desenho esquemático da presença de secreção subglótica ou supra *cuff*. **B.** Desenho esquemático de intubação com tubo endotraqueal com dispositivo para aspiração subglótica. **C.** Tubo endotraqueal com dispositivo para aspiração subglótica.

BIBLIOGRAFIA

Almgren B, Wickerts CJ, Heinonen E, Högman M. Side effects of endotracheal suction in pressure-and-volume controlled ventilation. Chest. 2004;125(3):1077-80.

Berra L, Curto F, Li Bassi G, Laquerriere P, Baccarelli A, Kolobow T. Antibacterial-coated tracheal tubes cleaned with the Mucus Shaver: a novel method to retain long-term bactericidal activity of coated tracheal tubes. Intensive Care Med. 2006;32(6):888-93.

Branson RD. Secretion management in the mechanically ventilated patient. Respir Care. 2007;52(10):1328-1342.

Caldwell SL, Sullivan KN. Artificial airway: In: Burton GG, Hodgkin JE, editors. Respiratory care. Philadelphia, 1994; p. 493-521.

Caricato A, Tersali A, Pitoni S, De Waure C, Sandroni C, Bocci MG, et al. Racemic ketamine in adult head injury patients: use in endotracheal suctioning. Crit Care. 2013;17(6):R267.

Cereda M, Villa F, Colombo E, Greco G, Nacoti M, Pesenti A. Closed system endotracheal suctioning maintains lung volume during volume-controlled mechanical ventilation. Intensive Care Med. 2001;27:648-54.

Dyhr T, Bonde J, Larsson A. Lung recruitment manoeuvers are effective in regaining lung volume and oxygenation after open endotracheal suctioning in acute respiratory distress syndrome. Critical Care. 2003;7:55-62.

Kerr ME, Rudy EB, Weber BB, Stone KS, Turner BS, Orndoff PA, et al. Effect of short-duration hyperventilation during endotracheal suctioning on intracranial pressure in severe head-injured adults. Nursing Research. 1997;195-201.

Kolobow T, Berra L, Li Bassi G, Curto F. Novel system for complete removal of secretions within the endotracheal tube: the Mucus Shaver. Anesthesiology. 2005;102(5):1063-5.

Lasocki S, Lu Q, Sartorius A, Fouillat D, Remerand F, Rouby JJ. Open and closed endotracheal suctioning in acute lung injury: efficiency and effects on gas exchange. Anesthesiology. 2006;104(1):39-47.

Lu Q, Capderou A, Cluzel P, Mourgeon E, Abdennour L, Law-Koune JD, et al. Computed tomographic scan assessment of endotracheal suctioning-induced bronchoconstriction in ventilated sheep. Am J Respir Crit Care Med. 2000;162:1898-904.

Maggiore SM, Iacobone E, Zito G, Conti G, Antonelli M, Proietti R. Closed versus open suctioning techniques. Minerva Anestesiol. 2002;68:360-4.

Maggiore SM, Lellouche F, Pigeot J, Taille S, Deye N, Durrmeyer X, et al. Prevention of endotracheal suctioning induced alveolar derecruitment in acute lung injury. American Journal Respir Critical Care Medicine. 2003;167:1215-24.

Maggiore SM, Lellouche F, Pignataro C, Girou E, Maitre B, Richard JC, et al. Decreasing the adverse effects of endotracheal suctioning during mechanical ventilation by changing practice. Respir Care. 2013;58(10):1588-97.

Mao Z, Gao L, Wang G, Liu C, Zhao Y, Gu W, et al. Subglottic secretion suction for preventing ventilator-associated pneumonia: an updated meta-analysis and trial sequential analysis. Crit Care. 2016;20(1):353.

Overend TJ, Anderson CM, Brooks D, Cicutto L, Keim M, McAuslan D, Nonoyama M. Updating the evidence-base for suctioning adult patients: a systematic review. Can Respir J. 2009;16(3):e6-17.

Pinciroli R, Mietto C, Piriyapatsom A, Chenelle CT, Thomas JG, Pirrone M, et al. Endotracheal tubes cleaned with a novel mechanism for secretion removal: a randomized controlled clinical study. Respir Care. 2016;61(11):1431-39.

Plevak DJ, Ward JJ. Airway management. In: Burton G, Hodgkin J, editors. Respiratory care: a guide to clinical practice. New York: Lippincott; 1997. p. 555-609.

Pritchard MA, Flenady V, Woodgate P. Preoxygenation for tracheal suctioning in intubed newborn infants (Cochrane Review). In: The Cochrane Library, Issue 1, 2006. Oxford: update software.

Pritchard MA, Flenady V, Woodgate P. Systematic review of the role of pre-oxygenation for tracheal suctioning in ventilated newborn infants. J Paediatr Child Health. 2003;39:163-5.

Qin L, Capderou A, Cluzel P, Mourgeon E, Abdennour L, Law-Koune JD, et al. Computed tomographic scan assessment of endotracheal suctioning-induced bronchoconstriction in ventilated sheep. Am J Respir Crit Care Med. 2000;162:1898-904.

Ridling DA, Martin LD, Bratton SL. Endotracheal suctioning with or without unstilation of isotonic sodium chloride solution in critically ill children. American Journal of Critical Care. 2003;12(3):212-9.

Riegel B, Forshee T. A review and critique of the literature on preoxygenation for endotracheal suctioning. Heart and Lung. 1985;14(5):507-18.

Robson WP. To bag or not to bag? Manual hyperinflation in the intensive care. Intensive and Critical Care Nursing. 1998;14(6):239-43.

Shah S, Fung K, Brim S, Rubin BK. An in vitro evaluation of the effectiveness of endotracheal suction catheters. Chest. 2005;128(5):3699-704.

Sills JR. Entry-level respiratory therapist exam guide. St. Louis: Mosby; 2000.

Sole ML, Bennett M, Ashworth S. Clinical indicators for endotracheal suctioning in adult patients receiving mechanicalventilation. Am J Crit Care. 2015;24(4):318-24; quiz 325.

Stone RH, Bricknell SS. Experience with a new device for clearing mucus from the endotracheal tube. Respir Care. 2011;56(4):520-2.

11 Diferentes Modos de Utilização da PEEP como Recurso Fisioterapêutico

Ada Clarice Gastaldi • Hugo Pereira Goretti • Maria da Glória Rodrigues Machado

INTRODUÇÃO

Nos últimos anos, surgiram vários dispositivos de fisioterapia respiratória que oferecem alternativas ao tratamento convencional, consomem menos tempo e dão maior independência ao paciente com doença pulmonar crônica. Esses aparelhos facilitam a mobilização do muco das vias aéreas, melhorando a ventilação e a função pulmonar. Os pacientes com doenças respiratórias crônicas preferem usá-los por conta de seus benefícios, como maior independência e menor custo. Destacam-se aqueles que utilizam a pressão expiratória positiva (PEP), que tem importantes efeitos fisiológicos e aplicações clínicas. Além disso, a aerossolterapia pode ser feita em associação com muitos desses dispositivos.

PRESSÃO POSITIVA EXPIRATÓRIA

O primeiro equipamento comercial com utilização de PEP foi desenvolvido na Dinamarca no final da década de 1970, sendo posteriormente introduzido nos EUA como uma alternativa ao tratamento de fisioterapia convencional. Esse dispositivo tinha como objetivo principal a remoção de secreção das vias aéreas em pacientes hipersecretivos. Posteriormente, a aplicação da PEP se expandiu, sendo utilizada também para a reversão de atelectasias e a redução do risco de complicações pulmonares após cirurgias. Desde então, foram desenvolvidos vários dispositivos, cuja pressão pode ser regulada por fluxo ou pressão. Esses sistemas são conhecidos pelo nome de PEP-*mask* (*positive end-expiratory*) ou EPAP (*end positive expiratory pressure*).

O sistema EPAP é constituído por máscara ou peça bucal, que é acoplada a uma válvula unidirecional e ao resistor expiratório. Existem dois tipos de resistores: o resistor alinear pressórico ou a fluxo e o resistor linear pressórico.

Resistor alinear pressórico ou a fluxo

Nesse tipo de resistor, o paciente respira através de orifícios com diâmetros cada vez menores, os quais oferecem resistência cada vez maior. O padrão de fluxo gerado pelo paciente também pode influenciar na resistência expiratória. Desse modo, o nível de PEP é variável e dependente do tamanho dos orifícios e da taxa de fluxo expiratório gerado pelo paciente. Quando o fluxo expiratório é muito baixo, ele pode não ser suficiente para gerar e manter o nível ideal de PEP, ocorrendo apenas um retardo expiratório. Nesse tipo de equipamento, a pressão expiratória gerada pode ser monitorada pelo manômetro adaptado ao sistema.

Resistor linear pressórico

Diferentemente, no resistor linear pressórico, a pressão estabelecida é independente do fluxo gerado, e a resistência se mantém constante em toda a fase expiratória. Os resistores lineares pressóricos podem ser dependentes ou não da gravidade.

Resistor linear pressórico dependente da gravidade

O exemplo principal dessa categoria de resistores é o sistema EPAP em selo d'água. O paciente expira através de um tubo imerso dentro de uma coluna de água, graduada de acordo com o nível de PEP que se deseja instituir. No final da expiração, quando a pressão do circuito se iguala à pressão determinada na coluna de água, a resistência expiratória desejada é alcançada.

Resistor linear pressórico não dependente da gravidade

Nesse tipo, a exalação é realizada contra uma mola (*spring load*), com o nível de pressão que se deseja instituir (Figura 11.1). Além disso, o padrão de fluxo gerado pelo paciente não interfere no nível de pressão predeterminada.

Geralmente, o tratamento com o sistema EPAP é bem tolerado pelos pacientes. O número de sessões diárias depende da necessidade e da tolerância do paciente. A inspiração é feita sem resistência e a expiração é realizada à capacidade residual funcional (CRF), contra uma resistência predeterminada. A expiração completa, ou seja, a volume residual, deve ser evitada. Em seguida, o paciente deve tossir ou realizar a técnica de expiração forçada (TEF) para eliminar as secreções que foram mobilizadas. São necessários períodos de relaxamento e controle respiratório durante cerca de 1 a 2 min entre as séries. A duração e a frequência da terapia são ajustadas de acordo com as necessidades individuais. Em geral, o tratamento é realizado por cerca de 15 a 20 min, 2 vezes/dia, em pacientes com condição clínica estável.

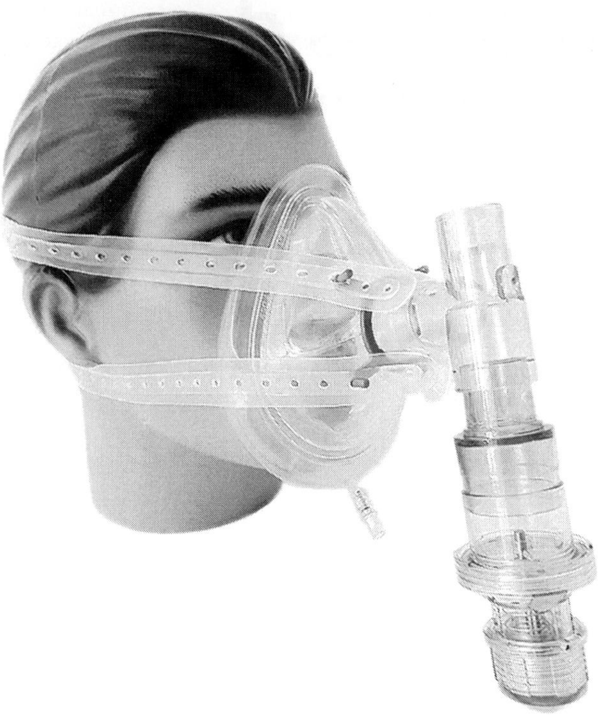

Figura 11.1 Sistema EPAP. Máscara, válvula de sentido unidirecional e resistor (válvula de pressão expiratória positiva).

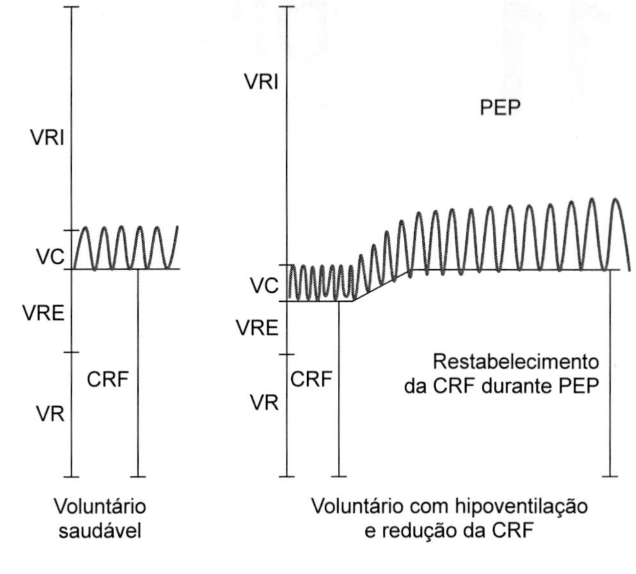

Figura 11.2 Desenho esquemático dos volumes e capacidades pulmonares de um indivíduo saudável e de um indivíduo com respiração rápida e superficial. Após a instituição da pressão expiratória positiva (PEP), observam-se o restabelecimento da CRF, a redução da frequência respiratória e o aumento do volume corrente. VC: volume corrente; VRE: volume de reserva expiratório; VRI: volume de reserva inspiratório; CRF: capacidade residual funcional; VR: volume residual. Adaptada de Olsen *et al.* (2014).

As três principais indicações mais comuns para a utilização do EPAP são: aumentar o volume pulmonar [capacidade residual funcional (CRF) e volume corrente (VC)]; reduzir a hiperinsuflação pulmonar; e melhorar a depuração da secreção das vias aéreas.

Aumento do volume pulmonar

As principais indicações são a prevenção ou a reversão de atelectasias, pós-operatório, disfunção neurológica ou musculoesquelética, idade avançada e imobilidade. A duração e o número de sessões de tratamento são individualizados, dependendo das indicações do tratamento e da gravidade dos sintomas.

Estudos mostram que o EPAP aumenta o VC e diminui a frequência respiratória por conta do aumento na atividade muscular inspiratória e expiratória. A mudança no padrão respiratório com a instituição da pressão, como a diminuição do fluxo expiratório e o aumento do tempo expiratório, leva a um menor volume expirado, causando aumento da CRF e melhora da troca gasosa. O aumento da ventilação colateral pode contribuir para a reinsuflação das vias aéreas colapsadas e o consequente aumento da CRF. A Figura 11.2 mostra um desenho esquemático dos volumes e capacidades pulmonares de um indivíduo saudável e de um indivíduo com redução do VC e CRF e aumento da frequência respiratória (respiração rápida e superficial). Após a instituição da PEP, observam-se o restabelecimento da CRF, a redução da frequência respiratória e o aumento do VC.

Redução da hiperinsuflação pulmonar

A hiperinsuflação pulmonar é definida por um aumento da quantidade de gás nos pulmões e nas vias aéreas no final de uma expiração normal. Em condições fisiológicas, ao final de uma expiração normal, as forças de oposição entre os pulmões e a parede torácica são iguais e opostas. Nesse momento, diz-se que o sistema respiratório está em equilíbrio e o volume pulmonar, chamado de volume de relaxamento, é igual à CRF. Na hiperinsuflação pulmonar, esse volume encontra-se aumentado por diferentes mecanismos.

A hiperinsuflação pulmonar pode ser estática ou dinâmica. A distinção entre elas é muito importante porque os dois fenômenos têm diferentes mecanismos, consequências clínicas e implicações terapêuticas.

A hiperinsuflação estática do pulmão é causada pela modificação das propriedades elásticas do sistema respiratório em virtude de uma diminuição do recuo elástico interno dos pulmões, sem alterações das propriedades elásticas da parede torácica. A causa mais comum é o enfisema pulmonar, caracterizado por um aumento da CRF. Estudos recentes sugerem que a obliteração e o fechamento dos bronquíolos terminais podem preceder a perda do recolhimento elástico pulmonar. O fechamento prematuro de pequenas vias aéreas decorrente da perda do recolhimento elástico pulmonar aumenta o volume residual denominado *air trapping*. Com a progressão da doença, o aumento do volume residual (VR) é maior que o aumento da capacidade pulmonar total (maior razão VR/CPT), levando a uma queda na capacidade vital e no volume expiratório forçado de primeiro segundo (VEF_1).

A hiperinsuflação dinâmica do pulmão é definida como o aumento da CRF acima do equilíbrio elástico do sistema respiratório ou volume de relaxamento, por causa de forças dinâmicas. As principais causas são:

- Redução do gradiente de pressão expiratória em virtude do reduzido recuo elástico dos pulmões

- Aumento da resistência do fluxo de ar, causando aumento da constante de tempo (constante de tempo é o produto da resistência e da complacência pulmonar)
- Limitação de fluxo expiratório, que decorre da compressão excessiva das pequenas vias aéreas por conta da destruição do parênquima pulmonar
- Volumes inspiratórios elevados durante ventilação mecânica ou exercício
- Frequência respiratória elevada.

O aprisionamento aéreo, causado pela hiperinsuflação, cria uma pressão positiva expiratória final (PEEP, *positive end-expiratory pressure*), conhecida como PEEP intrínseca (PEEPi) ou auto-PEEP. A PEEPi é descrita como uma carga inspiratória adicional a ser vencida pelos músculos inspiratórios para que ocorra a geração de uma pressão alveolar subatmosférica com consequente entrada de ar nos pulmões. A PEEPi é, portanto, responsável, pelo aumento do trabalho e pela sobrecarga da musculatura inspiratória dos pacientes com doença pulmonar obstrutiva crônica (DPOC). A carga inspiratória adicional imposta pela PEEPi aumenta o trabalho respiratório e pode induzir à fadiga muscular inspiratória, levando a redução da ventilação e troca gasosa insuficiente.

Em geral, esses pacientes apresentam dispneia, assincronismo toracoabdominal, uso da musculatura acessória e, de modo instintivo e voluntário, expiram com resistência labial (*pursed lips breathing*). Esse modo de respirar diminui a dispneia por conta da redução da frequência respiratória e do aumento do volume corrente. Esses efeitos são obtidos pela redução da relação tempo inspiratório/tempo total (T_I/T_{TOT}), que aumenta o tempo expiratório, e pela redução da PEEPi. Em pacientes com limitação do fluxo por colapso dinâmico da via aérea, pequena quantidade de PEEP externa (EPAP) ou pressão positiva contínua nas vias aéreas (CPAP, *continuous positive expiratory pressure*) podem ser benéficas desde que a PEEP externa seja inferior à PEEP intrínseca.

O efeito fisiológico da utilização do EPAP em pacientes com hiperinsuflação pulmonar tem sido atribuído à promoção de um fluxo expiratório lento que diminui a queda de pressão através da via aérea, reduzindo o colapso das vias aéreas. Outra hipótese é de que o aumento da pressão nas vias aéreas pode deslocar o ponto de igual pressão (PIP, local onde a pressão de dentro das vias aéreas se iguala à pressão externa) de regiões periféricas para uma via aérea mais central e estável, diminuindo o risco de fechamento das vias aéreas. Entretanto, o esforço expiratório exagerado torna isso fisiologicamente questionável à medida que a pressão extrapulmonar aumenta de maneira igual. O aumento do volume expirado decorrente da diminuição do colapso das vias aéreas também resulta em um esvaziamento mais uniforme dos pulmões, menor CRF e melhor distribuição de ventilação e troca gasosa.

A variação dos volumes pulmonares induzida pelo exercício é uma fonte de limitação ventilatória e está relacionada com a intolerância do exercício no paciente com DPOC. O aumento da frequência respiratória e a redução do tempo expiratório induzidos pelo exercício aumentam a hiperinsuflação dinâmica. Existe hoje um corpo de evidências mostrando que o EPAP pode diminuir a hiperinsuflação dinâmica durante o exercício, atenuando o aumento da CRF e a redução da capacidade inspiratória (CI).

Recentemente, Padkao *et al.* (2010) avaliaram se a pressão positiva expiratória poderia diminuir a hiperinsuflação dinâmica de pacientes com DPOC moderada a grave, durante o exercício de extensão de joelho a 30% de 1RM. Esses autores utilizaram um aparelho chamado *conical*-PEP, com uma pressão variável entre 4 e 20 cmH_2O (Figura 11.3). Os exercícios foram interrompidos quando de dispneia maior ou igual a 5 (escala modificada de Borg), desconforto no membro ou qualquer outro desconforto, como tontura. Eles observaram que o uso do EPAP atenuou significativamente o aumento do volume pulmonar expiratório final e a redução da CI no final do exercício quando comparados com o período basal. Esses resultados sugerem que a pressão positiva expiratória pode reduzir a hiperinsuflação dinâmica durante o exercício. Resultados semelhantes foram observados por Monteiro *et al.* (2012), que avaliaram o efeito do EPAP (5 a 10 cmH_2O) em pacientes com DPOC que apresentaram redução de 15% da CI durante o exercício em esteira. Esses autores observaram que o EPAP atenuou a redução da CI e o aumento da CRF desses pacientes imediatamente após o exercício submáximo. Esses resultados sugerem redução do colapso e da compressão dinâmica das vias aéreas associados à redução da sobrecarga dos músculos inspiratórios, aumentando, assim, o acoplamento neuromuscular.

O uso do EPAP também tem efeito sobre a capacidade funcional de pacientes com DPOC. Nicolini *et al.* (2013) avaliaram o efeito do EPAP de 5 cmH_2O sobre a distância caminhada durante o teste de 6 min em 100 pacientes com DPOC de moderada a grave. Esses autores observaram que o EPAP aumentou significativamente a distância caminhada e a saturação arterial de oxigênio. A utilização da PEP durante programas de reabilitação para a depuração de secreções brônquicas já é bem estabelecida, e estudos futuros devem ser direcionados para

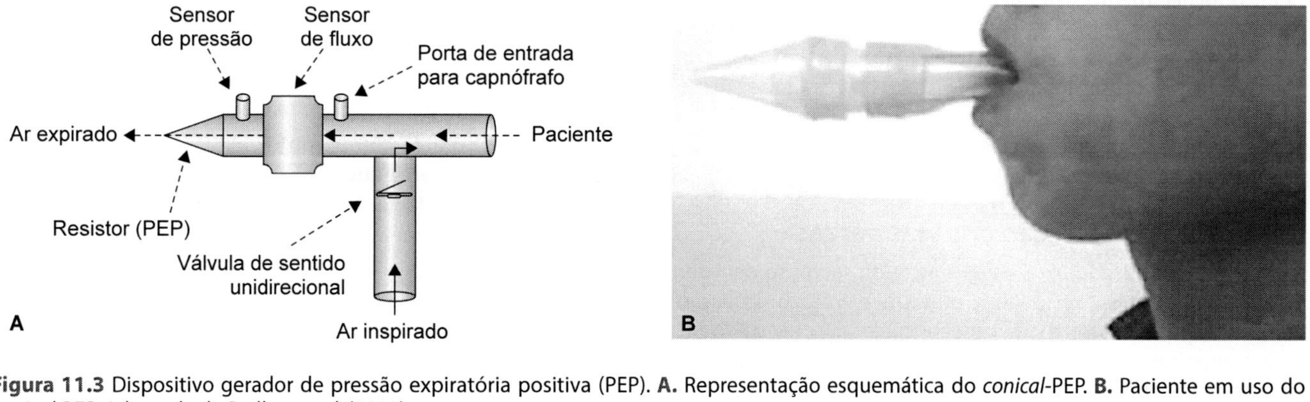

Figura 11.3 Dispositivo gerador de pressão expiratória positiva (PEP). **A.** Representação esquemática do *conical*-PEP. **B.** Paciente em uso do *conical*-PEP. Adaptada de Padkao *et al.* (2010).

verificar a sua utilidade também durante o condicionamento físico. Segundo Wibmer *et al.* (2014), em pacientes com DPOC estável, os volumes pulmonares medidos imediatamente após o teste de 6 min estão mais bem relacionados com a limitação do exercício que com os volumes pulmonares medidos antes do teste, com exceção do VEF_1. Esses autores sugerem que os testes de função pulmonar, medidos imediatamente após o exercício, devem ser incluídos em estudos futuros em pacientes com DPOC para avaliar as restrições ventilatórias induzidas pelo exercício que não podem ser avaliados adequadamente durante os testes de função pulmonar basal.

PEP e redução das repercussões hemodinâmicas da hiperinsuflação pulmonar

A DPOC causa alterações permanentes no parênquima pulmonar e tem repercussões hemodinâmicas importantes. O aumento da pressão intratorácica causada pelo PEEPi reduz a pré-carga dos ventrículos direito e esquerdo. O aumento da resistência vascular pulmonar aumenta a pós-carga do ventrículo direito e pode diminuir a complacência do ventrículo esquerdo por conta do desvio de septo interventricular para a esquerda. Além da hipertrofia, o ventrículo direito de pacientes com DPOC apresenta redução da fração de ejeção, ou seja, declínio no desempenho no bombeamento do sangue durante a sístole. A sobrecarga dos músculos inspiratórios durante o treinamento específico desses músculos pode acentuar essas alterações.

Em 2017, Schaper-Magalhães *et al.* compararam o efeito do treinamento dos músculos inspiratórios com uma sobrecarga de 30% da pressão inspiratória máxima (TMI) ou associada à pressão expiratória positiva de 5 cmH_2O (TMI + PEP) em relação à respiração basal (sem carga e sem PEP) sobre o enchimento rápido (onda E) e tardio dos ventrículos (onda A) em pacientes com DPOC (Figura 11.4). Esses pacientes apresentavam 23% de redução da $PI_{máx}$ em relação ao grupo-controle. Esses autores observaram que a onda E reduziu significativamente durante o TMI em relação aos níveis basais (sem sobrecarga e sem PEP) nos dois grupos, nos dois ventrículos. Esses resultados sugerem que o aumento da negatividade intrapleural, imposto pela sobrecarga dos músculos inspiratórios, aumentou a pós-carga do ventrículo esquerdo e reduziu o débito cardíaco. A adição da PEP normalizou essas medidas, provavelmente por atenuar o aumento da negatividade intrapleural imposta pela sobrecarga e, simultaneamente, por reduzir a pós-carga do ventrículo esquerdo. O comprometimento do enchimento ocorreu principalmente nos pacientes com DPOC e no ventrículo esquerdo. A redução da onda E, usada para medir a pré-carga dos ventrículos, pode afetar o fornecimento sistêmico de oxigênio (DO_2), que é calculado como produto do débito cardíaco (DC) e conteúdo de oxigênio arterial (CaO_2). O DC depende da pré-carga, da pós-carga e da contratilidade miocárdica. Os resultados desse estudo sugerem que a redução da onda E afeta a DO_2, e que a PEP associada à sobrecarga dos músculos inspiratórios pode normalizar esses efeitos.

Depuração da secreção das vias aéreas

A PEP pode ser usada para a depuração da secreção das vias aéreas de pacientes com doença pulmonar crônica, infecção pulmonar, pós-operatório, disfunção mucociliar ou da tosse. Para cumprir esses objetivos, pode-se usar a EPAP ou a pressão expiratória positiva oscilante.

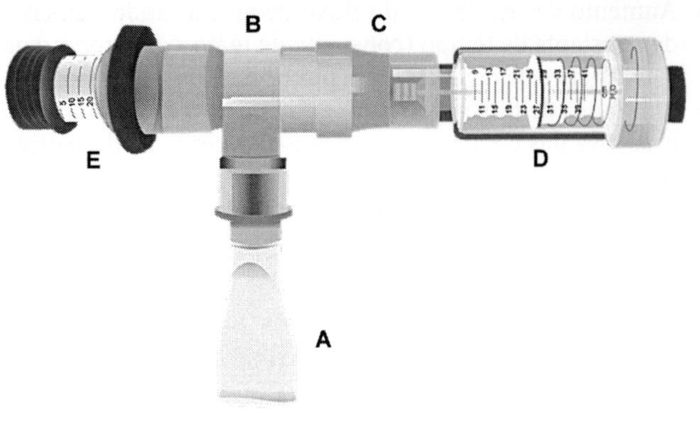

Figura 11.4 Aparelho Threshold® IMT (*inspiratory muscle training*) para treinamento dos músculos inspiratórios, associado à válvula de pressão positiva expiratória (PEP). **A.** Peça bucal. **B.** Tubo T. **C.** Válvula unidirecional. **D.** Threshold® IMT. **E.** Válvula de PEP. Respiração basal, sem sobrecarga inspiratória e PEP igual a zero. Respiração com sobrecarga inspiratória com 30% da $PI_{máx}$ (IMT). Respiração com sobrecarga de 30% da $PI_{máx}$ associada à válvula de PEP graduada em 5 cmH_2O (IMT+PEP). Adaptada de Schaper-Magalhães *et al.* (2017).

PRESSÃO EXPIRATÓRIA POSITIVA OSCILANTE

Princípios e efeitos fisiológicos

Como o próprio nome sugere, trata-se de uma técnica que utiliza dispositivos que geram PEP e oscilações com a passagem do fluxo expiratório. São utilizados com o objetivo de aumentar o volume pulmonar e favorecer a eliminação de secreções do trato respiratório.

A PEP auxilia a remoção de secreções pelo aumento da pressão alveolar em virtude de uma expiração contra a resistência, favorecendo a insuflação de alvéolos colapsados por meio da circulação colateral e do aumento do fluxo expiratório. A PEP ajuda a manter as vias aéreas abertas e pode reduzir a resistência periférica. As oscilações produzem um efeito tixotrópico, que compreende a redução da viscoelasticidade das secreções respiratórias quando estas são submetidas a agitação constante.

A secreção respiratória é um fluido viscoelástico e não newtoniano, isto é, com resposta não linear a uma força aplicada, instável e com características físicas dependentes de tempo e fluxo. A fluidificação progressiva das secreções pode, portanto, ser atribuída à ação das oscilações e, também, à ação do fluxo aéreo.

Este efeito foi primeiro demonstrado pelo grupo do Prof. King (Canadá, 1983), que demonstrou, em cães submetidos à oscilação torácica, um aumento do transporte de secreções a partir de 5 Hz, com maior efeito nas frequências entre 13 e 15 Hz. O mesmo grupo, no ano seguinte, utilizando o mesmo modelo experimental, comparou o efeito das oscilações orais e torácicas e observou que o efeito também ocorria com as oscilações orais. Entretanto, para uma mesma frequência de oscilação, mostrava melhores resultados para as oscilações torácicas quando comparado com as oscilações orais. Em seguida, vieram dois estudos do Prof. George, da Inglaterra (1984 e 1985), utilizando um modelo gerador de oscilações, demonstrando, em voluntários saudáveis, um aumento do transporte ciliar nasal e aumento da depuração pulmonar.

Em 1992, o Prof. Lindemann propôs um novo dispositivo, de mecanismo bastante simples, chamado VRP 1-Desitin, hoje conhecido como *flutter*. A nova proposta parecia interessante, e o Prof. Lindemann demonstrou que o novo dispositivo proporcionava o mesmo volume de expectoração que a drenagem autógena em pacientes com fibrose cística.

Com o passar dos anos, novas propostas de modelos portáteis foram surgindo. No final da década de 1990, foram publicados estudos utilizando um dispositivo denominado RC-Cornet®, utilizado em pacientes com DPOC. No início de 2003, outro dispositivo, denominado Acapella, foi descrito em estudo experimental comparando o comportamento mecânico. No Brasil, os dispositivos *flutter* e Acapella estão disponíveis comercialmente. Juntando-se a estes dois, outro dispositivo denominado Shaker, também disponível comercialmente, foi comparado aos dois anteriores em um estudo de 2013.

Mecanismos de funcionamento

Os dispositivos *flutter* e Shaker têm um mecanismo de funcionamento semelhante. Ambos têm um formato de cachimbo, são feitos de material plástico, com um cone interno onde repousa uma esfera de aço. A extremidade distal contém uma tampa perfurada, e a extremidade proximal constitui-se por uma peça bucal, que, no *flutter*, é fixa e contínua ao corpo do dispositivo, impedindo a sua rotação (Figura 11.5). No Shaker, a peça pode ser removida e/ou rodada, possibilitando que o paciente mude a posição do corpo sem modificar a posição do dispositivo (Figura 11.6 A a C). Recentemente, disponibilizou-se a segunda geração do Shaker, denominada POWERbreathe Shaker Deluxe (Figura 11.6 D a F).

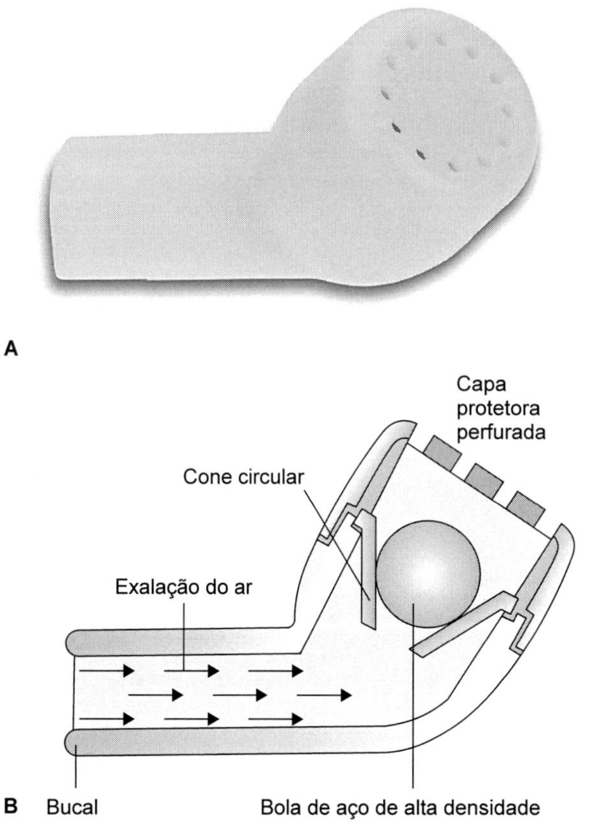

Figura 11.5 A. Dispositivo *flutter*. **B.** Figura esquemática do *flutter* mostrando os diferentes componentes do aparelho.

O dispositivo Acapella pode gerar PEP e oscilações por um mecanismo de contrapeso magnético. O gás exalado passa por um cone, que é ocluído de modo intermitente, produzindo as oscilações. Em uma das extremidades, há uma peça bucal removível (que também pode ser substituída por uma máscara), acoplada a uma estrutura plástica, e, na outra, existe uma válvula que pode ser ajustada para gerar diferentes pressões e oscilações, que variam de acordo com o ajuste definido e o fluxo aéreo exalado. O dispositivo está disponível em dois modelos: o verde para pacientes que conseguem sustentar o fluxo expiratório ≥ 15 ℓ/min, por, no mínimo, 3 s, e o azul para pacientes com fluxo ≤ 15 ℓ/min (Figura 11.7).

O RC-Cornet® é composto por um tubo fino e curvo, com um tubo valvulado em seu interior (Figura 11.8). Os ajustes de pressão e oscilação têm mecanismo não dependente de gravidade, que pode ser ajustado em cinco diferentes posições, variando as características do fluxo e da pressão. O RC-Cornet® pode ser usado via nasal para tratamento de sinusite.

No *flutter* e no Shaker, a geração de pressão e oscilação tem um mecanismo dependente de gravidade e do fluxo expiratório. A posição neutra (ou zero) é considerada aquela em que o dispositivo está paralelo ao solo e formando um ângulo de 90° com a rima labial. A inclinação do dispositivo para cima pode aumentar, e a inclinação para baixo diminuir a pressão e a oscilação geradas.

As características mecânicas e o comportamento dinâmico da válvula de *flutter* foram descritos por Lindemann (1992) usando fluxos variando de 1,6 a 5,5 ℓ/s, que são semelhantes aos fluxos da expiração tranquila. A Tabela 11.1 apresenta os resultados da pressão e da oscilação geradas com as diferentes posições do aparelho.

O comportamento mecânico dos dispositivos *flutter* e Acapella foi comparado no estudo de Volsko *et al.* (2003) e do *flutter*, Shaker e Acapella no estudo de Santos *et al.* (2013). A Tabela 11.2 mostra a variação da oscilação dos dispositivos *flutter*, Shaker e Acapella utilizando fluxos entre 5 e 32 ℓ/m. Os autores concluíram que as oscilações produzidas pelos três dispositivos são semelhantes, porém a pressão positiva produzida pelo Acapella é maior e, quando avaliados em fluxos mais

Tabela 11.1 Pressão e oscilação do *flutter* geradas de acordo com a posição do aparelho.

Posição	Pressão	Oscilação
30° para cima	12 a 75 cmH_2O	15 a 32 Hz
Posição 0° (posição neutra)	10 a 70 cmH_2O	9 a 22 Hz
30° para baixo	8 a 60 cmH_2O	2 a 10 Hz

Fonte: Lindemann (1992).

Tabela 11.2 Pressão e oscilação geradas nos aparelhos *flutter*, Acapella e Shaker utilizando fluxos entre 5 e 32 ℓ/m.

Volsko, 2003	Pressão	Oscilação
Flutter	5 a 19 cmH_2O	6 a 23 Hz
Acapella	4,8 a 26,6 cmH_2O	7,7 a 20 Hz
Shaker	5 a 19,7 cmH_2O	8 a 26 Hz

Fonte: Santos *et al.* (2013).

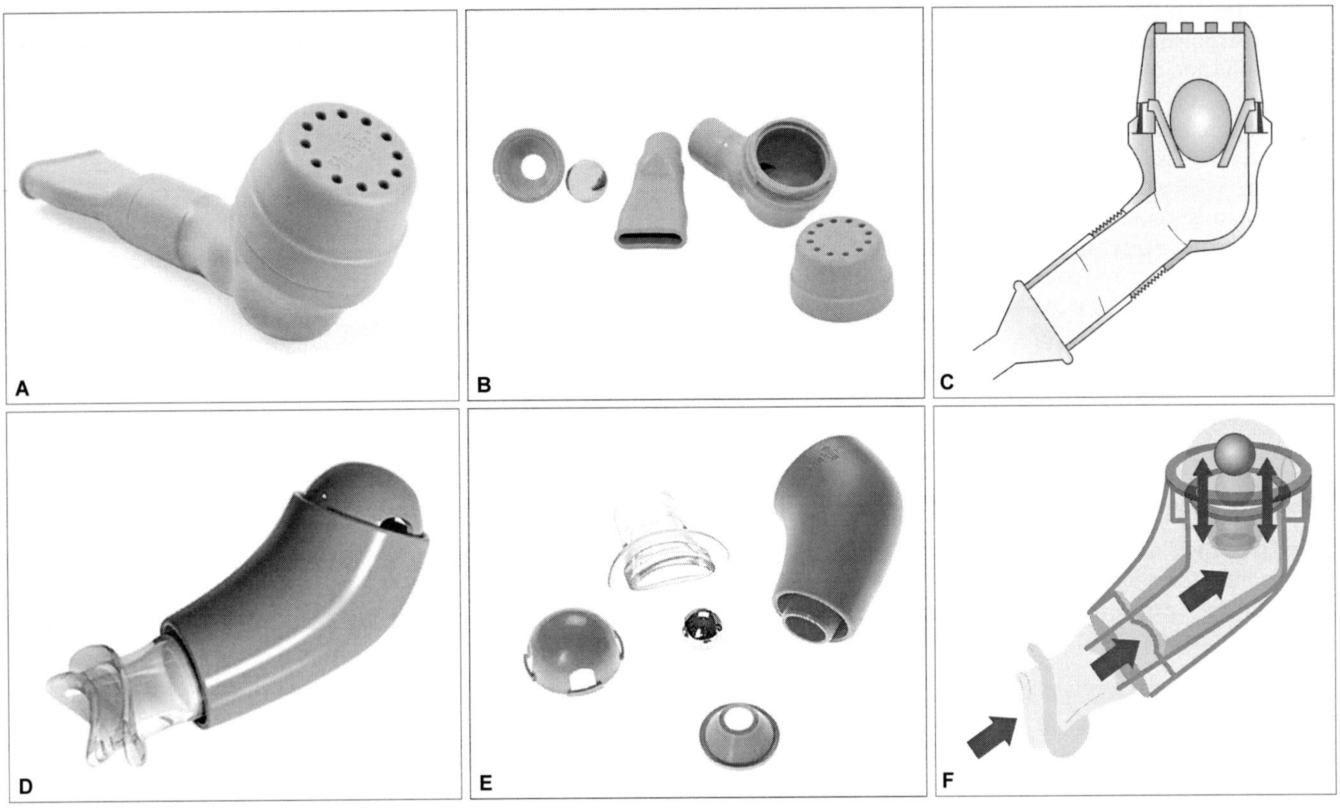

Figura 11.6 Diferentes tipos do dispositivo Shaker. **A.** Convencional. **B.** Componentes do aparelho. **C.** Desenho esquemático. **D.** POWERbreathe Shaker Deluxe. **E.** Componentes do aparelho. **F.** Desenho esquemático.

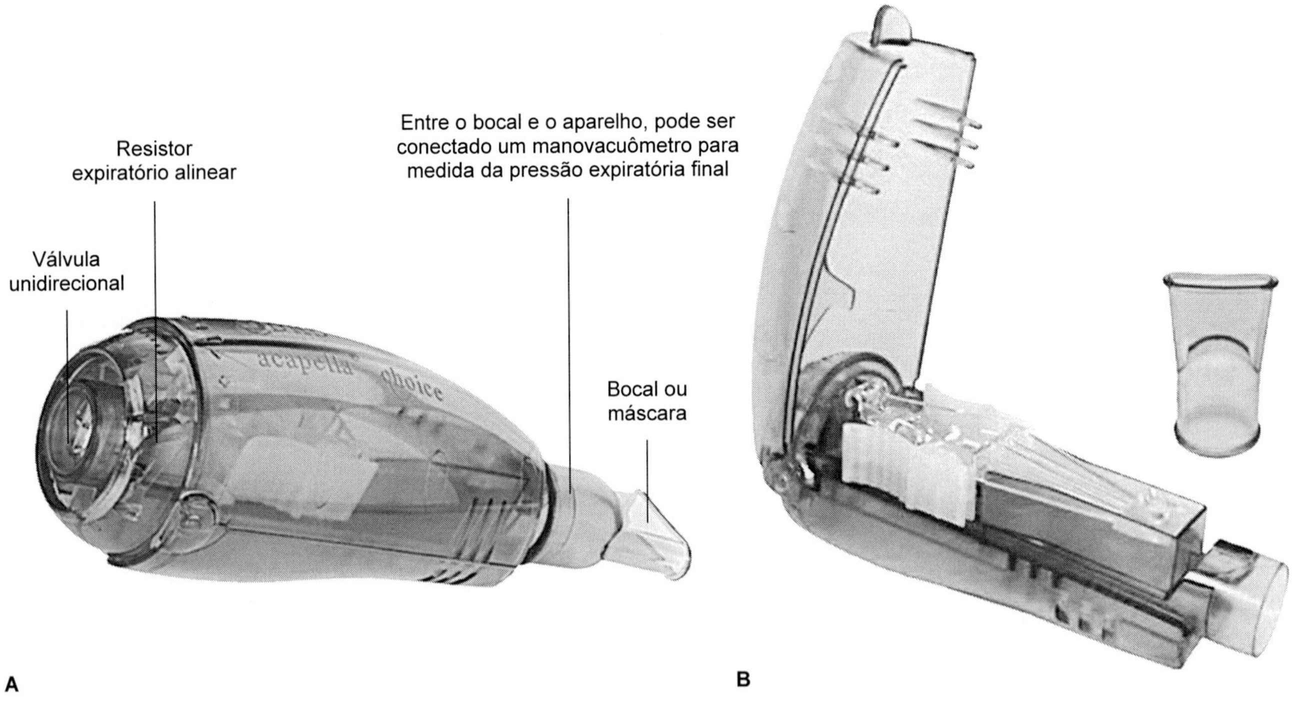

Figura 11.7 A. Acapella Choice Mucus Clearance. **B.** Componentes do aparelho.

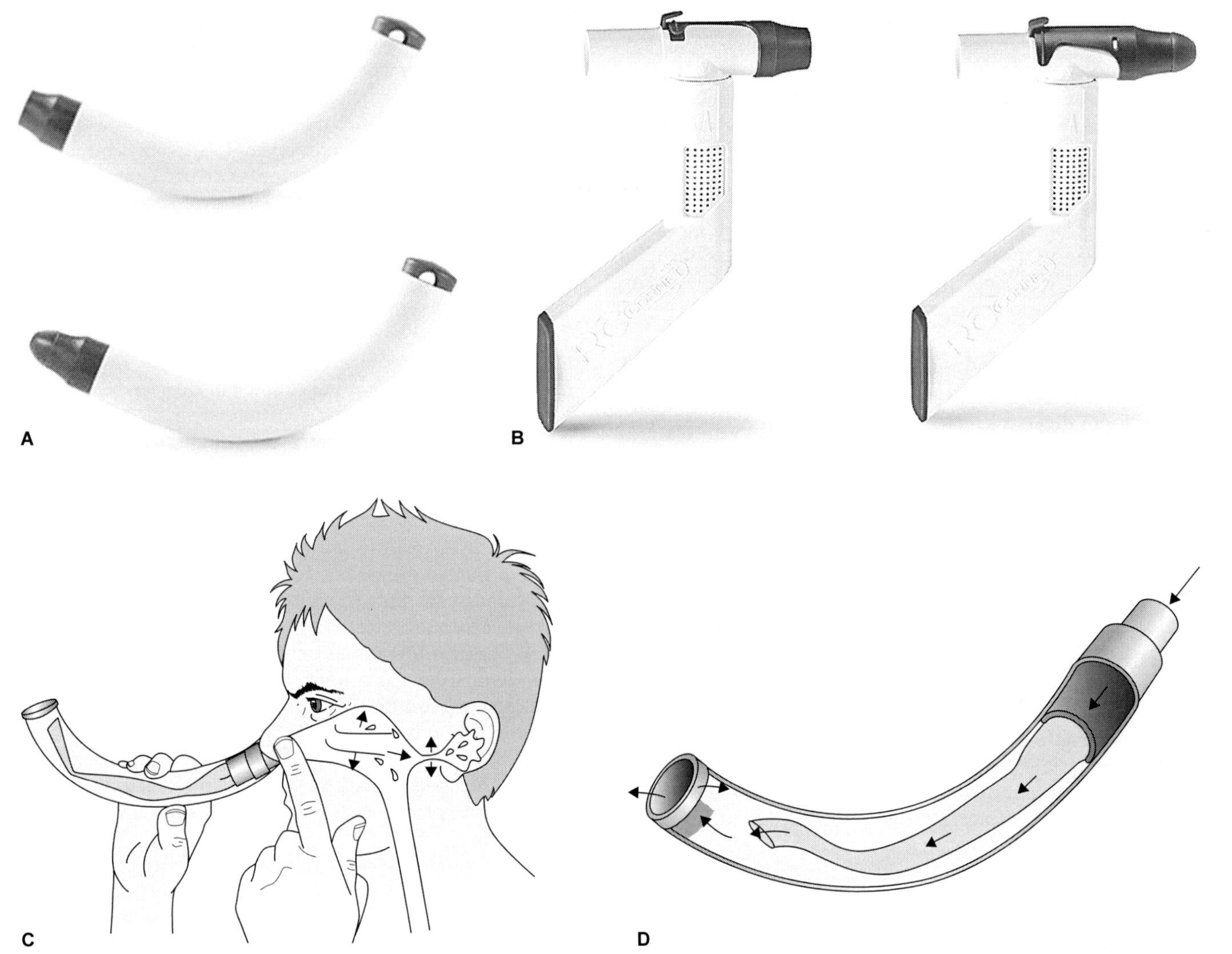

Figura 11.8 A. RC-Cornet® convencional para uso oral e nasal. **B.** RC-Cornet® PLUS e RC-Cornet® PLUS N (Nasal Cornet). **C.** Desenho esquemático do RC-Cornet® convencional sendo usado via nasal. **D.** Desenho esquemático do RC-Cornet® convencional.

altos, os dispositivos *flutter* e Shaker mantêm uma resposta mais linear.

Os três dispositivos produzem pressão e oscilação compatíveis com aquelas indicadas para remoção de secreções. Vale destacar que o Acapella e o Shaker podem ser utilizados com o paciente em diferentes posições, possibilitando a sua utilização em pacientes sentados ou deitados, e também o emprego do Acapella em crianças, idosos ou pacientes com limitação grave do fluxo aéreo.

Todos os aparelhos são portáteis e produzem pressões expiratórias e oscilações em frequências semelhantes e regulares. Assim, a decisão por este ou aquele modelo pode ser baseada no fluxo produzido pelo paciente e também em outros critérios, como preferência e custo.

Protocolo de utilização

Há certa divergência sobre a orientação do exercício aos pacientes. Lépore Neto *et al.* (2000), usando fluxos menores que os utilizados por Lindemann (0,5 a 2,2 ℓ/s), publicou um estudo em que descreveu os movimentos da esfera. Quando são utilizados baixos fluxos, o deslocamento da esfera ocorre vertical e horizontalmente, em colisões rotacionais e translacionais com as paredes do cone, com uma frequência de modulação associada à oscilação da esfera. No entanto, com altos fluxos, ocorre um deslocamento vertical e não há choque contra as paredes do cone, sugerindo que o dispositivo não deve produzir os efeitos desejados em expirações forçadas.

Os estudos da literatura foram feitos em um tempo mínimo de 10 min, enquanto o efeito tixotrópico foi observado com um tempo de utilização do aparelho de 15 a 30 min. Assim, recomenda-se que os exercícios sejam realizados por, no mínimo, 15 min ou até remover as secreções.

A frequência de tratamento e o número de ciclos ou tempo de exercícios incluídos em cada sessão devem ser individualizados. Os pacientes podem ser orientados a realizar respirações tranquilas ou com volume pouco aumentado, com inspirações no volume corrente ou um pouco mais profundas, podendo haver ou não uma pausa inspiratória, com expirações lentas, prolongadas, mas não forçadas. Há uma sugestão para a realização de ciclos de 10 a 15 respirações, mas é possível determinar outros períodos, com a programação de pausas periódicas. Em intervalos adequados a cada paciente, podem-se solicitar expirações forçadas diretamente no equipamento ou séries de *huffs* ou tosse, para eliminação das secreções mobilizadas. Os exercícios podem ser realizados em diferentes posições, mas, com frequência, são orientados na posição sentada.

O dispositivo pode ser ajustado (Acapella) ou inclinado (*flutter* ou Shaker) de modo que a transmissão da oscilação seja percebida na parede torácica. Alguns pacientes, especialmente crianças, podem ser orientados a segurar as bochechas com as próprias mãos durante os exercícios a fim de evitar grande dissipação das oscilações.

Aplicações clínicas, vantagens e desvantagens

Todos esses dispositivos são capazes de produzir oscilações e PEP em níveis adequados para a remoção de secreções. O paciente pode realizar a terapia sob supervisão e, também, ser orientado a fazê-lo de modo independente.

Uma revisão recente sobre a utilização de dispositivos de oscilação em pacientes com fibrose cística concluiu que não há evidências claramente estabelecidas de que os dispositivos de oscilação são superiores a outras técnicas de fisioterapia respiratória nem de que um dispositivo é superior a outro. Vale ressaltar que a revisão incluiu dispositivos de oscilação oral e torácica, que funcionam por mecanismos bem diferentes, e que há outros estudos em pacientes com outras doenças que não foram incluídos na revisão.

O aprendizado da técnica geralmente é simples e não exige muita atenção e concentração, e, quando o paciente aprende como realizar, pode adquirir o próprio dispositivo e incorporar os exercícios na sua rotina de cuidados. Sendo assim, o paciente pode realizar o exercício ao mesmo tempo que realiza outras atividades como ler, assistir à TV, digitar etc.

A orientação para o volume corrente deve ser sempre reforçada, pois alguns pacientes tendem a fazer inspirações mais profundas e podem experimentar uma sensação de tontura, em consequência da hiperventilação. Como dito anteriormente, recomenda-se orientar os pacientes a realizar respirações tranquilas ou com volume pouco aumentado, com inspirações no volume corrente ou um pouco mais profundas, podendo haver ou não uma pausa inspiratória, com expirações lentas e prolongadas, mas não forçadas.

Os dispositivos Acapella e Shaker podem ser utilizados com o paciente em diferentes posições, enquanto o *flutter*, com mecanismo dependente da gravidade e bucal fixo, deve ser utilizado na posição sentada. Além disso, os dispositivos Acapella e RC-Cornet® podem ser utilizados associados à nebulização, com o objetivo de melhorar a distribuição do medicamento.

Entre os diferentes dispositivos, o *flutter* é o que apresenta maior número de estudos clínicos publicados na literatura, e, portanto, a maior parte das conclusões a respeito dos dispositivos de pressão positiva expiratória oscilante foi obtida a partir desse dispositivo.

Alguns estudos avaliaram a quantidade de secreção eliminada após exercícios com *flutter*. Quando o *flutter* foi comparado com o grupo-controle, os resultados mostraram a eliminação de maior volume de secreção após o *flutter*. Os resultados dos estudos que compararam o *flutter* com outras técnicas de fisioterapia são conflitantes. A maioria deles mostra que o *flutter* foi melhor ou tão eficaz quanto a outra técnica, ou seja, eliminou o mesmo volume ou um volume maior de secreções, enquanto alguns demonstram que o volume expectorado com a outra técnica foi superior. Assim, com base nos resultados apresentados, pode-se observar que o dispositivo é eficaz para a remoção de secreções (Quadro 11.1).

No entanto, o principal efeito atribuído ao *flutter* é o efeito tixotrópico, com estudos que avaliaram a resposta aguda, em uma sessão única, enquanto outros avaliaram o efeito após 4 semanas de utilização, em secreções de pacientes com fibrose cística e bronquiectasias. O efeito tixotrópico agudo foi observado em dois estudos, enquanto outro não observou diferença. Outros estudos, de 4 semanas, mostraram efeito positivo, ou seja, houve uma diminuição da viscoelasticidade e melhor transporte das secreções.

Diversos parâmetros da função pulmonar são frequentemente utilizados para avaliar dos efeitos dos recursos e das técnicas de fisioterapia para remoção de secreções. Estudos comparando o *flutter* com controle ou sham, ou com outras técnicas de fisioterapia, como drenagem postural, percussão e vibração, ventilação pulmonar intrapercussiva, ciclo ativo da respiração, oscilação torácica e expiração lenta total com a glote aberta em decúbito lateral, em pacientes com fibrose cística, DPOC e outros, mostraram efeitos benéficos do *flutter* sobre a função pulmonar, como aumento de aspectos como capacidade vital lenta (CVL), capacidade vital forçada (CVF), volume expiratório forçado no primeiro segundo (VEF_1), fluxo expiratório forçado entre 25 e 75% da CVF ($FEF_{25-75\%}$) e pico de fluxo expiratório (PFE). Contudo, foram observadas redução do volume residual (VR), da capacidade residual funcional (CRF) e da capacidade pulmonar total (CPT). No entanto, os efeitos benéficos do *flutter* sobre a função pulmonar são controversos e ainda não estão bem estabelecidos. Outros estudos com protocolos semelhantes mostraram que a função pulmonar não se alterou, enquanto outros dois estudos exibiram uma piora da função pulmonar (Quadro 11.2).

Vale destacar que muitos desses estudos avaliaram o efeito agudo ou a curto prazo. Considerando os estudos de longo prazo, um dos estudos acompanhou pacientes com fibrose cística por 3 anos e observou menor taxa de declínio do $FEF_{25-75\%}$, enquanto outro, com 1 ano de acompanhamento, observou pior função pulmonar e maior número de admissões hospitalares.

Na busca de parâmetros mais sensíveis, alguns autores utilizaram medidas no pletismógrafo de corpo inteiro e não encontraram alterações na resistência de vias aéreas de pacientes com fibrose cística e DPOC após exercícios com *flutter*,

Quadro 11.1 Resultados dos estudos com o dispositivo *flutter* que avaliaram o volume de secreção expectorado em relação ao grupo-controle e com outras técnicas de fisioterapia.

Comparação com grupo-controle	
Aumento do volume expectorado com o *flutter*	Cegla, 1993; Nakamura, 1996; Jarad, 2010; Guimarães, 2012; Gastaldi, 2015
Comparação com outras técnicas de fisioterapia	
Ambos aumentaram o volume expectorado	Lindeman, 1992; van Vinden, 1998; App, 1998; Newhouse, 1998
Volume com *flutter*	Konstan, 1994; Ambrosino, 1995; Burioka, 1998; Bellone, 2000; Orlik, 2001; Thompson, 2002
Volume com outra técnica	Pryor, 1994; Eaton, 2007; Borka, 2012

Quadro 11.2 Resultados dos parâmetros de função pulmonar avaliados após exercícios com *flutter*.

Resultados positivos	↑CVL, ↑CVF, ↑VEF_1, ↑PFE, ↑FEF_{25-75}, ↓VR, ↓CRF, ↓CPT	Cegla, 1993; Girard, 1994; Weiner, 1996; Jones, 1997; Homnik, 1998; Burioka, 1998; Newhouse, 1998; Gondor, 1999; Orlik, 2001; Wang, 2010; Sontag, 2010; Guimarães, 2012
Sem alterações	CVF, VEF_1, PFE, FEF_{25-75}	Swift, 1994; Pryor, 1994; Konstan, 1994; Ambrosino, 1995; Nakamura, 1996; Cegla, 1997; van Winden, 1998; App, 1998; Padman, 1999; Bellone, 2000; Orlik, 2000; Oerman, 2001; Thompson, 2002; Lagerkvist, 2006; Gastaldi, 2015
Resultados negativos	↓ CVF, ↓ VEF_1, ↓ FEF_{25-75}	McIlwaine, 2001; Jarad, 2010

CVL: capacidade vital lenta; CVF: capacidade vital forçada; VEF_1: volume expiratório forçado no primeiro segundo da CVF; PFE: pico de fluxo expiratório; $FEF_{25-75\%}$: fluxo expiratório forçado entre 25 e 75% da CVF; VR: volume residual; CRF: capacidade residual funcional; CPT: capacidade pulmonar total.

enquanto outros utilizaram a técnica de oscilometria de impulso. Em quatro desses estudos, não houve diferença na resistência de vias aéreas ou do sistema respiratório (Cegla *et al.*, 1997; Van Winden *et al.*, 1998; Padman *et al.*, 1999; Veiga *et al.*, 2008). Diferentemente, Figueiredo *et al.* (2012) e Gastaldi *et al.* (2015) observaram uma diminuição da resistência do sistema respiratório em pacientes com DPOC e bronquiectasias.

Os estudos clínicos com Acapella foram realizados em pacientes com bronquiectasias, fibrose cística em exacerbação e em pós-operatório de cirurgia pulmonar, que compararam o dispositivo com ciclo ativo da respiração, fisioterapia convencional ou de rotina, espirometria de incentivo e treinamento muscular inspiratório, resultando em maior volume de secreção com Acapella em dois estudos e sem diferenças significativas quando o parâmetro avaliado foi a função pulmonar.

Os estudos com o RC-Cornet® foram todos realizados em pacientes com DPOC pelo grupo de Cegla e publicados em alemão. Os resultados sugerem aumento da CVF e diminuição do VR, resistência de vias aéreas, dispneia e aceitação, com menor necessidade de hospitalizações e uso de antibióticos. Entretanto, esses resultados não foram reproduzidos por nenhum outro grupo de pesquisadores.

Indicações e limitações

Os dispositivos são indicados para auxiliar a remoção de secreções e podem ser especialmente sugeridos para aqueles pacientes com secreções mais espessas. Alguns estudos relatam tontura como efeito colateral, que provavelmente está associada com a hiperventilação e pode ser resolvida com a orientação ao paciente para utilização de respirações tranquilas. É recomendada especial atenção para valores de PEP acima de 20 cmH_2O, que podem ser lesivos em pacientes suscetíveis.

A única contraindicação absoluta é o pneumotórax não drenado, podendo haver contraindicação também em presença de secreção sanguinolenta ou hemoptise ativa, e pressão intracraniana > 20 mmHg. No entanto, é necessária especial atenção em pacientes com instabilidade hemodinâmica, pacientes com desconforto respiratório agudo ou que podem não tolerar o aumento do trabalho respiratório, com trauma e/ou cirurgia recente oral, facial ou de esôfago, com suspeita ou confirmação de ruptura da membrana timpânica, com náuseas, sinusite aguda ou epistaxe.

CONSIDERAÇÕES FINAIS

Vários dispositivos podem ser usados para criar a resistência expiratória, ou seja, a PEP. Inicialmente, eles tinham como objetivo principal a remoção de secreção das vias aéreas de pacientes hipersecretivos. Entretanto, o maior conhecimento das propriedades fisiológicas da PEP ampliou as aplicações clínicas para aumentar o volume pulmonar e diminuir a hiperinflação pulmonar. Mais recentemente, os estudos apontam que o uso da PEP aplicada durante o exercício melhora a capacidade funcional, bem como normaliza o enchimento ventricular que se apresenta diminuído durante sua utilização em pacientes com DPOC.

BIBLIOGRAFIA

Ambrosino N, Callegari G, Galloni C, Brega S, Pinna G. Clinical evaluation of oscillating positive expiratory pressure for enhancing expectoration in diseases other than cystic fibrosis. Monaldi Arch Chest Dis. 1995;50(4):269-75.

App EM, Kieselmann R, Reinhardt D, Lindemann H, Dasgupta B, King M, et al. Sputum rheology changes in cystic fibrosis lung disease following two different types of physiotherapy: flutter vs autogenic drainage. Chest. 1998;114(1):171-7.

Bellone A, Lascioli R, Raschi S, Guzzi L, Adone R. Chest physical therapy in patients with acute exacerbation of chronic bronchitis: effectiveness of three methods. Arch Phys Med Rehabil. 2000;81(5):558-60.

Berlinski A. In vitro evaluation of positive expiratory pressure devices attached to nebulizers. Respir Care. 2014;59(2):216-22.

Bhowmik A, Chahal K, Austin G, Chakravorty I. Improving mucociliary clearance in chronic obstructive pulmonary disease. Respir Med. 2009;103(4):496-502.

Borka P, Gyurkovits K, Bódis J. Comparative study of PEP mask and flutter on expectoration in cystic fibrosis patients. Acta Physiol Hung. 2012;99(3):324-31.

Burioka N, Sugimoto Y, Suyama H, Hori S, Chikumi H, Sasaki T. Clinical efficacy of the FLUTTER device for airway mucus clearance in patients with diffuse panbronchiolitis. Respirology. 1998;3(3):183-6.

Cegla UH, Bautz M, Fröde G, Werner T. Physical therapy in patients with COPD and tracheobronchial instability – comparison of 2 oscillating PEP systems (RC-Cornet, VRP1 Desitin). Results of a randomized prospective study of 90 patients. Pneumologie. 1997;51(2):129-36.

Cegla UH, Jost HJ, Harten A, Weber T, Wissmann S. Course of severe COPD with and without physiotherapy with the RC-Cornet(R). Pneumologie. 2002;56(7):418-24.

Cegla UH, Jost JH, Harten A, Weber T. RC-Cornet(R) improves the bronchodilating effect of Ipratropiumbromide (Atrovent®) inhalation in COPD-patients. Pneumologie. 2001;55(10):465-9.

Cegla UH, Retzow A. Physical therapy with VRP1 in chronic obstructive respiratory tract diseases-results of a multicenter comparative study. Pneumologie. 1993;47(11):636-639.

Chatburn RL. High-frequency assisted airway clearance. Respir Care. 2007;52(9):1224-35.

Cho YJ, Ryu H, Lee J, Park IK, Kim YT, Lee YH, et al. A randomised controlled trial comparing incentive spirometry with the Acapella® device for physiotherapy after thoracoscopic lung resection surgery. Anaesthesia. 2014;69(8):891-8.

Dasgupta B, Brown NE, King M. Effects of sputum oscillations and rhDNase in vitro: a combined approach to treat cystic fibrosis lung disease. Pediatr Pulmonol. 1998;26:250-5.

Eaton T, Young P, Zeng I, Kolbe J. A randomized evaluation of the acute efficacy, acceptability and tolerability of flutter and active cycle of breathing with and without postural drainage in non-cystic fibrosis bronchiectasis. Chron Respir Dis. 2007;4(1):23-30.

Figueiredo PH, Zin WA, Guimarães FS. Flutter valve improves respiratory mechanics and sputum production in patients with bronchiectasis. Physiother Res Int. 2012;17:12-20.

Gastaldi AC, Paredi P, Talwar A, Meah S, Barnes PJ, Usmani OS. Oscillating positive expiratory pressure on respiratory resistance in chronic obstructive pulmonary disease with a small amount of secretion: a randomized clinical trial. Medicine (Baltimore). 2015;94(42):e1845.

George RJ, Johnson MA, Pavia D, Agnew JE, Clarke SW, Geddes DM. Increase in mucociliary clearance in normal man induced by oral high frequency oscillation. Thorax. 1985;40(6):433-7.

George RJ, Moore-Gillon V, Geddes DM. High frequency oscillations improve nasal mucociliary transport. Lancet. 1984;7:10-2.

Girard JP, Terki N. The flutter VRP1: a new personal pocket therapeutic device used as an adjunct to drug therapy in the management of bronchial asthma. J Investig Allergol Clin Immunol. 1994;4:23-7.

Girod S, Zahm JM, Plotkowiski C, Beck G, Puchelle E. Role of the physicochemical properties of mucus in the protection of the respiratory epithelium. Eur Respir J. 1992;5:477-87.

Gondor M, Nixon PA, Mutich R, Rebovich P, Orenstein DM. Comparison of flutter device and chest physical therapy in the treatment of cystic fibrosis pulmonary exacerbation. Pediatr Pulmonol. 1999;28:255-60.

Guimarães FS, Moço VJ, Menezes SL, Dias CM, Salles RE, Lopes AJ. Effects of ELTGOL and Flutter VRP1® on the dynamic and static pulmonary volumes and on the secretion clearance of patients with bronchiectasis. Rev Bras Fisioter. 2012;16(2):108-13.

Haidl P, Rickert G, Cegla UH, Köhler D. Influence of an oscillating physiotherapy device (RC-Cornet trade mark) on the regional distribution of the pulmonary aerosol deposition in patients with COPD. Pneumologie. 2002;56(8):498-502.

Homnick DN, Anderson K, Marks JH. Comparison of the flutter device to standard chest physiotherapy in hospitalized patients with cystic fibrosis: a pilot study. Chest. 1998;114:993-7.

Houtmeyers E, Gosselink R, Gayan-Ramirez G, Decramer M. Effects of drugs on mucus clearance. Eur Respir J. 1999;14:452-67.

Hristara-Papadopoulou A, Tsanakas J, Diomou G, Papadopoulou O. Current devices of respiratory physiotherapy. Hippokratia. 2008;12(4):211-20.

Jarad NA, Powell T, Smith E. Evaluation of a novel sputum clearance technique – hydro-acoustic therapy (HAT) in adult patients with cystic fibrosis: a feasibility study. Chron Respir Dis. 2010;7(4):217-27.

Jones A, Tse E, Cheung L, To C, Lo C. Restoration of lung volume using the flutter VRP1 or breathing exercise. Aust J Physiother. 1997;43(3):183-9.

King M, Phillips DM, Gross D, Vartian V, Chang HK, Zidulka A. Enhanced tracheal mucus clearance with high frequency chest wall compression. Am Rev Respir Dis. 1983;128:511-5.

King M, Phillips DM, Zidulka A, Chang HK. Tracheal mucus clearance in high-frequency oscillation. II: Chest wall versus mouth oscillation. Am Rev Respir Dis. 1984;130:703-6.

King M. Rheological requirements for optimal clearance of secretions: ciliary transport versus cough. Eur J Respir Dis. 1980;110:39-45.

Konstan MW, Stern RC, Doershuk CF. Efficacy of the flutter device for airway mucus clearance in patients with cystic fibrosis. J Pediatr. 1994;124(5):689-93.

Lagerkvist AL, Sten GM, Redfors SB, Lindblad AG, Hjalmarson O. Immediate changes in blood-gas tensions during chest physiotherapy with positive expiratory pressure and oscillating positive expiratory pressure in patients with cystic fibrosis. Respir Care. 2006;51(10):1154-61.

Lépore Neto FP, Lima LC, Gastaldi AC. Dynamic evaluation of a new device for respiratory physiotherapy. Rev Ciência e Engenharia. 2000;9(1):62-8.

Lima LC, Duarte JB, Lépore Neto FP, Abe PT, Gastaldi AC. Mechanical evaluation of a respiratory device. Med Eng Phys. 2005;27(2):181-7.

Lindemann H. The value of physical therapy with VRP 1-Desitin ("flutter"). Pneumologie. 1992;46:626-30.

Marini JJ. Dynamic hyperinflation and auto-positive end-expiratory pressure. Lessons learned over 30 years. Am J Respir Crit Care Med. 2011;184:756-62.

McIlwaine PM, Wong LT, Peacock D, Davidson AG. Long-term comparative trial of positive expiratory pressure versus oscillating positive expiratory pressure (flutter) physiotherapy in the treatment of cystic fibrosis. J Pediatr. 2001;138(6):845-850.

Mesquita FO, Galindo-Filho VC, Neto JL, Galvão AM, Brandão SC, Fink JB, et al. Scintigraphic assessment of radio-aerosol pulmonary deposition with the acapella positive expiratory pressure device and various nebulizer configurations. Respir Care. 2014;59(3):328-33.

Monteiro MB, Berton DC, Moreira MA, Menna-Barreto SS, Teixeira PJ. Effects of expiratory positive airway pressure on dynamic hyperinflation during exercise in patients with COPD. Respir Care. 2012;57(9):1405-12.

Morrison L, Agnew J. Oscillating devices for airway clearance in people with cystic fibrosis. Cochrane Database System. 2014; 20:7:CD006842.

Mughal MM, Minai OA, Culver DA, Arroliga AC. Auto-positive end-expiratory pressure: mechanisms and treatment. Cleveland Clinic Journal of Medicine. 2005;72(9):801-9.

Nakamura S, Kawakami M. Acute effect of use of the flutter on expectoration of sputum in patients with chronic respiratory diseases. Nihon Kyobu Shikkan Gakkai Zasshi. 1996;34(2):180-5.

Newhouse PA, White F, Marks JH, Homnick DN. The intrapulmonary percussive ventilator and flutter device compared to standard chest physiotherapy in patients with cystic fibrosis. Clin Pediatr (Phila). 1998;37(7):427-32.

Nicolini A, Merliak F, Barlascini C. Use of positive expiratory pressure during six minute walk test: results in patients with moderate to severe chronic obstructive pulmonary disease. Multidiscip Respir Med. 2013;8(1):19.

O'Donnell DE, Webb KA, Neder JA. Lung hyperinflation in COPD: applying physiology to clinical practice. COPD Research and Practice (2015) 1:4.

O'Donoghue FJ, Catcheside PG, Jordan AS, Bersten AD, McEvoy RD. Effect of CPAP on intrinsic PEEP, inspiratory effort, and lung volume in severe stable COPD. Thorax. 2002;57:533-9.

Oermann CM, Sockrider MM, Giles D, Sontag MK, Accurso FJ, Castile RG. Comparison of high-frequency chest wall oscillation and oscillating positive expiratory pressure in the home management of cystic fibrosis: a pilot study. Pediatr Pulmonol. 2001;32:372-7.

Olsen MF, Lannefors L, Westerdahl E. Positive expiratory pressure – Common clinical applications and physiological effects. Respir Med. 2014;109(3):297-307.

Orlik T, Sands D. Long-term evaluation of effectiveness for selected chest physiotherapy methods used in the treatment of cystic fibrosis. Med Wieku Rozwoj. 2001;5(3):245-57.

Padkao T, Boonsawat W, Jones CU. Conical-PEP is safe, reduces lung hyperinflation and contributes to improved exercise endurance in patients with COPD: a randomised cross-over trial. Journal of Physiotherapy. 2010;56:33-9.

Padman R, Geouque DM, Engelhardt MT. Effects of the flutter device on pulmonary function studies among pediatric cystic fibrosis patients. Del Med J. 1999;71:13-8.

Patterson JE, Bradley JM, Hewitt O, Bradbury I, Elborn JS. Airway clearance in bronchiectasis: a randomized crossover trial of active cycle of breathing techniques versus Acapella. Respiration. 2005;72(3):239-42.

Patterson JE, Hewitt O, Kent L, Bradbury I, Elborn JS, Bradley JM. Acapella versus 'usual airway clearance' during acute exacerbation in bronchiectasis: a randomized crossover trial. Chron Respir Dis. 2007;4(2):67-74.

Pepe PE, Marini JJ. Occult positive end-expiratory pressure in mechanically ventilated patients with airflow obstruction: the auto-PEEP effect. Am Rev Respir Dis. 1982;126(1):166-70.

Pryor JA, Webber BA, Hodson ME, Warner JO. The flutter VRP1 as an adjunct to chest physiotherapy in cystic fibrosis. Respir Med. 1994;88(9):677-81.

Ramos EM, Ramos D, Iyomasa DM, Moreira GL, Melegati KC, Vanderlei LC, et al. Influence that oscillating positive expiratory pressure using predetermined expiratory pressures has on the viscosity and transportability of sputum in patients with bronchiectasis. J Bras Pneumol. 2009;35:1190-7.

Rossi A, Aisanov Z, Avdeev S, Di Maria G, Donner CF, Izquierdo JL, et al. Mechanisms, assessment and therapeutic implications of lung hyperinflation in COPD. Respir Med. 2015;109(7):785-802.

Rubin BK. Mucus and mucins. Otolaryngol Clin N Am. 2010;43:27-34.

Santos AP, Guimarães RC, de Carvalho EM, Gastaldi AC. Mechanical behaviors of flutter VRP1, Shaker, and Acapella devices. Respir Care. 2013;58(2):298-304.

Schaper-Magalhães F, Pinho JF, Capuruço CAB, Rodrigues-Machado MG. Positive end-expiratory pressure attenuates hemodynamic effects induced by an overload of inspiratory muscles in patients with COPD. Int J Chron Obstruct Pulmon Dis. 2017;12:2943-54.

Sontag MK, Quittner AL, Modi AC, Koenig JM, Giles D, Oermann CM, et al. Lessons learned from a randomized trial of airway secretion clearance techniques in cystic fibrosis. Pediatr Pulmonol. 2010;45:291-300.

Swift GL, Rainer T, Saran R, Campbell IA, Prescott RJ. Use of flutter VRP1 in the management of patients with steroid-dependent asthma. Respiration. 1994;61:126-9.

Tambascio J, de Souza LT, Lisboa RM, Passarelli RC, de Souza HC, Gastaldi AC. The influence of Flutter®VRP1 components on mucus transport of patients with bronchiectasis. Respir Med. 2011;105:1316-21.

Thomas M, Decramer M, O'Donnell DE. No room to breathe: the importance of lung hyperinflation in COPD. Prim Care Respir J. 2013;22:101-11.

Thompson CS, Harrison S, Ashley J, Day K, Smith DL. Randomized crossover study of the flutter device and the active cycle of breathing technique in non-cystic fibrosis bronchiectasis. Thorax. 2002;57(5):446-8.

Valente AM, Gastaldi AC, Cravo SL, Afonso JL, Sologuren MJJ, Guimarães RC. The effect of two techniques on the characteristics and transport of sputum in patients with bronchiectasis. A pilot study. Physiotherapy. 2004;90:158-64.

Van Winden CM, Visser A, Hop W, Sterk PJ, Beckers S, de Jongste JC. Effects of flutter and PEP mask physiotherapy on symptoms and lung function in children with cystic fibrosis. Eur Respir J. 1998;12(1):143-7.

Varga J. Mechanisms to dyspnoea and dynamic hyperinflation related exercise intolerance in COPD (Review). Acta Physiologica Hungarica. 2015;102(2):163-75.

Veiga J, Miranda IA, Dames KK, Jansen JM, Melo PL. Respiratory mechanics effects of Flutter VRP1 in healthy subjects and COPD, asthma and bronchiectasis patients. Pulmão RJ. 2008;17:18-21.

Volsko TA, DiFiore J, Chatburn RL. Performance comparison of two oscillating positive expiratory pressure devices: Acapella versus Flutter. Respir Care. 2003;48(2):124-30.

Wang Q, Zhang X, Li Q. Effects of a flutter mucus-clearance device on pulmonary function test results in healthy people 85 years and older in China. Respir Care. 2010;55:1449-52.

Weiner P, Zamir D, Waizman J, Weiner M. Physiotherapy in chronic obstructive pulmonary disease: oscillatory breathing with flutter VRP1. Harefuah. 1996;131:14-7.

West K, Wallen M, Follett J. Acapella vs. PEP mask therapy: a randomised trial in children with cystic fibrosis during respiratory exacerbation. Physiother Theory Pract. 2010;26(3):143-9.

Wibmer T, Rüdiger S, Kropf-Sanchen C, Stoiber KM, Rottbauer W, Schumann C. Relation of exercise capacity with lung volumes before and after 6-minute walk test in subjects with COPD. Respir Care. 2014;59(11):1687-95.

Wolkove N, Baltzan MA Jr., Kamel H, Rotaple M. A randomized trial to evaluate the sustained efficacy of a mucus clearance device in ambulatory patients with chronic obstructive pulmonary disease. Can Respir J. 2004;11:567-72.

Wolkove N, Kamel H, Rotaple M, Baltzan MA Jr. Use of a mucus clearance device enhances the bronchodilator response in patients with stable COPD. Chest. 2002;121(3):702-7.

12 Mecanismos Fisiológicos e Recomendações para o Uso dos Incentivadores Inspiratórios

José Felippe Pinho da Silva • Rosária Dias Aires • Maria da Glória Rodrigues Machado

INTRODUÇÃO

A respiração é mantida e controlada por uma rede de neurônios no tronco encefálico que promovem ritmo respiratório ao receber impulsos regulatórios de diferentes locais do corpo. Desse modo, a respiração é modulada pelo estado das vias aéreas, da parede torácica, dos pulmões e dos quimiorreceptores (aferentes químicos sensíveis à hipercapnia, hipoxia ou acidose) e por aferentes mecânicos provenientes das vias aéreas, da parede torácica, dos músculos respiratórios, bem como por comandos suprapontinos.

Em indivíduos adultos, acordados e em repouso, existe uma diversidade no padrão de respiração não apenas em termos de volume corrente e duração das fases inspiratória e expiratória e variáveis derivadas [tempo total do ciclo respiratório (T_{TOT}), relação entre o tempo inspiratório e T_{TOT} (T_I/T_{TOT}), que reflete a duração da contração dos músculos inspiratórios e o perfil do fluxo (relação entre o VC e o tempo inspiratório, VC/T_I)], mas também no perfil de fluxo de ar. Além dessa diversidade, observam-se flutuações respiratórias nas variáveis ventilatórias. Essa variabilidade não é aleatória e pode ser explicada por um mecanismo neural central ou pela instabilidade nos circuitos de *feedback* químicos. Além dessa variabilidade, cada indivíduo apresenta um padrão específico entre o número infinito de possíveis combinações de variáveis ventilatórias e perfil de fluxo de ar. Esse padrão particular parece ser uma característica relativamente estável de um indivíduo adulto, reproduzível em várias condições e, acima de tudo, após um longo período.

O padrão respiratório normal apresenta inspirações profundas à capacidade pulmonar total (CPT), em intervalos aproximados de 5 a 10 min, resultando em constante recrutamento de novas unidades alvéolo-capilares. Várias situações clínicas podem comprometer o padrão respiratório normal, principalmente pacientes submetidos à cirurgia torácica ou abdominal (em especial, no andar superior do abdome). A depressão do padrão normal da respiração pode ser ocasionada pelos procedimentos cirúrgicos, pela dor na ferida operatória, por uso de analgésicos e anestésicos e pelo acamamento prolongado no leito. Esses fatores predispõem a respiração superficial, atelectasias e disfunção pulmonar, conduzindo ao aumento da morbimortalidade e dos custos.

Os principais objetivos da terapia com o uso do espirômetro de incentivo (EI) são o aumento dos volumes/capacidades pulmonares e a melhora da estabilidade alveolar. Para que esses objetivos sejam alcançados, recomenda-se que as inspirações sejam realizadas de maneira lenta (para garantir um fluxo laminar), profunda [para possibilitar o aumento da negatividade da pressão pleural (P_{pl}) e maior expansão pulmonar] e sustentada (para promover a estabilidade alveolar).

Inicialmente criado por Bartlett *et al.* na década de 1970, os primeiros aparelhos para incentivar a inspiração, chamados EI, eram capazes de fornecer um *feedback* visual ao paciente, acendendo luzes quando volumes inspiratórios almejados eram atingidos. Esses aparelhos tinham como propósito reduzir as complicações pulmonares decorrentes da hipoventilação em pacientes pós-cirúrgicos, pois proporcionavam inspirações forçadas, com volumes próximos à CPT. Desse modo, os esforços inspiratórios máximos, realizados de maneira frequente, poderiam reexpandir regiões colapsadas do pulmão, contribuindo para a reversão de atelectasias. Atualmente, os incentivadores da inspiração também estão sendo utilizados para previnir complicações respiratórias na população idosa, com especial atenção para aqueles acometidos pelo imobilismo, decorrente de diversas causas (neurológicas, ortopédicas, metabólicas etc.).

O EI é um dispositivo largamente utilizado na clínica tanto no ambiente hospitalar quanto no domiciliar, com os objetivos de prevenir e tratar complicações pulmonares nas mais variadas situações. Entretanto, apesar da sua ampla utilização e do investimento científico para melhor compreendê-lo, sua eficácia clínica continua promovendo grande controvérsia. A análise crítica dos dados da literatura possibilita observar que parte dessa controvérsia pode ser atribuída ao emprego do EI sem supervisão profissional e a métodos de investigação inadequados.

TIPOS E PRINCIPAIS CARACTERÍSTICAS DOS INCENTIVADORES INSPIRATÓRIOS

O EI tem a finalidade de incentivar o paciente a realizar uma inspiração máxima de maneira sustentada. Durante a inspiração pelo bocal do aparelho, um dos componentes do equipamento (esferas ou pistão) se desloca verticalmente no interior do aparelho de modo proporcional ao fluxo (EI a fluxo) ou ao volume (EI a volume) gerado pelo paciente. Assim, o deslocamento vertical dos dispositivos produz uma informação visual ao paciente (*feedback*) quanto ao seu desempenho em desenvolver a tarefa e, adicionalmente, o incentiva a inspirar de maneira cada vez mais profunda. Atualmente, duas modalidades de EI estão disponíveis: os dependentes do fluxo (EI fluxo-dependente) e os dependentes do volume (EI volume-dependente).

Espirômetro de incentivo fluxo-dependente

Neste tipo de equipamento, o fluxo gerado pelo paciente desloca verticalmente uma ou mais esferas no interior de tubos plásticos que compõem o EI, de modo proporcional ao fluxo produzido. O deslocamento dessas esferas, além de ser um estímulo visual importante para melhorar o desempenho, registra o fluxo alcançado pelo paciente nas marcações que se encontram na superfície do aparelho. Os equipamentos mais comuns têm três tubos (câmaras) transparentes, interligados de maneira a propiciar graus de dificuldade crescentes ao esforço inspiratório (Figura 12.1 A). No entanto, existem outros modelos, alguns com apenas uma câmara, pela qual o deslocamento vertical da esfera também ocorre de modo proporcional ao fluxo gerado pelo paciente.

A intensidade do exercício inspiratório pode ser adequada à condição clínica do paciente. Alguns equipamentos têm válvula de escape variável (0 = fácil; 1 = regular; 2 = difícil; 3 = muito difícil) que exige um incremento de esforço inspiratório do paciente para que seja gerado o fluxo necessário ao deslocamento da(s) esfera(s) no interior do equipamento (Figura 12.1 B). Como o deslocamento das esferas nesse tipo de espirômetro ocorre na posição vertical, contra a gravidade, a inclinação do equipamento pode diminuir o esforço inspiratório do paciente (Figura 12.1 C), mas este tipo de estratégia não é recomendado. Desse modo, a utilização correta do equipamento é na posição vertical, sem nenhuma inclinação (Figura 12.1 C).

Espirômetro volume-dependente

Assim como os EI fluxo-dependentes, esses equipamentos têm construção bastante simples. Em sua maioria, apresentam apenas um tubo pelo qual ocorre o deslocamento de um pistão, que funciona como estímulo visual para o paciente. O movimento ascendente do pistão no interior do tubo se dá pela produção de um volume inspiratório proporcional ao esforço do paciente. Desse modo, é possível avaliar o volume inspiratório gerado, observando a escala presente no aparelho. Esta é uma maneira prática e barata de estimar a capacidade inspiratória (CI) do indivíduo. Existem equipamentos com diferentes graduações de volume, sendo aqueles com

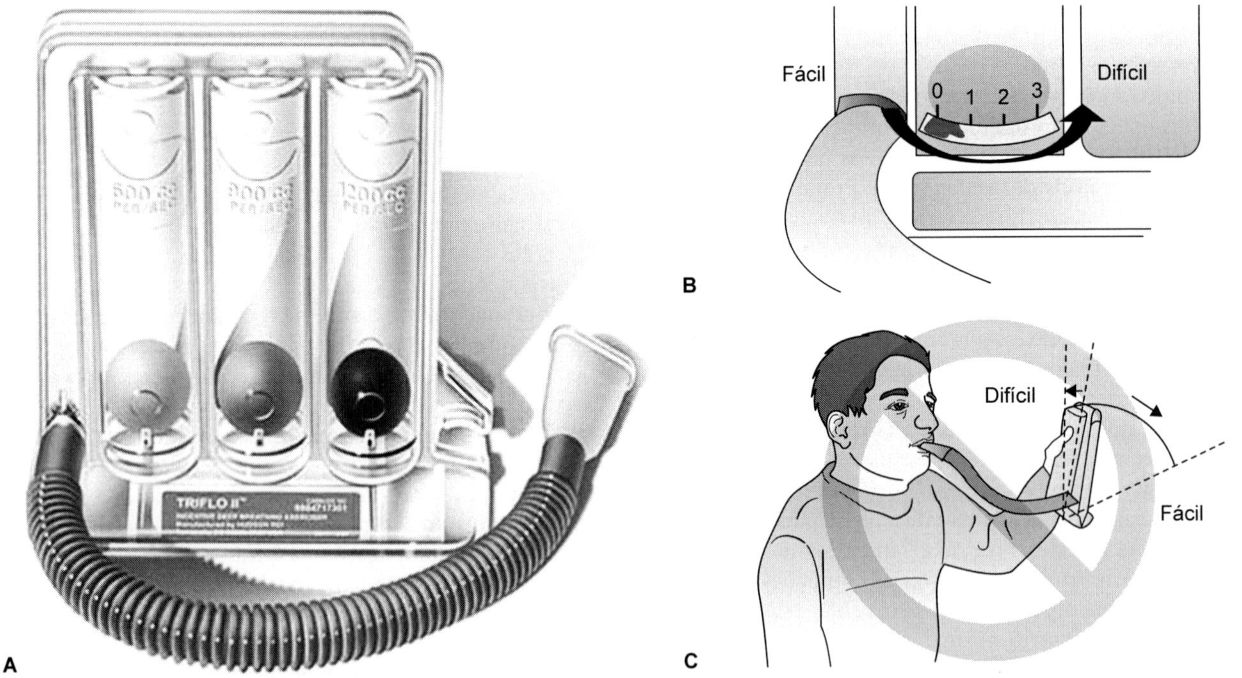

Figura 12.1 Espirômetro de incentivo fluxo-dependente. **A.** Espirômetro de incentivo fluxo-dependente do tipo Triflo II de três câmaras, pelas quais ocorre o deslocamento vertical das esferas de modo dependente do fluxo gerado pelo paciente (600, 900 e 1.200 cc/s, respectivamente). **B.** Graduação da intensidade do esforço inspiratório para o deslocamento das esferas, por meio de uma válvula localizada na base da primeira câmara. O esforço torna-se mais difícil ao deslocar a válvula da posição 0 para 3. **C.** A inclinação do equipamento diminui o esforço do paciente, pois o mecanismo depende da gravidade. Entretanto, esse tipo de variação da intensidade do esforço inspiratório é desaconselhado.

capacidade até 2.500 mℓ são mais adequados para o uso pediátrico, enquanto os com capacidade de 5.000 mℓ os mais recomendados para o uso adulto. A Figura 12.2 representa um EI volume-dependente com graduações até 5.000 mℓ e a curva dos volumes e capacidades pulmonares. Como pode ser observado, a soma do volume corrente e do volume de reserva inspiratório fornece uma estimativa da CI do indivíduo.

A estimativa do fluxo inspiratório promovido no EI volume-dependente também é possível pela presença de um tubo acessório contendo um dispositivo fluxo-dependente no seu interior. Dessa maneira, o paciente é capaz de gerar o volume necessário para o deslocamento do pistão no tubo principal, que se desloca de modo volume-dependente e, ao mesmo tempo, deve manter o dispositivo fluxo-dependente no tubo acessório dentro de uma estreita faixa de deslocamento, para que o fluxo não seja desnecessariamente alto ou baixo.

COMPARAÇÃO ENTRE OS ESPIRÔMETROS FLUXO-DEPENDENTE E VOLUME-DEPENDENTE

Paisani *et al.* (2013) compararam a atividade dos músculos respiratórios e a mecânica toracoabdominal em adultos jovens saudáveis. Os autores observaram que o EI volume-dependente produziu um maior volume na parede torácica, especialmente no compartimento abdominal, e menor atividade dos músculos inspiratórios que o EI fluxo-dependente. Além disso, observou-se que o EI fluxo-dependente produziu assincronismo toracoabdominal variável, como mostrado na Figura 12.3 A.

O desempenho do uso de incentivadores inspiratórios pode ser influenciado pela idade, e diferenças entre idosos e adultos jovens saudáveis devem ser consideradas na prática clínica. Lunardi *et al.* (2014), utilizando a pletismografia optoeletrônica e a eletromiografia de superfície, observaram que ambos os tipos de EI (volume ou fluxo-dependentes) conseguiram aumentar, de maneira similar, os volumes da parede torácica em indivíduos idosos saudáveis (70,6 ± 3,9 anos). Contudo, verificou-se que o EI fluxo-dependente requer uma maior ativação da musculatura inspiratória nos indivíduos idosos, provavelmente pelo fato de essa população ter uma reduzida complacência da parede torácica, o que determina maior exigência da musculatura envolvida no processo da inspiração resultando em um maior trabalho respiratório. Diferentemente, em indivíduos adultos saudáveis (25,9 ± 4,3 anos), o EI volume-dependente foi capaz de promover volumes inspiratórios maiores.

De maneira bastante interessante, Chang *et al.* (2010) mostraram que o fator determinante do padrão respiratório durante a terapia com incentivadores inspiratórios não se deve ao tipo de dispositivo utilizado, mas sim à taxa de fluxo gerada pelo paciente. Esses resultados corroboram os dados obtidos no trabalho de Weindler e Kiefer (2001) que mostraram aumento do trabalho respiratório com o uso do EI fluxo-dependente quando comparado a EI volume-dependente no período pós-operatório de pacientes colectomizados e com ressecção parcial de fígado. O efeito do uso dos EI fluxo ou volume-dependentes sobre o trabalho respiratório pode ser observado de maneira clara pela análise do gráfico volume/pressão, cuja área sob a curva representa o trabalho respiratório. O EI fluxo-dependente promove níveis maiores de pressão e volumes reduzidos quando comparado ao EI volume-dependente, resultando em um trabalho respiratório aumentado em relação ao EI volume-dependente (Figura 12.4). Adicionalmente, os autores avaliaram se a pressão inspiratória máxima ($PI_{máx}$) é uma estimativa fácil para avaliar o trabalho respiratório imposto durante a utilização dos EI. A $PI_{máx}$ aumentou significativamente durante o uso dos dois modelos e correlacionou-se positivamente com o trabalho imposto. Esses resultados mostram que os EI diferem consideravelmente em relação ao trabalho adicional imposto ao sistema respiratório, com potencial impacto no desempenho do uso dos incentivadores inspiratórios no pós-operatório.

Em resumo, estudos comparativos entre EI volume e fluxo-dependente até o presente momento possibilitam afirmar

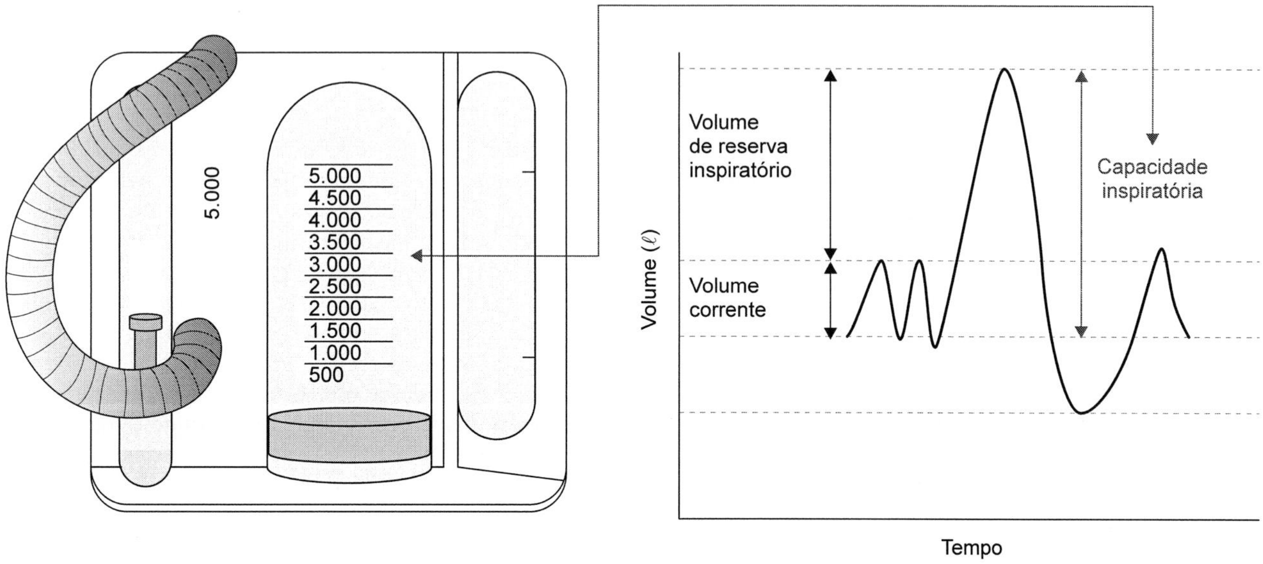

Figura 12.2 Espirômetro de incentivo volume-dependente. **A.** Espirômetro de incentivo volume-dependente do tipo Voldyne com capacidade de 5.000 mℓ. **B.** Registro do volume corrente e do volume de reserva inspiratório, em razão do tempo. A soma desses dois volumes corresponde à capacidade inspiratória, ou seja, o volume máximo alcançado após uma inspiração máxima, partindo da capacidade residual funcional.

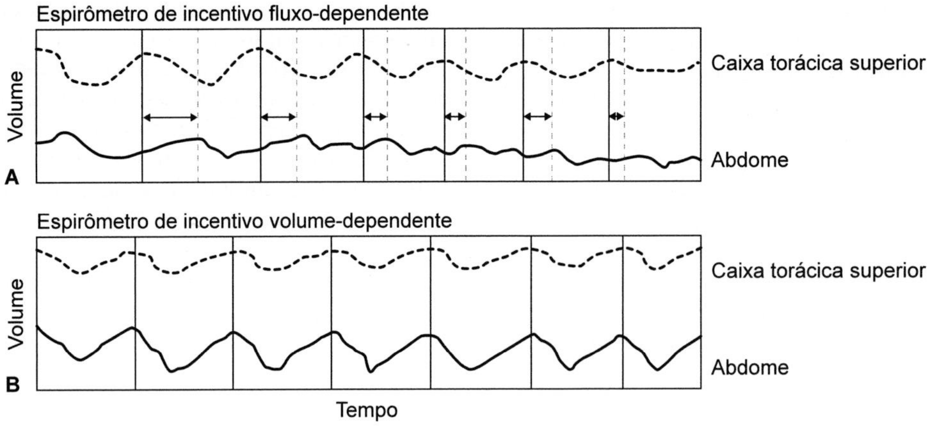

Figura 12.3 Assincronia toracoabdominal durante o uso de incentivadores inspiratórios. **A.** Espirômetro de incentivo fluxo-dependente. As setas horizontais mostram o intervalo de tempo entre o pico máximo de volume final na caixa torácica superior e do abdome, caracterizando o assincronismo toracoabdominal. **B.** Espirômetro de incentivo volume-dependente. Observar o sincronismo de ocorrência do pico máximo de volume final na caixa torácica superior e do abdome. Adaptada de Paisani *et al.* (2013).

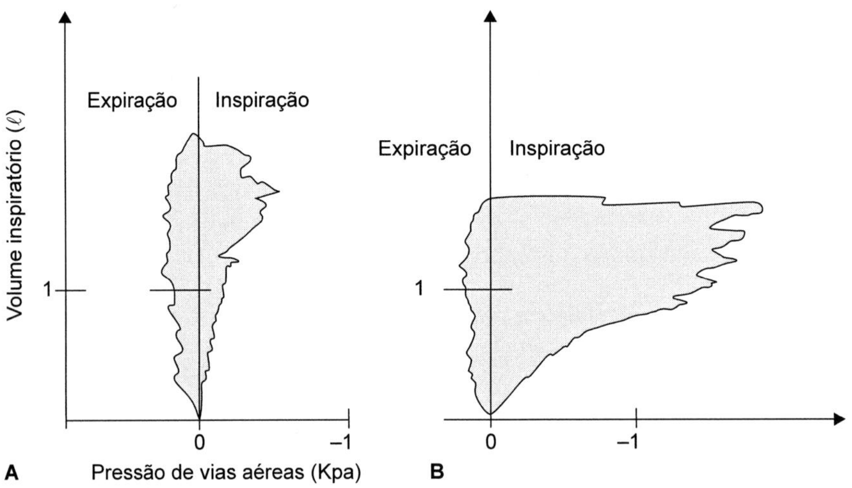

Figura 12.4 Análise do trabalho respiratório (área sob a curva) imposto pelo uso de incentivadores inspiratórios. **A.** Espirômetro de incentivo volume-dependente. **B.** Espirômetro de incentivo fluxo-dependente. O volume pulmonar alcançado com a utilização do EI volume-dependente é superior ao obtido com o uso do EI fluxo-dependente, com uma variação de pressão de via aérea muito menor. Adaptada de Weindler e Kiefer (2001).

que os EI volume-dependentes conseguem promover maior ativação diafragmática, maior expansão da parede toracoabdominal, com menor uso da musculatura acessória e menor trabalho respiratório. Os EI fluxo-dependentes são capazes de aumentar os volumes inspiratórios, porém associado a um maior trabalho respiratório. No entanto, mesmo com algumas vantagens evidentes dos EI volume-dependentes em relação aos EI fluxo-dependentes, estes últimos são os equipamentos mais utilizados na prática clínica, principalmente pelo baixo custo quando comparados aos EI volume-dependente.

MECANISMOS FISIOLÓGICOS DA TÉCNICA

No sistema respiratório intacto, com os músculos respiratórios relaxados, as forças elásticas dos pulmões e da parede torácica são iguais e opostas. Nessa situação, o volume de ar pulmonar, determinado pela oposição entre forças elásticas dos pulmões e da parede torácica, corresponde à soma do volume de reserva expiratório (VRE) e do volume residual (VR), que constituem a capacidade residual funcional (CRF) ou o volume de equilíbrio elástico do sistema respiratório. Este volume é regulado pela pressão transmural ou transpulmonar (P_{tp}), definida pela diferença entre a pressão alveolar (P_{alv}) e a pressão pleural (P_{pl}), $P_{tp} = P_{alv} - P_{pl}$. Nesta situação de equilíbrio elástico, a P_{alv} é igual a zero, ou seja, igual à pressão atmosférica (P_{atm}), e a P_{pl} varia da região dependente (base; -2,5 cmH_2O) para a não dependente (ápice; -10 cmH_2O) dos pulmões. A P_{alv} é determinada pela soma da pressão de retração estática promovida pelo pulmão (P_{el}) e da P_{pl} ($P_{alv} = P_{el} + P_{pl}$). Qualquer mudança no espaço pleural será transmitida para os alvéolos.

Sendo assim, à CRF, em posição ortostática, a P_{tp} pode ser calculada como a seguir:

$$P_{tp} = P_{alv} - P_{pl}$$

$$P_{tp} = 0 - (-2{,}5)$$

$P_{tp} = +2,5$ na região dependente, e

$$P_{tp} = P_{alv} - P_{pl}$$

$$P_{tp} = 0 - (-10)$$

$P_{tp} = +10$ na região não dependente

A P_{tp} maior na região não dependente torna os alvéolos dessa região mais distendidos, com maior volume de repouso (Figura 12.5). Por sua vez, na região dependente, os alvéolos apresentam-se menos distendidos com menor volume de repouso. Essa situação é análoga a uma mola espiral metálica, mantida em posição vertical. Quando a mola está livremente pendente, o peso da mola distende e separa a espiral muito mais na região não dependente que a região dependente.

A contração dos músculos inspiratórios destina-se a vencer as impedâncias mecânicas impostas pelo sistema respiratório durante a respiração. Resumidamente, a impedância do sistema respiratório refere-se à retração elástica dos pulmões e da parede torácica, à resistência das vias aéreas e à resistência ao atrito causada pela deformação dos tecidos do sistema respiratório. A ativação dos músculos inspiratórios aumenta a negatividade da P_{pl}, distende as vias aéreas e os alvéolos e reduz P_{alv} em nível inferior à P_{atm}, possibilitando a entrada de ar nos pulmões.

Em indivíduos saudáveis, a inspiração forçada alcança volumes pulmonares próximos à capacidade pulmonar total (CPT), com valores da P_{pl} da região dependente e não dependente, correspondentes a -35 e -40 cmH_2O, respectivamente (Figura 12.5). Nessa situação, ou seja, ao final da inspiração, a P_{alv} também é igual a zero.

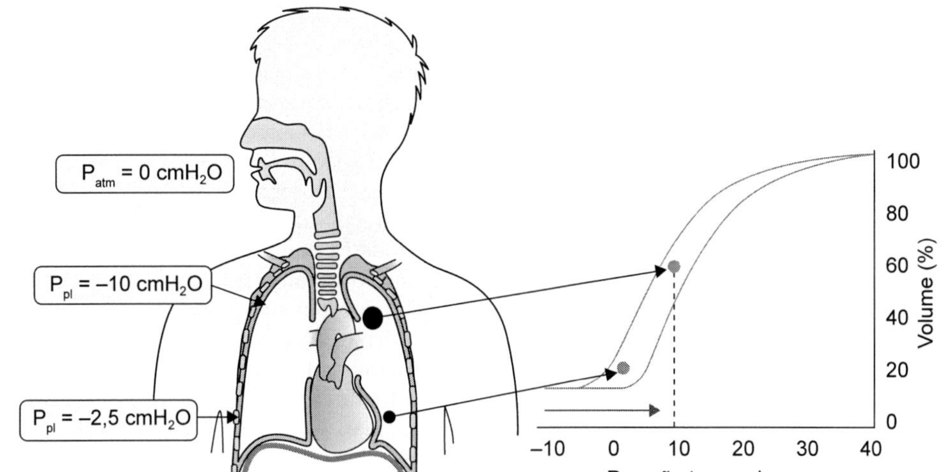

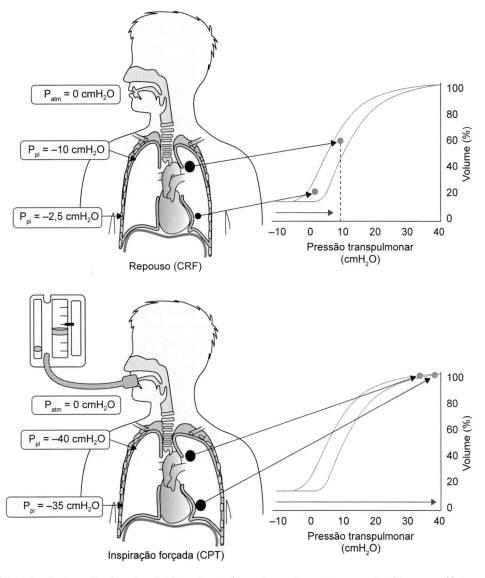

Figura 12.5 Efeito fisiológico dos incentivadores inspiratórios. O painel superior mostra o sistema respiratório em equilíbrio, ou seja, à capacidade residual funcional (CRF), com o indivíduo em posição ortostática. A pressão intrapleural no ápice (−10 cmH_2O) é muito mais subatmosférica que na base pulmonar (−2,5 cmH_2O). O gráfico representa o volume pulmonar em razão da pressão transpulmonar, definida pela diferença entre as pressões interna (pressão das vias aéreas, P_{va}) e externa (pressão intrapleural, P_{pl}) do sistema respiratório. Considerando a P_{va} igual a zero, a pressão transmural na parte superior do pulmão é de 10 cmH_2O e da parte inferior é de 2,5 cmH_2O. O painel inferior mostra o sistema respiratório ao final de uma inspiração máxima, com aumento acentuado da negatividade intrapleural. Como o ápice e a base estão em diferentes partes da curva pressão-volume, a variação de volume alveolar em relação ao volume inicial é muito maior na base que no ápice pulmonar.

Sendo assim, ao final da inspiração forçada, à CPT, a P_{tp} pode ser calculada como a seguir:

$$P_{tp} = P_{alv} - P_{pl}$$

$$P_{tp} = 0 - (-35)$$

P_{tp} = +35 na região dependente, e

$$P_{tp} = P_{alv} - P_{pl}$$

$$P_{tp} = 0 - (-40)$$

P_{tp} = +40 na região não dependente

Como as regiões dependente e não dependente estão em pontos diferentes da curva pressão-volume, o aumento da negatividade P_{pl} produz uma maior variação de volume nos alvéolos localizados na região dependente. Desse modo, a inspiração máxima gerada pelo paciente aumenta a pressão transpulmonar, e a sustentação do esforço inspiratório assegura a estabilidade alveolar.

Nas situações em que o sistema respiratório encontra-se em desvantagem mecânica, por motivos fisiológicos ou não fisiológicos, as inspirações se limitam a volumes pulmonares próximos da CRF ou até mesmo a volumes inferiores à CRF. Nessas circunstâncias, os valores da P_{pl} nas regiões dependente e não dependente variam de cerca de -2,5 a -10 cmH_2O, e a P_{tp} exibe valores reduzidos de cerca de +2,5 a +10 cmH_2O.

Com o objetivo de prevenir ou tratar as complicações pulmonares decorrentes do padrão respiratório superficial com baixos volumes pulmonares, o uso dos EI tem como princípio fisiológico encorajar o indivíduo, por meio de um *feedback* visual, a respirar com valores próximos a CPT, promovendo valores de P_{tp} próximos a +35 e +40 cmH_2O, mantido por alguns segundos para maior estabilidade alveolar (Figura 12.5). Dessa maneira, o almejado aumento do volume pulmonar durante a terapia com o uso dos incentivadores inspiratórios resulta do estímulo visual oferecido pelo equipamento (*feedback*), possibilitando ao paciente gerar pressões transpulmonares superiores às que decorrem da limitação de sua mecânica respiratória.

OBJETIVOS CLÍNICOS E INDICAÇÕES DOS INCENTIVADORES INSPIRATÓRIOS

Os principais objetivos da terapia com o uso do EI são o aumento dos volumes/capacidades pulmonares e a melhora da estabilidade alveolar. Para que sejam alcançados, recomenda-se que as inspirações sejam realizadas de maneira lenta (para garantir um fluxo laminar), profunda (para possibilitar o aumento da negatividade da P_{pl} e maior expansão pulmonar) e sustentada (para promover a estabilidade alveolar).

A terapia com EI está indicada para pacientes com comprometimento da mecânica respiratória que resulta em padrão respiratório superficial e monótono, como:

- Pacientes neurológicos (quadriplegias, doenças neuromusculares e demências), nos quais podem ser observadas alterações significativas da sincronia, da força ou da atividade da musculatura respiratória
- Imobilismo de diversas causas
- Pacientes submetidos a procedimentos cirúrgicos torácicos (incluindo as cirurgias cardíacas) e abdominais (principalmente no andar superior do abdome, comprometendo a mobilidade do diafragma)
- Pacientes com doença pulmonar obstrutiva crônica (DPOC) submetidos a procedimentos cirúrgicos, que, por conta de sua condição respiratória prévia, são mais vulneráveis a complicações respiratória
- Pacientes com comprometimento da fase inspiratória da tosse.

CRITÉRIOS PARA PRESCRIÇÃO E CONTRAINDICAÇÕES DOS INCENTIVADORES INSPIRATÓRIOS

Ao instituir a terapia incentivadora da inspiração, alguns fatores devem ser levados em consideração:

- Grau de motivação e cooperação do paciente, para que ele possa compreender e executar os comandos do fisioterapeuta
- Presença de dor durante as manobras inspiratórias que comprometa a realização da terapia
- Presença de drenos e/ou outros dispositivos que ofereçam riscos de deslocamento durante as manobras de inspirações máximas sustentadas
- Presença ou risco de ocorrência de alterações pulmonares que desaconselhem o uso dos EI, como o pneumotórax. Kenny e Kuschner (2013) relataram, pela primeira vez, a ocorrência de um pneumotórax secundário associado ao uso de EI em um paciente idoso com enfisema pulmonar. Os autores mostram a importância da indicação desse equipamento por um profissional habilitado, após diagnóstico clínico e funcional do paciente
- Instabilidade hemodinâmica que possa resultar na ocorrência de tonturas ou síncopes durante as manobras inspiratórias forçadas
- Presença de doença respiratória prévia, pois a terapia incentivadora da inspiração, em virtude do aumento do trabalho respiratório, pode resultar em exacerbação do quadro clínico do paciente, como dispneia, cansaço e hipoxemia
- Ainda de acordo com as diretrizes para o uso de EI (AARC *Clinical Practice Guideline,* 2013), pacientes incapazes de promover pressões inspiratórias adequadas com a capacidade vital menor que 10 mℓ/kg ou que têm CI inferior a 33% do valor predito são desaconselhados a usar o EI.

CUIDADOS GERAIS E DESCRIÇÃO DA TÉCNICA DOS INCENTIVADORES INSPIRATÓRIOS

Ao realizar a técnica, deve ser observada a perfeita interface entre os lábios do paciente e o bocal do aparelho para que não ocorram vazamentos que comprometam o registro dos volumes ou fluxos mobilizados durante a manobra inspiratória. O clipe nasal pode ser utilizado para otimizar a manobra inspiratória pelo EI:

- O EI deve estar na posição vertical, no campo visual do paciente para que o efeito do *feedback* visual seja efetivo
- As inspirações devem ser lentas para garantir o fluxo laminar, até que se atinja o volume ou fluxo proposto pelo terapeuta, de acordo com as características clínicas do paciente
- As inspirações devem ocorrer a partir da CRF, ponto de equilíbrio do sistema respiratório
- As inspirações devem ser realizadas no mínimo de 5 a 10 vezes, com pausa de 3 a 5 s entre elas e com atenção para impedir o uso excessivo da musculatura acessória

Os equipamentos para terapia incentivadora da inspiração são fabricados para uso individual, a fim de prevenir o contágio de doenças infecciosas. Além disso, devem ser higienizados adequadamente antes e após a utilização, conforme orientações do fabricante.

Posicionamento do paciente

Em indivíduos saudáveis, a distribuição da ventilação pulmonar está relacionada com a posição do indivíduo, e as regiões pulmonares dependentes são mais ventiladas que as não dependentes em respiração basal. Em presença de alteração da mecânica respiratória, essa distribuição da ventilação pode tornar-se alterada.

Melendez *et al.* (1992) compararam a contribuição dos compartimentos torácico e abdominal para o volume pulmonar durante a utilização do EI no período pré e pós-operatório de cirurgia torácica, na posição de decúbito dorsal com 30° ou 60° de inclinação da cabeceira. No período pré-operatório, observou-se maior participação do compartimento abdominal durante a manobra inspiratória com o EI. No pós-operatório, foram verificadas uma maior ativação da musculatura torácica e uma menor excursão diafragmática. O resultado demonstra que, no pós-operatório, por causa da dor, há menor expansão dos segmentos pulmonares inferiores, o que pode contribuir para a ocorrência de atelectasia. Os autores demonstram também que a posição de decúbito dorsal com 30° de inclinação da cabeceira proporciona maior ativação diafragmática durante movimentos inspiratórios com o uso do EI no pós-operatório de cirurgia torácica. Isso provavelmente resulta de uma melhor relação comprimento/tensão do diafragma, proporcionando maior eficiência mecânica e um padrão respiratório mais próximo do que era observado no período pré-operatório.

Prescrição da terapia incentivadora da inspiração

Narayanan *et al.* (2016), em uma revisão sistemática da literatura, descreveram vários protocolos de utilização dos incentivadores inspiratórios em relação a frequência diária, número de repetições por sessão, volume a ser alcançado e período total de realização do tratamento. Em alguns estudos, a recomendação era para que o paciente fizesse o maior número possível de inspirações.

A frequência inspiratória mais prescrita foi de 10 inspirações máximas por sessão. A sustentação da inspiração máxima variou de 3 a 5 s, mas a orientação de manter a inspiração o maior tempo possível também foi recomendada em alguns estudos.

O volume-alvo a ser alcançado também foi muito variável. Jung *et al.* (1980) exigiam que os pacientes inspirassem volumes predefinidos ajustados arbitrariamente entre 1.400 mℓ e 1.750 mℓ e uma pausa foi mantida durante 3 s (15 a 20 min de tratamento). Similarmente, Celli *et al.* (1984) predefiniram metas de volumes variando de 100 mℓ a 1.800 mℓ, 4 vezes/dia. Diferentemente, O'Connor *et al.* (1988) orientavam o uso do EI antes da cirurgia, e o objetivo no pós-operatório era alcançar o desempenho do período pré-operatório.

USO DOS INCENTIVADORES INSPIRATÓRIOS EM PACIENTE TRAQUEOSTOMIZADOS

Os pacientes traqueostomizados podem se beneficiar do uso de incentivadores inspiratórios. No entanto, nesta situação, a terapia com EI necessita de alguns cuidados adicionais, como (Figura 12.6):

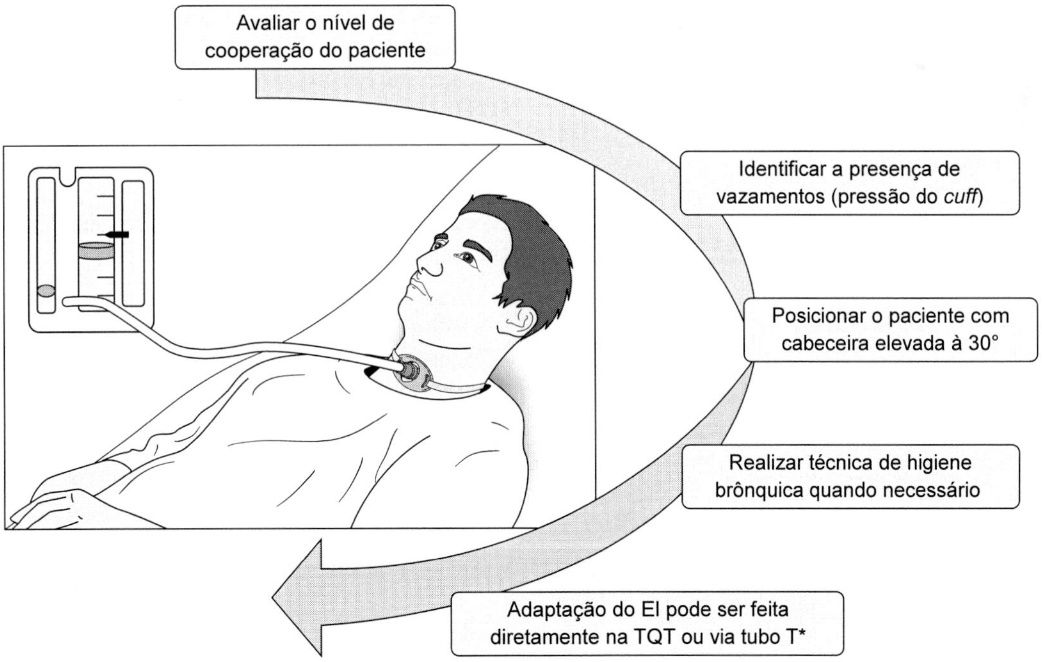

Figura 12.6 Cuidados durante a utilização de incentivadores inspiratórios em pacientes traqueostomizados. *A adaptação do incentivador inspiratório pode ser feita diretamente na cânula de traqueostomia. Entretanto, para minimizar a manipulação da cânula de traqueostomia, pode-se colocar um tubo T entre a cânula e a traqueia do incentivador inspiratório. Durante a inspiração, o terapeuta deve ocluir um dos ramos do tubo T.

- O paciente deve ser cooperativo, para conseguir realizar a técnica
- O paciente deve ser colocado a 30° de elevação da cabeceira, tendo em vista que, nesta posição, ocorre maior ativação do diafragma com dispositivo fluxo ou volume-dependente
- A conexão do tubo do EI com a peça de traqueostomia (TQT) pode ser feita diretamente ou com a utilização do tubo T. No caso do tubo T, a manipulação da traqueostomia é menor para o acoplamento e o desacoplamento do EI, mas é necessária a oclusão da peça T no momento da manobra inspiratória
- Deve-se certificar de que não haja vazamentos de ar através do balonete (*cuff*) da cânula
- Quando não for possível aferir as pressões do balonete de fixação da cânula (*cuff*), o paciente deve estar com a boca fechada durante todo o tempo da terapia e com o clipe nasal, para otimizar o fluxo de ar pelo orifício da traqueostomia
- Na presença de secreção, técnicas de higiene brônquica devem ser utilizadas antes do uso do EI, pois melhoram o fluxo inspiratório e previnem o deslocamento da secreção para a região proximal.

USO DO EI VOLUME-DEPENDENTE PARA AVALIAÇÃO DA CAPACIDADE INSPIRATÓRIA

O EI volume-dependente pode ser utilizado, também, para avaliar a CI. Como os aparelhos têm escalas com grande intervalo operacional, para a avaliação exata desta medida, o ventilômetro de Wright deve ser acoplado ao EI, entre a traqueia e o corpo de EI (Figura 12.7). Desse modo, é possível mensurar a CI do paciente por leitura direta no ventilômetro em associação ao efeito de *feedback* visual proporcionado pelo EI. O conhecimento da CI no pré-operatório contribui para a orientação quanto ao seu uso no período pós-operatório.

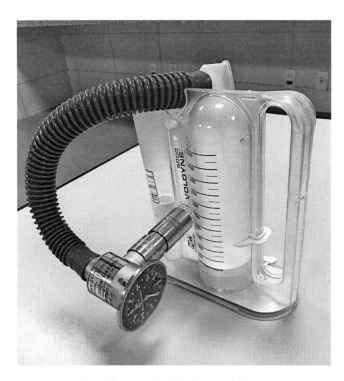

Figura 12.7 Ventilômetro de Wright acoplado ao espirômetro de incentivo (EI) volume-dependente para avaliar a capacidade inspiratória (CI). O ventilômetro de Wright deve ser acoplado entre a traqueia e o corpo do EI. Desse modo, é possível mensurar a CI do paciente por leitura direta no ventilômetro.

USO DO EI VOLUME-DEPENDENTE PARA AVALIAÇÃO DA CAPACIDADE VITAL

A capacidade vital (CV), definida como a quantidade máxima de ar que pode ser exalada pelo indivíduo após uma inspiração máxima (à CPT), representa uma variável valiosa para caracterizar disfunções restritivas do aparelho respiratório e para a prescrição da terapia de reexpansão pulmonar.

Pinheiro *et al.* (2011) avaliaram a eficácia da utilização do EI para medida da CV em pacientes no pré e pós-operatório de cirurgia de revascularização do miocárdio. Estes autores acoplaram o ventilômetro de Wright ao EI volume-dependente da marca (Coach®) e observaram uma correlação positiva importante entre os valores da CV medidos no ventilômetro e no EI (Figura 12.8). Esses resultados sugerem que o EI pode ser utilizado de maneira alternativa, fácil, prática e segura para avaliar a CV à beira do leito. A CV variou de 14,6 a 55,2 mℓ/kg com o ventilômetro e de 9,2 a 52,7 mℓ/kg com o EI, no período pré-operatório ($y = 0{,}6531 + 6{,}4641$, $R^2 = 0{,}4854$). Após a cirurgia, a CV variou de 9 a 66 mℓ/kg com o ventilômetro e de 7,7 a 52,8 mℓ/kg com o EI ($y = 0{,}8567 + 2{,}8117$, $R^2 = 0{,}9124$).

Para realizar a medida da CV com o EI volume-dependente, os pacientes devem realizar uma expiração lenta e profunda até o VR, seguida de inspiração contínua e profunda até próximo da CPT. O valor alcançado é considerado a CV do paciente.

Reforçando a utilidade do EI para medida CV, Bastin *et al.* (1997) também mostraram que o EI pode ser utilizado como alternativa para avaliar a função pulmonar à beira do leito (Figura 12.9). Os autores concluíram que existe boa relação entre o volume pulmonar medido com o EI e as variações da CV, principalmente por conta da boa relação com o volume de reserva inspiratório (VRI). Diferentemente, o EI correlacionou fracamente com o VRE, o VR e a CRF.

AVALIAÇÃO DOS RESULTADOS DO USO DO ESPIRÔMETRO DE INCENTIVO

Alguns indicadores são importantes para determinar a eficácia da utilização dos incentivadores inspiratórios, como descrito a seguir:

- Diminuição da frequência respiratória
- Melhora na ausculta pulmonar
- Melhora nos achados radiológicos, incluindo atenuação ou resolução dos sinais de atelectasias
- Manutenção da frequência cardíaca em valores de normalidade
- Melhora da oxigenação, evidenciada pela gasometria ou oximetria, ou, ainda, pela redução da fração inspirada de oxigênio requerida (FiO_2)
- Melhora da sincronia toracoabdominal.

ESPIRÔMETRO DE INCENTIVO NAS GRANDES CIRURGIAS TORÁCICAS, CARDÍACAS E ABDOMINAIS

As complicações pulmonares pós-operatórias (CPPO), como atelectasias, pneumonia, traqueobronquite, broncoespasmo,

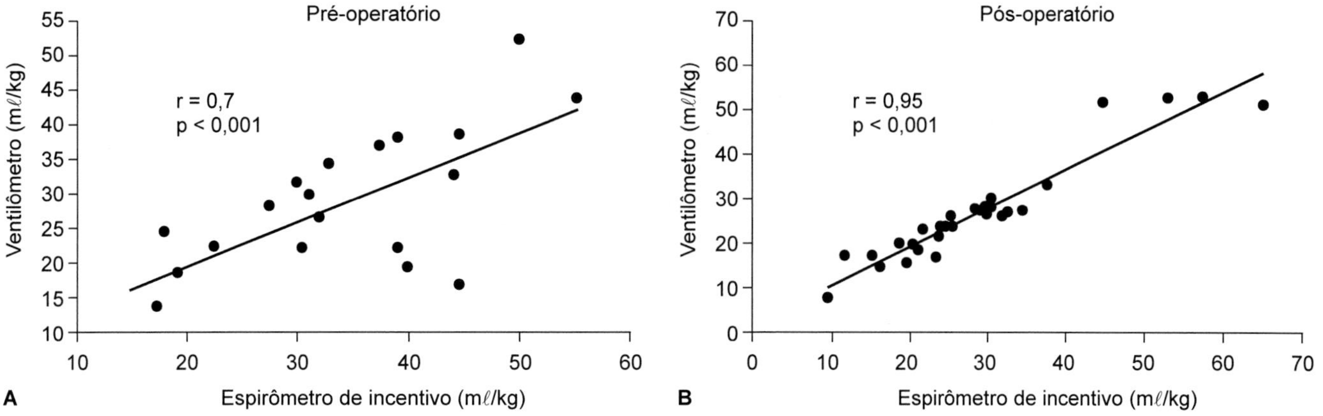

Figura 12.8 Correlação entre a capacidade vital (CV) avaliada pelo ventilômetro e pelo espirômetro de incentivo. **A.** Período pré-operatório. **B.** Período pós-operatório. Adaptada de Pinheiro *et al.* (2011).

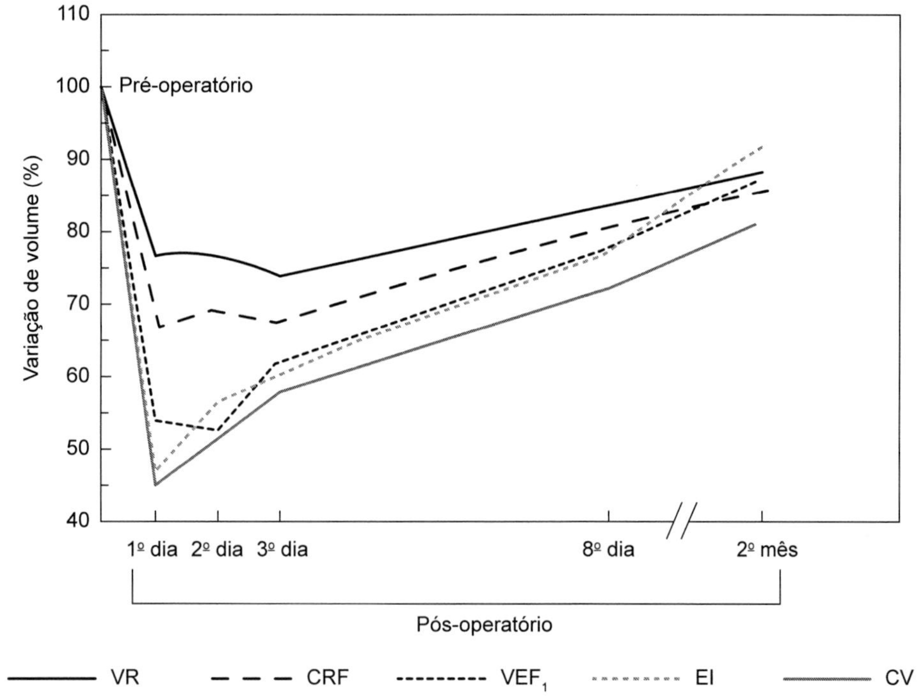

Figura 12.9 Comparação dos volumes e capacidades pulmonares e dos volumes alcançados com o espirômetro de incentivo (EI), avaliados nos períodos pré e pós-operatório de pacientes com carcinoma brônquico submetidos à lobectomia. VR: volume residual; CRF: capacidade residual funcional; CV: capacidade vital; VEF_1: volume expiratório forçado no primeiro segundo da capacidade vital. Adaptada de Bastin *et al.* (1997).

exacerbações da doença pulmonar obstrutiva crônica (DPOC), insuficiência respiratória aguda (IRA) e ventilação mecânica prolongada, são frequentes em cirurgias de grande porte que acometem o compartimento torácico e/ou abdominal, sobretudo nos procedimentos nos quais ocorre comprometimento da mobilidade diafragmática. Além disso, alguns fatores de risco (idade avançada, obesidade, diabetes, tabagismo, doença pulmonar preexistente, apneia obstrutiva do sono) e intra e pós-operatórios (tipo e duração da cirurgia, extensão e localização da incisão cirúrgica, tempo de anestesia, dor, imobilização prolongada) podem contribuir de maneira expressiva para aumentar a ocorrência das CPPO.

Independentemente dos fatores que contribuem para a ocorrência das CPPO, o comprometimento da mecânica respiratória, que resulta em respiração superficial e monótona, com a promoção de volume corrente reduzido, parece ser o mecanismo comum na fisiopatologia da maior parte das CPPO. O padrão respiratório alterado, associado à tosse fraca, favorece a retenção de secreção e contribui para o aumento das complicações.

Com o objetivo de prevenir ou tratar as CPPO, é recomentado o uso das terapias de reexpansão pulmonar que melhoram a mecânica respiratória e proporcionam maiores volumes inspiratórios. Entre as técnicas utilizadas para esse fim, o EI é amplamente empregado, em razão de seu baixo custo e fácil operação.

Numerosos estudos de revisão têm sido realizados para integrar informações e consolidar evidências sobre a eficácia do EI no pós-operatório de diferentes tipos de cirurgia, mas até o momento as evidências continuam insuficientes e inconclusivas. Parte dessa situação pode ser atribuída a várias questões metodológicas inerentes aos ensaios envolvendo o EI. Segundo Narayanan *et al.* (2016), vários pontos são importantes para seguir, como a prescrição detalhada do EI, a avaliação dos parâmetros e a adesão ao tratamento. As prescrições dever estar mais bem delineadas, como a duração e a frequência da sessão, a frequência das inspirações, o volume a ser alcançado pelo paciente, o tempo que a inspiração máxima deve ser mantida, a velocidade na qual a inspiração precisa ser feita. Outro ponto importante é avaliar se os parâmetros prescritos foram alcançados. A adesão pode ser feita de várias maneiras, como por supervisão direta, tecnologia eletrônica, questionários etc. No entanto, deve ser levado em conta que a supervisão direta e a tecnologia eletrônica podem aumentar os custos da terapia.

Souza Possa *et al.* (2013) avaliaram a eficácia da implementação de uma diretriz de fisioterapia para doentes submetidos a cirurgia abdominal alta visando à redução da incidência de atelectasia e do tempo de internação no pós-operatório. Os autores usaram o modelo "antes (pré-intervenção) e após (pós-intervenção)" de estudo retrospectivo com controle histórico. O programa de fisioterapia foi padronizado com foco no uso de estratégias adicionais (EPAP, EI volume-dependente e mobilização precoce). Os pacientes que aderiram totalmente à diretriz não desenvolveram atelectasia e tiveram um menor tempo de internação hospitalar (9,2 ± 4,1 dias) em comparação aos doentes no período pré-intervenção (12,1 ± 8,3 dias).

CIRURGIAS TORÁCICAS E CARDÍACAS

Os principais procedimentos cirúrgicos torácicos, incluindo as cirurgias cardíacas, podem levar à depressão grave da função pulmonar, com alterações na mecânica da parede torácica, padrão anormal da respiração e retenção de secreção. A atelectasia é a complicação pulmonar mais comum nas grandes cirurgias torácicas e sua principal causa é a hipoventilação regional, com a diminuição da atividade da musculatura respiratória e a absorção de gases anestésicos de grande capacidade de difusão e do oxigênio. A hipoventilação ocorre nas áreas dependentes do pulmão em virtude da compressão do parênquima pulmonar, ocasionada pelo posicionamento do paciente. A redução da expansibilidade da caixa torácica é uma característica importante do pós-cirúrgico torácico que contribui para a ocorrência das complicações pulmonares. A Figura 12.9 mostra o comportamento das variáveis de função pulmonar nos períodos pré e pós-cirúrgico de lobectomia por carcinoma brônquico. Nota-se uma redução significativa da CV (55%) e da CRF (34%).

O paciente submetido à cirurgia torácica de grande porte, no período pós-operatório imediato, exibe uma combinação de sonolência e dor responsável por um padrão respiratório monótono e superficial. Além disso, a profundidade da respiração no pós-operatório de cirurgia torácica também pode ser prejudicada pelas incisões na parede torácica e/ou pelas inserções de drenos torácicos intercostais que, com a diminuição da função mucociliar, comum nesses pacientes, compromete a higiene brônquica.

Recentemente, Agostini *et al.* (2013) avaliaram a efetividade do EI em 180 pacientes submetidos a toracotomia e ressecção pulmonar. Todos os pacientes receberam exercícios respiratórios, *clearance* de vias aéreas e mobilização precoce. Além disso, o grupo-controle recebeu exercícios de expansão torácica e o grupo intervenção utilizou o EI. Os autores observaram que o EI não melhorou a função pulmonar, a frequência de CPPO ou o tempo de permanência hospitalar. Entretanto, na comparação de pacientes com baixo e alto risco (DPOC, fumantes ativos ou ex-fumantes recentes) para desenvolver CPPO, foi observado que os pacientes de alto risco que utilizaram o EI apresentaram menor frequência de CPPO, indicando possível benefício da intervenção.

Freitas *et al.* (2012), em uma atualização da revisão sistemática publicada originalmente em 2007, compararam os efeitos do EI com qualquer tipo de fisioterapia profilática para a prevenção de CPPO em pacientes adultos submetidos a revascularização do miocárdio (CRVM). Nessa atualização, foram incluídos 592 participantes de sete estudos (três trabalhos adicionais ao anterior, de 2007). Não foi observada nenhuma diferença quanto a incidência de CPPO e capacidade funcional entre os pacientes que receberam o tratamento com EI e tratamento com fisioterapia, que envolvia técnicas de respiração de pressão positiva, como pressão contínua positiva das vias aéreas (CPAP), pressão positiva de dois níveis (BiPAP) e respiração com pressão positiva intermitente (RPPI), além da técnica de ciclo ativo da respiração (CAR) e da simples orientação pré-operatória do paciente. Diferentemente do esperado, os pacientes tratados com EI mostraram pior função pulmonar e oxigenação arterial em comparação àqueles que receberam respiração com pressão positiva. Também não foi observada nenhuma melhora na força da musculatura respiratória, avaliada pelas medidas da $PI_{máx}$ e da pressão expiratória máxima entre os grupos. Diante dessas evidências, embora a maioria dos autores demonstre a importância da fisioterapia respiratória no pós-operatório de cirurgia torácica e cardíaca, nenhum trabalho conseguiu identificar a superioridade do uso do EI em relação a outras técnicas.

CIRURGIAS ABDOMINAIS

As CPPO são a principal causa de morbidade e mortalidade após uma cirurgia abdominal, afetando cerca de 25 a 50% dos pacientes. Além disso, essas complicações também podem ser responsáveis pelo aumento do desconforto do paciente, do tempo de permanência hospitalar e dos recursos necessários para o tratamento, ocasionando um alto custo para o sistema de saúde. Os mecanismos funcionais associados ao aparecimento das CPPO não são completamente compreendidos, mas é provável que envolvam uma combinação de volume pulmonar diminuído, resultando em atelectasia, além da diminuição da efetividade do *clearance* mucociliar. Vale ressaltar que, nesse tipo de cirurgia, o comprometimento da CRF é um fator marcante para o desenvolvimento da CPPO. A proximidade do processo cirúrgico com a musculatura diafragmática pode ser determinante para a disfunção desta musculatura e também da caixa torácica, o que ocasiona um comprometimento significativo da mecânica respiratória.

Exercícios de respirações profundas, tosse assistida e outras técnicas podem ajudar a reexpandir as áreas de colapso pulmonar e mobilizar as secreções no pós-operatório. As evidências da eficácia do uso do EI são limitadas pela falta de estudos que comparam, com métodos adequados, as técnicas empregadas.

Nascimento Junior *et al.* (2014), em uma atualização da revisão publicada originalmente em 2008, avaliaram a efetividade do EI nas cirurgias do andar superior do abdome com a análise de 12 estudos (1.834 pacientes). Por causa da baixa qualidade metodológica dos trabalhos disponíveis, para a análise final foram incluídos somente oito estudos (1.160 pacientes). Nessa metanálise, os autores observaram que quatro estudos (152 pacientes) compararam a efetividade do uso do EI com um grupo de pacientes que não foram submetidos a nenhum tipo de procedimento de fisioterapia respiratória. Nos quatro trabalhos, não se encontrou nenhuma diferença estatisticamente significativa entre os participantes que receberam o EI e os que não foram submetidos a nenhum tratamento respiratório para as possíveis complicações respiratórias clínicas. Dois estudos (194 pacientes) que compararam o uso do EI com exercícios de respiração profunda (ERP) também não apresentaram diferenças significativas entre os participantes que recebem EI e aqueles que recebem ERP. Por último, foram analisados dois trabalhos (946 pacientes) que compararam o uso do EI e o emprego de outros tipos de fisioterapia respiratória. Mais uma vez, não foram observadas diferenças significativas entre os participantes que receberam EI e aqueles que receberam outro tipo de fisioterapia respiratória. Em todos os trabalhos avaliados, não houve evidência de que os incentivadores inspiratórios foram eficazes na prevenção das CPPO, sugerindo a necessidade da realização de novos trabalhos, com maior rigor metodológico, para uma possível caracterização da eficácia dos incentivadores inspiratórios na prevenção e nos tratamentos das CPPO nas cirurgias abdominais.

A eficácia da terapia com o uso do EI para tratamento e prevenção de complicações pulmonares pós-operatórias ainda é controversa. Estudos com métodos mais aprimorados são necessários para melhora da caracterização dos efeitos do EI nas cirurgias torácicas e abdominais.

USO DE INCENTIVADORES INSPIRATÓRIOS DE PACIENTES COM DPOC

Estudos com EI, envolvendo pacientes com DPOC, são escassos. Entretanto, sabe-se que as exacerbações e as comorbidades individuais dessa população contribuem para a gravidade global do paciente, tornando-os mais vulneráveis às CPPO.

Basoglu *et al.* (2005) avaliaram os efeitos do EI sobre a função pulmonar, gasometria, dispneia e qualidade de vida de pacientes internados com DPOC agudizada. O grupo experimental recebeu o EI, utilizado por 2 meses em associação ao tratamento médico, e o grupo-controle recebeu somente o tratamento médico. Os autores observaram que o grupo de EI apresentou redução nos níveis de pressão arterial de CO_2 ($PaCO_2$) e aumento na pressão alveolar de O_2 (PAO_2), além de exibirem uma melhor qualidade de vida avaliada pelo *Saint George's Respiratory Questionaaire* (SQRQ) em relação ao período pré-tratamento. Diferentemente, os parâmetros de função pulmonar não apresentaram alterações. Diante dos resultados obtidos, os autores concluíram que o EI pode ser uma ferramenta útil no tratamento dos pacientes com DPOC.

Heydari *et al.* (2015) compararam os efeitos do EI com o treinador específico da musculatura inspiratória (Threshold® IMT) em pacientes com DPOC, divididos aleatoriamente em dois grupos para cada tratamento. O participantes foram submetidos a duas sessões diárias de 15 min, 4 dias por semana, por 4 semanas. Foram realizados testes de função pulmonar e medidas da $PI_{máx}$ antes da intervenção, na 2ª e na 4ª semana de treinamento. Os autores observaram que as duas técnicas conseguiram melhorar os parâmetros da função pulmonar. Entretanto, o treinador muscular foi mais efetivo em aumentar a $PI_{máx}$ e a ventilação voluntária máxima (VVM), enquanto o EI foi mais eficaz em aumentar o pico de fluxo expiratório (PEF). Os parâmetros de função pulmonar não diferiram entre os grupos estudados. Esses resultados sugerem que o EI pode ser considerado um componente efetivo no processo de reabilitação dos pacientes com DPOC.

Embora o uso do EI seja recomendado nos pacientes com DPOC, em situações que favorecem o aparecimento de atelectasias, mais estudos são necessários para estabelecer os verdadeiros benefícios desta terapia nesta população.

LIMITAÇÕES DO MÉTODO E RECOMENDAÇÕES FINAIS

Baseando-se em trabalhos científicos atuais que abordam o uso do EI na prática clínica e nas diretrizes da American Association for Respiratory Care (AARC, 2013), pode-se concluir que:

- A utilidade do EI como técnica da fisioterapia para a prevenção de CPPO permanece controversa
- A eficácia da espirometria de incentivo pode depender da seleção de pacientes, instrução cuidadosa do procedimento e supervisão durante o treinamento respiratório
- O treinamento inadequado e/ou a autoadministração podem resultar em insucesso para prevenção e resolução de CPPO
- As evidências sugerem fortemente que a espirometria de incentivo de maneira isolada pode ser inadequada para prevenir ou tratar as CPPO
- Fisioterapia respiratória no pré e pós-operatório que inclui exercícios de respiração profunda, tosse dirigida, mobilização precoce e analgesia adequada parece ser eficaz na prevenção ou reversão das CPPO com ou sem a espirometria de incentivo, após a cirurgia torácica, cardíaca, abdominal e periférica em adultos obesos
- Faltam evidências sobre o real benefício do EI sobre a função pulmonar e a redução das CPPO em pacientes submetidos a cirurgia para revascularização do miocárdio
- O uso do EI não tem sido associado à melhora significativa da CI antes da cirurgia bariátrica e pode não ser útil para evitar a redução deste parâmetro no pós-operatório
- Não foi observada nenhuma diferença significativa entre os exercícios de respiração profunda com tosse dirigida e o EI na prevenção de CPPO após esofagectomia
- Em pacientes com doença neuromuscular, o EI pode não ser tão eficaz como a ventilação percussiva intrapulmonar na prevenção da atelectasia.

Diante do exposto, os estudos mostram escassez e inconsistência para o uso do EI para prevenção das CPPO, não sendo recomendado como única técnica da fisioterapia respiratória para prevenção e tratamento das CPPO. Também é sugerido que se usem, quando possível, os dispositivos volume-dependentes.

BIBLIOGRAFIA

Agostini P, Naidu B, Cieslik H, Steyn R, Rajesh PB, Bishay E, et al. Effectiveness of incentive spirometry in patients following thoracotomy and lung resection including those at high risk for developing pulmonary complications. Thorax. 2013;68(6):580-5.

Agostini P, Singh S. Incentive spirometry following thoracic surgery: what should we be doing? Physiotherapy. 2009;95(2):76-82.

Alian AA, Shelley KH. Respiratory physiology and the impact of different modes of ventilation on the photoplethysmographic waveform. Sensors. 2012;12(2):2236-54.

Bartlett RH, Gazzaniga AB, Geraghty TR. Respiratory maneuvers to prevent postoperative pulmonary complications. A critical review. JAMA. 1973;224(7):1017-21.

Basoglu OK, Atasever A, Bacakoglu F. The efficacy of incentive spirometry in patients with COPD. Respirology. 2005;10(3):349-53.

Bastin R, Moraine JJ, Bardocsky G, Kahn RJ, Mélot C. Incentive spirometry performance. A reliable indicator of pulmonary function in the early postoperative period after lobectomy? Chest. 1997;111(3):559-63.

Benchetrit G. Breathing pattern in humans: diversity and individuality. Respir Physiol. 2000;122(2-3):123-9.

Celli BR, Rodriguez KS, Snider GL. A controlled trial of intermittent positive pressure breathing, incentive spirometry and deep breathing exercises in preventing pulmonary complications after abdominal surgery. Am Rev Respir Dis. 1984;130:12-5.

Chang AT, Palmer KR, McNaught J, Thomas PJ. Inspiratory flow rate, not type of incentive spirometry device, influences chest wall motion in healthy individuals. Physiother Theory Pract. 2010;26(6):385-92.

do Nascimento Junior P, Módolo NS, Andrade S, Guimarães MM, Braz LG, El Dib R. Incentive spirometry for prevention of postoperative pulmonary complications in upper abdominal surgery. Cochrane Database Syst Rev. 2014;(2):CD006058.

Freitas ERFS, Soares BGO, Cardoso JR, Atallah ÁN. Incentive spirometry for preventing pulmonary complications after coronary artery bypass graft. Cochrane Database Syst Rev. 2012;9:CD004466.

Genofre E, Chibante AMS, Macedo AG. Derrame pleural de origem indeterminada. J Bras Pneumol. 2006;32(Supl 4):204-10.

Heydari A, Farzad M, Ahmadi Hosseini S-H. Comparing inspiratory resistive muscle training with incentive spirometry on rehabilitation of COPD patients. Rehabil Nurs. 2015;40(4):243-8.

Jung R, Wight J, Nusser R, Rosoff L. Comparison of three methods of respiratory care following upper abdominal surgery. Chest. 1980;78:31-5.

Kenny JE, Kuschner WG. Pneumothorax caused by aggressive use of an incentive spirometer in a patient with emphysema. Respir Care. 2013;58(7):e77-9.

Lima ÍN, Fregonezi GA, Melo R, Cabral EE, Aliverti A, Campos TF, et al. Acute effects of volume orient incentive spirometry on chest wall volumes in patients a stroke. Respir Care. 2014;59(7):1001-7.

Lunardi AC, Porras DC, Barbosa RC, Paisani DM, Marques da Silva CCB, Tanaka C, et al. Effect of volume-oriented versus flow-oriented incentive spirometry on chest wall volumes, inspiratory muscle activity, and thoracoabdominal synchrony in the elderly. Respir Care. 2014;59(3):420-6.

Melendez JA, Alagesan R, Reinsel R, Weissman C, Burt M. Postthoracotomy respiratory muscle mechanics during incentive spirometry using respiratory inductance plethysmography. Chest. 1992;101(2):432-6.

Narayanan AL, Hamid SR, Supriyanto E. Evidence regarding patient compliance with incentive spirometry interventions after cardiac, thoracic and abdominal surgeries: a systematic literature review. Can J Respir Ther. 2016;52(1):17-26.

O'Connor M, Tattersall MP, Carter JA. An evaluation of the incentive spirometer to improve lung function after cholecystectomy. Anaesthesia. 1988;43:785-7.

Oliveira MA, Vidotto MC, Nascimento OA, Almeida R, Santoro IL, Sperandio EF, et al. Evaluation of lung volumes, vital capacity and respiratory muscle strength after cervical, thoracic and lumbar spinal surgery. Sao Paulo Med J. 2015;133(5):388-93.

Overend TJ, Anderson CM, Lucy SD, Bhatia C, Jonsson BI, Timmermans C. The effect of incentive spirometry on postoperative pulmonary complications: a systematic review. Chest. 2001;120(3):971-8.

Paisani D de M, Lunardi AC, da Silva CCBM, Porras DC, Tanaka C, Carvalho CRF. Volume rather than flow incentive spirometry is effective in improving chest wall expansion and abdominal displacement using optoelectronic plethysmography. Respir Care. 2013;58(8):1360-6.

Pinheiro AC, Novais MCM, Neto MG, Rodrigues MVH, de Souza Rodrigues E, Aras R, et al. Estimation of lung vital capacity before and after coronary artery bypass grafting surgery: a comparison of incentive spirometer and ventilometry. J Cardiothorac Surg 2011;6:70.

Restrepo RD, Wettstein R, Wittnebel L, Tracy M. Incentive Spirometry: 2011. Respir Care. 2011;56(10):1600-4.

Rodrigues-Machado MG, Zin WA. Mecânica da respiração. Fisiologia respiratória aplicada. In: Fisiologia respiratória aplicada. Rocco & Zin. Rio de Janeiro: Guanabara Koogan; 2009.

Rodrigues-Machado MG, Zin WA. Organização morfo-funcional do sistema respiratório. In: Fisiologia respiratória aplicada. Rocco & Zin. Rio de Janeiro: Guanabara Koogan; 2009.

Ruivo S, Viana P, Martins C, Cristina B. Efeito do envelhecimento cronológico na função pulmonar. comparação da função respiratória entre adultos e idosos saudáveis. Rev Port Pneumol. 2009;XV(4):629-53.

Sabaté S, Mazo V, Canet J. Predicting postoperative pulmonary complications: implications for outcomes and costs. Curr Opin Anaesthesiol. 2014;27(2):201-9.

Scholes RL, Browning L, Sztendur EM, Denehy L. Duration of anaesthesia, type of surgery, respiratory co-morbidity, predicted VO_2 max and smoking predict postoperative pulmonary complications after upper abdominal surgery: an observational study. Aust J Physiother. 2009;55(3):191-8.

Soares SMDTP, Nucci LB, da Silva MMDC, Campacci TC. Pulmonary function and physical performance outcomes with preoperative physical therapy in upper abdominal surgery: a randomized controlled trial. Clin Rehabil. 2013;27(7):616-27.

Souza Possa S, Braga Amador C, Meira Costa A, Takahama Sakamoto E, Seiko Kondo C, Maida Vasconcellos AL, et al. Implementation of a guideline for physical therapy in the postoperative period of upper abdominal surgery reduces the incidence of atelectasis and length of hospital stay. Rev Port Pneumol. 2014;20(2):69-77.

Souza PS, Braga AC, Meira CA, Takahama SE, Seiko KC, Maida VAL, et al. Implementation of a guideline for physical therapy in the postoperative period of upper abdominal surgery reduces the incidence of atelectasis and length of hospital stay. Rev Port Pneumol. 2014;20(2):69-77.

Strickland SL, Rubin BK, Drescher GS, Haas CF, O'Malley CA, Volsko TA, et al. American Association for Respiratory Care (AARC) clinical practice guideline: effectiveness of nonpharmacologic airway clearance therapies in hospitalized patients. Respir Care. 2013;58(12):2187-93.

Weindler J, Kiefer RT. The efficacy of postoperative incentive spirometry is influenced by the device-specific imposed work of breathing. Chest. 2001;119(6):1858-64.

Westwood K, Griffin M, Roberts K, Williams M, Yoong K, Digger T. Incentive spirometry decreases respiratory complications following major abdominal surgery. Surg. 2007;5(6):339-42.

13 *Breath Stacking* | Incentivo à Inspiração em Pacientes Não Cooperativos

Rosária Dias Aires • José Felippe Pinho da Silva •
Maria da Glória Rodrigues Machado

INTRODUÇÃO

O incentivo à inspiração profunda é importante para manter os volumes e as capacidades pulmonares próximos à normalidade. Assim, a realização da inspiração profunda, em níveis próximos da capacidade pulmonar total (CPT), pode propiciar a reexpansão pulmonar de áreas com atelectasia e garantir a estabilidade alveolar.

Diversas são as situações associadas à perda de volume pulmonar, como as intervenções cirúrgicas torácicas e abdominais, as atelectasias, os derrames pleurais e pneumotórax, os traumas torácicos, a obstrução de via aérea, a fraqueza muscular inspiratória (doenças neuromusculares, respiratórias crônicas e sistêmicas que comprometem a musculatura inspiratória de modo geral), o acamamento prolongado, entre outras.

Apesar da disponibilidade de uma série de dispositivos capazes de encorajar a respiração profunda e sustentar o esforço inspiratório para promover a estabilidade alveolar, esses objetivos nem sempre são alcançados, em virtude de fraqueza muscular, dispneia, comprometimento da compreensão da técnica, *status* mental alterado e dor.

A primeira descrição dos benefícios da inspiração máxima no pós-operatório foi realizada por Thoren (1954), que avaliou 343 pacientes no período pós-operatório de colecistectomia, demonstrando que a incidência de atelectasias no grupo que não foi submetido à fisioterapia (incluindo respiração profunda) foi maior (42%) quando comparado ao grupo que realizou fisioterapia (27%).

Posteriormente, Ward *et al.* (1966) demonstraram que as atelectasias associadas ao período pós-operatório eram revertidas de modo mais eficaz quando da manutenção da inspiração profunda por uma pausa pós-inspiratória de 3 s, quando comparada à respiração com múltiplas inspirações profundas sem sustentação. A realização da inspiração lenta e profunda, seguida de pausa pós-inspiratória, possibilita que o ar se distribua de maneira mais homogênea nas diversas áreas pulmonares.

Em 1990, Baker *et al.* adaptaram uma técnica proposta por Marini *et al.* (1986) para medir a capacidade vital (CV) em indivíduos pouco cooperativos e demonstraram que pacientes com problemas diversos (traumas torácicos e abdominais e pós-operatórios) conseguiram inspirar volumes maiores e sustentar a inspiração por um período mais prolongado quando comparados à espirometria de incentivo (EI) convencional. Esses autores deram o nome de *breath stacking* (BS) a esta técnica de expansão pulmonar que utiliza uma válvula unidirecional, possibilitando acumular volumes inspiratórios sucessivos até que a CPT seja atingida.

DESCRIÇÃO DA TÉCNICA DE *BREATH STACKING*

Como mencionado anteriormente, a técnica de BS surgiu a partir de um método alternativo desenvolvido por Marini *et al.* (1986) para estimar a CV em indivíduos pouco cooperativos. A CV corresponde à soma do volume corrente (VC), do volume de reserva inspiratório (VRI) e do volume de reserva expiratório (VRE). A soma do VC e do VRI corresponde à capacidade inspiratória (CI). Em condições normais, a medida da CV depende da instrução adequada da técnica, da cooperação do paciente e do encorajamento do terapeuta. Trata-se de um método sensível para detectar as alterações da mecânica respiratória, mas é pouco específico, pois sua redução pode estar associada a doenças neuromusculares, restritivas e obstrutivas.

Em razão da incapacidade de cooperação de alguns pacientes, Marini *et al.* (1986) propuseram um método de avaliação da CV sem a necessidade de cooperação do paciente, com a utilização de uma válvula unidirecional, a partir das medidas da CI e do VRE. Para a medida da CI, um ventilômetro de Wright foi adaptado ao ramo inspiratório da válvula unidirecional conectada ao tubo traqueal e o ramo expiratório foi ocluído, impedindo a exalação do paciente. Como pode ser observado na Figura 13.1, esse procedimento causa um aumento progressivo do *drive* central e, consequentemente, um aumento do volume torácico. À medida que o volume torácico aumenta, o VC tende a diminuir por causa da desvantagem mecânica dos músculos inspiratórios (encurtamento dos músculos inspiratórios e desvantagem mecânica na curva comprimento-tensão) e da redução da complacência do sistema respiratório. O fluxo inspiratório continua até o esforço inspiratório tornar-se insuficiente para vencer a pressão de deflação do recolhimento elástico do sistema respiratório. Esse método pressupõe que o equilíbrio entre o esforço do paciente e o recolhimento elástico do sistema respiratório ocorrerá em

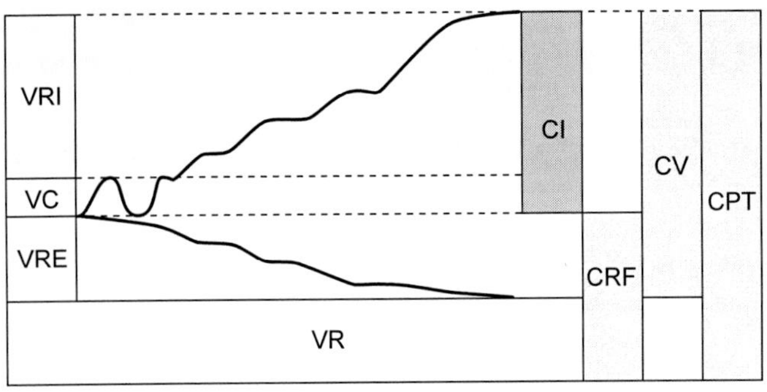

Figura 13.1 Representação esquemática da medida da capacidade vital (CV), subdividida nos componentes de capacidade inspiratória (CI) e volume de reserva expiratório (VRE). A técnica de *breath stacking* consiste somente na parte inspiratória, por conta da oclusão do ramo expiratório. Como pode ser observado, os sucessivos esforços inspiratórios, com oclusão do ramo expiratório, levam o paciente a atingir a capacidade pulmonar total (CPT). VC: volume corrente; VRI: volume de reserva inspiratório; VR: volume residual; CRF: capacidade residual funcional.

volume similar ao alcançado por esforços inspiratórios máximo e único. Para a medida do VRE, o ventilômetro foi adaptado ao ramo expiratório da válvula unidirecional e o ramo inspiratório foi ocluído, tornando possível somente a exalação. Neste caso, o VRE foi determinado pelo volume exalado a partir da capacidade residual funcional (CRF).

A técnica de BS se utiliza de um sistema que contém uma válvula unidirecional com circuito de três vias, sendo um ramo inspiratório, um ramo expiratório, que deve ficar permanentemente ocluído, e o ramo que é conectado ao paciente por meio de bocal, máscara facial ou traqueostomia (Figura 13.2). Durante a oclusão da via aérea, o *drive* respiratório (estímulo neuromuscular inspiratório de origem central capaz de produzir movimentos respiratórios) aumenta progressivamente, o que pode ser observado pelo aumento de frequência respiratória. Na manobra de BS, como a expiração é impedida pela oclusão do ramo expiratório, a entrada de ar acompanhará cada esforço inspiratório, acumulando os volumes inspirados

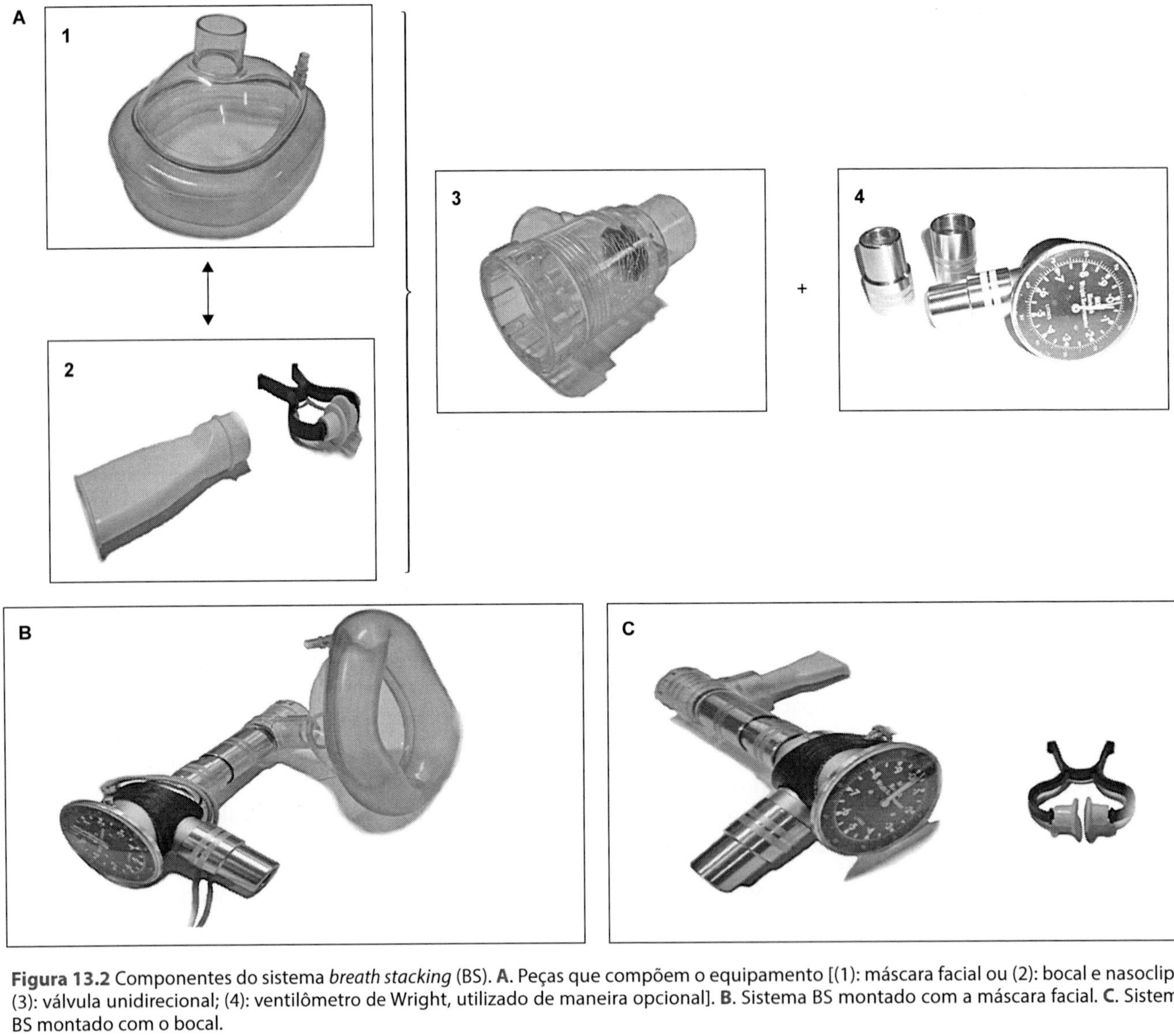

Figura 13.2 Componentes do sistema *breath stacking* (BS). **A.** Peças que compõem o equipamento [(1): máscara facial ou (2): bocal e nasoclipe; (3): válvula unidirecional; (4): ventilômetro de Wright, utilizado de maneira opcional]. **B.** Sistema BS montado com a máscara facial. **C.** Sistema BS montado com o bocal.

no interior do sistema respiratório. Como consequência, o volume pulmonar aumenta gradativa e involuntariamente até atingir a maior expansão pulmonar, ou seja, a CPT.

Vale ressaltar que o aumento do volume pulmonar tende a reduzir o volume das inspirações subsequentes ao diminuir a complacência da parede torácica, em associação ao encurtamento e à desvantagem mecânica dos músculos inspiratórios. Consequentemente, os esforços respiratórios do paciente não serão acompanhados de mobilização de ar, indicando ao fisioterapeuta que a expansão pulmonar máxima foi atingida. Caso o ventilômetro de Wright esteja conectado ao sistema de BS, a ausência de mobilização de ar, mesmo em presença de esforços respiratórios, poderá ser confirmada no referido aparelho. Nesse momento, o paciente deve ser liberado para expirar livremente. Sugere-se a realização dessa técnica por um período de 20 s, desde a realização do primeiro esforço inspiratório até que estes sejam interrompidos, conforme descrito anteriormente.

O volume pulmonar máximo acarreta o aumento da pressão transpulmonar. Com a manutenção dessa pressão elevada, a pausa pós-inspiratória fornece tempo adicional para que as forças de interdependência recrutem volume, favorecendo a distribuição do ar por áreas com diferentes constantes de tempo e possibilitando, ainda, o aumento da pressão parcial de oxigênio (PaO_2), provavelmente por meio deste recrutamento de alvéolos colapsados.

A técnica de BS é considerada segura e reprodutível. Feitosa *et al.* (2012) avaliaram a reprodutibilidade intra e interexaminadores da técnica de BS, comparando o volume inspiratório máximo alcançado por este método com a CI mensurada durante a espirometria convencional (Figura 13.3). Os procedimentos foram avaliados em 85 voluntários saudáveis por três vezes. Não houve diferença nas análises intra e interexaminador para o volume mobilizado durante o BS, a frequência respiratória, a duração da manobra de BS ou o índice de esforço percebido. Os volumes máximos alcançados durante a técnica de BS foram significativamente maiores que aqueles alcançados com a espirometria convencional. Assim, esses resultados sugerem que o BS pode ser empregado na prática clínica por diferentes fisioterapeutas, com boa reprodutibilidade, tanto como uma ferramenta de avaliação da CI quanto como uma manobra terapêutica para expansão pulmonar.

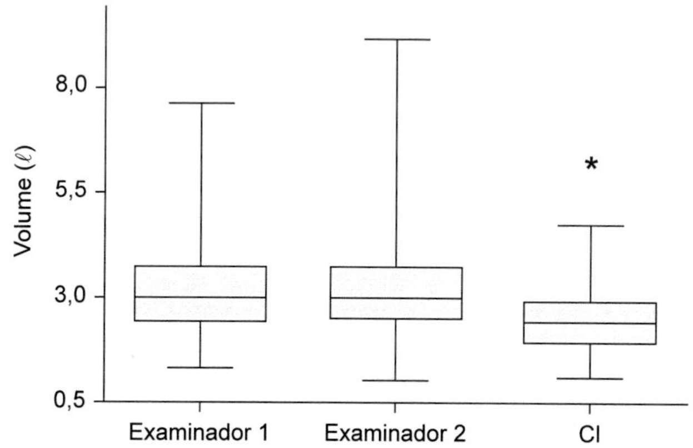

Figura 13.3 Comparação entre os valores inspiratórios médios (máximo-mínimo) atingidos com o *breath stacking* com os examinadores 1 e 2 e com a capacidade inspiratória (CI) avaliada de modo convencional. *$p < 0,0001$ comparado aos examinadores 1 e 2. Fonte: Feitosa *et al.* (2012).

Além disso, este método é barato, portátil e conveniente para o paciente e para o examinador.

O efeito do BS sobre a excursão diafragmática foi avaliado por Pomponet *et al.* (2000), comparando os volumes pulmonares alcançados durante a realização do BS, da EI e da CI avaliada pela espirometria em voluntários saudáveis. Esses autores observaram que o volume inspiratório máximo alcançado durante a realização do EI (1.975 ± 500 mℓ) foi significativamente menor do que na técnica de BS (2.476 ± 693 mℓ) e CI (2.711 ± 286 mℓ). A excursão diafragmática durante a realização do EI (49,9 ± 15,6 mm) e o método de BS (55,2 ± 5,6 mm) não diferiram entre si, sugerindo que o padrão de recrutamento dos músculos inspiratórios foi diferene durante os procedimentos avaliados.

Campanha *et al.* (2002) compararam, em voluntários saudáveis, o padrão de recrutamento dos músculos inspiratórios, por meio da eletromiografia de superfície, dos músculos diafragma e escaleno, durante as técnicas de BS e EI utilizando o bocal ou a máscara facial. Esses autores demonstraram que o volume inspiratório máximo alcançado, o tempo de execução das técnicas e a atividade elétrica do diafragma e do escaleno foram maiores durante o BS quando comparados à EI (máscara facial > bocal), sugerindo uma possível vantagem na utilização do BS, em comparação à EI convencional.

ORIENTAÇÕES PARA A REALIZAÇÃO DA TÉCNICA DE *BREAK STACKING*

O fisioterapeuta deve posicionar o paciente, que está inconsciente ou não cooperativo, adequadamente na posição de maior interesse (sentado, decúbito dorsal ou posição de Fowler). Em seguida, deve conectar o sistema BS (com a interface mais adequada, seja máscara facial ou bocal) ao paciente e orientá-lo, caso este esteja consciente, quanto ao modo de execução da técnica. A partir daí, o paciente deve respirar pelo BS por 20 s ou até que não se percebam mais esforços inspiratórios, com o fisioterapeuta mantendo o ramo expiratório da válvula ocluído enquanto o paciente realiza a inspiração (Figura 13.4). A necessidade diária, o número de repetições e o intervalo entre cada manobra devem ser determinados de acordo com o caso clínico do paciente. A Figura 13.5 mostra a sequência dos passos necessários para a realização da técnica de BS.

INDICAÇÕES DA TÉCNICA DE *BREATH STACKING*

Classicamente, o BS tem sido realizado em pacientes com redução de volume pulmonar, que apresentam quadro álgico, dispneia, fadiga dos músculos respiratórios, que não compreendem outras técnicas, não cooperativos ou que estejam inconscientes. Entretanto, vale ressaltar que, ainda que o paciente esteja consciente e seja cooperativo, o BS atinge maiores volumes pulmonares e os sustenta por tempo maior quando comparado aos incentivadores inspiratórios, sendo, portanto, indicado também para pacientes colaborativos.

A realização dessa manobra tem como objetivos manter/aumentar os volumes e capacidades pulmonares, recuperar zonas pulmonares colapsadas, manter a integridade das trocas gasosas, prevenir o acúmulo de secreções brônquicas, favorecer o aumento da mobilidade torácica e manter o equilíbrio entre a ventilação e a perfusão ($\dot{V}/\dot{Q}$).

A utilização de incentivadores inspiratórios a volume foi validada para avaliar a função pulmonar à beira do leito, após

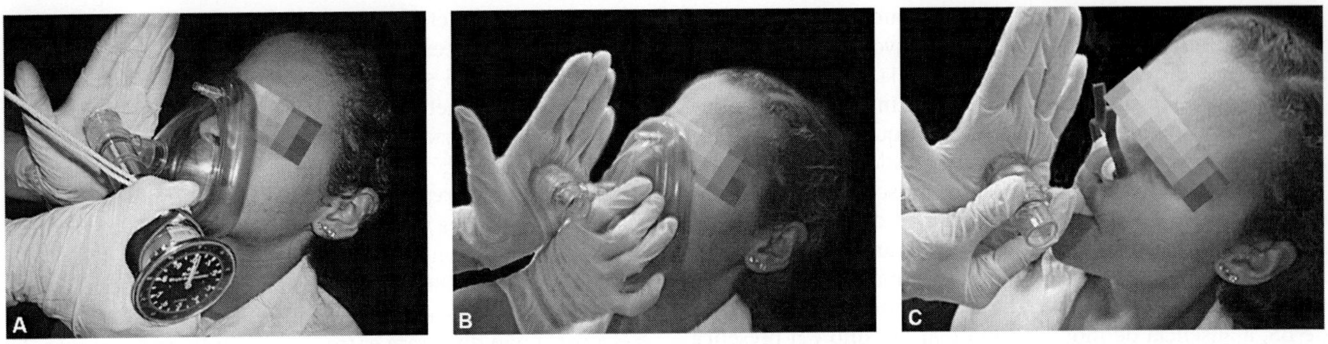

Figura 13.4 Demonstração da utilização da técnica de *breath stacking*, com o fisioterapeuta ocluindo o ramo expiratório da válvula unidirecional. **A.** Equipamento montado com máscara facial, válvula unidirecional e ventilômetro de Wright. **B.** Apenas máscara facial e válvula unidirecional. **C.** Bocal, válvula unidirecional e nasoclipe.

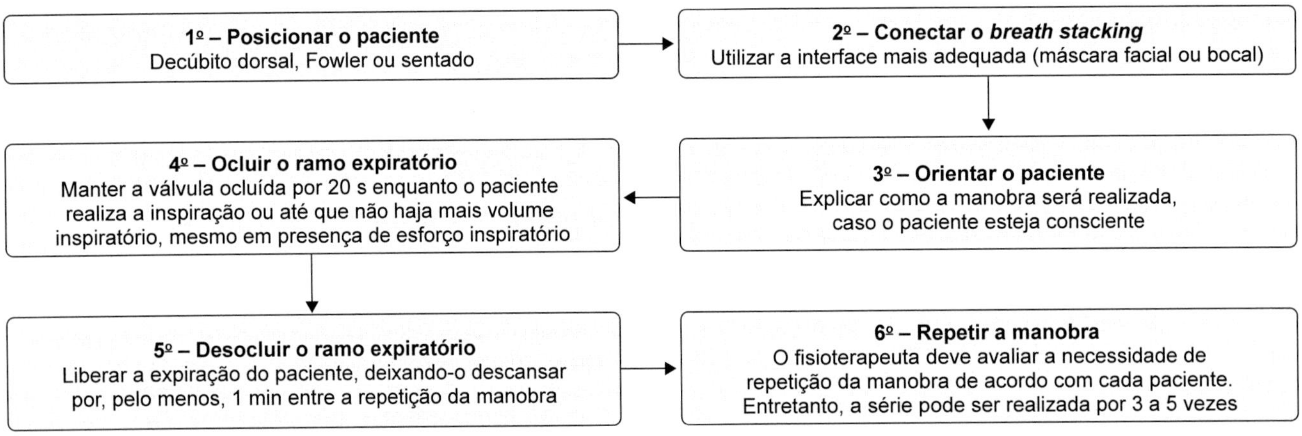

Figura 13.5 Organograma com os passos necessários para a realização da técnica de *breath stacking*.

cirurgia pulmonar. Bastin *et al.* (1997) demonstraram que o volume pulmonar alcançado durante o uso de EI correlacionou-se significativamente com a CV, sobretudo em razão do VRI. A partir dessa demonstração, Silva *et al.* (2000) compararam, longitudinalmente, a recuperação do declínio da CI em pacientes submetidos à cirurgia de revascularização do miocárdio (CRVM), utilizando a EI e o BS. No período pré-operatório, os volumes inspiratórios alcançados pela técnica de BS, EI e CI, avaliada de modo convencional, não diferiram entre si. Entretanto, os volumes inspiratórios alcançados pelo BS foram significativamente superiores à EI no 1º e 3º dia pós-operatório (DPO) e similares no 5º e 7º DPO. A comparação longitudinal dos volumes inspiratórios alcançados durante a técnica de BS e EI mostrou que o volume avaliado com o BS foi significativamente reduzido no 1º DPO em relação ao pré-operatório, aumentando a partir do 3º DPO. O 5º e o 7º DPO não diferiram entre si e o período pré-operatório. O resultado com a EI foi similar, porém o volume inspiratório máximo avaliado no 7º DPO persistiu inferior ao avaliado no pré-operatório, sugerindo superioridade da técnica de BS em relação à EI, provavelmente por não necessitar da cooperação do paciente. Vale ressaltar que não houve qualquer treinamento prévio ou encorajamento na realização do BS, o que sugere que esta técnica se deu livre do efeito do aprendizado. Diferentemente, em relação ao uso da EI, o paciente foi treinado e orientado a realizar esta técnica nos períodos pré e pós-operatório. Esses resultados sugerem que os maiores volumes pulmonares alcançados pelo BS independeram do aprendizado.

Posteriormente, Dias *et al.* (2008) compararam os efeitos do tratamento da técnica de BS e da EI no 1º dia de pós-operatório de cirurgia abdominal. Doze pacientes realizaram ambas as técnicas, com intervalo de 1 h, e a CI foi mensurada com o ventilômetro de Wright durante a execução de cada manobra. Observou-se que a CI mensurada no período pós-operatório estava reduzida em comparação ao período pré-operatório, tanto na manobra de BS quanto na EI, sendo a redução mais pronunciada neste último. Além disso, o volume inspiratório mobilizado foi maior durante a manobra do BS quando comparado à EI, tanto no período pré quanto no pós-operatório. Assim, os autores concluíram que a manobra de BS pode superar os objetivos da EI, sobretudo em pacientes pouco cooperativos que apresentam dificuldade de gerar e sustentar altos volumes inspiratórios, sendo, portanto, indicada a pacientes em pós-operatório de cirurgia abdominal.

Dias *et al.* (2011) compararam a utilização de três protocolos de fisioterapia sobre a recuperação do volume inspiratório e da CVF em 35 pacientes submetidos à cirurgia cardíaca. Os protocolos utilizados foram mobilização e tosse (tratamento convencional), tratamento convencional associado à EI (grupo EI) e tratamento convencional associado à manobra de BS por 20 s (grupo BS). A fisioterapia foi realizada durante 5 dias, 2 vezes/dia, com 3 séries de 5 repetições cada. Nesse trabalho, observou-se que a CVF reduziu após a cirurgia cardíaca e foi aumentando progressivamente até o 5º DPO, mas sem diferença entre os grupos. Quando foram comparados os volumes inspiratórios médios, verificou-se uma redução desses volumes nos grupos EI e BS no 1º dia DPO. Posteriormente, no período pós-operatório, o volume inspiratório médio foi significativamente maior no grupo BS do que no grupo EI. Além disso, no grupo BS, o volume inspiratório se normalizou completamente no 2º dia DPO. Assim, eles concluíram que a técnica de BS foi utilizada com segurança e que, quando comparada à EI, promoveu maiores volumes inspiratórios em pacientes submetidos à cirurgia cardíaca.

Porto *et al.* (2014) compararam a eficácia da técnica do BS com a manobra de recrutamento alveolar em 33 pacientes com síndrome do desconforto respiratório agudo (SDRA) que estavam em ventilação mecânica. Os autores observaram que a complacência estática aumentou e a resistência das vias aéreas diminuiu depois do BS e do recrutamento alveolar, mas sem diferenças significativas entre os grupos. Em relação à oxigenação, observou-se que a PaO_2 aumentou e a diferença alvéolo-arterial de O_2 diminuiu após a manobra de BS e recrutamento alveolar, mas sem diferenças significativas entre os grupos. Esses dados sugerem que a técnica de BS e o recrutamento alveolar são técnicas eficazes para melhorar a mecânica pulmonar e as trocas gasosas em pacientes com SDRA.

Diversas são as repercussões funcionais respiratórias associadas aos pacientes obesos, as quais são mais intensas quanto maior o grau de obesidade. Entre elas, destacam-se: redução do VRE, elevação da relação entre o volume residual e a capacidade pulmonar total (VR/CPT), aumento da resistência em pequenas vias aéreas, redução da complacência pulmonar e torácica, redução da PaO_2, hipoventilação alveolar e distúrbios do sono. Barcelar *et al.* (2014) compararam os efeitos agudos da manobra de BS sobre a expansão toracoabdominal de 19 mulheres obesas com mulheres de peso considerado normal. As pacientes obesas foram divididas em dois grupos de acordo com a predominância da expansão dos compartimentos torácico (grupo 1) e abdominal (grupo 2) durante a realização da técnica. Foi observado que a idade das mulheres do grupo 1 era significativamente menor quando comparada à do grupo 2. Além disso, durante a realização da manobra de BS, a CI foi menor nas obesas, com menor expansão do gradil costal e maior expansão abdominal, quando comparadas às controles. Uma relação inversa foi encontrada entre idade e volume pulmonar da caixa torácica, mas não do abdome. Os autores concluíram que, em mulheres obesas, a expansão máxima da caixa torácica e do abdome é influenciada pela idade e que a manobra de BS pode compreender uma terapia para prevenir complicações respiratórias nesse grupo de pacientes.

A técnica de BS também pode ser utilizada em crianças como método alternativo ao uso de incentivadores inspiratórios, que podem apresentar resultados limitados nessa população em virtude da redução da cooperação durante o procedimento. Rodrigues-Machado *et al.* (2002) compararam os volumes inspirados máximos alcançados na medida da CI convencional, da EI e do BS em crianças com pneumonia. Eles observaram que os volumes inspiratórios não diferiram entre si, mas foram significativamente inferiores no grupo de crianças com pneumonia em relação ao grupo-controle. Esses resultados sugerem que a técnica de BS pode ser utilizada como método alternativo aos incentivadores inspiratórios nesse grupo de pacientes.

Jenkins *et al.* (2014) avaliaram a realização da técnica de BS em 23 crianças com doenças neuromusculares (DNM). A fraqueza dos músculos respiratórios neste tipo de doença pode levar a respiração superficial e insuficiência respiratória ao longo do tempo. Esses autores observaram que, antes da utilização do BS, o VC médio foi de 277 mℓ, ao passo que, após sua utilização, houve aumento médio de volume pulmonar de 599 mℓ. Além disso, relataram aumento da ventilação minuto e aumento no número médio de incursões respiratórias por minuto após a utilização do BS. Não houve diferença na saturação periférica de oxigênio após a realização do BS, e quatro pacientes não conseguiram realizar a técnica por causa da grande fraqueza muscular. Esses autores concluíram que a manobra de BS foi eficaz em produzir altos volumes pulmonares em crianças com DNM, uma vez que a técnica possibilitou atingir volumes inspiratórios até três vezes maiores que o VC. Sendo assim, a manobra do BS pode ser particularmente útil em pacientes não cooperativos com graus moderados de fraqueza muscular respiratória.

Como pode ser observado, a maioria dos trabalhos avaliou somente os efeitos agudos da manobra de BS. Estudos prospectivos, controlados e randomizados deverão ser feitos para verificar as repercussões da manobra de BS sobre os parâmetros respiratórios em diferentes situações clínicas e cirúrgicas.

CONTRAINDICAÇÕES AO USO DA TÉCNICA DE *BREATH STACKING*

As contraindicações relativas e absolutas à utilização da técnica do BS encontram-se no Quadro 13.1. Entretanto, cabe ao fisioterapeuta avaliar cada caso e identificar o benefício e a necessidade da utilização da técnica.

VANTAGENS DA UTILIZAÇÃO DA TÉCNICA DE *BREATH STACKING*

A eficácia das manobras de expansão pulmonar pode ser influenciada pela sua duração, bem como pelo volume pulmonar máximo alcançado. Assim, a manutenção do pulmão com volumes pulmonares maiores durante o BS pode melhorar a ventilação colateral e expandir áreas previamente colapsadas de maneira mais intensa do que quando se utiliza, por exemplo, a

Quadro 13.1 Contraindicações para a utilização da técnica de *breath stacking*.

Contraindicações relativas	Contraindicações absolutas
Pacientes com instabilidade hemodinâmica	Presença de hemoptise
Paciente com lesão medular aguda	Pneumotórax, enfisema bolhoso, trauma pulmonar e/ou lobectomia recentes
Pneumotórax prévio	Pressão intracraniana aumentada
Derrame pleural atual	
Doença pulmonar obstrutiva crônica (DPOC)	
Asma	
Refeição recente	

Fonte: Armstrong (2009).

EI. Além disso, essa técnica pode ser executada em pacientes não colaborativos, com fraqueza muscular, alterações cognitivas, dispneia e dor. A manutenção dos volumes pulmonares em valores próximos à CPT permite tempo adicional para que as forças de interdependência atuem com o intuito de expandir o tecido pulmonar de maneira mais homogênea, o que não ocorre comumente durante um esforço inspiratório único.

PERSPECTIVAS FUTURAS

Comparada às outras técnicas de fisioterapia respiratória, a manobra de BS é ainda uma abordagem nova, relativamente pouco estudada e explorada. Mais estudos são necessários para que se investigue sua eficácia em diferentes situações clínicas e cirúrgicas associadas ao comprometimento dos volumes pulmonares.

Até o presente momento, o BS se mostra uma técnica de expansão pulmonar alternativa, com diversas vantagens e capaz de promover maior sustentação de altos volumes pulmonares. Desse modo, deve ser estimulado como uma ferramenta útil na prática clínica em situações nas quais outras técnicas de expansão pulmonar, que exigem a cooperação do paciente, se tornam ineficazes.

BIBLIOGRAFIA

Ali J, Weisel RD, Layung AB. Consequences of postoperative alterations in respiratory mechanics. Am J Surg. 1974;54:376-84.

Armstrong A. Developing a breath-stacking system to achieve lung volume recruitment. British Journal of Nursing. 2009;18(19):1166-69.

Baker WL, Lamb VJ, Marini JJ. Breath-stacking increases the depth and duration of chest expansion by incentive spirometry. Am Rev Respir Dis. 1990;141:343-46.

Barcelar JM, Aliverti A, Rattes C, Ximenes ME, Campos SL, Branda DC, et al. The expansion of the pulmonary rib cage during breath stacking is influenced by age in obese women. PLOS ONE. 2014;9(11):e110959.

Bartlett RH, Brennan ML, Gazzaniga AB, Hanson EL. Studies on the pathogenesis and prevention of post-operative pulmonary complication. Surg Gynecol Obstet. 1973;137:925-33.

Bastin R, Moraine JJ, Bardoesky G, Kahn RJ, Melot C. Incentive spirometry performance: a reliable indicator of function in the early postoperative period after lobectomy? Chest. 1997;111:559-63.

Brito MF, Moreira GA, Pradella-Hallinan M, Tufik S. Air stacking and chest compression increase peak cough flow in patients with Duchenne muscular dystrophy. Jornal Brasileiro de Pneumologia. 2009;35(10):973-79.

Brooks-Brunn JA. Postoperative atelectasis and pneumonia: Risk factors. American Journal of Critical Care. 1995;4:340-49.

Campanha L, Prazeres PK, Oliveira IM, Andrade AFD, Torres MMC, Rodrigues-Machado MG. Pattern of respiratory muscle recruitment during incentive spirometry and breath stacking. Eur Resp J. 2002;Suppl 38:180s (Abstract).

Crowe J, Rajczak J, Brad E. Safety and effectiveness of breath-stacking in management of persons with acute atelectasis. Canadian Journal of Physiotherapy. 2006;58(4):306-14.

Dias CM, Plácido TR, Ferreira MFB, Guimarães FS, Menezes SLS. Inspirometria de incentivo e breath stacking: repercussões sobre a capacidade inspiratória em indivíduos submetidos à cirurgia abdominal. Rev Bras Fisioter. 2008;12(2):94-9.

Dias CM, Vieira RO, Oliveira JF, Lopes AJ, Menezes LSL, Guimarães FS. Três protocolos fisioterapêuticos: efeitos sobre os volumes pulmonares após cirurgia cardíaca. J Bras Pneumol. 2011;37(1):54-60.

Douce FH. Incentive spirometry and others aids to lung inflation. In: Barnes TA. Core textbook of respiratory care practice. 2. ed. St. Louis: Mosby; 1994. p. 231-42.

Eichenberger AS, Proietti S, Wicky S, Frascarolo P, Suter M, Spahn DR et al. Morbid obesity and postoperative pulmonary atelectasis: an underestimated problem. Anesthesia Analgesia. 2002; 95:1788-92.

Feitosa LAS, Barbosa PA, Pessoa MF, Rodrigues-Machado MG, Andrade AD. Clinimetric properties of breath-stacking technique for assessment of inspiratory capacity. Physiother Res Int. 2012;17:4-54.

Godfrey S, Campbell EJM. The control of breath holding. Respiration Physiology. 1968;5:385-400.

Hedenstierna G, Edmark L. Mechanisms of atelectasia in perioperative period. Best Practice and Research. Clinical Anaesthesiology 2010;24(2):157-69.

Homnick DN. Mechanical insufflation-exsufflation for airway mucus clearance. Respiratory Care. 2007;52(10):1296-307.

Jenkins HM, Stocki A, Kriellaars D, Pasterkamp H. Breath stacking in children with neuromuscular disorders. Pediatric Pulmonology. 2014;49:544-53.

Kang SW, Bach JR. Maximum insufflation capacity: vital capacity and cough flows in neuromuscular disease. American Journal of Physical Medicine & Rehabilitation. 2000;79(3):222-27.

Kang SW. Pulmonary rehabilitation in patients with neuromuscular disease. Yonsei Medical Journal. 2006;47(3):307-14.

Kessler R, Chaouat A, Schinkewitch P. The obesity hypoventilation syndrome revisited. Chest. 2001;120:369-76.

Marini JJ, Rodriguez RM, Lamb VJ. Involuntary breath-stacking. An alternative method for vital capacity estimation in poorly cooperative subjects. Am Rev Respir Dis. 1986;134:694-98.

Marques TBC, Neves JC, Portes LA, Salge M, Zanoteli E, Reed UC. Efeitos do treinamento de empilhamento de ar na função pulmonar de pacientes com amiotrofia espinhal e distrofia muscular congênita. Jornal Brasileiro de Pneumologia. 2014;40(5):528-34.

Menna Barreto SS. Volumes pulmonares. J Pneumol. 2002;28(Supl 3):S83-S94.

Ogunnaike B, Jones SB, Jones DB, Provost D, Whitten CW. Anesthetic consideration for bariatric surgery. Anesthesia & Analgesia. 2002;95:1793-805.

Pomponet K, Campanha LC, Oliveira IM, Machado AV, Dornelas Andrade AF, Rodrigues-Machado MG. Ultrasound evaluations of the diaphragm excursion during breath stacking and incentive spirometer performance. Eur Respir J. 2000;16:135-36s (Abstract).

Porto EF, Tavolaro KC, Kumpel C, Oliveira FA, Sousa JF, Carvalho GV, et al. Comparative analysis between the alveolar recruitment maneuver and breath stacking technique in patients with acute lung injury. Rev Bras Ter Intensiva. 2014;26(2):163-168. (Abstract).

Rodrigues-Machado MG, Bolina IC, Aun AM, Cassimiro FS, Corrêa PM, Dornelas Andrade AF. Comparison of maximal inspiratory volumes reached during breath stacking and incentive spirometry in children with pneumonia. Eur Resp J. 2002;Suppl 38:351 s (Abstract).

Silva LM, Margoti MLF, Andrade CR, Alexandre BL, Silveira FR, Darwich RN et al. Longitudinal study of the inspiratory capacity evaluated by incentive spirometer and breath stacking technique after coronary artery bypass surgery. Eur Respir J. 2000;16:135-36 s (Abstract).

Stirbulov R. Repercussões respiratórias da obesidade. J Bras Pneumol. 2007;33(1):VII-VIII.

Thoren L. Postoperative pulmonary complications. Acta Chir Scand. 1954;107:194-205.

Ward RJ, Danziger F, Bonica JJ, Allen GD, Bowes J. An evaluation of postoperative respiratory maneuvers. Surg Gynecol Obstet. 1966;123:51-4.

14 Treinamento dos Músculos Respiratórios

Karina Couto Furlanetto • Leila Donária • Mahara Proença • Fabio Pitta

INTRODUÇÃO

A fraqueza dos músculos respiratórios pode contribuir para sensação de dispneia, falência respiratória (hipercapnia e hipoxemia), dessaturação noturna, intolerância ao exercício e ortopneia, além de ser um importante preditor de mortalidade na doença pulmonar obstrutiva crônica (DPOC), na fibrose cística e na insuficiência cardíaca congestiva.

Os sintomas que sugerem fraqueza muscular respiratória geralmente começam a aparecer quando a força muscular respiratória está comprometida de maneira moderada a grave. A dispneia é a primeira a surgir nos momentos em que há aumento da demanda muscular, por exemplo, durante uma atividade física. Quando a fraqueza muscular está mais evidente, os sintomas podem ocorrer mesmo no repouso. A avaliação da musculatura respiratória está indicada quando o indivíduo apresenta dispneia, ortopneia, taquipneia, redução na capacidade vital sem explicação evidente, retenção de dióxido de carbono (CO_2), respiração superficial, movimentos paradoxais do abdome e caixa torácica, tosse pouco eficaz, episódios de infecção respiratória recorrentes e/ou fraqueza muscular global.

Quando a redução na função muscular respiratória é detectada, deve-se iniciar o treinamento dessa musculatura. Portanto, o presente capítulo visa a apresentar métodos de seleção dos indivíduos-alvo e os tipos de treinamento muscular respiratório.

TREINAMENTO MUSCULAR RESPIRATÓRIO

Evidências mostram que os músculos respiratórios, assim como os músculos do sistema locomotor, respondem de modo adaptativo ao treinamento específico, e a melhora obtida varia de acordo com a frequência, a intensidade e o tipo de treinamento realizado. Portanto, os princípios gerais de treinamento básico dos músculos esqueléticos precisam ser considerados no treinamento muscular respiratório, principalmente: a especificidade, na qual somente os músculos exigidos sofrerão adaptações musculares a exercícios específicos; a sobrecarga, na qual as adaptações estruturais serão consequência de exercícios que exijam além da carga normal; e a reversibilidade, em que os músculos tendem a retornar às condições pré-treinamento caso seja retirado o estímulo por um período.

Para propor o melhor tipo de treinamento, o fisioterapeuta deve, primeiro, identificar qual a disfunção muscular respiratória, definida pela perda de pelo menos uma das duas propriedades do músculo: força ou *endurance*. A força corresponde à capacidade de desenvolver um esforço de contração máxima de curta duração, enquanto a *endurance* (ou resistência) é caracterizada pela habilidade de sustentar um esforço durante um período maior.

O treinamento específico da musculatura respiratória leva à melhora da *endurance* e da força muscular dos músculos respiratórios em pessoas saudáveis e também em diversas condições de doença, como em pacientes com DPOC, doenças neuromusculares, insuficiência cardíaca, cifoescoliose e cirurgias toracoabdominais. Portanto, o treinamento muscular respiratório pode ser realizado visando ao ganho de força ou *endurance* muscular, uma escolha que dependerá dos resultados obtidos nas avaliações dos músculos respiratórios, previamente descritas no Capítulo 4.

Treinamento de força dos músculos respiratórios

Os efeitos do treinamento de força dos músculos inspiratórios abrangem aumento do tamanho (hipertrofia) e número (hiperplasia) de fibras musculares pela elevação da síntese proteica e diminuição na degradação pelas fibras musculares. Em geral, esse tipo de treinamento é realizado separadamente para músculos inspiratórios ou expiratórios, utilizando-se o princípio de aplicação de uma carga elevada, com número reduzido de repetições.

Treinamento de *endurance* dos músculos respiratórios

Promove um aumento da proporção de fibras resistentes à fadiga no diafragma. Alguns estudos mostram que o treino de *endurance* dos músculos respiratórios é mais efetivo quando são realizados exercícios fatigantes, alternados com período de repouso. Com o objetivo de ganho de resistência muscular respiratória, os princípios do treinamento de *endurance* envolvem um maior número de repetições com intensidades mais baixas. Esse tipo de treinamento pode ser realizado de três maneiras: isoladamente para músculos inspiratórios, isoladamente para músculos expiratórios (por meio do treinamento resistido com carga) ou por meio da hiperventilação isocápnica, que recruta tanto a musculatura inspiratória quanto a expiratória.

As técnicas mais utilizadas para o treinamento muscular respiratório são descritas a seguir, considerando o tipo de musculatura a ser treinada.

Treinamento dos músculos inspiratórios

Os músculos inspiratórios são conhecidos por responderem ao treinamento da mesma maneira que outros músculos esqueléticos. A carga, o número de repetições e a duração dos programas de treinamento podem variar em razão da população de interesse. Contudo, já é estabelecido na literatura que o treinamento aeróbico isolado, por exemplo em cicloergômetro, resulta em melhoras da força muscular inspiratória. O treinamento específico de força para a musculatura inspiratória é extremamente importante para pacientes que apresentam uma pressão inspiratória máxima ($PI_{máx}$) $\leq$ 60 cmH_2O.

Os aparelhos utilizados para o treinamento de força ou *endurance* dos músculos inspiratórios podem ser divididos em duas classes, como descrito a seguir.

Carga pressórica linear

O método de treinamento muscular com cargas lineares, ou seja, independentes do fluxo, foi primeiro descrito por Nickerson e Keens (1982). Esses autores utilizaram um aparelho composto por um sistema de pesos, o qual exigia do paciente produzir e sustentar uma pressão inspiratória fixa para atingir o fluxo inspiratório. A partir do modelo descrito por esses autores, uma série de evoluções ocorreu, e historicamente o aparelho mais utilizado para treinamento dos músculos inspiratórios é o Threshold® IMT (Figura 14.1). Esse dispositivo é considerado simples e barato, e a carga pressórica inspiratória é constante e ajustada de acordo com a pressão inspiratória máxima ($PI_{máx}$) do paciente.

Aparelhos com dispositivo de pressão inspiratória limite, como o Threshold® IMT, são confiáveis para determinar a carga de treinamento muscular respiratório por apresentarem uma resistência constante, não variável com o fluxo inspiratório do paciente. Entretanto, esse aparelho não se mostra eficiente em pacientes que apresentam baixo fluxo inspiratório. Uma válvula, acionada pelo êmbolo dentro do dispositivo, abre para possibilitar o fluxo de ar apenas quando a pressão

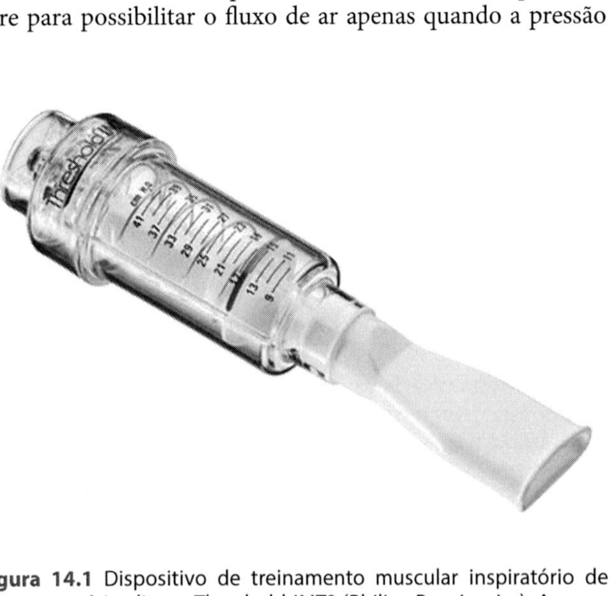

Figura 14.1 Dispositivo de treinamento muscular inspiratório de carga pressórica linear Threshold IMT® (Philips Respironics). A carga pressórica inspiratória é constante e ajustada de acordo com a pressão inspiratória máxima ($PI_{máx}$) do paciente.

negativa predeterminada é atingida durante a inspiração, sendo a tensão exercida pelo aparelho confiável. Por esse motivo, os resistores lineares são os mais utilizados em pesquisa científica, buscando confiabilidade e reprodutibilidade de dados, com minimização de possíveis interferências no resultado.

Nos últimos anos, foram desenvolvidos novos dispositivos para treinamento dos músculos inspiratórios. É o caso da linha POWERbreathe® (Figura 14.2). Encontra-se no mercado, por exemplo, o POWERbreathe KH1® (Figura 14.2 C). Por meio desse dispositivo, tecnologicamente mais avançado, ainda que o modelo de entrada da série K, é possível realizar tanto a avaliação quanto o treinamento muscular inspiratório. O POWERbreathe KH1® já foi validado e recentemente utilizado em pacientes com DPOC. Embora os estudos ainda sejam escassos com esses dispositivos em pacientes hospitalizados, houve um aumento exponencial no volume de publicações científicas utilizando o POWERbreathe®.

Existem diversos tipos de protocolos de treinamento que evoluíram ao longo dos anos; porém, é consenso na literatura atual que, baseando-se na avaliação da $PI_{máx}$, uma carga inicial de no mínimo 30 a 50% é aconselhável. A intensidade de treinamento deve progredir, e aumentos que alteram a pressão para até cerca de 60 a 80% da $PI_{máx}$ podem ser adotados.

Se o princípio de treinamento com baixas cargas e maior número de repetições for considerado, o mesmo dispositivo de carga pressórica pode ser utilizado para melhorar a *endurance* dos músculos respiratórios. O protocolo pode variar de acordo com a doença; entretanto, métodos de avaliação da *endurance* respiratória como métodos de treinamento dos músculos respiratórios também podem ser utilizados. Geralmente, o teste é iniciado com uma carga de 15 cmH_2O no Threshold® IMT e, a cada 2 min, aumenta-se a carga em 5 cmH_2O. A carga máxima sustentada por 2 min completos no teste de resistência é utilizada para o treinamento diário do paciente até que este seja capaz de sustentá-la por 30 min ao dia. A partir disso, reavaliações são periodicamente realizadas e a carga é progressivamente readaptada.

Carga pressórica alinear

O treinamento dos músculos inspiratórios também pode ser realizado quando o paciente inspira contra uma resistência pressórica alinear, em geral determinada pelo fluxo inspiratório dos pacientes e por orifícios de diferentes diâmetros presentes em dispositivos desenvolvidos especificamente para treinamento muscular respiratório, e, quanto menor o orifício, maior a resistência.

O aparelho Pflex® (Figura 14.3), por exemplo, é um dispositivo portátil, fluxo-dependente, composto por um conjunto de seis orifícios selecionados pelo terapeuta para oferecer determinada resistência durante a inspiração. Uma limitação desse aparelho é que o indivíduo inspira contra uma resistência que pode ser variável caso o paciente altere o fluxo inspiratório, o que não garante qual é a pressão exata obtida durante os ciclos respiratórios e dificulta o monitoramento da intensidade do treinamento prescrito. Por esse motivo, recomenda-se a utilização de um manômetro ou um manovacuômetro para monitorar a pressão promovida durante o treinamento até o paciente controlar seu fluxo inspiratório e manter a pressão determinada. Nesse caso, a intensidade do treinamento muscular respiratório pode ser determinada com base na porcentagem de carga da avaliação da $PI_{máx}$. Observa-se que a utilização dos resistores alineares é cada vez menos frequente nas

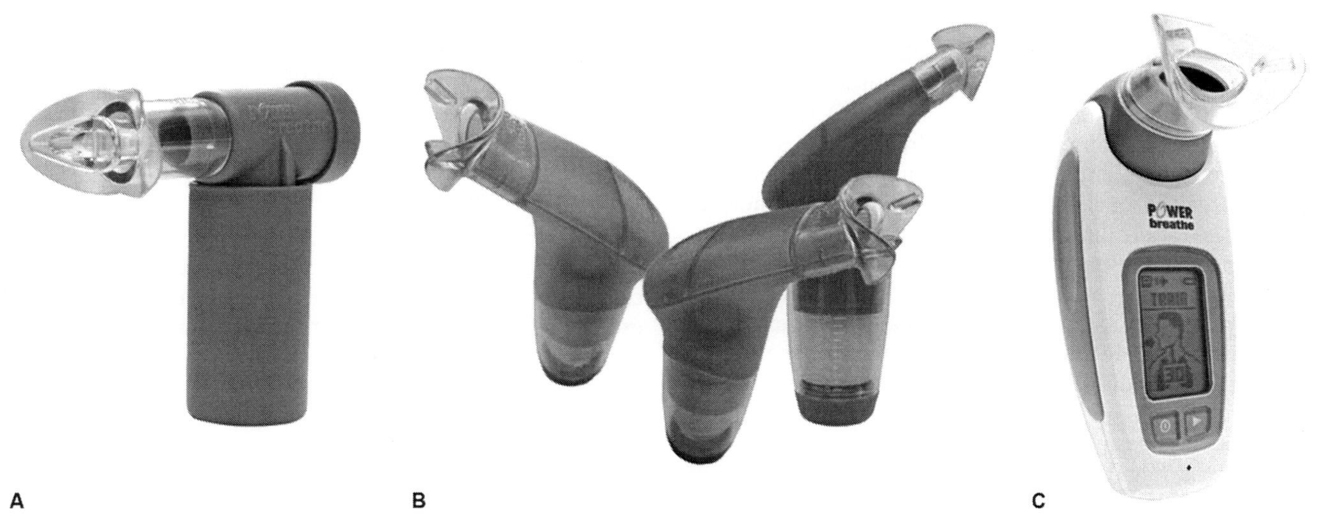

Figura 14.2 Dispositivos de treinamento muscular inspiratório de carga pressórica linear POWERbreathe®. **A.** POWERbreathe Classic® (primeira geração). **B.** POWERbreathe Plus® (segunda geração). **C.** POWERbreathe K-series – KH1 (terceira geração).

investigações científicas e também na prática clínica.

É possível encontrar estudos que empregaram diferentes tipos de protocolos de treinamento muscular inspiratório e que obtiveram melhoras significativas na força e na resistência com dispositivos de carga pressórica alinear. Nesses estudos, a carga inicial variou de 30 a 70% da $PI_{máx}$, com repetições de 15 a 30 min/dia, 1 ou 2 vezes/dia e durante um período mínimo de 4 a 6 semanas, sendo a carga progressiva reajustada semanalmente e a frequência respiratória e duração do tempo inspiratório controlados ou não durante o treinamento.

Treinamento dos músculos expiratórios

A expiração é um processo passivo, determinado pela força de retração elástica do sistema respiratório. Entretanto, durante o exercício, o processo se torna ativo, o que possibilita diminuir o tempo expiratório e aumentar a ventilação. Os músculos abdominais, que participam da expiração ativa, também têm uma importante ação inspiratória, relacionada com o aumento da pressão abdominal e pleural.

A musculatura expiratória assegura a eficácia da tosse e da expectoração, sendo fundamental a manutenção de sua força e da *endurance*. Os músculos expiratórios podem ser fortalecidos por meio de cinesioterapia simples, com séries de exercícios abdominais e também com auxílio de dispositivos que impõem uma resistência na expiração, como o Threshold® PEP (Figura 14.4), utilizado para realização do treinamento dessa musculatura. Nesse dispositivo de resistência pressórica linear, o ajuste da carga é realizado de acordo com uma porcentagem do valor da pressão expiratória máxima ($PE_{máx}$) atingida na manovacuometria. O Threshold® PEP apresenta uma válvula fechada, cuja abertura é acionada quando a pressão promovida pelo paciente for maior que o valor preestabelecido.

Estudos sugerem uma carga inicial de 30% da $PE_{máx}$ para indivíduos saudáveis e também para pacientes com DPOC e doenças neuromusculares, embora os músculos expiratórios possam ser treinados em diversas outras populações. Foi demonstrado que o treinamento da musculatura expiratória por meio de dispositivo com carga expiratória aumenta a força muscular expiratória, melhorando a eficácia da tosse em pacientes com esclerose múltipla; melhora a percepção de dispneia em crianças com doença neuromuscular; e reduz a sensação de esforço respiratório durante o exercício em indivíduos saudáveis.

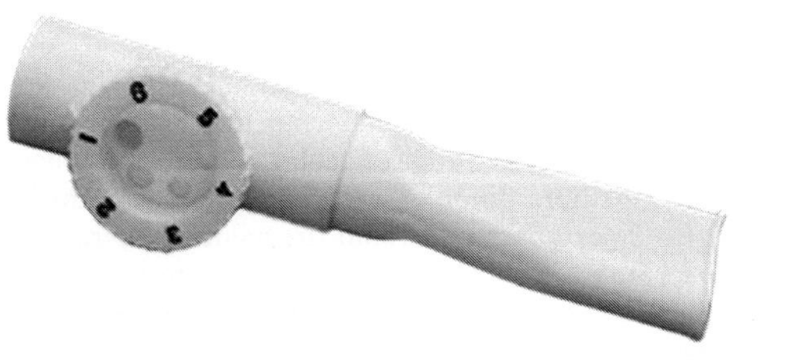

Figura 14.3 Dispositivo de treinamento muscular inspiratório de carga pressórica alinear Pflex® Philips Respironics, portátil, fluxo-dependente, composto por 6 orifícios de diferentes diâmetros, que oferece resistência durante a inspiração.

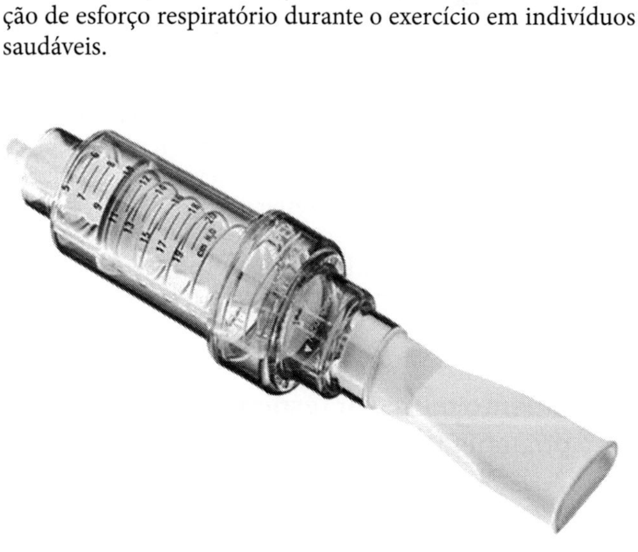

Figura 14.4 Dispositivo de treinamento muscular expiratório de carga pressórica linear Threshold PEP® Philips Respironics.

Hiperventilação isocápnica

O treinamento de *endurance* dos músculos respiratórios pode ser realizado com a hiperventilação isocápnica, também chamada de hiperpneia isocápnica voluntária. O treinamento consiste em o indivíduo manter uma frequência respiratória alta, objetivando alcançar um volume minuto predeterminado sem carga adicional por, no mínimo, 15 min em condições isocápnicas. Para realização do treino, geralmente são utilizados equipamentos específicos e portáteis, os quais apresentam um mecanismo de pistão de uma válvula bidirecional conectada a uma bolsa de ar que pode ser reinalado após a expiração do paciente. Os indivíduos inspiram e expiram por meio de um bocal conectado a uma bolsa de ar, que armazena parte do ar expirado com concentrações mais elevadas de CO_2. Quando a bolsa de ar reinalado está com sua capacidade preenchida, uma válvula se abre e permite que o restante do ar expirado seja liberado para o ambiente; a válvula se fecha ao término da expiração e início da inspiração. Durante a inspiração, a válvula se abre e um pouco de ar ambiente se mistura ao ar reinalado da bolsa, o que possibilita ao indivíduo respirar em alta frequência, mantendo concentrações de dióxido de carbono normais (normocapnia) e constantes (isocapnia).

Alguns protocolos de treinamento de *endurance* muscular respiratório são compostos por 30 min de exercício com repetições de 3 a 5 vezes/semana, durante 8 semanas. O tamanho da bolsa de ar reinalado deve ser determinado de acordo com a capacidade vital do indivíduo (p. ex., 40 a 50% da capacidade vital), e a intensidade de treinamento é definida com base em uma porcentagem da ventilação voluntária máxima (VVM) do paciente (p. ex., 60% da VVM na primeira sessão de treinamento). Assim como todo tipo de treinamento, uma progressão gradual de intensidade deve ser definida para que sejam obtidos bons resultados (p. ex., 2 respirações/min acrescidas na sessão de treinamento seguinte de acordo com a tolerância do paciente).

Apesar de ser considerada uma prática pouco utilizada tanto em pesquisa científica quanto na prática clínica em razão do alto custo dos equipamentos, alguns estudos demonstraram que a adição do treinamento de *endurance* muscular respiratório com a hiperventilação isocápnica em algumas modalidades de exercício melhorou o desempenho de atletas ciclistas, remadores e nadadores. Além disso, pacientes com lesão medular se beneficiaram do treinamento com hiperventilação isocápnica, visto que a melhora de força e *endurance* muscular respiratórias nesses pacientes levou a uma redução da ocorrência de complicações respiratórias.

PRINCIPAIS SITUAÇÕES CLÍNICAS PARA APLICAÇÃO DE TREINAMENTO MUSCULAR RESPIRATÓRIO

Treinamento muscular respiratório no pré e no pós-operatório

Sabe-se que complicações pulmonares, como pneumonias e atelectasias, ocorrem com frequência em pacientes submetidos a cirurgias cardíacas, torácicas e abdominais. A disfunção dos músculos respiratórios, especialmente do diafragma, e a redução da força muscular respiratória ($PI_{máx}$ ou $PE_{máx}$ menor do que 75% do predito) estão entre as causas mais comuns dessas complicações pulmonares no pós-operatório. Portanto, visando a atenuar os efeitos negativos das cirurgias e, consequentemente, a diminuir o tempo de internação, recomenda-se o treinamento muscular respiratório no período pré-operatório em situações de disfunção muscular (Tabela 14.1).

Treinamento muscular respiratório em pacientes com DPOC

Pacientes com DPOC podem apresentar fraqueza muscular respiratória que contribui com a sensação de dispneia, hipercapnia, dessaturação de oxigênio e redução da capacidade de exercício. Diversos estudos já mostraram que a realização de treinamento muscular respiratório melhora não só a força e a *endurance* muscular inspiratórias, mas também a sensação de dispneia e a capacidade de exercício. A Tabela 14.2 mostra alguns dos principais estudos de treinamento muscular respiratório para pacientes com DPOC. Uma metanálise com 32 estudos e 830 pacientes com DPOC revela que o treinamento muscular inspiratório com carga linear pressórica (30% da $PI_{máx}$) melhora a força muscular inspiratória e a *endurance* respiratória, a capacidade de exercício, a dispneia e a qualidade de vida. O treinamento de *endurance* parece ser menos efetivo do que o treinamento de força em pacientes com DPOC.

Apesar do grande arsenal de dispositivos existentes no mercado, o Threshold® IMT é o mais utilizado para realização de treinamento muscular inspiratório em pacientes com DPOC, até mesmo para as sessões realizadas em domicílio. A intensidade de treinamento varia entre autores, mas se costuma adotar como carga inicial 30% da $PI_{máx}$ com progressões que variam de 50 a 80% da $PI_{máx}$. A progressão da carga de treinamento também pode ser realizada com base em escalas de esforço percebido, como na escala de Borg, na qual o paciente deve referir sensação de esforço entre 12 e 14, utilizando uma escala entre 6 e 20.

Programas de manutenção devem ser encorajados por pelo menos 2 vezes/semana, pois estudos mostram que os ganhos relacionados com o treinamento muscular respiratório duram aproximadamente 12 meses.

Pacientes que falharam no desmame

O tempo prolongado em ventilação mecânica altera a estrutura e a função do diafragma, levando à fraqueza muscular respiratória decorrente de atrofia das fibras tipo I e II. As Diretrizes Brasileiras de Ventilação Mecânica (2013) sugerem que o treinamento muscular inspiratório pode ser considerado uma opção terapêutica em pacientes que falharam no desmame, com o objetivo de elevar a $PI_{máx}$ e facilitar a retirada do suporte ventilatório. Os tipos de treinamento mais utilizados nesses pacientes são discutidos a seguir.

Treinamento resistido com carga (Threshold® IMT)

Estudos afirmam que o treinamento muscular inspiratório com Threshold® IMT propicia ganho de força muscular inspiratória, melhora do volume corrente e redução do índice preditivo de extubação de Tobin (frequência respiratória/volume corrente, em litros). Entretanto, nem todos os estudos concluem que os benefícios do treinamento com Threshold® refletem na redução do tempo de ventilação mecânica e na sobrevida dos pacientes.

A $PI_{máx}$ inferior a – 30 cmH_2O é considerada um índice preditivo de fracasso no desmame. Sabe-se que o treinamento muscular inspiratório no paciente crítico é atualmente uma

Tabela 14.1 Treinamento muscular respiratório no pré-operatório.

Referência	Tamanho da amostra; Tipo de cirurgia	Tipo de treinamento	Protocolo de treinamento	Principais resultados
Dronkers *et al.* (2008)	n = 20; Cirurgia abdominal alta	TMI (carga linear pressórica inspiratória)	1 sessão/dia, por 15 min, 6 dias/semana (sendo 1 sessão/semana supervisionada pelo fisioterapeuta), ao menos 2 semanas antes da cirurgia	O TMI parece reduzir o risco de atelectasia no pós-operatório
Kulkarni *et al.* (2010)	n = 80; Cirurgia abdominal	Controle (sem treinamento) *vs.* exercícios de respiração profunda *vs.* espirometria de incentivo *vs.* TMI (carga linear pressórica inspiratória)	2 vezes/dia, por 15 min, todos os dias, ao menos 2 semanas antes da cirurgia. A carga inicial foi de 20 a 30% da $PI_{máx}$ com incremento de meio nível por dia na 1ª semana, e o nível máximo mantido até o final do treinamento	O TMI resultou em maior melhora da força muscular inspiratória em comparação às demais técnicas
Barbalho-Moulim *et al.* (2011)	n = 32; Cirurgia bariátrica	Controle (sem treinamento) *vs.* TMI (carga linear pressórica inspiratória)	1 sessão/dia, por 15 min, 6 dias/semana (sendo duas supervisionadas), carga inicial de 30% da $PI_{máx}$ com incremento progressivo, de 2 a 4 semanas antes da cirurgia	TMI no pré-operatório atenua os efeitos negativos da cirurgia em relação à força muscular inspiratória. No entanto, o TMI não parece influenciar o volume pulmonar e a excursão diafragmática
Nomori *et al.* (1994)	n = 50; Cirurgia torácica	Controle (sem treinamento) *vs.* TMR: respiração diafragmática com 2 kg de resistência no abdome + tosse associada a contração abdominal intensa + TMI (carga linear pressórica inspiratória)	O TMI foi feito 4 vezes/dia durante 10 min; e os demais 3 a 4 vezes/dia, por 10 min, todos os dias, de 7 a 21 dias de duração	TMR pode prevenir complicações pulmonares no pós-operatório
Hulzebos *et al.* (2006)	n = 279; Revascularização do miocárdio	TMI (carga linear pressórica inspiratória) + espirometria de incentivo + técnicas de ciclo ativo da respiração + técnicas de expiração forçada	7 vezes/semana (sendo 1 sessão supervisionada por fisioterapeuta), por 20 min, ao menos 2 semanas antes da cirurgia; carga inicial de 30% da $PI_{máx}$ com incremento de 5% de acordo com a escala de Borg	TMI reduz a incidência de complicações pulmonares no pós- operatório e tempo de internação
Ferreira *et al.* (2009)	n = 30; Cirurgia de revascularização do miocárdio e/ou cirurgia de válvula cardíaca	Controle (sem treinamento) *vs.* TMI (carga linear pressórica inspiratória)	5 séries de 10 inspirações, com carga de 40% da $PI_{máx}$, 3 vezes/dia, ao menos 2 semanas antes da cirurgia	TMI melhorou a capacidade vital forçada e a ventilação voluntária máxima
Dettling *et al.* (2013)	n = 83; Esofagectomia	Controle (sem treinamento) *vs.* exercícios de respiração profunda *vs* espirometria de incentivo *vs* TMI (carga linear pressórica inspiratória)	2 vezes/dia, por 15 min, todos os dias, ao menos 2 semanas antes da cirurgia. A carga inicial foi de 20 a 30% da $PI_{máx}$ com incremento de meio nível por dia na 1ª semana, e o nível máximo mantido até o final do treinamento	O TMI resultou em maior melhora da força de muscular inspiratória em comparação às demais técnicas

TMI: treinamento da musculatura inspiratória; TMR: treinamento da musculatura respiratória.

estratégia considerada segura e pode ser indicado para o tratamento da fraqueza muscular. Portanto, com base em estudos prévios de treinamento muscular respiratório para ganho de força com Threshold® IMT no paciente crítico, protocolos como o exemplo do Quadro 14.1 podem ser realizados.

Treinamento de *endurance*

Os poucos estudos que abordam o treinamento de *endurance* dos músculos respiratórios em pacientes críticos indicam que este pode ser realizado por meio do aumento progressivo de carga aos músculos respiratórios, sempre de maneira gradual, progressiva e protocolada.

No paciente que se encontra em desmame da ventilação mecânica invasiva, o trabalho respiratório imposto ao retirá-lo do auxílio ventilatório, ou ao reduzir a pressão ofertada pelo ventilador, já é considerado uma carga de treinamento. A respiração espontânea por determinado período em tubo T com suplementação de oxigênio ou com baixos valores de pressão

Tabela 14.2 Treinamento muscular respiratório em pacientes com DPOC.

Referência	Tamanho da amostra	Tipo de treinamento	Protocolo de treinamento	Principais resultados
Weiner *et al.* (2004)	n = 32 pacientes com DPOC	TMI (carga linear pressórica inspiratória) TME (carga linear pressórica expiratória) TMI + TME GC (sem tratamento)	Supervisionado, 1 h, 6 vezes/semana, por 3 meses. Carga inicial: 15% da $PI_{máx}$ ou $PE_{máx}$ por 1 semana. Incremento de 5 a 10% por sessão até 60% no fim do 1° mês. 2° e 3° meses: 60% da $PI_{máx}$ ou $PE_{máx}$ ajustada semanalmente	Melhora da força e da resistência muscular inspiratória nos grupos TMI e TMI + TME Melhora da força e da resistência muscular expiratória nos grupos TME e TMI + TME Aumento da distância no TC6 min nos grupos TMI, TME e TMI + TME Melhora da dispneia no TMI e TMI + TME, sem melhora para os grupos TME e GC
Padkao *et al.* (2010)	n = 13 pacientes com DPOC	TME (carga linear pressórica expiratória) com *Conical-PEP* GC (respiração normal)	Treinamento com *Conical-PEP* (de 4 a 20 cmH_2O) durante exercício de extensão de joelho (30% de 1RM) até a fadiga. GC: exercício de extensão de joelho, respirando normalmente	O treinamento com *Conical-PEP* melhora a HD pelo aumento da capacidade inspiratória e aumenta a duração do exercício quando comparado ao GC
Thompson *et al.* (2000)	n = 14 pacientes com DPOC 10 saudáveis	TME (carga linear pressórica expiratória) com um dispositivo experimental - ERL	Os participantes respiravam confortavelmente com o ERL, mantendo o padrão da respiração durante 10 a 15 min. Também eram realizadas análises do TTmus sem a aplicação da pressão expiratória	O TTmus diminuiu em pacientes com DPOC e em indivíduos saudáveis. O declínio no TTmus em ambos os grupos resultou de um prolongamento no tempo expiratório com o ERL
Hill *et al.* (2006)	n = 33 pacientes com DPOC	TMI (carga linear pressórica inspiratória) de alta intensidade (TMIA) TMI (carga linear pressórica inspiratória) de baixa intensidade (TMIB)	Supervisionado, 3 vezes/semana por 8 semanas. O TMIA foi realizado com base na carga pressórica inspiratória máxima tolerada pelo paciente (aumento de 101% da $PI_{máx}$ basal) e o TMIB com 10% da $PI_{máx}$	TMIA aumentou a $PI_{máx}$ em 29%, a carga pressórica inspiratória em 56%, melhorou a capacidade de exercício, dispneia e fadiga com diferença significante quando comparado ao TMIB
Mador *et al.* (2005)	n = 29 pacientes com DPOC	TE – esteira e cicloergômetro TE + treinamento de HI	O TH era realizado inicialmente por 15 min. Assim que tolerado, aumentava-se gradualmente até 20 min e, após a ventilação-alvo, era aumentado em 5 a 10% da VVM	A resistência muscular respiratória aumentou significativamente no grupo TE + TH quando comparado ao TE. A força muscular respiratória também apresentou melhora após o tratamento no grupo TE+TH, sem diferenças entre os dois treinamentos, sem melhora adicional na capacidade de exercício e na qualidade de vida

DPOC: doença pulmonar obstrutiva crônica; TMI: treinamento muscular inspiratório; TME: treinamento muscular expiratório; GC: grupo-controle; $PI_{máx}$: pressão inspiratória máxima; $PE_{máx}$: pressão expiratória máxima; TC6 min: teste de caminhada de 6 min; *EPAP: expiratory positive airway pressure*; TECE: teste ergométrico com EPAP; TESE: teste ergométrico sem EPAP; 1RM: uma repetição máxima; HD: hiperinsuflação dinâmica; ERL: *expiratory resistive load*; TTmus: índice muscular de tensão-tempo; TE: treinamento de *endurance*; HI: hiperpneia isocápnica; VVM: ventilação voluntária máxima.

de suporte também é um modo de trabalhar a musculatura respiratória neste perfil de pacientes.

Treinamento muscular respiratório em doenças neurodegenerativas

Pacientes com doenças neurodegenerativas do sistema nervoso central apresentam fraqueza da musculatura inspiratória e expiratória, bem como dos músculos envolvidos na fala, na deglutição e na proteção das vias aéreas, aumentando, assim, o risco de pneumonia por aspiração. É comum também apresentarem baixa capacidade de exercício, fadiga e dispneia ao esforço.

Uma revisão sistemática sobre o tema mostrou que o treinamento da musculatura expiratória em pacientes com doença de Parkinson e esclerose múltipla proporcionou melhoras significativas na força muscular expiratória e na função da tosse. Esse programa de treinamento consistiu em pelo menos 25 manobras expiratórias/dia, 5 dias/semana, durante 4 semanas, com carga mínima de 40% da $PE_{máx}$, com aumento progressivo.

Em relação ao treinamento muscular inspiratório, estudos mostraram que os pacientes apresentaram mudanças significativas na força e na *endurance* da musculatura respiratória, melhora da sensação de dispneia, nos volumes e nas capacidades pulmonares. O treinamento consistiu de pelo menos 30 manobras/dia, 6 dias/semana, por 10 semanas, com carga inicial de 30% da $PI_{máx}$, com aumento progressivo da carga. No entanto, não há evidências mais sólidas sobre a eficácia dos programas de treinamento respiratório nesse grupo dos pacientes (doença de Parkinson e esclerose múltipla). Além

Quadro 14.1 Sugestão de protocolo de treinamento de força dos músculos inspiratórios com Threshold® IMT em pacientes com fraqueza e que falharam no desmame da ventilação mecânica invasiva.

Intensidade	
Carga inicial	30 a 50% da $PI_{máx}$
Progressão do treino	Incremento diário de 5 a 10% da $PI_{máx}$ ou conforme a tolerância do paciente
Frequência	5 a 7 dias/semana 1 a 2 vezes/dia
Duração	3 a 6 séries de 6 a 10 repetições/sessão
Posicionamento do paciente no leito	Supino com elevação mínima de 30°, idealmente 45°

disso, apesar da fraqueza muscular respiratória semelhante entre as doenças neurodegenerativas, não está claro se o treinamento deve ser o mesmo para todas as doenças ou se cada doença deve ser considerada separadamente.

CONSIDERAÇÕES FINAIS

Apesar de o treinamento dos músculos respiratórios ser reconhecidamente benéfico para diferentes populações e situações clínicas, os protocolos de treinamento ainda são variáveis na literatura científica. Diferentes maneiras de realizar treinamento dos músculos respiratórios foram abordadas neste capítulo. Entretanto, o avanço tecnológico certamente viabilizará o desenvolvimento de novas possibilidades.

BIBLIOGRAFIA

Barbalho-Moulim MC, Miguel GP, Forti EM, Campos Fdo A, Costa D. Effects of preoperative inspiratory muscle training in obese women undergoing open bariatric surgery: respiratory muscle strength, lung volumes, and diaphragmatic excursion. Clinics (Sao Paulo). 2011;66:1721-7.

Bellinetti LM, Thomson JC. Respiratory muscle evaluation in elective thoracotomies and laparotomies of the upper abdomen. J Bras Pneumol. 2006;32(2):99-105.

Bissett B, Leditschke IA, Green M. Specific inspiratory muscle training is safe in selected patients who are ventilator-dependent: a case series. Intensive Crit Care Nurs. 2012;28(2):98-104.

Boutellier U, Piwko P. The respiratory system as an exercise limiting factor in normal sedentary subjects. Eur J Appl Physiol Occup Physiol. 1992;64(2):145-52.

Cader SA, de Souza Vale RG, Zamora VE, Costa CH, Dantas EH. Extubation process in bed-ridden elderly intensive care patients receiving inspiratory muscle training: a randomized clinical trial. Clin Interv Aging. 2012;7:437-43.

Cader SA, Vale RG, Castro JC, Bacelar SC, Biehl C, Gomes MC, et al. Inspiratory muscle training improves maximal inspiratory pressure and may assist weaning in older intubated patients: a randomised trial. J Physiother. 2010;56(3):171-7.

Condessa RL, Brauner JS, Saul AL, Baptista M, Silva AC, Vieira SR. Inspiratory muscle training did not accelerate weaning from mechanical ventilation but did improve tidal volume and maximal respiratory pressures: a randomised trial. J Physiother. 2013;59(2):101-7.

Dekhuijzen PN, Folgering HT, van Herwaarden CL. Target-flow inspiratory muscle training during pulmonary rehabilitation in patients with COPD. Chest. 1991;99(1):128-33.

Dettling DS, van der Schaaf M, Blom RL, Nollet F, Busch OR, van Berge Henegouwen MI. Feasibility and effectiveness of pre-operative inspiratory muscle training in patients undergoing oesophagectomy: a pilot study. Physiother Res Int. 2013;18(1):16-26.

Diretrizes Brasileiras de Ventilação Mecânica. I Fórum de Diretrizes em Ventilação Mecânica AMIB e SBPT; 2013.

Dronkers J, Veldman A, Hoberg E, van der Waal C, van Meeteren N. Prevention of pulmonary complications after upper abdominal surgery by preoperative intensive inspiratory muscle training: a randomized controlled pilot study. Clin Rehabil. 2008;22(2):134-42.

Ferreira PE, Rodrigues AJ, Evora PR. Effects of an inspiratory muscle rehabilitation program in the postoperative period of cardiac surgery. Arq Bras Cardiol. 2009;92(4):275-82.

Fry DK, Pfalzer LA, Chokshi AR, Wagner MT, Jackson ES. Randomized control trial of effects of a 10-week inspiratory muscle training program on measures of pulmonary function in persons with multiple sclerosis. J Neurol Phys Ther. 2007;31(4):162-72.

Gea J, Agusti A, Roca J. Pathophysiology of muscle dysfunction in COPD. J Appl Physiol. 1985;114(9):1222-34.

Gea J, Orozco-Levi M, Barreiro E, Ferrer A, Broquetas J. Structural and functional changes in the skeletal muscles of COPD patients: the "compartments" theory. Monaldi Arch Chest Dis. 2001;56(3):214-24.

Geddes EL, O'Brien K, Reid WD, Brooks D, Crowe J. Inspiratory muscle training in adults with chronic obstructive pulmonary disease: an update of a systematic review. Respir Med. 2008;102(12):1715-29.

Geddes EL, Reid WD, Crowe J, O'Brien K, Brooks D. Inspiratory muscle training in adults with chronic obstructive pulmonary disease: a systematic review. Respir Med. 2005;99(11):1440-58.

Gething AD, Williams M, Davies B. Inspiratory resistive loading improves cycling capacity: a placebo controlled trial. Br J Sports Med. 2004;38(6):730-6.

Gosselink R, Bott J, Johnson M, Dean E, Nava S, Norrenberg M, et al. Physiotherapy for adult patients with critical illness: recommendations of the European Respiratory Society and European Society of Intensive Care Medicine Task Force on Physiotherapy for Critically Ill Patients. Intensive Care Med. 2008;34(7):1188-99.

Gosselink R, De Vos J, van den Heuvel SP, Segers J, Decramer M, Kwakkel G. Impact of inspiratory muscle training in patients with COPD: what is the evidence? Eur Respir J. 2011;37(2):416-25.

Gosselink R, Kovacs L, Ketelaer P, Carton H, Decramer M. Respiratory muscle weakness and respiratory muscle training in severely disabled multiple sclerosis patients. Arch Phys Med Rehabil. 2000;81(6):747-51.

Gozal D, Thiriet P. Respiratory muscle training in neuromuscular disease: long-term effects on strength and load perception. Med Sci Sports Exerc. 1999;31(11):1522-7.

Guenette JA, Martens AM, Lee AL, Tyler GD, Richards JC, Foster GE, et al. Variable effects of respiratory muscle training on cycle exercise performance in men and women. Appl Physiol Nutr Metab. 2006;31(2):159-66.

Harver A, Mahler DA, Daubenspeck JA. Targeted inspiratory muscle training improves respiratory muscle function and reduces dyspnea in patients with chronic obstructive pulmonary disease. Ann Intern Med. 1989;111(2):117-24.

Hill K, Cecins NM, Eastwood PR, Jenkins SC. Inspiratory muscle training for patients with chronic obstructive pulmonary disease: a practical guide for clinicians. Arch Phys Med Rehabil. 2010;91(9):1466-70.

Hill K, Jenkins SC, Philippe DL, Cecins N, Shepherd KL, Green DJ, et al. High-intensity inspiratory muscle training in COPD. Eur Respir J. 2006;27(6):1119-28.

Hulzebos EH, Helders PJ, Favie NJ, De Bie RA, Brutel de la Riviere A, Van Meeteren NL. Preoperative intensive inspiratory muscle training to prevent postoperative pulmonary complications in high-risk patients undergoing CABG surgery: a randomized clinical trial. JAMA. 2006;296(15):1851-7.

Jones PW, Harding G, Berry P, Wiklund I, Chen WH, Kline Leidy N. Development and first validation of the COPD Assessment Test. Eur Respir J. 2009;34(3):648-54.

Jones U, Enright S, Busse M. Management of respiratory problems in people with neurodegenerative conditions: a narrative review. Physiotherapy. 2012;98(1):1-12.

Kulkarni SR, Fletcher E, McConnell AK, Poskitt KR, Whyman MR. Pre-operative inspiratory muscle training preserves postoperative inspiratory muscle strength following major abdominal surgery – a randomised pilot study. Ann R Coll Surg Engl. 2010;92(8):700-7.

Laghi F, Tobin MJ. Disorders of the respiratory muscles. Am J Respir Crit Care Med. 2003;168(1):10-48.

Langer D, Jacome C, Charususin N, Scheers H, McConnell A, et al. Measurement validity of an electronic inspiratory loading device during a loaded breathing task in patients with COPD. Respir Med.2013;107(4):633-5.

Leith DE, Bradley M. Ventilatory muscle strength and endurance training. J Appl Physiol. 1976;41(4):508-16.

Lemaitre F, Coquart JB, Chavallard F, Castres I, Mucci P, Costalat G, et al. Effect of additional respiratory muscle endurance training in young well-trained swimmers. J Sports Sci Med. 2013;12(4):630-8.

Lin SJ, McElfresh J, Hall B, Bloom R, Farrell K. Inspiratory muscle training in patients with heart failure: a systematic review. Cardiopulm Phys Ther J. 2012;23(3):29-36.

Mador MJ, Deniz O, Aggarwal A, Shaffer M, Kufel TJ, Spengler CM. Effect of respiratory muscle endurance training in patients with COPD undergoing pulmonary rehabilitation. Chest. 2005;128(3):1216-24.

Mans CM, Reeve JC, Gasparini CA, Elkins MR. Postoperative outcomes following preoperative inspiratory muscle training in patients undergoing open cardiothoracic or upper abdominal surgery: protocol for a systematic review. Syst Rev. 2012;1:63.

Martin AD, Smith BK, Davenport PD, Harman E, Gonzalez-Rothi RJ, Baz M, et al. Inspiratory muscle strength training improves weaning outcome in failure to wean patients: a randomized trial. Crit Care. 2011;15(2):R84.

McConnell AK, Romer LM. Respiratory muscle training in healthy humans: resolving the controversy. Int J Sports Med. 2004;25(4):284-93.

Moodie L, Reeve J, Elkins M. Inspiratory muscle training increases inspiratory muscle strength in patients weaning from mechanical ventilation: a systematic review. J Physiother. 2011;57(4):213-21.

Nickerson BG, Keens TG. Measuring ventilatory muscle endurance in humans as sustainable inspiratory pressure. J Appl Physiol Respir Environ Exerc Physiol. 1982;52(3):768-72.

Nomori H, Kobayashi R, Fuyuno G, Morinaga S, Yashima H. Preoperative respiratory muscle training. Assessment in thoracic surgery patients with special reference to postoperative pulmonary complications. Chest. 1994;105(6):1782-8.

Padkao T, Boonsawat W, Jones CU. Conical-PEP is safe, reduces lung hyperinflation and contributes to improved exercise endurance in patients with COPD: a randomised cross-over trial. J Physiother. 2010;56(1):33-9.

Pitta F, Brunetto AF, Padovani CR, Godoy I. Effects of isolated cycle ergometer training on patients with moderate-to-severe chronic obstructive pulmonary disease. Respiration. 2004;71(5):477-83.

Powers SK, Kavazis AN, Levine S. Prolonged mechanical ventilation alters diaphragmatic structure and function. Crit Care Med. 2009;37(10 Suppl):S347-53.

Ray AD, Udhoji S, Mashtare TL, Fisher NM. A combined inspiratory and expiratory muscle training program improves respiratory muscle strength and fatigue in multiple sclerosis. Arch Phys Med Rehabil. 2013;94(10):1964-70.

Reyes A, Ziman M, Nosaka K. Respiratory muscle training for respiratory deficits in neurodegenerative disorders: a systematic review. Chest. 2013;143(5):1386-94.

Sánchez Riera H, Montemayor Rubio T, Ortega Ruiz F, Cejudo Ramos P, Del Castillo Otero D, Elias Hernandez T, et al. Inspiratory muscle training in patients with COPD: effect on dyspnea, exercise performance, and quality of life. Chest. 2001;120(3):748-56.

Smith BK, Gabrielli A, Davenport PW, Martin AD. Effect of training on inspiratory load compensation in weaned and unweaned mechanically ventilated ICU patients. Respir Care. 2014;59(1):22-31.

Sociedade Brasileira de Pneumologia e Tisiologia. III Consenso Brasileiro de Ventilação Mecânica. Desmame e interrupção da ventilação mecânica. Jornal Brasileiro de Pneumologia. 2007;33:128-36.

Sociedade Brasileira de Pneumologia e Tisiologia. III Consenso Brasileiro de Ventilação Mecânica. Fisioterapia no paciente sob ventilação mecânica. Jornal Brasileiro de Pneumologia. 2007;33:142-50.

Suzuki S, Sato M, Okubo T. Expiratory muscle training and sensation of respiratory effort during exercise in normal subjects. Thorax. 1995;50(4):366-70.

Thompson WH, Carvalho P, Souza JP, Charan NB. Effect of expiratory resistive loading on the noninvasive tension-time index in COPD. J Appl Physiol (1985). 2000;89(5):2007-14.

Troosters TPF, Decramer M. Respiratory muscle assessment in pulmonary rehabilitation. In: Donner CF, Ambrosino N, Goldstein R, editors. Pulmonary rehabilitation. London: Hodder Arnold; 2004. p.69-79.

Van Houtte S, Vanlandewijck Y, Kiekens C, Spengler CM, Gosselink R. Patients with acute spinal cord injury benefit from normocapnic hyperpnoea training. J Rehabil Med. 2008;40(2):119-25.

Verges S, Lenherr O, Haner AC, Schulz C, Spengler CM. Increased fatigue resistance of respiratory muscles during exercise after respiratory muscle endurance training. Am J Physiol Regul Integr Comp Physiol. 2007;292(3):R1246-53.

Verges S, Renggli AS, Notter DA, Spengler CM. Effects of different respiratory muscle training regimes on fatigue-related variables during volitional hyperpnoea. Respir Physiol Neurobiol. 2009;169(3):282-90.

Weiner P, Magadle R, Beckerman M, Weiner M, Berar-Yanay N. Comparison of specific expiratory, inspiratory, and combined muscle training programs in COPD. Chest. 2003;124(4):1357-64.

Weiner P, Magadle R, Beckerman M, Weiner M, Berar-Yanay N. Maintenance of inspiratory muscle training in COPD patients: one year follow-up. Eur Respir J. 2004;23(1):61-5.

Weiner P, McConnell A. Respiratory muscle training in chronic obstructive pulmonary disease: inspiratory, expiratory, or both? Curr Opin Pulm Med. 2005;11(2):140-4.

15 Terapêutica Inalatória

Armèle Dornelas de Andrade • Patrícia Érika de Melo Marinho • Valdecir Castor Galindo Filho • James B. Fink • Maria da Glória Rodrigues Machado

INTRODUÇÃO

Os aerossóis podem ser definidos como suspensões de partículas (líquida ou sólida) em um gás ou mistura de gases, disponibilizados pela inalação de substâncias com fins terapêuticos no interior do trato respiratório. Na verdade, os aerossóis podem ser encontrados na natureza em diferentes modalidades, como pólens, esporos, fumaça, poeira, nevoeiro ou mesmo poluição. Diariamente, o ser humano se expõe a uma gama de substâncias que podem ser danosas para a saúde. Entretanto, uma das principais funções do trato respiratório é proteger os pulmões da invasão dos mais diversos tipos de aerossóis suspensos na atmosfera passíveis de inalação.

Na prática clínica, os aerossóis com caráter medicinal podem ser produzidos por atomizadores, nebulizadores, nebulímetros dosimetrados, nebulímetros liofilizados ou aparelhos específicos de inalação, os quais dispersarão essas partículas pequenas em um gás. Assim, esses aerossóis poderão ser utilizados para deposição da névoa nas vias aéreas superiores ou nos pulmões, produzindo efeitos locais e sistêmicos. O sistema respiratório apresenta características específicas que propiciam um melhor aproveitamento dos fármacos aerolizados, pois têm uma grande área de secção transversa, em torno de 75 m^2, rica vascularização e um epitélio alveolar bastante delgado (aproximadamente 0,1 a 0,5 μm), facilitando a maior absorção dos medicamentos.

O principal objetivo da utilização dos aerossóis medicinais é liberar doses terapêuticas dos medicamentos nos locais de ação desejados, nos diferentes tipos de doenças que acometem o sistema respiratório, reduzindo os efeitos colaterais sistêmicos. Dessa maneira, a resposta à inaloterapia depende das características do aerossol, da técnica de inalação e das características intrínsecas de cada paciente.

HISTÓRICO

O uso de medicamentos em aerossol para tratar as doenças do sistema respiratório tem uma longa história na Medicina, sendo considerado uma das mais antigas formas terapêuticas de liberação de fármacos diretamente nas vias aéreas. No Egito antigo, costumava-se inalar os vapores provenientes de ervas anticolinérgicas, mas foi Hipócrates o pioneiro no emprego da inalação utilizando dispositivos rústicos e outras substâncias também disponibilizadas na época sob forma de fumaça, como *datura*, *lobelia* e *belladona* adicionada a bálsamo, resinas e arsênicos. Essa prática retornou com o uso de cigarros no século 20, os quais continham folhas de *Datura stramonium*, que apresentavam efeitos atropínicos.

A utilização dos compressores para nebulizar foi relatada na década de 1880, mas o compressor elétrico surgiu na década de 1930, tornando mais fácil o uso das medicações nebulizadas em domicílio. Entretanto, o marco da terapia inalatória se deu pelo uso de norepinefrina inalada, liberada a partir de um protótipo de nebulizador denominado DeVilbiss n. 4027 no começo do século 20. Na década de 1950, surgiu o nebulizador de Wright e, na seguinte, os nebulizadores ultrassônicos (NU).

Com o desenvolvimento tecnológico, surgiram os nebulímetros dosimetrados (*metered-dose inhaler* – MDI), mas, em razão das dificuldades de coordenação do uso desses aparelhos pelos pacientes, foram criados os espaçadores e as câmaras para uso em associação aos MDI. Por volta da década de 1970, desenvolveram-se os nebulímetros liofilizados ou de pó seco (*dry-powder inhalers* – DPI), na tentativa de maximizar o aporte do fármaco depositado em nível pulmonar. Inicialmente, o MDI era produzido à base de clorofluorcarbono (CFC), mas, por conta dos danos que esse gás causa à camada de ozônio, houve uma substituição posterior pelos hidrofluoralcanos (HFA).

Apesar dos diferentes tipos de aparelhos desenvolvidos, a indústria continua produzindo novos dispositivos cada vez mais sofisticados, com o objetivo de melhorar o rendimento por parte dos aparelhos no que tange à eficácia clínica. Assim, no início deste século, surgiram os nebulizadores de membrana (NM), provenientes do inglês *"vibrating mesh nebulizers"*, os quais parecem ser bastante promissores e apresentam vantagens quando comparados aos protótipos já existentes. A Figura 15.1 apresenta a linha do tempo do desenvolvimento dos diferentes tipos de inaladores utilizados para tratar as doenças pulmonares.

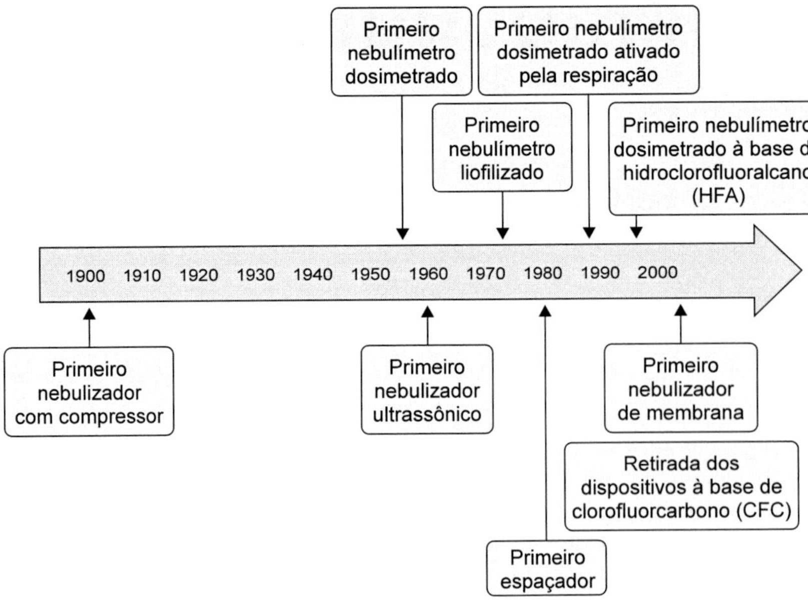

Figura 15.1 Linha do tempo do desenvolvimento dos diferentes tipos de inaladores disponibilizados comercialmente para tratar as diversas doenças pulmonares.

VANTAGENS DA INALOTERAPIA

Várias são as vantagens da utilização da inaloterapia, destacando-se:

- Os efeitos quase imediatos, obtidos pela ação direta do fármaco em seu local de ação específico, o que viabiliza as intervenções feitas nas exacerbações da asma
- Redução significativa dos efeitos colaterais sistêmicos quando comparada aos fármacos administrados por outras vias. Este aspecto deve ser levado em consideração no tratamento durante os períodos de crise e intercrise
- Pode ser utilizada, na prática clínica, no diagnóstico das disfunções da ventilação pulmonar e da permeabilidade da membrana alveolocapilar, pela cintilografia de inalação pulmonar
- Apresenta aplicabilidade clínica nos testes de broncoprovocação, com a inalação de substâncias como histamina e metacolina
- Promove hidratação das secreções retidas no trato respiratório, pois propicia alterações na reologia do muco e facilita a terapia desobstrutiva broncopulmonar
- Estudos recentes apontam a utilização desta via na administração de analgésicos, vacinas, hormônios (insulina), imunoglobulinas, terapia gênica, entre outros
- Facilita o entendimento da deposição dos fármacos em estudo *in vitro* a partir de protótipos que simulam as vias aéreas, cujos resultados podem ser correlacionados com os estudos realizados *in vitro*.

INDICAÇÕES DA INALOTERAPIA

De maneira geral, a principal indicação da deposição de aerossóis medicinais no trato respiratório consiste na presença de doenças que propiciam infecções e alterações na estrutura e na luz dos brônquios, ocasionando manifestações clínicas de broncoespasmo em decorrência do edema da mucosa brônquica, das secreções produzidas e da hiper-reatividade. Desta maneira, pode-se destacar:

- Asma resultante do broncoespasmo, inflamação da mucosa brônquica (corticosteroides inalatórios) e prevenção da hiper-reatividade brônquica
- Afecções do trato respiratório que cursam com hipersecreção, como fibrose cística, bronquiectasias, entre outras
- Reversão da dispneia pelo uso dos broncodilatadores, bem como facilitação da expectoração das secreções em pacientes com doença pulmonar obstrutiva crônica (DPOC)
- Infecções de repetição em decorrência do acúmulo de secreções, repouso prolongado no leito e doenças neuromusculares
- Tratamento da *Pneumocystis carinii* associada a HIV, na tentativa de debelar as infecções respiratórias e aumentar as defesas do sistema respiratório
- Análise da deposição pulmonar de marcadores radioisotópicos utilizando diferentes protótipos de inaladores, ou, ainda, a associação do inalador a algum dispositivo utilizado pela fisioterapia respiratória (EPAP, Acapella®, entre outros)
- Deposição de insulina para tratamento do diabetes, objetivando ação rápida do hormônio inalado, principalmente em decorrência da alta vascularização do parênquima pulmonar
- Recentemente, alguns estudos têm sido desenvolvidos com o intuito de liberar de modo eficaz vacinas inaladas (sarampo e gripe).

CARACTERÍSTICAS DOS AEROSSÓIS E FATORES QUE INFLUENCIAM A SUA DEPOSIÇÃO

Os aerossóis produzidos pelos diferentes dispositivos de inalação apresentam tamanhos diferentes; consequentemente, a massa dessas partículas varia, bem como a velocidade do fluxo ao serem direcionadas dentro das vias aéreas. Desse modo, a penetração e a deposição das partículas contidas na névoa podem ser influenciadas por quatro fatores distintos:

- Características físicas das partículas
- Anatomia da via aérea e mecânica respiratória do indivíduo
- Padrão ventilatório utilizado durante a inalação
- Tipo de interface entre o nebulizador e o paciente.

Características físicas da partícula

Tamanho das partículas

O tamanho das partículas produzidas durante a inalação é um dos fatores que influenciam diretamente sua deposição dentro das vias aéreas. No entanto, depende da substância inalada, do método de geração da névoa, do padrão de fluxo inspiratório, das condições das vias aéreas e das condições ambientais. Como essas partículas não podem ser vistas diretamente pelo olho humano, existem dispositivos específicos em laboratórios capazes de mensurar o tamanho dessas partículas, destacando-se o impactador de cascata e a difração por *laser*.

O tamanho ideal das partículas a serem depositadas nas vias aéreas inferiores varia de 0,5 a 6 μm de diâmetro, consideradas respiráveis. Dessa maneira, as partículas maiores que 10 μm são depositadas na boca e na garganta, pois apresentam maior massa e o fluxo aéreo nessa região é turbulento. Partículas com variação de tamanho entre 5 e 10 μm são retidas entre a boca e as vias aéreas superiores, apresentando massa intermediária e fluxo transicional, sendo esse tipo de fluxo encontrado nas bifurcações das vias aéreas. Finalmente, as partículas menores que 5 μm são depositadas nas vias aéreas de pequeno calibre. Partículas menores que 1 μm, porém com tamanho superior a 0,1 μm, tendem a ser exaladas. As nanopartículas (menores que 0,1 μm) são retidas nos pulmões.

Geralmente, a massa do aerossol originada contém partículas com diferentes tamanhos, sendo designados heterodispersos, ou seja, a média de tamanho das partículas é expressa como uma medida de tendência central. É o que ocorre com o diâmetro da massa mediana (MMAD), medido pelo impactador de cascata (*Andersen Cascade Impactor* ou *Next Generator Impactor*) mencionada anteriormente e o volume do diâmetro mediano (VMD), medido pela difração de *laser* (*Malvern SprayTec* ou *Sympatek Helos*). Na Figura 15.2, estão representados dispositivos utilizados para mensurar as partículas produzidas pelos aerossóis. Por exemplo, quando se diz que um dispositivo produz partículas com MMAD de 3 mcm, significa que 50% da massa desse aerossol tem partículas menores e com menor massa, e os 50% restantes da massa tem partículas maiores e com maior massa.

Além disso, existe outra grandeza física que mede a dispersão do aerossol e apresenta variabilidade no tamanho das partículas, sendo medida pelo desvio geométrico padrão (GSD). Considera-se que partículas com GSD > 1,2 são heterodispersas (aerossol com partículas e diferentes tamanhos) e GSD < 1,2 monodispersas (aerossol produz partículas de mesmo tamanho ou valores próximos), medidos também pela difração de *laser*. Assim, quanto maior o GSD, maior a quantidade de partículas com tamanhos diferentes e mais heterodisperso será considerado o aerossol. Os aerossóis encontrados na natureza ou aqueles utilizados no tratamento respiratório dos pacientes são exemplos.

Outra característica importante das partículas diz respeito à higroscopicidade, isto é, a capacidade das partículas em modificar o seu tamanho em decorrência da adição de moléculas de água absorvidas ao longo do trato respiratório. Partículas com essa característica são depositadas precocemente nas vias aéreas de maior calibre por causa da impactação inercial. Essa higroscopicidade pode ocorrer com substâncias hipersalinas, ambientes com alta umidade e elevada temperatura.

Fatores físicos dependentes do fluxo e do tamanho das partículas

Quando as partículas de aerossol são geradas, somente uma porção do fármaco é emitida do nebulizador (dose emitida), ainda que apenas uma fração desse aerossol deva ser inalada (dose inalada). Assim, nem todo aerossol inalado se deposita nos pulmões, pois uma parte é exalada (1 a 5%). A fração respirável do aerossol é calculada com base no aerossol inalado na faixa de 1 μm, que pode ser depositada nos pulmões. A quantidade real de fármaco depositada nos pulmões é designada massa inalada.

Pode-se destacar que três mecanismos físicos estão diretamente correlacionados com as características físicas das partículas: a impactação inercial; a sedimentação; e a difusão browniana.

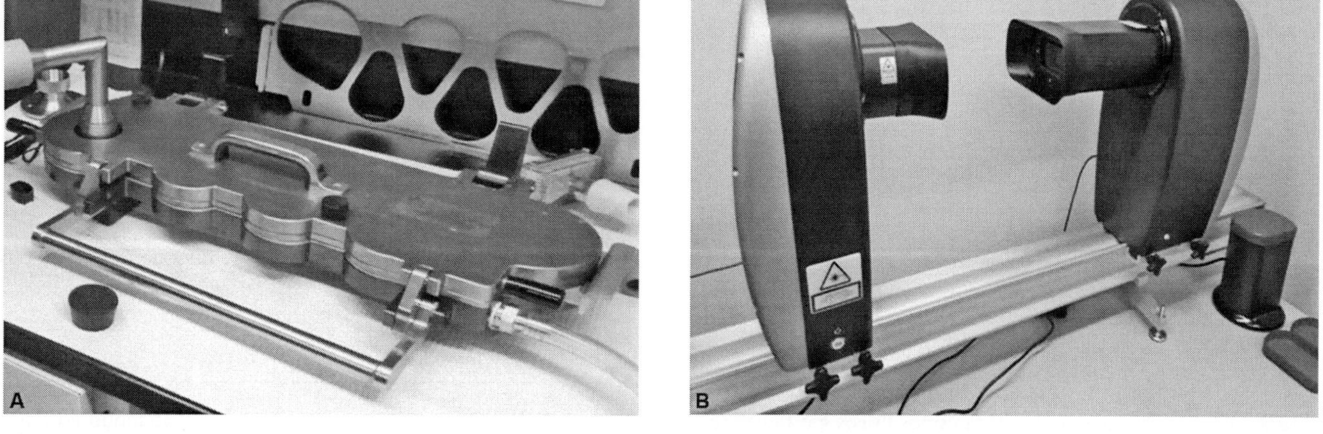

Figura 15.2 Dispositivos utilizados para mensurar o tamanho das partículas produzidas pelos inaladores. **A.** Impactador de cascata (*Anderson Cascade Impactor*) utilizado para mensurar a massa mediana do diâmetro aerodinâmico (MMAD). **B.** Dispositivo que funciona com difração de *laser* (*Malvern SpayTec*), utilizado para mensurar o volume do diâmetro mediano (VMD).

- Impactação inercial: este mecanismo de deposição consiste na tendência que as partículas em movimento apresentam em resistir às variações na direção e na velocidade. Está relacionada com a deposição das partículas com massa maior que 5 μm. Assim, as partículas com maior massa, quando de fluxo turbulento (acima de 30 ℓ/min) ou nas bifurcações das vias aéreas, se depositam nas vias aéreas proximais. Isso justifica o fato de as partículas maiores que 10 μm serem impactadas nas narinas, as quais funcionam como um filtro efetivo que protege as vias aéreas da poeira e dos pólens
- Sedimentação: consiste na separação das partículas em suspensão na massa do aerossol em decorrência da ação direta da gravidade. Esse segundo mecanismo de deposição afeta as partículas entre 2 e 5 μm que alcançam as vias aéreas centrais e é favorecido pelo tempo de permanência das partículas dentro do trato respiratório e pela redução na velocidade do fluxo de gás. Por essa razão, recomenda-se aos pacientes que, durante a inalação, realizem uma pausa inspiratória em torno de 10 s para que as partículas sejam depositadas pela sedimentação e permaneçam nos pulmões. Isso pode aumentar a quantidade de partículas depositadas no parênquima pulmonar e nas vias aéreas centrais em até quatro vezes
- Difusão browniana: favorece a deposição das partículas em nível alveolar, principalmente daquelas menores que 3 μm. As moléculas presentes no aerossol se chocam com aquelas do fluxo aéreo. Assim, as partículas em torno de 1 a 0,5 μm tendem a ser exaladas, comportando-se como se fossem um gás. A redução na velocidade do fluxo promove um fluxo laminar nesse segmento das vias aéreas, o qual favorece a deposição nas regiões mais periféricas dos pulmões. A respiração rápida gera fluxo turbulento, promovendo maior impactação das partículas do aerossol nas vias aéreas superiores.

A Figura 15.3 mostra os mecanismos físicos responsáveis pela deposição dos aerossóis com o tamanho das partículas ao longo do trato respiratório.

ANATOMIA DAS VIAS AÉREAS E MECÂNICA RESPIRATÓRIA DO PACIENTE

O trato respiratório apresenta uma grande área de secção transversa e é constituído por vários canalículos que se dicotomizam em diferentes segmentos e apresentam redução na velocidade do fluxo à medida que este é direcionado para a periferia pulmonar. Dessa maneira, serão encontrados diferentes tipos de fluxo (turbulento, transicional e laminar) ao longo das vias aéreas, constituindo-se este um fator crucial na deposição das partículas do aerossol.

Assim, qualquer processo obstrutivo, alterações do parênquima pulmonar e da mecânica respiratória (aumento da resistência das vias aéreas ou diminuição da complacência pulmonar) também podem afetar o padrão de deposição do aerossol.

O padrão de obstrução brônquica pode ser evidenciado nos pacientes com asma e DPOC utilizando-se a cintilografia pulmonar, pois o aerossol é depositado nas vias aéreas onde o fluxo inspiratório encontra menor resistência. Nessas circunstâncias, a deposição se mostra totalmente heterogênea, pois as partículas tendem a se depositar nas vias aéreas proximais e se acumular nas áreas obstruídas, formando *hot spots*, ou seja, pontos quentes com grande quantidade de material radioativo acumulado naquele segmento. A Figura 15.4 compara o padrão de deposição de partículas, obtido pela cintilografia pulmonar, em um indivíduo saudável e em um paciente com DPOC.

Do ponto de vista clínico, em situações de obstrução brônquica, o aerossol será depositado nas vias aéreas onde o fluxo

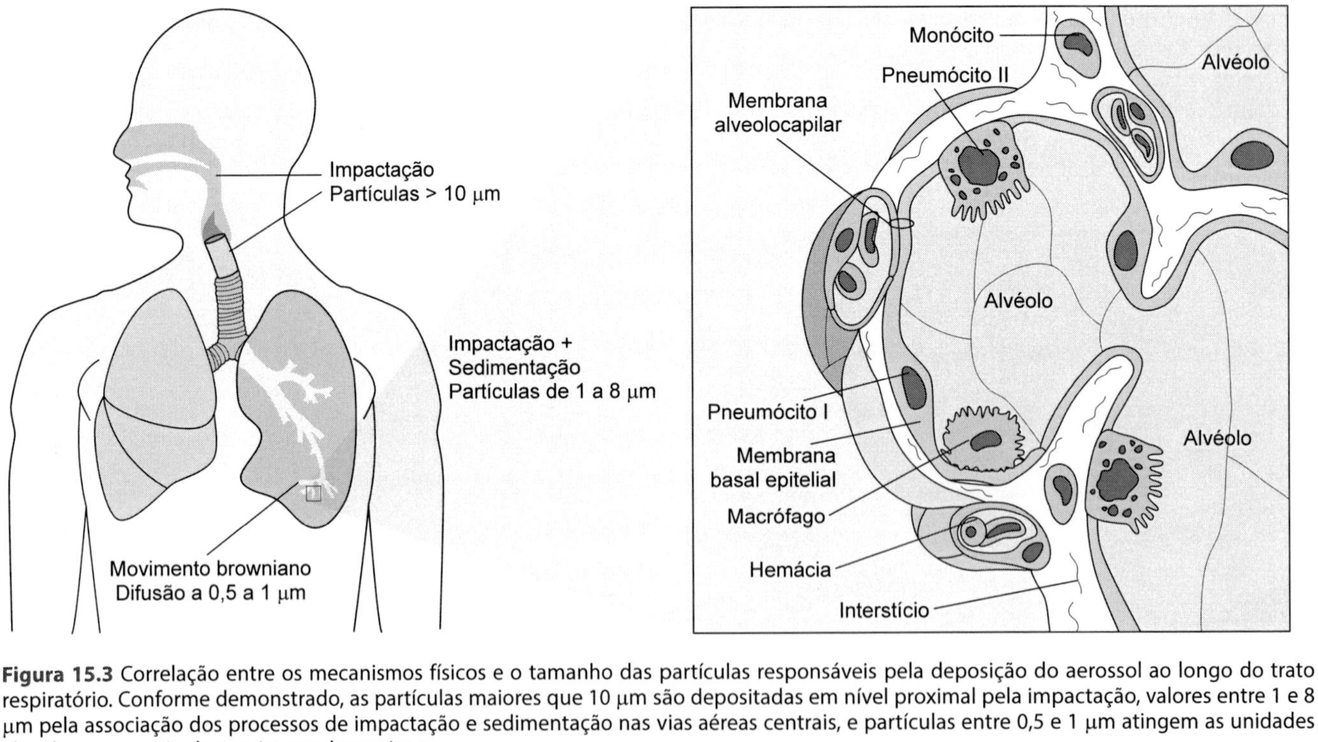

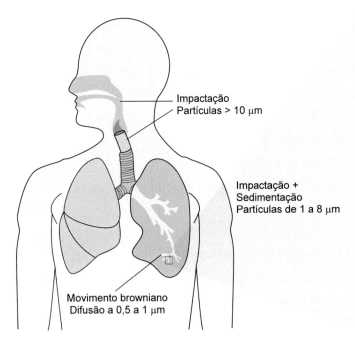

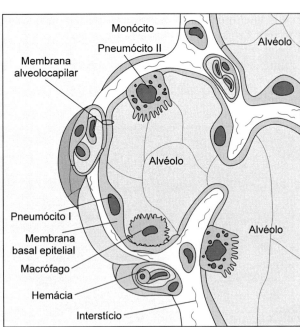

Figura 15.3 Correlação entre os mecanismos físicos e o tamanho das partículas responsáveis pela deposição do aerossol ao longo do trato respiratório. Conforme demonstrado, as partículas maiores que 10 μm são depositadas em nível proximal pela impactação, valores entre 1 e 8 μm pela associação dos processos de impactação e sedimentação nas vias aéreas centrais, e partículas entre 0,5 e 1 μm atingem as unidades alveolares por meio do movimento browniano.

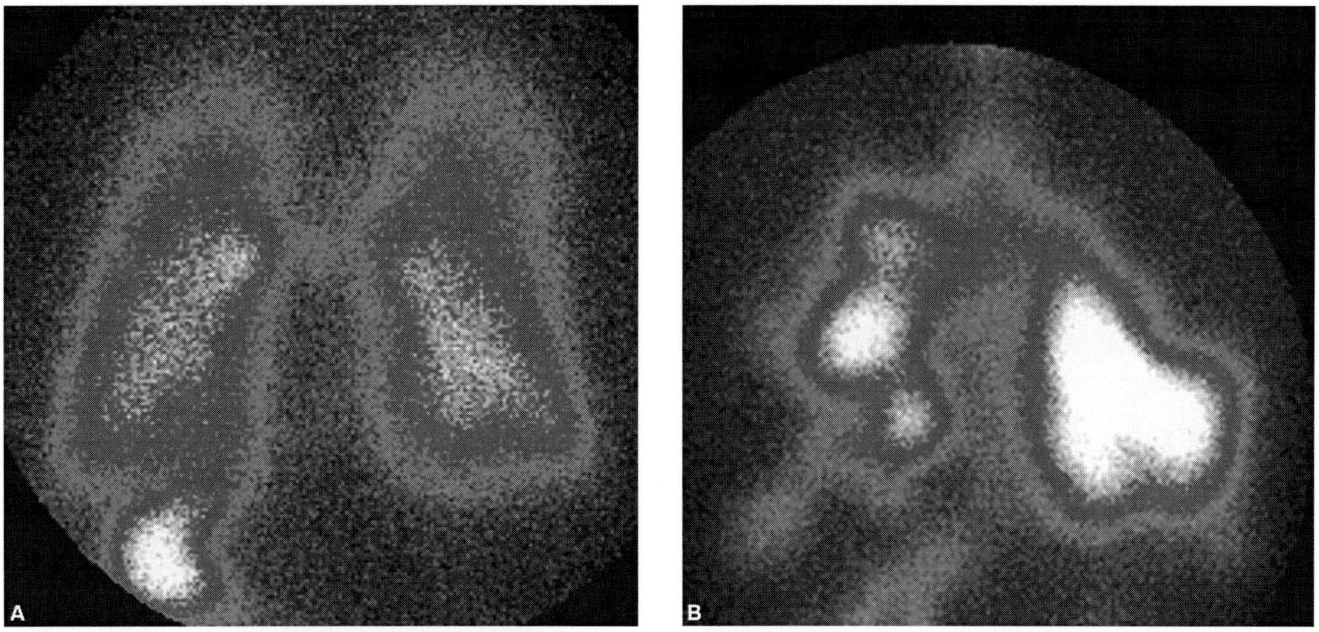

Figura 15.4 Comparação do padrão de deposição das partículas obtido pela cintilografia pulmonar. **A.** Indivíduo saudável. **B.** Paciente com doença pulmonar obstrutiva crônica (DPOC). Essa imagem apresenta sinais de dificuldade de penetração do radioaerossol na periferia dos pulmões, mostrando o acúmulo de pontos energéticos, denominados *hot spots*.

inspiratório encontra menor resistência para a passagem do ar, ou seja, isso ocorre de maneira heterogênea, retendo o aerossol nas vias aéreas de maior calibre. Quando o fármaco não atinge o seu local de ação alvo, há redução do índice terapêutico esperado para possível reversão da obstrução.

As alterações da mecânica respiratória também interferem na deposição do aerossol nos pulmões, pois a redução do fluxo inspiratório e da força da musculatura respiratória reduz o volume corrente e, consequentemente, diminui a deposição das partículas do aerossol.

PADRÃO RESPIRATÓRIO

Entre os vários fatores que podem alterar a deposição do aerossol, destaca-se o padrão ventilatório adotado pelo indivíduo durante a inalação, principalmente na tentativa de obter uma deposição nas regiões periféricas dos pulmões e, assim, alcançar os objetivos da aerossolterapia. Por sua vez, as variáveis de fluxo, de volume, de tempo inspiratório e a presença de pausa pós-inspiratória são determinantes para uma boa deposição do aerossol.

O fluxo ideal para inalação varia em razão do dispositivo gerador de aerossol em uso. No caso da nebulização e dos nebulímetros dosimetrados, os fluxos ideais são menores que 30 ℓ/min. Contudo, nos nebulímetros liofilizados (inaladores a pó), o fluxo do paciente é que produz o aerossol. Os estudos sugerem que, nesses casos, os fluxos sejam superiores a 30 ℓ/min.

A pausa pós-inspiratória incrementa a deposição das partículas pelo efeito da gravidade, melhorando a distribuição do aerossol na periferia dos pulmões e aumentando a deposição em 10%, sendo esta pausa de primordial importância no uso dos inaladores. Contudo, no caso dos nebulizadores com liberação contínua da névoa, a quantidade de aerossol não inalado durante a pausa inspiratória pode diminuir a dose pulmonar em 20 a 30%. Recomenda-se que essa pausa tenha duração de 10 s, sendo a expiração realizada até atingir a capacidade residual funcional (CRF). A utilização de baixos fluxos e a presença da pausa pós-inspiratória aumentam a resposta dos broncodilatadores. A Figura 15.5 mostra a pausa inspiratória ideal adotada durante a prática inalatória com o uso dos nebulizadores.

TIPOS DE INTERFACE ENTRE O GERADOR DO AEROSSOL E O PACIENTE

Durante as nebulizações, recomenda-se utilizar peças bocais (boquilhas), e não as máscaras, pois a utilização da rota nasal reduz em 50% a deposição das partículas nos pulmões. Caso seja utilizada máscara e esta esteja deslocada apenas 1 cm da face do indivíduo durante a nebulização, pode reduzir a dose inalada em mais de 80%.

Alguns motivos podem ser levados em consideração em relação à nebulização utilizando a rota nasal:

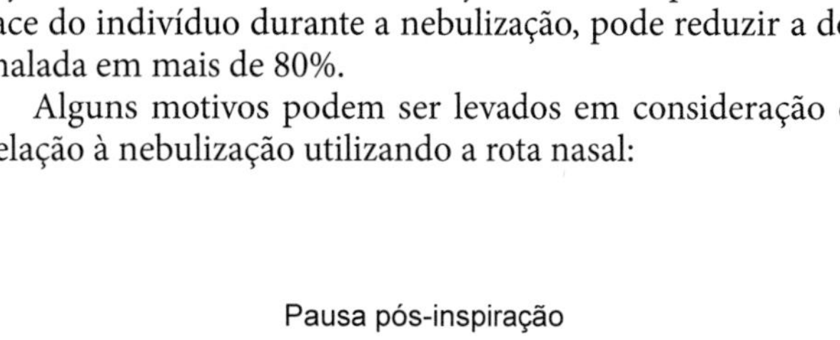

Figura 15.5 Padrão ventilatório de inspiração profunda, seguido de pausa pós-inspiratória, à capacidade pulmonar total (CPT), e consequente exalação, à capacidade residual funcional (CRF). A pausa pós-inspiratória (apneuse) é preconizada com o intuito de favorecer maior tempo de contato do aerossol no interior dos condutos aéreos e aumentar a deposição das partículas. Adaptada de Dolovich (1991).

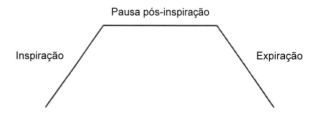

- As vibrissas presentes nas narinas apresentam funções fisiológicas importantes (filtração, umidificação e aquecimento), podendo ocasionar a retenção das partículas, e o processo de umidificação pode levar ao aumento no tamanho destas em razão da higroscopicidade, o que altera as características físicas do aerossol
- Por causa da morfologia das narinas, que apresentam passagens estreitas e tortuosas, as partículas podem ficar impactadas nessas áreas
- O uso de broncodilatadores (brometo de ipatrópio) e anticolinérgicos de modo constante, como é o caso dos pacientes com DPOC e asma de difícil controle, pode levar a vários efeitos colaterais, como irritação da mucosa e aumento da pressão ocular, contribuindo para o surgimento do glaucoma
- Nos indivíduos que apresentam claustrofobia, a utilização da máscara também traz sensação de desconforto.

O benefício do uso de boquilha foi demonstrado em alguns trabalhos. Um estudo realizado no setor de emergência mostrou que a utilização de boquilhas durante a nebulização aumentou o volume expiratório forçado de primeiro segundo da capacidade vital forçada (VEF_1) em crianças asmáticas, em comparação ao emprego de máscara. Entretanto, vale ressaltar que o uso de máscara pode ter aplicabilidade clínica nas doenças que acometem as vias aéreas superiores (rinossinusopatias) ou nos pacientes em que há dificuldade de se instituir a respiração oral, como no caso de crianças com menos de 4 anos de idade.

Na tentativa de melhorar o rendimento das nebulizações e aumentar a taxa do aerossol depositado nos pulmões, um estudo envolvendo o uso de pressão positiva no final da expiração (PEEP, *positive end-expiratory pressure*, ou PEP, *positive expiratory pressure*) demostrou aumento significativo no aerossol depositado nos pulmões. Na Figura 15.6, pode-se observar melhor a deposição alcançada pelo radioaerossol quando utilizado em associação a um dispositivo que oferta PEEP em comparação a expiração livre. Dessa maneira, pode-se também optar pelo uso de circuitos de EPAP (*expiratory positive airway pressure*) associados ao nebulizador, para melhorar a deposição do aerossol (Figura 15.7). Do ponto de vista fisiológico, esses dispositivos incrementam o fluxo aéreo por meio da ventilação colateral pelos poros de Kohn, canais de Lambert e canais de Martin (Figura 15.8).

Recentemente, Mesquita *et al.* (2014) avaliaram a deposição de radioaerossol durante a utilização da nebulização com o dispositivo de jato em associação ao aparelho Acapella®. De acordo com dados fornecidos pelo fabricante, esse dispositivo deve ser posicionado no final do aparelho Acapella®. Esses autores testaram três posições diferentes: nebulizador colocado no final do aparelho Acapella®, nebulizador acoplado a uma peça "T" na frente do aparelho Acapella®; e nebulização isolada. Como resultado, verificou-se maior deposição das partículas com o dispositivo nebulizador colocado na frente do aparelho ou com a nebulização isolada. A posição recomendada pelo fabricante foi a que obteve menor deposição inalada de partículas (Figura 15.9).

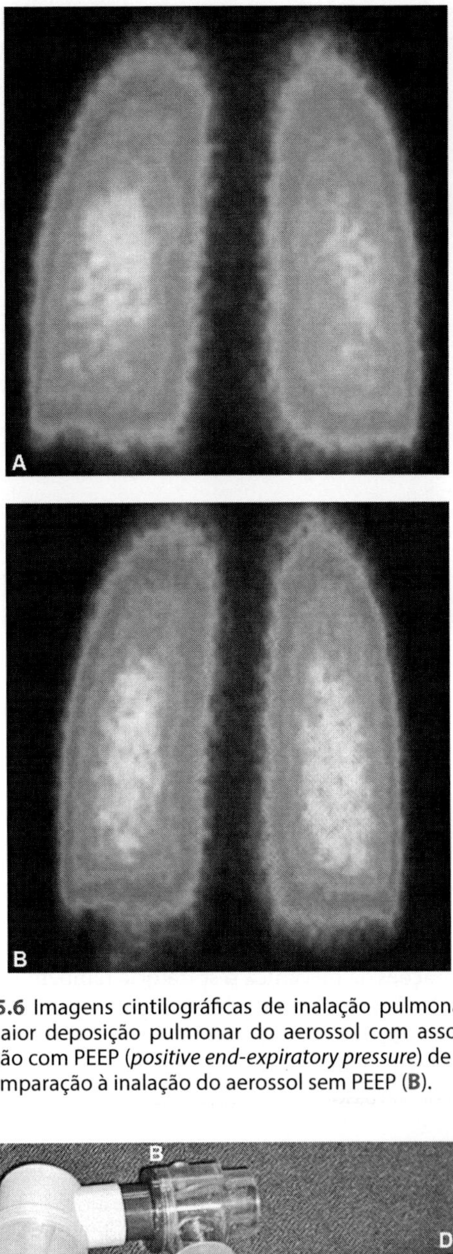

Figura 15.6 Imagens cintilográficas de inalação pulmonar evidenciando maior deposição pulmonar do aerossol com associação da nebulização com PEEP (*positive end-expiratory pressure*) de 10 cmH_2O (**A**) em comparação à inalação do aerossol sem PEEP (**B**).

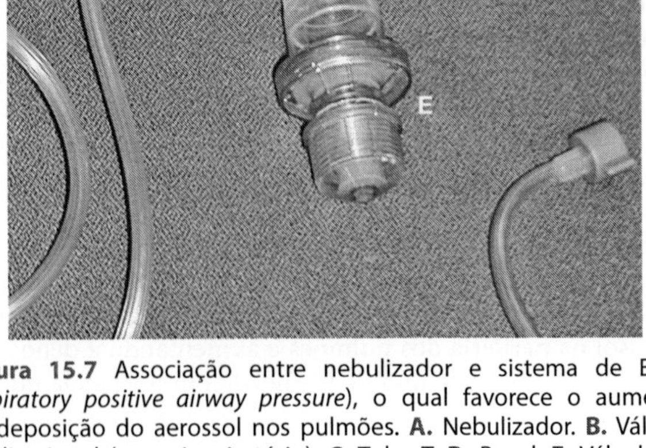

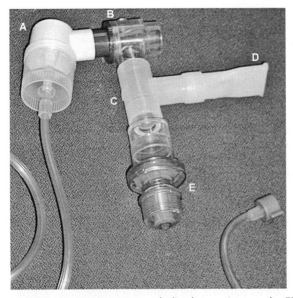

Figura 15.7 Associação entre nebulizador e sistema de EPAP (*expiratory positive airway pressure*), o qual favorece o aumento da deposição do aerossol nos pulmões. **A.** Nebulizador. **B.** Válvula unidirecional (ramo inspiratório). **C.** Tubo T. **D.** Bocal. **E.** Válvula de resistência expiratória do tipo *spring loaded*.

APARELHOS PRODUTORES DE AEROSSOL

A efetividade alcançada pelos dispositivos de inalação depende da liberação rápida e suficiente dos fármacos inalados diretamente no local de ação, com um mínimo possível de desperdício e custo. Os produtores de aerossol utilizados na prática clínica incluem nebulizadores de jato, nebulizadores ultrassônicos, nebulizadores de membrana, nebulímetros dosimetrados e nebulímetros de pó seco ou liofilizados.

Nebulizadores de jato

Os nebulizadores podem ser definidos como dispositivos que convertem líquidos em um fino *spray*, produzindo uma névoa

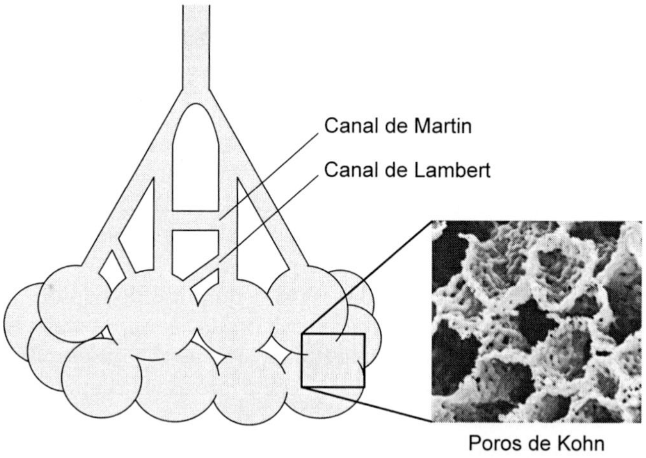

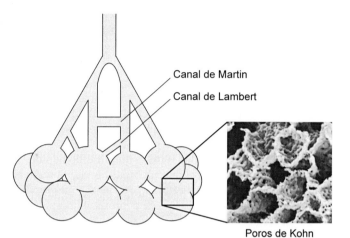

Figura 15.8 Desenho esquemático ilustrando a ventilação colateral das vias aéreas. Poros de Kohn, comunicação entre os alvéolos. Canais de Lambert, comunicação entre os bronquíolos. Canais de Martin, comunicação entre os bronquíolos e alvéolos. Adaptada de Postiaux (2004).

inalada pelo indivíduo. Os nebulizadores de jato são utilizados na prática clínica há mais de 100 anos e apresentaram modificações no *design* nas últimas décadas, objetivando diminuir as perdas ou a exalação excessiva da névoa criada pelos dispositivos. Esses dispositivos podem ser utilizados com gás de alta pressão (ar ou oxigênio) ou compressores elétricos, convertendo o líquido em partículas inaláveis. Pelo fato de esses aparelhos serem utilizados em nível domiciliar e hospitalar para administração de medicamentos em reservatórios menores que 10 mℓ, designam-se de nebulizadores de pequeno volume. A Figura 15.10 mostra diferentes modelos de nebulizadores de jato disponibilizados pela indústria.

O princípio biofísico produtor de aerossol baseia-se no princípio de Bernoulli, em que ocorre a passagem do gás por um orifício estreito (sistema Venturi) levando a uma queda da pressão e a um aumento na velocidade do gás. O líquido é, então, aspirado pelo capilar e quebrado em partículas inaladas pelo paciente. As partículas maiores sofrem impactação no anteparo ou nas paredes do equipamento, voltando ao estado líquido, quando são novamente nebulizadas (Figura 15.11).

Na atualidade, três categorias de nebulizadores a jato são comercializadas pela indústria: com débito contínuo; com ventilação assistida (*open vent*); e dosimetrados.

Os nebulizadores com débito contínuo produzem aerossol e o liberam de maneira constante, durante todo o ciclo respiratório. Entretanto, parte do aerossol (em torno de 50%) é perdida para o ambiente durante o período em que o indivíduo não está respirando. Como desvantagem desse tipo de nebulizador, pode-se citar a diluição do aerossol e a

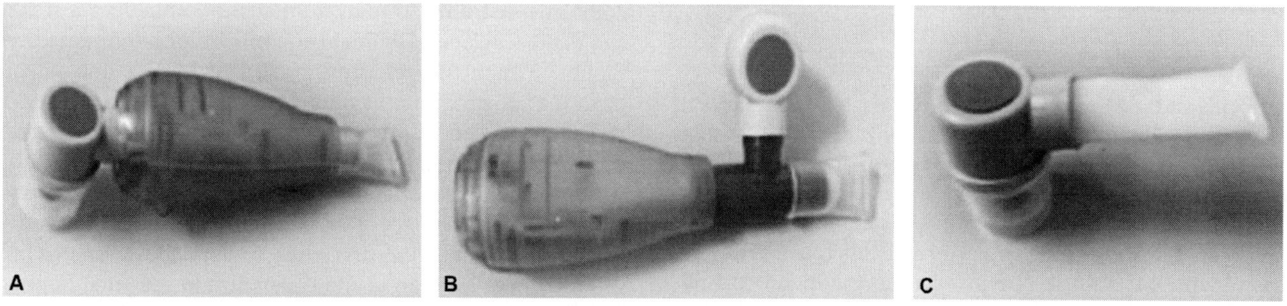

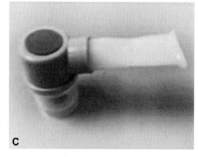

Figura 15.9 Diferentes configurações utilizadas na análise da deposição dos radioaerossóis durante a nebulização com o aparelho Acapella®. **A.** Nebulizador posicionado na parte de trás do aparelho Acapella®. **B.** Nebulizador posicionado na parte da frente com o auxílio de uma peça "T". **C.** Nebulizador isolado. Fonte: Mesquita *et al.* (2014).

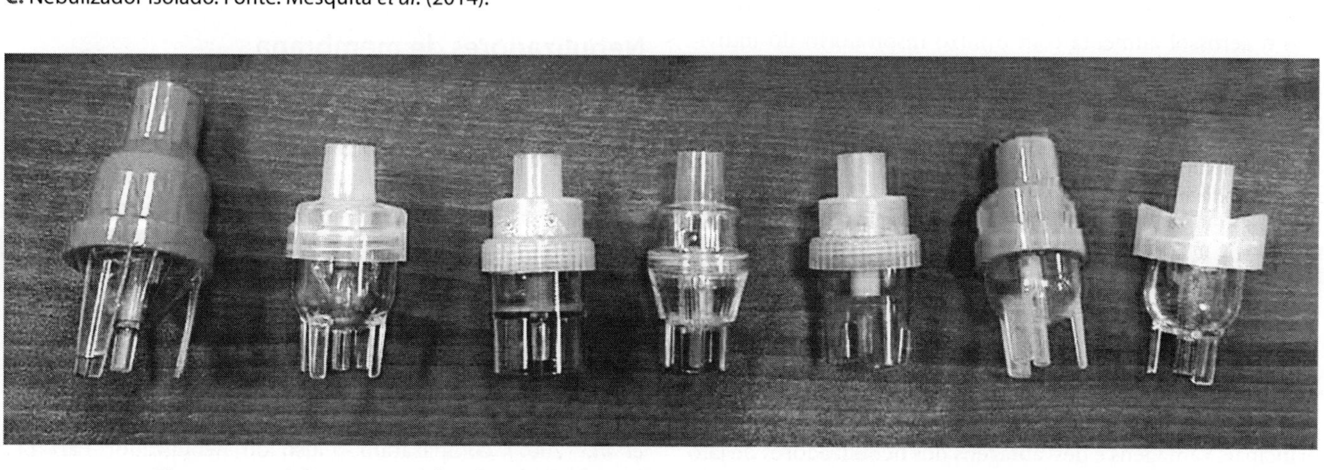

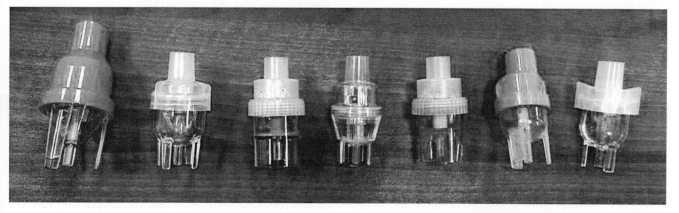

Figura 15.10 Diferentes modelos de nebulizadores de jato disponibilizados no mercado para comercialização.

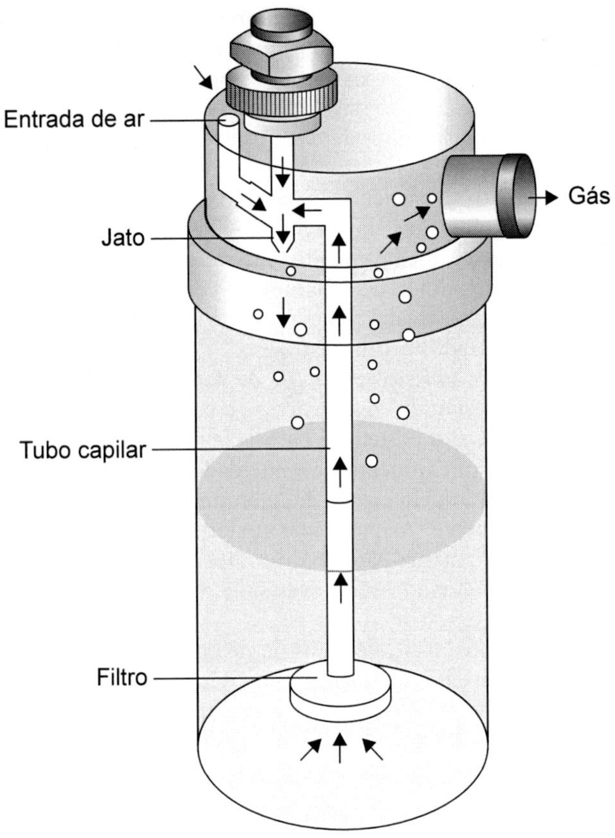

Figura 15.11 Desenho esquemático de um nebulizador a jato mostrando o princípio biofísico de Bernoulli responsável pela produção da névoa. O gás é direcionado ao dispositivo sofrendo diminuição da pressão lateral ao passar por um orifício estreitado (sistema Venturi). Adaptada de Persing (1994).

maior quantidade de medicamento necessário para alcançar a dose requerida. Entretanto, esses nebulizadores são bastante utilizados na maioria dos serviços hospitalares, domicílios (incluindo-se os serviços de *home care*) e nas emergências. A Figura 15.12 apresenta esse protótipo de nebulizador.

Os nebulizadores com ventilação assistida (*open vent*) têm uma válvula inspiratória que propicia um aumento no número de partículas no volume de ar inalado, a qual, durante a fase expiratória, fecha. Entretanto, a névoa continua sendo produzida, havendo perda durante a exalação (Figura 15.13). Diferentemente do protótipo anterior, nesse tipo de dispositivo o aerossol aumenta com o fluxo inspiratório do indivíduo. Alguns dispositivos, como o Circulaire, apresentam uma bolsa-reservatório, que armazena o aerossol produzido durante a fase expiratória e, no ciclo inspiratório que se segue, o paciente recebe o aerossol que está sendo formado e o armazenado na bolsa, maximizando a entrega do aerossol.

Finalmente, nos nebulizadores dosimetrados, a névoa do aerossol é produzida apenas durante a fase inspiratória, pois esse modelo tem um interruptor manual de gás ou uma válvula do tipo *spring-loaded*, evitando a liberação do fluxo de ar durante a expiração (Figura 15.14).

Estudos relatados na literatura comparam os nebulizadores de jato ultrassônico, atribuindo vantagens e desvantagens para cada tipo de nebulizador. A Tabela 15.1 apresenta as principais vantagens e desvantagens dos nebulizadores de jato comumente comercializados.

Nebulizadores ultrassônicos

Produzem partículas respiráveis a partir da vibração de um cristal piezoelétrico (1 a 3 MHz de frequência), as quais são transmitidas à superfície do líquido a ser nebulizado, pulverizando-o em pequenas partículas (Figura 15.15). Esses nebulizadores são utilizados para administração de uma ampla variedade de medicamentos, como broncodilatadores, anti-inflamatórios e antibióticos. Entretanto, por produzirem partículas de menor tamanho e terem um alto débito na produção da névoa, são comumente usados para induzir o escarro.

Atualmente, existem duas teorias postuladas para explicar o mecanismo de desintegração e formação do aerossol:

1. Teoria da onda capilar. Explica a formação de partículas resultantes da produção de ondas capilares sobre a superfície do líquido excitado. Quando a amplitude da energia é elevada, as cristas das ondas capilares são quebradas e as partículas formadas, sendo a taxa de geração das ondas capilares diretamente dependente da intensidade da vibração e das propriedades físico-químicas do líquido.
2. Teoria da cavitação alternativa. Nesta teoria, postula-se que o líquido é aerossolizado a partir de choques produzidos pela implosão de bolhas de ar próximas à superfície. Na década de 1960, as duas teorias foram incorporadas, sendo proposta a formação de partículas a partir das ondas capilares iniciadas e impelidas pelas bolhas de ar.

De modo semelhante aos nebulizadores de jato, os nebulizadores ultrassônicos apresentam vantagens e desvantagens, demonstradas na Tabela 15.2.

Quanto à deposição pulmonar dos aerossóis, os nebulizadores de jato apresentam uma deposição pulmonar maior e com uma distribuição mais homogênea, o que leva a sugerir sua maior eficiência. A imagem cintilográfica apresentada na Figura 15.16 mostra, em uma análise qualitativa, que o nebulizador a jato proporciona uma deposição mais homogênea do radioaerossol, enquanto a névoa produzida pelo nebulizador ultrassônico tende a formar imagens de blocos do radioaerossol, sugerindo que a deposição não se faz de maneira homogênea nos pulmões. Além disso, em uma análise quantitativa, o número de contagens do radioaerossol depositado nos pulmões é maior quando usado o nebulizador de jato. Também vale ressaltar que, na nebulização ultrassônica, há uma grande deposição de radioaerossol extrapulmonar (estômago e vias aéreas superiores).

Nebulizadores de membrana

Designados em inglês como *vibrating mesh nebulizers*, têm sido testados em estudos *in vivo* e *in vitro* e demonstrado resultados bastante promissores. Esse tipo de nebulizador apresenta uma membrana contendo milhares de pequenas perfurações que determinam o tamanho das partículas produzidas. O aerossol é produzido pela presença de um elemento piezo, semelhante aos nebulizadores ultrassônicos, o qual converte a eletricidade em vibrações mecânicas na ordem de 128 KHz (1/10 da frequência produzida pelo nebulizador ultrassônico). A Figura 15.17 mostra diferentes modelos de nebulizadores de membrana.

De acordo com dados publicados na literatura, O'Callaghan *et al.* (2007) compararam o uso do nebulizador Pari LC Plus (nebulizador de jato) com o Aerogen (nebulizador de

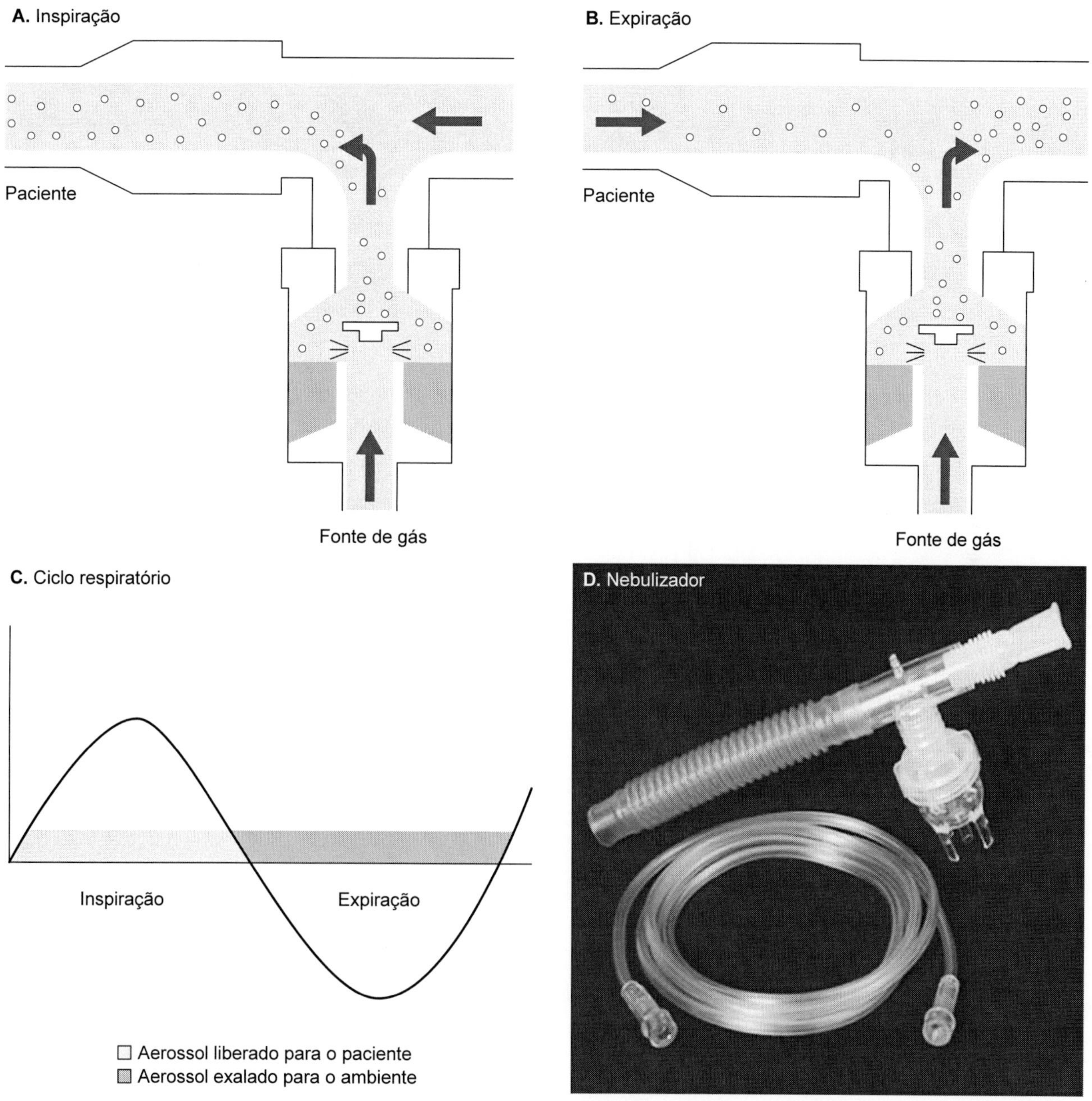

Figura 15.12 Nebulizador a jato com débito contínuo. **A.** Inspiração. **B.** Expiração. **C.** Liberação do aerossol durante o ciclo respiratório, para o paciente e o ambiente. Observar que o aerossol é produzido continuamente, durante a inspiração e a expiração. **D.** Modelo Airlife™ Misty Max 10™ Disposable Nebulizer.

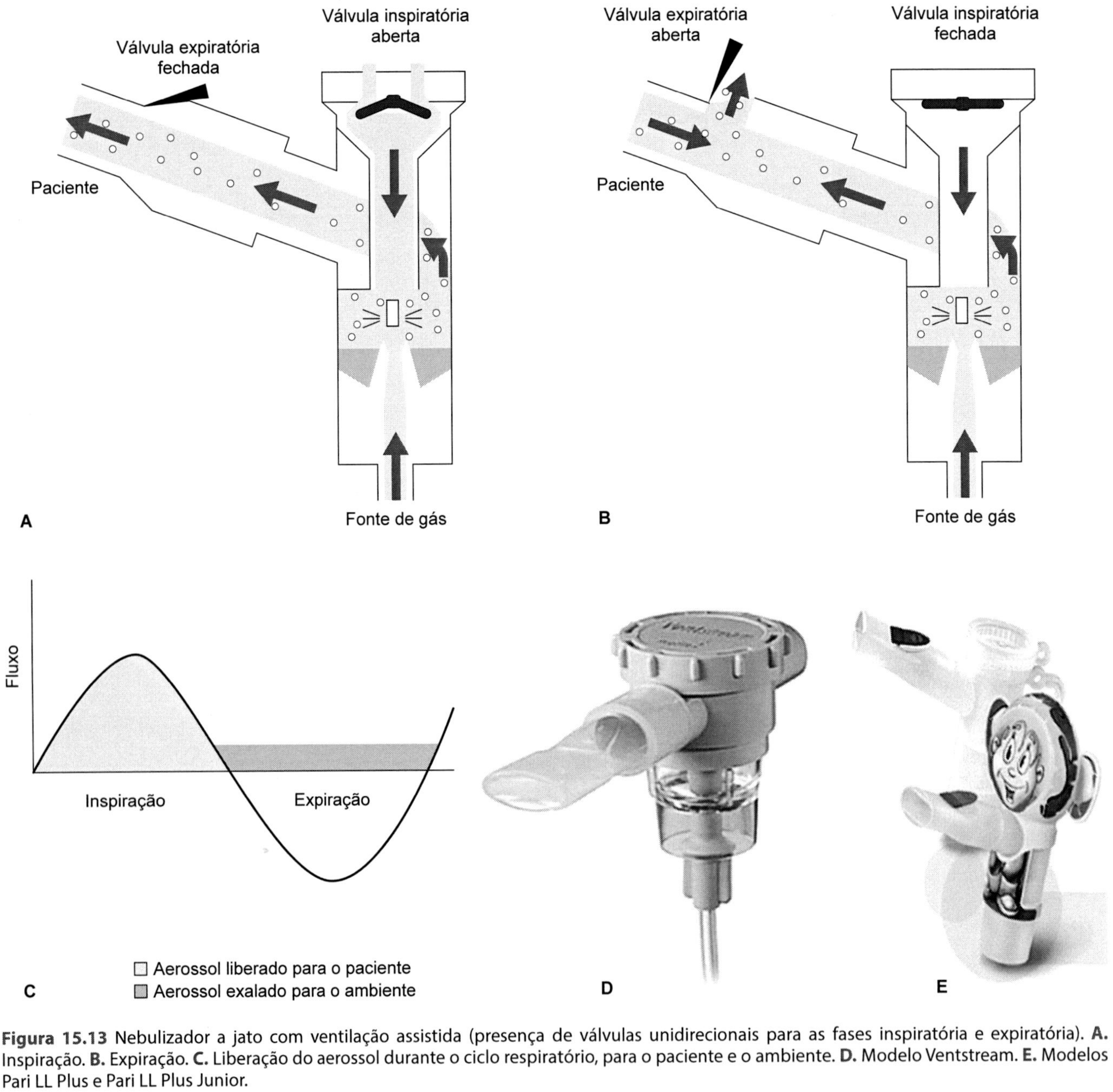

Figura 15.13 Nebulizador a jato com ventilação assistida (presença de válvulas unidirecionais para as fases inspiratória e expiratória). **A.** Inspiração. **B.** Expiração. **C.** Liberação do aerossol durante o ciclo respiratório, para o paciente e o ambiente. **D.** Modelo Ventstream. **E.** Modelos Pari LL Plus e Pari LL Plus Junior.

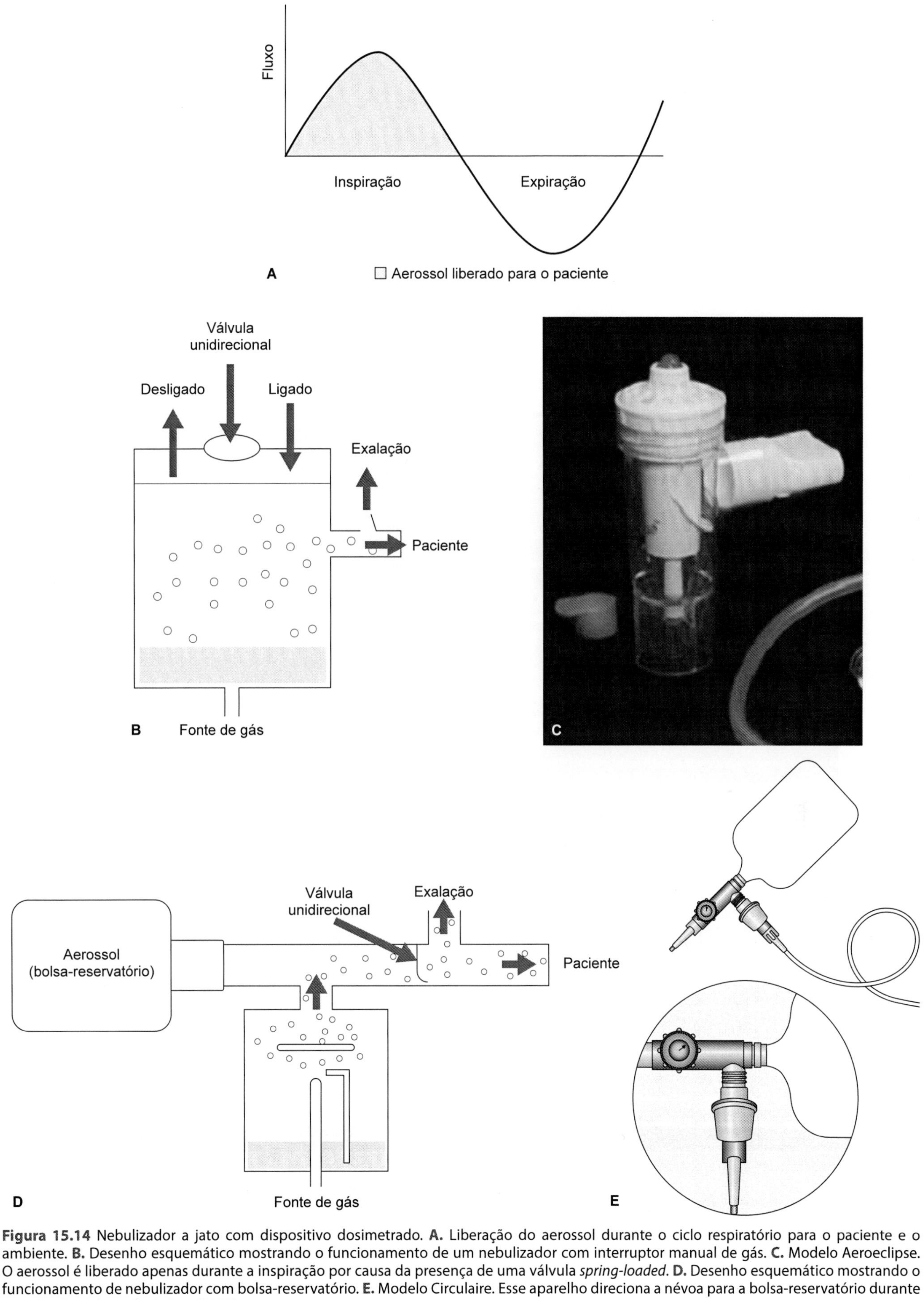

Figura 15.14 Nebulizador a jato com dispositivo dosimetrado. **A.** Liberação do aerossol durante o ciclo respiratório para o paciente e o ambiente. **B.** Desenho esquemático mostrando o funcionamento de um nebulizador com interruptor manual de gás. **C.** Modelo Aeroeclipse. O aerossol é liberado apenas durante a inspiração por causa da presença de uma válvula *spring-loaded*. **D.** Desenho esquemático mostrando o funcionamento de nebulizador com bolsa-reservatório. **E.** Modelo Circulaire. Esse aparelho direciona a névoa para a bolsa-reservatório durante a expiração. Adaptada de Rau (2002).

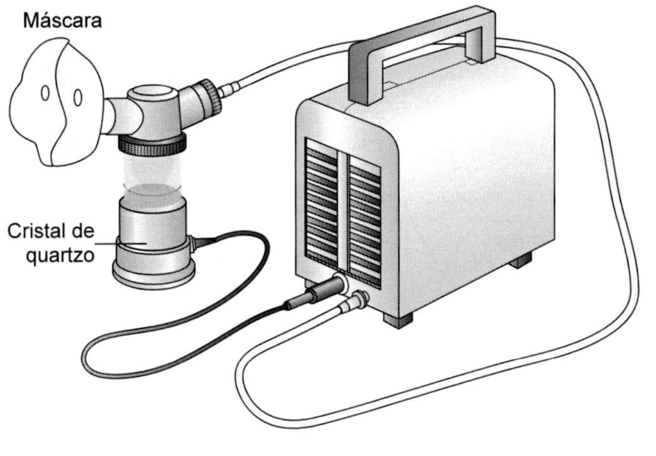

Figura 15.15 Desenho esquemático de um nebulizador ultrassônico responsável pela produção da névoa decorrente da vibração de um cristal localizado internamente. O efeito biofísico produtor da névoa é denominado piezoelétrico.

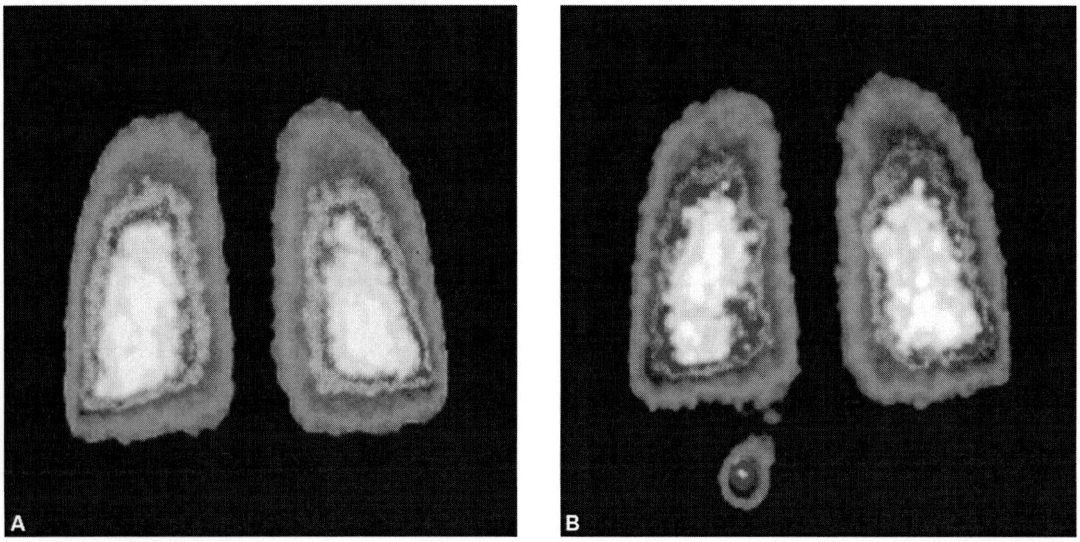

Figura 15.16 Imagens cintilográficas da nebulização utilizando-se um nebulizador a jato (**A**) e ultrassônico (**B**). O nebulizador a jato apresenta maior deposição do aerossol em ambos os pulmões. Além disso, pode-se observar maior deposição do radioaerossol extrapulmonar com a utilização do nebulizador ultrassônico.

Tabela 15.1 Vantagens e desvantagens dos nebulizadores de jato.

Vantagens	Desvantagens
Não necessitam da coordenação da respiração durante a inalação	São de difícil transporte, pois apresentam tamanhos variados
Têm baixo custo financeiro	Exigem esclarecimentos com relação à manutenção e à limpeza
Possibilitam o uso de vários fármacos concomitantemente	Exigem o uso de corrente elétrica ou torpedo de oxigênio
Podem ser usados com padrão ventilatório normal (considerando o volume basal do indivíduo)	Produzem névoa fria (depositada na face e no globo ocular do paciente)
Requerem baixos fluxos inspiratórios	Têm risco de contaminação e proliferação de microrganismos

Tabela 15.2 Vantagens e desvantagens dos nebulizadores ultrassônicos.

Vantagens	Desvantagens
Não dependem da coordenação respiratória do paciente	São de difícil transporte, por causa de seu tamanho
São portáteis	Têm maior custo dispendido com a manutenção
Apresentam menor volume residual ao final da nebulização	A produção da névoa depende da viscosidade e da tensão superficial das substâncias
Têm menor perda da névoa durante a exalação	Necessitam de corrente elétrica para o funcionamento
Requerem menor tempo de nebulização quando comparados aos dispositivos de jato	Podem aquecer e ocasionar a degradação das proteínas termolábeis em virtude da inativação do princípio ativo dos fármacos
	Apresentam risco de contaminação por microrganismos

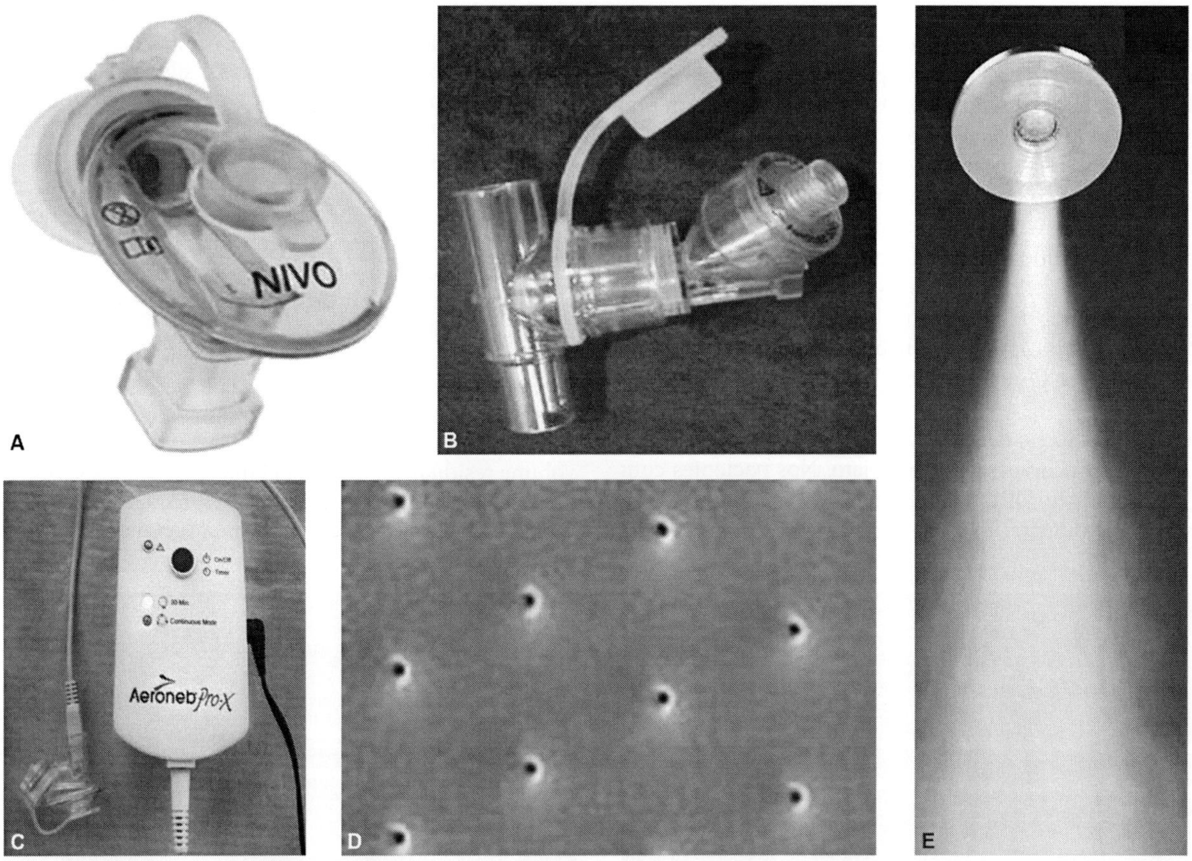

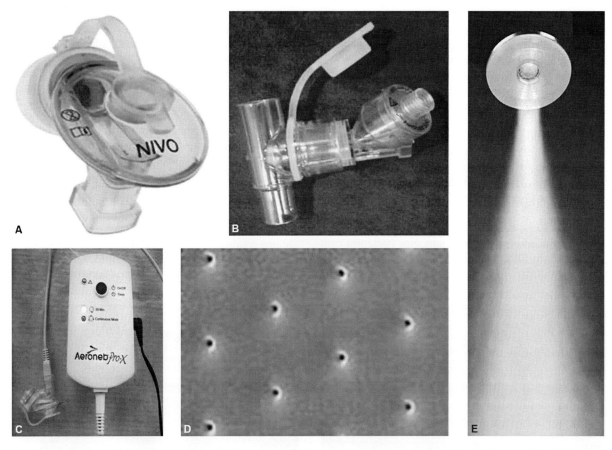

Figura 15.17 Nebulizadores de membrana disponíveis no mercado. **A** e **B.** Nebulizadores. **C.** Base de acoplamento do nebulizador para o funcionamento por meio de eletricidade. **D.** Membrana com as perfurações, responsável pela produção das partículas. **E.** Névoa de aerossol produzida por nebulizadores de membrana.

membrana) com o gás heliox em pacientes com obstrução pulmonar e observaram aumento significativo no rendimento do nebulizador de membrana em virtude do maior percentual de partículas do aerossol menores que 5 μm e maior aproveitamento do fármaco nebulizado. A utilização de corticosteroide inalado alcançou maior concentração plasmática e melhora dos sintomas clínicos em indivíduos com asma quando administrado pelo nebulizador de membrana em comparação a outros dispositivos durante um período de 12 semanas. Neste mesmo grupo de indivíduos que utilizou o nebulizador de membrana, verificou-se redução significativa da taxa de cortisol em um prazo de 4 semanas com relação aos valores basais. Quanto à massa de aerossol produzida e ao tempo requerido para a inalação de DNase recombinante humana I para o tratamento de pacientes com fibrose cística, os nebulizadores de membrana demonstraram ser superiores aos de jato. Outro aspecto que chama bastante a atenção nos nebulizadores de membrana é que pacientes com DPOC relataram maior satisfação quanto a sua utilização em comparação aos nebulizadores de jato, durante um período de 3 meses, e melhora na qualidade de vida no que diz respeito a dispneia e fadiga.

Como os nebulizadores de membrana não esfriam ou esquentam durante o processo de inalação, considera-se baixo o risco de desnaturação dos fármacos utilizados, sendo também seguros para a inalação de microestruturas complexas ou moléculas maiores. Isso pode ser exemplificado pelo uso de insulina inalada de maneira repetida, resultando na reprodutibilidade da dose e no tempo curto para atingir o máximo efeito metabólico quando comparado à aplicação subcutânea em geral empregada.

Apesar dos dados aqui relatados, são escassos os estudos envolvendo o uso dos nebulizadores de membrana acoplados aos aparelhos de pressão positiva não invasiva em asmáticos e pacientes com DPOC, principalmente enfocando os aspectos de melhora clínica.

A maior parte dos dados publicados sobre o uso do nebulizador de membrana adviu de experiências *in vitro*, porém com resultados bastante promissores. Em modelo envolvendo macacos e simulando a ventilação mecânica neonatal, verificou-se que a deposição pulmonar foi 20 vezes maior em comparação aos dispositivos de jato. Somando-se a isso, também foi demonstrado menor volume residual no nebulizador de membrana em comparação ao nebulizador de jato (0,1 mℓ *vs.* 1,2 mℓ).

Estudo conduzido por AlQuaimi (2011) verificou que a massa de radioaerossol inalado foi de 28,83% no nebulizador de membrana, 23,5% no MDI acoplado ao espaçador e 13,2% com o nebulizador de jato. Com relação às diferentes modalidades ventilatórias, McPeck *et al.* (1997) utilizaram um filtro acoplado a um simulador com máscara oronasal para analisar a deposição de radioaerossol com o nebulizador de jato e o nebulizador de membrana, utilizando-se os modos CPAP e variações de pressões inspiratória e expiratória no modo *bilevel*. Os autores observaram significativa deposição da massa do aerossol inalado nas três diferentes modalidades de ventilação com o nebulizador de membrana em comparação ao dispositivo de jato.

Em 2015, Galindo-Filho *et al.* compararam a deposição do radioaerossol pelos nebulizadores de jato e de membrana, acoplados à ventilação não invasiva por dois níveis de pressão (BiPAP) em indivíduos saudáveis. Os autores verificaram que o nebulizador de membrana aumentou duas vezes a deposição do radioaerossol, além de ter havido maior percentual da massa do aerossol inalado e menor volume residual em relação ao nebulizador a jato. A Figura 15.18 mostra o padrão de deposição pulmonar obtido pela cintilografia pulmonar durante o estudo, e a Figura 15.19 apresenta os locais de posicionamento dos nebulizadores de jato (Figura 15.19 A) e de membrana (Figura 15.19 B) utilizados para a nebulização durante a ventilação não invasiva. Resultados semelhantes foram observados em indivíduos asmáticos no período intercrises. A deposição pulmonar foi em torno de 2,8 vezes maior com o nebulizador de membrana em comparação ao de jato. Nos pacientes com DPOC, a deposição foi três vezes maior no nebulizador de membrana em comparação ao de jato.

Em relação às vantagens e às desvantagens, esses dispositivos de inalação apresentam várias vantagens com relação aos outros nebulizadores: são portáteis, silenciosos e não requerem um longo tempo de uso. Além disso, não requerem o uso de compressores, não apresentam necessidade de adicionar gás nos circuitos de ventilação mecânica, funcionam sem bateria, não resfriam (evitando o efeito freon observado nos dispositivos de jato), não aquecem e podem nebulizar diferentes tipos de fármacos concomitantemente. Como as partículas dos aerossóis produzidas durante a inalação pelo nebulizador de membrana dependem do tamanho das perfurações contidas na placa do dispositivo e das propriedades físico-químicas dos fármacos formulados, podem ser nebulizadas suspensões e outras moléculas, como proteínas e genes. Além de todas as vantagens apresentadas, existe outra que destaca ainda mais esses nebulizadores com relação aos demais; trata-se do menor volume residual ao final da nebulização, muitas vezes apresentado em microlitros ($\mu\ell$). Como desvantagens, pode-se apontar o alto custo desses dispositivos comercializados no Brasil.

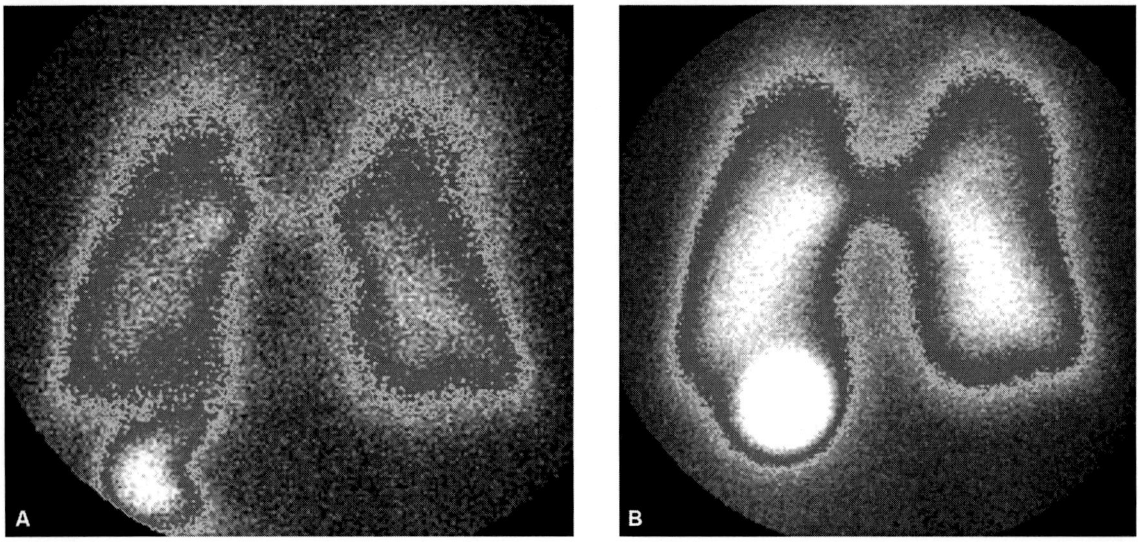

Figura 15.18 Padrão de deposição pulmonar mediante análise de cintilografia pulmonar comparando a deposição do radioaerossol durante a ventilação não invasiva associada ao nebulizador de jato (**A**) e de membrana (**B**) em indivíduos saudáveis. Observa-se a maior deposição do radioaerossol evidenciada com o uso de nebulizador de membrana. Adaptada de Galindo-Filho *et al.* (2015).

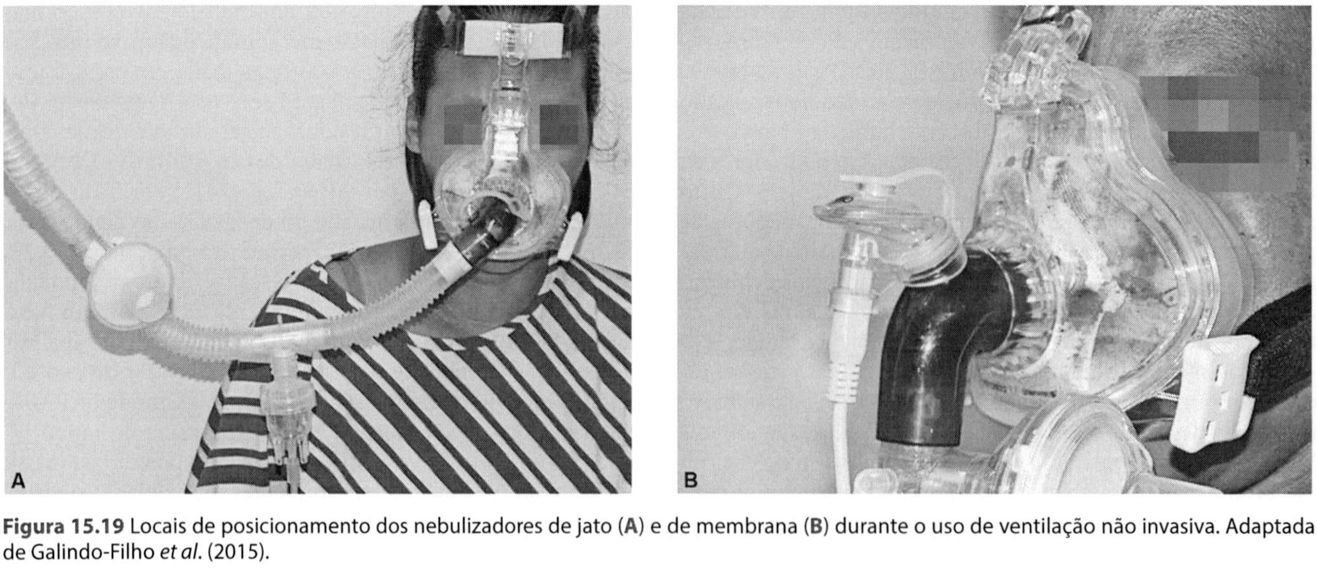

Figura 15.19 Locais de posicionamento dos nebulizadores de jato (**A**) e de membrana (**B**) durante o uso de ventilação não invasiva. Adaptada de Galindo-Filho *et al.* (2015).

Quantificação da eficácia dos nebulizadores

Em relação à quantificação da eficácia dos diferentes tipos de nebulizadores, é necessário conhecer alguns conceitos utilizados como variáveis nos diferentes estudos realizados:

- Dose nominal: quantidade de solução preparada para a nebulização
- Dose residual: volume de medicação que permanece no dispositivo ao final da nebulização
- Dose emitida: quantidade de aerossol que deixa o dispositivo durante a inalação. Na verdade, corresponde à diferença entre a dose nominal e a dose residual
- T_I/T_{TOT}: razão entre o tempo inspiratório e o ciclo respiratório total (p. ex., 0,4)
- Massa inalada: quantidade de aerossol disponível para ser inalada pelo paciente. Considerada o produto entre a dose emitida e a razão T_I/T_{TOT}
- Fração de partículas finas (FPF): percentual de partículas dentro da faixa respirável (p. ex., MMAD entre 1 e 5 mcm)
- Massa respirável: quantidade do aerossol disponível para inalação do paciente que está dentro da FPF. Trata-se do produto entre a dose inalada e o FPF.

Exemplo 1

Um nebulizador de jato contendo 3 mℓ de solução para nebulização (dose nominal) apresentou uma dose residual de 1 mℓ.

Considera-se dose emitida a diferença entre a dose nominal e a residual (3 - 1 = 2 mℓ).

A massa inalada corresponde ao produto entre a dose emitida e a relação T_I/T_{TOT} (2 × 0,33 = 0,66 mℓ; 0,33 é a razão T_I/T_{TOT}).

A massa respirável é definida como a quantidade do aerossol disponível para inalação do paciente que está dentro da FPF (0,66 × 0,5 = 0,33 mℓ; em que 0,5 corresponde a um FPF de 50%) (Figura 15.20).

Exemplo 2

Um nebulizador de membrana contendo 3 mℓ de solução (dose nominal) apresentou, ao final da nebulização, uma dose residual de 0,3 mℓ.

Considera-se dose emitida a diferença entre a dose nominal e a residual (3 - 0,3 = 2,7 mℓ). A massa inalada corresponde ao produto entre a dose emitida e a relação T_I/T_{TOT} (2,7 × 0,4 = 1,08 mℓ; em que 0,4 é a razão T_I/T_{TOT}). A massa respirável será 1,08 × 0,7 (0,7 corresponde a um FPF de 70%).

De acordo com os dois exemplos descritos, pode-se observar que o nebulizador de membrana apresenta melhor eficácia, pois apresenta maior dose emitida, maior massa inalada e respirável, além de menor dose residual.

Fatores que influenciam a produção e o aproveitamento do aerossol gerado pelos nebulizadores

Alguns fatores devem ser levados em consideração para avaliar o desempenho dos nebulizadores, como: fluxo volume da solução, volume morto ou residual, temperatura da solução, temperatura ambiente, cargas estáticas, tempo de nebulização e *design* do equipamento.

Fluxo do equipamento

O fluxo varia entre 6 e 10 ℓ/min, sendo dependente do desenho do nebulizador, das dimensões das conexões do tubo e do fármaco utilizado. Recomenda-se a utilização de um fluxômetro para controlar o fluxo de gás liberado, porque existe uma correlação entre o fluxo e o tamanho das partículas produzidas. Quanto maior a pressão do gás liberado durante a inalação (aumento do fluxo), menores são as partículas de aerossol produzidas pelo equipamento. Assim, os dispositivos que produzem pequenas partículas por causa do uso de defletores, como no caso dos aparelhos com válvula unidirecional, apresentam redução do rendimento total do fármaco por minuto quando comparados aos dispositivos de nebulização sem a presença dos defletores, requerendo maior tempo ou aumento da dose nominal para liberação dos fármacos nos pulmões.

Estudo proposto por Clay *et al.* (1983) demonstrou redução de 50% no MMAD quando houve variação do fluxo de 4 para 8 ℓ/min. Outro estudo verificou uma relação proporcional entre o MMAD com a variação de fluxo entre 6 e 10 ℓ/min durante a nebulização de jato.

No caso do uso de nebulizadores com compressor em nível domiciliar, deve-se considerar qual o dispositivo de nebulização se adequa melhor ao compressor. Em geral, essas informações são fornecidas pelo fabricante, na tentativa de combinar o equipamento específico que promove nebulização mais eficiente dos medicamentos prescritos para o paciente. A Figura 15.21 ilustra a combinação de alguns dispositivos de nebulização com seus respectivos compressores. A degradação do material plástico dos nebulizadores com compressores usados em domicílio também pode ocorrer com o tempo de uso dos aparelhos. A limpeza não adequada dos nebulizadores pode obstruir o orifício de Venturi (redução no rendimento da névoa) e criar excessivas cargas estáticas dentro do nebulizador.

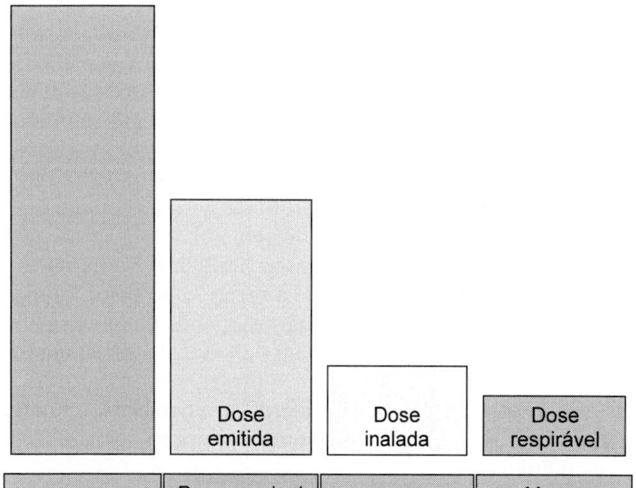

Volume do reservatório	Dose nominal menos a dose residual	Dose emitida × T_I/T_{TOT}	Massa inalada × FPF
3 mℓ	2 mℓ	0,66 mℓ	0,33 mℓ
	(3 mℓ – 1 mℓ)	(2 mℓ × 0,33)	(0,66 × 50%)
100%	66%	22%	11%

Figura 15.20 Ilustração da quantificação da eficácia do nebulizador de jato, envolvendo os conceitos relacionados dose nominal, dose residual, dose emitida, massa inalada, fração de partículas finas e massa respirável. T_I/T_{TOT}: razão entre o tempo inspiratório e o ciclo respiratório total; FPF: fração de partículas finas.

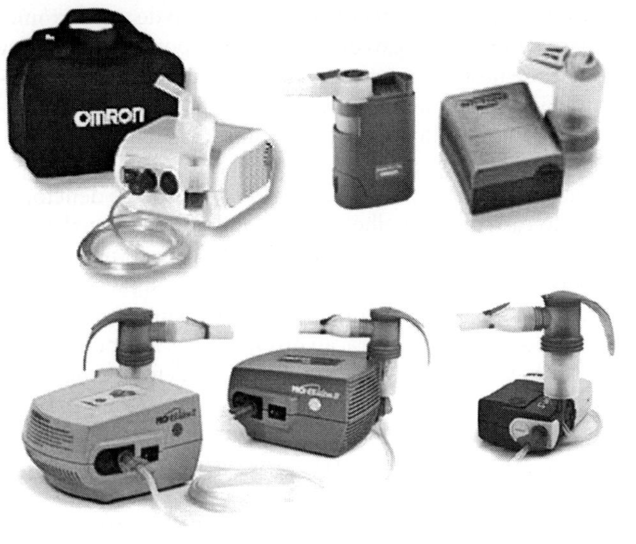

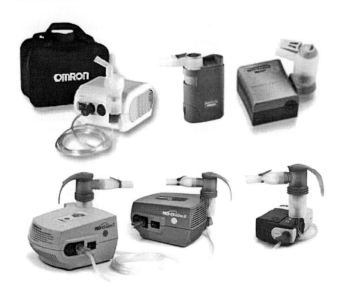

Figura 15.21 Combinação entre os dispositivos de nebulização e seus respectivos compressores.

Entretanto, caso os dispositivos sejam limpos de modo adequado, não há alteração no rendimento e no MMAD das partículas contidas na névoa.

Volume residual ou morto

Trata-se do volume da solução que permanece no copo do nebulizador, mesmo que se prolongue o tempo da nebulização. O nebulizador ultrassônico pode reter uma quantidade maior de volume morto, mas mostra uma tendência menor a aumentar a concentração de soluto dentro do copo durante o uso, em relação ao nebulizador de jato.

O volume residual de uma solução de 3 mℓ pode variar de 0,5 mℓ até 2,2 mℓ, podendo atingir um valor maior que 2/3 da dose total. Considera-se que, quanto maior o volume residual, maior é o gasto do fármaco e menos eficiente é considerado o sistema de inalação. Outro fator responsável pela variação do volume residual é a posição do nebulizador durante a inalação, pois variações menores que 30° da posição vertical podem cessar a produção da névoa do aerossol.

De acordo com dados relatados na literatura, o volume residual é diretamente proporcional à variação do fluxo, sendo os menores valores encontrados na variação de fluxo entre 5 e 7 ℓ/min. Isso sugere que este seria o fluxo ideal a ser adotado durante as nebulizações, mas, até o presente momento, não existem estudos evidenciando diferença na resposta clínica quando realizada variação no volume da solução de nebulização e no fluxo do gás.

Volume da solução

Pode sofrer alterações pelo processo de evaporação no decorrer da nebulização, levando à menor liberação do fármaco e ao aumento da concentração. Um estudo analisando vários volumes iniciais de solução demonstrou um melhor rendimento (60%) com o volume inicial de 4 mℓ de solução.

Temperatura da solução

A temperatura pode sofrer alterações durante a nebulização, a exemplo do que ocorre com o nebulizador de jato, cuja temperatura da solução cai a 10 a 15°C ou mais durante a nebulização, em razão dos processos de evaporação e expansão adiabática. Essa diminuição de temperatura reduz a solubilidade do fármaco e aumenta a tensão superficial e a viscosidade do líquido, contribuindo para o aumento do MMAD da solução nebulizadora. Os broncodilatadores apresentam alta solubilidade aquosa, não sofrendo o processo de precipitação; porém, os mucolíticos e os antibióticos podem ter o seu princípio ativo alterado.

Na nebulização ultrassônica, a temperatura do fármaco pode elevar-se acima de 20°C, resultando em modificações da viscosidade e da tensão superficial, o que pode ocasionar degradação química das substâncias termolábeis, como proteínas, algumas soluções antibióticas e principalmente os corticosteroides, amplamente usados para reversão da inflamação das vias aéreas.

Densidade do gás

A densidade do gás utilizado para nebulização afeta diretamente a produção dos aerossóis e a deposição nos pulmões. Desse modo, quanto menor a densidade do gás, menos turbulento é o fluxo nas vias aéreas, com consequente redução da impactação das partículas. Isso pode ser evidenciado com a utilização da mistura do gás heliox-oxigênio durante as nebulizações, pois este apresenta baixa densidade. Quando o heliox é utilizado com os nebulizadores de jato com padronização do gás titulado, menor é a taxa do aerossol produzido em comparação ao uso do oxigênio, assim como são menores as partículas produzidas. Assim, deve-se considerar um aumento de 2 a 3 vezes no fluxo do gás na tentativa de produzir uma maior taxa do aerossol. Concentrações do heliox de 40% ou acima desse valor têm mostrado incrementos na deposição dos aerossóis.

Alcoforado *et al.* (2013), em um ensaio clínico controlado, randomizado e duplo-cego, avaliaram os efeitos da mistura heliox/oxigênio com e sem uso de PEP na liberação de broncodilatadores, em 38 asmáticos de grau moderado a grave, durante o período estável da doença. Os participantes do estudo foram randomizados em quatro grupos:

- Heliox + PEP
- Oxigênio + PEP
- Heliox
- Oxigênio.

Verificou-se que, apesar de os quatro grupos terem respondido ao uso dos broncodilatadores, apenas o grupo 1 mostrou aumento significativo do VEF_1 e da capacidade inspiratória. Com relação à deposição do radioaerossol, observou-se aumento significativo na deposição nos grupos que dispuseram do uso de ambos os gases associados à PEP.

Condições ambientais

Tanto a temperatura quanto a umidade podem afetar o rendimento dos nebulizadores. O aumento da umidade do ar inalado pode elevar o tamanho das partículas, na dependência da higroscopicidade. Quanto à temperatura do ambiente, esta pode influenciar diretamente o processo de evaporação nos nebulizadores de jato, com consequente aumento da concentração da solução.

Dessa maneira, é aconselhável o uso de soluções isotônicas durante a nebulização, pois elas mantêm o tamanho dos aerossóis quando estes atingem o trato respiratório. Por sua vez, as soluções hipertônicas tendem a aumentar o MMAD das partículas e a evaporação reduz o tamanho das partículas.

Cargas estáticas

Podem ser formadas durante o uso dos nebulizadores de jato e ultrassônico, porém ainda não existem esclarecimentos se essas cargas interferem na deposição das partículas.

Tempo

O tempo de nebulização é inversamente proporcional à variação do fluxo e diretamente à quantidade de solução utilizada. A determinação do tempo de cessação do aerossol produzido é difícil, porém se prepõem três condições:

1. O momento em que a liberação do aerossol torna-se intermitente com a produção de um som explosivo, devendo-se interromper a nebulização após 1 min de surgimento de som.
2. Tempo total, quando a produção da névoa cessa.
3. Tempo clínico, que está compreendido entre os dois anteriores, ou seja, quando a nebulização é interrompida pelo profissional de saúde.

Do ponto de vista prático, o tempo de nebulização necessário é aquele em que todo o líquido foi nebulizado, deixando o menor volume morto. No entanto, recomenda-se um tempo clínico entre 10 e 12 min, o qual é considerado suficiente para o melhor aproveitamento dos fármacos inalados. Depois desse período, há maior diluição da medicação na solução.

Design do equipamento

Ao longo dos anos, têm sido produzidos diferentes protótipos de nebulizadores pela indústria, os quais constituem diferentes tipos de difusores, copos para solução, tampas de vedação e outros acessórios e conexões. Essa variação de marcas propicia diferença nos rendimentos alcançados pelos diferentes dispositivos e até mesmo perda excessiva de líquido pela tampa do copo do equipamento; já foi observado seu difusor situado acima do nível de rosqueamento da tampa.

Ainda no tocante ao *design* desses dispositivos, pode-se evidenciar a existência de defletores, os quais podem ser definidos como superfícies existentes nos nebulizadores e que promovem a impactação das partículas produzidas durante a inalação. Esses defletores muitas vezes não são criados intencionalmente, originando-se das angulações do difusor, das paredes internas do nebulizador ou até mesmo da superfície das próprias vias aéreas. Os defletores são elementos-chave no rendimento dos nebulizadores e, quando bem projetados, reduzem o MMAD e o GSD dos aerossóis.

Nebulímetros dosimetrados

Em geral, são denominados "bombinha" e contêm aerossóis para fins terapêuticos. São considerados o método de inalação mais comum na atualidade, principalmente em pacientes com história de doença obstrutiva estabilizada.

Nesses dispositivos de inalação, o fármaco se encontra em um cilindro metálico, no qual uma câmara armazena um volume constante do fármaco e do propelente que serão liberados (dose). O *spray* é constituído pelo fármaco, pelo propelente e por substâncias dispersantes. Nas décadas de 1970 e 1980, o propelente mais utilizado era o CFC. Contudo, por seus efeitos adversos em alguns pacientes e, principalmente, por sua ação sobre o meio ambiente, o CFC vem sendo substituído pelo hidroclorofluoalcano (HFA), que parece ser clinicamente menos danoso para os usuários, além de não danificar a camada de ozônio. A Figura 15.22 apresenta diferentes tipos de nebulímetros dosimetrados comercializados.

A função das substâncias dispersantes é facilitar a liberação do fármaco, sendo as mais utilizadas a lecitina, o trioleato de sorbitol e o ácido oleico. Esses agentes ajudam a manter o fármaco suspenso e lubrificam o mecanismo de válvula, mas podem causar efeitos adversos em alguns indivíduos, como tosse irritativa e sibilância.

Após disparar o nebulímetro dosimetrado, ocorre uma queda de temperatura de 10°C dentro do reservatório e o aerossol é liberado com um diâmetro maior, havendo redução progressiva com a evaporação do propelente e aumento da velocidade (mais de 30 km/h). A redução de temperatura ocorre apenas nos nebulímetros à base de CFC, e não naqueles que dispõem de HFA. No entanto, vários fatores devem ser levados em consideração quanto à deposição pulmonar do aerossol, entre eles o fluxo inspiratório, a duração da pausa inspiratória, o uso de espaçador e a presença ou não de obstrução broncopulmonar. A Tabela 15.3 apresenta as vantagens e as desvantagens do uso desses dispositivos de inalação.

Tais dispositivos necessitam de uma coordenação perfeita entre o momento do disparo para a liberação do *spray* e a inspiração do paciente, sendo algo bastante difícil de conseguir em idosos e crianças. Por isso, tais pacientes requerem treinamento para a utilização desses dispositivos, principalmente objetivando o uso de um padrão ventilatório específico para utilizar o aparelho, com realização de uma pausa pós-inspiratória logo após o jato. A seguir, são apresentadas as orientações necessárias para a utilização dos nebulímetros dosimetrados:

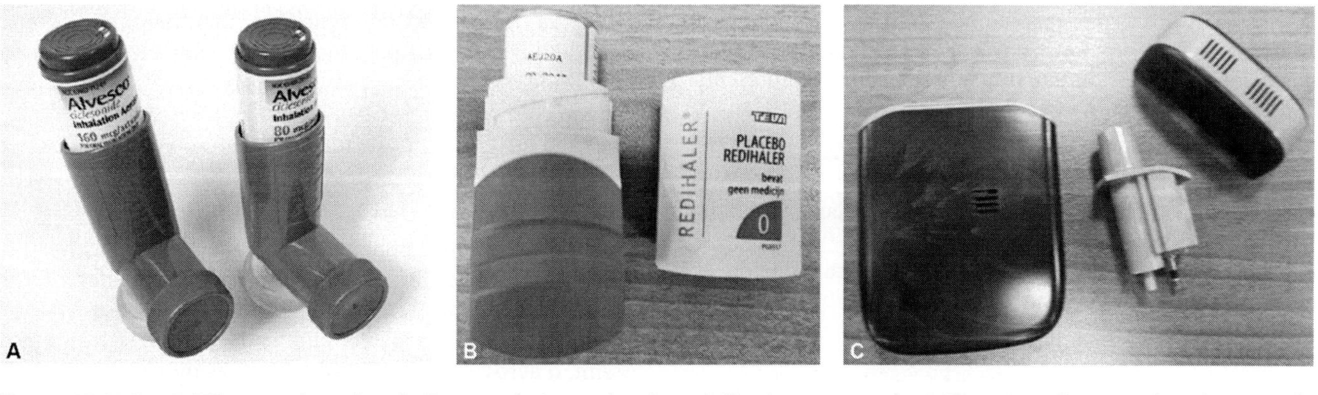

Figura 15.22 A a C. Diferentes tipos de nebulímetros dosimetrados disponibilizados no mercado. **A.** Dispositivo denominado Adagio, criado para inalação de insulina em diabéticos.

Tabela 15.3 Vantagens e desvantagens dos nebulímetros nebulizados ("bombinhas").

Vantagens	Desvantagens
São leves e pequenos, facilitando o transporte e o manuseio São de simples conservação e limpeza Contêm múltiplas doses do fármaco Têm liberação precisa e reprodutível do fármaco Propiciam um bom aporte pulmonar do fármaco Apresentam boa relação custo/benefício	Necessitam de coordenação perfeita entre o disparo e a inspiração do paciente Podem apresentar impactação excessiva do aerossol na orofaringe Podem apresentar variação da dose liberada do medicamento nos últimos 10 a 20 jatos do conteúdo do cilindro Danificam a camada de ozônio (os produzidos com CFC) Propiciam o efeito freon Não são indicados em situações de exacerbações da asma

1. Inicialmente, agitar o dispositivo para homogeneizar a solução a ser inalada e preencher a câmara dentro do cilindro.
2. Retirar a tampa do nebulímetro.
3. Antes do primeiro uso, após a armazenagem de cada nebulímetro, deve-se realizar de 1 a 4 disparos do *spray* no ambiente.
4. Inspirar lenta e profundamente (até atingir a capacidade pulmonar total) antes de iniciar o disparo do fármaco, seguido de uma pausa pós-inspiratória de 10 s.
5. Aguardar 30 a 60 s para o disparo do segundo jato (há redução da temperatura na orofaringe pela presença do gás frio em seu interior – efeito freon). Utilizar o mesmo padrão ventilatório recomendado no item 4.
6. Tampar o nebulímetro.

Outro aspecto que chama bastante atenção em relação ao uso dos nebulímetros dosimetrados é a quantidade do aerossol impactado excessivamente na orofaringe. Assim, é necessária uma distância entre o dispositivo e a boca para reduzir os efeitos da alta velocidade do *spray*.

Nesses dispositivos, não existem marcadores indicando as doses restantes para administração, o que impede o usuário de saber a quantidade remanescente exata.

Em geral, os nebulímetros dosimetrados não são a primeira opção de escolha de tratamento nas exacerbações agudas da asma, em razão da dificuldade de coordenação disparo-inspiração dos pacientes ocasionada pelo processo obstrutivo.

É de fundamental importância agitar o nebulímetro antes de cada uso e, quando utilizado pela primeira vez, disparar o *spray* no ambiente, pois o equipamento tem menos substância ativa que nas atuações subsequentes. Não realizar essa recomendação implica redução acima de 35% da dose de partículas respiráveis.

Cada nebulímetro dosimetrado e atuador é designado para a formulação específica do fármaco e da dose a serem liberados. Esses dispositivos necessitam de sofisticada tecnologia, e, embora pareçam simples, são frequentes alguns erros cometidos pelos pacientes durante o manuseio, como os apresentados a seguir:

- Esquecer-se de remover a tampa do dispositivo
- Respirar fora do bocal
- Não agitar o nebulímetro dosimetrado previamente ao disparo
- Posicionar o nebulímetro na boca de maneira indevida
- Inalar muito devagar e superficialmente
- Manter a boca aberta após o disparo do jato
- Não realizar a pausa pós-inspiratória.

Um estudo realizado no Brasil envolvendo a análise das técnicas e a compreensão do uso dos dispositivos inalatórios em pacientes com asma ou DPOC demonstrou que todos os asmáticos e quase todos com DPOC disseram conhecer a técnica adequada de utilização desses dispositivos. Contudo, a maioria dos pacientes de ambos os grupos cometeu pelo menos um erro na utilização dos aparelhos, o que reflete a falta de correlação entre a compreensão por parte do indivíduo e seu conhecimento prático. Consequentemente, a utilização errada dos dispositivos de inalação incorre em uma terapêutica inadequada no tratamento das diversas doenças do trato respiratório. Uma das maneiras de minimizar os problemas inerentes à falta de sincronização exigida pela técnica de inalação dos nebulímetros dosimetrados é o uso de espaçadores para armazenar o aerossol em seu interior e possibilitar maior penetração do fármaco em seu local de ação.

Espaçadores

Trata-se de dispositivos acessórios dos nebulímetros cujas finalidades são reduzir a deposição orofaríngea e atenuar o efeito freon. Com o uso de espaçadores, os problemas de coordenação entre disparo/respiração são reduzidos. Esses dispositivos variam quanto a formato, tipo de material, presença ou não de adaptadores, volume (pequenos e grandes), presença de válvulas e sinalizadores de fluxo. A Figura 15.23 apresenta diferentes tipos de espaçadores comercializados para uso de pacientes em respiração espontânea. Preferencialmente, os espaçadores devem ter válvulas unidirecionais que possibilitem apenas a expiração, sobretudo quando usados com crianças e idosos. Os espaçadores apresentam uma variedade em relação à sua eficácia, devendo-se utilizar o espaçador e o nebulímetro com o fármaco recomendado pelo fabricante. Além disso, podem ser utilizados em pacientes submetidos ao uso de pressão positiva invasiva (Figura 15.24).

Os espaçadores podem formar cargas eletrostáticas internas, as quais atraem as partículas do aerossol e favorecem sua deposição nas paredes do espaçador, diminuindo a disponibilidade dos fármacos para os pulmões. Esse efeito pode ser amenizado com o uso de espaçadores de maior volume e eliminado com o uso dos espaçadores de metal. A Figura 15.25 apresenta um espaçador de metal encontrado no mercado.

Câmaras de suspensão

São dispositivos que também têm a finalidade de reduzir a deposição orofaríngea. As câmaras de suspensão se diferenciam dos espaçadores por terem um sistema valvular que impede o aerossol da câmara de ser eliminado durante a expiração. Assim, o aerossol é aproveitado nas duas ou três inspirações subsequentes, esvaziando a câmara e aproveitando maiores doses do fármaco.

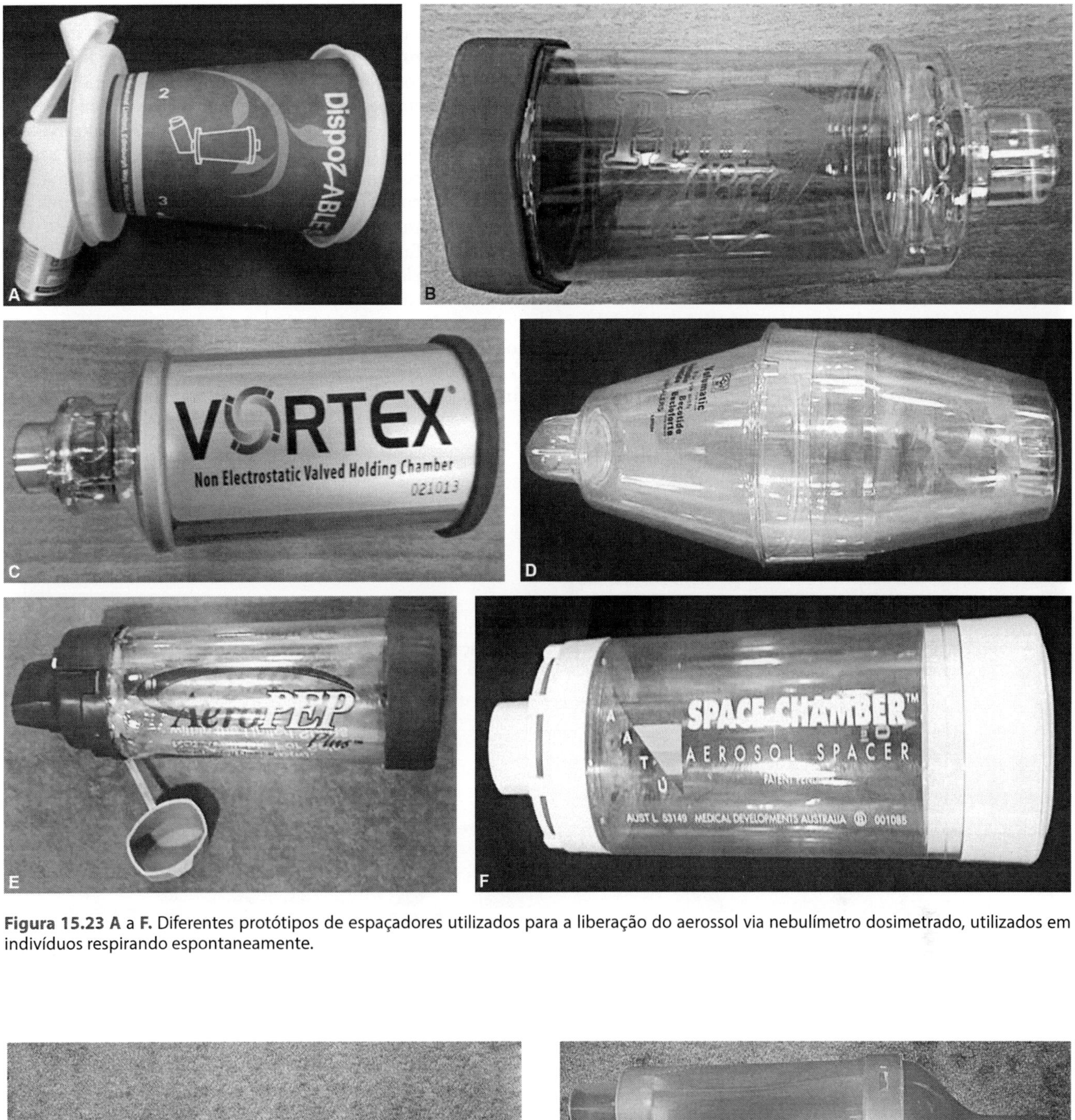

Figura 15.23 A a **F.** Diferentes protótipos de espaçadores utilizados para a liberação do aerossol via nebulímetro dosimetrado, utilizados em indivíduos respirando espontaneamente.

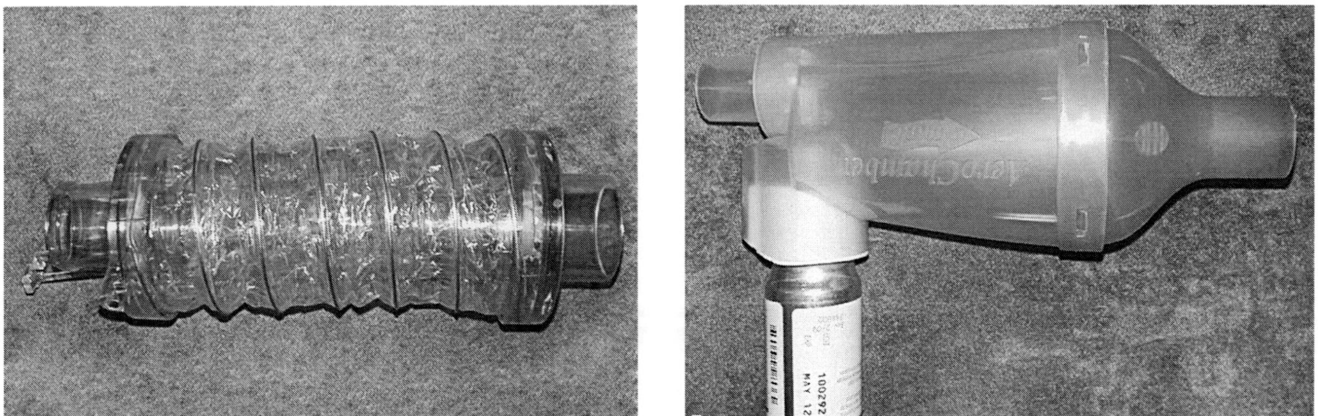

Figura 15.24 A e **B.** Espaçadores projetados para a liberação de fármacos inalados em pacientes sob uso de pressão positiva invasiva.

Nebulímetros liofilizados

Nesses nebulímetros, também chamados de inaladores de pó seco, o fármaco é armazenado em cápsulas ou dentro do próprio aparelho, incluindo-se aditivos, constituídos de glicose e lactose. A Figura 15.26 apresenta os diferentes tipos de nebulímetros liofilizados comercializados.

Para utilização desses dispositivos, os indivíduos devem ser capazes de produzir um fluxo inspiratório de 30 a 90 ℓ/min, com o intuito de garantir uma deposição efetiva da medicação por meio da dispersão do pó que depende do esforço do paciente. Assim, quando são produzidos baixos fluxos inspiratórios por parte do paciente, ocorre deposição da medicação na boca e na orofaringe, sendo necessária uma inspiração intensa para garantir a deposição pulmonar.

A deposição do fármaco nos pulmões depende do tipo de inalador liofilizado, do fluxo inspiratório e de alterações na resistência de vias aéreas, condizentes com o processo obstrutivo. Outra característica desses dispositivos é o fato de não utilizarem propelentes, o que tem levado à maior preferência pela produção e pelo uso desses aerossóis. Entretanto, existem algumas limitações quanto ao uso dos inaladores de pó seco, como: estado de consciência dos pacientes para realizar a técnica; em crianças pequenas e idosos, pois falta compreensão da técnica, podendo ocasionar dificuldades em produzir um fluxo inspiratório suficiente para a inalação do fármaco. Alguns pacientes podem expirar no bocal e ocasionar a dispersão do pó a ser inalado. Também pode ocorrer condensação da medicação, pois esses inaladores são bastante sensíveis à umidade.

Recomenda-se treinar bem os pacientes quanto ao uso desses inaladores, principalmente para que se verifique, em todas as vezes que for realizar a inalação, se o dispositivo foi "carregado" com a cápsula contendo a dose do fármaco, ou se foi acionado, no caso do dispositivo com múltiplas doses.

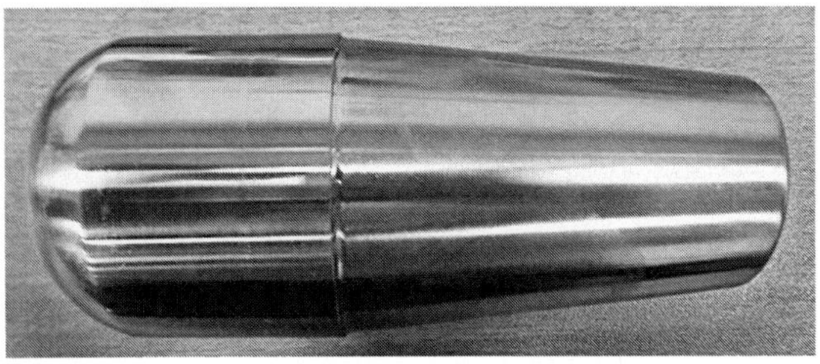

Figura 15.25 Espaçador de metal utilizado em conjunto com nebulímetro dosimetrado. Este tipo de espaçador está indicado para eliminação das cargas eletrostáticas observadas nos espaçadores de plástico.

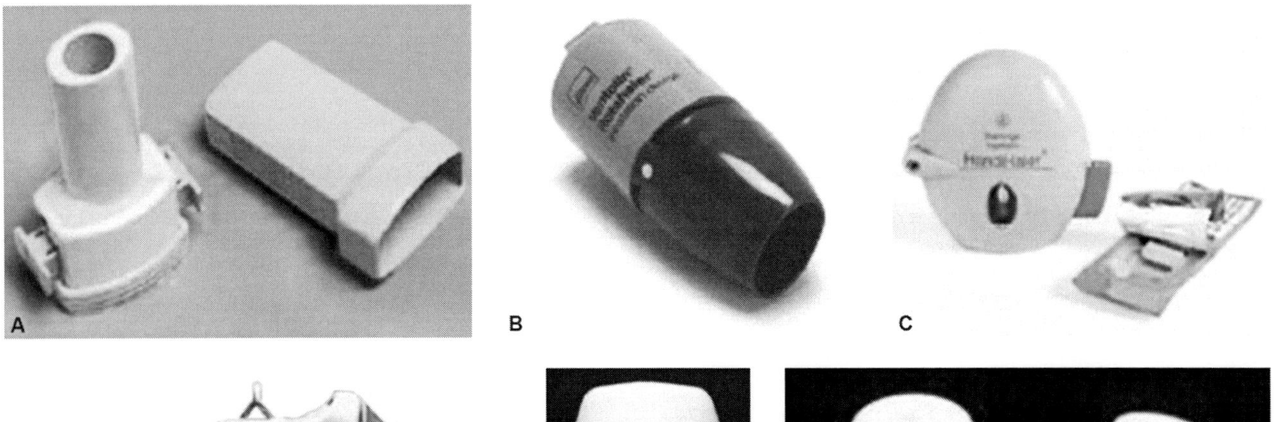

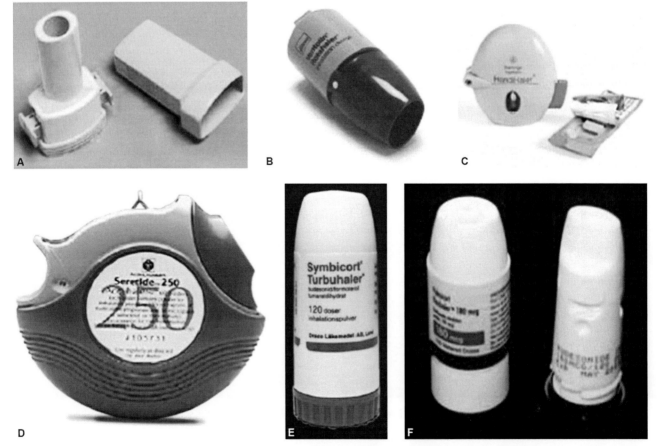

Figura 15.26 A a F. Imagens de diferentes tipos de nebulímetros liofilizados (de pó seco) disponibilizados pela indústria.

AEROSSOLTERAPIA NO PACIENTE EM VENTILAÇÃO MECÂNICA

Os efeitos clínicos obtidos pela administração dos fármacos broncodilatadores dependem da quantidade adequada que precisa ser depositada diretamente nos pulmões. A quantidade de medicamento que alcança o trato respiratório inferior pode ser predita com base em modelos que representam as vias aéreas e a utilização de ventilação mecânica simulando condições clínicas. Em alguns casos, determinados tipos de inaladores podem predizer com maior fidedignidade o percentual de fármaco depositado com o uso de pressão positiva invasiva ou não invasiva, como no caso dos nebulímetros dosimetrados testados *in vitro*. No entanto, no caso dos nebulizadores, a quantidade de fármaco a ser depositada nos pulmões depende do tamanho da partícula, da quantidade de fármaco emitida a partir do produtor de aerossol, do fluxo dentro do circuito, do local de posicionamento do inalador no circuito de ventilação e dos parâmetros ventilatórios.

Assim, a administração de fármacos via inalatória em pacientes em ventilação mecânica é considerada mais delicada. Vários fatores podem afetar a deposição do fármaco durante a ventilação mecânica, podendo ser classificados em três categorias: fatores relacionados com o ventilador; fatores relacionados com o circuito do ventilador; e fatores relacionados com os dispositivos de inalação. Vale ressaltar que a falta de atenção e o não reconhecimento desses fatores aumentam ainda mais a deposição do fármaco no circuito do ventilador e na via aérea artificial, afetando a eficácia do aerossol liberado.

Fatores relacionados com o ventilador

Alguns estudos investigaram os efeitos dos fatores relacionados com o ventilador durante o uso da inalação, como volume corrente (VC), relação T_I/T_{TOT}, T_I (tempo inspiratório), fluxo inspiratório, mecanismo de disparo e forma de onda inspiratória.

O modo ventilatório influencia diretamente na liberação dos aerossóis para o trato respiratório inferior. O uso do nebulímetro dosimetrado, em associação ao espaçador para liberação de beta-agonistas em um modelo de pulmão que simulava a ventilação mecânica em adultos, demonstrou que a deposição do aerossol não diferiu nos modos de ventilação volume-controlado (VCV, *volume control ventilation*) e ventilação pressão-controlada (PCV, *pressure control ventilation*), mas apresentou uma redução de 30% na modalidade pressão positiva contínua nas vias aéreas (CPAP, *continuous positive airway pressure*).

Durante o uso de ventilação mecânica na modalidade de pressão de suporte (PSV, *pressure support ventilation*), a utilização do nebulizador cuja liberação do aerossol é contínua pode interferir no disparo realizado pelo esforço do paciente, pois trata-se de um modo espontâneo. Observam-se, muitas vezes, episódios frequentes de apneia durante a nebulização.

A comparação entre o nebulizador de jato e o nebulímetro dosimetrado com espaçador em um simulador respiratório, o qual apresentava alterações na complacência e resistência das vias aéreas, demonstrou não haver modificação na deposição com nebulímetro associado ao espaçador, independentemente da situação da mecânica respiratória simulada e do modo ventilatório instituído. No entanto, o nebulizador de jato dobrou a deposição do fármaco modo VCV na situação simulada de alta complacência e resistência e reduziu a deposição na simulação de baixa complacência e resistência.

O VC utilizado durante a ventilação mecânica deve ser maior que o quantitativo capaz de preencher a traqueia colocada no circuito de ventilação e o tubo orotraqueal. Deve-se posicionar o nebulizador no ramo inspiratório do circuito, exatamente a 6 cm da peça em Y, pois presume-se que o VC proveniente da traqueia, da peça Y e do tubo orotrqueal seja maior que 150 mℓ. De acordo com dados relatados na literatura, a utilização de um VC maior que 500 mℓ durante a ventilação artificial de pacientes adultos aumentou a deposição pulmonar de albuterol pelo nebulímetro dosimetrado posicionado distalmente no tubo orotraqueal. Contudo, vale ressaltar o cuidado ao serem empregados altos valores de VC (acima de 8 a 10 mℓ/kg) pelo risco de volutrauma.

O aumento da relação T_I/T_{TOT} eleva a liberação dos aerossóis pela via aérea artificial, independentemente do tipo de inalador utilizado. Houve aumento significativo na deposição de albuterol a partir do nebulímetro dosimetrado em um modelo *in vitro*, quando variou a relação T_I/T_{TOT} entre 0,25 e 0,50 e o fluxo inspiratório entre 40 e 80 ℓ/min.

Outro aspecto que deve ser considerado em relação à inaloterapia, em pacientes com uso de pressão positiva, diz respeito ao fluxo inspiratório. Altos fluxos ocasionam turbulência, com consequente impactação inercial das partículas do aerossol nas vias aéreas proximais. Por sua vez, o uso de fluxos baixos aumenta a deposição da névoa nos pacientes sob assistência ventilatória artificial. Estudo correlacionando dados *in vitro* e após *in vivo* verificou que a deposição de aerossol com o uso do nebulímetro dosimetrado em 10 pacientes ventilados mecanicamente dobrou com a aplicação do fluxo em 40 ℓ/min em comparação a 80 ℓ/min. Dessa maneira, recomenda-se utilizar o fluxo inspiratório com variação de 30 a 50 ℓ/min, objetivando otimizar a deposição dos medicamentos e minimizar os prováveis efeitos da pressão positiva expiratória fina intrínseca (PEEPi, *intrinsec positive end-expiratory pressure*) em pacientes com pneumopatia obstrutiva.

Do ponto de vista da mecânica respiratória, o fluxo produzido pelo nebulizador de jato representa um fluxo adicional, podendo aumentar a pressão nas vias aéreas e levar à hiperinsuflação pulmonar, em virtude do aumento da capacidade residual funcional (CRF). Além disso, há o risco de barotrauma em pacientes com baixa complacência pulmonar ou com aumento da resistência das vias aéreas (síndrome do desconforto respiratório no adulto – SDRA – ou estado de mal asmático).

Atualmente, o uso de pressão positiva pode utilizar disparo à pressão ou a fluxo contínuo (*flow bias*), na tentativa de minimizar ao máximo o trabalho respiratório por parte do paciente. Com relação à inaloterapia, o disparo à pressão pode afetar diretamente o rendimento das nebulizações, pois promove diluição do aerossol e aumenta a quantidade da solução perdida para o ramo expiratório do circuito de ventilação. Em contrapartida, esse tipo de disparo não afeta o nebulímetro dosimetrado, em decorrência da sincronização durante a liberação do aerossol.

Estudo comparando a liberação de albuterol pelo nebulizador de jato e o nebulizador de membrana, com o disparo a fluxo de 2 e 5 ℓ/min em um modelo de ventilação mecânica em adultos e parâmetros ajustados com VC = 500 mℓ, FR = 20 ipm, fluxo = 60 ℓ/min, PEEP = 5 cmH_2O e onda de fluxo decrescente, demonstrou que a utilização de fluxo mais baixo aumentou a deposição do fármaco em nível pulmonar.

Outra variável que também influencia diretamente a deposição dos fármacos inalados é o tipo de onda de fluxo usada durante a ventilação mecânica. Entre os diferentes tipos de onda de fluxo, a onda quadrada propicia menor deposição do aerossol quando comparada às ondas descendente e sinusoidal, sendo os nebulizadores mais afetados por esse fator que o nebulímetro dosimetrado. O uso de um modelo experimental de pulmão comparou as ondas de fluxo quadrada e descendente, demonstrando-se que fluxo inspiratório menor que 36 ℓ/min afetou a deposição aerossol de acordo com o tipo de onda utilizado apenas nos nebulizadores, não afetando o desempenho nos nebulímetros dosimetrados.

Fatores relacionados com o circuito do ventilador

Entre os fatores que afetam a liberação do fármaco durante a ventilação por pressão positiva, relacionados com o circuito do ventilador, podem ser destacados: uso do tubo orotraqueal, aquecimento e umidificação, densidade do gás inalado e uso de adaptadores para acoplar o inalador no circuito de ventilação.

A maior parte dos circuitos projetados para ventilação não invasiva utiliza circuito único, sendo a exalação propiciada por meio de um orifício embutido no próprio circuito ou na máscara. Entretanto, deve-se ressaltar o risco de reinalação de gás carbônico. Isso pode ser evitado aumentando-se o fluxo de exalação, utilizando-se nível mais elevado da CPAP, colocando-se uma válvula no circuito para evitar a reinalação, ou ainda, incorporando-se o orifício de exalação na máscara, e não no circuito.

A presença de uma via aérea artificial do tipo tubo endotraqueal afeta a massa do aerossol depositada nos pulmões. A utilização de um tubo de 6 mm de diâmetro reduziu a massa do aerossol em 3%. Quando o diâmetro aumentou para 9 mm, a massa respirável do aerossol reduziu em 6,5%. No traqueóstomo, em torno de 3% da dose nominal inalada depositou-se nas paredes internas da cânula em comparação ao quantitativo que alcançou os pulmões.

Dispositivos que propiciam o aquecimento e a umidificação do circuito de ventilação têm como objetivos prevenir o ressecamento da mucosa respiratória e evitar broncoespasmo ao ser respirado ar seco e frio. Contudo, a umidificação também traz repercussões negativas na deposição do aerossol, pois reduz em torno de 40% a deposição de fármacos pelos nebulizadores e nebulímetros dosimetrados. Possivelmente, o uso dos dispositivos de umidificação favorece a higroscopicidade, pois, quando em contato com a umidade do circuito, as partículas produzidas pelos inaladores aumentam de tamanho e reduzem a deposição pulmonar.

Uma alternativa para resolver o problema da umidificação seria o uso de um filtro trocador de calor e umidade no circuito de inalação, pois não afetaria o tamanho das partículas produzidas, mas, em contrapartida, funcionaria como barreira mecânica, devendo ser retirado do circuito durante a inalação e recolocado após o procedimento.

A densidade do gás também afeta a deposição da névoa, pois o uso de altos fluxos ocasiona turbulência na passagem do fluxo de gás nas vias aéreas estreitadas. Assim, pode-se dispor da mistura de gases, como heliox e oxigênio, que, pela baixa densidade, reduz a turbulência, criando fluxos laminares dentro dos condutos aéreos e incrementando a deposição das partículas. Desse modo, a mistura de heliox/oxigênio na ordem de 80/20, proveniente do nebulímetro dosimetrado ou do nebulizador de jato, aumentou a deposição ao aerossol acima de 50% em comparação à inalação feita apenas com o oxigênio. A utilização dessa mistura de gases para administração de diferentes doses de broncodilatadores e com variação das taxas de fluxo em dois tipos de nebulizadores evidenciou redução no tamanho das partículas produzidas em ambos os dispositivos de inalação.

Fatores relacionados com os dispositivos de inalação

Estudos relatados na literatura têm demonstrado que a posição do inalador no circuito e fatores pertinentes aos nebulizadores (tipo, volume residual e taxa do gás) também interferem na deposição dos aerossóis.

Entre os fatores que interferem nesse processo, destaca-se a posição do dispositivo de inalação no circuito de ventilação. Em presença de tubo endotraqueal, o dispositivo de inalação deve ser posicionado distante da via aérea artificial, na tentativa de incrementar a deposição pulmonar dos fármacos inalados, pois o circuito funciona como um espaçador que acumula névoa entre os ciclos respiratórios.

Na tentativa de melhorar o aporte dos fármacos inalados, os circuitos de ventilação passaram por um processo de adaptação, sendo criados adaptadores para acoplar o nebulímetro no momento da inalação. Esses adaptadores são posicionados entre o tubo endotraqueal e a peça Y, embora se restrinjam apenas para o uso dos nebulímetros dosimetrados.

Dados da literatura asseguram que, em pacientes ventilados mecanicamente, o nebulímetro dosimetrado é mais eficaz que os nebulizadores. Além disso, o mais importante a ser considerado é que o uso de nebulímetros pode reduzir as infecções respiratórias. Com relação ao número de *puffs* disparados pelo nebulímetro, um estudo realizado demonstrou que 4 *puffs* são suficientes para diminuir a resistência de vias aéreas em pacientes com DPOC, mantidos com assistência ventilatória mecânica. A adição de 8 a 16 disparos não demonstrou ser mais eficaz que os 4 disparos preconizados para reduzir a resistência de vias aéreas nos indivíduos estudados. Esses dispositivos devem ser utilizados com os espaçadores. Estudos *in vitro*, realizados com a adição de um espaçador, demonstraram aumento da deposição do aerossol nebulizado em 25%. Por sua vez, nos pacientes ventilados mecanicamente, o uso do espaçador melhorou a deposição do aerossol em 36%.

Em relação aos nebulizadores utilizados nos dispositivos de ventilação não invasiva, recomenda-se que sejam posicionados entre a válvula exalatória e a máscara, pois aumentam a deposição em 2 a 3 vezes nos nebulizadores de membrana.

Os diferentes tipos de nebulizadores podem apresentar variabilidade no rendimento, sendo este comportamento observado em protótipos da mesma marca. Os nebulizadores de jato parecem ser menos eficientes quando comparados aos tipos ultrassônico e de membrana, tendo este último apresentado alta taxa de aerossol em um curto intervalo de tempo. Essa diferença no rendimento, no tamanho das partículas e no mau funcionamento dos dispositivos foi observada em diferentes modelos de nebulizadores de jato, com alta variação na taxa de rendimento dentro de um mesmo modelo de dispositivo. Além disso, a análise de 17 nebulizadores de jato disponíveis para comercialização apresentou significativa variação quanto ao tempo de inalação e à quantidade de fármaco ofertada para o sistema respiratório.

O volume residual é outro aspecto que pode afetar diretamente o rendimento dos dispositivos de inalação, podendo variar de 0,1 a 2,4 mℓ, a depender do tipo de nebulizador utilizado na terapia inalatória. No geral, os dispositivos de jato apresentam maior volume residual, menor quantidade de fármaco nebulizado e não funcionam satisfatoriamente com um volume de solução menor que 2 mℓ. Por sua vez, os nebulizadores de membrana apresentam menor volume residual (variando de 0,1 a 0,5 mℓ) em comparação aos de jato e ultrassônico, mas apresentam alto custo e os modelos existentes são limitados para o uso em pacientes submetidos a ventilação mecânica invasiva ou não invasiva. Assim, torna-se necessário usar adaptadores para a conexão dos nebulizadores de membrana no circuito ou na máscara.

Em relação ao fluxo de gás titulado para a operação dos nebulizadores de jato, é reconhecido que cada modelo apresenta o nível de fluxo específico, podendo variar de 2 a 8 ℓ/min. Nas situações em que o gás é titulado com baixos fluxos, isto acarreta alteração do tamanho das partículas produzidas. Considera-se que o fluxo é inversamente proporcional ao tempo de inalação, ou seja, altos fluxos diminuem o tempo necessário para a liberação de certa quantidade de fármaco para os pulmões.

Com relação à aplicabilidade clínica da inaloterapia por meio do nebulizador de jato com e sem o uso de pressão positiva não invasiva (BiPAP), a análise cintilográfica demonstrou, em indivíduos normais, que a deposição do radioaerossol foi maior quando da realização isolada da nebulização. Posteriormente, outro estudo envolvendo a liberação de broncodilatadores pelo nebulizador de jato com e sem o uso de pressão positiva em 21 asmáticos agudizados não verificou diferença quanto à deposição pulmonar do radioaerossol. Entretanto, a melhora clínica significativa de parâmetros espirométricos (VEF_1, capacidade vital forçada – CVF e pico de fluxo expiratório – PFE, VC, capacidade inspiratória, ventilação minuto e frequência respiratória) foi maior no grupo que nebulizou durante o uso da ventilação não invasiva.

Desse modo, com relação à inaloterapia associada à ventilação mecânica, alguns fatores operacionais podem contribuir para melhorar a deposição do aerossol nesses pacientes:

- A colocação do nebulizador deve ser no ramo inspiratório do tubo "Y", pois, nessa posição, há um aumento da deposição pulmonar do aerossol
- A presença de umidificação pode diminuir em até 40% a deposição do aerossol, pelas características higroscópicas das suas moléculas. Assim, o umidificador deve ser desligado alguns minutos antes da utilização do aerossol (nebulização ou nebulímetro)
- O fluxo do nebulizador, quando usado em pacientes sob ventilação mecânica, deve ser de 8 a 10 ℓ/min. Esse fluxo do nebulizador é considerado ideal para produzir aerossóis heterodispersos, com pelo menos 50% de partículas menores que 5 μm. Esse fluxo maior é necessário para compensar as perdas do aerossol no tubo endotraqueal
- A frequência respiratória deve ser ajustada, de preferência na faixa de 12 incursões/min. O aumento da frequência reduz a deposição do aerossol, em decorrência da redução do volume corrente e da superficialização da respiração, levando à deposição em vias aéreas superiores
- Devem ser utilizadas válvulas unidirecionais que permitam a liberação da névoa apenas na fase inspiratória, evitando, assim, as perdas do aerossol
- A pausa inspiratória favorece a deposição do aerossol e deve ser instituída durante a aerossolterapia, tanto nos pacientes em respiração espontânea quanto naqueles em uso de ventilação mecânica.

RISCOS DA INALOTERAPIA

São poucos os riscos decorrentes da técnica de inalação propriamente dita. Os maiores se referem aos efeitos dos fármacos veiculadas via inaloterapia e aos seus efeitos adversos. São referidos na literatura alguns efeitos sistêmicos, principalmente decorrentes da deposição do aerossol nas vias aéreas superiores e que propiciam a deglutição e a deposição extrapulmonar. A deposição de alguns esteroides na boca e na garganta favorece a presença de candidíase. Aerossóis com baixas temperaturas (o gás frio) e altas densidades, como o caso de alguns fármacos (acetilcisteína, antibióticos, esteroides, cromoglicato, entre outros) podem desencadear uma hiper-reatividade brônquica que se expressa por broncoespasmo e aumento da resistência das vias aéreas. Assim, aconselha-se a administração de broncodilatadores antes ou concomitantemente com esses fármacos, para tentar reduzir o aumento da resistência das vias aéreas. Deve-se considerar que o uso de aerossóis pode induzir broncoespasmo, sendo necessário monitorar esses pacientes antes e depois da terapêutica inalatória, com medidas do PFE ou o percentual do VEF_1. Somando-se a isto, deve-se levar em consideração a ausculta dos sons pulmonares, o padrão ventilatório apresentado pelo indivíduo e a boa comunicação com o paciente durante a terapia inalatória, para tentar observar se ocorre aumento do trabalho respiratório.

No que se refere aos riscos dos dispositivos produtores de aerossóis, os mais frequentes são as infecções (principalmente as nosocomiais) disseminadas pelos componentes desses dispositivos, os quais espalham bactérias e outros germes por via aérea (os mais comuns são os bacilos Gram-negativos: *Pseudomonas aeruginosa* e *Legionella pneumophila*). Em geral, essa contaminação decorre da falta de assepsia dos profissionais de saúde que manipulam os dispositivos, das soluções contaminadas, dos materiais sem esterilização adequada, além das próprias secreções dos pacientes.

Algumas medidas de rotina podem minimizar esses riscos, por exemplo, as recomendações descritas por Pereira (1998):

- Após cada nebulização: lavar o dispositivo com água morna
- 1 vez/dia: lavar com água morna e sabão
- 1 vez/semana: lavar e deixar em solução esterilizante, secar as paredes do equipamento guardando-o em lugar reservado e fechado, limpar os compressores.

Vale ressaltar que o ideal é que o nebulizador seja pessoal e de uso individual, e que, no contexto hospitalar, se evitem as esterilizações dos nebulizadores com outros materiais, com o objetivo de minimizar a incidência de contaminação.

Os efeitos pulmonares e sistêmicos observados com o uso dos aerossóis nebulizados estão diretamente relacionados com o sítio de deposição e o tipo de fármaco administrado. Entretanto, vale ressaltar que o excesso de água pode ocasionar hiperidratação, assim como o excesso de solução salina desencadear hipernatremia. Em estudos envolvendo animais, verificou-se que a administração contínua das nebulizações por longo período é responsável por inflamação, danos teciduais, atelectasia e edema pulmonar. No entanto, sempre deve-se considerar os riscos e os benefícios do uso das nebulizações, principalmente na Pediatria, pois esse grupo de pacientes está mais propenso ao desequilíbrio hidreletrolítico ou, ainda, em adultos com potencial de desenvolver atelectasia ou edema pulmonar.

Nos indivíduos com história de obstrução broncopulmonar e sem condições de manter expectoração voluntária, o procedimento de aspiração das secreções ou o uso de alguma técnica desobstrutiva deve ser considerado por parte do fisioterapeuta.

Nos pacientes em ventilação mecânica, deve-se preconizar o uso dos nebulímetros dosimetrados. As nebulizações são totalmente desaconselhadas, pelo maior risco das contaminações e pela disseminação das infecções anteriormente citadas.

CONSIDERAÇÕES FINAIS

A via inalatória tem fundamental importância para a administração de fármacos durante o tratamento das diversas doenças que acometem o trato respiratório. Durante as sessões de fisioterapia respiratória, a aerossolterapia deve ser empregada como recurso terapêutico, pois reduz a sensação de dispneia por parte dos pacientes e também desempenha papel essencial na *toilette* brônquica, pela sua interferência na reologia do muco e na broncodilatação. No entanto, há insucessos terapêuticos atribuídos à terapia inalatória que, muitas vezes, podem decorrer do uso inadequado da técnica. Desse modo, é importante considerar os seguintes aspectos:

- Escolher o meio mais fácil e simples de administração de medicamentos nas vias aéreas intrapulmonares, respeitando as dificuldades e/ou facilidades das diferentes faixas etárias
- Escolher o dispositivo que apresenta melhor relação efeito clínico *versus* efeito sistêmico durante o período de utilização
- Avaliar qual dispositivo é mais bem-aceito e, principalmente, qual é o preferido pelo paciente. Isso pode ter papel essencial na adesão ao tratamento
- Sempre avaliar as possibilidades de continuidade do tratamento, respeitando as limitações financeiras do paciente e buscando viabilizar o tratamento.

Pesquisas utilizando diferentes tipos de inaladores têm se tornado mais frequentes a cada dia, principalmente mediante a quantidade de novos dispositivos disponibilizados no mercado. Nebulizadores de membrana são um exemplo prático da evolução tecnológica desses aparelhos, sendo apontados como promissores em aumentar ainda mais a deposição pulmonar dos fármacos. Além dos nebulizadores, diferentes tipos de nebulímetros têm sido propostos para disponibilização via pulmonar de insulina para pacientes diabéticos, como é o caso do dispositivo Adagio.

O uso da inaloterapia está aumentando, e já existem protótipos de dispositivos para a inalação de vacinas em crianças, os quais têm demonstrado resultados promissores. Também têm sido desenvolvidos estudos com protótipos de inalação com cânulas nasais.

BIBLIOGRAFIA

Abdelrahim ME, Palnt P, Chrystyn H. In-vitro characterization of the nebulized dose during non-invasive ventilation. J Pharm Pharmacol. 2010;62(8):966-72.

Alcoforado L, Brandão S, Rattes C, Brandão D, Lima V, Ferreira Lima G, et al. Evaluation of lung function and deposition of aerosolized bronchodilators carried by heliox associated with positive expiratory pressure in stable asthmatics: a randomized clinical trial. Respir Med. 2013;107(8):1178-85.

AlQuaimi MM. The effect of using different aerosol devices and masks on aerosol deposition during noninvasive positive pressure ventilation in an adult lung model [thesis]. Atlanta: Georgia State University; 2011.

Alvine GF, Rodgers P, Fitzsimmons KM, Ahrens RC. Disposable jet nebulizers. How reliable are they? Chest. 1992;101(2):316-9.

American Association for Respiratory Care. Aerosol Consensus Conference Statement. Resp Care. 1991;36(9):916-21.

Anderson PJ. History of aerosol therapy: liquid nebulization to MDIs to DPIs. Respir Care. 2005;50(9):1139-49.

Ari A, Areabi H, Fink JB. Evaluation of position of aerosol device in two different ventilator circuits during mechanical ventilation. Respir Care. 2010;55(7):837-44.

Ari A, Fink JB. Factors affecting bronchodilator delivery in mechanically ventilated adults. Nurs Crit Care. 2010;15(4):192-203.

Ari A, Fink JB. Inhalation therapy in patients receiving mechanical ventilation: an update. J Aerosol Med Pulm Drug Deliv. 2012;25(6):319-32.

Ari A, de Andrade AD, Sheard M, AlHamad B, Fink JB. Performance comparisons of jet and mesh nebulizers using different interfaces in simulated spontaneously breathing adults and children. J Aerosol Med Pulm Drug Deliv. 2015;28 (4):281-9.

Borgström L, Derom E, Stahl E, Wahlin-Boll E, Pauwels R. The inhalation device influences lung deposition and bronchodilating effect of terbutaline. Am J Resp Crit Care Med. 1996;153(5):1636-40.

Coates AL, Denk O, Leung K, Ribeiro N, Chan J, Green M, et al. Higher trobramycin concentration and vibrating mesh technology can shorten antibiotic treatment time in cystic fibrosis. Pediatr Pulmonol. 2011;46(4):401-8.

Conway SP, Watson A. Nebulized bronchodilators, corticosteroids, and rhDNase in adult patients with cystic fibrosis. Thorax. 1997;52:S64-S68.

Crogan SJ, Bishop MJ. Delivery efficiency of metered dose aerosols given via endotracheal tubes. Anesthesiology. 1989;10(6):1008-10.

Darquenne C. Aerosol deposition in health and disease. J Aerosol Med Pulm Drug Deliv. 2012;25(3):140-7.

Darquenne C, Fleming JS, Katz I, Martin AR, Schroeter J, Usmani OS, et al. Bridging the gap between Science and clinical efficacy: physiology, imaging and modeling of aerossol in the lungs. J Aerosol Med Pulm Drug Deliv. 2016;29(2):107-26.

Davies LA, Nunez-Alonso GA, McLachlan G, Hyde SC, Gill DR. Aerosol delivery of DNA/liposomes to the lung for cystic fibrosis gene therapy. Hum Gene Ther Clin Dev. 2014;35(2):97-107.

Dessanges JF. Techniques de nébulization: appareillage et résultats. Pneumologie, No Special de la Société de Pneumologie de Langue Française. 1992;6:3-4.

Dhand R, Dolovich M, Chipps B, Myers TR, Restrepo R, Farrar JR. The role of nebulized therapy in the management of COPD: Evidence and recommendations. COPD. 2012;9(1):58-72.

Dhand R, Tobin M. Inhaled bronchodilator therapy in mechanically ventilated patients. Am J Resp Crit Care Med. 1997;156(1):3-10.

Dhand R. Aerosol delivery during mechanical ventilation: from basic techniques to new devices. J Aerosol Med Pulm Drug Deliv. 2008;21(1):45-60.

Dhand R. Aerosol therapy in patients receiving noninvasive positive pressure ventilation. Respir Care. 2012;25(2):1-16.

Dolovich M. Clinical aspects of aerosol physics. Resp Care. 1991;36:931-8.

Dolovich MB, Dhand R. Aerosol drug delivery: developments in design and clinical use. Lancet. 2011;377(9770):1032-45.

Dornelas de Andrade AF, Lima JL, Gomes LGF, Marinho PEM, Oliveira EGCG, Gusmão AL, et al. Pulmonary deposition of aerosol generated by an ultrasonic nebulizer associated to PEEP. Eur Resp J. 2001;163(3):A445.

Dubus JC, Andrieu V, Reynier JP. Les systèmes d'inhalation dans le traitement de l'asthme. Rev Maladies Resp. 2002;19:90-2.

Dubus LJC, Monte VM, Fink JB, Grimbert JD, Montharu J, Valat C, et al. Aerosol deposition in neonatal ventilation. Pediatr Res. 2005;58(1):1-5.

Everard ML, Devadason SG, Summers QA, Le Souef PN. Factors affecting total and "respirable" dose delivered by a salbutamol metered dose inhaler. Thorax. 1995;50(7):746-9.

Fink JB, Colice GL, Hodder R. Inhalers devices for patients with COPD. COPD. 2013;10(1):1-13.

Fink JB, Molloy L, Patton JS, Galindo-Filho VC, Barcelar JM, Alcoforado L, et al. Good things in small packages: an innovative delivery approach for inhaled insulin. Pharm Res. 2017; doi: 10.1007/s11095-017-2215-2. [Epub ahead of print]

Galindo-Filho VC, Brandão DC, Ferreira RCS, Menezes MJC, Almeida-Filho P, Parreira VF, et al. Noninvasive ventilation coupled with nebulization during asthma crises: a randomized controlled trial. Respir Care. 2013;58(2):241-9.

Galindo-Filho VC, Ramos EM, Rattes CSF, Barbosa AK, Brandão DC, Brandão SCS et al. Radioaerosol pulmonar deposition using mesh and jet nebulizers during noninvasive ventilation in healthy subjects. Respir Care. 2015;60(9):1238-46.

Goode ML, Fink JB, Dhand R, Tobin MJ. Improvement in aerosol delivery with helium-oxygen mixtures during mechanical ventilation. Am J Resp Crit Care Med. 2001;163(1):109-14.

Guerin C, Fassier T, Bayle F, Lemasson S, Richard JC. Inhaled bronchodilator administration during mechanical ventilation: how to optimize it, and for which clinical benefit? J Aerosol Med Pulm Drug Deliv. 2008;21(1):85-96.

Hess D, Fisher D, Williams P, Pooler S, Kacmarek RM. Medication nebulizer performance - Effects of diluent volume, nebulizer flow, and nebulizer brand. Chest. 1996;110(2):498-505.

Hess DR, Fink JB, Venkataraman ST, Kim IK, Myers TR, Tano BD. The history and physics of heliox. Respir Care. 2006;51(6):608-12.

Kallet RH. Adjunct therapies during mechanical ventilation: airway clearance techniques, therapeutic aerosols, and gases. Respir Care. 2013;58(6):1053-107.

Kishida M, Suzuki I, Kabayama H, Koshibu T, Izawa M, Takeshita Y, et al. Mouthpiece versus facemask for delivery of nebulized salbutamol in exacerbated childhood asthma. J Asthma. 2002;39(4):337-9.

Knoch M, Keller M. The customized electronic nebulizer: a new category of liquid aerosol delivery system. Expert Opin Drug Deliv. 2005;2(2):377-90.

Low N, Bavdekar A, Jeyaseelan L, Hirve S, Ramanathan K, Andrews NJ, et al. A randomized, controlled trial of an aerosolized vaccine against measles. N Engl J Med. 2015;372(16):1519-29.

McPeck M, Tandon R, Hughes K, Smaldone GC. Aerosol delivery during continuous nebulization. Chest. 1997;111(5):1200-05.

Mesquita FOS, Galindo-Filho VC, Neto JL, Galvão AM, Fink JB, Dornelas-de-Andrade A. Scintigraphic assessment of radio-aerosol pulmonar deposition with the Acapella positive expiratory device and various configurations. Respir Care. 2014;59(3):328-33.

O'Callaghan C, White J, Jackson J, Crosby D, Dougill B, Bland H. The effects of heliox on the output and particle-size distribution of salbutamol using jet and vibrating mesh nebulizers. J Aerosol Med. 2007;20(4):434-44.

Pereira LFF. Como administrar drogas por via inalatória na asma: artigo de revisão. Jornal de Pneumologia. 1998;24:133-44.

Persing G. Advanced practitioner respiratory care review. Philadelphia: WB Saunders; 1994.

Persson G, Olsson B, Soliman S. The impact of inspiratory effort on inspiratory flow through Turbuhaler(R) in asthmatic patients. Eur Resp J. 1997;10(3):681-4.

Pitance L, Vecellio L, Leal T, Reychler G, Reychler H, Liistro G. Delivery efficacy of a vibrating mesh nebulizer and jet nebulizer under different configurations. J Aerosol Med Pulm Drug Deliv. 2010;23(6):389-96.

Postiaux G. Princípios gerais da fisioterapia respiratória. In: Postiaux G. Fisioterapia respiratória pediátrica, o tratamento guiado por ausculta pulmonar. Porto Alegre: Artmed; 2004.

Rau JL. Design principles of liquid nebulization devices currently in use. Respiratory Care. 2002;47(11):1257-75.

Smaldone GCPRJ, Deutsh DG. Characteristics of nebulizers used in the treatment of AIDS - related Pneumocystis carinii pneumonia. J Aer Medicine. 1988;1:113-26.

Taylor KMG, McCallion ONM. Ultrasonic nebulizers for pulmonary drug delivery. Int J Pharm. 1997;153:93-104.

The Nebulizer Project Group of the British Thoracic Society Standards of Care Committee. Current bets practice for nebulizer treatment. Thorax. 1997;52 (suppl 2):S4.

Zhou QT, Tang P, Leung SS, Chan JG, Chan HK. Emerging inhalation aerosol devices and strategies: where are we headed? Adv Drug Deliv Rev. 2014;75:3-17.

Parte 3

Fisioterapia em Terapia Intensiva

16 Fisiopatologia, Diagnóstico e Tratamento da Insuficiência Respiratória Aguda

Maria da Glória Rodrigues Machado • Cristino Carneiro Oliveira

INTRODUÇÃO

A insuficiência respiratória aguda (IRA) é definida como a incapacidade aguda do sistema respiratório em manter a ventilação e/ou oxigenação adequadas. A ventilação é avaliada pela pressão do dióxido de carbono no sangue arterial ($PaCO_2$), e a oxigenação por diferentes índices, sendo o mais utilizado a relação entre a pressão parcial de oxigênio no sangue arterial (PaO_2) e a fração inspirada de oxigênio (FiO_2).

A IRA pode ser classificada em hipoxêmica, hipercápnica ou mista. A IRA hipoxêmica caracteriza-se por hipoxemia com $PaCO_2$ normal ou baixa (hipocapnia), cujas principais causas são as disfunções do parênquima e da vasculatura pulmonar e as disfunções cardíacas. A IRA hipercápnica cursa com hipoxemia e $PaCO_2$ elevada (hipercapnia), em decorrência principalmente das disfunções do *drive* respiratório, da parede torácica, das vias aéreas e das doenças neuromusculares. O diagnóstico diferencial é de vital importância para estabelecer o tratamento adequado.

As principais manifestações clínicas são a dispneia, o aumento da frequência respiratória (taquipneia), a hipoxemia (PaO_2 < 90 mmHg e FiO_2 de 21%), a cianose e as alterações do estado de consciência (confusão mental e/ou rebaixamento do nível de consciência).

FISIOLOGIA DA RESPIRAÇÃO

A ventilação é constantemente monitorizada e ajustada para manter a PaO_2 e o pH dentro dos limites normais. Essa homeostasia requer sistemas de:

- Sensores (quimiorreceptores periféricos e centrais, receptores intrapulmonares e mecanorreceptores dos músculos e da parede torácica)
- Mecanismos controladores centrais (controle do tronco cerebral – involuntário – e córtex cerebral – voluntário)
- Sistema efetor (vias ascendentes e descendentes e músculos envolvidos na promoção dos ciclos respiratórios).

Alterações humorais, carga mecânica, taxa metabólica e receptores estimulam o sistema respiratório, o qual se adapta a circunstâncias fisiológicas como sono, exercício e altitude, bem como a alterações patológicas próprias do sistema respiratório.

As impedâncias mecânicas oferecidas pelos pulmões (aumento da resistência das vias aéreas e redução da complacência pulmonar) e pela parede torácica, durante a respiração, são vencidas pelo trabalho desenvolvido pelos músculos inspiratórios. A energia potencial armazenada nas estruturas elásticas durante a inspiração normalmente é suficiente para superar a resistência ao fluxo aéreo durante a expiração. Trabalho mecânico expiratório adicional é necessário quando as propriedades mecânicas do aparelho respiratório encontram-se alteradas por alguma doença ou durante uma expiração forçada.

O ar ambiente exerce uma pressão total de 760 mmHg no nível do mar. A pressão exercida pelos gases nos pulmões é igual à pressão barométrica ambiente. Quando o ar penetra nas vias aéreas, ele é diluído e saturado pelo vapor de água, o qual exerce uma pressão de 47 mmHg. O gás inspirado é diluído, posteriormente, pelo CO_2 proveniente do sangue capilar pulmonar para os alvéolos. A Tabela 16.1 apresenta as concentrações e pressões parciais dos gases nos diferentes locais do sistema respiratório.

Como pode ser observado na Figura 16.1, existe uma cascata com queda rápida das pressões parciais de O_2 da atmosfera aos tecidos, que, em condições ambientais (como em altas altitudes) ou patológicas, pode interferir marcadamente nos valores normais, em cada estágio.

CLASSIFICAÇÃO DA INSUFICIÊNCIA RESPIRATÓRIA AGUDA

A IRA pode ser classificada de acordo com o acometimento das estruturas do sistema respiratório (pulmonares ou extrapulmonares), ou de acordo com a fisiopatologia (alterações das trocas gasosas – IRA hipoxêmica ou tipo I; alterações da ventilação – IRA hipercápnica ou tipo II; ou ambas – mista).

Tabela 16.1 Pressões parciais dos gases da atmosfera aos alvéolos (valores aproximados em mmHg).

Gases	% do total dos gases	Ar inspirado	Ar traqueal	Ar alveolar e capilar pulmonar	Sangue venoso	Sangue arterial
Oxigênio (O_2)	20,9	159	150	100	40	95
Dióxido de carbono (CO_2)	0,03	0,3	0,3	40	46	40
Nitrogênio (N_2)	79,9	600	563	573	—	—
Vapor de água (H_2O)	0,5	4 a 5,7	47	47	—	—
Pressão barométrica (total)	—	760	760 – 47 = 713	713	—	—

Fonte: Pierce (1995).

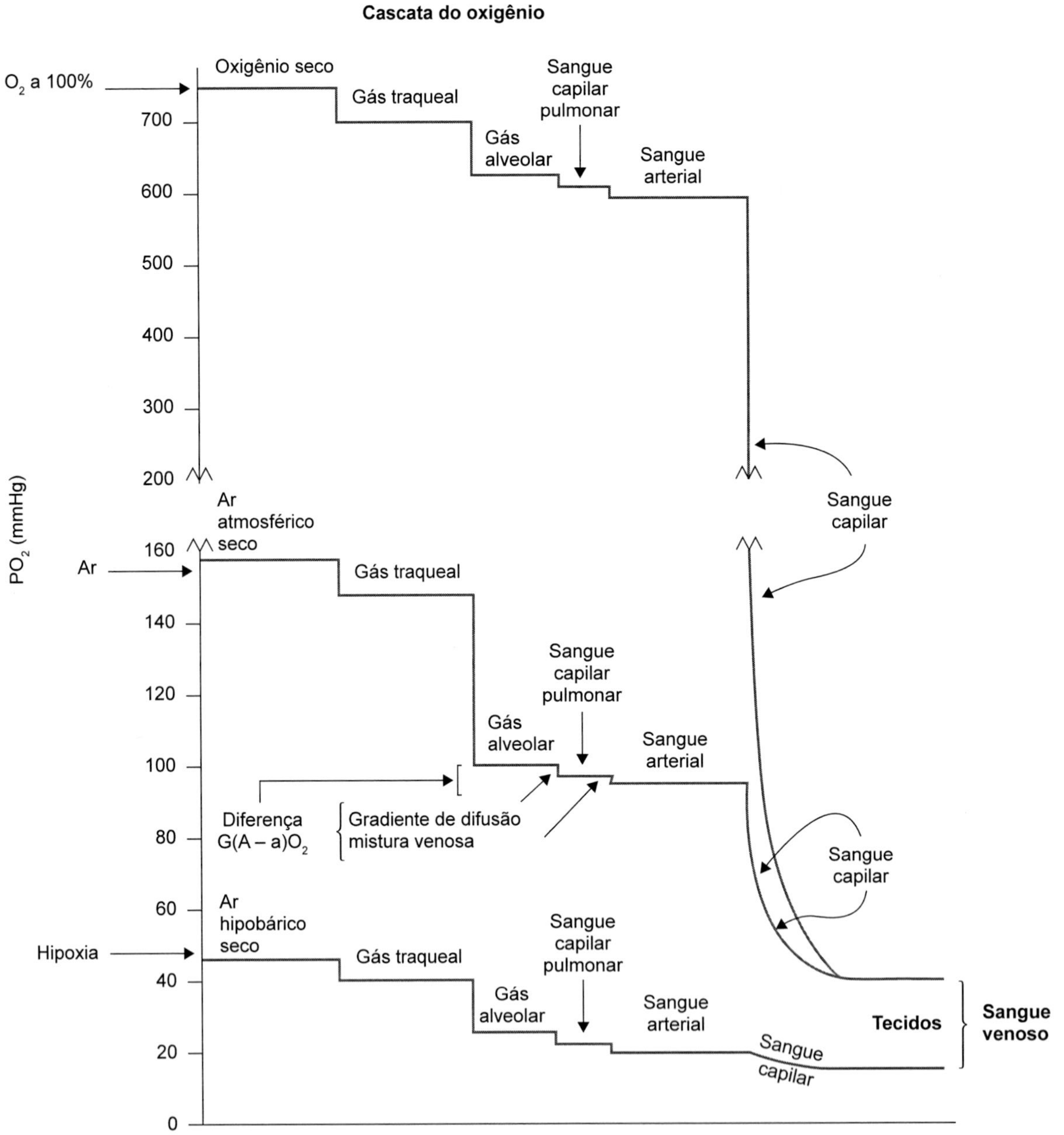

Figura 16.1 Redução sequencial na pressão parcial de O_2, a partir do ar atmosférico, até os tecidos em condições de hiperóxia, ar ambiente e hipoxia. G(A-a)O_2: gradiente alvéolo-arterial de oxigênio. Adaptada de Ayers *et al.* (1974).

IRA de origem pulmonar

Parênquima pulmonar

As disfunções do parênquima pulmonar normalmente se apresentam como quadros de IRA do tipo I ou hipoxêmica, cujas causas mais frequentes são as atelectasias, as pneumonias e a síndrome do desconforto respiratório agudo (SDRA). A radiografia de tórax e a tomografia computadorizada (TC) de tórax representam exames importantes no fornecimento de dados para o estabelecimento do diagnóstico precoce e início do tratamento específico.

Quando há pneumonia, devem ser realizados exames direcionados para a identificação da etiologia: coleta de *swab* nasal para detecção de vírus respiratórios; lavado broncoalveolar (LBA); e hemoculturas. Em presença de pneumonia intersticial aguda, realizam-se os exames de LBA e biopsia de parênquima pulmonar.

Na SDRA, o paciente deve ser ventilado com a estratégia de ventilação protetora, manobras de recrutamento alveolar e titulação da pressão positiva expiratória final (PEEP, *positive end-expiratory pressure*) e a utilização de posição prona precoce em casos específicos. Em uma revisão sistemática e metanálise recente envolvendo 2.129 pacientes provenientes de oito estudos controlados e randomizados, Munshi *et al.* (2017) compararam a posição prona com a posição supina em pacientes com SDRA, ventilados mecanicamente, sobre a mortalidade aos 28 dias de doença. Esses autores observaram redução da mortalidade em um subgrupo de pacientes com SDRA grave permaneceram na posição prona por um período superior a 12 h diárias.

Vias aéreas | Exacerbação da asma ou doença pulmonar obstrutiva crônica

A asma aguda é um episódio repentino e reversível de broncoconstrição, que cursa com resistência aumentada das vias aéreas que varia em gravidade, levando a hiperinsuflação pulmonar, aumento do esforço muscular respiratório e dispneia. A hiperinsuflação também reduz a eficiência muscular respiratória, resultando em fadiga e hipercapnia. A ventilação não invasiva (VNI) é utilizada com o tratamento farmacológico convencional, com os objetivos de diminuir o trabalho do músculo respiratório, melhorar a ventilação pulmonar, diminuir a sensação de dispneia e evitar a intubação e a ventilação mecânica invasiva.

Fernandez *et al.* (2001), em um estudo observacional retrospectivo, descreveram três tipos de pacientes admitidos com quadro de asma aguda em unidade de terapia intensiva (UTI): asma aguda grave quase fatal com necessidade de intubação de emergência; aqueles que responderam bem à terapia médica (a maioria); e um pequeno subgrupo que não respondeu bem à terapia médica, mas foi tratado com sucesso com VNI.

Em um recente estudo de coorte retrospectivo realizado em 97 hospitais dos EUA durante um período de 4 anos, Stefan *et al.* (2016) avaliaram o uso de VNI em pacientes com asma aguda (4%, 556 em 13.930) e ventilação mecânica invasiva (VMI) (5%; 668 de 13.930). A taxa de falha da VNI, definida como intubação, foi de 4,7% (26 pacientes). Esses autores observaram que as taxas de mortalidade hospitalar naqueles que receberam VMI sem um teste prévio de VNI, naqueles que falharam na tentativa de VNI e naqueles que tiveram sucesso na VNI foram de 14,5%, 15,4% e 2,3%, respectivamente.

Por conta da escassez de evidência do uso de VNI, o *Global Strategy for the Diagnosis, Management, and Prevention of Chronic Obstructive Lung Disease 2017 Report: GOLD Executive Summary* não recomenda o uso de VNI para IRA por asma.

Pacientes com doença pulmonar obstrutiva crônica (DPOC), principalmente os mais graves, são propensos a exacerbações agudas que resultam frequentemente em admissão hospitalar. A exacerbação aguda grave de DPOC costuma se caracterizar por agravamento da dispneia, tosse, aumento da quantidade de secreção e expectoração, necessitando de mudanças nas medicações usuais. Piora da hipoxemia, hipercapnia, alterações do nível de consciência, edema periférico e instabilidade hemodinâmica são relacionados com os quadros mais graves. Os principais fatores envolvidos na exacerbação são infecções bacterianas decorrentes da colonização das vias aéreas, infecções virais (*influenza*, rinovírus, vírus sincicial respiratório) e bacterianas atípicas (*Mycoplasma* e *Chlamydophila*). Pacientes com exacerbações infecciosas necessitam de um tempo maior de internação. As exacerbações também podem decorrer de distúrbios cardiovasculares (infarto agudo do miocárdio, tromboembolismo pulmonar, insuficiência cardíaca congestiva e arritmias cardíacas). Quando de comprometimento do débito cardíaco pode ocorrer redução da oferta de oxigênio para a musculatura respiratória, o que contribui para a piora da IRA. A gasometria é importante para avaliar a gravidade, a hipoxemia e a hipercapnia. A radiografia de tórax contribui para a determinação da causa da exacerbação e a angiotomografia computadorizada é importante para o diagnóstico diferencial de tromboembolismo pulmonar. O eletrocardiograma e o ecocardiograma contribuem para o diagnóstico de distúrbios cardiovasculares associados. Exames laboratoriais para determinação do hematócrito, leucocitose e cultura de secreção ajudam no diagnóstico.

O tratamento depende da gravidade da exacerbação. Em uma revisão recente de 17 ensaios clínicos controlados e randomizados envolvendo 1.264 pacientes, Osadnik *et al.* (2017) mostraram que a VNI é benéfica como uma intervenção de escolha associada com cuidados habituais para reduzir a probabilidade de mortalidade e intubação endotraqueal em pacientes internados com IRA secundária à exacerbação da DPOC. Segundo o *Global Strategy for the Diagnosis, Management, and Prevention of Chronic Obstructive Lung Disease 2017 Report: GOLD Executive Summary*, a VNI com dois níveis de pressão (bilevel) continua sendo a melhor escolha para pacientes com DPOC que desenvolvem acidose respiratória aguda durante a admissão hospitalar. Não há limite inferior de pH, abaixo do qual a utilização de VNI seja inadequada. Entanto, quanto menor o pH, maior será o risco de falha. Desse modo, os pacientes devem ser monitorizados de perto, com acesso rápido à intubação endotraqueal e à ventilação invasiva, se necessário.

Circulação pulmonar

O tromboembolismo pulmonar é a causa mais comum de IRA por disfunção da circulação pulmonar. A TC de tórax com injeção de contraste e cortes seriados do sistema vascular pulmonar (angiotomografia torácica) possibilita a realização do diagnóstico em mais de 90% dos casos estudados em doentes críticos. A aplicação de ventilação invasiva ou não invasiva deve ser realizada com cautela em presença de disfunção associada do ventrículo direito devido aos efeitos hemodinâmicos com o uso da pressão positiva intratorácica. Deve-se oxigenar o paciente para manter a saturação de hemoglobina maior que 90%. A pressão nas vias aéreas deve ser a menor possível para não comprometer a função do ventrículo direito. Em presença de choque cardiogênico, são utilizados trombolíticos associados a vasodilatadores pulmonares (prostaciclina e óxido nítrico).

IRA de origem extrapulmonar

Disfunção do *drive* respiratório

Caracteriza-se por hipoventilação ou hiperventilação exagerada, sem relação com a mecânica respiratória. O *drive* respiratório pode ser avaliado pela medida da P0,1, que é a medida da pressão de oclusão da boca nos primeiros 100 ms da respiração. O valor normal é de 2 a 4 cmH_2O. Sua redução relaciona-se com doses excessivas de barbitúricos e opiáceos, alcalose metabólica e lesão estrutural do centro respiratório.

Contudo, o *drive* respiratório apresenta-se aumentado na acidose metabólica, nas crises de ansiedade e na presença de lesão estrutural do centro respiratório. Em alguns casos, é necessário instituir fármacos depressores do *drive* respiratório, como os anestésicos.

Doenças neuromusculares

A insuficiência respiratória neuromuscular pode ocorrer em uma variedade de doenças agudas ou quando da exacerbação de uma doença crônica. Podem ser classificadas de acordo com a topografia da lesão:

- Medula espinal: mielite transversa, trauma raquimedular, compressão da medula
- Lesão de neurônio motor inferior: poliomielite, esclerose lateral amiotrófica
- Lesão de neurônios periféricos: polirradiculoneurite, polineuropatia do doente crítico
- Lesão de junção neuromuscular: miastenia *gravis*, botulismo, intoxicação por organofosforado
- Lesão muscular: distrofias musculares, miopatias e miosites.

Pacientes com IRA por doença neuromuscular devem ser monitorizados com medida de pressões inspiratórias ($PI_{máx}$) e expiratórias ($PE_{máx}$) máximas e capacidade vital forçada (CVF). Pacientes com valores de $PI_{máx}$ < −30 cmH_2O e $PE_{máx}$ < +40 cmH_2O e CVF < 20 mℓ/kg de peso ou redução da CVF > 30% têm indicação para serem intubados eletivamente e ventilados mecanicamente. Pacientes com boa evolução são extubados; a VNI pode auxiliar no período pós-extubação, e o tratamento para a doença de base deve ser instituído. Em presença de doença neuromuscular, estão indicadas a traqueostomia e a ventilação mecânica prolongada ou por tempo indeterminado.

Parede torácica e diafragma

A parede torácica é um componente crítico da bomba respiratória. Doenças que alteram a estrutura da parede torácica afetam a função da bomba e podem resultar em insuficiência respiratória. As principais disfunções da parede torácica incluem aquelas que afetam as estruturas ósseas (trauma torácico, cifoescoliose), o espaço pleural (pneumotórax e derrame pleural), os músculos respiratórios (principalmente o diafragma) e o abdome. As várias forças que atuam sobre a estrutura mecânica da parede torácica desempenham um papel importante na determinação do volume pulmonar, e as anormalidades da parede torácica podem ter um impacto significativo na função pulmonar, levando a uma disfunção restritiva do sistema respiratório.

Vias aéreas superiores

Epiglotite aguda, edema de glote, apneia do sono, estenose de traqueia e corpo estranho são causas de IRA. Nos casos agudos, devem ser investigadas possíveis obstrução mecânica (aspiração de corpo estranho e conteúdo gástrico) e disfunção de laringe e das cordas vocais. A broncoscopia dinâmica está indicada nestas situações.

Disfunção cardíaca

A IRA por disfunção do ventrículo esquerdo ocorre, principalmente, por aumento da pressão capilar pulmonar e consequente preenchimento dos espaços intersticiais e aéreos por líquido. Essa IRA é do tipo hipoxêmica. O diagnóstico preciso é vital para reversão do quadro e melhora do prognóstico cardíaco. O suporte ventilatório é necessário para melhorar a oxigenação e diminuir a pressão transmural do ventrículo esquerdo. A VNI, ventilação com pressão positiva contínua nas vias aéreas (CPAP, *continuous positive airway pressure*) ou ventilação com dois níveis de pressão (BIPAP, *BI-level positive airway pressure*), com níveis adequados de pressão inspiratória, diminui o trabalho respiratório e a pressão positiva expiratória diminui a pré-carga e a pós-carga do ventrículo esquerdo, reduzindo o trabalho cardíaco. Nos casos mais graves, a intubação orotraqueal e a utilização de PEEP são necessárias.

MECANISMOS DE FALHA NA OXIGENAÇÃO

Os mecanismos de hipoxemia incluem a baixa tensão de oxigênio no ar inspirado (FiO_2), distúrbio da difusão e da relação ventilação/perfusão ($\dot{V}/\dot{Q}$), *shunt* e hipoventilação. Fatores não pulmonares também podem causar hipoxemia. De acordo com a equação de Fick, o consumo de O_2 ($\dot{V}O_2$) é diretamente relacionado com o produto do débito cardíaco ($\dot{Q}T$) pelo conteúdo arteriovenoso de O_2 [$C(a - \bar{v})O_2$], ou seja, $\dot{V}O_2 = \dot{Q}_T \times C(a - \bar{v})O_2$.

Desse modo, o aumento do $\dot{V}O_2$ (febre, infecção, tremor) ou a redução da oferta de O_2 podem favorecer o aparecimento de hipoxemia. O comprometimento da oferta relaciona-se com reduções no $\dot{Q}_T$ (pressão positiva intratorácica, estado de choque) e no $C(a - \bar{v})O_2$ (anemia). Consequentemente, ocorre redução da pressão venosa mista de oxigênio ($P\bar{v}O_2$), e a PO_2 do capilar pulmonar (PcO_2) torna-se dependente da relação $\dot{V}/\dot{Q}$ da unidade pulmonar correspondente.

MECANISMOS DE HIPERCAPNIA

A hipercapnia decorre principalmente da hipoventilação. Entretanto, aumentos do espaço morto e produção de gás carbônico pelo aumento do metabolismo ($\dot{V}CO_2$) podem contribuir para esse fenômeno.

A hipoventilação pode ser observada nas alterações do *drive* central (estado de coma, uso de sedativos e anestésicos) e função inadequada da bomba ventilatória (doenças neuromusculares).

DIAGNÓSTICO

O diagnóstico de IRA é clínico e laboratorial (gasometria arterial).

Os sintomas e os sinais de IRA podem surgir de maneira progressiva e insidiosa ou súbita, na dependência da doença de base. Os seguintes parâmetros devem alertar para a IRA:

- Dispneia (relato de desconforto respiratório)
- Taquipneia com frequência respiratória de 25 a 30 irm
- Hipoxemia (SpO_2) < 90% com FiO_2 de 21%
- Uso de musculatura acessória
- Alteração do estado de consciência e confusão mental
- Cianose.

A hipoxemia pode provocar arritmia cardíaca, taquicardia sinusal, taquipneia, confusão mental, elevação ou queda da pressão arterial e cianose. A hipercapnia pode levar a cefaleia, tremores, sudorese, vasodilatação cutânea, narcose e coma.

A monitorização da mecânica respiratória é importante para ajudar no diagnóstico e no seguimento do paciente. Naqueles hipoxêmicos, a monitorização da complacência do sistema respiratório e a pressão de distensão ou *driving pressure* (pressão de platô - PEEP) são essenciais. A recomendação atual refere-se à manutenção da pressão de distensão em níveis menores que 15 cmH_2O para evitar a lesão pulmonar induzida pela ventilação mecânica.

A avaliação da pressão intravesical é importante para o diagnóstico de hipertensão intra-abdominal e da síndrome compartimental abdominal. O seu aumento relaciona-se com redução da complacência da parede torácica em pacientes ventilados mecanicamente.

EXAMES COMPLEMENTARES

Gasometria arterial

A gasometria do paciente crítico é importante para auxiliar no diagnóstico e avaliar a gravidade da IRA, as condições metabólicas e o pH.

Na gasometria, os valores normais são:

- PaO_2 deve ser interpretada de acordo com a FiO_2 em que o sangue foi coletado. A partir daí, deve-se calcular o índice de oxigenação (PaO_2/FiO_2). Atualmente, esse índice é utilizado para classificar a IRA hipoxêmica
- $PaCO_2$ = 35 a 45 mmHg
- pH = 7,35 a 7,45.

O diagnóstico de IRA é realizado com as seguintes alterações gasométricas:

- $PaCO_2$ > 45 mmHg com pH < 7,35: IRA hipercápnica ou ventilatória (por hipoventilação ou aumento do espaço morto)
- PaO_2/FiO_2 < 300: IRA hipoxêmica por distúrbio da relação ventilação/perfusão ou *shunt* intrapulmonar.

Radiografia de tórax

É importante para avaliar os campos pulmonares e a área cardíaca, além de auxiliar no diagnóstico e na determinação da gravidade da IRA.

O infiltrado difuso e bilateral, associado a broncograma aéreo e áreas de atelectasias, é sinal de comprometimento de parênquima pulmonar com provável falha de oxigenação, ou seja, SDRA. Nesta fase, o volume pulmonar está extremamente reduzido.

Imagens radiológicas com as características a seguir sugerem IRA de causa cardíaca e consequente alteração da oxigenação

- Aumento da área cardíaca global, sugerindo miocardiopatia dilatada
- Abaulamento do tronco da artéria pulmonar, com aumento do átrio esquerdo, sugerindo estenose mitral
- Manifestações de comprometimento intersticial, como espessamento de paredes brônquicas, das fissuras e do derrame pleural
- Manifestações de preenchimento alveolar com infiltrado de predomínio peri-hilar.

A hiperinsuflação pulmonar, com menor evidência da trama broncovascular, sugere quadro de aprisionamento aéreo por obstrução ao fluxo expiratório e falha de ventilação, como ocorre no paciente com DPOC.

Nas disfunções neuromusculares, a radiografia de tórax pode apresentar-se com redução dos volumes pulmonares, passível de confirmação com a TC de tórax em inspiração e expiração.

Tomografia computadorizada

A TC de tórax tem mudado profundamente o entendimento a respeito do processo fisiopatológico da SDRA. Permanece como o padrão-ouro para avaliar a aeração pulmonar e é usada para validar técnicas de imagem emergentes.

Esse exame tem sido utilizado para acompanhar o recrutamento alveolar e a titulação da PEEP em pacientes com SDRA. A radiografia da Figura 16.2 A mostra opacificação bilateral homogênea dos pulmões. Diferentemente, a TC de tórax apresenta opacificação heterogênea, com gradiente de aeração diminuindo da região ventral para a dorsal.

Na SDRA, a morfologia da TC de tórax pode variar de acordo com os seguintes fatores:

- Etiologia (SDRA primária ou secundária)
- Parâmetros de ventilação mecânica (PEEP, volume corrente e manobras de recrutamento)
- Posição corporal do paciente (há uma redistribuição das densidades nos pulmões com a mudança do decúbito supino para prono), como observado na Figura 16.3
- Tempo: com o passar do tempo, há formação de fibrose do tecido previamente acometido, reduzindo a resposta às manobras de recrutamento e tornando necessário o uso de PEEP com valores mais baixos para prevenção de barotrauma.

Ecocardiografia

Pode ser utilizada para diagnóstico de insuficiência cardíaca direita e esquerda, avaliação de pressões na artéria pulmonar e acompanhamento pós-terapêutico trombolítico e de anticoagulação.

Ultrassonografia

Durante muitos anos, o uso de ultrassonografia transtorácica foi confinado ao estudo das estruturas cardiovasculares. Entretanto, a avaliação pulmonar por ultrassonografia é um tema de crescente interesse na avaliação de pacientes críticos, baseando-se no fato de que todos os acometimentos agudos reduzem a aeração pulmonar. Em relação ao sistema respiratório, a ultrassonografia abrange a avaliação do arcabouço torácico, dos pulmões, do espaço pleural e do diafragma. As principais aplicações clínicas deste exame são: identificação de derrame pleural e pneumotórax; diferenciação entre o pulmão normal e aquele com consolidações; e presença de infiltrado intersticial e alveolar. A ultrassonografia também propicia a monitorização de respostas às intervenções clínicas, como melhora de aeração pulmonar após o recrutamento pulmonar. Além disso, o exame aumenta o sucesso e a segurança das toracocenteses,

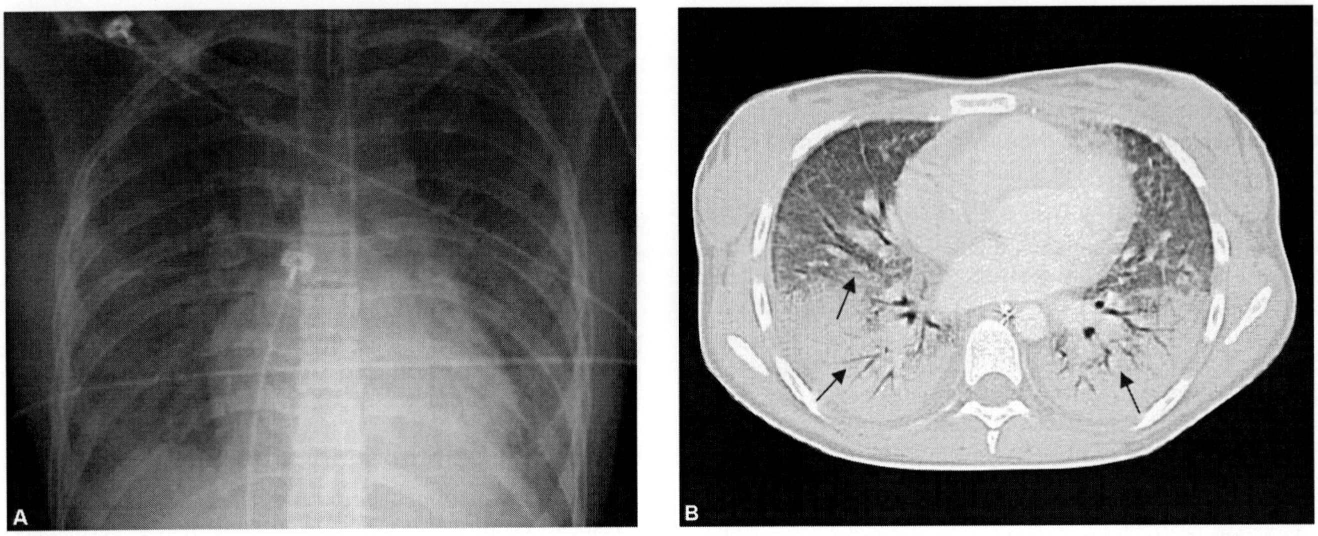

Figura 16.2 Imagens radiológica e tomográfica de um paciente com síndrome do desconforto respiratório agudo. **A.** Radiografia de tórax apresenta infiltrado bilateral difuso. **B.** Tomografia computadorizada de tórax do mesmo paciente demonstrando o acometimento do infiltrado predominante em regiões dependentes dos pulmões. Observar a presença de broncograma aéreo na metade inferior dos dois hemitórax e terço médio direito (setas). Adaptada de Fan *et al.* (2005).

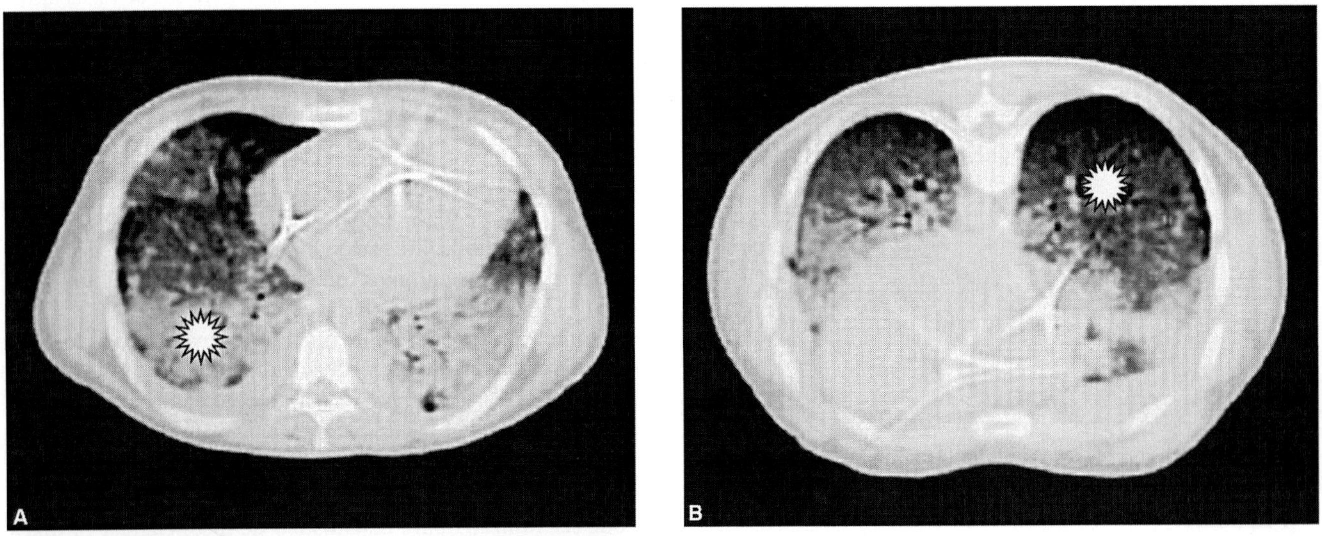

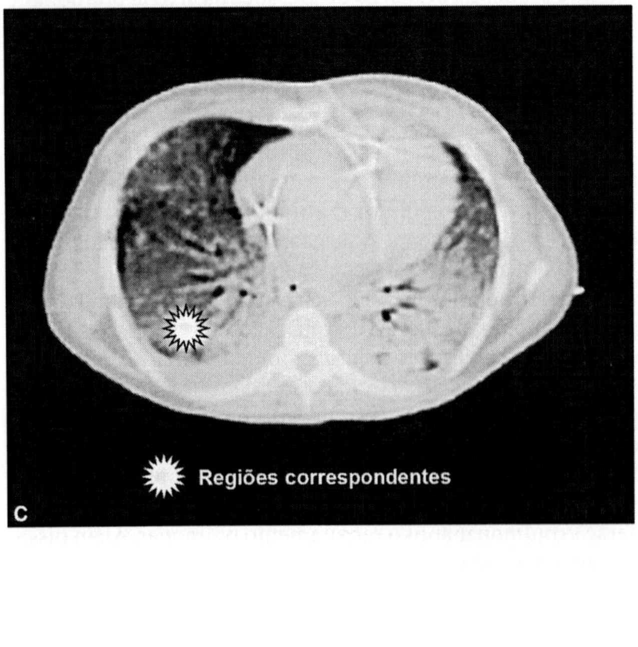

Figura 16.3 Imagens tomográficas de um paciente com síndrome do desconforto respiratório agudo com pressão positiva expiratória final (PEEP) de 10 cmH_2O. **A.** Posição supina. **B.** Posição prona. **C.** Posição supina. Observar as opacidades pulmonares dependentes da gravidade, aumentando-se da posição ventral para a dorsal. A posição prona promove a redistribuição das opacidades. Adaptada de Gattinoni *et al.* (2001).

reduzindo a incidência de pneumotórax iatrogênico. Alguns autores recomendam o uso da ultrassonografia antes de qualquer procedimento invasivo (cateteres, drenagens, biopsias).

Outra importante função deste exame é a avaliação do músculo diafragma, possibilitando detectar a disfunção diafragmática, predizer sucesso ou falência de extubação, monitorizar sobrecarga e avaliar atrofia. Entretanto, a avaliação ótima do diafragma envolve a respiração espontânea. Os dois principais modos de avaliação envolvem determinação da excussão e da espessura do músculo. Uma limitação do método refere-se ao fato de que a aquisição da imagem e a análise dos dados são operador-dependentes.

TRATAMENTO

O tratamento da IRA é de suporte até que se resolva a causa subjacente. Baseia-se em oxigenoterapia para a correção da hipoxemia, VNI ou VMI para a correção da hipercapnia (a fim de favorecer a bomba ventilatória e restabelecer os níveis ideais de $PaCO_2$) e hipoxemia refratária à administração de altas frações de oxigênio.

Há uma interação fisiológica complexa entre oxigenação, hemoglobina e débito cardíaco em pacientes críticos com IRA. Quando um desses fatores falha, a oferta de O_2 aos tecidos fica prejudicada, levando a hipoxia, lesão de órgão-alvo e altas taxas de mortalidade. Nessa situação, várias modalidades de tratamento são implementadas, como VMI, VNI, transfusões sanguíneas e monitorização da função cardíaca.

Ventilação não invasiva

A VNI consiste em suporte ventilatório aplicado às vias aéreas por máscara e outras interfaces, sem a utilização de tubo orotraqueal ou traqueostomia. Segundo BaHammam *et al.* (2017), a VNI é a maior modalidade de tratamento para pacientes com IRA, bem como IR crônica e distúrbios respiratórios associados ao sono. Entretanto, apesar dos avanços tecnológicos e da experiência dos terapeutas, a taxa de falência da VNI permanece alta (18 a 40%). O sucesso da terapia com VNI depende da causa da IRA, do modo ventilatório, da cooperação do paciente, da experiência do terapeuta e da escolha apropriada da máscara, que envolve preferência e tolerância do paciente, forma da face, padrão respiratório, tamanho e fixações adequadas.

Existem vários tipos de interface (Figura 16.4), que são dispositivos que conectam o circuito do respirador à face do paciente, facilitando a entrada de gás pressurizado nas vias aéreas durante a aplicação da VNI. O material mais comumente utilizado é o silicone, mas máscaras de gel também são disponibilizadas no mercado. As interfaces atualmente disponíveis são as descritas a seguir.

Máscaras nasais. Extremamente usadas durante a aplicação de VNI. Entretanto, seu emprego está reservado às aplicações de período mais prolongado, como durante o tratamento de apneia obstrutiva do sono. Apesar de promover menor sensação de claustrofobia, seu uso durante o desconforto respiratório agudo ainda é limitado em razão de vazamentos frequentes que podem despressurizar o sistema e gerar quedas da pressão intratorácica aplicada.

Máscara facial ou oronasal. As máscaras faciais selam as cavidades nasal e oral e são usadas em quase metade dos estudos de pacientes com IRA. Sua maior aplicabilidade, em casos agudos, deve-se ao fato de pacientes dispneicos frequentemente apresentarem respiração oral. O uso de máscara nasal, neste caso, promove intenso vazamento e perda da eficiência da terapia respiratória com pressão positiva.

Máscara oral. Esta máscara se encaixa dentro da boca, entre os dentes e os lábios, e tem um guia de língua para evitar que esta obstrua a passagem da via aérea. Este tipo não é comum na prática.

Máscara facial total *(full face)*. Esse tipo de dispositivo aplica pressão por toda a superfície facial por meio de um selamento feito por uma membrana em todo o contorno da face. Possibilita a aplicação de níveis mais elevados de pressão sem aumento de vazamentos, requer menor colaboração do paciente e possibilita a respiração via oral. Assim como a máscara facial, a máscara facial total dificulta a comunicação com o paciente.

Escafandro *(helmet)*. Assemelha-se a um capacete transparente que cobre toda a cabeça e a face do paciente e tem um colar de borracha. É usado como alternativa à máscara oronasal em pacientes com IRA hipoxêmica ou edema pulmonar cardiogênico agudo. Foi desenvolvido com os objetivos de melhorar a tolerância e reduzir as complicações em pacientes com IRA em VNI por tempo prolongado. Seu uso não é comum em pacientes com IRA hipercápnica.

Problemas e soluções relacionados com a interface durante VNI

Os principais problemas relacionados com as interfaces são vazamentos, congestão nasal, ressecamento nasal e oral, irritação de pele e olhos e claustrofobia. Os problemas mais comuns de não aderência à VNI e as possíveis soluções estão apresentadas no Quadro 16.1.

Insuficiência respiratória aguda pós-extubação

A IRA pós-extubação é multifatorial. Entre os vários fatores que podem causá-la, pode ser citado o edema pulmonar induzido pelo desmame, que se relaciona com a transição da ventilação da pressão positiva para a ventilação com pressão negativa, a qual cria condições de sobrecarga desfavorável para o coração. Durante a ventilação com pressão positiva, ocorrem redução do retorno venoso (pré-carga), aumento da pós-carga do ventrículo direito e redução da pós-carga do ventrículo esquerdo. Na respiração espontânea, há aumento da pré-carga para os ventrículos direito e esquerdo e aumento da pós-carga dos ventrículos direito e esquerdo, induzindo à isquemia miocárdica. Em 2016, Liu *et al.* demonstraram que, de 283 testes de respiração espontânea, 128 falharam (45%), e que o edema pulmonar ocorreu em 59% dos casos de falha. Esses pacientes apresentavam alta prevalência de DPOC, cardiopatia prévia, obesidade e baixa fração de ejeção ventricular esquerda.

O edema de laringe pós-extubação é também uma causa frequente de fracasso da extubação, e o estridor compreende um importante sinal clínico. Como a reintubação varia de 10 a 100% dos casos de estridor pós-extubação, sua prevenção é vital. Em uma revisão sistemática e metanálise recente de ensaios clínicos controlados e randomizados envolvendo 2.472 pacientes, Kuriyama *et al.* (2017) demonstraram que o uso de corticosteroide antes da extubação eletiva foi associado à redução significativa da incidência de eventos de via aérea pós-extubação e reintubação. Evidências atuais sugerem que é importante identificar pacientes com alto risco de obstrução das vias aéreas que podem se beneficiar de corticosteroides profiláticos.

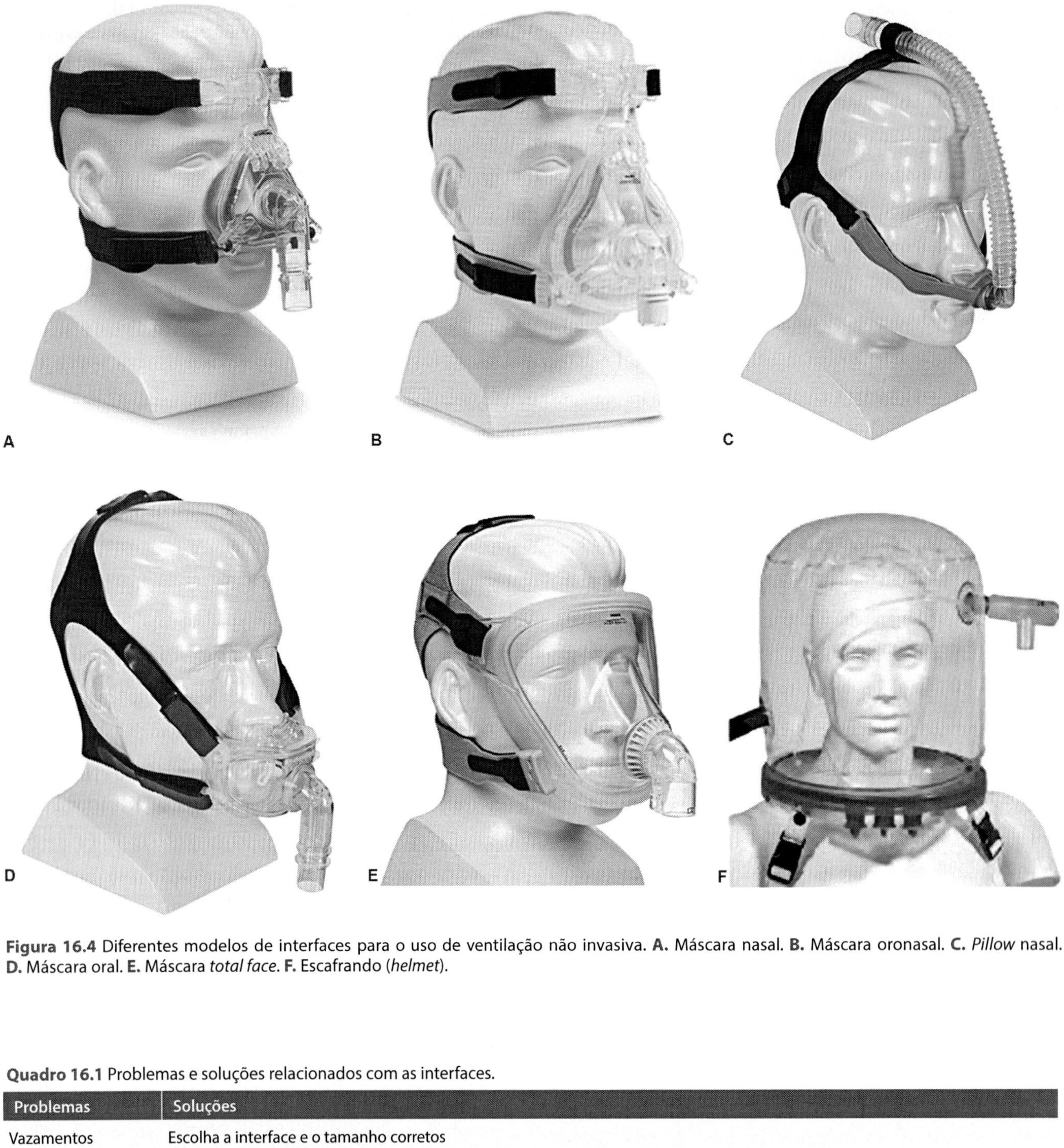

Figura 16.4 Diferentes modelos de interfaces para o uso de ventilação não invasiva. **A.** Máscara nasal. **B.** Máscara oronasal. **C.** *Pillow* nasal. **D.** Máscara oral. **E.** Máscara *total face*. **F.** Escafrando (*helmet*).

Quadro 16.1 Problemas e soluções relacionados com as interfaces.

Problemas	Soluções
Vazamentos	Escolha a interface e o tamanho corretos Verifique o ajuste da interface Use um ventilador com um sistema de compensação de vazamento de ar Incentive o fechamento da boca com máscara nasal Considere mudar a interface Otimize o suporte ventilatório (p. ex., reduza levemente as pressões) Considere mudar o modo ventilatório
Congestão nasal	Escolha a interface e o tamanho corretos Considere descongestionantes tópicos e anti-inflamatórios Otimize o suporte ventilatório (p. ex., reduza ligeiramente as pressões) Verifique se há vazamento de ar Se uma máscara nasal é usada, considere mudar para uma máscara oronasal ou um capacete
Ressecamento nasal e oral	Escolha a interface e o tamanho corretos Adicione umidificadores ou solução salina/emolientes nasais Verifique se há vazamento de ar Se uma máscara nasal é usada, considere mudar para uma máscara oronasal ou um capacete

(continua)

Quadro 16.1 (*Continuação*) Problemas e soluções relacionados com as interfaces.

Problemas	Soluções
Irritação da pele	Escolha a interface e o tamanho corretos Verifique a interface e as correias de ajuste; evite o aperto excessivo Considere o uso de um espaçador da testa ou uma pele artificial Considere usar uma máscara facial total ou um capacete Peça uma consulta dermatológica
Irritação do olho	Escolha a interface e o tamanho corretos Ajuste as fixações e evite o aperto excessivo Reduza ligeiramente a pressão Considere mudar a interface
Claustrofobia	Escolha a interface e o tamanho corretos Aplique manualmente a interface (coloque-a suavemente sobre o rosto, segure-a no local e comece a ventilação, depois aperte as tiras para evitar grandes vazamentos de ar) Comece com um suporte ventilatório com parâmetros mais baixos e aumente lentamente Tranquilize o paciente Considere usar um escafandro em vez de uma máscara facial

Fonte: BaHammam *et al.* (2017).

A VNI é amplamente utilizada no contexto de cuidados intensivos para IRA em uma variedade de etiologias. Em pacientes com IRA hipoxêmica, VNI e sistemas de fornecimento de alto fluxo de oxigênio por cateter nasal são estratégias alternativas para a oxigenoterapia convencional. A intubação endotraqueal é frequentemente necessária nesses pacientes, e preditores precoces de falha da VNI podem ajudar os clínicos a decidir antecipadamente sobre esse procedimento. Frat *et al.* (2017) demonstraram que a frequência respiratória alta em pacientes tratados com oxigenoterapia convencional, 1 h após o início, foi um fator associado à necessidade de intubação, enquanto nenhuma variável respiratória foi identificada para prever o fracasso da oxigenoterapia por cânula de alto fluxo de oxigênio. Volume corrente alto (9 mℓ/kg), 1 h após a iniciação da VNI, foi associado de maneira independente à intubação e permaneceu independentemente associado à mortalidade aos 90 dias. Em situações de volume corrente elevado, os clínicos devem ser cautelosos quanto à manutenção da VNI, que pode implicar risco aumentado de volutrauma. A indicação da VMI, modos ventilatórios, monitorização da ventilação mecânica, recrutamento alveolar e desmame são abordados em outros capítulos deste livro.

BIBLIOGRAFIA

Amato MB, Barbas CS, Medeiros DM, Magaldi RB, Schettino GP, Lorenzi-Filho G, et al. Effect of a protective-ventilation strategy on mortality in the acute respiratory distress syndrome. N Engl J Med. 1998;338(6):347-54.

Ayers LN, Whippe BJ, Ziment I. A guide to the interpretation of pulmonary function tests. New York: Projects in Health; 1974.

BaHammam AS, Singh TD, Gupta R, Pandi-Perumal SR. Choosing the proper interface for positive airway pressure therapy in subjects with acute respiratory failure. Respir Care. 2017; pii: respcare.05787.

Barbas CSV, Matos GFJ, Schultz MJ. Insuficiência respiratória aguda: diagnóstico, monitorização e tratamento. In: Knobel E, organizador. Condutas no paciente grave. v. 1. 4. ed. São Paulo: Atheneu; 2016. p.685-95.

Dexheimer Neto FL, Dalcin P de T, Teixeira C, Beltrami FG. Lung ultrasound in critically ill patients: a new diagnostic tool. J Bras Pneumol. 2012;38(2):246-56.

Fan E, Needham DM, Stewart T. Ventilatory management of acute respiratory distress syndrome. JAMA. 2005;294(22):2889-96.

Fernandez MM, Villagra A, Blanch L, Priya A, Pekow PS, Steingrub JS, et al. Non-invasive mechanical ventilation in status asthmaticus. Intensive Care Med. 2001;27(3):486-92.

Frat JP, Ragot S, Coudroy R, Constantin JM, Girault C, Prat G, et al. Predictors of intubation in patients with acute hypoxemic respiratory failure treated with a noninvasive oxygenation strategy. Crit Care Med. 2017. [Epub ahead of print]

Gattinoni L, Caironi P, Pelosi P, Goodman LR. Whats has computed tomography taught us about the acute respiratory distress syndrome? Am J Respir Crit Care Med. 2001;164:1701-11.

Guérin C. Prone positioning acute respiratory distress syndrome patients. Ann Transl Med. 2017;5(14):289.

Kuriyama A, Umakoshi N, Sun R. Prophylactic corticosteroids for prevention of postextubation stridor and reintubation in adults: a systematic review and meta-analysis. Chest. 2017;151(5):1002-10.

Levy MM. Pathophysiology of oxygen delivery in respiratory failure. Chest. 2005;128(5 Suppl 2):547S-553S.

Liu J, Shen F, Teboul JL, Anguel N, Beurton A, Bezaz N, et al. Cardiac dysfunction induced by weaning from mechanical ventilation: incidence, risk factors, and effects of fluid removal. Crit Care. 2016;20(1):369. Erratum in: Crit Care. 2017;21(1):50.

Munshi L, Del Sorbo L, Adhikari NKJ, Hodgson CL, Wunsch H, Meade MO, et al. Prone position for acute respiratory distress syndrome. A systematic review and meta-analysis. Ann Am Thorac Soc. 2017;14(Supl.4):S280-S288.

Osadnik CR, Tee VS, Carson-Chahhoud KV, Picot J, Wedzicha JA, Smith BJ. Non-invasive ventilation for the management of acute hypercapnic respiratory failure due to exacerbation of chronic obstructive pulmonary disease. Cochrane Database Syst Rev. 2017;7:CD004104.

Pierce LNB. Guide to mechanical ventilation and intensive care. Philadelphia: WB Saunders; 1995.

Stefan MS, Nathanson BH, Lagu T, Priya A, Pekow PS, Steingrub JS, et al. Outcomes of noninvasive and invasive ventilation in patients hospitalized with asthma exacerbation. Ann Am Thorac Soc. 2016;13(7):1096-104.

Zambon M, Greco M, Bocchino S, Cabrini L, Beccaria PF, Zangrillo A. Assessment of diaphragmatic dysfunction in the critically ill patient with ultrasound: a systematic review. Intensive Care Med. 2017;43(1):29-38.

17 Gasometria Arterial

José Carlos Serufo • Luiz Lobato •
Natalice Sousa de Oliveira • Lucimara Vidal

INTRODUÇÃO

Cumpre frisar que o raciocínio exposto a seguir deve ser sistematicamente embasado e atualizado com os dados clínicos, sinais e sintomas do paciente, quando a gasometria torna-se apenas um desses componentes. Os distúrbios acidobásicos (DAB) – em especial os respiratórios – têm caráter tempo-lábil, o que determina a interpretação correlata da situação clínica contemporânea com os dados disponíveis a cada instante. É um erro frequente fazer a avaliação comparativa de dados clínicos, de imagem, ventilatórios e gasométricos desconexos, obtidos em diferentes momentos.

A gasometria, aliada aos dados clínicos e aos sinais e sintomas do paciente, orienta uma intervenção efetiva na correção da oxigenação, da ventilação e dos DAB.

Realizada em amostra de sangue arterial ou venoso, a gasometria traz ampla variedade de dados a serem interpretados isoladamente e em conjunto, dependendo do objetivo a ser analisado: a parte respiratória, a tecidual ou as alterações acidobásicas. A avaliação pulmonar dá-se a partir do sangue arterial, enquanto a parte metabólica utiliza o sangue arterial e/ou o venoso.

O aparelho de gasometria mede o pH e as pressões parciais de O_2 (PO_2) e de CO_2 (PCO_2) em comparação aos seus padrões internos, que usam eletrodos em interface com mistura de gases ou de combinação de soluções produzindo gases.

Os valores normais do sangue arterial, incluindo-se algumas diferenças decorrentes de idade e sexo, e alguns parâmetros do sangue venoso encontram-se no Quadro 17.1.

CONCEITOS

A pressão parcial de um gás em meio líquido é a pressão parcial desse gás no líquido no qual ele está dissolvido, que, por sua vez, é a mesma do meio em que ele está em equilíbrio. A saturação de oxigênio no sangue arterial (SaO_2) representa a quantidade de oxigênio ligado à hemoglobina em relação à quantidade total de oxigênio que poderia se ligar à hemoglobina desse sangue.

Para entender esses conceitos, considerem-se dois frascos abertos no ambiente do centro de tratamento intensivo (CTI): um com água e um com sangue.

Partindo-se da pressão barométrica média de Belo Horizonte (681 mmHg) e da concentração de oxigênio no ar (21%),

Quadro 17.1 Valores normais do sangue arterial.

pH	–	7,35 a 7,45	Venoso: 0,05 unidade a menos	
PO_2 arterial (PaO_2) respirando ar ambiente	mmHg	RN: 60 a 75	Adultos: > 85	Reduz 1 mmHg para cada ano acima de 60 anos de idade
PO_2 arterial (PaO_2) com O_2 a 100%	mmHg	> 500	PaO_2/FiO_2 (< 300 indica grave alteração da troca gasosa)	
PO_2 venosa ($P\bar{v}\text{–}O_2$)	mmHg	Cerca de 50% da PO_2 arterial		
PCO_2 arterial ou capilar ($PaCO_2$)	mmHg	Crianças: 27 a 40	Homem: 35 a 45	Mulher: 32 a 45
PCO_2 venosa ($P\bar{v}\text{–}CO_2$)	–	6 a 7 mmHg acima do arterial		
HCO_3^- (bicarbonato)	mEq/ℓ plasma	Arterial: 22 a 26	Venoso: 19 a 26	–
BE (*base excess*)	mEq/ℓ sangue	De –2 a +2		
CO_2 total	mEq/ℓ plasma	22 a 41		
$SatO_2$ (saturação)	%	Arterial: 92 a 98%	Venosa: 68 a 75%	–
Gradiente alvéolo-arterial	mmHg	$D(A\text{-}a)O_2 < 20$	$PH_2O = 47$ Pbar BH = 681	$= [FiO_2 (Pbar\text{-}PH_2O) - (PaCO_2/0,8)] - PaO_2$

RN: recém-nascido, BH: Belo Horizonte.

a pressão parcial do oxigênio (PO_2) no CTI será de 142 mmHg (21% de 681 mmHg); e a PO_2 do frasco de água, como a do frasco de sangue, ambas em equilíbrio com o ar ambiente, também serão de 142 mmHg. Por sua vez, a SaO_2 depende da solubilidade do gás no meio, sendo muito maior no sangue do que na água, por causa da afinidade do oxigênio pela hemoglobina. Em condições normais, a quantidade de oxigênio dissolvida no plasma, de apenas 0,003%, não tem significado clínico. Portanto, o oxigênio ligado à hemoglobina representa o principal meio de transporte.

A curva de dissociação da oxi-hemoglobina (para revisão, recomenda-se a leitura de Collins *et al.*, 2015) expressa a afinidade que a hemoglobina tem pelo oxigênio de acordo com os níveis de pressão parcial de oxigênio no sangue arterial (PaO_2) e de SaO_2 (Figura 17.1). Essa curva sofre influência direta da PO_2 e de outros fatores, como a temperatura, a concentração de 2,3-difosfoglicerato (DPG) e o pH. Em condições normais, uma PaO_2 de 60 mmHg corresponde a 90% de SaO_2. O 2,3-difosfoglicerato (DPG), encontrado na hemácia em uma proporção de 1:1 com a hemoglobina, exerce ação na afinidade pelo oxigênio e facilita a liberação de O_2 nos tecidos. Em sua ausência, a hemoglobina liberaria pouco oxigênio ao passar pelos capilares. O DPG exerce efeito sobre a afinidade da hemoglobina, ligando-se à desoxi-hemoglobina, porém não à oxi-hemoglobina. A união de oxigênio e DPG à hemoglobina é mutuamente exclusiva. A oxigenação da hemoglobina na presença de DPG pode ser representada pela seguinte equação:

$$\text{Hb–DPG} + O_2 \leftrightarrow \text{Hb}(O_2)_4 + \text{DPG}$$

A alcalose desvia a curva de dissociação para a esquerda. Isso significa que aumenta a afinidade da hemoglobina pelo oxigênio, aumentando o conteúdo e a SaO_2, sem variar a PaO_2. O aumento da afinidade significa diminuição da oferta de oxigênio aos tecidos. Hipocapnia, alcalose, hipotermia e redução

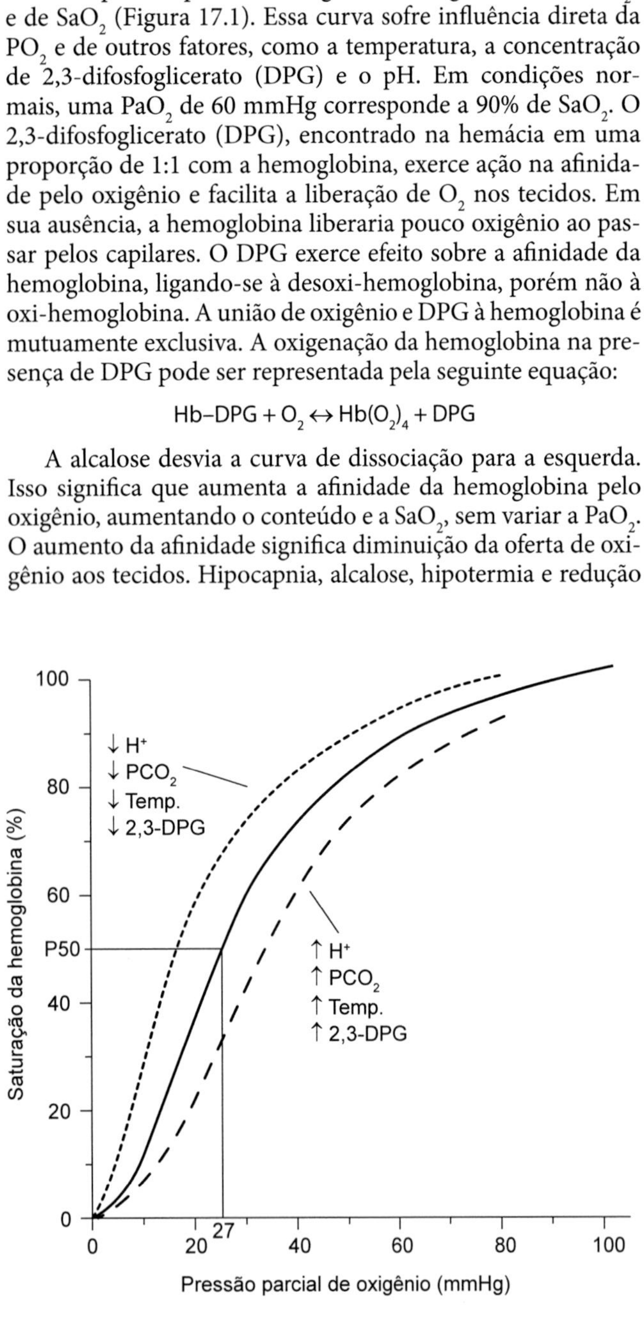

Figura 17.1 Curva de dissociação da hemoglobina mostrando os principais fatores que desviam a curva para a direita e para a esquerda. P50 significa a PO_2 necessária para oxigenar 50% da hemoglobina. Adaptada de van Ypersele de Strilho *et al.* (1966).

dos níveis de DPG representam os principais fatores que aumentam a afinidade do O_2 pela hemoglobina, desviando a curva para a esquerda. De modo contrário, a hipercapnia, a acidose, a hipertermia e o aumento do DPG diminuem a afinidade do O_2 pela hemoglobina. Portanto, a hemoglobina libera o oxigênio com maior facilidade aos tecidos na presença de acidose.

A diferença entre a pressão parcial de oxigênio no ar alveolar (PAO_2) e a PaO_2, denominada diferença alvéolo-arterial de oxigênio [$D(A\text{-}a)O_2$], é sempre positiva porque a PAO_2 é maior que a PaO_2; isso demonstra o desempenho da troca gasosa. Quanto maior a diferença, mais comprometida está a função pulmonar. O conteúdo de oxigênio depende da concentração de hemoglobina, da SaO_2 e da PaO_2, enquanto a oferta tecidual de oxigênio considera ainda o débito cardíaco, além do conteúdo arterial de O_2. As fórmulas, os valores normais e o detalhamento desses parâmetros são apresentados nos Capítulos 16 e 22.

Os valores de referência sofrem variações com o sexo e a idade. Adultos sadios respirando ar ambiente apresentam PaO_2 mínima de 80 mmHg, enquanto idosos podem mostrar valores normais mais baixos, da ordem de 70 mmHg. A $D(A\text{-}a)O_2$ normal, calculada a 21% de oxigênio, é de 5 a 10 mmHg. Sob oxigênio a 100%, o valor da $D(A\text{-}a)O_2$ varia de 35 a 50 mmHg.

O exame de gasometria informa ainda os dados do balanço acidobásico. A equação utilizada para esse cálculo é:

$$H^+ (\text{nanomoles}/\ell) = 24 \times PCO_2\ (\text{mmHg})/HCO_3^-\ (\text{mmol}/\ell)$$

O valor de referência do H^+ (40 mmol/ℓ) corresponde ao pH de 7,4.

O bicarbonato expresso nos resultados da gasometria, não medido pelo equipamento, é calculado pela equação de Henderson-Hasselbach:

$$\text{pH} = \text{pK} + \text{componente metabólico/componente respiratório}$$

$$\text{pH} = 6{,}14 + (\log HCO_3^-)/(0{,}03 \times PaCO_2)$$

EQUIPAMENTO DE GASOMETRIA

Conhecer as particularidades do equipamento de gasometria, os parâmetros medidos e os valores calculados a partir destes pode ajudar na interpretação do resultado e, particularmente, a entender suas limitações.

A gasometria avalia o equilíbrio acidobásico e a oxigenação. A oxigenação é avaliada pela PO_2 e pela saturação de oxigênio da hemoglobina ($SatO_2$). O equipamento mede a PO_2 por amperometria, enquanto a $SatO_2$ é medida por co-oximetria. No entanto, por não terem co-oxímetro, há analisadores de gás saguíneo que estimam este parâmetro a partir da PO_2 e de outros parâmetros.

O pH e a PCO_2 são medidos diretamente por potenciometria. Os outros parâmetros, como bicarbonato, excesso de bases e CO_2 total, são calculados. Recomenda-se consultar, nos manuais de cada aparelho, quais parâmetros são medidos e as fórmulas de cálculo dos demais.

É boa prática observar se existem interferentes. A sensibilidade do eletrodo de cloreto é reduzida pela exposição a repetidas lavagens para eliminar coágulos. Os sensores de glicose e lactato são sensíveis a substâncias oxidáveis, como ácido úrico, ácido láctico e dopamina. Variações na concentração de proteínas podem interferir na medida do hematócrito. E a hemólise - a mais conhecida - altera os níveis de potássio.

É oportuno lembrar que os equipamentos modernos de gasometria medem vários parâmetros laboratoriais, a saber:

sódio, cloreto, cálcio iônico, magnésio, glicose, lactato, bilirrubina, creatinina e hemoglobina. Este menu, que cresce a cada dia, alia praticidade às demandas de cada serviço.

Quanto ao resultado de uma gasometria, além dos valores laboratoriais, é preciso relatar o tempo entre a coleta e a análise, o tipo de amostra e o sítio de coleta, a oxigenoterapia e a fração inspirada de oxigênio (FiO_2), a frequência respiratória, a temperatura corporal, as atitudes do paciente à coleta (p. ex., criança agitada, chorando e imobilizada).

Por fim, destaca-se que os equipamentos de gasometria são aparelhos sensíveis, de custo elevado, vida útil curta, que exigem checagem em curto intervalo, além das já inseridas no protocolo de fábrica.

INTERPRETAÇÃO DA GASOMETRIA

Muitas são as dificuldades encontradas na interpretação da gasometria arterial para diagnóstico dos distúrbios respiratórios e do equilíbrio acidobásico.

A interpretação da gasometria envolve quatro passos:

- Passo 1: o pH
- Passo 2: definir o DAB, isto é, avaliar a $PaCO_2$ e o HCO_3^-
- Passo 3: observar sinais de compensação
- Passo 4: avaliar a oxigenação a partir da PaO_2 e da SaO_2.

A análise da gasometria de paciente com provável DAB exige a leitura simultânea de diversos parâmetros, interligados e dependentes, que podem confundir a interpretação do DAB, levando a um diagnóstico errado.

Sendo assim, este tópico visa, por meio de raciocínio lógico e sistematizado, a simplificar a interpretação da gasometria nos DAB. O passo 4 e a interpretação dos distúrbios respiratórios e suas equações são abordados nos *Capítulos 16, 18 e 22*.

Interpretação passo a passo dos distúrbios acidobásicos

O diagnóstico inicial do DAB pela gasometria requer a análise de três dos parâmetros fornecidos (pH, $PaCO_2$ e HCO_3^-) de maneira sistematizada, o que será denominado *gasometria passo a passo*.

Tal sistemática de interpretação consiste em dois passos iniciais, e é fundamental que sejam criteriosamente seguidos, para evitar diagnósticos errôneos.

Passo 1 | O pH

O pH sanguíneo normal situa-se entre 7,35 e 7,45. Acima de 7,45, denomina-se alcalose; e, abaixo de 7,35, acidose. Apesar de tais informações serem aparentemente óbvias, é fundamental que este seja o primeiro parâmetro a se analisar; caso contrário, como será demonstrado mais adiante, pode-se confundir o distúrbio inicial com a sua resposta compensatória.

Passo 2 | Definição do DAB

Antes de introduzir esse passo, é importante rever alguns conceitos:

- $PaCO_2$ = ácido (normal: 35 a 45 mmHg). Para facilitar a memorização, correlacione esses valores com os valores fracionários do pH que variam de 7,35 a 7,45
- HCO_3^- = base (normal: 22 a 26 mEq/ℓ de plasma).

Tendo-se fixado esses conceitos, chega-se às seguintes conclusões:

- São duas as causas que levam à acidose (pH < 7,35) em uma gasometria: aumento da quantidade de ácido no sangue (aumento da $PaCO_2$) ou redução de bases no sangue (queda do HCO_3^-)
- São duas as causas que levam à alcalose (pH > 7,45): aumento da quantidade de bases no sangue (aumento do HCO_3^-) ou queda na quantidade de ácido (queda da $PaCO_2$).

Outros importantes conceitos:

- Os pulmões são responsáveis pelas variações da $PaCO_2$ no sangue. Em outras palavras, a $PaCO_2$ relaciona-se com o componente respiratório
- Os rins são responsáveis pelas variações do HCO_3^- no sangue. Em outras palavras, o HCO_3^- relaciona-se com o componente metabólico.

Exemplos de interpretação de distúrbios acidobásicos simples

Entendidos os passos descritos anteriormente, seguem alguns exemplos:

Gasometria A

pH = 7,50	pH normal = 7,35 a 7,45
$PaCO_2$ = 47 mmHg	$PaCO_2$ normal = 35 a 45 mmHg
HCO_3^- = 38 mEq/mℓ	HCO_3^- normal = 22 a 26 mEq/mℓ

- Passo 1: observar o pH
  - O pH se encontra acima de 7,45; sendo assim, trata-se de uma alcalose
- Passo 2: definir o DAB
  - Um aumento do pH pode se dar por dois motivos: aumento da quantidade de bases no sangue ou queda de ácido. Em outras palavras, aumento do HCO_3^- ou queda da $PaCO_2$. No exemplo citado, observa-se um aumento da quantidade de bases no sangue, ou seja, aumento do HCO_3^-. Sabe-se que a alteração no HCO_3^- = distúrbio metabólico; portanto, o paciente com a gasometria A apresenta uma alcalose metabólica.

Gasometria B

pH = 7,31	pH normal = 7,35 a 7,45
$PaCO_2$ = 32 mmHg	$PaCO_2$ normal = 35 a 45 mmHg
HCO_3^- = 16 mEq/mℓ	HCO_3^- normal = 22 a 26 mEq/mℓ

- Passo 1: observar o pH
  - pH se encontra abaixo de 7,35; sendo assim, trata-se de uma acidose
- Passo 2: Definir o DAB
  - Uma queda do pH pode se dar por dois motivos: aumento da quantidade de ácido no sangue ou queda da quantidade de base. Em outras palavras, aumento da $PaCO_2$ ou queda do HCO_3^-. No exemplo citado, observa-se uma queda na quantidade de bases no sangue, ou seja, queda do HCO_3^-. Sabe-se que a alteração no HCO_3^- = distúrbio metabólico; portanto, o paciente com a gasometria B apresenta uma acidose metabólica.

Gasometria C

pH = 7,49	pH normal = 7,35 a 7,45
$PaCO_2$ = 28 mmHg	$PaCO_2$ normal = 35 a 45 mmHg
HCO_3^- = 18 mEq/mℓ	HCO_3^- normal = 22 a 26 mEq/mℓ

- Passo 1: observar o pH
  - O pH se encontra acima de 7,45; portanto, trata-se de uma alcalose
- Passo 2: definir o DAB
  - Um aumento do pH pode se dar por dois motivos: aumento da quantidade de bases no sangue ou queda de ácido. Em outras palavras, aumento do HCO_3^- ou queda da $PaCO_2$. No exemplo citado, observa-se uma queda na quantidade de ácido no sangue, ou seja, queda da $PaCO_2$. Sabe-se que a alteração na $PaCO_2$ = distúrbio respiratório; portanto, o paciente com a gasometria C apresenta uma alcalose respiratória.

Gasometria D

pH = 7,32	pH normal = 7,35 a 7,45
$PaCO_2$ = 50 mmHg	$PaCO_2$ normal = 35 a 45 mmHg
HCO_3^- = 33 mEq/mℓ	HCO_3^- normal = 22 a 26 mEq/mℓ

- Passo 1: observar o pH
  - O pH se encontra abaixo de 7,35; sendo assim, trata-se de uma acidose
- Passo 2: definir o DAB
  - Uma queda do pH pode se dar por dois motivos: aumento da quantidade de ácido no sangue ou queda da quantidade de base. Em outras palavras, aumento da $PaCO_2$ ou queda do HCO_3^-. No exemplo citado, observa-se um aumento na quantidade de ácido no sangue, ou seja, aumento da $PaCO_2$. Sabe-se que a alteração na $PaCO_2$ = distúrbio respiratório; portanto, o paciente com a gasometria D apresenta uma acidose respiratória.

Os exemplos citados referem-se aos quatro tipos de DAB simples, ou seja, aqueles com distúrbio único. Todavia, existem outros DAB constituídos por mais de um distúrbio: são os DAB mistos.

Distúrbios acidobásicos mistos

A maior dificuldade encontrada na interpretação da gasometria, no que diz respeito ao diagnóstico dos DAB, são os DAB mistos. Ao contrário do que se imagina, eles não são raros, mas muito frequentes em todos os CTI, nas unidades de emergência e nas enfermarias.

Para compreender os DAB mistos, é necessário compreender a "resposta compensatória", o que se abordará a seguir.

Resposta compensatória

Como visto anteriormente, o pH sanguíneo depende da relação $HCO_3^-/PaCO_2$; em outras palavras, depende da relação base/ácido, ou, ainda, da relação entre os distúrbios metabólico/respiratório.

Sempre que houver um DAB respiratório, o organismo estabelecerá uma resposta compensatória metabólica para que o equilíbrio seja mantido.

Da mesma maneira, o inverso é verdadeiro: sempre que houver um DAB metabólico, o organismo estabelecerá uma resposta compensatória respiratória.

Sendo assim, estabelecem-se três regras básicas:

1. Um distúrbio respiratório é compensado por uma alteração metabólica, e vice-versa.
2. Uma acidose é compensada por uma alcalose, e vice-versa.
3. Com exceção dos distúrbios leves, a resposta compensatória raramente consegue corrigir totalmente o pH para a faixa normal; ou seja, a resposta compensatória, na maioria das vezes, é capaz apenas de evitar uma grande variação do pH, provavelmente fatal para o paciente. Em outras palavras, a resposta compensatória altera o pH para próximo da faixa normal.

Passo 3 | Interpretar a resposta compensatória

Retornando às gasometrias A, B, C e D, pode-se observar que todas elas exibem, além do DAB primário, uma resposta compensatória. Veja a seguir:

- Gasometria A: DAB alcalose metabólica
  - Resposta compensatória = acidose respiratória
- Gasometria B: DAB acidose metabólica
  - Resposta compensatória = alcalose respiratória
- Gasometria C: DAB alcalose respiratória
  - Resposta compensatória = acidose metabólica
- Gasometria D: DAB acidose respiratória
  - Resposta compensatória = alcalose metabólica.

Estes DAB denominam-se DAB simples, pois têm apenas um distúrbio primário, ou seja, acidose ou alcalose, distúrbio metabólico ou respiratório.

Além disso, pode-se observar uma característica peculiar dos DAB simples: o HCO_3^- acompanha a $PaCO_2$, e vice-versa. Assim, uma queda no HCO_3^- leva a uma queda na $PaCO_2$, assim como um aumento do HCO_3^- resulta em um aumento na $PaCO_2$.

Por que tal fato ocorre? É bastante simples. Sempre que houver um aumento na $PaCO_2$ (aumento do ácido), o organismo tenta compensar com um aumento de HCO_3^- (aumento de base). Da mesma maneira, sempre que há uma queda na $PaCO_2$ (queda do ácido), o organismo tenta compensar com uma queda de HCO_3^- (queda de base).

Desse modo, pode-se chegar à importante conclusão: os DAB simples representam "uma doença", ou seja, um distúrbio acidobásico primário, respiratório ou metabólico, como a acidose respiratória em um paciente com doença pulmonar obstrutiva crônica (DPOC).

Feitas as considerações aqui demonstradas e caracterizados os DAB simples e as respostas compensatórias, o próximo passo é a compreensão dos DAB mistos. Observem-se as gasometrias E, F e G, a seguir.

Gasometria E

pH = 7,06	pH normal = 7,35 a 7,45
$PaCO_2$ = 56 mmHg	$PaCO_2$ normal = 35 a 45 mmHg
HCO_3^- = 16 mEq/mℓ	HCO_3^- normal = 22 a 26 mEq/mℓ

Os mesmos passos, já explicitados na análise e na compreensão dos DAB simples, serão seguidos.

- Passo 1: observar o pH
  - O pH se encontra abaixo de 7,35; sendo assim, observa-se uma acidose
- Passo 2: definir o DAB
  - Uma queda do pH pode se dar por dois motivos: aumento, no sangue, da quantidade de ácido ou queda da quantidade de base. Em outras palavras, aumento da $PaCO_2$ ou queda do HCO_3^-. No exemplo anterior, observam-se as duas situações, ou seja, aumento da $PaCO_2$ e queda do HCO_3^-.

Sabe-se que:

- Alteração na $PaCO_2$ = distúrbio respiratório
- Alteração no HCO_3^- = distúrbio metabólico
- Aumento da $PaCO_2$ = acidose
- Redução do HCO_3^- = acidose.

Então, conclui-se que a gasometria E mostra acidose respiratória e acidose metabólica, ou seja, uma acidose mista.

Gasometria F

pH = 7,75	pH normal = 7,35 a 7,45
$PaCO_2$ = 21 mmHg	$PaCO_2$ normal = 35 a 45 mmHg
HCO_3^- = 35 mEq/mℓ	HCO_3^- normal = 22 a 26 mEq/mℓ

- Passo 1: observar o pH
  - O pH se encontra acima de 7,35; sendo assim, observa-se uma alcalose
- Passo 2: definir o DAB
  - Um aumento do pH pode se dar por dois motivos: queda da quantidade de ácido no sangue ou aumento da quantidade de base. Em outras palavras, queda da $PaCO_2$ ou aumento do HCO_3^-. Neste exemplo, observam-se as duas situações, ou seja, tanto uma queda da $PaCO_2$ quanto um aumento do HCO_3^-.

Sabe-se que:

- Alteração na $PaCO_2$ = distúrbio respiratório
- Alteração no HCO_3^- = distúrbio metabólico
- Diminuição da $PaCO_2$ = alcalose
- Aumento do HCO_3^- = alcalose.

Então, conclui-se que a gasometria F representa uma alcalose respiratória e uma alcalose metabólica, ou seja, uma alcalose mista.

Gasometria G

pH = 7,41	pH normal = 7,35 a 7,45
$PaCO_2$ = 25 mmHg	$PaCO_2$ normal = 35 a 45 mmHg
HCO_3^- = 12 mEq/mℓ	HCO_3^- normal = 22 a 26 mEq/mℓ

Essa gasometria pode levar ao falso diagnóstico de ausência de DAB, pois, ao aplicar o passo 1, observa-se ausência de variação de pH. Todavia, ao observar a $PaCO_2$ e o HCO_3^-, notam-se amplas variações destes.

Sendo assim, deve-se fixar mais um conceito: gasometrias com pH normais e amplas variações da $PaCO_2$ e do HCO_3^- não representam gasometrias normais, mas sim DAB misto.

Aqui vale definir os seguintes conceitos:

- DAB misto é diferente de acidose mista ou de alcalose mista. O termo acidose mista significa a presença concomitante de acidose metabólica e acidose respiratória, assim como o termo alcalose mista define a presença de alcalose respiratória e alcalose metabólica ao mesmo tempo. Já o termo DAB misto conceitua a ocorrência de acidose e alcalose simultaneamente
- A acidose mista, a alcalose mista e o DAB misto representam a "presença de duas doenças em um mesmo paciente". Nesses casos, o paciente apresenta dois DAB, sejam duas acidoses, duas alcaloses ou uma acidose e uma alcalose. Um bom exemplo é o caso do paciente séptico em pós-operatório de cirurgia abdominal, com síndrome compartimental e sepse, que faz acidose metabólica pela sepse, e acidose respiratória pela incapacidade de ventilação adequada, decorrente da alta pressão intra-abdominal. Outro exemplo seria o de um paciente com insuficiência renal crônica e DPOC, que apresenta acidose metabólica e acidose respiratória.

Após compreender os conceitos de resposta compensatória e DAB misto, o próximo passo será o estudo da resposta compensatória esperada.

Resposta compensatória esperada

Como visto anteriormente, os DAB levam o organismo a procurar uma maneira de compensá-los, evitando, assim, grandes variações do pH, certamente incompatíveis com a vida. Como quantificar essa resposta compensatória? Aplica-se o conceito de resposta compensatória esperada, que nada mais é do que a quantificação da resposta compensatória para determinado distúrbio. Em outras palavras, tanto no caso de acidose quanto no de alcalose, seria o que se espera como resposta compensatória.

Tais dados podem ser obtidos com a utilização das seguintes fórmulas:

- Acidose metabólica:

$$PaCO_2 \text{ esperada} = (1,5 \times HCO_3^-) + 8$$

- Alcalose metabólica:

$$PaCO_2 \text{ esperada} = 15 + HCO_3^-$$

Analise agora a seguinte gasometria:

Gasometria H

pH = 7,13	pH normal = 7,35 a 7,45
$PaCO_2$ = 32 mmHg	$PaCO_2$ normal = 35 a 45 mmHg
HCO_3^- = 12 mEq/mℓ	HCO_3^- normal = 22 a 26 mEq/mℓ

Aparentemente, uma gasometria de fácil interpretação:

- pH abaixo de 7,35 = acidose
- Bicarbonato baixo = distúrbio metabólico.

Em casos como esses, o cálculo da resposta compensatória esperada se faz importante, cujo raciocínio é desenvolvido a seguir.

- Acidose metabólica: (resposta compensatória esperada)
- $PaCO_2$ esperada = $(1,5 \times HCO_3^-) + 8 = (1,5 \times 12) + 8 = 26$ mmHg.

Após o cálculo da resposta compensatória esperada, observa-se que a queda da $PaCO_2$ (32 mmHg) foi aquém da esperada (26 mmHg); desse modo, o diagnóstico não é de acidose metabólica, e sim de acidose mista.

Surge, então, outro conceito: quando a resposta compensatória for aquém da resposta compensatória esperada, tem-se provavelmente um DAB misto, e não um DAB simples.

Vale lembrar que, na resposta compensatória, o componente respiratório atua mais rapidamente (de minutos a hora) que o componente metabólico (de horas a dias).

Bicarbonato *standard* e o *base excess*

O bicarbonato *standard* (BS), ou bicarbonato-padrão, e o *base excess* (BE), ou excesso de bases, são parâmetros fornecidos pela gasometria e de fundamental importância para o diagnóstico correto dos DAB.

Bicarbonato standard *(BS)*

A gasometria fornece dois parâmetros que, muitas vezes, confundem sua interpretação:

- Bicarbonato atual
- Bicarbonato *standard* ou padrão (BS).

Sempre que houver um distúrbio respiratório, o bicarbonato sofrerá variações imediatas provocadas pela reação do tampão bicarbonato/gás carbônico, as quais não refletem o real estado do indivíduo, pois resultam das alterações momentâneas que não levam em consideração a resposta compensatória renal, que é mais lenta.

O BS é o bicarbonato sanguíneo após a correção da $PaCO_2$ para 40 mmHg (valor normal). Em condições normais, eles coincidem. Sendo assim, o BS não sofre a influência das alterações imediatas do tampão, ou seja, só se altera quando a resposta renal se iniciou. Desse modo, pode-se afirmar que o BS reflete a resposta compensatória renal.

Base excess (BE)

Como se sabe, existe determinada quantidade de bases no sangue. Esse total de bases denomina-se *buffer base* (BB). O valor normal do BB é de 45 a 51 mEq/ℓ.

O BE nada mais é do que a diferença entre o BB do paciente e o BB normal. A diferença calculada representa o número de milequivalentes de base que faltam ou que excedem para normalizar o pH. Desse modo, o BE informa se o indivíduo perde ou ganha base. O valor normal do BE é –2,0 a +2,0 mEq/ℓ. O déficit de base indica a existência de acidose metabólica, enquanto o excesso de base apresenta alcalose metabólica.

Definidos o BE e o BS, dois exemplos mostram a importância destes no diagnóstico dos DAB.

Gasometria I

pH = 7,19

$PaCO_2$ = 78 mmHg

HCO_3^- real = 26 mEq/mℓ

HCO_3^- *std* (BS) = 24 mEq/ℓ

BE = 0,00 mEq/ℓ

Nesta gasometria, observam-se queda do pH (acidose) e aumento da $PaCO_2$ (distúrbio respiratório). Chega-se, assim, ao diagnóstico de acidose respiratória. Contudo, o que o BE e o BS mostram? Como ambos não estão alterados, isso significa que o rim não teve tempo para reter bases; sendo assim, trata-se de distúrbio respiratório agudo. Esse paciente provavelmente está em insuficiência respiratória aguda e tem indicação de assistência ventilatória.

Gasometria J

pH = 7,33

$PaCO_2$ = 78 mmHg

HCO_3^- real = 45 mEq/mℓ

HCO_3^- *std* (BS) = 40 mEq/ℓ

BE = +5,00 mEq/ℓ

Este paciente, assim como o da gasometria I, apresenta uma acidose respiratória. Todavia, nesse caso, houve alteração do BE e BS, o que demonstra que o rim teve tempo para reter bases; ou seja, o distúrbio respiratório é crônico, sugerindo uma atitude inicial menos intervencionista.

Os conceitos expostos podem ser resumidos com as seguintes regras gerais:

- O BE e o BS são parâmetros importantes para diferenciar entre um DAB agudo e um DAB crônico. No primeiro caso, ambos geralmente estão normais; já no segundo, ambos estão alterados
- O grau de alteração do BE é proporcional à gravidade do DAB. Um BE abaixo de –10 mEq/ℓ é um critério de acidose metabólica grave.

ACIDOSE LÁCTICA

Uma das anormalidades presentes no paciente com hipoxia tecidual trata-se do componente láctico mais frequente. Na acidose láctica, o bicarbonato é substituído por ânion orgânico. Ela é associada a elevada diferença anionte sérica, acima de 25 mEq/ℓ (ânion *gap* = Na + K – Cl – HCO_3^-, normal entre 7 e 16 mEq/ℓ); e lactato plasmático acima de 4 mmol/ℓ (lactato arterial normal = < 11,3 mg/dℓ ou < 1,27 mmol/ℓ). Os mecanismos do aumento do lactato no paciente crítico podem ser condensados em dois grupos:

- Causas hipoxêmicas, nas quais a produção de lactato ocorre globalmente, como no choque e na parada cardiorrespiratória; ou localmente, como na trombose mesentérica
- Causas não hipoxêmicas, como nas deficiências de deidrogenase pirúvica e carboxilase pirúvica, e na disfunção mitocondrial induzida por medicamentos antirretrovirais, como zidovudina e estavudina.

Algumas causas apresentam mecanismo incerto: doenças malignas, metformina, AIDS, hipoglicemia e etiologia idiopática.

O tratamento da doença de base finaliza a produção de ácido láctico e possibilita metabolizar o lactato acumulado, via processo oxidativo normal. Com isso, o bicarbonato regenera-se gradualmente, corrigindo a acidose, sem necessidade de intervenção no processo. O uso de bicarbonato restringe-se a casos agudos com grave acidemia (pH inferior a 7,10), sob avaliação clínica rigorosa.

A medida do lactato sanguíneo e o cálculo da diferença anionte mostram-se úteis no diagnóstico diferencial da acidemia e no controle da resposta terapêutica.

Técnicas de coleta de amostras para gasometria

A gasometria pode ser venosa ou arterial. O sangue venoso, coletado em via venosa central, expressa os parâmetros médios do sangue venoso e tem aplicação na avaliação das etapas da respiração tecidual. O sangue arterial pode ser obtido por punção arterial ou por aspiração de cateter intra-arterial.

Estando os equipamentos ajustados, os erros mais frequentes das gasometrias decorrem de demora na execução do exame e de falhas na coleta, em especial por excesso de heparina na seringa de coleta, a qual reduz o pH, aumenta o sódio e pode diluir a amostra a ponto de falsear os demais resultados. Seringas heparinizadas, prontas para uso e transporte, evitam esses erros.

A coleta arterial obedece ao protocolo a seguir.

1. Localizar a artéria a ser puncionada, dando preferência às artérias radiais, tibiais ou pediosas, nessa ordem. As punções femoral ou braquial dependem de avaliação médica. Em recém-nascidos, a artéria temporal é uma opção anterior à braquial ou à femoral.
2. Antes da punção da artéria radial, deve-se realizar sua compressão por 1 a 3 min, a fim de checar se a circulação ulnar é suficiente para manter a perfusão tecidual da mão. O mesmo se aplica às artérias dos membros inferiores.
3. Usar uma seringa de 3 ou 5 mℓ, aspirar um pequeno volume de heparina (no máximo 0,1 mℓ) e desprezar todo o seu conteúdo após girar a seringa para distribuir a medicação na sua parede. Denomina-se "ambiente de heparina". A heparina sódica é ácida, podendo alterar o pH e a dosagem de sódio, se usada em excesso. É preferível o emprego de seringas (sistemas) prontas para uso e transporte.
4. Rotular a seringa com o nome do paciente, a data e a hora da coleta.
5. Palpar a artéria, marcar bem a sua posição anatômica e o ponto a ser puncionado.
6. Fazer a assepsia com álcool 70%.
7. Puncionar com a agulha inclinada a cerca de 30 a 45°.
8. Homogeneizar o sangue logo após a coleta.
9. Eliminar imediatamente bolhas de ar presentes na seringa.
10. Proteger a agulha para evitar a entrada de ar. Para isso, pode-se espetar a agulha em uma rolha de borracha. Os sistemas prontos têm tampas próprias.
11. Realizar o exame imediatamente.
12. Se for demorar alguns minutos (fato comum quando se coleta sangue de diversos pacientes), conservar a amostra em gelo até o transporte para o laboratório. Guardar em geladeira por no máximo 1 h.
13. Informar ao laboratório se o sangue é arterial ou venoso, a hora da coleta, a FiO_2 na hora da coleta e a temperatura axilar do paciente. Os equipamentos modernos demandam esses dados para compensar desvios, além de oferecerem relatórios com o cálculo de parâmetros informativos da troca gasosa. A interpretação correta exige ainda o conhecimento da hemoglobina.
14. Logo após a punção, é fundamental comprimir o local por 3 min para evitar sangramento/hematoma. A compressão do local com uma pequena bola de algodão é mais eficaz que com um grande chumaço.

BIBLIOGRAFIA

Bageant RA. Variations in arterial blood gas measurements due to sampling techniques. Respir Care. 1975;20:565.

Collins JA, Rudenski A, Gibson J, Howard L, O'Driscoll R. Relating oxygen partial pressure, saturation and content: the haemoglobin–oxygen dissociation curve. Breathe. 2015;11:194-201.

Evers W, Racz GB, Levy AA. A comparative study of plastic (polypropylene) and glass syringes in blood-gas analysis. Anesth Analg. 1972;51:92.

Filogônio CJB, Serufo JC. Asma. In: Petroianu A, editor. Emergências clínicas e cirúrgicas. Rio de Janeiro: Guanabara Koogan; 2002. p. 751-66.

Guyton AC, Hall JE. Tratado de fisiologia médica. 12. ed. Rio de Janeiro: Elsevier; 2011.

Krapf R, Beeler I, Hertner D, Hulter HN. Chronic respiratory alkalosis: the effect of sustained hyperventilation on renal regulation of acid-basic equilibrium. N Engl J Med. 1991;324:1394-401.

Lora Dukić L, Kopčinović LM, Dorotić A, Baršić I. Blood gas testing and related measurements: National recommendations on behalf of the Croatian Society of Medical Biochemistry and Laboratory Medicine. Biochemia Medica. 2016;26(3):318-36.

Recommendations of the British Thoracic Society and the Association of Respiratory Technicians and Physiologist. Respir Med. 1994:88(3):165.

Rose BD, Post TW. Clinical physiology of acid-basic and electrolyte disorders. 5. ed. New York: McGraw-Hill; 2001.

Van Ypersele de Strilho C, Brasseur L, de Coninck J. The "carbon dioxide response curve" for chronic hypercapnia in man. N Engl J Med. 1966;275:117-22.

Wagner PD. The physiological basis of pulmonary gas exchange: implications for clinical interpretation of arterial blood gases. Eur Respir J. 2015;45:227-43.

Williams AJ. ABC of oxygen: assessing and interpreting arterial blood gases and acid-basic balance. BMJ. 1998;317:1213-6.

18 Oxigenoterapia em Situações Agudas e Crônicas

Gisele do Carmo Leite Machado Diniz • Maria da Glória Rodrigues Machado

INTRODUÇÃO

Diversas situações, como pneumopatias agudas ou crônicas, trauma extenso, anestesia, pós-operatórios e quadros de instabilidade hemodinâmica, podem reduzir, de maneira isolada ou simultânea, tanto o conteúdo arterial de oxigênio quanto o débito cardíaco. Consequentemente, pode haver hipoxia tecidual, definida como a baixa oferta de oxigênio aos tecidos resultando em perda da integridade da membrana, alterações na homeostase do cálcio e nas atividades enzimáticas celulares. Dispneia, taquicardia e alterações da função mental são exemplos de sinais e sintomas de hipoxia tecidual.

A oxigenoterapia é um recurso utilizado com o intuito de contribuir para uma oxigenação sistêmica adequada e, consequentemente, evitar os efeitos deletérios da hipoxia ao organismo. Define-se como a inalação de oxigênio em concentração superior àquela presente no ar ambiente, que é em torno de 21%. O oxigênio pode ser ofertado por meio de sistemas de baixo e de alto fluxo, compreendendo uma ferramenta importante para o tratamento de insuficiência respiratória aguda e crônica. Os principais objetivos que levam ao seu emprego são o tratamento ou a prevenção de hipoxemia e hipertensão arterial pulmonar e a redução do trabalho respiratório e miocárdico. Entretanto, o tratamento da hipoxemia em pacientes graves permanece desafiador. As lesões relacionadas com a hipoxia tecidual são bem estabelecidas, mas estudos também demonstram a possibilidade de lesões associadas à hiperóxia, a oferta exagerada de oxigênio aos tecidos. Em pacientes graves, duas estratégias têm sido propostas no tratamento da hipoxemia (definida como uma baixa pressão arterial de oxigênio) para, simultaneamente, evitar a hiperoxemia (definida como uma alta pressão arterial de oxigênio). A primeira é o controle preciso da oxigenação arterial, que significa direcionar os valores da pressão arterial parcial de oxigênio (PaO_2) ou da saturação arterial de oxigênio (SaO_2) para valores-alvo individualizados. Assim, é possível ajustar corretamente o oxigênio ofertado e evitar os danos associados à hiperóxia inadvertida ou à hipoxia. A segunda estratégia é a hipoxemia permissiva. Trata-se da aceitação de níveis de oxigenação arterial mais baixos do que os que são, convencionalmente, tolerados para os pacientes. O objetivo da hipoxemia permissiva é minimizar os possíveis danos causados pela restauração da normoxemia, mas sem permitir a ocorrência de hipoxia tecidual. Assim, um equilíbrio adequado em relação à dosagem do oxigênio suplementar pode resultar em melhores prognósticos para os pacientes que necessitam de oxigenoterapia a curto e longo prazo.

HIPOXEMIA E HIPOXIA TECIDUAL

Os fatores determinantes para a oferta de oxigênio aos tecidos ($\dot{D}O_2$) são o débito cardíaco ($\dot{Q}$) e o conteúdo arterial de oxigênio (CaO_2), como demonstrado pela equação:

$$\dot{D}O_2 = \dot{Q} \times CaO_2$$

Débito cardíaco é o produto da frequência cardíaca (FC) pelo volume sistólico (VS), este último influenciado pela pré-carga, pela pós-carga e pela contratilidade do ventrículo esquerdo (Figura 18.1). O conteúdo arterial de oxigênio pode ser definido como a adição da quantidade de oxigênio (mℓ) transportado pela hemoglobina com a quantidade de oxigênio (mℓ) dissolvido no plasma.

- Quantidade de oxigênio (em mℓ) transportado pela hemoglobina:

$$Hb \times SaO_2 \times 1{,}34 \text{ m}\ell \text{ de } O_2$$

Em que:

- Hb = hemoglobina
- SaO_2 = saturação arterial de oxigênio
- 1,34 = quantidade de oxigênio (mℓ) carreado por 1 g de Hb

- Quantidade de oxigênio dissolvido em 100 mℓ de plasma:

$$0{,}003 \times PaO_2$$

Em que:

- PaO_2 = pressão parcial de oxigênio no sangue arterial.

Assim, a diminuição de qualquer um dos fatores descritos anteriormente, seja por alteração na relação ventilação-perfusão ($\dot{V}/\dot{Q}$), hipoventilação, *shunt*, limitação da difusão ou alterações hemodinâmicas, pode promover hipoxemia e, dependendo da gravidade, hipoxia tecidual.

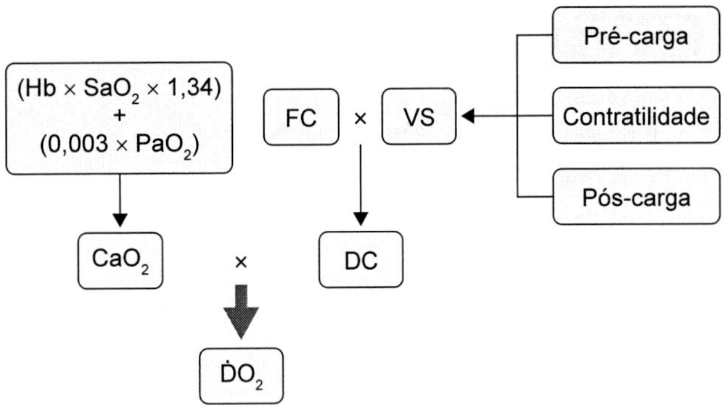

Figura 18.1 Fatores determinantes da oferta de oxigênio aos tecidos.

A hipoxemia é definida como a presença de valores de PaO_2 ou SaO_2 inferiores aos convencionalmente considerados normais (normal: PaO_2 entre 80 e 100 mmHg e SaO_2 superior a 94%). No entanto, pode existir uma grande variabilidade interindividual em relação aos valores considerados normais. Por exemplo, a oxigenação arterial é inversamente proporcional à idade, pois, em razão do declínio na relação $\dot{V}/\dot{Q}$ que ocorre ao longo do tempo, há uma maior redução da PaO_2. Outro exemplo dessa variabilidade individual são pacientes com doença pulmonar obstrutiva crônica (DPOC), que também cursam com alterações da relação $\dot{V}/\dot{Q}$ e redução das trocas gasosas. Em pacientes com síndrome do desconforto respiratório agudo (SDRA), por exemplo, valores de PaO_2 mais baixos podem ser aceitáveis para evitar a lesão pulmonar induzida pelo oxigênio e pelo ventilador mecânico. A PaO_2 que os clínicos escolhem para fazer o diagnóstico de hipoxemia varia amplamente, mas, em geral, está situada entre 60 e 75 mmHg. Talvez a falta de evidências de que a manutenção da normoxemia em pacientes graves seja benéfica pode explicar a grande variação na prática em torno do tratamento da hipoxemia nesses pacientes.

Na ausência de qualquer terminologia universalmente aceita, alguns autores propuseram critérios baseados em adaptações fisiológicas humanas à hipoxemia para classificá-la em relação ao tempo de evolução (Quadro 18.1).

Quadro 18.1 Categorização da hipoxemia considerando a resposta fisiológica à sua duração.

Termo	Descrição
Hipoxemia aguda	Declínio rápido na oxigenação arterial desenvolve-se em menos de 6 h (p. ex., obstrução aguda das vias aéreas superiores)
Hipoxemia subaguda	Redução da oxigenação arterial ocorre de 6 h a 7 dias (p. ex., pneumonia)
Hipoxemia sustentada	Redução da oxigenação arterial ocorre de 7 a 90 dias (p. ex., síndrome do desconforto respiratório agudo prolongada e altas altitudes)
Hipoxemia crônica	Redução prolongada da oxigenação arterial por mais de 90 dias (p. ex., doença pulmonar obstrutiva crônica)
Hipoxemia geracional	Oxigenação arterial reduzida ao longo de gerações (p. ex., povos tibetanos residentes em altas altitudes)

Fonte: Martin e Grocott (2013).

A exposição à hipoxemia subaguda e à hipoxemia sustentada possilbilita um processo coordenado de adaptação. Por exemplo, a resposta humana à hipoxia hipobárica desenvolvida em altas altitudes é bem descrita e caracterizada pela restauração do fornecimento de oxigênio por convecção, por meio de aumentos da ventilação alveolar, do débito cardíaco e do hematócrito. É improvável que os pacientes graves adotem essas contramedidas cardiorrespiratórias de modo eficaz para aumentar a oferta de oxigênio em resposta às suas doenças de base. No entanto, pode haver semelhanças nas respostas teciduais e celulares à hipoxia entre pacientes graves e voluntários saudáveis em altas altitudes. A dificuldade que surge na comparação de aclimatação à altitude e as mudanças fisiológicas que ocorrem no paciente crítico é que alguns fatores podem impedir certos aspectos da adaptação. Por exemplo, se o paciente estiver sedado e em ventilação mecânica controlada, ele não será capaz de desenvolver uma resposta fisiológica à hipoxia.

A hipoxia tecidual é definida como o fornecimento insuficiente de oxigênio ou incapacidade de utilização deste pelos tecidos, o que resulta em anormalidades ou insuficiências funcionais. A Tabela 18.1 demonstra a definição de normoxia e os tipos de hipoxia, com suas respectivas representações gráficas.

Assim, em muitas situações que cursam com hipoxemia e com consequente hipoxia tecidual, é necessária a implementação de oxigenoterapia suplementar, a qual pode ser ofertada ao paciente por diferentes tipos de sistemas e equipamentos.

SISTEMAS DE OXIGENOTERAPIA

O oxigênio pode ser ofertado para enriquecer a concentração do ar inspirado por meio de sistemas de baixo e alto fluxo. Quando o fluxo de oxigênio for ajustado em valores que variam de 1 a 4 ℓ/min, não há a necessidade de umidificação suplementar. Nesse caso, os consensos sobre oxigenoterapia relatam que o risco de contaminação do sistema é maior do que os benefícios proporcionados, e que tanto a nasofaringe quanto a orofaringe podem prover umidificação adequada nessas situações. Entretanto, durante a utilização de fluxos superiores a esses, o oxigênio deve ser umidificado para evitar o ressecamento das vias aéreas e das secreções traqueobrônquicas.

Sistemas de baixo fluxo

Esses sistemas administram oxigênio puro (100%) a um fluxo menor que o fluxo inspiratório do paciente. O oxigênio administrado se mistura com o ar inspirado. Como resultado, obtém-se uma fração inspirada de oxigênio (FiO_2) variável, alta ou baixa, dependendo do dispositivo utilizado e do volume de ar inspirado pelo paciente. Este é o sistema ideal para pacientes com frequência respiratória menor do que 25 respirações por minuto e com padrão respiratório estável. Do contrário, o sistema eleito deve ser um dispositivo de alto fluxo.

Nos sistemas de baixo fluxo, a FiO_2 depende da existência de um reservatório anatômico (cavidade nasal e oral) ou artificial de oxigênio, do fluxo de gás fornecido, da frequência respiratória, do volume corrente e do volume minuto do paciente. O Quadro 18.3 demonstra a diferença entre a FiO_2 de um paciente portador de DPOC durante um quadro de agudização da doença e, em seguida, após a sua recuperação. Observa-se que, para o mesmo fluxo de oxigênio ofertado (2 ℓ/min), a FiO_2 do paciente varia de 26% durante a agudização para 53% após a estabilização do quadro respiratório. Tal flutuação pode ser explicada pela variação que ocorre no volume minuto do paciente (30 ℓ/min e 5 ℓ/min, respectivamente).

Tabela 18.1 Normoxia e os tipos de hipoxia: descrição e representação gráfica.

Termo	Descrição	Representação gráfica
Normoxia	Definida como a oferta/utilização ideal de oxigênio pelos tecidos. A representação gráfica da pressão parcial de oxigênio *versus* o teor de oxigênio na hemoglobina é conhecida como curva de dissociação da oxi-hemoglobina	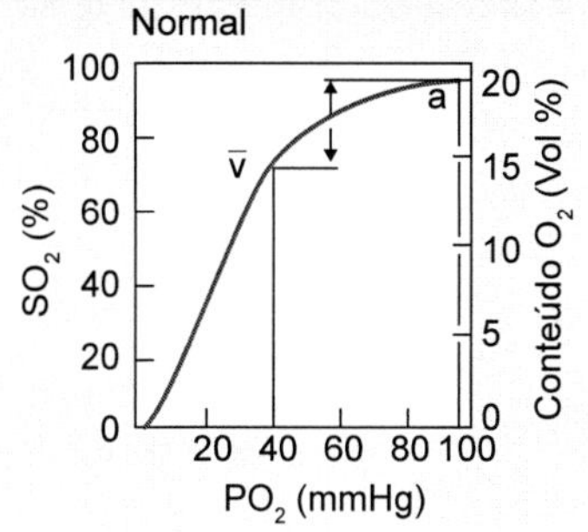
Hipoxia hipóxica	Pode ocorrer pelo comprometimento da relação ventilação-perfusão $\dot{V}/Q$ pela hipoventilação, pela diminuição da fração inspirada de oxigênio (FiO_2) em grandes altitudes onde o ar é rarefeito e nos *shunts* arteriovenosos. A pressão parcial arterial de oxigênio (PaO_2), a saturação arterial de oxigênio (SaO_2) e o conteúdo arterial de oxigênio (CaO_2) encontram-se diminuídos. A cianose (condição que faz com que mucosas e extremidades fiquem em tom azulado) pode ocorrer quando a média da hemoglobina desoxigenada do sangue arterial e venoso superar 5 g/dℓ. A cianose pode ser classificada como central e periférica. A cianose central relaciona-se com a redução da SaO_2 (*shunt*, distúrbios de difusão, alteração da relação $\dot{V}/Q$ e hipoventilação) e a periférica com a redução da $S\bar{v}O_2$ (baixo débito e obstrução arterial). É importante ressaltar que a ausência de cianose não exclui a hipoxemia	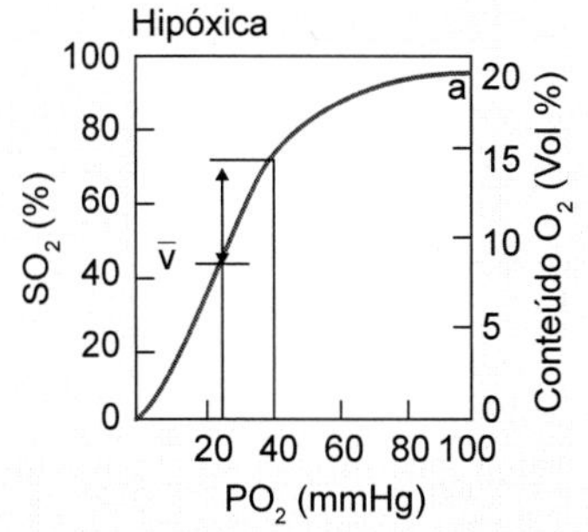
Hipoxia hipocinética ou estagnante	Ocorre quando o sangue oxigenado é levado aos tecidos em quantidades insuficientes seja por redução do débito cardíaco, hipotensão, choques hipovolêmico e cardiogênico, trauma, edema do tecido vascular, suprimento arterial insuficiente aos tecidos resultante de doença vascular ou trombose. A SaO_2, a PaO_2 e o CaO_2 encontram-se dentro da normalidade. Assim, esse tipo de hipoxia pode ser diagnosticado quando a $P\bar{v}O_2$ (está abaixo dos valores normais de 35 e 40 mmHg, embora a SaO_2, a PaO_2 e o CaO_2 estejam dentro da normalidade. A taxa de extração (Te), que representa a fração de O_2 extraída do CaO_2 aumenta acentuadamente. O seu valor normal é de 25 a 30% $TeO_2 = C(a\text{-}\bar{v})O_2/CaO_2$, em que $C(a\text{-}\bar{v})O_2$ é a diferença entre o conteúdo arterial e venoso de O_2	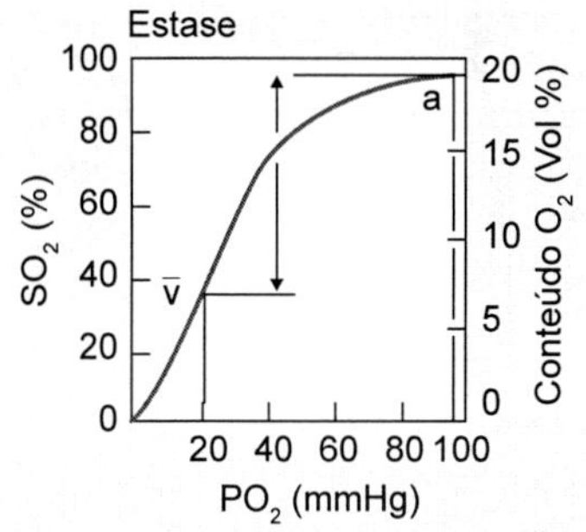
Hipoxia anêmica	Ocorre em situações como anemia, hemorragia, hemólise e hemoglobinopatias (condições nas quais o CaO_2 está diminuído), ou quando sua capacidade de transportar O_2 está prejudicada, como no envenenamento por monóxido de carbono (carboxiemoglobina). O CaO_2 encontra-se diminuído e há um aumento do gradiente arteriovenoso de oxigênio [$G(a\text{-}\bar{v})O_2$]. Entretanto, a SaO_2 e a PaO_2 estão normais	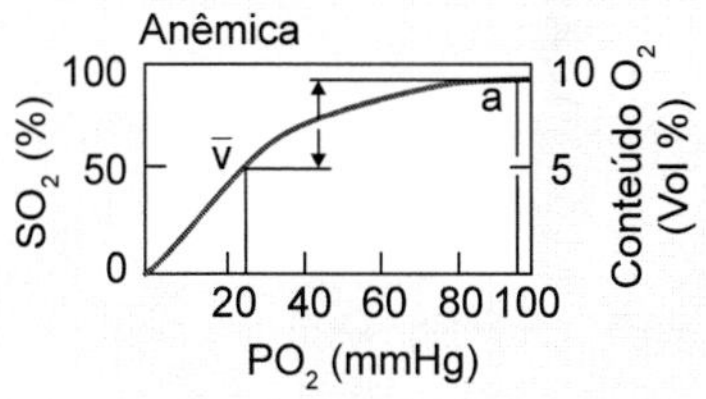
Hipoxia histotóxica	Ocorre em consequência da exposição acidental ou deliberada a venenos como cianeto, o que promove o envenenamento das enzimas intracelulares envolvidas no metabolismo tecidual. A SaO_2, a PaO_2 e o CaO_2 estão dentro da normalidade, mas, como os tecidos são incapazes de metabolizar o O_2, há diminuição do $G(a\text{-}\bar{v})O_2$	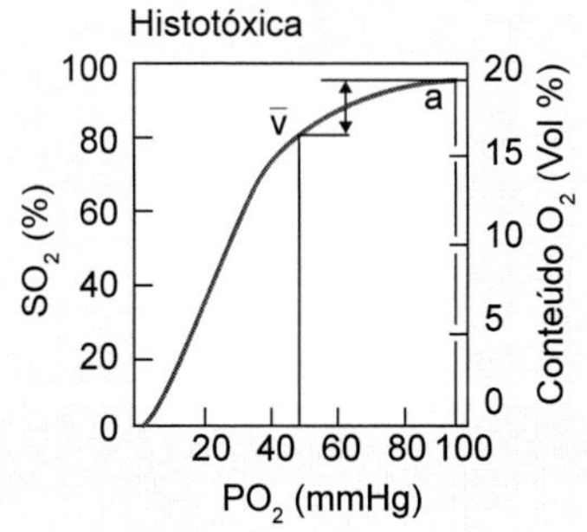

Quadro 18.2 Exemplo da FiO_2 ofertada ao paciente com DPOC.

Variáveis	Durante agudização da doença	Após agudização da doença
Fluxo de oxigênio suplementar	2 ℓ/min	2 ℓ/min
Vol/min (FR × volume corrente)	30 ℓ/min (40 irpm × 750 mℓ)	5 ℓ/min (10 irpm × 500 mℓ)
Cálculo da FiO_2	O_2 = 2 ℓ/min (a 100%) + Ar ambiente = 28 ℓ/min (a 21%) = 30 ℓ/min Então, a FiO_2 verdadeira é: (2 ℓ/min × 100 %) + (28 ℓ/min × 21%) = 26% 30 ℓ/min	O_2 = 2 ℓ/min (a 100%) + Ar ambiente = 3 ℓ/min (a 21%) = 5 ℓ/min Então, a FiO_2 verdadeira é: (2 ℓ/min × 100 %) + (3 ℓ/min × 21%) = 53% 5 ℓ/min

Adaptado de Bateman e Leach (1998).

Cânulas nasais

A cânula nasal tem sido classificada como um dispositivo de baixo fluxo capaz de oferecer uma FiO_2 de até 40% com fluxos de até 6 ℓ/min para adultos com volume minuto normal. No entanto, pode ocorrer uma diminuição exponencial da FiO_2 ofertada quando há aumento da frequência respiratória. A cânula nasal foi adaptada com sucesso para a utilização em cuidados respiratórios perinatal e pediátrica: os fluxos são reduzidos (entre 0,25 e 1 ℓ/min) em virtude de um menor volume minuto. São confortáveis e possibilitam ao paciente falar, tossir e se alimentar durante seu uso. Ocorre variação aproximada (dependendo do padrão respiratório do paciente) de 4% na FiO_2 entre cada valor de fluxo ajustado. A utilização de fluxos superiores a 6 ℓ/min, nesse sistema, não é indicada, por causa do risco de irritação local e dermatites.

Recentemente, foi introduzida a cânula nasal de alto fluxo (CNAF), que vem acompanhada por sistemas de umidificação aquecidos para evitar o ressecamento da mucosa das vias aéreas superiores e para aumentar o conforto do paciente. Os fluxos terapêuticos para adultos podem variar entre 15 e 60 ℓ/min e a FiO_2 ser modificada de modo independente nos misturadores de oxigênio/ar ambiente. Na assistência perinatal, pode-se ofertar fluxos > 2 ℓ/min. Os efeitos fisiológicos relatados são redução do espaço morto anatômico, efeito PEEP (*positive end expiratory pressure*), fração inspirada de oxigênio mais constante e boa umidificação. Há um corpo pequeno, mas crescente, de informações a partir de ensaios clínicos que suporta o uso da CNAF como uma interface alternativa de oxigênio para os adultos que apresentam hipoxemia moderada persistente após receber oxigênio por máscaras com reservatório ou terapia similar. As observações clínicas relatam diminuição da frequência e do trabalho respiratório e uma maior aceitação e conforto do paciente. A indicação e o momento de iniciar e de parar a terapia com CNAF ainda devem ser mais bem esclarecidos pelos estudos que envolvem o tema (Figura 18.2).

Pacientes muito taquipneicos e que respiram predominantemente pela boca podem necessitar de máscaras faciais e/ou sistemas de alto fluxo.

Máscaras simples

Aumentam o reservatório artificial de oxigênio, tornando possível uma maior inalação do gás na inspiração. As máscaras simples apresentam um reservatório de 100 a 200 mℓ de oxigênio, que permite obter uma FiO_2 de 35 a 50% com fluxos de

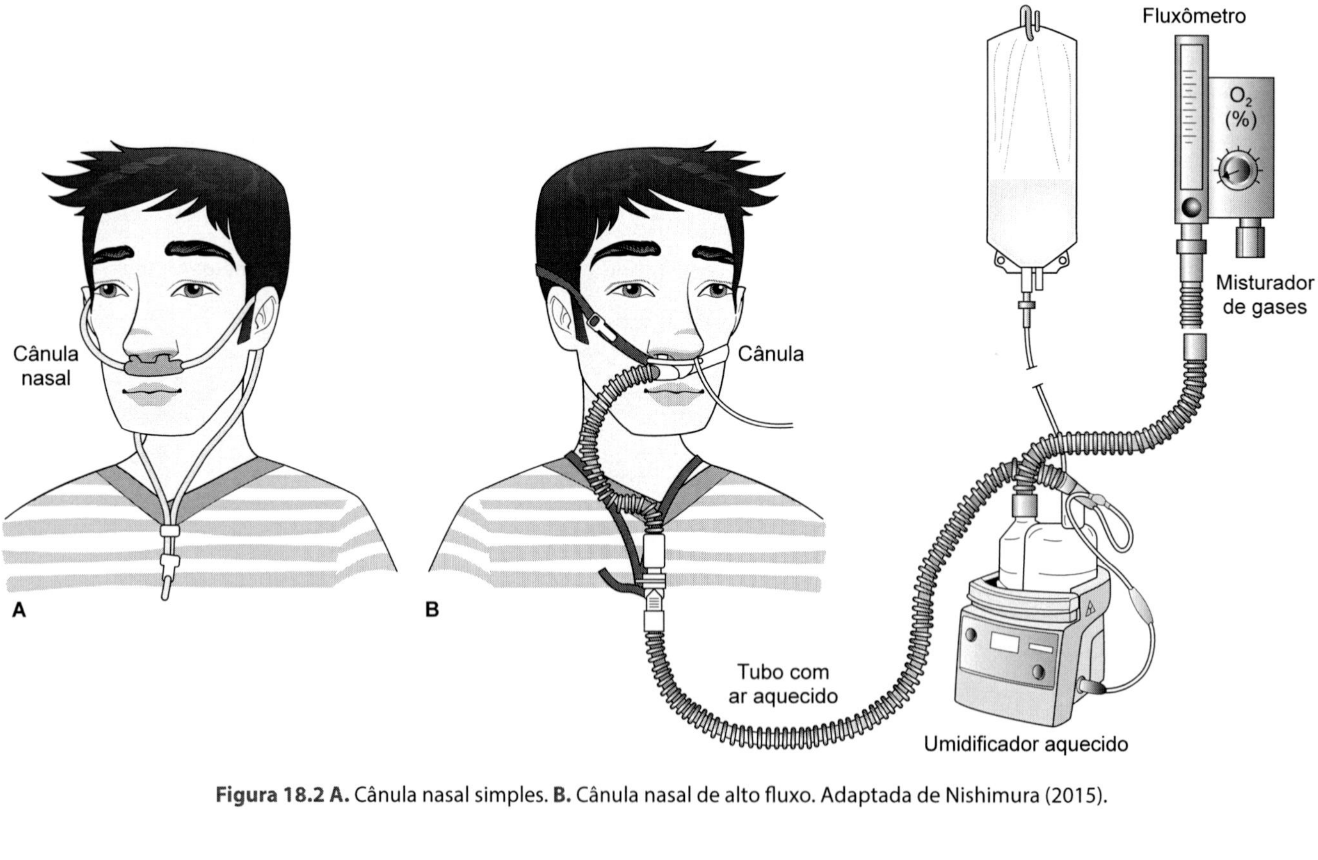

Figura 18.2 A. Cânula nasal simples. **B.** Cânula nasal de alto fluxo. Adaptada de Nishimura (2015).

5 a 10 ℓ/min. Fluxos inferiores a 5 ℓ/min aumentam o risco de reinalação de CO_2 e devem ser evitados. As máscaras simples apresentam pequenos orifícios para que haja a entrada e a saída de gases. O seu emprego a longo prazo pode causar irritações cutâneas e úlceras de pressão. Além disso, no momento das refeições, a máscara deve ser substituída por cateter nasal para evitar hipoxemia.

Sasaki *et al.* (2003) compararam o conforto e a eficácia de quatro diferentes sistemas de oxigenoterapia em indivíduos sadios: cânula nasal simples, máscara simples e duas diferentes cânulas nasais tipo microfone. Os resultados mostraram que todos os sistemas utilizados aumentaram a PaO_2, sendo esse aumento mais importante quando da utilização da máscara facial simples. Entretanto, esta última foi considerada a menos confortável, e uma das cânulas tipo microfone utilizada no estudo a mais confortável de todos os sistemas testados.

Máscaras com reservatório

São máscaras acopladas a uma bolsa inflável que armazena oxigênio a 100% na expiração. Na inspiração, o oxigênio é inalado do reservatório. As máscaras podem apresentar sistemas de reinalação parcial ou sem reinalação, devendo ser bem ajustadas à face do paciente (Figura 18.3).

As máscaras com reinalação parcial possibilitam alcançar uma FiO_2 de 40 a 70% com fluxo de 6 a 10 ℓ/min. O fluxo deve ser adequado para garantir que a bolsa seja esvaziada em somente um terço do seu conteúdo durante a inspiração, para evitar acúmulo de CO_2 no sistema. As máscaras sem reinalação utilizam uma válvula unidirecional e devem receber fluxo mínimo de 10 ℓ/min, suficiente para evitar o colapso da bolsa durante a inspiração, podendo atingir uma FiO_2 de 60 a 80%, dependendo do padrão ventilatório do paciente. A principal vantagem da máscara sem reinalação sobre a máscara de reinalação parcial é a sua possibilidade de alcançar maiores FiO_2. Entretanto, ela tem uma grande desvantagem, que é o grande escape de ar quando se atingem altos fluxos ou altos volumes inspiratórios. Esse escape de ar ocorre em torno do corpo da máscara e pela porta de expiração aberta (não valvulada) da máscara.

Tenda facial

Também conhecida como máscara de macronebulização, por ser geralmente conectada a um sistema de macronebulização para umidificação do oxigênio inspirado (Figura 18.4), possibilita alcançar uma FiO_2 de 21 a 40% (dependendo do tipo de nebulizador) com fluxos de 6 a 15 ℓ/min. Assim como na máscara facial simples, fluxos inferiores a 5 ℓ/min aumentam o risco de reinalação de CO_2 e devem ser evitados. A tenda facial é indicada principalmente para pacientes com trauma facial ou para aqueles que não toleram a máscara facial (Figura 18.5).

Colar de traqueostomia

Também conhecido como máscara de traqueostomia, torna possível alcançar uma FiO_2 de 35 a 60% (dependendo do tipo de nebulizador) com fluxos de 6 a 15 ℓ/min. É indicado para pacientes traqueostomizados, sendo posicionado diretamente sobre a cânula de traqueostomia (Figura 18.6). Tanto o colar de traqueostomia quanto a tenda facial podem ser acoplados a um sistema Venturi.

Sistemas de alto fluxo

Máscara de Venturi

Esse tipo de máscara utiliza um alto fluxo de oxigênio, suficiente para exceder o pico de fluxo inspiratório do paciente. A Figura 18.7 compara a máscara de baixo fluxo com a máscara de Venturi. É possível observar que o ar ambiente é arrastado em volta do jato de oxigênio por orifícios laterais. Essa máscara é utilizada quando se deseja uma concentração de oxigênio mais consistente e previsível, atingindo valores de FiO_2 de 24 a 50% com fluxos de 5 a 12 ℓ/min.

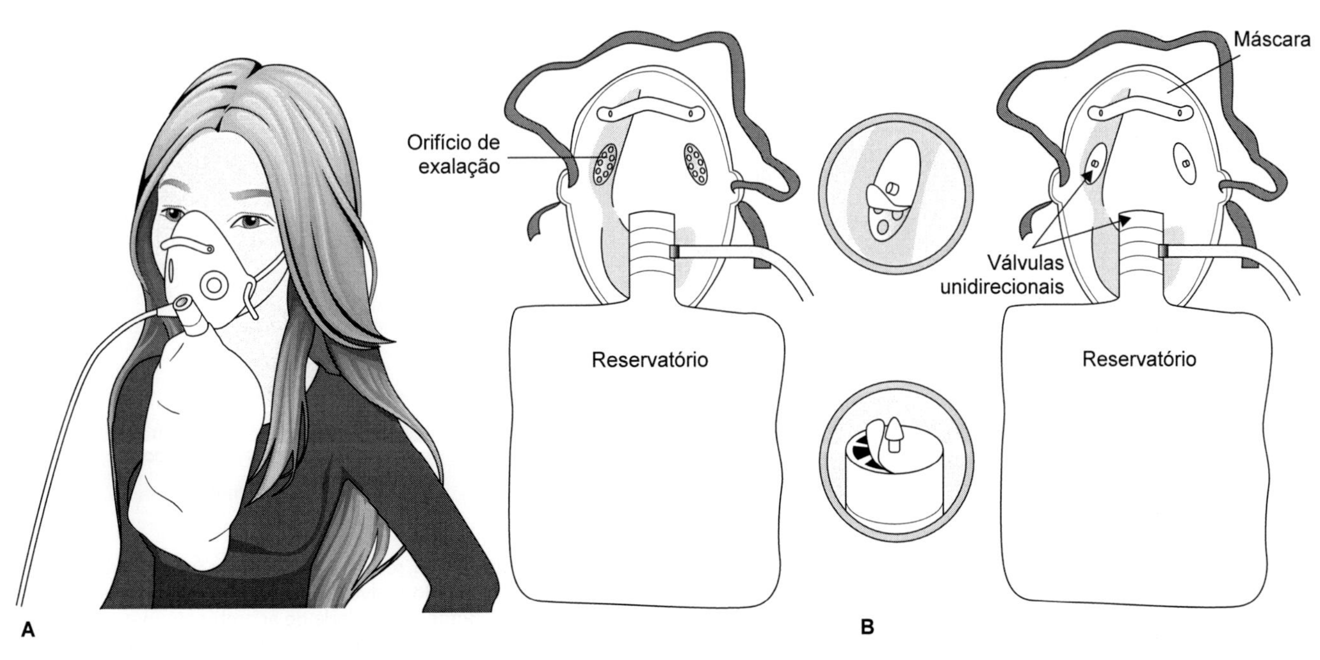

Figura 18.3 Máscaras com reservatório. **A.** Máscara de reinalação parcial. **B.** Máscara sem reinalação. Adaptada de Persing (1994).

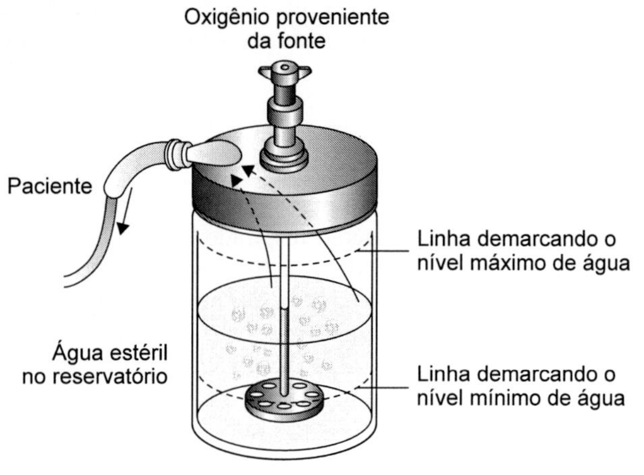

Figura 18.4 Sistema de macronebulização.

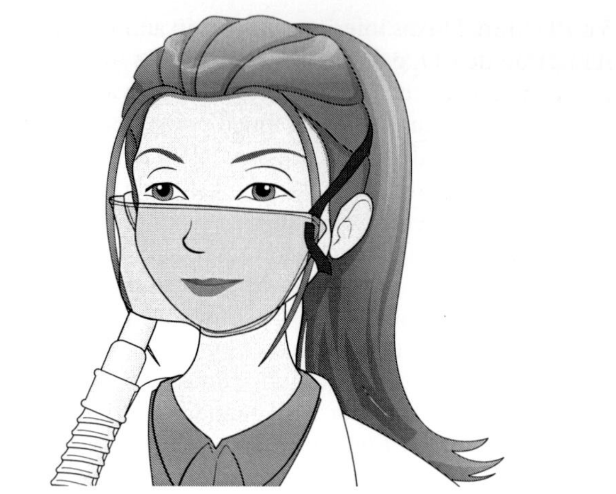

Figura 18.5 Tenda facial. Adaptada de Persing (1994).

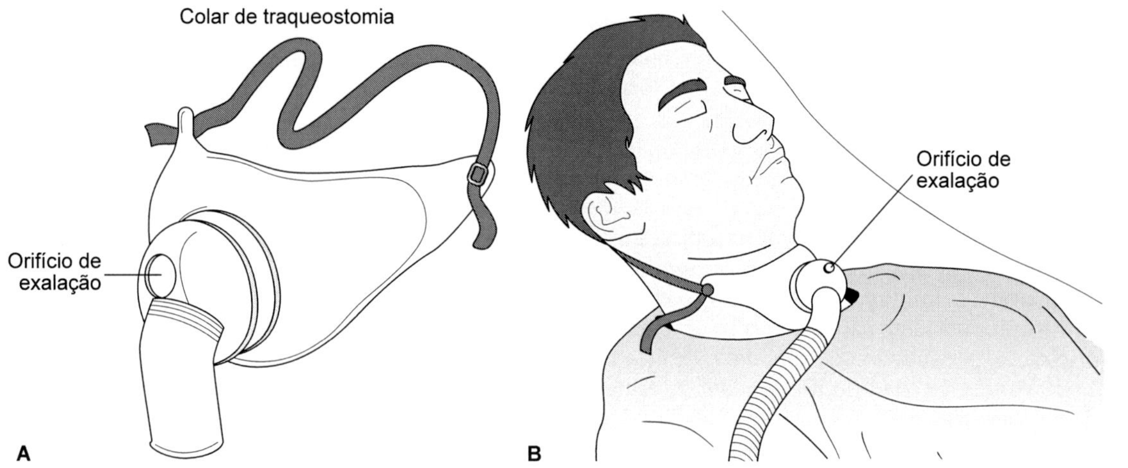

Figura 18.6 A e **B.** Colar de traqueostomia. Adaptada de Persing (1994).

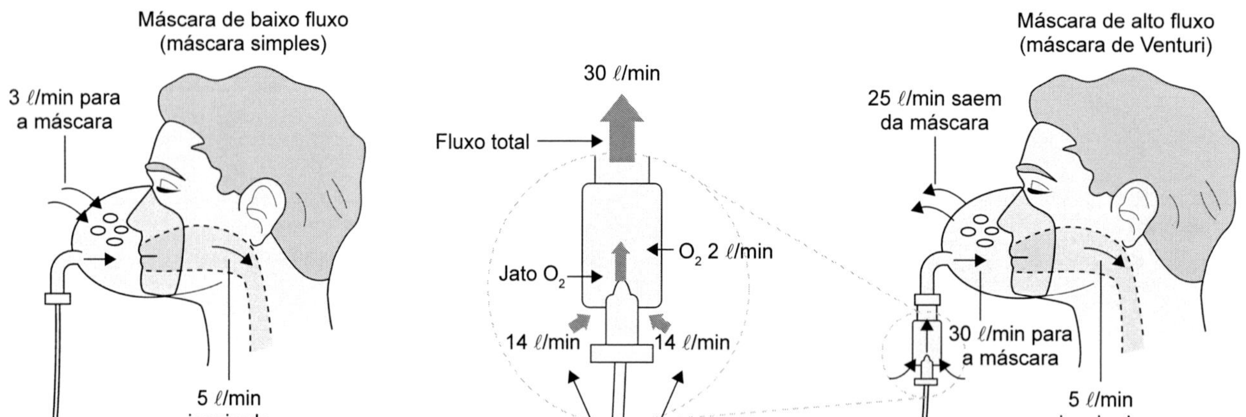

Figura 18.7 Diferença entre as máscaras de baixo e alto fluxo (máscara simples e máscara de Venturi, respectivamente) em um mesmo paciente. Na máscara simples (**A**), os 2 ℓ de oxigênio inspirados se misturam aos 3 ℓ de ar ambiente inspirado através da máscara, o que gera um volume minuto de 5 ℓ/min. Na máscara de alto fluxo (**B**), o sistema Venturi possibilita a sucção de grande quantidade de ar ambiente (nesse exemplo, 28 ℓ/min), que se mistura ao oxigênio da fonte (2 ℓ/min). A maior parte desse volume de ar é eliminada na própria máscara. Assim, o volume minuto inalado através da máscara Venturi é o mesmo inalado através da máscara simples (5 ℓ/min), mas a fração inspirada de oxigênio é mais precisa no sistema Venturi. Adaptada de Luna Paredes *et al.* (2009).

Ventilação mecânica não invasiva e invasiva

É uma modalidade de ventilação por máscara nasal, facial ou total, que fornece um suporte pressórico ou volumétrico, podendo evitar a necessidade de intubação endotraqueal em alguns casos.

Alguns aparelhos utilizados para a ventilação não invasiva têm misturador interno de oxigênio e ar comprimido. Isso torna a FiO_2 ajustada mais confiável. Esse misturador pode ser encontrado principalmente nos ventiladores mecânicos microprocessados mais modernos. Diferentemente, em outros sistemas de ventilação não invasiva, o oxigênio é ajustado no próprio fluxômetro de rede, e a FiO_2 pode variar de acordo com o padrão respiratório do paciente, com o fluxo de oxigênio e com os parâmetros de ventilação instituídos.

Os pacientes com hipoxemia refratária ou hipercapnia associada à acidose respiratória e não responsivos aos métodos terapêuticos anteriores devem ser intubados e submetidos à ventilação mecânica invasiva. Neste caso, os ventiladores mecânicos microprocessados devem ser os modelos preferencialmente utilizados, pois oferecem um controle mais fidedigno da FiO_2 a ser ofertada para o paciente.

Apesar de existirem no mercado equipamentos e sistemas de oxigenoterapia adequados aos diversos tipos de pacientes, a concentração de oxigênio ofertada pode ser excessiva e promover efeitos negativos associados ao uso do oxigênio suplementar.

EFEITOS NEGATIVOS DO OXIGÊNIO SUPLEMENTAR

Quando administrado em altas concentrações ou por tempo prolongado, o oxigênio pode causar lesões pulmonares e sistêmicas por hiperóxia ($PaO_2 \geq 120$ mmHg), ou seja, por excesso de oxigênio. A hiperóxia pode causar lesões histopatológicas, induzir fibrose intersticial, atelectasia, traqueobronquite, quebra de proteínas alveolares e aumento de radicais livres em vários órgãos. Entretanto, ainda existem poucas informações sobre a associação entre a PaO_2 e suas consequências em pacientes sob ventilação mecânica. As alterações alveolares e traqueobrônquicas causadas pelo oxigênio são designadas pelo termo toxicidade do oxigênio.

Uma característica importante da toxicidade de oxigênio pulmonar corresponde ao fato de que é quase impossível distinguir os danos causados pelo oxigênio daqueles causados por outros processos potencialmente lesivos ao pulmão. Consequentemente, não está claro se a deterioração da função pulmonar durante o tratamento com altas FiO_2 provém do agravamento do processo da doença primária ou das espécies reativas de oxigênio que induzem ou agravam as lesões basais (a administração de oxigênio sob alta concentração pode perpetuar a lesão pulmonar em alguns pacientes). A oxigenação arterial supranormal também está relacionada com uma série de respostas cardiovasculares, como redução do volume sistólico e do débito cardíaco, aumento da resistência vascular periférica, vasoconstrição da artéria coronária e redução do fluxo sanguíneo coronário, o que pode ser indesejável em pacientes criticamente doentes.

Um corpo crescente de evidências clínicas aponta para os efeitos negativos potenciais do uso de altas concentrações de oxigênio em situações clínicas para as quais os ensinamentos clássicos e a intuição fisiológica sugeriam somente respostas benéficas. Exemplos desses potenciais efeitos negativos estão descritos no Quadro 18.3.

Um estudo retrospectivo em 50 unidades de terapia intensiva (UTI) avaliou a associação entre FiO_2, PaO_2 e mortalidade em pacientes ventilados mecanicamente. Os autores determinaram se o prognóstico de pacientes internados na UTI estava associado a diferentes FiO_2 utilizadas ou diferentes PaO_2 resultantes. Eles verificaram que alta FiO_2, alta PaO_2 e baixa PaO_2 nas primeiras 24 h após a admissão na UTI foram independentemente associadas a alta mortalidade. Posteriormente, um estudo multicêntrico conduzido em diferentes UTI também examinou a relação entre PaO_2 e mortalidade. Os resultados desse estudo demonstraram a presença de hiperóxia em mais da metade dos pacientes ventilados mecanicamente e uma média de FiO_2 administrada de 62%. Além disso, os autores observaram uma maior mortalidade tanto com PaO_2 baixas quanto com PaO_2 altas. Entretanto, após o ajuste dos resultados para a gravidade da doença, não foi observada relação entre a PaO_2 alta e a mortalidade de pacientes ventilados mecanicamente. Também não houve relação entre a mortalidade hospitalar e a PaO_2 quando foram comparados pacientes com alta FiO_2 (> 50%) *versus* baixa FiO_2 (< 50%). Essas observações sugerem que a oferta de FiO_2 elevadas pode refletir o desejo de otimizar a oferta de oxigênio para o paciente. Assim, a necessidade de FiO_2 altas pode ser um marcador de gravidade da doença e não teria uma relação causal direta com a mortalidade.

Existe grande interesse a respeito dos riscos associados à hiperóxia, apesar de ainda haver lacunas e ausência de evidências clínicas suficientes sobre diversos aspectos relacionados com o assunto. Assim, não existe consenso sobre a PaO_2 ideal em pacientes adultos ventilados mecanicamente e há uma grande variação em relação à administração de oxigênio para essa população. As diretrizes da British Thoracic Society (BTS) para o uso de oxigênio em pacientes adultos na emergência recomendam uma SaO_2-alvo de 94 a 98% para pacientes agudos graves. Para pacientes sob o risco de insuficiência respiratória hipercápnica, a recomendação é de uma SaO_2-alvo de 88 a 92%.

Estresse oxidativo

Fisiopatologia

Todos os órgãos corporais demonstram lesões quando expostos a altos níveis de oxigênio, porém o pulmão é o órgão mais afetado, por estar diretamente exposto a maiores pressões desse gás. Pelo fato de ser preferencialmente distribuído para áreas pulmonares que apresentam melhor complacência, o oxigênio suplementar inspirado aumenta o risco de lesões principalmente nessas regiões. As lesões pulmonares, nessa situação, são causadas sobretudo pelo aumento do estresse oxidativo advindo da hiperóxia.

O estresse oxidativo é definido como o excesso de radicais livres no organismo. As espécies reativas de oxigênio (ERO) são subprodutos do metabolismo celular e se constituem de átomos ou moléculas que contêm oxigênio e apresentam um elétron não pareado na sua órbita externa. Eles são capazes de reagir com outras moléculas contra as quais colidem, retirando elétrons dessas substâncias e modificando suas estruturas moleculares.

Sob condições aeróbicas normais, menos de 5% do consumo de oxigênio corporal participa da formação de

Quadro 18.3 Evidências sobre o uso do oxigênio em diversas situações clínicas.

Situação clínica	Evidências
Infarto agudo do miocárdio	Duas revisões sistemáticas sobre o uso de oxigênio suplementar durante o tratamento do infarto agudo do miocárdio chegaram a algumas conclusões: não há evidências de que a oxigenoterapia seja mais benéfica do que o ar ambiente nessa situação; ao contrário, ela pode ser prejudicial. Isso pode resultar em aumento do tamanho do infarto e aumento da mortalidade. É importante ressaltar que um pequeno número de estudos foi incluído nessas revisões, o que limita a interpretação dos resultados. Além disso, nenhum dos estudos originais obteve resultados estatísticos significativos. Entretanto, esses dados provocativos desencadearam novas investigações, como o estudo AVOID (ar *versus* oxigênio no infarto do miocárdio), cujo objetivo é responder a essa questão clínica crucial
Isquemia cerebral aguda	Dados sobre os efeitos de diferentes concentrações de oxigênio inspirado são escassos no acidente vascular encefálico isquêmico. Alguns estudos demonstraram que a oxigenoterapia pode ser benéfica se administrada durante as primeiras horas após o evento, mas pode resultar no aumento dos efeitos negativos (maior mortalidade em 1 ano) se a administração de oxigênio for continuada por mais tempo
Reanimação neonatal	Muitos estudos têm demonstrado que o uso de FiO_2 de 100% durante a reanimação em neonatos humanos pode aumentar a mortalidade, a lesão miocárdica e renal, e até mesmo estar associada a um maior risco de leucemia infantil e câncer. Além disso, assim como acontece na lesão causada pelo processo de isquemia-reperfusão, o uso de FiO_2 de 100% no recém-nascido após um evento perinatal asfixiante pode resultar em lesão cerebral. Há uma base de evidências para que as diretrizes de reanimação em neonatos passem a recomendar o ar ambiente como o gás a ser administrado durante a ventilação inicial. Quando utilizado, a dose de oxigênio deve ser titulada de acordo com a resposta clínica do paciente, de modo a evitar tanto a hipoxemia quanto a hiperoxemia
Ressuscitação adulta após parada cardíaca	Em um estudo retrospectivo de coorte com mais de 6.000 pacientes após reanimação por parada cardíaca, a hiperoxemia (definida nesse estudo como uma PaO_2 > 300 mmHg) foi associada a consequências significativamente piores do que a normoxemia (60 a 300 mmHg) e a hipoxemia (< 60 mmHg). Os autores concluíram que o excesso de oxigênio apresenta efeitos potencialmente perigosos durante a reanimação adulta pós-parada cardíaca, possivelmente por favorecer lesões desencadeadas pela isquemia-reperfusão do tecido nervoso central
Doentes críticos internados em unidades de terapia intensiva	Dados limitados descrevem a relação entre a oxigenação arterial, a morbidade e a mortalidade de pacientes criticamente doentes. A complexidade de separar "sinal" de "ruído" nesta coorte heterogênea de pacientes torna esta tarefa desafiadora. Da mesma maneira, o nível para o qual uma redução na oxigenação arterial pode ser tolerada em doentes em estado crítico é difícil de ser determinado e permanece obscuro

Fonte: Martin e Grocott (2013).

intermediários tóxicos de oxigênio. Entretanto, em situações de hiperóxia (PaO_2 elevada), nem todo oxigênio inspirado é reduzido diretamente à água, o que favorece o aparecimento das ERO, pois estas requerem moléculas de oxigênio como substrato. As principais ERO conhecidas são: oxigênio *singlet* ($^1O_2$), hidroxila (OH^{*-}), superóxido ($O^*_2{}^-$) e peróxido de hidrogênio (H_2O_2). A geração desses radicais, por diversos agentes agressores e células inflamatórias, causa lesão celular e tecidual nos pulmões. O $O^*_2{}^-$ é formado a partir da redução do oxigênio com um elétron e, quando protonado em meio com baixo pH, torna-se a principal fonte de H_2O_2. Embora o H_2O_2 não seja uma verdadeira ERO, essa molécula pode reagir com alguns metais redox-reativos, como o ferro e o cobre, formando novas ERO, como o OH^{*-} (Figura 18.8). Nessa cadeia de reações, pode ocorrer também a formação de radicais livres de nitrogênio. Além disso, há um sistema de defesa que visa a diminuir os efeitos tóxicos das ERO e que será discutido posteriormente.

As ERO podem promover a peroxidação lipídica da membrana celular e, consequentemente, induzir a formação de moléculas vasoativas e proinflamatórias, o que altera a barreira lipídica e aumenta a permeabilidade da membrana. Proteínas e polipeptídios também estão sujeitos aos efeitos lesivos dos radicais livres, como fragmentação, agregação e suscetibilidade à digestão proteolítica. Finalmente, ácidos nucleicos são oxidados, resultando em estruturas de DNA alteradas e em mutagênese.

Portanto, o evento inicial da toxicidade por hiperóxia nos pulmões é a formação excessiva de ERO, sendo o radical hidroxila e o superóxido os mais frequentemente relacionados com a lesão pulmonar. Podem ocorrer ativação e recrutamento tanto de neutrófilos quanto de macrófagos alveolares,

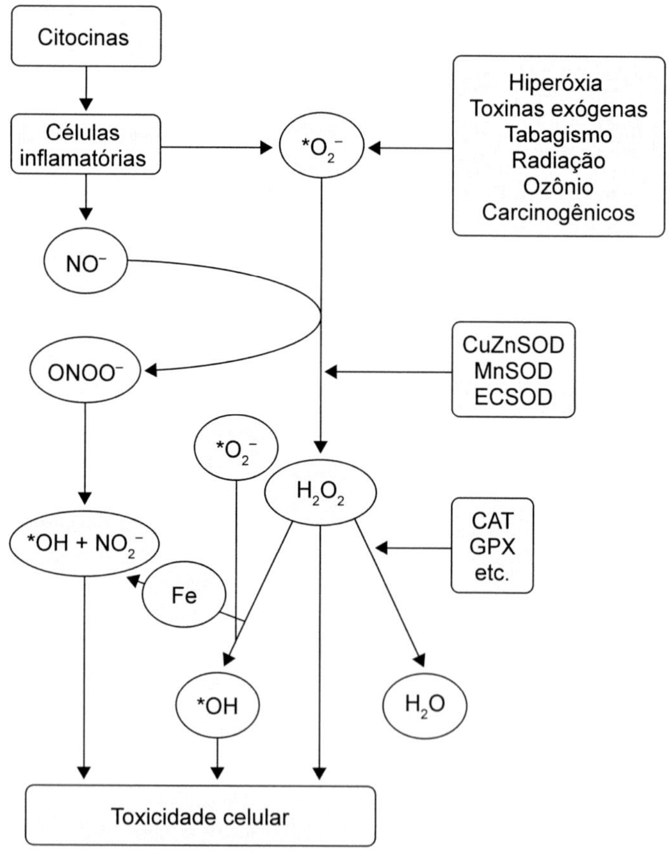

Figura 18.8 Fontes de radicais livres de oxigênio e de nitrogênio nos pulmões. Adaptada de Kinulla e Crapo (2003).

com consequente formação de membrana hialina, edema, hiperplasia e proliferação de células epiteliais alveolares tipo II, destruição das células epiteliais tipo I, fibrose intersticial e remodelamento vascular pulmonar. Estudos em humanos demonstram que há proporcionalmente mais alterações morfológicas nas células epiteliais destes do que nas dos animais.

Um estudo investigou a inflamação, o estresse oxidativo e as lesões teciduais após exposição à hiperóxia no pulmão de ratos. Os resultados demonstraram que, com 12 h de exposição à hiperóxia, ocorreu resposta inflamatória. Após 24 h, foi observada inflamação associada com resposta oxidativa, culminando em lesões histológicas às 48 h de exposição à hiperóxia. A Tabela 18.2 demonstra os escores de lesão pulmonar observados em cada grupo. O conhecimento a respeito da evolução temporal da inflamação e do estresse oxidativo antes da evidência histológica de lesão pulmonar aguda pode melhorar a segurança na administração de oxigênio a doentes graves.

Sistemas de defesa contra o estresse oxidativo

Os antioxidantes pulmonares podem ser de origem enzimática e não enzimática e constituem o grande sistema de defesa corporal contra as ERO, pois neutralizam seus efeitos prejudiciais. Os antioxidantes não enzimáticos incluem, entre outros, as vitaminas A, C, E e o ácido úrico. A superóxido dismutase (SOD), a catalase e a glutationa são exemplos de antioxidantes enzimáticos. A SOD atua na dismutação do $O^{*}_2{}^{-}$ a H_2O_2, prevenindo o acúmulo do superóxido no organismo. A enzima catalase é considerada o maior componente da defesa antioxidante primária, atuando na catálise da decomposição de H_2O_2 em água e dividindo essa função com a glutationa peroxidase (Figura 18.9).

A exposição prévia a concentrações subletais de oxigênio pode aumentar a tolerância a ele, provavelmente por alterações anatômicas na estrutura celular ou pelo aumento das defesas enzimáticas e não enzimáticas. Citocinas como IL-11 e IL-6 conferem proteção em lesão pulmonar aguda causada por hiperóxia, resposta que resulta da habilidade da IL-11 em inibir a indução de morte celular causada pelo excesso de oxigênio, sem, no entanto, causar maiores alterações nos antioxidantes pulmonares.

Estresse oxidativo no paciente crítico

Existem diferenças marcantes entre as espécies e entre indivíduos humanos no que diz respeito à tolerância e às manifestações da toxicidade por oxigênio. A maior suscetibilidade às lesões é favorecida por fatores como idade avançada, aumento do metabolismo, administração de corticosteroides, desnutrição proteica e por certos agentes quimioterápicos. Pelo fato de tais condições serem frequentemente encontradas em pacientes críticos, ou seja, naqueles internados em UTI, supõe-se que esses pacientes apresentem uma maior tendência às lesões tóxicas causadas pelo oxigênio. Em relação à ventilação mecânica, alguns estudos em animais demonstraram aumento da lesão pulmonar causada pela associação entre altos volumes correntes e hiperóxia.

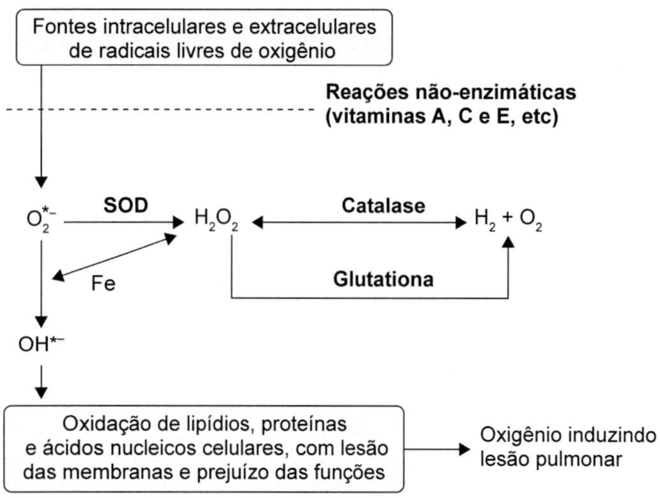

Figura 18.9 Patogênese da toxicidade pulmonar induzida pelo oxigênio. Adaptada de Jackson (1990).

A SDRA apresenta um quadro patológico muito parecido com o descrito para a toxicidade do oxigênio. Esse é o fator de confusão mais importante nas investigações sobre os níveis seguros de oxigênio a serem usados nos pacientes internados nas UTI com doença pulmonar hipóxica. Pelo fato de a SDRA ser uma doença heterogênea e o oxigênio distribuir-se preferencialmente para áreas pulmonares que apresentam melhor complacência, o risco de lesões ocorre sobretudo nas regiões sadias. Isso pode ocasionar uma piora global das trocas gasosas.

Quanto à associação entre o estresse oxidativo e o prognóstico do paciente crítico, estudos têm sugerido que o aumento do estresse oxidativo está associado à piora do prognóstico desses pacientes.

Atelectasias de absorção

A utilização de altas FiO_2 promove depleção rápida dos níveis de nitrogênio (N_2) do organismo, havendo, assim, uma

Tabela 18.2 Escores inflamatórios de pulmões de ratos expostos a FiO_2 de 100% por 12, 24 e 48 h.

Grupos	Congestão alveolar	Hemorragia	Infiltração de leucócitos	Espessura da parede alveolar
Controle	–	–	–	–
12 h	–	–	2	–
24 h	2	–	2	–
48 h	2	3	3	2

O escore de lesão pulmonar aguda foi calculado em cada amostra (mediana de n = 5 para cada grupo) de acordo com os quatro itens seguintes: congestão alveolar, hemorragia, infiltração de leucócitos no tecido pulmonar e aumento da espessura da parede alveolar/formação de membrana hialina. Cada item foi graduado de acordo com uma escala de 0 a 5 pontos: 0 = lesão mínima; 1 = lesão leve; 2 = lesão moderada; 3 = lesão grave; e 4 = lesão máxima.

Fonte: Nagato *et al.* (2012).

redução da concentração de N_2 no gás alveolar. Esse fenômeno pode produzir colapso pulmonar, pois o oxigênio se difunde rapidamente para o sangue e o alvéolo perde sua fonte de estabilização. Sendo assim, a pressão gasosa no interior do alvéolo cai progressivamente até que haja colapso.

Tal fenômeno é denominado atelectasia de absorção, e algumas situações específicas favorecem seu aparecimento (Quadro 18.4).

Retinopatia da prematuridade

Fisiopatologia

Os dois principais fatores que provocam a retinopatia da prematuridade são a vascularização incompleta da retina (em crianças pré-termo) e o aumento da PaO_2, os quais promovem vasoconstrição e diminuição dos fatores de crescimento vascular. Consequentemente, podem ocorrer interrupção do desenvolvimento vascular e obliteração dos vasos, levando à diminuição da perfusão e à isquemia da retina. Angiogênese desorganizada pode ser observada. Finalmente, ocorrem inflamação, retinopatia proliferativa, fibrose importante e descolamento da retina. Se a evolução for grave e desfavorável, a cegueira é a complicação final. Ainda não há tratamento eficaz, principalmente para as formas mais graves da doença.

Apesar de a hiperóxia e a formação de radicais livres de oxigênio estarem claramente associadas a essa patogênese, outros fatores, como as citocinas pró-inflamatórias, a ciclo-oxigenase 2, o neuropeptídeo 2, o óxido nítrico e o déficit de antioxidantes, também têm sido implicados nesse processo.

Histórico da associação entre oxigênio e retinopatia da prematuridade

O oxigênio foi introduzido na prática neonatal nos EUA e em outros países industrializados entre as décadas de 1930 e 1940 difundindo-se, posteriormente, em todo o mundo. Entretanto, isso ocorreu sem que nenhum estudo randomizado tivesse sido realizado para assegurar tal prática. Em 1941, o Dr. Clifford, pediatra, e o Dr. Chandler, oftalmologista, observaram nistagmo, opacidade nos olhos e uma bainha fibrovascular na lente de uma criança prematura. Dentro de 1 semana, tal quadro foi observado também em outra criança prematura. E, assim, vários outros casos começaram a ser relatados; a esse quadro foi dado, posteriormente, o nome de retinopatia da prematuridade. Nos anos de 1950, descobriu-se a correlação entre essas alterações visuais e a utilização do oxigênio no recém-nascido.

A partir daí, a concentração de oxigênio utilizada foi drasticamente diminuída em muitas incubadoras e houve uma redução do aparecimento da retinopatia da prematuridade.

Quadro 18.4 Situações que favorecem o aparecimento de atelectasias.

Situação	Comentário
Inspiração de altas FiO_2	Causa queda progressiva do nitrogênio (que é um "estabilizador" alveolar)
Anormalidades do surfactante	Promove o colapso alveolar
Existência de áreas com baixa $\dot{V}/\dot{Q}$	Limita a reposição do oxigênio alveolar
Volume corrente baixo	Reduz a ventilação alveolar

Entretanto, ocorreu um aumento simultâneo da morbidade e da mortalidade nesses neonatos. Isso foi explicado pelo fato de que não havia, até então, aparelhos capazes de medir adequadamente a quantidade de oxigênio ofertada e de monitorar a PaO_2 e a saturação periférica de oxigênio (SpO_2), diferentemente do que ocorre nos dias atuais. Uma metanálise publicada em 2010 demonstrou que saturações arteriais de oxigênio entre 70 e 96% nas primeiras semanas de vida de prematuros de 32 semanas ou menos de idade gestacional foi associada a um risco reduzido de retinopatia da prematuridade grave. Adicionalmente, a utilização de SpO_2 entre 94 e 99% naqueles com idade gestacional ≥ 32 semanas também foi associada a um menor risco de retinopatias graves (Figuras 18.10 e 18.11). Esse achado pode ser explicado fisiologicamente pelas duas primeiras fases da retinopatia. A primeira fase (vaso-obliterativa) pode ser agravada por hiperóxia se a criança tiver entre 30 e 32 semanas

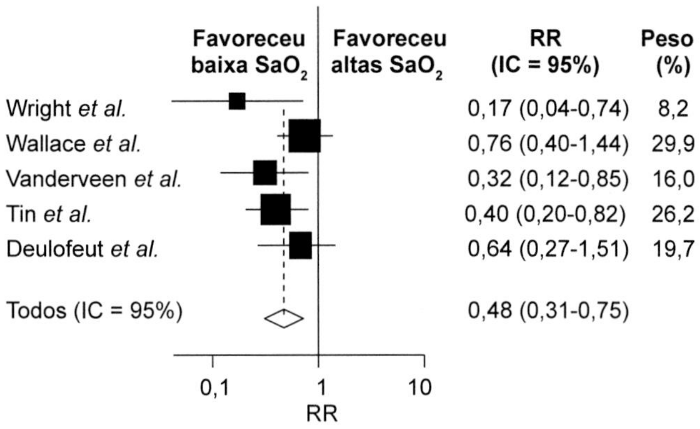

Figura 18.10 Associação entre baixa saturação de oxigênio (70 a 96%) e risco de retinopatia grave nas primeiras semanas de vida de prematuros. Observa-se que o risco relativo (RR) favoreceu significativamente o uso de baixas concentrações de O_2 (z = 4.17; p = 0,001) nessa população, porque, como se pode observar, os resultados dos estudos encontram-se à esquerda da linha vertical. O tamanho dos marcadores representa o peso de cada estudo, e a barra representa intervalo de confiança (IC) de 95%. Adaptada de Chen *et al.* (2010).

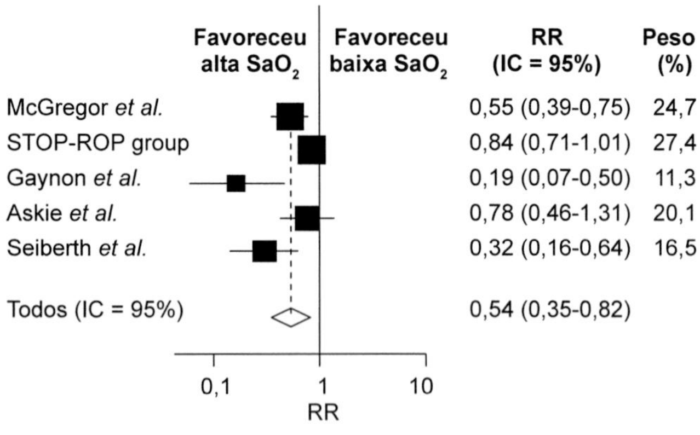

Figura 18.11 Associação entre alta saturação de oxigênio (94 a 99%) e risco de retinopatia grave em prematuros com idade gestacional igual ou superior a 32 semanas. Observa-se que o risco relativo (RR) favoreceu significativamente o uso de altos níveis de O_2 (z = 5,54; p = 0,001) nessa população, porque, como se pode observar, os resultados dos estudos encontram-se à esquerda da linha vertical. O tamanho dos marcadores representa o peso de cada estudo, e a barra o intervalo de confiança (IC) de 95%. Adaptada de Chen *et al.* (2010).

de idade gestacional. Já segunda é proliferativa e começa entre 32 e 34 semanas de idade gestacional, estando associada a um aumento da expressão do VEGF na retina causada por hipoxia. Assim, os resultados dessa metanálise sugerem que a SpO_2-alvo para evitar a retinopatia deve ser menor para idades gestacionais inferiores a 32 semanas e maiores para idades gestacionais superiores a 32 semanas.

Monitoramento do oxigênio ofertado em recém-nascidos

Os *blenders*, ou misturadores de gases, tornaram-se uma maneira simples de controlar e de conhecer a dose de oxigênio ofertada (FiO_2). A partir da década de 1960, a utilização da gasometria arterial tornou-se cada vez mais difundida, e, na década de 1980, com o advento da oximetria de pulso, o monitoramento da oxigenação dos prematuros evoluiu progressivamente. Além disso, aparelhos microprocessados que realizam o controle automático da FiO_2 por meio da SpO_2 têm apresentado resultados promissores em manter a oxigenação em níveis adequados. Entretanto, alguns deles ainda não se mostraram eficientes em casos de quedas bruscas da SpO_2, sendo necessários mais estudos nessa área.

Os neonatos apresentam flutuações importantes da oxigenação, e muitos oxímetros de pulso existentes no mercado não têm acurácia adequada. Isso invoca maior atenção por parte dos profissionais envolvidos nos cuidados com esses pacientes. Níveis seguros de PaO_2 e de SpO_2, baseados em revisões sistemáticas de estudos controlados e randomizados, ainda não estão bem estabelecidos. Para evitar a retinopatia da prematuridade e outras complicações da oxigenoterapia, alguns conceitos devem ser considerados durante a prescrição de oxigênio para os recém-nascidos (Quadro 18.5).

Quadro 18.5 Conceitos úteis sobre oxigenoterapia em neonatos.

1. O oxigênio é um fármaco potente
2. Os níveis de SpO_2 para neonatos foram inicialmente aceitos para a prática clínica sem estarem baseados em evidências fisiológicas ou clínicas
3. Os oxímetros de pulso foram introduzidos na prática clínica sem que houvesse uma total compreensão das variáveis que interferem em seus resultados à beira do leito
4. SpO_2 tem induzido um falso senso de acurácia e segurança
5. Há diversas evidências de que altos níveis de SpO_2 aceitos como "normais" são desnecessários e provavelmente lesivos
6. Em ar ambiente, uma SpO_2 de 96 a 100% pode ser normal, mas a PaO_2 geralmente não excede 65 a 90 mmHg
7. A relação entre PaO_2 e SpO_2 é perdida sob altos níveis de SpO_2 quando um neonato está respirando oxigênio suplementar (FiO_2 > 21%), pois não se sabe (a não ser por meio de gasometria arterial) qual é a real PaO_2 desses pacientes
8. Quando um prematuro respira oxigênio suplementar e sua SpO_2 está entre 96 e 100%, a PaO_2 pode ser muito maior que 90 mmHg
9. A relação e a predição da PaO_2 quando a SpO_2 não está elevada são bem mais confiáveis
10. Há uma grande variabilidade de opiniões e práticas: alguns sugerem manter a SpO_2 > 90%, outros > 93%, e outros ainda consideram seguros níveis entre 85 e 93%
11. É impossível, com o conhecimento atual do assunto, definir qual a melhor prática, mas deve-se erradicar práticas sem evidências científicas
12. O monitoramento da oximetria de pulso tem evoluído muito nos últimos 5 anos, e há diferenças significativas entre os vários monitores existentes no mercado
13. O limite superior da PaO_2 recomendado atualmente pela American Academy of Pediatrics é de 80 mmHg

Fonte: Sola *et al.* (2005).

Hipercapnia

Alguns pacientes com retenção de gás carbônico (CO_2) apresentam piora da acidose respiratória quando recebem oxigênio suplementar suficiente para aumentar a PaO_2 acima de 70 mmHg. Esse efeito era, até pouco tempo atrás, atribuído principalmente à redução do estímulo hipóxico em nível dos quimiorreceptores. Entretanto, sabe-se atualmente que essa resposta é atribuída sobretudo à piora da relação ventilação/perfusão ($\dot{V}/\dot{Q}$), o que resulta em aumento da relação entre o espaço morto e o volume corrente (V_D/V_T, *dead space/tidal volume*).

O desequilíbrio da $\dot{V}/\dot{Q}$ pode ser explicado da seguinte maneira: antes do uso do oxigênio suplementar, áreas de hipoxia alveolar local produziam vasoconstrição hipóxica, desviando o sangue rico em CO_2 para áreas mais ventiladas. O oxigênio suplementar reverte a redução da pressão alveolar de oxigênio (PAO_2) e, consequentemente, a vasoconstrição hipóxica. O aumento do fluxo sanguíneo pulmonar para essas áreas pouco ventiladas, porém oxigenadas, favorece o aumento da pressão arterial de gás carbônico ($PaCO_2$).

Outro fator que contribui para o aumento da $PaCO_2$ em portadores de DPOC é a redução da capacidade da hemoglobina em carrear o CO_2 quando a SaO_2 está elevada. Esse efeito é denominado efeito Haldane. O CO_2 é transportado de três maneiras: dissolvido no plasma, como bicarbonato e em combinação com proteínas, como os compostos carbamínicos. O bicarbonato forma-se no sangue a partir da sequência:

$$CO_2 + H_2O \leftrightarrow H_2CO_3 \leftrightarrow H^+ + HCO_3^-$$

Parte do H^+ liberado se liga à hemoglobina (Hb):

$$H^+ + HbO_2 \leftrightarrow H^+ \times Hb + O_2$$

Assim, a presença de Hb reduzida no sangue periférico ajuda no carreamento do CO_2. Os compostos carbamínicos são formados pela combinação de CO_2 com grupamentos amina terminais nas proteínas do sangue, sendo a globina da hemoglobina a mais importante:

$$Hb \times NH_2 + CO_2 \leftrightarrow Hb \times NH \times COOH$$

Neste caso, também a hemoglobina reduzida pode ligar-se a mais CO_2 como carbamino-hemoglobina. Concluindo, o comprometimento da liberação do O_2 nos capilares periféricos prejudica o transporte do CO_2.

Portanto, os principais mecanismos que contribuem para o desenvolvimento da hipercapnia são: piora da relação $\dot{V}/\dot{Q}$, efeito Haldane, atelectasia por absorção e redução modesta da ventilação alveolar (Quadro 18.6).

A literatura tem demonstrado que o risco de hipercapnia mediante hiperóxia é maior em pacientes com DPOC agudizada do que em pacientes com DPOC estável. Um grande estudo controlado e randomizado verificou que pacientes com exacerbação aguda de DPOC apresentaram mortalidade 2 a 4 vezes maior quando tratados com altos fluxos de oxigênio durante o transporte pré-hospitalar. Provavelmente, a piora da insuficiência respiratória foi o principal fator envolvido, pois os pacientes que receberam altas frações inspiradas de oxigênio foram os que mais apresentaram hipercapnia ou acidose respiratória. Nos pacientes nos quais o oxigênio foi titulado para que a SaO_2 oscilasse entre 88 e 92%, esse efeito negativo não foi verificado. Assim, é de grande importância essa titulação adequada do oxigênio, pois, caso ocorra hipoxemia, diversos eventos adversos são possíveis. Em uma revisão recente

Quadro 18.6 Mecanismos que contribuem para o desenvolvimento da hipercapnia.

Situação	Comentário
Piora da relação $\dot{V}/\dot{Q}$	Causada pela redução do estímulo vasoconstritor hipoxêmico
Efeito Haldane	Elevações na SaO_2 resultam em maior quantidade de CO_2 dissolvido no sangue
Redução modesta da ventilação alveolar	Causada pela perda do estímulo hipóxico

Fonte: Cardoso e Ribeiro (2000).

da literatura, foi demonstrado que dispositivos que realizam ajustes automáticos do fluxo de oxigênio de acordo com a SpO_2 parecem promissores no sentido de evitar tanto a hiper quanto a hipoxigenação nesta população.

Além de pacientes com DPOC, há evidências de que a oxigenoterapia pode resultar em um aumento na $PaCO_2$ em pacientes com asma grave e em outras doenças que apresentam alteração da relação $\dot{V}/\dot{Q}$. Um estudo controlado e randomizado conduzido em 150 pacientes com pneumonia adquirida na comunidade demonstrou que o grupo que recebeu altas concentrações de oxigênio (8 ℓ/min por meio de máscara simples por 1 h) apresentou níveis de CO_2 transcutâneo ($PtCO_2$) significativamente maiores do que aqueles que receberam oxigênio suficiente para manter os níveis de SpO_2 entre 93 e 95% também por 1 h.

Assim, os efeitos indesejáveis do oxigênio podem ser evitados se os pacientes receberem a menor FiO_2 necessária para propiciar uma oxigenação adequada aos tecidos.

ESCOLHA ADEQUADA DA FiO_2

Alguns estudos sugerem que podem ocorrer aumentos do estresse oxidativo, da permeabilidade capilar e do *shunt* pulmonar até mesmo com valores de FiO_2considerados baixos, entre 28 e 50%. Phillips *et al.* (2003) demonstraram um aumento do estresse oxidativo em pacientes saudáveis submetidos a uma FiO_2 de 28% por apenas 30 min. Entretanto, muitos profissionais intensivistas acreditam que níveis de FiO_2 de até 40% não são prejudiciais. Um estudo retrospectivo avaliou 126.778 gasometrias arteriais de 5.498 pacientes ventilados mecanicamente e observou os ajustes ventilatórios correspondentes. Em 22% das gasometrias, a PaO_2 foi superior a 120 mmHg e, diante destas, a FiO_2 foi reduzida em apenas 25% dos casos. Observou-se frequentemente a aceitação de hiperóxia caso a FiO_2 fosse $\leq$ 40%. Posteriormente, um estudo prospectivo demonstrou que a mediana do excesso de oxigênio administrado foi de 3.472 ℓ de oxigênio por paciente durante o período de internação em uma UTI. Verificou-se que a maioria dos pacientes passava grande parte do tempo de internação com $SpO_2 \geq$ 98% e com PaO_2 entre 80 e 120 mmHg. Além disso, 50% das observações demonstraram hiperoxemia e 4% hiperoxemia grave ($PaO_2 \geq$ 202,5 mmHg). Entretanto, o dado mais surpreendente deste estudo foi o de que 71% do excesso de oxigênio foi observado quando a FiO_2 estava entre 30 e 50%. Quando a hiperoxemia ocorreu com FiO_2 entre 30 e 40% para 88% dos episódios, nenhum ajuste na FiO_2 foi realizado. As Figuras 18.12 e 18.13 ilustram alguns resultados desse estudo.

Os estudos observacionais têm demonstrado que a prática atual em oxigenoterapia tende a manter a hiperóxia. Esta pode ser uma consequência inevitável do uso generalizado de oximetria de pulso que efetivamente detecta hipoxemia, mas não pode ser usada para diferenciar a normoxemia da hiperoxemia. Consequentemente, a possibilidade de que "muito" oxigênio pode ser tão prejudicial quanto oxigênio "insuficiente" deve levar a um repensar pragmático da prática de administração do oxigênio. A implementação de diretrizes acerca do uso de oxigênio em pacientes ventilados mecanicamente é de extrema importância e mais estudos são necessários para estabelecer os efeitos da hiperóxia frequentemente encontrada nessas UTI.

Assim, com o intuito de tratar a hipoxemia sem colocar o paciente sob o risco da hiperóxia, alguns autores propuseram recentemente duas estratégias: o controle preciso da oxigenação arterial (CPOA) e a hipoxemia permissiva. CPOA significa direcionar os valores da PaO_2 ou a SaO_2 para valores-alvo individualizados, evitando flutuação significativa fora de um intervalo bem definido. A prescrição de uma faixa viável (p. ex., PaO_2 entre 60 e 75 mmHg) pode substituir o prescrição comum de PaO_2 > 60 mmHg. A escolha de valores para determinado paciente depende da sua idade, do seu quadro clínico, da doença subjacente (e sua cronicidade) e de outras comorbidades. Essa estratégia minimiza os danos potenciais associados à hiperoxemia e à hipoxemia (PaO_2 desnecessariamente altas ou baixas). Um estudo prospectivo e cruzado, realizado em pacientes estáveis sob desmame ventilatório, registrou as variáveis respiratórias e os dados vitais coletados durante a utilização de uma FiO_2 de 40% (frequentemente utilizada na UTI onde o estudo foi desenvolvido e, assim, denominada pelos autores FiO_2 basal). Esses dados foram comparados àqueles coletados durante a utilização de uma FiO_2 suficiente para manter a SpO_2 = 92% para indivíduos brancos e 95% para indivíduos negros (FiO_2 ideal). Os resultados demonstraram que a mediana da FiO_2 ideal foi de 25% (IQ 25 a 75%, FiO_2 de 23 a 28), valor significativamente menor que o da FiO_2 basal (40%). Além disso, os níveis de FiO_2 suficientes para manter uma $SpO_2 \geq$ 92% não alteraram o padrão respiratório ou provocaram alterações clínicas significativas na população estudada. Assim, foi demonstrado que, em pacientes estáveis sob desmame ventilatório, a FiO_2 pode ser reduzida para valores abaixo de 40% caso o paciente apresente SpO_2 adequada e condições clínicas estáveis.

A segunda estratégia proposta foi a hipoxemia permissiva. Trata-se da aceitação de níveis de oxigenação arterial mais baixos do que os tolerados convencionalmente para os pacientes. Seu objetivo é reduzir a morbidade e a mortalidade em pacientes hipoxêmicos selecionados que tiveram tempo suficiente para se adaptar a este estado, visando a níveis de oxigenação arterial abaixo daqueles atualmente aceitos. Esse raciocínio é, em parte, uma reflexão sobre o fato de os seres humanos apresentarem uma variedade de mecanismos de adaptação efetiva que aumentam sua tolerância à hipoxia. Em algumas situações, as duas estratégias devem ser usadas conjuntamente, pois a aplicação da hipoxemia permissiva sem a CPOA pode favorecer PaO_2 inaceitavelmente baixas. Embora a maioria dos pacientes possa se beneficiar dessas estratégias, nem todos irão tolerar hipoxemia profunda. Assim, a hipoxemia é atualmente contraindicada em pacientes com lesões cerebrais

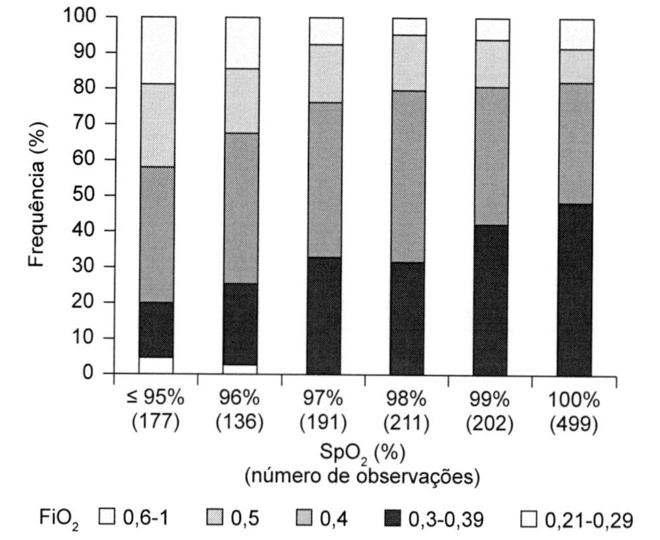

Figura 18.12 Porcentagem de diferentes níveis de frações inspiradas de oxigênio (FiO_2) de acordo com a saturação periférica de oxigênio (SpO_2). O eixo x representa cada valor de SpO_2 avaliado, e o eixo y a porcentagem de pacientes submetidos às FiO_2 descritas na legenda. Observa-se, por exemplo, que quase 50% dos pacientes que apresentavam SpO_2 de 100% estavam com a FiO_2 ajustada entre 0,30 e 0,39. Isso significa que muitos pacientes recebem valores de FiO_2 considerados baixos, mas potencialmente geradores de hiperóxia. Adaptada de Suzuki *et al.* (2013).

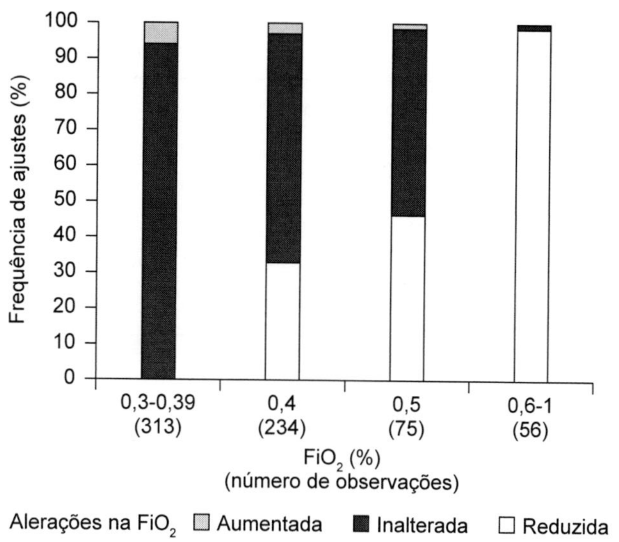

Figura 18.13 Ajustes da FiO_2 em situações de $SpO_2 \geq 99\%$ (n = 678). O eixo × representa a FiO_2 do paciente no momento da aferição da SpO_2, e o eixo y a frequência de ajustes realizados ao se observar $SpO_2 \geq 99\%$. Observa-se que a FiO_2 permaneceu inalterada em grande parte dos pacientes que estavam com FiO_2 prévia ≤ 40%. Adaptada de Suzuki *et al.* (2013).

graves, e há evidências de que aumentar a oxigenação sistêmica com oxigênio suplementar após grandes cirurgias reduz as taxas de infecção pós-operatória. Além disso, ao implementar a hipoxemia permissiva, pode ser necessário manipular os níveis de Hb e do débito cardíaco em subgrupos de pacientes para garantir a oferta adequada de oxigênio aos tecidos. Pacientes com transporte reduzido de oxigênio em virtude de níveis de Hb muito baixos (p. ex., hemorragia grave) ou por débito cardíaco reduzido (p. ex., insuficiência cardíaca em fase terminal) podem, portanto, não ser candidatos adequados para a hipoxemia permissiva. Entretanto, podem se beneficiar de valores-alvo modificados para PaO_2.

Tendo em vista que existem diversos fatores envolvidos na oferta de oxigênio aos tecidos, outros meios podem ser utilizados com o intuito de reduzir a necessidade de altas FiO_2. A utilização de níveis ótimos de pressão positiva expiratória final (PEEP, *positive end-expiratory pressure*), o recrutamento alveolar, a posição prona e a otimização do débito cardíaco são exemplos disso.

Em relação à retirada da oxigenoterapia suplementar, em situações agudas recomenda-se finalizá-la quando se alcança uma PaO_2 de 60 mmHg, o que equivale a uma SaO_2 em torno de 90%. Em pacientes sem hipoxemia, mas com risco de hipoxia tecidual, o tratamento deve ser finalizado quando o equilíbrio acidobásico e a situação clínica do paciente indicarem o desaparecimento desse risco.

Finalmente, para auxiliar na escolha de uma FiO_2 mais adequada a cada paciente, alguns índices de oxigenação, como descrito a seguir, podem ser utilizados para estimar as trocas gasosas dos pacientes.

ÍNDICES DE OXIGENAÇÃO

Os fatores determinantes das pressões parciais dos gases arteriais são a composição do gás alveolar e a capacidade de o sangue capilar pulmonar atingir o equilíbrio com o gás alveolar. A composição do gás alveolar depende da composição do gás inspirado, da ventilação total ($\dot{V}_E$), do fluxo sanguíneo pulmonar ($\dot{Q}$), da relação $\dot{V}/\dot{Q}$ e das pressões de oxigênio ($P\bar{v}O_2$) e de gás carbônico ($P\bar{v}CO_2$) no sangue venoso misto. A Figura 18.14 mostra as pressões parciais de oxigênio, gás carbônico, nitrogênio e água no ar inspirado, na traqueia, no alvéolo, no sangue venoso e no sangue arterial. Como pode ser observado, a pressão parcial de oxigênio diminui a partir da atmosfera até as mitocôndrias, onde ele é utilizado. A flutuação da pressão alveolar de oxigênio (PAO_2) é de apenas 3 mmHg.

Cada um dos índices descritos a seguir representa a permutação de três variáveis: a pressão arterial de oxigênio (PaO_2); a pressão alveolar de oxigênio (PAO_2); e a fração inspirada de oxigênio (FiO_2).

Relação PaO_2/FiO_2

Índice de oxigenação muito utilizado durante a ventilação mecânica, tem a vantagem de ser mais rápido e prático, necessitando apenas da PaO_2 da gasometria arterial e da FiO_2 utilizada. Valores acima de 300 mmHg denotam troca gasosa normal, e abaixo de 200 mmHg correlacionam-se bem com uma fração de *shunt* ($\dot{Q}S/\dot{Q}T$) maior que 20%, o que é compatível com uma troca gasosa bastante alterada.

$$PaO_2/FiO_2$$

Exemplo: $PaO_2 = 55$ mmHg e $FiO_2 = 0{,}3$

$$PaO_2/FiO_2 = 55/0{,}3 = 183{,}3$$

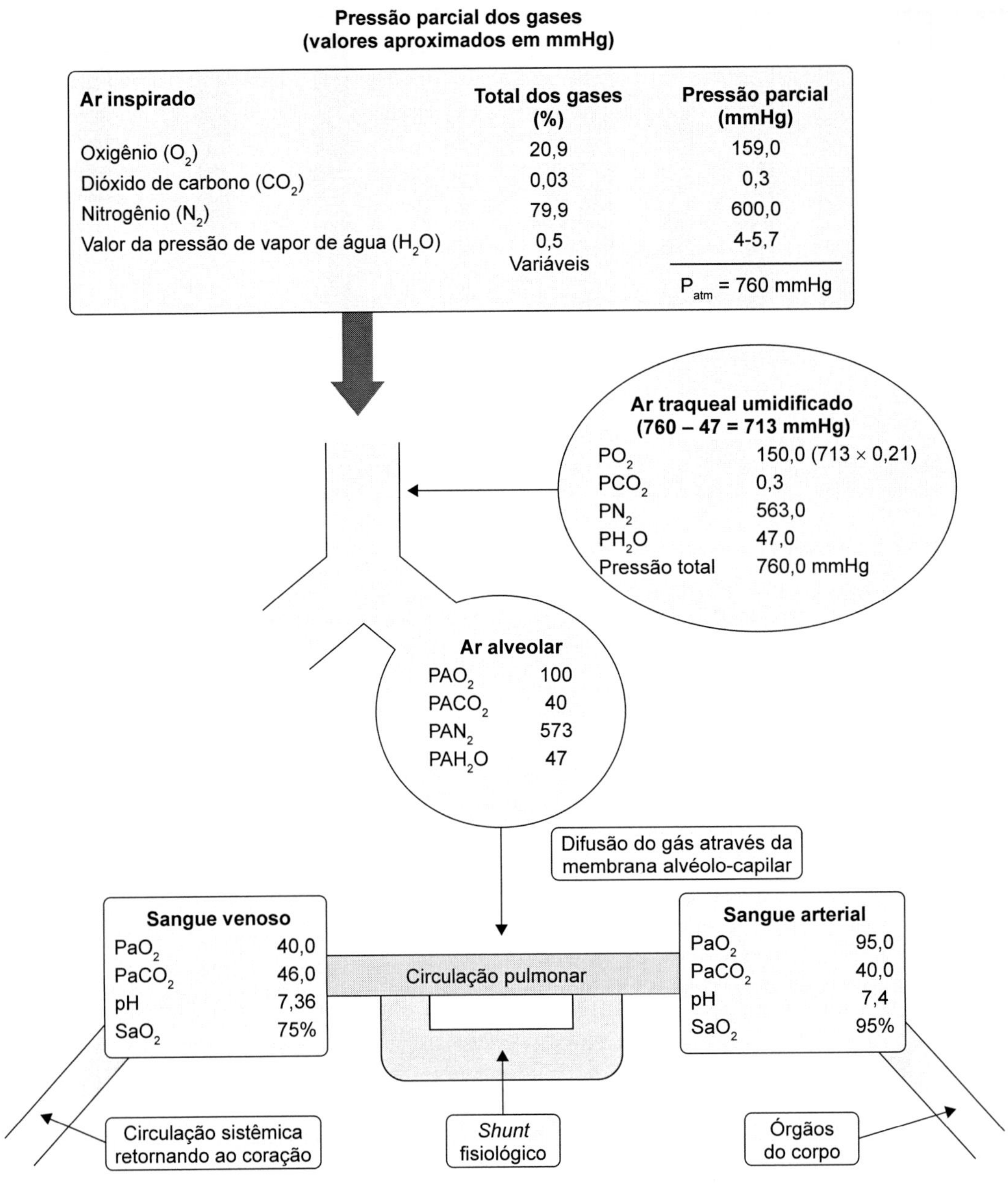

Figura 18.14 Pressão parcial dos gases em milímetros de mercúrio em nível do mar. Adaptada de Pierce (1995).

Gradiente alvéolo-arterial de oxigênio

Representa a diferença entre a PAO_2 e a PaO_2. O cálculo do $G(A - a)O_2$ necessita da equação dos gases alveolares para se obter a PAO_2 e da gasometria arterial que fornecerá a PaO_2.

O valor normal do $G(A - a)O_2$ respirando ar ambiente com FiO_2 de 0,21 varia com a idade. Então:

$$G(A - a)O_2 = 2{,}5 + (0{,}21 \times \text{idade em anos})$$

O ideal é fazer o cálculo com FiO_2 = 0,21 ou 1. Valores acima do previsto são encontrados quando existem trocas gasosas alteradas. É válido ressaltar que a hipoventilação não influencia no valor do $G(A - a)O_2$ e, por esse motivo, a presença de valores normais nem sempre significa troca gasosa adequada. O Quadro 18.7 demonstra as causas de hipoxemia e os seus efeitos no $G(A - a)O_2$.

O cálculo da PAO_2 é o seguinte:

$$PAO_2 = (PB - P_{H2O}) \times FiO_2 - (PaCO_2/R)$$

$$G(A - a)O_2 = PAO_2 - PaO_2$$

$$G(A - a)O_2 = [(PB - P_{H2O}) \times FiO_2 - (PaCO_2/R)] - PaO_2$$

Em que:

- PB = pressão barométrica local
- P_{H2O} = pressão de vapor de água (47 mmHg)
- FiO_2 = fração inspirada de oxigênio
- R = relação entre produção de CO_2 e consumo de O_2 ($\dot{V}CO_2/\dot{V}O_2$). Geralmente, o valor normal é de 0,8 a 0,9.

Por exemplo: paciente de 77 anos, recém-admitido em um serviço de pronto-atendimento da cidade de Belo Horizonte

Quadro 18.7 Causas de hipoxemia e seus efeitos na diferença alvéolo-arterial de oxigênio.

Causa de hipoxemia	Efeito no $G(A-a)O_2$	Comentário
Redução da FiO_2 (ou PaO_2)	Inalterado ou reduzido	Resolvido pelo aumento da FiO_2 (ou PaO_2)
Hipoventilação	Inalterado	A hipoxemia é parcialmente melhorada pelo aumento da FiO_2
Relação ventilação-perfusão ruim	Aumentado	Causa mais comum de hipoxemia no paciente crítico. A hipoxemia é parcialmente melhorada pelo aumento da FiO_2
Shunt direito-esquerdo	Aumentado	Anatômico ou fisiológico. O aumento da FiO_2 isoladamente não é capaz de melhorar a hipoxemia (hipoxemia refratária)
Limitação da difusão	Aumentado	Raramente causa hipoxemia e, quando o faz, é parcialmente melhorada pelo aumento da FiO_2

Fonte: Martin e Grocott (2013).

(PB = 680 mmHg) com quadro de pneumonia aspirativa. Os parâmetros gasométricos avaliados em ar ambiente são: PaO_2 = 55 mmHg e $PaCO_2$ = 38 mmHg.

$G(A - a)O_2$ esperado para esse paciente, de acordo com a equação descrita inicialmente:

$$G(A - a)O_2 = 2{,}5 + (0{,}21 \times 77)$$

$$G(A - a)O_2 = 18{,}7 \text{ mmHg}$$

$G(A - a)O_2$ calculado para esse paciente (observa-se que o gradiente está acima do previsto, sugerindo alteração nas trocas gasosas):

$$G(A - a)O_2 = (PB - P_{H_2O}) \times FiO_2 - (PACO_2/R) - PaO_2$$

$$G(A - a)O_2 = (680 - 47) \times 0{,}21 - (38/0{,}8) - 55$$

$$G(A - a)O_2 = 133 - 47{,}5 - 55$$

$$G(A - a)O_2 = 31 \text{ mmHg}$$

Relação PaO_2/PAO_2

Trata-se de um índice cuja característica principal é o fato de ser mais constante durante alterações na FiO_2, podendo prever a PaO_2 esperada quando ocorrem alterações na FiO_2. Entretanto, em pacientes hemodinamicamente instáveis, apresentando grande *shunt* fisiológico ou com alterações importantes da relação $\dot{V}/\dot{Q}$, esse índice também se torna menos confiável, assim como a relação PaO_2/FiO_2 e o $G(A - a)O_2$. O valor normal da relação PaO_2/PAO_2 é de 0,74 a 0,90. Valores inferiores a 0,6 indicam trocas gasosas ineficazes.

$$PaO_2/PAO_2$$

Considerando-se os dados do paciente citado no exemplo anterior: PaO_2 = 55 mmHg e PAO_2 = 85,5 mmHg

$$PaO_2/PAO_2 = PaO_2/(PB - P_{H_2O}) \times FiO_2 - (PACO_2/R)$$

$$PaO_2/PAO_2 = 55/85{,}5$$

$$PaO_2/PAO_2 = 0{,}64 \text{ mmHg}$$

OXIGENOTERAPIA A LONGO PRAZO

É grande o número de pacientes com insuficiência respiratória crônica causada por enfermidades como DPOC, fibrose cística, doenças pulmonares intersticiais e hipertensão arterial pulmonar. A hipoxemia crônica consequente a esses quadros pode ser associada ao comprometimento físico, psíquico e social, o que resulta em frequentes internações hospitalares e em deterioração da qualidade de vida. Assim, é possível que esses pacientes se beneficiem com o uso de oxigenoterapia a longo prazo (OLP). Entretanto, uma recente revisão sistemática, que determinou a efetividade, o custo-benefício e a segurança da utilização da OLP em pacientes com DPOC, observou que faltam evidências em diversos aspectos relacionados com a OLP e ainda há muitas lacunas a serem esclarecidas. O Quadro 18.8 demonstra as principais conclusões baseadas nas evidências encontradas nesta revisão sistemática.

Assim, observa-se que o oxigênio não é um medicamento cujas propriedades podem curar todos os males. Em relação à melhora da qualidade de vida de pacientes sob OLP, este tópico ainda permanece largamente inexplorado em ensaios controlados e randomizados. A experiência clínica demonstra que

Quadro 18.8 Oxigenoterapia prolongada em pacientes com DPOC.

1. Com base em evidências de baixa qualidade, a OLP (cerca de 15 h/dia) reduz a mortalidade por todas as causas em pacientes com DPOC com hipoxemia grave (PaO_2 cerca de 50 mmHg) e insuficiência cardíaca
2. Os efeitos na mortalidade por todas as causas tiveram significância estatística *borderline* quando o grupo-controle correspondeu a pacientes com DPOC sem uso de OLP
3. Com base em evidências de baixa qualidade, não há benefícios da OLP sobre a mortalidade por todas as causas em pacientes com DPOC com hipoxemia leve a moderada (PaO_2 cerca de 59 a 65 mmHg)
4. Com base em evidências de muito baixa qualidade, há alguma suspeita de que a OLP possa ter um efeito benéfico ao longo do tempo sobre o FEV1 e a $PaCO_2$ em pacientes com DPOC que tenham hipoxemia grave: estudos com melhores métodos são necessários
5. Com base em evidências de muito baixa qualidade, não há efeitos benéficos da OLP sobre a função pulmonar ou sobre os fatores relacionados com o exercício em pacientes com DPOC com hipoxemia leve a moderada, se sobreviventes ou não sobreviventes são avaliados
6. Com base em evidências de baixa a muito baixa qualidade, a OLP não evita a readmissão hospitalar de pacientes com DPOC com hipoxemia grave. Dados limitados sugerem que a OLP aumenta o risco de hospitalização
7. Estudos limitados têm sido realizados avaliando a segurança de OLP pela gravidade da hipoxemia
8. Com base em evidências de muito baixa qualidade, a OLP pode ter um efeito benéfica ao longo do tempo na qualidade de vida de pacientes com DPOC com hipoxemia grave
9. A limitação ética de não oferecer OLP aos pacientes com DPOC elegíveis impede estudos futuros para examinar adequadamente as consequências da OLP

*OLP: oxigenoterapia a longo prazo.

Fonte: COPD Working Group (2012).

o uso de OLP pode limitar a vida social do paciente e, inclusive, o processo de reabilitação; além disso, é muito onerosa. Em um estudo canadense, a OLP foi responsável por 17% dos gastos anuais com pacientes com DPOC. Recentemente, foi iniciado um estudo denominado *International Nocturnal Oxygen* (INOX). Trata-se de um estudo multicêntrico, randomizado e controlado com grupo placebo cujo objetivo é esclarecer várias dessas lacunas relacionadas com a OLP em pacientes com DPOC.

Em relação ao uso de OLP em pacientes com fibrose cística, uma revisão sistemática avaliou se essa técnica aumentava a longevidade e a qualidade de vida dessa população. Os autores concluíram que não existem dados publicados para orientar a prescrição de OLP para indivíduos com doença pulmonar avançada decorrente de fibrose cística. A oxigenoterapia de curta duração durante o sono e o exercício físico melhoram a oxigenação, mas estão associados a uma hipercapnia modesta e provavelmente clinicamente irrelevante. Há melhorias na duração do exercício, no tempo para iniciar o sono e na presença regular na escola ou no trabalho. Entretanto, ainda há a necessidade de ensaios clínicos maiores e bem desenhados para avaliar os benefícios da OLP em indivíduos com fibrose cística. A questão é entender melhor se o oxigênio deve ser administrado continuamente durante o exercício, durante o sono ou ambos.

Até o presente momento, aceita-se como indicação da necessidade de oxigenoterapia domiciliar prolongada a presença de $PaO_2 \leq 55$ mmHg ou entre 56 e 59 mmHg quando há sinais sugestivos de *cor pulmonale*, insuficiência cardíaca congestiva ou eritrocitose (hematócrito > 55%).

A avaliação da necessidade e a prescrição da oxigenoterapia domiciliar prolongada estão sob a responsabilidade do médico, bem como a via de administração do oxigênio. A dose de oxigênio a ser administrada deve ser estabelecida individualmente por meio da titulação do fluxo de oxigênio necessário para obter PaO_2 de pelo menos 60 mmHg ou SaO_2 maior que 90%, com o paciente em repouso.

A disponibilidade, as vantagens, as desvantagens e o custo dos diferentes sistemas devem ser sempre analisados (Tabela 18.3). Além disso, o uso do oxigênio deve ser continuamente monitorado, com reavaliação periódica (pelo menos a cada 90 dias).

A oxigenoterapia domiciliar em recém-nascidos e crianças pequenas geralmente é feita por tempo limitado, pois a maioria das situações clínicas que requerem OLP nessa população é exclusiva da idade pediátrica e não observada em adultos. A bronquiolite obliterante e a displasia broncopulmonar são exemplos dessas situações. É importante lembrar que são necessários equipamentos específicos que possibilitem baixos fluxos de oxigênio e que a maioria das crianças que requer OLP também necessita de oxigênio ambulatorial (durante o transporte). Muitas delas precisam de oxigenoterapia apenas durante a noite (geralmente por tempo inferior a 15 h) e sempre devem ser supervisionadas por um adulto.

OXIGENOTERAPIA HIPERBÁRICA (OHB)

Consiste na inalação de O_2 a 100% sob pressão maior que a atmosférica (geralmente entre 2 e 2,5 atmosferas) no interior de uma câmara hiperbárica, um compartimento selado resistente à pressão, que pode ser pressurizado com ar comprimido ou oxigênio puro. Pode acomodar vários pacientes simultaneamente (câmaras *multiplaces*) ou apenas um paciente (câmaras *monoplaces*) (Figura 18.15).

O efeito primário da OHB é aumentar a pressão parcial do oxigênio (PO_2) no plasma. A PO_2 pode ser aumentada muitas vezes além da que é atingida pela respiração do ar, em condições atmosféricas. A 1 atm, a PO_2 no ar é em torno de 150 mmHg (P_{atm} = 0,21). A inalação de oxigênio a 100%, nessa mesma pressão atmosférica, aumenta a tensão de oxigênio do ar respirado de 150 para 760 mmHg. Esse aumento da PO_2 não afeta significativamente o nível de oxi-hemoglobina transportada no sangue, cuja saturação aumenta apenas de 97 para 100%. Além disso, o aumento do oxigênio dissolvido no plasma é apenas cerca de 10% do oxigênio transportado pela hemoglobina. Quando a pressão do meio em que se encontra o paciente é elevada (p. ex., para 3 atm), a PO_2 disponível para a respiração desse gás a 100% é aumentada para 2.280 mmHg. Nessas condições, o conteúdo do oxigênio dissolvido no plasma aumenta muito, proporcionalmente ao aumento da pressão ambiente. Esse oxigênio dissolvido pode, então, proporcionar a maior parte do oxigênio extraído pelo cérebro, pelos músculos inativos, pelas vísceras e pelos rins. Os principais efeitos da OHB são: aumento da cicatrização e vascularização,

Tabela 18.3 Fontes de oxigênio.

Fonte de oxigênio	Indicações	Vantagens	Desvantagens	Custo
Cilindro de gás	Pacientes sedentários	Silencioso Não requer fonte de eletricidade	Estacionário	Médio
Cilindro de gás portátil	Complementa o sistema estacionário e possibilita que os pacientes se movam	Permite ao paciente se mover dentro de casa. Não requer fonte de eletricidade	É pesado Pequena duração Não recarregável	Médio
Concentrador de oxigênio	Pacientes com mobilidade restrita e necessidade de baixos fluxos de oxigênio	Volume de gás ilimitado Não ocupa espaço Custo de manutenção baixo Fácil uso	Requer fonte de eletricidade. Fluxo máximo limitado a 5 ℓ/min Não é portátil Apresenta ruídos Há necessidade de um cilindro extra na falta de energia elétrica	Baixo
Oxigênio líquido	Pacientes mais ativos	Recarregável a partir de unidade de base Permite ao paciente se mover dentro de casa	Custo Risco de queimaduras durante a recarga (armazenado abaixo de 0°C)	Alto

Fonte: Castillo e Güell (2007).

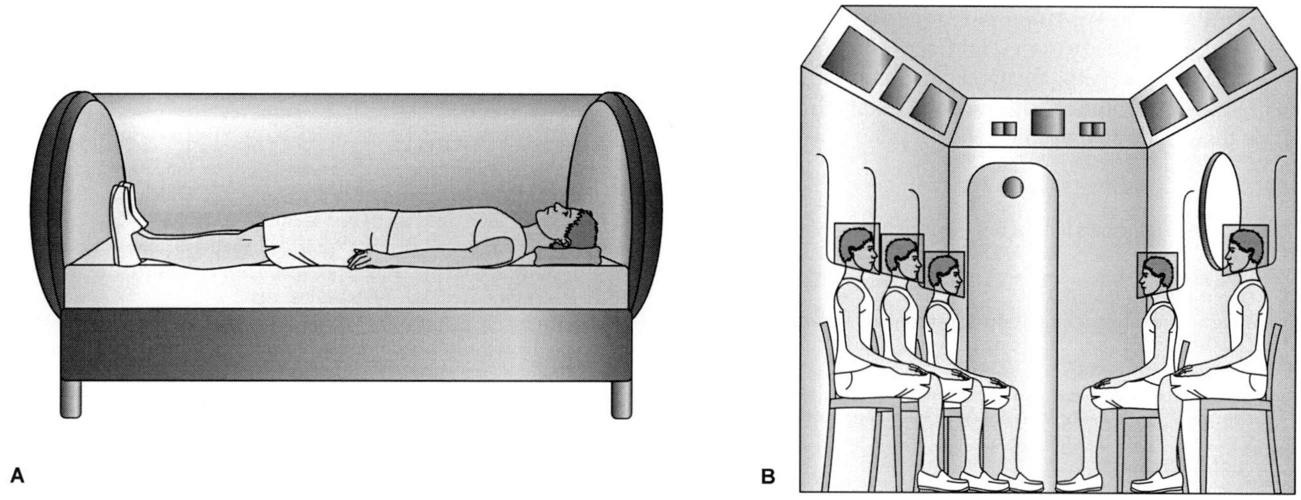

Figura 18.15 A. Câmara hiperbárica individual. **B.** Câmara hiperbárica coletiva.

melhora da qualidade das cicatrizes e redução do edema dos processos inflamatórios. Por seu efeito bactericida e bacteriostático em bactérias aeróbias e anaeróbias, a OHB auxilia no combate às infecções. Além disso, é parte fundamental do tratamento da doença descompressiva, que acontece quando mergulhadores voltam à superfície sem cumprir os adequados patamares de descompressão. Nesse caso, o nitrogênio dissolvido nos seus tecidos durante o mergulho por efeito do aumento da pressão pode, em determinadas circunstâncias, levar à formação de bolhas gasosas nos seus tecidos e sangue. Assim, a OHB tem a função de reduzir o tamanho das bolhas, uma vez que o volume das bolhas de nitrogênio é inversamente proporcional à pressão exercida sobre elas. Com 3 atm, o volume das bolhas diminui em cerca de 2/3, facilitando sua dissolução e metabolização nos tecidos. Alguns dos mecanismos terapêuticos da OHB estão descritos na Figura 18.16. É importante ressaltar que, nesse caso, o estresse oxidativo causado pela hiperóxia tem efeitos terapêuticos.

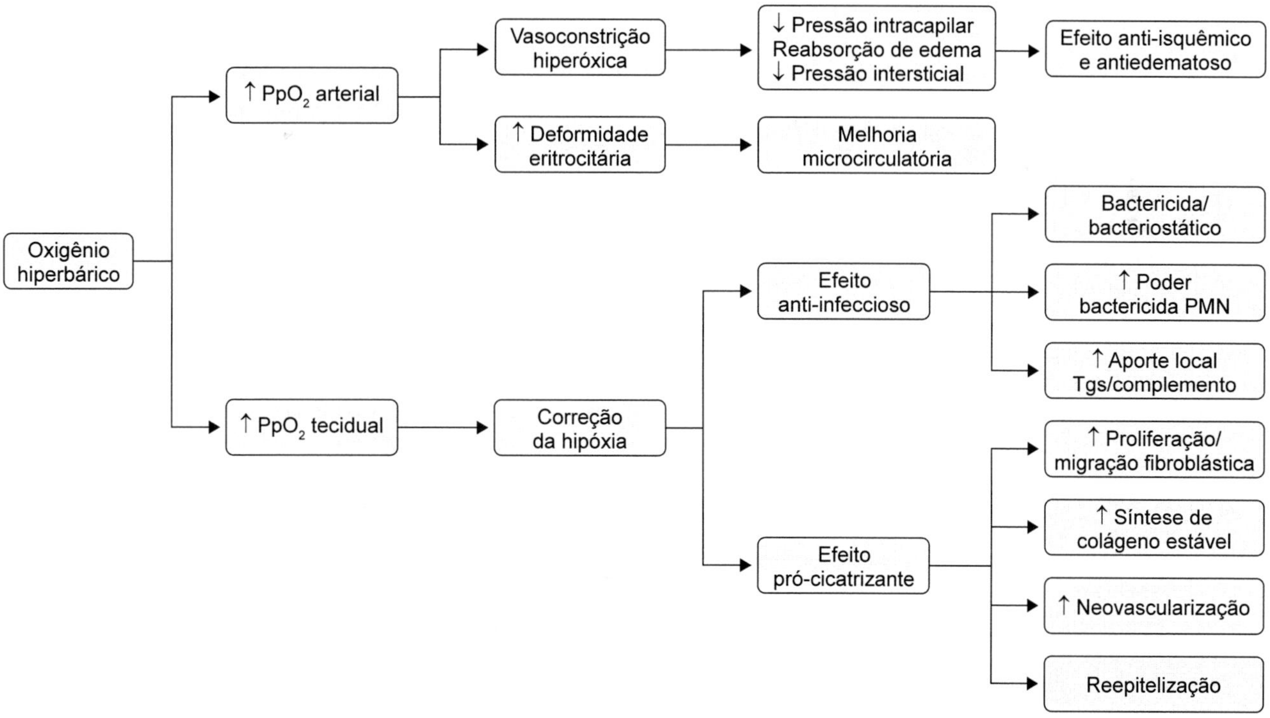

Figura 18.16 Demonstração de alguns dos mecanismos terapêuticos da oxigenoterapia hiperbárica (OHB). A hipoxia predispõe os tecidos à infecção porque a capacidade fagocítica dos polimorfonucleares neutrófilos em um meio hipóxico está diminuída. A OHB, ao reverter a hipoxia tecidual e celular, restaura esta defesa orgânica e aumenta, inclusive, a capacidade fagocítica sobre algumas bactérias. O oxigênio hiperbárico é, ele próprio, bactericida para alguns anaeróbios. Nos tecidos lesionados hipóxicos, a OHB contribui para a reversão desta hipoxia e, por isso, também estimula a formação da matriz de colágeno, essencial para a angiogênese e a cicatrização. Além disso, a alternância hiperóxia/normoxia constitui um estímulo angiogênico significativo. A OHB também melhora a perfusão microvascular, provavelmente por estimular a síntese de óxido nítrico. Adaptada de Fernandes (2009).

As indicações mais comuns, segundo a resolução do Conselho Federal de Medicina, estão descritas no Quadro 18.9.

Os principais efeitos colaterais são: barotrauma pulmonar na orelha média, otite serosa, miopatia e convulsões decorrentes de toxicidade ao oxigênio.

Quadro 18.9 Principais indicações da oxigenoterapia hiperbárica.

1. Embolia gasosa
2. Doença descompressiva
3. Envenenamento por monóxido de carbono ou inalação de fumaça
4. Envenenamento por cianeto ou derivados cianídricos
5. Infecções necrosantes
6. Isquemia aguda traumática: lesão por esmagamento, síndrome compartimental, reimplantação de extremidades amputadas
7. Vasculite aguda de etiologia alérgica, medicamentosa ou por toxinas biológicas
8. Queimadura térmica ou elétrica
9. Lesões refratárias: úlceras de pele, lesões pré-diabéticas, escaras de decúbito, úlcera por vasculites autoimunes, deiscência de suturas
10. Lesões por radiação
11. Retalhos de enxerto comprometidos
12. Osteomielite
13. Anemia aguda em casos de impossibilidade de transfusão sanguínea

BIBLIOGRAFIA

Allerød C, Karbing DS, Thorgaard P, Andreassen S, Kjærgaard S, Rees SE. Variability of preference toward mechanical ventilator settings: a model-based behavioral analysis. J Crit Care. 2011;26(6):637.e5-637.e12.

Andrade Jr. DR, Souza RB, Santos AS, Andrade DR. Os radicais livres de oxigênio e as doenças pulmonares. J Bras Pneumol. 2005;31(1):60-8.

Austin MA, Wills KE, Blizzard L, Walters EH, Wood-Baker R. Effect of high flow oxygen on mortality in chronic obstructive pulmonary disease patients in prehospital setting: randomised controlled trial. Br Med J. 2010;341:c5462.

Bateman NT, Leach RM. ABC of oxygen. BMJ. 1998;317:798-801.

Cameron L, Pilcher J, Weatherall M, Beasley R, Perrin K. The risk of serious adverse outcomes associated with hypoxaemia and hyperoxaemia in acute exacerbations of COPD. Postgrad Med J. 2012;88(1046):684-9.

Cardoso PR; Ribeiro SP. Toxidade ao oxigênio. In. Carvalho CRR. Ventilação mecânica. vol. 2 - Avançado. Campinas: Atheneu; 2000.

Castillo D, Güell R, Casan P. Oxygen-conserving devices: a forgotten resource. Arch Bronconeumol. 2007;43(1):40-5.

Chapman KR, Bourbeau J, Rance L. The burden of COPD in Canada: results from the Confronting COPD survey. Respir Med. 2003;97(Suppl. C):S23-31.

Chen ML, Guo L, Smith LEH, Dammann CEL, Dammann O. High or low oxygen saturation and severe retinopathy of prematurity: a meta-analysis. Pediatrics. 2010;125:e1483.

COPD Working Group. Long-term oxygen therapy for patients with chronic obstructive pulmonary disease (COPD): an evidence-based analysis. Ont Health Technol Assess Ser. 2012;12(7):1-64.

De Jonge E, Peelen L, Keijzers PJ, Joore H, de Lange D, van der Voort PHJ, et al. Association between administered oxygen, arterial partial oxygen pressure and mortality in mechanically ventilated intensive care unit patients. Crit Care. 2008;12(6):R156.

Diniz GCLM, Zin WA, Botoni FA, Castro AV, Rodrigues-Machado MG. Breathing pattern in weaning patients: comparison of two inspired oxygen fractions. Rev Bras Ter Intensiva. 2009;21(3):292-8.

Downs JB, Smith RA. Increased inspired oxygen concentration may delay diagnosis and treatment of significant deterioration in pulmonary function. Crit Care Med. 1999;27(12):2844-46.

Duflo F, Debon R, Goudable J. Alveolar and serum oxidative stress ventilator-associated pneumonia. Br J Anaesth. 2002;89(2):231-6.

Durbin Jr. CG, Wallace KK. Oxygen toxicity in the critically ill patient. Respir Care. 1993;38(7):739-50.

Eastwood G, Bellomo R, Bailey M, Taori G, Pilcher D, Young P et al. Arterial oxygen tension and mortality in mechanically ventilated patients. Intensive Care Med. 2012;38(1):91-8.

Elphick HE, Mallory G. Oxygen therapy for cystic fibrosis. Cochrane Database of Systematic Reviews. In: The Cochrane Library, Issue 7, Art. No. CD003884.

Fernandes TDF. Medicina hiperbárica. Acta Med Port. 2009;22(4):323-34.

Gordo-Vidal F, Calvo-Herranz E, Abella-Alvarez A, Salinas-Gabiña I. Hyperoxia-induced pulmonary toxicity. Med Intensiva. 2010;34(2):134-8.

Graaff AE, Dongelmans DA, Binnekade JM, de Jonge E. Clinicians' response to hyperoxia in ventilated patients in a Dutch ICU depends on the level of FiO_2. Intensive Care Med. 2011;37(1):46-51.

Hanson CW, Marshall BE, Frach HF, Marshall C. Causes of hypercarbia with oxygen therapy in patients with chronic obstructive pulmonary disease. Crit Care Med. 1996;24(1):23-8.

Helmerhorst HJ, Schultz MJ, van der Voort PH, de Jonge E, van Westerloo DJ. Bench-to-bedside review: the effects of hyperoxia during critical illness. Crit Care. 2015;19:284.

Herrick I, Champion L, Froese AB. A clinical comparison of indices of pulmonary gas exchange with changes in the inspired oxygen concentration. Can J Anesth. 1990;37(1):69-76.

Huang YC. Monitoring oxygen delivery in the critically ill. Chest. 2005;128(5 Suppl 2):554S-560S.

Jackson RM. Molecular, pharmacologic, and clinical aspects of oxygen-induced lung injury. Clin Chest Med. 1990;11(1):73-86.

Janssens JP, Pache JC, Nicod LP. Physiological changes in respiratory function associated with ageing. Eur Respir J. 1999;13(1):197-205.

Kalyanaraman B. Teaching the basics of redox biology to medical and graduate students: oxidants, antioxidants and disease mechanisms. Redox Biol. 2013;1(1):244-57.

Kinulla VL, Crapo JD. Superoxide dismutases in the lung and human diseases. Am J Crit Care Med. 2003;167:1600-19.

Lacasse Y, Bernard S, Maltais F. Evidence-based oxygen therapy: missed and future opportunities. Rev Port Pneumol. 2012;18(6):257-9.

Lellouche F, Lipes J, L'Her E. Optimal oxygen titration in patients with chronic obstructive pulmonary disease: a role for automated oxygen delivery? Can Respir J. 2013;20(4):259-61.

Levett DZ, Radford EJ, Menassa DA, Graber EF, Morash AJ, Hoppeler H, et al. Caudwell Xtreme Everest Research Group: Acclimatization of skeletal muscle mitochondria to high-altitude hypoxia during an ascent of Everest. FASEB J. 2012;26(4):1431-41.

Levy RJ, Deutschman CS. Deficient mitochondrial biogenesis in critical illness: cause, effect, or epiphenomenon? Crit Care. 2007;11(4):158.

Luna Paredes MC, de la Cruz OA, Aznarc IC, Carrasco MCM, Aguero MIBG, Ruiz EP, et al. Fundamentos de la oxigenoterapia en situaciones agudas y crónicas: indicaciones, métodos, controles y seguimento. An Pediatr. 2009;71(2):161-74.

Mao C, Wong DT, Slutsky AS, Kavanagh BP. A quantitative assessment of how Canadian intensivists believe they utilize oxygen in the intensive care unit. Crit Care Med. 1999;27(12):2806-11.

Martin DS, Grocott MP. Oxygen therapy in critical illness: precise control of arterial oxygenation and permissive hypoxemia. Crit Care Med. 2013;41(2):423-32.

Mishra V, Baines M, Wenstone R, Shenkin A. Markers of oxidative damage, antioxidant status and clinical outcome in critically ill patients. Ann Clin Biochem. 2005;42(4):269-76.

Nagato AC, Bezerra FS, Lanzetti M, Lopes AA, Silva MAS, Porto LC, et al. Time course of inflammation, oxidative stress and tissue damage induced by hyperoxia in mouse lungs. Int J Exp Pathol. 2012;93(4):269-78.

Nishimura M. High-flow nasal cannula oxygen therapy in adults. J Intensive Care. 2015;3(1):15.

O'Driscoll BR, Howard LS, Davison AD; British Thoracic Society. BTS guideline for emergency oxygen use in adult patients. Thorax. 2008;63 Suppl 6:vi1-68.

Parke R, McGuinness S, Eccleston M. Nasal high-flow therapy delivers low level positive airway pressure. Br J Anaesth. 2009;103(6):886-90.

Perrin K, Wijesinghe M, Weatherall M, Beasley R. High flow oxygen causes carbon dioxide retention in severe asthma: a randomized controlled trial. Respirology. 2009;14:A42.

Persing G. Advanced practitioner respiratory care review. Philadelphia: WB Saunders; 1994.

Phillips M, Cataneo RN, Greenberg J, Grodman R, Gunawardena R, Naidu A. Effect of oxygen on breath markers of oxidative stress. Eur Respir J. 2003;21(1):48-51.

Pierce LNB. Guide to Mechanical Ventilation and Intensive Respiratory Care. Philadelphia: WB Saunders; 1995.

Pierson DJ. Oxygen in respiratory care: a personal perspective from 40 years in the field. Respiratory Care. 2013;58(1):196-204.

Register SD, Downs JB, Stock MC, Kirby RR. Is 50% oxygen harmful? Crit Care Med. 1987;15(6):598-601.

Ruggieri AJ, Levy RJ, Deutschman CS. Mitochondrial dysfunction and resuscitation in sepsis. Crit Care Clin. 2010;26:567-75.

Sahni T, Singh P, John MJ. Hyperbaric oxygen therapy: current trends and applications. J Assoc Physicians India. 2003;51:280-4.

Sasaki H, Yamakage M, Iwasaki S, Mizuuchi M, Namiki A. Design of oxygen delivery systems influences both effectiveness and comfort in adult volunteers. Can J Anesth. 2003;50(10):1052-55.

Sinclair SE, Altemeier WA, Matute-Bello G, Chi EY. Augmented lung injury due to interaction between hyperoxia and mechanical ventilation. Crit Care Med. 2004;32(12):2496-501.

Sociedade Brasileira de Pneumologia e Tisiologia. Oxigenoterapia domiciliar prolongada (ODP). J Pneumologia. 2000;26(6):341-50.

Sola A, Chow I, Rogido M. Retinopathy of prematurity and oxygen therapy: a changing relationship. An Pediatric. 2005;62(1):48-61.

Suzuki S, Eastwood GM, Peck L, Glassford NJ, Bellomo R. Current oxygen management in mechanically ventilated patients: a prospective observational cohort study. Journal of Critical Care. 2013;28:647-54.

Thom SR. Oxidative stress is fundamental to hyperbaric oxygen therapy. J Appl Physiol. 2009;106:988-95.

Treacher DF, Leach RM. Oxygen transport-1. Basic principles. BMJ. 1998; 317: 1302-6.

Ward JJ. High-flow oxygen administration by nasal cannula for adult and perinatal patients. Respir Care. 2013;58(1):98-122.

Wijesinghe M, Perrin K, Healy B, Weatherall M, Beasle R. Randomized controlled trial of high concentration oxygen in suspected community-acquired pneumonia. J R Soc Med. 2012;105(5):208-16.

19 Assistência Multiprofissional ao Paciente com Via Aérea Artificial

Eduardo Machado Rossi Monteiro • Ana Paula Ferreira Rocha de Carvalho • Helder Cassiano Gonçalves Mota • Maria da Glória Rodrigues Machado

INTRODUÇÃO

A via aérea artificial consiste na inserção por via nasal, oral ou transtraqueal de um tubo que possibilita a passagem dos gases respiratórios para que complicações associadas à hipoxia ou hipoventilação sejam evitadas.

Desse modo, a via aérea artificial fornece o acesso à instituição de ventilação mecânica, protege os pulmões contra a aspiração de conteúdo de secreções gástricas, evita a insuflação gástrica, propicia a aspiração direta de secreções e a administração de medicações.

Complicações com vias aéreas artificiais podem se apresentar de forma aguda, o que constitui uma situação emergencial, ou de forma crônica, em pacientes que fazem uso de prótese de via aérea a longo prazo.

INDICAÇÕES DA VIA AÉREA ARTIFICIAL

A obtenção de um acesso adequado às vias aéreas do paciente representa uma etapa de fundamental importância no âmbito da assistência respiratória. As indicações de intubação traqueal recaem sobre aqueles pacientes que necessitam manter as vias aéreas permeáveis e o controle da ventilação pulmonar. O procedimento pode ser eletivo ou emergencial. Perda da consciência, trauma oral ou facial, estresse respiratório e necessidade de ventilação mecânica representam algumas das indicações para via aérea artificial, sendo as principais relatadas a seguir:

- Apneia
- Escala de Glasgow ≤ 8
- Lesão de vias aéreas superiores que ofereça risco à ventilação
- Risco elevado de aspiração
- Traumatismo instável de face
- Convulsões incoercíveis
- Incapacidade de manter a permeabilidade da via aérea ou a oxigenação
- Falência respiratória: frequência respiratória > 35 irm, volume corrente baixo (< 4 mℓ/kg), sinais de fadiga muscular (retenção aguda de CO_2 e respiração paradoxal).

Diante de condições agudas de falência ventilatória, as condutas iniciais visam ao controle da via aérea do paciente, com o correto posicionamento e a aspiração de secreções. Devem-se remover corpos estranhos orais e próteses dentárias e realizar manobras para abertura da via aérea, como elevação do queixo (*chin-lift*) ou mandíbula (*jaw-thrust*). Dispositivos orofaríngeos (cânula de Guedel) que evitam a queda da base da língua podem ser empregados, assim como a ventilação pulmonar temporária por meio de máscara facial e bolsa de reanimação. Em muitos casos, esses procedimentos simples são capazes de evitar ou minimizar os riscos e as complicações de uma intubação intempestiva.

TUBOS ENDOTRAQUEAIS

Empregados principalmente em centros cirúrgicos e de terapia intensiva, são confeccionados em diversos materiais. Por seu caráter menos irritante, devem ser empregados preferencialmente os tubos de cloreto de polivinil, náilon ou silicone, sobretudo quando se antecipa a sua permanência por período superior a algumas horas nas vias aéreas. Os tubos de borracha, não mais utilizados atualmente, teriam a vantagem de possibilitar reutilizações frequentes após a esterilização. Prestam-se à intubação por breve período, já que são mais irritantes para a mucosa respiratória.

O tubo endotraqueal padrão tem, na face lateral, marcas radiopacas para indicação do seu diâmetro e seu comprimento. Essa característica auxilia no correto posicionamento quanto à profundidade de inserção e também no monitoramento de movimentação do tubo. A radiopacidade possibilita confirmar a profundidade de inserção por meio de radiografia. Tubos com tamanhos diferentes são adaptáveis às dimensões das vias aéreas dos pacientes, de acordo com a faixa etária e outros fatores (Quadro 19.1).

Quadro 19.1 Adequação do tamanho do tubo em relação ao sexo e à idade.

Homens adultos	8 a 9,5 mm
Mulheres adultas	7 a 8 mm
Crianças (3 a 12 anos)	4,5 a 7 mm
Bebês	2,5 a 3,5 mm

Os tubos endotraqueais podem apresentar, em sua porção distal, um balonete inflável de formato cilíndrico ou oval também chamado *cuff*. Seu objetivo é evitar aspiração pulmonar de secreções e escape de gás da ventilação mecânica por pressão positiva. Atualmente, são empregados *cuffs* de alto volume e baixa pressão, o que reduz o grau de compressão mucosa e a possível lesão da parede traqueal. A Figura 19.1 ilustra tubos com diferentes balonetes.

Os componentes do tubo são: adaptador de 15 mm, corpo, tubo de enchimento do *cuff*, balonete piloto, válvula tracionada com mola, *cuff* do tubo, entrada laterodistal (olho de Murphy) e ângulo da chanfradura.

Para a ventilação pulmonar independente, são utilizados tubos de duplo lúmen. A Figura 19.2 mostra o tubo e o conector utilizado entre o tubo e os circuitos dos diferentes respiradores.

Alguns tubos possibilitam a administração de medicamentos sem a interrupção da ventilação mecânica (Figura 19.3) ou entrada lateral adicional para aspiração de secreções subglóticas (Figura 19.4).

A infecção pulmonar pode resultar da microaspiração de secreções subglóticas em torno do *cuff*, que funciona como reservatório de secreções orofaríngeas. A estase de secreções altas (saliva e alimentos) que ficam na região supra*cuff* tendem a gotejar pelas laterais da traqueia e por microcanais que se formam pelas dobras do material do *cuff*, propiciando, assim, a manutenção da broncoaspiração do material retido peri*cuff*. Esse processo é conhecido como microaspiração, que, acompanhado da colonização bacteriana do trato aerodigestivo, é o principal agente etiológico da pneumonia associada à ventilação mecânica (VAP, *ventilator associated pneumonia*). O tubo mostrado na Figura 19.4 promove aspiração contínua de secreções subglóticas. Estudos recentes demonstram que tal ação leva a uma redução dos casos de pneumonia induzida pela ventilação mecânica, desmame ventilatório mais precoce e menor período de internação em centro de terapia intensiva. Não há, entretanto, queda na mortalidade.

Outra estratégia adotada para a redução da carga bacteriana é a redução da formação e presença do biofilme em torno da superfície interna do tubo. Biofilme é uma comunidade de células bacterianas estruturadas, envolvidas por uma matriz polimérica e aderidas a uma superfície viva ou inerte, dificilmente eliminado por antibiótico sistêmico ou pelas defesas do organismo. O biofilme se forma em horas de intubação. Durante os procedimentos respiratórios (sucção, broncoscopia e instilação), os agregados de biofilme podem se separar e migrar para dentro dos pulmões. Cada vez mais o biofilme é considerado uma fonte importante de VAP, pois uma alta porcentagem de pacientes nessa condição (55 a 70%) tem o mesmo patógeno nas secreções traqueais e no biofilme. Existe hoje um grande interesse em usar agentes antimicrobianos no revestimento do tubo endotraqueal para prevenir ou reduzir a formação de biofilmes. Vários agentes foram identificados e estudados. Entre eles, a prata mostrou ter efeitos antimicrobianos de amplo espectro, além de reduzir a adesão bacteriana em dispositivos *in vitro*, prevenir ou reduzir a formação de biofilme e atrasar a colonização pulmonar em modelos animais. Vários estudos têm descrito aparelhos que limpam mecanicamente as secreções e o biofilme do tubo endotraqueal, como Mucus Shaver, endOclear® e Rescue Cath®. Esses dispositivos estão descritos detalhadamente no Capítulo 10. A remoção do biofilme e secreções dentro do tubo endotraqueal reduz a resistência das vias aéreas e o trabalho respiratório do paciente.

MÁSCARA LARÍNGEA

Via aérea artificial supraglótica, é composta por um tubo flexível com uma máscara inflável na sua porção terminal. Por sua facilidade de inserção, pode ser utilizada quando uma intubação endotraqueal for difícil de alcançar. A máscara laríngea é introduzida na orofaringe até encontrar resistência. Nessa

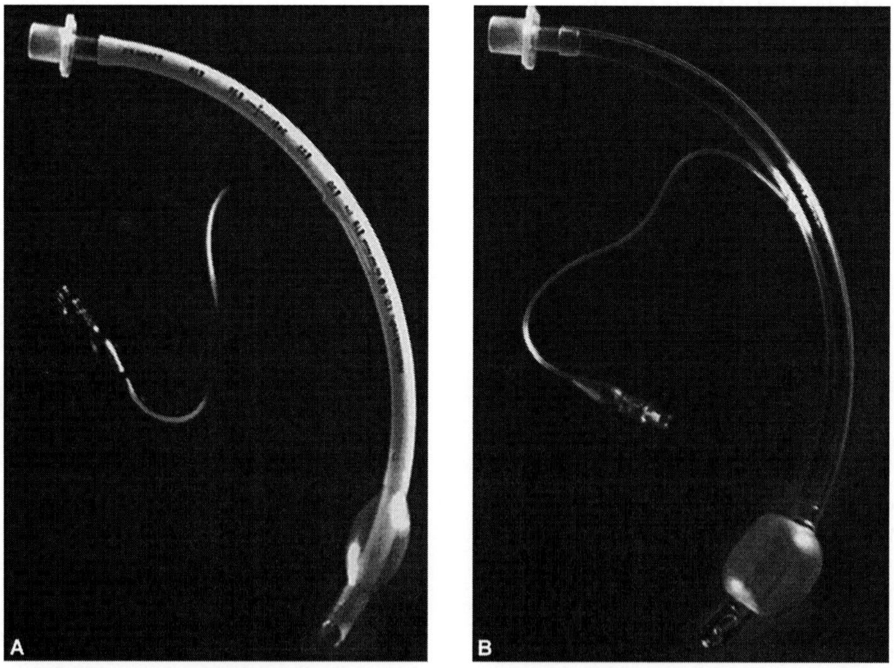

Figura 19.1 Tubos endotraqueais. **A.** Tubo endotraqueal com baixo volume e alta pressão de *cuff*. **B.** Tubo endotraqueal com alto volume e baixa pressão de *cuff*. Adaptada de Jaeger e Durbin Jr. (1999).

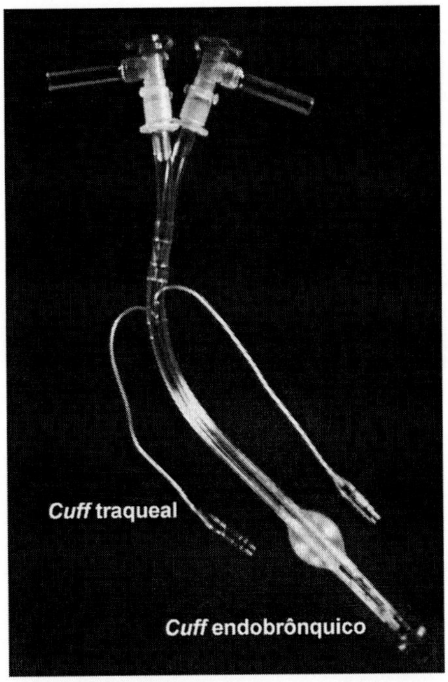

Figura 19.2 Tubo endotraqueal de duplo lúmen e o conector utilizado entre o tubo e os circuitos dos diferentes respiradores. Observar os *cuffs* traqueal e brônquico e os correspondentes balonetes externos. Adaptada de Jaeger e Durbin Jr. (1999).

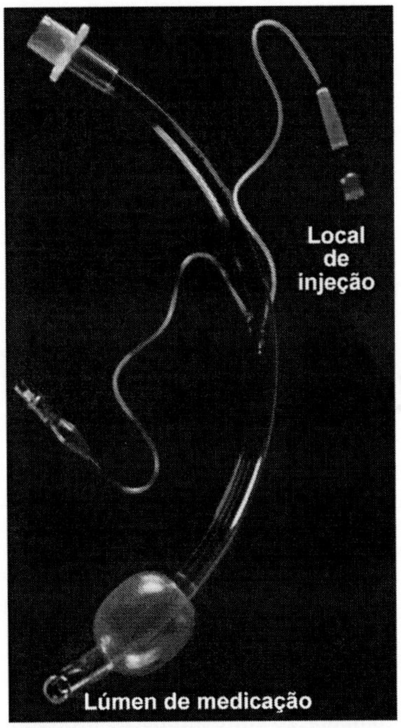

Figura 19.3 Tubo endotraqueal com entrada lateral adicional para administração de medicamento. As principais medicações administradas diretamente nos pulmões incluem epinefrina, norepinefrina, lidocaína, atropina, diazepam e naloxano. Adaptada de Jaeger e Durbin Jr. (1999).

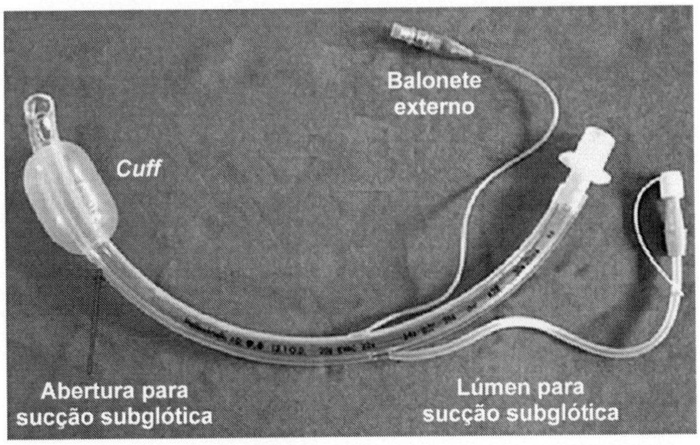

Figura 19.4 Tubo endotraqueal com entrada lateral adicional para aspiração de secreção subglótica. Adaptada de Vijai *et al.* (2016).

posição, é insuflada, havendo acoplamento com a epiglote. As principais indicações são:

- Inabilidade de intubar pacientes
- Via aérea de difícil intubação
- Pode ser utilizada como pertuito para um tubo endotraqueal
- Pode ser útil em pacientes com traumatismos cervicais ou faciais.

INTUBAÇÃO ENDOTRAQUEAL

A intubação endotraqueal pode ser oral (Figura 19.5 A) ou nasal (Figura 19.5 B). Geralmente, realiza-se a intubação oral, que propicia melhor visualização da inserção e é menos traumática para o paciente (Quadro 19.2). A intubação nasal é utilizada, preferencialmente, em procedimentos cirúrgicos que envolvam manipulação orofacial extensa. Além da inserção mais difícil que os tubos orotraqueais, esse tipo de intubação pode causar lesões na cavidade nasal e *cavum*. Pode-se apresentar desde hemorragia em casos agudos até sinusopatia ou otite média aguda em casos crônicos, em virtude da modificação da flora nasal e da oclusão das vias de drenagem.

A intubação orotraqueal não é isenta de complicações, podendo-se citar:

- Imobilidade de pregas vocais
- Aspiração
- Estímulo do reflexo de vômito
- Autoextubação
- Estenose de laringe
- Traqueomalácia
- Traumatismo da boca (órbita oral, língua, dentes, úvula) ou do nariz
- Disfagia
- Disfonia
- Estridor laríngeo
- Pneumonia
- Edema de glote
- Hemoptise
- Edema pulmonar
- Odinofagia.

CÂNULA OROFARÍNGEA | GUEDEL

A utilização da cânula de Guedel é um método rápido e prático de manter a via aérea aberta em situações de emergência (Figura 19.6). Ela evita a queda da base da língua em pacientes com depressão do sensório e, consequentemente, possibilita

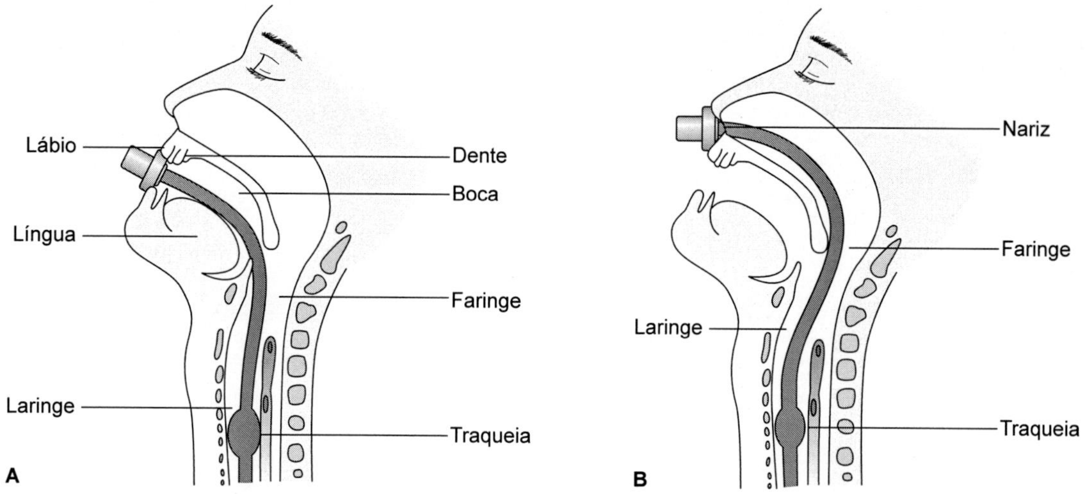

Figura 19.5 Representação esquemática de intubação endotraqueal. **A.** Intubação oral. **B.** Intubação nasal. Adaptada de Pierce (1995).

Quadro 19.2 Comparação entre intubação orotraqueal e nasotraqueal.

Orotraqueal	Nasotraqueal
Possibilita tubos de maior calibre	Os tubos utilizados devem ter menor calibre
Causa menos trauma	Quase sempre causa traumatismo nasal
Menos confortável	Melhor tolerabilidade

uma melhor ventilação. Como exemplo, é utilizada em conjunto com máscara facial para ventilação enquanto se aguardam o relaxamento e o plano anestésico adequado para a intubação endotraqueal. No paciente intubado, pode ser utilizada para evitar danos decorrentes da mordedura ao tubo ou estruturas da boca.

A cânula de Guedel tem forma semicircular. Geralmente é de material plástico. Quando apropriadamente colocada, desloca a língua da parede posterior da faringe, mantendo a via aérea aberta. Antes de posicionar a cânula, a orofaringe deve ser inspecionada para remoção de corpos estranhos e aspiração de secreções.

A melhor maneira de inseri-la é com sua parte côncava voltada para cima e, quando metade desta já estiver introduzida, faz-se uma rotação de 180° e termina-se a introdução. A depressão da língua com uma espátula facilita o procedimento. Se a colocação for incorreta, pode ocorrer deslocamento da língua até a faringe e a obstrução da via aérea.

É importante manter a cabeça estendida, com elevação do mento, na passagem da cânula orofaríngea. A elevação do tórax durante a ventilação é a melhor prova de que a seleção e a inserção da cânula foram efetivas.

TRAQUEOSTOMIA

O termo traqueostomia refere-se à criação de via aérea cirúrgica por meio de abertura da traqueia cervical. A sua aplicação foi difundida após os trabalhos de Chevalier e Jackson, no início do século 20. Na atualidade, é amplamente empregada e há descrições de diversas técnicas, desde abertas até percutâneas.

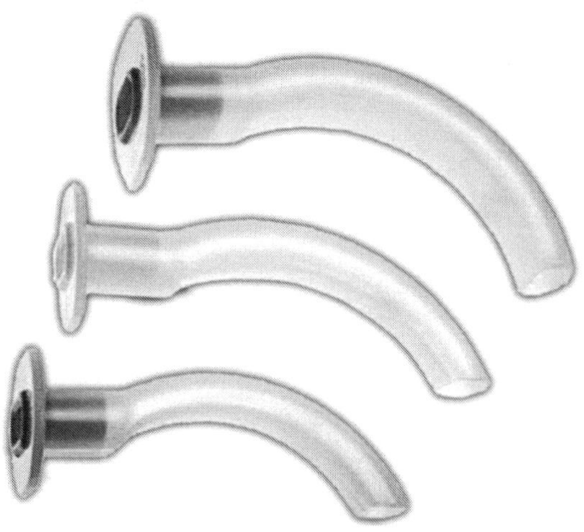

Figura 19.6 Cânula de Guedel.

É importante salientar que a traqueostomia compreende um procedimento eletivo, e não de urgência. Em situações de emergência, deve ser realizada preferencialmente a cricotireoidostomia.

Cânulas de traqueostomia

Componentes. Bloqueador do conector, fixador, cânula externa, cânula interna, obturador, manguito, tubo de insuflação, balonete piloto, válvula tracionada com mola.

Tipos. Metálica, plástica (de tamanho convencional e longo), fenestrada e botão de traqueostomia. As cânulas fenestradas têm uma válvula ou fenestração em sua porção posterior, para possibilitar a fonação pelo paciente. Há, ainda, uma série de outros tipos de tubos e cânulas disponíveis. As cânulas de Kistner são cânulas curtas e retas, que se estendem da pele até a parede anterior da traqueia, podendo ser abertas intermitentemente (muito úteis para pacientes com miastenia *gravis* e apneia do sono). Por fim, os tubos em "T" ou de Montgomery são utilizados sempre que pacientes são submetidos à reconstrução da traqueia com anastomose terminoterminal, até que a completa cicatrização da anastomose.

Tamanho. 1 a 10 mm de diâmetro.

Indicações da traqueostomia

Obstrução de vias aéreas. São exemplos: lesões traqueais e laríngeas que impossibilitem intubação orotraqueal, como traumatismo maxilofacial grave, aspiração de corpos estranhos em vias aéreas superiores, paralisia bilateral medial de pregas vocais, anomalias congênitas das vias aéreas, apneia obstrutiva do sono não responsiva a suporte clínico, neoplasias do trato aerodigestivo alto e edema inflamatório da cavidade oral, faringe, laringe e traqueia.

Inabilidade do paciente de garantir limpeza ou proteção de vias aéreas. Pode haver necessidade de traqueostomia para a manutenção de toalete traqueobrônquica adequada, em pacientes com idade avançada, pneumonia, bronquiectasia ou aspiração crônica secundária a distúrbios neurológicos.

Suporte respiratório em paciente com ventilação mecânica. Pacientes submetidos ao suporte ventilatório prolongado estão expostos a possíveis complicações tardias em virtude do tubo orotraqueal. Estão incluídos processos infecciosos, estenoses e malácias laringotraqueais. Dessa maneira, pacientes que não tenham previsão de serem extubados em um período inferior a 10 dias devem ser traqueostomizados. Entretanto, o momento ideal para indicação da traqueostomia não está estabelecido e o momento da indicação varia entre os serviços.

Eliminar espaço morto. Em pacientes com fraqueza extrema, diminuição do *drive* respiratório por motivos neurológicos ou estruturais, a traqueostomia pode eliminar uma porção considerável de espaço morto e, assim, melhorar a eficiência da ventilação.

Papel da traqueostomia no desmame da ventilação mecânica. A presença da cânula de traqueostomia proporciona praticidade de conexão e desconexão do ventilador a qualquer momento, diminuição da resistência de vias aéreas e do espaço morto e, consequentemente, diminuição no trabalho respiratório. Por ser de maior conforto para o paciente, a traqueostomia requer menos sedação. Além disso, existem outras vantagens, como facilidade para remoção das secreções, diminuição na incidência de obstrução do tubo, preservação das estruturas da cavidade oral (língua, dentes e palato), facilidade para a higiene oral, melhora da possibilidade de fonação e, por fim, redução no tempo de permanência no centro de terapia intensiva.

Além das indicações citadas, a necessidade de manter via aérea artificial por tempo indeterminado, traumatismo de pescoço, queimadura de vias aéreas superiores e anomalias congênitas constituem exemplos de indicações de traqueostomia. O Quadro 19.3 apresenta a comparação entre intubação endotraqueal prolongada e traqueostomia, em pacientes em ventilação mecânica prolongada.

Complicações associadas à traqueostomia

As complicações podem ser divididas em três categorias, de acordo com a fase em que ocorrem: intraoperatórias, pós-operatórias e tardias (relacionadas até 6 meses após a decanulação).

Intraoperatórias

Hemorragias. É raro haver hemorragia de volume importante. Sangramento menor, pelas veias jugulares anteriores ou pelo istmo da tireoide, é facilmente controlado localmente com ligaduras e cauterização.

Parada cardiorrespiratória. Pode estar relacionada com reflexo vagal, falha na obtenção de vias aéreas, pneumotórax hipertensivo, edema pulmonar pós-obstrutivo (pressão negativa), administração inadvertida de oxigênio em paciente com retenção crônica de dióxido de carbono ou introdução errônea da cânula no tecido conjuntivo peritraqueal ou brônquio principal favorecendo o aparecimento de atelectasia.

Pneumotórax e pneumomediastino. Podem ocorrer secundariamente a dano direto à pleura, dissecção de ar por meio de planos de tecido conjuntivo ou ruptura de uma bolha enfisematosa. É mais comum na criança porque a cúpula pleural geralmente se estende além das clavículas. A dissecção peritraqueal deve ser mantida ao mínimo, e a cânula de traqueostomia deve ser introduzida sob visão direta.

Período pós-operatório imediato

Hemorragia. Sangramento menor pode ser controlado com a compressão e a insuflação do *cuff*. Sangramento maior, sem controle, deve ser tratado com reoperação, para isolar e ligar o vaso lesado.

Infecção de ferida. A traqueostomia é considerada um ferimento limpo-contaminado. É rapidamente colonizada pela flora hospitalar, geralmente *Pseudomonas* e *Escherichia coli*. A profilaxia não costuma ser necessária, e as feridas são deixadas abertas para facilitar a drenagem. A infecção verdadeira é rara e requer somente terapia local. A cobertura com antibiótico é necessária somente se surgir celulite periférica.

Enfisema subcutâneo e pneumotórax. No período pós-operatório imediato, essas complicações são causadas por ventilação por pressão positiva ou tosse contra uma ferida suturada justa ou muito comprimida pelo curativo. A resolução ocorre em poucos dias. Uma radiografia de tórax deve ser obtida para excluir a presença de pneumotórax.

Obstrução da cânula. A cânula pode ser obstruída por muco impactado, coágulos, migração da cânula ou oposição da extremidade da cânula contra a parede traqueal.

Quadro 19.3 Comparação entre intubação endotraqueal prolongada e traqueostomia.

Vantagens da intubação endotraqueal	Vantagens da traqueostomia
Inserção rápida e fácil Evita complicações cirúrgicas, como o sangramento e a lesão da parede posterior da traqueia Menor custo de instalação Menor risco de pneumonia associada à ventilação mecânica	Facilidade de reinserção em caso de retirada acidental (requer menos habilidade) Facilidade para remoção de secreção Menor incidência de obstrução Maior conforto para o paciente, o que exige menor uso de sedação e analgesia Melhor higiene oral Maior possibilidade de desenvolver fala Função da glote preservada: menor risco de aspiração, menor risco de pneumonia associada à ventilação mecânica Maior preservação do reflexo de deglutição, o que possibilita instituição precoce da alimentação via oral Menor trabalho respiratório em razão do menor espaço morto e menor resistência da cânula à passagem de ar Reconexão rápida e fácil caso o paciente precise retornar à ventilação mecânica

Adaptado de Jaeger *et al.* (2002).

Migração da cânula. A migração ou a tentativa de reposicionamento da cânula podem provocar uma emergência de vias aéreas. A intubação orotraqueal deve ser realizada quando o trato respiratório não for restabelecido imediatamente. As duas suturas de reparo na traqueia facilitam o reposicionamento imediato da cânula. A fusão das camadas múltiplas das fáscias ocorre entre 5 e 7 dias, tornando o reposicionamento da cânula mais seguro.

Disfagia. O distúrbio mais importante que pode decorrer da disfagia é a aspiração. Fatores mecânicos e neurofisiológicos contribuem para a deglutição anormal. Os fatores mecânicos são diminuição da elevação da laringe, compressão do esôfago e obstrução pelo balonete da cânula, resultando em refluxo do conteúdo esofágico para dentro das vias aéreas. Os fatores neurofisiológicos são diminuição da sensibilidade da laringe, com perda dos reflexos de proteção e fechamento descoordenado da laringe por *bypass* crônico de vias aéreas superiores.

Período pós-operatório tardio

Fístula traqueoinominada. Complicação rara, mas com risco de morte, ocorrendo em menos de 1% das traqueostomias. Um "sangramento sentinela" vermelho-vivo pode preceder a complicação. A oclusão temporária da lesão arterial pode ser tentada com pressão digital no estoma e hiperinsuflação do balonete. Algumas vezes, a intubação orotraqueal é necessária para dar espaço para o dedo no estoma. A esternotomia mediana de emergência e o reparo arterial são necessários para o manuseio definitivo. Uma pequena lesão na artéria inominada abre e fecha, dependendo da posição da traqueostomia ou do vaso. Não é prático tentar identificar a lesão por broncoscopia, embora possa haver evidências de outros locais de sangramento se o diagnóstico é menos claro.

Estenose traqueal e traqueomalacia. Podem ocorrer no local do estoma, do balonete ou da ponta da cânula, em virtude do uso de cânulas de traqueostomia excessivamente grandes e rígidas. Com o desenvolvimento dos balonetes de baixa pressão, houve um decréscimo importante na taxa de estenose e traqueomalacia. A pressão do balonete não deve ultrapassar 25 cmH_2O. A monitorização regular reduz a incidência dessas complicações de maneira significativa.

Formação de granuloma. Não é uma complicação incomum no período pós-operatório tardio.

Fístula traqueoesofágica. Resulta da lesão direta da parede posterior da traqueia no momento da cirurgia ou, secundariamente, pela irritação local pela cânula de traqueostomia. Secreção traqueal aumentada ou um trato digestivo alto preenchido por ar durante a ventilação mecânica podem ser sinais indicativos dessa lesão.

Fístulas traqueocutâneas. Ocorrem mais frequentemente em pacientes com traqueostomias de longa duração. O epitélio cresce para o interior, mantendo um trajeto que comunica com a mucosa da traqueia. A excisão desse epitélio, deixando uma superfície para a granulação primária, geralmente é o suficiente para tratar tal complicação. O Quadro 19.4 apresenta as principais causas de complicações da traqueostomia.

Traqueostomia percutânea *versus* aberta

Traqueostomia percutânea é um método minimamente invasivo para acesso à traqueia cervical. A técnica mais popular foi descrita por Ciaglia, em 1985, na qual o pertuito para acesso à via aérea é dilatado por sondas de diferentes diâmetros até se posicionar o tamanho adequado. O procedimento pode ser guiado por broncoscopia e precedido por ultrassonografia cervical, de modo a evitar possíveis complicações, como hemorragia em vasos de maior calibre.

A comparação entre técnicas percutâneas e abertas de traqueostomias tem sido tema recorrente de estudos científicos. Comparam-se custos, tempo de procedimento e complicações pós-operatórias. As publicações variam em suas conclusões, mas geralmente têm demonstrado taxas de complicações semelhantes entre as técnicas.

CUIDADOS ESPECIAIS COM O PACIENTE EM USO DE VIAS AÉREAS ARTIFICIAIS

Pacientes com vias aéreas artificiais requerem cuidados específicos para preservar a abertura de entrada de ar, minimizar a lesão da mucosa e diminuir a mortalidade. A maioria das complicações pode ser evitada com o estabelecimento de procedimentos de rotina, como monitorização da pressão do balonete, umidificação e técnicas de higiene.

Fixação e posicionamento da via aérea artificial

Após a intubação, é realizada a fixação do tubo por meio de cadarço, esparadrapo ou fixadores próprios, confeccionados em velcro, para minimizar o risco de movimentação do tubo e extubação acidental.

Procedimento

1. Verificar a altura do tubo, cuja numeração deve estar entre os dentes. Caso haja necessidade de tracionar ou reintroduzir o tubo, é necessário primeiro fazer a aspiração da secreção presente na orofaringe para posterior desinsuflação do *cuff*.
2. Posicionar o tubo, de preferência, centrado na órbita oral.
3. A fixação deve ser firme, porém de fácil retirada, caso haja necessidade. O tubo deve ficar posicionado em torno de 3 e 4 cm acima da carina, que se localiza no nível da segunda costela, anteriormente. Por meio da radiografia de tórax, o posicionamento do tubo pode ser verificado tomando-se como referência o segundo espaço intercostal posterior ou o ângulo de Louis.

Quadro 19.4 Complicações associadas à traqueostomia.

Complicações intraoperatórias	Complicações precoces	Complicações tardias
Sangramento	Sangramento	Estenose traqueal e subglótica
Posicionamento inadequado da cânula	Infecção da ferida	Fístula traqueoinominada
Laceração traqueal e fístula traqueoesofágica	Enfisema subcutâneo	Fístula traqueoesofágica
Lesão do nervo laríngeo recorrente	Obstrução da cânula	Fístula traqueocutânea
Pneumotórax e pneumomediastino	Migração da cânula/decanulação acidental	Dificuldade de decanulação
Parada cardiorrespiratória	Disfagia	

Cânula de traqueostomia

Pode ser fixada com fitas de algodão, de preferência, cobertas com gaze e encapadas com microporo, com o objetivo de aumentar a área de compressão e minimizar a possibilidade de traumatismo e de desconforto para o paciente. Qualquer que seja o sistema de fixação empregado, deve-se deixar os cordões suficientemente frouxos para passar facilmente um dedo sob ele.

O posicionamento correto de uma cânula de traqueostomia normalmente é confirmado pela radiografia torácica. A ponta da cânula deve ficar cerca de 4 cm acima da carina ou no nível da terceira vértebra torácica. Essa posição minimiza a chance de o tubo se mover para baixo, para o interior dos brônquios principais, ou para cima, para o interior da laringe.

É importante lembrar que a posição do tubo se modifica com o movimento da cabeça e do pescoço. A flexão do pescoço move a cânula em direção à carina, e a extensão em direção à laringe. Por essa razão, ao analisar uma radiografia para verificar o posicionamento da cânula, deve-se checar a posição da cabeça e do pescoço. Uma radiografia em perfil é necessária para avaliar se a porção final da cânula está posicionada concentricamente à traqueia.

Posicionamento do circuito do respirador

Deve possibilitar conforto para a movimentação do paciente sem que haja, entretanto, sua tração, ou que a água do condensado retorne para dentro do tubo. Atenção especial deve ser tomada com os pacientes agitados. O circuito deve permanecer longe do alcance das mãos desses pacientes para, assim, evitar desconexão ou extubação acidental.

Umidificação

Após a traqueostomia, funções relevantes da via aérea superior, como a umidificação e o aquecimento do ar, deixam de existir, levando a mudanças patológicas das vias aéreas inferiores, como dano da mucosa traqueal ciliada, espessamento das secreções das vias aéreas e comprometimento do transporte mucociliar. Para garantir o condicionamento de ar inspirado em pacientes traqueostomizados, diferentes técnicas são usadas. Umidificadores aquecidos, nebulizadores de água aquecidos e não aquecidos e os permutadores de calor e umidade também conhecidos como "nariz artificial" (HME, *heat and moister exchange*) são utilizados. Esses dispositivos retiram calor e umidade do ar expirado do paciente e devolve parte dele durante a inspiração. Recentemente, Gillies *et al.* compararam HME e umidificadores aquecidos na prevenção de complicações em pacientes em ventilação mecânica invasiva (n = 2.848 pacientes provenientes de 34 ensaios clínicos). Não foram observadas diferenças entre obstrução das vias aéreas, pneumonia e mortalidade. Os autores sugerem que pesquisas adicionais são necessárias para comparar os HME com umidificadores aquecidos, particularmente em populações pediátricas e neonatais, bem como comparar mais eficazmente diferentes tipos de HME e umidificadores aquecidos entre si.

A causa mais comum de obstrução da cânula de traqueostomia é a retenção de secreções. Para a remoção de secreções, sangue e outros fluidos retidos, deve-se realizar a aspiração, que inclui a preparação do paciente, a aspiração propriamente dita e os cuidados subsequentes (Quadro 19.5).

Monitorização da pressão do *cuff*

O *cuff* dos tubos traqueais é utilizado para selar as vias aéreas, assegurar a pressão positiva dentro dos pulmões e impedir a aspiração de secreção das vias aéreas superiores ou de conteúdo gástrico. Como dito anteriormente, o *cuff* é o principal causador de lesões na traqueia, como estenose e malácia. Quando a pressão do *cuff* ultrapassa a pressão de perfusão da mucosa, podem ocorrer isquemia, ulceração e necrose.

A partir da década de 1970, a utilização de tubos de baixa pressão e de alto volume residual diminuiu a incidência de lesão traqueal. O diâmetro do *cuff*, completamente insuflado, é maior que o diâmetro da traqueia. Isso significa que o *cuff* não precisa ser completamente insuflado para selar as vias aéreas. Portanto, a pressão adequada é a menor possível para causar a vedação do espaço pericanular.

Quadro 19.5 Aspiração endotraqueal de pacientes com via aérea artificial em ventilação mecânica.

Preparação	Avaliar indicação e contraindicação
	Aumentar a oferta de oxigênio para 100% por no mínimo 1 min
	Assegurar manutenção da pressão positiva expiratória final (PEEP, *positive end-expiratory pressure*) em pacientes que necessitam de níveis superior a 5 cmH_2O ou utilizar o sistema fechado de aspiração
	Monitorizar a SpO_2
	Cobrir feridas operatórias para evitar contaminação com secreções brônquicas
Aspiração	Emprego da técnica estéril
	Realizar a sucção em um tempo de aproximadamente 10 a 15 s
	Limitar a pressão negativa entre 100 e 150 mmHg
	Interromper o procedimento após melhora da ausculta ou aparecimento de reações adversas
Cuidados subsequentes	Manter a oferta de oxigênio em 100% por um tempo ≥ 1 min
	Monitorar as possíveis alterações adversas
	Reajustar os parâmetros ventilatórios
	Registrar a ausculta, o aspecto da secreção e as intercorrências

Adaptado de AARC Clinical Practice Guideline (1993).

Mensuração e ajuste da pressão do *cuff*

O objetivo principal é a manutenção da pressão abaixo da pressão de perfusão capilar da mucosa traqueal, estimada entre 20 e 25 cmH_2O. Pressões mais elevadas podem interromper o fluxo sanguíneo da mucosa e causar lesão tecidual. As pressões dos vasos linfáticos, vênulas e arteríolas correspondem, respectivamente, a 5 mmHg (7 cmH_2O), 15 mmHg (21 cmH_2O) e 30 mmHg (42 cmH_2O). A obstrução dos vasos favorece o aparecimento de edema, congestão e isquemia, de acordo com a pressão instituída.

Para a mensuração da pressão do *cuff*, pode-se utilizar um aparelho apropriado denominado cufômetro.

Outro método utilizado durante a ventilação com pressão positiva é denominado pressão mínima de oclusão. Ao insuflar o balonete externo, em certo momento, não será observado o sinal de vazamento peritubular. Nesse ponto, o *cuff* cumpre o seu papel de oclusão e não será necessário continuar a insuflá-lo.

Em um estudo prospectivo, Santos *et al.* (1994) demonstraram que, em um tempo médio de 10 dias de intubação, 94% dos pacientes apresentavam eritema laríngeo e 67%, úlceras de cordas vocais. Na maioria dos pacientes, o eritema e a ulceração resolvem-se em um período de 8 semanas após extubação. A presença de sonda nasogástrica e o uso de tubo endotraqueal calibroso parecem aumentar o risco de lesão laríngea.

Atenção especial deve ser dada antes da realização de provas de pressão inspiratória máxima ($PI_{máx}$). O aumento do gradiente de pressão negativa aumenta o risco de aspiração.

RETIRADA DA VIA AÉREA ARTIFICIAL

Extubação

Quando o paciente atinge a estabilidade clínica e a presença da via aérea artificial não é necessária, esta deve ser retirada. Em geral, o paciente deve ser capaz de manter ventilação espontânea sem a necessidade de altos níveis de pressão positiva ou de fração inspirada de oxigênio (PEEP ≤ 10 cmH_2O e FiO_2 ≤ 50%).

O procedimento de extubação deve ser realizado com o paciente, preferencialmente, sentado. Concomitantemente à desinsuflação do *cuff* e a retirada dos cadarços de fixação, solicita-se que o paciente inspire profundamente. Com a sonda de aspiração posicionada dentro do tubo, faz-se a retirada dele. Após a extubação, o paciente deve ser solicitado a tossir. Outra maneira de realizar a extubação é retirar o tubo endotraqueal junto com a hiperinsuflação por meio do ambu.

O paciente deve permanecer ventilando espontaneamente com oxigênio suplementar (tenda facial ou máscara), de acordo com a gasometria arterial e a observação da SpO_2.

Uma extubação bem-sucedida é considerada quando o paciente é capaz de permanecer em ventilação espontânea por um prazo mínimo de 24 h.

Os critérios para extubação são:

- Capacidade de garantir proteção de vias aéreas inferiores (estado de consciência normal ou Glasgow > 8)
- Estabilidade hemodinâmica
- Eletrólitos dentro dos valores normais.

Os critérios relacionados à função pulmonar são:

- Capacidade de manter o pH e a PCO_2 adequados durante a ventilação espontânea
- Presença de reflexo de tosse e habilidade de manipular as secreções
- Força da musculatura inspiratória adequada ($PI_{máx}$ < −30 cmH_2O)
- Capacidade vital maior que 10 mℓ/kg de peso ideal
- Volume minuto exalado < 10 ℓ/min
- Complacência de sistema respiratório > 25 mℓ/cmH_2O
- Frequência respiratória < 35 incursões por minuto
- Índice de Tobin (FR/VC em litros) < 105.

Complicações da extubação

As principais complicações que aparecem imediatamente após a extubação estão relacionadas à hipoxemia, que pode ser desencadeada pelos eventos a seguir:

- Obstrução das vias aéreas superiores (edema de glote, traqueia e cordas vocais)
- Edema pulmonar pós-obstrução
- Atelectasias ou colapso pulmonar
- Aspiração de secreções
- Hipoventilação (fraqueza muscular)
- Broncoespasmo/laringoespasmo.

Além das complicações respiratórias, o paciente pode apresentar vômito, agitação, taquicardia e hipertensão arterial de curta duração.

Decanulação

A manutenção de traqueostomias a longo prazo é comum em pacientes submetidos a ressecções de neoplasias faríngeas e laríngeas e aqueles que necessitam de ventilação com pressão positiva. Entretanto, uma parcela dos pacientes traqueostomizados são decanulados, e o estoma, em geral, se fecha espontaneamente em 5 a 7 dias. Raramente é necessária a intervenção cirúrgica para oclusão do estoma.

Há dois critérios fundamentais para a retirada definitiva da cânula de traqueostomia:

1. Quando o motivo que levou ao seu emprego for controlado.
2. Quando o paciente é capaz de garantir proteção para as vias aéreas inferiores.

O procedimento de retirada da cânula se inicia quando o paciente apresenta habilidade para controlar a saliva e as secreções pulmonares, deglutição efetiva e tosse eficaz, e não há possibilidade de retorno para a ventilação mecânica. Para que o paciente tenha uma tosse eficaz, ele deve ser capaz de gerar um fluxo máximo de tosse > 160 ℓ/min e força muscular suficiente para gerar uma $PE_{máx}$ > 60 cmH_2O.

Nesse momento, o balonete é desinsuflado. Após 48 h, pode ser realizada a troca da cânula de plástico pela de metal (dois números abaixo da cânula de plástico).

Para o desmame, também podem ser utilizados tubos fenestrados ou botões de traqueostomia. Não deve haver infecção pulmonar ativa, e o volume e a espessura da secreção devem ser aceitáveis.

Métodos de decanulação

A cânula de traqueostomia deve ser removida o mais precocemente possível, possibilitando ao paciente o retorno à respiração pela via aérea superior e a redução da dependência (psicológica ou não) de uma via de menor resistência, que é o estoma traqueal. Deve-se proceder quando o paciente tolera o arrolhamento da cânula sem a evidência de dessaturação ou dispneia. A redução do diâmetro da cânula metálica deve evoluir de maneira gradual.

As vantagens desse método é que ele não requer a utilização de anestesia durante o procedimento e proporciona ao paciente uma adaptação progressiva à sua retirada. As desvantagens são o aumento progressivo da resistência à passagem de ar e o risco de obstrução. Em caso de insucesso, deve-se avaliar com a fibrobroncoscopia a existência de alguma doença nas vias aéreas.

A cânula pode ser retirada também de maneira direta. Nesse caso, o paciente é submetido ao exame de vias aéreas com fibrobroncoscópio durante ventilação espontânea e a cânula é removida durante o exame, caso o paciente não apresente nenhuma alteração que comprometa o desempenho respiratório.

A principal vantagem da retirada direta é a identificação imediata de possíveis alterações das vias aéreas, como a presença de tecido de granulação ou traqueomalacia que poderia ser tratada mais precocemente. É importante lembrar que uma conduta excessivamente conservadora pode atrasar o processo de decanulação. Entretanto, uma conduta mais agressiva pode ser mais suscetível a insucessos.

Complicações da decanulação

Se a decanulação for realizada sem uma avaliação por meio de endoscopia, pode ocorrer falha, pela presença de alterações como estreitamento subglótico e de tecido de granulação anômalo.

A grande maioria dos insucessos no processo de decanulação ocorre entre 12 e 36 h após o procedimento, acompanhado do rápido fechamento do estoma, o que dificulta uma recanulação de emergência. O Quadro 19.5 mostra a abordagem para a remoção da cânula de traqueostomia.

Os itens necessários para a avaliação de rotina em pacientes com vias aéreas artificiais são:

- Data do início da instituição da prótese
- Número do tubo ou da cânula
- Altura do tubo
- Horários de troca, fixação e limpeza
- Pressão do balonete
- Aspecto da secreção
- Avaliação da função respiratória (inspeções estática e dinâmica, palpação, percussão e ausculta)
- Gases arteriais
- Registro dos dados vitais (frequências cardíaca e respiratória, pressão arterial, temperatura, SpO_2).

DEGLUTIÇÃO E FALA EM PACIENTES TRAQUEOSTOMIZADOS

Deglutição

É o transporte da saliva ou alimento da boca até o estômago, que, didaticamente, é dividido em cinco fases:

1. Fase antecipatória: voluntária, que corresponde a vontade de se alimentar, envolve características como cheiro, cor, forma e textura.
2. Fase preparatória: voluntária, ocorrem a captação do alimento, a mastigação e a formação homogênea do bolo alimentar.
3. Fase oral: voluntária, ocorre o transporte do bolo alimentar da cavidade oral para a cavidade faríngea (Figura 19.7 A).
4. Fase faríngea: involuntária, é a fase mais complexa. Para que o bolo alimentar seja deslocado para a faringe, ocorre um momento de apneia, seguido do fechamento velofaríngeo e da laringe em três níveis (pregas vocais, falsas pregas e aritenoides com epiglote), elevação e anteriorização do complexo hiolaríngeo, e abertura do esfíncter esofágico superior (Figura 19.7 B).
5. Fase esofágica: fase involuntária, lenta, em que o bolo alimentar entra no esôfago e é levado até o estômago por meio dos movimentos peristálticos (Figura 19.7 C).

Quadro 19.5 Abordagem para remoção da cânula de traqueostomia.

Critério	Descrição	Mensurações
Eliminação adequada das secreções pulmonares	Força muscular do paciente propicia uma tosse eficaz	Fluxo máximo da tosse 160 ℓ/min $PI_{máx} > 60\ cmH_2O$
Permeabilidade de vias aéreas superiores	Ausência de estenose de cordas vocais, compressão por massa ou retrações cicatriciais	Avaliação pela fibrobroncoscopia
Deglutição eficaz	Capacidade de deglutir alimentos sem que haja desvio do bolo alimentar para laringe ou refluxo patológico	Teste com azul de metileno (fonoaudiologia)
Proteção adequada das vias aéreas e risco mínimo de aspiração	O nível de consciência e a função neuromuscular do paciente são adequados para proteger as vias aéreas inferiores	Reflexo de vômito positivo Paciente consegue manter a cabeça elevada do leito Paciente consciente com tosse intensa durante a aspiração
Oxigenação e ventilação adequadas	Capacidade de manter a função respiratória sem a necessidade de pressão positiva e FiO_2 alta	VC/kg de peso > 5 mℓ $PaO_2 > 60$ mmHg ou $SpO_2 > 90\%$ com $FiO_2 \leq 50\%$ PaO_2 dentro da normalidade
Não há necessidade imediata de ventilação mecânica	Evolução clínica satisfatória não sugere iminência de insuficiência respiratória	Dados clínicos, exames de rotina (laboratorias, radiografia etc.)

Adaptada de Scanlan *et al.* (2001).

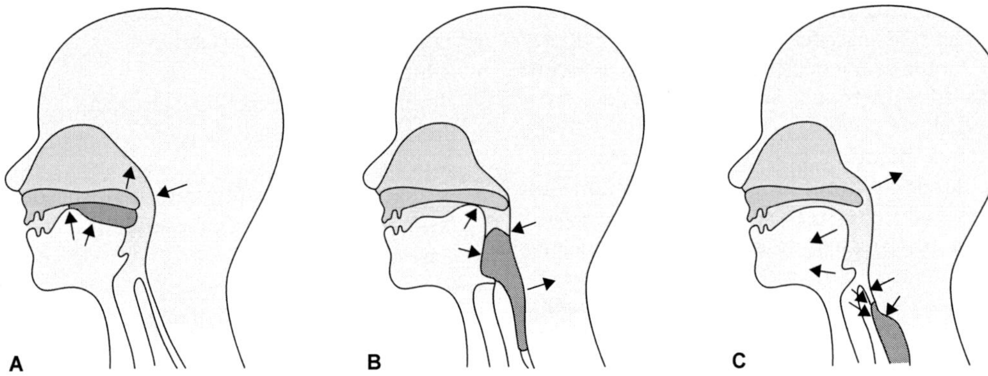

Figura 19.7 Fases da deglutição. **A.** Fase oral. **B.** Fase faríngea. **C.** Fase esofágica.

Disfagia orofaríngea

A disfagia orofaríngea ou a dificuldade na deglutição é um sintoma decorrente de alterações neurológicas, estruturais, iatrogênica, psicogênica ou de quadro degenerativo do envelhecimento. Podem ocorrer alterações na cavidade oral, na faringe, no esôfago ou na transição esofagogástrica. Como consequência dessa dificuldade, o alimento pode entrar nas vias aéreas, provocando tosse, sufocação/asfixia, problemas pulmonares e aspiração. Além disso, pode ocasionar problemas nutricionais, desidratação com resultado em perda de peso, pneumonia e morte.

Penetração *versus* deglutição

Na fase faríngea da deglutição, quando o bolo alimentar penetra nas vias aéreas superiores e não ultrapassa o limite das pregas vocais, ocorre o que é chamado de penetração, podendo ocorrer imediatamente antes, durante ou após o momento de apneia. Já a aspiração ocorre quando o bolo alimentar ultrapassa o nível das pregas vocais (Figura 19.8).

Reflexo de tosse

O reflexo da tosse é de suma importância para a proteção das vias aéreas, pois ocorre a expulsão do corpo estranho que eventualmente penetra o trato respiratório. Divide-se em dois tipos: reflexo da tosse laríngea, quando ocorre no plano das pregas vocais; e reflexo da tosse traqueobrônquica, mais tardio e menos produtivo.

Sensibilidade faringolaríngea e aspiração silente

A sensibilidade faringolaríngea é realizada pelo X par craniano, nervo vago. A diminuição da sensibilidade faringolaríngea pode acarretar aspiração silente, quando um corpo estranho penetra no trato respiratório e o reflexo de tosse laríngea não é disparado.

Interferências mecânicas e fisiológicas da traqueostomia na deglutição

A traqueostomia promove um impacto negativo na anatomia e na fisiologia do sistema respiratório e pode ocasionar diminuição da proteção das vias aéreas, disfagia, estenose traqueal, fístulas traqueoesofágicas, hemorragias e pneumonias.

A fisiologia da deglutição pode sofrer interferências mecânicas, na qual o peso da traqueostomia diminui a elevação laríngea durante a deglutição, ocasionando uma lentidão nos mecanismos de proteção de vias aéreas, o que gera estase de alimento em recessos faríngeos, com risco de broncoaspiração.

As interferências funcionais se devem a ausência/diminuição da pressão subglótica, ocasionando uma dessensibilidade laringofarínega, o que contribui para penetrações/aspirações silentes. Além disso, ocorre alteração dos sentidos, como olfato e paladar.

Impacto da intubação orotraqueal e a ventilação mecânica na deglutição

Em relação aos aspectos respiratórios, alguns fatores podem potencializar a disfagia e a disfonia: a intubação orotraqueal (IOT) e a ventilação mecânica (VM). A IOT diminui a sensibilidade faringolaríngea e pode causar paralisia/paresia de pregas vocais, fixação da cartilagem cricoaritenóidea, alteração do movimento da musculatura laríngea e edema nas pregas vocais. A VM altera a tonicidade e a amplitude das estruturas orofaríngeas; o peso do equipamento adaptado à cânula de traqueostomia, somado à redução da mobilidade vertical que a presença da cânula oferece, diminui a excursão laríngea; assim, o risco de estase em recessos faríngeos e as aspirações durante e após a deglutição são maiores.

Avaliação na deglutição com *cuff* insuflado

A avaliação da deglutição em pacientes com a cânula com o *cuff* insuflado deve ser realizada com a equipe multiprofissional (fonoaudiólogo, fisioterapeuta, enfermagem e médico) para avaliar os riscos e os benefícios de desinsuflá-lo, de modo que o objetivo seja a reintegração das funções respiratórias e da deglutição. Em pacientes que toleram o *cuff* desinsuflado (que manejam a secreção/saliva), deve-se avaliar a possibilidade de adaptação de válvula fonatória visando a otimizar a deglutição, a respiração e a fonação, o que acelera o processo de decanulação e reabilitação do paciente.

Válvula de fala

Existem dois tipos de válvula de fala: sistema aberto e sistema fechado (Figura 19.9). No sistema fechado, quando o paciente inspira, o ar entra pela traqueostomia e é direcionado para os pulmões, fechando-se automaticamente quando ele fala, não havendo fuga de ar pela válvula. O diafragma acoplado à válvula impede que o ar saia pela cânula durante a expiração, em razão da diferença de pressão, direcionando-o para a laringe, possibilitando a fonação, o paladar e o olfato. Além disso,

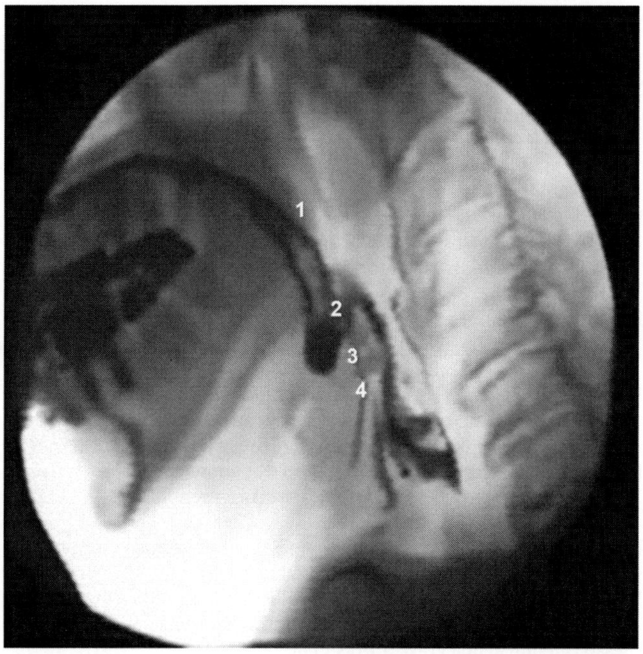

Figura 19.8 Exame de videodeglutograma. 1. Estase de contraste em base de língua. 2. Estase de contraste em recessos faríngeos. 3. Penetração laríngea. 4. Aspiração laríngea.

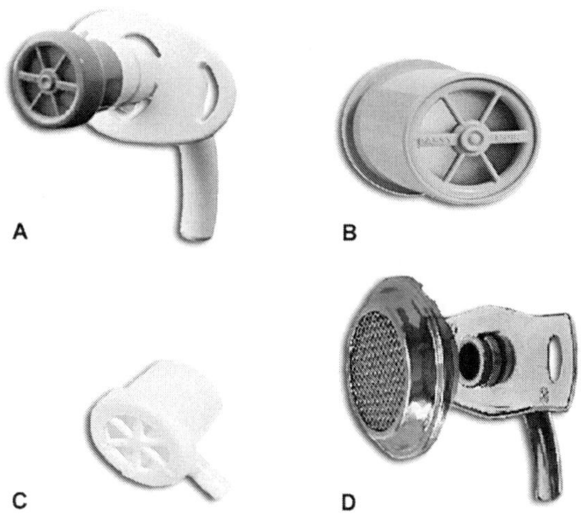

Figura 19.9 Diferentes tipos de válvula de fala. **A.** Válvula de fala de sistema fechado adaptada à cânula de traqueostomia plástica. **B.** Válvula de fala de sistema fechado para pacientes em ventilação mecânica. **C.** Válvula de fala de sistema aberto. **D.** Válvula de fala de sistema aberto adaptada à cânula de traqueostomia metálica.

ocorre melhora da pressão aérea da laringe, propiciando ao paciente uma tosse mais eficiente. Existe um tipo de válvula do sistema fechado que adapta a ventilação mecânica, o que beneficia os pacientes com desmame difícil ou prolongado da VM. Diferentemente, no sistema aberto não existe esse diafragma e parte do ar da expiração, associado a secreção, retorna para a traqueostomia, sendo um risco maior de obstrução.

Na fonação, o ruído causado pelo retorno de ar para a traqueostomia pode competir e mascarar a voz do paciente. Dessa maneira, deve-se avaliar qual o melhor tipo de válvula fonatória para o paciente. Alguns critérios de exclusão para a adaptação da válvula são nível de consciência rebaixado, traqueostomia com *cuff* insuflado ou com *cuff* de espuma, obstrução grave das vias aéreas que possam impedir a adequada exalação, laringectomia total, secreções espessas e excessivas, redução grave da elasticidade do pulmão que pode causar aprisionamento de ar, aspiração grave e paralisia bilateral das pregas vocais (em posição de adução).

Avaliação clínica da deglutição

Durante a avaliação clínica da deglutição de pacientes traqueostomizados, o fonoaudiólogo deve verificar parâmetros como o nível de consciência do paciente, as condições clínicas gerais, a tensão/integridade da musculatura dos órgãos fonoarticulatórios, o manejo da secreção, entre outros aspectos. Após avaliar e classificar o tipo e o grau da disfagia do paciente, o fonoaudiólogo deve discutir com a equipe multiprofissional a liberação/adequação da consistência alimentar segura, bem como sugerir a suspensão da via oral. O profissional pode recorrer ao teste do corante azul conhecido como *Blue Dye Test*, para verificar microaspirações e a necessidade de exames complementares, como a videoendoscopia de deglutição (VED) e/ou de videodeglutograma (VDG).

Comunicação

Na avaliação da comunicação, é necessário considerar alguns aspectos, como causa da traqueostomia, doença de base, padrão respiratório, estado de alerta, aspectos cognitivo e neurológico, tensão e integridade da musculatura fonoarticulatória e diafragmática, linguagem compreensiva e expressiva.

Em pacientes com complicações graves, hipersecretivos, com compreensão preservada, nos quais não é possível desinsuflar o *cuff* para adaptação da válvula de fala, dispositivos como pranchas de comunicação, computadores, celulares, *tablets*, linguagem por sinais e expressão labial podem ser usados. Muitas vezes, esses pacientes necessitam de acompanhamento psicológico, pois não é o modo de comunicação desejado.

Para os pacientes que conseguem manter o *cuff* desinsuflado ou apresentam cânula sem balonete e que tenham força diafragmática eficiente, a válvula de fala é o método mais indicado, pois a comunicação se realiza por meio da voz laríngea.

CONSIDERAÇÕES FINAIS

A via aérea artificial fornece o acesso à instituição de VM, protege os pulmões contra a aspiração de conteúdo de secreções gástricas, propicia a aspiração direta de secreções e a administração de medicação. Entretanto, várias complicações podem associar-se ao tipo de via aérea indicada, ao procedimento para colocação, à permanência na via aérea e à decanulação. Complicações com vias aéreas artificiais podem se apresentar de forma aguda, o que constitui uma situação emergencial, ou de forma crônica, em pacientes que fazem uso de prótese de via aérea a longo prazo. Dentre as complicações podem-se destacar o comprometimento da deglutição e da fala. Devido à complexidade do paciente com via aérea artificial, o cuidado a esse paciente deve ser multiprofissional.

BIBLIOGRAFIA

AARC Clinical Practice Guideline. Endotracheal suctioning of mechanically ventilated adults and children with artificial airways. Respir Care. 2010;55(6):758-64.

Aranha SC, Mataloun SE, Moock M, Ribeiro R. Estudo comparativo entre traqueostomia precoce e tardia em pacientes sob ventilação mecânica. Rev Bras Ter Intensiva. 2007;19(4):444-9.

Barros APB, Portas JG, Queija, DS. Implicações da traqueostomia na comunicação e na deglutição. Rev Bras Cir Cabeça Pescoço. 2011;38(3):202-7.

Birk R, Händel A, Wenzel A, Kramer B, Aderhold C, Hörmann K, et al. Heated air humidification versus cold air nebulization in newly tracheostomized patients. Head Neck. 2017;39(12):2481-7.

Colice GL, Strukel TA, Dain B. Laryngeal complications of prolonged intubation. Chest. 1989;96(4):877-84.

Gillies D, Todd DA, Foster JP, Batuwitage BT. Heat and moisture exchangers versus heated humidifiers for mechanically ventilated adults and children. Cochrane Database Syst Rev. 2017;9:CD004711.

Goldsmith T. Evaluation and treatment of swallowing disorders following endotracheal intubation and traqueostomy. Anaesthesiol Clin. 2000;38(3):219-42.

Gomes TABF, Chaves KRJ. Alterações da mecânica respiratória na traqueostomia: uma revisão bibliográfica. Rev Bras Cir Cabeça Pescoço. 2011;40(3):161-5.

Haas CF, Eakin RM, Konkle MA, Blank R. Endotracheal tubes: old and new. Respir Care. 2014;59(6):933-55.

Holland R, Webb RK, Runciman WB. Oesophageal intubation: an analysis of 2000 incident reports. Anaesth Intens Care. 1993;21(5):608-10.

Holzapfel L, Chevret S, Madinier G, Ohen F, Demingeon G, Coupry A, et al. Influence of long-term, oro- or nasotracheal intubation on nosocomial maxillary sinusitis and pneumonia: results of a prospective, randomized, clinical trial. Crit Care Med. 1993;21(8):1132-8.

Hubbard JL, Veneman WL, Dirks RC, Davis JW, Kaups KL. Use of endotracheal tubes with subglottic secretion drainage reduces ventilator-associated pneumonia in trauma patients. J Trauma Acute Care Surg. 2016;80(2):218-22.

Jaeger JM, Durbin Jr. CG. Special purpose endotracheal tubes. Respir Care. 1999;44:661-83.

Jaeger JM, Littlewood KA, Durbin Jr. CG. The role of tracheostomy in weaning from mechanical ventilation. Respir Care. 2002;47:469-80.

Junior CGD, Charlottesville C, Campbell RS, Branson R. Removal of the Endotracheal Tube - AARC Clinical Practice Guideline. Respir Care. 1999;44(1):85-90.

Kastanos N, Estopa-Miro R, Marin-Perez A, Xaubet-Mir A, Augusti-Vidal A. Laryngotracheal injury due to endotracheal intubation: incidence, evolution, and predisposing factors - a prospective, long-term study. Crit Care Med. 1983;11(5):362-7.

Macedo MSR, Castro Jr. FM, Bomfim Jr. FAC, Peixoto Jr. AA, Bezerra SA, Melo, Igor FS, et al. Traqueostomia aberta à beira do leito da UTI em Hospital Universitário. Rev Bras Cir Cabeça Pescoço. 2011;40(1):21-5.

Mitchell RB, Hussey HM, Setzen G, Jacobs IN, Nussenbaum B, Dawson C, et al. Clinical consensus statement: tracheostomy care. Otolaryngol Head Neck Surg. 2013;148(1):6-20.

Moraes AMS, Coelho WJP, Castro G, Nemr K. Incidência de disfagia em unidade de terapia intensiva de adultos. Rev CEFAC. 2006;8(2):171-7.

Morganroth ML, Morganroth JL, Nett LM, Petty TL. Criteria for weaning from prolonged mechanical ventilation. Arch Intern Med. 1984;144(5):1012-6.

Nogueira SJR, Pereira VNC, Trevisam J. O uso da traqueostomia em paciente na unidade de terapia intensiva. 2014. [Acesso em 21 fev 2018] Disponível em: http://nippromove.hospedagemdesites.ws/anais_simposio/arquivos_up/documentos/artigos/4d6269af44729ab35ac6ac4224a7524a.pdf.

Nunes MCA. Correlação entre sensibilidade laríngea e penetração/aspiração traqueal em disfagia orofaríngea pós-acidente vascular encefálico [tese de doutorado]. Ribeirão Preto: Faculdade de Medicina de Ribeirão Preto da USP; 2013.

Padovani AR, Moraes D P, Medeiros GC, Almeida T M, Andrade CRF. Intubação orotraqueal e disfagia: comparação entre pacientes com e sem dano cerebral. Einstein. 2008;6(3):343-9.

Pasini RL, Fernandes YB, Araujo S, Soares SMTP. A influência da traqueostomia precoce no desmame ventilatório de pacientes com traumatismo cranioencefálico grave. Rev Bras Ter Intensiva. 2007;19(2):176-81.

Pavlin EG, Vannimwegan D, Hornbein HF. Failure of high-compliance, low pressure cuff to prevent aspiration. Anesthesiology. 1975;42:216-21.

Pierce LNB. Guide to mechanical ventilation and intensive respiratory care. Philadelphia: WB Saunders Company; 1995.

Pinheiro BV, Tostes RO, Brum CI, Carvalho EV, Pinto SPS, Oliveira JCA. Traqueostomia precoce versus traqueostomia tardia em pacientes com lesão cerebral aguda grave. J Bras Pneumol. 2010;36(1):84-91.

Potgieter PD, Hammond JM. "Cuff" test for safe extubation following laryngeal edema. Crit Care Med. 1988;16(8):818.

Santana L, Fernandes A, Brasileiro AG, Abreu AC. Critérios para avaliação clínica fonoaudiológica do paciente traqueostomizado no leito hospitalar e internamento domiciliar. Rev CEFAC. 2014;16(2):524-36.

Santos PM, Afrassiabi A, Weymuller Jr. EA. Risk factors associated with prolonged intubation and laryngeal injury. Otolaryngol Head Neck Surg. 1994;111(4):453-9.

Scanlan CL, Wilkins RL, Stoller JK. Fundamentos da terapia respiratória de Egan. 7. ed. Barueri: Manole; 2001.

Souza CR, Santana VT. Impact of supra-cuff suction on ventilator-associated pneumonia prevention. Rev Bras Ter Intensiva. 2012;24(4):401-6.

Susanto I. Comparing percutaneous tracheostomy with open surgical tracheostomy: Both will coexist until robust evidence becomes available. BMJ. 2002;324(7328):3-4.

Valles J, Artigas A, Rello J, Bonsoms N, Fontanals D, Blanch L, et al. Continuous aspiration of subglotic secretions in preventing ventilator--associated pneumonia. Ann Intern Med. 1995;122:179-86.

Vijai MN, Ravi PR, Setlur R, Vardhan H. Efficacy of intermittent sub--glottic suctioning in prevention of ventilator-associated pneumonia: a preliminary study of 100 patients. Indian J Anaesth. 2016;60(5):319-24.

Willms D, Shure D. Pulmonary edema due to upper airway obstruction in adults. Chest. 1988;94(5):1090-2.

Wood DE, Mathisen DJ. Late complications of tracheotomy. Clin Chest Med. 1991;12(3):597-608.

20 Efeitos Hemodinâmicos da Ventilação Mecânica

Maria da Glória Rodrigues Machado

INTRODUÇÃO

A respiração espontânea e a ventilação mecânica por pressão positiva (VPP) podem alterar o enchimento e a função cardíaca e contribuir para a ocorrência de alterações circulatórias. Na respiração espontânea, o pulso paradoxal é o exemplo clínico mais comum de interação coração-pulmão, o qual pode ocorrer em pacientes com grave exacerbação de doenças respiratórias obstrutivas ou tamponamento cardíaco. O pulso paradoxal refere-se a uma queda igual ou superior a 10 mmHg da pressão sistólica resultante da redução do enchimento do ventrículo esquerdo (VE) e do volume sistólico durante a inspiração. Esta redução do enchimento do VE é atribuída, pelo menos em parte, ao aumento da pressão transmural da aorta com consequente aumento da pós-carga e à queda de sua complacência decorrente da distensão do ventrículo direito (VD) e do deslocamento do septo ventricular para a esquerda.

A respiração espontânea e a VPP promovem alterações na pressão intrapleural ou intratorácica (PIT), que são transmitidas às estruturas intratorácicas (coração, pericárdio, grandes artérias e veias). Do mesmo modo, alterações no volume pulmonar podem, independentemente, afetar fatores determinantes do desempenho cardiovascular que dependem de pré-carga, pós-carga, frequência cardíaca e contratilidade miocárdica.

EFEITOS CARDIOVASCULARES DECORRENTES DAS ALTERAÇÕES DA PRESSÃO INTRATORÁCICA

Efeitos da respiração sobre o retorno venoso e a função cardíaca direita (D)

Durante a inspiração, a pressão de átrio D (P_{ad}) – que é diretamente afetada pela PIT – diminui, e a pressão intra-abdominal aumenta pela descida do diafragma. O retorno venoso, o maior determinante do débito cardíaco, relaciona-se diretamente com o gradiente pressórico gerado entre as veias extratorácicas (veias cavas inferior e superior) e a P_{ad}. O aumento desse gradiente durante a inspiração espontânea aumenta o retorno venoso (RV).

Em contraposição, durante a VPP ocorrem aumento da PIT e, consequentemente, redução do RV. Se a redução do RV é sustentada, o volume diastólico final do VE (VDF VE) diminui e reduz o débito cardíaco (DC).

Se a pressão positiva expiratória final (PEEP – *positive end-expiratory pressure*) é adicionada, a PIT permanece maior que a atmosférica durante todo o ciclo respiratório, agravando ainda mais o retorno venoso. Do mesmo modo, em certas situações clínicas, a VPP pode causar danos ainda maiores por causa da redução do RV, como ocorre na hipovolemia, no choque séptico e na hiperinsuflação dinâmica.

Efeitos da respiração sobre a função do ventrículo esquerdo (VE)

Para compreender os efeitos das variações da PIT sobre o VE, é necessário conhecer o conceito de pressão transmural, que é a diferença entre a pressão interna e a pressão externa de uma câmara. Em vasos extratorácicos, a pressão interna é referida em relação à pressão atmosférica (pressão intravascular – P_{atm}). Como a aorta torácica está dentro da caixa torácica, a pressão intravascular é referida em relação à pressão intrapleural (pressão intravascular – P_{pl}). Durante a inspiração espontânea, a pressão transmural da aorta aumenta, como resultado do aumento da negatividade da P_{pl} ou PIT (pressão transmural = pressão intravascular – PIT). O aumento da pressão transmural da aorta resulta em aumento da pós-carga do VE e redução do volume sistólico. Por exemplo:

- Na respiração espontânea, pode-se considerar:

Pressão intravascular da aorta = 100 mmHg

P_{pl} = –7 cmH_2O (correspondente a –5 mmHg)

Pressão transmural da aorta = Pressão intravascular – P_{pl}

Pressão transmural da aorta = 100 mmHg – (–5 mmHg)

Pressão transmural da aorta = 105 mmHg

- Na ventilação mecânica, pode-se considerar:

Pressão intravascular da aorta = 100 mmHg

P_{pl} = 7 cmH_2O (correspondente a 5 mmHg)

Pressão transmural da aorta = Pressão intravascular – P_{pl}

Pressão transmural da aorta = 100 mmHg – (5 mmHg)

Pressão transmural da aorta = 95 mmHg

A partir desses dados, pode-se observar que a pressão transmural da aorta diminui durante a VPP quando comparada com a respiração espontânea, diminuindo a pós-carga do ventrículo esquerdo.

Uma variação na PIT, como no esforço inspiratório, pode promover repercussões importantes em pacientes com disfunção miocárdica. O aumento da negatividade intrapleural aumenta a pré-carga e a pressão transmural da aorta, podendo resultar em edema pulmonar. Contrariamente, a VPP e a PEEP podem reduzir a pós-carga do VE e favorecer o DC, em virtude da redução da pressão transmural da aorta.

EFEITOS CARDIOVASCULARES DECORRENTES DAS ALTERAÇÕES DO VOLUME PULMONAR

Efeito sobre a pós-carga do ventrículo direito (VD)

A resistência vascular pulmonar (RVP) é o principal determinante da pós-carga do VD e é diretamente afetada por variações do volume pulmonar (Figura 20.1). A RVP depende do equilíbrio entre os vasos alveolares e extra-alveolares, que estão expostos à pressão alveolar e ao grau de expansão pulmonar, respectivamente. O emprego de grandes volumes pulmonares e de PEEP elevadas aumenta a RVP dos vasos alveolares por causa da distensão alveolar. Por sua vez, o volume pulmonar abaixo da capacidade residual funcional (CRF) também aumenta a RVP, com compressão dos vasos extra-alveolares e colapso das vias aéreas terminais, resultando em hipoxia alveolar. Nesse caso, a instituição da ventilação mecânica restabelece o volume de equilíbrio elástico pulmonar e reverte a vasoconstrição hipóxica induzida pela redução da pressão parcial de oxigênio, resultando em redução da RVP.

Adicionalmente à redução da pré-carga do ventrículo direito durante a VPP, o aumento da resistência vascular pulmonar pode, sobretudo durante a inspiração, resultar em aumento da pós-carga do VD, atenuando a queda do VDF VD. Entretanto, esse fenômeno pode agravar o débito cardíaco. Se o aumento na pós-carga ventricular direita predominar sobre a queda do retorno venoso, o VDF VD pode aumentar com o aumento das pressões das vias aéreas e levar ao aparecimento de *cor pulmonale* agudo em até 25% dos pacientes com lesão pulmonar aguda em ventilação mecânica. Isso pode diminuir a perfusão coronariana e a oferta de oxigênio para o miocárdio, principalmente em presença de hipotensão arterial e hipoperfusão coronariana.

Interdependência ventricular | Influência do VD sobre o VE

O VD e o VE são separados pelo septo interventricular. O aumento da RVP dificulta a ejeção do VD, causando aumento do VDF VD e, consequentemente, desvio do septo interventricular para o lado esquerdo. O aumento do VDF VD diminui a complacência do VE e consequentemente o seu enchimento (Figura 20.2).

Além de o VD e o VE dividirem o septo interventricular entre si, eles estão contidos dentro de um saco pericárdico, o qual limita o volume máximo dessas estruturas. Desse modo, o aumento do VDF VD limitará a distensão do VE.

O desvio do septo interventricular do lado direito para o lado esquerdo pode ocorrer, também, quando o esforço inspiratório é muito intenso. O aumento da negatividade intrapleural, causado pela ativação dos músculos inspiratórios, favorece o retorno venoso e, consequentemente, o aumento do VDF VD. A Figura 20.3 mostra a avaliação ecocardiográfica de um paciente com doença pulmonar obstrutiva crônica (DPOC) descompensada em processo de desmame. Na Figura 20.3 A, o paciente está com ventilação com pressão positiva intermitente (VPPI) com PEEP de 20 cmH_2O; na Figura 20.3 B, com respiração espontânea (RE) em tubo T; e na Figura 20.3 C, durante a utilização de pressão positiva contínua nas vias aéreas

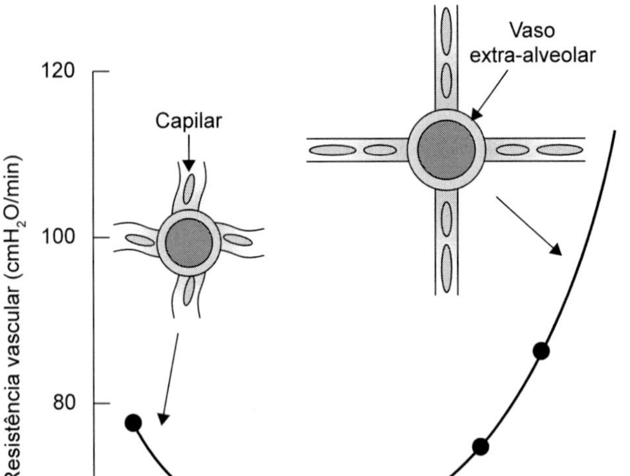

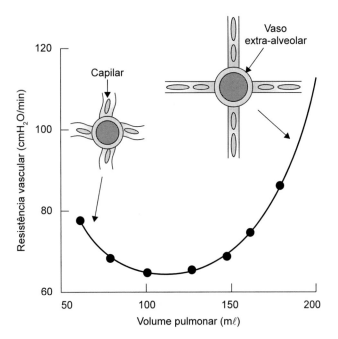

Figura 20.1 Resistência vascular pulmonar (RVP) em função do volume pulmonar. Observa-se que volumes pulmonares abaixo ou acima da capacidade residual funcional (CRF) aumentam a RVP. Volumes abaixo da CRF aumentam a RVP por compressão dos vasos extra-alveolares. Volumes acima da CRF aumentam a RVP por compressão dos vasos alveolares. Adaptada de West (2002).

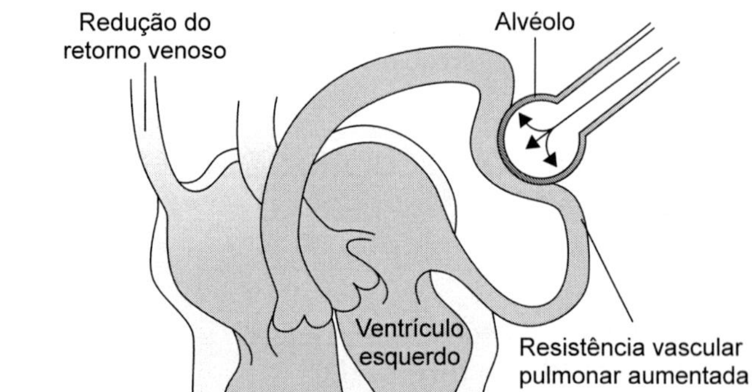

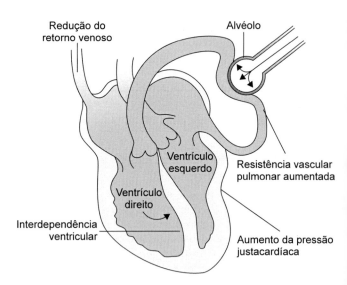

Figura 20.2 Alterações decorrentes da ventilação por pressão positiva. Como pode ser observado, o septo interventricular pode ser desviado para a esquerda quando do aumento do volume diastólico final do ventrículo direito. Adaptada de Perel e Pisov (1994).

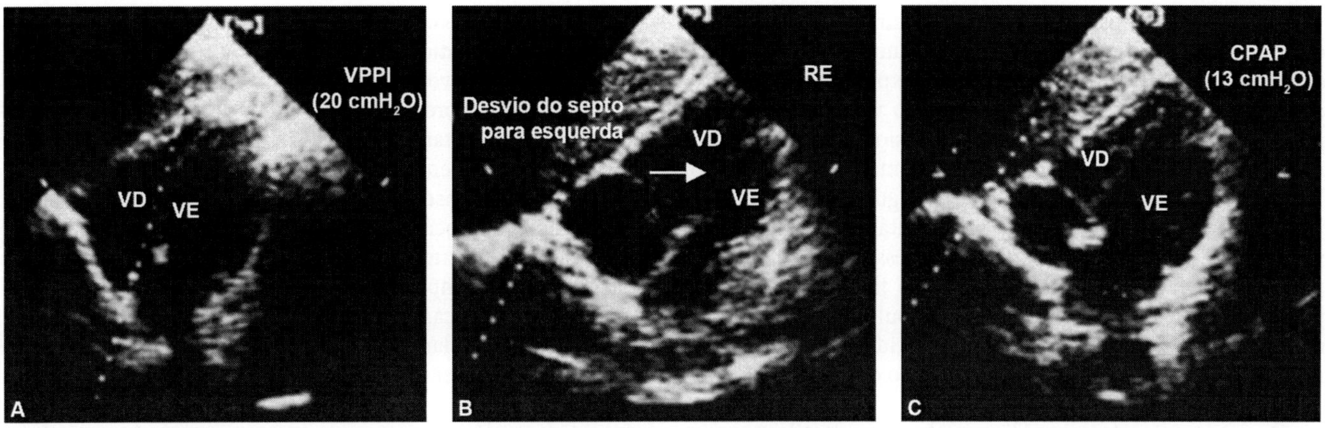

Figura 20.3 Avaliação ecocardiográfica de um paciente com doença pulmonar obstrutiva crônica. **A.** Ventilação com pressão positiva intermitente (VPPI). **B.** Respiração espontânea (RE). **C.** Pressão positiva nas vias aéreas (CPAP - *continuous positive airway pressure*) de 13 cmH_2O. Durante a VPPI, o septo interventricular apresenta-se em sua posição normal. Em respiração espontânea, o septo é desviado para a esquerda. No modo CPAP, com pressão positiva expiratória final (PEEP, *positive end-expiratory pressure*) externa de 13 cmH_2O, o septo retorna à sua posição normal. VD: ventrículo direito; VE: ventrículo esquerdo. Adaptada de Ranieri *et al.* (1996).

(CPAP - *continuous positive airway pressure*) de 13 cmH_2O. Como pode ser observado, durante a VPPI associada à PEEP, o septo interventricular apresenta-se em sua posição normal. Com a desconexão do paciente do ventilador e a retirada da pressão positiva, o septo interventricular é desviado para a esquerda, diminuindo a complacência do VE como resultado do aumento do retorno venoso produzido pela sobrecarga imposta aos músculos inspiratórios. Quando o paciente foi submetido à ventilação espontânea, no modo CPAP, o septo retornou à sua posição normal. A PEEP externa de 13 cmH_2O contrabalançou a PEEP intrínseca do paciente, diminuindo o esforço respiratório.

A resposta cardiovascular à PEEP depende do nível aplicado e do volume intravascular. A pré-carga tem sido considerada o maior determinante da deterioração hemodinâmica durante a PEEP. Pacientes com pré-carga elevada ou com insuficiência ventricular esquerda (IVE) toleram melhor a ventilação mecânica associada à PEEP do que pacientes normovolêmicos.

Compressão mecânica do coração

A distensão pulmonar acima do volume de equilíbrio elástico do sistema respiratório, além de aumentar a RVP, comprime o coração, e ambos os processos podem reduzir o volume diastólico final de ambos os ventrículos, por diferentes mecanismos. A compressão do coração pelos pulmões é chamada de pressão justacardíaca (ver Figura 20.2). Essa alteração é maior em condições de tórax fechado em relação ao tórax aberto, podendo ser relevante para condições após esternotomia durante a cirurgia cardíaca.

Tônus autonômico

As respostas autonômicas às variações de volume corrente durante a respiração espontânea resultam em arritmia sinusal. Durante a inspiração, ocorre aumento da frequência cardíaca por inibição vagal (Figura 20.4).

Segundo Shekerdemian e Bohn (1999), altos volumes pulmonares ou hiperinsuflação promovem uma hiperestimulação vagal seguida de redução da FC e dilatação arteriolar reflexa.

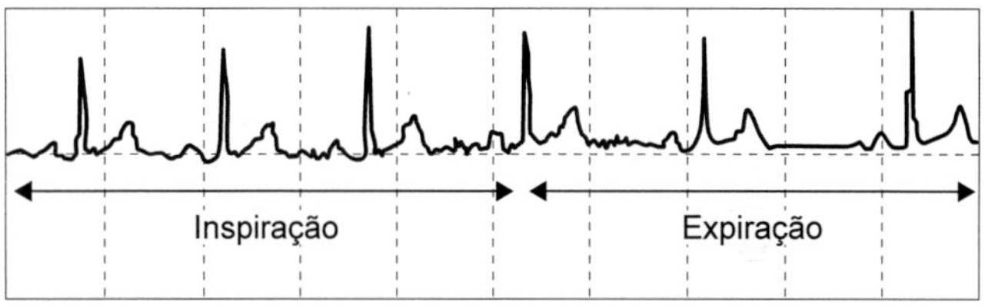

Figura 20.4 Respostas autonômicas durante a respiração espontânea. Na inspiração, a frequência cardíaca aumenta; na expiração, reduz.

ANÁLISE DA FORMA DA ONDA DE PRESSÃO ARTERIAL DURANTE A VENTILAÇÃO MECÂNICA

Fornece informações sobre as respostas do volume sistólico do VE e da pré-carga durante a ventilação mecânica. As flutuações do volume sistólico do VE são refletidas na variação da pressão arterial sistólica (Δ PAS), que é definida como a diferença entre os valores máximo e mínimo durante o ciclo mecânico. A variação da PAS pode ser dividida em dois componentes: Δ superior e Δ inferior em relação à PAS, avaliada em relação ao período de apneia. O Δ superior corresponde à diferença entre o valor sistólico máximo e a PAS durante a apneia. O Δ inferior é a diferença entre a PAS durante a apneia e o valor sistólico mínimo. A variação do Δ superior relaciona-se com as alterações do volume sistólico do VE durante o aumento da pressão positiva, decorrente da compressão dos capilares pulmonares. A variação do Δ inferior relaciona-se com o efeito da PIT sobre o retorno venoso. Em pacientes normotensos e normovolêmicos, ventilados mecanicamente com volume corrente convencional, o Δ superior e Δ inferior são de aproximadamente 5 mmHg.

A hipovolemia ou condições que reduzem a pré-carga aumentam o Δ inferior. A magnitude desse componente pode ser útil na avaliação da resposta hemodinâmica da PEEP. Contudo, a contratilidade miocárdica reduzida, associada à pré-carga aumentada, diminui o Δ inferior.

O Δ superior reflete o aumento do volume sistólico do VE durante a fase inspiratória, causado pelo aumento da pré-carga do VE. A quantidade de sangue que é expelida dos pulmões durante essa fase está relacionada com o volume sanguíneo pulmonar. Outro possível mecanismo fisiológico para o aumento do Δ superior é a redução transiente da pós-carga do VE, como mencionado anteriormente (Figura 20.5).

A Figura 20.6 mostra o registro simultâneo da pressão de via aérea (P_{vr}) ou pressão traqueal e a pressão arterial. Como pode ser observado, a PAS é máxima ao final da inspiração por conta da compressão dos capilares pulmonares e do aumento do volume sistólico. Em contrapartida, a PAS é mínima no final da expiração por conta da redução do retorno venoso durante a fase inspiratória.

O resumo dos efeitos cardiovasculares da ventilação mecânica e da aplicação da PEEP pode ser visto na Figura 20.7 A ventilação mecânica reduz o débito cardíaco em virtude da redução do retorno venoso e do aumento da pós-carga do ventrículo direito. A redução do débito cardíaco leva a hipotensão, redução da perfusão coronariana e redução da oferta de O_2 para o miocárdio. Por sua vez, em pacientes hipoxêmicos, a ventilação mecânica pode diminuir ou reverter a vasoconstrição hipóxica e diminuir a resistência vascular pulmonar e a pós-carga do VD. Além disso, a correção da hipoxemia aumenta a oferta de O_2 para o miocárdio.

INTERAÇÃO CARDIOPULMONAR EM PACIENTES CRÍTICOS

Interações cardiopulmonares estão presentes em pessoas saudáveis e podem ser exacerbadas ou anormais em pacientes críticos.

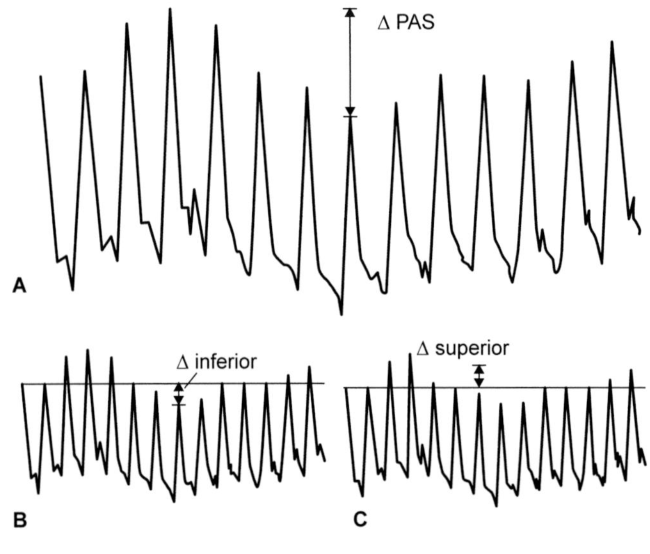

Figura 20.5 Análise da forma da onda da pressão arterial sistólica (PAS) durante a ventilação mecânica. A variação da PAS pode ser dividida em dois componentes: **A.** Δ pressão sistólica (PS) corresponde à diferença entre os picos máximo e mínimo da pressão sistólica; **B** e **C.** Correspondem ao Δ inferior e ao Δ superior em relação à PAS, avaliados durante o período de apneia. O Δ superior representa a diferença entre o valor sistólico máximo e a PAS durante a apneia. O Δ inferior representa a diferença entre a PAS durante a apneia e o valor sistólico mínimo.

A redução do retorno venoso durante a ventilação mecânica é a interação cardiopulmonar mais comum, principalmente em pacientes hipovolêmicos e com sepse. A estabilidade do paciente pode ser preservada por meio de reposição volêmica adequada, para evitar a queda do retorno venoso e o comprometimento da oxigenação tecidual. O uso de fármacos inotrópicos positivos consegue manter a estabilidade em pacientes com disfunção miocárdica.

Pacientes que cursam com hiperinsuflação pulmonar são suscetíveis ao comprometimento cardiovascular durante a ventilação mecânica. A hiperinsuflação aumenta a RVP e a disfunção ventricular direita. Estratégias para vencer a PEEP intrínseca devem ser instituídas. A determinação do fator causal da PEEP intrínseca é crucial para a instituição do tratamento adequado.

Pacientes com hipertensão pulmonar podem ter seu quadro exacerbado durante a ventilação mecânica. A atelectasia, a hipoxia, a hipercapnia, a acidose e as variações do volume pulmonar aumentam a RVP e a disfunção ventricular direita.

CONSIDERAÇÕES FINAIS

As consequências hemodinâmicas da ventilação são múltiplas e complexas, podendo afetar todos os determinantes do desempenho cardíaco. A ventilação mecânica modifica o volume pulmonar e também a pressão intratorácica. As variações no volume pulmonar têm consequências na resistência vascular pulmonar, na vasoconstricção pulmonar hipóxica e na interdependência ventricular. Já o aumento da pressão intratorácica diminui o retorno venoso sistêmico, a pré-carga ventricular direita e esquerda, aumenta a pós-carga ventricular direita e diminui a pós-carga ventricular esquerda. As repercussões da ventilação mecânica são mais evidentes no paciente hipovolêmico, na hiperinsuflação pulmonar e na hipertensão pulmonar.

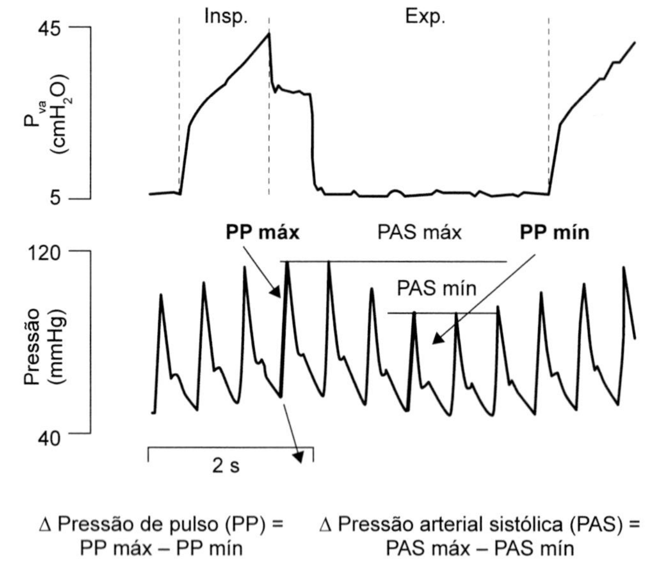

Figura 20.6 Registro simultâneo da pressão de via aérea (P_{va}) ou pressão traqueal e a pressão arterial. A PAS aumenta no final da inspiração e diminui no final da expiração, refletindo, sequencialmente, o aumento do volume diastólico final do ventrículo esquerdo e a redução do retorno venoso.

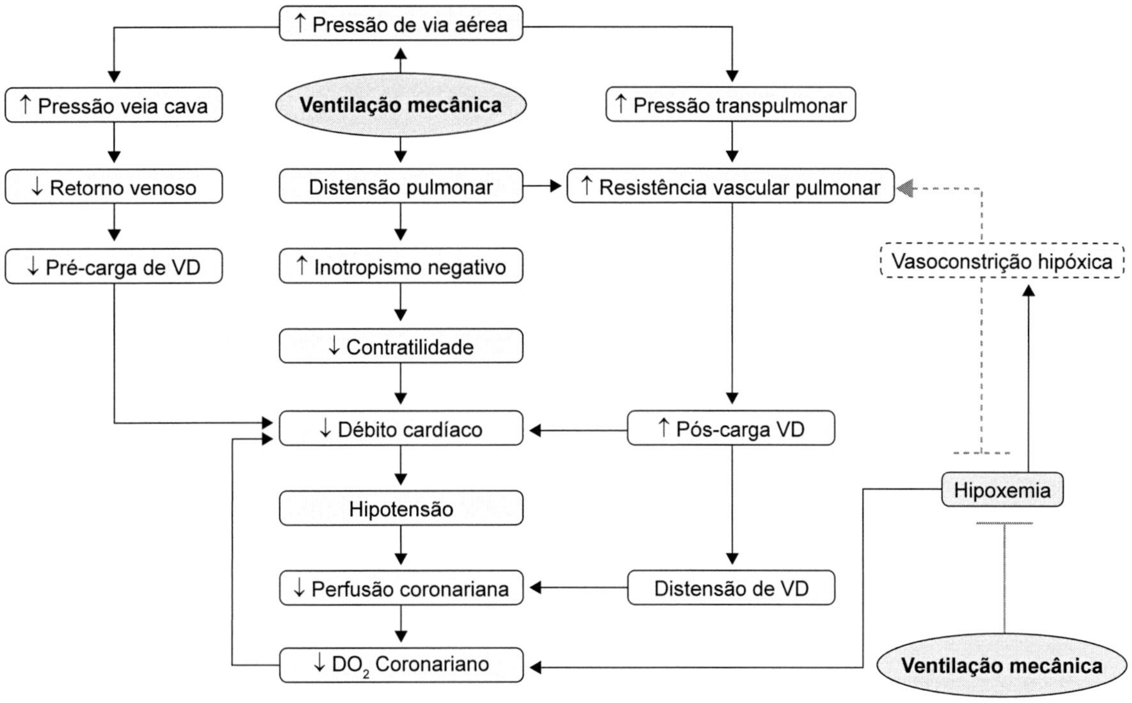

Figura 20.7 Efeitos cardiovasculares da ventilação mecânica e aplicação da pressão positiva expiratória final (PEEP, *positive end-expiratory pressure*) A ventilação mecânica reduz o débito cardíaco por reduzir o retorno venoso e aumentar a pós-carga do ventrículo direito. Por sua vez, em pacientes hipoxêmicos, a ventilação mecânica pode diminuir ou reverter a vasoconstrição hipóxica, diminuir a resistência vascular pulmonar e melhorar a pós-carga do VD (linha pontilhada). Adaptada de Smeding *et al.* (2010).

BIBLIOGRAFIA

Lloyd TC. Mechanical cardiopulmonary interdependence. J Appl Physiol. 1982;52:333-9.

Magder S. Usefulness clinical of respiratory variations in arterial pressure. Am J Resp Crit Care Med. 2004;169:151-55.

Perel A, Pisov R. Efeitos cardiovasculares da ventilação mecânica. In: Perel A, Stock MC. Manual de mecanismos de suporte ventilatório. Rio de Janeiro: MEDSI; 1994.

Pinski MR. Clinical applications of cardiopulmonary interactions. J Physiol Pharmacol. 1997;48(4):587-603.

Ranieri VM, Dambrosio M, Brienza N. Intrinsic PEEP and cardiopulmonary interaction in patients with COPD and acute ventilatory failure. Eur Respir J. 1996;9:1283-92.

Reis Miranda D, Gommers D, Struijs A, Meeder H, Schepp R, Hop W, et al. The open lung concept: effects on right ventricular afterload after cardiac surgery. Anaesthesia. 2004;93(3):327-32.

Shekerdemian L, Bohn D. Cardiovascular effects of mechanical ventilation. Arch Dis Child. 1999;80:475-80.

Skaburskis M, Helal R, Zidulka A. Hemodynamic effects of external continuous negative pressure ventilation compared with those of continuous positive pressure ventilation in dogs with acute lung injury. Am Rev Respir Dis. 1987;136:886-9.

Smeding L, Lust E, Plötz FB, Groeneveld AB. Clinical implications of heart-lung interactions. J Med. 2010;68(2):56-61.

Vieillard-Baron A, Loubieres Y, Schmitt JM, Page B, Dubourg O, Jardin F. Cyclic changes in right ventricular output impedance during mechanical ventilation. Journal of Applied Physiology. 1999;87:1644-50.

Vieillard-Baron A, Prin S, Chergui K, Dubourg O, Jardin F. Echo-Doppler demonstration of acute cor pulmonale at the bedside in the medical intensive care unit. Am J Respir Crit Care Med. 2002;166:1310-19.

West JB. Respiratory physiology: the essentials. 5. ed. Baltimore: Williams & Wilkins; 2002.

21 Modos Ventilatórios Convencionais e Não Convencionais

Maria da Glória Rodrigues Machado • Flavia Cardoso Schaper Magalhães • Jorge Bonassa • Walter Araujo Zin

INTRODUÇÃO

A ventilação mecânica (VM) é um instrumento utilizado em situações de resgate e manutenção do paciente com falência da função cardiorrespiratória, tanto em terapia intensiva quanto em anestesia. Com o avanço da tecnologia e do conhecimento científico, o suporte ventilatório passou a ser indicado não somente para suporte de vida, mas também para minimizar iatrogenias. Por, durante sua aplicação, estar associada a diversas complicações, deve haver uma avaliação criteriosa para sua indicação e cuidados específicos são exigidos. O suporte ventilatório mecânico pode ser aplicado de modo invasivo (VMI) por meio de uma prótese ventilatória artificial, um tubo endotraqueal (TET) ou uma cânula de traqueostomia (TQT), ou de modo não invasivo (VNI), por meio de uma interface externa. A VM pode ser benéfica ou até mesmo prejudicial ao paciente, conforme sua aplicação e os ajustes ventilatórios. Os efeitos fisiológicos da VM têm extrema importância e devem ser avaliados de maneira individual e rotineira.

Independentemente do diagnóstico ou da gravidade da doença, os pacientes com falência ventilatória, falência de oxigenação, ou ambos, necessitam de suporte ventilatório mecânico. A incapacidade de manter ventilação e oxigenação adequadas decorre de aumento da resistência da via aérea, alterações na complacência do sistema respiratório, hipoventilação, distúrbio $\dot{V}/\dot{Q}$, *shunt* intrapulmonar ou alterações na difusão.

Durante a VM, a interação entre o paciente e o ventilador pode ser descrita pela equação de movimento. A pressão total aplicada ao sistema respiratório (P_{sr}) inclui a pressão promovida pelos músculos inspiratórios (P_{mus}) e a pressão aplicada pelo ventilador (P_{vent}):

$$P_{sr} = P_{mus} + P_{vent}$$

A P_{sr} é dissipada contra a pressão positiva expiratória final intrínseca (PEEPi – *intrinsic positive end-expiratory pressure*), resistência total (R_{tot}) e elastância do aparelho respiratório (E), que é o inverso da complacência (C). A pressão resistiva (P_{res}) é função do fluxo (P_{res} = fluxo × R_{tot}), e a pressão de recolhimento elástico (P_{el}) é função do volume (P_{el} = volume × E):

$$P_{mus} + P_{vent} = \text{PEEPi} + P_{res} + P_{el}$$

Em que:

$$P_{mus} + P_{vent} = \text{PEEPi} + (\text{fluxo} \times R_{tot}) + (\text{volume} \times E)$$

Os modos ventilatórios podem ser descritos como parcial ou totalmente controlados, de acordo com a pressão promovida pelos músculos respiratórios.

INDICAÇÕES DA VENTILAÇÃO MECÂNICA

Os critérios para aplicação da VM podem variar de acordo com os objetivos que se quer alcançar. Contudo, em situações de urgência/emergência, a avaliação subjetiva representa o critério mais importante para sua indicação, sendo auxiliada por alguns parâmetros objetivos (Tabela 21.1).

As principais indicações para iniciar o suporte ventilatório mecânico são:

- Reanimação em decorrência de parada cardiorrespiratória
- Hipoventilação e apneia
- Hipoxemia e/ou acidose respiratória
- Falência mecânica do aparelho respiratório
- Prevenção de complicações respiratórias
- Redução do trabalho respiratório e fadiga muscular
- Supressão intencional do *drive* respiratório.

Tabela 21.1 Parâmetros que podem indicar a necessidade de ventilação mecânica.

Parâmetros	Indicação de VM
Frequência respiratória (irpm)	> 30
Volume corrente (mℓ/kg)	< 5
Volume minuto (ℓ/min)	> 10
$PaCO_2$ (mmHg)	> 50
PaO_2 (mmHg) em 21%	< 50
PaO_2/FiO_2	< 200

Adaptada de Byrd *et al.* (2017).

MODOS DE SUPORTE VENTILATÓRIO

A VM artificial pode substituir total ou parcialmente a ação dos músculos inspiratórios e o controle neural da respiração. Assim, o suporte ventilatório pode ser total (VM controlada), parcial (VM assistida) ou espontâneo. Deve-se sempre visar à coordenação entre paciente-ventilador, possibilitando adequada ventilação com menor custo metabólico.

Na VM controlada, o ciclo ventilatório é iniciado, mantido e finalizado pelo ventilador, sem ser necessário, portanto, *drive* respiratório (coma, anestesia geral). O início da inspiração ocorre por um critério de tempo, de acordo com a frequência respiratória instituída. Nessa modalidade, todas as outras variáveis serão controladas pelo ventilador.

Na VM assistida, o paciente dispara todos os ciclos ventilatórios e o ventilador apenas auxilia o paciente durante o ciclo, sendo essencial a integridade do *drive* respiratório e da musculatura inspiratória do paciente. Nesse caso, o início da inspiração se dá por variação de pressão ou fluxo, conforme a sensibilidade programada no ventilador.

Na VM assistido-controlada, o paciente pode apresentar *drive* respiratório, disparando um ciclo respiratório, ou seja, um ciclo assistido, ou não apresentar *drive* respiratório regular, sendo o disparo realizado pelo ventilador, ciclo-controlado. Nessa modalidade, o disparo pode ser realizado pelo paciente, mas todas as outras variáveis serão controladas pelo ventilador. O disparo ocorre, então, por ativação mista, que associa o disparo por tempo ao disparo por pressão/fluxo.

TERMINOLOGIA NA VENTILAÇÃO MECÂNICA

Durante o uso do ventilador mecânico, vários parâmetros são programados de acordo com os objetivos e o modo ventilatório escolhido:

- Volume corrente (VC): quantidade de ar fornecido para o paciente na fase inspiratória, medido em litros (ℓ) ou mililitros (mℓ)
- Frequência respiratória (FR): número de ciclos ventilatórios por minuto, podendo ser determinado pelo ventilador, pelo paciente ou por ambos
- Volume minuto ($\dot{V}_E$): volume total de ar mobilizado durante 1 min, medido em litros/minuto (ℓ/min). Portanto, $\dot{V}_E$ é o produto do VC pela FR ($\dot{V}_E$ = VC × FR)
- Pressão de pico (P_{pico}): pressão no sistema respiratório gerada com o VC, medida diretamente no monitor do ventilador
- Pressão de platô ($P_{platô}$): pressão de distensão do parênquima pulmonar, medida indiretamente no ventilador. Para sua avaliação, é necessária a utilização de pausa inspiratória de pelo menos 2 s
- Pico de fluxo inspiratório: mais alto fluxo de ar alcançado para insuflar o VC determinado
- Pressão média nas vias aéreas: determina o estado de insuflação pulmonar e, consequentemente, a oxigenação
- Pressão positiva no final da expiração (PEEP): pressão positiva mantida no final da expiração (cmH_2O)
- Fração inspirada de oxigênio (FiO_2): concentração total do oxigênio no ar inspirado. Varia de 0,21 a 1,0, ou seja: de 21 a 100%
- Sensibilidade: interpreta o esforço realizado pelo paciente para iniciar uma inspiração. Pode ser a pressão ou a fluxo. O valor da sensibilidade à pressão deve ser entre -0,5 e -2 cmH_2O, e a fluxo, 2 e 4 ℓ/min.

REGISTRO GRÁFICO DO CICLO VENTILATÓRIO MECÂNICO

O ciclo ventilatório mecânico pode ser dividido em quatro fases (Figura 21.1):

1. Mecanismo de disparo: corresponde ao início do ciclo ventilatório, ou seja, o início da fase inspiratória. Momento em que ocorre a abertura da válvula inspiratória do ventilador. Pode se dar mediante a detecção do esforço do paciente pelo sensor de pressão ou fluxo (ventilação assistida) ou por um critério de tempo predeterminado (ventilação controlada).
2. Fase inspiratória: fase de insuflação pulmonar, varia de acordo com as propriedades resistivas e elásticas do sistema respiratório do paciente. Momento em que a válvula inspiratória do ventilador encontra-se aberta.
3. Ciclagem: mudança da fase inspiratória para a expiratória. Momento em que ocorrem o fechamento da válvula inspiratória e a abertura da válvula expiratória. O ventilador pode ser ciclado a tempo, volume, pressão ou fluxo, caracterizando o modo ventilatório (pressão controlada, volume controlado, ciclado a pressão ou pressão de suporte, respectivamente).
4. Fase expiratória: fase de desinflação pulmonar passiva, possibilitando que a pressão do sistema respiratório se equilibre com a pressão expiratória final determinada no ventilador. Depende do recolhimento elástico pulmonar e da resistência do sistema respiratório.

De acordo com as características das quatro fases do ciclo ventilatório com pressão positiva, será possível definir a modalidade ventilatória para administração da VM e realizar os ajustes necessários para adequada ventilação e sincronia paciente-ventilador.

Mecanismos de disparo do ciclo ventilatório mecânico e sensibilidade do ventilador

O disparo do ventilador, ou seja, o início da inspiração, pode ser realizado por tempo, pressão ou fluxo. Quando o disparo ocorre por tempo, a ventilação é controlada e os ciclos ventilatórios dependem da frequência respiratória programada no ventilador (Figura 21.2).

A ativação mista do disparo, que associa o disparo por tempo ao disparo por pressão ou fluxo, é denominada modo assistido-controlado, sendo a frequência respiratória total maior que a instituída no ventilador (Figura 21.3). Quando o disparo é realizado somente pelo *drive* respiratório do paciente, ou seja, percebido pelo ventilador mecânico pela variação de pressão ou fluxo, ocorre o modo assistido, e a frequência respiratória é determinada exclusivamente pelo paciente.

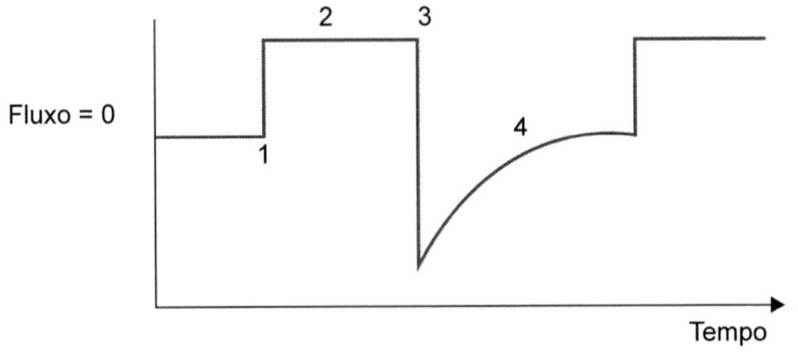

Figura 21.1 Fases do ciclo ventilatório. Adaptada de Carvalho *et al.* (2007).

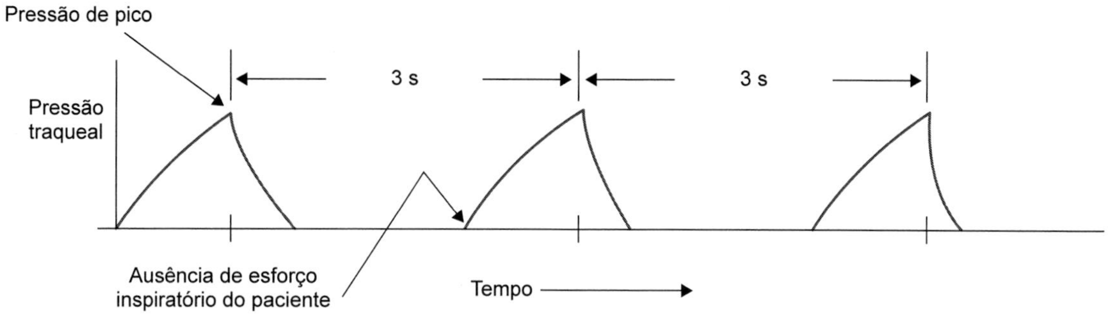

Figura 21.2 O paciente é ventilado com frequência respiratória e volume corrente (pressão ou tempo inspiratório) predeterminados. O intervalo dos ciclos é regular e a morfologia da onda de pressão é altamente reprodutível. Como cada ciclo respiratório dura 3 s, a frequência respiratória é de 20 irm. Adaptada de Pilbean (1992).

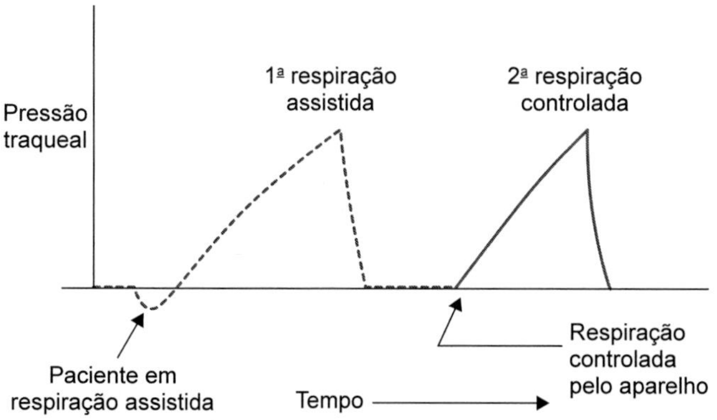

Figura 21.3 Ventilação assistido-controlada. O ventilador libera um número preestabelecido de ciclos respiratórios com um volume corrente (pressão ou tempo inspiratório) predeterminado durante o esforço inspiratório do paciente (deflexão negativa). As respirações adicionais serão assistidas pelo ventilador de acordo com os parâmetros instituídos. O primeiro ciclo é iniciado pelo paciente (assistido), e o segundo pelo respirador (controlado). Adaptada de Pilbean (1992).

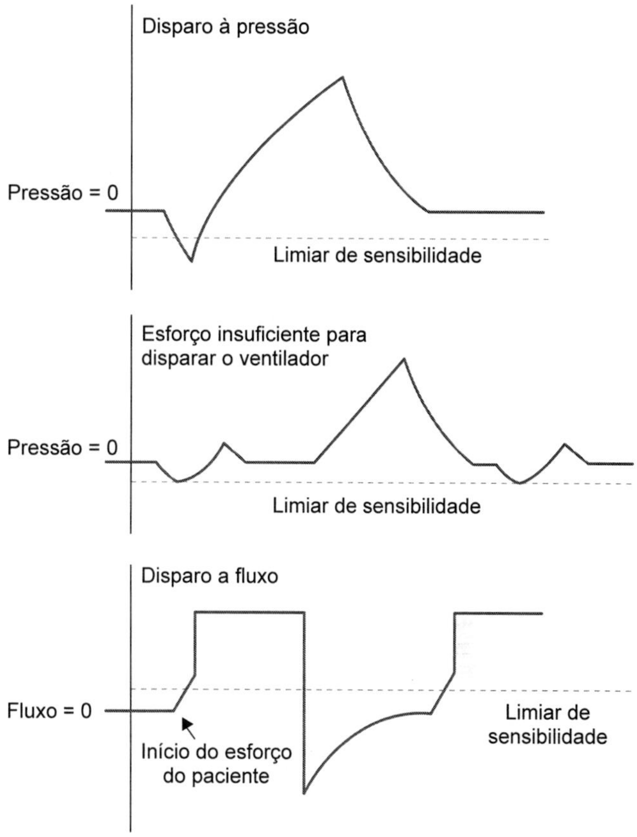

Figura 21.4 Limiar de sensibilidade à pressão e a fluxo. O primeiro e o segundo gráficos ilustram o disparo à pressão; e o terceiro, a fluxo. Nota-se que, no segundo gráfico, o limiar de sensibilidade não foi atingido, não disparando, portanto, um ciclo ventilatório assistido. Adaptada de Carvalho *et al.* (2007).

Para que o ventilador possa ser acionado pelo *drive* respiratório do paciente e permitir um ciclo assistido ou espontâneo, ou seja, sem nenhuma assistência por parte do ventilador, é necessário que a sensibilidade do ventilador esteja ajustada adequadamente. O esforço respiratório do paciente deverá atingir um limiar de sensibilidade (*trigger*) determinado pelo operador do ventilador, que pode ser à pressão ou a fluxo (Figura 21.4).

No sistema de disparo por pressão, o ventilador detecta uma queda na pressão das vias aéreas causada pelo esforço inspiratório do paciente. Esse esforço só iniciará a inspiração se ultrapassar o limiar de pressão predeterminada para o disparo. Caso o esforço do paciente não atinja o limiar de sensibilidade predeterminado, ocorrerão desconforto e aumento do trabalho respiratório, com assincronia paciente-ventilador. Para a sensibilidade a pressão, é recomendado o valor de -0,5 a -2,0 cmH_2O.

O disparo a fluxo envolve o uso de um sistema de fluxo inspiratório contínuo (*bias flow*), que pode ser encontrado em ventiladores mais modernos e parece proporcionar melhor interação com o paciente. Quando a diferença entre o fluxo inspiratório e o expiratório alcança um limiar de sensibilidade, abre-se a válvula inspiratória, possibilitando o início de um novo ciclo ventilatório. Para a sensibilidade a fluxo, recomenda-se o valor de 2 a 4 ℓ/min.

Poucas situações exigem diminuição da sensibilidade do respirador. A mais frequente é o autodisparo, em que se deflagram ciclos respiratórios em resposta à turbulência no circuito do ventilador, sem esforço correspondente do paciente. As principais causas são água no circuito, circuitos longos e muito complacentes, vazamentos no circuito, ao redor do tubo endotraqueal e presença de fístulas broncopleurais.

Mudanças da fase inspiratória para a fase expiratória | Mecanismos de ciclagem dos ventiladores

Ciclagem é a mudança da fase inspiratória para a fase expiratória, ou seja, o fechamento da válvula inspiratória e a abertura da válvula expiratória, para que se inicie a saída do ar dos pulmões. A ciclagem pode ser realizada pelas variáveis de tempo, pressão, volume e fluxo, caracterizando o modo ventilatório.

Ciclagem a tempo

Na ciclagem a tempo, a transição da inspiração para a expiração ocorre de acordo com o tempo inspiratório predeterminado, não sendo influenciada pelas características elástico-resistivas do sistema respiratório. Geralmente, os ventiladores ciclados a tempo são geradores de pressão constante (modo pressão controlada) ou limitados à pressão (geradores de pressão não constante nos quais uma válvula aliviadora de pressão controla os níveis máximos de pressão). O volume corrente (VC) é variável, sendo resultado do nível de pressão aplicada e da impedância do sistema respiratório.

Na ventilação controlada por pressão (PCV, *pressure control ventilation*), a pressão é um parâmetro preestabelecido e o tempo termina a fase inspiratória. Nessa modalidade, o ventilador alcança o nível de pressão preestabelecido e o mantém durante o tempo inspiratório predeterminado. O fluxo é livre e relaciona-se com o esforço inspiratório do paciente e com a pressão predeterminada.

Ciclagem à pressão

Nesse mecanismo de ciclagem, a inspiração termina quando a pressão predeterminada é alcançada, independentemente do tempo inspiratório gasto ou do volume liberado para atingir essa pressão. Portanto, o tempo inspiratório e o volume corrente são variáveis que dependem da complacência e da resistência do sistema respiratório.

Nos ventiladores mais modernos, a ciclagem à pressão é utilizada como um mecanismo de segurança durante o emprego de outros modos de ciclagem. O ajuste de um nível de pressão inspiratória máxima (alarme de pressão de pico) faz o aparelho passar a ser ciclado à pressão quando esse limite de pressão inspiratória é alcançado, independentemente do volume corrente predeterminado, ou seja, toda vez que a pressão inspiratória máxima for atingida, o ventilador abortará a inspiração como um mecanismo de proteção ao paciente.

Ciclagem a volume

Nos modos ciclados a volume, a inspiração termina quando o volume corrente predeterminado é alcançado. Geralmente, o fluxo é preestabelecido. O tempo inspiratório depende do volume corrente e da taxa de fluxo inspiratório. A pressão de pico é variável e relaciona-se diretamente com o volume corrente, o fluxo inspiratório e a resistência do sistema respiratório e, inversamente, com a complacência do sistema respiratório.

A ciclagem a volume era tradicionalmente utilizada por conta da segurança na manutenção do volume corrente ou ventilação alveolar. Com o melhor conhecimento da fisiologia das lesões pulmonares, decorrentes da utilização de altas pressões, a ciclagem a volume vem sendo substituída pela ciclagem a tempo e limitada à pressão (PCV), em razão da maior segurança em relação à microestrutura pulmonar e ao risco de barotrauma.

Ciclagem a fluxo

A inspiração ciclada a fluxo termina quando o fluxo inspiratório se reduz a um valor predeterminado (porcentagem do fluxo inspiratório inicial ou algum valor absoluto preestabelecido), independentemente do tempo inspiratório e do volume liberado para o paciente. Nesse modo ventilatório, o volume corrente depende do nível de pressão preestabelecida, do esforço do paciente e da impedância do sistema respiratório.

Fase expiratória

Normalmente, é passiva, ocorrendo em virtude do recuo elástico do pulmão e do gradiente de pressão existente entre os alvéolos e a atmosfera. O retorno da pressão nas vias aéreas ao final da expiração pode ocorrer de três maneiras:

- A pressão pode retornar rapidamente ao valor basal
- A válvula pode ser despressurizada gradualmente promovendo um retardo na expiração
- A válvula pode permanecer pressurizada impedindo a queda de pressão expiratória, após ter sido atingido um nível predeterminado de PEEP.

Quanto maior a PEEP ajustada no ventilador, mais precoce será o fechamento da válvula expiratória.

MODOS VENTILATÓRIOS CONVENCIONAIS

A fisiopatologia da doença e a condição clínica do paciente são cruciais para a aplicação adequada da ventilação mecânica.

Segundo Chatburn (2014), um modo ventilatório pode ser descrito de acordo com as seguintes variáveis: de controle, de fase e condicional. A variável de controle é aquela que se mantém constante durante toda a fase inspiratória, independentemente das variações de complacência e resistência do sistema respiratório, ou seja, ventilação controlada à pressão ou a volume.

As variáveis de fase são medidas e utilizadas para iniciar ou terminar o ciclo ventilatório, ou seja, o disparo e a ciclagem. De acordo com as variáveis de fase, os modos ventilatórios são classificados em controlados (ventilação mandatória contínua), assistido-controlado (ventilação mandatória intermitente) ou espontâneos (ventilação espontânea).

A variável condicional é aquela analisada pelo ventilador e que determina qual de dois ou mais tipos de ciclos ventilatórios será liberado. Sua análise é mais utilizada para a interpretação de modos ventilatórios chamados "avançados".

Ventilação mandatória contínua com volume controlado | VCV – *volume controlled ventilation*

Na ventilação controlada a volume, o disparo do aparelho é realizado por um critério de tempo, ou seja, não depende do *drive* respiratório do paciente. Todos os parâmetros do ventilador devem ser determinados. A duração da fase inspiratória depende do volume corrente predeterminado, do fluxo inspiratório programado e da resistência do sistema respiratório. A ciclagem desse modo ventilatório é a volume; portanto, a transição da fase inspiratória para a expiratória só acontecerá após a liberação do volume corrente programado no ventilador (Figura 21.5).

Caso o disparo seja realizado por variações de fluxo ou pressão, ou seja, pelo esforço do paciente, o modo será classificado como assistido-controlado. Somente o início da inspiração será controlado pelo paciente, sendo os demais parâmetros (volume corrente e fluxo) controlados pelo ventilador. Caso o paciente não atinja o limiar de sensibilidade predeterminado no ventilador, este manterá ciclos ventilatórios de acordo com a frequência respiratória programada.

Esse tipo de ventilação é indicado para pacientes com comprometimento do sistema nervoso central, parada cardiorrespiratória, supressão respiratória intencional, instabilidade hemodinâmica e pacientes neurológicos graves, em que se torna necessário um controle rígido do nível de CO_2 no sangue. Uma das principais vantagens do modo VCV é a capacidade de regular tanto o volume corrente quanto o volume-minuto, possibilitando a homeostasia do CO_2. Apresenta como desvantagens, assim como qualquer modo controlado, a fraqueza e a atrofia dos músculos respiratórios, quando utilizado por tempo prolongado, dificultando o processo de desmame ventilatório.

Ventilação mandatória contínua com pressão controlada | PCV – *pressure controlled ventilation*

A pressão controlada é um modo ventilatório ciclado a tempo e assistido por pressão limitada, caracterizado por um rápido aumento de pressão nas vias aéreas e um padrão de fluxo desacelerado. O ciclo respiratório pode ser desencadeado por tempo (controlado) ou pelo esforço do paciente (assistido-controlado). Nesse modo de ventilação, a pressão, a frequência respiratória e o tempo de pressão sustentada (tempo inspiratório) são predeterminados. O volume corrente varia com a impedância do sistema respiratório, o esforço do paciente (ciclos assistidos) e a mudança nos parâmetros citados. Desse modo, o aumento da resistência das vias aéreas (broncoespasmo, secreção e edema) e a redução da complacência do sistema respiratório (edema pulmonar, atelectasia, pneumotórax) diminuem o volume corrente.

O padrão de desaceleração do fluxo depende da impedância do sistema respiratório. À medida que o pulmão é insuflado, ocorre um aumento da pressão alveolar, diminuindo a intensidade de fluxo necessária para manter a pressão das vias aéreas no nível predeterminado. Os mecanismos determinantes da interrupção do fluxo são término do tempo inspiratório predeterminado ou equilíbrio entre as pressões nas vias aéreas e nos alvéolos.

O volume corrente varia em virtude da diferença entre a pressão das vias aéreas determinada e a PEEP (pressão de distensão) e da impedância do sistema respiratório. Quanto maior a pressão de distensão, menor a resistência e maior a complacência, maior será o volume corrente. O tempo inspiratório também pode interferir no volume corrente. Se o tempo inspiratório for curto e insuficiente para equilibrar as pressões das vias aéreas e alveolar, menor será o volume corrente (Figura 21.6).

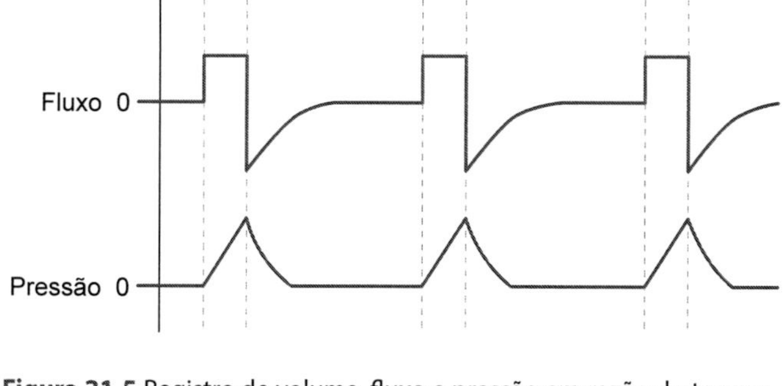

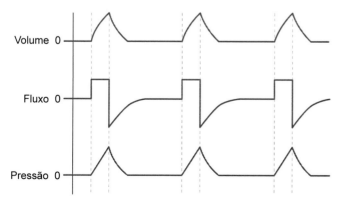

Figura 21.5 Registro de volume, fluxo e pressão em razão do tempo. No modo ventilação mandatória contínua com volume controlado (VCV, *volume control ventilation*), o fluxo inspiratório é constante. Adaptada de Carvalho *et al.* (2007).

Pacientes que apresentam variações rápidas da impedância respiratória (asma, DPOC) podem não se beneficiar do uso da PCV, dada sua incapacidade de manter o volume corrente adequado. Diferentemente, pacientes que necessitam de altos fluxos se beneficiam desse modo ventilatório porque o fluxo inspiratório é livre e capaz de suprir a demanda ventilatória do paciente. A vantagem do modo PCV é que se consegue evitar pressões excessivas nas vias aéreas, prevenindo a lesão pulmonar induzida pelo ventilador.

Estudos comparativos entre PCV e VCV não demonstraram diferenças com relação a troca gasosa, mecânica pulmonar e alterações hemodinâmicas em modelos de insuficiência respiratória grave. A escolha do modo ventilatório depende da fisiopatologia e da mecânica pulmonar do paciente, sendo essencial a adequada monitorização respiratória.

Ventilação mandatória intermitente | IMV – *intermittent mandatory ventilation*

É um tipo de suporte ventilatório em que o ventilador possibilita que ciclos espontâneos ocorram entre os ciclos mandatórios oferecidos a uma frequência predeterminada (Figura 21.7).

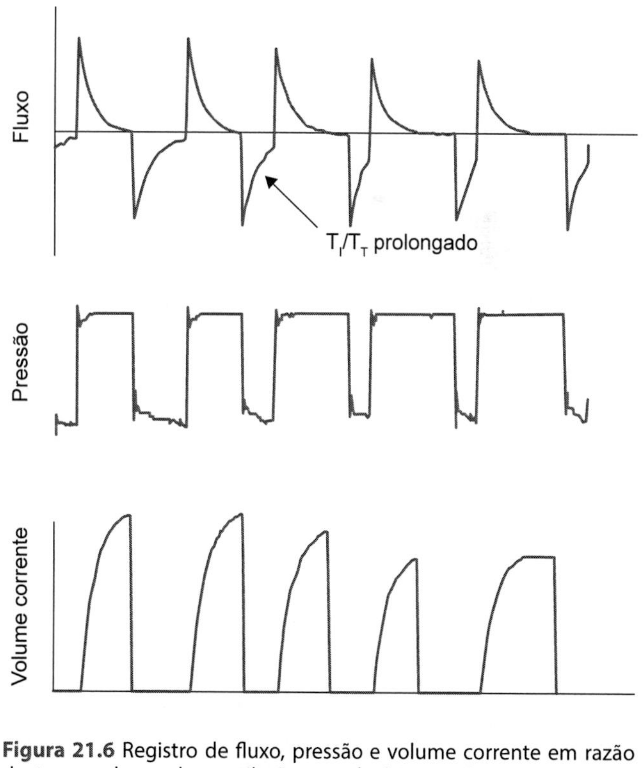

Figura 21.6 Registro de fluxo, pressão e volume corrente em razão do tempo do modo ventilação mandatória contínua com pressão controlada (PCV, *pressure control ventilation*). A partir do segundo ciclo, o tempo inspiratório foi aumentado. Observar a queda do volume corrente em razão da pressão positiva expiratória final (PEEP, *positive end-expiratory pressure*) intrínseca (PEEPi) gerada a partir da redução do tempo inspiratório. T_I/T_T: relação entre tempo inspiratório e tempo total. Adaptada de McKibben e Ravenscraft (1996).

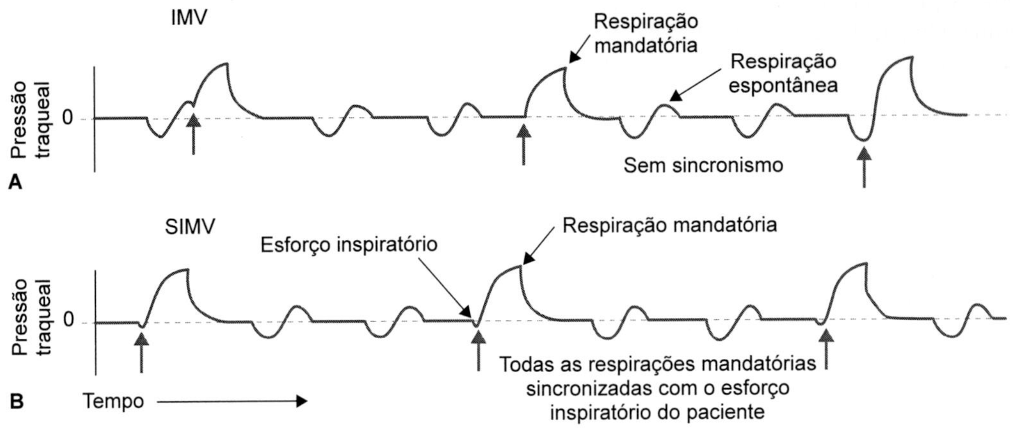

Figura 21.7 A e B. Ventilação mandatória intermitente (IMV – *intermittent mandatory ventilation*) e ventilação mandatória intermitente sincronizada (SIMV – *sincronized intermittent mandatory ventilation*). As respirações espontâneas, em ambos os modos, são em geral à pressão ambiente. No modo IMV, as ventilações mandatórias apresentam intervalo de tempo regular; no modo SIMV, as ventilações mandatórias são precedidas pelo esforço inspiratório do paciente (deflexão negativa da pressão). Adaptada de Dupuis (1992).

Quando o ventilador permite que os ciclos mandatórios ocorram em sincronia com o *drive* do paciente, ou seja, disparado à pressão ou a fluxo, este modo passa a ser denominado ventilação mandatória intermitente sincronizada (SIMV – *synchronized intermittent mandatory ventilation*), o qual está presente em todos os ventiladores modernos.

Os benefícios da SIMV, descritos a seguir, são comparáveis aos da VM mandatória controlada, entretanto existem controvérsias em relação a essas evidências.

- A SIMV evita o uso de sedativos e relaxantes musculares por causa da maior integração entre o paciente e o ventilador
- Previne a incoordenação entre o diafragma e os músculos intercostais, resultante de períodos prolongados de ventilação controlada
- Previne atrofia e fraqueza dos músculos inspiratórios, em razão dos ciclos espontâneos
- Reduz os efeitos colaterais cardiovasculares ao diminuir a pressão média das vias aéreas
- Promove melhor distribuição do gás, favorecendo melhora da relação $\dot{V}/\dot{Q}$ em virtude dos ciclos espontâneos. Durante a ventilação espontânea, o gás inspirado distribui-se preferencialmente para as regiões dependentes do pulmão, onde a perfusão pulmonar é maior. De maneira diferente, durante a VM, a distribuição do gás se dá preferencialmente para as regiões não dependentes do pulmão.

A SIMV foi inicialmente proposta para desmame da VM, mas esta modalidade não é recomendada para este fim, pois mostrou-se associada a tempo de desmame prolongado. Atualmente, seu uso se restringe a pacientes que necessitam garantir volume-minuto mínimo no início da ventilação com pressão de suporte. À medida que aumenta a estabilidade do controle ventilatório, institui-se a ventilação por pressão de suporte isolada. Quanto menor a frequência respiratória programada, mais ventilações espontâneas o paciente realizará, assumindo a maior parte do trabalho respiratório.

Ventilação com pressão de suporte | PSV – *pressure support ventilation*

A PSV é um modo de suporte ventilatório parcial, que auxilia a ventilação espontânea iniciada pelo *drive* do paciente por meio de um nível constante de pressão positiva nas vias aéreas, tornando possível ao paciente o controle do disparo e do tempo inspiratório e expiratório. Esse é um modo ventilatório ciclado a fluxo, com o término da fase inspiratória determinado por diferentes critérios entre os ventiladores. A maioria dos aparelhos interrompe o fluxo inspiratório quando este atinge 25% do pico de fluxo, mas pode ser interrompido também por um fluxo mínimo e predeterminado para o final da inspiração (4 ℓ/min, 5 ℓ/min, 6 ℓ/min, 10 ℓ/min), de acordo com o modelo e o fabricante do ventilador.

O fluxo inspiratório e o volume corrente dependem do nível de pressão aplicada, da intensidade do esforço do paciente e da impedância do sistema respiratório (complacência e resistência). Consequentemente, a ventilação não é garantida, dependendo de um *drive* respiratório estável (Figura 21.8).

Os ajustes pré-fixados, necessários para iniciar esse modo, são o modo *bi-level* (ou binível – dois níveis de pressão), que possibilita ciclos espontâneos, a sensibilidade do ventilador e o nível de pressão de suporte. As demais variáveis do ciclo serão determinadas pelo paciente. A graduação da intensidade do trabalho respiratório do paciente é determinada pelo nível de pressão ajustada, prevenindo a fadiga muscular decorrente do trabalho excessivo e a atrofia muscular, resultante da assistência ventilatória e da sedação prolongadas.

Os ventiladores podem apresentar pequenas variações na forma de fornecer a PSV, principalmente no que diz respeito ao fluxo inicial, critérios de ciclagem e mesmo quanto à possibilidade de modificá-los. O nível de PSV pode ser atingido logo no início da inspiração, com rápida velocidade de ascensão; no meio da inspiração, com velocidade de ascensão intermediária; ou somente próxima ao final da inspiração, com menor velocidade de ascensão. Alguns ventiladores permitem o ajuste da velocidade com que a PSV é atingida, sendo essa função denominada *pressure slope* ou *inspiratory rise time*, possibilitando adequar as características da PSV à demanda ventilatória do paciente. A velocidade de ascensão da PSV é uma das principais causas de assincronia nessa modalidade ventilatória, podendo provocar excesso de pressão nas vias aéreas no início do platô respiratório ou término precoce da inspiração. Além disso, os ventiladores mais modernos têm

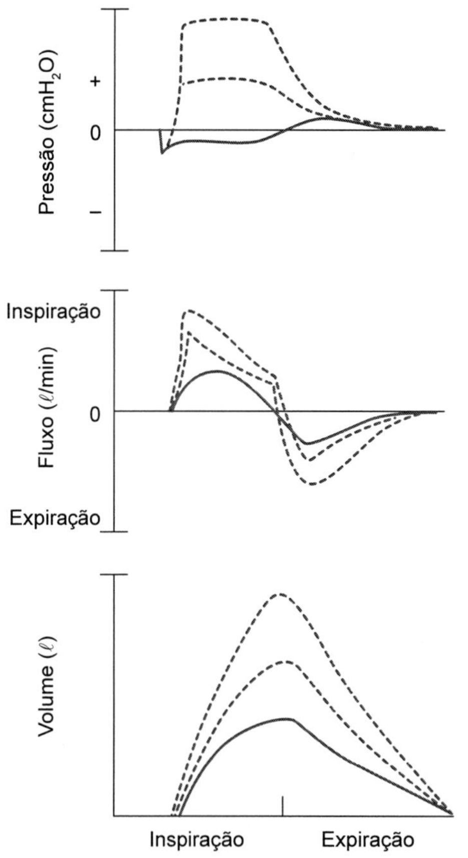

Figura 21.8 Ventilação com pressão de suporte (PSV, *pressure support ventilation*). Representação gráfica da pressão de via aérea, fluxo e volume, durante a respiração espontânea (linhas contínuas) e com o paciente intubado em ventilação mecânica com níveis crescentes de pressão de suporte (linhas pontilhadas). Em todas as condições, é requerida uma pressão negativa para o paciente abrir a válvula de demanda e iniciar o fluxo. A pressão negativa contínua é necessária para manter o fluxo e gerar o volume corrente no ciclo espontâneo não assistido pela ventilação mecânica. Adaptada de MacIntyre (1988).

sensibilidade expiratória, tornando possível o ajuste da ciclagem do ventilador. Em pacientes com doenças obstrutivas que apresentam hiperinsuflação estática e/ou dinâmica, pode-se tornar necessário aumentar a porcentagem de ciclagem para valores acima de 25%, valor presente na maioria dos ventiladores. Esse ajuste da sensibilidade expiratória permite um tempo inspiratório mais curto e, consequentemente, o tempo expiratório prolongado, essencial no manejo de pacientes com aprisionamento aéreo e uma adequada sincronia paciente-ventilador.

A PSV pode ser utilizada de dois modos: como método de desmame ventilatório ou como modo de suporte ventilatório. Durante o desmame, o nível ajustado da PSV é baixo, somente para vencer a resistência do tubo traqueal e do circuito do ventilador. O nível de PSV empregado nessas situações é geralmente inferior a 10 cmH_2O. Em contrapartida, no modo de suporte ventilatório, o nível de PSV deve ser ajustado conforme a demanda e o comprometimento da mecânica respiratória do paciente. A pressão aplicada deve ser a necessária para obter o volume corrente adequado (em torno de 6 a 8 mℓ/kg de peso ideal), proporcionar sensação de conforto ao paciente, reduzir o uso da musculatura acessória da respiração e reduzir a frequência respiratória do paciente, ou seja, o nível adequado da PSV deverá ser ajustado à beira do leito, levando em consideração todas essas variáveis.

A PSV pode ser utilizada em conjunto com a SIMV. Nesse caso, somente os ciclos respiratórios espontâneos serão assistidos por pressão. Quando associada à SIMV, a ventilação minuto é assegurada pelas ventilações mandatórias preestabelecidas, evitando, assim, a hipoventilação em casos de apneia. A PSV também pode ser utilizada em associação à PEEP, caracterizando o modo *bi-level*, ou seja, dois níveis de pressão nas vias aéreas.

O modo ventilatório PSV apresenta como vantagens:

- Oferece treinamento gradual à musculatura inspiratória
- Previne a fadiga por sobrecarga de trabalho respiratório
- Previne a atrofia muscular por desuso
- Aumenta o conforto e melhora a sincronia paciente-ventilador
- Diminui os riscos de hiperinsuflação e barotrauma.

Contudo, a PSV necessita de impulso neuromuscular para respiração estável, ou seja, *drive* respiratório regular. Além disso, baixos valores de pressão de suporte podem levar ao aparecimento de atelectasias e, em algumas situações, hipoventilação e hipercapnia.

Precauções durante a utilização da PSV

- Em caso de vazamento de ar através do *cuff* acima do valor do fluxo mínimo preestabelecido para terminar a fase inspiratória, a PSV será mantida ao longo do ciclo respiratório. Os efeitos sobre o trabalho da respiração são a perda da assistência da pressão de suporte à respiração e o aumento da capacidade residual funcional (CRF) acima do nível ótimo, com redução da complacência, aumento do espaço morto e do trabalho respiratório
- Deve ser evitado o uso de nebulizadores com fluxo contínuo (geralmente entre 7 e 10 ℓ), porque o fluxo gerado pressuriza o circuito do ventilador, dificultando ao paciente reduzir a pressão no circuito e atingir o limiar de sensibilidade necessário para ciclar o respirador
- Acomodação do paciente à VM, em virtude do conforto e da consequente dificuldade de desmame.

Pressão positiva expiratória final e pressão positiva contínua nas vias aéreas

A PEEP é a manutenção de uma pressão supra-atmosférica ao final da expiração e pode ser utilizada associada a todos os modos ventilatórios. Geralmente, essa terminologia é utilizada em pacientes em VM controlada ou assistida, mas, quando aplicada em ventilação espontânea, o termo CPAP (*continuous positive airway pressure*) passa a ser utilizado (Figura 21.9).

A PEEP tem sido largamente utilizada como tratamento para reverter hipoxemia desde a descrição original da síndrome do desconforto respiratório agudo (SDRA) por Ashbaugh, em 1967. A melhora da oxigenação resulta basicamente do aumento da CRF e da redistribuição do fluxo sanguíneo intrapulmonar. Os efeitos da PEEP sobre o volume pulmonar e a troca gasosa dependem da mecânica pulmonar do paciente, que está relacionada com a fase de evolução da doença pulmonar. Na fase inicial da SDRA, predomina o edema e, na fase tardia, a fibrose. Portanto, existem diferentes opiniões sobre o nível ideal de PEEP.

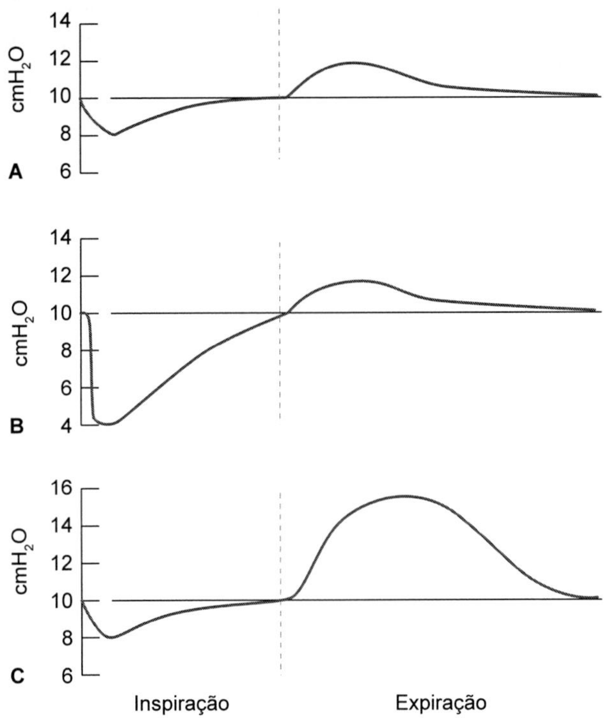

Figura 21.9 Pressão positiva contínua nas vias aéreas (CPAP). A linha de base, correspondente a 10 cmH_2O, é sempre positiva, não retornando à pressão ambiente. **A.** Curva ideal, com desvio máximo da linha de base de 2 cmH_2O. **B.** Excessiva queda de pressão durante a inspiração. **C.** Excessiva resistência expiratória. Adaptada de Kacmarek e Goulet (1987).

Tem-se demonstrado que a PEEP tem um efeito protetor em relação à lesão pulmonar induzida pela VM, sugerindo sua utilização com base no comportamento da curva pressão-volume (curva P-V) para prevenir tais lesões. A curva P-V representa a relação estática entre insuflação ou desinsuflação e o volume do sistema respiratório (pulmão e parede torácica). Estudos com uso de tomografia computadorizada de tórax demonstraram um aumento do recrutamento de unidades alveolares colapsadas em níveis de PEEP superior ao ponto de inflexão inferior (P_{flex}) determinado pela curva P-V. Tem sido comprovado também que o uso de PEEP elevada reduz os níveis de citocinas no lavado broncoalveolar, sugerindo redução da inflamação pulmonar característica da SDRA.

A PEEP age não somente como suporte, mas também como uma medida terapêutica, sendo mais efetiva quando aplicada precocemente. Vários mecanismos foram propostos para justificar o seu efeito protetor: estabilização dos alvéolos; redução do débito cardíaco; aumento da drenagem linfática; e redução da pressão transmural, diminuindo a pressão de filtração através da membrana capilar.

Efeitos benéficos da PEEP

Melhora da oxigenação

- Aumento da CRF. A PEEP promove distensão dos alvéolos funcionantes, recrutamento de novas unidades alveolocapilares e prevenção do colapso alveolar durante a expiração
- Redistribuição do líquido alveolar para os espaços intersticiais e perivasculares, reduzindo a distância para a difusão dos gases através da membrana alveolocapilar.

Redução do trabalho respiratório

- Melhora da complacência pulmonar pelo aumento da CRF
- Redução ou eliminação da PEEP intrínseca em pacientes com limitação do fluxo aéreo.

Redução da resistência pulmonar (RVP)

- A RVP está intimamente relacionada com o volume pulmonar. Pequenos volumes pulmonares e a vasoconstrição hipóxica aumentam a RVP por causa do comprometimento dos vasos extra-alveolares. A instituição da PEEP aumenta o volume pulmonar, reverte atelectasias e corrige a hipoxemia, diminuindo a RVP.

Efeitos adversos da PEEP

Piora da oxigenação

A PEEP pode reduzir o retorno venoso (pré-carga) e, consequentemente, o débito cardíaco. O débito cardíaco é produto da frequência cardíaca e do volume sistólico. Por sua vez, o volume sistólico é influenciado pelo enchimento diastólico final (pré-carga), pela distensibilidade ventricular ou complacência, pela contratilidade ventricular e pela pós-carga ventricular. De acordo com a lei de Fick, a oferta de O_2 ($\dot{D}O_2$) está diretamente relacionada com o débito cardíaco ($\dot{Q}$) e o conteúdo arterial de O_2 (CaO_2), ou seja, $\dot{D}O_2 = \dot{Q} \times CaO_2$. Desse modo, a redução do débito cardíaco compromete a oferta de oxigênio aos tecidos.

Aumento da pressão justa cardíaca

A PEEP pode, também, reduzir o débito cardíaco pelo aumento da pressão justa cardíaca decorrente da distensão dos pulmões e da compressão do coração. Esses efeitos diminuem a complacência ventricular esquerda e reduzem o volume diastólico final. Consequentemente, ocorre redução do débito cardíaco.

Aumento da resistência vascular pulmonar (RVP)

A PEEP pode causar aumento da RVP (vasos intra-alveolares) por distender o parênquima, aumentando a pós-carga do ventrículo direito e, consequentemente, aumentando o volume ventricular diastólico final, principalmente em pulmões normais. Na SDRA, as repercussões da PEEP são importantes, quando utilizada em níveis elevados.

Aumento do trabalho respiratório

A PEEP pode promover hiperinsuflação pulmonar, com repercussões importantes sobre a função dos músculos inspiratórios. O aumento do volume pulmonar encurta os músculos inspiratórios, colocando-os em desvantagem na curva comprimento-tensão. O aplainamento do diafragma aumenta o seu raio de curvatura e, consequentemente, reduz sua capacidade de promover pressão.

Barotrauma

A aplicação da PEEP aumenta o risco de distensão e ruptura alveolar, principalmente em pacientes portadores de doença pulmonar não homogênea, pneumonias necrosantes e na doença pulmonar obstrutiva crônica (DPOC). Após o rompimento alveolar, o ar caminha em direção à bainha broncovascular adjacente. A partir do interstício, o ar disseca até o hilo podendo progredir para cima ou para baixo no mediastino (pneumomediastino) e no espaço pleural (pneumotórax), nos tecidos subcutâneos (enfisema subcutâneo) e no peritônio (pneumoperitônio).

Redução da pressão de perfusão cerebral (PPC)

A PPC depende da diferença entre a pressão arterial média (PAM) e a pressão intracraniana (PIC). A VM reduz o débito cardíaco e, consequentemente, a PAM. Simultaneamente, a VM aumenta a pressão venosa central, diminuindo o retorno venoso cerebral, e eleva, consequentemente, a PIC. As consequências da redução da PPC são hipoxemia e aumento do edema cerebral, em pacientes com dinâmica intracraniana alterada.

Redução do fluxo sanguíneo renal

A redução do débito cardíaco diminui o fluxo sanguíneo renal e a taxa de filtração glomerular. O aumento da pressão venosa também diminui a taxa de filtração glomerular.

Aumento da desigualdade da relação $\dot{V}/\dot{Q}$

A utilização de PEEP em pulmões com doença unilateral, ou seja, com diferentes complacências, causa deterioração da oxigenação. O pulmão normal aumenta a relação $\dot{V}/\dot{Q}$ por hiperdistensão do parênquima pulmonar e compressão da vasculatura pulmonar, desviando o fluxo sanguíneo para as regiões pouco complacentes. De modo contrário, as regiões pouco complacentes recebem menor volume de ar e o fluxo sanguíneo apresenta-se aumentado, favorecendo o aparecimento de baixa relação $\dot{V}/\dot{Q}$ e hipoxemia.

Ventilação volumétrica assegurada com pressão de suporte

A VAPS (VAPSV – *volume-assured pressure support ventilation*) é um modo ventilatório que utiliza a PSV nos ciclos volumétricos, possibilitando variação do fluxo inspiratório pelo paciente e assegurando o volume corrente. O ciclo ventilatório pode ser disparado pelo paciente ou por tempo. Logo após o disparo, o ventilador aumenta rapidamente o fluxo para alcançar a pressão de suporte predeterminada no ventilador. Esta fase é semelhante ao modo pressão controlada e está associada às variações no fluxo inspiratório, reduzindo o trabalho respiratório do paciente. Após atingir o nível da PSV, o volume corrente é calculado pelo ventilador. Se o volume mínimo foi distribuído, ocorre a ciclagem a fluxo, da mesma maneira que no modo PSV. No entanto, se o volume mínimo programado desacelera no ventilador não for atingido, o fluxo até o pico de fluxo programado desacelera e mantém-se constante, até que o volume mínimo seja alcançado. Durante esse ciclo controlado, a pressão pode ultrapassar o nível de pressão de suporte programada, sendo essencial o ajuste adequado do alarme de pressão de pico.

Em pacientes com complacência pulmonar diminuída, esse modo ventilatório assegura contra o aumento do gás carbônico no sangue arterial por meio da manutenção do volume minuto mínimo. Além disso, a utilização da VAPS diminui o trabalho respiratório e o aparecimento de PEEP intrínseca.

Paciente em respiração controlada

Nesse caso, o respirador envia um ciclo VAPS controlado, combinando o fluxo fixo predeterminado com o fluxo de demanda da PSV, que é função da impedância do sistema respiratório e da pressão preestabelecida. O volume corrente, preestabelecido e assegurado em cada ciclo respiratório, pode ser atingido antes que o fluxo inspiratório se desacelere até o valor mínimo preestabelecido pelo ajuste do fluxo controlado. A morfologia do ciclo da VAPS será a mesma da pressão de suporte, porém com garantia de volume. Ainda, o fluxo inspiratório da PSV pode atingir o valor de fluxo controlado ajustado, antes de ser completado o volume corrente programado, em virtude da impedância do sistema respiratório. Nessa situação, mantém-se o fluxo constante até o término da fase inspiratória, promovendo uma elevação na pressão de pico acima da PSV na via aérea.

Na modalidade VAPS, pode ser adicionada uma pausa inspiratória aos ciclos mandatórios. Na introdução da modalidade, os ventiladores utilizavam a pausa inspiratória como extensão do tempo inspiratório, mantendo a PSV e permitindo aumento do volume inspirado. Em modelos mais recentes, é possível ter a pausa estática (sem aumento de volume) para medição da pressão alveolar.

Paciente em respiração assistida

Caso o paciente mantenha o esforço respiratório durante a fase inspiratória, o respirador enviará o fluxo necessário para que a pressão na via aérea se mantenha em níveis ajustados da PSV, além do fluxo controlado ajustado. O fluxo fornecido é função do nível de PSV, da impedância do sistema respiratório e do esforço do paciente. Se o fluxo da PSV estiver acima do limiar de corte, quando o volume for completado, a PSV será mantida e um volume adicional será suplementado até que a PSV atinja o limiar de corte (ciclagem a fluxo). Em presença de redução do esforço respiratório ou aumento da impedância do sistema respiratório, ocorrerá redução do fluxo da PSV até o nível ajustado para o fluxo controlado, sendo mantido até se completar o volume estipulado (ciclagem a volume).

Esse modo ventilatório minimiza as desvantagens da ventilação ciclada a volume e da PSV. O padrão de fluxo de onda quadrada utilizado na ventilação mecânica ciclada por volume, uma vez preestabelecido, pode ser inferior à demanda inspiratória do paciente. Esse tipo de assincronismo pode ser responsável por um grande trabalho inspiratório oculto, favorecendo o aparecimento de dispneia e fadiga dos músculos respiratórios. Altos fluxos podem ser preestabelecidos para contrabalançar a carga imposta, mas essa medida resulta em altas pressões de pico nas vias aéreas.

As principais desvantagens da PSV são a necessidade de estímulo neuromuscular (*drive*) respiratório estável e a ausência do controle do volume corrente, que depende do nível de pressão preestabelecida, do esforço inspiratório e da impedância do sistema respiratório. Desse modo, pacientes com *drive* respiratório e mecânica pulmonar instáveis não devem fazer uso desse modo ventilatório. A VAPS é um modo ventilatório alternativo para pacientes graves, com demanda ventilatória aumentada, podendo apresentar instabilidade no *drive* respiratório ou alterações súbitas de impedância do sistema respiratório ou mesmo aqueles com necessidade de controle rígido da $PaCO_2$. A VAPS, aplicada em pacientes com insuficiência respiratória aguda, resulta em redução do trabalho respiratório, *drive* neuromuscular, auto-PEEP e pressão de pico, quando comparada à ventilação volumétrica convencional (Figura 21.10). Em situações de estresse ou mesmo durante procedimentos de rotina em centros de terapia intensiva (CTI), a VAPS pode ser vantajosa por permitir variações de fluxo inspiratório e volume corrente.

Ajustes obrigatórios durante a utilização da VAPS

- Acionar a função VAPS
- Volume corrente mínimo para ciclagem

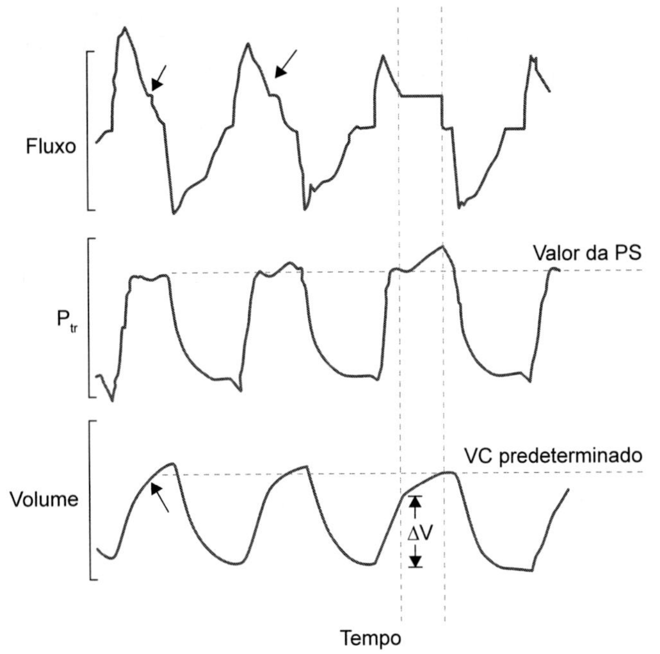

Figura 21.10 VAPS. Registro de fluxo, pressão traqueal (P_{tr}) e do volume corrente, mostrando redução do esforço inspiratório do paciente (redução da deflexão negativa da P_{tr}), a partir de uma dose intravenosa de midazolam. O resultado foi uma redução progressiva da demanda do fluxo inspiratório proveniente da PSV ao mesmo tempo que o fluxo da onda quadrada do modo ventilatório controlado torna-se progressivamente evidente. Observar a transição gradativa da ciclagem por fluxo para a ciclagem a volume. As setas indicam a presença de fluxo quadrado em todos os ciclos. PSV: pressão de suporte (*pressure support ventilation*); VC: volume corrente; ΔV: variação do volume corrente. Adaptada de Bonassa e Amato (1995).

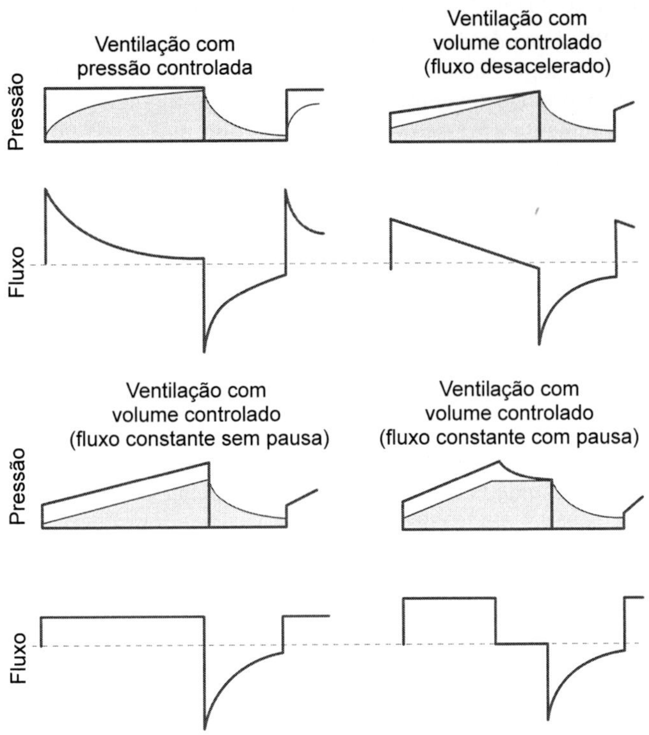

Figura 21.11 Métodos para aumentar a relação inspiração/expiração (I/E). Ventilação com pressão controlada – aumento do tempo inspiratório. Ventilação com volume controlado – fluxo lento (desacelerado ou quadrado); ventilação com volume controlado – fluxo normal e pausa inspiratória. Nos traçados de pressão, a linha contínua representa a pressão na abertura das vias aéreas, e a linha limítrofe da zona cinza reproduz a pressão alveolar. Adaptada de McKibben e Ravenscraft (1996).

- Nível de PSV (pressão ajustada entre pressão de pico e platô, devendo estar mais próxima da primeira em pacientes obstrutivos)
- Fluxo entre 25 e 40 ℓ/min, sendo mais próximo do último quando de resistência aumentada das vias aéreas
- Opcional: programação da pausa (0,15 a 0,3 s). Quando for utilizada a pausa com suplementação de fluxo, pode ocorrer um aumento do volume além do ajustado, beneficiando pacientes com estímulo neuromuscular (*drive*) respiratório instável ou aumento de demanda ventilatória. A ativação de pausa estática possibilitará a leitura da pressão de platô, assim como em outros modos
- PEEP, FiO_2 e sensibilidade do disparo.

Ventilação com relação inversa

A ventilação com relação inversa (IRV – *inverse ratio ventilation*) corresponde a uma ventilação por pressão positiva, em que o tempo inspiratório (TI) iguala-se ou é maior que o tempo expiratório (TE) e é usada basicamente na SDRA, moderada a grave, para melhorar a oxigenação.

Existem três modos para instituir a ventilação com relação inversa (Figura 21.11):

1. Ventilação ciclada por volume com baixos fluxos. O fluxo é inversamente proporcional ao tempo inspiratório. Esse método não aproveita a porção inicial da inspiração, ou seja, as unidades pulmonares instáveis permanecem vazias, apesar de estarem na porção inspiratória do ciclo.
2. Ventilação ciclada por volume com fluxo inspiratório rápido e pausa inspiratória. No período da pausa, os pulmões permanecem insuflados na ausência de fluxo. Esse método aumenta a pressão média das vias aéreas e, consequentemente, o risco de barotrauma.
3. Ventilação ciclada por pressão com tempo inspiratório ajustado a um nível desejado. Esse método tem como vantagem o ajuste da pressão das vias aéreas necessário para abrir alvéolos colapsados. No entanto, a pressão limita o volume corrente que é função das propriedades mecânicas do aparelho respiratório.

Na ventilação com relação inversa, ciclada por volume e fluxo controlado, a pressão varia com as alterações na impedância do sistema respiratório, devendo, portanto, ser cuidadosamente monitorada. Esforços espontâneos não podem ser permitidos, havendo maior necessidade de sedação. Nessa modalidade, o aumento de PEEPi decorrente da elevação da frequência respiratória do paciente promoverá hiperdistensão alveolar ao final da inspiração porque o volume corrente estipulado será fornecido em um pulmão previamente hiperinsuflado. A ventilação por pressão controlada é mais segura, pois a pressão de pico alveolar não aumenta além do valor preestabelecido e, consequentemente, o controle da pressão de distensão é facilmente obtido. Além disso, alguns pacientes podem iniciar o ciclo respiratório sem apresentar assincronismo em presença de baixos valores de relação inversa e necessidade ventilatória, culminando em melhor tolerância e menor necessidade de sedação. Em contrapartida, a monitorização do volume corrente deve ser criteriosa.

O uso da ventilação com relação inversa está associado à redução significativa do tempo expiratório, podendo ocorrer o aumento da PEEP intrínseca e da pressão média das vias aéreas, com consequente instabilidade hemodinâmica. No entanto, Kotani *et al.* (2016) demonstraram que os benefícios da ventilação com relação inversa superam seus malefícios, levando a uma melhora na oxigenação sem grandes complicações em pacientes com SDRA.

A ventilação com relação inversa é indicada, portanto, como terapia de resgate em pacientes com SDRA com o objetivo de aumentar a oxigenação. O aumento do tempo inspiratório leva a um maior recrutamento alveolar, e o encurtamento do tempo expiratório impede o esvaziamento completo destes, mantendo uma PEEPi e contribuindo também com o aumento da oxigenação. Pacientes com relação inversa acima de 2:1 devem ser monitorados, em razão dos efeitos hemodinâmicos da PEEP intrínseca. A ventilação com relação inversa diminui o espaço morto pela melhor distribuição do fluxo inspiratório e por possibilitar maior ventilação colateral.

Ventilação pulmonar independente

A ventilação pulmonar independente (ILV – *independent lung ventilation*) é o modo de suporte ventilatório que torna possível a ventilação independente em cada pulmão, empregando tubos de duplo lúmen em substituição aos convencionais, e ventilação diferenciada de acordo com a mecânica de cada pulmão. A ILV é indicada em cirurgia pulmonar e em pacientes com doenças pulmonares unilaterais, como pneumonia unilateral, contusão pulmonar, atelectasia unilateral refratária, embolia pulmonar e fístula broncopleural. Na doença pulmonar unilateral, a ventilação mecânica convencional promove uma má distribuição da ventilação pulmonar com preservação da perfusão e, consequentemente, distúrbio $\dot{V}/\dot{Q}$. O volume corrente se distribui, preferencialmente, para o pulmão mais complacente, hiperdistendendo os alvéolos e comprimindo os capilares pulmonares. O aumento da resistência capilar pulmonar e o desvio do fluxo sanguíneo para o pulmão não complacente aumentam o *shunt* e a hipoxemia (Figura 21.12).

A determinação da doença pulmonar assimétrica pode ser alcançada por critérios clínicos e fisiológicos. A radiografia de tórax possibilita demonstrar evidências anatômicas da presença de afecções assimétricas; porém, assimetrias fisiológicas nem sempre são detectáveis. A aplicação de PEEP pode tornar evidente um padrão assimétrico, em razão da hiperinsuflação de alvéolos normais e do aumento da resistência vascular pulmonar do pulmão normal, com desvio do sangue para o pulmão comprometido e aumento do *shunt*. Pode-se suspeitar de padrão assimétrico após trauma torácico unilateral.

Fisiologicamente, anormalidades assimétricas podem ser confirmadas pela avaliação da complacência individual dos

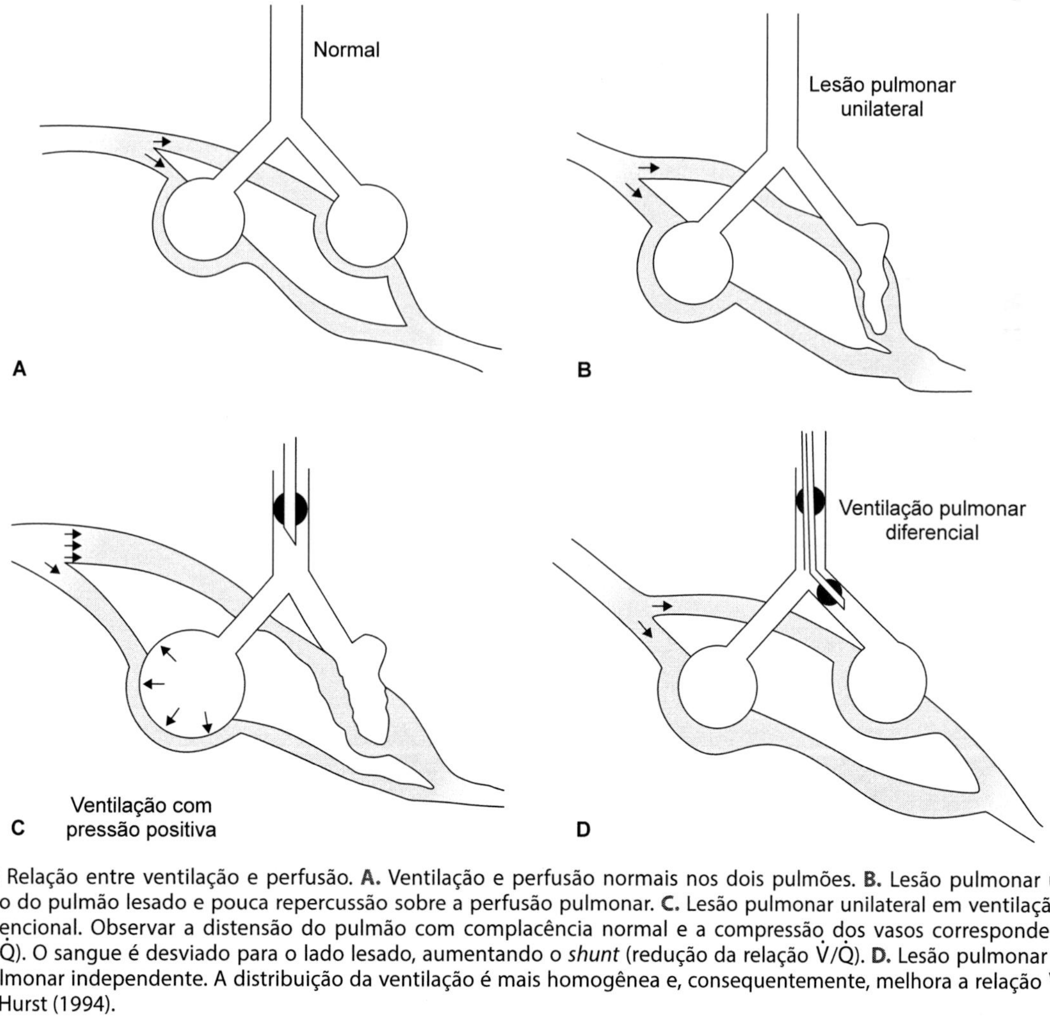

Figura 21.12 Relação entre ventilação e perfusão. **A.** Ventilação e perfusão normais nos dois pulmões. **B.** Lesão pulmonar unilateral, com hipoventilação do pulmão lesado e pouca repercussão sobre a perfusão pulmonar. **C.** Lesão pulmonar unilateral em ventilação com pressão positiva convencional. Observar a distensão do pulmão com complacência normal e a compressão dos vasos correspondentes (aumento da relação $\dot{V}/\dot{Q}$). O sangue é desviado para o lado lesado, aumentando o *shunt* (redução da relação $\dot{V}/\dot{Q}$). **D.** Lesão pulmonar unilateral com ventilação pulmonar independente. A distribuição da ventilação é mais homogênea e, consequentemente, melhora a relação $\dot{V}/\dot{Q}$. Adaptada de Branson e Hurst (1994).

pulmões. No entanto, a avaliação da oxigenação nos decúbitos laterais direito e esquerdo é mais aceita, dada a facilidade técnica. A melhor oxigenação é alcançada quando o pulmão normal se encontra na posição dependente, resultante da melhor relação $\dot{V}/\dot{Q}$.

Para a instituição da ILV, é necessária a colocação do tubo endotraqueal de duplo lúmen, conectado a dois ventiladores. No início do emprego dessa ventilação, houve preocupação com a necessidade de sincronizar os ciclos respiratórios. Estudos clínicos e laboratoriais demonstraram que a assincronia não causa piora na relação $\dot{V}/\dot{Q}$ ou desconforto para o paciente.

Os tubos de duplo lúmen podem ser inseridos nos brônquios esquerdo (Figura 21.13) ou direito (Figura 21.14). Apresentam uma parte proximal e um prolongamento endobrônquico, com os balonetes traqueal e brônquico, respectivamente. É essencial o uso do tubo de duplo lúmen com o maior

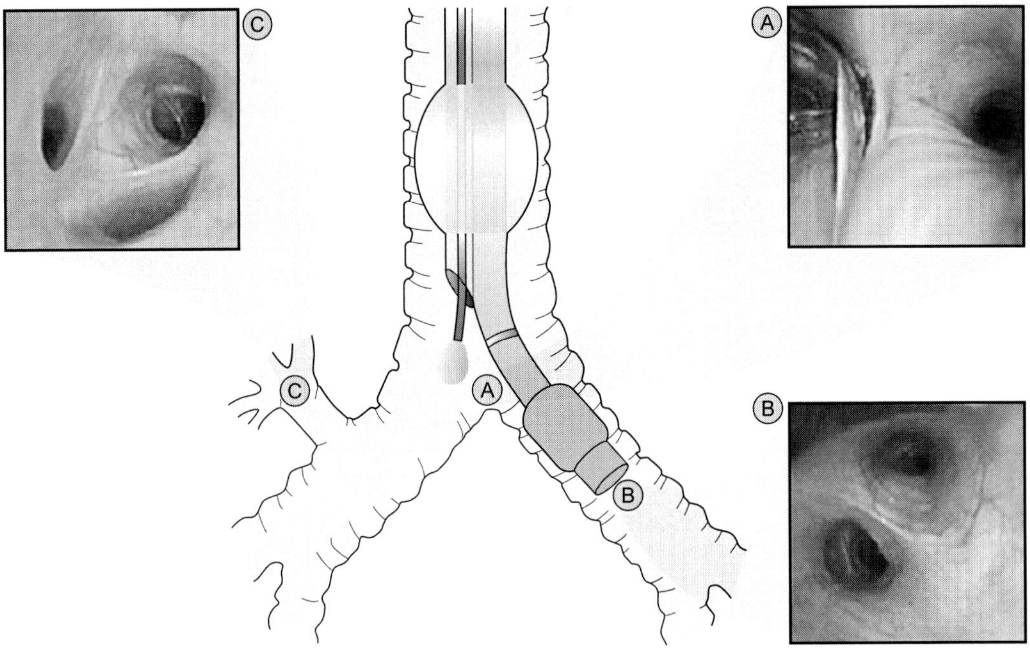

Figura 21.13 Posicionamento ideal do tubo de duplo lúmen à esquerda, por meio da fibrobroncoscopia. **A.** Visão da carina e *cuff* insuflado no brônquio principal esquerdo. **B.** Visão dos brônquios lobares superior e inferior dos lobos superior e inferior do pulmão esquerdo. **C.** Visão dos brônquios segmentares do lobo superior do pulmão direito. Adaptada de Campos (2005).

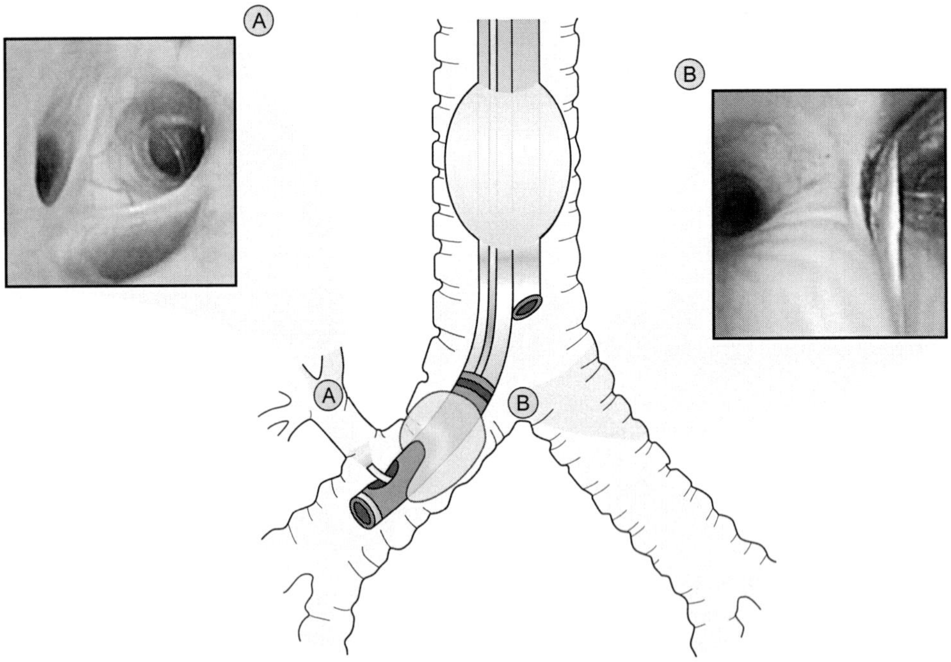

Figura 21.14 Posicionamento ideal do tubo de duplo lúmen à direita por meio de fibrobroncoscopia. **A.** Visão dos brônquios segmentares correspondentes aos segmentos broncopulmonares apical, anterior e posterior do lobo superior do pulmão direito. **B.** Visão da carina e *cuff* insuflado acima do brônquio lobar superior direito. Adaptada de Campos (2005).

calibre possível, de acordo com a via aérea do paciente, uma vez que a maioria das complicações da ILV está relacionada com tubos de pequeno calibre e, portanto, grande resistência ao fluxo aéreo. Há sempre risco de posicionamento inadequado quando se empregam tubos de duplo lúmen. A extensão da cabeça pode provocar decanulação do brônquio, e a flexão pode resultar em obstrução do brônquio lobar direito, quando a intubação é feita desse lado.

De acordo com a mecânica de cada pulmão, são estabelecidos os parâmetros de volume corrente, o nível de PEEP, a relação I:E e o modo ventilatório. Dessa maneira, a ILV objetiva corrigir as anormalidades da relação $\dot{V}/\dot{Q}$ causadas pelas alterações patológicas dos pulmões, exacerbadas pela ventilação mecânica convencional. Conforme demonstrado por Trela-Stachuska *et al.* (2015), a pressão de pico e a resistência das vias aéreas são maiores no pulmão dependente, e a complacência é maior no pulmão não dependente, além de a aplicação de PEEP de 5 a 15 cmH_2O melhorar os parâmetros biomecânicos no pulmão dependente. A monitorização é a mesma realizada durante a ventilação mecânica convencional. O desmame é realizado após a melhora das condições ventilatórias do paciente, e o nível de diferença da PEEP entre os dois pulmões deve ser inferior a 5 cmH_2O.

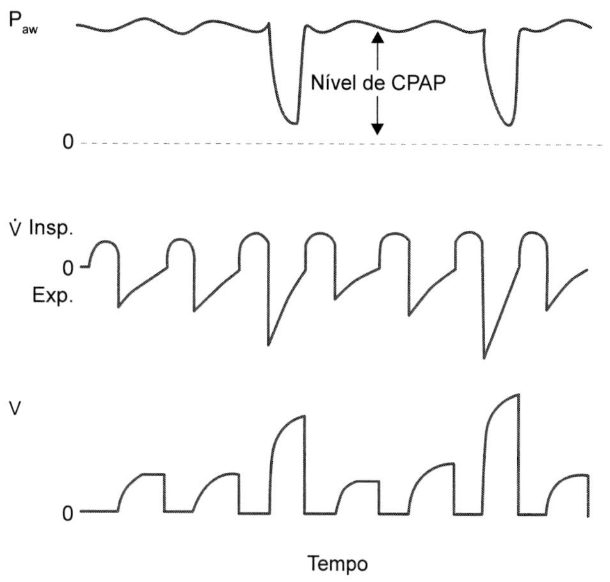

Figura 21.15 Ventilação com liberação de pressão nas vias aéreas (APRV). Pressão média de via aérea (P_{aw}), fluxo ($\dot{V}$) e volume (V) em um paciente respirando espontaneamente. A liberação de pressão ocorre a cada 3 ciclos respiratórios, resultando em um maior volume exalado. Adaptada de Sassoon (1991).

Ventilação por volume minuto mandatório (VMM)

Nesse modo de ventilação, é necessário que se programe um volume minuto mínimo. O paciente pode respirar espontaneamente (com ou sem pressão de suporte) e, se o volume minuto preestabelecido não for alcançado, o ventilador oferecerá ciclos mandatórios.

A ventilação minuto pode não se igualar à ventilação alveolar, ou seja, pode ocorrer a respiração rápida e superficial, sendo o ajuste do alarme da FR elevada de extrema importância. Podem ocorrer também variações na pressão de pico, aumentando o risco de barotrauma.

O modo VMM apresenta como vantagem o ajuste automático do suporte ventilatório, evitando reduções do volume minuto, mas, se o volume minuto for obtido por meio de taquipneia e volume corrente baixo, ocorrerá hipoventilação pulmonar. Caso o paciente não apresente *drive* respiratório regular, ou se o volume minuto mínimo ajustado for maior que o volume minuto espontâneo, esse modo funcionará como ventilação controlada.

Ventilação com liberação de pressão das vias aéreas

A ventilação com liberação de pressão das vias aéreas (APRV - *airway pressure release ventilation*) é um modo espontâneo, limitado à pressão e ciclado a tempo. Conceitualmente, durante a APRV, o paciente respira espontaneamente por meio de um sistema tipo CPAP e o operador ajusta dois níveis de PEEP, uma PEEP alta e outra mais baixa, e a relação entre os dois níveis de PEEP. Além disso, é predeterminada a frequência de alternância entre os dois níveis de PEEP. O principal objetivo da APRV é manter a pressão média das vias aéreas alta durante a maior parte do ciclo ventilatório (Figura 21.15).

O valor da PEEP alta pode ser determinado pela curva pressão-volume ou pela pressão de platô. Independentemente do modo de escolha da PEEP alta, o indicado é limitar seu valor em 30 a 35 cmH_2O. Recomenda-se que o tempo destinado à PEEP alta seja de 80 a 95% do ciclo ventilatório, normalmente entre 4 e 6 s. A PEEP baixa é a fase de liberação da pressão nas vias aéreas, momento em que o carbônico será removido sendo o valor mais indicado entre 0 e 5 cmH_2O. A escolha do tempo destinado à PEEP baixa é de extrema importância, pois pode influenciar no colapso alveolar. O principal objetivo do tempo expiratório curto é criar a PEEPi, que pode prevenir o colapso alveolar cíclico (e o atelectotrauma). A recomendação é que o valor de tempo de PEEP baixa esteja entre 0,2 e 0,8 s.

Apesar do aumento de evidências quanto a melhora da oxigenação, estabilidade hemodinâmica, conforto do paciente e segurança do modo ventilatório, ainda existem inúmeros questionamentos sobre a APRV. Por não haver comprovação de que esse modo ventilatório não reduz a mortalidade, a APRV vem sendo utilizada apenas como terapia de resgate para pacientes com hipoxemia refratária.

Ventilação proporcional assistida *plus*

A ventilação proporcional assistida *plus* (PAV-*plus* - *proportional assisted ventilation plus*) representa um novo modo ventilatório espontâneo, que utiliza a equação do movimento respiratório para ventilar adequadamente o paciente de acordo com seu esforço respiratório, ou seja, a pressão inspiratória oferecida pelo ventilador (P_{vent}) será proporcional ao esforço do paciente (P_{mus}). Ao contrário de outros modos que oferecem um volume ou pressão pré-selecionados, a PAV determina a quantidade de suporte necessária em relação ao esforço do paciente.

No modo PAV-*plus*, o volume e o fluxo são determinados pelo esforço do paciente, por variações na pressão. O modo PAV-*plus* é considerado um dos modos ventilatórios mais fisiológicos por três razões: devolve o controle ventilatório ao centro respiratório do paciente; oferece a ajuda necessária para o paciente manter sua ventilação realizando um nível ótimo de trabalho; e não necessita de uma intervenção invasiva adicional (sondas, balões ou cateteres esofágicos).

A redução do trabalho respiratório do paciente é obtida pela porcentagem de apoio (%Apoio), ajustada pelo profissional, que é a relação do trabalho respiratório realizado pelo paciente e o ventilador. Esse ajuste varia de 5 a 95%, ou seja, é capaz de realizar o trabalho sozinho até a assistência máxima do ventilador. O adequado ajuste da %Apoio é monitorado pelo *work of breathing* (WOB, trabalho respiratório) de maneira não invasiva, utilizando-se uma barra gráfica no ventilador. O WOB total e o WOB feito pelo paciente (WOBPT) são visualizados, mantendo-se a assistência conforme proporção ajustada. WOBPT entre 0,3 e 0,7 J/ℓ é considerado um nível ótimo de trabalho. Valores inferiores a 0,3 J/ℓ podem favorecer o aparecimento de atrofia muscular, uma vez que o paciente estará recebendo muita assistência do ventilador. De maneira contrária, com valores superiores a 0,7 J/ℓ, o paciente poderá cursar com fadiga muscular, por excesso de trabalho respiratório.

As vantagens potenciais da PAV-*plus* são o conforto do paciente resultante da ausência de assincronismo entre paciente-ventilador determinado pelos ajustes instantâneos desse modo ventilatório, menor pressão de pico, menor necessidade de paralisia e sedação, e preservação dos mecanismos de controle do paciente. Uma das desvantagens da PAV é a dependência do esforço espontâneo, pois a presença e a magnitude da pressão são dependentes do esforço do paciente. Desse modo, sua aplicação da PAV-*plus* em pacientes com riscos de apneia deve ser equipada com o sistema *back up*. Essa modalidade também é incapaz de normalizar rapidamente a $PaCO_2$, devendo ser evitada em caso de depressão central aguda.

Ventilação assistida pelo *drive* neural

Ventilação assistida pelo *drive* neural (NAVA – *neurally adjusted ventilatory assist*) é um modo ventilatório que utiliza a atividade elétrica do diafragma crural para disparar e controlar a pressão entregue pelo ventilador mecânico, oferecendo suporte ventilatório proporcional ao esforço diafragmático (Edi) (Figura 21.16). A atividade elétrica do diafragma é registrada por um cateter esofagogástrico próprio, o cateter NAVA (com sensores no terço distal) posicionado no nível do diafragma crural. A magnitude do suporte ventilatório (pressão de via aérea) varia diretamente com a atividade diafragmática. O retardo entre a atividade neural e a pressão muscular, comum em outros modos de disparo, não acontece neste modo ventilatório. A assistência ventilatória é ajustada continuamente pelo ventilador em resposta à atividade elétrica do diafragma e o resultado é a sincronia entre o esforço do paciente e a liberação da pressão.

Diferentemente do modo PAV, vazamentos e troca na mecânica respiratória e função muscular não afetam o desempenho total do ventilador. Do mesmo modo, a hiperinsuflação dinâmica também não afeta a resposta do ventilador.

O modo NAVA é indicado para pacientes com *drive* respiratório que apresentem assincronia importante em outros modos espontâneos, em especial em esforços perdidos em PSV, como naqueles com aprisionamento aéreo e PEEPi.

Vários estudos clínicos demonstraram que o NAVA está associado à melhora da sincronia com o ventilador, facilitando o desmame ventilatório de pacientes com desmame prolongado.

PARÂMETROS PARA INICIAR A VENTILAÇÃO MECÂNICA

A ventilação mecânica deve ser iniciada com um modo ventilatório que possa determinar a frequência respiratória e que permita ao paciente iniciar o ciclo ventilatório, de acordo com sua demanda e o estímulo neuromuscular respiratório.

A FiO_2 deve ser sempre iniciada com 100% para evitar a hipoxemia arterial. Posteriormente, a FiO_2 deve ser ajustada pela gasometria arterial ou oximetria de pulso. O objetivo é utilizar a $FiO_2 \leq 50\%$ e uma $PaO_2 \geq 60$ mmHg. Podem ser utilizadas manobras para atingir esses objetivos, como aumento do tempo inspiratório, utilização de PEEP e manobras de recrutamento.

A frequência respiratória instituída deve ser sempre inferior à frequência respiratória intrínseca do paciente, geralmente 3 a 4 incursões abaixo. Desse modo, caso o paciente apresente redução ou interrupção súbita do estímulo neuromuscular respiratório, o respirador ciclará na frequência predeterminada.

A sensibilidade do respirador deve ser a máxima para diminuir o esforço respiratório do paciente. Deve ser mantida entre –1 e –2 cmH_2O para o disparo à pressão e entre 1 e 3 ℓ/min para o disparo a fluxo.

Nos modos ventilatórios em que o fluxo inspiratório é predeterminado, ele deve ser mantido entre 40 e 60 ℓ/min. Valores superiores a esse devem ser utilizados em pacientes com DPOC e asma, para diminuir o tempo inspiratório e favorecer um tempo expiratório mais prolongado. Entretanto, o fluxo alto pode aumentar a frequência respiratória, exigindo monitorização adequada.

A instituição da PEEP é sempre preconizada, e seus objetivos relacionam-se com a fisiopatologia dos diferentes tipos de insuficiência respiratória. Pacientes com limitação do fluxo aéreo, por perda de recolhimento elástico do parênquima pulmonar, se beneficiam da PEEP externa (geralmente 85% da PEEPi) por diminuir a pressão inspiratória necessária para disparar o ciclo ventilatório. Pacientes com edema pulmonar, cardiogênico ou por alteração da permeabilidade da membrana alveolocapilar se beneficiam da PEEP por recrutamento de alvéolos atelectásicos ou preenchidos por líquidos e prevenção do seu colabamento durante a expiração. Esses efeitos possibilitam a redução da FiO_2 pelo aumento da PaO_2 e evitam a lesão pulmonar induzida pela ventilação mecânica decorrente da abertura e do fechamento cíclico dos alvéolos.

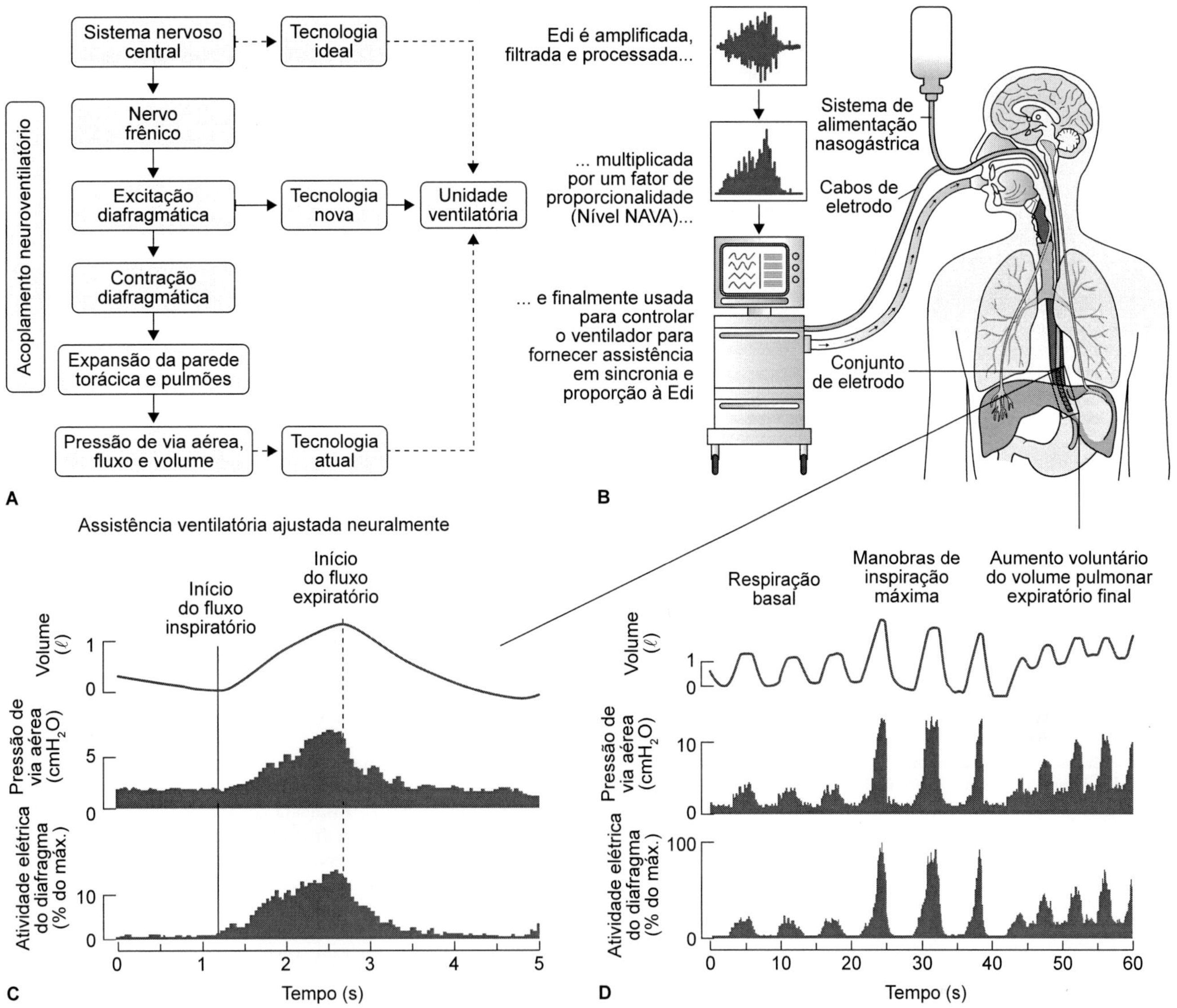

Figura 21.16 Ventilação assistida por *drive* neural (NAVA). **A.** Sequência do acoplamento neuroventilatório. Uma série de etapas é necessária para transformar o *drive* respiratório central em inspiração (acoplamento neuromecânico) que resulta na entrega do fluxo (acoplamento neuroventilador). O modo ventilatório NAVA exige a transmissão da excitação elétrica da contração do diafragma e a geração de um sinal pneumático (pressão ou fluxo na abertura da via aérea) suficiente para vencer o limiar do sensor dentro do ventilador. Assim, no modo ventilatório NAVA, o controle do ventilador é independente da força gerada pelos músculos respiratórios e de vazamentos no circuito do ventilador. **B.** A atividade elétrica do diafragma (Edi) é derivada por eletrodos presentes no tubo nasogástrico. Os sinais são ampliados, filtrados e multiplicados por um fator de proporcionalidade (nível NAVA) antes de serem utilizados para controlar a pressão gerada pelo ventilador. **C.** NAVA durante uma única manobra inspiratória. Observar a sincronização entre a atividade elétrica do diafragma e a entrega da pressão na via aérea. **D.** Contínuos ajustes proporcionais da pressão da via aérea (refletindo a assistência ventilatória) em resposta à atividade elétrica do diafragma (refletindo o *drive* neural) durante alterações no volume corrente e no volume expiratório final. Adaptada de Sinderby *et al.* (1999); Brander e Slutsky (2012).

BIBLIOGRAFIA

Amato MB, Barbas, CS, Medeiros DM, Schettino GP, Lorezi Filho G, Kairalla RA, et al. Beneficial effects of the "open lung approach" with low distending pressures in acute respiratory distress syndrome. A prospective randomized study on mechanical ventilation. Am J Respir Crit Care Med. 1995;152(6):1835-46.

Amato MBP, Barbas SCV, Bonassa J, Saldiva PHN, Sin WA, Carvalho CRR. Volume-assured pressure support ventilation (VAPSV). A new approach for reducing muscle workload during acute respiratory failure. Chest. 1992;102:1225-34.

Armstrong BW, MacIntyre NR. Pressure-controlled, inverse ratio ventilation that avoids air trapping in the adult respiratory distress syndrome. Crit Care Med. 1995;23:279-85.

Ashbaugh DG, Bigelow DB, Petty TL, Levine BE. Acute respiratory distress in adults. Lancet. 1967;2(7511):319-23.

Associação de Medicina Intensiva Brasileira (AMIB), Sociedade Brasileira de Pneumologia e Tisiologia (SBPT). Diretrizes Brasileiras de Ventilação Mecânica 2013. I Fórum de Diretrizes em Ventilação Mecânica, 2013.

Boles JM, Bion J, Connors A, Herridge M, Marsh B, Melote C, et al. Weaning from mechanical ventilation. Task force. Eur Respir J. 2007;29:1033-56.

Bonassa J, Amato MBP. Ventilação volumétrica assistida com pressão de suporte. In: Costa AJ, Gomide do Amaral RV. Assistência ventilatória mecânica. São Paulo: Atheneu; 1995. p. 179-210.

Bonassa J. Princípios básicos dos ventiladores artificiais. In: Carvalho CRR. Ventilação mecânica. v. 1. São Paulo: Atheneu; 2000. p. 69-124.

Brander L, Slustsky AS. Invasive mechanical ventilation. In: Spiro SG, Silvestri GA, Agustí A, editors. Clinical respiratory medicine. 4. ed. Philadelphia: Elsevier Saunders; 2012. p. 406-30.

Branson RD, Hurst JM. Ventilação pulmonar diferencial. In: Perel A, Stock MC. Manual de mecanismos de suporte ventilatório. São Paulo: Editora Médica e Científica; 1994. p. 227-37.

Brochard L, Rauss A, Benito S, Conti G, Mancebo J, Rekik N, et al. Comparison of three methods of gradual withdrawal from ventilatory support during weaning from mechanical ventilation. Am J Respir Crit Care Med. 1994;150:896-903.

Byrd RP Jr., Roy TM, Hnatiuk OW, Talavera F, Anders GT, Rice TD, et al. Mechanical ventilation. Medscape. 2017. [Acesso em 29 jun 2017] Disponível em: http://emedicine.medscape.com/article/304068-overview.

Campos JH. Progress in lung separation. Thorac Surg Clin. 2005;15(1):71-83.

Carvalho CRR, Toufen-Junior C, França AS. III Consenso Brasileiro de Ventilação Mecânica: princípios, análise gráfica e modalidades ventilatórias. J Bras Pneumol. 2007;33(Supl 2):S54-S70.

Chang DW. Clinical application of mechanical ventilation. 4.ed. Boston: Delmar Cengage Learning; 2014.

Chatburn RL. Classification of mechanical ventilators. Respir Care. 1992;37:1009.

Couto LP, Barbas CSV. Ventilação assistida proporcional plus: uma atualização. Pulmão RJ. 2011;20(3):34-8.

Daoud EG, Farag HL, Chatburn RL. Airway pressure release ventilation: what do we know? Respir Care. 2012;57(2):282-92.

Dupuis YG. Ventilators: theory and clinical application. 2.ed. St Louis: Mosby-Year Book; 1992.

Esteban A, Frutos F, Tobin MJ, Alía I, Solsona JF, Valverdu V, et al. A comparison of four methods of weaning patients from mechanical ventilation. N Engl J Med. 1995;332:345-50.

Ferdowsali K, Modock J. Airway pressure release ventilation: improving oxygenation. Dimens Crit Care Nurs. 2013;32(5):222-8.

Jaeger JM, Charles G, Durbin CG. Special purpose endotracheal tubes. Respir Care. 1999;44(6):661-83.

Kacmarek RM, Goulet RL. PEEP devices. Anesthesiology Clinics of North America. 1987;5:757-76.

Knobel E. Condutas no paciente grave. v. 1. 4. ed. São Paulo: Atheneu; 2016.

Kotani T, Katayama S, Fukuda S, Miyasaki Y, Sato Y. Pressure-controlled inverse ratio ventilation as a rescue therapy for severe acute respiratory distress syndrome. Springer Plus. 2016;5:716-21.

Machado MGR. Bases da fisioterapia respiratória: terapia intensiva e reabilitação. Rio de Janeiro: Guanabara Koogan; 2012.

MacIntyre NR. New forms of mechanical ventilation in the adult. Clinics in Chest Medicine. 1988;9:47-54.

Manthous CA, Schmidt GA. Inverse ratio ventilation in ARDS improved oxygenation without auto-PEEP. Chest. 1993;103:953-4.

Marcy TW, Marini JJ. Inverse ratio ventilation in ARDS – rationale and implementation. Chest. 1991;100:494-504.

Marini JJ, Capps JJ, Culver BH. The inspiratory work of breathing during assisted mechanical ventilation. Chest. 1995;87:612-8.

Marini JJ. Inverse ratio ventilation – Simply an alternative, or something more? Crit Care Med. 1995;23:224-8.

Marini JJ. Mechanical ventilation: past lessons and the near future. Critical Care. 2013;17(Suppl 1):S1.

Mckibben AW, Ravenscraft SA. Pressure-controlled and volume-cycled mechanical ventilation. Clinics in Chest Med. 1996;17:395-410.

Pierce LNB. Guide to mechanical ventilation and intensive respiratory care. Philadelphia: WB Saunders Company; 1995.

Pilbean SP. Mechanical ventilation: physiological and clinical application. St Louis: Mosby-Year Book; 1992.

Pinheiro BV, Holanda MA, Larges CM, Beppu OS. Volume controlled ventilation versus pressure controlled ventilation in a canine acute lung injury model: effects on cardiorespiratory parameters and oxygen cost of breathing. J Pneumol. 2002;28:15-22.

Ranieri VM, Grasso S, Fiore T, Tommaso F, Giuliani R. Auto-positive end-expiratory pressure and dynamic hyperinflation. Clinics in Chest Med. 1996;17:379-95.

Ranieri VM. Optimization of patient-ventilator: interactions: closed-loop technology to turn the century. Intensive Care Med. 1997;23:936-9.

Rappaport SH, Shpiner R, Yoshihara G, Wright J, Chang P, Abraham E. Randomized, prospective trial of pressure-limited versus volume-controlled ventilation in severe respiratory failure. Crit Care Med. 1994;22:22-32.

Sarmento GJV. Princípios e práticas de ventilação mecânica. 2. ed. Barueri: Manole; 2014.

Sassoon CSH. Positive pressure ventilation: alternate modes. Chest. 1991;100:1423.

Shanholtz C, Brower R. Should inverse ratio ventilation be used in adult respiratory distress syndrome? Am J Respir Crit Care Med. 1994;149:1354-8.

Sinderby C, Navalesi P, Beck J, Skrobik Y, Comtois N, Friberg S, et al. Neural control of mechanical ventilation in respiratory failure. Nat Med. 1999;5:1433-6.

Singh PM, Borle A, Trikha A. Newer nonconventional modes of mechanical ventilation. J Emer Trauma Shock. 2014;7(3):222-7.

Tallo FS, Guimarães HP, Lopes RD. Guia de ventilação mecânica para medicina. Série Guias de Ventilação Mecânica para Profissionais da Saúde. HCOR. São Paulo: Atheneu; 2012.

Tran D, Sassoon CS, Murgu S. Alternative invasive positive ventilatory strategies. Clin Pulm Med. 2008;15(4):210-7.

Trela-Stachurska K, Nestorowicz A, Kotlińska-Hasiec E, Sawulski S, Dąbrowski W. Effects of unilateral PEEP on biomechanics of both lungs during independent lung ventilation in patients anaesthetised for thoracic surgery. Anaesthesiol Intensive Therapy. 2015;47(1):1-6.

Wilkins RL, Stoller JK, Kacmarek RM. Egan – Fundamentos da terapia respiratória. 9.ed. São Paulo: Elsevier; 2009.

Younes M. Proportional assist ventilation, a new approach to ventilatory support. Am Rev Respir Dis. 1992;145:114-20.

22 Mecânica Respiratória e Monitorização do Paciente Ventilado Mecanicamente

Maria da Glória Rodrigues Machado • Shirley Lima Campos •
Caio César Araújo Morais • Armèle Dornelas de Andrade • Walter Araujo Zin

INTRODUÇÃO

A mortalidade de pacientes com insuficiência respiratória tem diminuído constantemente com os avanços da ventilação protetora e das opções de tratamento. Apesar de não ter sido provado que a monitorização afeta a sobrevida do paciente ventilado mecanicamente, ela é importante para detectar complicações súbitas, caracterizar a fisiopatologia da doença respiratória, facilitar o prognóstico, avaliar a resposta à terapêutica instituída, minimizar as complicações relacionadas com a ventilação mecânica, otimizar a interação paciente-ventilador e determinar a descontinuação da ventilação mecânica. Várias novas técnicas de monitorização à beira do leito foram recentemente disponibilizadas.

MONITORIZAÇÃO DA OXIGENAÇÃO

A pressão parcial arterial de oxigênio (PaO_2) relaciona-se com a quantidade de oxigênio dissolvido no plasma, e não com o oxigênio ligado à hemoglobina. No sangue venoso misto ($P\bar{v}O_2$), seu valor é de 40 mmHg e a saturação ($S\bar{v}O_2$), de 75%. A PaO_2 varia de 80 a 100 mmHg e a $S\bar{v}O_2$ gira em torno de 97%. Níveis mais altos não resultam em benefícios clínicos e podem associar-se à toxicidade por oxigênio.

Os termos hipoxia e hipoxemia não são sinônimos. Hipoxemia é a redução da PaO_2 no sangue arterial e hipoxia corresponde à redução em nível tecidual, mais precisamente à incapacidade de produção de ATP em quantidades necessárias ao bom funcionamento do organismo. Hipoxemia e hipoxia nem sempre coexistem. A hipoxemia somente ocorre na hipoxia hipóxica, isto é, quando o sistema respiratório apresenta algum impedimento funcional (p. ex., alteração da relação $\dot{V}/\dot{Q}$, *shunt*, comprometimento da difusão, hipoventilação, redução da fração inspirada de oxigênio [FiO_2] e controle da ventilação comprometido) ou o gás ofertado a ele apresenta baixo teor de oxigênio. Contudo, pode haver hipoxia sem hipoxemia, como ocorre na intoxicação por cianeto (hipoxia histotóxica).

Em condições fisiológicas, a pressão parcial do oxigênio reduz-se gradativamente até chegar às mitocôndrias. Ressalte-se que, se a pressão parcial de oxigênio ao final do capilar sistêmico for inferior a 40 mmHg, não haverá pressão suficiente para transportá-lo até as mitocôndrias, surgindo a hipoxia.

Em condições patológicas, essa queda se torna mais acentuada. O Quadro 22.1 apresenta as principais variáveis responsáveis por essa queda.

Quadro 22.1 Variáveis responsáveis pela queda da pressão parcial de oxigênio da atmosfera até os tecidos.

Pressão parcial de oxigênio no ar atmosférico ($P_{atm}O_2$) ($P_{atm}O_2$) = $P_{atm} \times FiO_2$	Pressão atmosférica local (P_{atm}) $P_{atm}O_2$ é constante (0,21) e corresponde à porcentagem de oxigênio no ar ambiente
Pressão parcial inspirada de oxigênio (PIO_2) ou no ar traqueal seco (PIO_2) = ($P_{atm} - P_{H_2O}$) × 0,21	Pressão de vapor de água (P_{H_2O}), equivalente a 47 mmHg
Pressão parcial alveolar de oxigênio (PAO_2) = ($PIO_2 - P_{H_2O}$) × 0,21 – $PaCO_2$/0,8	PIO_2 Frequência respiratória (FR) Volume corrente (VC) Volume minuto ($\dot{V}E$) = FR × VC Volume do espaço morto Mecânica respiratória (complacência e resistência das vias aéreas) Coeficiente respiratório (R) = 0,8
Pressão parcial arterial de oxigênio (PaO_2)	*Shunt* fisiológico e patológico Difusão através da membrana alveolocapilar Alteração da relação $\dot{V}/\dot{Q}$ Idade: • 102 – (idade em anos/3) • 104,2 – (0,27 × idade em anos) Posição: • PaO_2 em posição supina ≥ 109 – (0,43 × idade em anos)
PO_2 tecidual (≅ 40mmHg)	Oferta de oxigênio (DO_2) = $\dot{Q} \times CaO_2$ Afinidade da hemoglobina pelo O_2 Taxa de extração do oxigênio (TE) = $C(a-\bar{v})O_2/CaO_2$

ÍNDICES DE OXIGENAÇÃO

Relação entre pressão parcial de O_2 no sangue arterial (PaO_2) e fração de O_2 inspirado (FiO_2)

A relação PaO_2/FiO_2 tem sido muito utilizada em razão das mudanças frequentes de FiO_2 durante a ventilação mecânica. O limite inferior dessa relação é de 300, quando se considera a PaO_2 de 60 mmHg para uma FiO_2 de 0,21. O valor normal situa-se entre 450 e 500. A $PaO_2/FiO_2 < 200$ indica uma fração de *shunt* em torno de 20%. Este é o índice utilizado para estratificar a síndrome do desconforto respiratório agudo (SDRA), em associação a outros parâmetros, como tempo de início da doença e imagem radiológica ou tomográfica do tórax.

Gradiente alvéolo-arterial de O_2

O gradiente alvéolo-arterial [$G(A\text{-}a)O_2$] é um meio indireto de avaliar a relação $\dot{V}/\dot{Q}$, a partir da equação de pressão alveolar de O_2 (PAO_2).

$$PAO_2 = [(P_{atm} - P_{H2O}) \times FiO_2 - PaCO_2/R]$$

$$G(A\text{-}a)O_2 = PAO_2 - PaO_2$$

Em que:

- P_{atm}: pressão barométrica local
- P_{H2O}: pressão de vapor d'água (47 mmHg a 37°C)
- FiO_2: fração inspirada de oxigênio
- R: relação entre produção de CO_2 e consumo de O_2 ($\dot{V}CO_2/\dot{V}O_2$); geralmente os valores são de 0,8 a 0,9.

O valor normal do $G(A\text{-}a)O_2$ é de 10 mmHg para FiO_2 de 0,21 e em torno de 100 mmHg para FiO_2 de 1. O grande aumento do $G(A\text{-}a)O_2$ para FiO_2 mais altas se deve à desproporção do oxigênio alveolar em relação ao do sangue arterial. Quando o paciente está respirando em ar ambiente (FiO_2 = 21%) e o R é igual a 1, $G(A\text{-}a)O_2$ pode ser estimado por 150 - ($PaCO_2$ - PaO_2), mais fácil a realização do cálculo à beira do leito.

Com a idade, o $G(A\text{-}a)O_2$ eleva-se em virtude do aumento do volume de fechamento decorrente da perda de recolhimento elástico dos pulmões, bem como pela perda de área de troca gasosa (enfisema do idoso). Dessa maneira, chega-se ao seu valor aproximado pela equação:

$$G(A\text{-}a)O_2 = 2{,}5 + (0{,}43 \times \text{idade})$$

O $G(A\text{-}a)O_2$ é normal quando a hipoventilação leva à hipoxemia, mas está aumentado no *shunt* direito-esquerdo, na redução da difusão e na desigualdade $\dot{V}/\dot{Q}$. Pacientes com hipoxemia e hipercapnia com $G(A\text{-}a)O_2$ aumentado apresentam comprometimento pulmonar adicional (pneumonia, edema ou atelectasia). Quando o *shunt* constitui a principal anormalidade, as modificações na FiO_2 podem alterar o $G(A\text{-}a)O_2$. Na ausência de doença pulmonar, o $G(A\text{-}a)O_2$ aumenta progressivamente quando a FiO_2 tende a 1. Nos pacientes com desigualdade da relação $\dot{V}/\dot{Q}$, o $G(A\text{-}a)O_2$ modifica-se de maneira curvilínea com o aumento da FiO_2, ou seja, aumentando inicialmente e depois se reduzindo de acordo com a variação da FiO_2.

Relação entre PaO_2 e PAO_2

A relação entre PaO_2/PAO_2 permanece mais estável com variações da FiO_2 quando comparada ao $G(A\text{-}a)O_2$. Seu valor normal é de 0,75 a 0,77 para FiO_2 de 0,21 e de 0,80 a 0,82 para FiO_2 de 1. Valores inferiores a 0,75 indicam presença de *shunt*, redução da difusão ou desigualdade $\dot{V}/\dot{Q}$. Este índice de oxigenação é mais robusto para trocas de FiO_2 que o PaO_2/FiO_2.

Shunt

O valor normal do *shunt* é de 3 a 5%. Este *shunt*, considerado fisiológico, se deve, em parte, à drenagem parcial das veias brônquicas para as veias pulmonares. As veias mínimas, ou veias de Tebésius, drenam o sangue venoso das camadas mais internas do ventrículo esquerdo para dentro dele mesmo, contribuindo, portanto, para diminuir a PaO_2. Por fim, o sangue proveniente de alvéolos não ventilados, ou hipoventilados, também contribui para diminuir a PaO_2 (efeito *shunt*), *shunt* pulmonar até 15% sugere insuficiência pulmonar moderada e valores maiores que 30% indicam insuficiência pulmonar grave. Resposta pobre à oxigenoterapia representa a característica que diferencia o *shunt* verdadeiro das outras causas de hipoxemia, dada a impossibilidade de oxigenar o sangue nas áreas não ventiladas. A hipercapnia é incomum em *shunt* < 50%.

As principais causas de *shunt* são o bloqueio alvéolo-capilar (SDRA), áreas mal ventiladas ou mesmo presença de cardiopatias cianóticas (*shunt* central). O *shunt* pulmonar é calculado a partir do conteúdo de oxigênio no capilar pulmonar (CcO_2), conteúdo arterial de O_2 (CaO_2) e conteúdo venoso de O_2 ($C\overline{v}O_2$).

$$\dot{Q}S/\dot{Q}T = CcO_2 - CaO_2/CcO_2 - C\overline{v}O_2$$

$\dot{Q}S$ e $\dot{Q}T$ representam, respectivamente, o sangue que retorna ao coração na unidade de tempo sem participar da troca gasosa e o débito cardíaco.

Os conteúdos são calculados como a seguir:

- CaO_2 = g Hb × 1,34 mℓ de O_2 × SaO_2 + 0,0031 × PaO_2
- $C\overline{v}O_2$ = g Hb × 1,34 mℓ de O_2 × SvO_2 + 0,0031 × $P\overline{v}O_2$ (sangue venoso misto coletado na artéria pulmonar)
- CcO_2 = g Hb × 1,34 mℓ de O_2 × 1 + 0,0031 × PAO_2 (g Hb é a taxa de hemoglobina do paciente).

Por causa da dificuldade de se obter sangue venoso misto, o *shunt* pode ser estimado pela adição de 5% de *shunt* para cada diferença de 100 mmHg entre a PAO_2 esperada (equação do ar alveolar) e a PaO_2, por meio da fórmula:

$$(PAO_2 - PaO_2)/100 \text{ mmHg} \times 5 = \%\ shunt$$

A administração de O_2 em pacientes com *shunt* é menos eficaz em aumentar a PaO_2 do que naqueles com distúrbio da relação $\dot{V}/\dot{Q}$. O aumento da FiO_2 para 100% abole a contribuição para o desequilíbrio $\dot{V}/\dot{Q}$, mas converte algumas áreas com desigualdade de relação $\dot{V}/\dot{Q}$ em *shunt*, em razão da lavagem do nitrogênio que mantém os alvéolos abertos.

El-Khatib e Jamaleddine (2004) propuseram um novo índice de oxigenação: $PaO_2/(FiO_2 - P\overline{va})$, em que $P\overline{va}$ é a pressão média das vias aéreas. Esses autores correlacionaram esse novo índice e as equações padronizadas com o *shunt* pulmonar e observaram correlação negativa entre *shunt* e $PaO_2/(FiO_2 - P\overline{va})$ (r = –0,85), PaO_2/FiO_2 (r = –0,74) e PaO_2/PAO_2 (r = –0,71). Correlação positiva foi observada entre *shunt* e $P(A\text{-}a)O_2$ (r = 0,66). O *shunt* é considerado padrão-ouro para a avaliação do índice de oxigenação. Além de a correlação do *shunt* com a nova equação proposta ter sido mais alta, esse índice apresenta algumas vantagens em relação aos demais. A $P\overline{va}$ incorpora os efeitos da pressão positiva expiratória final (PEEP, *positive end-expiratory pressure*), da relação inspiração/expiração, do volume corrente e/ou da pressão de pico inspiratória.

Alterações no *status* funcional nos pulmões em consequência de alteração da PEEP, auto-PEEP ou outras técnicas para ajustar o volume são mais bem refletidas pela associação da PaO_2/FiO_2 e da $P\overline{va}$. A Figura 22.1 apresenta a correlação do *shunt* com os diversos índices propostos.

Índice de oxigenação (IO) = FiO_2 × Pressão média de via aérea ($P\overline{va}$)/PaO_2

Segundo Go *et al.* (2016), este índice de oxigenação mostra-se mais vantajoso porque avalia simultaneamente a troca gasosa e a complacência do pulmão.

Cálculo da PaO_2 desejada

A PaO_2 desejada pode ser calculada a partir da equação utilizada para estimar a FiO_2:

$$FiO_2 \text{ desejada} = PaO_2 \text{ (desejada)} \times FiO_2 \text{ (conhecida)}/PaO_2 \text{ (conhecida)}$$

Essa relação é aceita desde que não ocorram mudanças na função cardiopulmonar entre o tempo da coleta do sangue para a determinação da gasometria arterial e a instituição ou modificação de outros parâmetros ventilatórios.

Oximetria de pulso

Baseia-se em dois princípios físicos: a presença de sinal pulsátil gerado pelo sangue arterial e a diferença do espectro de absorção da oxi-hemoglobina e da hemoglobina reduzida. O aparelho, colocado sobre o leito arterial pulsátil, emite dois comprimentos de onda de luz, vermelha e infravermelha, a partir de um diodo fotoemissor. A luz transmitida é recebida por um fotodetector. A luz vermelha (comprimento de onda de 660 nm) é absorvida pela hemoglobina reduzida (Hb) e a infravermelha (comprimento de onda de 940 nm) pela oxi-hemoglobina (HbO_2). Como os oxímetros empregam somente dois comprimentos de onda, níveis elevados de carboxi-hemoglobina e metemoglobina podem causar leitura imprecisa da oximetria. A saturação periférica de O_2 (SpO_2) depende da pigmentação do paciente. A SpO_2 de 92% prediz um nível satisfatório de oxigenação de pacientes de cor branca, mas pode resultar em hipoxemia para aqueles de cor negra. Em pacientes com altos níveis de PaO_2, a oximetria não é um parâmetro sensível para avaliar troca gasosa, por conta da forma peculiar da curva de dissociação de oxigênio. Na porção horizontal superior da curva, podem ocorrer grandes variações de PaO_2 com pequenas alterações na saturação. A oximetria de pulso é útil para regular a FiO_2 em pacientes sob ventilação mecânica, porém não deve ser utilizada isoladamente, visto não refletir trocas na ventilação ($PaCO_2$).

Os fatores que afetam a precisão da oximetria de pulso são:

- Hipoperfusão (débito cardíaco baixo, vasoconstrição e hipotermia central ou local)
- Níveis elevados de carboxi-hemoglobina (COHb)

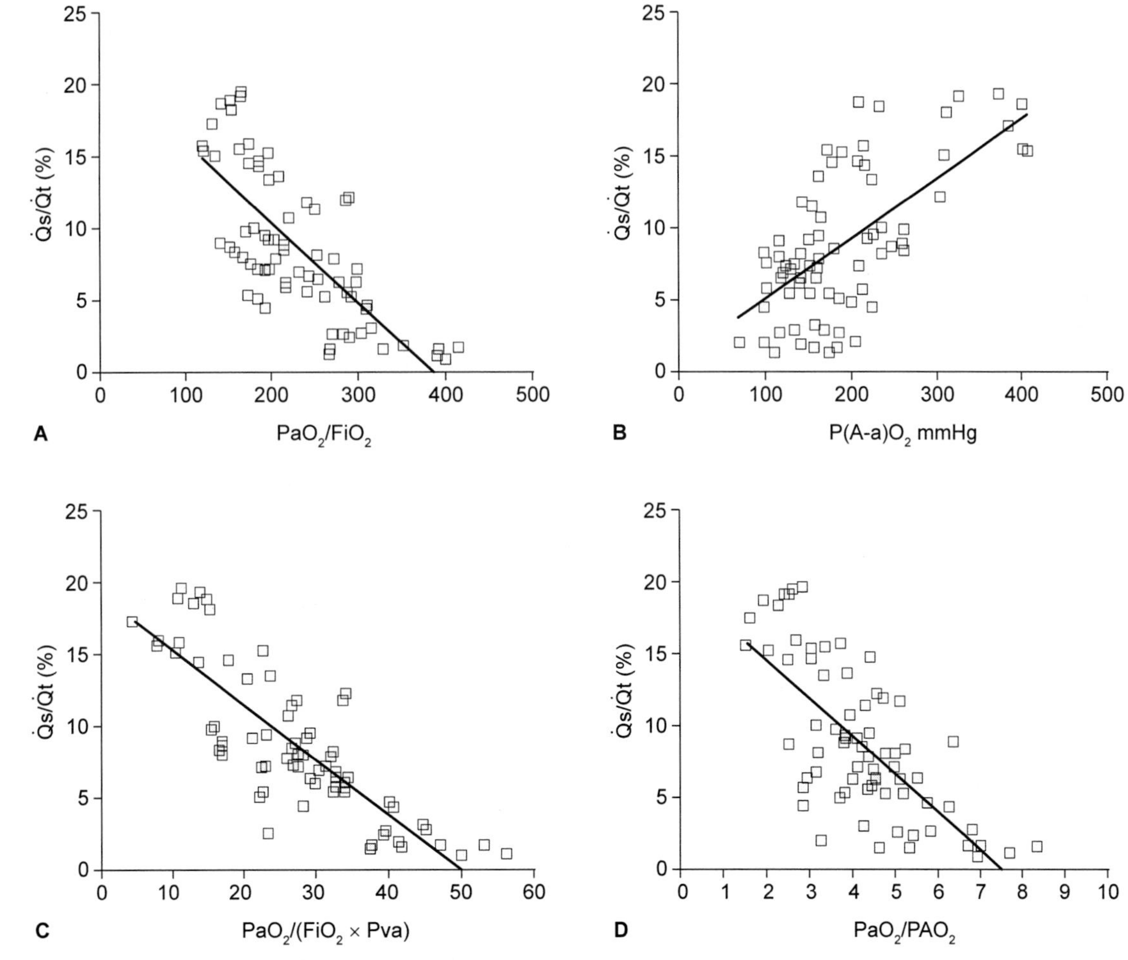

Figura 22.1 A a D Correlação entre *shunt* e os diferente índices de oxigenação. Adaptada de El-Khatib e Jamaleddine (2004).

- Metemoglobinemia (MetHb)
- Presença de corantes intravasculares (azul de metileno)
- Esmalte de unhas
- Iluminação fluorescente
- Arritmias cardíacas
- Movimentação
- Pigmentação da pele (em pacientes brancos, a saturação de 92% resulta em nível satisfatório de oxigenação; em negros, de 95%).

A monitorização da SpO_2 não consegue detectar hiperoxia, pois todos os valores de PaO_2 a partir de determinado valor resultam em SpO_2 de 100%, pois se localizam na porção horizontal da curva de dissociação da hemoglobina.

Sangue venoso misto

A saturação do sangue venoso misto ($S\bar{v}O_2$) pode ser avaliada utilizando-se um cateter especial na artéria pulmonar (Swan-Ganz). O sangue é coletado por meio desse cateter. A pressão parcial de oxigênio do sangue venoso misto ($P\bar{v}O_2$) refere-se à quantidade de oxigênio na circulação sistêmica central, ou seja, após a utilização pelos órgãos periféricos e tecidos do corpo.

As causas da $S\bar{v}O_2$ anormal podem ser observadas pela equação de Fick:

$$\dot{V}O_2 = \dot{Q}T \times (CaO_2 - C\bar{v}O_2)$$

Em que:

$$C\bar{v}O_2 = CaO_2 - \dot{V}O_2/\dot{Q}T$$

Sendo:

- $\dot{Q}T$: débito cardíaco
- $\dot{V}O_2$: consumo de O_2
- $CaO_2 - C\bar{v}O_2$ = diferença do conteúdo arteriovenoso misto de O_2.

Pode-se observar que os principais fatores que afetam a $S\bar{v}O_2$ são: consumo de O_2, débito cardíaco e conteúdo arterial de O_2, o qual depende da SaO_2 e da concentração de hemoglobina. O valor normal da $S\bar{v}O_2$ é de 78% (variação de 73 a 85%). Valores abaixo de 50% geralmente estão associados à redução de oxigenação tecidual.

SATURAÇÃO DO SANGUE VENOSO MISTO

A SvO_2 reflete a disponibilidade de oxigênio para os tecidos e, também, o seu metabolismo oxidativo. O valor normal da $S\bar{v}O_2$ é 78% (73 a 85%). Sua redução para valores abaixo de 50% pode indicar oxigenação tecidual inadequada, e sua elevação é sinal indicativo precoce de sepse. Tecidos que recebem fluxo sanguíneo reduzido ou que têm baixa reserva vascular, como o miocárdio, apresentam redução da $P\bar{v}O_2$, demonstrando maior extração de oxigênio.

Redução da $S\bar{v}O_2$ | Fatores que diminuem a oferta de O_2 ou aumentam o seu consumo

A $S\bar{v}O_2$ é afetada por vários parâmetros. Por exemplo, se a SaO_2, o nível de hemoglobina e a PaO_2 forem constantes, a $S\bar{v}O_2$ se modifica pelo equilíbrio entre DO_2 e $\dot{V}O_2$. Se a DO_2 diminui em um $\dot{V}O_2$ constantemente elevado, a $S\bar{v}O_2$ será baixo, enquanto o nível de lactato arterial será aumentado. No entanto, a $S\bar{v}O_2$ medida a partir do sangue extraído do cateter da artéria pulmonar não é rotineiramente utilizado à beira do leito. Segundo Rivers *et al.* (2001), a saturação venosa central de oxigênio ($Sc\bar{v}O_2$) da veia cava superior pode ser considerada marcador substituto de $S\bar{v}O_2$. Tipicamente, uma $Sc\bar{v}O_2$ extraída de um cateter na veia jugular interna ou subclávia superestima $S\bar{v}O_2$.

1. Redução do débito cardíaco (choque cardiogênico, hipovolêmico e distributivo).
2. Redução da SaO_2 (distúrbios da relação $\dot{V}/\dot{Q}$, *shunt*, alteração da difusão e hipoventilação).
3. Redução da concentração de hemoglobina (anemia).
4. Aumento do consumo de oxigênio (febre, agitação, estados hipermetabólicos).

Aumento da $S\bar{v}O_2$ | Fatores que aumentam a oferta de O_2 ou reduzem o seu consumo

1. Aumento da liberação tecidual de oxigênio (aumento do débito cardíaco e aumento da FiO_2).
2. Redução do consumo de oxigênio (hipotermia e bloqueio neuromuscular).
3. Redução da extração de oxigênio pelos tecidos (sepse e nitroprussiato de sódio).
4. *Shunt* intracardíaco esquerdo-direito.
5. Regurgitação grave de valva mitral.

No choque séptico, apesar da alta distribuição global de oxigênio, a distribuição regional prejudicada do fluxo sanguíneo e a baixa absorção de oxigênio celular podem levar, paradoxalmente, ao aumento da $Sc\bar{v}O_2$. O lactato arterial deve ser medido para determinar a distribuição incorreta do fluxo sanguíneo regional, pois seu valor aumenta quando os órgãos periféricos, em um estado de hipoxia intracelular, passam a utilizar a glicólise anaeróbia. Por exemplo, DO_2 alto, $\dot{V}O_2$ baixo e $Sc\bar{v}O_2$ alto, mas com alto teor de lactato sanguíneo arterial, indicam baixa absorção periférica de oxigênio, apesar de possivelmente haver bons valores de PaO_2 e SpO_2.

CAUSAS DA PIORA DA OXIGENAÇÃO EM PACIENTES VENTILADOS MECANICAMENTE

Problemas relacionados com o ventilador

Tubo traqueal e/ou traqueostomia. O tubo traqueal pode migrar proximal ou distalmente por conta da movimentação do pescoço do paciente. A migração caudal do tubo pode resultar em ventilação seletiva de um dos pulmões, aumentando o risco de barotrauma (Figura 22.2) e redução do retorno venoso. Atelectasia do pulmão esquerdo ou do lobo superior do pulmão direito também ocorre na migração caudal do tubo (Figura 22.3). Por sua vez, a migração proximal pode levar à extubação traqueal, e, quando o tubo está posicionado acima das cordas vocais, o paciente não pode ser ventilado adequadamente e a PEEP não pode ser mantida. A migração proximal é detectada pela fonação e o escape de ar pelo nariz e pela boca. Acotovelamento do tubo ou retenção de secreções também podem comprometer a ventilação.

Parâmetros do ventilador. Parâmetros inadequados podem levar ao assincronismo entre o paciente e o ventilador e, consequentemente, comprometer a troca gasosa.

Ventilador e circuitos. O inadequado funcionamento elétrico e mecânico do respirador resulta em flutuações na FiO_2.

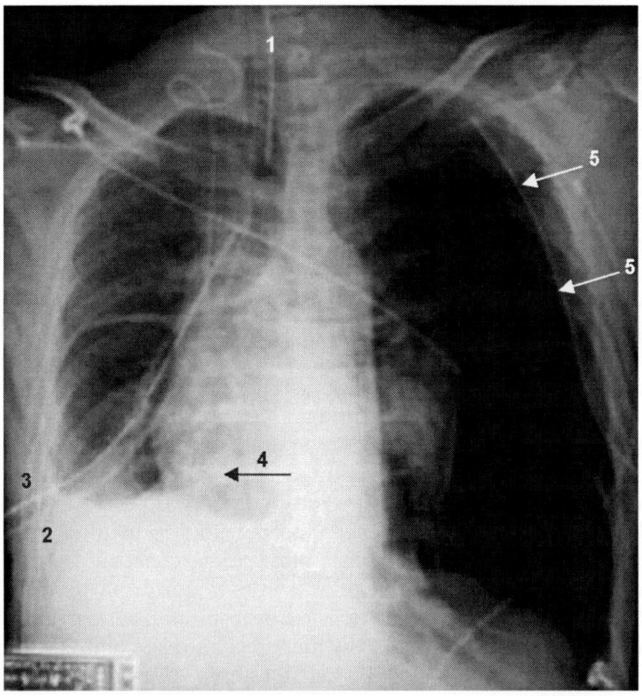

Figura 22.2 Radiografia de tórax em PA. Paciente intubado (1), velamento do seio costofrênico (2) e presença de dreno torácico à direita (3), com desvio do mediastino para esse lado (4) e pneumotórax hipertensivo e dreno torácico à esquerda (5). Adaptada de Huang *et al.* (2005).

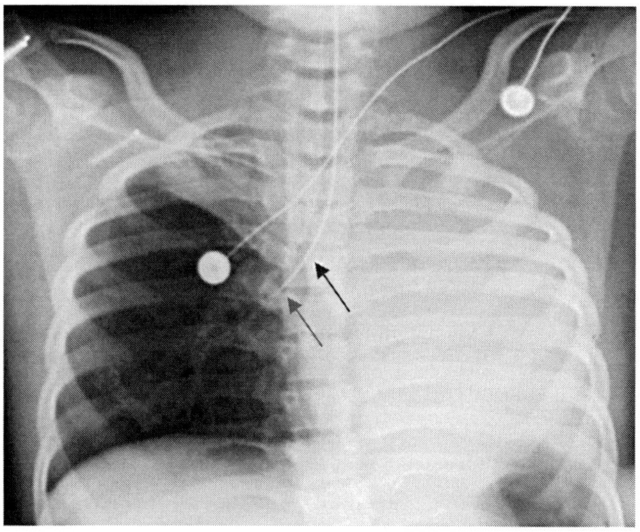

Figura 22.3 Radiografia em AP. Atelectasia do lobo superior direito e pulmão esquerdo por intubação seletiva. Observar hipotransparência do hemitórax esquerdo, com desvio do mediastino ipsilateral, redução dos espaços intercostais e ausência dos contornos cardíaco e da hemicúpula diafragmática esquerda. As setas representam as posições do tubo acima da carina (*seta preta*) e dentro do brônquio principal direito (*seta cinza*). Paciente monitorado. Adaptada de McCloud (1998).

Obstrução mecânica, por dobras ou acúmulo de fluidos dentro do circuito, e vazamentos também podem comprometer a passagem do gás.

Progressão da doença de base

A progressão ou o agravamento da doença de base, como doença pulmonar obstrutiva crônica (DPOC), pneumonia e disfunção cardíaca, também podem piorar a oxigenação do paciente.

Início de novo problema

- Barotrauma: incluem-se nessa denominação o pneumoperitônio, o pneumopericárdio, o pneumotórax, o pneumomediastino e o enfisema subcutâneo. Deve-se suspeitar de pneumotórax quando há aumento rápido e progressivo da pressão de pico, hipotensão ou colapso cardiovascular e assincronismo entre o paciente e o respirador
- Atelectasia
- Aspiração gástrica ou orofaríngea
- Pneumonia nosocomial
- Embolia pulmonar
- Edema intersticial
- Broncoespasmo, secreção e edema de via aérea
- Choque.

Intervenções e procedimentos com objetivos diagnósticos ou terapêuticos

Aspiração endotraqueal. Acredita-se que os principais mecanismos relacionados com a hipoxemia pós-aspiração sejam a hipoventilação induzida pela sucção e a broncoconstrição reflexa. Altas pressões de aspiração, duração prolongada do procedimento, grande diâmetro interno do cateter, hiperventilação e oxigenação deficientes e baixa PaO_2 inicial também constituem mecanismos de hipoxemia.

Postura. Mudanças na postura, principalmente dos pacientes com doença unilateral, podem resultar em redução da PaO_2 em razão do *shunt*, quando o pulmão comprometido é colocado na posição dependente.

Toracocenteses. Estão associadas à redução da PaO_2, provavelmente em virtude do edema pulmonar induzido pela reexpansão ou da piora na relação $\dot{V}/\dot{Q}$ pelo aumento do fluxo sanguíneo nas áreas com fechamento da via aérea ou colapso alveolar.

Broncoscopia. Geralmente, a hipoxemia é causada por broncoespasmo ou hipoventilação. No entanto, a broncoscopia pode aumentar a PaO_2 após remoção de secreção e reversão de atelectasia.

Diálise peritoneal. Esse procedimento está associado a derrame pleural, aspiração gástrica, atelectasias basilares decorrentes de elevação do diafragma e, consequentemente, hipoxemia.

VENTILAÇÃO PULMONAR

A pressão parcial alveolar do CO_2 alveolar ($PACO_2$) representa o equilíbrio entre a taxa de produção do CO_2 pelos tecidos ($\dot{V}CO_2$) e a taxa com que a ventilação alveolar ($\dot{V}A$) elimina o CO_2.

$$\dot{V}CO_2 = \dot{V}A \times PACO_2$$

Ou seja:

$$PACO_2 = \dot{V}CO_2/\dot{V}A$$

Considerando-se que, normalmente, o sangue que deixa o leito do capilar alveolar apresenta uma pressão parcial muito semelhante à mesma $PACO_2$ alveolar, a $PaCO_2$ é, então, determinada pelo nível de ventilação alveolar em relação ao metabolismo tecidual.

Sabendo-se que a $\dot{V}A$ depende do volume corrente (VC), do volume do espaço morto anatômico (VEM_A) e da frequência respiratória (FR), podem ser feitas correções de anormalidades da $PaCO_2$ como a seguir:

$$\dot{V}A = (VC - VEM_A) \times FR$$

$$PaCO_2 \text{ (conhecida)} \times \dot{V}A \text{ (conhecida)} = PaCO_2 \text{ (desejada)} \times \dot{V}A \text{ (desejada)}$$

Como o VEM_A não muda significativamente, essa equação pode ser modificada. Se for desejável manter a FR constante e alterar o volume corrente, a equação será:

$$VC \text{ desejado} = PaCO_2 \text{ (conhecida)} \times VC \text{ (conhecido)}/PaCO_2 \text{ (desejada)}$$

Se for desejável manter o VC e alterar a FR, a equação será:

$$FR \text{ desejada} = PaCO_2 \text{ (conhecida)} \times FR \text{ (conhecida)}/PaCO_2 \text{ (desejada)}$$

Existem várias causas para o aumento da $PaCO_2$, como aumento da produção do CO_2 sem aumento compensatório da ventilação alveolar, aumento do volume do espaço morto (V_D), queda do volume corrente e/ou frequência respiratória. O $G(A\text{-}a)O_2$ pode ajudar a diferenciar entre redução do volume corrente e aumento do V_D. O $G(A\text{-}a)O_2$ é normal na redução do volume corrente e alto quando ocorre aumento do V_D. As principais causas de aumento do CO_2 são queimadura, sepse, exercício, hipertermia, dieta rica em carboidrato, tétano e tremor.

A hipoventilação decorre da disfunção da bomba ventilatória em vários níveis: centro respiratório no tronco cerebral, medula espinal, inervação dos músculos respiratórios, junção neuromuscular, músculos respiratórios e parede torácica. A alteração da PaO_2 e a $PaCO_2$ movem-se em direções opostas na mesma magnitude, redução e aumento, respectivamente. A hipoxemia causada por hipoventilação tem boa resposta à oxigenoterapia.

MECÂNICA DO SISTEMA RESPIRATÓRIO

Medidas de força

A ativação máxima dos músculos respiratórios requer intenso esforço voluntário. No entanto, em pacientes pouco cooperativos, é questionável se a medida de força reflete a capacidade de gerar pressão. As medidas indiretas de força mais utilizadas são a capacidade vital (CV) e a pressão inspiratória máxima ($PI_{máx}$).

Capacidade vital (CV). Refere-se ao máximo de ar exalado a partir de uma inspiração forçada. Sua medida depende de instrução adequada, da cooperação do paciente e do encorajamento do terapeuta. É um método sensível para detectar as alterações da mecânica respiratória, mas pouco específico, pois sua redução pode estar associada a alterações neuromusculares, restritivas e obstrutivas. Seu valor normal é de 65 a 75 mℓ/kg, porém valores superiores a 10 a 15 mℓ/kg de peso ideal sugerem que o paciente pode manter uma ventilação espontânea adequada. Por causa da incapacidade de cooperação de alguns pacientes, a CV tem sido avaliada com a utilização de uma válvula unidirecional, a partir das medidas da capacidade inspiratória (CI) e do volume de reserva expiratório (VRE). Para a medida da CI, um ventilômetro é adaptado ao ramo inspiratório da válvula unidirecional conectada ao tubo traqueal. O ramo expiratório é bloqueado, impedindo a exalação pelo paciente. Para a medida do VRE, o ventilômetro é adaptado ao ramo expiratório da válvula unidirecional. O VRE é determinado pelo volume exalado a partir da capacidade residual funcional (CRF).

Pressão inspiratória máxima ($PI_{máx}$). Trata-se da pressão inspiratória máxima gerada contra a via aérea ocluída, a partir de uma expiração normal (CRF) ou expiração forçada (VR). A vantagem de medir a $PI_{máx}$ a partir de uma expiração normal se deve à ausência do efeito do recolhimento elástico do sistema respiratório sobre a medida, principalmente em pacientes com alteração da retração elástica pulmonar.

As medidas de $PI_{máx}$ costumam ser realizadas em pacientes intubados e são usadas como parâmetro de desmame. No entanto, os valores normais publicados apresentam grandes variações, dependendo, entre outros fatores, do método utilizado. Em 1986, Marini *et al.* padronizaram o método para determinação da $PI_{máx}$ em pacientes críticos conectando uma válvula de sentido unidirecional ao tubo traqueal, que permite a expiração e assegura que os esforços inspiratórios ocorram a volumes pulmonares cada vez menores, ou seja, volume residual. Aproximadamente 20 s ou 10 esforços respiratórios são necessários para obter a pressão máxima de pacientes não cooperativos (Figura 22.4).

O valor de $PI_{máx} > -30\ cmH_2O$ prediz desmame com sucesso e indica a habilidade do paciente de inspirar profundamente e gerar pressão intratorácica suficiente para produzir tosse efetiva. De modo diferente, alguns autores demonstraram que esse valor é falso-positivo e falso-negativo, provavelmente pela sua capacidade de determinar a potência da musculatura, e não a demanda à qual esses músculos estão expostos. A fadiga dos músculos inspiratórios ocorre quando a carga é grande em relação à capacidade de gerar pressão, ou seja, quando a pressão média inspiratória durante cada respiração basal (PI) torna-se muito alta em relação à $PI_{máx}$. A PI representa a primeira deflexão negativa observada durante a medida da $PI_{máx}$ descrita pelo método citado. Valores de PI maiores que 30% da $PI_{máx}$ ($PI/PI_{máx} > 30\%$) sugerem sobrecarga dos músculos inspiratórios.

Padrão respiratório

Também fornece informações importantes acerca do trabalho respiratório. A interação entre paciente e ventilador engloba o conforto, a sincronia e o trabalho respiratório realizado pelo paciente ventilado mecanicamente. O termo "competindo com o respirador" é frequentemente utilizado para descrever grandes esforços respiratórios em pacientes sob assistência ventilatória. Clinicamente, o paciente apresenta-se taquidispneico, ansioso, agitado, com batimento de asa de nariz, utilização da musculatura acessória, tiragens, taquicardia, arritmia, hipotensão e alterações importantes do padrão respiratório. As principais causas para o assincronismo entre o paciente e o ventilador são problemas relacionados com via aérea artificial, pneumotórax, edema pulmonar, pressão positiva expiratória ao final da expiração intrínseca (PEEPi, *intrinsic positive end-expiratory pressure*, ou auto-PEEP), alterações do estímulo neuromuscular respiratório (*drive*), alterações na postura, distensão abdominal, dor e ansiedade. Parâmetros inadequados do respirador (fluxo, sensibilidade, modo ventilatório e F) e funcionamento inadequado também são causas de assincronismo.

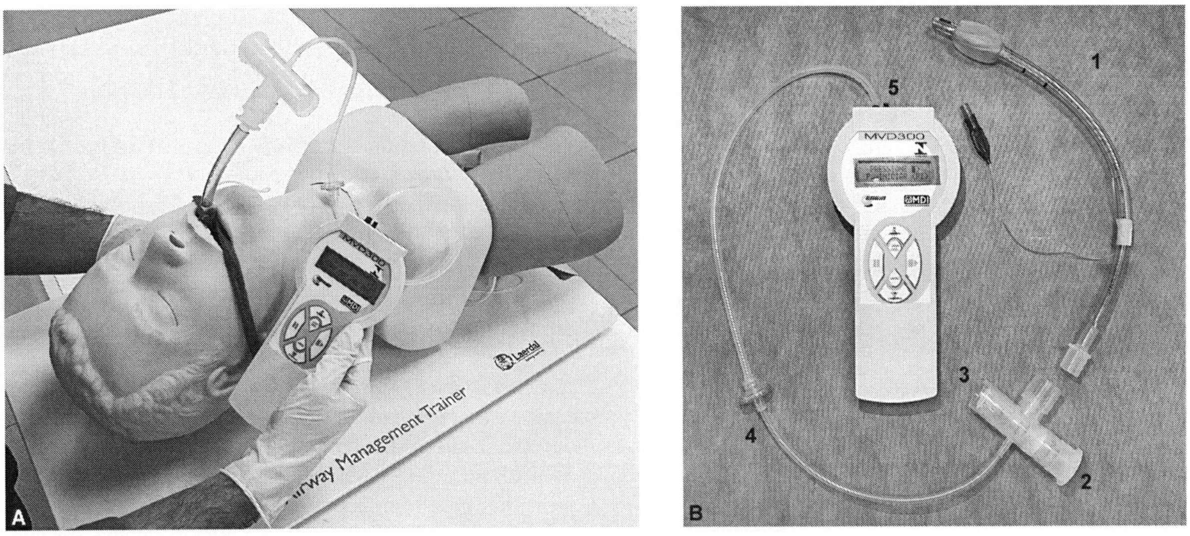

Figura 22.4 A. Método de oclusão utilizado para determinar a pressão inspiratória máxima ($PI_{máx}$) em pacientes com via aérea artificial. **B.** Componentes do circuito para medida da $PI_{máx}$ pelo método de oclusão. 1. Tudo endotraqueal. 2. Ramo inspiratório da válvula de sentido unidirecional ocluído. 3. Ramo expiratório da válvula de sentido unidirecional aberto. 4. Tubo conector. 5. Manovacuômetro.

A taquipneia é um sinal sensível de desconforto respiratório e correlaciona-se com a gravidade da doença pulmonar subjacente. A manutenção do volume minuto dependente de frequência respiratória elevada (> 35 irpm) e volume corrente baixo (< 5 mℓ/kg) aumenta a ventilação do espaço morto e sugere insucesso no desmame.

Em presença de disfunção respiratória, a razão entre tempo inspiratório (T_I) e tempo total do ciclo (T_{TOT}) aumenta de ± 0,35 para 0,40 a 0,50. Como os músculos respiratórios costumam ser ativos somente na fase inspiratória, esse índice é um importante determinante do estresse a que os músculos estão sendo submetidos.

O padrão de ativação e a coordenação de grupos musculares ventilatórios podem estar alterados. Os músculos abdominais podem apresentar-se ativos durante a obstrução do fluxo expiratório, em presença de altos níveis de PEEP, tempo inspiratório prolongado e sobrecarga dos músculos inspiratórios. Nessa situação, a contração dos músculos abdominais alonga o diafragma e diminui seu raio de curvatura, favorecendo sua capacidade de gerar pressão.

Movimentos anormais entre tórax e abdome podem ser separados em duas categorias:

- Assincronismo entre as excursões dos compartimentos tórax e abdome
- Paradoxal, quando os compartimentos movem-se em direções opostas, ou seja, depressão do abdome durante a inspiração.

A alternância entre a contribuição do diafragma e outros músculos da caixa torácica para gerar volume inspiratório é menos observada. O movimento assincrônico e paradoxal entre tórax-abdome e a variação na contribuição dos músculos da caixa torácica-diafragma, para alcançar o volume corrente, decorrem do aumento da carga inspiratória, e não da fadiga respiratória como se acreditava. A fadiga não é uma condição necessária nem suficiente para produzir movimentação anormal.

Função do centro respiratório

A medida da pressão nas vias aéreas 0,1 s após o início do esforço inspiratório contra a via aérea ocluída ($P_{0,1}$) reflete a medida do estímulo neuromuscular (*drive*) respiratório. A medida do fluxo inspiratório também pode ser utilizada para determinação do *drive*. Ambas as medidas podem subestimar o *drive* respiratório quando há alterações da mecânica respiratória. Entretanto, um valor elevado representa um aumento do *drive*. Seu valor normal é de 2 a 4 cmH_2O.

Cálculo da resistência e da complacência do sistema respiratório

Para o cálculo dessas medidas, alguns parâmetros do ventilador devem ser instituídos:

- O modo ventilatório deve ser controlado
- Para efetuar medidas sequenciais comparativas, o volume corrente deve ser sempre o mesmo para aquele paciente. Sugere-se volume entre 4 e 8 mℓ/kg, medido na válvula expiratória pelo ventilômetro
- O fluxo deve ser sempre o mesmo. Sugerem-se valores entre 50 e 60 ℓ/min. A onda de fluxo deve ser quadrada, por se manter constante durante toda a fase inspiratória
- O período de pausa deve ser definido (sugerem-se 5 s)
- O paciente deve estar sedado e/ou paralisado, ou seja, sem sinais de utilização da musculatura respiratória
- A PEEPi deve ser avaliada, pois sua presença pode conduzir a erros no cálculo de complacência do sistema respiratório e na interpretação de medidas hemodinâmicas centrais. Sendo assim, recomenda-se sua monitorização rotineira em pacientes ventilados mecanicamente.

Resistência das vias aéreas

Pode ser avaliada pelo método da oclusão, com base na oclusão rápida das vias aéreas ao final da inspiração em um sistema relaxado (Figura 22.5). Após a oclusão rápida das vias aéreas, ocorre uma queda rápida inicial da pressão traqueal em relação à pressão de pico ($P_{pico} - P_i = \Delta P_1$) seguida por uma queda

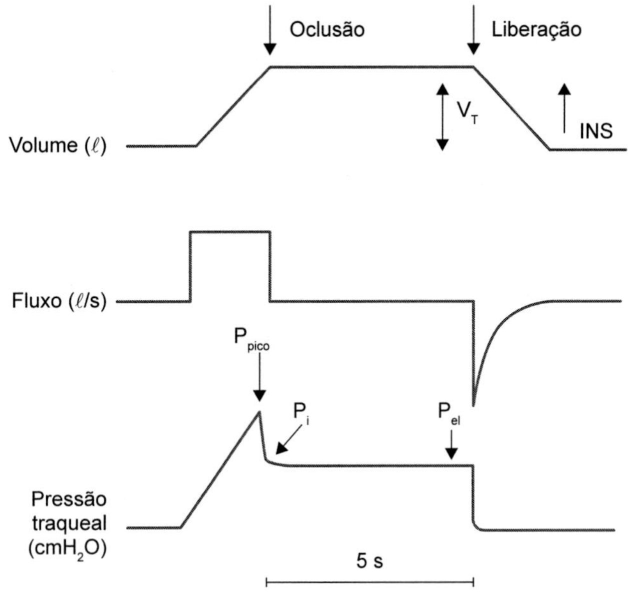

Figura 22.5 Representação das curvas de volume, fluxo e pressão traqueal durante o estudo de mecânica respiratória pelo método de oclusão das vias aéreas ao final da inspiração. VC: volume corrente; INS: inspiração; P_{pico}: pressão traqueal máxima; P_i: ponto de inflexão; P_{el}: pressão de recolhimento elástico ou pressão de platô.

lenta até alcançar um platô (P_i – Pel = ΔP_2), que representa a retração elástica do sistema respiratório. A primeira queda de pressão corresponde ao componente viscoso ou homogêneo do sistema respiratório, ou seja, reflete a resistência ao fluxo nas vias aéreas. Essa queda de pressão também é atribuída à resistência tecidual e do equipamento. A segunda queda corresponde à pressão dissipada por conta da viscoelasticidade e inomogeneidade do sistema, causada pelos fenômenos de adaptação ao estresse (*stress relaxation*) e *pendelluft*, respectivamente. *Stress relaxation* corresponde à redução da pressão em função do tempo, dependente do realinhamento da matriz extracelular e das perdas de energia nos tecidos pulmonares e da parede torácica na interface ar-líquido. *Pendelluft* representa o reajuste estático das diferenças regionais do volume pulmonar resultante de desigualdades de constantes de tempo, ou seja, transferência de pequeno volume de ar dos compartimentos pulmonares de maior para o de menor pressão. A Figura 22.5 mostra a representação das curvas de volume, fluxo e pressão traqueal durante o estudo de mecânica respiratória pelo método de oclusão das vias aéreas ao final da inspiração.

Infelizmente, essa técnica não está disponível em grande parte dos centros de tratamento intensivo, e a técnica utilizada é a oclusão da válvula expiratória ao final da inspiração. Nessa técnica, o P_i não é identificado, e o tempo de oclusão pode não ser suficiente para atingir a pressão de platô. A resistência calculada pela divisão entre a variação de pressão (diferença entre pressão de pico e de platô) e o fluxo corresponde à resistência total do sistema respiratório, incluindo inomogeneidade e viscoelasticidade, e não resistência pura, como descrito a seguir.

$$Rsr = P_{pico} - P_{platô}/Fluxo$$

Medidas da resistência das vias aéreas são úteis para avaliar respostas ao broncodilatador. O valor normal da resistência para um adulto varia de 0,5 a 1,5 cmH_2O/ℓ/s. Diferenças maiores que 10 cmH_2O entre as pressões de pico e de platô sugerem aumento da resistência do sistema respiratório.

Complacência

Geralmente medida em ℓ/cmH_2O, é a variação de volume por variação de pressão que o gerou.

Complacência estática (Cest)

Em condições estáticas, ou seja, paciente relaxado, a complacência total do sistema respiratório é calculada pela divisão do volume corrente pela pressão transtorácica de distensão (diferença de pressão entre a abertura das vias aéreas e a pressão atmosférica). A pressão de platô, que representa a pressão estática de retração elástica do sistema respiratório ao final da insuflação, é determinada na ausência de fluxo por meio da utilização de pausa inspiratória ou oclusão da válvula expiratória, geralmente por 5 s, no final da inspiração (ver Figura 22.5). A PEEP externa e a PEEPi devem ser subtraídas da pressão de platô para o cálculo correto da complacência estática (Cest):

$$Cest = \frac{VC}{P_{platô} - PEEP - PEEPi}$$

Seu valor normal varia entre 0,060 e 0,100 ℓ/cmH_2O. A redução da complacência implica ventilação menos efetiva, com redução da PaO_2 e aumento da $PaCO_2$.

As causas de redução da Cest são:

- Hiperinsuflação pulmonar
- Edema pulmonar
- Atelectasia: intubação seletiva, pneumonia
- Ocupação do espaço pleural (derrame pleural, pneumotórax)
- Redução da complacência do tórax (deformidade torácica, instabilidade torácica e tensão muscular)
- Pneumomediastino
- Distensão abdominal (ascite, diálise peritoneal)
- Doenças fibrosantes.

Complacência dinâmica (Cdin)

Calculada dividindo-se o volume corrente pela pressão de pico (P_{pico}) nas vias aéreas menos a PEEP e a PEEPi. A variação normal da Cdin é de 0,050 a 0,080 ℓ/cmH_2O.

$$Cdin = \frac{VC}{P_{pico} - PEEP - PEEPi}$$

Na impossibilidade de determinar o P_i, utiliza-se a P_{pico} para o cálculo da complacência dinâmica.

A P_{pico} (soma da pressão estática de retração elástica do sistema respiratório com os componentes resistivo e viscoelástico da pressão aplicada) é lida diretamente no manômetro ao final da inspiração.

As causas de redução da Cdin são a redução da complacência estática e/ou o aumento da resistência do sistema respiratório.

Auto-PEEP ou PEEPi

Em condições normais, a CRF é determinada pelas forças elásticas oponentes entre a parede torácica e os pulmões, e a pressão alveolar é igual à pressão atmosférica ao final da expiração passiva. Quando há obstrução grave, a pressão alveolar permanece elevada e há fluxo lento, mesmo ao final do período estabelecido para a exalação. O aumento da CRF acima dos valores preditos denomina-se hiperinsuflação pulmonar, a qual pode ser causada por perda de recolhimento elástico pulmonar, fechamento precoce das vias aéreas e tempo expiratório insuficiente para exalar completamente o volume corrente antes do início do próximo ciclo inspiratório. Ao final de uma expiração normal, a pressão de recolhimento elástico do sistema respiratório é zero, mas um valor positivo pode ser observado em pacientes com hiperinsuflação dinâmica. A diferença entre as pressões alveolar e na abertura das vias aéreas ao término da expiração é denominada auto-PEEP ou PEEPi.

A PEEPi pode ser quantificada em condições estáticas (paciente relaxado) por oclusão da válvula expiratória do ventilador imediatamente antes do início da próxima inspiração. Após a equalização da pressão alveolar e aquela no circuito do ventilador, o nível de PEEPi será evidenciado no manômetro do ventilador (Figura 22.6). Acredita-se que o valor medido seja um valor médio dentro de um pulmão não homogêneo, caracterizado por diferenças regionais das propriedades mecânicas.

A PEEPi também pode ser avaliada dinamicamente pelas variações na pressão da via aérea requeridas para iniciar a insuflação pulmonar (Figura 22.7). Esse método alternativo requer a colocação de um balão esofágico. A redução da pressão esofágica exigida para trazer o fluxo expiratório ao ponto de fluxo zero representa a PEEPi dinâmica. A presença de um longo tempo entre o início da queda da pressão pleural e o início do fluxo inspiratório tem sido interpretada como hiperinsuflação dinâmica. Para obter medidas válidas, os músculos inspiratórios e expiratórios devem estar relaxados no final da expiração. Dois métodos têm sido propostos para distinguir entre a contribuição do recolhimento elástico e a atividade dos músculos expiratórios para o aparecimento da PEEPi. A atividade dos músculos expiratórios pode ser estimada pela medida do aumento da pressão gástrica (P_{ga}) durante a expiração ou redução da P_{ga} no início da inspiração subsequente. Estudos indicam que o aumento da P_{ga} correlaciona-se melhor com a atividade eletromiográfica do músculo transverso do abdome do que a redução da P_{ga} no início da inspiração. A PEEPi dinâmica reflete o menor valor regional de PEEP dentro dos pulmões e subestima a PEEP estática quando há importantes desigualdades de constante de tempo.

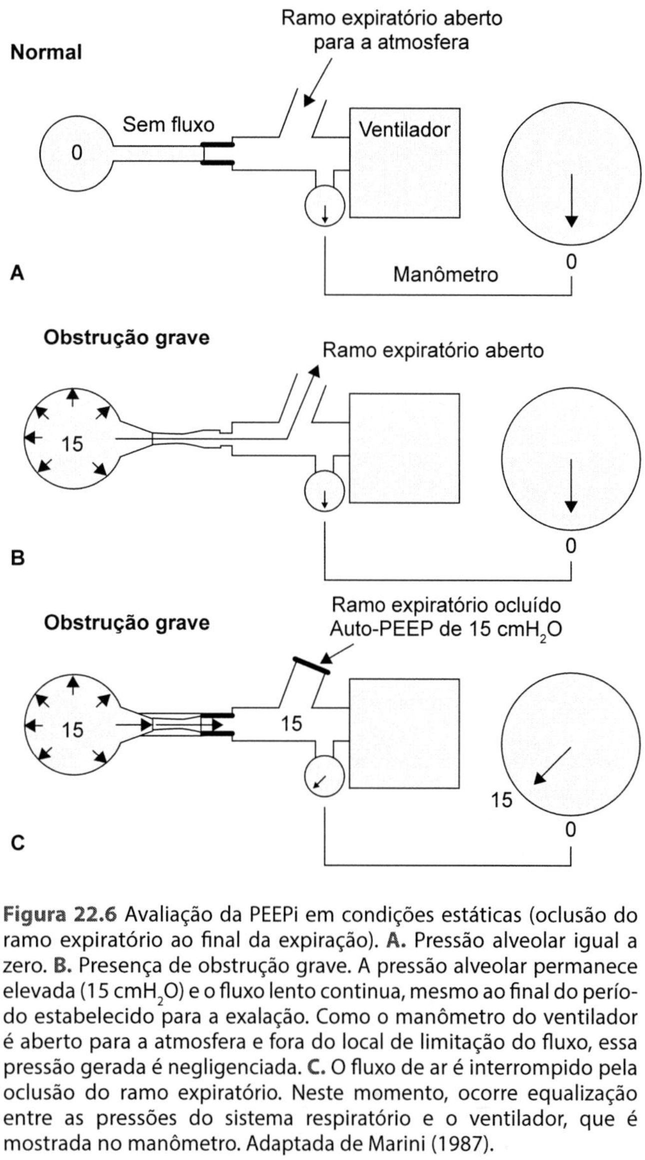

Figura 22.6 Avaliação da PEEPi em condições estáticas (oclusão do ramo expiratório ao final da expiração). **A.** Pressão alveolar igual a zero. **B.** Presença de obstrução grave. A pressão alveolar permanece elevada (15 cmH_2O) e o fluxo lento continua, mesmo ao final do período estabelecido para a exalação. Como o manômetro do ventilador é aberto para a atmosfera e fora do local de limitação do fluxo, essa pressão gerada é negligenciada. **C.** O fluxo de ar é interrompido pela oclusão do ramo expiratório. Neste momento, ocorre equalização entre as pressões do sistema respiratório e o ventilador, que é mostrada no manômetro. Adaptada de Marini (1987).

IMPLICAÇÕES CLÍNICAS DA PEEPi

Aumento do trabalho respiratório

Em virtude da pressão alveolar expiratória aumentada, o fluxo inspiratório e o ciclo do equipamento não serão iniciados até que a soma da sensibilidade do aparelho e o nível de PEEPi sejam vencidos pelo esforço do paciente. Consequentemente, pacientes com fraqueza muscular e hiperinsuflação grave não conseguem disparar o aparelho, apesar do intenso esforço inspiratório. Uma auto-PEEP de 5 cmH_2O é similar ao desconforto provocado no paciente pela mudança na sensibilidade de –0,5 para –5,5 cmH_2O.

Redução da eficiência da geração de força pela musculatura respiratória

A hiperinsuflação dinâmica encurta os músculos inspiratórios, colocando-os em desvantagem na curva comprimento-tensão, reduzindo a sua capacidade de gerar pressão ($PI_{máx}$).

Comprometimento hemodinâmico

O aumento da pressão intratorácica reduz o retorno venoso, aumenta a resistência vascular pulmonar e diminui a complacência ventricular esquerda. A combinação desses eventos conduz à redução do débito cardíaco e leva à hipotensão arterial. A ocorrência da aparente dissociação entre repercussão hemodinâmica exagerada e baixa pressão observada no manômetro do respirador fala a favor de PEEPi silenciosa.

Barotrauma

Em pacientes com altos níveis de hiperinsuflação dinâmica e PEEPi, o volume corrente convencional pode desviar a ventilação para a porção superior da curva pressão-volume, expondo

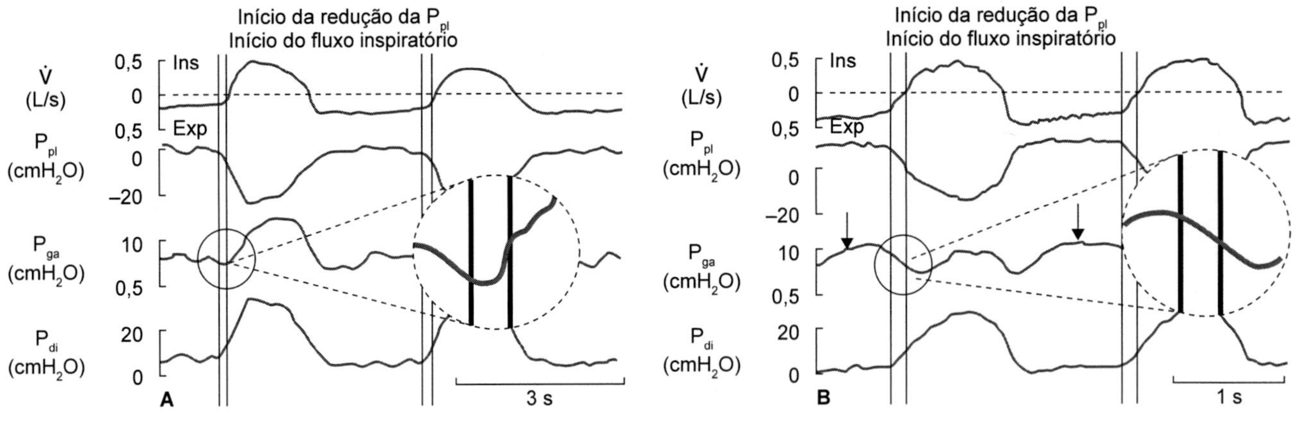

Figura 22.7 Avaliação da PEEPi em condições dinâmicas. Os parâmetros avaliados foram o fluxo ($\dot{V}$) e as pressões pleural (P_{pl}), gástrica (P_{ga}) e transdiafragmática (P_{di}). A primeira linha vertical indica o ponto correspondente ao início do esforço respiratório, e a segunda refere-se ao início do fluxo inspiratório. A linha pontilhada horizontal corresponde ao fluxo zero. **A.** A pressão gástrica permanece normal, indicando que a expiração é passiva. A PEEPi pode ser medida como a deflexão negativa da P_{pl} entre o início da inspiração e o ponto zero de fluxo inspiratório. **B.** A pressão gástrica aumenta durante a expiração (*setas*), indicando que a expiração é ativa. A PEEPi é medida como a deflexão negativa da P_{pl} entre o início da inspiração e o ponto zero de fluxo inspiratório menos a quantidade de deflexão negativa da P_{ga} desse intervalo. Adaptada de Appendini *et al.* (1994).

os espaços aéreos ao risco de hiperdistensão e ruptura. Muitas vezes, a P_{pico} alta não reflete somente o aumento da resistência das vias aéreas, mas também o resultado de um tempo expiratório curto e uma retenção de ar no final da expiração, diretamente relacionado com a ocorrência de barotrauma.

Algumas vezes, a auto-PEEP é utilizada intencionalmente para prevenir o colapso alveolar e, por consequência, melhorar a troca gasosa. Esses objetivos podem ser atingidos por aumento da frequência respiratória ou prolongamento do tempo ou pausa inspiratória, resultando em redução do tempo expiratório. A monitorização da auto-PEEP é muito importante, em virtude da repercussão hemodinâmica.

MEDIDAS PARA REDUZIR A PEEPi

Trocas nos parâmetros do ventilador

- Tempo expiratório: a fase expiratória deve ser a maior possível, de acordo com o conforto do paciente e a adequada troca gasosa, por meio da redução da frequência respiratória e do tempo inspiratório (T_I) ou aumento do fluxo, o qual reduz a relação T_I/T_{TOT} ou a relação inspiração/expiração (I/E)
- Volume corrente: a redução do volume corrente, com o aumento do tempo expiratório, diminui o volume de ar aprisionado nos pulmões ao final da expiração.

Redução da demanda ventilatória

- Correção do suporte nutricional: a ingestão excessiva de carboidratos aumenta a produção do CO_2
- Redução do espaço morto
- Mudança no modo ventilatório
- Redução de ansiedade, dor, febre e tremor.

Redução da obstrução das vias aéreas

- Broncodilatadores: o sistema de administração desse fármacos é um importante determinante na resposta terapêutica. A redução do volume pulmonar determinado pelo uso de broncodilatadores aumenta a força dos músculos inspiratórios por melhorar o comprimento ótimo das fibras diafragmáticas e sua relação comprimento-tensão
- Corticosteroides: seu uso pode reduzir a hiperinsuflação dinâmica e a PEEPi no paciente portador de DPOC, pela redução do processo inflamatório na parede brônquica e da secreção intraluminal.

Aplicação de PEEP externa

A PEEP externa, em níveis inferiores à PEEPi, reduz o trabalho inspiratório do paciente por melhorar a sensibilidade do disparo do respirador. No entanto, o benefício depende dos fatores predisponentes à geração da PEEPi, pois a aplicação de PEEP, sem evidência de limitação do fluxo expiratório, pode aumentar a hiperinsuflação pulmonar e suas consequências adversas.

Para entender o mecanismo de ação da redução da PEEPi com a aplicação da PEEP externa, é preciso lembrar que o fluxo inspiratório ocorre somente quando a pressão alveolar é reduzida abaixo da pressão ambiente. Em condições normais, o fluxo é gerado em presença de pequena redução da pressão intrapleural. No entanto, na hiperinsuflação, é necessária uma redução muito maior na pressão intrapleural, para reduzir a pressão alveolar abaixo da pressão atmosférica. Neste caso, se a pressão ambiente for elevada pela aplicação da PEEP externa, a pressão alveolar necessitará reduzir-se somente abaixo do nível da PEEP externa.

DRIVING PRESSURE (PRESSÃO DE DISTENSÃO PULMONAR)

Recentemente, um novo conceito tem ganhado destaque para monitorização do paciente com SDRA. Trata-se da *driving pressure* (pressão de distensão pulmonar), que corresponde à diferença entre a pressão de platô e a PEEP (Figura 22.8).

A estratégia ventilatória protetora com o uso de baixas pressões de platô (< 30 cmH_2O) e altos valores de PEEP, associados a baixos volumes correntes (6 mℓ/kg), melhora a sobrevivência de pacientes com SDRA, mas a importância de

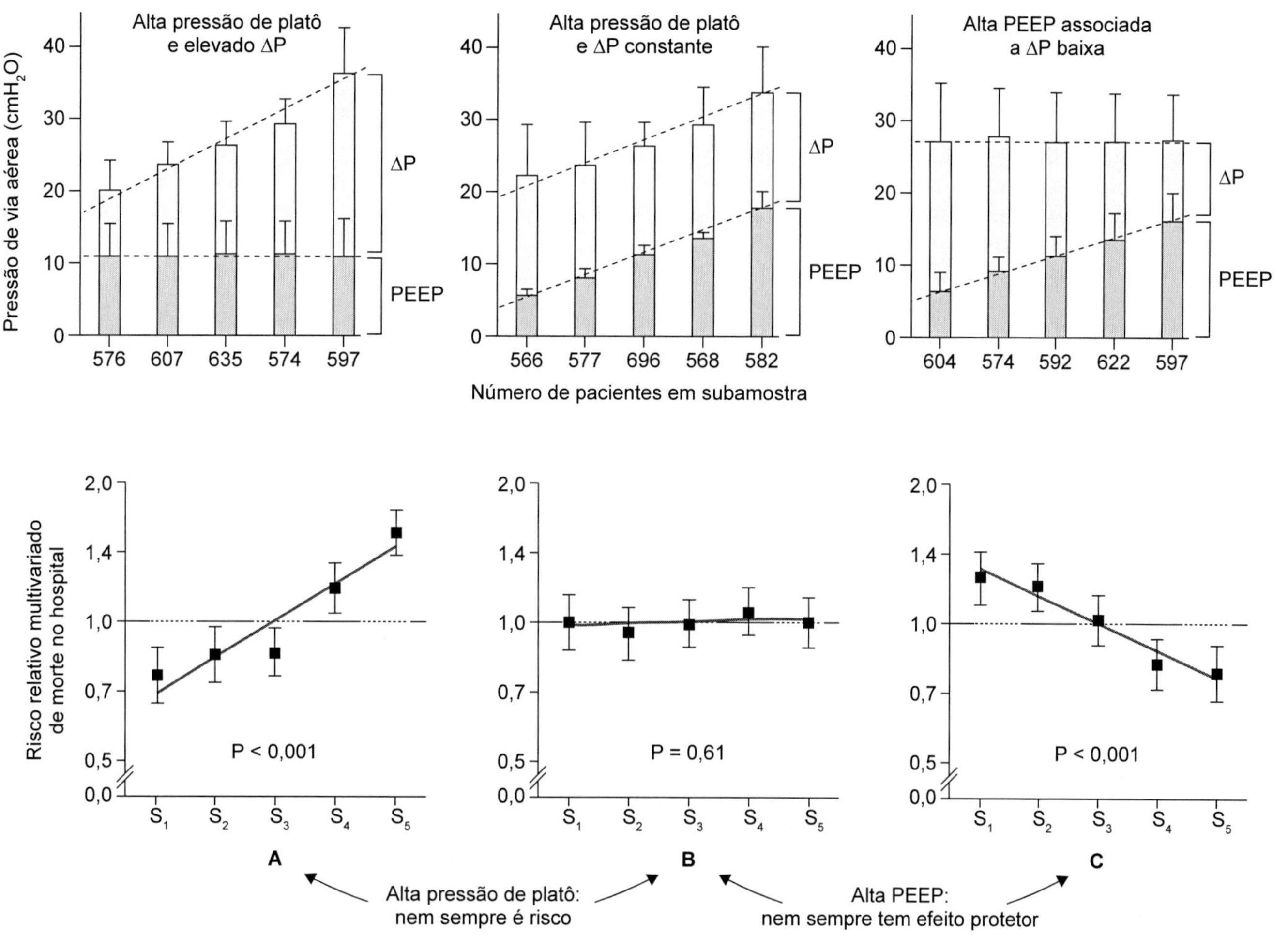

Figura 22.8 Na parte superior: os gráficos A, B e C mostram a contribuição da pressão positiva expiratória final (PEEP, *positive end-expiratory pressure*) e a pressão de distensão pulmonar (ΔP) na pressão de platô de pacientes com síndrome do desconforto respiratório agudo (SDRA). Na parte inferior: risco relativo de morte no hospital em subamostras (S) de pacientes com SDRA após o ajuste multivariado. Comparando os gráficos A e B, observa-se que a pressão de platô mais alta nem sempre apresenta risco, somente quando está associada a elevado ΔP. Comparando os gráficos B e C, observa-se que a PEEP alta nem sempre é protetora, somente quando está associada a baixo ΔP. Adaptada de Amato *et al.* (2015).

cada componente isoladamente não está bem estabelecida. Em pacientes com SDRA, a proporção do pulmão disponível para troca gasosa é menor (*baby lung*), o que se reflete por uma menor complacência estática (Cest) do sistema respiratório. Como a Cest correlaciona-se fortemente com o volume de pulmão aerado remanescente (pulmão funcional), Amato *et al.* (2015) postularam que, se o volume fosse normalizado pela Cest, e não pelo peso ideal do paciente, poderia ser melhor preditor de sobrevivência que o VC ou a PEEP avaliados isoladamente.

Driving pressure é definida pela relação entre VC e Cest (ΔP = VC/Cest), que corresponde à pressão de distensão pulmonar. Amato *et al.* (2015) analisaram dados individuais de 3.562 pacientes com SDRA para avaliar o ΔP como uma variável independente associada à sobrevivência. Os autores observaram que o ΔP alto durante as primeiras 36 h foi independentemente associado à alta mortalidade. Eles observaram ainda que altas pressões de platô em pacientes com SDRA foram relacionadas com ΔP ou PEEP mais elevadas (Figuras 22.8 A e B), porém com diferentes consequências. A mortalidade mais alta foi observada somente quando a pressão de platô estava relacionada com ΔP alto. De modo similar, o efeito protetor de altos valores de PEEP só foi evidenciado com ΔP menor (Figuras 22.8 B e C). Em níveis constantes de pressão de platô, o VC foi um forte preditor de sobrevivência quando normalizado pela complacência, ou seja, *driving pressure*.

STRAIN E *STRESS*

Os conceitos de estresse (*stress*) e tensão (*strain*) foram desenvolvidos como uma abordagem mais precisa da carga mecânica transferida do ventilador para os pulmões. O estresse é definido como a força aplicada em uma área, tal como a pressão aplicada aos alvéolos. Em outras palavras, trata-se da força necessária para deformar os pulmões enquanto eles estão sendo expandidos. A tensão é a magnitude da deformação (troca da forma), que inclui o volume corrente e o aumento do volume causado pela PEEP. Tensão e estresse podem ser descritos pela relação:

$$\text{P (estresse)} = \frac{\text{Elastância pulmonar específica} \times \Delta V}{\text{CRF (tensão)}}$$

Em que:

- P: pressão transalveolar
- ΔV: variação de volume à CRF de repouso com a adição de PEEP e volume corrente.

O estresse resulta da heterogeneidade dos pulmões, em que regiões de colapso estão adjacentes às regiões de ventilação. Por exemplo, considerem-se dois alvéolos adjacentes totalmente expandidos com uma pressão transalveolar de 30 cmH_2O. Se uma das duas regiões se colapsa, a força aplicada concentra-se no outro alvéolo, aumentando a tensão e o estresse.

O índice de estresse é baseado na forma da curva pressão-tempo durante a ventilação controlada com fluxo constante (Figura 22.9). Um aumento linear da pressão (complacência constante, índice de estresse = 1) sugere adequado recrutamento alveolar, sem excesso de distensão (Figura 22.9 A). A piora da complacência quando os pulmões são inflados (progressiva diminuição da complacência, concavidade ascendente, índice de estresse > 1) sugere hiperdistensão (Figura 22.9 B). Neste caso, recomenda-se diminuir a PEEP ou o volume corrente, ou ambos. O aumento da complacência à medida que os pulmões são insuflados (índice de estresse < 1) sugere a necessidade de recrutamento adicional, e a recomendação é aumentar a PEEP (Figura 22.9 C).

MONITORIZAÇÃO RESPIRATÓRIA POR IMAGEM

A tomografia de impedância elétrica (TIE) é uma ferramenta de monitorização por imagem, não invasiva e livre de radiação ionizante, que possibilita a avaliação em tempo real da variação de ventilação e da perfusão pulmonar à beira do leito.

Sucintamente, o princípio físico da TIE consiste na relação entre o gradiente de tensão gerado em um circuito elétrico e a corrente elétrica resultante neste circuito. Biologicamente, como as células têm disparidades físicas nas concentrações citoplasmáticas de íons e no transporte iônico pelas membranas, elas podem ser comparadas ao funcionamento de um circuito elétrico (Figura 22.10). Desse modo, diante de uma corrente aplicada de mesma intensidade no tecido biológico, quanto maior a dificuldade (impedância) para a passagem da corrente, maior será o gradiente de tensão gerado. Assim, quando o alvéolo é inflado, há o estiramento dos septos, tornando-os mais delgados, que, consequentemente, resultam em alterações na impedância elétrica (representada pela letra "Z") em razão do aumento da resistência à passagem da corrente elétrica.

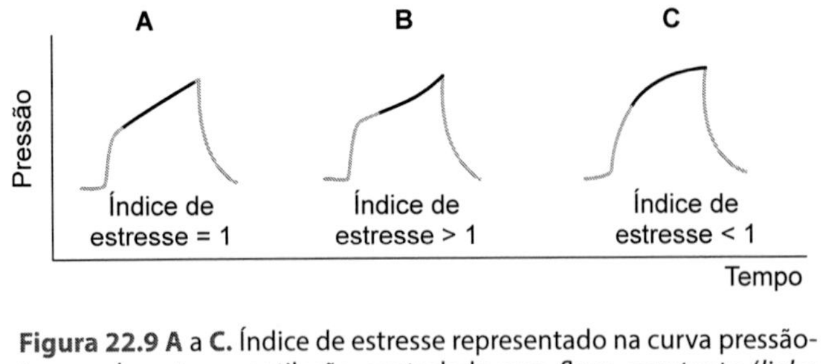

Figura 22.9 A a **C.** Índice de estresse representado na curva pressão-tempo durante a ventilação controlada com fluxo constante (*linha preta*). Normal: aumento linear da pressão (complacência constante, índice de estresse = 1). Hiperdistensão: piora da complacência quando os pulmões são inflados (índice de estresse > 1). Melhora da complacência à medida que os pulmões são insuflados (índice de estresse < 1).

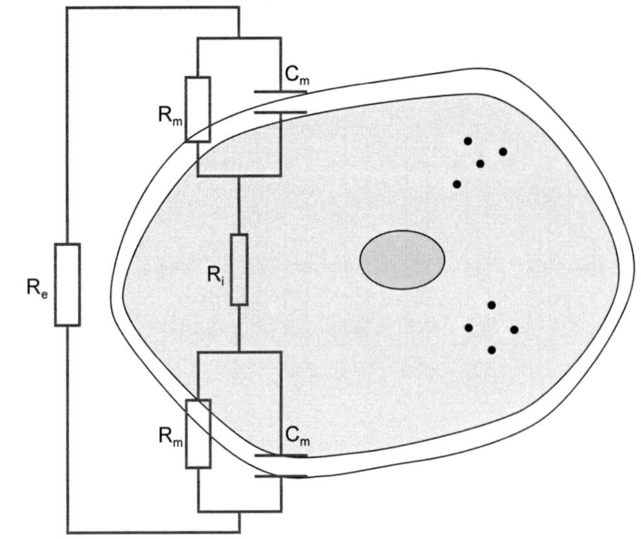

Figura 22.10 Representação das propriedades de impedância celular. As membranas se comportam como capacitores (C_m) em série, enquanto os fluidos intra e extracelulares funcionam como resistores (R_i e R_e).

As imagens da TIE são geradas a partir de voltagens medidas por eletrodos na superfície do tórax. Posicionam-se de 16 a 32 eletrodos em uma secção do tórax (Figura 22.11 A), onde há emissão de corrente elétrica de baixa amplitude (< 12 mA) e alta frequência (> 10 kHz). Em geral, pares de eletrodos alternam a função de injetar a corrente elétrica, de modo rotacional, enquanto os demais eletrodos medem o potencial elétrico gerado (Figura 22.11 B). As imagens são geradas por algoritmos de reconstrução, que geralmente se baseiam em uma matriz derivada de uma imagem tridimensional de elementos finitos do tórax (Figura 22.11 C).

A grande vantagem da TIE é oferecer monitorização com alta resolução temporal, diferentemente da tomografia computadorizada (TC), que necessita de exposições sequenciadas para mapear a ventilação. Equipamentos modernos de TIE geram até 50 imagens por segundo, o que possibilita o estudo do comportamento dinâmico da distribuição do ar nos pulmões em tempo real. Entretanto, até o momento, a TIE não permite a visualização de imagens com detalhamento de estruturas anatômicas (Figura 22.12). Diversos fatores podem influenciar na baixa resolução espacial da TIE, como o número de eletrodos e artefatos gerados por movimentos da caixa torácica.

RECURSOS E APLICAÇÕES CLÍNICAS

De modo geral, os monitores de TIE têm a função de exibir o deslocamento do fluxo de ar de modo dinâmico (imagem dinâmica), acompanhar graficamente as mudanças do volume pulmonar (pletismograma), mapear a distribuição da ventilação e da perfusão e quantificar a hiperdistensão e o colapso pulmonares.

Imagem dinâmica

Nessa função, o monitor da TIE mostra o comportamento da distribuição da ventilação regional ao longo de cada ciclo respiratório (Figura 22.13). A reconstrução desta imagem é baseada na variação de impedância elétrica da imagem

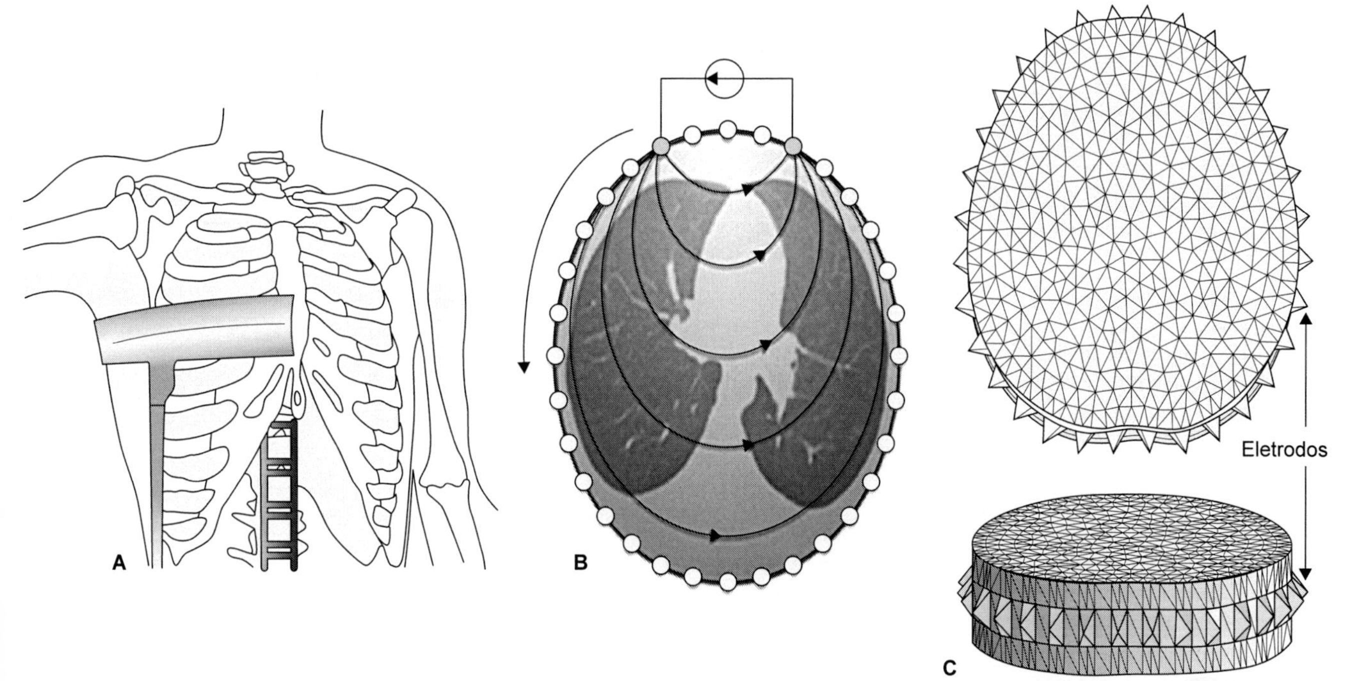

Figura 22.11 A. Posicionamento da cinta de eletrodos no tórax. **B.** Padrão de injeção da corrente elétrica. Um par de eletrodos injeta a corrente elétrica enquanto os demais fazem a leitura das tensões produzidas. O par injetor é alternado em sequência rotacional, intercalando um padrão de injeção. **C.** Malha de elementos finitos, tridimensionais, usados para reconstruir a imagem da tomografia de impedância elétrica. Adaptada de Costa *et al.* (2008).

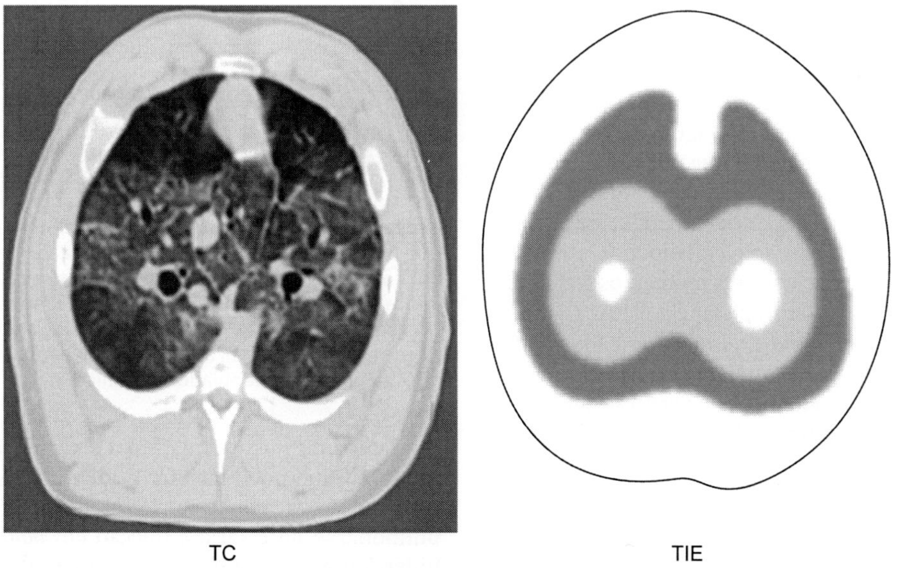

Figura 22.12 Imagens em um mesmo corte transversal da tomografia computadorizada (TC) e da tomografia por impedância elétrica (TIE) de um modelo suíno com síndrome do desconforto respiratório agudo (SDRA). Na TIE, as regiões cinza escuro e cinza claro representam, respectivamente, áreas com menor e maior variação da ventilação pulmonar.

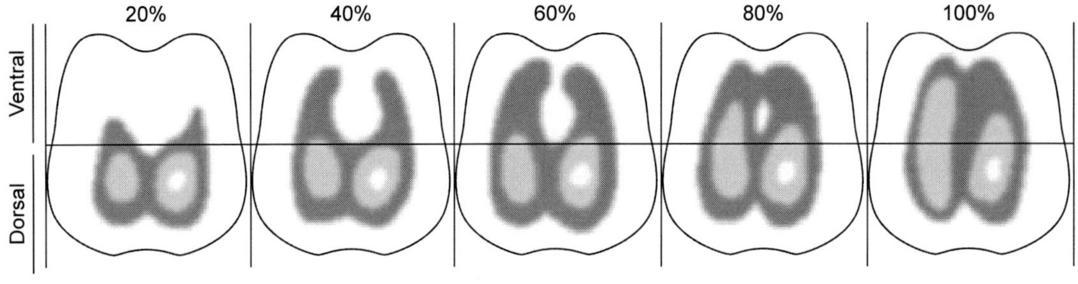

Figura 22.13 Sequência de imagens ilustrando a variação do conteúdo de ar ao longo da inspiração (20 a 100% do tempo inspiratório). As regiões cinza escuro e cinza claro representam, respectivamente, áreas com menor e maior variação da ventilação pulmonar.

precedente (imagem de referência) em cada janela de tempo. À medida que ocorrem mudanças no volume de ar pulmonar, há modificações no formato e na escala de cores da imagem. As regiões cinza escuro e claro representam, respectivamente, áreas com menor e maior variação da ventilação pulmonar.

A imagem dinâmica é um excelente recurso de avaliação à beira do leito, pois possibilita visualizar mudanças no trajeto do fluxo de ar intrapulmonar durante intervenções terapêuticas, como manobras de recrutamento alveolar e aspiração de secreções pulmonares, bem como identificar regiões com diferentes volumes de abertura e fechamento (constantes de tempo). Entretanto, o mecanismo de reconstrução da imagem tem a limitação de não possibilitar a distinção de atelectasias, derrames pleurais ou pneumotórax na ausência de imagens prévias (normais). Portanto, essas alterações patológicas não serão visualizadas por não proporcionarem variação da ventilação.

Pletismograma pulmonar

O pletismograma é um sinal gráfico derivado da variação de impedância elétrica de todos os *pixels* em uma imagem. Esta variação da impedância apresenta forte linearidade às mudanças do volume pulmonar ($R^2 = 0{,}95$). A Figura 22.14 ilustra algumas condições em que o pletismograma pode auxiliar na interpretação de intervenções à beira do leito. Na Figura 22.14 A, o momento 1 representa a variação de impedância elétrica a cada ciclo respiratório (delta Z), que corresponde a mudanças no volume corrente do paciente. Os momentos 2 e 3 mostram o aumento no traçado da impedância elétrica ao final da expiração (EELI, do inglês *end-expiratory lung impedance*) decorrente do aumento da PEEP. Mudanças no EELI estão diretamente relacionadas com alterações na aeração pulmonar. A Figura 22.14 B ilustra a desconexão do ventilador seguida da aspiração endotraqueal (momento 1). Notam-se a redução no volume pulmonar determinada pela intervenção (momento 2) e o retorno gradual do EELI após a conexão do paciente ao ventilador mecânico (momento 3).

Mapa de ventilação e perfusão

Esse conceito propõe quantificar a distribuição da ventilação, computada pela variação de impedância elétrica em cada *pixel*, dentro de um intervalo de tempo selecionado. Assim, é criada uma imagem em razão do tempo, denominada imagem funcional (fTIE), que representa o mapa da distribuição da ventilação.

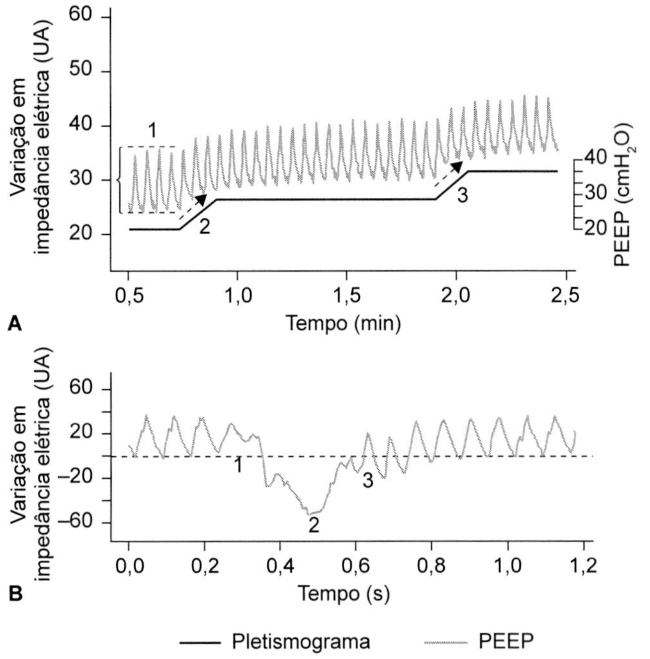

Figura 22.14 Pletismograma da TIE. **A.** 1. Reflete mudanças do volume pulmonar a cada ciclo respiratório. 2 e 3. Representam a linearidade do sinal pletismográfico, com mudanças na pressão positiva expiratória final (PEEP, *positive end-expiratory pressure*). Observa-se que o incremento da PEEP elevou o traçado da impedância elétrica ao final da expiração (EELI, *end-expiratory lung impedance*), que indica aumento da expansibilidade pulmonar. **B.** 1. Desconexão do ventilador seguida da aspiração endotraqueal. 2. Queda da EELI decorrente da intervenção. 3. Retorno gradual do volume pulmonar após a conexão ao ventilador mecânico.

Também é possível mapear a distribuição da perfusão pulmonar, o que pode facilitar a identificação de distúrbios na distribuição da ventilação/perfusão. Para visualizar a perfusão pulmonar, é necessária a injeção em *bolus* de solução salina hipertônica, que funciona como meio de contraste em razão da elevada condutividade elétrica.

A Figura 22.15 ilustra o mapa da ventilação e da perfusão obtido com a TIE em um modelo com pulmões saudáveis (A) e com atelectasia maciça do pulmão direito (B). Neste exemplo, pode-se observar a redução da perfusão do pulmão direito, no modelo da atelectasia, caracterizando um desvio do fluxo sanguíneo para o lado esquerdo decorrente do reflexo de vasoconstrição hipóxica.

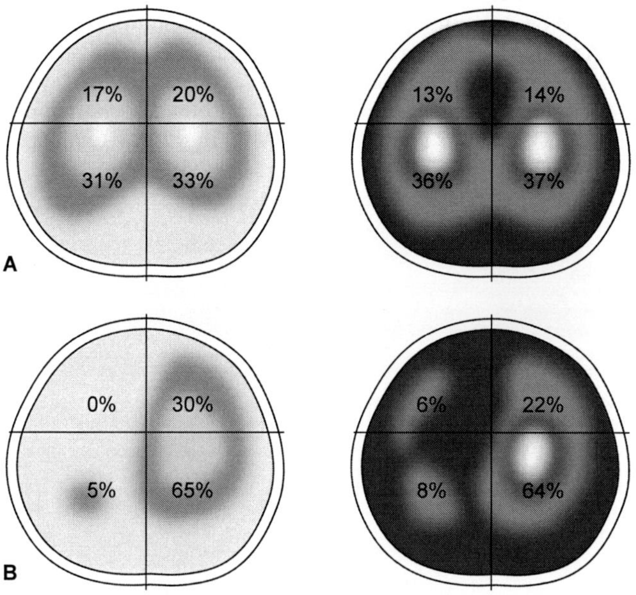

Figura 22.15 Mapa de distribuição de ventilação (à esq.) e perfusão (à dir.). **A.** Pulmão saudável. **B.** Mapa de distribuição de ventilação e perfusão com acentuada atelectasia do pulmão direito.

Avaliação de colapso e hiperdistensão pulmonar

A PEEP é um parâmetro ventilatório comumente ajustado para garantir a estabilidade alveolar (evitar atelectasias). Entretanto, o ajuste inadequado, com níveis excessivamente elevados, pode provocar hiperdistensão pulmonar.

Para facilitar a avaliação do efeito da PEEP na função pulmonar, e consequentemente a definição do valor a ser ajustado, desenvolveu-se um método para quantificar a hiperdistensão e o colapso pulmonares utilizando-se informações da mecânica regional (complacência) de cada *pixel* da imagem da TIE (Figura 22.16). Esta quantificação deve ser feita após um recrutamento alveolar máximo seguido de uma manobra decremental da PEEP. Desse modo, o intensivista pode utilizar esta informação na prática clínica para ajustar a menor PEEP capaz de minimizar colapso e a hiperdistensão, favorecendo, assim, a proteção pulmonar.

Por fim, a TIE tem o grande potencial de contribuir para o manejo da fisioterapia cardiorrespiratória em pacientes ventilados e não ventilados mecanicamente. Por muitas vezes, o profissional encontra-se à beira do leito questionando-se sobre a necessidade e a adequação da terapia ao paciente, diante da limitação de métodos de avaliação e monitorização em tempo real.

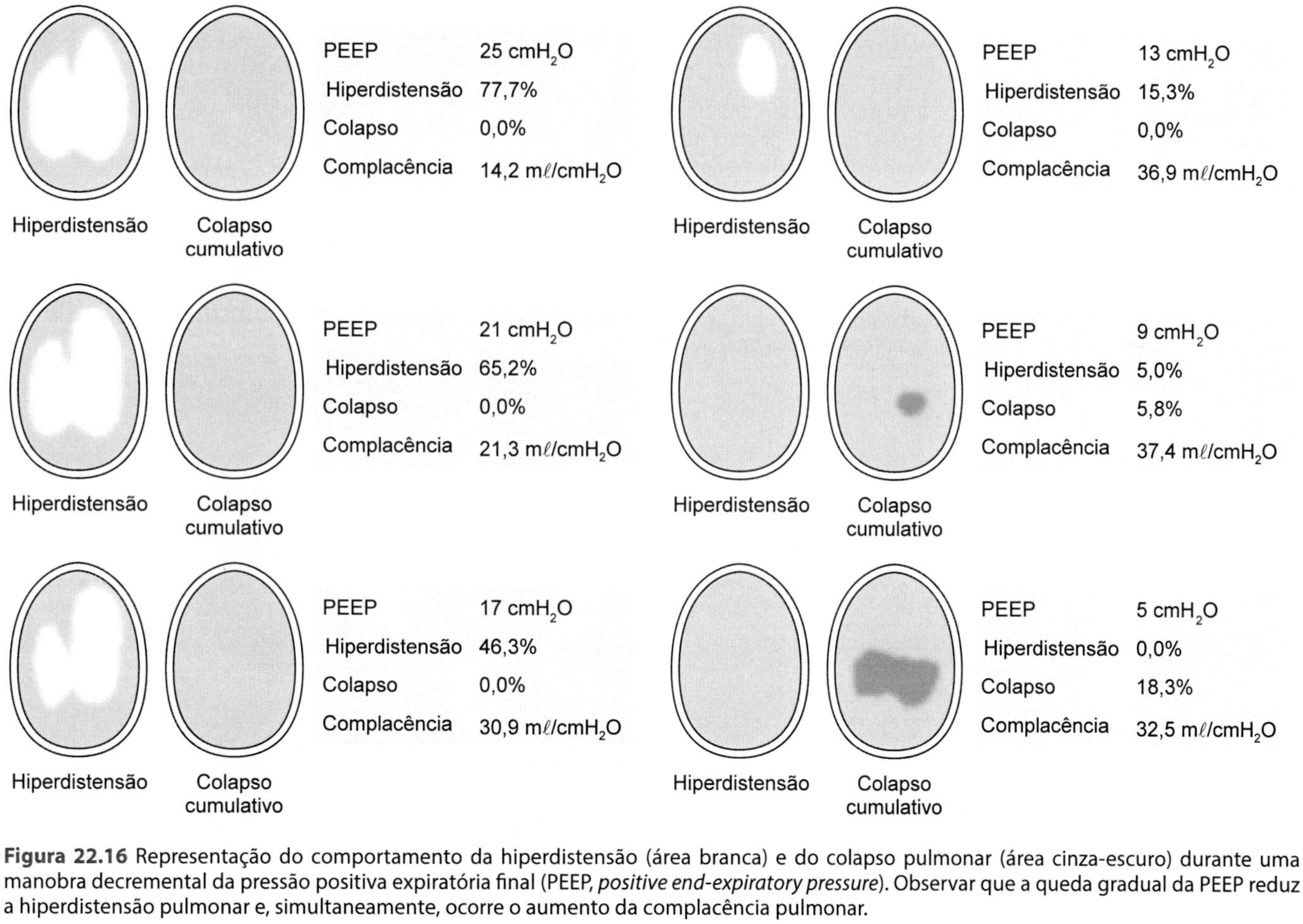

Figura 22.16 Representação do comportamento da hiperdistensão (área branca) e do colapso pulmonar (área cinza-escuro) durante uma manobra decremental da pressão positiva expiratória final (PEEP, *positive end-expiratory pressure*). Observar que a queda gradual da PEEP reduz a hiperdistensão pulmonar e, simultaneamente, ocorre o aumento da complacência pulmonar.

Questões futuras devem ser respondidas ao longo de pesquisas clínicas:

1. Qual terapia é mais bem indicada?
2. A terapia em execução está surtindo algum efeito?
3. O efeito é generalizado para todos os pacientes com dado diagnóstico funcional e sob as mesmas condições, ou qual a influência das características funcionais pulmonares regionais sobre a terapia?
4. Qual a duração desse efeito?

Esses questionamentos são pertinentes sobretudo quando o fisioterapeuta busca: reverter volumes pulmonares reduzidos ou atelectasias por hipoventilação; promover a expansão pulmonar e o deslocamento de ar para áreas não aeradas; melhorar a complacência do sistema respiratório durante a terapia de higiene brônquica; evitar o colapso alveolar por compressão manual da caixa torácica ou uso de pressão negativa excessiva na aspiração de secreções; garantir o efeito benéfico da hiperventilação manual, sem iatrogenias; entre outras aplicações.

Monitorização da pressão do *cuff*

O *cuff* tem como objetivos não permitir a perda de volume durante a aplicação da ventilação com pressão positiva e evitar a aspiração de conteúdo gástrico e secreções das vias aéreas superiores. O *cuff* ideal é o que torna possível a vedação da via aérea durante a ventilação mecânica com a menor pressão sobre a parede da traqueia. A Figura 22.17 ilustra o tubo endotraqueal e um dos tipos de aparelhos utilizados para medir a pressão de *cuff*.

A pressão do balonete externo deve ser medida no intervalo máximo de 4 a 8 h, sendo a pressão ideal abaixo de 20 mmHg (Figura 22.17). As pressões dos vasos da parede da traqueia correspondem a 30 mmHg para as arteríolas, 18 mmHg para as vênulas e 5 mmHg para os linfáticos. Pressões elevadas reduzem o fluxo sanguíneo e favorecem a isquemia. A desinsuflação do *cuff* deve ser precedida de aspiração das vias aéreas inferiores, acima do *cuff* e durante a aplicação da pressão positiva para direcionar qualquer secreção para fora das vias aéreas.

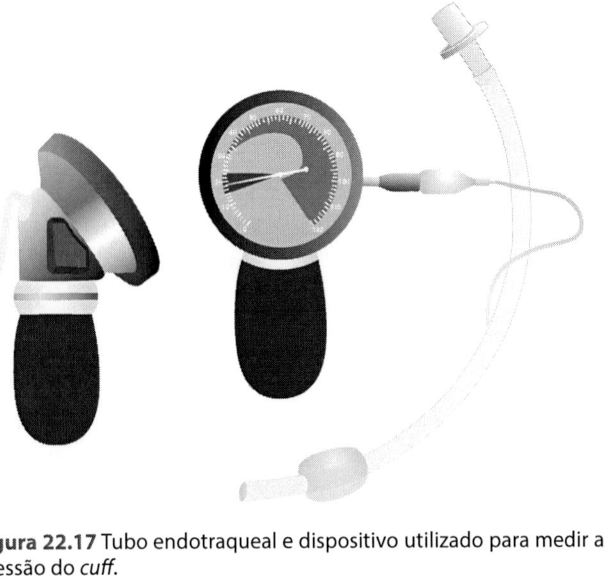

Figura 22.17 Tubo endotraqueal e dispositivo utilizado para medir a pressão do *cuff*.

A Figura 22.18 mostra imagem de radiografia (A) e tomografia (B e C) de uma paciente intubada por *status asthmaticus*. A radiografia de tórax mostra a câmara gástrica distendida. Na Figura 22.18 B, pode-se observar aumento do raio da traqueia em virtude da hiperinsuflação do *cuff*. O lúmen do tubo pode ser visto centralmente. A Figura 22.18 C mostra

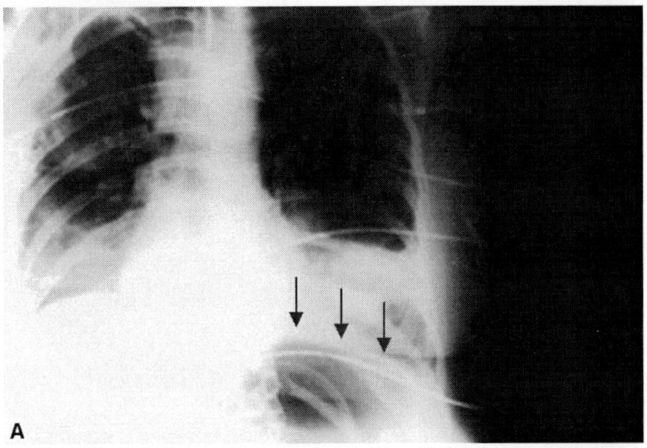

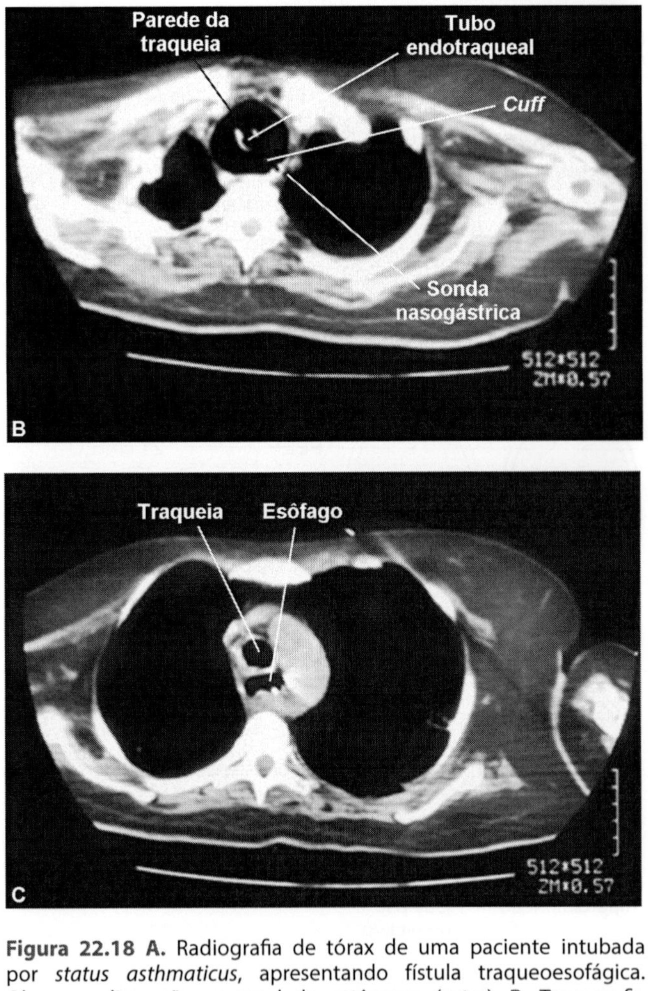

Figura 22.18 A. Radiografia de tórax de uma paciente intubada por *status asthmaticus*, apresentando fístula traqueoesofágica. Observar distensão anormal do estômago (*setas*). **B.** Tomografia computadorizada (TC) do tórax mostrando hiperinsuflação do *cuff* do tubo endotraqueal. O lúmen do tubo é visto centralmente, e a sonda nasogástrica é deslocada para a esquerda, indicando a posição do esôfago. **C.** Traqueia vista com configuração normal, em corte mais caudal. O esôfago apresenta-se dilatado e com ar por causa da fístula traqueobrônquica. Adaptada de Papiris *et al.* (2002).

a traqueia com configuração normal, em região mais caudal, em relação à extremidade distal do tubo endotraqueal. Como complicação da via aérea artificial, a paciente apresentou fístula traqueoesofágica. A monitorização adequada da pressão de *cuff* evita esse tipo de complicação.

BIBLIOGRAFIA

Adler A, Amato MB, Arnold JH, Bayford R, Bodenstein M, Böhm SH, et al. Whither lung EIT: where are we, where do we want to go and what do we need to get there? Physiol Meas. 2012;33(5):679-94.

Adler A, Amyot R. Monitoring changes in lung air and liquid volumes with electrical impedance tomography. J Appl Physiol. 1997;1762-7.

Amato MB, Meade MO, Slutsky AS, Brochard L, Costa EL, Schoenfeld DA, et al. Driving pressure and survival in acute respiratory distress syndrome. N Engl J Med. 2015;372(8):747-55.

Appendini L, Patessio A, Zanaboni S. Physiologic effects of positive expiratory pressure and mask pressure support during exacerbation of chronic obstructive pulmonary disease. Am J Respir Crit Care Med. 1994;149:1069-76.

Auler JOC, Saldiva PHN, Martins MA, Carvalho CRR, Negri EM, Hoels C, et al. Flow and volume dependence of respiratory system mechanics during constant flow ventilation in normal subjects and in adult respiratory distress syndrome. Crit Care Med. 1990;18:1080-6.

Bayford R, Tizzard A. Bioimpedance imaging: an overview of potential clinical applications. Analyst. 2012;137(20):4635-43.

Costa EL, Borges JB, Melo A, Amato M. Bedside estimation of recruitable alveolar collapse and hyperdistension by electrical impedance tomography. Intensive Care Med. 2009;35(6):1132-7.

Costa EL, Chaves CN, Gomes S, Beraldo MA, Volpe MS, Tucci MR, et al. Real-time detection of pneumothorax using electrical impedance tomography. Crit Care Med. 2008;36(4):1230-8.

Costa EL, Lima RG, Amato MB. Electrical impedance tomography. Curr Opin Crit Care. 2009;15(1):18-24.

Costa ELV, Amato MBP. Electrical impedance tomography in critically ill patients. Clin Pulm Med. 2013;20(4):178-86.

El-Khatib MF, Jamaleddine GW. A new oxygenation index for reflecting intrapulmonary shunting in patients undergoing open-heart surgery. Chest. 2004;125(2):592-6.

Glauser FL, Polatty RC, Sessler CN. Worsing oxygenation in the mechanically ventilated patient: causes, mechanisms, and early detection. Am Rev Respir Dis. 1988;138:458-65.

Go L, Budinger GR, Kwasny MJ, Peng J, Forel JM, Papazian L, et al. Failure to improve the oxygenation index is a useful predictor of therapy failure in acute respiratory distress syndrome clinical trials. Crit Care Med. 2016;44:e40-4.

Hess DR. Respiratory mechanics in mechanically ventilated patients. Respir Care. 2014;59(11):1773-94.

Huang CC, Chou AH, Liu HP, Ho CY, Yun MW. Tension pneumothorax complicated by double-lumen endotracheal tube intubation. Chang Gung Med J. 2005;28(7):503-7.

Jubran A, Tobin MJ. Monitoring during mechanical ventilation. Clin Chest Med. 1996;17:453-74.

Jubran A, Tobin MJ. Reliability of pulse oximetry in titrating supplemental oxygen therapy in ventilator-dependent patients. Chest. 1990;97:1420-5.

Kacmarek RM, Foley KL, Palazzo PM. Determination of maximal inspiratory pressure. A clinical study and literature review. Respir Care. 1989;34:868-78.

Leonhardt S, Lachmann B. Electrical impedance tomography: the holy grail of ventilation and perfusion monitoring? Intensive Care Med. 2012;38(12):1917-29.

Marini JJ, Rodriguez RM, Lamb VJ. Estimation of inspiratory muscle strength in mechanically ventilated patients: the measurements of maximal inspiratory pressure. J Crit Care. 1986;1:32-3.

Marini JJ, Rodriguez RM, Lamb VJ. Involuntary breath stacking: an alternative method for vital capacity estimation in poorly cooperative subjects. Am Rev Respir Dis. 1986;134:694-8.

Marini JJ. The role of the inspiratory circuit in the work of breathing during mechanical ventilation. Respir Care. 1987;32:419-30.

McCloud T. Thoracic radiology: the requisites. Philadelphia: Mosby; 1998.

Papiris A, Kotanidou A, Malagari K, Roussos C. Clinical review: severe asthma. Critical Care. 2002;6:30-44.

Patel H, Bch MB, Yang KL. Variability of intrinsic positive end-expiratory pressure in patients receiving mechanical ventilation. Crit Care Med. 1995;23:1074-9.

Pierce LNB. Guide to mechanical ventilation and intensive respiratory care. Philadelphia: W.B. Saunders Company; 1995.

Rivers E, Nguyen B, Havstad S, Ressler J, Muzzin A, Knoblich B, et al. Early goal-directed therapy in the treatment of severe sepsis and septic shock. N Engl J Med. 2001;345:1368-77.

Rossi A, Pole G, Brandi G, Conti G. Intrinsic Positive End-Expiratory pressure (PEEPi). Intensive Care Med. 1995;21:522-36.

Tanaka H, Ortega NRS, Galizia MS, Borges JB, Amato MBP. Fuzzy modeling of electrical impedance tomography images of the lungs. Clinics. 2008;63(3):363-70.

Theerawit P, Sutherasan Y, Ball L, Pelosi P. Respiratory monitoring in adult intensive care unit. Expert Rev Respir Med. 2017;11(6):453-68.

Victorino JA, Borges JB, Okamoto VN, Matos GFJ, Tucci MR, Caramez MPR, et al. Imbalances in regional lung ventilation: a validation study on electrical impedance tomography. Am J Respir Crit Care Med. 2004;169(7):791-800.

23 Extubação e Desmame do Suporte Ventilatório

Gisele do Carmo Leite Machado Diniz • Maria da Glória Rodrigues Machado • Walter Araujo Zin

INTRODUÇÃO

O paciente deve ser retirado da ventilação invasiva o mais rápido quanto clinicamente possível. Para a maioria deles, o retorno para a ventilação espontânea acontece de maneira rápida e fácil, geralmente a partir de uma extubação simples. Entretanto, 5 a 30% dessa população pode necessitar de um tempo maior de ventilação mecânica (VM). Assim, a atenção clínica e investigativa se concentra na redução do tempo de VM por meio da otimização de seu processo de desmame, esforço que visa a reduzir a morbimortalidade associada à VM. Embora a VM seja de extrema importância para muitos pacientes, quando prolongada, pode causar diversas complicações, como lesões traqueais, infecções, insuficiência cardiovascular, lesões pulmonares e fraqueza da musculatura respiratória. Portanto, quando se reduz o tempo de VM, também se reduz o risco de pneumonia associada à ventilação, aumentam-se a mobilidade e a independência funcional e ocorre fonação precoce, resultando em melhora substancial da qualidade de vida.

O desmame ventilatório é uma intervenção clínica complexa que compreende uma gama de componentes inter-relacionados e interdependentes, incluindo: contexto e ambiente (prestação de cuidados intensivos, organização de recursos e de pessoal dentro da unidade de terapia intensiva e a cultura da unidade); características dos profissionais de saúde (habilidades, formação, educação permanente e relacionamentos interprofissionais); e processos clínicos (diretrizes, protocolos, algoritmos, frequência de avaliação/monitoramento e tomada de decisão interdisciplinar). Cada um desses componentes pode afetar os resultados do desmame e, por isso, todos devem ser considerados na busca de sua otimização.

EXTUBAÇÃO

A extubação corresponde à retirada do tubo traqueal e é um procedimento importante para os pacientes internados nas unidades de terapia intensiva (UTI). A decisão acerca do momento adequado de realizá-la é tomada após a avaliação da aptidão do paciente para permanecer fora da VM, a qual pode ser feita utilizando-se o teste de respiração espontânea (TRE) no tubo T ou baixos níveis de suporte pressórico.

A falha na extubação ocorre em 10 a 20% dos pacientes e está associada a um prognóstico ruim, incluindo taxas de mortalidade de 25 a 50%. Há evidências de que a falha na extubação pode piorar diretamente o prognóstico dos pacientes, independentemente da gravidade da doença subjacente. Assim, para uma maior chance de sucesso da extubação, deve haver reversão do fator causal que levou o paciente à VM, nível de consciência adequado e capacidade de proteger as vias aéreas. Esses fatores podem ser avaliados por medidas objetivas e subjetivas.

Medidas para avaliar a aptidão para a extubação

Medidas objetivas

- Oxigenação adequada ($PaO_2 \geq 60$ mmHg com $FiO_2 \leq 0{,}4$ e PEEP ≤ 5 a 8 cmH_2O), em que PaO_2 é a pressão alveolar de O_2, FiO_2 a fração inspirada de O_2 e PEEP a pressão positiva expiratória final
- Balanço hídrico zerado ou negativo nas últimas 24 h
- Estabilidade hemodinâmica, com boa perfusão tecidual, sem terapia vasopressora ou com dose mínima, ausência de insuficiência coronariana descompensada ou arritmias com repercussão hemodinâmica
- Equilíbrio acidobásico e eletrolítico normais
- Adequado estado mental (sem ou com baixa infusão de sedativos)
- Capacidade de proteger as vias aéreas (pico de fluxo da tosse ≥ 60 ℓ/min) e quantidade de secreção compatível com a capacidade de tosse
- *Cuff leak test* (a diferença entre o volume corrente inspirado e o volume corrente expirado deve ser ≥ 110 mℓ quando o *cuff* estiver desinsuflado).

Medidas subjetivas

- Causa da falência respiratória resolvida ou controlada
- Capacidade de iniciar o esforço inspiratório.

Quando as medidas realizadas anteriormente demonstrarem que o paciente tem evidências favoráveis para o sucesso da extubação, o TRE deve ser realizado.

Teste de respiração espontânea (TRE)

Consiste em retirar o paciente do ventilador mecânico e conectá-lo a um tubo T ligado a uma fonte de oxigênio ou em utilizar a ventilação por pressão de suporte (PSV, *pressure support ventilation*) de 5 a 7 cmH_2O durante 30 a 120 min. Uma boa tolerância ao teste significa que o paciente é capaz de suportar a interrupção da VM. Os critérios que avaliam a tolerância do paciente durante o TRE são o padrão respiratório, a troca gasosa adequada, a estabilidade hemodinâmica e o conforto do paciente. No caso de o paciente apresentar sinais de intolerância ao TRE, este deve retornar para a VM e aguardar 24 h para o próximo teste. Além disso, deve-se procurar identificar as causas da falha.

Sinais que indicam intolerância ao TRE:

- Frequência respiratória > 35 rpm
- Saturação arterial de O_2 < 90%
- Frequência cardíaca > 140 bpm
- Hemodinâmica instável (pressão arterial sistólica > 180 mmHg ou < 90 mmHg)
- Piora do *status* mental (sonolência, coma, agitação e ansiedade)
- Sinais e sintomas de agitação
- Sudorese
- Sinais de aumento do trabalho respiratório (uso da musculatura acessória e assincronismo toracoabdominal).

Após um TRE bem-sucedido, avaliar se as vias aéreas estão pérvias e se o paciente consegue protegê-las. A permeabilidade das vias aéreas deve ser testada em pacientes que apresentam maior risco para estridor laríngeo e obstrução das vias aéreas (ventilação prolongada e trauma), podendo ser feito pelo método qualitativo ou quantitativo. Um teste frequentemente utilizado é o teste do balonete (*cuff leak test*). Antes da desinsuflação do balão da prótese, a boca e a laringe devem ser bem aspiradas a fim de evitar entrada de material indesejado nas vias aéreas inferiores. A Figura 23.1 demonstra o passo a passo para a realização deste teste. Se o volume corrente expirado com o balonete desinsuflado for < 90% do volume corrente inspirado (programado), o teste é considerado adequado. Em pacientes em que o teste não for considerado adequado (de alto risco para estridor laríngeo e para o edema laríngeo), o uso preventivo de corticosteroide pode ser benéfico.

Já a proteção das vias aéreas está diretamente relacionada com o nível consciência (escala de coma de Glasgow > 8), a tosse eficaz (teste do cartão branco positivo e pico de fluxo > 60 lpm) e a presença de pouca secreção (sem necessidade de aspiração a cada 1 ou 2 h).

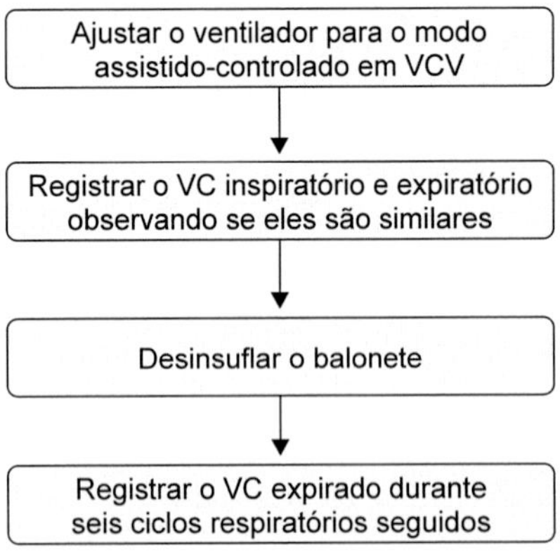

Figura 23.1 Teste de vazamento do balonete do tubo traqueal (*cuff leak test*) em pacientes ventilados mecanicamente. VCV: ventilação controlada por volume; VC: volume corrente. Adaptada de Barbas *et al.* (2014).

Caso o paciente esteja com as vias aéreas pérvias e adequadamente protegidas, o passo seguinte é a realização da extubação.

Procedimentos para a realização da extubação

Antes de se realizar a extubação, deve-se preparar o material necessário para a aspiração endotraqueal, para a desinsuflação do *cuff* (balonete) e para a oxigenoterapia, que deve ser estabelecida de acordo com a necessidade do paciente. Em seguida, o paciente deve ser orientado sobre todos os procedimentos descritos a seguir:

- Necessidade de posicionamento em decúbito dorsal com a cabeceira elevada
- Aspiração da traqueia e das vias aéreas superiores
- Retirada da fixação do tubo traqueal
- Desinsuflação do *cuff*
- Retirada do tubo durante a expiração (após uma inspiração profunda)
- Instituição da oxigenoterapia escolhida
- Auxílio à tosse (caso seja necessário)
- Ausculta do paciente (na região da fúrcula esternal e na região torácica)
- Observação do padrão respiratório e medida dos dados vitais.

Após a extubação, o paciente deve ser acompanhado ao longo de 48 a 72 h, pois há risco de falência da extubação (Quadro 23.1) e, consequentemente, de insuficiência respiratória aguda após o procedimento. Além disso, pode ocorrer estridor laríngeo, mais comumente causado por edema laríngeo que por laringoespasmo. A ventilação não invasiva (VNI) não é indicada neste caso, pois, além de não melhorar o prognóstico, atrasa a reintubação.

Caso o paciente apresente falência de extubação, recomenda-se reintubá-lo o quanto antes, identificar e tratar as causas da falência e, assim que possível, reiniciar o processo de retirada.

A extubação acidental, correlacionada com a qualidade da assistência prestada, ocorre em 3 a 21% dos pacientes. Dois terços das extubações são realizadas pelos pacientes e, daqueles com extubações não programadas, 50% necessitam ser reintubados; os demais conseguem manter-se em respiração espontânea, demonstrando que houve atraso em sua extubação.

Quando o paciente demonstra autonomia ventilatória durante pelo menos 48 h após a interrupção da ventilação artificial, considera-se que ele foi extubado com sucesso.

Quadro 23.1 Sinais que indicam falência da extubação.

Sinais de intolerância à respiração espontânea:

- PaO_2 < 50 a 60 mmHg com FiO_2 > 0,5
- SaO_2 < 88 a 90% com FiO_2 > 0,5
- $PaCO_2$ > 50 mmHg ou elevação > 8 mmHg
- pH < 7,32 ou redução > 0,07
- FR > 35 ciclos/min ou elevação > 50%
- FC > 140 bpm ou elevação > 20%
- PAS > 180 mmHg ou < 90 mmHg

Agitação psicomotora incontrolável
Redução do nível de consciência
Sudorese excessiva e cianose
Evidência de elevado esforço muscular respiratório

DESMAME VENTILATÓRIO

Define-se como o processo que culmina com a passagem da ventilação artificial para a ventilação espontânea nos pacientes que permaneceram em VMI por tempo superior a 48 h. Isso pode ocorrer por extubação ou, no caso de pacientes traqueostomizados, pela desconexão do ventilador mecânico. A partir da instituição da VM, o paciente deve ser avaliado diariamente para que, assim que haja estabilidade clínica e autonomia para respirar sem via aérea artificial, ele seja desmamado do ventilador mecânico A Figura 23.2 demonstra as avaliações que devem ser realizadas e as terapias a ser consideradas durante o suporte e o desmame ventilatório. Se houver falha do desmame, o processo precisa ser reiniciado.

Tipos de desmame

Estima-se que o tempo gasto no processo de desmame represente de 40 a 50% da duração total da VM. Assim, com base na duração do processo de desmame e na tolerância dos pacientes ao TRE, aqueles em processo de desmame ventilatório são categorizados em três grupos:

1. Desmame simples: pacientes que toleram o primeiro TRE e são extubados com sucesso. Cerca de 70 a 95% dos pacientes estão nesse grupo.
2. Desmame difícil: pacientes que falham no primeiro TRE, mas que são desmamados com sucesso após no máximo três TRE ou no máximo 7 dias após a primeira tentativa.
3. Desmame prolongado: pacientes que falham em três TRE ou que permanecem em VM por tempo superior a 7 dias após a primeira tentativa.

Quando o paciente entra em desmame difícil ou prolongado, adotam-se algumas estratégias para reduzir o tempo de VM. Inicialmente, as barreiras fisiológicas que impedem o desmame devem ser identificadas e, se possível, corrigidas. O segundo momento envolve tentativas de desmame padronizadas, otimização da traqueostomia e estabelecimento de um prazo realista para as tentativas de desmame.

O conceito de ventilação mecânica prolongada (VMP) refere-se à necessidade de VM $\geq$ 21 dias consecutivos por mais de 6 h/dia. Neste caso, a autonomia ventilatória só está assegurada após 7 dias sem o uso da pressão positiva.

Barreiras que dificultam o desmame

As principais causas de falha no desmame ligadas ao paciente são o envelhecimento, as doenças cardiopulmonares, a diminuição da função do diafragma, as comorbidades, a presença de *delirium*, depressão, ansiedade, infecção/estados inflamatórios persistentes e a desnutrição. A remoção da VM é determinada pela capacidade do sistema respiratório do paciente em vencer a carga imposta. Isso significa que qualquer fator que cause redução dessa capacidade ou que aumente a carga imposta ao sistema respiratório pode se tornar uma barreira ao desmame e deve ser prontamente corrigido ou minimizado (Tabela 23.1). A disfunção cardíaca, por exemplo, pode resultar em congestão ou edema pulmonar. Esse quadro dificulta as trocas gasosas e, consequentemente, eleva a carga imposta ao sistema respiratório. O aumento do trabalho respiratório dificulta o processo do desmame, pois há maior consumo de oxigênio e fadiga dos músculos respiratórios. Assim, a função cardíaca deve ser sempre otimizada por meio de medicamentos e medidas afins com o intuito de favorecer o processo do desmame ventilatório.

Abordagem sistemática para facilitar o desmame

Protocolos

Estudos clínicos bem conduzidos, publicados até o presente momento, demonstraram que o modo de ventilação utilizado no desmame não é tão importante quanto os processos clínicos que facilitam o reconhecimento precoce de um paciente apto para o desmame ventilatório. Consequentemente, o foco do desmame nos últimos anos passou de uma abordagem informal, com base na formação e na experiência dos profissionais envolvidos no desmame, para uma abordagem formal, fundamentada em diretrizes ou protocolos.

Os protocolos de desmame geralmente incluem dois componentes: a avaliação diária da aptidão para o desmame, utilizando-se uma lista de critérios objetivos; e um teste de respiração espontânea, durante o qual se avalia a aptidão do paciente para a extubação (Figura 23.3).

Entretanto, estudos a respeito de protocolos de desmame até o momento produziram resultados conflitantes. Uma metanálise acerca da eficácia de protocolos de desmame relatou evidências de que estes podem reduzir a duração da VM, do desmame e do tempo de internação na UTI. Entretanto, observou-se uma significativa heterogeneidade entre os estudos. A falta de efeito dos protocolos de desmame sobre a duração da VM em alguns estudos pode ser atribuída à estrutura organizacional existente na UTI e a processos clínicos locais, que, por si sós, já promovem a otimização das práticas de desmame. No entanto, poucos estudos exploraram a influência da estrutura e dos processos internos sobre o processo de

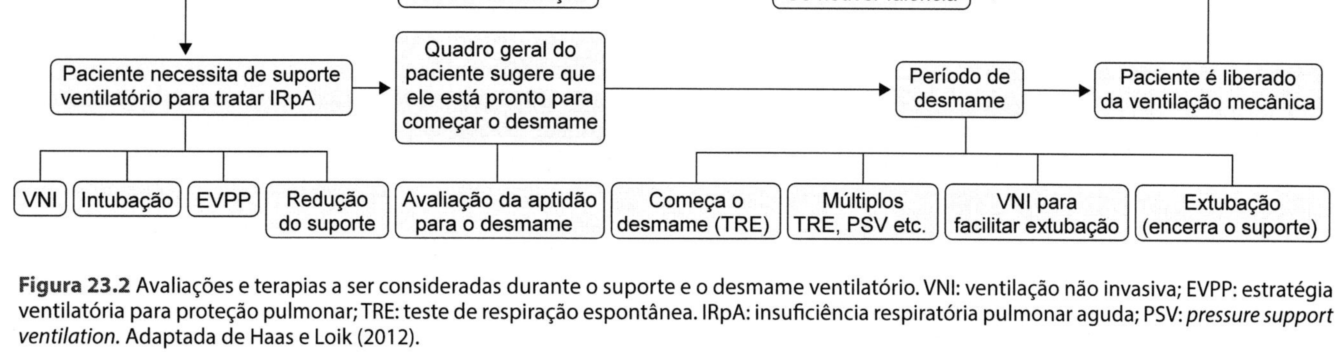

Figura 23.2 Avaliações e terapias a ser consideradas durante o suporte e o desmame ventilatório. VNI: ventilação não invasiva; EVPP: estratégia ventilatória para proteção pulmonar; TRE: teste de respiração espontânea. IRpA: insuficiência respiratória pulmonar aguda; PSV: *pressure support ventilation*. Adaptada de Haas e Loik (2012).

Tabela 23.1 Barreiras que dificultam o desmame ventilatório.

Barreiras fisiológicas	Principais mecanismos envolvidos
Envelhecimento	Comprometimento da musculatura respiratória Alterações imunológicas
Doenças pulmonares	Comprometimento da musculatura respiratória Aumento do trabalho respiratório Alterações do *drive* respiratório (menor estímulo central capaz de desencadear resposta motora) Assincronias de disparo causadas por auto-PEEP
Hipofosfatemia	Comprometimento da musculatura respiratória
Hipotireoidismo	Comprometimento da musculatura respiratória Alterações do *drive* respiratório Hipoventilação alveolar Distúrbios do sono
Desnutrição	Comprometimento da musculatura respiratória Alterações imunológicas Aumento do gasto energético Retenção de água
Corticosteroides	Comprometimento da musculatura respiratória
Disfunção diafragmática induzida pela ventilação mecânica	Comprometimento da musculatura respiratória
Anormalidades neuromusculares do paciente crítico	Polineuropatia e miopatia
Hiperglicemia	Polineuropatia e miopatia
Depressão e *delirium*	Habilidade de respirar espontaneamente prejudicada por reações emocionais adversas
Disfunção cardíaca	Aumento do trabalho respiratório Sobrecarga volumétrica Congestão/edema pulmonar
Insuficiência renal	Aumento do trabalho respiratório
Anemia	Redução da liberação de oxigênio tecidual Aumento do trabalho cardíaco Aumento do trabalho respiratório

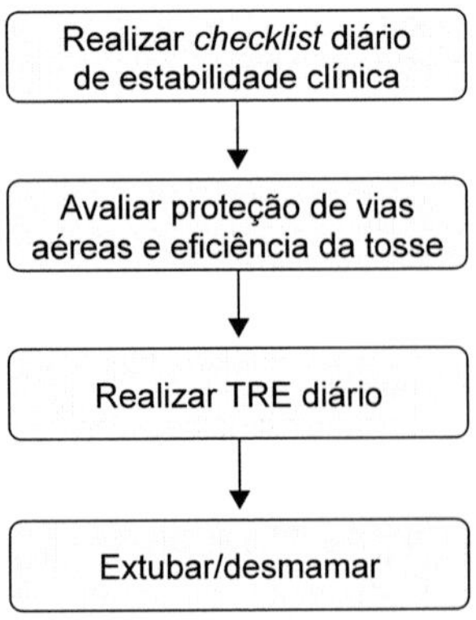

Figura 23.3 Componentes gerais dos protocolos de desmame. TRE: teste de respiração espontânea. Adaptada de Boles *et al.* (2007).

desmame. As recomendações brasileiras reforçam a necessidade de suspensão diária da sedação para verificar a capacidade de ventilação espontânea do paciente.

Parâmetros preditivos para o desmame

Parâmetro ou índice preditivo para o desmame constitui um critério que avalia alguma função fisiológica relacionada com a respiração, objetivando identificar os pacientes que podem apresentar falha ou completar com sucesso o TRE. Entretanto, eles só devem ser calculados em situações de difícil decisão, e não como um instrumento isolado na tomada de decisão para realização do TRE. Independentemente da utilização dos parâmetros preditivos, o TRE é sempre recomendado.

As principais limitações dos índices preditivos de desmame são os pontos de corte selecionados, o uso em populações específicas e, principalmente, as variações nas maneiras de mensurá-los. As medidas podem variar entre os diferentes hospitais e entre profissionais do mesmo hospital, divergências que podem promover uma grande diferença nos resultados obtidos. Assim, dos mais de 66 índices de desmame propostos, os que apresentam melhor acurácia são o índice de respiração rápida e superficial (IRRS) e o índice de desmame integrado (*integrative weaning index* – IWI).

O IRRS é representado pela taxa da frequência respiratória/volume corrente (FR/VC). Também conhecido como índice de Tobin, trata-se do índice preditivo mais conhecido e utilizado na prática clínica, já avaliado em mais de 22 estudos, sendo mencionado e frequentemente recomendado em grandes revisões sobre desmame. Valores elevados (>105 ciclos/min/ℓ) estão associados ao insucesso no desmame. A relação FR/VC deve ser mensurada em respiração espontânea por meio de um ventilômetro conectado à via aérea artificial.

O IWI é calculado pela seguinte fórmula:

$$IWI = (C_{stat} \times SaO_2) \div \text{relação FR/VC}$$

Como a complacência estática (C_{stat}) e a SaO_2 são diretamente proporcionais entre si e indiretamente proporcionais à relação FR/VC, quanto maior o resultado do IWI, melhor será o prognóstico. Apesar de o IWI ter se mostrado altamente acurado, a mensuração da C_{stat} foi considerada uma de suas limitações. Valores desse parâmetro $\geq$ 25 mℓ/cmH_2O/irpm/ℓ predizem o sucesso no desmame.

Ventilação não invasiva

A ventilação não invasiva (VNI) pode ser usada como técnica de desmame para reduzir o tempo de VMI. Um estudo prospectivo, controlado e randomizado comparou dois grupos de pacientes intubados por insuficiência respiratória aguda e submetidos à VM por tempo superior a 3 dias. Um deles foi constituído por 20 pacientes que utilizaram VNI imediatamente após extubação eletiva e o outro por 18 pacientes que receberam apenas oxigênio por máscara. Os resultados demonstraram que a VNI evitou a reintubação e diminuiu a mortalidade hospitalar (Figuras 23.4 e 23.5).

A VNI também pode ser utilizada para tornar possível uma extubação mais precoce em pacientes selecionados, por exemplo, aqueles intubados durante uma exacerbação da doença pulmonar obstrutiva crônica (DPOC) ou com doenças neuromusculares, bem como em pacientes que concluem o TRE, mas apresentam risco de falha na extubação. Alguns fatores de risco para falhas na extubação estão listados no

Quadro 23.2. Em ambos os casos, o desmame via VNI envolve a extubação precoce e sua aplicação imediata, quando os pacientes atendem a critérios simples de desmame. Uma metanálise demonstrou que a extubação precoce seguida por aplicação imediata de VNI foi superior à abordagem do desmame convencional, pois aumentou as taxas de sucesso de desmame, diminuiu o risco de mortalidade e reduziu a incidência de pneumonia associada à VM.

Em relação ao papel da VNI na insuficiência respiratória pós-extubação, uma metanálise demonstrou que ela não diminuiu a taxa de reintubação e a mortalidade na UTI nesses pacientes. Assim, evidências sugerem que a VNI deve ser evitada como método de resgate na insuficiência respiratória instalada pós-extubação, exceto no paciente cirúrgico, no qual

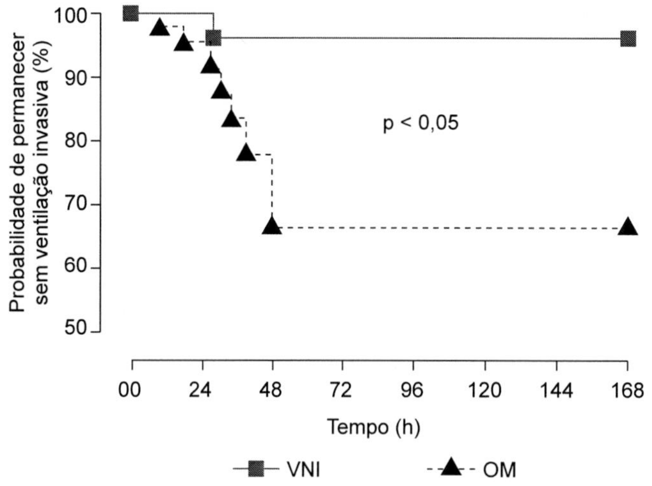

Figura 23.4 Curva de Kaplan-Meier demonstrando a probabilidade de evitar a reintubação após 168 h de estudo. Observa-se que a probabilidade de reintubação foi significativamente menor no grupo VNI (*linha contínua*) que no grupo oxigênio por máscara (*linha tracejada*). VNI: ventilação não invasiva; OM: oxigênio por máscara. Adaptada de Ornico *et al.* (2013).

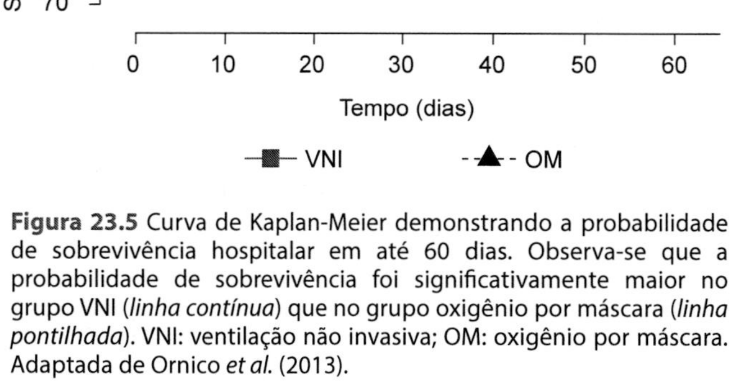

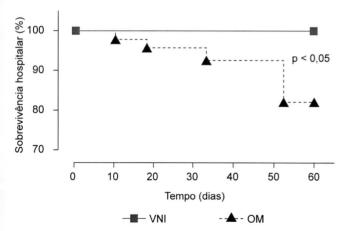

Figura 23.5 Curva de Kaplan-Meier demonstrando a probabilidade de sobrevivência hospitalar em até 60 dias. Observa-se que a probabilidade de sobrevivência foi significativamente maior no grupo VNI (*linha contínua*) que no grupo oxigênio por máscara (*linha pontilhada*). VNI: ventilação não invasiva; OM: oxigênio por máscara. Adaptada de Ornico *et al.* (2013).

se recomenda tentar a VNI curativa. A Tabela 23.2 apresenta uma síntese do uso da VNI no desmame ventilatório.

Assim, recomendam-se as seguintes considerações antes do uso da VNI no desmame:

- Os critérios para iniciar um TRE devem ter sido preenchidos
- A via aérea superior deve estar patente
- O paciente deve ser capaz de eliminar secreções (com ou sem assistência)
- O paciente deve ser um bom candidato para VNI e conseguir tolerar a interface
- O paciente deve ser capaz de respirar espontaneamente por tempo suficiente para que sejam possíveis ajustes de máscara e respirador
- A extubação e a colocação imediata em VNI não devem ser feitas se a reintubação do paciente for tecnicamente difícil.

A VNI tem sido utilizada como estratégia de desmame inclusive em pacientes traqueostomizados. Em um estudo prospectivo, controlado e randomizado realizado em pacientes que falharam durante 3 dias consecutivos em um TRE, 15 pacientes foram alocados aleatoriamente no grupo *Dual-mode*. Nessa estratégia de desmame, a cânula de traqueostomia foi ocluída após a desinsuflação do *cuff* e, em seguida, o paciente foi colocado em VNI (Figura 23.6).

Quadro 23.2 Fatores de risco para falhas na extubação.

Hipercapnia (> 45 mmHg)
Insuficiência cardíaca congestiva
Tosse ineficaz
Secreção excessiva
Mais de uma falha no TRE
Mais de uma comorbidade
Obstrução de via aérea superior
Pacientes com mais de 72 h de ventilação mecânica
APACHE > 12 no dia da extubação
Idade ≥ 65 anos

TRE: teste de respiração espontânea; APACHE: *Acute Physiology and Chronic Health Evaluation*.

Adaptado de Hess (2012).

Tabela 23.2 Evidências sobre o uso da ventilação não invasiva no desmame.

Ventilação não invasiva	Principais evidências
Facilitadora: para acelerar o desmame de pacientes que falharam no TRE	Facilita o desmame, especialmente em pacientes com DPOC ($PaCO_2$ > 45 mmHg) ou doenças neuromusculares Reduz a mortalidade Reduz a incidência de pneumonia associada à VM
Preventiva: para prevenir a IRpA pós-extubação (ou seja, para reduzir o risco de falência da extubação)	É eficiente em pacientes que apresentam fatores de risco para insuficiência respiratória Reduz a taxa de reintubação e a mortalidade na UTI Ainda não foi demonstrado que reduz a mortalidade hospitalar
Curativa: para tratar a IRpA, pós-extubação (ou seja, para evitar a reintubação quando a IrpA já estiver instalada)	Sem evidência de benefícios, exceto em pacientes cirúrgicos Não reduz a taxa de reintubação, a mortalidade na UTI e a mortalidade hospitalar Tem sido associada ao retardo na decisão de iniciar e interromper a VNI

No outro grupo do estudo, 17 pacientes foram submetidos ao desmame convencional. Apesar da pequena amostra, os resultados demonstraram que, em comparação com o grupo convencional, o desmame de pacientes traqueostomizados que utilizaram a VNI reduziu a duração total da VM e o tempo de internação em UTI (Figura 23.6). Entretanto, são necessários estudos adicionais para avaliar o efeito dessa estratégia sobre as infecções pulmonares e a mortalidade.

Tubo T

A respiração espontânea pode ser utilizada como método corriqueiro para identificar a capacidade para a interrupção da VM ou como técnica sistemática de desmame. Deve iniciar-se com curtos períodos de respiração espontânea, intercalados por períodos maiores de descanso em VM. De acordo com a tolerância do paciente, os períodos de respiração espontânea são aumentados progressivamente. Não existe padronização acerca do tempo ideal de duração da respiração espontânea, nem acerca do período necessário para o repouso muscular, mas sabe-se que pacientes em desmame difícil ou prolongado podem se beneficiar desse tipo de técnica. Sugere-se repouso noturno em ventilação assistido-controlada e, nos casos de falha, retorno para modos assistido-controlados para repouso e visando à nova tentativa em 24 h.

A determinação dos gases arteriais deve ser realizada após 20 a 30 min de respiração espontânea e a VM deve ser instituída quando há sinais clínicos que demonstrem deterioração da condição clínica do paciente. Em presença de estabilidade clínica, o período de respiração espontânea pode ser estendido em até 2 h. A vantagem desse método que refere-se ao fato de que o desmame é rápido e não requer aparelhos sofisticados. As desvantagens são:

- Resistência imposta pelo tubo traqueal, a qual aumenta o trabalho respiratório durante a respiração espontânea
- Incapacidade de garantir o volume mínimo
- Falta de controle da FiO_2
- Ausência de monitorização adequada em virtude da desconexão total do respirador
- Colapso alveolar por ausência de PEEP
- Retirada brusca da pressão positiva das vias aéreas, a qual pode precipitar a insuficiência ventricular esquerda em pacientes coronariopatas e/ou com disfunção ventricular esquerda
- Maior necessidade de supervisão por causa da ausência de alarmes.

Modo PSV (*pressure support ventilation*)

Pacientes que apresentam dificuldade em tolerar TRE consecutivos podem se beneficiar da redução gradual e progressiva da PSV. Nesse modo de desmame, cada esforço inspiratório do paciente é assistido por pressão inspiratória preestabelecida no respirador. O esforço inspiratório do paciente, a pressão inspiratória do respirador e as características do sistema respiratório (complacência e resistência) determinam o volume corrente e, consequentemente, o volume minuto.

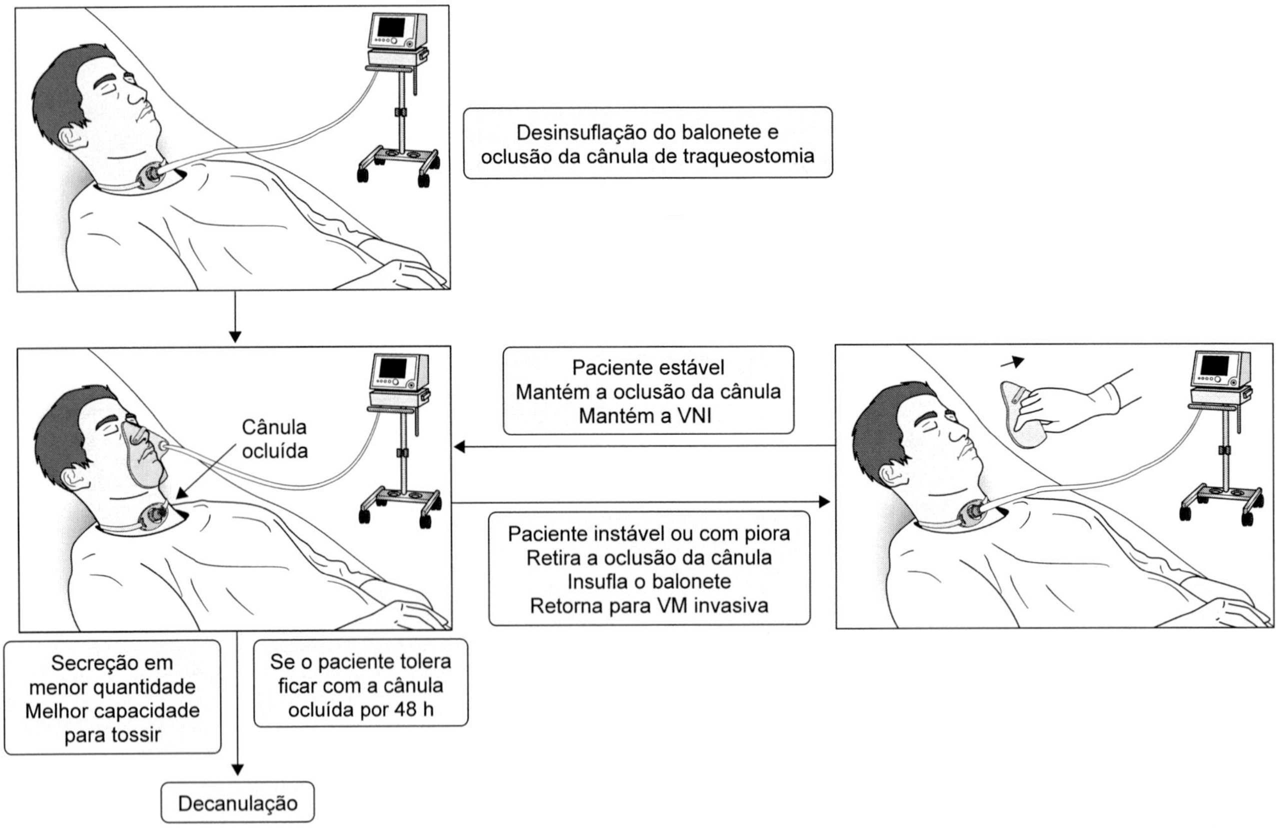

Figura 23.6 Esquema representativo do desmame de pacientes traqueostomizados por meio da ventilação não invasiva (VNI). Inicialmente, a cânula de traqueostomia deve ser ocluída, e o paciente colocado na VNI. Se houver piora do quadro clínico do paciente, ele é readaptado à ventilação mecânica (VM) invasiva. Se o paciente tolerar a oclusão da cânula por 48 h, realiza-se a decanulação, ou seja, a retirada da cânula de traqueostomia. Adaptada de Duan *et al.* (2012).

O nível inicial da PS para o desmame é variável, devendo assegurar um volume corrente mínimo de 5 mℓ/kg e uma FR abaixo de 25 irpm. Geralmente, reduz-se a PS gradativamente, de 2 a 4 cmH_2O, de acordo com a tolerância do paciente. Aumento da FR, dificuldade de manter volume mínimo predeterminado e utilização de musculatura inspiratória acessória indicam intolerância ao grau de esforço inspiratório e necessidade de voltar para níveis mais elevados de PS.

A PS necessária para eliminar o trabalho ventilatório associado ao tubo traqueal e às válvulas é muito variável (3,4 a 14,4 cmH_2O) entre os pacientes, dependendo da presença ou não de doença respiratória. Em pacientes que apresentam dificuldade para o desmame, foi demonstrado que a PS previne a fadiga diafragmática por meio da redução do consumo de O_2 e do trabalho respiratório. A PS também possibilita ajustar o trabalho de cada ciclo e promove a carga muscular adequada. Observou-se, em um estudo, que a atividade elétrica do músculo esternocleidomastóideo foi maior quando o diafragma estava sob carga fatigante, sugerindo que a monitorização da PS pode ser feita à beira do leito, pela palpação desse músculo.

As vantagens desse método são:

- Compensação do trabalho imposto pelo tubo traqueal
- Padrão de fluxo mais fisiológico e confortável
- Possibilidade de variação do trabalho respiratório do paciente, promovendo uma carga de trabalho mais fisiológica sobre os músculos respiratórios.

As desvantagens são:

- Incapacidade de assegurar um volume minuto mínimo
- Ineficiência de manutenção da ventilação alveolar, em virtude de variações na complacência e na resistência das vias aéreas ou do esforço respiratório para o nível de pressão preestabelecida
- Colapso alveolar caso haja ausência de PEEP.

Um estudo realizado em pacientes sob desmame prolongado teve por objetivo comparar o tempo de desmame de pacientes traqueostomizados submetidos à PSV com aquele observado em pacientes traqueostomizados recebendo apenas oxigenoterapia por meio do colar de traqueostomia. Passaram pelo estudo 316 pacientes, tendo sido 155 randomizados para o grupo PSV e 161 para o grupo oxigenoterapia. Foi observado que a respiração espontânea associada apenas à oxigenoterapia resultou em um tempo menor de desmame em relação à PSV, apesar de o modo de desmame não ter influenciado a sobrevivência aos 6 e aos 12 meses após o início do estudo (Figura 23.7).

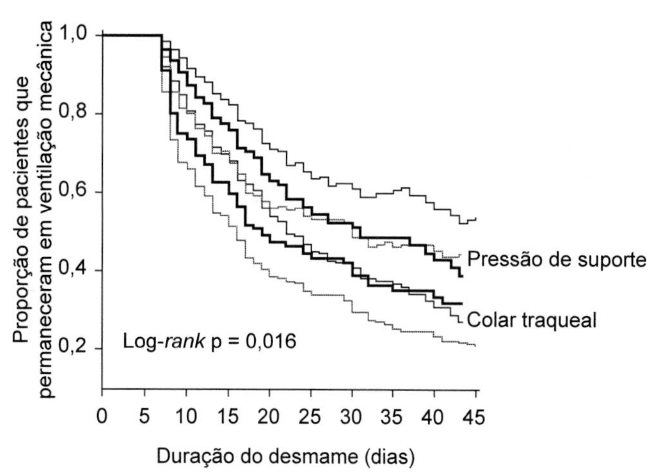

Figura 23.7 Proporção de pacientes traqueostomizados que permaneceram em ventilação mecânica após serem desmamados na pressão de suporte ou na respiração espontânea por meio do colar de traqueostomia. Adaptada de Jubran *et al.* (2013).

Novos modos ventilatórios

Modos ventilatórios, como a compensação automática de tubo (ATC, *automatic tube compensation*) e a ventilação de suporte adaptativo (ASV, *adaptative support ventilation*), também têm sido utilizados com o intuito de favorecer o desmame. A ATC compensa a queda da pressão dependente do fluxo por meio do tubo traqueal e controla a pressão traqueal a um valor constante. Fabry *et al.* compararam os efeitos da ATC e da PSV (5, 10 e 15 cmH_2O) em pacientes pós-operados de cirurgia cardíaca e pacientes com insuficiência respiratória aguda, intubados e em respiração espontânea. Esses autores observaram que, nos pacientes operados, a ATC e a PSV de 10 e 15 cmH_2O foram suficientes para compensar o trabalho adicional da respiração. Contudo, o trabalho adicional sob PSV foi muito maior em pacientes com demanda ventilatória aumentada, não sendo compensado o trabalho imposto pelo tubo traqueal. A ATC conseguiu compensar esse trabalho com 26 cmH_2O. O aumento da PSV para esse nível poderia causar hiperdistensão do sistema respiratório em razão das pressões mais altas ao final da inspiração. A ASV está associada a menor tempo de desmame, em comparação com os modos convencionais, em 15% dos pacientes. Nesse método, o ventilador usa os valores indicados pelo operador e a mecânica respiratória calculada pelo próprio VM para selecionar a frequência respiratória, a relação TI/TE e a pressão limitada para os padrões mandatórios e assistidos, buscando o menor trabalho respiratório.

Estudos clínicos, experimentais ou de curto prazo demonstraram benefícios fisiológicos com a aplicação de modos de pressão bifásicos, como a ventilação assistida proporcional (PAV, *proportional assist venilation*) e a NAVA (*neurally adjusted ventilatory assist*). O modo PAV foi desenvolvido para aumentar ou reduzir a pressão nas vias aéreas em proporção ao esforço do paciente ao amplificar a proporção de pressão nas vias aéreas pelo suporte em volume e em fluxo inspiratório. Já o modo NAVA presta assistência pressórica com base na atividade elétrica do diafragma por meio de um fator de ganho chamado "nível de NAVA", que converte a atividade elétrica do diafragma em pressão de auxílio ao paciente. Assim, melhora a sincronia paciente-ventilador e o sono, resultando em maior tolerância que com a PSV. Alguns dos algoritmos automatizados de desmame podem reduzir o tempo gasto no ventilador e diminuir o tempo de internação na UTI.

É válido ressaltar que a PEEP pode ser utilizada em todos os modos ventilatórios de desmame, com os objetivos de melhorar a capacidade residual funcional, impedir o colapso alveolar, reduzir o trabalho respiratório isométrico necessário para a reabertura dos alvéolos, melhorar a relação ventilação/perfusão (relação V/Q) e melhorar a coordenação entre o esforço do paciente e a resposta do ventilador. A PEEP também se torna necessária em pacientes que apresentam grave obstrução ao fluxo aéreo e auto-PEEP.

Traqueostomia

A cânula de traqueostomia tem uma série de vantagens em relação a um tubo traqueal, como prevenção de danos adicionais às cordas vocais, redução do trabalho respiratório, redução da sedação e analgesia, facilitação do processo de desmame, melhora da higiene oral e recuperação da fala e da deglutição. Assim, a traqueostomia deve ser considerada para substituir a intubação traqueal nos pacientes que falharam repetidamente em TRE, a partir do 10º dia de VM. O procedimento precoce não reduz a mortalidade em 30 dias, tampouco o tempo de UTI e a necessidade de sedação.

Contudo, a traqueostomia pode promover efeitos adversos, como diminuição do reflexo de deglutição, estenose traqueal tardia, risco de obstrução e decanulação acidental. Além disso, após o desmame de pacientes traqueostomizados do ventilador mecânico, deve-se realizar o desmame da cânula traqueal, o qual pode ser prolongado em alguns pacientes, o que, consequentemente, aumenta o tempo de internação hospitalar nessa população.

O momento ideal para a traqueostomia ainda é tema de debate. Houve um entusiasmo inicial em apoio à traqueostomia precoce (aquela realizada de 1 a 4 dias após o início da VM) para melhorar os resultados gerais dos pacientes em relação ao tempo de desmame e de internação. Entretanto, os estudos não foram capazes de demonstrar benefícios importantes nesse sentido. A decisão de realizar a traqueostomia precoce continua baseada no julgamento clínico para determinar quando deve ser realizada e quais os pacientes com potencial para se beneficiar dela. Trauma grave, queimaduras no rosto, pescoço e vias aéreas superiores, e lesão neurológica comprometendo a proteção de vias aéreas representam os fatores mais importantes para indicação da traqueostomia precoce. Uma revisão sistemática examinou quatro estudos envolvendo 673 pacientes randomizados para traqueostomia precoce ou tardia. Observou-se grande heterogeneidade clínica, metodológica e estatística entre os estudos incluídos, o que impossibilitou a realização de uma metanálise. Os autores concluíram que a evidência atual tem baixa qualidade, e potenciais diferenças entre traqueostomia precoce e tardia precisam ser mais bem investigadas por meio de ensaios clínicos randomizados. No momento, não há informações específicas sobre qualquer subgrupo ou características individuais potencialmente associadas a melhores resultados com a traqueostomia precoce ou tardia.

Mobilização precoce

A miopatia e a polineuropatia do doente crítico são as disfunções neuromusculares mais comumente encontradas na UTI. Ambas são associadas a maior tempo de desmame da ventilação mecânica, aumento significativo no tempo de permanência na UTI e processo de reabilitação mais prolongado. Assim, a fisioterapia precoce e a mobilização passiva devem ser realizadas nos pacientes em VM e, também, durante o processo de desmame. Essas atividades estão associadas a melhores resultados funcionais e menor tempo de ventilação mecânica, além de serem consideradas seguras.

Em relação ao treinamento muscular inspiratório (TMI) durante o desmame ventilatório, uma revisão sistemática envolvendo 10 estudos demonstrou que o TMI aumentou a $PI_{máx}$, melhorou o índice de respiração rápida e superficial, a taxa de sucesso no desmame e reduziu o tempo de UTI. Assim, o TMI deve ser considerado em pacientes que falharam no desmame.

Transferência para unidades de cuidados crônicos

A transferência dos pacientes que necessitam de VMP para as unidades de cuidados crônicos apresenta algumas vantagens, como a presença de equipes multiprofissionais especializadas na condução de protocolos de desmame, na reabilitação física e psíquica, na prevenção e no tratamento de úlceras de decúbito. Consequentemente, esse ambiente favorece a redução de complicações.

O ventilador ideal para ser utilizado no paciente que necessita de VMP no cenário das unidades de cuidados crônicos deve ter um *display* gráfico, modos básicos de ventilação mecânica (como a ventilação mandatória contínua e a PSV) e a capacidade de calcular a complacência estática, dinâmica e a auto-PEEP. Além disso, é ideal que esse ventilador mecânico seja capaz de oferecer VNI e que seja de fácil portabilidade, para favorecer a mobilização precoce.

Os pacientes que mais se beneficiam dessa transferência para as unidades de cuidados crônicos são os idosos e portadores de DPOC agudizada, pneumonia, insuficiência cardíaca congestiva, outras condições crônicas e, principalmente, com tempo prolongado de VM e de internação na UTI.

Estratégias adicionais

Deve-se sempre tentar identificar as causas específicas da dependência da VM para efetuar as correções possíveis. As tentativas de desmame precisam ser planejadas, podendo haver modificações de acordo com o progresso do paciente. O procedimento deve ser informado ao paciente, com o objetivo de diminuir sua ansiedade e obter sua cooperação.

O sono deve ser facilitado durante a noite, e as tentativas de desmame da VMP evitadas nesse período. Os pacientes devem ser posicionados de acordo com a doença subjacente. Pacientes com paralisia diafragmática geralmente se beneficiam da postura sentada (a capacidade vital pode se reduzir em 50% no decúbito dorsal) e aqueles com lesão cervical baixa ou tetraplégicos, do decúbito dorsal ou posição sentada com contenção abdominal.

A adequação dos parâmetros do ventilador é importante para diminuir o trabalho respiratório determinado pela sensibilidade de disparo e pelo valor do fluxo inspiratório. A redução da sensibilidade de –2 cmH_2O para –5 cmH_2O aumenta o trabalho respiratório em 34%. Do mesmo modo, a regulagem inadequada do fluxo inspiratório em relação à demanda do paciente aumenta o trabalho respiratório. Nessas circunstâncias, o trabalho dos músculos respiratórios para vencer a impedância do sistema respiratório é somado àquele realizado para vencer a resistência do circuito do respirador.

A utilização de medicamentos que incrementam a bomba cardíaca pode ser útil em caso de disfunção do ventrículo esquerdo. O aumento da negatividade da pressão intrapleural, resultante de esforços respiratórios espontâneos, aumenta o retorno venoso e a pós-carga do ventrículo esquerdo, elevando o consumo de O_2 pelo miocárdio. Pacientes com coronariopatia e disfunção ventricular esquerda, quando expostos às alterações fisiológicas decorrentes do esforço respiratório, podem apresentar falência ventricular esquerda. O edema pulmonar resultante piora as trocas gasosas, diminui a complacência pulmonar e aumenta a resistência das vias aéreas, aumentando ainda mais o trabalho respiratório.

Deve-se suspeitar de disfunção diafragmática induzida pelo ventilador quando as demais causas de falência de desmame forem descartadas. Apesar da terminologia, essas alterações também ocorrem em outros músculos respiratórios. Nessa situação, a estimulação neural para os músculos respiratórios fica reduzida ou ausente. Consequentemente, podem ocorrer alterações, como: atrofia e alterações nas fibras tipo I e tipo II; perda de miofibrilas; anormalidades mitocondriais; estresse oxidativo e proteólise de proteínas contráteis. Há evidências crescentes sugerindo que a fraqueza e a fadiga da musculatura inspiratória possam contribuir de maneira significativa para a dificuldade no desmame. Numerosos estudos em animais demonstram que 12 a 18 h de ventilação mecânica controlada (VMC) são suficientes para provocar atrofia de fibras musculares diafragmáticas tanto de contração lenta quanto rápida em ratos. Em contrapartida, os músculos esqueléticos dos membros destes animais não mostram sinais de atrofia durante o mesmo período de inatividade. A rápida taxa de atrofia diafragmática induzida pela VM excede em muito o tempo de curso da atrofia observada nos músculos esqueléticos locomotores durante os períodos de inatividade.

Assim como os resultados obtidos nas pesquisas com animais, um estudo em seres humanos confirmou que 18 a 69 h de VMC também resultaram na atrofia do diafragma. Nesse estudo, verificou-se que as áreas de seção transversa das fibras diafragmáticas dos tipos I e II diminuíram 57% e 53%, respectivamente. Além disso, demonstrou-se que apenas 12 h de VMC bastam para promover uma redução significativa na produção da força específica do diafragma. Os pacientes que não conseguem ser desmamados do ventilador apresentam maior fraqueza da musculatura inspiratória que aqueles desmamados mais facilmente. No entanto, é difícil determinar os efeitos diretos da VM na função dos músculos respiratórios *versus* o impacto da doença no paciente.

A VMC com duração $\geq$ 6 h pode resultar em distúrbios redox do diafragma, como demonstrado pelo aumento dos biomarcadores de lesão oxidativa (i. e., carbonilação de proteínas e peroxidação lipídica). Por exemplo, as proteínas-chave da contração, como actina e miosina, são oxidadas no diafragma durante a VMC prolongada. Esse distúrbio redox ocorre pelo aumento da produção de espécies reativas de oxigênio associado a uma diminuição da capacidade antioxidante do diafragma.

Embora esteja claro que a VMC prolongada possa promover alterações diafragmáticas precoces, não se sabe ainda se a ventilação com PSV consegue retardar ou prevenir a atrofia diafragmática induzida pelo ventilador. Dois estudos recentes sugeriram que esse modo ventilatório pode limitar o catabolismo proteico induzido pela ventilação mecânica. No entanto, nenhum deles avaliou a atrofia do diafragma.

Ainda existe pouca informação acerca do impacto da VMC prolongada sobre os demais músculos respiratórios. No entanto, evidências recentes indicam que ela também promove danos nos músculos intercostais externos. O padrão das lesões parece ser semelhante àqueles encontrados no diafragma e pode ser demonstrado por áreas focais de miofibrilas fragmentadas, com o aumento numérico de vacúolos lipídicos.

De acordo com as Recomendações Brasileiras de Ventilação Mecânica de 2013, a VM de longo prazo é aquela na qual houve falha de todo processo de retirada, especialmente em pacientes com trauma raquimedular (TRM), DPOC em estágio terminal, demência avançada, fibrose pulmonar e doença neuromuscular em evolução irreversível. Nessas situações, deve-se conceituar tratamento fútil e paliativo para o paciente e familiar, concluindo em conjunto a melhor conduta.

EVIDÊNCIAS SOBRE O DESMAME VENTILATÓRIO NO BRASIL

Um estudo multicêntrico, prospectivo e de coorte, conduzido em 773 pacientes adultos admitidos em 45 UTI brasileiras, avaliou vários itens relacionados com a VM desses pacientes. Nos 622 pacientes sob VMI, estudaram-se as variáveis associadas ao desmame ventilatório desses pacientes. Observou-se que o teste de respiração espontânea e as extubações de sucesso foram fatores protetores contra a mortalidade (354 pacientes sobreviveram). Além disso, 30% dos pacientes que foram extubados com sucesso receberam VNI após a extubação. Falência no desmame com subsequente reintubação ocorreu em 15% dos pacientes. A traqueostomia foi feita em média após 7 dias de intubação em 29% dos pacientes (Tabela 23.3).

Tabela 23.3 Características observadas no desmame de pacientes brasileiros sob ventilação mecânica invasiva.

Características	Total de pacientes | n (%)	Sobreviventes | n (%)	Não sobreviventes | n (%)
Choque	20 (3)	3 (1)	17 (6)
Pneumonia associada à VM	13 (2)	6 (2)	7 (3)
Dispneia	50 (8)	31 (9)	19 (7)
Disfunção cardíaca	7 (1)	2 (0,8)	5 (2)
Hipoxemia/hipercapnia	36 (6)	16 (5)	20 (7)
Secreção excessiva	24 (4)	14 (4)	10 (4)
Sucesso no TRE	378 (61)	304 (86)	74 (28)
Extubação	338 (54)	270 (76)	68 (25)
Uso de VNI após a extubação	108 (17)	77 (22)	31 (12)
Reintubação	94 (15)	57 (16)	37 (14)
Tempo de reintubação	1 (0 a 3)	1 (0 a 3)	1 (0 a 3)
Tempo de reintubação < 48 h	57 (9)	30 (8)	27 (10)
Traqueostomia	182 (29)	93 (26)	89 (33)
Dias de traqueostomia	7 (5 a 11)	7 (5 a 10)	9 (6 a 12)

Adaptada de Azevedo *et al.* (2013).

CONSIDERAÇÕES FINAIS

Apesar de o desmame ventilatório ser uma intervenção clínica complexa, há atualmente uma gama de abordagens sistemáticas possíveis que visam a otimizar e reduzir o tempo de ventilação mecânica. A equipe multidisciplinar envolvida neste processo deve manter-se atualizada e optar pelas estratégias que melhor se adaptam à realidade de cada serviço e às necessidades de cada paciente.

BIBLIOGRAFIA

Adler J, Malone D. Early mobilization in the intensive care unit: a systematic review. Cardiopulm Phys Ther J. 2012;23(1):5-13.

Agarwal R, Aggarwal AN, Gupta D, Jindal SK. Role of noninvasive positive-pressure ventilation in postextubation respiratory failure: a meta-analysis. Respir Care. 2007;52(11):1472-9.

Alsumrain MH, Jawad SA, Imran NB, Riar S, DeBari VA, Adelman M. Association of hypophosphatemia with failure-to-wean from mechanical ventilation. Ann Clin Lab Sci. 2010;40(2):144-8.

Azevedo LCP, Park M, Salluh JIF, Rea-Neto A, Souza-Dantas VC, Varaschin P, et al. Clinical outcomes of patients requiring ventilatory support in Brazilian intensive care units: a multicenter, prospective, cohort study. Critical Care. 2013;17:R63.

Barbas CSV, Ísola AM, Farias AMC, Cavalcanti AB, Gama AMC, Duarte ACM, et al. Recomendações brasileiras de ventilação mecânica 2013. Parte 2. Rev Bras Ter Intensiva . 2014;26(3):215-39.

Blackwood B, Alderdice F, Burns K, Cardwell C, Lavery G, O'Halloran P. Use of weaning protocols for reducing duration of mechanical ventilation in critically ill adult patients: Cochrane systematic review and meta-analysis. BMJ. 2011;342:c7237.

Boles JM, Bion J, Connors A, Herridge M, Marsh B, Melot C, et al. Weaning from mechanical ventilation. Eur Respir J. 2007;29(5):1033-56.

BouAkl I, Bou-Khalil P, Kanazi G, Ayoub C, El-Khatib M. Weaning from mechanical ventilation. Curr Opin Anaesthesiol. 2012;25(1):42-7.

Carvalho CRR, Toufen Junior C, Franca SA. Ventilação mecânica: princípios, análise gráfica e modalidades ventilatórias. Jornal Brasileiro de Pneumologia. 2007;33(Suppl. 2):54-70.

Condessa RL, Brauner JS, Saul AL, Baptista M, Silva AC, Vieira SR. Inspiratory muscle training did not accelerate weaning from mechanical ventilation but did improve tidal volume and maximal respiratory pressures: a randomised trial. J Physiother. 2013;59(2):101-7.

Cordioli RL, Akoumianaki E, Brochard L. Nonconventional ventilation techniques. Curr Opin Crit Care. 2013;19(1):31-7.

Daniel MA, Smith BK, Gabrielli A. Mechanical ventilation, diaphragm weakness and weaning: a rehabilitation perspective. Respir Physiol Neurobiol. 2013;189(2):377-83.

Duan J, Guo S, Han X, Tang X, Xu L, Xu X, et al. Dual-mode weaning strategy for difficult-weaning tracheotomy patients: a feasibility study. Anesth Analg. 2012;115(3):597-604.

Elkins M, Dentice R. Inspiratory muscle training facilitates weaning from mechanical ventilation among patients in the intensive care unit: a systematic review. J Physiother. 2015;61(3):125-34.

Fabry B, Haberthür C, Zappe D, Guttmann J, Kuhlen R, Stocker R. Breathing pattern and additional work of breathing in spontaneously breathing patients with different ventilator demandsduring inspiratory pressure support and automatic tube compensation. Intensive Care Med. 1997;23(5):545-52.

Ferrer M, Valencia M, Nicolas JM, Bernadich O, Badia JR, Torres A. Early noninvasive ventilation averts extubation failure in patients at risk: a randomized trial. Am J Respir Crit Care Med. 2006;173(2):164-70.

Gomes Silva BN, Andriolo RB, Saconato H, Atallah AN, Valente O. Early versus late tracheostomy for critically ill patients. Cochrane Database Syst Rev. 2012;(3):CD007271.

Haas CF, Loik PS. Ventilator discontinuation protocols. Respir Care. 2012;57(10):1649-62.

Hess DR. The role of noninvasive ventilation in the ventilator discontinuation process. Respir Care. 2012;57(10):1619-25.

Jubran A, Grant BJB, Duffner LA, Collins EG, Lanuza DM, Hoffman LA, et al. Effect of pressure support versus unassisted breathing through a tracheostomy collar on weaning duration in patients requiring prolonged mechanical ventilation: a randomized trial. JAMA. 2013;309(7):671-77.

Macintyre NR. Evidence-based assessments in the ventilator discontinuation process. Respir Care. 2012;57(10):1611-8.

Mechanick JI, Brett EM. Endocrine and metabolic issues in the management of the chronically critically ill patient. Crit Care Clin. 2002;18(3):619-41.

Nava S, Gregoretti C, Fanfulla F, Squadrone E, Grassi M, Carlucci A, et al. Noninvasive ventilation to prevent respiratory failure af- ter extubation in high-risk patients. Crit Care Med. 2005;33(11):2465-70.

Nemer SN, Barbas CS. Predictive parameters for weaning from mechanical ventilation. J Bras Pneumol. 2011;37(5):669-79.

Ornico SR, Lobo SM, Sanches HS, Deberaldini M, Tófoli LT, Vidal AM, et al. Noninvasive ventilation immediately after extubation improves weaning outcome after acute respiratory failure: a randomized controlled trial. Crit Care. 2013;17(2):R39.

Pluijms WA, van Mook WN, Wittekamp BH, Bergmans DC. Postextubation laryngeal edema and stridor resulting in respiratory failure in critically ill adult patients: updated review. Crit Care. 2015;19:295.

Powers SK, Kavazis AN, Levine S. Prolonged mechanical ventilation alters diaphragmatic structure and function. Crit Care Med. 2009;37(10 Suppl):S347-53.

Rose L, Schultz MJ, Cardwell CR, Jouvet P, McAuley DF, Blackwood B. Automated versus non-automated weaning for reducing the duration of mechanical ventilation for critically ill adults and children: a Cochrane systematic review and meta-analysis. Crit Care. 2015;19:48.

Sakurai D, Kanzato R. Assistência ventilatória ajustada neuralmente. Pulmão RJ. 2011;20(3):29-33.

White AC. Long-term mechanical ventilation: management strategies. Respir Care. 2012;57(6):889-97.

White V, Currey J, Botti M. Multidisciplinary team developed and implemented protocols to assist mechanical ventilation weaning: a systematic review of literature. Worldviews Evid Based Nurs. 2011;8(1):51-9.

Ydemann M, Eddelien HS, Lauritsen AØ. Treatment of critical illness polyneuropathy and/or myopathy: a systematic review. Dan Med J. 2012;59(10):A4511.

Zhu F, Liu ZL, Long X, Wu XD, Zhou J, Bai CX, et al. Effect of noninvasive positive pressure ventilation on weaning success in patients receiving invasive mechanical ventilation: a meta-analysis. Chin Med J (Engl). 2013;126(7):1337-43.

24 Fisiopatologia e Ventilação Mecânica na Síndrome do Desconforto Respiratório Agudo

Maria da Glória Rodrigues Machado • Daniel da Cunha Ribeiro • Erica Aranha Suzumura

INTRODUÇÃO

A síndrome do desconforto respiratório agudo (SDRA) caracteriza-se por edema pulmonar não cardiogênico, associado a infiltrados pulmonares bilaterais, resultante de várias etiologias. Seus fatores precipitantes são classificados como primários, quando a lesão é direta sobre o pulmão, e secundários ou indiretos, quando são extrapulmonares e a lesão pulmonar ocorre pela ativação do processo inflamatório sistêmico. De acordo com os fatores precipitantes, diretos ou indiretos, a SDRA é denominada pulmonar ou extrapulmonar, respectivamente. As características clínicas principais são hipoxemia refratária à oxigenoterapia, redução da complacência pulmonar e infiltrado bilateral difuso à radiografia. O principal mecanismo de hipoxemia é o *shunt*, caracterizado por unidades alveolares perfundidas, porém não ventiladas. Em razão da grande heterogeneidade do comprometimento do parênquima pulmonar, outros mecanismos de hipoxemia podem também estar presentes. Na tomografia computadorizada (TC), diferentemente da radiografia, observa-se que a SDRA é uma doença heterogênea, com atelectasia compressiva nas regiões dependentes do pulmão. A mortalidade permanece alta, sendo a disfunção/falência de múltiplos órgãos a causa mais frequente. Até o momento, não existe tratamento farmacológico específico para prevenção e tratamento da SDRA, e estratégias de ventilação mecânica (VM) de proteção pulmonar representam a única terapia de suporte que claramente melhora a sobrevida em pacientes com SDRA. A manutenção de níveis adequados de oxigenação para preservar a oferta aos órgãos-alvo e a excreção do CO_2 para preservar o pH são importantes aspectos da VM. A estratégia ótima deve também priorizar a prevenção de lesões pulmonares, enquanto mantém a troca gasosa adequada.

CLASSIFICAÇÃO DA GRAVIDADE DA SDRA

A SDRA foi descrita pela primeira vez por Ashbaugh *et al.* (1967) em uma série de 12 pacientes admitidos em unidade de terapia intensiva (UTI) que apresentavam insuficiência respiratória aguda grave, necessitando de VM. As características clínicas eram taquipneia associada a hipoxemia refratária à oxigenoterapia, redução da complacência pulmonar e infiltrado bilateral difuso à radiografia, com alta taxa de mortalidade (60%). Após esta descrição, esforços foram concentrados para estabelecer uma definição acurada dessa síndrome, para propostas clínicas e de pesquisa.

Em 1988, Murray *et al.* propuseram uma nova definição da SDRA. Esses autores utilizaram quatro escores de lesão pulmonar (LIS, *lung injury score*) com pontuação variando de zero a 4, dependendo da gravidade. Os escores de lesão pulmonar utilizados foram complacência do sistema respiratório, alterações radiológicas, índice de oxigenação e nível de pressão positiva expiratória final aplicada (PEEP, *positive end-expiratory pressure*). O total de escore de zero significava sem lesão pulmonar, entre 1 e 2,5 lesão pulmonar leve a moderada, e acima de 2,5 lesão pulmonar grave ou SDRA. Embora essa definição ofereça um método quantitativo para acompanhar as variáveis fisiológicas e demonstre que a gravidade da lesão pulmonar é variável e modifica-se com o tempo, ela apresenta a desvantagem da não inclusão de critério específico para excluir o diagnóstico de edema pulmonar cardiogênico.

Em 1994, uma nova definição foi apresentada pela American-European Consensus Conference on ARDS Committee (Bernard *et al.*, 1994), com a introdução de um novo termo – lesão pulmonar aguda (LPA). De acordo com esta definição, a SDRA e a LPA apresentam início agudo, infiltrado bilateral difuso à radiografia, redução da complacência e hipoxemia refratária a altas taxas de fração inspirada de oxigênio (FiO_2). O edema pulmonar deveria ser de origem não cardiogênica, constatada pela pressão capilar pulmonar inferior a 18 mmHg, sem qualquer sinal evidente de hipertensão atrial. A distinção entre a LPA e a SDRA era feita pela gravidade da hipoxemia. O índice de oxigenação, definido pela relação entre a pressão arterial de oxigênio e a fração inspirada de oxigênio (PaO_2/FiO_2), determinava a diferenciação entre elas. A LPA caracterizava-se por $PaO_2/FiO_2 < 300$ mmHg e a SDRA < 200 mmHg, definindo a SDRA como a forma mais grave de LPA. Entretanto, essa definição apresentava limitações, pois não definia o termo agudo, bem como o nível de pressão positiva expiratória final (PEEP) e a FiO_2 utilizados no momento do diagnóstico, que interferem significativamente no cálculo do índice de oxigenação (Crimi e Slutsky, 2004).

Em 2011, a European Society of Intensive Care Medicine revisou a definição de SDRA publicada em 1994 e, em 2012, foi publicado o Consenso de Berlim (Tabela 24.1). Nesta definição, o termo LPA foi removido e a SDRA classificada em leve, moderada e grave, de acordo com o índice de oxigenação. O nível mínimo de 5 cmH_2O de PEEP, aplicado durante a ventilação não invasiva (SDRA leve) ou invasiva (SDRA moderada e grave), tornou-se necessário para o diagnóstico de SDRA. O termo "início agudo" foi definido como 1 semana depois da ocorrência de um fator desencadeador conhecido ou piora dos sintomas respiratórios. As alterações da radiografia de tórax, com opacidades pulmonares bilaterais, consistentes com edema (não totalmente explicadas por derrame, colapso pulmonar, ou nódulos), foram mantidas. Tais alterações poderiam ser reconhecidas também em imagens obtidas por TC de tórax. A necessidade do cateter de Swan-Ganz para medida da pressão capilar pulmonar foi abolida.

O diagnóstico de SDRA pode ser feito se a insuficiência respiratória não for totalmente explicada por insuficiência cardíaca ou sobrecarga hídrica. Caso não seja identificado um fator de risco para SDRA, deve-se fazer uma avaliação objetiva (ecocardiografia) para excluir edema hidrostático e afastar edema de causa primariamente cardiogênica (Ferguson *et al.*, 2012). A definição de Berlim supera as demais por não ser apenas o resultado de opiniões de especialistas, mas por resultar dos testes de seus componentes objetivos em grandes estudos epidemiológicos disponíveis.

FATORES PREDISPONENTES DA SDRA

Os fatores precipitantes da SDRA são classificados como primários, quando a lesão é direta sobre o pulmão (aspiração de conteúdo gástrico, infecção pulmonar difusa, quase afogamento, contusão pulmonar, inalação de gases tóxicos e lesão por altos volumes utilizados em VM), e secundários ou indiretos (choque, sepse extrapulmonar, politrauma, politransfusão, pancreatite aguda, embolia gordurosa, coagulação intravascular disseminada, intoxicação por substâncias, circulação extracorpórea, lesão cerebral aguda), quando são extrapulmonares e a lesão pulmonar ocorre pela ativação do processo inflamatório sistêmico. De acordo com os fatores precipitantes, diretos ou indiretos, a SDRA é denominada pulmonar ou extrapulmonar, respectivamente (Gattinoni *et al.*, 1998). A pneumonia e o choque são as causas mais comuns da SDRA.

FISIOPATOLOGIA

Os mecanismos envolvidos na disfunção da barreira alvéolo-capilar e o edema pulmonar, características marcantes da SDRA, ainda não estão bem estabelecidos. Vários estudos apontam para lesão inflamatória da membrana alvéolo-capilar como o mecanismo patogênico central dessa síndrome. Mediadores celulares e humorais, além do estresse oxidativo, estão envolvidos na fisiopatologia dessa síndrome, sendo a ativação de neutrófilos considerada a resposta mais importante. O endotélio vascular pulmonar é um dos alvos mais importantes de vários insultos. Sua lesão e/ou disfunção estão presentes em pacientes e em modelos animais de sepse e SDRA, com envolvimento da resposta infamatória aguda e do sistema de coagulação/fibrinólise.

A Figura 24.1 mostra a membrana alvéolo-capilar normal (lado esquerdo) e as alterações induzidas pela SDRA (Ware e Mathay, 2000). A fase aguda é caracterizada por aumento da permeabilidade capilar e influxo de edema rico em proteínas para o interior dos espaços alveolares. A perda da integridade epitelial na SDRA tem várias consequências. Normalmente, a barreira epitelial é muito menos permeável que a barreira endotelial. Entretanto, a presença de lesão epitelial pode contribuir para o vazamento vascular. A perda da integridade epitelial compromete também a remoção do edema por parte dos pneumócitos. Adicionalmente, a lesão do pneumócito do tipo II compromete a produção, a composição e a função do surfactante, contribuindo para o colapso alveolar e para a anormalidade de troca gasosa. Finalmente, se a lesão do epitélio alveolar é grave, o reparo epitelial desorganizado pode conduzir à fibrose.

As citocinas e outros compostos pró-inflamatórios iniciam e amplificam a resposta inflamatória, e o balanço entre as citocinas pró e anti-inflamatórias é muito importante. O macrófago ativado secreta interleucinas (IL) (IL-1, IL-6, IL-8 e IL-10) e fator de necrose tumoral alfa (TNF-α), que estimulam a quimiotaxia e a ativação de neutrófilos. Os neutrófilos liberam oxidantes, protease, leucotrienos e fator ativador de plaquetas (PAF, *platelet-activating factor*).

O envolvimento de mediadores inflamatórios na SDRA tem sido muito investigado, e a lesão tecidual mediada por estresse oxidativo é considerada muito importante na sua patogênese. Existem várias causas potenciais de estresse oxidativo

Tabela 24.1 Definição da síndrome do desconforto respiratório: definição de Berlim.

Aspecto	Leve	Moderada	Grave
Hipoxemia PaO_2/FiO_2	201 a 300 CPAP ou PEEP > 5 cmH_2O	101 a 200 VMC PEEP > 5 cmH_2O	≤ 100 VMC PEEP > 5 cmH_2O
Tempo de instalação	Hipoxemia e mudanças radiológicas devem ocorrer em um intervalo de até 7 dias após uma agressão clínica conhecida ou nova ou piora dos sintomas respiratórios		
Origem do edema	Não totalmente explicado por hipervolemia ou insuficiência cardíaca. Necessidade de avaliação objetiva (ecocardiografia) para excluir edema hidrostático se fator de risco não estiver presente		
Radiografia	Opacidades bilaterais à radiografia ou na TC de tórax, não resultantes de derrame pleural ou atelectasias		

VMC: ventilação mecânica controlada; PEEP: *positive end-expiratory pressure* (pressão positiva expiratória final); CPAP: *continuous positive airway pressure* (pressão positiva contínua na via aérea); TC: tomografia computadorizada.

Fonte: Ferguson *et al.* (2012).

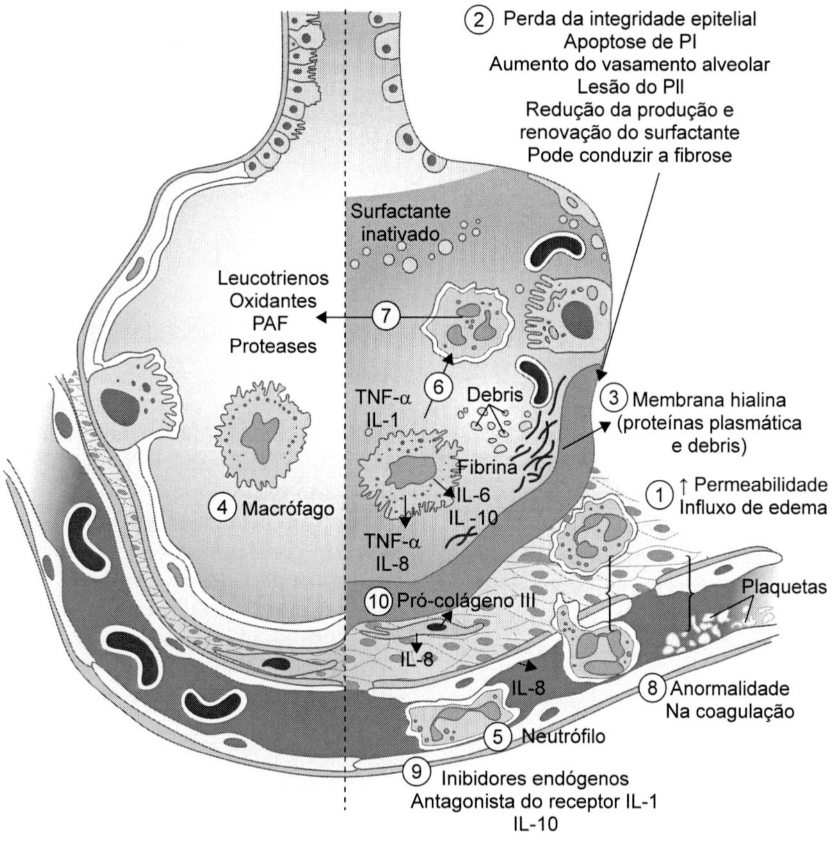

Figura 24.1 Membrana alvéolo-capilar normal (lado esquerdo). No lado direito, observa-se aumento da permeabilidade capilar (1), perda da integridade epitelial (2), membrana hialina (3), macrófago ativado (4), rolamento, adesão e transmigração do neutrófilo (5), quimiotaxia e ativação dos macrófagos (6), liberação de vários mediadores inflamatórios (7), anormalidade nos fatores de coagulação (8), e liberação de inibidores endógenos (9). Níveis de pró-colágeno III, precursor da síntese de colágeno, são elevados no compartimento alveolar mesmo no início do curso da doença (10). PI: pneumócito I; PII: pneumócito II; PAF: fator ativador de plaquetas; IL: interleucina. Adaptada de Ware e Mathay (2000).

intra e extracelular nesses pacientes (Tasaka *et al.*, 2008). Altas frações de oxigênio para alcançar a adequada oxigenação arterial, infecção ou inflamação extrapulmonar podem promover acúmulo de espécies reativas de oxigênio (ERO) e o consumo de fatores antioxidantes.

Após a fase aguda, alguns pacientes apresentam resolução rápida da doença. Outros, porém, evoluem com lesão pulmonar fibrótica que se correlaciona com risco aumentado de mortalidade, com presença de colágeno e fibronectina à necropsia.

Após 4 a 7 dias de duração da fase exsudativa, os mecanismos resolutivos são ativados. Na fase resolutiva, o edema alveolar é removido, melhorando a oxigenação, reduzindo a duração da VM e contribuindo para o aumento da sobrevida dos pacientes. As proteínas solúveis são removidas dos alvéolos por difusão entre as células epiteliais, e as insolúveis pelas células epiteliais (endocitose ou transcitose) e pelos macrófagos (fagicitose). Ocorrem proliferação e diferenciação do pneumócito II, restaurando a arquitetura alveolar e a capacidade de transporte de fluido do epitélio alveolar. O *clearance* dos neutrófilos é feito por apoptose.

Ao lado da visão clássica da fisiopatologia da SDRA, vários estudos demonstram o envolvimento do sistema renina-angiotensina (SRA) na fisiopatologia desta síndrome. A enzima conversora de angiotensina (ECA) forma angiotensina II (Ang II), considerada efetor-chave do SRA, contribuindo para a inflamação e a fibrinogênese. A ECA 2, enzima homóloga à ECA, exerce efeito fisiológico contrarregulatório no sistema respiratório, atenuando o dano pulmonar na SDRA (Imai *et al.*, 2005). Desse modo, os inibidores de ECA e os antagonistas de receptores AT_1, utilizados largamente na clínica, poderão ser avaliados como uma nova terapia para tratar a SDRA e a fibrose pulmonar. O SRA está envolvido também na lesão pulmonar induzida pela ventilação mecânica. Similarmente na SDRA, o bloqueio da formação da ECA ou o bloqueio do receptor AT_1 da Ang II também atenuam a VILI em modelos experimentais animais.

IDENTIFICAÇÃO DE PACIENTES COM RISCO PARA O DESENVOLVIMENTO DA SDRA

O reconhecimento de pacientes com risco de desenvolver SDRA é muito importante. O Quadro 24.1 apresenta escores de predição de SDRA (LIPS, *lung injury prediction score*). Escore maior que 3 tem 14% de chance de desenvolver SDRA, maior que 4 tem 18%, e maior que 5 tem 23%. Gajic *et al.* (2011) validaram este escore em um estudo prospectivo, multicêntrico, observacional, demonstrando que o modelo LIPS discrimina eficientemente entre pacientes com baixo risco de desenvolver SDRA e aqueles com alto risco.

TRATAMENTO

O tratamento da SDRA consiste em suporte respiratório e hemodinâmico, direcionados para tratar os fatores etiológicos e prevenir as complicações. Uma grande variedade de terapia

Quadro 24.1 Escores de predição de SDRA.

Condições predisponentes	Cirurgia de alto risco	Trauma de alto risco	Riscos modificáveis
Choque (2) Aspiração (2) Sepse (1) Pneumonia (1,5)	Coluna (1) Abdome agudo (2) Cardíaca (2,5) Aórtica vascular (3,5)	Lesão cerebral traumática (2) Inalação de fumaça (2) Quase afogamento (2) Contusão pulmonar (1,5) Fraturas múltiplas (1,5)	Abuso de álcool (1) Obesidade (1) Hipoalbuminemia (1) Quimioterapia (1) FiO_2 > 35% (> 4 ℓ/m) (2) Taquipneia (1,5) SpO_2 < 95% (1) Acidose (1,5) Diabetes (–1)

Obs.: os números em parênteses se referem a escores de cada situação.
Fonte: Gajic *et al.* (2011).

farmacológica tem sido estudada. Entretanto, a morbidade e a mortalidade de pacientes com SDRA ainda se apresentam elevadas. O tratamento medicamentoso desta síndrome está além do escopo deste capítulo e não será abordado.

A Figura 24.2 apresenta as opções terapêuticas potenciais para o tratamento da SDRA, de acordo com a gravidade. Em negrito, estão destacadas as possibilidades terapêuticas que precisam ser confirmadas em estudos clínicos prospectivos, controlados e randomizados.

VENTILAÇÃO MECÂNICA

O objetivo da VM é restaurar as trocas gasosas, mas com vistas à prevenção da VILI. Para tanto, baixos volumes correntes e baixas pressão de distensão alveolar e FiO_2 devem ser utilizados. O volume corrente baixo diminui a lesão cíclica inspiratória final que leva à hiperdistensão pulmonar, conhecida como volutrauma.

A opção pela estratégia ventilatória protetora deve ser levada em consideração em pacientes com SDRA e naqueles com riscos para desenvolvê-la. O primeiro relato deste método foi realizado por Amato *et al.* (1998), que demonstraram que o uso de baixas pressões de platô (< 30 cmH_2O) e altos valores de PEEP associados a baixos volumes correntes (6 mℓ/kg) mostrou-se eficaz, apresentando melhores desfechos clínicos em comparação aos pacientes submetidos à ventilação convencional (12 mℓ/kg).

O volume corrente, corrigido pelo peso predito, deve adequar-se à gravidade da síndrome. Para a obtenção do peso predito, é necessário conhecer a altura ou a envergadura do paciente. Na população brasileira adulta, a estatura pode ser

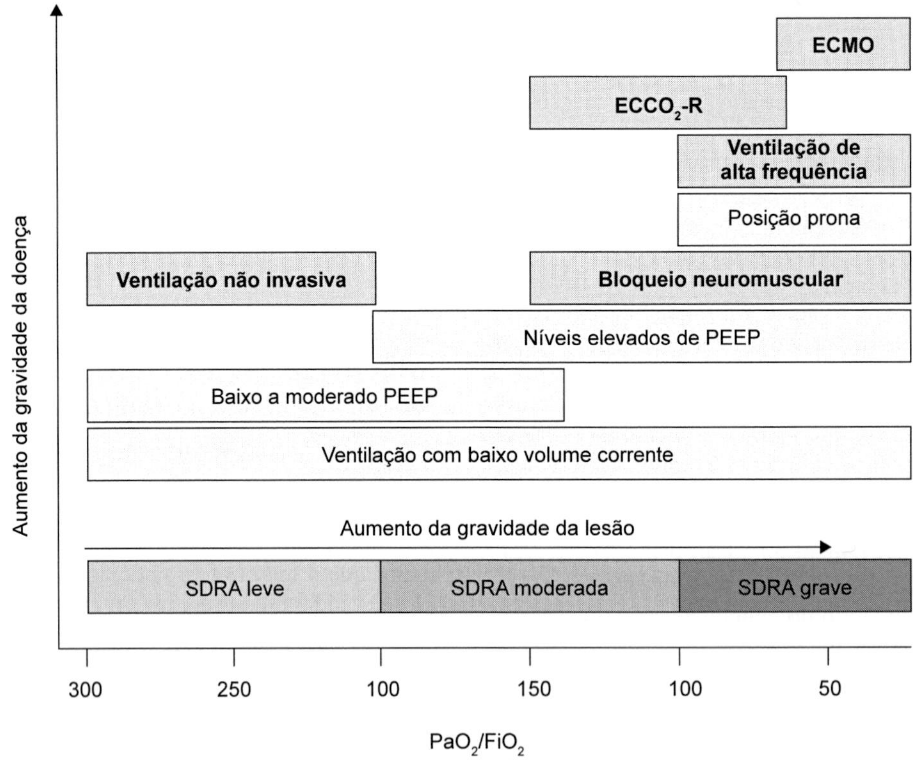

Figura 24.2 Opções terapêuticas de acordo com a gravidade da síndrome do desconforto respiratório agudo (SDRA), baseadas nas informações disponíveis atualmente. Em negrito, as possibilidades terapêuticas que precisam ser confirmadas em estudos clínicos prospectivos, controlados e randomizados. $ECCO_2$-R: remoção extracorpórea de CO_2; ECMO: oxigenação por membrana extracorpórea. Adaptada de Ferguson *et al.* (2012).

calculada dividindo-se a envergadura por 1,03 nas mulheres e 1,06 nos homens. Para obter o peso predito, recomenda-se o uso das fórmulas a seguir:

Homens: 50 + 0,91 × (altura em cm – 152,4)

Mulheres: 45,5 + 0,91 × (altura em cm – 152,4)

Driving pressure (pressão de distensão pulmonar)

Recentemente, um novo conceito tem ganhado destaque para monitorização do paciente com SDRA: *driving pressure* (pressão de distensão pulmonar), que corresponde à diferença entre a pressão de platô e a PEEP. *Driving pressure* é definida pela relação entre o volume corrente e a complacência do sistema respiratório, e não pelo peso corporal. A complacência do sistema respiratório relaciona-se com o pulmão aerado remanescente (pulmão funcional).

Modos ventilatórios

A ventilação por volume controlado (VCV, *volume control ventilation*) e a ventilação por pressão controlada (PCV, *pressure control ventilation*) são os modos ventilatórios mais utilizados na SDRA, com uma tendência de maior utilização desse último modo. A VCV é um modo ventilatório ciclado a volume, ou seja, a inspiração termina quando o volume corrente predeterminado é alcançado. O fluxo é preestabelecido e o tempo inspiratório depende do volume corrente e da taxa de fluxo inspiratório predeterminados. A pressão de pico relaciona-se diretamente com o volume corrente, o fluxo inspiratório e a resistência do sistema respiratório e, inversamente, com a complacência do sistema respiratório. O ciclo respiratório é desencadeado por tempo (modo controlado) ou pelo esforço do paciente (modo assistido-controlado).

A PCV é um modo ventilatório ciclado a tempo e assistido por pressão, caracterizado por um rápido aumento de pressão nas vias aéreas e um padrão de fluxo desacelerado. O ciclo respiratório é desencadeado por tempo (modo controlado) ou pelo esforço do paciente (modo assistido-controlado). Nesse modo ventilatório, a pressão e o tempo de pressão sustentada (tempo inspiratório) são predeterminados. O volume corrente varia com a impedância do sistema respiratório (resistência e complacência), o esforço do paciente (ciclos assistidos), o tempo inspiratório e a pressão predeterminados. Desse modo, o aumento da resistência da via aérea (broncoespasmo, secreção e edema de parede brônquica) e a redução da complacência do sistema respiratório (edema pulmonar, pneumotórax, derrame pleural, atelectasia) diminuem o volume corrente. A PEEP intrínseca, que ocorre quando há frequência respiratória elevada e consequente redução do tempo expiratório, também diminui o volume corrente.

Chacko *et al.* (2015) compararam a VCV e a PCV em pacientes adultos com SDRA em uma metanálise incluindo 1.089 pacientes adultos de 43 UTI de diferentes países. Os autores concluíram que os dados disponíveis dos estudos controlados e randomizados incluídos na metanálise foram insuficientes para confirmar ou refutar se a PCV ou a VCV oferecem qualquer vantagem para os pacientes em relação à morbimortalidade intra-hospitalar. Sendo assim, a opção de usar a PCV ou VCV dependerá da experiência da equipe.

A ventilação de alta frequência (HFOV, *high-frequency oscillatory ventilation*) e a ventilação com liberação de pressão nas vias aéreas (APRV, *airway pressure release ventilation*) têm sido propostas para tratar pacientes com insuficiência respiratória refratária à hipoxemia enquanto previne a VILI. A HFOV fornece volume corrente muito pequeno, com uma pressão de via aérea constante (relativamente baixa), evitando o volutrauma e o atelectrauma, respectivamente. Até agora, esse modo ventilatório tem sido usado na SDRA precoce, como estratégia protetora, e em situações de resgate, quando a VM convencional é incapaz de manter a oxigenação e a ventilação adequadas. A APRV proporciona uma maior pressão nas vias aéreas, favorecendo o recrutamento, e possibilita a respiração espontânea, que apresenta benefícios potenciais para diminuir a sedação e a duração da VM e a melhora do desempenho cardíaco. Segundo Facchin e Fan (2015), estas estratégias ventilatórias não devem ser empregadas rotineiramente na SDRA grave, mas podem ser consideradas em casos específicos e em ensaios clínicos.

PEEP

A PEEP aumenta a capacidade residual funcional, evitando o colapso alveolar e das vias aéreas, diminui a resistência das vias aéreas e melhora a oxigenação e a complacência do sistema respiratório. Além disso, aumenta a área disponível para as trocas gasosas e desloca o edema pulmonar alveolar para o interstício peribronquiolar. Como o pulmão se torna mais homogêneo, a relação ventilação/perfusão melhora. Entretanto, sua aplicação pode ter limitações importantes em virtude das repercussões hemodinâmicas.

O nível ótimo de PEEP em pacientes com SDRA ainda é muito discutido. Mercat *et al.* (2008) sugerem que altos níveis de PEEP podem ser mais benéficos em relação a oxigenação, mecânica ventilatória, dias sem ventilador e disfunção orgânica. Além disso, o nível elevado de PEEP tendeu a ser mais benéfico em termos de sobrevivência no subgrupo de pacientes com SDRA moderada a grave, nos quais o nível de recrutabilidade pulmonar é maior.

As estratégias de titulação da PEEP tentam contrabalançar os efeitos benéficos sobre a oxigenação arterial e a prevenção do colapso alveolar cíclico com o efeito negativo de hiperdistensão alveolar. Um método utilizado para a titulação PEEP é a Tabela PEEP *versus* FiO_2, que prioriza o suporte para oxigenação arterial (Quadro 24.2). Outros métodos estabelecem PEEP com base em parâmetros mecânicos, como a pressão do platô, a complacência do sistema respiratório ou a pressão transpulmonar. Nenhum método único de titulação de PEEP demonstrou melhorar os resultados clínicos em comparação a outras abordagens de estabelecimento de PEEP. Os ensaios futuros devem centrar-se na identificação dos doentes que respondem a uma PEEP mais elevada com recrutamento e em resultados clinicamente importantes, como a mortalidade.

Recrutamento alveolar

Manobra de recrutamento alveolar consiste em aumentar a pressão transpulmonar de maneira breve e controlada, visando a abrir unidades pulmonares colapsadas, aumentar o volume pulmonar aerado, melhorar as trocas gasosas e a mecânica pulmonar (Kacmarek e Kallet, 2007).

Durante o recrutamento, a pressão transpulmonar ultrapassa a pressão de abertura dos alvéolos colapsados. Uma vez recrutadas, a pressão necessária para evitar novo colapso é menor que a pressão necessária para abrir as unidades colapsadas. Assim, tenta-se obter maior volume pulmonar aerado após o recrutamento, em comparação ao estado pré-recrutamento, para um mesmo nível de pressão (Figura 24.3).

Quadro 24.2 Combinações de PEEP baixa e alta *versus* FiO_2.

PEEP baixa													
FiO_2	0,3	0,4	0,4	0,5	0,5	0,6	0,7	0,7	0,7	0,8	0,9	0,9	0,9	1
PEEP	5	5	8	8	10	10	10	12	14	14	14	16	18	18 a 24
PEEP alta (SDRA moderada a grave)														
FiO_2	0,3	0,3	0,3	0,3	0,3	0,4	0,4	0,5	0,5	0,5 a 0,8	0,8	0,9	1	
PEEP	5	8	10	12	14	14	16	16	18	20	22	22	22 a 24	

Fonte: Brower *et al.* (2004).

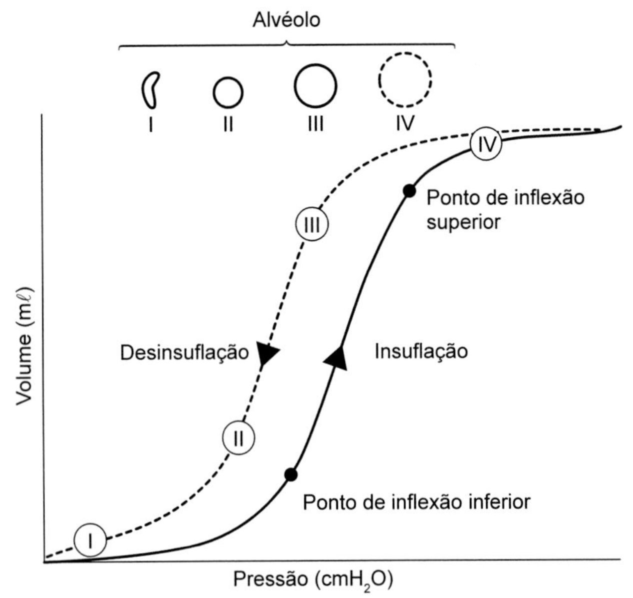

Figura 24.3 Curva pressão-volume. Durante a insuflação (*linha contínua*), a pressão transpulmonar ultrapassa a pressão de abertura dos alvéolos colapsados (*upper inflection point*). Após recrutamento, durante a desinsuflação (linha tracejada), o volume pulmonar é maior para um mesmo nível de pressão. Adaptada de Suzumura *et al.* (2016).

O conceito de recrutamento alveolar foi proposto há mais de 20 anos, entretanto os resultados de estudos experimentais e estudos clínicos são controversos. Os efeitos do recrutamento alveolar na oxigenação e na mecânica do sistema respiratório estão bem descritos. No entanto, apesar de as evidências apontarem um potencial benefício das manobras de recrutamento alveolar em desfechos clínicos relevantes, como óbito, o resultado do maior estudo randomizado, multicêntrico, pragmático, comparando o efeito da estratégia de recrutamento alveolar máximo com titulação da PEEP pela complacência estática do sistema respiratório *versus* estratégia-padrão do Acute Respiratory Distress Syndrome Network (ARDSNet), apontou piora nos desfechos em pacientes com SDRA (Writing Group for the Alveolar Recruitment for Acute Respiratory Distress Syndrome Trial [ART] Investigators *et al.*, 2017).

Nos 1.010 pacientes com SDRA moderada a grave randomizados no estudo, a manobra de recrutamento alveolar atingindo pressão máxima de 50 cmH_2O esteve relacionada com maior mortalidade em 28 dias (55,3% × 49,3%, *Hazard Ratio* 1,20; IC95% 1,01 a 1,42; p = 0,041) e 6 meses (65,3% × 59,9%; *Hazard Ratio* 1,18; IC95% 1,01 a 1,38; p = 0,04), reduziu o número de dias livres de ventilação mecânica (média 5,3 dias × 6,4 dias; IC95% -2,1 a -0,1; p = 0,03), aumentou o risco de pneumotórax com necessidade de drenagem em até 7 dias (3,2% × 1,2%; diferença de riscos 2%; IC95% 0,2 a 3,8; p = 0,03) e o risco de barotrauma (5,6% × 1,6%; diferença de riscos 4%; IC 95% 1,5 a 6,5; p = 0,001). Não houve diferença significativa na mortalidade na UTI, mortalidade hospitalar, no tempo de internação na UTI e no hospital. Assim, a manobra de recrutamento com titulação de PEEP está relacionada com maior mortalidade, e os achados do estudo não suportam o seu uso rotineiro na prática clínica (Writing Group for the Alveolar Recruitment for Acute Respiratory Distress Syndrome Trial [ART] Investigators *et al.*, 2017).

FREQUÊNCIA RESPIRATÓRIA

Segundo Holets e Hubmayr (2012), especialistas sugerem que a maioria dos pacientes com insuficiência respiratória requer uma frequência respiratória entre 20 e 30 irpm de acordo com as necessidades metabólicas.

OXIGENAÇÃO

A oxigenação deve ser otimizada utilizando-se a menor FiO_2 capaz de promover uma $SpO_2 \geq 92\%$ nos pacientes em todas as categorias de gravidade. Vale lembrar que a toxicidade inerente às altas FiO_2 e da denitrogenação, secundária ao tratamento com altos valores desse gás, pode aumentar as áreas de atelectasia por absorção.

O principal mecanismo para a melhora da oxigenação dos pacientes com SDRA é o uso da PEEP. Vários estudos tentaram demonstrar a influência da PEEP nos desfechos primários em pacientes com SDRA. Entretanto, provavelmente ocasionado por viés populacional, o uso de altos valores de PEEP isoladamente não demonstrou redução na mortalidade após alta hospitalar. Um achado importante dos estudos foi uma melhora significativa nos parâmetros de oxigenação e a diminuição da necessidade de terapias de resgate. Nos casos de SDRA leve, recomenda-se utilizar o quadro PEEP baixa *versus* FiO_2 (ver Quadro 24.2). Nos casos de SDRA moderada e grave, recomenda-se utilizar a estratégia PEEP decremental.

POSIÇÃO PRONA

Em condições normais, durante a respiração espontânea, tanto a ventilação quanto a perfusão pulmonar são maiores nas regiões dependentes da gravidade. Na posição ortostática, a região dependente corresponde às bases pulmonares, em decúbito supino à região dorsal e em decúbito lateral ao hemitórax apoiado (Figura 24.4). Entretanto, a ventilação e a perfusão não se distribuem de maneira homogênea, em virtude do gradiente de pressão intrapleural (em torno de 7 cmH_2O ou 5 mmHg) e vascular (em torno de 26 mmHg) entre a base e o ápice pulmonar. Como o gradiente de pressão do fluxo

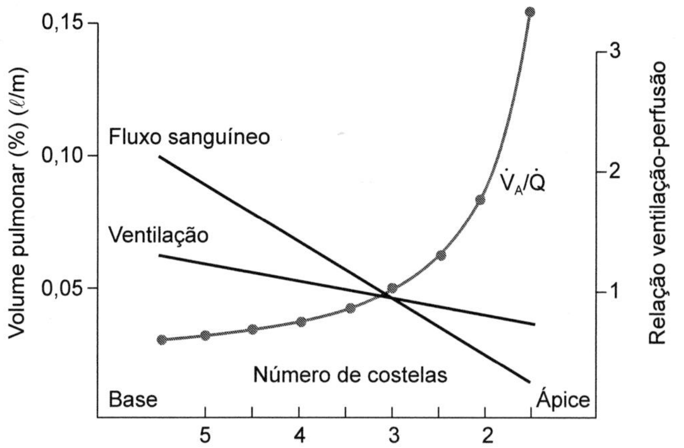

Figura 24.4 Distribuição da ventilação (V) e do fluxo sanguíneo (Q, perfusão pulmonar) e relação V/Q em posição ortostática. A inclinação das retas se relaciona com a heterogeneidade da distribuição da V e Q. Adaptada de West (2014).

sanguíneo é maior, a sua distribuição é mais heterogênea que a ventilação (maior inclinação da reta do fluxo sanguíneo em relação ao da ventilação).

Na região dependente, a perfusão supera a ventilação, e, na região não dependente, a ventilação supera a perfusão. Consequentemente, a relação ventilação/perfusão é menor na região dependente e maior na região não dependente, correspondendo à base e ao ápice pulmonar com o indivíduo em posição ortostática. Apesar de a relação V/Q ser maior no ápice pulmonar, a troca gasosa é maior na base pulmonar. Nos decúbitos supino/prono e lateral, a altura do pulmão é menor, o gradiente de pressão diminui e a distribuição tanto da ventilação quanto da perfusão se torna mais homogênea.

Diferentemente, em decúbito prono, a ventilação é maior na região não dependente, ou seja, na região dorsal dos pulmões. A redistribuição da ventilação na posição prona decorre da reversão do gradiente de pressão pleural vertical, tornando-se mais negativo (mais subatmosférico) nas regiões dorsais. A Figura 24.5 mostra que as variações da pressão pleural e abdominal mudam com a posição do corpo e influenciam a forma e a posição do diafragma. Como pode ser observado nas posições supina (6A) e prona (6B), a pressão abdominal é maior nas regiões dependentes, comprimindo os pulmões na região dorsocaudal. Na posição supina, além do peso das vísceras abdominais, o próprio peso do pulmão e do coração contribui ainda mais para diminuir a negatividade da pressão pleural (torná-la menos subatmosférica) e reduzir a pressão transpulmonar (pressão de distensão pulmonar). A SDRA apresenta mais um agravante: o edema pulmonar, que aumenta o peso

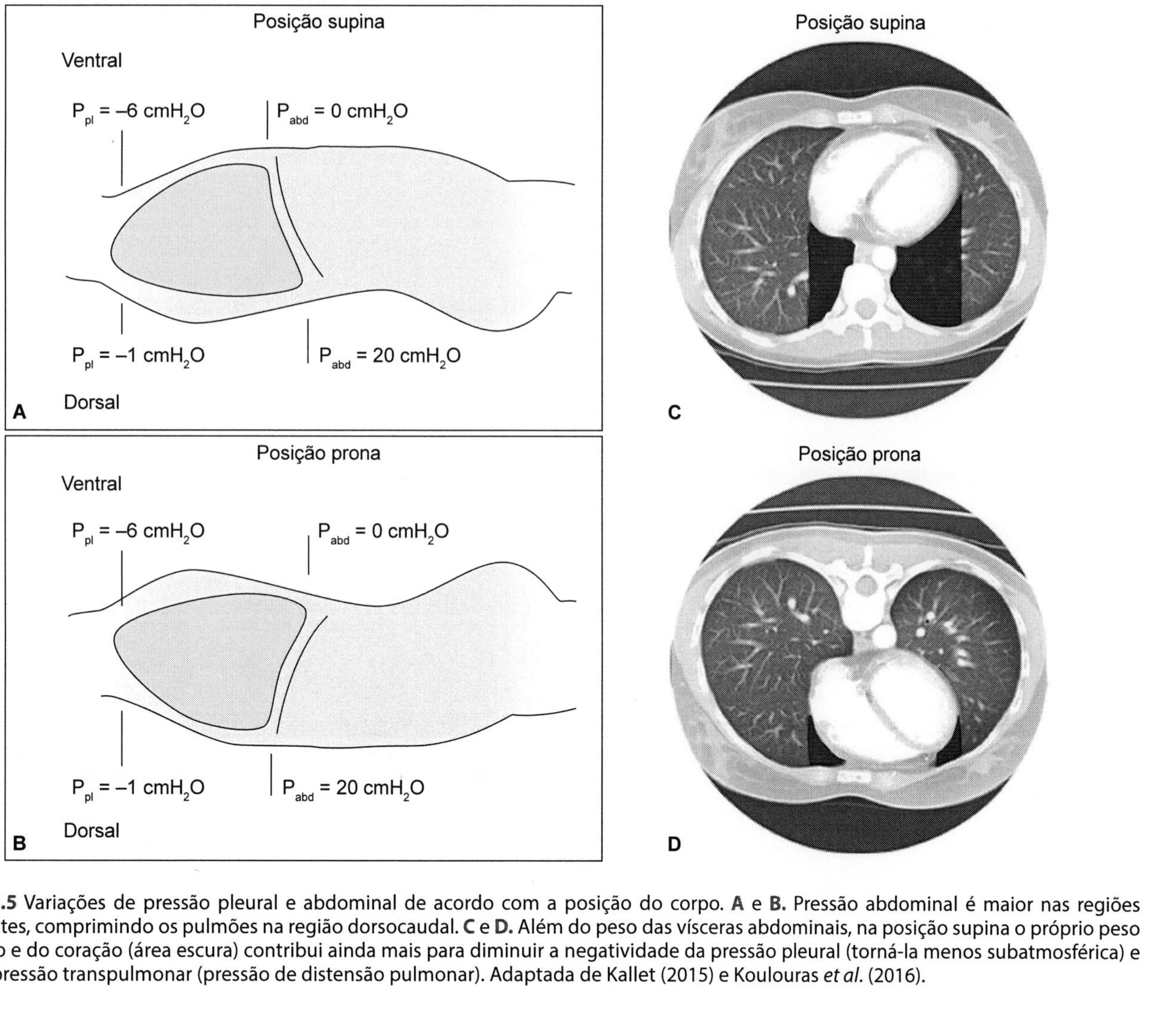

Figura 24.5 Variações de pressão pleural e abdominal de acordo com a posição do corpo. **A** e **B**. Pressão abdominal é maior nas regiões dependentes, comprimindo os pulmões na região dorsocaudal. **C** e **D**. Além do peso das vísceras abdominais, na posição supina o próprio peso do pulmão e do coração (área escura) contribui ainda mais para diminuir a negatividade da pressão pleural (torná-la menos subatmosférica) e reduzir a pressão transpulmonar (pressão de distensão pulmonar). Adaptada de Kallet (2015) e Koulouras *et al.* (2016).

do pulmão e diminui ainda mais a negatividade da pressão intrapleural. Dessa maneira, há piora da relação V/Q e o aparecimento da hipoxemia.

O uso da posição prona vem ganhando espaço nos últimos anos, evidenciando uma melhora importante na oxigenação dos pacientes com SDRA. Recentemente, um estudo multicêntrico, prospectivo, controlado e randomizado denominado PROSEVA (2013) avaliou os efeitos da posição prona em pacientes com SDRA grave. Nele, foi demonstrada redução na mortalidade em 28 e 90 dias dos pacientes com SDRA grave submetidos à posição prona precoce e por longos períodos de pelo menos 16 h diárias.

A Figura 24.6 mostra a distribuição das densidades pulmonares na SDRA, predominantemente nas regiões dependentes na posição supina. Os alvéolos situados na região dependente dos pulmões são menos expandidos que na região não dependente (Figura 24.6 A). Esta situação se inverte na posição prona (Figura 24.6 C). As Figura 24.6 B e D mostram o efeito da inspiração na distribuição das densidades pulmonares, nas posições supina e prona.

Este procedimento necessita de um programa de implementação na UTI para evitar as complicações durante o manuseio do paciente. Uma equipe treinada para tal diminui consideravelmente a prevalência de eventos adversos relacionados com este posicionamento. A única contraindicação absoluta para a posição prona é a fratura instável de coluna vertebral. Todas as outras contraindicações (Quadro 24.3) são relativas, e o equilíbrio entre benefícios deve favorecer a posição prona.

VENTILAÇÃO NÃO INVASIVA (VNI)

A VNI reduz o trabalho respiratório e o *shunt* intrapulmonar, melhorando, assim, a troca gasosa. Além disso, tem a vantagem de evitar a sedação profunda e reduzir o risco de pneumonia nosocomial. Entretanto, seu uso ainda está em debate por causa dos riscos elevados de falha e do atraso da entubação traqueal e da instituição da VM. De acordo com Rittayamai e Brochard (2015), a evidência para o uso da VNI em pacientes com SDRA é limitada, podendo ser discutida somente para pacientes com SDRA leve a moderada ($PaO_2/FiO_2 > 150$). O risco de VILI associada aos grandes volumes correntes da VNI não pode ser descartado, embora não tenha sido comprovado.

As cânulas nasais de alto fluxo (HFNC) podem representar uma alternativa válida para substituir a VNI. Este dispositivo fornece alto fluxo de oxigênio aquecido e umidificado pelo nariz, sendo capaz de reduzir o trabalho de respiração, melhorar a oxigenação e o *clearance* de CO_2 e aumentar o volume expiratório final (capacidade residual funcional) do pulmão. Recentemente, Frat *et al.* (2015) compararam o uso do HFNC com VNI e oxigenoterapia em pacientes com insuficiência respiratória hipoxêmica aguda ($FiO_2 < 300$) sem hipercapnia. O desfecho primário foi avaliar a proporção de pacientes entubados no 28º dia e os secundários incluíram todas as causas de mortalidade aos 90 dias e o número de dias livre da VM no 28º dia. Esses autores observaram que a taxa de mortalidade foi similar nos três grupos e que houve uma redução significativa na taxa de mortalidade no grupo HFNC aos 90 dias.

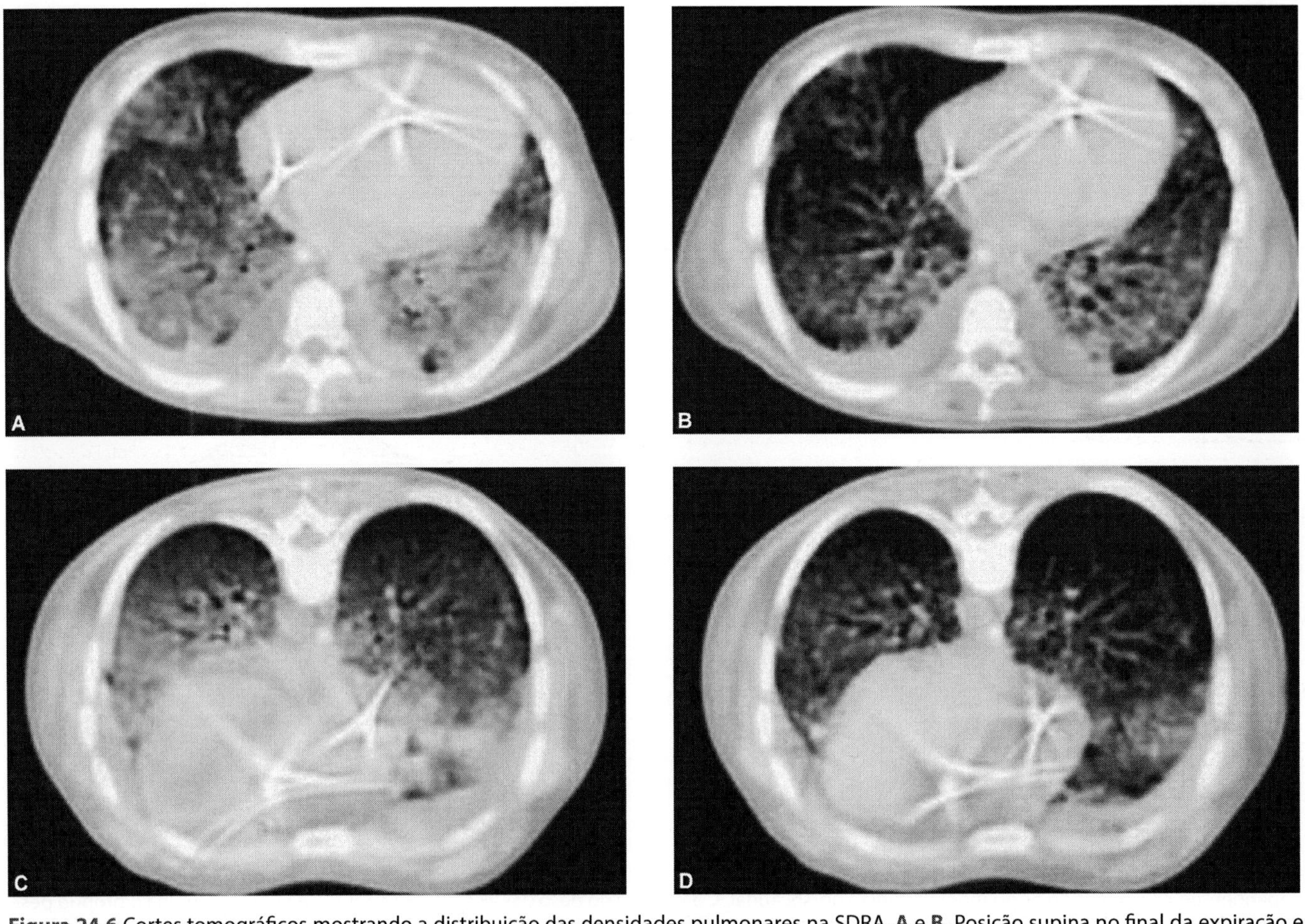

Figura 24.6 Cortes tomográficos mostrando a distribuição das densidades pulmonares na SDRA. **A** e **B.** Posição supina no final da expiração e inspiração, respectivamente. **C** e **D.** Posição prona no final da expiração e inspiração, respectivamente. Adaptada de Pelosi *et al.* (2002).

Quadro 24.3 Contraindicações da posição prona definidas por diferentes ensaios clínicos.

Gattinoni *et al.* (2001)	Guérin *et al.* (2004; 2013)	Mancebo *et al.* (2006)	Taccone *et al.* (2009)
Edema cerebral ou HIC	PIC > 30 mmHg ou PPC < 60 mmHg	Trauma craniano e/ou suspeita de HIC	HIC
	Hemoptise maciça requerendo procedimento cirúrgico ou radiológico intervencional		
	Cirurgia traqueal ou esternotomia durante os 15 dias prévios para acesso de via aérea		
	Trauma facial grave ou cirurgia facial durante os 15 dias prévios		
	TVP tratada com tempo inferior a 2 dias		
	Marca-passo inserido nos últimos 2 dias		
Fratura da coluna	Fratura instável da coluna, de fêmur ou pélvica	Fratura de coluna e/ou pélvica	Fratura de coluna e/ou pélvica
Instabilidade hemodinâmica	PAM < 65 mmHg Gravidez Tubo torácico anterior		

HIC: hipertensão intracraniana; PIC: pressão intracraniana; TVP: trombose venosa profunda; PAM: pressão arterial média.

Fonte: Bein *et al.* (2016).

BIBLIOGRAFIA

Acute Respiratory Distress Syndrome Network, Brower RG, Matthay MA, Morris A, Schoenfeld D, Thompson BT, et al. Ventilation with lower tidal volumes as compared with traditional tidal volumes for acute lung injury and the acute respiratory distress syndrome. N Engl J Med. 2000;342(18):1301-8.

Alhazzani W, Alshahrani M, Jaeschke R, Forel JM, Papazian L, Sevransky J, et al. Neuromuscular blocking agents in acute respiratory distress syndrome: a systematic review and meta-analysis of randomized controlled trials. Crit Care. 2013;17(2):R43.

Amato MB, Barbas CS, Medeiros DM, Magaldi RB, Schettino GP, Lorenzi-Filho G, et al. Effect of a protective-ventilation strategy on mortality in the acute respiratory distress syndrome. N Engl J Med. 1998;338(6):347-54.

Amato MB, Meade MO, Slutsky AS, Brochard L, Costa EL, Schoenfeld DA, et al. Driving pressure and survival in acute respiratory distress syndrome. N Engl J Med. 2015;372(8):747-55.

Ashbaugh DG, Bigelow DB, Petty TL, Levine BE. Acute respiratory distress in adults. Lancet. 1967;2(7511):319-23.

Bein T, Grasso S, Moerer O, Quintel M, Guerin C, Deja M, et al. The standard of care of patients with ARDS. Ventilator settings and rescue therapies for refractory hypoxemia. Intensive Care Medicine. 2016;42:699-711.

Bernard GR, Artigas A, Brigham KL, Carlet J, Falke K, Hudson L, et al. The American-European Consensus Conference on ARDS. Definitions, mechanisms, relevant outcomes, and clinical trial coordination. Am J Respir Crit Care Med. 1994;149(3 Pt 1):818-24.

Berngard SC, Beitler JR, Malhotra A. Personalizing mechanical ventilation for acute respiratory distress syndrome. J Thorac Dis. 2016;8(3):E172-4.

Borges JB, Okamoto VN, Matos GF, Caramez MP, Arantes PR, Barros F, et al. Reversibility of lung collapse and hypoxemia in early acute respiratory distress syndrome. Am J Respir Crit Care Med. 2006;174(3):268-78.

Brower RG, Lanken PN, MacIntyre N, Matthay MA, Morris A, Ancukiewicz M, et al. Higher versus lower positive end-expiratory pressures in patients with the acute respiratory distress syndrome. N Engl J Med. 2004;351(4):327-36.

Chacko B, Peter JV, Tharyan P, John G, Jeyaseelan L. Pressure-controlled versus volume-controlled ventilation for acute respiratory failure due to acute lung injury (ALI) or acute respiratory distress syndrome (ARDS). Cochrane Database Syst Rev. 2015;1:CD008807.

Crimi E, Slutsky AS. Inflammation and the acute respiratory distress syndrome. Best Pract Res Clin Anaesthesiol. 2004;18(3):477-92.

Cruz FF, Weiss DJ, Rocco PR. Prospects and progress in cell therapy for acute respiratory distress syndrome. Expert Opin Biol Ther. 2016;16(11):1353-60.

Curley GF, Laffey JG, Zhang H, Slutsky AS. Biotrauma and ventilator-induced lung injury: clinical implications. Chest. 2016;150(5):1109-17.

de Matos GF, Stanzani F, Passos RH, Fontana MF, Albaladejo R, Caserta RE, et al. How large is the lung recruitability in early acute respiratory distress syndrome: a prospective case series of patients monitored by computed tomography. Crit Care 2012;16(1):R4.

Facchin F, Fan E. Airway pressure release ventilation and high- frequency oscillatory ventilation: potential strategies to treat severe hypoxemia and prevent ventilator-induced lung injury. Respir Care. 2015;60:1509-21.

Fan E, Wilcox ME, Brower RG, Stewart TE, Mehta S, Lapinsky SE, et al. Recruitment maneuvers for acute lung injury: a systematic review. Am J Respir Crit Care Med. 2008;178(11):1156-63.

Ferguson ND, Fan E, Camporota L, Antonelli M, Anzueto A, Beale R, et al. The Berlin definition of ARDS: an expanded rationale, justification, and supplementary material. Intensive Care Med. 2012;38(10):1573-82.

Frat JP, Thille AW, Mercat A, Girault C, Ragot S, Perbet S, et al. High-flow oxygen through nasal cannula in acute hypoxemic respiratory failure. N Engl J Med. 2015;372(23):2185-96.

Gajic O, Dabbagh O, Park PK, Adesanya A, Chang SY, Hou P, et al. U.S. Critical Illness and Injury Trials Group: Lung Injury Prevention Study Investigators (USCIITG-LIPS). Am J Respir Crit Care Med. 2011;183(4):462-70.

Gattinoni L, Pelosi P, Suter PM, Pedoto A, Vercesi P, Lissoni A. Acute respiratory distress syndrome caused by pulmonary and extrapulmonary disease. Different syndromes? Am J Respir Crit Care Med. 1998;158(1):3-11.

Gattinoni L, Tognoni G, Pesenti A, Taccone P, Mascheroni D, Labarta V, et al. Effect of prone positioning on the survival of patients with acute respiratory failure. N Engl J Med. 2001;345(8):568-73.

Guérin C, Gaillard S, Lemasson S, Ayzac L, Girard R, Beuret P, et al. Effects of systematic prone positioning in hypoxemic acute respiratory failure: a randomized controlled trial. JAMA. 2004;292(19):2379-87.

Guérin C, Reignier J, Richard JC, Beuret P, Gacouin A, Boulain T, et al. Prone positioning in severe acute respiratory distress syndrome. N Engl J Med. 2013;368(23):2159-68.

Hess DR. Recruitment Maneuvers and PEEP Titration. Respir Care. 2015;60(11):1688-704.

Hodgson C, Keating JL, Holland AE, Davies AR, Smirneos L, Bradley SJ, et al. Recruitment manoeuvres for adults with acute lung injury receiving mechanical ventilation. Cochrane Database Syst Rev. 2009;(2):CD006667.

Holets SR, Hubmayr RD. Setting the ventilator. In: Tobin MJ. Principles and practice of mechanical ventilation. 3. ed. New York: McGraw-Hill; 2012. p.139-58.

Imai Y, Kuba K, Rao S, Huan Y, Guo F, Guan B, et al. Angiotensin-convertinget al enzyme 2 protects from severe acute lung failure. Nature. 2005;436(7047):112-6.

Jerng JS, Hsu YC, Wu HD, Pan HZ, Wang HC, Shun CT, et al. Role of the renin-angiotensin system in ventilator-induced lung injury: an in vivo study in a rat model. Thorax. 2007;62(6):527-35.

Kacmarek RM, Kallet RH. Respiratory controversies in the critical care setting. Should RMs be used in the management of ALI and ARDS? Respir Care. 2007;52(5):622-31.

Kallet RH. A comprehensive review of prone position in ARDS. Respir Care. 2015;60(11):1660-87.

Koulouras V, Papathanakos G, Papathanasiou A, Nakos G. Efficacy of prone position in acute respiratory distress syndrome patients: a pathophysiology-based review. World J Crit Care Med. 2016;5(2):121-36.

Lim SC, Adams AB, Simonson DA, Dries DJ, Broccard AF, Hotchkiss JR, et al. Intercomparison of recruitment maneuver efficacy in three models of acute lung injury. Crit Care Med. 2004;32(12):2371-7.

Mancebo J, Fernandez R, Blanch L, Rialp G, Gordo F, Ferrer M, et al. A multicenter trial of prolonged prone ventilation in severe acute respiratory distress syndrome. Am J Respir Crit Care Med. 2006;173(11):1233-9.

Mercat A, Richard JC, Vielle B, Jaber S, Osman D, Diehl JL, et al. Positive end-expiratory pressure setting in adults with acute lung injury and acute respiratory distress syndrome: a randomized controlled trial. JAMA. 2008;299:646-55.

Murray JF, Matthay MA, Luce JM, Flick MR. An expanded definition of the adult respiratory distress syndrome. Am Rev Respir Dis. 1988;138:720-3.

Ochiai R. Mechanical ventilation of acute respiratory distress syndrome. J Intensive Care. 2015;3(1):25.

Pelosi P, Brazzi L, Gattinoni L. Prone position in acute respiratory distress syndrome. Eur Respir J. 2002;20(4):1017-28.

Rittayamai N, Brochard L. Recent advances in mechanical ventilation in patients with acute respiratory distress syndrome. Eur Respir Rev. 2015;24(135):132-40.

Sahetya SK, Goligher EC, Brower RG. Fifty years of research in ARDS. Setting positive end-expiratory pressure in the acute respiratory distress. Am J Respir Crit Care Med. 2017;195(11):1429-38.

Suzumura EA, Amato MB, Cavalcanti AB. Understanding recruitment maneuvers. Intensive Care Med. 2016;42(5):908-11.

Suzumura EA, Figueiró M, Normilio-Silva K, Laranjeira L, Oliveira C, Buehler AM, et al. Effects of alveolar recruitment maneuvers on clinical outcomes in patients with acute respiratory distress syndrome: a systematic review and meta-analysis. Intensive Care Med. 2014;40(9):1227-40.

Taccone P, Pesenti A, Latini R, Polli F, Vagginelli F, Mietto C, et al. Prone positioning in patients with moderate and severe acute respiratory distress syndrome: a randomized controlled trial. JAMA. 2009;302:1977-84.

Tasaka S, Amaya F, Hashimoto S, Ishizaka A. Roles of oxidants and redox signaling in the pathogenesis of acute respiratory distress syndrome. Antioxid Redox Signal. 2008;10(4):739-53.

Ware LB, Mathay MA. The acute respiratory distress syndrome. N Engl J Med. 2000;342(18):1334-49.

West JB. Fisiologia respiratória: princípios básicos. 9. ed. Porto Alegre: Artmed; 2014.

Writing Group for the Alveolar Recruitment for Acute Respiratory Distress Syndrome Trial (ART) Investigators, Cavalcanti AB, Suzumura ÉA, Laranjeira LN, Paisani DM, Damiani LP, et al. Effect of lung recruitment and titrated positive end-expiratory pressure (PEEP) vs. low PEEP on mortality in patients with acute respiratory distress syndrome: a randomised trial. JAMA. 2017;318(14):1335-45.

25 Recrutamento Alveolar na Síndrome do Desconforto Respiratório Agudo

Cynthia dos Santos Samary • Cíntia Lourenço Santos • Marcelo Gama de Abreu

INTRODUÇÃO

A síndrome do desconforto respiratório agudo (SDRA) é caracterizada por uma rápida e grave falência respiratória hipoxêmica com alterações na mecânica pulmonar. Dados recentes de um grande estudo observacional, internacional e multicêntrico, LUNG SAFE, mostraram que as taxas atuais de internações em unidades de terapia intensiva (UTI) e mortalidades da SDRA são de 35 a 46%, respectivamente.

Apesar de decorridos mais de 40 anos desde sua primeira descrição (Ashbaugh *et al.*, 1967), com mais de 10 mil artigos publicados sobre o tema, mais de 100 ensaios clínicos controlados, entre as inúmeras estratégias propostas, até o momento, apenas duas terapias efetivamente modificaram o prognóstico desses pacientes com redução significativa nas taxas de morbimortalidade: a estratégia ventilatória protetora e a posição prona, quando associada a estratégia ventilatória protetora.

A estratégia ventilatória protetora se caracteriza pelo uso de baixo volume corrente (4 a 8 mℓ/kg do peso corporal predito), pressão de platô limitada (≤ 30 cmH_2O) e uma pressão positiva ao final da expiração (PEEP, *positive end-expiratory pressure*) associados a uma fração inspiratória de oxigênio (FiO_2) capaz de manter uma oxigenação adequada. Entretanto, essa estratégia pode facilitar o desrecrutamento alveolar e promover a abertura e o fechamento cíclicos das unidades alveolares, um dos mecanismos de promoção e exacerbação da lesão pulmonar.

Nesse contexto, diversas estratégias, que incluem desde modos ventilatórios até manobras específicas, têm sido propostas no intuito de minimizar o colapso alveolar, promover uma distribuição mais homogênea da ventilação e manter uma oxigenação adequada. Assim, as manobras de recrutamento (MR) objetivam abrir unidades alveolares colapsadas, enquanto a manutenção de uma PEEP adequada minimiza o desrecrutamento durante a ventilação com baixo volume corrente. Por sua vez, as MR podem também exacerbar ou mesmo ocasionar danos pulmonares.

O objetivo deste capítulo é discutir as principais estratégias utilizadas na promoção de recrutamento alveolar de pacientes com a SDRA, bem como seus benefícios, indicações e limitações. Por fim, este capítulo almeja aplicar os conceitos à prática clínica, nos pacientes com SDRA.

ASPECTOS HISTÓRICOS

Na década de 1990, teve início uma nova era de manejo ventilatório quando se verificou que limitar o volume corrente (V_T) minimizava a hiperdistensão pulmonar e proporcionava uma redução de 60% na taxa de mortalidade dos pacientes com SDRA. No entanto, o V_T baixo pode acarretar colapso dos espaços alveolares e de pequenas vias aéreas levando ao estresse de cisalhamento quando estas unidades são reabertas.

No intuito primário de anular ou minimizar as forças de abertura e fechamento cíclicos dos alvéolos e das vias aéreas, Papadakos e Lachmann (2002) postularam o conceito de recrutamento pulmonar que ficou conhecido como *open lung concept*. Este preconizava o recrutamento máximo ou próximo ao máximo dos pulmões, usando, para isso, o ponto de inflexão da curva pressão *versus* volume (curva P-V) para determinar a pressão crítica de abertura dos alvéolos colapsados. Para tanto, aplicava-se uma PEEP de 2 cmH_2O acima do ponto de inflexão inferior (P_{INF}) dessa curva, o que garantiria o recrutamento alveolar durante todo o ciclo respiratório, protegendo os pulmões e melhorando a troca gasosa.

O primeiro grande estudo clínico randomizado mostrando a importância do P_{INF} utilizando MR associada a estratégia ventilatória protetora foi realizado por Villar *et al.* (2006), que utilizaram um baixo volume corrente (6 mℓ/kg do peso corporal predito), combinado ao ajuste da PEEP em 2 cmH_2O acima do P_{INF}, associados a manobras de recrutamento com pressão positiva contínua das vias aéreas (CPAP, *continuous positive airway pressure*) de 30 a 40 cmH_2O. Subsequentemente, muitos clínicos começaram a adotar estratégias ventilatórias destinadas a minimizar a lesão pulmonar associada a ventilação mecânica (LPAV), cuja significância clínica para o prognóstico dos pacientes com SDRA tornou-se clara quando o National Institute of Health – apoiado pelo estudo do Acute Respiratory Distress Syndrome Network – relatou redução da taxa de mortalidade de 39,8% para 31% quando a pressão de platô (P_{PLAT}) foi limitada em 30 cmH_2O e o V_T reduzido de 12 mℓ/kg para 6 mℓ/kg.

Nesse cenário, as MR passaram a ser amplamente difundidas com diversos estudos clínicos e experimentais. Além disso, ao longo dos últimos anos, a partir das novas técnicas de biologia molecular e engenharia genética, houve uma significativa evolução no entendimento dos seus efeitos benéficos e deletérios. Apesar de diversas estratégias de recrutamento terem sido propostas e validadas, não há um consenso em relação a quais manobras são mais adequadas e quais pacientes são realmente beneficiados no que diz respeito ao desfecho clínico.

DEFINIÇÕES

A "definição de Berlim" é a mais recente para SDRA. Foi desenvolvida por estudiosos da comunidade Americana-Europeia (2012), que descreveram a síndrome com foco na viabilidade, na confiabilidade, na validade e na avaliação objetiva do seu desempenho (Quadro 25.1). A SDRA deve ser de início agudo, geralmente até 72 h após o desenvolvimento de um fator presumido, embora possa ocorrer em até 7 dias do evento definido. A origem pode ser pulmonar (p. ex., pneumonia) ou extrapulmonar (p. ex., sepse). Ocorrem opacidades pulmonares compatíveis com edema passíveis de detectar tanto por radiografias quanto por tomografia computadorizada (TC).

A insuficiência respiratória não pode ser explicada por insuficiência cardíaca ou sobrecarga hídrica e, quando necessário, uma avaliação mais objetiva com ecocardiograma pode ser empregada. No entanto, é importante salientar que não existe a necessidade da exclusão de doença cardíaca, pois pacientes com altas pressões de oclusão da artéria pulmonar e/ou com insuficiência cardíaca e hipertensão arterial podem também apresentar SDRA.

Uma rápida classificação propõe três categorias mutuamente exclusivas da SDRA, com base no nível de hipoxemia: leve (PaO_2/FiO_2: entre 200 e 300); moderada (PaO_2/FiO_2: entre 100 e 200); e grave ($PaO_2/FiO_2 < 100$), com a PEEP mínima de 5 cmH_2O.

O recrutamento alveolar pode ser definido como o uso de estratégias capazes de promover a reabertura de unidades alveolares colapsadas, que estão frequentemente presentes em pacientes com SDRA. Para tanto, podem ser utilizadas diversas estratégias de ventilação mecânica, posicionamento do paciente e manobras específicas de recrutamento ou associação de um ou mais destes mecanismos.

As manobras de recrutamento são definidas como manobras baseadas em um aumento transitório da pressão do sistema respiratório durante a ventilação mecânica que têm por objetivo reexpandir unidades alveolares colapsadas. Em geral, são realizadas nos pacientes sedados e curarizados, em posição prona ou supina, utilizando-se um ventilador mecânico ou balão de ventilação manual (p. ex., ambu ou balão reservatório de equipamentos anestésicos).

FORMAS DE RECRUTAMENTO

Posição prona

A posição prona é um método relativamente simples e seguro para a melhora da oxigenação. De acordo com alguns autores, este procedimento pode ser considerado uma manobra de recrutamento em si, melhorando a troca gasosa, promovendo recrutamento alveolar, sem proporcionar áreas de hiperinsuflação e melhorando a mecânica respiratória. É importante ressaltar que a capacidade de recrutamento da posição prona não é completamente aceita, pois se atribui a melhora da troca gasosa nessa posição a uma redistribuição da perfusão pulmonar.

Nos últimos anos, os efeitos deste posicionamento sobre a SDRA foram amplamente estudados em ensaios clínicos e experimentais, sob diferentes perspectivas. Neste capítulo, serão discutidos os aspectos fisiológicos mais relevantes, bem como suas indicações e repercussões nos pacientes com SDRA.

Efeitos gerais da posição prona em pacientes com SDRA

O pulmão de um paciente com SDRA apresenta colapso alveolar, predominantemente nas regiões dorsais, e pode apresentar uma pressão hidrostática 4 a 5 vezes superior à de um pulmão normal. Além disso, há o peso cardíaco e do conteúdo abdominal, que se sobrepõem, resultando em aumento da pressão pulmonar e do colapso alveolar.

Quando os pacientes são colocados em posição prona, a complacência da parede torácica diminui, e a pressão transpulmonar (P_{TP}) se redistribui de dorsal para ventral e, como consequência, há um recrutamento das regiões dorsais pulmonares, o que reflete diretamente na melhora da oxigenação do paciente. A redução da complacência da parede torácica pode resultar em um aumento da P_{PLAT} durante uma ventilação em volume controlado ou um decréscimo do volume corrente durante a ventilação por pressão controlada. Considerando que, anatomicamente, a massa pulmonar é maior na região dorsal (região não dependente quando em posição prona) que na ventral (região dependente), o recrutamento da região dorsal tende a exceder um possível desrecrutamento da região ventral.

A redução das áreas de atelectasias resulta em melhor distribuição da ventilação, tornando-a mais homogênea, melhorando a distribuição do fluxo sanguíneo e reduzindo o *shunt* pulmonar, isto é, prevenindo seu redirecionamento inapropriado das áreas hiperinsufladas para as colapsadas em resposta ao aumento da pressão média de vias aéreas e da PEEP.

O recrutamento alveolar também promove a melhora da função das aquaporinas alveolares (proteínas de membrana

Quadro 25.1 Classificação e características da síndrome do desconforto respiratório agudo.

Tempo	Uma semana após insulto clínico conhecido ou piora/novos sintomas respiratórios		
Imagem radiológica	Opacidade bilateral: não explicada por congestão, colapso alveolar/pulmonar ou nódulos		
Origem do edema	Falência respiratória de origem não cardiogênica ou de sobrecarga hídrica. Ecocardiograma para excluir edema hidrostático		
Oxigenação	*Leve*	*Moderada*	*Grave*
	$200 < PaO_2/FiO_2 \leq 300$ PEEP/CPAP ≥ 5 cmH_2O	$100 < PaO_2/FiO_2 \leq 200$ PEEP ≥ 5 cmH_2O	$PaO_2/FiO_2 \leq 100$ PEEP ≥ 5 cmH_2O

Adaptado de ARDS Definition Task Force (2012).

que aumentam a permeabilidade à água em membranas lipídicas). Além disso, o próprio movimento do músculo cardíaco sobre o esterno proporciona um aumento da drenagem linfática. Esses fatores juntos ajudam a explicar o porquê de esse posicionamento estar relacionado com a resolução gradual do edema hidrostático.

Relação entre posição prona e LPAV

Além dos efeitos diretos, estudos demonstram que a ventilação em prona protege, ou ao menos retarda, o desenvolvimento da LPAV.

Ao proporcionar uma distribuição mais homogênea do gradiente de P_{TP}, há um redirecionamento da ventilação, tornando-a mais uniforme, o que ajuda a estabelecer e a sustentar o recrutamento pulmonar em resposta a PEEP, bem como reduzir a hiperinsuflação alveolar. Além disso, a posição prona resulta em um volume expiratório pulmonar final aumentado, com menor estresse (força aplicada ao tecido pulmonar por área), cujo correspondente é a pressão transpulmonar (P_{TP}) e também menor *strain*, que corresponde a quanto o pulmão se distende acima da capacidade residual funcional (CRF).

É importante ressaltar que, pelo simples fato de a posição prona promover melhora significativa na oxigenação, acaba por reduzir a necessidade de outras intervenções ventilatórias que podem ser iatrogênicas (p. ex., o uso de FiO_2) e PEEP mais elevadas. Valores mais baixos de PEEP reduzem a necessidade da infusão venosa de fluidos, o que ocasionaria redução de lesões adicionais das membranas, mecanicamente estressadas, e menor sobrecarga cardíaca.

Indicações

Nos últimos anos, muitos estudos sobre o uso da posição prona foram realizados mostrando os benefícios desse posicionamento para a maioria dos pacientes. Entretanto, somente o último estudo multicêntrico, de Guérin *et al.* (2013), mostrou que a posição prona, associada à estratégia ventilatória protetora, foi capaz de reduzir a taxa de mortalidade dos pacientes com SDRA.

Os dados multicêntricos estabelecem que a posição prona está fortemente indicada para pacientes com SDRA moderada a grave. É importante que, para isso, o número de horas diárias em posição prona seja superior a 16 h e que os parâmetros ventilatórios da estratégia protetora sejam rigorosamente respeitados. Contudo, esses dados mostram com clareza que não existe vantagem deste posicionamento no que concerne ao aumento da sobrevida na SDRA leve.

Outro ponto a ser considerado é o estágio da SDRA em que o paciente deve ser colocado em posição prona. Apesar de promover melhora efetiva na oxigenação após muitos dias do início da síndrome, os dados relativos à sobrevida sugerem que a melhor resposta está relacionada com o posicionamento precoce do paciente em posição prona. Esse fato pode ser explicado pela presença de edema e áreas de colapso alveolar reversíveis, além de ausência de grandes alterações pulmonares estruturais, na fase inicial da SDRA, possibilitando que o seu benefício seja mais evidenciado. Além disso, a posição prona aplicada precocemente é mais efetiva em reduzir o risco de LPAV em comparação aos estágios mais avançados, já que, nestes, os danos já estão estabelecidos. Dessa maneira, conforme sugerido pelos últimos grandes estudos, quanto mais precoce o manejo em posição prona e maior o tempo diário neste posicionamento, menores serão os danos pulmonares, especialmente os relacionados com a ventilação mecânica.

Por fim, questiona-se quando se deve suspender o posicionamento em pronação. Infelizmente, os dados multicêntricos não são claros em estabelecer qual parâmetro deve ser utilizado para detectar o momento de interrompê-lo. No entanto, existe um fator comum entre os estudos, que é a interrupção arbitrária após alguns dias ou empiricamente quando a oxigenação na posição supina durante as interrupções diárias da posição prona supera um limiar previamente estabelecido. Estudos criteriosos desses aspectos são necessários para um melhor direcionamento do clínico no que concerne à suspensão do posicionamento em pronação.

Contraindicações

São poucas as contraindicações absolutas da posição prona, incluindo a instabilidade da coluna vertebral e a hipertensão intracraniana não monitorada. Devem ser considerados contraindicações relativas: feridas abdominais, trauma múltiplo com fraturas instáveis, gravidez, arritmia cardíaca e instabilidade hemodinâmica grave, visto que o acesso ao paciente, caso exista a necessidade de manobras de reanimação cardíaca, fica limitado e, também, pela alta dependência de acessos venosos na região braquiocefálica. As contraindicações absolutas e relativas estão listadas no Quadro 25.2. Além disso, deve-se considerar a experiência da equipe para o posicionamento do paciente. Os riscos e os benefícios devem ser, portanto, sempre ponderados.

Complicações

É importante ressaltar que a posição prona também apresenta riscos potenciais e que algumas complicações podem ocorrer. Muitas alterações são transitórias, como dessaturação e hipotensão, em geral relacionadas com o manejo do paciente no momento do posicionamento; no entanto, requerem reconhecimento e monitoramento adequado. Outras complicações potenciais estão descritas no Quadro 25.3. Em relação à duração da posição prona, são descritas complicações como úlceras de pressão, vômitos e necessidade do aumento de medicações sedativas.

A incidência dessas complicações pode, em geral, diminuir com o treinamento adequado da equipe envolvida, bem como o uso de equipamentos e camas apropriadas que visam a facilitar e trazer maior segurança para a execução da manobra.

Estratégias ventilatórias

Embora sejam inúmeros os estudos publicados sobre o tema, a estratégia ventilatória mais adequada para os pacientes com SDRA e capaz de promover recrutamento ou mesmo evitar mais colapso alveolar, sem que haja uma progressão da doença subjacente ou indução de LPAV, ainda é motivo de discussão entre os pesquisadores.

De maneira geral, independentemente do modo ventilatório adotado, é importante que se obedeça às seguintes recomendações protetoras:

- Não ultrapassar os limites da P_{PLAT} entre 28 e 30 cmH_2O ou da $P_{TP} \leq 25$ cmH_2O
- Utilizar V_T entre 4 e 6 mℓ/kg do peso corporal predito
- Instituir a PEEP de modo que se consiga manter o recrutamento com FiO_2 inferior a 60%

Quadro 25.2 Contraindicações da posição prona.

Absolutas	Pressão intracraniana aumentada ou não monitorada
	Fraturas vertebrais instáveis
Relativas	Dificuldade de manejo das vias aéreas
	Cirurgia traqueal ou esternotomia recente (15 dias)
	Traqueostomia recente (24 h)
	Tubo de tórax anterior único com vazamento de ar
	Trauma facial ou cirurgia facial recente (15 dias)
	Pressão intraocular aumentada
	Instabilidade hemodinâmica ou parada cardiorrespiratória recente
	Marca-passo cardíaco inserido recentemente (2 dias)
	Dispositivo de assistência ventricular
	Bomba de balão intra-aórtico
	Trombose venosa profunda tratada em menos de 2 dias
	Hemoptise massiva com indicação de tratamento cirúrgico ou intervenção para procedimento radiológico
	Diálise contínua
	Lesão torácica grave e/ou fraturas dos arcos costais
	Cirurgia cardiotorácica recente/mediastino instável ou tórax aberto
	Múltiplos traumas com fraturas instáveis
	Fraturas pélvicas ou de fêmur com ou sem fixação externa
	Cifoescoliose
	Osteoartrite avançada ou artrite reumatoide
	Peso corporal > 135 kg

Adaptado de Koulouras *et al.* (2016).

Quadro 25.3 Complicações da posição prona.

Edema (de face, vias aéreas, membros, tórax)
Úlceras por pressão
Hemorragia conjuntival
Compressão dos nervos e vasos da retina
Deslocamento ou obstrução do tubo orotraqueal
Dificuldade de aspiração das vias aéreas
Hipotensão transitória ou dessaturação
Piora da troca gasosa
Pneumotórax
Torção ou obstrução do dreno torácico
Eventos cardíacos
Obstrução ou deslocamento de cateteres vasculares
Trombose venosa profunda
Deslocamento de cateter vesical ou nasoenteral
Intolerância a nutrição enteral, vômitos, complicações alimentares
Necessidade de aumento de sedação ou bloqueio neuromuscular
Dificuldade de reanimação cardiopulmonar

Adaptado de Koulouras *et al.* (2016).

- Manter a pressão de distensão (*driving pressure*, que corresponde à diferença entre P_{PLAT} e PEEP), inferior ou igual a 15 cmH_2O
- Utilizar padrão de fluxo inspiratório desacelerado, obtido pelo monitoramento cuidadoso da mecânica respiratória durante a ventilação.

Tradicionalmente, diversas estratégias ventilatórias são descritas a fim de promover o recrutamento alveolar, por exemplo: insuflação sustentada com alto nível de CPAP; aumento simultâneo da PEEP e do V_T; aumento progressivo da PEEP com um valor fixo de pressão inspiratória; e elevação simultânea da pressão inspiratória e da PEEP no modo pressão controlada (PCV, *pressure control ventilation*). No entanto, novas estratégias têm sido descritas com propostas mais eficientes e menos lesivas, como ventilação variável, ventilação oscilatória de alta frequência (HFVO, *High-frequency oscillatory ventilation*), pressão positiva bifásica de vias aéreas (BiVent), entre outras.

Neste capítulo, serão discutidos os novos modos ventilatórios recentemente estudados capazes de promover maior recrutamento alveolar e menor LPAV.

Ventilação variável

Em 1992, Wolff *et al.* propuseram que diferentes relações entre a inspiração e a expiração ou valores de PEEP a cada ciclo respiratório poderiam ser mais eficientes que a ventilação mecânica convencional. Atualmente, essa estratégia é denominada ventilação variável (VV), ou *noisy ventilation*, cujas características básicas consistem em mudanças no volume corrente, acompanhadas ou não por variações na frequência respiratória, ciclo a ciclo, simulando a respiração em indivíduos saudáveis.

Séries de diferentes valores de volume corrente podem ser randomicamente geradas, atingindo-se uma pressão crítica de abertura das vias aéreas/alvéolos colapsados, seguida pela abertura das demais com menor pressão de abertura. Uma vez que essas estruturas têm constantes de tempo distintas em diferentes regiões do pulmão, a ventilação mecânica com diferentes padrões de pressão e tempos inspiratórios pode ser útil para recrutar e estabilizar os pulmões, quando comparada a padrões ventilatórios monótonos ou regulares.

Os padrões da ventilação mecânica variável podem proporcionar melhora na oxigenação e na função pulmonar e redução do dano alveolar difuso em modelo experimental de SDRA. Enquanto diferentes mecanismos têm sido propostos para explicar tais achados, o recrutamento pulmonar parece ter papel principal.

A alta eficácia do recrutamento com a VV parece resultar da ressonância estocástica, fenômeno observado em sistemas não lineares. Nesses sistemas, a amplitude da saída pode ser modulada pelo estímulo/variabilidade da entrada. Os pulmões podem ser incluídos nos sistemas não lineares, em que os estímulos de entrada são as pressões das vias aéreas e a frequência respiratória, enquanto os de saída são as propriedades mecânicas, o volume pulmonar e a troca gasosa. Assim, ao escolher o nível de variabilidade adequada nas vias aéreas durante a ventilação controlada a volume (VCV, *volume control ventilation*) ou a pressão (PCV), ou durante a ventilação com pressão de suporte (PSV, *pressure support ventilation*), o recrutamento pode ser otimizado.

Até o momento, poucos foram os estudos clínicos que utilizaram a VV na prática clínica. Em 2013, o Grupo de Gama de Abreu descreveram o uso da VV com PSV e um coeficiente de variação de 30% em 13 pacientes com falência respiratória aguda hipoxêmica, por 1 h. Os autores concluíram que a VV foi bem tolerada pelos pacientes, mostrando uma menor ocorrência de assincronias durante a VV, comparada a ventilação convencional, não havendo diferenças quanto a troca gasosa, hemodinâmica, parâmetros ventilatórios e distribuição da ventilação analisados por impedância elétrica. Apesar de estudos pré-clínicos sugerirem os benefícios do VV em pulmões lesados, com grandes zonas colapsadas, não há dados disponíveis sobre o uso de VV em pacientes com SDRA.

Ventilação oscilatória de alta frequência

O modo de ventilação oscilatória de alta frequência (HFOV) é uma técnica de ventilação alternativa que utiliza baixos volumes correntes ($\leq$ 3,5 mℓ/kg do peso corporal predito), entregues em altas frequências (3 a 15 Hz), por meio de uma bomba oscilatória. Essa combinação desencadeia uma pressão média de vias aéreas (mPaw) por meio da manipulação do fluxo (fluxo de gás contínuo varrendo o circuito do ventilador) e uma válvula de resistência.

Esse modo possibilita combinar o menor volume corrente possível, com baixas oscilações pressóricas, associado ao relativo aumento da mPaw. Vale ressaltar que a oxigenação é obtida principalmente pelo aumento de mPaw. Essa combinação objetiva prevenir atelectrauma, barotrauma e volutrauma, minimizando o risco de LPAV. Sendo assim, a HFOV tem se tornado uma estratégia ventilatória mecânica popular na disfunção pulmonar aguda em crianças, mesmo na ausência de evidências de sua superioridade sobre a ventilação convencional.

Na SDRA, uma metanálise de oito estudos randomizados controlados, comparando a HFVO com a ventilação convencional em crianças e adultos, sugeriu que a HFOV não causa LPAV, mas foi incapaz de evidenciar uma redução da mortalidade.

Pressão positiva bifásica das vias aéreas

O suporte ventilatório parcial permite o esforço da ventilação espontânea do paciente durante a ventilação mecânica, reduzindo a utilização de sedação e agentes bloqueadores neuromusculares, e minimizando, assim, disfunções na musculatura respiratória. Além disso, a ventilação espontânea durante a ventilação mecânica proporciona uma menor pressão pleural e maior mobilidade da região dorsal do diafragma, o que favorece a ventilação e a perfusão da região dependente, resultando em uma distribuição mais homogênea da ventilação e reduzindo áreas de atelectasia.

Na pressão positiva bifásica das vias aéreas (BiVent, *biphasic positive airway pressure*), permite-se a ventilação espontânea com dois níveis de pressão, alta (P_{high}) e baixa (P_{low}), o que, associado à PSV, resulta em elevação da pressão média das vias aéreas e, consequentemente, da P_{TP}. Dessa maneira, facilita a abertura de vias aéreas, previamente colapsadas pelo gradiente de pressão instalado, associado à sincronização durante as transições entre a P_{high} e P_{low}, além de proporcionar melhor sincronização entre o paciente e o ventilador.

O modo BiVent promove abertura alveolar pelo recrutamento alveolar paulatino a partir do ajuste dos níveis da P_{high} e P_{low}, bem como do prolongamento do tempo da pressão alta. Além disso, com o auxílio da ventilação espontânea e a contração diafragmática, há um aumento da ventilação das áreas posteroinferiores dos pulmões, minimizando a pressão das vias aéreas. Ademais, a ventilação em modo BiVent reduz a utilização de sedação e agentes bloqueadores neuromusculares.

Saddy *et al.* (2010) demonstraram em modelo experimental de SDRA que o BiVent promoveu recrutamento alveolar, melhorando a troca gasosa e reduzindo a liberação de mediadores inflamatórios e fibrogênicos, em comparação à ventilação convencional. Observou-se também que, quando o BiVent foi associado à PSV, houve um menor esforço inspiratório, menor lesão da membrana alvéolo-capilar e mediadores inflamatórios e fibrogênicos, quando comparados ao modo PCV. Esses achados reforçam que ventilação espontânea durante a ventilação mecânica é benéfica.

Manobras de recrutamento

Consistem no aumento intencional e transitório da pressão pulmonar, com valores acima da ventilação mecânica usual, objetivando abrir as vias aéreas distais e/ou os alvéolos pouco aerados. É importante destacar que, apesar da existência do fechamento alveolar e, obviamente, a sua potencial abertura pela MR, na SDRA isso se torna questionável. Protocolos definitivos de MR ainda não foram estabelecidos. Entretanto, serão listados a seguir os principais utilizados na SDRA.

Insuflação sustentada (CPAP)

A MR mais utilizada é a insuflação sustentada, caracterizada por um aumento abrupto da PEEP (30 a 40 cmH_2O) durante determinado tempo (30 a 60 s) (Figura 25.1). A insuflação sustentada é eficaz em reduzir atelectasias pulmonares, melhorar a oxigenação e a mecânica respiratória, prevenindo o desrecrutamento alveolar.

Entretanto, esta manobra requer altos fluxos inspiratórios e, quando aplicada a um parênquima pulmonar não homogêneo, pode proporcionar efeitos deletérios, predispondo à deformação alveolar durante a distensão pulmonar, contribuindo para a LPAV, inclusive com translocação de bactéria

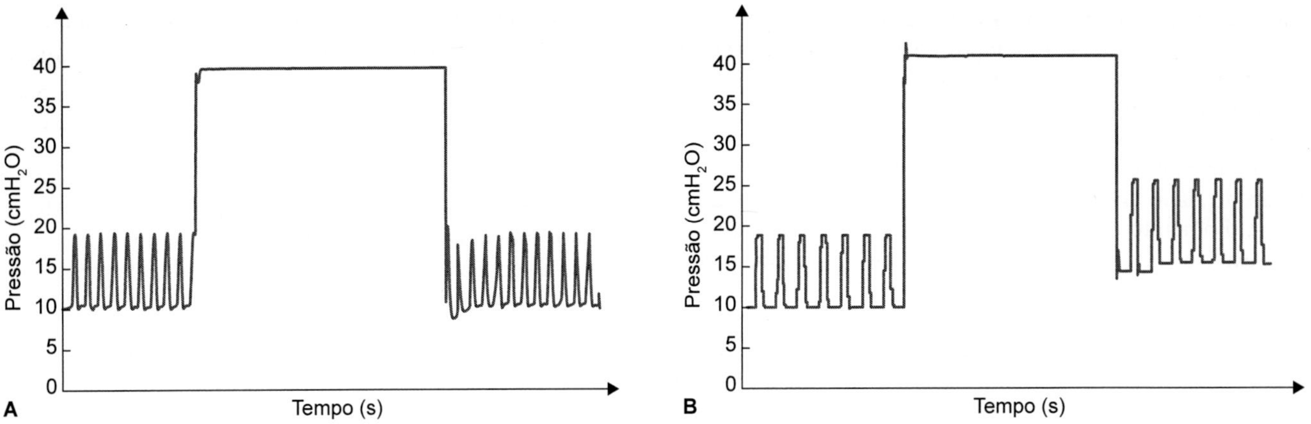

Figura 25.1 Manobra de recrutamento em pressão positiva contínua das vias aéreas (CPAP, *continuous positive airway pressure*) com uma pressão de platô do sistema respiratório de 40 cmH_2O por 40 s. **A.** Após o recrutamento, a PEEP retorna para valores basais. **B.** A PEEP é ajustada simulando uma PEEP previamente titulada.

e citocinas pulmonares para a circulação sistêmica. Outros estudos demonstraram que o benefício dessa manobra tem duração limitada, além de alta instabilidade hemodinâmica, maior risco de baro/volutrauma, aumento da pressão intracraniana e menor *clearance* do fluido alveolar, resultando em má oxigenação e graves consequências clínicas.

Aumento progressivo da PEEP

A manobra de recrutamento, com aumento lento e gradual da PEEP, é bastante eficiente quando aplicada ao parênquima pulmonar heterogêneo, com diferentes constantes de tempo para abertura das pequenas vias aéreas. Essa manobra é determinada pelo aumento da PEEP, que pode ser feita de modo mais rápido, em RAMPA (Riva *et al.*, 2008) ou mais lenta, em degraus ou STEP (Borges *et al.*, 2006). Na manobra em STEP, a diferença entre a pressão inspiratória de platô e a PEEP, ou seja, a pressão motriz (*driving pressure*), é mantida constante e menor que 15 cmH_2O durante a PCV, enquanto incrementos da PEEP são realizados (Figura 25.2).

Originalmente, a manobra em STEP descrita por Borges *et al.* (2006) consiste no aumento da PEEP a cada 5 cmH_2O e mantida por 2 min em cada nível até 30 a 40 cmH_2O. Entretanto, sabe-se que o aumento da PEEP pode promover instabilidade hemodinâmica, de modo que esse aumento pode ser realizado mais rápido, com aproximadamente 10 ciclos respiratórios em cada nível. Portanto, independentemente do tempo em cada degrau do STEP, o objetivo é alcançar uma P_{PLAT} inspiratória capaz de exceder as pressões de abertura, isto é, entre 30 e 50 cmH_2O.

Preconiza-se que, quanto mais lenta a manobra, menor será o impacto biológico. Isso foi confirmado por estudos experimentais de SDRA de etiologias pulmonar (agressão direta dos pulmões) e extrapulmonar (focos extrapulmonares). Esses estudos demonstraram que a MR com menor pressão nas vias aéreas, realizada de maneira mais lenta e gradual, proporcionou uma melhora da oxigenação, com menos inflamação, fibrogênese e apoptose no parênquima pulmonar quando comparada às outras manobras.

Diversos estudos experimentais e clínicos relataram os efeitos cardiovasculares adversos das MR, como a redução da fração de ejeção e da pressão arterial, tanto durante a manobra

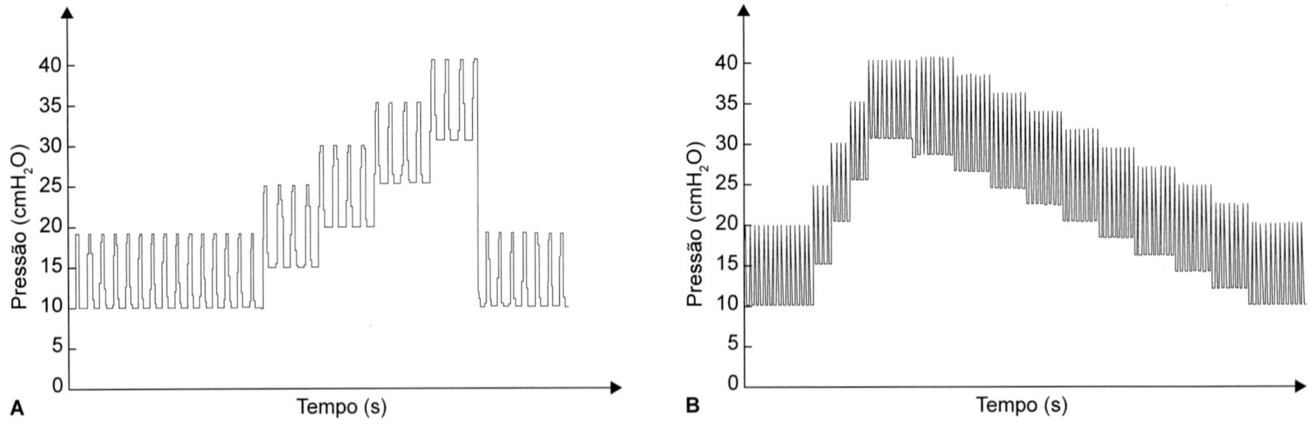

Figura 25.2 Manobra de recrutamento com elevação progressiva da PEEP (STEP) e manutenção do *driving pressure* constante durante ventilação com pressão controlada (PCV, *pressure control ventilation*). **A.** PEEP não foi titulada após a manobra de recrutamento. **B.** Manobra de recrutamento seguida da titulação da PEEP pelo método decrescente, até o alcance da melhor complacência, durante a ventilação com volume controlado (VCV, *volume control ventilation*).

com insuflação sustentada quanto durante o STEP. Entretanto, a repercussão hemodinâmica durante a realização do STEP é menos evidente, já que a pressão média das vias aéreas alcançada durante essa manobra é bem menor.

Métodos para identificar a PEEP ideal após a MR

Imediatamente após a realização da MR, existe a necessidade de um ajuste adequado da PEEP a ser mantida, sob pena de a manobra ter apenas efeito transitório, com um posterior desrecrutamento. Dessa maneira, a PEEP ajustada após a MR precisa ser suficiente para manter as unidades alveolares abertas, sem promover hiperinsulflação alveolar, o que poderia levar à piora da mecânica ventilatória e à produção de mais mediadores inflamatórios. Diante disso, alguns métodos têm sido sugeridos para o ajuste da PEEP ideal após a MR. Entre eles, podem-se destacar a troca gasosa e a mecânica pulmonar.

Troca gasosa

A PEEP pode ser ajustada (titulada) de acordo com o grau de oxigenação, seja pela FiO_2, seja pela saturação de hemoglobina mensurada pela oximetria de pulso (SpO_2), necessárias para manter a PaO_2 na faixa ideal (entre 55 e 80 mmHg) ou SpO_2 entre 88 e 95%, respectivamente (Tabela 25.1). Isso significa que, quanto menores os níveis da PaO_2 ou SpO_2, maior será o nível de PEEP. É importante ressaltar que a PEEP deve ser sempre associada a uma estratégia ventilatória protetora. Ademais, uma das desvantagens em determinar o nível de PEEP pela oxigenação arterial é o fato de esta alterar a distribuição da perfusão pulmonar em direção às áreas normalmente aeradas, o que pode implicar aumento da PaO_2, sem que sejam recrutadas quaisquer áreas previamente colapsadas.

Complacência

Na tentativa de maximizar os efeitos da MR na mecânica pulmonar e na troca gasosa, bem como reduzir o processo inflamatório e minimizar a LPAV, discute-se o *open lung concept* (OLC), que consiste no uso da PEEP necessária para prevenir o colapso alveolar ao final da expiração, determinada pela melhor complacência. A complacência dinâmica (C_{DIN}) do sistema respiratório proporciona uma boa correlação entre estrutura e função pulmonar, assim como distribuição da ventilação-perfusão. A medida da C_{DIN} é fácil de ser calculada à beira do leito, muitas vezes já determinada pelos ventiladores mecânicos. Contudo, sabe-se que a C_{DIN} é uma medida que sofre influência dos componentes resistivos das vias aéreas, mas que pode ser facilmente excluída pelo uso da pausa inspiratória, onde o fluxo é nulo e permite-se a avaliação apenas dos componentes elásticos do pulmão (complacência estática - C_{EST}). Diante disso, sugere-se que a titulação da PEEP seja determinada pela complacência estática.

As duas maneiras mais comuns de calcular a melhor complacência pulmonar, para buscar a PEEP ideal após a MR são pela curva P-V ou pelo método da PEEP decrescente.

Curva P-V

A complacência pulmonar (C_L) é uma medida da habilidade em aumentar o volume em resposta ao aumento da força de distensão (P_{TP}), calculada dividindo-se a variação de volume pela variação da P_{TP} ($C_L = \Delta V/\Delta P_{TP}$). Esse parâmetro é a inclinação da curva pressão-volume (P-V).

A titulação da PEEP pela curva P-V foi o método mais utilizado durante muitos anos. Para construção da curva P-V, é preciso medir e tabular o volume alcançado a partir de níveis crescentes e conhecidos de pressão, no modo PCV (de 0 até 40 cmH_2O). Essa curva pode apresentar dois pontos importantes: o ponto de inflexão inferior (geralmente atribuído à abertura das unidades alveolares), a partir do qual a curva se torna mais linear até alcançar o ponto de inflexão superior (atribuído ao início da hiperdistensão alveolar), onde a curva passa a se tornar menos íngreme (Figura 25.3). A partir dessas características, sugere-se a titulação da PEEP 2 cmH_2O acima do P_{INF} da curva P-V, para promover um maior recrutamento. Entretanto, foi demonstrado que o recrutamento das unidades colapsadas pode perdurar na porção linear da curva P-V, até mesmo em pressões próximas ao ponto de inflexão superior (P_{SUP}), sem que ocorra hiperdistensão alveolar. Ademais, existem críticas consistentes sobre tal estratégia, uma vez que esta manobra pode estar associada ao risco de despressurização durante o procedimento, induzindo maior colapso alveolar, e que o P_{INF} nem sempre é visível, especialmente em condições à beira do leito.

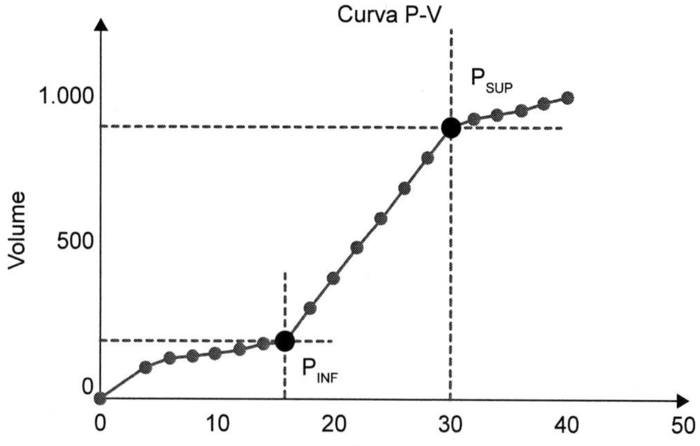

Figura 25.3 Detecção da melhor complacência pela curva pressão-volume (curva P-V). Curva construída no modo de ventilação com pressão controlada (PCV, *pressure control ventilation*). O ponto de inflexão inferior (P_{INF}) corresponde à pressão de abertura das vias aéreas e o ponto de inflexão superior (P_{SUP}) corresponde ao início da hiperdistensão alveolar.

Tabela 25.1 Relação entre fração inspirada de oxigênio (FiO_2) e pressão positiva expiratória final (PEEP).

PaO_2, 55 a 80 mmHg; ou SpO_2, 88 a 95%								
FiO_2	0,3	0,4	0,5	0,6	0,7	0,8	0,9	1,0
PEEP (cmH_2O)	5	5 a 8	8 a 10	10	10 a 14	14	14 a 18	18 a 24

Relação entre FiO_2 e PEEP a fim de manter a pressão parcial arterial de oxigênio (PaO_2) entre 55 e 80 mmHg ou a saturação de hemoglobina mensurada pela oximetria de pulso (SpO_2) entre 88 e 95%. Adaptada de Ware e Matthay (2000).

Método decrescente

Atualmente, a técnica mais utilizada para a titulação da PEEP é o método decrescente, que consiste na identificação da PEEP que promova a melhor C_{EST}. Esse método deve ser feito no modo VCV, imediatamente após a MR. A PEEP será reduzida de modo lento e gradual (a cada 2 ou 5 cmH_2O), calculando-se a C_{EST} ao final de cada 2 min em cada nível de PEEP. Durante a redução da PEEP, espera-se um aumento gradual da complacência até que haja uma inversão desse comportamento, quando a manobra deve ser interrompida. A piora da complacência indica que houve um desrecrutamento alveolar, portanto sugere-se que a PEEP ideal seja ajustada 2 cmH_2O acima do valor dessa PEEP.

Vale destacar que a titulação da PEEP, seja pela curva P-V, seja pelo cálculo da melhor complacência, promove um desrecrutamento das unidades alveolares. Com isso, sugere-se que outra MR seja realizada após a determinação da PEEP ideal.

Dados clínicos ainda são controversos em relação a melhor variável biológica a ser considerada para definir a PEEP ótima. Acredita-se que a avaliação da C_{EST} do sistema respiratório, entre outros, é um parâmetro relevante a considerar. No entanto, até o momento, não existem dados de estudos clínicos consistentes que indicam a melhor combinação de diferentes variáveis para o ajuste ideal da PEEP.

Fatores que afetam a MR

A eficácia da MR pode ser influenciada por diversos fatores, como: origem, extensão e fase da SDRA; P_{TP} alcançada durante a MR; edema; e volemia.

Origem, extensão e fase da SDRA

A MR alveolar deve ser realizada de maneira individualizada nos pacientes com SDRA. A etiologia desta síndrome é multifatorial, podendo ser causada por uma agressão direta ao pulmão, como na pneumonia. Assim, o sítio primário da lesão é o epitélio alveolar, e suas alterações patológicas ocorrem principalmente no espaço intra-alveolar. Contudo, a SDRA pode ser também resultante da ação de mediadores inflamatórios liberados a partir de focos extrapulmonares para a circulação sistêmica, como ocorre em casos de sepse, lesando primariamente as células endoteliais do pulmão, com consequente aumento da permeabilidade vascular.

Tem-se demonstrado experimentalmente que as MR promovem efeitos distintos de acordo com a etiologia da SDRA. Considerando o mesmo grau de comprometimento funcional (elastância, troca gasosa e área de colapso alveolar), Riva *et al.* (2008) demonstraram que a MR foi mais eficiente em abrir alvéolos colapsados na lesão pulmonar de origem extrapulmonar que na de origem pulmonar, com melhora na mecânica respiratória e menor estímulo à produção de mediadores inflamatórios e fibrogênicos. Isso se deve às características da SDRA pulmonar, que apresenta maior heterogeneidade do parênquima com maior consolidação do tecido pulmonar. Dessa maneira, a pressão aplicada nas vias aéreas pode não ser suficiente para a abertura de todas as unidades alveolares que se apresentam colapsadas com concomitante hiperdistensão dos alvéolos adjacentes. Apesar de a SDRA extrapulmonar responder melhor à MR, a SDRA pulmonar se beneficiaria mais dessa estratégia, uma vez que as pressões moderadas (8 a 15 cmH_2O) poderiam ser suficientes para recrutar os alvéolos colapsados na SDRA extrapulmonar, mas insuficientes para alcançar o mesmo objetivo na SDRA pulmonar.

Sabendo-se que a fisiopatologia da SDRA se dá em diferentes fases, outro ponto a ser considerado para uma maior eficiência da MR é o momento de sua realização. O ideal é que a MR seja realizada de maneira precoce (primeiras 24 a 48 h), em virtude da menor presença de áreas de consolidação alveolar, quando comparada à fase mais tardia, ou seja, pacientes em estágios precoces da SDRA têm maior chance de resposta positiva à MR comparados àqueles em estágios mais avançados. Assim, mais estudos são necessários no sentido de individualizar a MR mais adequada às particularidades da SDRA.

Pressão transpulmonar

A força de distensão dos pulmões é determinada pela P_{TP} (diferença entre pressão alveolar e pressão pleural), que depende da pressão aplicada na abertura das vias aéreas e da relação entre a complacência do pulmão e da parede torácica. Dessa maneira, a capacidade da MR em recrutar alvéolos colapsados depende da P_{TP}.

Se a mecânica da parede torácica estiver normal, as pressões de vias aéreas refletem as variações mecânicas do pulmão. Por sua vez, se a mecânica da parede torácica estiver alterada (complacência reduzida), a maior parte da pressão das vias aéreas será usada para distender a parede torácica. Assim, para uma mesma pressão de sistema respiratório, a P_{TP} é mais baixa na presença de altas pressões de parede torácica.

Muitos aspectos podem influenciar na mecânica de parede torácica, por exemplo, a pressão intra-abdominal (PIA). A hipertensão intra-abdominal (PIA $\geq$ 12 mmHg) representa uma condição patológica comum dentro das UTI, sendo descrita em 45% dos pacientes ventilados mecanicamente. Evidências clínicas sugerem que, quando a PIA é menor que 20 mmHg, não existe correlação entre o nível da PIA e a complacência do sistema respiratório, isto é, do pulmão e da parede torácica.

O monitoramento da P_{TP} por meio da pressão esofágica (P_{ES}) tem sido sugerido como uma ferramenta útil para direcionar a estratégia ventilatória. Esse fato se torna ainda mais relevante na presença de hipertensão intra-abdominal (HIA), pois a P_{PLAT} do sistema respiratório e a P_{TP} respondem de modo diferente ao aumento da PIA: nessa condição, há um aumento da P_{PLAT} do sistema respiratório, sem provocar qualquer alteração da P_{TP}. Nesse contexto, a medida do *driving pressure* transpulmonar (variação da pressão do sistema respiratório menos a variação da P_{ES}) pode ser uma ferramenta mais sensível em representar a dinâmica da insuflação alveolar na presença da HIA. Ademais, Cortes-Puentes *et al.* demonstraram que o aumento da PIA só tem repercussão na redução da CRF a partir do momento que esta exceder o valor da PEEP.

É importante ressaltar que esses dados, apesar de representativos, provêm de estudos experimentais em animais saudáveis, não podendo ser diretamente extrapolados para a rotina clínica de pacientes com SDRA. No entanto, deixam a mensagem do quão essencial é a correta avaliação dos valores mecânicos, especialmente na presença de HIA. Um clínico prudente deve interpretar altos valores da P_{PLAT} com cautela.

Edema alveolar

Estudos clínicos e experimentais sugerem diferenças na resposta a MR em presença ou não de edema alveolar. A MR parece promover um aumento modesto, mas consistente, do estresse alveolar e da resposta inflamatória e fibrogênica, quando é realizado na presença de edema alveolar, piorando a função pulmonar e potencializando a lesão do epitélio alveolar.

Silva *et al.* (2011) mostraram que animais com sepse, hipervolêmicos, associados à ocorrência de edema alveolar, quando submetidos a MR, apresentaram maior lesão pulmonar, resposta inflamatória e fibrogênica. Um estudo clínico corroborou com esses achados experimentais ao evidenciar que a MR foi menos eficaz em pacientes com SDRA que apresentavam edema alveolar (aumento do índice de água extravascular pulmonar) quando comparados aos pacientes sem edema alveolar.

Volemia

O aumento transitório da pressão intratorácica durante a MR pode levar à instabilidade hemodinâmica. Para minimizar esses efeitos, faz-se necessário infundir fluidos antes e/ou durante a MR. Entretanto, quando realizada de maneira inadequada ou excessiva, essa conduta pode acarretar prejuízos tanto no pulmão quanto em outros órgãos e sistemas.

Silva *et al.* (2010), em um estudo experimental de lesão pulmonar aguda induzida por sepse, mostraram que a hipervolemia aumentou o edema e o colapso alveolares com piora da oxigenação e da elastância estática pulmonar, além de causar maior dano endotelial e expressão de mediadores inflamatórios, em comparação a animais com hipo e normovolemia. Portanto, a manutenção adequada da volemia do paciente é particularmente importante durante a MR, mas também se deve evitar um estado hipervolêmico.

Impacto das MR na LPAV

Um fator complicador, negligenciado por alguns intensivistas, é a LPAV. Estudos demonstraram que a ventilação mecânica pode acarretar lesão pulmonar funcional e histologicamente indistinguível daquela observada na SDRA, o que leva a sugerir que a progressão da síndrome pode decorrer, em parte, do manejo ventilatório inadequado.

Muitos mecanismos parecem ser responsáveis pelo desenvolvimento da LPAV. De maneira geral, a LPAV é resultado da ação de forças mecânicas nas estruturas pulmonares, como células epiteliais, endotélio, matriz extracelular e vias aéreas periféricas, durante a ventilação mecânica. Essas alterações acarretam danos estruturais ao pulmão, incluindo hiperdistensão e rupturas do epitélio e endotélio alveolares, colapso e reabertura cíclica dos espaços aéreos, alterações no surfactante endógeno, processo inflamatório com infiltração neutrofílica, aumento dos níveis de citocinas e alterações hemodinâmicas.

Dois fatores que podem estar envolvidos na LPAV são o pico e a velocidade do fluxo inspiratório atingido durante as manobras de recrutamento. De fato, estudos experimentais que compararam a MR rápida (CPAP 40 cmH_2O por 40 s) à realizada a partir do aumento gradual da pressão de vias aéreas em STEP (fluxo mais lento) até que atingisse a pressão de 40 cmH_2O mostraram que a MR gradual apresentou melhores resultados morfológicos e menor expressão de citocinas inflamatórias no pulmão e em outros órgãos.

Ademais, Silva *et al.* (2011) compararam STEP e CPAP como MR e mostraram que o STEP resulta em menor estímulo inflamatório, fibrogênese e apoptose em modelo de SDRA por sepse. No entanto, neste estudo não foi possível determinar se os efeitos benéficos do STEP eram decorrentes do aumento da pressão de vias aéreas ou do decréscimo do produto pressão *versus* tempo durante a manobra de STEP.

Assim, em um estudo subsequente, Silva *et al.* (2013), utilizando níveis de pressão de vias aéreas inspiratórias comparáveis e mesma área pressão *versus* tempo, compararam o CPAP com dois tipos de STEP (um com aumento mais rápido da pressão de vias aéreas e outro mais gradual), mostraram que o maior determinante de lesão nas células alveolares tipo II foi o alto pico de fluxo inspiratório. Dessa maneira, um aumento gradual e lento da pressão inspiratória de vias aéreas é mais adequado, o que resulta em um menor impacto biológico ao pulmão.

Como identificar o paciente candidato a receber MR

Ao considerar os benefícios e os potenciais riscos impostos pela realização da MR, algumas perguntas se tornam cruciais: quais pacientes necessitariam ou se beneficiariam da MR? Como se poderia identificá-los à beira do leito? A avaliação precisa do quão recrutável pode ser um pulmão e da ótima resposta a PEEP é difícil de ser obtida à beira do leito.

A radiografia de tórax é o exame de imagem mais acessível nas UTI. No entanto, não é sensível o suficiente para identificar a maior parte das complicações durante a ventilação mecânica, embora possa ser útil por proporcionar informações relevantes para identificar pacientes com baixo potencial para recrutamento. Diferentemente, a TC é uma ferramenta essencial, pois possibilita uma avaliação mais fidedigna da morfologia pulmonar, capaz de proporcionar uma ventilação mecânica mais adequada e individualizada nos pacientes com SDRA, que, em geral, apresentam pulmões muito heterogêneos. Além disso, é útil para avaliar discrepâncias entre as radiografias torácicas e as variáveis clínicas, ou quando não há resposta a terapêutica ou piora clínica sem razão fisiológica óbvia. No entanto, tem algumas limitações, incluindo riscos no transporte dos pacientes, exposição a doses extras de radiação e maiores custos.

A troca gasosa é uma ferramenta útil, mas, em geral, pouco precisa em determinar o quanto de pulmão se encontra não aerado. Isso pode ser explicado por: existência de mecanismos compensatórios, como vasoconstrição pulmonar decorrente de hipoxia; mudanças na afinidade da hemoglobina ao oxigênio; influência da estratégia ventilatória e do valor da PEEP.

Contudo, recentemente Reske *et al.* (2013) propuseram e validaram, em estudo experimental e clínico, um modelo matemático que correlaciona a relação PaO_2/FiO_2 com a área pulmonar não aerada, avaliada pela TC. Para tal, alguns aspectos metodológicos precisam ser controlados:

- A amostra de sangue para gasometria precisa ser coletada sob FiO_2 de 100%
- PaO_2/FiO_2 precisa ser transformada de maneira logarítmica
- A escala tradicionalmente definida como áreas pobremente aeradas pela TC precisa ser redefinida entre -200 ou -300 e +100 Unidades Hounsfild.

Controlando esses aspectos, estes autores observaram uma correlação entre a PaO_2/FiO_2 e o compartimento não aerado pulmonar (Tabela 25.2). A técnica se mostra simples e factível à beira do leito, com a vantagem de poder ser aplicada em qualquer paciente sob ventilação mecânica, sem sofrer interferência da PEEP ou da estratégia ventilatória.

Outro meio de detectar a recrutabilidade pulmonar é pela dinâmica da mecânica pulmonar durante a MR. Pacientes considerados recrutáveis melhorarão a complacência durante a MR, enquanto os não recrutáveis piorarão a complacência,

Tabela 25.2 *Shunt* predito pelos valores da relação PaO_2/FiO_2.

PaO_2/FiO_2	40	50	60	70	80	90	100	120	140	160	180	200	220	240	260	280	300
IP (75%)	46,5 a 75,5	44,7 a 74,1	42,9 a 72,6	41,2 a 71,1	39,4 a 69,6	37,7 a 68,0	36,0 a 66,3	32,7 a 62,9	29,6 a 59,4	26,6 a 55,8	23,9 a 52,1	21,3 a 48,4	19,0 a 44,8	16,8 a 41,2	14,9 a 37,6	13,1 a 34,3	11,5 a 31,0
Shunt TC (%)	62,1	60,3	58,5	56,7	54.9	53,1	51,3	47,6	44,0	40,4	36,9	33,5	30,3	27,3	24,5	21,9	19,5

Valores do porcentual de *shunt* da tomografia computadorizada (TC) e o respectivo intervalo predito (IP) de 75%, preditos por meio dos valores da relação PaO_2/FiO_2. Adaptada de Reske *et al.* (2013).

pela promoção de hiperdistensão alveolar. Portanto, pacientes "pobremente" ou "não recrutáveis" devem ser tratados com níveis intermediários de PEEP (8 a 15 cmH_2O), pois precisariam de baixas pressões de abertura de vias aéreas, enquanto aqueles classificados como recrutáveis devem receber MR lentas e prolongadas antes da titulação da PEEP.

Ainda assim, a troca gasosa e a mecânica respiratória são úteis, ainda que pouco precisas e pouco específicas para determinar a recrutabilidade e definir a PEEP ótima.

CONSIDERAÇÕES FINAIS

O recrutamento alveolar deve ser sempre almejado em pacientes com SDRA, no intuito de minimizar o colapso alveolar, promover uma distribuição mais homogênea da ventilação e, assim, garantir uma troca gasosa adequada. Diversas estratégias podem ser utilizadas para este fim, incluindo modos ventilatórios, técnicas de posicionamento do paciente durante a ventilação mecânica e manobras específicas.

Entretanto, ainda não existem dados de estudos clínicos consistentes que indicam a melhor variável biológica a ser considerada para definir qual MR deve ser utilizada, bem como a PEEP ótima a ser ajustada.

É preciso ter em mente que, até o momento, nenhum estudo controlado e randomizado internacional demonstrou superioridade das estratégias ventilatórias quando associadas ou não a MR. Além disso, um estudo multicêntrico publicado em 2017 mostrou que a utilização do recrutamento pulmonar máximo e da PEEP titulada de acordo com a melhor complacência, em pacientes com SDRA moderada a grave, está associada a maior mortalidade, quando comparada a estratégia ventilatória protetora e PEEP baixa [Writing Group for the Alveolar Recruitment for Acute Respiratory Distress Syndrome Trial (ART) Investigators, 2017]. Vale considerar que, nesse estudo, o critério utilizado para diagnóstico da SDRA foi anterior à atual definição de Berlim e que a manobra de recrutamento utilizada consistiu na elevação da PEEP para 25, 30 e 35 cmH_2O, em degraus de 1 min cada, que pode ter ocasionado uma abertura alveolar rápida e abrupta, podendo ter contribuído para esse resultado.

Portanto, diante de um paciente com SDRA, o profissional deve sempre ponderar os riscos e os benefícios antes de instituir uma estratégia de recrutamento alveolar, a qual deve ser realizada de modo individualizado a cada paciente, sob pena do desenvolvimento da LPAV, o que, muitas vezes, é negligenciado. Por fim, a utilização de manobras de recrutamento em pacientes ventilados mecanicamente com SDRA não encontra respaldo na literatura e, por isso, não deve ser aplicada rotineiramente.

BIBLIOGRAFIA

Acute Respiratory Distress Syndrome Network, Brower RG, Matthay MA, Morris A, Schoenfeld D, Thompson BT, et al. Ventilation with lower tidal volumes as compared with traditional tidal volumes for acute lung injury and the acute respiratory distress syndrome. N Eng J Med. 2000;342(18):1301-8.

Amato MB, Barbas CS, Medeiros DM, Magaldi RB, Schettino GP, Lorenzi-Filho G, et al. Effect of a protective-ventilation strategy on mortality in the acute respiratory distress syndrome. N Engl J Med. 1998;338(6):347-54.

ARDS Definition Task Force, Ranieri VM, Rubenfeld GD, Thompson BT, Ferguson ND, Caldwell E, et al. Acute respiratory distress syndrome: the Berlin Definition. JAMA. 2012;307(23):2526-33.

Ashbaugh DG, Bigelow DB, Petty TL, Levine BE. Acute respiratory distress in adults. Lancet. 1967;2(7511):319-23.

Ball L, Dameri M, Pelosi P. Modes of mechanical ventilation for the operating room. Best Pract Res Clin Anaesthesiol. 2015;29(3):285-99.

Bellani G, Laffey JG, Pham T, Fan E, Brochard L, Esteban A, et al. Epidemiology, patterns of care, and mortality for patients with acute respiratory distress syndrome in intensive care units in 50 countries. JAMA. 2016;315(8):788-800.

Borges JB, Okamoto VN, Matos GF, Caramez MP, Arantes PR, Barros F, et al. Reversibility of lung collapse and hypoxemia in early acute respiratory distress syndrome. Am J Respir Crit Care Med. 2006;174(3):268-78.

Brower RG, Matthay M, Schoenfeld D. Meta-analysis of acute lung injury and acute respiratory distress syndrome trials. Am J Respir Crit Care Med. 2002;166(11):1515-7.

Brower RG, Morris A, MacIntyre N, Matthay MA, Hayden D, Thompson T, et al. Effects of recruitment maneuvers in patients with acute lung injury and acute respiratory distress syndrome ventilated with high positive end-expiratory pressure. Crit Care Med. 2003. 2003;31(11):2592-97.

Chiumello D, Carlesso E, Cadringher P, Caironi P, Valenza F, Polli F, et al. Lung stress and strain during mechanical ventilation for acute respiratory distress syndrome. Am J Respir Crit Care Med. 2008. 2008;178(4):346-55.

Constantin JM, Cayot-Constantin S, Roszyk L, Futier E, Sapin V, Dastugue B, et al. Response to recruitment maneuver influences net alveolar fluid clearance in acute respiratory distress syndrome. Anesthesiology. 2007;106(5):944-51.

Cruces P, Donoso A, Valenzuela J, Díaz F. Respiratory and hemodynamic effects of a stepwise lung recruitment maneuver in pediatric ARDS: a feasibility study. Pediatr Pulmonol. 2013;48(11):1135-43.

Goffi A, Ferguson ND. High-frequency oscillatory ventilation for early acute respiratory distress syndrome in adults. Curr Opin Crit Care. 2014;20(1):77-85.

Guérin C, Reignier J, Richard JC, Beuret P, Gacouin A, Boulain T, et al.; PROSEVA Study Group. Prone positioning in severe acute respiratory distress syndrome. N Engl J Med. 2013;368(23):2159-68.

Kiss T, Güldner A, Bluth T, Uhlig C, Spieth PM, Markstaller K, et al. Rationale and study design of ViPS – variable pressure support for weaning from mechanical ventilation: study protocol for an international multicenter randomized controlled open trial. Trials 2013;14:363.

Koulouras V, Papathanakos G, Papathanasiou A, Nakos G. Efficacy of prone position in acute respiratory distress syndrome patients: a pathophysiology-based review. World J Crit Care Med. 2016;5(2):121-36.

Lachmann B. Open up the lung and keep the lung open. Intensive Care Med. 1992;18(6):319-21.

Marini JJ. How to recruit the injured lung. Minerva Anestesiol. 2003;69(4):193-200.

Moran I, Blanch L, Fernandez R, Fernández-Mondéjar E, Zavala E, Mancebo J. Acute physiologic effects of a stepwise recruitment maneuver in acute respiratory distress syndrome. Minerva Anestesiol. 2011;77(12):1167-75.

Papadakos PJ, Lachmann B. The open lung concept of alveolar recruitment can improve outcome in respiratory failure and ARDS. Mt Sinai J Med. 2002;69(1-2):73-7.

Pillow JJ. High-frequency oscillatory ventilation: mechanisms of gas exchange and lung mechanics. Crit Care Med. 2005;33(3 Suppl):S135-141.

Reske AW, Costa EL, Reske AP, Rau A, Borges JB, Beraldo MA, et al. Bedside estimation of nonaerated lung tissue using blood gas analysis. Crit Care Med. 2013;41(3):732-43.

Riva DR, Contador RS, Baez-Garcia CS, Xisto DG, Cagido VR, Martini SV, et al. Recruitment maneuver: RAMP versus CPAP pressure profile in a model of acute lung injury. Respir Physiol Neurobiol. 2009;169(1):62-8.

Riva DR, Oliveira MB, Rzezinski AF, Rangel G, Capelozzi VL, Zin WA, et al. Recruitment maneuver in pulmonary and extrapulmonary experimental acute lung injury. Crit Care Med. 2008;36(6):1900-8.

Saddy F, Oliveira GP, Garcia CS, Nardelli LM, Rzezinski AF, Ornellas DS, et al. Assisted ventilation modes reduce the expression of lung inflammatory and fibrogenic mediators in a model of mild acute lung injury. Intensive Care Med. 2010;36(8):1417-26.

Santos RS, Moraes L, Samary CS, Santos CL, Ramos MB, Vasconcellos AP, et al. Fast versus slow recruitment maneuver at different degrees of acute lung inflammation induced by experimental sepsis. Anesth Analg. 2016;122(4):1089-100.

Silva PL, Cruz FF, Fujisaki LC, Oliveira GP, Samary CS, Ornellas DS, et al. Hypervolemia induces and potentiates lung damage after recruitment maneuver in a model of sepsis-induced acute lung injury. Crit Care. 2010;14(3):R114.

Silva PL, Moraes L, Santos RS, Samary C, Ornellas DS, Maron-Gutierrez T, et al. Impact of pressure profile and duration of recruitment maneuvers on morphofunctional and biochemical variables in experimental lung injury. Crit Care Med. 2011;39(5):1074-81.

Silva PL, Moraes L, Santos RS, Samary C, Ramos MB, Santos CL, et al. Recruitment maneuvers modulate epithelial and endothelial cell response according to acute lung injury etiology. Crit Care Med. 2013;41(10):e256-265.

Smetkin AA, Kuzkov VV, Suborov EV, Bjertnaes LJ, Kirov MY. Increased extravascular lung water reduces the efficacy of alveolar recruitment maneuver in acute respiratory distress syndrome. Crit Care Res Pract. 2012;2012:606528.

Spieth PM, Güldner A, Huhle R, Beda A, Bluth T, Schreiter D, et al. Short-term effects of noisy pressure support ventilation in patients with acute hypoxemic respiratory failure. Crit Care. 2013;17(5):R261.

Suarez-Sipmann F, Böhm SH, Tusman G, Pesch T, Thamm O, Reissmann H, et al. Use of dynamic compliance for open lung positive end--expiratory pressure titration in an experimental study. Crit Care Med. 2007;35(1):214-21.

Sud S, Friedrich JO, Adhikari NK, Taccone P, Mancebo J, Polli F, et al. Effect of prone positioning during mechanical ventilation on mortality among patients with acute respiratory distress syndrome: a systematic review and meta-analysis. CMAJ. 2014;186(10):E381-90.

Sud S, Sud M, Friedrich JO, Meade MO, Ferguson ND, Wunsch H, et al. High frequency oscillation in patients with acute lung injury and acute respiratory distress syndrome (ARDS): systematic review and meta--analysis. BMJ. 2010;340:c2327.

Villar J, Kacmarek RM, Pérez-Méndez L, Aguirre-Jaime A. A high positive end-expiratory pressure, low tidal volume ventilatory strategy improves outcome in persistent acute respiratory distress syndrome: a randomized, controlled trial. Crit Care Med. 2006;34(5):1311-18.

Ware LB, Matthay MA. The acute respiratory distress syndrome. N Engl J Med 2000;342:1334-49.

Wolff CB. The physiological control of respiration. Mol Aspects Med. 1992;13(6):445-567. Review.

Writing Group for the Alveolar Recruitment for Acute Respiratory Distress Syndrome Trial (ART) Investigators, Cavalcanti AB, Suzumura ÉA, Laranjeira LN, Paisani DM, Damiani LP, et al. Effect of Lung Recruitment and Titrated Positive End-Expiratory Pressure (PEEP) vs Low PEEP on Mortality in Patients With Acute Respiratory Distress Syndrome: A Randomized Clinical Trial. JAMA. 2017;318(14):1335-45.

26 Manejo do Paciente com Oxigenação Extracorpórea por Membrana e Assistência Fisioterapêutica

Flávia Baggio Nerbass • Vanessa Alves Guimarães Borges

HISTÓRIA DA OXIGENAÇÃO EXTRACORPÓREA POR MEMBRANA

A oxigenação extracorpórea por membrana (ECMO) é um dos tipos de suporte mecânico de vida provenientes da máquina de circulação extracorpórea usada na cirurgia cardíaca.

Historicamente, em 1635, Robert Hooke introduziu a noção de oxigenador. A partir de então, Ludwig e Schmidt (1869) tentaram oxigenar o sangue pela sua mistura com ar em um balão. Von Schröder de Strasburg (1882) usou um oxigenador de bolhas para oxigenar um rim. Frey e Gruber, ainda no mesmo ano, descreveram o primeiro oxigenador extracorpóreo de contato direto, expondo uma fina camada de sangue ao ar em um cilindro inclinado que era rotacionado por um motor elétrico. O surgimento da heparina no início do século 20 tornou possível resolver o obstáculo da trombose nos circuitos de circulação extracorpórea. Com isso, o ano de 1929 foi marcado pela primeira perfusão de corpo inteiro, em um cachorro, por Brukhonenko e Tchetchuline.

Na década de 1930, Gibbon e Kirkland desenvolveram melhor o conceito de oxigenador. Bjork, em 1948, descreveu o oxigenador com disco rotatório e, em 1952, foi a vez do oxigenador de bolhas feito de vidro por Clarke, Gollan e Gupta. No ano seguinte, finalmente ocorreu a primeira cirurgia intracardíaca sob visão direta com sucesso em humanos, usando um oxigenador com bomba mecânica extracorpórea.

Kirklin *et al.* na Clínica Mayo desenvolveram, em 1955, o oxigenador do tipo Gibbon com tela estacionária e lançaram o oxigenador Mayo-Gibbon para uso comercial. Contemporaneamente, Lillehei *et al.* começaram a utilizar o oxigenador de membrana, e, já em 1958, Cloves, Hopkins e Neville usaram 25 m^2 de etilcelulose permeável em múltiplas camadas na forma do primeiro oxigenador de membrana para uso clínico.

Em 1972, Hill relatou o primeiro caso de adulto sobrevivente após 3 dias em ECMO e o *New England Journal of Medicine* publicou "Comprando tempo com pulmões artificiais".

Bartlett relatou sucesso usando ECMO no ano de 1976 em um recém-nascido abandonado e que recebeu o nome de Esperanza por uma enfermeira da equipe. Já Kolobow e Gattinoni descreveram, em 1978, o uso de circulação extracorpórea para remover dióxido de carbono, possibilitando uma redução potencial dos danos da ventilação. No ano seguinte, foi publicado um ensaio clínico controlado em pacientes adultos com síndrome do desconforto respiratório agudo (SDRA) pelo National Heart, Lung and Blood Institute, com resultados desapontadores, mostrando 10% de sobrevida em cada grupo.

No ano de 1989, foi fundada a Extracorporeal Life Support Organization (ELSO) propiciando a coletânea de dados mundiais e a exposição destes no meio científico. Em 2009, a pandemia de influenza H1N1 disseminou o uso de ECMO, com relatos de sucesso inclusive promovidos pela imprensa leiga. Na sequência, foi publicado no *The Lancet* o estudo CESAR, um ensaio clínico multicêntrico controlado e entitulado "Eficácia e avaliação econômica do suporte ventilatório convencional *versus* oxigenação extracorpórea por membrana para falência respiratória grave do adulto".

Em 2011, na Inglaterra, inaugurou-se um serviço de ECMO respiratória pelo Serviço Nacional de Saúde e, em 2014, foi publicado o documento com a posição para a organização de programas de oxigenação extracorpórea por membrana para falência respiratória em pacientes adultos no *American Journal of Respiratory and Critical Care Medicine.* As publicações iniciais demonstraram alta taxa de mortalidade com o uso de ECMO, desmotivando muitos clínicos a empregá-la. Uma minoria continuou melhorando a técnica e outros trabalharam na modificação de aspectos específicos do suporte da falência respiratória em adultos. Os clínicos entenderam que os pulmões eram danificados pela ventilação mecânica com pressão positiva. Métodos para reduzir esses insultos mecânicos foram desenvolvidos, surgindo o conceito de ventilação protetora. Os resultados em Pediatria começaram a ser relatados e foram animadores. Inclusive a fundação da ELSO justificou-se primordialmente pelo sucesso observado no suporte de pacientes pediátricos.

No início do século 21, a tecnologia avançou com o desenvolvimento e a otimização dos aparelhos usados em circulação extracorpórea (CEC). O oxigenador de bolhas foi esquecido, passando-se a usar o oxigenador de membrana (com uma membrana semipermeável permitindo a separação do sangue e do ar). Além disso, o avanço das bombas centrífugas melhorou a biocompatibilidade do processo completo. A introdução de circuitos menores possibilitou a portabilidade. Era o início da nova geração de ECMO.

Os centros especialistas começaram a usar ECMO em pacientes específicos, como após transplante pulmonar e para suporte cardíaco, o que tornou a técnica restrita a centros altamente especializados em pacientes selecionados.

Em 2009, a experiência da ECMO na pandemia do vírus influenza H1N1 em jovens difundiu o uso na prática. Passou-se a considerar também que a precocidade em indicar ECMO propicia melhores resultados.

Além do uso da ECMO como suporte na disfunção ventilatória, é crescente sua aplicação em pacientes com falência cardiopulmonar (desde situações com parada cardiorrespiratória até na cirurgia cardíaca após falha da retirada da circulação extracorpórea). O suporte tem sido empregado em um maior número de pacientes, com base na experiência dos clínicos nessas circunstâncias, entretanto, ainda requer bases científicas.

Vale destacar que, embora tenham a mesma origem, a ECMO e a CEC são distintas. A ECMO não pode ser considerada uma CEC prolongada (Tabela 26.1).

Tabela 26.1 Diferenças entre circulação extracorpórea (CEC) e oxigenação extracorpórea por membrana (ECMO).

Fator	CEC	ECMO
Local de instalação	Centro cirúrgico	UTI
Canulação	Torácica	Cervical, femoral, torácica
Reservatório	Sim	Não
Hematócrito	Baixo	Normal
Temperatura	Hipotermia	Normotermia
Coagulação	TCA > 400 s	TCA 140 a 180 s
Aspiradores	Sim	Não
Filtro arterial	Sim	Não
Tempo	Horas	Dias
Responsável pelo procedimento	Perfusionista	Especialista em ECMO

UTI: unidade de terapia intensiva; TCA: tempo de coagulação ativada.

Fonte: Caneo (2004).

INDICAÇÕES

A ECMO é uma modalidade de suporte mecânico que possibilita ganhar tempo, durante, o qual o paciente pode ser tratado e a ECMO se tornar uma ponte para recuperação. Se o tratamento falhar ou se não houver tratamento, ela pode virar ponte para outro suporte mecânico ou para o transplante cardíaco ou pulmonar.

Uma avaliação criteriosa do prognóstico do paciente deve ser realizada antes de iniciar o suporte circulatório. Se a assistência extracorpórea não representar benefício ou não oferecer uma possibilidade de recuperação para o paciente, deve ser contraindicada ou interrompida, caso já tenha sido iniciada.

Além das doenças respiratórias e cardíacas descritas a seguir, a ocorrência de combinações entre elas, além de hipotermia e intoxicações, pode ser indicação de ECMO.

Doenças respiratórias

São candidatos ao suporte com ECMO pacientes com doenças reversíveis causadoras de falência respiratória, como infecções agudas (H1N1, broncoaspiração) ou estado asmático, e também condições pulmonares crônicas, como enfisema, fibrose pulmonar, fibrose cística e DPOC, quando agudizadas por infecções. No grupo pediátrico, além das causas infecciosas, outras condições estão incluídas, como a síndrome de aspiração de mecônio e a hérnia diafragmática nos neonatos. Outra possibilidade pode ser também o uso em pacientes com quadro de rejeição após transplante pulmonar.

O CESAR *trial* estabeleceu alguns critérios de seleção para definir a elegibilidade de pacientes adultos com falência respiratória aguda. Os critérios de inclusão são: reversibilidade da doença; idade entre 18 e 65 anos; escore Murray ≥ a 3 (Tabela 26.2); e hipercapnia não compensada com pH < 7,2. Já os critérios de exclusão são: fração inspirada de oxigênio (FiO_2) > 80% ou pico de pressão > 30 cmH_2O por mais que 7 dias; trauma grave dentro das últimas 24 h; sangramento intracraniano e qualquer outra contraindicação à heparinização; e paciente com doença em estado terminal.

O paciente pode ser extubado em ECMO ou ventilar por meio de traqueostomia, a depender das comorbidades. Isso possibilita maior mobilização e reabilitação, melhorando os resultados e a recuperação a longo prazo.

Atualmente, existe um circuito de ECMO venovenosa que dispensa a anticoagulação, tornando possível o uso do suporte em pacientes com hemorragia cerebral e traumas quando o sangramento já está controlado.

Algumas circunstâncias específicas merecem destaque. Pacientes clinicamente frágeis, com comprometimento de outros órgãos, devem ter seus casos bem avaliados pelos clínicos para definir o benefício que a ECMO trará. Pacientes obesos, embora se beneficiem de ECMO, podem ter complicações relacionadas com o transporte e a dificuldade de mobilização. Pacientes em uso de ventilação mecânica compreendem outra situação questionável, sendo a tendência atual considerar aptos à ECMO aqueles com menos de 7 dias de suporte.

Doenças cardíacas

Do mesmo modo que para as doenças respiratórias, múltiplos fatores são importantes quando se avalia um paciente com disfunção cardíaca grave.

Intoxicações por flecainida, antidepressivos tricíclicos, betabloqueadores, antagonistas dos canais de cálcio, digoxina e bupropiona são causas reversíveis de disfunção, normalmente passíveis de recuperação e decanulação de ECMO.

Algumas outras situações passíveis de ECMO incluem paciente em parada cardiorrespiratória por causa potencialmente reversível necessitando de reanimação prolongada, pacientes com arritmias intratáveis, pacientes com defeito mecânico agudo pré-cirurgia, paciente candidato a transplante cardíaco ou outro dispositivo de suporte circulatório mecânico enquanto estes não estão disponíveis, pacientes em pós-operatório imediato com falha de saída de CEC, pacientes com disfunção primária do enxerto pós-transplante e pacientes em choque cardiogênico por causas reversíveis.

Na população infantil, a falência miocárdica no pós-operatório é a principal indicação cardíaca neonatal e, após esse período, cardiopatias congênitas, miocardites e cardiomiopatias representam as indicações básicas de ECMO.

É importante definir que a restituição da circulação pela ECMO nem sempre significa a recuperação de todos os órgãos; é o caso, por exemplo, de danos cerebrais causados por período de hipoxia ou baixo fluxo sanguíneo. O prognóstico é difícil e, no caso de evolução para morte encefálica, pode-se considerar a doação de órgãos.

Tabela 26.2 Escore de Murray para lesão pulmonar aguda.

Característica	Escore
Radiografia de tórax	
Sem consolidação alveolar	0
Consolidação alveolar confinada a 1 quadrante	1
Consolidação alveolar confinada a 2 quadrantes	2
Consolidação alveolar confinada a 3 quadrantes	3
Consolidação alveolar confinada a 4 quadrantes	4
Hipoxemia	
$PaO_2/FiO_2 \geq 300$ mmHg	0
PaO_2/FiO_2 225 a 299 mmHg	1
PaO_2/FiO_2 175 a 224 mmHg	2
PaO_2/FiO_2 100 a 174 mmHg	3
$PaO_2/FiO_2 < 100$ mmHg	4
PEEP	
PEEP ≤ 5 cmH_2O	0
PEEP 6 a 8 cmH_2O	1
PEEP 9 a 11 cmH_2O	2
PEEP 12 a 14 cmH_2O	3
PEEP ≥ 15 cmH_2O	4
Complacência do sistema respiratório	
Complacência ≥ 80 mℓ/cmH_2O	0
Complacência 60 a 79 mℓ/cmH_2O	1
Complacência 40 a 59 mℓ/cmH_2O	2
Complacência 20 a 39 mℓ/cmH_2O	3
Complacência < 19 mℓ/cmH_2O	4

PaO_2: pressão parcial de O_2 no sangue arterial; FiO_2: fração inspirada de O_2; PEEP: pressão expiratória final positiva. O escore é obtido dividindo-se o valor final da análise inicial pelo número de elementos usados para a análise. Escore zero indica que não há lesão pulmonar.

Fonte: Vuylsteke *et al.* (2017).

CONTRAINDICAÇÕES

As contraindicações são relativas e devem considerar os riscos do procedimento *versus* seus potenciais benefícios. Em geral, a ECMO está contraindicada em casos de ventilação mecânica com altos parâmetros ($FiO_2 > 0,9$, $P_{plat} > 30$ cmH_2O) por mais de 7 dias, imunossupressão avançada (neutrofilia < 400/mm^3), insuficiência de múltiplos órgãos avançada, hemorragia intracraniana, impossibilidade de recuperação após o tratamento (dano cerebral grave ou doenças malignas terminais) e idade (considerar um maior risco em idades avançadas).

CIRCUITO

O princípio básico da ECMO (Figura 26.1) é a passagem de sangue por meio de um oxigenador para possibilitar a troca de gases. Se o sangue é impulsionado por uma bomba, a pressão promovida pela bomba pode ser usada para substituir parte ou toda a função cardíaca.

Os sítios de canulação (Figura 26.2) podem variar e ser definidos pela condição clínica do paciente. Nos casos de pós-operatório de cirurgia cardíaca, a esternotomia prévia favorece a canulação torácica. Em situações de emergência, a melhor possibilidade de canulação será periférica. É importante considerar a presença de trombos venosos, aneurismas arteriais e qualquer outra questão relacionada com a condição prévia do paciente, além da experiência da equipe que proverá a canulação.

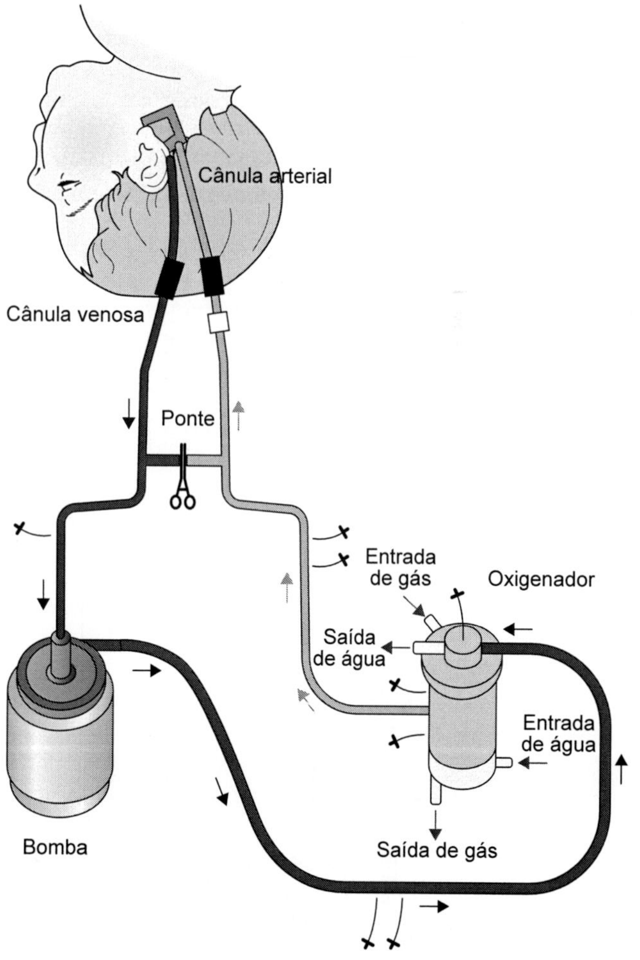

Figura 26.1 Representação esquemática dos componentes da oxigenação extracorpórea por membrana (ECMO).

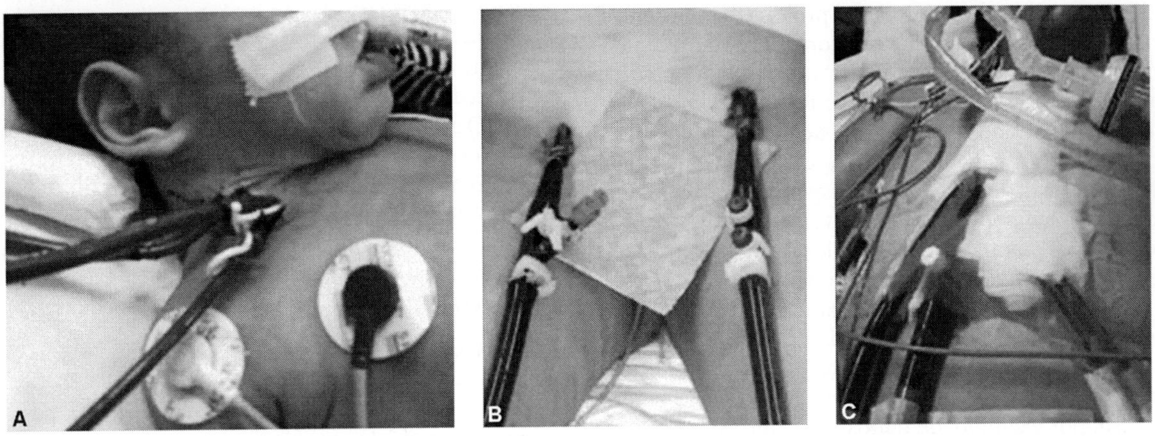

Figura 26.2 Sítios de canulação cervical (**A**), femoral (**B**) e transtorácica (**C**).

Quando o sangue é retirado de uma veia e retorna para outra veia, o sistema é conhecido como ECMO venovenosa (ECMOVV; Figura 26.3). Neste caso, necessita-se da bomba para mover o sangue ao longo do circuito e através da membrana. O sangue que retorna é misturado com o sangue venoso e, então, segue o fluxo normal (p. ex., da veia para o coração direito, para os pulmões, para o coração esquerdo e para a circulação sistêmica). Se aumenta a proporção de sangue que flui via ECMO enquanto o débito cardíaco do paciente permanece o mesmo, será observada uma alta concentração de oxigênio no sangue que chegará ao lado direito do coração. Se o débito cardíaco aumenta enquanto o fluxo de ECMO permanece o mesmo, a proporção de sangue oxigenado que chega ao lado direito do coração será menor. A análise dos gases de uma coleta de sangue arterial do paciente mostrará o resultado final da mistura sanguínea proveniente da ECMO e do débito cardíaco do paciente. Tal amostra sanguínea também terá passado pelos pulmões do paciente.

A análise dos gases sanguíneos em uma coleta arterial do paciente pode levar a erros de interpretação, sendo sempre importante definir se a coleta realizada foi de sangue proveniente somente do circuito da ECMO, da circulação do próprio paciente ou de ambos.

A partir dessas duas modalidades, uma combinação de drenagens e acessos pode se configurar, incluindo retorno em ambos, veia e artéria. A escolha dessa configuração determinará qual modalidade de suporte será oferecida e, daí em diante, ocorre a mistura da terminologia em ECMO cardíaca, ECMO respiratória, ECMO venovenosa, ECMO venoarterial (ECMOVV), ECMO venovenoarterial etc. Para simplificar e evitar confusões, é preferível considerar o tipo ECMO cardíaca, quando o suporte é cardíaco e pulmonar, e ECMO respiratória, quando promove somente a troca de gases.

Componentes

Os principais componentes do circuito de ECMO incluem cânulas, tubos, bomba sanguínea, oxigenador e trocador de

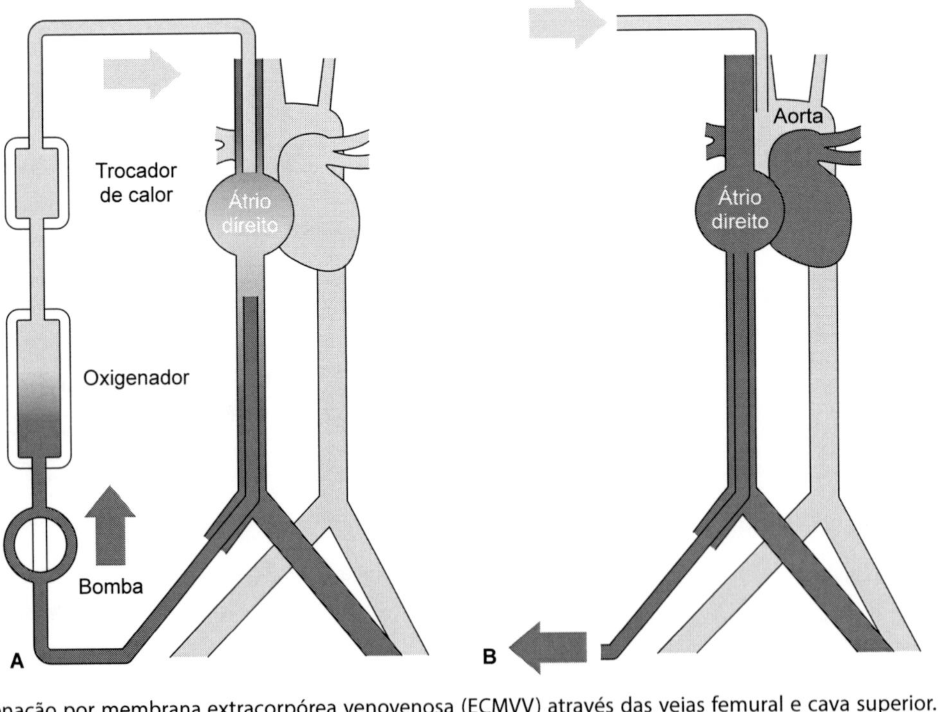

Figura 26.3 A. Oxigenação por membrana extracorpórea venovenosa (ECMVV) através das veias femural e cava superior. **B.** Oxigenação por membrana extracorpórea venoarterial (ECMVA) através da veia femural e artéria carótida. Adaptada de Shao-Jung e Kuang-Yao (2012).

calor. No circuito pediátrico para pacientes com menos de 10 kg, acrescenta-se a ponte (ver Figura 26.1).

Tubos

Englobam os tubos comunicantes dos vários elementos do circuito de ECMO, como cânulas e oxigenador e por onde o sangue flui. As marcas e os modelos variam, mas, em geral, são de PVC e transparentes para possibilitar aos clínicos observarem a coloração do sangue e detectarem o acúmulo de trombos. Devem ser o mais curto possível, mas não impedir a movimentação do paciente. Os movimentos do paciente incluem movimentação passiva (p. ex., transporte para a tomografia computadorizada) ou exercícios ativos (p. ex., o paciente pedalar em uma bicicleta fixa). Modificar o comprimento dos tubos é possível, mas perigoso; cortá-los pode permitir entrada de ar, perda de sangue, trombose, infecção e mesmo ruptura e desconexão.

São frequentemente revestidos de heparina para melhorar a biocompatibilidade, reduzindo o risco de trombose e resposta inflamatória sistêmica que decorrem da exposição do sangue a material não endotelizado.

Para tornar possível a passagem de volume sanguíneo adequado, os tubos de um circuito pediátrico, diâmetro interno de 1/4 de polegada e os de um circuito de adulto têm 3/8 de polegada. Os tubos devem ter saídas laterais conectadas a torneiras para possibilitar, por exemplo, coleta de sangue, infusão de hemoderivados e medicações (heparina, inclusive) e conexão da máquina de diálise.

Uma ponte conectando o lado arterial ao venoso do circuito é usada nos circuitos pediátricos para manter um fluxo mais alto por meio do oxigenador, reduzindo o risco de trombose. Pode ser usada também, com o mesmo objetivo, durante o desmame do paciente adulto em ECMO. Além disso, pode ser usada para recircular o sangue enquanto se remove o ar em acidentes quando há entrada súbita de ar no circuito. Mesmo se não for usada, a ponte deve ficar preenchida para impedir a formação de trombos, e sempre se deve atentar para que não haja sangue estagnado.

Bomba sanguínea

A bomba direciona o fluxo de sangue na ECMO. Atualmente, as bombas centrífugas (ver Figura 26.1) são as preferidas em relação às bombas de rolete, pois causam menos hemólise e requerem menos anticoagulação. Isso se deve ao seu mecanismo de funcionamento, no qual um rotor é levitado magneticamente e gira de modo rápido, criando um turbilhão no fluido.

A energia cinética gerada promove pressão negativa antes da bomba, retirando sangue do paciente. A seguir, o sangue é movido para a frente, promovendo pressão positiva e retornando aos tubos do circuito.

As bombas centrífugas são dependentes da pré-carga e sensíveis à pós-carga sanguínea, o que torna possível, até certo ponto, um autoajuste. A pré-carga diminuirá se o paciente estiver hipovolêmico ou se houver qualquer obstrução à entrada de sangue na bomba, por exemplo, causada por um pneumotórax ou uma dobra no tubo. Se houver uma obstrução após a bomba, o rotor continuará a girar, mas a pressão dentro do circuito aumentará. Além disso, a pós-carga da bomba aumentará se a resistência ao fluxo aumentar, o que pode ocorrer pela presença de trombos, dobras na cânula de retorno ou mesmo trombos em formação no oxigenador. Na ECMO venoarterial, quando a ponta da cânula tem um diâmetro diferente do vaso, um aumento na pressão sanguínea do paciente aumentará a pós-carga, e isso fará cair o fluxo, mesmo que o rotor funcione no mesmo débito.

A escolha da cânula afeta diretamente o fluxo da bomba, uma vez que o diâmetro e o comprimento da cânula promovem resistência ao fluxo. A velocidade da bomba será constante, mas o fluxo sanguíneo dependerá da resistência pré e pós-bomba. Em uma ECMO venoarterial, se a bomba para ou se a pressão média do paciente for muito elevada, pode ocorrer inversão de fluxo e este passar a fluir da artéria para a veia, o que terá consequências catastróficas. O fluxo de sangue através do circuito deve ser continuamente monitorado por um medidor ultrassônico de fluxo, conectado após a bomba.

Oxigenador

Normalmente comparado a um pulmão artificial, o oxigenador somente promove a troca de gases, não tendo qualquer outra capacidade fisiológica pulmonar.

Os oxigenadores de membrana substituíram os tradicionais oxigenadores que misturavam bolhas de gás ao sangue. Nos atuais, são criados canais por meio da disposição de múltiplas fibras ocas de polimetilpenteno, as quais, por sua vez, têm maior durabilidade e promovem menos hemólise.

O sangue é bombeado pelo oxigenador entrando em contato com o gás em movimento dentro das fibras ocas. As paredes das fibras de polimetilpenteno são, então, a interface pela qual ocorre a transferência de O_2 e CO_2 (Figura 26.4).

O gás é ofertado ao oxigenador e titulado por um medidor de fluxo nele acoplado. No oxigenador, a transferência de O_2 depende da área de superfície da membrana, da fração ofertada de O_2 do gás em movimento e do tempo do contato entre o sangue e a membrana. Deve-se avaliar a possibilidade de trocar o oxigenador quando há dificuldade na oxigenação secundária a uma membrana saturada, o que normalmente ocorre pela presença de trombos.

Havendo gradiente de difusão, o CO_2 é facilmente transferido do sangue para o gás. A condensação de água dentro do oxigenador reduzirá sua eficiência e exigirá que regularmente a membrana seja expurgada, elevando-se a movimentação de ar acumulado.

Trocador de calor

É essencial para manter o paciente aquecido. A falha de seu funcionamento é rara, mas pode não ser prontamente reconhecida e isto ser erroneamente atribuído às condições adversas do paciente. Também pode ser usado para resfriar o paciente com a intenção de reduzir o metabolismo, produzindo menos CO_2 e reduzindo o consumo de O_2.

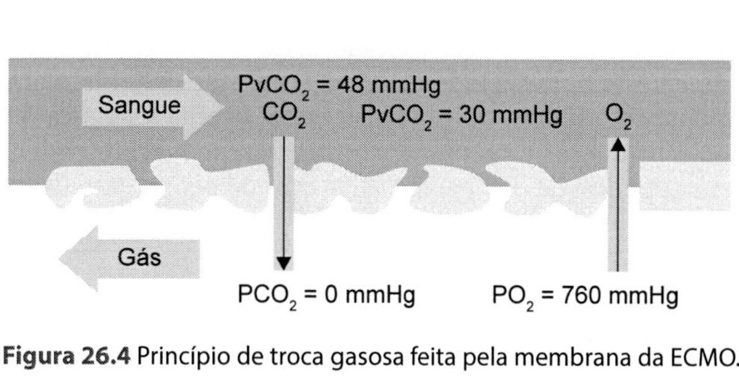

Figura 26.4 Princípio de troca gasosa feita pela membrana da ECMO.

Monitoramento do circuito

Pressões

A pressão pode ser medida em três locais do circuito:

- Pressão pré-bomba centrífuga: medida nos tubos antes da bomba centrífuga. O valor é negativo, já que a bomba gera pressão negativa retirando sangue do paciente para a bomba. Idealmente, essa pressão é maior que -60 mmHg. Um valor menor que -100 mmHg aumentará o trauma sanguíneo, liberando mais hemoglobina livre no plasma (hemólise). É um indicador da volemia e do potencial de hemólise. A medida contínua dessa pressão deve evitar o colapso das veias e da cânula de drenagem
- Pressão pré-oxigenador: medida depois da bomba e antes do oxigenador. Aumenta caso ocorra elevação de resistência à frente (no oxigenador ou na cânula de retorno). O valor máximo seguro é em torno de 400 mmHg
- Pressão pós-oxigenador: medida após o oxigenador, aumenta caso ocorra obstrução na cânula de retorno de sangue ao paciente. O valor máximo seguro é em torno de 300 mmHg.

O cálculo diferencial entre a pressão pré e pós-oxigenador é chamado gradiente transmembrana. O valor varia de acordo com a resistência que o oxigenador imprime ao sangue, sendo que o aumento indica obstrução no oxigenador (normalmente por trombos).

Gases sanguíneos

A medida dos gases sanguíneos evidencia a função do oxigenador. A redução da pressão parcial de O_2 no sangue arterial (PaO_2) depois do oxigenador indica falha deste e é, às vezes, acompanhada de aumento do gradiente transmembrana. A PaO_2 medida antes do oxigenador indica a dessaturação do sangue venoso (SvO_2). As medidas da pressão parcial de CO_2 no sangue arterial ($PaCO_2$) antes e depois do oxigenador são um bom indício da capacidade ventilatória do oxigenador. Prever a falência do oxigenador é vital para garantir a troca do oxigenador antes que o quadro se torne uma emergência.

Fluxo sanguíneo

O fluxo total de sangue é continuamente medido por meio de um fluxômetro ultrassônico colocado na cânula de retorno entre a bomba e o paciente e, no caso do circuito pediátrico, um segundo fluxômetro também na cânula de retorno após a ponte, responsável por medir o fluxo efetivo para o paciente.

A taxa do fluxo através de qualquer dos tubos não deve ser menor que 1,5 ℓ/min (alguns defendem ao menos 2 ℓ/min para adultos) para prevenir a formação de trombos.

O alarme pode ser acionado por baixo fluxo, que pode decorrer da baixa pré-carga na bomba (secundária a não ter sangue suficiente para ser aspirado, p. ex., por sangramento ou aumento da resposta inflamatória e extravasamento vascular), do aumento da pós-carga (hipertensão arterial sistêmica do paciente, dobra na cânula de retorno, trombo no oxigenador) ou da falência da bomba, inclusive quando ocorre entrada de ar no circuito.

Inspeção

É importante não subestimar e checar regularmente a integridade de todos os componentes do circuito, como a cor do sangue arterial e venoso, a inserção das cânulas, a conexão da cânula de oferta de gás, a temperatura, se existem trombos em formação e dobras no circuito. Acidentes em qualquer desses componentes podem ser fatais.

Manutenção

Um circuito de ECMO pode ser preenchido por um *prime* com fluidos cristaloides por meio de uma técnica asséptica e permanecer por pelo menos 4 semanas disponível um uma área segura. O benefício disso é a disponibilidade imediata no caso de uma parada cardiorrespiratória ou falha mecânica aguda.

Monitoramento do paciente em ECMO

A avaliação à beira do leito por um membro de enfermagem experiente é vital. É necessário observar se há descompasso entre o paciente e o circuito (Figura 26.5). O monitoramento padrão inclui checagem contínua do ritmo cardíaco, oximetria de pulso, pressão arterial invasiva e venosa central, temperatura, frequência respiratória e $ETCO_2$, sendo o registro feito a intervalos regulares. Os dados do circuito também são documentados.

Radiografias de tórax e abdome são úteis para ajudar a avaliar a posição das cânulas, cateteres e os campos pulmonares (Figura 26.6). Ultrassonografia e ecocardiografia são usadas de modo intermitente. Pode-se realizar o monitoramento neurológico, mas sua interpretação é difícil. Aparelhos específicos, como a espectroscopia de raio infravermelho próximo (NIRS), somente medem o que acontece em uma pequena área do cérebro, e a leitura geral não é possível. Além disso, taxas normais não estão definidas. Dopplers transcranianos podem ser usados, mas não está claro como eles afetam o manejo e os resultados.

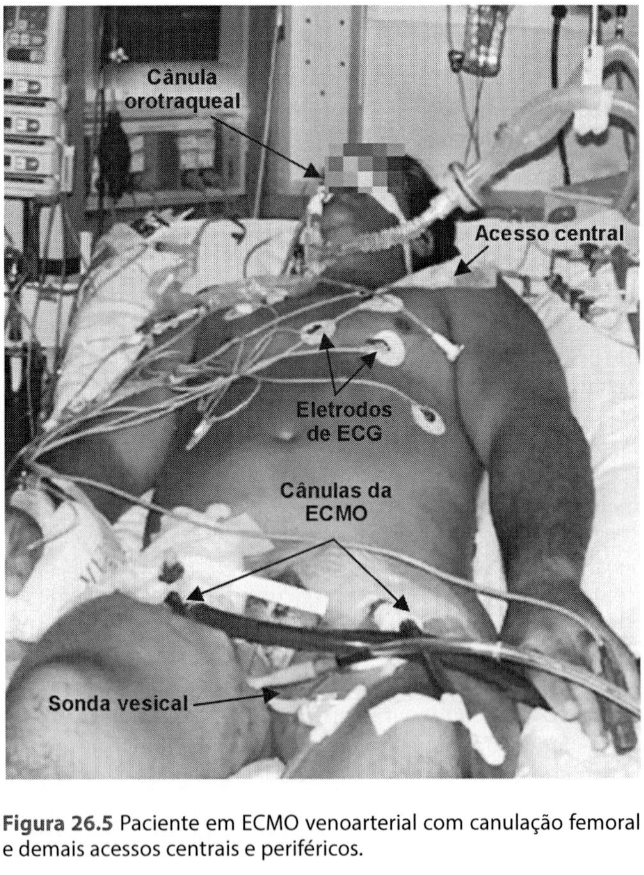

Figura 26.5 Paciente em ECMO venoarterial com canulação femoral e demais acessos centrais e periféricos.

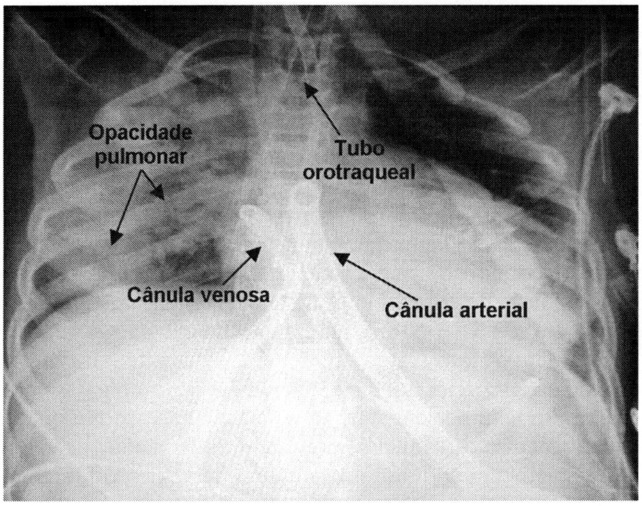

Figura 26.6 Radiografia de tórax mostra o posicionamento das cânulas de ECMO e tubo orotraqueal de um paciente em ECMO venoarterial e canulação transtorácica.

Problemas com a posição das cânulas podem resultar em edema ou até mesmo em perda de membros, edema cerebral e outras complicações graves.

Monitoramento do paciente em ECMO venovenosa

Neste paciente, a maior parte do monitoramento será para observar se está havendo recuperação pulmonar.

Na ECMO venovenosa, um dos maiores problemas é a recirculação do sangue oxigenado de volta para o circuito da ECMO a depender da posição das cânulas. Isso acontece se a drenagem e o retorno estiverem muito próximos, pois daí torna-se mais fácil o sangue oxigenado retornar para o circuito de ECMO do que para o coração direito. Isso reduz a eficácia da ECMO em melhorar a SaO_2 do paciente e reduzir o CO_2. A confirmação da recirculação frequentemente requer mobilização da cânula.

Monitoramento do paciente em ECMO venoarterial

Na ECMO venoarterial, ocorre um *bypass* da circulação cardiopulmonar, e o risco de não haver fluxo passando pelos vasos pulmonares é alto. Isso pode levar a trombose, inclusive do ventrículo esquerdo, resultando em diminuição da pós-carga e aumento da pressão promovida pela ECMO. A valva aórtica deve abrir para evitar que isso ocorra, e a forma da onda de pressão arterial ajuda na avaliação. Quando a pulsatilidade diminui, pode significar aumento do fluxo da bomba, redução da contratilidade, derrame pericárdico, hipovolemia, pneumotórax ou trombose de valva aórtica. O aumento da pulsatilidade, por sua vez, pode significar redução do fluxo da bomba ou melhora da contratilidade.

A depender do débito cardíaco nativo do paciente e da condição dos pulmões, o sangue misturado terá mais ou menos O_2 e CO_2. Se o débito cardíaco do paciente aumenta, mas os pulmões não estão funcionando bem, a proporção de sangue pobre em O_2 aumentará. Além disso, em algumas áreas, o fluxo pode ser hipóxico e, em outras, hiperóxico. Por exemplo, mesmo um paciente aparentemente bem oxigenado (corado e com boa PaO_2, como resultado do fluxo proveniente da ECMO) pode ter uma eletrocardiografia isquêmica, em razão de o fluxo coronariano, neste caso, ser quase exclusivamente proveniente de sangue pobremente oxigenado da circulação cardiopulmonar. Um paciente pode aparentar ser bicolor (síndrome de Harlequin) quando parte da circulação é suprida por sangue nativo (pobremente oxigenado) e o restante pela ECMO. Isso acontece, por exemplo, em ECMO venoarterial periférica, com o sangue retornando na artéria femoral. A gasometria arterial de cada localização demonstrará o valor de PaO_2 correspondente.

Na ECMO venoarterial, o conteúdo venoso de O_2 demonstra a extração de O_2 na periferia. A saturação venosa pode ser monitorada, mas é importante saber que ela pode ser afetada por muitas variáveis.

A ecocardiografia transtorácica é usada de modo intermitente para avaliar a recuperação cardíaca.

Medidas de pressão não invasiva podem não ser possíveis quando não ocorre abertura suficiente da valva aórtica para promover onda de pulso.

CANULAÇÃO

Enquanto uma única cânula de duplo lúmen pode ser inserida na veia jugular interna para a ECMO venovenosa ser procedida, várias combinações são possíveis para todos os tipos de ECMO (ver Figura 26.2).

Como regra geral, a cânula de drenagem deve ter um diâmetro maior que a de retorno. Um incremento na drenagem pode ser conseguido a partir da inserção de uma segunda cânula. O diâmetro das cânulas deve ser suficientemente grande para minimizar a formação de trombos.

Complicações como sangramentos nos locais de inserção, posição inadequada, arritmias, embolismo aéreo, cavitação (borbulhamento de sangue quando a cânula bate na parede do vaso), hemólise, compressão de outras estruturas e pneumotórax são possíveis.

MANEJO DO PACIENTE EM ECMO VENOVENOSA

A ECMO venovenosa possibilita a troca de gases como suporte à falência pulmonar. O sistema cardiovascular permanece intacto e o coração continua bombeando o sangue para o corpo do paciente. O sangue retirado para o circuito sofre a troca gasosa no oxigenador e retorna ao coração direito para passar ainda pela circulação pulmonar. Isso torna possível o uso de estratégias protetoras de ventilação mecânica.

Após a canulação, o fluxo da ECMO deve ser progressivamente aumentado, com ajuste, logo em seguida, da ventilação mecânica com parâmetros protetores. É aconselhável ir reduzindo progressivamente o CO_2 do paciente para evitar respostas vasoativas abruptas, o que pode ser facilmente obtido iniciando a ECMO com o gás de varrimento baixo (para adultos cerca de 2 ℓ/min e neonatos) e ir progressivamente aumentando. O gás de varrimento baixo normalmente não afeta a oxigenação.

Entretanto, se a PaO_2 permanecer baixa após o início da ECMO, pode decorrer do fluxo baixo para o peso do paciente (considerando que a assistência total é em torno de 80 a 150 mℓ/kg/min) ou alto débito cardíaco levando a baixa retirada de fluxo pelo circuito de ECMO. Para solucionar esses problemas, é possível inserir uma cânula adicional de drenagem para aumentar o fluxo da ECMO e reduzir a temperatura do paciente, ou atuar reduzindo o débito cardíaco, usando betabloqueadores, por exemplo.

Inotrópicos e outras substâncias vasoativas podem ser usados em doses suficientes para manter estabilidade hemodinâmica, sendo possível o paciente necessitar da conversão para ECMO venoarterial. A transfusão de concentrado de hemácias aumenta a pressão oncótica, o que é benéfico em pacientes com resposta inflamatória sistêmica, entretanto, mesmo sendo uma boa justificativa para uma estratégia liberal de transfusão sanguínea em ECMOVV, raramente ocorre aumento da PaO_2 a níveis fisiológicos.

MANEJO DO PACIENTE EM ECMO VENOARTERIAL

Na ECMO venoarterial, duas circulações trabalham em paralelo, o que confere muito mais complexidade que a venovenosa. Normalmente, há mais algum órgão comprometido, sendo o manejo semelhante ao de pacientes críticos.

Após o início do tratamento, inotrópicos e substâncias vasoativas podem frequentemente ser reduzidas. A ventilação pulmonar pode ser rapidamente adaptada, tal como na venovenosa. É essencial compreender que os pulmões também promovem troca gasosa, sendo necessário oxigená-los, sobretudo porque deles advém o fluxo coronariano.

A PaO_2 no sistema arterial do paciente tem valor próximo a pós-membrana, no entanto, quando começa a melhorar a função miocárdica, ela tende a reduzir.

CUIDADOS INTENSIVOS NO PACIENTE EM ECMO

Sedação e analgesia

O paciente deve ser completamente sedado durante a canulação e reavaliado nas primeiras 12 a 24 h. O objetivo é evitar a respiração espontânea, que pode causar embolia aérea durante a canulação, minimizar a taxa metabólica, evitar movimentos que poderiam dificultar a canulação e para conforto do paciente. Raramente é necessário paralisar o paciente, a não ser para evitar respiração espontânea durante a colocação da cânula venosa.

Depois desse período, com o paciente já estável, sugere-se suspender os sedativos e narcóticos por um tempo suficiente para possibilitar que se realize um profundo exame neurológico. Em seguida, podem ser retomadas a sedação e a analgesia, a depender do desconforto e do nível de ansiedade do paciente. A principal razão para sedação durante a ECMO venovenosa é possibilitar que paciente tolere a intubação endotraqueal. Conversão para a traqueostomia deve ser considerada em um período inicial em pacientes com mais de 5 anos de idade, para que seja possível diminuir a sedação.

Geralmente, a dose de sedação usada é a mínima, suficiente para se certificar de que o paciente não puxará os tubos e as cânulas e, com isso, correr risco de decanulação ou oclusão da linha de perfusão. Caso não se esteja conseguindo adequada drenagem venosa, sedação mais profunda e curarização podem ser necessárias. Diariamente, ainda assim, é importante suspender a sedação e a analgesia por tempo suficiente para fazer um exame neurológico adequado.

Volume sanguíneo, balanço hídrico e hematócrito

Como com qualquer paciente criticamente doente, o objetivo final dos cuidados intensivos é a adequação do hematócrito, bem como a manutenção do peso corporal normal (sem edema) e da volemia adequada. Durante a ECMO, o preenchimento do circuito com *prime* com solução cristaloide proporciona diluição das hemácias, plaquetas e proteínas, no entanto promove equilíbrio entre a volemia nativa e o *prime*. Ocorre redistribuição do componente cristaloide do plasma que transitará para o espaço extracelular, causando edema.

A volemia deve ser mantida alta o suficiente para que a pressão atrial direita fique na faixa de 5 a 10 mmHg. Isso garantirá um volume adequado para a drenagem venosa, quando a resistência da cânula de drenagem é adequada.

O objetivo de monitorar os fluidos é reduzir o volume extracelular ao normal (peso seco) e mantê-lo assim. Isso porque o edema causado por doença crítica ou, de modo iatrogênico, por infusão de cristaloide provoca falência pulmonar e miocárdica, piorando o problema principal.

Quando o paciente já está estável hemodinamicamente (em geral, após as primeiras 12 h da canulação), iniciam-se diuréticos até que o peso seco seja alcançado. Se a resposta ao diurético não for suficiente para alcançar o balanço hídrico negativo, ou se o paciente estiver em franca insuficiência renal, hemofiltração contínua deve ser iniciada no circuito extracorpóreo para manter o equilíbrio de fluidos e eletrólitos.

Temperatura corpórea

Pode ser mantida em qualquer nível por meio do ajuste da temperatura da água do trocador de calor. A temperatura é geralmente mantida em torno de 37°C. Se o paciente foi canulado sob condições que possam levar a lesão isquêmica cerebral hipóxica, é razoável manter hipotermia leve (32 a 34°C) durante as primeiras 24 a 72 h para minimizar a lesão cerebral. Para manter, a hipotermia são necessárias a sedação e até mesmo a paralisia, a fim de evitar tremores que podem agravar o sangramento.

Manejo renal

Como já mencionado, a diurese espontânea ou com estímulo diurético deve ser instituída até que o paciente esteja perto de seu peso seco e sem edema. Isto ajudará na recuperação cardíaca ou pulmonar encurtando o tempo de suporte mecânico. Caso ocorra insuficiência renal secundária à doença primária, ela deve tratada por hemofiltração contínua.

Suporte nutricional

Tal como com todos os pacientes criticamente enfermos, o aporte nutricional calórico-proteico é essencial.

Infecção e antibióticos

Os sítios de canulação devem ser frequentemente limpos com solução antisséptica e podem ser cobertos com creme ou pomada antisséptica. Não existe nenhuma política padrão quanto ao uso de antibiótico profilático simplesmente porque o paciente está em suporte extracorpóreo de vida, devendo-se, contudo, tratar infecções documentadas. Bacteriemia durante esse suporte pode estar relacionada com o crescimento bacteriano em um componente do circuito, que deve ser rapidamente trocado, mas, em geral, está associada ao paciente.

Manejo ventilatório do paciente em ECMO

Enquanto o paciente estiver em assistência total, as trocas gasosas pouco dependem dos pulmões, já que as duas formas de ECMO oferecem assistência respiratória. As diretrizes da ELSO recomendam que os parâmetros ventilatórios sejam mínimos enquanto o paciente estiver em ECMO, para promover um descanso aos pulmões. Contudo, vale lembrar que, nas primeiras 24 h, a interação do sangue com a superfície do circuito ativa o sistema complemento, levando a um extravasamento capilar. A liberação de substâncias vasoativas, associada a baixos parâmetros ventilatórios, pode piorar a opacificação pulmonar. Assim, a decisão sobre como ventilar mecanicamente esse paciente e quais os parâmetros mais adequados dependerão de cada caso, da experiência do profissional e de frequentes discussões com a equipe multiprofissional. Vale lembrar que uma FiO_2 mais alta no ventilador mecânico contribui para a oxigenação do débito pulmonar que também perfundirá as coronárias.

A experiência da equipe conta muito no modo de ventilar o paciente e deve seguir um consenso multiprofissional com discussões frequentes.

Segundo as recomendações da ELSO, são benéficos:

- Manter os parâmetros ventilatórios e de FiO_2 altos durante a canulação
- Após canulado, utilizar ventilação protetora, com $P_{plat} < 25$ cmH_2O e $FiO_2 < 0{,}4$. Ajustar os gases sanguíneos pela ECMO, e não pelo pulmão nativo
- Em casos de consolidação pulmonar, manter uma pressão expiratória mais elevada e, quando indicado, diminuir a FiO_2, ambos para evitar o aparecimento de mais regiões de colapso
- Em casos de H1N1, por exemplo, a ventilação de alta frequência pode ser usada, em parâmetros baixos (pressão média entre 12 e 14 cmH_2O), apenas para manter os pulmões expandidos.

Nas primeiras 24 h, sugerem-se: modo ventilação por pressão controlada (PCV) de 25 cmH_2O; pressão positiva expiratória final (PEEP) de 15 cmH_2O; relação inspiração/expiração (I:E) 2:1; frequência respiratória (FR) < 10 irpm; FiO_2 0,5. Se $PaCO_2$ inicial > 50 mmHg, aumentar o gás de varrimento lentamente (1 a 2 ℓ/min) para não provocar desequilíbrio acidobásico.

Nas 24 a 48 h seguintes: PCV de 20 cmH_2O; PEEP 10 cmH_2O; relação I:E 2:1; FR 5 irpm com respirações espontâneas; FiO_2 0,2 a 0,4, mantendo em 0,5 no caso de ECMO venoarterial.

Após 48 h: PCV mínima ou modo CPAP de 20 cmH_2O. Considerar traqueostomia ou extubação em 3 a 5 dias.

Não é recomendado realizar recrutamento alveolar até obter uma significativa aeração pulmonar com volumes correntes baixos (4 mℓ/kg). Caso não haja melhora radiológica nem de trocas gasosas, o recrutamento pode ser iniciado. Com a melhora radiológica, aumentar FiO_2 para 1,0 sem outras modificações ventilatórias (teste positivo se elevar rapidamente para 100%). Iniciar o recrutamento em pressão positiva contínua nas vias aéres (CPAP) de 25 cmH_2O ou ventilação por suporte pressórico (PSV) de 25 cmH_2O com PEEP 10 cmH_2O, FR 5 irpm, I:E 3:1 10 min/h e retornar aos parâmetros de repouso. Reajustar o fluxo da ECMO em caso de sucesso do recrutamento. Manter $P_{plat} < 25$ cmH_2O. Na presença de pneumotórax, não realizar recrutamento alveolar. Passada a fase crítica, não há restrições formais para recrutar esse paciente. Em casos de descompensação hemodinâmica, as manobras devem ser interrompidas, e a equipe médica comunicada para que providências sejam tomadas.

À medida que a assistência circulatória é reduzida, menos sangue é oxigenado pela membrana e mais a ventilação mecânica participa das trocas gasosas. Nessas situações, ajustes ventilatórios deverão ser feitos com base na evolução do paciente e em coletas frequentes de sangue para gasometrias arteriais e venosas.

Logo após o surgimento da ECMO, na década de 1970, era necessário o paciente estar sedado, intubado e sob ventilação mecânica invasiva (VMI) para a realização do procedimento. Recentemente, alguns centros têm indicado a ECMO como uma alternativa à VM, em casos de falência respiratória. Nesses estudos, os pacientes foram colocados em ECMO quando a ventilação não invasiva (VNI) não era eficaz em melhorar os parâmetros gasométricos e controlar a dispneia. Seus resultados mostraram que em poucas horas após ECMO, houve melhora da saturação, nos níveis de CO_2 e pH. Nesses estudos, embora alguns pacientes ainda necessitassem de VNI associada à ECMO, apresentaram menor tempo de internação hospitalar, quando comparados àqueles que estavam intubados e sob VM. Com a epidemia de H1N1 em 2009, alguns centros adotaram a indicação precoce de ECMO para remoção de CO_2 (entre o 2º e 3º dia de intubação, sem melhora expressiva do quadro pulmonar), associado a estratégias protetoras de ventilação mecânica: baixos volumes pulmonares (cerca de 3 a 6 mℓ/kg) e baixas pressões de platô (< 28 cmH_2O). Nesses estudos, logo após instalação da ECMO, foram obtidas melhoras gasométricas, de oxigenação e de mediadores inflamatórios no sangue.

Gasometrias

Durante a assistência circulatória, o controle das trocas gasosas feitas pela membrana é essencial. Deve ser periódico para garantir o adequado transporte de gases aos tecidos e que o oxigenador esteja funcionando corretamente.

Conforme já foi descrito, recomenda-se que sejam coletadas três gasometrias simultaneamente do paciente: pré-membrana, pós-membrana e arterial. As duas primeiras avaliam a função de troca gasosa da membrana. A última representa o que o paciente está recebendo do equipamento. Sugere-se ajustar o fluxo de sangue, do gás de varrimento e a FiO_2 da membrana para corrigir possíveis alterações gasométricas, preconizando uma $PaCO_2$ entre 40 e 45 mmHg e uma $PaO_2 > 60$ mmHg. O transporte de O_2 está adequado quando a $PvO_2 > 34$ mmHg ou $SvO_2 > 70\%$, sem acidose metabólica, embora, no caso de recirculação na ECMO venovenosa, a SvO_2 fique falsamente aumentada.

Vale lembrar também que, com base na fórmula do conteúdo arterial de oxigênio [$CaO_2 = (1{,}34 \times Hb \times SaO_2/100) + (PaO_2 \times 0{,}0031)$], para o adequado transporte do O_2, os níveis de hemoglobina no sangue devem estar normais. Caso contrário, o aumento do fluxo sanguíneo na ECMO e na FiO_2 pouco acrescentará na melhora dos parâmetros gasométricos.

FISIOTERAPIA E ECMO

A fisioterapia tem papel fundamental no tratamento do paciente em assistência extracorpórea. Trata-se de um doente de extrema complexidade e que permanecerá por um período prolongado na unidade de terapia intensiva (UTI). De maneira prática, as atividades realizadas pelo fisioterapeuta frente a esse paciente serão divididas em tópicos.

Avaliação

A avaliação criteriosa é o primeiro e mais importante passo. Ela deve ser constante, mesmo durante e ao final do atendimento, pois esse paciente crítico pode sofrer alterações rápidas e inesperadas no quadro hemodinâmico, principalmente nos casos em que a doença de base é cardíaca. A avaliação dos sinais vitais (frequência e ritmo cardíacos, pressão arterial sistêmica, pressão arterial pulmonar em pacientes com cateter Swan-Ganz, frequência respiratória e saturação de O_2) pode indicar se será possível iniciar, dar continuidade ou interromper o atendimento. O fisioterapeuta precisa ter conhecimento sobre o diagnóstico do paciente, qual o tipo de ECMO e o motivo pelo qual está em assistência circulatória. Esses quesitos ajudam a nortear se o atendimento será mais ou menos complexo e se demandará mais ou menos tempo. O nível de consciência e de sedação devem ser avaliados, pois pode ser necessário aumentar a sedação para não causar dor. Também se deve atentar para o tipo de canulação e onde essas cânulas estão fixadas.

Para planejar o atendimento respiratório, é necessário observar o padrão respiratório, a expansibilidade torácica, se apresenta sinais de aumento do trabalho respiratório e respiração paradoxal. Em pacientes intubados, deve-se avaliar a posição e a fixação da cânula orotraqueal, se há presença de secreções, o modo ventilatório e os parâmetros do ventilador, e se há acúmulo de água condensada no circuito e/ou no filtro higroscópico. A ausculta pulmonar deve ser realizada sempre no início e no final do atendimento, e repetida sempre que necessário. Com ela, é possível direcionar o atendimento tornando-o mais rápido e efetivo.

Para o atendimento cinesioterápico, é necessário observar a presença de cateteres centrais e periféricos, de drenos torácicos, de lesões de pele, a posição das cânulas de ECMO, além de pontos de sangramento. Observar também se há deformidades prévias e edema articular. Quanto mais experiente e cuidadoso o fisioterapeuta, menor a possibilidade de causar instabilidade hemodinâmica e a perda de algum desses acessos.

Exames laboratoriais e de imagem são adjuvantes na elaboração do plano de tratamento e devem ser avaliados diariamente. Na radiografia de tórax, por exemplo, o fisioterapeuta pode observar, além do comprometimento dos campos pulmonares, a presença de pneumotórax, enfisema subcutâneo, derrame pleural, posição de cateteres e de drenos, e a posição da cânula orotraqueal na traqueia (ver Figura 26.6).

Objetivos

Entre os objetivos do atendimento fisioterapêutico a esses pacientes, estão: manter vias aéreas pérvias e pulmões expandidos; auxiliar na adequação das trocas gasosas; prevenir deformidades do sistema musculoesquelético; e manter um posicionamento adequado no leito para prevenir encurtamentos musculares e lesões de pele por decúbito.

Atendimento fisioterapêutico

Antes de iniciar o atendimento, é sempre importante que o fisioterapeuta se comunique com a equipe multiprofissional sobre o quadro atual e se estão de acordo com a manipulação do doente naquele momento. Muitas vezes, será necessário aguardar para que algum procedimento médico seja realizado ou que a infusão de alguma medicação seja finalizada. Em situações em que haja urgência do atendimento fisioterapêutico, como em dessaturações decorrentes de secreções pulmonares, pode ser necessário aumentar níveis de sedação ou de drogas vasoativas para não causar instabilidade hemodinâmica.

O fisioterapeuta é responsável por realizar a higiene brônquica, manter os pulmões expandidos e ajudar na prevenção de algumas complicações pulmonares, como atelectasias, hipoventilação e pneumonia associada à ventilação (PAV). Para isso, pode lançar mão de técnicas manuais e recursos apropriados para pacientes que estejam tanto em ventilação mecânica invasiva quanto em respiração espontânea.

Paciente em ventilação mecânica invasiva

Pacientes intubados podem estar sob qualquer tipo de canulação (cervical, femoral ou transtorácica – ver Figura 26.2). Contudo, vale lembrar que, na canulação transtorácica, o tórax fica aberto, o que limita a realização de manobras de higiene brônquica e de expansão pulmonar. Assim, um recurso muito utilizado é a hiperventilação com o ressuscitador manual (ambu), cujo principal objetivo é a depuração do conteúdo brônquico por aumentar o volume expiratório, ainda que também tenha se mostrado eficaz para expansão pulmonar, uma vez que aumenta a complacência estática do sistema respiratório por provável recrutamento de áreas de colapso. Contudo, é importante ressaltar que, se não executada corretamente, essa técnica pode provocar redução no débito cardíaco pelo aumento excessivo da pressão intratorácica e promoção de auto-PEEP.

Se o paciente apresentar secreções muito espessas com formação de rolhas ou coágulos de sangue, o fisioterapeuta pode realizar manobras de vibração, sem compressão, na lateral do tórax associada à hiperventilação, mas atenção: desde que seja executada por dois profissionais (um deles ventila e outro faz as manobras) e que a equipe médica esteja de acordo e presente no momento do atendimento. O fisioterapeuta deve ser experiente e extremamente cauteloso para realizar a manobra de maneira segura e efetiva, sem deslocar as cânulas e sem causar instabilidade no paciente. Na sequência, deve ser realizada aspiração endotraqueal com material estéril, regulando a pressão do vácuo e removendo as secreções que foram deslocadas para vias aéreas proximais. Esse procedimento, sempre que possível, também deve ser realizado por dois profissionais. A ausculta pulmonar é realizada também durante e ao fim do atendimento, para verificar se o som pulmonar está livre de ruídos adventícios, possibilitando finalizar o atendimento respiratório.

Nas situações em que a condição hemodinâmica esteja lábil e o paciente não tolere desconexão do ventilador mecânico, uma alternativa para realizar a higiene pulmonar é utilizar as variações de fluxo inspiratório com o recurso de "suspiro" disponível em alguns ventiladores mecânicos, além de adaptar um sistema de aspiração fechado para retirar as secreções dos pulmões sem despressurizá-los completamente. Com o tórax fechado, esses suspiros podem ser associados à compressão torácica na fase expiratória para aumentar o fluxo expiratório e deslocar secreções, facilitando sua remoção.

Em casos cuja canulação seja feita via cervical ou femoral, manobras de higiene brônquica, como *bag squeezing*, e de expansão pulmonar, como compressão-descompressão, podem ser realizadas normalmente, desde que o paciente se mantenha estável hemodinamicamente.

Ao final do atendimento, o fisioterapeuta deve conferir os parâmetros hemodinâmicos, se o paciente está com uma boa saturação periférica, ventilando de modo satisfatório, se os parâmetros ventilatórios precisam de ajustes, se há água no reservatório do sistema de umidificação e se está na temperatura correta. Se o paciente estiver em uso de óxido nítrico (gás inalatório que promove vasodilatação pulmonar), reajustar o fluxo do gás para a quantidade de partículas por milhão (ppm) indicada pela equipe médica. Além disso, se houver necessidade de troca de fixação da cânula, o fisioterapeuta, em conjunto com a enfermagem, deve realizar a troca dessa fixação com segurança, garantindo que o paciente esteja adequadamente sedado para não correr o risco de extubação acidental. O fisioterapeuta também deve verificar periodicamente a pressão do balonete (*cuff*) da cânula de intubação, para que não haja vazamento nem compressão excessiva das paredes traqueais.

Paciente em respiração espontânea

Com o paciente extubado, a preocupação deve ser manter as vias aéreas umidificadas, com as secreções fluidificadas para tornar mais fácil sua depuração, já que é necessária a colaboração do próprio paciente para que a terapia seja efetiva. Assim, o fisioterapeuta pode utilizar a inaloterapia associada a exercícios respiratórios e manobras que auxiliam na remoção de secreções. Para secreções de difícil remoção, oscilador oral de alta frequência, máscara de pressão positiva expiratória final (EPAP) e pressão positiva expiratória (PEP) podem promover melhores resultados no atendimento. Mudanças de decúbito para realizar quaisquer manobras de higiene brônquica devem ser evitadas, pois o cuidado para que não haja deslocamento e compressão das cânulas deve ser sempre primordial.

Quando o intuito é manter a expansão pulmonar, exercícios respiratórios específicos, incentivadores inspiratórios e respiração com pressão positiva intermitente (RPPI) podem ser aplicados. A ventilação não invasiva (VNI) tem sido cada vez mais utilizada em pacientes extubados. A indicação do tempo de uso e os parâmetros selecionados devem ser analisados caso a caso. Um cuidado especial para fixar a máscara no rosto do paciente deve ser tomado quando a canulação for cervical, pois as tiras do fixador cefálico se posicionam na mesma região. Deve-se também checar se o fluxo de oxigênio suplementar está suficiente para garantir uma saturação adequada.

Atendimento cinesioterápico

Por permanecer internado por período prolongado, esse paciente sofre consequências da imobilidade no leito, incluindo fraqueza muscular, perda de amplitude de movimento e de massa muscular, síndrome do imobilismo e polineuropatia do paciente crítico.

Considerando um paciente sedado e intubado, o fisioterapeuta deve realizar mobilizações articulares e alongamento de extremidades, sempre de maneira lenta e cuidadosa, evitando qualquer movimento que possa modificar a posição das cânulas da ECMO ou causar dor (Figura 26.7).

Com o tórax aberto, uma atenção especial deve ser dada à mobilização de membros superiores, evitando a articulação glenoumeral, pois o peitoral perde a função de fixação no esterno e o deixa sem sustentação. O posicionamento adequado no leito e mudanças constantes no decúbito devem ser realizados com regularidade. Nesses casos, deve-se considerar apenas decúbitos dorsal e semilateral (Figura 26.8). Se a canulação for cervical, evitar posicionar o paciente no lado onde estão as cânulas (em geral, à direita), pois a cabeça deve estar SEMPRE em posição neutra para não provocar compressão das cânulas e prejudicar a perfusão cerebral. Coxins e travesseiros devem ser utilizados para evitar o contato direto da articulação com a cama. As mãos devem, sempre que possível, permanecer em posição neutra e os pés a 90°, para evitar que fiquem em posição de equino.

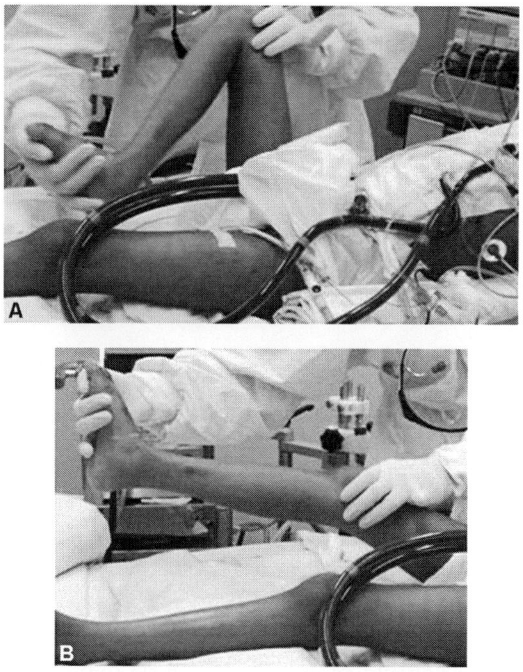

Figura 26.7 A e B. Fisioterapeuta realiza alongamento e mobilização articular de membros inferiores de um paciente em ECMO venoarterial com canulação transtorácica.

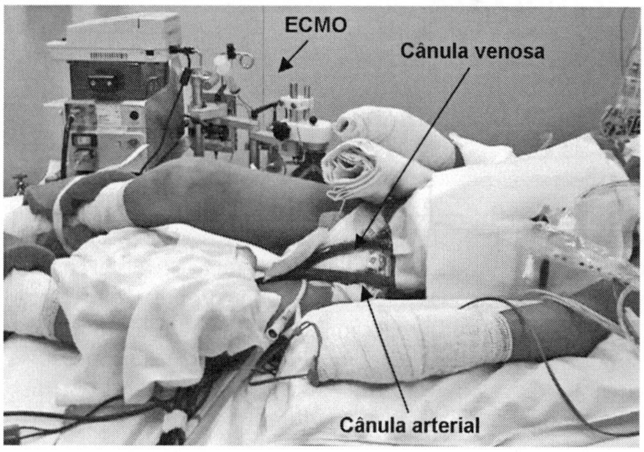

Figura 26.8 Paciente em ECMO venoarterial com canulação transtorácica posicionado em decúbito semilateral.

Se a canulação for cervical e o paciente estiver extubado e cooperativo, é possível posicioná-lo com o decúbito mais elevado no próprio leito, ou até mesmo sentá-lo na poltrona, desde que haja indicação para tal, seja feito com muita cautela e que a equipe multiprofissional esteja de acordo (Figura 26.9).

Diante do exposto, percebe-se que pacientes em assistência circulatória são extremamente complexos, de difícil manejo e manipulação. O fisioterapeuta é um membro da equipe multiprofissional que atua de modo ativo e constante no

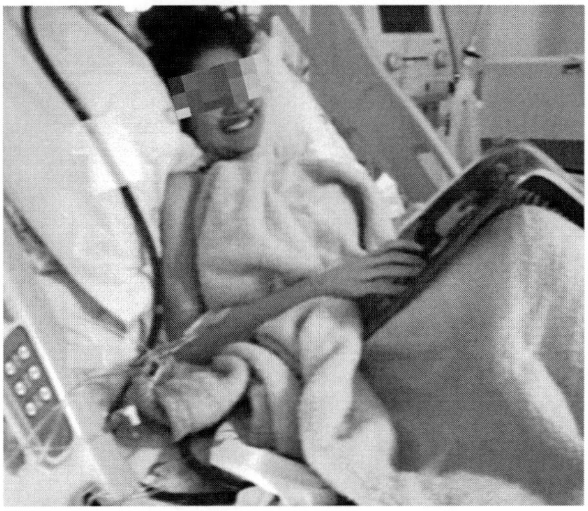

Figura 26.9 Paciente em ECMO venovenosa com canulação cervical, em respiração espontânea e sentada no leito.

manejo desse doente, proporcionando a ele conforto respiratório e uma melhor possibilidade de recuperação, conduzindo seu tratamento de maneira a restabelecê-lo a uma condição de vida satisfatória após o tratamento.

DECANULAÇÃO

Para a remoção das cânulas, o ideal é descontinuar a heparina por 30 a 60 min.

O suporte mecânico é reduzido até 10%, com drogas vasoativas em doses baixas que podem ser aumentadas caso seja necessário durante ou pós-decanulação. As cânulas são removidas procedendo-se uma ligadura simples, entretanto, se a artéria femoral foi canulada, é necessário reparo vascular. Cânulas venosas e arteriais colocadas por acesso percutâneo podem ser removidas diretamente com compressão local.

Ao ser retirada uma cânula venosa, pode entrar ar no sangue venoso pelos orifícios laterais se o paciente estiver respirando espontaneamente. Isso pode ser evitado por uma manobra de Valsalva no ventilador ou por paralisia farmacológica de curta meia-vida.

BIBLIOGRAFIA

Caneo LF. Condutas na ECMO. In: Auler Jr JOC, Almeida SA. Pós-operatório de cirurgia torácica e cardiovascular. Porto Alegre: Artmed; 2004. p. 280-302.

ELSO Guidelines for Adult Cardiac Failure. 2013. [Acesso em 22 jun 2017] Disponível em: www.elso.org/Portals/0/IGD/Archive/FileManager/e76ef78eabcusersshyerdocumentselsoguidelinesforadultcardiacfailure1.3.pdf.

ELSO Guidelines for Neonatal Respiratory Failure. 2013. [Acesso em 22 jun 2017] Disponível em: www.elso.org/Portals/0/IGD/Archive/FileManager/8588d1a580cusersshyerdocumentselsoguidelinesforneonatalrespiratoryfailure13.pdf.

ELSO Guidelines for Pediatric Cardiac Failure. 2013. [Acesso em 22 jun 2017] Disponível em: www.elso.org/Portals/0/IGD/Archive/FileManager/518a079853cusersshyerdocumentselsoguidelinesforpediatriccardiacfailure1.3.pdf.

ELSO Guidelines for Pediatric Respiratory Failure. 2013. [Acesso em 22 jun 2017] Disponível em: www.elso.org/Portals/0/IGD/Archive/FileManager/6f129b235acusersshyerdocumentselsoguidelinesforpediatricrespiratoryfailure1.3.pdf.

ELSO Guidelines or Cardiopulmonary Extracorporeal Life Support Extracorporeal Life Support Organization. [Acesso em 22 jun 2017] Disponível em: www.elsonet.org.

Guimarães V. Indicação de assistência circulatória. In: I Diretriz de Insuficiência cardíaca (IC) e transplante cardíaco, no feto, na criança e em adultos com cardiopatia congênita, da Sociedade Brasileira de Cardiologia. 2014;103(6; Supl 2):1-126.

Guimarães VA, Galas FRBG. Oxigenação por membrana extracorpórea (ECMO). In: Ramires JAF, Kalil-Filho R. Cardiopatias congênitas: guia prático de diagnóstico, tratamento e conduta geral. São Paulo: Atheneu; 2014. p. 472-80.

Guimarães VA. Disfunção miocárdica aguda em pós-operatório: oxigenação por membrana extracorpórea. In: I Diretriz de ressuscitação cardiopulmonar e cuidados cardiovasculares de emergência da Sociedade Brasileira de Cardiologia. Arquivos Brasileiros de Cardiologia. 2013;101(2), Supl. 3.

Hodgson C, Denehy L, Ntoumenopoulos G, Santamaria J, Carroll S. An investigation of the early effects of manual lung hyperinflation in critically ill patients. Anaesth Intensive Care. 2000;28(3):255-61.

Kluge S, Braune SA, Engel M, Nierhaus A, Frings D, Ebelt H, et al. Avoiding invasive mechanical ventilation by extracorporeal carbon dioxide removal in patients failing noninvasive ventilation. Intensive Care Med. 2012;38(10):1632-9.

Maa SH, Hung TJ, Hsu KH, Hsieh YI, Wang KY, Wang CH, et al. Manual hyperinflation improves alveolar recruitment in difficult-to-wean patients. Chest. 2005;128(4):2714-21.

Moscatelli A, Ottonello G, Nahum L, Lampugnani E, Puncuh F, Simonini A, et al. Noninvasive ventilation and low-flow veno-venous extracorporeal carbon dioxide removal as a bridge to lung transplantation in a child with refractory hypercapnic respiratory failure due to bronchiolitis obliterans. Pediatr Crit Care Med. 2010;11(1):e8-12.

Olsson KM, Simon A, Strueber M, Hadem J, Wiesner O, Gottlieb J, et al. Extracorporeal membrane oxygenation in nonintubated patients as bridge to lung transplantation. Am J Transplant. 2010;10(9):2173-8.

Peek GJ, Clements F, Elbourne D, Firmin R, Hardy P, Hibbert C, et al. CESAR: conventional ventilatory support vs extracorporeal membrane oxygenation for severe adult respiratory failure. BMC Health Serv Res. 2006;6: 163.

Shao-Jung H, Kuang-Yao Y. Extracorporeal membrane oxygenation in the transition of emergent thoracic surgery. Topics in Thoracic Surgery. 2012. [Acesso em 22 jun 2017]. Disponível em: www.intechopen.com/books/topics-in-thoracic-surgery/extracorporeal-membrane-oxygenation-in-the-transition-of-emergent-thoracic-surgery.

Singer M, Vermaat J, Hall G, Latter G, Patel M. Hemodynamic effects of manual hyperinflation in critically ill mechanically ventilated patients. Chest. 1994;106(4):1182-7.

Vuylsteke A, Brodie D, Combes A, Fowles J, PeeK G. ECMO in the adult patient. Cambridge: Cambridge University Press; 2017.

27 Ventilação Mecânica em Pacientes Obesos | Alterações Hormonais e Ajustes Ventilatórios

Pedro Leme Silva • Paolo Pelosi • Patricia Rieken Macêdo Rocco

INTRODUÇÃO

A obesidade tem aumentado em proporções epidêmicas em adultos e crianças durante as últimas décadas e, recentemente, a proporção da população com obesidade grave ou mórbida é maior do que a aquela com obesidade leve ou sobrepeso. Atualmente, cerca de 70% dos adultos são classificados com sobrepeso ou obesos, enquanto há 40 anos 40% dos adultos estavam nessa faixa de índice de massa corporal (IMC). As últimas pesquisas norte-americanas sobre a análise do estado nutricional dos indivíduos mostram uma tendência linear e crescente da prevalência total de obesidade (IMC $\geq$ 30 kg/m^2) durante o período de 12 anos (1999 a 2010) nos EUA, onde 35,5% dos homens e 35,8% das mulheres são classificados como obesos. Esse aumento da prevalência da obesidade entre adultos e crianças está associado ao aumento das taxas de morbidades como hipertensão, diabetes tipo 2, doença coronariana, acidente vascular encefálico (AVE), doença da vesícula biliar, osteoartrite, síndrome da apneia obstrutiva do sono (SAOS), problemas respiratórios e alguns tipos de câncer (endométrio, mama, próstata e cólon).

Dessa maneira, torna-se evidente que o grau de adiposidade afeta a função de diversos órgãos. Uma via comum dessa relação decorre do estado crônico de inflamação sistêmica, o qual está relacionado com uma série de comorbidades relatadas anteriormente. Ambos os mediadores da imunidade inata e da adquirida estão alterados na obesidade, o que leva a esse estado de inflamação crônica. Nesse contexto, há expressão de vários mediadores inflamatórios e hormônios produzidos e liberados pelos adipócitos, a qual está relacionada com a SAOS e a broncoconstrição apresentadas pelos indivíduos obesos.

ALTERAÇÕES HORMONAIS E A SÍNDROME DA APNEIA OBSTRUTIVA DO SONO

A SAOS resulta tanto de alterações da estrutura das vias aéreas superiores quanto do controle neuromuscular durante o sono. Entretanto, um meio de compensar o aumento da carga mecânica na faringe seria aumentar o estímulo neuromuscular a fim de manter sua patência.

Nesse contexto, a leptina – hormônio peptídico produzido pelos adipócitos e que controla a saciedade alimentar – se mostra elevada em indivíduos obesos e se correlaciona com o alto percentual de gordura corporal. Além disso, a leptina é um potente estimulador da ventilação pulmonar e, portanto, poderia modular o controle neuromuscular da via aérea superior. Tal estímulo decorre da ação da leptina em receptores do tronco cerebral nos núcleos do trato solitário e hipoglosso motor. Recente estudo demonstrou uma relação positiva entre os níveis séricos de leptina e o controle da patência de via aérea superior durante o sono em mulheres obesas, sugerindo que a leptina poderia minimizar a obstrução de vias aéreas superiores, presente nessa população. Entretanto, uma vez que o estudo foi transversal, não é adequado estabelecer relação de causa e efeito entre os níveis de leptina e o controle de via aérea superior.

Além disso, sabe-se que outras adipocinas podem controlar o tônus da via aérea superior. A redução dos níveis séricos de adiponectina em obesos está correlacionada com SAOS. Também foi investigado o papel de diversas adipocinas plasmáticas, como leptina, adiponectina, resistina e grelina, na SAOS. Observou-se que os níveis séricos de grelina foram maiores nos pacientes com a síndrome. Contudo, apesar de os níveis de leptina apresentarem uma relação positiva com o IMC, nenhuma diferença significativa foi observada entre seus níveis, assim como adiponectina e resistina na SAOS, em comparação aos indivíduos saudáveis.

Independentemente dos níveis hormonais, é necessário manter a oxigenação e a patência de via aérea durante a SAOS. Quanto à oxigenação, uma revisão sistemática investigou os efeitos do oxigênio suplementar em pacientes com SAOS e demonstrou que, apesar de melhorar a saturação de oxigênio, sua implementação estava associada a maior duração de eventos de apneia e hipopneia. Quanto à patência de via aérea, a pressão contínua em vias aéreas (CPAP, *continuous positive airway pressure*) é um tratamento eficaz e de baixo custo, principalmente na faixa de população com o perfil leve a moderado de SAOS (Figura 27.1). Recentemente, um estudo demonstrou que a associação de perda de peso ao uso de CPAP não alterou os níveis de proteína C reativa, quando comparada à perda de peso ou ao uso de CPAP isoladamente. Utilizando-se análises secundárias, demonstrou-se que a perda de peso teve efeito na resistência à insulina e nos níveis de triglicerídeos séricos.

ALTERAÇÕES HORMONAIS E BRONCOCONSTRIÇÃO

A obesidade é um fator de risco importante para o desenvolvimento da asma, especialmente em mulheres. Entretanto, tal associação não é tão clara do ponto de vista fisiopatológico. Mesmo assim, alguns pacientes obesos asmáticos têm um início precoce da forma alérgica da doença, que é complicada pelo desenvolvimento da obesidade, ao passo que outros desenvolvem a asma ao longo da vida como uma consequência da obesidade. Este é um exemplo de dois fenótipos de asma que, possivelmente, têm duas diferentes causas. Independentemente do fenótipo, a leptina pode modular a inflamação de via aérea e, consequentemente, sua resposta frente a algum alergênio. Entretanto, dados relacionados com os prognósticos clínicos e sua relação com os níveis de diferentes adipocinas são escassos.

No âmbito experimental, por meio de infusão contínua de leptina em camundongos saudáveis, a fim de destacar seu efeito, observou-se que a leptina acarretava aumento da hiper-responsividade de via aérea (Figura 27.1). Contudo, tal achado não se correlacionou com níveis significativos de inflamação. Em indivíduos obesos, seu estado crônico de inflamação e o aumento de leptina podem levar a um efeito sinérgico em direção ao aumento da reatividade de via aérea.

A adiponectina é um hormônio sensibilizador da insulina que inibe os efeitos das citocinas pró-inflamatórias, como fator de necrose tumoral (TNF-alfa) e interleucina 6 (IL-6) nas células endoteliais, além de induzir a expressão de citocinas anti-inflamatórias (IL-10 e antagonista do receptor IL-1). Desse modo, existem evidências demonstrando que a redução de adiponectina (< 7 mg/ℓ) está associada ao risco elevado de asma (Figura 27.1) entre mulheres, relação esta ainda maior entre as fumantes. Embora o tipo celular que seria o alvo de atuação da adiponectina e que limita as respostas alérgicas não tenha sido estabelecido, sabe-se que a adiponectina induz a expressão de interferon (IFN) por células TCD4+ com a expressão do fator de transcrição T-bet, que indica ativação Th1, reduzindo a resposta alérgica de via aérea dependente de células Th2.

A resistina (que indica "resistência à insulina") é uma adipocina pró-inflamatória originalmente descrita em camundongos com a capacidade de resistir à ação da insulina. Existem poucos estudos sobre a resistina e a reatividade de via aérea em comparação aos efeitos da leptina e da adiponectina. Tem sido observado que os níveis circulantes de resistina estão elevados em humanos obesos. Ela é considerada uma molécula pró-inflamatória, que também desempenha um papel importante na patogênese do diabetes e suas complicações (Figura 27.1). A liberação de resistina é, muitas vezes, estimulada pelo processo inflamatório, por meio de IL-6, hiperglicemia e diversos hormônios, como o hormônio do crescimento.

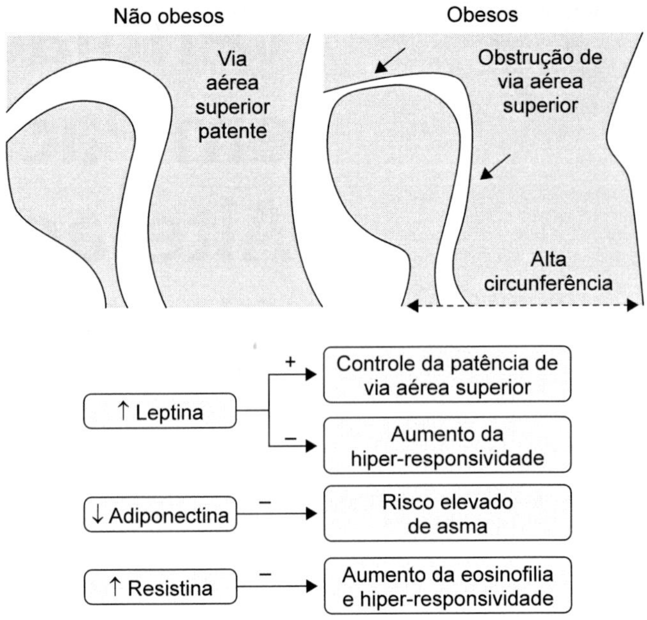

Figura 27.1 Impacto da obesidade na obstrução de vias aéreas superiores em indivíduos não obesos e obesos. Obesidade leva ao aumento da circunferência do pescoço, com maior proporção de tecidos moles. Associado a essa alteração mecânica, há aumento dos níveis plasmáticos de leptina e resistina, assim como diminuição dos níveis de adiponectina. O aumento de leptina pode levar a duas consequências paradoxais: o ponto positivo é que pode elevar o estímulo ventilatório em virtude de sua atuação central; o ponto negativo é que pode aumentar a hiper-responsividade de via aérea. O aumento de resistina, por sua vez, leva à exacerbação da hiper-responsividade de via aérea e ao aumento do eosinofilia. Já a diminuição de adiponectina está associada ao risco elevado de asma.

ALTERAÇÕES MECÂNICAS RELACIONADAS COM A OBESIDADE

A obesidade acarreta redução dos volumes pulmonares em razão do aumento do volume abdominal e da gordura total intratorácica. A ressonância magnética mostra um padrão restritivo que pode estar relacionado com: aumento do volume do coração e vasos sanguíneos e volume total de gordura intratorácica (tecido adiposo localizado no pericárdio que pode se estender da artéria pulmonar para o diafragma e da parede torácica até a aorta descendente). Entretanto, há um estudo que não demonstrou correlação entre a redução da capacidade pulmonar total e o aumento do volume de gordura intratorácica, sugerindo o papel da distribuição heterogênea de tecido adiposo dentro do tórax, mesmo em indivíduos na mesma faixa etária e IMC. A distribuição heterogênea do tecido adiposo em pacientes obesos pode acarretar redução de cerca de 35% da complacência do sistema respiratório por causa da diminuição das complacências de pulmão e parede torácica. A obesidade acarreta colapso das vias aéreas periféricas, e o fechamento cíclico das vias aéreas exacerba a inflamação, que, por sua vez, pode explicar a hiper-responsividade de via aérea em pacientes obesos.

Além das alterações em vias aéreas, indivíduos obesos podem apresentar, principalmente em posição supina, elevadas pressões esofágica e gástrica, que estão associadas às reduções da capacidade residual funcional (CRF) e do volume de reserva expiratório. Como consequência, o obeso tem a opção de ventilar em baixos volumes pulmonares, com limitada incursão do volume corrente, ou aumentar o volume corrente por meio da modificação de sua postura, possibilitando que o ciclo respiratório ocorra em uma faixa mais complacente da curva volume-pressão. Baixos volumes pulmonares acarretam redução da complacência, assim como aumento da carga inspiratória; isso pode elevar o trabalho respiratório, o que se reflete em níveis elevados de pressão negativa gerada durante os primeiros 100 ms de uma oclusão ao final da expiração ($P_{0,1}$) (Figura 27.2).

Tais conhecimentos acerca das alterações hormonais e inflamatórias, assim como as alterações mecânicas, são essenciais para otimizar as estratégias de ventilação mecânica que visam a minimizar os danos da ventilação mecânica sobre os pulmões.

VENTILAÇÃO MECÂNICA EM PACIENTES OBESOS

De modo paradoxal, determinados estudos têm demonstrado que pacientes críticos e obesos admitidos na unidade de terapia intensiva (UTI) que necessitam de ventilação mecânica não apresentam pior prognóstico. Nesse contexto, uma amostragem norte-americana demonstrou que pacientes obesos sob ventilação mecânica apresentaram risco de morte similar quando comparados aos indivíduos não obesos se somente a falência respiratória estiver presente. Entretanto, a situação torna-se desfavorável para os pacientes obesos quando se tem mais de um órgão em falência. Esta última situação é comum dentro da UTI e, portanto, a estratégia ventilatória deve ser adequadamente monitorada. Diversas estratégias ventilatórias, bem como técnicas de sedação, vêm sendo propostas para minimizar as alterações do sistema respiratório associadas à obesidade.

Manobras de recrutamento

O principal objetivo da ventilação mecânica em pacientes obesos é "manter o pulmão aberto" durante todo o ciclo respiratório, apesar de todas as alterações fisiopatológicas. Com isso, a pressão de abertura adequada pode ser obtida por meio de insuflações periódicas manuais (manobras de recrutamento – MR).

Futier *et al.* (2011) conduziram estudo randomizado e controlado para determinar se a ventilação não invasiva com pressão positiva (VNI) foi capaz de melhorar a oxigenação arterial e o volume expiratório pulmonar final (EELV, *end expiratory lung volume*) em comparação à VNI seguida de MR precoce. Os autores demonstraram que a combinação de VNI e MR foi mais eficaz do que somente a VNI, a fim de manter o volume pulmonar e a oxigenação durante a indução da anestesia. Os estudos anteriores demonstraram aumento da oxigenação e melhora da complacência respiratória em pacientes obesos submetidos à cirurgia após a aplicação de pressão da via aérea acima de 55 a 60 cmH_2O, por um período relativamente curto (6 a 8 s). Além disso, os efeitos benéficos observados nesses pacientes provavelmente podem ser mantidos se a pressão positiva ao final da expiração (PEEP, *positive end expiratory presure*) de 10 a 12 cmH_2O for aplicada após a manobra. Entretanto, recentemente demonstrou-se que a aplicação da manobra de recrutamento (2 manobras com pressão positiva de via aérea de 40 cmH_2O por 40 s, durante o procedimento de pneumoperitônio comum em cirurgias videolaparoscópicas, seguidas da aplicação de PEEP = 10 cmH_2O) não resultou em elevação da CRF 1 dia após o procedimento cirúrgico em pacientes com obesidade mórbida. Por sua vez, a CRF foi mantida somente pela aplicação de PEEP (10 cmH_2O) associada ao baixo volume corrente para o peso corporal predito.

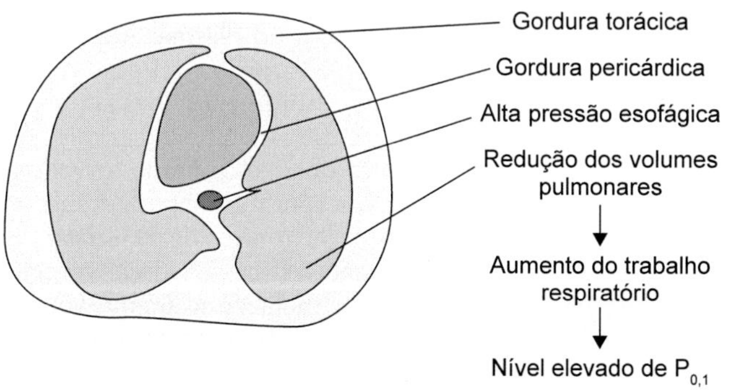

Figura 27.2 Alterações torácicas da obesidade e trabalho respiratório. O aumento da gordura torácica e pericárdica leva ao aumento da pressão esofágica e promove redução dos volumes pulmonares. Isto leva ao aumento do trabalho respiratório, que se reflete no nível elevado de $P_{0,1}$ (pressão negativa gerada durante os primeiros 100 ms de uma oclusão na inspiração).

Outro efeito da aplicação da MR está relacionado com a estabilidade hemodinâmica durante e após sua aplicação. Nesse contexto, Böhm *et al.* (2009) demonstraram que altas pressões de via aérea durante a MR são bem toleradas em pacientes obesos mórbidos com volume intravascular adequado, submetidos à cirurgia laparoscópica. Além disso, os autores demonstraram redução da inclinação da fase III da cinética de eliminação do dióxido de carbono, medida pelo capnógrafo, após a aplicação de MR. A inclinação da fase III é causada pela constante eliminação de moléculas de CO_2 através da membrana alveolocapilar, em virtude de sua eliminação pelo fluxo sanguíneo pulmonar. Além disso, a redução de sua inclinação está relacionada com o aumento da área pulmonar disponível para troca gasosa, o que sugere recrutamento homogêneo pulmonar, levando à diminuição da resistência para transporte de CO_2 intrapulmonar. Uma questão importante é o monitoramento, que deve ser idealmente não invasivo, porém sem considerar a perda de sensibilidade da medida. Nesse contexto, foi demonstrado que o recrutamento pulmonar poderia ser monitorado pela combinação da oximetria de pulso não invasiva e da capnografia volumétrica. Vale ressaltar que tais parâmetros foram correlacionados com a complacência respiratória.

A MR gradual em conjunto com níveis adequados de PEEP pode se traduzir em melhora da função pulmonar global, que reflete o recrutamento homogêneo de alvéolos colapsados. Em razão da elevada tendência de fechamento de vias aéreas em pacientes obesos, a utilização de manobras progressivas, em vez de uma manobra abrupta, pode levar a um menor efeito adverso, por exemplo, instabilidade hemodinâmica. Em resumo, a MR é eficaz para a melhora da troca gasosa e mecânica respiratória, mas a instabilidade hemodinâmica deve ser controlada pelo aumento do volume de sangue intratorácico para um nível permitido e seguro. Além disso, a MR gradual – com elevações seriadas e suaves da PEEP em vez da aplicação repentina de alta pressão em vias aéreas, por exemplo, 40 cmH_2O – deve ser aplicada em pacientes obesos.

PEEP após a manobra de recrutamento

Alguns estudos randomizados e prospectivos modificaram a PEEP, porém mantiveram volume corrente aproximadamente constante durante a cirurgia abdominal aberta em pacientes obesos mórbidos.

No estudo em que a PEEP foi elevada progressivamente e manteve o volume corrente fixo (8 mℓ/kg), constatou-se melhora na oxigenação, que foi mantida na maioria dos pacientes após a intubação endotraqueal, efeito que perdurou até níveis de PEEP de 12 cmH_2O. No entanto, esse efeito desapareceu 30 min após a desconexão de pacientes da prótese ventilatória.

Em outros estudos, o nível mais alto de PEEP foi de 10 cmH_2O. Além disso, os efeitos benéficos derivados de aplicação da PEEP estão relacionados com redução de atelectasia no pós-operatório, melhora da oxigenação, diminuição de complicações e duração da internação hospitalar no período pós-operatório. Entretanto, há controvérsias sobre o nível relativamente baixo de PEEP (10 cmH_2O), tendo em vista a significativa contribuição da parede torácica para a complacência do sistema respiratório em pacientes obesos. Nesse contexto, durante um estudo de tomografia por impedância elétrica destinado a monitorar as modificações do volume pulmonar de acordo com a aplicação de PEEP em pacientes obesos mórbidos submetidos à cirurgia laparoscópica de *bypass* gástrico, os autores demonstraram que a PEEP de 10 cmH_2O não foi suficiente para manter uma CRF normal e foi associada a desrecrutamento alveolar. Por sua vez, o nível da PEEP necessária para evitar o colapso alveolar e melhorar a troca gasosa nesse estudo foi de 15 cmH_2O. A diferença entre esses estudos pode estar associada à ausência de MR antes do uso da PEEP.

Recente estudo evidenciou que a modificação da posição supina para sentada reduziu o aprisionamento de ar e a PEEP intrínseca em indivíduos obesos ventilados mecanicamente. Conclusões importantes foram obtidas:

- A limitação do fluxo expiratório e a PEEP intrínseca são constantemente observadas em pacientes com obesidade mórbida sob ventilação mecânica na posição supina
- A PEEP ajustada no nível de PEEP intrínseca observada no ventilador mecânico pode reverter a limitação do fluxo expiratório sem elevar a pressão de platô na maioria desses pacientes
- A posição sentada reverte parcial ou completamente a limitação do fluxo expiratório, o que resulta em uma queda da PEEP intrínseca e pressão de platô
- A PEEP necessária para reverter a limitação do fluxo expiratório é significativamente menor na posição sentada. Portanto, a MR deve ser aplicada antes de definir a PEEP, cujo nível pode ser titulado de acordo com a complacência dinâmica. Além disso, o posicionamento do paciente representa uma conduta segura e que pode reduzir a PEEP intrínseca em pacientes com obesidade mórbida.

MODOS VENTILATÓRIOS

Existem dados inconsistentes sobre a comparação entre a ventilação controlada por pressão (PCV, *pressure control ventilation*) e volume (VCV, *volume control ventilation*) em pacientes obesos mórbidos submetidos à laparoscopia gástrica. Cadi *et al.* (2008) demonstraram melhora da oxigenação arterial e, embora os níveis de pressão de platô de via aérea fossem similares durante a PCV e a VCV, o volume corrente foi liberado mais rápido em PCV (67%) do que em VCV (53%) durante a primeira metade do tempo inspiratório.

Por sua vez, Hans *et al.* (2008) e De Baerdemaeker *et al.* (2008) não demonstraram quaisquer diferenças entre PCV e VCV em pacientes obesos mórbidos submetidos ao *bypass* gástrico.

Em resumo, não há evidência clara de qualquer vantagem de PCV sobre VCV, ou vice-versa, em pacientes obesos mórbidos. Além da comparação de ventilação controlada a volume ou pressão, os modos espontâneos foram introduzidos no centro cirúrgico. Existem evidências que demonstram a superioridade da ventilação com pressão de suporte em comparação à PCV quanto a oxigenação e mecânica pulmonar pós-operatória. Entretanto, apesar da melhora da oxigenação 2 h após a extubação, nenhuma melhora significativa foi observada em 24 h.

VOLUME CORRENTE

Nenhum grande estudo investigou o papel de diferentes volumes correntes em pacientes obesos mórbidos. No entanto, vários estudos têm sido realizados em cirurgia abdominal eletiva em indivíduos não obesos, comparando baixos volumes correntes com nível elevado de PEEP *versus* altos volumes correntes com nível de PEEP moderado. A maioria desses estudos concluiu que baixo volume corrente, de acordo com o peso corporal predito, combinado com alto nível de PEEP apresentou melhores resultados em termos de biomarcadores pulmonares, troca gasosa e dias de internação hospitalar. Em todos os estudos que investigaram a eficácia do nível da PEEP e as manobras de recrutamento em pacientes obesos mórbidos, o volume corrente variou entre 8 e 10 mℓ/kg de peso corporal predito. Em uma análise secundária de um estudo prospectivo e multicêntrico de 4.968 pacientes, os autores tiveram como objetivo estimar o impacto do IMC em parâmetros clínicos importantes e relacionados com a mortalidade em pacientes com sobrepeso, obesos e obesos mórbidos na UTI. Após realizada a coleta dos parâmetros, os autores observaram que o volume corrente aplicado nesses pacientes, quando normalizado pelo peso corporal predito, se encontrava alto (11,1 mℓ/kg), porém, quando normalizado para o peso corporal atual, encontrava-se baixo (5 mℓ/kg). Duas importantes conclusões foram levantadas sobre esse estudo:

- Não houve normalização adequada de volume corrente antes da ventilação mecânica
- Maior incidência de complicações respiratórias em pacientes obesos, que pode estar relacionada com os parâmetros que deveriam ser rigorosamente ajustados pelo IMC.

Mesmo pacientes magros sem doença pulmonar que receberam alto volume corrente (10 a 12 mℓ/kg de peso corporal predito) apresentaram níveis elevados de TNF-alfa e IL-8 no lavado broncoalveolar e de IL-6 no plasma. Além disso, o volume corrente determinado de acordo com peso corporal predito pode levar ao maior estiramento alveolar, quando associado a baixo volume pulmonar ao final da expiração, comumente visto em pacientes obesos. Contudo, o volume corrente de acordo com o peso corporal atual pode aumentar a resistência das vias aéreas e produzir áreas de atelectasia, levando à hipoxemia, o que aumenta o risco de sedação complementar e paralisia muscular. Atualmente, é aceito que volume corrente inferior a 10 mℓ/kg deve ser titulado de acordo com o peso corporal predito; portanto, pacientes obesos podem apresentar maior pressão alveolar.

CONSIDERAÇÕES FINAIS

O número de pacientes obesos submetidos à ventilação mecânica vem aumentando em razão do alto número de procedimentos cirúrgicos direcionados para tal população, como cirurgia bariátrica, gastrectomia e laparoscopia gástrica. Portanto, a necessidade de ventilação mecânica em pacientes obesos na terapia intensiva e para anestesia cirúrgica tem se tornado comum. Na presença de obesidade, o manejo ventilatório deve ser conduzido com cuidado especial, por causa das alterações hormonais, inflamatórias e mecânicas observadas nesses pacientes. Nesse contexto, podem ser consideradas as seguintes estratégias ventilatórias:

- Manobras de recrutamento associadas à PEEP podem funcionar melhor do que somente a aplicação da PEEP. Além disso, a PEEP deve ser titulada de acordo com a melhor complacência dinâmica do sistema respiratório
- Aumento gradual da pressão de via aérea, em comparação a outras manobras de recrutamento, com o objetivo de abrir alvéolos atelectasiados e aumentar o volume pulmonar ao final da expiração, pode levar a menor efeito deletério
- Estudos têm demonstrado a falta de titulação de parâmetros ventilatórios de acordo com o IMC. Também tem sido demonstrado que, após ter sido realizada, observou-se superestimação (alto volume corrente) quando os parâmetros foram normalizados pelo peso corporal predito, e subestimação (baixo volume corrente) quando normalizados pelo peso corporal atual, o que pode agravar a hipoxemia e a atelectasia. Deve-se priorizar o volume corrente abaixo de 10 mℓ/kg, levando em consideração o peso corporal predito.

BIBLIOGRAFIA

Aldenkortt M, Lysakowski C, Elia N, Brochard L, Tramer MR. Ventilation strategies in obese patients undergoing surgery: a quantitative systematic review and meta-analysis. Br J Anaesth. 2012;109(4):493-502.

Anzueto A, Frutos-Vivar F, Esteban A, Bensalami N, Marks D, Raymondos K, et al. Influence of body mass index on outcome of the mechanically ventilated patients. Thorax. 2011;66(1):66-73.

Behazin N, Jones SB, Cohen RI, Loring SH. Respiratory restriction and elevated pleural and esophageal pressures in morbid obesity. J Appl Physiol (1985). 2010;108(1):212-8.

Böhm SH, Maisch S, von Sandersleben A, Thamm O, Passoni I, Martinez Arca J, et al. The effects of lung recruitment on the Phase III slope of volumetric capnography in morbidly obese patients. Anesth Analg. 2009;109(1):151-9.

Bohm SH, Thamm OC, von Sandersleben A, Bangert K, Langwieler TE, Tusman G, et al. Alveolar recruitment strategy and high positive end-expiratory pressure levels do not affect hemodynamics in morbidly obese intravascular volume-loaded patients. Anesth Analg. 2009;109(1):160-3.

Cadi P, Guenoun T, Journois D, Chevallier JM, Diehl JL, Safran D. Pressure-controlled ventilation improves oxygenation during laparoscopic obesity surgery compared with volume-controlled ventilation. Br J Anaesth. 2008;100(5):709-16.

Cheng X, Folco EJ, Shimizu K, Libby P. Adiponectin induces pro-inflammatory programs in human macrophages and CD4+ T cells. J Biol Chem. 2012;287(44):36896-904.

Chinn S. Concurrent trends in asthma and obesity. Thorax. 2005;60(1):3-4.

Chirinos JA, Gurubhagavatula I, Teff K, Rader DJ, Wadden TA, Townsend R, et al. CPAP, weight loss, or both for obstructive sleep apnea. N Engl J Med. 2014;370(24):2265-75.

De Baerdemaeker LE, Van der Herten C, Gillardin JM, Pattyn P, Mortier EP, Szegedi LL. Comparison of volume-controlled and pressure-controlled ventilation during laparoscopic gastric banding in morbidly obese patients. Obes Surg. 2008;18(6):680-5.

Defresne AA, Hans GA, Goffin PJ, Bindelle SP, Amabili PJ, DeRoover AM, et al. Recruitment of lung volume during surgery neither affects the postoperative spirometry nor the risk of hypoxaemia after laparoscopic gastric bypass in morbidly obese patients: a randomized controlled study. Br J Anaesth. 2014;113(3):501-7.

Determann RM, Royakkers A, Wolthuis EK, Vlaar AP, Choi G, Paulus F, et al. Ventilation with lower tidal volumes as compared with conventional tidal volumes for patients without acute lung injury: a preventive randomized controlled trial. Crit Care. 2010;14(1):R1.

Dixon A. The treatment of asthma in obesity. Expert Rev Respir Med. 2012;6(3):331-40.

Eriksen J, Andersen J, Rasmussen JP, Sorensen B. Effects of ventilation with large tidal volumes or positive end-expiratory pressure on cardiorespiratory function in anesthetized obese patients. Acta Anaesthesiol Scand. 1978;22(3):241-8.

Erlandsson K, Odenstedt H, Lundin S, Stenqvist O. Positive end-expiratory pressure optimization using electric impedance tomography in morbidly obese patients during laparoscopic gastric bypass surgery. Acta Anaesthesiol Scand. 2006;50(7):833-9.

Ferrante AW Jr. Obesity-induced inflammation: a metabolic dialogue in the language of inflammation. J Intern Med. 2007;262(4):408-14.

Ferretti A, Giampiccolo P, Cavalli A, Milic-Emili J, Tantucci C. Expiratory flow limitation and orthopnea in massively obese subjects. Chest. 2001;119(5):1401-8.

Flegal KM, Carroll MD, Kit BK, Ogden CL. Prevalence of obesity and trends in the distribution of body mass index among US adults, 1999-2010. JAMA. 2012;307(5):491-7.

Futier E, Constantin JM, Pelosi P, Chanques G, Massone A, Petit A, et al. Noninvasive ventilation and alveolar recruitment maneuver improve respiratory function during and after intubation of morbidly obese patients: a randomized controlled study. Anesthesiology. 2011;114(6):1354-63.

Futier E, Constantin JM, Petit A, Jung B, Kwiatkowski F, Duclos M, et al. Positive end-expiratory pressure improves end-expiratory lung volume but not oxygenation after induction of anaesthesia. Eur J Anaesthesiol. 2010;27(6):508-13.

Gattinoni L. Counterpoint: Is low tidal volume mechanical ventilation preferred for all patients on ventilation? No. Chest. 2011;140(1):11-3; discussion 14-5.

Hans GA, Pregaldien AA, Kaba A, Sottiaux TM, DeRoover A, Lamy ML, et al. Pressure-controlled ventilation does not improve gas exchange in morbidly obese patients undergoing abdominal surgery. Obes Surg. 2008;18(1):71-6.

Holguin F, Bleecker ER, Busse WW, Calhoun WJ, Castro M, Erzurum SC, et al. Obesity and asthma: an association modified by age of asthma onset. J Allergy Clin Immunol. 2011;127(6):1486-93 e1482.

Jung MY, Kim HS, Hong HJ, Youn BS, Kim TS. Adiponectin induces dendritic cell activation via PLCgamma/JNK/NF-kappaB pathways, leading to Th1 and Th17 polarization. J Immunol. 2012;188(6):2592-601.

Kern PA, Di Gregorio GB, Lu T, Rassouli N, Ranganathan G. Adiponectin expression from human adipose tissue: relation to obesity, insulin resistance, and tumor necrosis factor-alpha expression. Diabetes. 2003;52(7):1779-85.

Kumar G, Majumdar T, Jacobs ER, Danesh V, Dagar G, Deshmukh A, et al. Outcomes of morbidly obese patients receiving invasive mechanical ventilation: a nationwide analysis. Chest. 2013;144(1):48-54.

Lavie CJ, Milani RV, Ventura HO. Obesity and cardiovascular disease: risk factor, paradox, and impact of weight loss. J Am Coll Cardiol. 2009;53(21):1925-32.

Lee CK, Tefera E, Colice G. The effect of obesity on outcomes in mechanically ventilated patients in a medical intensive care unit. Respiration. 2014;87(3):219-26.

Lemyze M, Mallat J, Duhamel A, Pepy F, Gasan G, Barrailler S, et al. Effects of sitting position and applied positive end-expiratory pressure on respiratory mechanics of critically ill obese patients receiving mechanical ventilation*. Crit Care Med. 2013;41(11):2592-9.

Masserini B, Morpurgo PS, Donadio F, Baldessari C, Bossi R, Beck-Peccoz P, et al. Reduced levels of adiponectin in sleep apnea syndrome. J Endocrinol Invest. 2006;29(8):700-5.

McDaid C, Griffin S, Weatherly H, Durée K, van der Burgt M, van Hout S, et al. Continuous positive airway pressure devices for the treatment of obstructive sleep apnoea-hypopnoea syndrome: a systematic review and economic analysis. Health Technol Assess. 2009;13(4):iii-iv, xi-xiv, 1-119, 143-274.

Mercer JG, Moar KM, Findlay PA, Hoggard N, Adam CL. Association of leptin receptor (OB-Rb), NPY and GLP-1 gene expression in the ovine and murine brainstem. Regul Pept. 1998;75-6:271-8.

Michelet P, D'Journo XB, Roch A, Doddoli C, Marin V, Papazian L, et al. Protective ventilation influences systemic inflammation after esophagectomy: a randomized controlled study. Anesthesiology. 2006;105(5):911-9.
Ogden CL, Carroll MD, Kit BK, Flegal KM. Prevalence of obesity among adults: United States, 2011-2012. NCHS Data Brief. 2013;(131):1-8.
Pelosi P, de Abreu MG. Tidal volumes during general anesthesia: size does matter! Anesthesiology. 2012;116(5):985-6.
Pelosi P, Rocco PR. Airway closure: the silent killer of peripheral airways. Crit Care. 2007;11(1):114.
Pickkers P, de Keizer N, Dusseljee J, Weerheijm D, van der Hoeven JG, Peek N. Body mass index is associated with hospital mortality in critically ill patients: an observational cohort study. Crit Care Med. 2013;41(8):1878-83.
Pinheiro de Oliveira R, Hetzel MP, dos Anjos Silva M, Dallegrave D, Friedman G. Mechanical ventilation with high tidal volume induces inflammation in patients without lung disease. Crit Care. 2010;14(2):R39.
Polotsky M, Elsayed-Ahmed AS, Pichard L, Harris CC, Smith PL, Schneider H, et al. Effects of leptin and obesity on the upper airway function. J Appl Physiol (1985). 2012;112(10):1637-43.
Reinius H, Jonsson L, Gustafsson S, Sundbom M, Duvernoy O, Pelosi P, et al. Prevention of atelectasis in morbidly obese patients during general anesthesia and paralysis: a computerized tomography study. Anesthesiology. 2009;111(5):979-87.
Salome CM, Munoz PA, Berend N, Thorpe CW, Schachter LM, King GG. Effect of obesity on breathlessness and airway responsiveness to methacholine in non-asthmatic subjects. Int J Obes (Lond). 2008;32(3):502-9.
Shapiro SD, Chin CH, Kirkness JP, McGinley BM, Patil SP, Polotsky VY, et al. Leptin and the control of pharyngeal patency during sleep in severe obesity. J Appl Physiol (1985). 2014;116(10):1334-41.
Sood A, Qualls C, Schuyler M, Thyagarajan B, Steffes MW, Smith LJ, et al. Low serum adiponectin predicts future risk for asthma in women. Am J Respir Crit Care Med. 2012;186(1):41-7.
Steier J, Jolley CJ, Seymour J, Roughton M, Polkey MI, Moxham J. Neural respiratory drive in obesity. Thorax. 2009;64(8):719-25.
Steier J, Lunt A, Hart N, Polkey MI, Moxham J. Observational study of the effect of obesity on lung volumes. Thorax. 2014;69(8):752-9.
Sturm R. Increases in morbid obesity in the USA: 2000-2005. Public Health. 2007;121(7):492-6.
Suarez-Sipmann F, Bohm SH, Tusman G, Pesch T, Thamm O, Reissmann H, et al. Use of dynamic compliance for open lung positive end-expiratory pressure titration in an experimental study. Crit Care Med. 2007;35(1):214-21.
Talab HF, Zabani IA, Abdelrahman HS, Bukhari WL, Mamoun I, Ashour MA, et al. Intraoperative ventilatory strategies for prevention of pulmonary atelectasis in obese patients undergoing laparoscopic bariatric surgery. Anesth Analg. 2009;109(5):1511-6.
Tusman G, Groisman I, Fiolo FE, Scandurra A, Arca JM, Krumrick G, et al. Noninvasive monitoring of lung recruitment maneuvers in morbidly obese patients: the role of pulse oximetry and volumetric capnography. Anesth Analg. 2014;118(1):137-44.
Ursavas A, Ilcol YO, Nalci N, Karadag M, Ege E. Ghrelin, leptin, adiponectin, and resistin levels in sleep apnea syndrome: role of obesity. Ann Thorac Med. 2010;5(3):161-5.
Watson RA, Pride NB, Thomas EL, Fitzpatrick J, Durighel G, McCarthy J, et al. Reduction of total lung capacity in obese men: comparison of total intrathoracic and gas volumes. J Appl Physiol (1985). 2010;108(6):1605-12.
Wolthuis EK, Choi G, Dessing MC, Bresser P, Lutter R, Dzoljic M, et al. Mechanical ventilation with lower tidal volumes and positive end-expiratory pressure prevents pulmonary inflammation in patients without preexisting lung injury. Anesthesiology. 2008;108(1):46-54.
Zerah F, Harf A, Perlemuter L, Lorino H, Lorino AM, Atlan G. Effects of obesity on respiratory resistance. Chest. 1993;103(5):1470-6.
Zoremba M, Kalmus G, Dette F, Kuhn C, Wulf H. Effect of intra-operative pressure support vs pressure controlled ventilation on oxygenation and lung function in moderately obese adults. Anaesthesia. 2010;65(2):124-9.

28 Reabilitação na Unidade de Terapia Intensiva

Rik Gosselink • Alessandra Choqueta de Toledo Arruda • Fabio Pitta

INTRODUÇÃO

O progresso da medicina intensiva melhorou drasticamente a sobrevida dos pacientes criticamente enfermos, sobretudo aqueles com síndrome do desconforto respiratório agudo (SDRA). No entanto, apesar da melhora na sobrevida, ainda se deve atentar para aspectos como descondicionamento geral, fraqueza muscular, dispneia, depressão, ansiedade e reduzida qualidade de vida relacionada com a saúde após deixar a unidade de terapia intensiva (UTI). Sugere-se que o descondicionamento e, especificamente, a fraqueza muscular exercem um importante papel no comprometimento do estado funcional a longo prazo em pacientes sobreviventes de doenças graves.

O repouso no leito e a imobilidade durante a doença crítica podem resultar em profundo descondicionamento físico. Os efeitos podem ser exacerbados pela inflamação, pela falta de controle glicêmico e por agentes farmacológicos. A fraqueza muscular esquelética na UTI é observada em cerca de 25% dos pacientes que estiveram sob ventilação mecânica por mais de 7 dias. O desenvolvimento de neuropatia ou miopatia também contribui para a falha no desmame da ventilação mecânica. Por último, a fraqueza muscular tem sido associada ao aumento da mortalidade.

A disfunção respiratória é um problema comum em pacientes criticamente enfermos ou acompanha outras condições médicas que necessitam de internação na UTI. A falha de qualquer um dos dois componentes primários do sistema respiratório (ou seja, a membrana de troca de gasosa e a bomba ventilatória) pode resultar na necessidade de ventilação mecânica. Prejuízo na ventilação global e/ou regional, diminuição da complacência pulmonar e aumento da resistência das vias aéreas podem contribuir para o aumento do trabalho respiratório e para a disfunção respiratória. Embora a maioria dos pacientes sob ventilação mecânica seja extubada em menos de 3 dias, aproximadamente 20% ainda necessitam de suporte ventilatório prolongado. A dependência prolongada da ventilação mecânica não é apenas um grande problema para os profissionais da saúde, mas também um estado extremamente desconfortável para o paciente, trazendo importantes implicações psicossociais.

Fisioterapeutas devem estar envolvidos na prevenção e no tratamento do descondicionamento e no tratamento das condições respiratórias em pacientes criticamente enfermos. O papel do fisioterapeuta varia entre unidades, hospitais e países e é apreciado pelos administradores e pelos pacientes. A avaliação fisioterápica de pacientes criticamente enfermos é impulsionada pelas deficiências em nível fisiológico e funcional, auxiliada pela Classificação Internacional de Funcionalidade, Incapacidade e Saúde (CIF). A avaliação precisa e sólida das condições respiratórias, do descondicionamento e seus problemas relacionados é de suma importância para os fisioterapeutas. Além disso, os fisioterapeutas podem contribuir para o bem-estar geral do paciente, prestando apoio emocional e melhorando a comunicação.

MOBILIZAÇÃO PRECOCE E ATIVIDADE FÍSICA

Reduções no desempenho funcional, na capacidade de exercício e na qualidade de vida de pacientes sobreviventes aos cuidados críticos indicam a necessidade de reabilitação seguindo a internação na UTI. Essas alterações também ressaltam a necessidade de avaliação e medidas para prevenir ou atenuar o descondicionamento e a perda da função física durante a permanência na UTI. É importante evitar ou atenuar o descondicionamento muscular o mais precocemente possível em pacientes com permanência prolongada no leito.

Recente interesse científico e clínico e evidências têm dado suporte para a realização de atividade física e mobilização segura e precoce na abordagem ao paciente grave pelos membros da equipe da UTI. Apesar das evidências, a quantidade de sessões de reabilitação realizada nas UTI é, muitas vezes, insuficiente e, em regra, a reabilitação é mais organizada em centros de desmame ou em UTI respiratória. A principal razão é que a abordagem na reabilitação é menos dirigida pelo diagnóstico médico, mas se concentra nas deficiências no âmbito mais amplo dos problemas de saúde, tal como definido na CIF. Essa classificação ajuda a identificar problemas e a prescrever intervenções no âmbito das deficiências da estrutura corporal (partes anatômicas do corpo, como órgãos, membros e seus componentes) e função corporal (as funções fisiológicas dos sistemas corporais, incluindo funções psicológicas), bem como as limitações de atividade (dificuldades que um indivíduo pode ter na realização das atividades) e as restrições de participação (problemas que um indivíduo pode experimentar no envolvimento em situações da vida). Assim, a avaliação precisa do nível de cooperação, reserva cardiorrespiratória, força muscular, mobilidade articular, condição funcional (medida de independência funcional, escala de equilíbrio de Berg, categorias de deambulação funcional) e qualidade de vida (p. ex., *Short Form*-36, questionários específicos de doença) devem preceder a mobilização precoce e a atividade física.

A avaliação da força muscular vem se tornando especialmente importante para guiar a deambulação progressiva e prever resultados. A soma da pontuação alcançada pelo teste *Medical Research Council* (MRC), incluindo 12 grupos musculares, é um poderoso meio de diagnosticar fraqueza muscular geral adquirida na UTI em pacientes cooperativos. Dado que os ensaios volitivos (ou esforço-dependentes) necessitam de uma função cognitiva ótima, os pacientes só podem ser avaliados depois de passarem com sucesso por 5 questões de adequação (5QA) (Quadro 28.1).

O teste muscular manual é um exame clínico de rotina realizado por fisioterapeutas capacitados em medidas de força muscular. Sua padronização é fundamental e inclui fatores de confusão em potencial, como a posição do corpo e da extremidade do paciente, a colocação das mãos na aplicação da resistência, o incentivo, a experiência com a avaliação da força muscular e a força muscular do avaliador. Como alternativa, na avaliação de músculos pequenos e facilmente acessíveis (p. ex., a mão) de pacientes não cooperativos, a contração evocada do músculo adutor do polegar pela estimulação magnética parece adequada para diagnosticar fraqueza muscular. Para o acompanhamento da avaliação e o monitoramento da progressão da força muscular, o teste muscular manual com o MRC é adequado em pacientes cooperativos. No entanto, é menos sensível para diagnosticar mudanças nos graus 4 e 5. Nesses casos, a avaliação com dinamômetro de preensão manual e dinamometria de mão é mais sensível à melhora do quadro e será importante para orientar a evolução da reabilitação do paciente (Figura 28.1). Em pacientes não cooperativos, a medida da espessura do músculo por ultrassonografia está disponível como um teste não volitivo.

A atividade física e o exercício físico devem ser orientados na intensidade e na modalidade de exercício adequados. O risco de movimentar um paciente grave deve ser analisado em comparação ao de imobilidade e repouso, e, quando empregado, requer um acompanhamento rigoroso para assegurar que a mobilização será instituída de maneira adequada e segura. Pacientes na fase aguda da doença e não cooperativos são

Quadro 28.1 Questões de adequação (5QA), *Medical Research Council* (MRC) e escala de Berg.

1: 5QA: Resposta a 5 questões padronizadas para cooperação:

- Abra e feche os olhos
- Olhe para mim
- Abra a sua boca e estique a sua língua
- Balance a cabeça para dizer sim e não. Agite o sim e o não (acene com a cabeça)

Eu vou contar até 5, depois você vai franzir as sobrancelhas

2: FALHAS = pelo menos um fator de risco presente

3: Se a avaliação básica falhar, diminua para o nível 0

4: Segurança: cada atividade deve ser adiada se eventos adversos graves (intolerância subjetiva respiratória) ocorrerem durante a intervenção

Medical Research Council (MRC)
( ) 0 Paralisia completa
( ) 1 Mínima contração
( ) 2 Ausência de movimentos ativos contra gravidade
( ) 3 Contração fraca contra gravidade
( ) 4 Movimento ativo contra gravidade e resistência
( ) 5 Força normal

MRC simplificada
( ) 0 Paralisia completa
( ) 1 Fraqueza grave (> 50% de perda de força)
( ) 2 Fraqueza leve (< 50% de perda de força)
( ) 3 Força normal

Berg Balance Score (BBS)

1. POSIÇÃO SENTADO PARA POSIÇÃO EM PÉ

Instruções – Por favor, levante-se. Tente não usar suas mãos para se apoiar
( ) 4 capaz de levantar sem usar as mãos e estabilizar-se de modo independente
( ) 3 capaz de levantar de modo independente usando as mãos
( ) 2 capaz de levantar usando as mãos após várias tentativas
( ) 1 precisa de auxílio mínimo para ficar em pé ou estabilizar-se
( ) 0 precisa de auxílio moderado a máximo para ficar em pé

2. PERMANECER EM PÉ SEM APOIO

Instruções – Por favor, fique em pé por 2 min sem se apoiar
( ) 4 capaz de permanecer em pé com segurança por 2 min
( ) 3 capaz de permanecer em pé por 2 min com supervisão
( ) 2 capaz de permanecer em pé por 30 s sem suporte
( ) 1 precisa de várias tentativas para permanecer em pé por 30 s sem suporte
( ) 0 incapaz de permanecer 30 s sem suporte

3. PERMANECER SENTADO SEM APOIO NAS COSTAS, MAS COM OS PÉS APOIADOS

Instruções – Por favor, fique sentado sem apoiar as costas com os braços cruzados por 2 min
( ) 4 capaz de permanecer sentado com segurança por 2 min
( ) 3 capaz de permanecer sentado por 2 min sob supervisão
( ) 2 capaz de permanecer sentado por 30 s
( ) 1 capaz de permanecer sentado por 10 s
( ) 0 incapaz de permanecer sentado por 10 s sem suporte

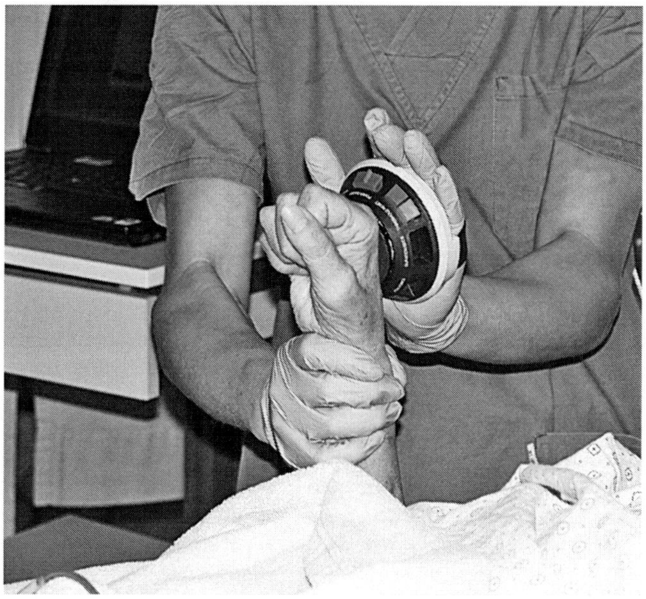

Figura 28.1 Avaliação da força muscular com dinamômetro manual (CompuFET Biometrics).

tratados com modalidades como mobilização passiva, alongamento muscular, *splinting*, posicionamento do corpo, ciclismo passivo no leito ou estimulação elétrica muscular, pois não exigem a cooperação do paciente e levam a um menor estresse no sistema cardiorrespiratório e metabólico.

Por sua vez, o paciente estável e cooperativo, após a fase aguda da doença, mas ainda sob ventilação mecânica, pode ser mobilizado à beira do leito e transferido para uma cadeira, onde pode realizar treinamento de resistência muscular ou de ciclismo ativo, com um cicloergômetro de leito ou cicloergômetro de cadeira, e caminhar com ou sem assistência. O diagrama de fluxo *"Start to Move"* foi desenvolvido na UTI da KU Leuven (Quadro 28.2), inspirado no diagrama de fluxo de Morris *et al.* (2008), constituindo-se um exemplo de uma abordagem multidisciplinar. Seis níveis são identificados, e cada um define a modalidade de posicionamento do corpo (mobilização) e fisioterapia, que se baseiam na avaliação da condição clínica (estado cardiorrespiratório e neurológico, nível de cooperação) e do estado funcional (força muscular, nível de mobilidade). A cada dia, a equipe da UTI define o nível *"Start to Move"* em todos os pacientes, especialmente naqueles que enfrentam uma permanência prolongada na UTI.

Quadro 28.2 *"Start to Move"* – Protocolo de Leuven: abordagem passo a passo de mobilização progressiva e programa de atividade física.

Nível 0	Nível 1	Nível 2	Nível 3	Nível 4	Nível 5
AUSÊNCIA DE COOPERAÇÃO 5QA[1] = 0	BAIXA COOPERAÇÃO 5QA[1] < 3	MODERADA COOPERAÇÃO 5QA[1] ≥ 3	PRÓXIMO A TOTAL COOPERAÇÃO 5QA[1] ≥ 4/5	TOTAL COOPERAÇÃO 5QA[1] = 5	TOTAL COOPERAÇÃO 5QA[1] = 5
FALHA NA AVALIAÇÃO BÁSICA[2]	PASSA NA AVALIAÇÃO BÁSICA[3]	PASSA NA AVALIAÇÃO BÁSICA[3]	PASSA NA AVALIAÇÃO BÁSICA[3]	PASSA NA AVALIAÇÃO BÁSICA[3]	PASSA NA AVALIAÇÃO BÁSICA[3]
AVALIAÇÃO BÁSICA – Instabilidade cardiorrespiratória: PAM < 60 mmHg ou FiO_2 > 60% ou PaO_2/FiO_2 < 200 ou FR > 30 bpm – Neurologicamente instável – Cirurgia aguda – Temperatura > 40°C	Condição neurológica ou cirúrgica ou trauma não possibilitam transferência para a cadeira	Condição neurológica ou obesidade ou cirurgia ou trauma não possibilitam transferência ativa para a cadeira (mesmo se a soma do MRC ≥ 36)	MRC ≥ 36 BBS sentado para em pé = 0 BBS em pé = 0 BBS sentado ≥ 1	MRC ≥ 48 BBS sentado para em pé ≥ 0 BBS em pé ≥ 0 BBS sentado ≥ 2	MRC ≥ 48 BBS sentado para em pé ≥ 1 BBS em pé ≥ 2 BBS sentado ≥ 3
POSICIONAMENTO DO CORPO[4] Mudança de decúbito a cada 2 h	POSICIONAMENTO DO CORPO[4] Mudança de decúbito a cada 2 h Posição Fowler Imobilização/*splint*	POSICIONAMENTO DO CORPO[4] Mudança de decúbito a cada 2 h Imobilização/*splint* Posição sentado na cama Transferência passiva do leito para a cadeira	POSICIONAMENTO DO CORPO[4] Mudança de decúbito a cada 2 h Transferência passiva do leito para a cadeira Sentado fora do leito Fica em pé com auxílio (2 ≥ pessoas)	POSICIONAMENTO DO CORPO[4] Transferência ativa do leito para a cadeira Sentado fora da cama Fica em pé com assistência (≥ 1 pessoa)	POSICIONAMENTO DO CORPO[4] Transferência ativa do leito para a cadeira Sentado fora da cama Fica em pé
FISIOTERAPIA Sem tratamento	FISIOTERAPIA[4] Amplitude de movimento passiva Ciclismo passivo no leito EENM	FISIOTERAPIA[4] ADM passiva/ativa TR de membros superiores e inferiores Movimentos passivos/ativos de membros inferiores ou ciclismo no leito ou na cadeira EENM	FISIOTERAPIA[4] ADM passiva/ativa TR de membros superiores e inferiores Movimentos ativos de membros inferiores ou ciclismo no leito ou na cadeira EENM AVD	FISIOTERAPIA[4] ADM passiva/ativa TR de membros superiores e inferiores Movimentos ativos de membros inferiores ou ciclismo no leito ou na cadeira Deambulação (com assistência) EENM AVD	FISIOTERAPIA[4] ADM passiva/ativa TR de membros superiores e inferiores Movimentos ativos de membros inferiores ou ciclismo na cadeira Deambulação (com assistência) EENM AVD

Os números sobrescritos (de 1 a 4) referem-se aos itens do Quadro 28.1. 5QA: questões de adequação. PAM: pressão arterial média; FiO_2: fração inspirada de oxigênio; PAO_2: pressão parcial de oxigênio arterial; FR: frequência respiratória; MRC: *Medical Research Council*; BBS: *Berg Balance Score*; AVD: atividades de vida diária; EENM: estimulação elétrica neuromuscular; ADM: amplitude de movimento passiva/ativa; TR: treinamento de resistência.

Pacientes criticamente enfermos não cooperativos

A importância do posicionamento do corpo ("mexer" os pacientes) foi relatada inicialmente em 1940. Para simular as alterações de posição normais que o corpo humano saudável experimenta, o paciente em estado crítico precisa ser posicionado verticalmente (bem suportado) e mudado de decúbito quando deitado. As mudanças de decúbito devem ser agendadas com frequência para evitar os efeitos adversos da posição estática prolongada nas funções respiratória, cardíaca e circulatória. Outras indicações para o posicionamento incluem o manejo da contratura de tecidos moles, a proteção dos membros flácidos e da frouxidão articular, o pinçamento de nervos e a ruptura da pele. A eficácia da mudança de decúbito do paciente a cada 2 h, comum na prática clínica, não foi verificada cientificamente. As características das camas em cuidados críticos devem incluir possibilidade de posicionamento em flexão de quadril e joelho para que o paciente possa se aproximar da posição sentada, o quanto possa ser tolerado. Pacientes pesados, como aqueles que estão sedados, com sobrepeso ou obesos, podem necessitar de cadeiras com maior apoio, como cadeiras-maca. Elevadores podem ser necessários para mudar o paciente de posição com segurança. Em pacientes sedados, outras modalidades de tratamento além do posicionamento do corpo, muitas vezes, não são consideradas. A reabilitação foi considerada contraindicada, principalmente por causa da sedação e da terapia de suporte renal, em mais de 40% dos dias de pacientes graves na UTI. No entanto, outras modalidades de tratamento, como o ciclismo passivo, a mobilidade articular, o alongamento muscular e a estimulação elétrica neuromuscular (EENM), não interferem na sedação do paciente.

O alongamento ou a mobilização passiva podem ter um papel particularmente importante no tratamento de pacientes incapazes de se movimentar espontaneamente. Estudos em indivíduos saudáveis mostraram que o alongamento passivo diminui a rigidez e aumenta a extensibilidade do músculo. A movimentação passiva contínua (MPC) evita contraturas e foi avaliada em pacientes com doenças graves submetidos à inatividade prolongada. Naqueles criticamente enfermos, a movimentação passiva contínua por 3 vezes/dia pelo período de 3 h no total diariamente reduziu a atrofia de fibras e a perda de proteínas no membro inferior, em comparação ao alongamento passivo por 5 min, 2 vezes/dia. Para pacientes que não podem ser mobilizados ativamente e que têm um alto risco de contratura dos tecidos moles, como pacientes com queimaduras graves, trauma e algumas doenças neurológicas, imobilização (*splints*) pode ser indicada.

A aplicação do treinamento físico na fase inicial da admissão na UTI costuma ser mais complicada por causa da falta de cooperação e do estado clínico do paciente. O recente desenvolvimento tecnológico resultou em uma bicicleta ergométrica para o ciclismo no leito (ativo ou passivo) durante o período em que o paciente está acamado, como observado na Figura 28.2.

A bicicleta ergométrica para o ciclismo à beira do leito (Figura 28.3) possibilita mobilização prolongada e contínua, com controle rigoroso da intensidade e da duração do exercício. Além disso, a intensidade do treinamento pode ser continuamente ajustada ao estado de saúde do paciente e as respostas fisiológicas ao exercício. Um estudo recente controlado e randomizado da aplicação precoce diária (inicialmente passiva) de ciclismo com membros inferiores em pacientes criticamente doentes mostrou melhorar o estado funcional, a função muscular e o desempenho na realização de exercícios na alta hospitalar em comparação à fisioterapia tradicional (sem o ciclismo de membros inferiores).

Em pacientes impossibilitados de realizar contrações musculares voluntárias, a EENM tem sido utilizada para prevenir a atrofia muscular por desuso. O catabolismo proteico muscular mais lento e o aumento na quantidade muscular de RNA total e de proteínas sarcoplasmáticas foram observados após aplicação da EENM em pacientes com cirurgia abdominal de grande porte. Naqueles criticamente enfermos, incapazes de se mover ativamente, a utilização da EENM na UTI durante a fase aguda levou a reduções da atrofia muscular e da neuropatia periférica do paciente crítico, embora o resultado de revisões sistemáticas não seja unanimemente positivo. Em pacientes com doença grave prolongada, a utilização da EENM no quadríceps, além da mobilização ativa do membro, aumentou a força muscular e acelerou a independência na transferência da cama para a cadeira.

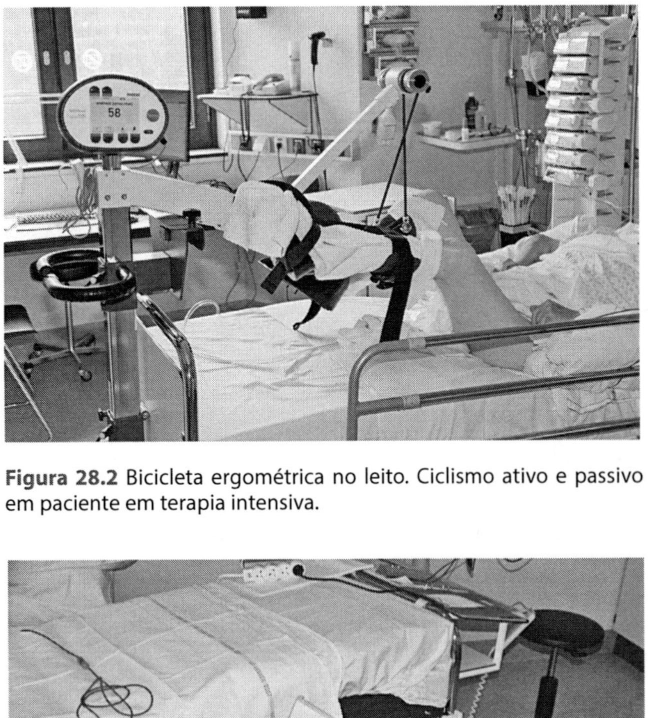

Figura 28.2 Bicicleta ergométrica no leito. Ciclismo ativo e passivo em paciente em terapia intensiva.

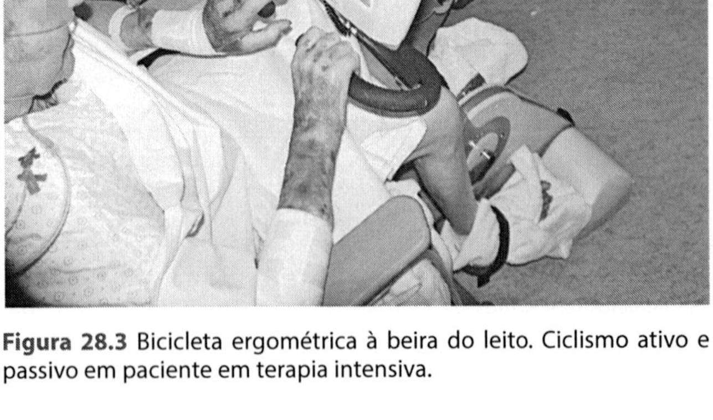

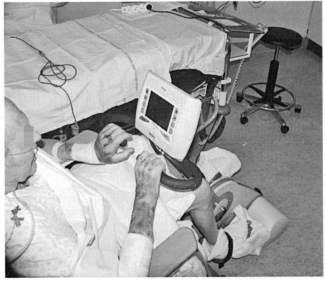

Figura 28.3 Bicicleta ergométrica à beira do leito. Ciclismo ativo e passivo em paciente em terapia intensiva.

Pacientes criticamente enfermos cooperativos

A mobilização tem sido parte do manejo da fisioterapia em pacientes agudamente doentes por várias décadas. Mobilização se refere à atividade física suficiente para provocar efeitos fisiológicos agudos que melhoraram a ventilação, o fluxo sanguíneo, a perfusão periférica, o metabolismo muscular e a agilidade. Estratégias - em ordem de intensidade - incluem transferir-se na cama, sentar sobre a borda do leito, transferir-se da cama para a cadeira, ficar em pé, realizar marcha estática e deambular com ou sem apoio. Suportes e andadores (Figura 28.4) capacitam o paciente a deambular de maneira segura com acessórios, como conexões da ventilação mecânica, de acessos venosos e de monitoramento de sinais vitais, que não podem ser desligados. O suporte precisa ser capaz de acomodar um tanque portátil de oxigênio ou um ventilador mecânico portátil e assento, ou um carrinho apropriado para que o equipamento possa ser usado. Deambular, ficar em pé com auxílio e usar as mesas ortostáticas melhoram as respostas fisiológicas e promovem a mobilização precoce dos pacientes criticamente enfermos. Cintos de transferência facilitam a mudança de posição de pacientes pesados e protegem tanto o paciente quanto o fisioterapeuta e o enfermeiro.

Em pacientes sob ventilação mecânica, a regulagem do ventilador pode exigir ajustes às suas necessidades (ou seja, aumento da ventilação minuto). Embora a abordagem de mobilização precoce tenha aparente validade, apenas recentemente o conceito foi estudado em dois ensaios clínicos. Morris *et al.* (2008) demonstraram, em um estudo de coorte prospectivo, que pacientes que receberam terapia de mobilização precoce por fisioterapeutas tiveram reduzido tempo de permanência na UTI e no hospital, sem diferenças no tempo de desmame. Não foram observadas diferenças nas taxas de alta ou nos custos hospitalares entre os pacientes tratados com mobilidade precoce ou com tratamento habitual. Schweickert *et al.* (2009) observaram, em estudo randomizado controlado, que a fisioterapia e a terapia ocupacional precoce melhoraram o estado funcional na alta hospitalar, reduziram a duração de *delirium* e aumentaram o tempo (em dias) livre de ventilação mecânica. Estes achados não resultaram em diferenças no tempo de permanência na UTI ou na internação hospitalar.

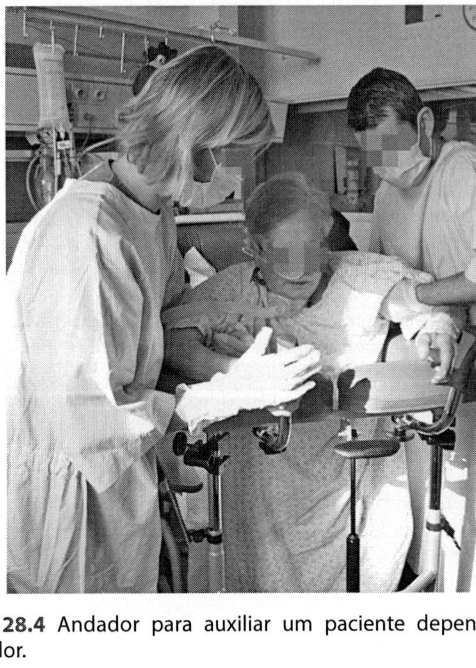

Figura 28.4 Andador para auxiliar um paciente dependente do ventilador.

O treinamento aeróbio e o fortalecimento muscular, além da mobilização de rotina, melhoraram a distância caminhada em pacientes críticos em ventilação mecânica com doenças crônicas em comparação à realização apenas de mobilização. Chiang *et al.* (2006), em um estudo randomizado e controlado, mostraram que um programa de treinamento de membros superiores e inferiores por 6 semanas melhorou a força muscular dos membros, o tempo livre da ventilação mecânica e os resultados funcionais em pacientes que necessitavam de ventilação mecânica por tempo prolongado em comparação ao grupo-controle. Esses resultados estão de acordo com Martin *et al.* (2005), que analisaram retrospectivamente pacientes em ventilação mecânica prolongada que participaram de treinamento muscular corporal e respiratório. Naqueles recém-desmamados da ventilação mecânica, a inclusão de exercícios para membros superiores aumentou os efeitos da mobilização geral no desempenho de exercícios de resistência e na dispneia. Repetições múltiplas de baixa resistência em um treinamento muscular resistido podem aumentar a massa muscular, a geração de força e as enzimas oxidativas. Séries de repetições dentro da tolerância do paciente podem ser realizadas diariamente. O treinamento muscular resistido pode incluir o uso de polias, cordas elásticas e halteres ou caneleiras com peso.

O ciclismo em cadeira e, como mencionado, o ciclismo precoce ainda no leito possibilitam que os pacientes executem um programa de treinamento individualizado. A intensidade do ciclismo pode ser ajustada à capacidade individual do paciente, variando de ciclismo passivo por meio da ciclagem assistida para o ciclismo contra o aumento de resistência.

Os membros da equipe de reabilitação na UTI (médicos, fisioterapeutas, enfermeiros e terapeutas ocupacionais) devem ser capazes de priorizar e identificar os objetivos e parâmetros das modalidades de tratamento de mobilização precoce e atividade física, assegurando que essas modalidades de tratamento sejam tanto terapêuticas quanto seguras pelo monitoramento adequado das funções vitais. A intervenção precoce, embora não seja fácil especificamente em pacientes que ainda necessitam de dispositivos de suporte (ventilação mecânica, assistência cardíaca) ou não consigam ficar em pé sem auxílio, é uma experiência válida para o paciente. Os benefícios dessa abordagem da equipe multiprofissional superam os custos. A diferença na mentalidade da equipe na abordagem ao paciente foi elegantemente demonstrada no estudo de Thomsen *et al.* (2008). A transferência de um paciente da UTI aguda para a UTI respiratória aumentou 3 vezes o número de pacientes deambulando em comparação às taxas anteriores à transferência. O aumento da deambulação com a transferência para a UTI respiratória foi atribuído às diferenças na abordagem da equipe quanto à deambulação dos pacientes. O fisioterapeuta, no entanto, deve ser responsável pela implementação de planos de mobilização e prescrição de exercício e fazer recomendações para a progressão da estratégia de reabilitação, em conjunto com a equipe médica e de enfermagem.

CONSIDERAÇÕES FINAIS

Os fisioterapeutas estão envolvidos no manejo de pacientes com doença crítica. A avaliação e o tratamento fisioterápicos de pacientes criticamente enfermos concentram-se no descondicionamento (fraqueza muscular, rigidez articular, comprometimento na capacidade funcional do exercício, inatividade física) e nas condições respiratórias (retenção de secreções nas vias aéreas, atelectasias e fraqueza dos músculos respiratórios) para identificar as metas da fisioterapia. Metas baseadas em evidências para a fisioterapia são *clearance* prejudicado das vias aéreas, reversão e prevenção de atelectasia, descondicionamento, (re)intubação e fracasso no desmame. Diversas modalidades de exercício físico e mobilidade precoce são baseadas em evidência e devem ser implementadas, dependendo do estágio da doença crítica, das comorbidades e da cooperação do paciente. O fisioterapeuta deve ser responsável pela implementação de planos de mobilização e prescrição de exercício e fazer recomendações para a progressão da estratégia de reabilitação, em conjunto com a equipe médica e de enfermagem.

BIBLIOGRAFIA

Ali NA, O'Brien JM Jr, Hoffmann SP, Phillips G, Garland A, Finley JC, et al. Acquired weakness, handgrip strength, and mortality in critically ill patients. Am J Respir Crit Care Med. 2008;178(3):261-8.

Bailey P, Thomsen GE, Spuhler VJ, Blair R, Jewkes J, Bezdjian L, et al. Early activity is feasible and safe in respiratory failure patients. Crit Care Med. 2007;35(1):139-45.

Bohannon RW. Measuring knee extensor muscle strength. Am J Phys Med Rehabil. 2001;80(1):13-8.

Bourdin G, Barbier J, Burle JF, Durante G, Passant S, Vincent B, et al. The feasibility of early physical activity in intensive care unit patients: a prospective observational one-center study. Respiratory Care. 2010;55(4):400-7.

Burtin C, Clerckx B, Robbeets C, Ferdinande P, Langer D, Troosters T, et al. Early exercise in critically ill patients enhances short-term functional recovery. Critic Care Med. 2009;37(9):2499-505.

Chiang LL, Wang LY, Wu CP, Wu HD, Wu YT. Effects of physical training on functional status in patients with prolonged mechanical ventilation. Phys Ther. 2006;86(9):1271-81.

De Jonghe B, Sharshar T, Lefaucheur JP, Authier FJ, Durand-Zaleski I, Boussarsar M, et al. Paresis acquired in the intensive care unit: a prospective multicenter study. JAMA. 2002;288(22):2859-67.

Dock W. The evil sequelae of complete bed rest. JAMA. 1944;125:1083-85.

Dripps RD, Waters RM. Nursing care of surgical patients. Am J Nurs. 1941;41:530-4.

Eisner MD, Thompson T, Hudson LD, Luce JM, Hayden D, Schoenfeld D, et al. Efficacy of low tidal volume ventilation in patients with different clinical risk factors for acute lung injury and the acute respiratory distress syndrome. Am J Respir Crit Care Med. 2001;164(2):231-6.

Esteban A, Frutos F, Tobin MJ, Alia I, Solsona JF, Valverdu I, et al. A comparison of four methods of weaning patients from mechanical ventilation. Spanish Lung Failure Collaborative Group. N Engl J Med. 1995;332(6):345-50.

Gerovasili V, Stefanidis K, Vitzilaios K, Karatzanos E, Politis P, Koroneos A, et al. Electrical muscle stimulation preserves the muscle mass of critically ill patients: a randomized study. Crit Care. 2009;13(5):R161.

Gosselink R, Bott J, Johnson M, Dean E, Nava S, Norrenberg M, et al. Physiotherapy for adult patients with critical illness: recommendations of the European Respiratory Society and European Society of Intensive Care Medicine Task Force on Physiotherapy for Critically Ill Patients. Intensive Care Med. 2008;34(7):1188-99.

Griffiths RD, Palmer TE, Helliwell T, MacLennan P, MacMillan RR. Effect of passive stretching on the wasting of muscle in the critically ill. Nutrition. 1995;11(5):428-32.

Grill E, Quittan M, Huber EO, Boldt C, Stucki G. Identification of relevant ICF categories by health professionals in the acute hospital. Disabil Rehabil. 2005;27(7-8):437-45.

Gruther W, Benesch T, Zorn C, Paternostro-Sluga T, Quittan M, Fialka-Moser V, et al. Muscle wasting in intensive care patients: ultrasound observation of the M. quadriceps femoris muscle layer. J Rehabil Med. 2008;40(3):185-9.

Harris ML, Luo YM, Watson AC, Rafferty GF, Polkey MI, Green M, et al. Adductor pollicis twitch tension assessed by magnetic stimulation of the ulnar nerve. Am J Respir Crit Care Med. 2000;162(1):240-5.

Hermans G, Clerckx B, Vanhullebusch T, Segers J, Vanpee G, Robbeets C, et al. Interobserver agreement of Medical Research Council sum-score and handgrip strength in the intensive care unit. Muscle Nerve. 2012;45(1):18-25.

Herridge MS, Cheung AM, Tansey CM, Matte-Martyn A, Diaz-Granados N, Al-Saidi F, et al. One-year outcomes in survivors of the acute respiratory distress syndrome. N Engl J Med. 2003;348(8):683-93.

Hund EF. Neuromuscular complications in the ICU: the spectrum of critical illness-related conditions causing muscular weakness and weaning failure. J Neurol Sci. 1996;136(1-2):10-6.

Llano-Diez M, Renaud G, Andersson M, Marrero HG, Cacciani N, Engquist H, et al. Mechanisms underlying ICU muscle wasting and effects of passive mechanical loading. Crit Care. 2012;16(5):R209.

Maffiuletti NA, Roig M, Karatzanos E, Nanas S. Neuromuscular electrical stimulation for preventing skeletal-muscle weakness and wasting in critically ill patients: a systematic review. BMC Medicine. 2013;11:137.

Martin UJ, Hincapie L, Nimchuk M, Gaughan J, Criner GJ. Impact of whole-body rehabilitation in patients receiving chronic mechanical ventilation. Crit Care Med. 2005;33(10):2259-65.

McNair PJ, Dombroski EW, Hewson DJ, Stanley SN. Stretching at the ankle joint: viscoelastic responses to holds and continuous passive motion. Med Sci Sports Exerc. 2001;33(3):354-8.

Morris PE, Goad A, Thompson C, Taylor K, Harry B, Passmore L, et al. Early intensive care unit mobility therapy in the treatment of acute respiratory failure. Crit Care Med. 2008;36(8):2238-43.

Nava S. Rehabilitation of patients admitted to a respiratory intensive care unit. Arch Phys Med Rehabil. 1998;79(7):849-54.

Needham DM. Mobilizing patients in the intensive care unit: improving neuromuscular weakness and physical function. JAMA. 2008;300(14):1685-90.

Norrenberg M, Vincent JL. A profile of European intensive care unit physiotherapists. European Society of Intensive Care Medicine. Intensive Care Med. 2000;26(7):988-94.

Porta R, Vitacca M, Gile LS, Clini E, Bianchi L, Zanotti E, et al. Supported arm training in patients recently weaned from mechanical ventilation. Chest. 2005;128(4):2511-20.

Reid DA, McNair PJ. Passive force, angle, and stiffness changes after stretching of hamstring muscles. Med Sci Sports Exerc. 2004;36(11):1944-8.

Routsi C, Gerovasili V, Vasileiadis I, Karatzanos E, Pitsolis T, Tripodaki E, et al. Electrical muscle stimulation prevents critical illness polyneuromyopathy: a randomized parallel intervention trial. Crit Care. 2010;14(2):R74.

Schweickert WD, Hall J. ICU-acquired weakness. Chest. 2007; 131(5):1541-9.

Schweickert WD, Pohlman MC, Pohlman AS, Nigos C, Pawlik AJ, Esbrook CL, et al. Early physical and occupational therapy in mechanically ventilated, critically ill patients: a randomised controlled trial. Lancet. 2009;373(9678):1874-82.

Stiller K, Phillips A. Safety aspects of mobilising acutely ill patients. Physioth Theory and Pract. 2003;19:239-57.

Strasser EM, Stattner S, Karner J, Klimpfinger M, Freynhofer M, Zaller V, et al. Neuromuscular electrical stimulation reduces skeletal muscle protein degradation and stimulates insulin-like growth factors in an age- and current-dependent manner: a randomized, controlled clinical trial in major abdominal surgical patients. Annals of Surgery. 2009;249(5):738-43.

Thomsen GE, Snow GL, Rodriguez L, Hopkins RO. Patients with respiratory failure increase ambulation after transfer to an intensive care unit where early activity is a priority. Crit Care Med. 2008;36(4):1119-24.

Unroe M, Kahn JM, Carson SS, Govert JA, Martinu T, Sathy SJ, et al. One-year trajectories of care and resource utilization for recipients of prolonged mechanical ventilation: a cohort study. Ann Intern Med. 2010;153(3):167-75.

van der Schaaf M, Dettling DS, Beelen A, Lucas C, Dongelmans DA, Nollet F. Poor functional status immediately after discharge from an intensive care unit. Disabil Rehabil. 2008;30(23):1812-8.

Vanpee G, Segers J, Van Mechelen H, Wouters P, Van den Berghe G, Hermans G, et al. The interobserver agreement of handheld dynamometry for muscle strength assessment in critically ill patients. Crit Care Med. 2011;39(8):1929-34.

Williams N, Flynn M. A review of the efficacy of neuromuscular electrical stimulation in critically ill patients. Physiother Theory Pract. 2014;30(1):6-11.

World Health Organization (WHO). International Classification of Functioning, Disability and Health (ICF). Genebra: WHO; 2010.

Zanotti E, Felicetti G, Maini M, Fracchia C. Peripheral muscle strength training in bed-bound patients with COPD receiving mechanical ventilation: effect of electrical stimulation. Chest. 2003;124(1):292-6.

29 Fisioterapia Respiratória no Pré e no Pós-Operatório de Cirurgia Cardíaca

Maria da Glória Rodrigues Machado • Letícia Braga Ribeiro Zocrato

INTRODUÇÃO

A cirurgia cardíaca teve rápido progresso nas últimas décadas, tornando-se um procedimento seguro e eficiente. De acordo com os dados da Society of Thoracic Surgeons, o risco operatório da cirurgia cardíaca tem diminuído muito, mesmo considerando a indicação cirúrgica para o maior número de idosos, pacientes mais graves e reoperações. São considerados fatores de risco independente: classe funcional segundo a New York Heart Association (NYHA), idade avançada, doenças associadas, reintervenções e o caráter de urgência, de emergência e de salvamento.

Em adultos, as indicações mais comuns de cirurgia cardíaca são as doenças valvares e das artérias coronárias. No entanto, as doenças da aorta e a insuficiência cardíaca em estágio final também são causas frequentes de tratamento cirúrgico.

Os pacientes submetidos à cirurgia do coração e dos grandes vasos torácicos diferem uns dos outros pela natureza e pela gravidade das lesões cardíacas que apresentam. Também diferem dos demais pacientes cirúrgicos pela natureza das técnicas operatórias e auxiliares empregadas, bem como pela possibilidade do comprometimento simultâneo de outros sistemas orgânicos, principalmente o nervoso, o pulmonar e o renal.

VIAS DE ACESSO AO CORAÇÃO E GRANDES VASOS

Esternotomia mediana

A incisão mais comum para cirurgias no coração e no arco aórtico é a esternotomia mediana. A incisão na pele é feita desde a fúrcula esternal até o processo xifoide, e o esterno é dividido longitudinalmente na linha mediana. O pericárdio é aberto anteriormente, para expor o coração. Por meio dessa incisão, as cirurgias dentro de alguma câmara do coração ou em sua superfície e aquelas envolvendo o arco aórtico podem ser executadas. O acesso à aorta torácica descendente pode ser facilitado por uma extensão perpendicular da incisão no terceiro espaço intercostal.

TORACOESTERNOTOMIA TRANSVERSA BILATERAL

Trata-se de uma incisão alternativa para expor o coração, que pode ser feita no quarto ou quinto espaço intercostal, dependendo da cirurgia a ser realizada. Após a identificação do espaço apropriado, uma incisão bilateral submamária é feita. O pericárdio pode ser aberto anteriormente para possibilitar o acesso ao coração nos procedimentos intracardíacos. Quando necessário, a canulação-padrão para a circulação extracorpórea é atingida facilmente. Essa incisão é comum para transplante duplo de pulmão e transplante pulmão-coração, em virtude da exposição dos espaços pleurais apicais. Quando realizada no quarto espaço intercostal, ela é útil para acessar tanto o arco aórtico quanto as porções ascendente e descendente da aorta torácica.

TORACOTOMIA LATERAL

Realizada tanto anteriormente quanto posteriormente no tórax, é denominada toracotomia anterolateral e posterolateral, respectivamente.

Toracotomia anterolateral

O lado direito do coração pode ser exposto por meio da toracotomia anterolateral direita. A incisão é feita no tórax anterolateral, mas pode ser estendida transversalmente através da linha mediana do esterno, se necessário. Com o pulmão retraído posteriormente, o pericárdio pode ser aberto e expor os átrios direito e esquerdo. Essa incisão provê acesso para as valvas tricúspide e mitral e para a artéria coronária direita.

Toracotomia posterolateral

A toracotomia posterolateral esquerda é usada para procedimentos que envolvem o arco aórtico distal e a aorta torácica descendente. A Figura 29.1 mostra os diferentes tipos de incisão cirúrgica utilizados sobre o tórax.

CIRCULAÇÃO EXTRACORPÓREA

Avanços na cirurgia cardíaca foram possíveis por conta do desenvolvimento da circulação extracorpórea (CEC). Durante sua utilização, a circulação sanguínea e a respiração são mantidas artificialmente, enquanto a fisiologia orgânica deve ser monitorada e ajustada para ficar dentro dos parâmetros da normalidade. A CEC inclui bombas, cânulas, tubos, conexões, reservatório, oxigenador, permutador de calor e filtro de linha arterial. As máquinas modernas têm sistemas para

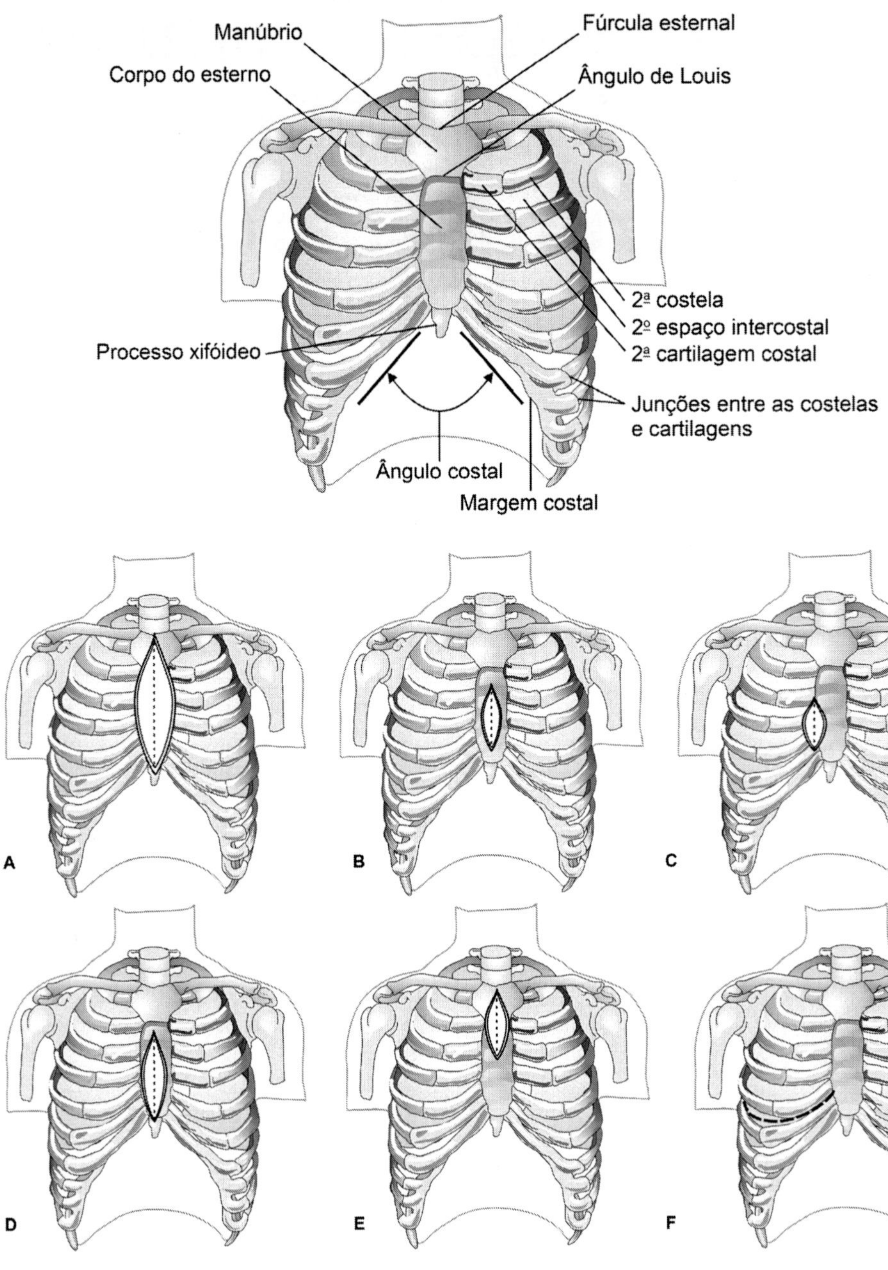

Figura 29.1 Incisões utilizadas nas cirurgias cardíacas. **A.** Esternotomia mediana. **B.** Esternotomia mediana com pequena incisão na pele. **C.** Esternotomia paraesternal. **D.** Esternotomia parcial inferior. **E.** Esternotomia parcial superior. **F.** Toracotomia anterior direita. Adaptada de Adams e Antman (2001).

monitorizar pressões, temperatura, saturação de oxigênio, hemoglobina, gases no sangue, eletrólitos e características de segurança, como detectores de bolhas, alarme de sensor de oxigênio e detector de baixo nível do reservatório.

As funções de bombeamento do coração são desempenhadas por uma bomba mecânica, e as funções dos pulmões são substituídas por um aparelho denominado oxigenador, capaz de realizar as trocas gasosas com o sangue. Um número de tubos plásticos une os diversos componentes desse sistema entre si e ao paciente, constituindo a porção extracorpórea da circulação. A oxigenação do sangue, o seu bombeamento e a sua circulação são feitos externamente ao organismo do indivíduo.

O controle da temperatura durante toda a operação, bem como suas implicações, é outro ponto de grande importância. Tanto o período de hipotermia, muitas vezes necessário para diminuir o metabolismo, como o período do aquecimento devem fazer parte dos conhecimentos sólidos do perfusionista e de toda a equipe responsável pela condução do ato cirúrgico.

A hipotermia profunda, com parada circulatória total, possibilita a parada total da circulação por 1 h ou mais e, depois do aquecimento, conduzido com critérios rígidos, ver o paciente voltar ao seu estado de metabolismo homeotérmico e à vida.

A Figura 29.2 é uma representação esquemática da circulação normal e durante a CEC. Na circulação sistêmica, o sangue chega ao átrio direito pelas veias cavas superior (VCS)

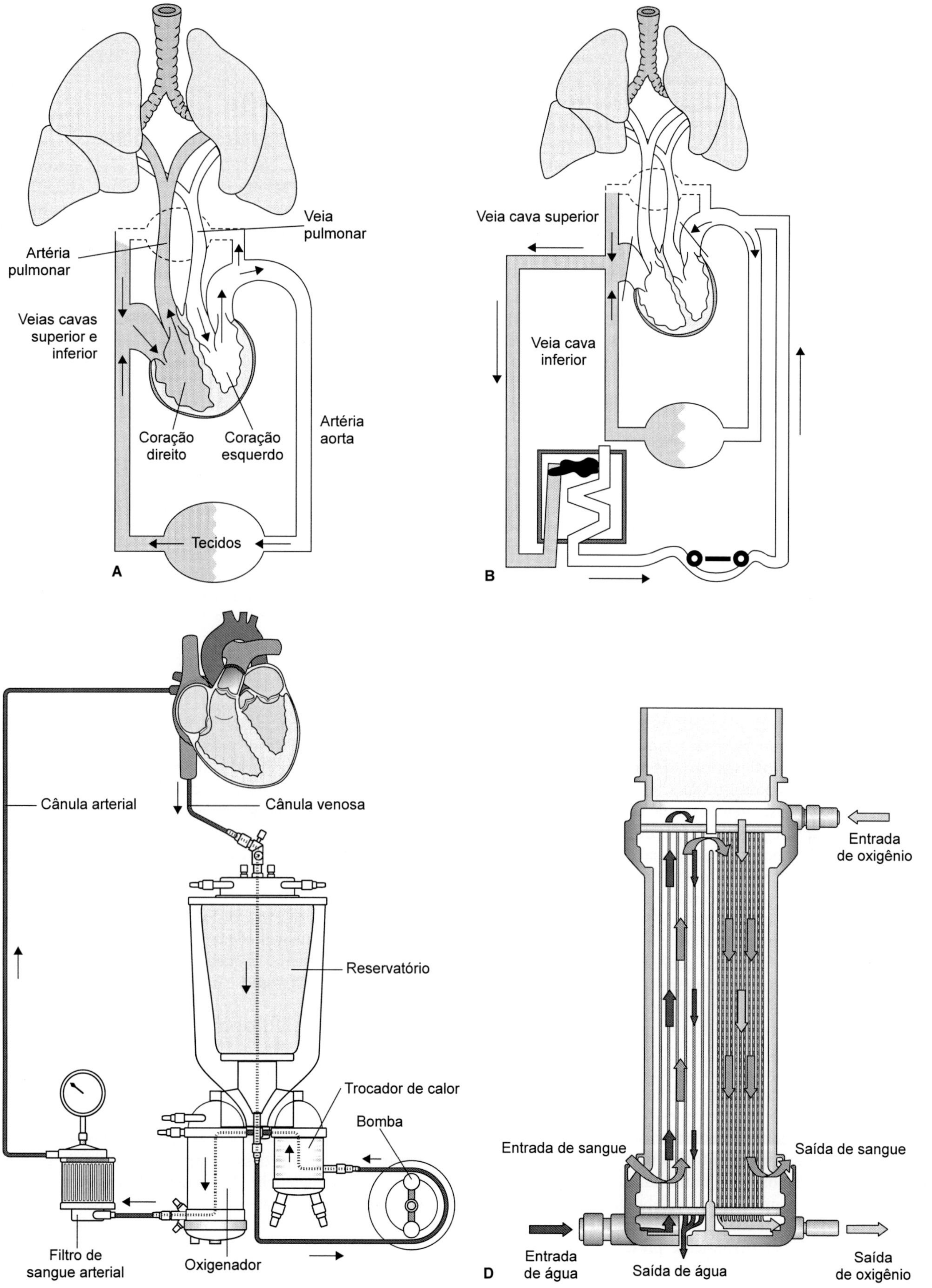

Figura 29.2 Circulação extracorpórea (CEC). **A.** Representação esquemática da circulação normal. **B.** Representação esquemática da circulação durante a CEC. **C.** Representação esquemática dos componentes da CEC. **D.** Oxigenador. Adaptada de Punjabi e Taylor (2013); Souza e Elias (1995).

e inferior (VCI), e segue sequencialmente para o ventrículo direito, as artérias pulmonares, os pulmões, as veias pulmonares, o átrio esquerdo e a aorta. Na CEC, o sangue venoso é desviado do coração e dos pulmões ao chegar ao átrio direito do paciente, através de cânulas colocadas na VCS e na VCI. Por uma linha comum, o sangue venoso é levado ao oxigenador, onde, por meio de um percurso por câmaras especiais, recebe oxigênio e elimina gás carbônico e, em seguida, é coletado para ser reinfundido ao paciente. Do oxigenador, e já "arterializado", o sangue é bombeado para um ponto do sistema arterial do paciente, geralmente a aorta ascendente, de onde é distribuído a todos os órgãos. Após circular pelo sistema capilar dos tecidos, o sangue volta ao sistema das VCS e VCI, onde é continuamente recolhido, para ser levado ao oxigenador. Este processo é mantido pelo tempo necessário à correção da lesão cardíaca e dele depende a preservação da integridade morfológica e funcional de todos os órgãos do paciente.

TÉCNICA CIRÚRGICA MINIMAMENTE INVASIVA

A técnica minimamente invasiva é definida pela não utilização da CEC, ou pela não utilização da esternotomia mediana, ou pelo não emprego de ambas nas cirurgias cardíacas. Essa cirurgia tem sido aplicada, com maior frequência, para a revascularização do miocárdio. Entretanto, pode ser usada em valvulopatias selecionadas.

Em princípio, todos os pacientes podem ser operados sem CEC, especialmente aqueles em que a supressão da CEC pode trazer grande benefício [pacientes com doença vascular cerebral, com história de acidente vascular encefálico (AVE) prévio, pacientes idosos, doentes com insuficiência renal, com distúrbios hematológicos, baixa fração de ejeção, reoperações, aterosclerose acentuada de aorta e artéria femoral e doenças malignas]. Inúmeros estudos têm mostrado que a supressão da CEC promove uma expressiva diminuição da ativação de processos inflamatórios sistêmicos com consequente diminuição de complicações pós-cirúrgicas.

Incisões torácicas, menores que as convencionais, têm como objetivos principais a redução do trauma causado pelo procedimento cirúrgico e a preservação da estabilidade torácica, mantendo as funções pulmonar e cardíaca sem alterações.

A cirurgia minimamente invasiva vem se desenvolvendo bastante e, nos dias atuais, tem um espaço bem definido na cirurgia de revascularização miocárdica (CRVM). A cirurgia normalmente é feita por uma minitoracotomia anterolateral no 4º espaço intercostal no homem e na região inframamária nas mulheres. Essa técnica proporciona maior satisfação do paciente pela minitoracotomia, diminui o tempo de internação hospitalar e o número de complicações pós-operatórias, proporciona uma recuperação mais rápida e retorno precoce ao trabalho. O enxerto obrigatório nessa cirurgia é a artéria torácica interna esquerda. Pacientes com múltiplas comorbidades (doença pulmonar obstrutiva crônica – DPOC, uso crônico de esteroides, idosos, entre outros) se beneficiam dessa abordagem. Como possíveis contraindicações, citam-se cirurgias de emergência, presença de instabilidade hemodinâmica, reoperações, obesidade mórbida, fração de ejeção menor que 20%, doença vascular periférica e presença de insuficiência aórtica.

Para as cirurgias de valvopatia mitral, comunicação interatrial e correção de fibrilação atrial em mulheres, tem sido usado o acesso periaureolar, que fica exatamente sobre o 4º espaço intercostal (EIC). Para a valva aórtica, o acesso de escolha é a minitoracotomia anterior direita no 2º ou 3º EIC e a esternotomia parcial para o terço superior do esterno.

TIPOS DE CIRURGIAS

Cirurgia de revascularização do miocárdio

Segundo Dallan e Jatene (2013), a revascularização cirúrgica do miocárdio (CRVM) permanece como uma excelente opção terapêutica para o tratamento da doença arterial coronariana obstrutiva, mesmo em pacientes diabéticos, idosos e naqueles com baixa fração de ejeção de ventrículo esquerdo. Entretanto, a CRVM passa por um momento de transformação, por exemplo, utilizando-se apenas enxertos arteriais, sem o uso da CEC, de maneira minimamente invasiva, se possível com o auxílio da robótica.

Seus principais objetivos são o alívio nos sintomas anginosos, com consequente melhora da qualidade de vida, bem como o aumento da sobrevida.

A tendência é usar um número de enxertos cada vez maior. Entretanto, a veia safena continua sendo muito usada por ser de boa extensão e fácil obtenção. Limitações como falência desse enxerto a longo prazo têm sido contornadas pelo seu preparo adequado e o tratamento sistêmico do paciente (controle de sua pressão arterial, dos índices glicêmicos e uso de estatinas).

As artérias torácicas internas raramente desenvolvem doença aterosclerótica, os diâmetros habitualmente são compatíveis com a artéria coronária a ser revascularizada e suas limitações no comprimento podem ser superadas pelo emprego de enxerto livre. A longo prazo, ocorre o remodelamento das artérias torácicas internas, que acabam por adequar seu fluxo ao leito miocárdico receptor. A utilização de ambas as artérias torácicas internas requer técnica mais apurada e aumenta o tempo cirúrgico. Dessa maneira, a artéria torácica interna direita vem sendo preferida como segundo enxerto arterial, quando comparada à artéria radial. Portanto, o uso das artérias torácicas internas esquerda e direita, complementado ou não por enxertos arteriais ou com veia safena, constitui ainda hoje a condição terapêutica mais indicada no tratamento da doença arterial coronariana obstrutiva. A Figura 29.3 mostra os diferentes tipos de enxerto utilizados na CVRM. A Figura 29.4 mostra a anastomose distal da veia safena com as artérias coronárias e as imagens sequenciais da sutura, e a Figura 29.5 apresenta um desenho esquemático do coração com enxerto da veia safena e anastomose da artéria mamária.

Cirurgia nas valvulopatias

As causas mais comuns das doenças das valvas cardíacas são malformação congênita, febre reumática, infecções bacterianas, calcificações e doenças isquêmicas. As valvas mais acometidas são as valvas aórtica e mitral.

O acometimento das valvas cardíacas pode comprometer o funcionamento dessas estruturas, sendo de dois tipos: estenose e insuficiência. A estenose ocorre quando a valva não se abre completamente, dificultando a passagem do fluxo sanguíneo. Diferentemente, na insuficiência, a valva não se fecha completamente, causando um fluxo sanguíneo retrógrado. Todas as formas de doenças valvares podem ocasionar distúrbios hemodinâmicos, tanto no ventrículo direito quanto no esquerdo. Esses distúrbios, inicialmente, são tolerados em razão dos mecanismos compensatórios. Entretanto, a

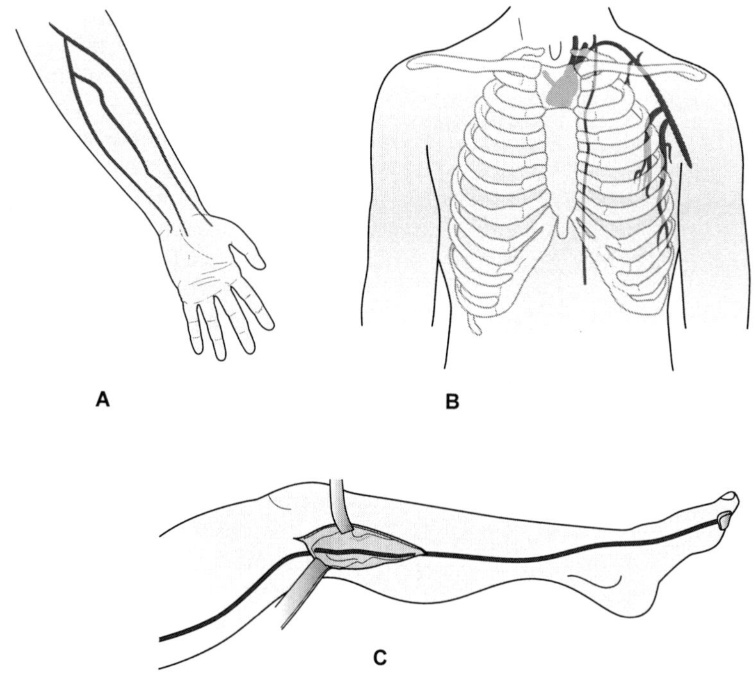

Figura 29.3 Autoenxertos vasculares: artéria radial (**A**), artéria mamária (**B**) e veia safena (**C**). Adaptada de Woo e Gardner (2003).

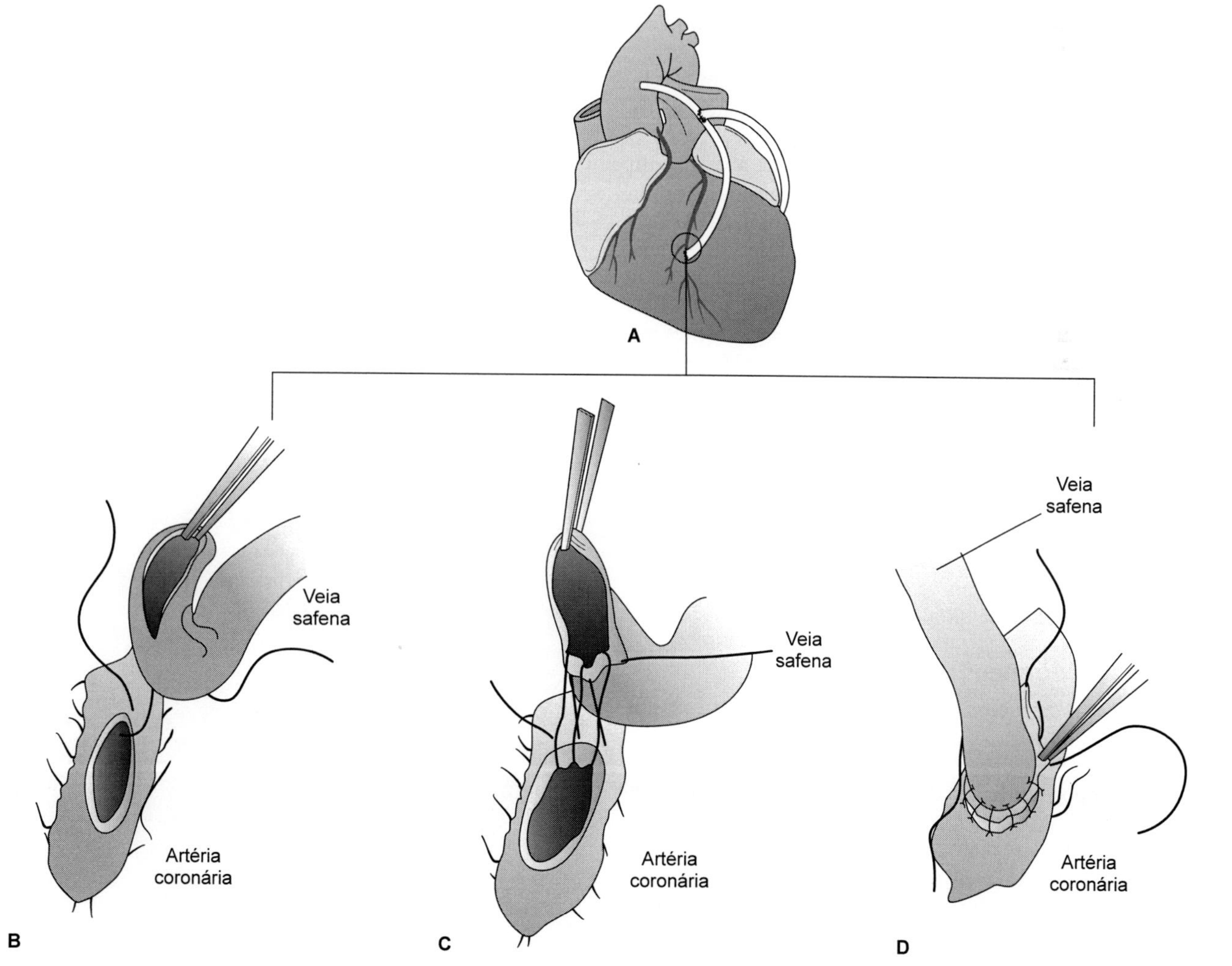

Figura 29.4 A. Anastomose distal da veia safena com as artérias coronárias. **B** a **D.** Imagens sequenciais da sutura entre a veia safena e a artéria coronária. Adaptada de Woo e Gardner (2003).

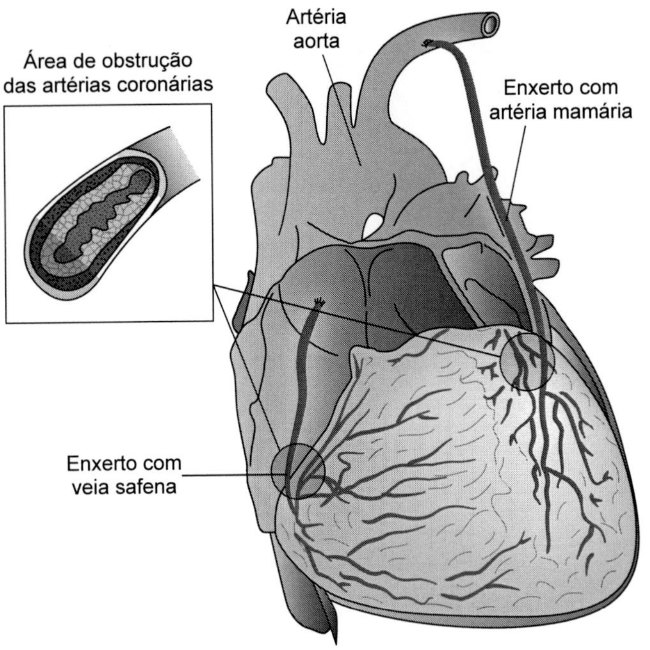

Figura 29.5 Desenho esquemático de enxerto de veia safena e anastomose de artéria mamária. Adaptada de Szycher (2002).

sobrecarga hemodinâmica pode causar disfunção miocárdica, insuficiência cardíaca congestiva e até mesmo morte.

As doenças valvares podem, em princípio, ser tratadas clinicamente, mas, na maioria dos casos, a cirurgia é necessária para reparar ou trocar a valva danificada.

A troca valvar é um tipo de cirurgia em que a valva com funcionamento inadequado é removida e substituída por uma prótese artificial, que pode ser mecânica ou biológica. As valvas mecânicas são feitas inteiramente de materiais artificiais, como metal, carbono e/ou sintéticos, e têm a vantagem de apresentar um tempo de vida longo (em média 30 anos). Elas sofrem menor deterioração estrutural, porém os pacientes necessitam de terapia anticoagulante pelo resto da vida. As valvas biológicas são constituídas de tecidos biológicos e classificadas em dois grupos: homoenxerto e aloenxerto. O primeiro grupo consiste em valvas retiradas de cadáveres humanos. Já o segundo consiste em valvas construídas pela combinação de materiais artificiais e de tecidos de animais (p. ex., porco ou boi). Essas valvas têm a vantagem de não causar coagulação do sangue e não necessitar de terapia anticoagulante prolongada. Entretanto, apresentam tempo de vida curto (em média 10 anos), necessitando de reoperações.

Cirurgia nas doenças da aorta

Apesar dos avanços ocorridos nos exames diagnósticos, nos métodos de monitorização e suporte hemodinâmico e nas técnicas de correção cirúrgica, as doenças da aorta continuam sendo uma importante causa de mortalidade e morbidade cardiovascular.

Os acometimentos mais comuns são o aneurisma e a dissecção da aorta. Os aneurismas são dilatações localizadas nas paredes da artéria, cuja formação está relacionada com fatores como pressão arterial elevada e redução da elasticidade da parede do vaso. A aterosclerose é a sua causa mais comum. Podem ocorrer em todas as porções da aorta, sendo mais frequentes na sua porção abdominal. A aorta é caracterizada como patologicamente dilatada quando seu diâmetro excede o considerado normal para aquela idade e superfície corporal. Quando o diâmetro supera 50% do previsto naquele segmento analisado, configura-se o aneurisma. Muitos aneurismas são assintomáticos quando diagnosticados, sendo observados em exames de rotina, como radiografia ou tomografia computadorizada (TC) (Figura 29.6). No entanto, entre 25 e 75% apresentam dor torácica, que resulta no diagnóstico de aneurisma. A sintomatologia também pode estar associada à compressão das estruturas vizinhas. A dilatação progressiva pode levar à dissecção aguda ou à ruptura espontânea, que é a principal causa de morte. Na aorta ascendente, o aneurisma pode levar à insuficiência valvar aórtica (mesmo em válvulas anatomicamente normais). O tratamento cirúrgico consiste na remoção da dilatação com sua substituição por um tubo (dácron ou pericárdio bovino), às vezes acompanhada de próteses valvulares e reimplante de vasos (Figura 29.7).

A dissecção da aorta é definida como delaminação de suas paredes, produzida pela infiltração do fluxo sanguíneo que percorre um espaço virtual entre as camadas íntima e adventícia da parede da aorta.

Dois outros tipos de classificação da dissecção baseiam-se no local e na extensão da dissecção (classificação DeBakey) e na presença ou não do envolvimento da aorta ascendente (classificação de Stanford). De acordo com Stanford, todas as dissecções que envolvem a aorta ascendente são agrupadas como tipo A, e as que não envolvem denominam-se tipo B. A dissecção DeBakey tipo I inclui dissecções que envolvem a aorta proximal, o arco aórtico e a aorta torácica descendente. A dissecção DeBakey tipo II envolve apenas a aorta ascendente. E a DeBakey tipo III inclui as dissecções que se originam na aorta torácica descendente e na aorta toracoabdominal (Figura 29.8).

A manifestação clínica principal é a dor torácica de forte intensidade e com distúrbios neurovegetativos. A localização da dor é variável, podendo migrar para costas e abdome, sem melhora com o decúbito, uso de vasodilatadores ou analgésicos. Além da suspeita clínica, o diagnóstico deve ser confirmado por imagem. A presença de dupla luz confirma

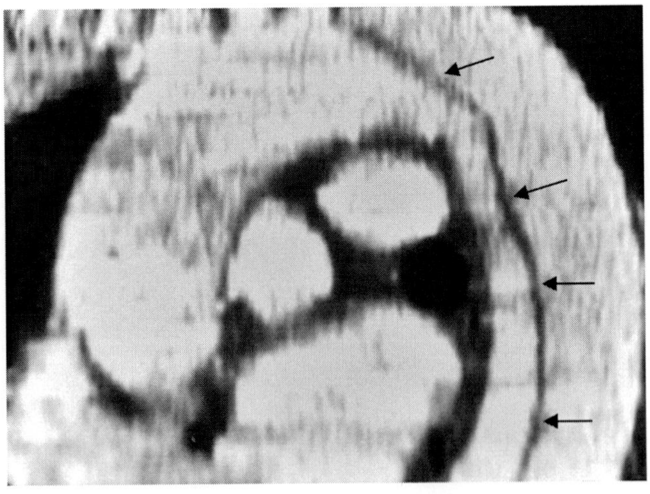

Figura 29.6 Imagem de tomografia computadorizada helicoidal de aneurisma dissecante de aorta. As setas mostram área de baixa atenuação na aorta descendente, que representa o limite entre o verdadeiro e o falso lúmen. Adaptada de Batra *et al.* (2000).

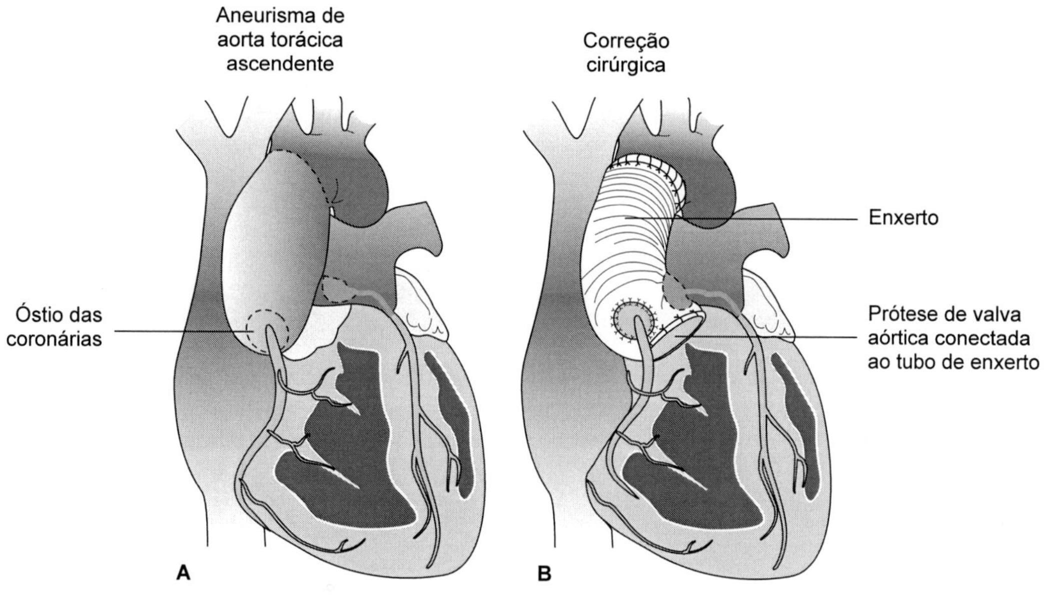

Figura 29.7 A. Aneurisma de aorta. **B.** Tratamento cirúrgico de aneurisma gigante de aorta. Remoção cirúrgica do aneurisma, e o óstio das coronárias foi mobilizado com os segmentos da parede da aorta. Enxerto realizado por tubo Teflon (dácron ou pericárdio bovino), acompanhado de prótese de valva aórtica e reimplante de coronárias.

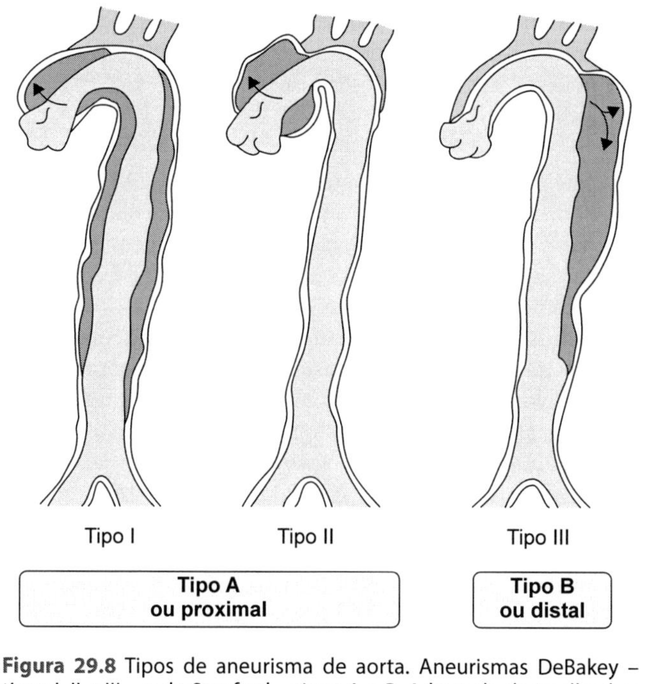

Figura 29.8 Tipos de aneurisma de aorta. Aneurismas DeBakey – tipos I, II e III – e de Stanford – tipos A e B. Adaptada de Isselbacher (2001).

o diagnóstico e o envolvimento da aorta ascendente, ou a de derrame pericárdico determina o tratamento cirúrgico de emergência pelo risco de ruptura aórtica. Todos os casos de dissecção aórtica tipo A devem ser considerados para cirurgia de urgência, pois poucos sobrevivem à fase aguda. O ato cirúrgico envolve CEC associada à hipotermia profunda com parada circulatória para a colocação do tubo de Dracon ou de pericárdio bovino.

Para as dissecções tipo B, a maioria dos autores preconiza o tratamento clínico inicial, reservando as cirurgias para as dissecções complicadas (expansão da luz falsa, hemotórax, insuficiência renal, isquemia visceral ou de membros inferiores).

Transplante cardíaco

Abordagem cirúrgica definitiva padrão-ouro no tratamento da insuficiência cardíaca refratária, é limitada, entretanto, pela escassez de doadores, induzindo o aumento da utilização de dispositivos de assistência circulatória mecânica. Os resultados do transplante cardíaco têm sido muito favoráveis por conta das indicações e contraindicações bem estabelecidas, além de diagnóstico e tratamento de rejeição, por meio de protocolos definidos de imunossupressão. A disfunção primária do enxerto, a disfunção do ventrículo direito, rejeição e infecções são as complicações precoces que podem impactar a sobrevida dos pacientes. As complicações tardias incluem a doença vascular do enxerto e as neoplasias.

Existem duas formas distintas de técnicas de transplante cardíaco – o transplante cardíaco ortotópico e o heterotópico (Figura 29.9). O transplante cardíaco ortotópico é a técnica de escolha e representa a substituição do coração do receptor pelo coração do doador, que será implantado, no tórax, na posição ocupada originalmente pelo coração do receptor. Essa é a situação mais fisiológica e a mais usada atualmente, mas requer do coração transplantado a capacidade de manter a circulação do paciente imediatamente após o implante. A técnica cirúrgica do transplante ortotópico mudou pouco em relação à sua descrição original. Esternotomia mediana com pericardiotomia vertical e instituição da CEC são procedimentos essenciais para a realização da cirurgia.

No transplante heterotópico, o coração do receptor é preservado, e o coração do doador é implantado de modo paralelo ao coração já existente, mas raramente se realiza esse transplante hoje. Pode ser indicado quando o transplante ortotópico não puder ser realizado em razão da elevada resistência vascular pulmonar, ou quando o coração doado é muito pequeno.

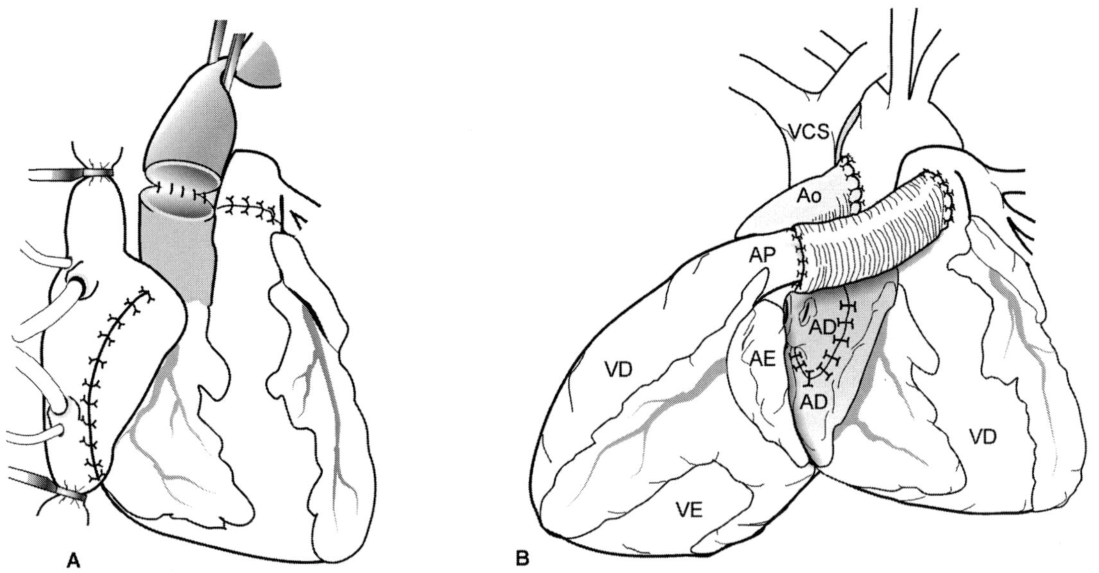

Figura 29.9 A. Transplante cardíaco ortotópico. **B.** Transplante cardíaco heterotópico. VCS: veia cava superior; Ao: aorta; AP: artéria pulmonar; VD: ventrículo direito; VE: ventrículo esquerdo; AE: átrio esquerdo; AD: átrio direito. Adaptada de Bethea *et al.* (2003).

Os melhores resultados do transplante cardíaco são conseguidos com seleção criteriosa do doador e do receptor, bem como melhor experiência no manuseio pós-operatório desses pacientes. Esse manuseio deve se concentrar principalmente em monitorização permanente do *status* hemodinâmico e respiratório, prevenção e manejo precoce das eventuais complicações, imunossupressão eficiente e prevenção de infecções.

As principais indicações e contraindicações do transplante cardíaco estão apresentadas no Quadro 29.1.

COMPLICAÇÕES PÓS-OPERATÓRIAS DA CIRURGIA CARDÍACA

Complicações cardiovasculares

Hipertensão arterial

Complicação frequente no período pós-operatório, ocasiona aumento da pós-carga do ventrículo esquerdo e consequente baixo débito cardíaco. É comumente causada pela estimulação do sistema nervoso simpático por meio dos níveis elevados de norepinefrina, renina-angiotensina e vasopressina, associados à utilização da CEC. Dor, irritação do tubo orotraqueal, despertar anestésico e desorientação também são fatores precipitantes da hipertensão.

A hipertensão arterial está associada a aumento do sangramento, ruptura de suturas e aumento do consumo de oxigênio pelo miocárdio, o que pode resultar em isquemia miocárdica, arritmias ou disfunção miocárdica.

Infarto agudo do miocárdio perioperatório

A ocorrência de um infarto agudo do miocárdio (IAM) durante o período cirúrgico constitui a principal causa de óbito relacionada com a CRVM. Pode ocorrer, também, no pós-operatório de cirurgias de trocas valvares e cirurgias que envolvem grandes vasos, como a aorta ascendente.

As causas de IAM perioperatório incluem revascularização incompleta do miocárdio, espasmos, embolia ou trombose do leito nativo ou do enxerto, proteção miocárdica inadequada e problemas técnicos das anastomoses dos enxertos, as quais ocasionam redução do fluxo sanguíneo coronariano com consequente lesão tecidual. A CEC também contribui para a ocorrência de IAM perioperatório, pois ativa a resposta inflamatória que desencadeia depressão miocárdica, vasoconstrição coronariana e isquemia. IAM perioperatório parece ser um importante preditor de eventos cardiovasculares, após a cirurgia cardíaca.

Quadro 29.1 Indicações e contraindicações do transplante cardíaco.

Indicações	Contraindicações
• IC refratária em uso de inotrópicos ou aparelhos de assistência ventricular • Classes funcionais III ou IV persistente • $VO_2 \leq 12$ mℓ/kg/min (uso de betabloqueador) • $VO_2 \leq 14$ mℓ/kg/min (sem betabloqueador) • Doença isquêmica com angina refratária e sem possibilidade de revascularização • Arritmia ventricular persistente e refratária • $VE/VCO_2 > 35$ ou teste de caminhada de 6 min < 300 m	• Hipertensão pulmonar (RVP > 5 Wood) • Doenças cerebrovasculares graves • Doenças vasculares periféricas graves • Insuficiência hepática grave • Doença pulmonar grave • Incompatibilidade ABO na prova cruzada prospectiva entre doador e receptor • Doença psiquiátrica grave, dependência química e má adesão à terapêutica

IC: insuficiência cardíaca; VO_2: consumo máximo de oxigênio; VE/VCO_2: equivalente ventilatório para o CO_2; RVP: resistência vascular pulmonar.

Fonte: Mangini *et al.* (2015).

No pós-operatório, surge em 4 a 5% dos casos em virtude do leito distal desfavorável, enxertos inadequados tecnicamente, embolias das artérias coronárias ou gasosa, espasmo de artéria mamária ou estados de choque grave e prolongado.

Arritmias

As arritmias cardíacas são bastante frequentes no pós-operatório de cirurgia cardíaca e podem comprometer, de maneira significativa, a evolução dos pacientes. As mais comuns são as supraventriculares, como a fibrilação e o *flutter* atrial. Os principais fatores causais são função ventricular, tamanho do átrio esquerdo, anemia, hipoxia, distúrbios hidreletrolíticos e uso de fármacos vasoativos. A fibrilação atrial ocorre em 15 a 30% na CRVM e pode atingir até 50% na cirurgia valvar.

As arritmias ventriculares, principalmente as extrassístoles, são muito frequentes nas primeiras 24 h. As bradiarritmias são frequentes após as cirurgias de troca valvar por conta da lesão direta ou do edema local. Em presença de sintomatologia, está indicado o uso de marca-passo temporário, podendo, em casos selecionados, ser indicado o definitivo.

Sangramento

Sangramento pós-operatório constitui uma complicação importante em pacientes submetidos à cirurgia cardíaca. Fatores como reoperações, uso de antiagregantes e antitrombolíticos e tempo de CEC prolongado (superior a 120 min) aumentam o risco de sangramento. A CEC altera o sistema de coagulação, causando disfunção plaquetária e diminuição da concentração dos fatores de coagulação.

Derrame pericárdico

Derrame após pericardiotomia tem uma incidência de 58 a 64% seguido da CRVM e da cirurgia valvar, estando associado ao uso da artéria mamária, como enxerto na cirurgia de revascularização, e ao uso de terapia anticoagulante. O diagnóstico é feito principalmente pela ecocardiografia, e a pericardiocentese constitui o tratamento de escolha para drenar o líquido no espaço pericárdico (Figura 29.10). Quando em excesso, pode ser causa de tamponamento cardíaco.

Tamponamento cardíaco

É uma complicação infrequente no pós-operatório de cirurgia cardíaca. Tamponamento representa um estado de descompensação circulatória que resulta de compressão cardíaca pela pressão intrapericárdica aumentada pelo acúmulo de líquido no espaço pericárdico. Essa complicação grave caracteriza-se por elevação da pressão venosa central, limitação progressiva do enchimento diastólico ventricular e redução do volume sistólico e do débito cardíaco. As principais manifestações clínicas são estase de veia jugular, pulsos finos, má perfusão periférica, obnubilação, oligúria e estase pulmonar. A ecocardiografia é o exame de escolha para o diagnóstico, e a drenagem deve ser imediata. O tamponamento precoce decorre da obstrução de drenagem mediastínica por sangramento aumentado, e a reexploração cirúrgica imediata é necessária. O tamponamento tardio resulta do uso de anticoagulantes, síndrome pós-pericardiotomia e pericardite infecciosa. Nesses casos, realiza-se a drenagem por agulha ou incisão cirúrgica.

Síndrome de baixo débito cardíaco

O baixo débito cardíaco pode ser definido como a incapacidade do coração em distribuir fluxo sanguíneo suficiente para a demanda metabólica tecidual. Clinicamente, a síndrome de baixo débito pode ser caracterizada por:

- Hipotensão arterial sistêmica sistólica (pressão sistólica < 90 mmHg) ou por redução de 30 mmHg em relação aos níveis basais, por um período de 30 min
- Alteração do nível de consciência, agitação, confusão e coma
- Diminuição da temperatura dos membros
- Cianose
- Oligúria.

A ocorrência de baixo débito cardíaco no pós-operatório de cirurgia cardíaca pode estar relacionada com diversos fatores, como:

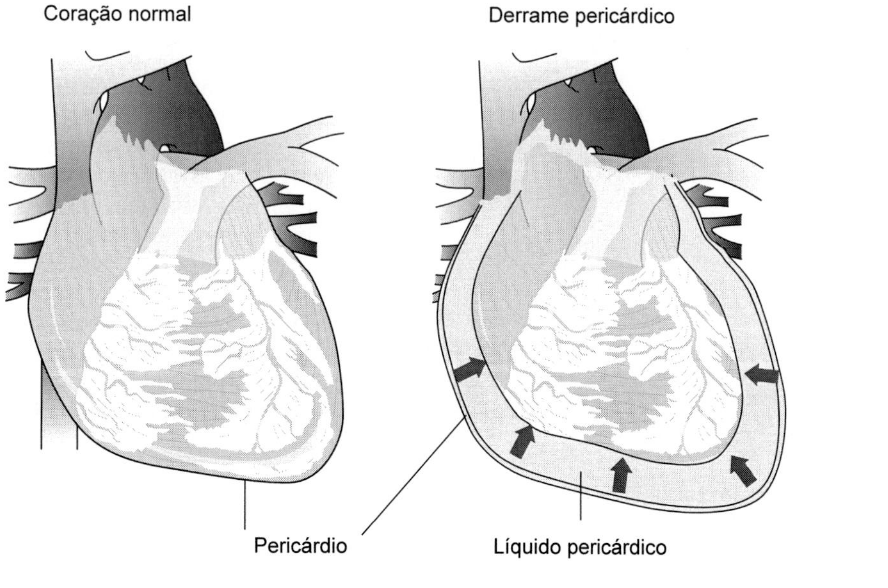

Figura 29.10 Derrame pericárdico.

- Diminuição na pré-carga ventricular esquerda: hipovolemia, vasodilatação, tamponamento cardíaco, uso de ventilação com pressão positiva, disfunção do ventrículo direito, pneumotórax hipertensivo
- Diminuição da contratilidade cardíaca: baixa fração de ejeção prévia à cirurgia, isquemia ou IAM perioperatório, revascularização do miocárdio incompleta, problemas com os enxertos
- Aumento da pós-carga: hipervolemia e disfunção diastólica
- Arritmias.

Pacientes que apresentam baixo débito cardíaco por tempo prolongado podem evoluir com complicações importantes, como parada cardíaca, falências de órgãos, coagulação intravascular disseminada, sangramento gastrintestinal e alterações neurológicas. O tratamento normalmente consiste em administração de volume, uso de agentes vasopressores e suporte circulatório mecânico, com objetivos de restaurar o fluxo sanguíneo adequado aos órgãos vitais e diminuir o trabalho cardíaco.

Em casos mais graves, em que a falência ventricular não responde ao tratamento clássico, são utilizados aparelhos de suporte ventricular. O balão intra-aórtico (BIA) é o mais empregado. Esse suporte circulatório mecânico consiste na colocação de um cateter de duplo lúmen, cuja extremidade distal está envolvida por um balão inflável de poliuretano. A outra extremidade do cateter conecta-se ao sistema propulsor, que é constituído, basicamente, por um painel com monitor para ECG e ondas de pressão arterial. A extremidade distal do cateter é posicionada na aorta torácica descendente. O balão é rapidamente insuflado com gás hélio, na diástole, simultaneamente ao fechamento da válvula aórtica, provocando aumento de pressão dentro da aorta e impulsionando o sangue de volta para sua origem, melhorando a perfusão das coronárias. O balão é esvaziado com rapidez, no início da sístole. Provoca queda de pressão intra-aórtica, facilitando a ejeção de sangue do ventrículo esquerdo e diminuindo o trabalho do coração (Figura 29.11). O funcionamento do BIA deve ser sincronizado com o ciclo cardíaco do paciente e ajustado pelo ECG ou pela curva de pressão arterial.

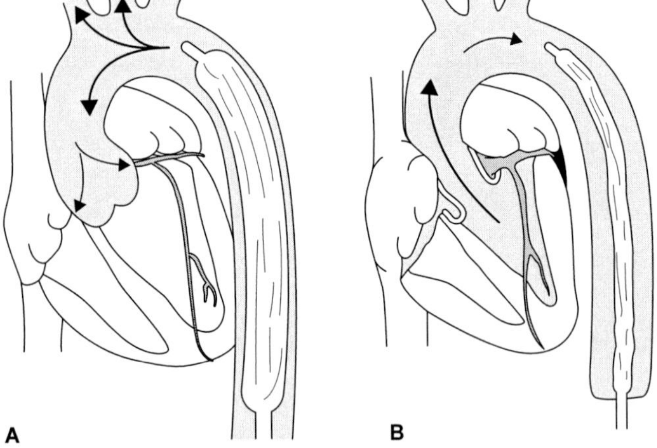

Figura 29.11 Posicionamento do balão intra-aórtico. **A.** Balão insuflado durante a diástole. Ocorrem oclusão da aorta torácica descendente, fechamento da valva aórtica e aumento da perfusão coronariana e cerebral. **B.** Balão desinsuflado no início da sístole. A pós-carga ventricular esquerda diminui e reduz o consumo de oxigênio do miocárdio. Adaptada de Moazami e McCarthy (2003).

Complicações gastrintestinais

A incidência de complicações gastrintestinais no pós-operatório de cirurgia cardíaca varia de 1 a 2%. Entretanto, quando presentes, elevam substancialmente a mortalidade, chegando a 15,2%. Incluem com maior frequência a hemorragia digestiva alta, a perfuração de úlcera gastroduodenal, a colecistite aguda e a isquemia mesentérica. Em 21,2% delas, é necessária a intervenção cirúrgica.

Complicações renais

A lesão renal aguda ocorre em cerca de 30% dos pacientes submetidos à cirurgia cardíaca, mas apenas 1 a 5% necessitam de métodos dialíticos. O principal fator desencadeante da disfunção renal é o baixo débito cardíaco no pós-operatório, sobretudo por conta da depleção de volume e do uso de vasopressores, os quais prejudicam a perfusão renal. A idade, a insuficiência renal aguda preexistente, a revascularização associada à troca valvar, a CEC prolongada e a função ventricular ruim representam fatores de risco para o desenvolvimento de insuficiência renal aguda.

Complicações neurológicas

A incidência de complicações neurológicas é de 2 a 6%, com aumento progressivo em pacientes idosos, acarretando aumento da morbidade e da mortalidade. São atribuídas a hipoperfusão cerebral por hipotensão arterial prolongada ou hemorragia grave e embolização de ar, trombo de cavidade esquerda ou debris aórtico. Existem vários tipos de complicações neurológicas, por exemplo, AVE, encefalopatia metabólica, distúrbios neuropsicológicos, crises convulsivas, paraplegia e neuropatia periféricas. A idade avançada, o diabetes melito, a hipertensão arterial, o déficit neurológico prévio, a doença carotídea e aorta ateromatosa são fatores relacionados com maior incidência dessas complicações.

Complicações respiratórias

Podem ser consideradas as maiores causas de morbidade no pós-operatório de cirurgia cardíaca. Independentemente das condições pré-operatórias do paciente, o ato anestésico e o cirúrgico produzem alterações na fisiologia pulmonar que serão determinantes na evolução pós-cirúrgica do paciente.

A alta incidência de complicações pulmonares decorre, em parte, do rompimento da função ventilatória normal que é inerente a cirurgias realizadas na região torácica. Além disso, a grande maioria dos pacientes submetidos à cirurgia cardíaca apresenta doenças associadas que aumentam a suscetibilidade para problemas respiratórios.

A insuficiência respiratória pode ocorrer no pós-operatório imediato e tardio. Fatores relacionados com a cirurgia cardíaca, como anestesia, esternotomia mediana, CEC, função cardíaca deprimida e manipulação do conteúdo torácico, alteram de maneira significativa a mecânica pulmonar. Portanto, os problemas pulmonares após a cirurgia cardíaca incluem aqueles secundários à anestesia (atelectasias, infecções respiratórias), disfunção cardíaca (edema pulmonar), problemas pulmonares intrínsecos (atelectasias e pneumonia) e aqueles que resultam da utilização da CEC (síndrome do desconforto respiratório agudo – SDRA).

A maior causa de complicações pulmonares após cirurgias cardíacas é a disfunção miocárdica. O estado de baixo débito cardíaco contribui, direta e indiretamente, para a disfunção pulmonar. Baixo débito cardíaco aumenta a pressão capilar pulmonar e o extravasamento de líquido no pulmão, ocasionando o edema pulmonar cardiogênico. Além disso, um baixo débito cardíaco leva à fadiga, a qual resulta em tosse ineficaz, mobilidade reduzida e incapacidade de respirar profundamente. Essas condições podem exacerbar as atelectasias e aumentar a propensão para pneumonias.

Complicações decorrentes da anestesia

A anestesia geral provoca efeitos deletérios para a função respiratória, como diminuição da capacidade residual funcional (CRF), atelectasias, piora da relação ventilação-perfusão, diminuição do *clearance* mucociliar e depressão do reflexo da tosse.

Já é bem conhecido que a anestesia geral está associada a alterações na troca gasosa pulmonar provocando hipoxemia arterial. Um mecanismo proposto para explicar esse efeito é a formação de atelectasias pulmonares promovidas pela perda do tônus da musculatura respiratória com consequente redução da CRF e compressão de partes dependentes dos pulmões. O diafragma desloca-se cranialmente, e a caixa torácica tem seu diâmetro diminuído, o que leva à diminuição da CRF em aproximadamente 20%. Após 5 min de indução anestésica, pode-se observar formação de atelectasia nas porções dependentes dos pulmões, conforme documentado por TC. Outro mecanismo proposto para a formação de atelectasias é a administração de uma fração inspirada de oxigênio de 100% durante a indução e manutenção da anestesia.

Alguns agentes anestésicos e vasodilatadores podem inibir a vasoconstrição pulmonar hipóxica, aumentando assim a mistura venosa de sangue proveniente das áreas atelectásicas ou hipóxicas dos pulmões e causando hipoxemia. Os agentes intravenosos parecem preservar a vasoconstrição hipóxica induzida, mas há controvérsias quanto aos agentes inalatórios.

O transporte mucociliar fica prejudicado por 2 a 6 dias após o ato anestésico. Uma das complicações pulmonares mais frequentes relacionadas com a anestesia geral é o acúmulo de muco nos pulmões, levando à formação de áreas de atelectasia e criando condições propícias para o desenvolvimento de infecções respiratórias.

É provável que o decréscimo na velocidade de transporte do muco decorra da depressão ciliar produzida diretamente pelos gases anestésicos. Há controvérsia quanto às alterações nas propriedades físico-químicas do muco produzidas diretamente pela ação desses mesmos gases.

Complicações decorrentes da incisão cirúrgica

A esternotomia mediana, usada para a maioria das cirurgias cardíacas, afeta marcadamente a mecânica respiratória. Após a cirurgia, ocorre depressão na função pulmonar com redução dos seguintes volumes e capacidades pulmonares: capacidade vital forçada (CVF), volume expiratório forçado de primeiro segundo da CVF (VEF_1) e fluxo expiratório forçado entre 25 e 75% da CVF ($FEF_{25\text{-}75\%}$).

O pico de fluxo expiratório e a ventilação voluntária máxima também se encontram diminuídos nesses pacientes. Essas mudanças podem persistir por mais de 3 meses após a cirurgia e são atribuídas à reduzida e incoordenada expansão da caixa torácica secundária à dor e ao derrame pleural, oriundos da esternotomia mediana. Nas cirurgias de revascularização, quando apenas a veia safena é utilizada, a CRF e o VEF_1 diminuem menos do que quando a artéria mamária interna é utilizada. Isso decorre da extensa dissecção da porção interior da parede torácica e da violação do espaço pleural, necessários para a dissecção da artéria mamária.

Hipoxemia

A oxigenação pode ficar prejudicada por 1 semana ou mais após a cirurgia cardíaca. Os mecanismos responsáveis por essa resposta incluem baixa oxigenação pré-operatória, ativação leucocitária peri e pós-operatória, atelectasias, acúmulo de líquido no pulmão por edema pulmonar de origem cardiogênica ou não e redução dos volumes pulmonares.

A diminuição da CRF é um dos principais fatores determinantes da hipoxemia e atelectasia no pós-operatório. Imediatamente após a cirurgia, há diminuição dos volumes e capacidades pulmonares de 40 a 50% em relação aos seus valores pré-operatórios. Além disso, em associação à anestesia geral, há redução de aproximadamente 36% na CRF. Fatores como dor na incisão cirúrgica, relaxamento do diafragma com consequente deslocamento cranial, relaxamento da parede torácica, diminuição da complacência pulmonar, aumento da resistência das vias aéreas e abolição dos suspiros são responsáveis por essa redução nos volumes pulmonares, que pode permanecer por 7 a 14 dias após o ato cirúrgico.

A menor expansibilidade das bases pulmonares conduz ao fechamento das pequenas vias aéreas e à ocorrência de atelectasias das zonas dependentes do pulmão. A manutenção da perfusão sanguínea nessas áreas mal ventiladas é responsável pela queda na pressão parcial de oxigênio no sangue arterial (PaO_2). Nos pacientes submetidos à cirurgia cardíaca, a hipoxemia normalmente é associada a aumento de gradiente alvéolo-arterial de oxigênio e aumento de porcentagem de *shunt* pulmonar, o que indica, realmente, a existência de áreas de desequilíbrio na relação ventilação/perfusão (áreas perfundidas e não ventiladas).

Atelectasias

Atelectasias e derrame pleural compreendem as anormalidades mais comuns após cirurgia cardíaca, sendo a atelectasia no lobo inferior esquerdo a anormalidade radiológica mais frequente.

O desenvolvimento de atelectasias apresenta diversas etiologias, tanto intraoperatórias quanto pós-operatórias. Causas intraoperatórias incluem indução de anestesia geral, compressão manual do lobo inferior do pulmão esquerdo durante manobras para expor a superfície posterior do coração, compressão manual do pulmão direito durante a canulação da veia cava inferior, compressão manual do pulmão durante a dissecção da artéria mamária interna e apneia durante a CEC. Causas pós-operatórias abrangem tosse ineficaz, dificuldade de realizar inspirações profundas (suspiros), derrames pleurais, distensão gástrica e aumento do líquido no espaço intersticial pulmonar. O padrão respiratório, com taquipneia e amplitude reduzida, que frequentemente caracterizam a respiração espontânea do paciente após a cirurgia, também contribui para a formação de atelectasias.

Derrame pleural

Muitos pacientes desenvolvem derrame pleural imediatamente após a cirurgia cardíaca. Os derrames pleurais localizam-se preferencialmente do lado esquerdo do tórax, são pequenos (confinados no ângulo costofrênico), assintomáticos e resolvem-se espontaneamente. As principais causas incluem sangramentos pós-operatórios, atelectasias, pneumonias, edema pulmonar cardiogênico e não cardiogênico, pleurotomia realizada para dissecar a artéria mamária interna, danos causados pela hipotermia, rompimento da drenagem linfática pleural e perda de líquidos do mediastino. Quando o derrame pleural é extenso, está associado à presença de dispneia e deve ser tratado com toracocentese ou drenagem pleural.

Pneumonia

Pneumonia ocorre em 3 a 5% dos pacientes. Várias condições pós-operatórias contribuem para o surgimento de pneumonias, incluindo as atelectasias, a dificuldade para tossir e o edema pulmonar. Prejuízos neurológicos e cognitivos também podem contribuir para o desenvolvimento de pneumonia, por facilitarem quadros de aspiração secundários à disfunção faríngea. As principais manifestações clínicas são febre e tosse produtiva podendo evoluir para descompensação respiratória aguda, o que requer ventilação mecânica prolongada. A intubação e a ventilação mecânica prolongada no pós-operatório também podem levar à pneumonia associada à ventilação.

Edema pulmonar

Edema pulmonar cardiogênico (ou hidrostático) ocorre quando existe transudação de fluido para dentro dos alvéolos e do espaço intersticial pulmonar, causada por aumento da pressão capilar pulmonar (PCP > 18 mmHg). Edema pulmonar não cardiogênico surge como consequência do aumento na permeabilidade dos capilares pulmonares com exsudação de fluido rico em proteínas para dentro dos alvéolos. Ele é chamado não cardiogênico, pois ocorre com PCP < 18 mmHg.

O edema pulmonar cardiogênico está entre as principais causas de ventilação mecânica prolongada após cirurgia cardíaca. Decorre da disfunção do ventrículo esquerdo, que pode ser uma condição pré-operatória ou pode resultar de eventos intraoperatórios. Exemplos de pacientes com reduzida função ventricular preexistente incluem aqueles submetidos à cirurgia valvar resultante de insuficiência da valva mitral e aqueles que realizam CRVM por causa de cardiomiopatia isquêmica.

Síndrome do desconforto respiratório agudo (SDRA)

O risco aumentado de SDRA após cirurgia cardíaca tem sido associado a uso de *bypass* cardiopulmonar, necessidade de grandes transfusões de produtos sanguíneos, ventilação mecânica e insulto cirúrgico. O impacto da SDRA nos pacientes submetidos à cirurgia cardíaca é muito importante, afetando não apenas a sobrevivência, mas também o tempo de permanência no hospital, o desenvolvimento físico e a morbidade psicológica.

Nenhum paciente submetido à cirurgia cardíaca pode ser considerado sem risco para o desenvolvimento da SDRA. A identificação precoce de pacientes com risco aumentado é vital para justificar a adoção de estratégias preventivas específicas. Não existe ainda um consenso para os fatores de risco; os principais estão descritos no Quadro 29.2.

Especula-se que o mecanismo responsável por desencadear essa síndrome seja uma resposta inflamatória sistêmica que leva ao aumento da permeabilidade do endotélio pulmonar. Existem muitas causas possíveis para o desenvolvimento de SDRA nos pacientes submetidos à cirurgia cardíaca. O uso de CEC está associado à ativação de leucócitos, liberação de citocinas inflamatórias, liberação de fatores derivados do endotélio e ativação do complemento, responsáveis pelo desencadeamento do processo inflamatório. O contato direto do sangue com as superfícies artificiais do circuito da CEC é um dos mecanismos responsáveis por essa resposta. Outro mecanismo é a baixa perfusão tecidual que ocorre durante a CEC. Ela pode causar hipoperfusão intestinal e isquemia, que provoca translocação de endotoxinas e consequente ativação de resposta inflamatória. A reperfusão intestinal e de outras áreas não perfundidas, que ocorre ao término da CEC, pode iniciar a síndrome de reperfusão, que também contribui para a ativação inflamatória.

Quadro 29.2 Principais fatores de risco para o desenvolvimento da SDRA no pós-operatório de cirurgia cardíaca.

Christenson *et al.* (1996)	Baixo débito cardíaco no pós-operatório, tabagismo atual, fração de ejeção do ventrículo esquerdo < 40%, hipotensão hipovolêmica, hipertensão, procedimentos cardíacos combinados e cirurgia de emergência
Kaul *et al.* (1998)	Tabagismo recente, DPOC, cirurgia de emergência
Asimakopoulos *et al.* (1999)	Fração de ejeção baixa
Milot *et al.* (2001)	Cirurgia cardíaca prévia, choque e transfusões múltiplas
Kogan *et al.* (2014)	Cirurgia cardíaca prévia, cirurgia cardíaca complexa, mais que 3 transfusões
Chen *et al.* (2016)	Idade, cirrose hepática, transfusões maciças e substituição de valva tricúspide

Lesão do nervo frênico

Lesão do nervo frênico, com consequente paralisia diafragmática, é uma complicação respiratória grave da cirurgia cardíaca. Os pacientes que a desenvolvem necessitam de suporte ventilatório prolongado e apresentam alto risco para o desenvolvimento de pneumonias associadas à ventilação mecânica.

Deve-se suspeitar de paralisia diafragmática nos seguintes casos: movimentação paradoxal do diafragma durante a respiração espontânea, elevação do diafragma à radiografia de tórax ou capacidade vital reduzida. A lesão do nervo frênico ocorre mais frequentemente do lado esquerdo e pode interferir no desmame da ventilação mecânica. Ela deve ser investigada em todos os pacientes que apresentam dificuldade de desmame da ventilação mecânica sem causa óbvia de insuficiência respiratória. Na presença de paralisia diafragmática bilateral, o desmame da ventilação mecânica depende da integridade dos músculos acessórios da respiração, que devem compensar a perda funcional do diafragma.

A cirurgia de plicatura do diafragma pode ser indicada para aqueles pacientes que não conseguem ser desmamados da ventilação mecânica. A Figura 29.12 ilustra imagem radiológica no pré-operatório, 24 dias após a cirurgia cardíaca, 53 dias e após 1 ano de cirurgia de plicatura do diafragma esquerdo. As Figuras 29.12 E e F mostram, respectivamente, o diafragma paralisado e após a correção cirúrgica. Nessa técnica, os tecidos alterados centrais são recolhidos em pregas, criando uma superfície diafragmática tensa, e o diafragma é rebaixado.

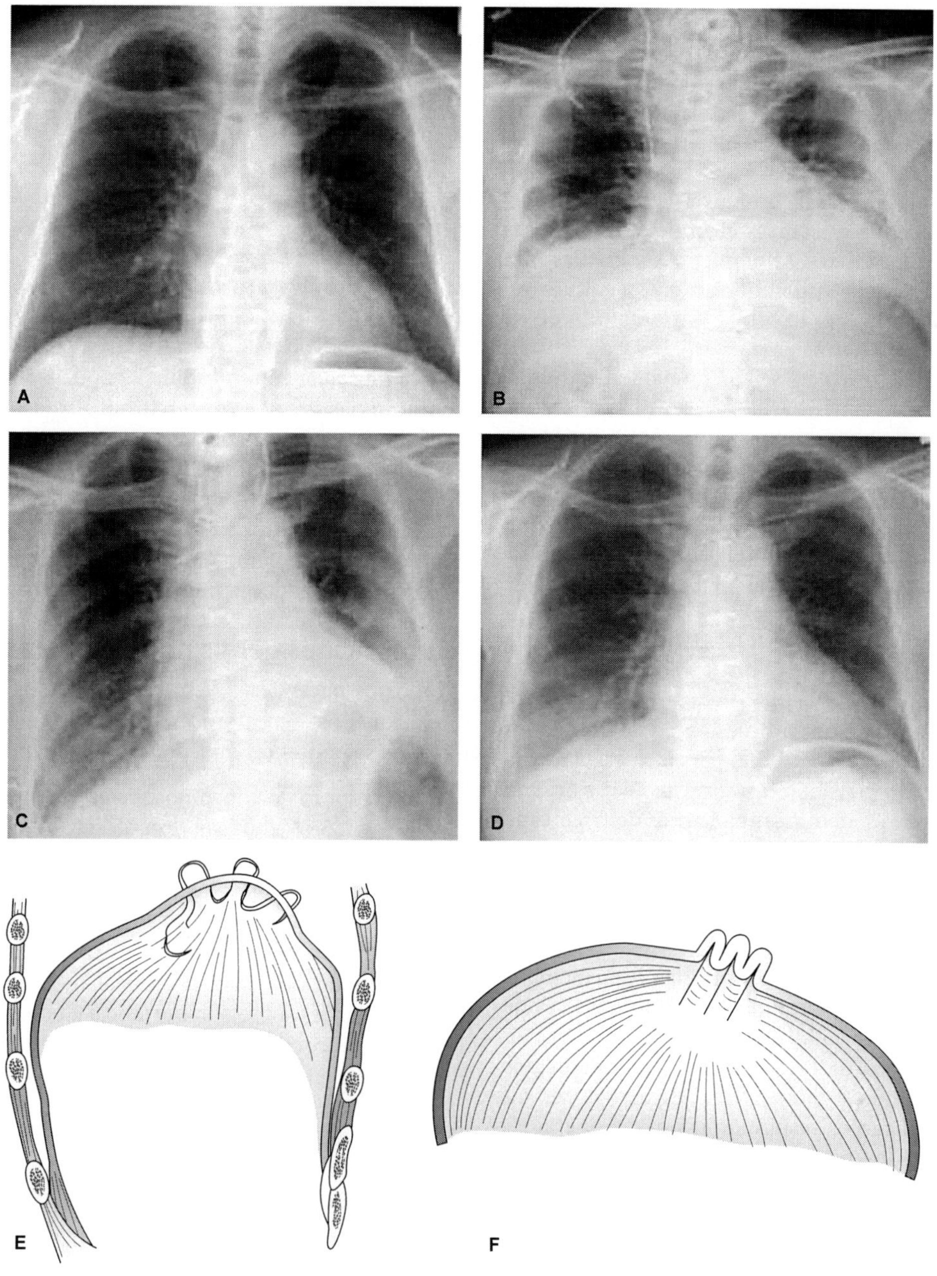

Figura 29.12 A. Imagem radiológica no pré-operatório. **B.** 24 dias após a cirurgia cardíaca. **C.** 53 dias após a cirurgia cardíaca. **D.** 1 ano de cirurgia de plicatura do diafragma esquerdo. **E.** Imagem esquemática do diafragma paralisado. **F.** Imagem esquemática do diafragma após a correção cirúrgica (plicatura). Adaptada de Patrini *et al.* (2017) e Kuniyoshi *et al.* (2004).

Pneumotórax

Pode ocorrer após cirurgia cardíaca em razão dos seguintes fatores: lesão direta no pulmão durante a cirurgia ou durante a canulação venosa central, barotrauma durante a ventilação mecânica ou ruptura espontânea de bolhas pulmonares.

Pneumopericárdio

Define-se como um acúmulo de ar no saco pericárdico, geralmente envolvendo comunicação entre o pericárdio e a árvore traqueobrônquica ou o aparelho digestivo. Sua incidência é rara, mas cirurgias cardiotorácicas estão associadas ao seu aparecimento. O pneumopericárdio hipertensivo é uma condição aguda grave que deve ser reconhecida de imediato e tratada para que se obtenha um desfecho favorável.

Infecção na incisão cirúrgica e mediastinite

Infecção profunda no esterno e mediastinite são complicações devastadoras da esternotomia mediana, com mortalidade de 10 a 47%. Apesar dos avanços cirúrgicos em cirurgia cardíaca e nos cuidados perioperatórios, a mediastinite continua a ser uma complicação pós-operatória importante. Sua incidência varia entre 0,3 e 3,4% e está associada a uma mortalidade intra-hospitalar (1,1 a 19%). O risco de desenvolver mediastinite pós-operatória depende da idade, das comorbidades dos pacientes (diabetes, obesidade, tabagismo, insuficiência renal), das técnicas cirúrgicas (dissecção da artéria mamária, cauterização excessiva, longa duração da cirurgia), ventilação mecânica prolongada e pneumonia. Medidas preventivas, incluindo descontaminação nasal, profilaxia antibiótica, controle rigoroso da glicemia e técnicas cirúrgicas meticulosas, são vitais para reduzir o risco. O tratamento da mediastinite pós-operatória inclui terapia antibiótica dirigida a cultura, exploração precoce de feridas e desbridamento seguido de reconstrução/fechamento esternal.

Embora essas infecções não sejam diretamente pulmonares, elas têm grande influência na função pulmonar. Tais pacientes necessitam de uma ou mais operações e, então, requerem ventilação mecânica por tempos variáveis. A instabilidade do esterno e a dor associada suprimem as respirações profundas e interferem na efetividade da tosse, aumentando, assim, a suscetibilidade para pneumonias. Mediastinite pode resultar em derrame pleural, bilateral ou não.

FISIOTERAPIA NO PRÉ-OPERATÓRIO DE CIRURGIA CARDÍACA

A fisioterapia respiratória é um procedimento de grande importância para o preparo dos pacientes para a cirurgia cardíaca. Deve ser iniciada no pré-operatório para avaliar e orientar os pacientes, objetivando identificar os fatores de risco capazes de aumentar a incidência de complicações pulmonares e instituir a conduta fisioterapêutica mais específica.

Avaliação dos fatores de risco

As complicações pulmonares pós-operatórias contribuem de maneira significativa para a mortalidade e a morbidade. Pode-se reduzir as taxas de mortalidade identificando os pacientes que apresentam risco de complicações pulmonares pós-operatórias e otimizando a terapêutica. Alguns fatores que predispõem às complicações respiratórias no pós-operatório podem ser minimizados por adequada avaliação e manejo pré-operatórios, incluindo a instituição da fisioterapia respiratória, o uso de broncodilatadores e antibióticos, o tratamento da insuficiência cardíaca e a interrupção do hábito de fumar.

O fatores de risco podem ser identificados por meio da avaliação direta do paciente ou pelo uso de questionários. Fatores como problemas respiratórios preexistentes (infecções respiratórias, doenças obstrutivas e restritivas), obesidade, idade, tabagismo e condição nutricional dos pacientes devem ser pesquisados.

Avaliação da função respiratória

Avaliação dos volumes e capacidades pulmonares

Como descrito anteriormente, é comum a diminuição dos volumes pulmonares e das capacidades pulmonares no pós-operatório de cirurgia cardíaca. Esses parâmetros diminuem no pós-operatório com o máximo decréscimo no 1º dia pós-operatório, retornando próximo aos valores pré-operatórios, no 5º dia pós-operatório.

A avaliação desses volumes e capacidades pulmonares no pré-operatório é de extrema importância para o acompanhamento no pós-operatório, objetivando o retorno destes para os valores normais.

A avaliação pode ser feita de modo simples, à beira do leito, de maneiras diferentes:

- Espirometria: para obtenção dos índices da função pulmonar, como a CVF, o VEF_1 e a relação entre ambos
- Espirômetro de incentivo a volume: para obtenção da capacidade inspiratória.

Avaliação da força muscular respiratória

Como é provável a ocorrência de alterações na força do diafragma e na efetividade da tosse, como consequência do trauma cirúrgico ou lesão do nervo frênico, é importante avaliar a força muscular respiratória, que pode ser realizada pela mensuração das pressões inspiratória ($PI_{máx}$) e expiratória ($PE_{máx}$) máximas, utilizando-se o manovacuômetro.

A avaliação da força muscular no pré-operatório dá subsídios para o seu acompanhamento no pós-operatório, propiciando a identificação dos pacientes que necessitarão de intervenção fisioterapêutica, para evitar as complicações decorrentes da fraqueza muscular respiratória.

Orientações gerais no pré-operatório

Todos os pacientes devem ser orientados quanto aos fatores relacionados com o processo cirúrgico e com o pós-operatório. As seguintes orientações são recomendadas:

- Interrupção do consumo de cigarro
- Explicações gerais sobre o ato cirúrgico, como o tipo e o local da incisão, intubação orotraqueal e sedação
- Explicações sobre a recuperação na unidade de terapia intensiva (ventilação mecânica, extubação, sondas, drenos, fisioterapia pós-operatória e expectativa de alta) e, posteriormente, no quarto hospitalar
- Explicações sobre a importância da mobilização e deambulação precoce e sobre o posicionamento adequado enquanto o paciente estiver restrito ao leito
- Conscientização da importância da tosse ou *huffing*, no pós-operatório, para evitar o acúmulo de secreções, além de explicações sobre os cuidados com a incisão cirúrgica durante esse procedimento
- Explicação e treinamento dos exercícios respiratórios que deverão ser realizados após a cirurgia.

A função física pré-operatória do paciente é um preditor independente de morbidade e mortalidade pós-operatória. O estresse cirúrgico muitas vezes leva a um declínio substancial no funcionamento físico por diferentes mecanismos. Além disso, períodos prolongados de inatividade física na fase pós-operatória induzem perda de massa muscular, descondicionamento cardiopulmonar, complicações pulmonares e estresse psicológico, resultando em uma diminuição da qualidade de vida pós-operatória, aumento da morbidade e, ocasionalmente, morte prematura.

Como a capacidade física pré-operatória prevê recuperação pós-operatória, especialmente em pacientes idosos, várias pesquisas são direcionadas para estudar os efeitos de diferentes regimes de terapia pré-operatória de exercícios. Os principais desfechos avaliados no pós-operatório são a taxa de complicações, a duração da internação e o tempo de convalescência. Os principais resultados dos programas de terapia no pré-operatório estão descritos no Quadro 29.3.

Quadro 29.3 Principais resultados dos programas de terapia no pré-operatório (respiratório e físico) de cirurgia cardíaca.

Valkenet *et al.* (2011) O'Doherty *et al.* (2013) Snowdon *et al.* (2014)	Respiratório e físico	Redução do tempo de internação de pacientes idosos e das taxas de complicações pós-operatórias
Hulzebos *et al.* (2012)	Respiratório e físico	Redução das complicações pulmonares pós-operatórias (atelectasias e pneumonia) e uma queda no tempo de internação hospitalar nos pacientes submetidos à cirurgia cardíaca eletiva
Mans *et al.* (2014)	Respiratório	Aumento da pressão inspiratória máxima após o treinamento que durou além da operação, e a recuperação da função pulmonar também foi mais rápida
Freitas *et al.* (2012)	Respiratório	O uso de incentivadores inspiratórios não reduziu as complicações pulmonares ou atenuou a função pulmonar deprimida em pacientes submetidos à cirurgia cardíaca eletiva

O modo ventilatório utilizado no período perioperatório também pode contribuir para o aparecimento de complicações pulmonares pós-operatórias. Estudos recentes mostram que a ventilação mecânica intraoperatória com baixos volumes correntes (VC) e PEEP elevada pode prevenir complicações pulmonares pós-operatórias. Recentemente, Serpa Neto *et al.* (2015) conduziram uma metanálise comparando a ventilação protetora (baixo VC com ou sem níveis elevados de PEEP) e a ventilação convencional (VT alta com PEEP baixo) em pacientes submetidos a cirurgia geral (cardíaca, torácica, abdominal e da coluna). Esses autores observaram que o aparecimento de complicações pulmonares pós-operatórias se relacionou com o VC, e não com o nível de PEEP, ou seja, quanto menor o VC, menor o número de complicações.

FISIOTERAPIA NO PÓS-OPERATÓRIO

Admissão na unidade de tratamento intensivo

A admissão do paciente cardiopata na unidade de terapia intensiva (UTI) é feita por uma equipe multiprofissional formada por médicos, enfermeiros e fisioterapeutas.

Os cuidados de pós-operatório de cirurgia cardíaca se iniciam ainda na sala de operação. A ventilação, os parâmetros hemodinâmicos, as sondas, os cateteres, o débito dos drenos e as medicações infundidas são parâmetros que devem ser monitorados para que o transporte do paciente até a UTI seja feito com segurança.

Normalmente, o paciente é transportado anestesiado, intubado e sob a utilização de ventilação manual. Ao chegar à UTI, ele é conectado ao aparelho de ventilação mecânica. Deve-se certificar se ambos os pulmões estão sendo ventilados adequadamente e excluir a possibilidade de deslocamento do tubo endotraqueal, intubação seletiva, pneumotórax ou presença excessiva de secreções.

O cirurgião e o anestesista normalmente informam à equipe multiprofissional da UTI sobre o procedimento realizado, se houve alguma intercorrência e como se encontram as condições ventilatórias e hemodinâmicas do paciente. Esses dados têm extrema importância para determinar as condutas a serem tomadas pela equipe multiprofissional.

Avaliação

Após a admissão do paciente, este é submetido a uma avaliação completa. O exame físico deve constar de avaliação do nível de consciência, inspeção geral, estática e dinâmica, palpação, percussão e ausculta. Normalmente, são analisados os dados vitais (frequência respiratória, saturação arterial de O_2, frequência cardíaca e pressão arterial) e os exames complementares realizados (exames laboratoriais, radiografias, tomografias e outros), bem como os tipos de monitorações utilizadas e a presença de sondas e cateteres.

A identificação da posição do tubo orotraqueal, por meio da radiografia de tórax, é de extrema importância, para evitar as complicações de uma intubação seletiva ou de uma extubação acidental.

VENTILAÇÃO MECÂNICA

Inicialmente, são ajustados os parâmetros para manutenção de uma oxigenação adequada (PaO_2 entre 80 e 100 mmHg) ou pelo menos 96% de SpO_2, ventilação adequada ($PaCO_2$ entre 35 e 45 mmHg) e pH normal (7,35 a 7,45). Uma pressão positiva expiratória final (PEEP, *positive end-expiratory pressure*) em torno de 5 cmH_2O é bem tolerada e reduz as atelectasias. Os parâmetros iniciais utilizados são modo ventilatório controlado, ciclado a volume ou a tempo, volume corrente de 8 a 10 mℓ/kg, frequência respiratória de 10 a 12 incursões por minuto, relação inspiração:expiração (I:E) de 1:2, PEEP de 5 cmH_2O e FiO_2 de 0,6 a 1.

Posteriormente, o fisioterapeuta avalia a necessidade ventilatória do paciente e ajusta o aparelho para sua melhor adaptação, de acordo com parâmetros clínicos, fisiopatológicos, radiológicos e gasométricos. A FiO_2 em geral é rapidamente reduzida, de acordo com a gasometria, e, posteriormente, monitorada de acordo com a oximetria de pulso.

RECRUTAMENTO ALVEOLAR

Desmame e extubação

Após o efeito anestésico, inicia-se o processo de desmame da prótese ventilatória. Atualmente, utilizam-se técnicas anestésicas que possibilitam uma rápida extubação. Entretanto, outros fatores também devem ser considerados, como tempo de CEC, estado pulmonar pré-operatório, idade, presença de comorbidades e quadros hemodinâmico e hemostático adequados.

Recentemente, a prática tem sido descontinuar o paciente da ventilação mecânica, tão cedo quanto possível, idealmente dentro de 2 a 6 h de pós-operatório. Os critérios para a extubação traqueal incluem estabilidade hemodinâmica, normotermia, sangramento mínimo, adequada função neurológica e pulmonar, retorno da consciência e boa analgesia. A utilização de fármacos vasoativos em baixas doses em geral não impede a extubação.

Estudos mais recentes demonstram que a extubação traqueal, por si só, pode ser considerada um fator de estresse para o paciente, causando taquicardia e isquemia. Portanto, a remoção do tubo endotraqueal, enquanto o paciente ainda está sedado, tem mostrado ser um procedimento seguro com redução da incidência de distúrbios hemodinâmicos e isquemia miocárdica.

Nem todos os pacientes submetidos à cirurgia cardíaca são extubados em tempo hábil. A extubação tardia está associada a prejuízos nas funções cardíacas, renais e pulmonares. Urgência do procedimento cirúrgico e sua duração também são causas de atraso na extubação. A ventilação prolongada está frequentemente associada à disfunção cardíaca, causando edema pulmonar cardiogênico, mas também pode decorrer de edema pulmonar não cardiogênico e pneumonia. Outras causas de ventilação mecânica prolongada incluem uso de BIA, fármacos inotrópicos, sangramento pós-operatório persistente, complicações neurológicas, falência renal aguda e complicações intra-abdominais, como disfunção hepática. Idade avançada e sexo feminino também são fatores relacionados com a extubação tardia.

Monitorização

Deve suceder a avaliação clínica com os objetivos de obter dados sobre as condições fisiológicas basais, analisar as respostas do paciente a determinado procedimento, diagnosticar um problema e instituir precocemente terapêuticas adequadas.

A monitorização do sistema cardiovascular consiste em:

- Ausculta cardíaca: para obter informações sobre o ritmo, a frequência e a intensidade do batimento cardíaco
- Eletrocardiografia contínua
- Pressão arterial (PA): pode ser por medida direta ou indireta. A medida direta, indicada quando há necessidade de monitorização contínua da PA, é feita por meio de cateterização arterial; a indireta é não invasiva e feita com o esfigmomanômetro
- Pressão venosa central (PVC): reflete o equilíbrio entre o volume sanguíneo, a capacitância venosa e a função cardíaca direita. O valor normal situa-se entre 4 e 8 mmHg ou 6 a 10 cmH_2O, dependendo do local utilizado para a aquisição desse dado.

Um dos maiores progressos na monitorização do sistema cardiovascular ocorreu com a utilização do cateter de artéria pulmonar (cateter de Swan-Ganz) com extremidade em balão e introdução dirigida pelo fluxo. Esse cateter propicia a medida das seguintes pressões: PVC, pressões nas câmaras cardíacas direitas, pressão arterial pulmonar (pressões sistólica, diastólica e média da artéria pulmonar) e pressão capilar pulmonar. Além dessas medidas, o cateter possibilita a injeção de líquidos para a realização de medidas hemodinâmicas (como débito cardíaco) e é utilizado também para a coleta de amostras de sangue arterial e sangue venoso misto, na artéria pulmonar.

A incerteza clínica sobre o diagnóstico do estado hemodinâmico atual e estados hemodinâmicos rapidamente mutáveis são as condições nas quais a cateterização da artéria pulmonar pode ser útil.

As indicações para cateterização da artéria pulmonar são muito amplas, como IAM com instabilidade hemodinâmica, cardiopatias instáveis, choque, trauma e outras situações nas quais a volemia e o estado hemodinâmico são de difícil avaliação.

Na prática clínica diária, o cateter de Swan-Ganz tem um papel fundamental na avaliação e monitorização do paciente grave, propiciando um ajuste fino da reposição volêmica e titulação das doses de aminas vasoativas. A decisão sobre o seu uso deve ser precoce, assim que o paciente começar a apresentar instabilidade hemodinâmica, mantendo-se oligúrico ou anúrico, mesmo com o uso abundante de soluções coloides e cristaloides, além do início das aminas vasoativas, sem o sucesso esperado, tanto na recuperação da diurese quanto dos níveis pressóricos.

Monitorização do sistema respiratório

Monitorização da oxigenação

A manutenção de adequada oxigenação deve ser meta primordial no paciente em pós-operatório, pois hipoxemia grave pode levar à parada cardíaca. Os principais meios de avaliação da oxigenação são:

- Oximetria de pulso: mede a fração de oxi-hemoglobina em relação à hemoglobina reduzida, ou seja, ambas absorvem a luz emitida pelo equipamento em diferentes graus. Os sensores são aplicados, normalmente, no dedo ou no lóbulo da orelha
- Gasometria arterial: é um dos exames mais realizados na prática médica, especialmente na UTI. Constitui exame de rotina no pós-operatório imediato de cirurgia cardíaca, como método de adequação da ventilação mecânica e de seu desmame, e no diagnóstico de distúrbios do equilíbrio acidobásico. Sua determinação seriada é fundamental na confirmação da eficácia das medidas terapêuticas eventualmente instituídas
- Índices de oxigenação: diferença arteriovenosa de oxigênio, *shunt*, relação entre a pressão parcial de oxigênio e a fração de oxigênio inspirada.

Monitorização da mecânica respiratória

A mecânica respiratória é avaliada nos pacientes em ventilação mecânica pelas medidas das complacências (dinâmica e estática) e da resistência do sistema respiratório.

Assistência fisioterapêutica no pós-operatório

A fisioterapia respiratória visa a, normalmente, evitar e tratar as complicações respiratórias decorrentes do processo cirúrgico, como retenção de secreções, atelectasias e pneumonias, utilizando-se de uma ampla variedade de técnicas.

Geralmente, a atuação fisioterapêutica consiste em promover a reexpansão de áreas de atelectasia, manter a ventilação adequada, promover oxigenoterapia e umidificação adequadas, assistir na remoção de qualquer excesso de secreção pulmonar, auxiliar no posicionamento geral, na mobilidade no leito e na deambulação precoce do paciente.

A duração e a frequência da fisioterapia respiratória são variadas, dependendo das necessidades individuais, da preferência terapêutica e da prática institucional.

As técnicas e os recursos frequentemente empregados consistem nos aspectos detalhados a seguir.

Mobilização e deambulação precoce

A imobilidade promove várias alterações, como perdas da capacidade funcional, da força muscular e dos reflexos posturais gravitacionais, compromete a ventilação pulmonar, favorece a ocorrência do tromboembolismo pulmonar e de alterações psicológicas. Por isso, a mobilização precoce é essencial para a recuperação mais rápida do indivíduo submetido à cirurgia cardíaca. Assistência fisioterapêutica geralmente é essencial, em virtude das limitações impostas por drenos, soros e presença de hipotensão postural.

Exercícios de expansão torácica

Normalmente, são orientados pelos padrões respiratórios diafragmáticos com ou sem pausa pós-inspiratória, de soluços inspiratórios e de inspiração fracionada ou em tempos. Esses exercícios são utilizados com o objetivo de melhorar a função pulmonar, a oxigenação arterial e a redução de atelectasias.

Manobras de higiene brônquica

Para evitar o acúmulo de secreções pulmonares, o paciente deve ser encorajado a tossir. A tosse assistida geralmente é a mais indicada, em razão da dor no local da incisão cirúrgica. Contenção da ferida durante a tosse, com o uso de travesseiros, também é uma medida que auxilia na redução da dor.

O uso de manobras vibrocompressivas também faz parte das técnicas fisioterapêuticas realizadas em pacientes no pós-operatório de cirurgia cardíaca.

Espirômetro de incentivo

Trata-se de uma técnica auxiliar aos exercícios respiratórios, pois fornece ao paciente um *feedback* visual do volume de ar inspirado. Os benefícios de sua utilização em pacientes submetidos à cirurgia cardíaca ainda são controversos, mas alguns autores demonstraram melhora da função pulmonar e redução de atelectasias com a utilização do espirômetro de incentivo.

Treinamento específico dos músculos inspiratórios

Recentemente, em um ensaio clínico controlado e randomizado, Cordeiro *et al.* (2016) avaliaram o efeito do treinamento muscular inspiratório (TMI) no período pós-operatório de 50 pacientes submetidos à cirurgia cardíaca sobre a capacidade funcional submáxima e a força dos músculos inspiratórios. No período pré-operatório, foram realizados o teste de caminhada de 6 min e a medida da pressão inspiratória máxima ($PI_{máx}$). O TMI iniciou no 3º dia de pós-operatório, 2 vezes/dia até a alta, com carga inspiratória correspondente a 40% do valor da $PI_{máx}$ do pré-operatório (3 séries de 10) no grupo de treinamento e o grupo-controle não recebeu cuidado específico. A distância caminhada e a força dos músculos inspiratórios eram similares no pré-operatório e reduziram significativamente no período pós-operatório dos dois grupos. Entretanto, o TMI evitou o declínio da distância percorrida no teste de caminhada de 6 min e da $PI_{máx}$ dos pacientes que receberam o treinamento, sugerindo que essa modalidade de tratamento pode ser implementada nessa população.

Em uma revisão sistemática e metanálise recente, Kendal *et al.* (2017) avaliaram a efetividade do TMI iniciado nos períodos pré-operatório e/ou pós-operatório para reduzir as complicações pulmonares pós-operatórias e o tempo de permanência hospitalar de pacientes submetidos a cirurgias cardíacas, pulmonares e abdominais. Esses autores observaram que as intervenções de fisioterapia com TMI são eficazes para reduzir as complicações pulmonares pós-operatórias e o tempo de permanência hospitalar após cirurgia maior e devem ser iniciados no pré-operatório. A reabilitação com TMI é benéfica em todas as idades e níveis de risco, mas pacientes mais velhos e de alto risco beneficiam-se mais, bem como pacientes que já passaram por cirurgia pulmonar. O TMI é mais efetivo se for supervisionado, por um período de 2 semanas, com sessões de duração maior que 15 min, aumento de carga imposta e adição de outros modos de exercício.

Ventilação não invasiva (VNI)

O papel da VNI após cirurgia cardíaca ou torácica permanece controverso. Entretanto, estudos sugeriram que a VNI está associada a um menor risco de insuficiência respiratória aguda após cirurgia cardíaca ou torácica. Pacientes submetidos à VNI requerem menor sedação, o que melhora o nível de conforto e reduz o risco de pneumonia associada ao ventilador. Além disso, melhora a troca gasosa, diminui o esforço respiratório e reduz a atelectasia e a necessidade de reintubação, melhorando os desfechos clínicos em pacientes após cirurgia cardíaca ou torácica.

CONSIDERAÇÕES FINAIS

A cirurgia cardíaca teve rápido progresso nas últimas décadas, tornando-se um procedimento seguro e eficiente, mesmo considerando a indicação cirúrgica para o maior número de idosos, pacientes mais graves e reoperações. Várias técnicas e incisões são utilizadas para a realização do procedimento. As complicações relacionam-se com diversos sistemas, como o cardiovascular, o respiratório, o digestivo, o renal e o sistema nervoso central. A fisioterapia cardiorrespiratória tem grande importância para o preparo dos pacientes para a cirurgia cardíaca e no atendimento pós-operatório. No pré-operatório, o fisioterapeuta avalia e orienta os pacientes, objetivando identificar os fatores de risco capazes de aumentar a incidência de complicações pulmonares e instituir a conduta fisioterapêutica mais específica. No pós-operatório, a assistência do fisioterapeuta inicia-se no centro de tratamento intensivo, com a equipe multiprofissional. Sua atuação destina-se à prevenção e ao tratamento das complicações inerentes à cirurgia. Iniciam-se também programas de mobilização precoce desses indivíduos, permitindo o retorno mais breve possível à vida ativa e produtiva.

BIBLIOGRAFIA

Adams DH, Antman EM. Medical management of the patient undergoing cardiac surgery. In: Libby BZ. Heart disease: a textbook of cardiovascular medicine. 6. ed. Philadelphia: W.B. Saunders; 2001. p. 2059-83.

Asimakopoulos G, Taylor KM, Smith PL, Ratnatunga CP. Prevalence of acute respiratory distress syndrome after cardiac surgery. J Thorac Cardiovasc Surg. 1999;117(3):620-1.

Batra P, Bigoni B, Manning J, Aberle DR, Brown K, Hart E, et al. Pitfalls in the diagnosis of thoracic aortic dissection at CT angiography. Radiographics. 2000;20:309-20.

Bethea BT, Yuh DD, Conte JV, Baumgartner WA. Heart transplantation. In: Cohn LH, Edmunds Jr. LH, editors. Cardiac surgery in the adult. New York: McGraw-Hill; 2003. p.1427-60.

Cavalheiro LV, Chiavegato LD. Avaliação pré-operatória do paciente cardiopata. In: Regenga MM. Fisioterapia em cardiologia da UTI à reabilitação. São Paulo: Roca; 2000. p.21-30.

Chen SW, Chang CH, Chu PH, Chen TH, Wu VC, Huang YK, et al. Risk factor analysis of postoperative acute respiratory distress syndrome in valvular heart surgery. J Crit Care. 2016;31:139-43.

Christenson JT, Aeberhard JM, Badel P, Pepcak F, Maurice J, Simonet F, et al. Adult respiratory distress syndrome after cardiac surgery. Cardiovasc Surg. 1996;4(1):15-21.

Cordeiro AL, de Melo TA, Neves D, Luna J, Esquivel MS, Guimarães AR, et al. Inspiratory muscle training and functional capacity in patients undergoing cardiac surgery. Braz J Cardiovasc Surg. 2016;31(2):140-4.

Dallan LAO, Jatene FB. Revascularização miocárdica no século XXI. Rev Bras Cir Cardiovasc. 2013;28(1):137-44.

Dhyr T, Laursen N, Larsson A. Effects of lung recruitment maneuver and positive end-expiratory pressure on lung volume, respiratory mechanics and alveolar gas mixing in patients ventilated after cardiac surgery. Acta Anaesthesiol Scand. 2002;46:717-25.

Freitas ER, Soares BG, Cardoso JR, Atallah AN. Incentive spirometry for preventing pulmonary complications after coronary artery bypass graft. Cochrane Database Syst Rev. 2012;9, CD004466. http://dx.doi.org/10.1002/14651858.CD004466.pub3.

Goh SSC. Post-sternotomy mediastinitis in the modern era. Card Surg. 2017;32(9):556-66.

Haddad R, Lima CET, Boasquevisque CH, Haddad GS, Ferreira TD. Pneumotórax e pneumopericárdio hipertensivo em cirurgia cardiotorácica. J Bras Pneumol. 2006;32(1):84-7.

Halter JM, Steinberg JM, Schiller HJ, Da Silva M, Gatto LA, Landas S, et al. Positive end-expiratory pressure after a recruitment maneuver prevents both alveolar collapse and recruitment/derecruitment. Am J Respir Crit Care Med. 2003;167:1620-6.

Hess DR, Bigatello LM. Lung recruitment: the role of recruitment maneuvers. Respiratory Care. 2002;47:308-18.

Hulzebos EH, Smit Y, Helders PP, van Meeteren NL. Preoperative physical therapy for elective cardiac surgery patients. Cochrane Database Syst Rev. 2012;11, CD010118. http://dx.doi.org/10.1002/14651858.CD010118.pub2.

Isselbacher EM. Diseases of the aorta. In: Libby BZ. Heart disease: a textbook of cardiovascular medicine. 6. ed. Philadelphia: W.B. Saunders; 2001. p.1422-56.

Kaul TK, Fields BL, Riggins LS, Wyatt DA, Jones CR, Nagle D. Adult respiratory distress syndrome following cardiopulmonary bypass: incidence, prophylaxis and management. J Cardiovasc Surg (Torino). 1998;39(6):777-81.

Kendall F, Oliveira J, Peleteiro B, Pinho P, Bastos PT. Inspiratory muscle training is effective to reduce postoperative pulmonary complications and length of hospital stay: a systematic review and meta-analysis. Disabil Rehabil. 2017:1-22.

Knobel M, Farsky PL, Pimentel WS. Pós-operatório e complicações em cirurgia cardíaca. In: Knobel M, organizador. Condutas no paciente grave. 2.v.4. ed. São Paulo: Atheneu; 2016. p. 2243.

Kogan A, Preisman S, Levin S, Raanani E, Sternik L. Adult respiratory distress syndrome following cardiac surgery. J Card Surg. 2014;29(1):41-6.

Kuniyoshi Y, Yamashiro S, Miyagi K, Uezu T, Arakaki K, Koja K. Diaphragmatic plication in adult patients with diaphragm paralysis after cardiac surgery. Ann Thorac Cardiovasc Surg. 2004;10(3):160-6.

Malbouisson LMS, Carmona MJC, Auler Jr. JOC. Assistência ventilatória no período pós-operatório imediato de cirurgia cardíaca. In: Auler Jr. JOC, Oliveira SA. Pós-operatório de cirurgia torácica e cardiovascular. Porto Alegre: Artmed; 2004. p.183-94.

Mangini S, Alves BR, Silvestre OM, Pires PV, Pires LJT, Curiati MNC, et al. Transplante cardíaco: revisão. Einstein. 2015;13(2):310-8.

Mans CM, Reeve JC, Elkins MR. Postoperative outcomes following preoperative inspiratory muscle training in patients undergoing cardiothoracic or upper abdominal surgery: a systematic review and meta analysis. Clin Rehabil 2014. http://dx.doi.org/10.1177/0269215514545350.

Martins F. Monitorização no pós-operatório de cirurgia cardíaca. In: Auler Jr. JOC, Oliveira SA. Pós-operatório de cirurgia torácica e cardiovascular. Porto Alegre: Artmed; 2004. p.18-42.

Michael P. Lung and heart-lung transplantation: implications for nursing care when hospitalized outside the transplant center. Med Nursing. 2003;12(4):250-9.

Mill MR, Wilcox BR, Anderson RH. Surgical anatomy of the heart. In: Cohn LH, Edmunds Jr. LH, editors. Cardiac surgery in the adult. New York: McGraw-Hill; 2003. p.31-52.

Milot J, Perron J, Lacasse Y, Létourneau L, Cartier PC, Maltais F. Incidence and predictors of ARDS after cardiac surgery. Chest. 2001;119(3):884-8.

Moazami N, McCarthy PM. Temporary circulatory support. In: Cohn LH, Edmunds Jr LH, editors. Cardiac surgery in the adult. New York: McGraw-Hill; 2003. p.495-520.

O'Doherty AF, West M, Jack S, Grocott MP. Preoperative aerobic exercise training in elective intra-cavity surgery: a systematic review. Br J Anaesth. 2013;110(5):679-89.

Overend TJ, Anderson CM, Lucy SD, Bhatia C, Jonsson BI, Timmermans C. The effect of incentive spirometry on postoperative pulmonary complications: a systematic review. Chest. 2001;120:971-8.

Pasquina P, Tramer MR, Walder B. Prophylactic respiratory physiotherapy after cardiac surgery: systematic review. BMJ. 2003;327:1379-81.

Patrini D, Panagiotopoulos N, Bedetti B, Lawrence D, Scarci M. Diaphragmatic plication for eventration or paralysis. Shanghai Chest. 2017;1:25.

Pouwels S, Hageman D, Gommans LN, Willigendael EM, Nienhuijs SW, Scheltinga MR et al. Preoperative exercise therapy in surgical care: a scoping review. J Clin Anesth. 2016;33:476-90.

Punjabi PP, Taylor KM. The science and practice of cardiopulmonary bypass: from cross circulation to ECMO and SIRS. Glob Cardiol Sci Pract. 2013;2013(3):249-60.

Rong LQ, Di Franco A, Gaudino M. Acute respiratory distress syndrome after cardiac surgery. J Thorac Dis. 2016;8(10):E1177-E1186. Review.

Sarkar M, Prabhu V. Basics of cardiopulmonary bypass. Indian J Anaesth. 2017;61(9):760-7.

Savino JS, Floyd TF, Cheung AT. Cardiac anesthesia. In: Cohn LH, Edmunds Jr. LH, editors. Cardiac surgery in the adult. New York: McGraw-Hill; 2003. p. 249-81.

Serpa Neto A, Hemmes SN, Barbas CS, Beiderlinden M, Biehl M, Binnekade JM, et al. Protective versus conventional ventilation for surgery: a systematic review and individual patient data meta-analysis. Anesthesiology. 2015;123(1):66-78.

Snowdon D, Haines TP, Skinner EH. Preoperative intervention reduces postoperative pulmonary complications but not length of stay in cardiac surgical patients: a systematic review. J Physiother. 2014;60(2):66-77.

Souza MHL, Elias DO. Introdução à circulação extracorpórea. In: Souza MHL, Elias DO. Fundamentos da circulação extracorpórea. v. 1. Rio de Janeiro: Centrol Editorial Alfa; 1995. p.35-53.

Szycher M. CardioPass coronary artery bypass graft: a progress report. Wilmington, MA: CardioTech International, Inc; 2002.

Taniguch LNT, Pinheiro APA. Particularidades do atendimento ao paciente em pós-operatório de cirurgia cardíaca. In: Regenga MM. Fisioterapia em cardiologia: da UTI à reabilitação. São Paulo: Roca; 2000. p. 121-54.

Teixeira RA. Admissão e critérios de alta da UTI. In: Auler Jr. JOC, Oliveira SA, editores. Pós-operatório de cirurgia torácica e cardiovascular. Porto Alegre: Artmed; 2004. p. 15-7.

Tschernko EM, Bambazek A, Wisser W, Partik B, Jantsch U, Kubin K, et al. Intrapulmonary shunt after cardiopulmonary bypass: the use of vital capacity maneuvers versus off – pump coronary artery bypass grafting. J Thorac Cardiovasc Surg. 2002;124:732-8.

Valkenet K, van de Port IG, Dronkers JJ, de Vries WR, Lindeman E, Backx FJ. The effects of preoperative exercise therapy on postoperative outcome: a systematic review. Clin Rehabil. 2011;25(2):99-111.

Weissman C. Pulmonary complications after cardiac surgery. Seminars in Cardiothoracic and Vascular Anesthesia. 2004;8(3):185-211.

Woo YJ, Gardner TJ. Myocardial revascularization with cardiopulmonary bypass. In: Cohn LH, Edmunds Jr. LH, editors. Cardiac surgery in the adult. New York: McGraw-Hill; 2003. p.581-607.

Zhu G, Huang Y, Wei D, Shi Y. Efficacy and safety of noninvasive ventilation in patients after cardiothoracic surgery: a PRISMA-compliant systematic review and meta-analysis. Medicine (Baltimore). 2016;95(38):e4734.

30 Fisioterapia Respiratória em Pacientes Neurológicos e Neurocirúrgicos

Betânia Luiza Alexandre • Christiano Altamiro Coli Nogueira • Maria da Glória Rodrigues Machado

INTRODUÇÃO

No Brasil, o traumatismo cranioencefálico (TCE) é uma causa importante de morte em adultos jovens, principalmente nos grandes centros urbanos. Em termos de prognóstico, a magnitude da lesão cerebral e a sequela remanescente dependem da extensão do dano cerebral durante o evento, sobretudo no período inicial. Em geral, o TCE pode ser dividido em dois períodos: primário e secundário. O evento primário resulta de forças mecânicas, com separação e compressão neuronal, glial e vascular, que levam a ruptura celular com distúrbios de homeostase e alterações da permeabilidade capilar, com edema celular, hipoperfusão e aumento de cálcio intracelular. O período secundário deriva de insultos subsequentes (isquemia, reperfusão e hipoxemia) em áreas de risco cerebral, após a lesão primária. A lesão primária pode ser estendida no manejo subsequente, e a lesão secundária iniciada mesmo no período inicial do trauma. Dados confirmam que, embora a lesão axonal difusa resulte em axotomia (transecção ou rompimento do axônio), isto ocorre imediatamente à lesão nas áreas cerebrais mais acometidas. Axotomia pode ocorrer também em até 12 a 24 h após a lesão inicial.

Comparado com outros órgãos, o cérebro é especialmente sensível a processos de isquemia, em razão do consumo de energia, mesmo em repouso. Esse órgão, considerado vital, não tem capacidade de armazenamento energético, com esgotamento de oxigênio ocorrendo, em média, em 5 min.

A causa mais frequente de gravidade, tornando crítica a situação de alguns pacientes neurológicos, é a evolução não muito rara de hipertensão intracraniana (HIC), caracterizada por elevação persistente da pressão intracraniana (PIC) superior a 20 mmHg por tempo maior que 5 min, sem estímulo para tal. Pressões intracranianas elevadas são causas comuns de óbito, sobretudo nos pacientes neurocirúrgicos. Alguns estudos têm demonstrado que a manutenção de HIC está associada a um prognóstico pior, independentemente da sua etiologia (isquemia, TCE ou hemorragia).

Pacientes neurocríticos estão sob risco de desenvolvimento de lesões cerebrais secundárias por inflamação, isquemia e edema que se seguem ao insulto primário. Portanto, reconhecer a deterioração clínica pela lesão secundária é uma tarefa desafiadora, principalmente em pacientes comatosos. Para isso, muitas vezes se faz necessária uma monitorização multimodal que engloba ferramentas para avaliação de metabolismo, perfusão e oxigenação cerebrais visando a detectar mudanças para que sejam instituídas medidas a fim de evitar lesões irreversíveis. Essas ferramentas incluem medidas invasivas, como a medida da PIC, por exemplo, e não invasivas, como Doppler transcraniano (DTC), espectrofotometria e eletroencefalografia contínua.

ASPECTOS NEUROFISIOLÓGICOS ESPECÍFICOS

Pressão intracraniana

A HIC é uma emergência neurológica que requer diagnóstico e tratamento imediato para um melhor desfecho. Assim, a identificação de fatores de risco para o desenvolvimento de HIC é vital. São eles: TCE grave, acidentes encefálicos hemorrágicos com hidrocefalia ou de grandes volumes, hematomas extradurais ou subdurais com desvio de linha média e acidentes vasculares isquêmicos extensos.

A PIC compreende a combinação das pressões do tecido cerebral, do sangue e do fluido cerebrospinal. Existem três componentes dentro da caixa craniana: o parenquimatoso, constituído pelas estruturas encefálicas, responsável por 80% do conteúdo da caixa craniana; o liquórico, composto pelo liquor do espaço subaracnóideo e das cavidades ventriculares, representando em torno de 10% do conteúdo da caixa craniana; e o vascular, caracterizado pelo sangue que circula no encéfalo a cada momento, constituindo os 10% restantes do conteúdo craniano. Embora os três componentes possam causar elevação da PIC, o componente vascular é o que tem mais influência, e a maneira mais eficaz de controlar a HIC, de modo geral, é pela redução do volume liquórico.

Valores de PIC inferiores a 10 mmHg são considerados normais e até 20 mmHg aceitáveis. Pressões acima de 20 mmHg, com duração maior ou igual a 5 min, apesar da terapêutica instituída, resultam em HIC. A monitorização dessa pressão é necessária para evitar a necessidade de intervenção clínica ou cirúrgica. Auxilia também na redução de lesões cerebrais secundárias, que podem prejudicar o cérebro de modo permanente ou até mesmo culminar em morte.

O cérebro tem estruturas pouco compressíveis, podendo perder facilmente seus mecanismos compensatórios. Seu processo segue a doutrina creditada aos professores Monro (1783) e Kellie (1824), ou seja, a doutrina de Monro-Kellie: "Quando o volume de qualquer um dos componentes intracranianos aumenta, o volume de um ou dos outros dois precisa reduzir, ou a PIC aumentará".

A PIC reflete a relação entre as alterações de volume no interior da caixa craniana e sua habilidade de acomodação de líquidos adicionais. Como mostrado na Figura 30.1, essas pressões permanecem normais (ponto a), apesar de pequenos acréscimos de volume até o ponto de descompensação (ponto b). Após esse limite, cada incremento no volume total resultará em elevações da PIC (ponto c).

No início, o aumento de volume eleva minimamente a PIC, enquanto aumentos posteriores equivalentes causam acentuada elevação. Essa relação reflete a complacência cerebral, ou seja, a quantidade de volume necessária para causar aumento de uma unidade de pressão no sistema. Consequentemente, traduz o quanto o sistema ainda pode absorver para variar em apenas uma unidade pressórica. Com base no fato de a relação entre a PIC e o volume ser monoexponencial em faixas fisiológicas, métodos não invasivos, como a ressonância magnética (RM), auxiliam mensurações indiretas de elastância e PIC. Uma consequência dessa relação é que, em baixas pressões, a elastância (definida como a mudança na pressão por uma unidade alterada de volume) é pequena, enquanto em altas pressões (grandes volumes) é maior. A elastância derivada da curva exponencial pressão-volume também é uma função monoexponencial do volume. Esse mecanismo está ilustrado na Figura 30.2.

A PIC deve ser monitorada em todos os pacientes recuperáveis com TCE grave (escala de coma de Glasgow < 9) e com tomografia computadorizada de crânio (TCC) anormal (presença de hematomas, contusões, inchaço, herniação ou compressão de cisternas basais). Na TCC normal, a monitorização de PIC é indicada nos casos de TCE grave na presença de duas ou mais características observadas na admissão: idade superior a 40 anos, postura anormal (p. ex., descerebração ou decorticação) ou pressão arterial sistólica inferior a 90 mmHg. Na lesão não traumática, a monitorização da PIC deve ser realizada em presença de hemorragia subaracnóidea, acidentes vasculares encefálicos e outras condições não traumáticas (pacientes de alto risco de HIC com base em dados clínicos e métodos de imagem). Importante destacar que a monitorização da PIC em pacientes com TCE grave está relacionada com maior taxa de sobrevivência em comparação à não monitoração de pacientes com as indicações citadas.

Existem duas contraindicações relativas principais para a monitorização da PIC: (1) pacientes conscientes, desde que exames neurológicos possam ser utilizados; e (2) coagulopatia. Complicações da monitorização de PIC incluem infecções, hemorragia e mau funcionamento do sensor que, potencialmente, podem levar a leituras inadequadas da PIC e, assim, causar danos ao tecido cerebral.

Sinais e sintomas de evolução da hipertensão intracraniana

Os sinais e sintomas de HIC são variados e dependem da natureza da lesão, da sua extensão e localização. O sintoma mais comum é o declínio progressivo do estado de consciência, eventualmente ocasionando coma. Sinais localizatórios, como paresias unilaterais, também podem surgir, embora sejam mais comuns nas lesões focais e, às vezes, não estarem relacionados com HIC.

Primeira fase. Denominada compensatória. Existem poucos sinais que levem a suspeitar de HIC, com pouca alteração do estado clínico. Esporadicamente, surgem dores de cabeça e sonolência muito leves.

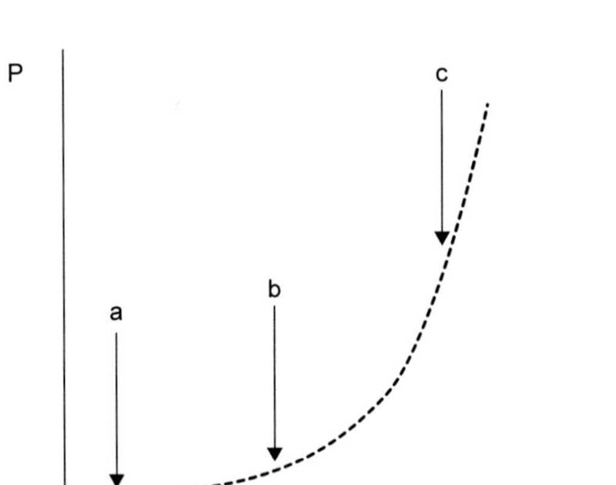

Figura 30.1 Curva de pressão em virtude do volume do compartimento cranioespinal. Observar o comportamento da pressão intracraniana como um reflexo da relação entre alterações no volume cranioespinal e a habilidade de acomodação adicional de volume pelo compartimento intracraniano. Adaptada de Andrews e Citerio (2004).

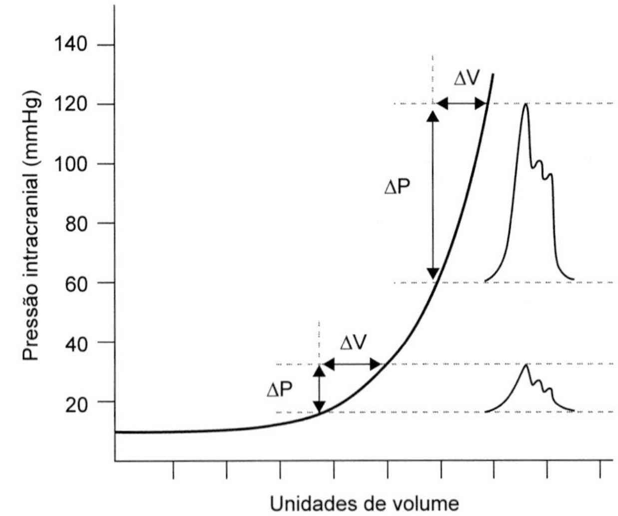

Figura 30.2 Relação monoexponencial da curva pressão-volume intracraniana. Observa-se que, quando o volume no espaço intracraniano aumenta, a pressão de seu interior aumenta exponencialmente. Baixas regiões pressóricas apresentam menores elastâncias. A elastância é uma função linear da pressão intracraniana. ΔP: mudança de pressão durante o ciclo cardíaco; ΔV: mudança unitária de volume durante o ciclo cardíaco. Adaptada de Raksin *et al.* (2003).

Segunda fase. À medida que o processo de compensação se torna menos efetivo, surgem cefaleia e sonolência mais intensas.
Terceira fase. Ocorrem depressão do estado de consciência, elevação da pressão arterial sanguínea sistêmica, bradicardia e respiração irregular (resposta de Cushing).
Quarta e última fase (terminal). Coma profundo, com diminuição progressiva da pressão arterial sistêmica, pupilas fixas e dilatadas.

Nível de consciência

Constitui fator de constante monitorização nos pacientes neurológicos, principalmente nos traumas cranianos. Reduções do nível de consciência podem indicar sinais de piora neurológica, colocando o paciente sob risco de aspiração e retenção de secreção por perda do reflexo de proteção pulmonar. Essas alterações podem culminar em obstrução de vias aéreas e dificuldade ventilatória, tornando necessárias a instituição de via aérea artificial e a ventilação mecânica.

Alterações no nível de consciência ocorrem em graus variados no traumatismo craniano, podendo chegar ao coma. A escala de coma de Glasgow, descrita por Teasdale e Jennett (1974), constitui medida clínica quantitativa, simples e prática para avaliação do estado de consciência. É realizada por meio de um escore, que possibilita avaliar a gravidade da lesão cerebral e a evolução do coma em pacientes não sedados. O escore final do paciente é dado em razão de suas melhores respostas motora, verbal e ocular (Quadro 30.1).

Tipos de monitorização de pressão intracraniana

Existem diferentes maneiras de monitorar a pressão dentro do compartimento cerebral (Tabela 30.1). Esses métodos, entre outros, incluem monitorização de PIC subdural, parenquimatosa e intraventricular. Podem ser utilizados apenas como sistema de monitorização pressórica ou para monitorizar a pressão e drenar o fluido cerebrovascular.

A monitorização com cateter em posição intraparenquimatosa apresenta boa precisão nos primeiros dias de uso. Após este período, pode deixar de ser confiável e sua calibração *in vivo* não é possível. A monitorização com cateteres nas posições subdural, epidural ou subaracnóidea são de menor precisão. Assim, a monitorização intraventricular é a ideal desde que possível, pois torna possível a drenagem de liquor para o controle da HIC e, também, a recalibração do sistema (Figura 30.3).

Componentes da curva de pressão intracraniana

A complacência cerebral, ou a habilidade dos três componentes intracranianos de manter pressões normais, pode ser identificada pela morfologia da onda da curva de PIC. Essa curva tem três tipos principais de ondas: P1, P2 e P3, representadas na Figura 30.4.

- P1: onda de percussão. Nessa onda, está refletida a pressão arterial sistólica, transmitida pelo plexo coroide. Normalmente, é a mais alta das ondas
- P2: *tidal wave*. Onda corrente, variável e indicativa de complacência cerebral. Se essa onda se eleva ou simplesmente ultrapassa P1 e a PIC permanece elevada, apesar de terapêutica clínica e cirúrgica, terá a conotação de um acentuado decréscimo na complacência cerebral
- P3: *dicrotic wave*. Nessa onda, está refletida a pressão venosa cerebral.

Quadro 30.1 Escala de coma de Glasgow.

A – Abertura ocular			
Espontânea	4	Olhos abertos não implicam consciência	
À fala	3	Não necessariamente a comando verbal	
À dor	2	Não usar pressão supraorbitária como estímulo doloroso	
Nenhuma	1	—	
B – Melhor resposta verbal		**B – Verbal – Paciente intubado**	
Orientado e conversa	5[a]	Parece capaz de conversar	5
Desorientado e conversa	4[b]	Habilidade de conversar questionável	3
Palavras inapropriadas	3[c]		
Sons incompreensíveis	2[d]		
Nenhuma	1	Nenhuma	1
C – Melhor resposta motora			
Obedece a comandos	6	—	
Localiza a dor	5	Movimento deliberado e proposital	
Flexão-retirada	4	Afasta-se do estímulo	
Decorticação	3	Flexão anormal	
Descerebração	2	Extensão anormal	
Nenhuma	1	Flacidez	

[a]No tempo, pessoas e lugares. [b]Fala confusa. [c]Berros, palavrões. [d]Gemidos.
Total: 3 a 15. Escore 3 a 4: 85% letalidade e vegetativo; escore > 11: 5 a 10% de letalidade ou vegetativo e 85% de probabilidade de incapacidade moderada ou boa recuperação. No TCE: 13 a 15 = TCE leve; 9 a 12 = TCE moderado; 3 a 8 = TCE grave.
Adaptado de Teasdale e Jennett (1974).

Variações na morfologia da onda de PIC podem indicar falência nos mecanismos de compensação e antecipar elevações da PIC. À medida que a complacência diminui, as ondas P2 e P3 se igualam à P1 e, posteriormente, a ultrapassam.

Pressão de perfusão cerebral (PPC)

É definida pela diferença entre a pressão arterial média (PAM) e a PIC.

$$PPC = PAM - PIC$$

O limite inferior aceitável para a PPC é controverso. Valores inferiores a 60 mmHg indicam quadro de hipoperfusão. As lesões cerebrais agudas têm uma taxa de metabolismo alta e, por isso, requerem altas taxas de PPC. Quando a PIC se eleva, é necessário elevar a PAM, com otimização de débito cardíaco. A utilização do cateter de Swan-Ganz pode ser indicada no manuseio desses pacientes.

A manutenção de níveis adequados de PPC, superiores a 60 mmHg, pode evitar isquemia cerebral global e regional, e sua monitorização pode constituir-se em medida contínua.

Fluxo sanguíneo cerebral (FSC)

É diretamente proporcional à PPC e inversamente proporcional à resistência vascular cerebral (RVC), de maneira automática pelo processo de autorregulação, de acordo com a lei de Ohm:

$$FSC = (PAM - PIC)/RVC \text{ ou } PPC/RVC$$

Tabela 30.1 Tipos de monitorização da pressão intracraniana.

Sensor de PIC	Localização	Utilização	Vantagens	Desvantagens
Subdural	Abaixo da dura-máter	Coleção hematoma subdural Transdutor para monitorar a pressão	Menos invasivo Realiza leitura do espaço subdural	Não permite drenar o fluido cerebrospinal
Parenquimatosa	Dentro do tecido cerebral	Monitorização de pressões parenquimatosas e intraventriculares	Realiza leitura do tecido cerebral	Não drena o fluido cerebrospinal Requer outro sistema de monitorização acoplado É mais caro Constitui de moderada a alta monitorização invasiva
Intraventricular	Ventrículos	Promove leitura ventricular e drenagem do fluido cerebrospinal	Precisão de leitura ventricular Drena o fluido cerebrospinal Sistema menos dispendioso	Monitorização altamente invasiva Dificuldade técnica de inserção do cateter Qualquer obstrução pode causar imprecisão de leitura pressórica

PIC: pressão intracraniana.

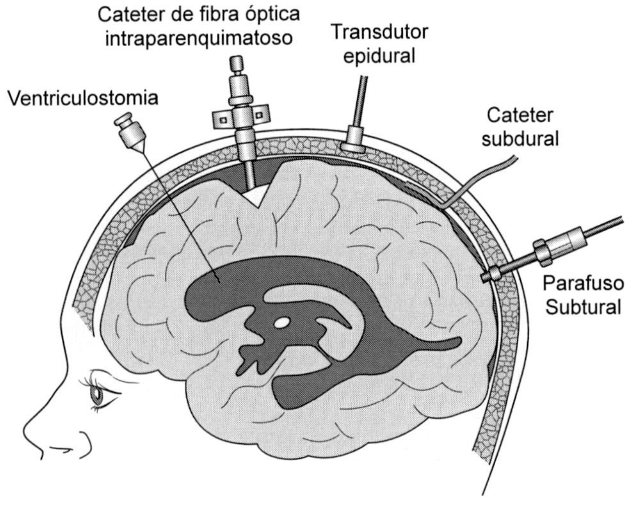

Figura 30.3 Desenho esquemático com as localizações de inserção de cateteres de monitorização da PIC (intraparenquimatoso, subdural, ventricular) no controle da HIC. Adaptada de Ristic *et al.* (2015).

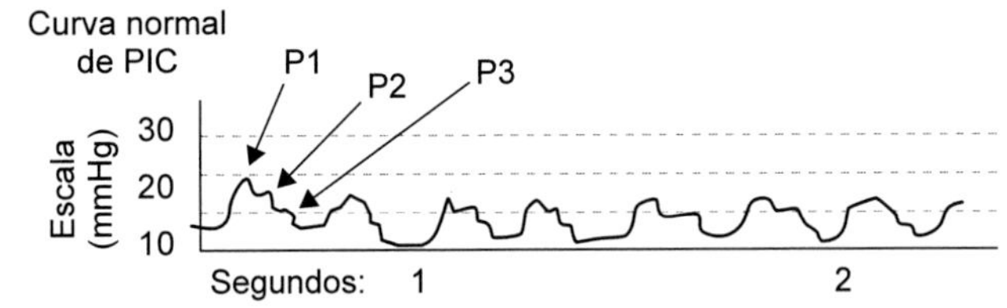

Figura 30.4 Traçado da curva normal de PIC. P1: onda de percussão; P2: *tidal wave*; P3: *dicrotic wave*. Adaptada de Langfitt *et al.* (1964).

Os principais vasos de resistência cerebral são as pequenas artérias e as arteríolas, as quais conseguem alterar em até 300% seu diâmetro normal.

O FSC é de aproximadamente 750 mℓ/min (54 mℓ/100 g/min de tecido nervoso), o que equivale a dizer que cerca de 15 a 20% do débito cardíaco são direcionados ao cérebro.

A RVC é a pressão ao longo do leito cerebrovascular proveniente das artérias para as veias jugulares. Recebe influência do influxo pressórico (pressão sistólica), do efluxo pressórico (pressão venosa), do diâmetro seccional dos vasos sanguíneos cerebrais e da PIC. Pela falta de válvulas no sistema venoso cerebral, a pressão venosa também influencia a resistência cerebrovascular, controlada pelo sistema de autorregulação cerebral. Assim, o processo de vasoconstrição e vasodilatação aumenta e a resistência cerebrovascular reduz.

O FSC pode ser afetado por fatores intrínsecos, como pH, pressão parcial de CO_2 no sangue arterial ($PaCO_2$), pressão parcial de O_2 no sangue arterial (PaO_2) e PIC; e extrínsecos, como pressão sanguínea sistêmica, débito cardíaco, viscosidade sanguínea e tônus vascular. O decréscimo no FSC afeta o processo de autorregulação, seu maior mecanismo protetor e homeostático. Esse mecanismo opera dentro de uma faixa de segurança de 50 a 150 mmHg. Fora dessa faixa, existe uma variedade de atividade neural.

Os vasos sanguíneos cerebrais sofrem dilatação com aumentos de $PaCO_2$ (hipercapnia) ou queda de pH e com decréscimos na PaO_2 (hipoxia). Para cada aumento de 1 mmHg de $PaCO_2$, ocorre aumento de 2 a 3% do FSC, podendo dobrar quando a $PaCO_2$ atinge 80 a 100 mmHg. Com relação ao declínio da $PaCO_2$, a vasoconstrição resultante pode levar a grandes reduções do FSC, diminuindo até 40% quando a $PaCO_2$ chega a 25 mmHg, com redução máxima em caso de $PaCO_2$ de 20 mmHg, atingido até 50%. Também a PaO_2 influencia o FSC: quedas de PaO_2 levam a uma resposta vasodilatadora, com consequente aumento da PIC. Por sua vez, a elevação da PaO_2 acima de 200 mmHg pode reduzir o FSC em torno de 10%.

Taxa metabólica de oxigênio cerebral ($CMRO_2$)

O cérebro requer um grande nível de perfusão com adequados substratos para um perfeito funcionamento. Um ambiente físico-químico deve ser mantido em completa interação com os meios intra e extracelular. Existe alta taxa metabólica cerebral, dependente do aporte sanguíneo, principalmente na substância branca.

Em condições normais, a atividade metabólica cerebral determina o FSC, de modo a ajustar a oferta de oxigênio à demanda, o que significa acoplamento neurovascular: um aumento do metabolismo promove aumento do FSC enquanto a diminuição metabólica leva à redução do FSC. Assim, modificações no nível da atividade elétrica cerebral também alteram o consumo de oxigênio. Depressão profunda da atividade metabólica cerebral, como a produzida por sedativos, pode levar à redução de até metade do consumo de oxigênio, chegando ao metabolismo basal. A $CMRO_2$ é de aproximadamente 3,4 mℓ/100 g/min de tecido nervoso, taxa que corresponde à utilização de 18% do O_2 obtido pelos pulmões. A Figura 30.5 mostra o efeito direto entre a $CMRO_2$ e o FSC.

Os elementos constitutivos da oferta de oxigênio (CDO_2) são o conteúdo arterial de oxigênio (CaO_2) e o FSC. Esse último, por sua vez, é determinado por interações entre pressão arterial sistêmica, pressão venosa jugular ($P\bar{v}jO_2$) e resistências cerebrais.

$$CDO_2 = FSC \times CaO_2$$

$$CaO_2 = [(1{,}34\ m\ell \text{ de } O_2 \times gHb) \times FiO_2] + (PaO_2 \times 0{,}0031)$$

Em que Hb (g/dℓ) significa hemoglobina.

A função neuronal depende quase exclusivamente do metabolismo oxidativo da glicose, sendo totalmente dependente de um aporte contínuo de glicose e oxigênio. Grande parte desse oxigênio é utilizada para manutenção de gradientes iônicos da membrana, e o restante permite funções celulares básicas de síntese de proteínas e neurotransmissores. Estudos apontam a hiperglicemia como fator agravante do prognóstico em alguns pacientes neurológicos, principalmente no TCE.

A $CMRO_2$ é calculada pelo produto do FSC e $C(a\text{–}\bar{v}j)O_2$.

$$CMRO_2 = FSC \times C(a\text{–}\bar{v}j)O_2$$

Em que: $C(a\text{–}\bar{v}j)O_2$ = diferença entre CaO_2 e $C\bar{v}jO_2$.

Valor normal = 3,4 mℓ/100 g/min (14% do consumo corporal total).

Autorregulação cerebral

Define-se o processo de autorregulação como a capacidade cerebral de mudanças na RVC em resposta às alterações da PPC, com propósito de manter constante o FSC. Os principais determinantes de FSC são a PPC e a RVC, esta última determinada pelo tônus vascular (vasoconstrição ou vasodilatação), sendo o principal determinante do FSC em condições fisiológicas. A capacidade considerada ótima de contração e dilatação das arteríolas situa-se em uma ampla faixa de PAM (50 a 150 mmHg).

A redução da PPC em virtude da queda da PAM leva à vasodilatação, com redução da RVC para um FSC constante. Se a redução da PPC for causada pela elevação da PIC, a resposta será vasoconstrição, com aumento da RVC e da PAM (reflexo de "Cushing"). Contudo, se a diminuição da PPC causada por elevação da PIC ocasionar isquemia, há vasodilatação, com redução da RVC para FSC constante, o que se chama de cascata vasodilatadora. Nesta, o aumento do FSC determina aumento da PIC e, consequentemente, redução da PPC, formando um círculo vicioso. Parte importante da fisiopatologia da cascata vasodilatadora é a lesão de isquemia-reperfusão que, em última análise, leva à isquemia por HIC refratária.

Na lesão cerebral, muitos eventos fisiopatológicos podem comprometer o fluxo sanguíneo regional, podendo ocorrer danos teciduais isquêmicos. Algumas artérias e arteríolas, em regiões isquêmicas, podem perder o processo de autorregulação, tendendo a permanecer em vasodilatação contínua. Esse fato provoca respostas anormais de troca de CO_2, processo denominado "paralisia vasomotora".

O FSC é muito sensível a qualquer alteração na $PaCO_2$. Para cada alteração de 1 mmHg de $PaCO_2$, o fluxo sanguíneo também se altera em 2 a 3%. Os efeitos vasodilatadores e vasoconstritores do CO_2 são mediados por alterações no pH do líquido extracelular cerebral. Esse mesmo fluxo mantém-se constante em uma ampla taxa de PaO_2. Elevações do FSC ocorrem somente quando a PaO_2 cai abaixo de 50 mmHg (Figura 30.6).

O FSC, em humanos, é de aproximadamente 50 mℓ/100 g/min de tecido cerebral. Lesões neuronais irreversíveis ocorrem quando o FSC cai abaixo de 18 mℓ/100 g/min de tecido cerebral por um período prolongado. O FSC corresponde à PPC. Em razão da dificuldade clínica de mensurar o FSC, a PPC é utilizada para avaliar a adequada pressão de perfusão. Em humanos, valores normais de PPC estão entre 70 e 100 mmHg. Contudo, como resultado do processo de autorregulação, o FSC permanece relativamente constante quando a PPC se encontra entre 40 e 50 e 140 a 150 mmHg (Figura 30.7). Baixo fluxo sanguíneo culmina em hipoxia ou hipercapnia, resultando em acidose, a qual causa vasodilatação cerebral e aumento de FSC.

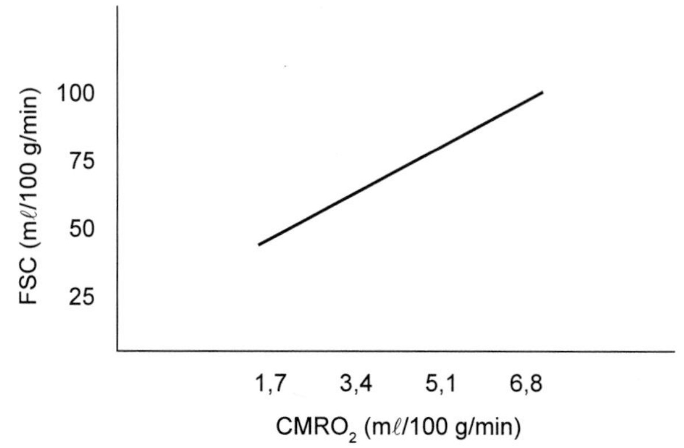

Figura 30.5 Relação entre o consumo metabólico cerebral de oxigênio ($CMRO_2$) e o fluxo sanguíneo cerebral (FSC). A taxa metabólica cerebral é dependente do aporte sanguíneo. Adaptada de Yundt e Diringer (1997).

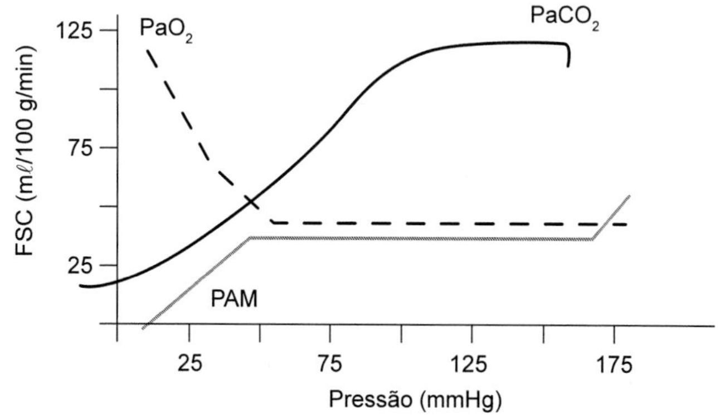

Figura 30.6 Relação entre o fluxo sanguíneo cerebral (FSC) e as pressões parciais de oxigênio (PaO_2) e dióxido de carbono ($PaCO_2$) no sangue arterial e a pressão arterial média (PAM). Adaptada de Meyer (1985).

A hipertensão crônica desvia a curva de autorregulação para a direita, tornando os pacientes hipertensos suscetíveis à isquemia em uma PPC normalmente bem tolerada por indivíduos saudáveis. Mecanismos de autorregulação cerebral são interrompidos após trauma craniano, com o FSC tornando-se dependente da PPC.

MÉTODOS UTILIZADOS PARA DETERMINAÇÃO DE OXIGENAÇÃO CEREBRAL

Monitorização da saturação venosa de oxigênio do bulbo jugular ($S\bar{v}jO_2$)

A monitorização contínua da saturação venosa de oxigênio do sangue que retorna do cérebro ao coração ($S\bar{v}jO_2$) é um método prático de detecção de isquemia cerebral e dos efeitos de tratamento de PIC elevada, indicada para pacientes com lesão cerebral aguda grave. O cateter de oximetria, inserido dentro da veia jugular interna (Figura 30.8), permite a monitorização da $S\bar{v}jO_2$. A medida da $S\bar{v}jO_2$ deve ser relacionada com a SaO_2, pois a diferença entre elas dá o valor da extração cerebral de oxigênio ($ECerO_2 = SaO_2 - S\bar{v}jO_2$). Esses valores indicam o balanço relativo entre a oferta e o consumo cerebral, sendo útil para a distinção entre a HIC, causando hipoperfusão cerebral secundária ($S\bar{v}jO_2$ baixa), e a HIC secundária à hiperemia encefálica ($S\bar{v}jO_2$ alta).

Interpretação:

- $S\bar{v}jO_2 < 55\%$ e $ECerO_2 > 42\%$: metabolismo cerebral aumentado e oferta O_2 baixa (isquemia relativa) ou redução do FSC (isquemia absoluta)
- $-S\bar{v}jO_2 > 75\%$ e $ECerO_2 < 24\%$: quando associada à HIC, deve ser interpretada como indicador de hiperemia ou aumento da perfusão cerebral, que pode ser confirmada com DTC.

Na interpretação dos resultados obtidos, é importante lembrar que os valores refletem o equilíbrio entre a oferta e o consumo de oxigênio, e não diretamente os valores de FSC. Os valores estão representados no Quadro 30.2.

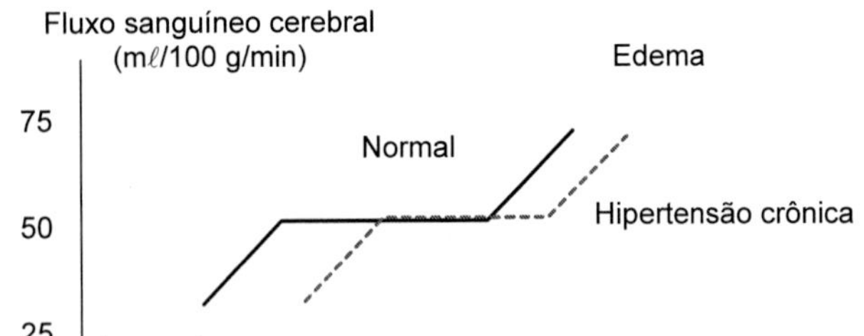

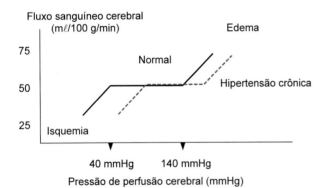

Figura 30.7 Autorregulação cerebral em indivíduos normais e com hipertensão crônica. O fluxo sanguíneo cerebral (FSC) se torna dependente da pressão de perfusão cerebral (PPC) na falência da autorregulação cerebral. Nos indivíduos hipertensos, ocorre desvio da curva para a direita, tornando esses pacientes suscetíveis à isquemia em uma PPC normalmente bem tolerada por indivíduos saudáveis. Adaptada de Marik *et al.* (2002).

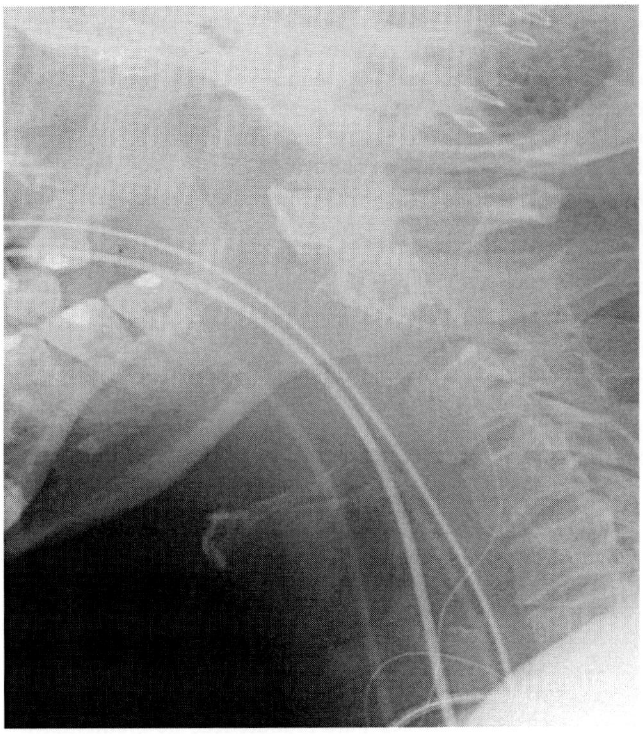

Figura 30.8 Exame radiológico mostrando o cateter de oximetria inserido na veia jugular interna. Fonte: Bugedo *et al.* (1999).

Quadro 30.2 Valores normais da monitorização cerebral.

$S\bar{v}jO_2$	Saturação venosa jugular de O_2	55 a 75%
$C\bar{v}jO_2$	Conteúdo venoso jugular de O_2	7 mℓ%
$D(a-\bar{v}j)O_2$	Diferença arteriovenosa jugular de O_2	5 a 9 mℓ%
$ECerO_2$	Extração cerebral de O_2	24 a 42%

Monitorização da pressão parcial tecidual de oxigênio ($PtiO_2$)

Tanto a $S\bar{v}jO_2$ quanto a $PtiO_2$ são medidas de oxigenação cerebral. Entretanto, a $S\bar{v}jO_2$ mede a oxigenação cerebral global, enquanto a $PtiO_2$ mede a focal. A monitorização da $PtiO_2$ é uma técnica que possibilita, por meio da utilização de um eletrodo polarográfico, medir localmente a tensão tecidual de oxigênio cerebral. Em geral, efetua-se na substância branca, por esta apresentar maior sensibilidade à hipoxia. Variações nos valores de oxigênio tecidual refletem alterações no fornecimento ou na utilização do oxigênio pelo tecido. Assim, a $PtiO_2$ reflete a concentração de oxigênio dissolvida no fluido intersticial sem componentes responsáveis pela captação ou transporte de O_2 (p. ex., hemoglobina) e é medida em unidades de pressão, indicando diretamente o O_2 disponibilizado pelo aporte sanguíneo para utilização celular. Representa o produto do FSC e a diferença arteriovenosa de O_2 cerebral. Valores normais situam-se entre 23 e 35 mmHg. Valores inferiores a 20 mmHg são considerados limiares de isquemia focal, com necessidade de tratamento. Estudos têm demonstrado superioridade deste método em comparação com outros meios de monitorização de oxigenação cerebral ($S\bar{v}jO_2$ e espectroscopia no infravermelho próximo) em pacientes com TCE.

Espectroscopia no infravermelho próximo (NIRS)

Ferramenta não invasiva para medir a oxigenação cerebral, calcula a concentração de um cromóforo (hemoglobina oxigenada em pacientes com lesões cerebrais) com base na atenuação de luz entre a fonte de luz e o receptor.

NIRS é uma monitorização contínua, direta e não invasiva de oxigenação cerebral e do volume sanguíneo cerebral. O princípio consiste na aplicação da luz no comprimento de onda infravermelha para avaliar, quantitativa e qualitativamente, os componentes moleculares relacionados com a oxigenação tecidual. Com base nas concentrações da deoxi-hemoglobina e oxi-hemoglobina no tecido cerebral, são obtidas informações para o cálculo da oxigenação tecidual.

Em comparação com $S\overline{vj}O_2$, é menos eficaz na determinação da oxigenação cerebral, e sua utilidade em pacientes neurocríticos permanece limitada.

MÉTODOS PARA AVALIAÇÃO DE FLUXO SANGUÍNEO CEREBRAL

Modalidades de neuroimagem, particularmente a TCC, perfusão ou RM são frequentemente utilizadas na prática clínica para estimar o fluxo sanguíneo. No entanto, esses métodos fornecem um dado instantâneo no tempo, considerando que FSC é um processo dinâmico. Assim, complementando a neuroimagem com a monitorização contínua à beira do leito, é possível fornecer um conhecimento mais abrangente da perfusão cerebral. O FSC pode ser monitorizado de maneira não invasiva pelo DTC, fornecendo uma avaliação mais global por meio da medição da velocidade média do fluxo em diferentes vasos intracerebrais. O DTC é usado principalmente para detectar vasoespasmo em hemorragia subaracnóidea e, portanto, identificar pacientes em risco de isquemia tardia. É mais confiável para avaliar a circulação anterior pela medida de velocidade do fluxo de artéria cerebral média. Valores superiores a 200 cm/s têm alta probabilidade de prever vasoespasmo clinicamente significativo. Contudo, o aumento da velocidade pode refletir vasoespasmo (*i. e.*, diâmetro reduzido) ou hiperemia. Para diferenciação dessas situações, pode ser utilizado o índice de Lindegaard, que é a proporção de maior velocidade de fluxo em artéria cerebral média para maior velocidade de fluxo em artéria carótida interna extracraniana. Valor superior a 3 é considerado preciso para diferenciar hiperemia e vasoespasmo cerebral. Limitações de DTC incluem variabilidade operador-dependente e incapacidade de diferenciar vasoespasmo sintomático de assintomático, especialmente se a velocidade estiver entre 120 e 199 cm/s.

Eletroencefalograma (EEG)

Fornece a medida contínua em tempo real e não invasiva da função cerebral. Quando o FSC é reduzido, há mudanças na atividade metabólica e elétrica, pois a atividade metabólica está diretamente relacionada com o FSC, o que é chamado de acoplamento neurovascular. Assim, na presença de atividade metabólica intensa, há aumento do FSC e vice-versa. As indicações clássicas de EEG são para detecção de crises convulsivas e para o prognóstico do coma. O EEG também pode ser útil para detectar a deterioração da FSC em pacientes neurocríticos. À medida que diminui o FSC, ondas de alta frequência e baixa amplitude (alfa e beta) dão lugar às ondas de baixa frequência e grande amplitude (delta e theta). Nessa transição de isquemia para o infarto (mudança com redução do FSC, com aparecimento de isquemia à medida que há deterioração do FSC), o EEG pode proporcionar uma janela de oportunidade de tratamento. É importante, no entanto, considerar o efeito de um grande número de fatores de confusão, como medicação (sedativos), movimentos do corpo ou artefatos elétricos de outros dispositivos de monitorização de terapia intensiva. Além disso, o uso crescente de EEG contínuo revela que a atividade epileptiforme clinicamente não detectada se dá em até 70% de pacientes críticos, dependendo da doença neurológica subjacente. Usando a monitorização do EEG, 56% das convulsões são detectadas durante a 1ª hora de pacientes em uma unidade de terapia intensiva (UTI) geral e 88% durante as primeiras 24 h. Além disso, o atraso do diagnóstico do estado epiléptico não convulsivo e a duração prolongada das crises são fatores independentes de aumento da mortalidade. Portanto, a detecção e o tratamento contínuos de crises com o uso de EEG estão associados a resultados melhores.

Posicionamento do paciente

A postura ideal para o paciente neurológico segue os princípios de alinhamento cefalocaudal, com o devido posicionamento neutro da coluna cervical. Buscam-se posturas funcionais para evitar a instalação de padrões que possam prejudicar o processo de reabilitação. Os pacientes que requerem cuidados mais específicos são os que cursam com HIC.

Apesar de não haver nenhum estudo padronizado, o posicionamento recomendado para drenagem venosa do cérebro está entre 15 e 30°. A manutenção do alinhamento neutro da coluna cervical, sem rotações ou inclinações de cabeça, é o que se preconiza para os pacientes neurológicos, principalmente os com HIC. Recomendam-se flexões de quadril abaixo de 30°. Acima desse valor, pode ocorrer aumento de pressões intratorácicas, com consequente redução do retorno venoso cerebral.

Em pacientes com trauma craniano, a elevação moderada (15 a 45°) de cabeça reduz significativamente a PIC, enquanto elevações superiores a 45° podem ser deletérias, em razão do decréscimo crítico da PPC, sendo o posicionamento a 0° indicado na otimização da melhor PPC.

Schwarz *et al.* (2002) avaliaram o efeito da posição corporal sobre a PIC e a PPC de pacientes com acidente vascular encefálico (AVE) grave. A Figura 30.9 mostra o comportamento esquemático da velocidade média do fluxo sanguíneo das artérias cerebrais médias (VmACM), da PAM e da PIC, bilateralmente. O paciente foi inicialmente posicionado em 0°. A cabeceira da cama foi elevada em 15° e 30°, com intervalos de 5 min, e, posteriormente, retornada a 0°. Foi observada uma acentuada redução da PAM em cada etapa de elevação da cabeceira da cama. A VmACM no lado afetado (esquerdo) alterou, passivamente, em resposta a mudanças na PAM, demonstrando perda do processo de autorregulação. Houve também reduções lentas da PIC com elevações da cabeceira. A Figura 30.10 mostra as medidas de PAM, PPC, PIC e VmACM de 18 pacientes do mesmo estudo. Observa-se uma PPC maior na posição horizontal, apesar do maior valor de PIC encontrado. Alguns pacientes podem se beneficiar do posicionamento a 0°, com melhor otimização da PPC.

A fisioterapia motora deve ser iniciada na UTI, para acelerar o processo de reabilitação funcional. Suporte ventilatório individualizado, posicionamento funcional adequado, mobilização precoce e reabilitação motora são partes integrantes de todo um processo em busca de independência funcional e

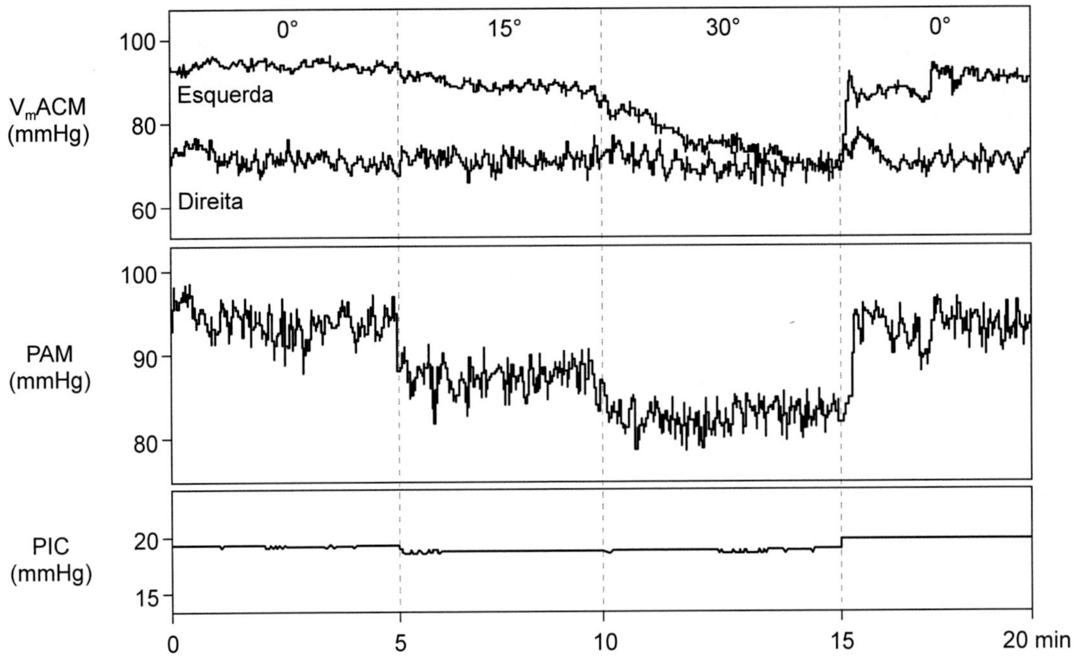

Figura 30.9 Pressão arterial média (PAM), pressão intracraniana (PIC) e velocidade média do fluxo sanguíneo da artéria cerebral média (V_mACM) de ambos os lados em um paciente de 58 anos de idade tratado clinicamente com infarto territorial completo à esquerda. Observar a perda do processo de autorregulação da artéria cerebral média esquerda na posição de 30°. Adaptada de Schwarz *et al.* (2002).

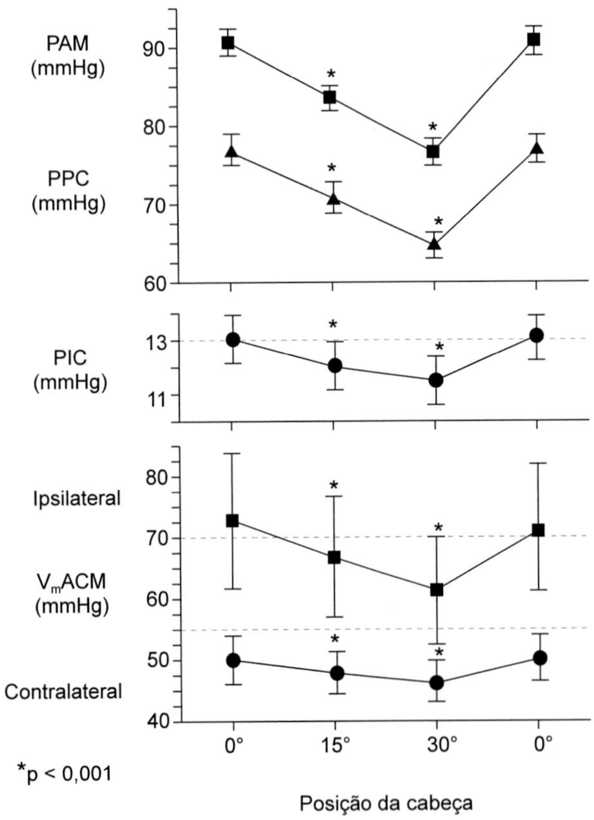

Figura 30.10 Pressão arterial média (PAM), pressão de perfusão cerebral (PPC), pressão intracraniana (PIC) e velocidade média do fluxo sanguíneo da artéria cerebral média (V_mACM) de ambos os lados em pacientes com infarto completo e incompleto da artéria cerebral média. Observar o aumento da V_mACM em decúbito supino. *p < 0,001 em relação à posição da cabeça de 0°. Adaptada de Schwarz *et al.* (2002).

reintegração do indivíduo ao seu meio. Profissionais especializados fazem parte do processo de reabilitação, em virtude da necessidade de vigilância contínua do paciente grave. Ações precoces visam a minimizar as complicações secundárias do imobilismo, sendo o posicionamento funcional uma delas. As Figuras 30.11 a 30.13 mostram alguns posicionamentos funcionais do paciente.

SUPORTE VENTILATÓRIO NO PACIENTE NEUROLÓGICO

A ventilação mecânica no paciente neurológico tem caráter protetor, visando a minimizar a deterioração de funções neurológicas com presença de comprometimento da ventilação pulmonar. Uma correta assistência ventilatória é necessária para o não agravamento da lesão primária, estando particularmente indicada em pacientes com Glasgow abaixo de 8.

Os traumas cranianos podem provocar distúrbios de ritmo respiratório, sendo necessárias intervenções imediatas para a regulação de gases sanguíneos por meio da instituição de ventilação mecânica. Esse procedimento, além de melhorar as trocas gasosas, protege as vias aéreas inferiores pela instituição de via aérea artificial.

Em doenças neuromusculares, alterações gasométricas, como hipercapnia ou hipoxemia, surgem apenas em fases tardias de falência neuromuscular. A indicação da ventilação mecânica deve, então, ser feita, por alterações da mecânica ventilatória e fadiga ou, ainda, por alterações da musculatura orofaríngea. Medidas de capacidade vital são úteis para o acompanhamento evolutivo desses pacientes.

As indicações para o suporte ventilatório, entre outras, são:

- Proteção de vias aéreas em pacientes com comprometimento do nível de consciência ou perda dos reflexos protetores das vias aéreas

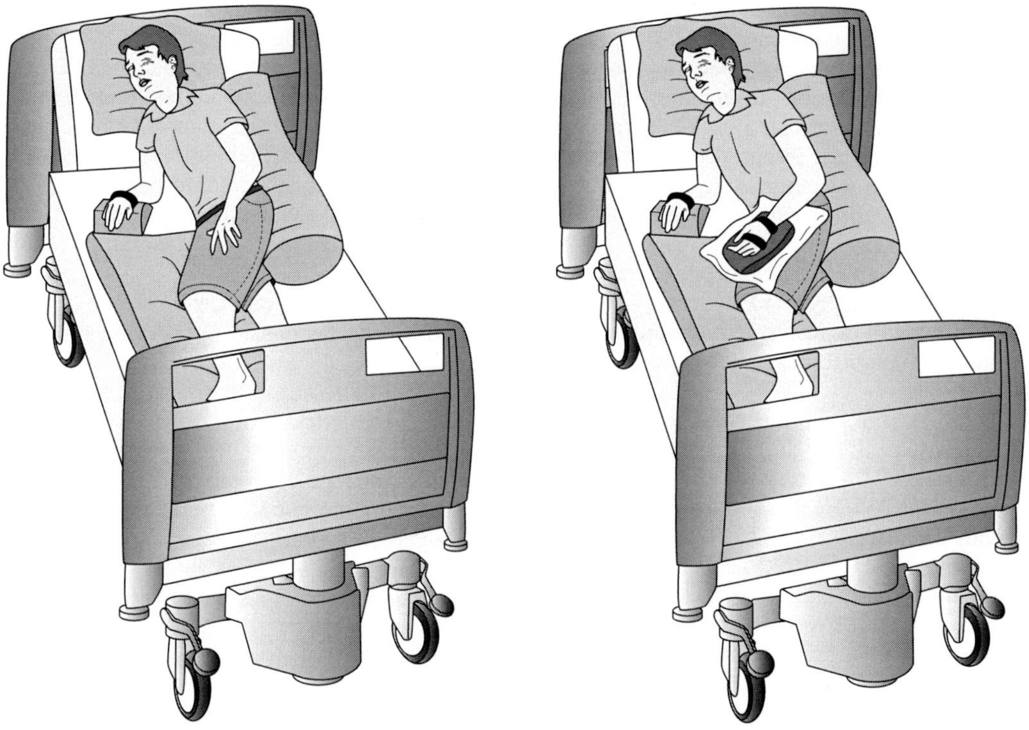

Figura 30.11 Posicionamento funcional de pacientes em decúbito lateral.

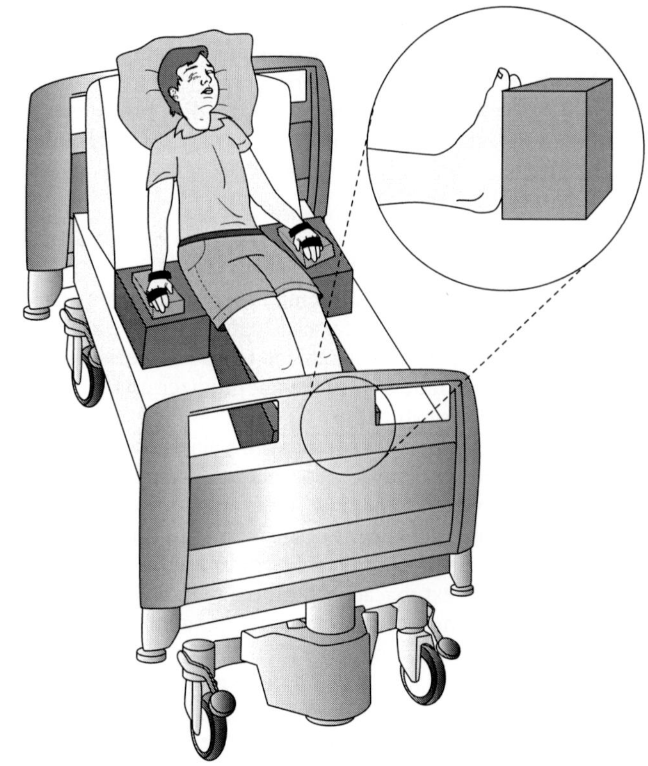

Figura 30.12 Posicionamento funcional de paciente em decúbito dorsal.

- Manutenção de trocas gasosas adequadas
- Necessidade de repouso muscular
- Perda de força ou coordenação da musculatura respiratória ou de região orofaríngea (doenças neuromusculares, lesões medulares)

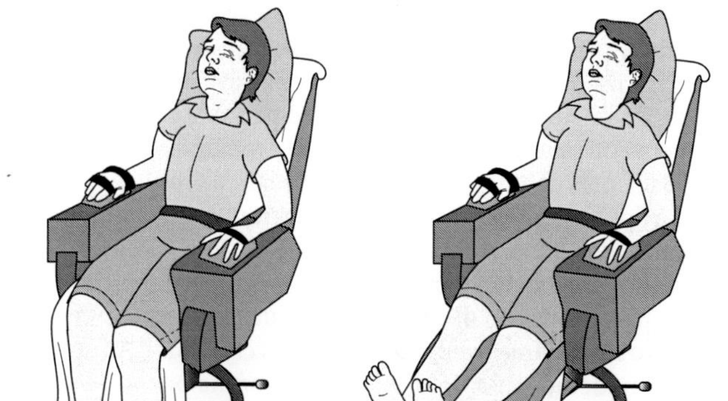

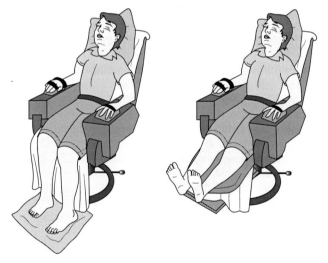

Figura 30.13 Posicionamento funcional de pacientes sentados.

- Necessidade de garantia de oxigenação adequada e controle da $PaCO_2$, como na HIC, visando à manutenção adequada de PPC.

Grande parte dos pacientes neurológicos utiliza ventilação convencional no pós-operatório imediato e por curtos períodos, sendo, logo em seguida, desmamados e extubados. O mesmo não é válido para os pacientes que evoluem com HIC. Nesse grupo, o suporte ventilatório requer cuidados específicos quanto à oxigenação e à ventilação, para assegurar a adequada PPC.

Uma abordagem segura de ventilação deve conter estratégias de suporte ventilatório que evitem grandes pressões de insuflação pulmonar (Pplatô < 35 cmH_2O). Dessa maneira, tenta-se prevenir a lesão pulmonar, sendo possível, ao mesmo tempo, diminuir as repercussões da pressão positiva intratorácica sobre a hemodinâmica e o retorno venoso cerebral. Institui-se a ventilação controlada por pressão ou controlada por volume com fluxos inspiratórios decrescentes e volume corrente suficiente apenas para controlar a $PaCO_2$. Frequência respiratória acima de 16 ciclos por minuto, se possível, deve ser evitada pela possibilidade de indução de auto-PEEP ou PEEP intrínseca (*intrinsic positive end-expiratory pressure*). Devem-se evitar, ainda, altas concentrações de oxigênio inspirado (FiO_2) em razão de sua alta toxicidade, preconizando-se a menor FiO_2 possível para manter uma PaO_2 entre 100 e 120 mmHg em casos de pacientes exclusivamente neurológicos e 80 a 100 mmHg naqueles com acometimento do sistema respiratório associado.

Barbas *et al.* (2016) classificaram pacientes com acometimento do sistema nervoso central (SNC) e insuficiência respiratória em três categorias: TCE grave, AVE isquêmico (AVEI) grave e AVE hemorrágico (AVEH). De acordo com esses autores, pacientes com TCE grave e insuficiência respiratória devem permanecer com a $PaCO_2$ entre 30 e 39 mmHg, níveis que se relacionam com melhora de sobrevida. Em pacientes com AVEI grave, preconizam-se níveis de $PaCO_2$ entre 35 e 39 mmHg para evitar isquemia nas áreas de penumbra cerebral. Em pacientes com AVEH, os níveis de $PaCO_2$ devem estar entre 30 e 35 mmHg, visando à redução do edema ao redor das áreas de hemorragia.

Em ventilação mecânica, sabe-se que a PEEP é efetiva em melhorar a oxigenação e proteger o parênquima pulmonar. Contudo, sua aplicação durante a ventilação de pacientes neurológicos, principalmente na HIC, ainda é controversa. Uso de PEEP inferior a 5 mmHg pode prejudicar a função respiratória do paciente neurológico, principalmente naqueles que evoluem com alteração desse sistema. O melhor nível de PEEP para pacientes com lesão cerebral traumática é aquele que melhora a SpO_2 e a pressão de oxigênio tecidual cerebral sem aumentar a PIC e/ou diminuir a PPC. Em 2015, Nemer *et al.* avaliaram, prospectivamente, os efeitos de diferentes níveis de PEEP sobre a pressão de oxigênio tecidual cerebral, SpO_2, PIC e PPC de 20 adultos jovens que desenvolveram SDRA (grave, n = 25%; moderada, n = 65%; leve, n = 10%) na primeira semana após lesão cerebral traumática. Esses autores observaram melhora progressiva da pressão de oxigênio tecidual cerebral e SpO_2 com aumentos da PEEP de 5 para 10 cmH_2O e de 10 para 15 cmH_2O. Por sua vez, a PIC e a PPC não diferiram significativamente nos diferentes níveis de PEEP. Esses resultados são promissores, apesar do pequeno número de pacientes envolvidos no estudo, do nível de hipoxia cerebral dos pacientes (> 10 mmHg) e do limite de PEEP utilizado (15 cmH_2O).

Uma vigilância contínua deve ser feita nos pacientes com suporte ventilatório, evitando-se altas pressões de distensão pulmonar (*driving pressure*), volumes correntes altos, abertura e fechamento alveolar cíclico e colapso pulmonar. Preconiza-se manter baixos valores de pressão de distensão pulmonar, aplicação de modalidade espontânea o mais precoce possível e recrutamento alveolar quando indicado.

A intervenção fisioterápica por si constitui evento delicado no grupo de pacientes neurológicos, devendo ser avaliado o real benefício de cada procedimento. A premissa de manutenção de PIC abaixo de 20 mmHg e PPC acima de 60 é um parâmetro inicial que deve ser considerado para o início de qualquer procedimento. A aspiração traqueal não deve ser prescrita como rotina, e, quando necessária, deve ser precedida de rigorosa avaliação neurológica.

Atelectasias são comuns em pacientes com imobilismo e perda de proteção de via aérea com perda de reflexo de tosse, culminando em alterações de troca gasosa. A fisioterapia utiliza recursos como manobras de higiene brônquica, estímulo e assistência à tosse, manobras torácicas e adequação da ventilação mecânica buscando reverter essas complicações. A prevenção de doenças como pneumonia, atelectasia, insuficiência respiratória aguda, entre outras, é função da equipe multiprofissional especializada em terapia intensiva no âmbito neurológico.

A posição prona tem demonstrado aumentar a oxigenação por diferentes mecanismos, como o recrutamento alveolar, a distribuição mais homogênea da ventilação alveolar e a proteção da lesão pulmonar induzida pela ventilação mecânica. Os benefícios em termos de resultados e mortalidade são demonstrados na SDRA grave, caso a posição prona seja utilizada por tempo prolongado. Entretanto, essa modalidade de tratamento tem sido pouco estudada em pacientes com lesões cerebrais. Reinprecht *et al.* (2003) analisaram o efeito da posição prona em 16 pacientes com ruptura de aneurisma cerebral com SDRA grave. Esses autores observaram aumento significativo da PO_2 no sangue arterial e no tecido cerebral na posição prona em comparação com a posição supina. A PIC aumentou (9,3 mmHg *vs.* 14,8 mmHg) e a PPC diminuiu (73 mmHg *vs.* 67,7 mmHg) na comparação da posição prona com a supina. Esses resultados sugerem que os efeitos benéficos da oxigenação superam os efeitos adversos da redução da perfusão cerebral. Em 2014, Roth *et al.* avaliaram, retrospectivamente, os riscos e os benefícios da terapia cinética em pacientes com doença intracerebral. A posição adotada foi de 135° durante 8 h por tratamento. Foram realizadas 119 sessões de tratamento com duração média de 2,5 dias por paciente. O aumento da PIC foi moderado, mas significativo, durante a posição prona. A PPC não alterou e a PaO_2 aumentou significativamente na posição prona.

Desmame da ventilação mecânica

Em UTI neurológica, tanto a prematuridade quanto o atraso nas extubações aumentam as taxas de complicações pulmonares, a necessidade de traqueostomia, o tempo de permanência em UTI e a mortalidade. Assim, é vital predizer quando esses pacientes podem ser extubados.

Falência de extubação é comum em pacientes neurocríticos com pneumonia e atelectasia, os quais reduzem a capacidade vital e o volume corrente, interferindo no sucesso da extubação. Estratégias respiratórias intensivas precisam ser otimizadas para evitar complicações pulmonares e reduzir a taxa de falência de extubação. Segundo a metanálise de Wang *et al.* (2014), pneumonia, atelectasia, tempo acima de 24 h de ventilação mecânica, baixo escore da escala de coma de Glasgow (7 a 9), incapacidade de seguir comandos (especialmente o de fechar os olhos), secreção espessa e não proteção de via aérea constituem preditores de falência de extubação. Terapeutas intensivos precisam estar mais atentos a esses fatores durante o processo de extubação de pacientes neurocríticos, visando a aumentar a taxa de sucesso de extubação.

A traqueostomia precoce pode exercer um papel importante no período de permanência do paciente neurológico na UTI. Além de facilitar a assepsia da orofaringe, reduz a incidência de sinusite e do trabalho respiratório. Benefícios sugeridos da traqueostomia – como conforto do paciente, facilitação de cuidados orais e aspiração, necessidade reduzida de sedação ou analgesia, redução de extubação acidental, melhora no tempo de desmame, facilitação do processo de reabilitação, comunicação precoce e nutrição oral – são difíceis de demonstrar em ensaios clínicos. Ainda há controvérsias quanto ao real momento de sua indicação.

Nos últimos anos, pelo menos 20 ensaios randomizados e 8 revisões sistemáticas compararam a traqueostomia precoce (antes do 10º dia de instituição da ventilação mecânica) *versus* tardia. Todos os estudos levaram a conclusões similares:

- Não houve benefício de traqueostomia precoce sobre a mortalidade
- Há pouco ou nenhum benefício na duração da ventilação mecânica ou tempo de permanência em UTI
- Há pouco ou nenhum benefício da traqueostomia sobre a sedação.

Pacientes que necessitaram de mais de 10 dias de suporte ventilatório, os quais eram esperados sobreviverem, parecem ter se beneficiado de traqueostomia, mas protocolos envolvendo rotina de traqueostomia precoce não influenciaram na sobrevida.

Parâmetros convencionais de desmame nem sempre se aplicam aos pacientes neurológicos. Avaliações diárias de respiração espontânea ou minimamente assistida, durante a fase de desmame, são imprescindíveis para redução do período de permanência em UTI e consequente redução de custos. A utilização do tubo T constitui modalidade de desmame comum em muitos centros de terapia intensiva. Outro modo de desmame utilizado é a ventilação por suporte pressórico, associada à PEEP, modalidade assistida de desmame gradual. Este modo não sobrecarrega a musculatura respiratória e evita a instabilidade alveolar, pela associação da PEEP.

A integração multidisciplinar é extremamente útil, não apenas para evitar ou tratar com maior eficácia a falência respiratória do paciente neurológico, mas também para melhorar a sobrevida, reduzir o tempo de permanência em terapia intensiva e intensificar o processo de reabilitação.

BIBLIOGRAFIA

Alperin NJ, Lee SH, Loth F, Raksin PB, Lichtor T. MR-Intracranial Pressure (ICP): a method to measure intracranial elastance and pressure noninvasively by means of MR imaging: baboon and human study. Radiology. 2000;217:877-85.

Amato MBP, Barbas CSV, Medeiros DM. Beneficial effects of the "open lung approach" with low distending pressures in acute respiratory distress syndrome: a prospective randomized study on mechanical ventilation. Am J Respir Crit Care Med. 1995;152:1835-46.

Andrews PJD, Citerio G. Intracranial pressure. Part one: historical overview and basic concepts. Intensive Care Med. 2004;30:1730-3.

Arabi Y, Haddad S, Shirawi N. Early tracheostomy timing and duration of weaning in patients with respiratory failure. Crit Care. 2004;8:347-52.

Arora S, Singh PM, Trikha A. Ventilatory strategies in trauma patients. Journal of Emergencies, Trauma, and Shock. 2014;7(1):25-31.

Barbas CSV, Silva GS, Pelosi P. Insuficiência respiratória e acometimento do sistema nervoso central e periférico. In: Knobel E, editor. Condutas no paciente grave. 4. ed. v.1. São Paulo: Atheneu; 2016. p. 697-701.

Bösel J, Schiller P, Hook Y, Andes M, Neumann JO, Poli S, et al. Stroke-related Early Tracheostomy versus Prolonged Orotracheal Intubation in Neurocritical Care Trial (SETPOINT): a randomized pilot trial. Stroke. 2013;44(1):21-8.

Brain Trauma Foundation, American Association of Neurological Surgeons, Congress of Neurological Surgeons, Joint Section on Neurotrauma and Critical Care AANS/CNS, Carney NA, Ghajar J. Guidelines for the management of severe traumatic brain injury. Introduction. J Neurotrauma. 2007;24 Suppl 1:S1-S106.

Bugedo G, Castillo L, Hernández G. Apoyo ventilatorio en pacientes con patología aguda del sistema nervioso central. Rev Méd Chile. 1999;127:211-21.

Carney N, Totten AM, O'Reilly C, Ullman JS, Hawryluk GWJ, Bell MJ, et al. Guidelines for the management of severe traumatic brain injury. 4. ed. Neurosurgery. 2016. Acessado em 30/11/2017. Disponível em: https://braintrauma.org/uploads/03/12/Guidelines_for_Management_of_Severe_TBI_4th_Edition.pdf.

Carrera E, Steiner LA, Castellani G, Smielewski P, Zweifel C, Haubrich C, et al. Changes in cerebral compartmental compliances during mild hypocapnia in patients with traumatic brain injury. Journal of Neurotrauma. 2011;(28):889-96.

Cremer OL, van Dijk GW, van Wensen E, Brekelmans GJF, Moons KGM, Leenen LPH, et al. Effect of intracranial pressure monitoring and targeted intensive care on functional outcome after severe head injury. Crit Care Med. 2005;33:2207-13.

Curley G, Kavanagh BP, Laffey JG. Hypocapnia and the injured brain: more harm than benefit. Critical Care Med. 2010;38(5):1348-59.

Davis DP, Dunford JV, Ochs M, Park K, Hoyt DB. The use of quantitative end-tidal capnometry to avoid inadvertent severe hyperventilation in patients with head injury after paramedic rapid sequence intubation. J Trauma. 2004;56(4):808-14.

Diringer MN, Videen TO, Yundt K, Zazulia AR, Aiyagari V, Dacey RG Jr., et al. Regional cerebrovascular and metabolic effects of hyperventilation after severe traumatic brain injury. J Neurosurg. 2002;96(1):103-8.

Donnelly J, Budohoski KP, Smielewski P, Czosnyka M. Regulation of the cerebral circulation: bedside assesment and clinical implications. Crit Care. 2016;20(1):129-46.

Haddad SH, Arabi YM. Critical care management of severe traumatic brain injury in adults. Emergency Medicine. 2012;20:12.

Helbok R, Olson DM, Le Roux PD, Vespa P. Participants in the International Multidisciplinary Consensus Conference on Multimodality Monitoring. Intracranial pressure and cerebral perfusion pressure monitoring in non-TBI patients: special considerations. Neurocritical Care. 2014;21 Suppl 2:S85-94.

Kawoos U, McCarron RM, Auker CR, Chavko M. Advances in intracranial pressure monitoring and its significance in managing traumatic brain injury. Int J Mol Sci. 2015;16(12):28979-97.

Kelly BJ, Luce JM. Current concepts in cerebral protection. Chest. 1993;103:1246-54.

Knobel E. Condutas no paciente grave. 4. ed. v. 1. São Paulo: Atheneu; 2016.

Langfitt TW, Weinstein JD, Kassel NF, Simone FA. Transmission of increased intracranial pressure. J Neurosurg. 1964;21:989-97.

Lee K, Rincon F. Pulmonary complications in patients with severe brainin injury. Crit care Res Pract. 2012;2012:207-47. doi: 10.1155/2012/207247.

Lima WA, Campelo ARL, Gomes RLM, Brandão DC. Repercussão da pressão positiva expiratória final na pressão de perfusão cerebral em pacientes adultos com acidente vascular hemorrágico. Rev Bras Ter Intensiva. 2011;23(3):291-6.

López-Aguilar J, Fernández-Gonzalo MS, Turon M, Quílez ME, Gómez-Simón V, Jódar MM, et al. Lung-brain interaction in the mechanically ventilated patient. Med Intensiva. 2013;37(7):485-92.

Marik PE, Varon J, Trask T. Management of head trauma. Chest. 2002;122:699-711.

Marshall SA, Kalanuria A, Markandaya M, Nyquist PA. Management of intracerebral pressure in the neurosciences critical care unit. Neurosurg Clin N Am. 2013;24:361-73.

Mascia L, Grasso S, Fiore T, Bruno F, Berardino M, Ducati A. Cerebro-pulmonary interactions during the application of low levels of positive end-expiratory pressure. Intensive Care Med. 2005;31(3):373-9.

Meyer P. Fisiologia humana. São Paulo: Salvat; 1985.

Mrozek S, Constantin JM, Geeraerts T. Brain-lung crosstalk: implications for neurocritical care patients. World Journal of Critical Care Medicine. 2015;4(3):163-78.

Nemer SN, Caldeira JB, Santos RG, Guimarães BL, Garcia JM, Prado D, et al. Effects of positive end-expiratory pressure on brain tissue oxygen pressure of severe traumatic brain injury patients with acute respiratory distress syndrome: a pilot study. J Crit Care. 2015;30(6):1263-6.

Prabhakar H, Sandhu K, Bhagat H, Durga P, Chawla R. Current concepts of optimal cerebral perfusion pressure in traumatic brain injury. J Anaesthesiol Clin Pharmacol. 2014;30(3):318-27.

Raksin PB, Alperin N, Sivaramakrishnan A, Surapaneni S, Lichtor T. Noninvasive intracranial compliance and pressure based on dynamic magnetic resonance imaging of noninvasive approaches. Neurosurg Focus. 2003;14(4):1-8.

Reinprecht A, Greher M, Wolfsberger S, Dietrich W, Illievich UM, Gruber A. Prone position in subarachnoid hemorrhage patients with acute respiratory distress syndrome: effects on cerebral tissue oxygenation and intracranial pressure. Crit Care Med. 2003;31(6):1831-8.

Ristic A, Sutter R, Steiner LA. Current neuromonitoring techniques in critical care. J Neuroanaesthesiol Crit Care. 2015;2:97-103.

Rosner MJ, Rosner SD, Johnson AII. Cerebral perfusion pressure: management protocol and clinical results. Journal of Neurosurgery. 1995;83:949-62.

Roth C, Ferbert A, Deinsberger W, Kleffmann J, Kästner S, Godau J, et al. Does prone positioning increase intracranial pressure? A retrospective analysis of patients with acute brain injury and acute respiratory failure. Neurocrit Care. 2014;21(2):186-91.

Schwarz S, Georgiadis D, Aschoff A, Schwab S. Effects of body position on intracranial pressure and cerebral perfusion in patients with large hemispheric stroke. Stroke. 2002;33:497-501.

Sounter MJ, Manno EM. Ventilatory management and extubation criteria of the neurological/neurosurgical patient. Neurohospitalist. 2013;3(1):39-45.

Stocchetti N, Maas AIR. Traumatic intracranial hypertension. N Engl J Med. 2014;370(22):2121-30.

Szabo K, Lako E, Juhasz T, Rosengarten B, Csiba L, Olah L. Hypocapnia induce vasoconstriction significantly inhibits the neurovascular coupling in humans. Journal of the Neurological Sciences. 2011;309:58-62.

Tasneen N, Samaniego EA, Pieper C, Leira EC, Adams HP, Hasan D, et al. Brain multimodality monitoring: a new tool in neurocritical care of comatose patients. Critical Care Research and Pratice. 2017;2017:6097265.

Teasdale GM, Jennett B. Assessment of coma and impaired consciousness. Lancet. 1974;2:81-4.

Vargas M, Sutherasan, Gregoretti C, Pelosi P. PEEP role in ICU and operating room: from pathophysiology to clinical practice. The Scientific World Journal. 2014;2014:852356.

Wang S, Zhang L, Huang K, Lin Z, Qiao W, Pan S.Predictors of extubation failure in neurocritical patients identified by a systematic review and meta-analysis. PLoS One. 2014;9(12):e112198. doi: 10.1371/journal.pone.0112198. eCollection 2014.

Young N, Rhodes JKJ, Mascia L, Andrews PJD. Ventilatory strategies for patients with acute brain injury. Curr Opin Crit Care. 2010;16:45-52.

Yundt KD, Diringer MN. The use of hyperventilation and its impact on cerebral ischemia in the treatment of traumatic brain injury. Critical Care Clin.1997;13:163-84.

Zacchetti L, Magnoni S, Di Corte F, Zanier ER, Stocchetti N. Accuracy of intracranial pressure monitoring. Systematic review and meta-analysis. Crit Care. 2015;19:420.

31 Fisioterapia Respiratória no Pré e no Pós-Operatório de Cirurgias Abdominais

Maria da Glória Rodrigues Machado • Solange Ribeiro

INTRODUÇÃO

As cirurgias abdominais, também denominadas laparotomias (*laparon* = flanco; *tome* = corte), têm as seguintes finalidades:

- Vias de acesso aos órgãos abdominais
- Via de drenagem de coleção líquida
- Método diagnóstico – laparotomias exploradoras.

As complicações pulmonares pós-operatórias (CPPO) são comuns em pacientes submetidos à cirurgia abdominal, responsabilizando-se pelo aumento da morbidade e da mortalidade, pelo maior tempo de permanência hospitalar e pelos custos relacionados com a saúde.

As CPPO são mais frequentes em cirurgias do andar superior do abdome. Pacientes que apresentam fatores de risco pré-operatório, como idade avançada, tabagismo, desnutrição, obesidade, doenças pulmonares e doenças cardíacas, são mais propensos às complicações. Fatores cirúrgicos e anestésicos, tempo de cirurgia, tipo de cirurgia e os efeitos dos fármacos anestésicos no sistema respiratório também contribuem para o desenvolvimento de CPPO.

As complicações mais comuns são atelectasias, pneumonia, insuficiência respiratória aguda, traqueobronquite, sibilância e ventilação mecânica prolongada. Sabe-se que a diminuição dos volumes e das capacidades pulmonares, o padrão respiratório anormal e a troca gasosa anormal em pacientes submetidos à cirurgia abdominal alta começam com a indução anestésica e se perpetuam no pós-operatório, contribuindo para a ocorrência de CPPO.

Vários escores têm sido desenvolvidos para identificar os pacientes com maior risco para CPPO e propostos ou validados como ferramentas para prever os distúrbios respiratórios pós-operatórios, estratificar o risco entre pacientes que requerem cirurgia e planejar estudos clínicos. Todas as pontuações propostas incluem fatores de risco potencialmente modificáveis, portanto sua implementação na prática clínica, com a tomada de decisão baseada em evidências, pode afetar o resultado dos pacientes.

CIRURGIA ABDOMINAL ALTA

Considera-se cirurgia abdominal alta quando a incisão cirúrgica é realizada acima da cicatriz umbilical. A incidência de complicações pulmonares na cirurgia abdominal alta é bem maior que na cirurgia do andar inferior do abdome. A Figura 31.1 mostra os principais locais de incisão cirúrgica da parede abdominal.

Após abrir o abdome superior, imediatamente o paciente desenvolve uma disfunção pulmonar restritiva com redução de 50 a 60% na capacidade vital e 20% na capacidade residual funcional (CRF). Essa redução na função pulmonar tem sido atribuída a vários fatores, como posição supina, técnica anestésica, dor pós-operatória e disfunção muscular ocasionada pela cirurgia abdominal alta. Além dessas alterações, o paciente apresenta alteração da musculatura respiratória e alteração na oxigenação.

Recentemente, a atenção em estratégias para reduzir as CPPO e melhorar a qualidade de vida no pós-operatório passou a incluir a pré-reabilitação, que visa a melhorar a capacidade funcional do indivíduo antes de uma intervenção programada. Embora atualmente o conceito de pré-reabilitação e as evidências de sua eficácia estejam ainda incipientes, seus principais objetivos são melhorar os resultados pós-operatórios e reduzir o risco de CPPO.

FATORES DE RISCO PARA COMPLICAÇÕES PULMONARES PÓS-OPERATÓRIAS

Fatores de riscos preexistentes do paciente

A incidência das complicações pulmonares varia de 9 a 40% em cirurgias abdominais altas. Pacientes que apresentam, no pré-operatório, doenças e fatores de risco, como doença pulmonar obstrutiva crônica (DPOC), obesidade, subnutrição, idade maior que 60 anos, dependência funcional, insuficiência cardíaca congestiva e estimativa de tempo cirúrgico superior a 210 min, são mais propensos a complicações no pós-operatório.

Obesidade

Definida como índice de massa corporal maior que 30 kg/m^2, é apontada como fator de risco independente para CPPO. Várias complicações sistêmicas estão associadas à obesidade, as quais envolvem mudanças mecânicas causadas pelo acúmulo de tecido adiposo e as numerosas citocinas produzidas pelos adipócitos. Em relação ao sistema respiratório, o acúmulo de gordura na parede torácica, no abdome e na via aérea superior

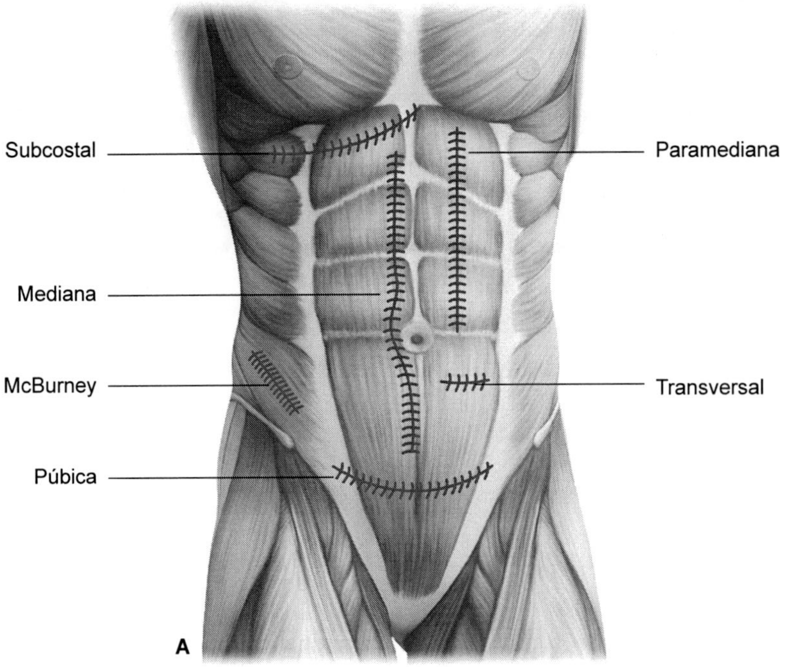

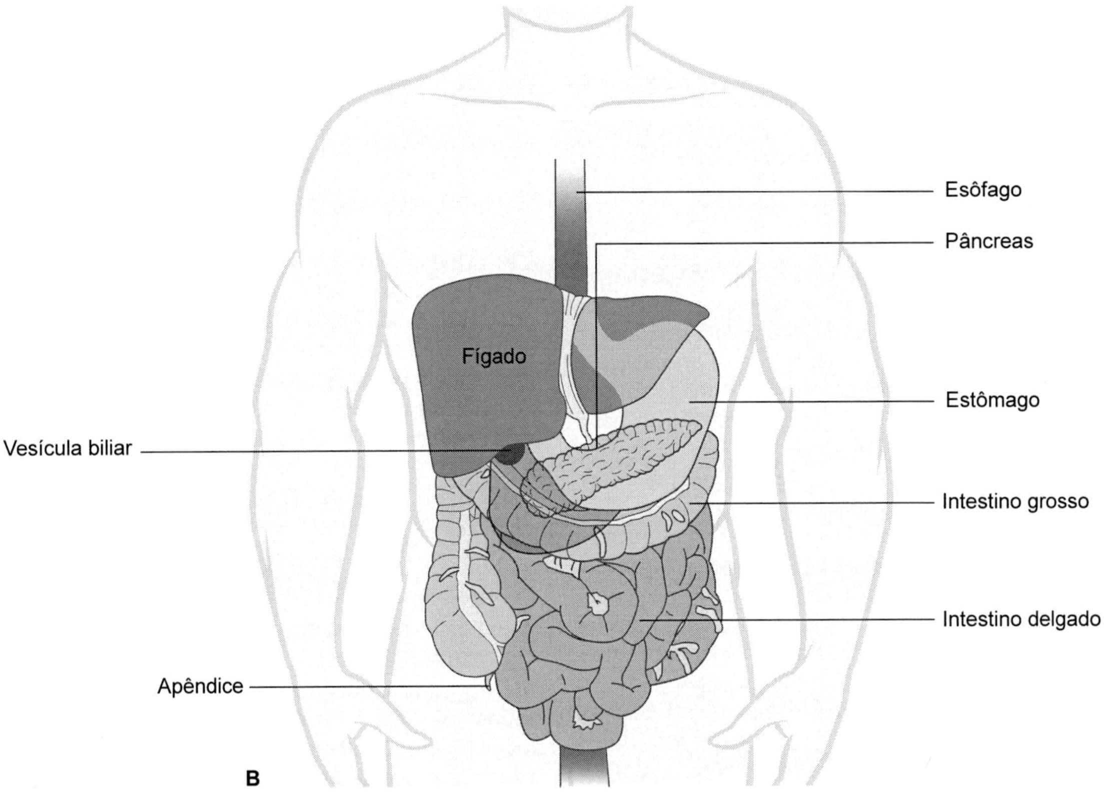

Figura 31.1 A. Principais locais de incisão cirúrgica na parede abdominal. **B.** Órgãos abdominais *in situ*.

aumenta o trabalho respiratório, promove distúrbios do sono e insuficiência respiratória hipercápnica.

A obesidade restringe a mobilidade do diafragma e da parede torácica, promovendo trocas na dinâmica do sistema respiratório e redução da complacência. O volume de sangue aumentado e o fechamento prematuro das vias aéreas, com formação de pequenas atelectasias, também levam à redução da complacência do sistema respiratório.

A avaliação do volume pulmonar estático indica principalmente reduções no volume de reserva expiratório (VRE), da CRF e da capacidade pulmonar total (CPT). As reduções do VRE e da CRF aumentam o trabalho de respiração. A redução do VRE leva a anormalidades da relação ventilação e perfusão.

Na posição supina, o peso do abdome causa o deslocamento cefálico do diafragma, resultando no fechamento de pequenas vias aéreas nas bases pulmonares. Essas alterações geram uma pressão positiva expiratória final intrínseca (PEEPi) que resulta no aumento do trabalho ventilatório e no consequente prejuízo dos músculos respiratórios.

Em relação aos músculos respiratórios, as pressões inspiratória e expiratória máximas estão reduzidas.

Idade

O número de idosos está aumentando rapidamente em todo o mundo. Em 2004, 461 milhões de pessoas no mundo tinham idade superior a 65 anos. Estima-se que, em 2050, 2 bilhões de pessoas estarão acima da idade de 65 anos. Desse modo, mais idosos serão submetidos a procedimentos cirúrgicos, com maior probabilidade de complicações no pós-operatório.

Com o envelhecimento, ocorrem muitas mudanças no sistema respiratório, como diminuição do volume da caixa torácica, redução dos volumes e capacidades pulmonares, redução da força dos músculos respiratórios com maior dificuldade para tossir, reduzindo o *clearance* mucociliar.

É importante salientar que, com o avançar da idade, doenças respiratórias crônicas do trato respiratório inferior estão mais presentes. Doenças como asma, enfisema, bronquite crônica e bronquiectasias têm consequências importantes na saúde do idoso. Todas as comorbidades devem ser consideradas no pré-operatório. Além disso, muitas mudanças complexas na imunidade advindas do envelhecimento contribuem para o aumento da suscetibilidade às infecções, incluindo uma resposta imune menos eficiente.

A idade é o segundo fator de risco mais comum, identificado em vários estudos. Compreender o processo de envelhecimento do pulmão é necessário a fim de proporcionar os melhores cuidados para essa população.

A fragilidade é comum em idosos e provavelmente está relacionada com o declínio em múltiplos órgãos. A fragilidade é definida como um estado de declínio e vulnerabilidade, caracterizados por fraqueza e diminuição da reserva fisiológica. Consequentemente, a recuperação de um evento estressante como uma doença ou cirurgia é mais lenta nesses pacientes. Pode estar presente também em pacientes internados com doenças crônicas. Consequentemente, a fragilidade está associada com uma probabilidade bastante maior de morbidade e mortalidade pós-operatória.

Sarcopenia, anorexia e exaustão são características fundamentais da fragilidade. Sabe-se hoje que a fragilidade é uma síndrome modificável, e que a fisioterapia e a suplementação nutricional podem ser capazes de modificar a síndrome pré-operatória e melhorar os resultados do pós-operatório.

Subnutrição

Pode induzir o aumento das CPPO, por conta da redução da resposta imunológica e pela fraqueza dos músculos expiratórios. Ocorre redução na capacidade de tossir de modo eficaz e desobstruir vias aéreas, aumentando a resistência das vias aéreas e o risco de atelectasia e pneumonia.

Tabagismo

Estudos mostram que a cessação do tabagismo, que começa 4 a 8 semanas antes da cirurgia, reduz o impacto sobre as CPPO de cirurgia abdominal. Entretanto, os fumantes que tentaram reduzir o uso de cigarro pouco antes da cirurgia apresentam maior probabilidade de desenvolver CPPO do que aqueles que continuaram o tabagismo habitual. Entre as explicações possíveis, estão o aumento transitório da tosse e da produção de expectoração nos primeiros dias ou semanas após a cessação de cigarro, contribuindo para o aumento do *clearance* mucociliar no período de pós-operatório.

Dependência funcional

É definida como total ou parcial. Na dependência total, o paciente não é capaz de realizar nenhuma atividade de vida diária e, na parcial, há necessidade de equipamentos/aparelhos e assistência de outra pessoa para algumas atividades da vida diária. O risco de CPPO é maior para o paciente que tem dependência funcional total. É importante conhecer a capacidade do paciente ao exercício, pois ela reflete o nível de dependência funcional do indivíduo.

Fatores de riscos relacionados com o procedimento cirúrgico

A manipulação da cavidade abdominal durante a cirurgia abdominal leva a diminuição dos volumes e capacidades pulmonares e da força dos músculos respiratórios, que resulta em respiração rápida e superficial com perda do suspiro, prejudicando a expansão pulmonar e as trocas gasosas. Essas alterações no sistema respiratório são máximas nas primeiras 48 h após a cirurgia.

A disfunção do diafragma é a causa mais aceitável para redução dos volumes e capacidades pulmonares, com origem na manipulação das vísceras abdominais, determinando a inibição reflexa do nervo frênico e consequente paresia diafragmática.

Tempo da cirurgia

A definição de cirurgia prolongada varia de 2,5 a 4 h (> 120 min). Em cirurgias que excedem 120 min, a incidência de complicações pulmonares é de 21,4% *versus* 5,4% para cirurgias mais rápidas. O tempo cirúrgico de 210 min é considerado fator de risco independente para complicações pulmonares.

Anestesia

A anestesia geral pode levar a redução da CRF em torno de 30%, podendo permanecer por vários dias. A redução dos volumes pulmonares também reduz a complacência pulmonar, aumenta a resistência das vias aéreas e propicia o aparecimento de atelectasias. O colapso das regiões dependentes do pulmão ocorre após alguns minutos da indução anestésica.

A função pulmonar é marcadamente alterada pela anestesia geral, ventilação mecânica e cirurgia. Atelectasias significativas são encontradas no pós-operatório da maioria dos adultos anestesiados, e há um aumento acentuado na hipoventilação alveolar, desigualdades da relação ventilação/perfusão e *shunt* pulmonar que aparecem precocemente com a indução anestésica. Esses mecanismos são responsáveis pela maioria dos casos de hipoxemia arterial na unidade de cuidados pós-anestesia.

Muitos fatores concomitantes podem contribuir para a hipoxemia pós-operatória, como o tipo e o local anatômico da cirurgia, causando alterações na mecânica pulmonar, comprometimento hemodinâmico e depressão respiratória de efeitos residuais dos anestésicos. Mesmo pacientes tratados com bloqueio neuromuscular intermediário ou de curta duração podem manifestar paralisia residual na unidade de cuidados pós-anestesia.

No pós-operatório imediato e nos primeiros dias, a analgesia com opioides é comum. Opioides são analgésicos potentes que têm efeito direto sobre receptores da dor no nível central. Eles são depressores respiratórios clássicos e levam à redução dose-dependente tanto da frequência respiratória quanto do volume corrente. O uso de opioides de rápido início de ação pode levar à redução da frequência respiratória e à indução da apneia. Quando administrados em bloqueios epidurais ou raquidianos, também podem causar depressão respiratória, particularmente quando agentes lipofílicos são utilizados. Em pacientes submetidos à cirurgia abdominal, os opioides têm o indesejável efeito de redução da motilidade intestinal. O seu uso retarda o retorno do peristaltismo e pode levar a distensão das alças intestinais, por isso se evita essa medicação nos dias de recuperação da cirurgia gastrintestinal, sendo mais indicada para o tratamento agudo da dor.

Medicações hipnóticas e sedativas, como o midazolam, reduzem o estímulo reflexo da hipoxemia e da hipercapnia. A associação de hipnóticos com opioides potencializa a depressão do controle respiratório. Essa associação é comum durante a anestesia para cirurgias abdominais, o que deve ser levado em consideração na monitorização do paciente na sala de recuperação pós-anestésica. Nos dias de recuperação pós-operatória, o uso de hipnóticos indutores do sono associados a analgesia com opioides pode levar a rápida depressão respiratória. Essa associação deve ser evitada ou cuidadosamente monitorizada.

Os bloqueadores neuromusculares são frequentemente usados e o bloqueio neuromuscular residual é comumente observado na unidade de cuidados pós-anestesia. Aproximadamente 33 a 64% dos pacientes apresentam evidência de insuficiência da recuperação neuromuscular à chegada na unidade de cuidados pós-anestesia e o bloqueio neuromuscular residual pode produzir hipoxemia pós-operatória por vários mecanismos. Estes incluem efeitos deletérios sobre os quimiorreceptores e patência das vias aéreas, além de seus efeitos previsíveis sobre a junção neuromuscular do diafragma e nervo frênico.

Ventilação mecânica no perioperatório

Vários ensaios clínicos controlados e randomizados têm comparado a ventilação convencional com diferentes estratégias ventilatórias protetoras, incluindo menor volume corrente (VC), níveis mais elevados de PEEP e uso rotineiro de manobras de recrutamento. Até o momento, os estudos sugerem que uma ventilação intraoperatória protetora deve ser considerada e deve incluir o seguinte: volume corrente 6 a 8 mℓ/kg de peso corporal previsto; pressão de platô abaixo de 16 cmH_2O; níveis de PEEP 5 cmH_2O ou menos, sem manobras de recrutamento. O nível de PEEP deve ser configurado para evitar qualquer aumento na pressão de distensão (*driving pressure*) e PEEP de 5 a 10 cmH_2O em pacientes com índice de massa corporal superior a 35 kg/m^2 ou outras condições com risco aumentado de complicações, como a cirurgia laparoscópica e cirurgia de longa duração.

Em uma metanálise recente de ensaios clínicos randomizados e controlados de dados individuais de 2.250 pacientes, Neto *et al.* (2016) encontraram uma associação entre a ocorrência de CPPO e a pressão de distensão. Portanto, a tradução clínica desses achados poderia ser retomada da seguinte maneira: PEEP e VC devem ser titulados para conseguir uma troca gasosa satisfatória, evitando qualquer aumento na pressão de distensão, que idealmente é mantida abaixo de 13 cmH_2O.

COMPLICAÇÕES PULMONARES MAIS COMUNS NO PÓS-OPERATÓRIO DE CIRURGIA ABDOMINAL ALTA

As CPPO de cirurgia abdominal contribuem para aumento na morbidade e mortalidade, bem como maior tempo de internação e custo hospitalar. Sabe-se que as técnicas fisioterapêuticas promovem aumento da sobrevida, minimizam o número de complicações e são vantajosas para os serviços de saúde. As complicações mais comuns são:

- Atelectasia com repercussão clínica
- Pneumonia diagnosticada após o aparecimento de infiltrado pulmonar na radiografia de tórax, associada a pelo menos dois dos seguintes sinais: secreção traqueobrônquica purulenta, elevação da temperatura corporal (superior a 38,3°C) e aumento do número de leucócitos circulantes (superior a 25% do número basal)
- Traqueobronquite diagnosticada pelo aumento da quantidade ou pela modificação da cor ou o aspecto purulento da secreção traqueobrônquica com radiografia de tórax normal
- Insuficiência respiratória aguda: troca gasosa agudamente deficiente, necessitando de ventilação mecânica
- Ventilação mecânica: por período superior a 48 h para tratar insuficiência respiratória aguda
- Broncoespasmo: presença de sibilos à ausculta pulmonar associados a sintomas respiratórios agudos.

FISIOTERAPIA NO PRÉ-OPERATÓRIO

A atuação do fisioterapeuta respiratório no pré-operatório é de grande importância para o preparo dos pacientes para a cirurgia. Por meio da anamnese (história clínica e exame físico), o fisioterapeuta identifica os fatores de risco capazes de aumentar a incidência de CPPO e institui a conduta fisioterapêutica mais específica. Nesse momento, o fisioterapeuta deve:

- Orientar o paciente sobre a incisão cirúrgica, drenos e meios de reduzir a dor
- Ensinar e orientar o paciente sobre a importância da tosse. O paciente deve proteger a incisão cirúrgica para diminuir a dor e tornar a tosse mais eficaz. Para isso, o paciente pode abraçar uma almofada para proteger a ferida operatória e reduzir a dor
- Ensinar os exercícios respiratórios de reexpansão pulmonar. O aprendizado neste período é mais fácil do que no período pós-operatório, por conta da dor
- Enfatizar a importância de mobilização precoce, mudança de decúbito, deambulação, sentar na poltrona com pés apoiados e posicionamento adequado no leito. No leito, o paciente pode permanecer em decúbito dorsal a 45° do plano horizontal, em decúbito lateral ou semilateral abraçando uma almofada para evitar que o peso do membro superior do lado supralateral force a cicatriz cirúrgica
- Instituir manobras de desobstrução brônquica e reexpansão pulmonar em presença de infecção respiratória e hipersecreção
- Fortalecer os músculos inspiratórios. O treinamento dos músculos inspiratórios no pré-operatório tem como objetivo preservar a função muscular no pós-operatório, garantindo a capacidade de gerar volumes pulmonares adequados para evitar as CPPO.

O treinamento dos músculos inspiratórios (TMI) no pré-operatório melhora a pressão inspiratória máxima ($PI_{máx}$) e preserva a força dos músculos inspiratórios no pós-operatório. Kulkarni *et al.* (2010) avaliaram o efeito do TMI sobre as variáveis respiratórias em 80 pacientes submetidos à cirurgia abdominal maior. Os pacientes foram alocados aleatoriamente para um dos quatro grupos (grupo A: controle; grupo B: exercícios de respiração profunda; grupo C: espirometria de incentivo; grupo D: TMI). Os pacientes dos grupos B, C e D treinaram 2 vezes/dia, durante 15 min cada sessão, por pelo menos 2 semanas até o dia anterior à cirurgia. A $PI_{máx}$ foi reavaliada imediatamente antes e após a cirurgia. Somente o grupo de treinamento apresentou melhora da $PI_{máx}$ no período pré-operatório (51,5 cmH_2O *vs.* 68,5 cmH_2O). No pós-operatório, os grupos A, B e C apresentaram queda significativa da $PI_{máx}$. Diferentemente, o grupo TMI não apresentou redução da $PI_{máx}$ no pós-operatório, sugerindo que o TMI antes da cirurgia preserva a força dos músculos inspiratórios no período pós-operatório.

Recentemente, Katsura *et al.* (2015) avaliaram a efetividade do TMI sobre as CPPO de adultos submetidos a cirurgia cardíaca e cirurgia abdominal maior eletivas. Os autores observaram que o TMI no pré-operatório se associou à redução de atelectasias e pneumonia no pós-operatório e redução do tempo da internação hospitalar.

A implementação de diretriz de fisioterapia respiratória para pacientes submetidos à cirurgia abdominal alta reduz a incidência de atelectasia e o tempo de internação no pós-operatório. Souza Possa *et al.* (2014) avaliaram a eficácia da implementação de uma diretriz de fisioterapia para pacientes submetidos a cirurgia abdominal alta na redução da incidência de atelectasias e duração da internação no pós-operatório. Esses autores observaram que nenhum paciente que aderiu totalmente à diretriz no período pós-operatório desenvolveu atelectasia. Além disso, foi observado que esses pacientes apresentaram menor período de internação.

FISIOTERAPIA NO PÓS-OPERATÓRIO IMEDIATO NA UNIDADE DE TERAPIA INTENSIVA (UTI)

Após verificar o posicionamento adequado do tubo endotraqueal por meio da ausculta pulmonar e avaliação da expansibilidade torácica, deve-se fixá-lo. A seguir, avalia-se a pressão do balonete do tubo endotraqueal (*cuff*), que deve estar sempre entre 20 e 30 cmH_2O para evitar lesões traqueais, e aspira-se o excesso de secreções pulmonares e de orofaringe. Os parâmetros ventilatórios são instituídos em comum acordo com o médico da equipe.

Após a extubação, em presença de infecção pulmonar e hipersecreção brônquica, podem ser utilizadas manobras de higiene brônquica, técnica de expiração forçada (TEF), tosse assistida e/ou aspiração traqueal para acelerar a higiene brônquica. O uso de dispositivos de pressão expiratória positiva (PEP) também é recomendado.

Os dispositivos de PEP oscilante auxiliam na depuração do muco em várias doenças respiratórias. As vibrações geradas pelo fluxo expiratório no dispositivo de PEP oscilante destinam-se a deslocar e ajudar a remover as secreções retidas das vias aéreas. Recentemente, um ensaio clínico multicêntrico, controlado e randomizado avaliou os efeitos de PEP oscilante em 203 adultos após cirurgia do tórax ou do abdome superior sob anestesia geral. Os participantes do grupo PEP oscilante realizaram o exercício 3 vezes/dia durante 5 dias de pós-operatório. Ambos os grupos, experimental (94 pacientes) e controle (104), receberam tratamento-padrão e mobilização precoce. Os autores observaram que o número de pacientes com febre foi significativamente menor no grupo experimental (22%) que no grupo-controle (42%). Do mesmo modo, a duração da internação hospitalar foi significativamente mais curta no grupo experimental (10,7 dias) que no grupo-controle (13,3 dias). Entretanto, os grupos não diferiram significativamente quanto a necessidade de antibioticoterapia, contagem de glóbulos brancos ou despesas totais de tratamento.

O uso de incentivadores inspiratórios é controverso. Nascimento Junior *et al.* (2014), em uma atualização da revisão publicada originalmente em 2008, compararam a efetividade dos incentivadores inspiratórios nas cirurgias do andar superior do abdome com um grupo de pacientes que não foram submetidos a nenhum tipo de procedimento de fisioterapia respiratória. Eles não observaram nenhuma diferença estatisticamente significativa entre os participantes dos dois grupos.

Dois estudos (194 pacientes) compararam o uso do espirômetro de incentivo (EI) com exercícios de respiração profunda (ERP). Esses dois estudos também não apresentaram diferenças significativas entre os participantes dos dois grupos. Por último, foram analisados dois trabalhos (946 pacientes) que compararam o uso do EI e de outros tipos de fisioterapia respiratória. Mais uma vez, não foram observadas diferenças significativas entre os participantes que receberam EI e aqueles que receberam outro tipo de fisioterapia respiratória. Em todos os trabalhos avaliados, não houve evidência de que os incentivadores inspiratórios foram eficazes na prevenção das CPPO, sugerindo a necessidade da realização de novos trabalhos, com maior rigor metodológico, para uma possível caracterização da eficácia dos incentivadores inspiratórios na prevenção e no tratamento das CPPO nas cirurgias abdominais.

Em 2016, Alaparthi *et al.* compararam os efeitos de exercícios respiratórios diafragmáticos, incentivadores inspiratórios a fluxo e volume-dependentes sobre a função pulmonar e a excursão do diafragma em 260 pacientes submetidos à cirurgia abdominal laparoscópica. Todos os pacientes foram submetidos a espirometria, medida do pico de fluxo expiratório (PFE) e medida da excursão do diafragma pela ultrassonografia antes da operação e no 1º e 2º dias de pós-operatório. Os parâmetros da função pulmonar e a excursão do diafragma reduziram significativamente no 1º dia de pós-operatório nos quatro grupos, principalmente no grupo-controle. No 2º dia de pós-operatório, a função pulmonar (capacidade vital forçada) e a excursão do diafragma estavam mais bem preservadas nos grupos que usaram incentivadores volume-dependente e que fizeram exercício respiratórios diafragmáticos em relação aos grupos que usaram incentivadores fluxo-dependente e o controle. A partir desses resultados, os autores recomendam a utilização de incentivadores volume-dependente e exercícios respiratórios diafragmáticos para atenuar a queda da função pulmonar no pós-operatório de cirurgia abdominal.

Mobilização precoce

A imobilização prolongada é a principal causa de fraqueza muscular em pacientes admitidos nas UTI. A fisioterapia precoce tem importante participação na recuperação desses pacientes no pós-operatório de cirurgias abdominais.

A mobilização precoce e o treinamento muscular podem promover melhora funcional, cognitiva e respiratória, bem como reduzir os riscos de estase e trombose venosa profunda.

Por essas razões, os exercícios em estágios precoces após cirurgia abdominal podem ser úteis em evitar complicações pulmonares pós-operatórias, como atelectasia, redução da necessidade de analgésicos e melhora da recuperação, evitando complicações neuromusculares.

As metas principais para iniciar a mobilização precoce que visam à funcionalidade são:

- Aumentar os volumes pulmonares, otimizando a relação ventilação/perfusão e melhorando a permeabilidade das vias aéreas
- Reduzir os riscos de complicações pulmonares pós-operatórias associadas ao imobilismo no leito
- Melhorar o nível de consciência
- Melhorar a independência funcional
- Melhorar o condicionamento cardiovascular
- Proporcionar benefícios psicológicos.

A deambulação deve ser introduzida o mais precocemente possível, assim como exercícios ativos de membros inferiores e superiores, evitando os efeitos deletérios da imobilização. A deambulação sempre deve ser acompanhada pelo fisioterapeuta.

Ventilação não invasiva (VNI)

A insuficiência respiratória aguda pode ocorrer no início do pós-operatório e 8 a 10% destas pessoas podem necessitar de intubação endotraqueal e ventilação mecânica. O suporte respiratório logo após a extubação é de grande importância para evitar hipoxemia, insuficiência respiratória e reintubação.

A VNI reduz o trabalho de respiração, melhora a troca gasosa e recruta áreas de atelectasias. No entanto, deve ser administrada apenas quando representa um tratamento efetivo, e não apenas um atraso de uma intubação inevitável.

Em 2015, Faria *et al.* compararam a eficácia e a segurança da VNI, por meio do CPAP e Bi-level, com a oxigenoterapia convencional no tratamento de 269 pacientes com insuficiência respiratória aguda após cirurgia abdominal alta. A VNI diminuiu significativamente a taxa de intubação traqueal dentro de 7 dias, e os pacientes não apresentaram nenhum efeito colateral com o seu uso.

Em um ensaio clínico multicêntrico, Jaber *et al.* (2014) compararam a VNI com a oxigenoterapia convencional sobre a reintubação traqueal e a troca gasosa, dias livres da ventilação mecânica invasiva (VMI), infecção e mortalidade aos 90 dias. A reintubação ocorreu em 33,1% dos pacientes do grupo VNI e em 45,5% do grupo de oxigenoterapia convencional após 7 dias da randomização. A VNI foi associada com mais dias livres da VMI em comparação com a oxigenoterapia convencional, enquanto poucos pacientes desenvolveram infecções associadas aos cuidados de saúde. Aos 90 dias, 14,9% no grupo VNI e 21,5% no grupo de oxigenoterapia convencional morreram. Não houve diferenças significativas na troca gasosa. A redução do risco de reintubação traqueal dentro de 7 dias suporta o uso da VNI na insuficiência respiratória hipoxêmica após cirurgia abdominal.

A administração do suporte respiratório profilático pode prevenir a deterioração das funções pulmonares e hipoxia em pacientes com DPOC submetidos a cirurgia abdominal alta. Yağlıoğlu *et al.* (2015) compararam os efeitos do CPAP (alto e baixo fluxo) e BIPAP com a oxigenoterapia convencional e exercícios respiratórios na mecânica respiratória, observando-se troca gasosa, ressecamento da boca e lesão facial provocada pela máscara durante o período pós-operatório imediato em pacientes submetidos a cirurgia abdominal alta. Em todos os grupos, os níveis de PaO_2 e volume corrente foram maiores na 1ª hora pós-operatória do que na hora zero pós-operatória. O uso do CPAP de baixo fluxo aumentou mais os valores de PaO_2 e SpO_2, e os níveis de volume corrente foram maiores no pós-operatório do que o período pré-operatório. Os níveis de $PaCO_2$ foram elevados na hora zero pós-operatória e, no final da 1ª hora, diminuíram aproximadamente para valores pré-operatórios, exceto no grupo de oxigenoterapia convencional e exercícios respiratórios. Os autores concluíram que a administração do suporte respiratório profilático pode evitar a deterioração da função pulmonar e hipoxia em pacientes com DPOC submetidos a cirurgia abdominal alta. Foi observado também que o CPAP de baixo fluxo teve melhores efeitos sobre PaO_2, SpO_2 e volume corrente em relação às outras técnicas.

As principais barreiras para as intervenções da fisioterapia respiratória são a instabilidade hemodinâmica e cardiovascular (presença de hipotensão e sangramento pós-operatório) e distúrbios psicológicos.

CONSIDERAÇÕES FINAIS

As CPPO são comuns em pacientes submetidos a cirurgia abdominal, sendo responsáveis pelo aumento da morbidade e da mortalidade, pelo maior tempo de permanência hospitalar e pelos custos relacionados com saúde.

Recentemente, a atenção em estratégias para reduzir as CPPO e melhorar a qualidade de vida no pós-operatório passou a incluir a pré-reabilitação, que visa a melhorar a capacidade funcional do indivíduo antes de uma intervenção programada. A imobilização prolongada é a principal causa de fraqueza muscular em pacientes admitidos nas UTI. A mobilização precoce e o treinamento muscular podem promover melhora funcional, cognitiva e respiratória, bem como reduzir os riscos de estase e trombose venosa profunda. Por essas razões, os exercícios em estágios precoces após cirurgia abdominal podem ser úteis em evitar complicações pulmonares pós-operatórias, reduzir a necessidade de analgésicos e melhorar a recuperação, evitando complicações neuromusculares.

BIBLIOGRAFIA

Agostini P, Naidu B, Cieslik H, Steyn R, Rajesh PB, Bishay E, et al. Effectiveness of incentive spirometry in patients following thoracotomy and lung resection including those at high risk for developing pulmonary complications. Thorax. 2013;68(6):580-5.

Alaparthi GK, Augustine AJ, Anand R, Mahale A. Comparison of diaphragmatic breathing exercise, volume and flow incentive spirometry, on diaphragm excursion and pulmonary function in patients undergoing laparoscopic surgery: a randomized controlled trial. Minim Invasive Surg. 2016;2016:1967532. doi: 10.1155/2016/1967532.

Aldenkortt M, Lysakowski C, Elia N, Brochard L, Tramèr MR. Ventilation strategies in obese patients undergoing surgery: a quantitative systematic review and meta-analysis. British Journal of Anaesthesia. 2012;109(4):493-502.

Ball L, Battaglini D, Pelosi P. Postoperative respiratory disorders. Curr Opin Crit Care. 2016;22(4):379-85.

do Nascimento Junior P, Módolo NS, Andrade S, Guimarães MMF, Braz LG, El Dib R. Incentive spirometry for prevention of postoperative pulmonary complications in upper abdominal surgery. Cochrane Database Syst Rev. 2014;(2):CD006058. doi: 10.1002/14651858.CD006058.pub3.

Faria DA, da Silva EM, Atallah ÁN, Vital FM. Noninvasive positive pressure ventilation for acute respiratory failure following upper abdominal surgery. Cochrane Database Syst Rev. 2015;(10):CD009134. doi: 10.1002/14651858.CD009134.pub2.

Futier E, Constantin JM, Paugam-Burtz C, Pascal J, Eurin M, Neuschwander A, et al. A trial of intraoperative low-tidal-volume ventilation in abdominal surgery. N Engl J M. 2013;369(5);428-37.

Futier E, Paugam-Burtz C, Constantin JM, Pereira B, Jaber S. The OPERA trial – comparison of early nasal high flow oxygen therapy with standard care for prevention of postoperative hypoxemia after abdominal surgery: study protocol for a multicenter randomized controlled trial. Trials. 2013;14:341.

Grams ST, Ono LM, Noronha MA, Schivinski CI, Paulin E. Breathing exercises in upper abdominal surgery: a systematic review and meta-analysis. Rev Bras Fisioter. 2012;16(5):345-53.

Jaber S, De Jong A, Castagnoli A, Futier E, Chanques G. Non-invasive ventilation after surgery. Ann Fr Anesth Reanim. 2014;33(7-8):487-91.

Jaber S, Lescot T, Futier E, Paugam-Burtz C, Seguin P, Ferrandiere M, et al. Effect of noninvasive ventilation on tracheal reintubation among patients with hypoxemic respiratory failure following abdominal surgery: a randomized clinical trial. JAMA. 2016;315(13):1345-53.

Karcz M, Papadakos PJ. Respiratory complications in the postanesthesia care unit: a review of pathophysiological mechanisms. Can J Respir Ther. 2013;49(4):21-9.

Katsura M, Kuriyama A, Takeshima T, Fukuhara S, Furukawa TA. Preoperative inspiratory muscle training for postoperative pulmonary complications in adults undergoing cardiac and major abdominal surgery. Cochrane Database Syst Rev. 2015;(10):CD010356. doi: 10.1002/14651858.CD010356.pub2.

Kulkarni SR, Fletcher E, McConnell AK, Poskitt KR, Whyman MR. Preoperative inspiratory muscle training preserves postoperative inspiratory muscle strength following major abdominal surgery – a randomised pilot study. Ann R Coll Surg Engl. 2010;(92):700-5.

Lin CK, Lin CC. Work of breathing and respiratory drive in obesity. Respirology. 2012;(17):402-11.

Lowery EM, Brubaker AL, Kuhlmann E, Kovacs EJ. The aging lung. Clin Interv Aging. 2013;8:1489-96.

Lunarde AC, Paisani DM, Chiavegato LD. Atuação fisioterapêutica pré e pós-operatória em pacientes submetidos a cirurgias abdominais altas. In: Nápolis LM, Chiavegato LD, Nascimento O, editores. Fisioterapia respiratória. v. 3. São Paulo: Atheneu; 2011. (Série Atualização e Reciclagem em Pneumologia – SPPT.)

Lunardi AC, Miranda CS, Silva KM, Cecconello I, Carvalho CRF. Weakness of expiratory muscles and pulmonary complications in malnourished patients undergoing upper abdominal surgery. Respirology. 2012;(17):108-13.

Lunardi AC, Paisani DM, Tanaka C, Carvalho CRF. Impact of laparoscopic surgery on thoracoabdominal mechanics and inspiratory muscular activity. Respiratory Physiology & Neurobiology. 2013;(186):40-4.

Mafort TT, Rufino R, Costa CH, Lopes AJ. Obesity: systemic and pulmonary complications, biochemical abnormalities, and impairment of lung function. Multidiscip Respir Med. 2016;11:28.

Neto AS, Hemmes SN, Barbas CS, Beiderlinden M, Fernandez-Bustamante A, Futier E, et al. Association between driving pressure and development of postoperative pulmonary complications in patients undergoing mechanical ventilation for general anaesthesia: a meta-analysis of individual patient data. Lancet Respir Med. 2016;4(4):272-80.

Rafea A, Wagih K, Amin H, El-Sabagh R, Yousef S. Flow-oriented incentive spirometer versus volume-oriented spirometer training on pulmonary ventilation after upper abdominal surgery. Egyptian Journal of Bronchology. 2009;3(2):110-8.

Ribeiro S, Gastaldi SC, Fernandes C. The effect of respiratory kinesiotherapy in patients undergoing upper abdominal surgery. Einstein. 2008;6(2):166-9.

Souza Possa S, Braga Amador C, Meira Costa A, Takahama Sakamoto E, Seiko Kondo C, Maida Vasconcellos AL, et al. Implementation of a guideline for physical therapy in the postoperative period of upper abdominal surgery reduces the incidence of atelectasis and length of hospital stay. Rev Port Pneumol. 2014;20(2):69-77.

Sullivan K, Reeve J, Boden I, Lane R. Physiotherapy following emergency abdominal surgery. In: Garbuzenko DV, editor. Actual problems of emergency abdominal surgery. London: InTech; 2016.

Wilson RJT, Davies S, Yates D, Redman J, Stone M. Impaired functional capacity is associated with all-cause mortality after major elective intra-abdominal surgery. British Journal of Anaesthesia. 2010;105(3):297-303.

Yağlıoğlu H, Köksal GM, Erbabacan E, Ekici B. Comparison and evaluation of the effects of administration of postoperative non-invasivemechanical ventilation methods (CPAP and BIPAP) on respiratory mechanics and gas exchange in patients undergoing abdominal surgery. Turk J Anaesthesiol Reanim. 2015;43(4):246-52.

Zhang XY, Wang Q, Zhang S, Tan W, Wang Z, Li J. The use of a modified, oscillating positive expiratory pressure device reduced fever and length of hospital stay in patients after thoracic and upper abdominal surgery: a randomised trial. J Physiother. 2015;61(1):16-20.

32 Classificação Internacional de Funcionalidade, Incapacidade e Saúde e Elaboração do Diagnóstico Fisioterapêutico em UTI

Daniel da Cunha Ribeiro • Bruno Prata Martinez

INTRODUÇÃO

O conjunto das classificações da descrição dos estados de saúde da Organização Mundial da Saúde (OMS) tem por objetivo uniformizar as informações sobre saúde, como diagnóstico, incapacidade, razões para a busca do serviço de saúde, análise da prevalência de doenças e cuidados oferecidos à população. Esta linguagem padronizada possibilita a comparação e comunicação mundial acerca dos eventos de saúde relatados.

A Classificação Internacional de Doenças (CID) é a ferramenta mais utilizada para a classificação de doenças, epidemiologia, gestão da saúde e fins clínicos. A partir do momento em que as pessoas começaram a viver mais tempo, quando aumentaram as doenças crônicas e suas consequências, a definição e a mensuração da incapacidade tornaram-se tema de crescente interesse.

Para atender a esse objetivo, modelos baseados em elementos-chaves foram propostos para descrever o processo de incapacidade. Entre os elementos-chaves, incluíam-se: doença ativa, deficiência, disfunção, limitação funcional e incapacidade. Tais modelos consideravam o processo de incapacidade linear e descreviam somente os aspectos negativos relacionados com as condições de saúde.

Necessitando-se considerar o indivíduo como um todo, em maio de 2001 a OMS aprovou a Classificação Internacional de Funcionalidade, Incapacidade e Saúde (CIF), recomendando sua utilização. A CIF traz o diagnóstico para uma abordagem biopsicossocial e considera a interação das várias dimensões da saúde humana – biológica, individual e social – interações multidirecionais e dinâmicas. Este formato facilita o reconhecimento das dificuldades do indivíduo relacionadas com o ambiente em que vive.

COMPONENTES DA CIF

A CIF é estruturada abrangendo componentes de funcionalidade e incapacidade (estrutura e função do corpo, atividade e participação) e dos fatores contextuais (fatores ambientais), podendo ser concebidos como aspectos positivos, negativos ou neutros e que interagem entre si (Figura 32.1). Os componentes da CIF são:

- Funções do corpo: funções fisiológicas e psicológicas dos sistemas orgânicos
- Estruturas do corpo: partes anatômicas do corpo
- Deficiências: alterações nas funções ou estruturas do corpo
- Atividade: execução de uma tarefa ou ação pelo indivíduo
- Participação: envolvimento do indivíduo em uma situação real
- Limitação na atividade: dificuldades na realização da atividade
- Restrição na participação: problemas ao realizar uma situação real
- Fatores ambientais: ambiente físico, social e atitudinal em que as pessoas vivem.

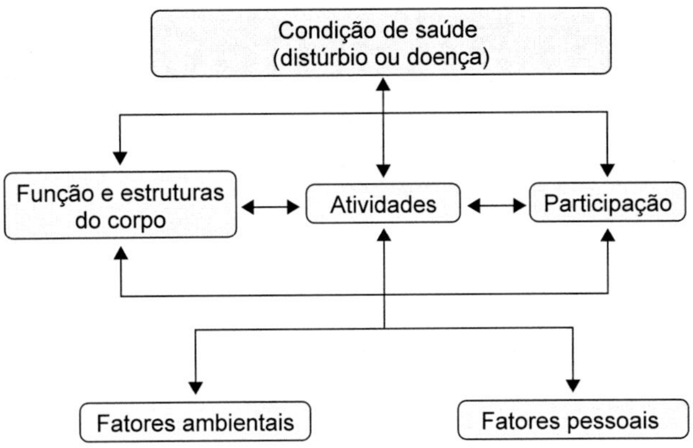

Figura 32.1 Modelo dinâmico da CIF em que se pode perceber a interação multidirecional das condições de saúde com as estruturas e funções do corpo, atividades e participação. Fatores ambientais e pessoais fazem parte da classificação, interagindo também com as condições de saúde apresentadas. Fonte: OMS (2002).

A CIF utiliza um sistema alfanumérico universal para codificar seus componentes: "b" (*body*) para funções do corpo; "s" (*structure*) para estruturas do corpo; "d" (*domain*) para atividade e participação; "e" (*environment*) para fatores ambientais. Para codificar uma condição com a CIF, cada categoria deve ser acompanhada por um qualificador visando a quantificar o acometimento (Quadro 32.1).

Para estruturas do corpo, as deficiências (anormalidade, defeito, perda ou outro desvio importante relativo ao padrão das estruturas do corpo) são consideradas aspectos negativos e devem ser codificadas com três qualificadores: o primeiro se refere à extensão da deficiência, o segundo à sua natureza e o terceiro à localização.

Para atividade e participação, o primeiro qualificador descreve o desempenho (aquilo que o indivíduo realiza na sua vida real), enquanto o segundo descreve a capacidade (nível máximo de funcionalidade de uma pessoa em um ambiente padronizado) do indivíduo.

Ao se tratar de fatores ambientais, o primeiro qualificador também é utilizado para indicar a extensão de aspectos positivos (facilitadores) ou negativos (barreiras). Para a classificação de barreiras, há que se adicionar um número após o ponto final conforme descrito no Quadro 32.2. No caso dos facilitadores, o ponto deve ser substituído por um sinal de "+".

APLICAÇÃO DA CIF NA UTI

O ambiente de terapia intensiva é um local que oferece uma assistência de saúde de alta complexidade provida por uma equipe multiprofissional. Atualmente, como consequência do desenvolvimento do suporte avançado de vida, observam-se uma maior sobrevida desses pacientes críticos e uma maior exposição aos efeitos da imobilidade, a qual está associada à presença de distúrbios cinético-funcionais, incluindo complicações cardiorrespiratórias.

Nesse contexto, o fisioterapeuta exerce um importante papel no tratamento dos distúrbios de movimento, os quais podem ter impacto em desfechos importantes como melhora da função física, redução do tempo de ventilação mecânica e de internação hospitalar. Apesar desse avanço nos resultados associados à assistência fisioterapêutica, ainda existe uma carência no reconhecimento dos distúrbios de movimento na prática fisioterapêutica.

Quadro 32.1 Qualificadores utilizados para a codificação de acordo com a CIF.

xxx.0	Não há problema	(nenhum, ausente, insignificante)	0 a 4%
xxx.1	Problema leve	(leve, pequeno, ...)	5 a 24%
xxx.2	Problema moderado	(médio, regular, ...)	25 a 49%
xxx.3	Problema grave	(grande, extremo, ...)	50 a 95%
xxx.4	Problema completo	(total, ...)	96 a 100%
xxx.8	Não especificado	-	-
xxx.9	Não aplicável	-	-

"xxx." corresponde aos códigos da CIF. O número após o ponto corresponde ao qualificador empregado. Fonte: OMS (2002).

Quadro 32.2 Qualificadores utilizados para a codificação dos fatores ambientais.

xxx.0	Nenhuma barreira	xxx+0	Nenhum facilitador
xxx.1	Barreira leve	xxx+1	Facilitador leve
xxx.2	Barreira moderada	xxx+2	Facilitador moderado
xxx.3	Barreira grave	xxx+3	Facilitador grave
xxx.4	Barreira completa	xxx+4	Facilitador completo
xxx.8	Barreira não especificada	xxx+8	Facilitador não especificado
xxx.9	Não aplicável	xxx+9	Não aplicável

"xxx." corresponde aos códigos da CIF. O número após o ponto corresponde ao qualificador empregado, quando este constitui uma barreira. O número depois do sinal de positivo aparece quando o ambiente é um facilitador. Fonte: OMS (2002).

Alguns dos fatores que podem justificar esse relato são a influência do modelo biomédico e o tecnicismo. O modelo biomédico ainda influencia muito a prática do fisioterapeuta, pois ainda se concentra em descrever as doenças, e não os distúrbios do movimento, regulamentados pelo seu código de ética profissional. Já o tecnicismo tem relação com a necessidade de o profissional dar mais importância a saber realizar a conduta do que ao momento oportuno da sua realização. Alguns autores relatam que o fisioterapeuta precisa desviar a sua atenção do "como fazer" para "por que e quando fazer", a fim de conseguir conhecer, a partir disso, os resultados alcançados com sua intervenção.

A partir dessas reflexões, pode-se reconhecer como é necessário padronizar e usar de modo adequado o diagnóstico fisioterapêutico, o qual pode ser baseado nos domínios e princípios da CIF. O termo diagnóstico fisioterapêutico pode ser definido como a descrição das deficiências das funções ligadas ao movimento, bem como do impacto na realização das atividades do dia a dia e participação social.

Do ponto de vista prático, a aplicação da CIF na UTI pode ser inviabilizada pela quantidade de codificações necessárias, já que em poucas situações existirá apenas um código, como ocorre na classificação das doenças por meio da CID. Entretanto, os domínios que compõem a CIF, bem como suas categorias, servem como um guia para a construção do diagnóstico. É importante repetir que a CIF representa um instrumento de classificação, e não de avaliação, dos diversos domínios que representam a funcionalidade. Por isso, entender quais domínios têm relação com os distúrbios de movimento e quais são os instrumentos de mensuração que serão utilizados é de grande valia para descrever o estado de saúde, definir o plano de tratamento, escolher as condutas e elaborar o prognóstico.

EXEMPLOS DOS CÓDIGOS USADOS NA CIF RELACIONADOS COM OS DISTÚRBIOS DE MOVIMENTO

Nos capítulos existentes na CIF, associadas diretamente à prática do fisioterapeuta na UTI, estão: funções mental, cardiovascular e respiratória; funções e sensações adicionais dos aparelhos cardiovascular e respiratório; função neuromusculoesquelética relacionada com o movimento e a atividade (mobilidade). O conhecimento de funções específicas tem como principal benefício a sistematização dos possíveis problemas que o paciente apresenta. Nos Quadros 32.3 a 32.6, é possível visualizar alguns dos códigos usados na CIF para os domínios da funcionalidade ligados ao movimento humano.

O entendimento dessas categorias nas funções e atividades relacionadas com o movimento contribui para o fisioterapeuta compreender quais são as categorias que precisam ser avaliadas para sua posterior classificação. Entretanto, em razão da complexidade dos vários sistemas envolvidos no movimento humano, essa codificação torna-se de difícil implementação na prática diária do fisioterapeuta no ambiente de terapia intensiva e hospitalar.

MODELO DE DIAGNÓSTICO FISIOTERAPÊUTICO BASEADO NOS DOMÍNIOS DA CIF

A elaboração do diagnóstico, a partir dos conhecimentos dos domínios da CIF, pode ser feita utilizando-se a avaliação das funções relacionadas com o movimento e a capacidade de realização de algumas atividades de vida diária. No ambiente de UTI, destacam-se as atividades de transferências (da posição deitada até a ortostática) e a locomoção.

Função mental

Compreende todas as funções do cérebro, tanto globais (consciência, energia e impulso) quanto específicas (memória, linguagem e cálculo). Para o fisioterapeuta, essa avaliação tem importância, já que o grau de colaboração do paciente influencia diretamente na escolha do modo de intervenção. Algumas medicações, como sedativos, afetam diretamente a função mental, devendo-se usá-las de maneira criteriosa e bem indicada pelo médico.

Em pacientes sedados, por exemplo, o fisioterapeuta utiliza alguns instrumentos para mensurar a função mental, como as escalas de sedação de Ramsay (Tabela 32.1) e a de sedação e agitação de Richmond (RASS) (Tabela 32.2). Essa mensuração tem muita relevância, pois certos protocolos para reabilitação são estratificados de acordo com os níveis de sedação. A escala de RASS tem mais categorias de classificação do que a de Ramsay, o que a torna mais completa para classificar o nível de agitação.

Em pacientes acordados e com quadro de agitação, a principal suspeita é o *delirium*, sendo uma das principais escalas utilizadas para sua identificação a *Confusion Assessment Method for the Intensive Care Unit* (CAM-ICU) (Quadro 32.7). A confirmação precoce desse problema pode contribuir para a melhora dos desfechos clínicos, já que a mobilização é um dos métodos de tratamento não farmacológico, além de tornar precoce a possibilidade de tratamento farmacológico pela equipe médica.

Quadro 32.3 Função respiratória.

b4400 = frequência respiratória

b4401 = ritmo respiratório

b4402 = profundidade da respiração

b4451 = funções do diafragma

b4452 = funções dos músculos respiratórios acessórios

Quadro 32.4 Funções e sensações adicionais dos aparelhos cardiovascular e respiratório.

b450 = funções respiratórias adicionais

b455 = funções de tolerância ao exercício

b460 = sensações associadas às funções cardiovasculares e respiratórias

Quadro 32.5 Funções neuromusculoesqueléticas relacionadas com o movimento.

b710 = funções da mobilidade das articulações

b715 = funções da estabilidade das articulações

b730 = funções da força muscular

b735 = funções do tônus muscular

b740 = funções da resistência muscular

b750 = funções de reflexos motores

b755 = funções de reações motoras involuntárias

b760 = funções de controle do movimento voluntário

b765 = funções dos movimentos involuntários

b770 = funções relacionadas com o padrão de marcha

b780 = sensações relacionadas com os músculos e as funções do movimento

Quadro 32.6 Atividades (mobilidade).

d410 = mudar a posição básica do corpo

d415 = manter a posição do corpo

d420 = autotransferências

d440 = utilização de movimentos finos da mão

d445 = utilização da mão e do braço

d450 = andar

d455 = deslocar-se

d460 = deslocar-se por diferentes locais

d465 = deslocar-se utilizando algum tipo de equipamento

d469 = andar e mover-se, outros especificados e não especificados

d460 = deslocar-se por diferentes locais

Tabela 32.1 Escala Richmond de sedação / agitação (RASS).

Pontos	Classificação	Descrição
+4	Combativo	Claramente combativo, violento, representando risco para a equipe
+3	Muito agitado	Puxa ou remove tubos ou cateteres, agressivo verbalmente
+2	Agitado	Movimentos despropositados frequentes, briga com o ventilador
+1	Inquieto	Ansioso, mas sem movimentos agressivos ou vigorosos
0	Alerta, calmo	Alerta, calmo
-1	Sonolento	Não se encontra totalmente alerta, mas tem o despertar sustentado ao som da voz (> 10 s)
-2	Sedação leve	Acorda rapidamente e faz contato visual com o som da voz (< 10 s)
-3	Sedação moderada	Movimento ou abertura dos olhos ao som da voz (mas sem contato visual)
-4	Sedação profunda	Não responde ao som da voz, mas movimenta ou abre os olhos com estimulação física
-5	Incapaz de ser despertado	Não responde ao som da voz ou ao estímulo físico

Fonte: Ramsay *et al.* (1974).

Tabela 32.2 Escala de sedação RAMSAY.

Nível de atividade	Pontos
Paciente ansioso, agitado e impaciente	1
Paciente cooperativo, orientado e tranquilo	2
Paciente que responde somente ao comando verbal	3
Paciente que demonstra uma resposta ativa a um toque leve ou a um estímulo sonoro auditivo	4
Paciente que demonstra uma resposta débil a um toque leve ou a um estímulo sonoro auditivo	5

Fonte: Ely *et al.* (2003).

Para avaliação de pacientes com rebaixamento da consciência não associada a uso de sedativos e com problemas neurológicos de origem central, a escala de coma de Glasgow é o instrumento mais aplicado (Tabela 32.3). Esse instrumento pode servir como um indicador da evolução temporal do quadro neurológico, bem como contribuir para reconhecer sinais de respostas neurológicas a intervenções da equipe de saúde, incluindo as ligadas à assistência fisioterapêutica.

Função cardiovascular

De maneira simplificada, o sistema cardiovascular é um dos responsáveis por promover a oferta de oxigênio capaz de suprir

Quadro 32.7 *Confusion Assessment Method for the Intensive Care Unit* (CAM-ICU).

Característica 1: flutuação do estado mental basal
a) Há evidência de mudança aguda do estado mental basal? b) Essa mudança tem caráter flutuante nas últimas 24 h?
Característica 2: desatenção
O paciente tem dificuldade de manter a atenção? Obs.: realizar o teste das letras (Vide *). Caso necessário, poderá ser realizado o teste das figuras
Característica 3: alteração do nível de consciência
O paciente está sonolento, comatoso ou agitado? Obs.: realizar avaliação com escalas de sedação (RASS ou SAS)
Característica 4: pensamento desorganizado
a) O paciente tem um discurso incoerente? b) O paciente é incapaz de responder aos comandos corretamente? Obs.: realizar sequência de perguntas dicotômicas. Caso o paciente acerte todas as perguntas, deve-se realizar o teste do comando (Vide #)

Delirium é diagnosticado quando ambas as características 1 e 2 são positivas e as características 3 ou 4 estão presentes

* **Teste das letras:** diga ao paciente que falará dez letras e que, ao ouvir a letra "A", ele deverá apertar a sua mão. Leia a seguinte sequência com intervalo de três segundos para cada letra: S A V E H A A R T. Considera-se alterada a atenção quando o paciente errar mais de 2 vezes
# **Sequência de perguntas dicotômicas**
Pergunte ao paciente:
a) Uma pedra flutua na água? Resposta esperada: não
b) Há peixes no mar? Resposta esperada: sim
c) Um quilo pesa mais que dois quilos? Resposta esperada: não
d) Você pode bater um prego com um martelo? Resposta esperada: sim
Considera-se pensamento desorganizado caso ele erre mais de uma resposta
Teste do comando: mostre dois dedos ao paciente por alguns segundos e peça para ele repetir. Depois, peça para que ele faça com a outra mão. Caso o paciente esteja impossibilitado de utilizar a outra mão, peça que ele adicione um dedo à mão inicialmente testada. Considera-se pensamento desorganizado caso ele não execute os comandos corretamente

Fonte: Gusmao-Flores *et al.* (2011).

Tabela 32.3 Escala de coma de Glasgow.

Variáveis	Resposta	Escore
Abertura ocular	Espontânea	4
	À voz	3
	À dor	2
	Nenhuma	1
Resposta verbal	Orientada	5
	Confusa	4
	Palavras inapropriadas	3
	Palavras incompreensíveis	2
	Nenhuma	1
Resposta motora	Obedece a comandos	6
	Localiza dor	5
	Movimento de retirada	4
	Flexão anormal	3
	Extensão anormal	2
	Nenhuma	1

Fonte: Teasdale e Jennet (1974).

as necessidades energéticas do corpo. As variáveis responsáveis pelo suprimento dos tecidos são o débito cardíaco (produto do volume sistólico e da frequência cardíaca; DC = VS × FC) e o conteúdo arterial de oxigênio (CaO_2). O CaO_2 constitui a soma do oxigênio combinado à hemoglobina (1g Hb × 1,34 ml de O2 × SaO_2) e do oxigênio dissolvido no sangue arterial (PaO_2 × 0,003). Diferentemente, o consumo de oxigênio tem relação com a extração tecidual ou a diferença arteriovenosa de oxigênio. Com base nisso, algumas das principais alterações nesse sistema, em relação ao equilíbrio energético, seriam a diminuição da oferta de oxigênio aos tecidos e/ou o aumento do consumo de oxigênio pelos tecidos corporais.

O fisioterapeuta deve identificar quais são as alterações presentes no funcionamento do sistema cardiovascular, já que estas podem promover a mudança do fornecimento de energia do metabolismo aeróbico para o anaeróbico, expondo o paciente a riscos. Assim, compreendê-las é de suma importância para uma maior segurança na assistência fisioterapêutica, favorecendo programação e direcionamento efetivos do plano de tratamento. A partir de então, o tratamento terá como principais objetivos específicos para este sistema a melhora da aptidão cardiovascular, o recondicionamento muscular periférico e a progressão do nível de mobilidade de maneira segura.

Para reconhecer essas alterações, o fisioterapeuta deve utilizar e correlacionar algumas variáveis cardiovasculares à beira do leito (pressão arterial; frequência cardíaca; índice de percepção do esforço ou de dispneia aos esforços e SpO_2) e laboratoriais (saturação arterial e venosa central, lactato sanguíneo e concentração de hemoglobina), com a história clínica e doenças cardiovasculares existentes, bem como medicações utilizadas com repercussão nesse sistema.

Função respiratória

Compreende a capacidade do sistema respiratório de transferir o O_2 do ambiente para a circulação pulmonar e o CO_2 produzido nos tecidos da circulação pulmonar para o ambiente. De modo semelhante ao sistema cardiovascular, é necessário que exista também uma relação equilibrada entre oferta e consumo de oxigênio. A oferta de oxigênio desse sistema tem relação com a ventilação alveolar e a difusão alveolocapilar do oxigênio, enquanto o consumo tem relação com a demanda ou gasto energético de todos os tecidos corporais.

Para que haja ventilação, é necessário que a força muscular inspiratória seja superior às cargas mecânicas impostas pelo sistema respiratório (resistência do sistema respiratório e elastância do sistema pulmão-parede torácica). Isso garante a entrada de um volume de ar dentro do sistema respiratório para que haja a troca gasosa. Embora a expiração basal seja passiva, a musculatura expiratória também apresenta fundamental importância durante o exercício, bem como para remoção das secreções presentes nas vias aéreas.

O processo de difusão dos gases tem relação direta com a diferença entre pressão arterial de oxigênio (PaO_2) e pressão alveolar de oxigênio (PAO_2), área disponível para troca gasosa (A) e solubilidade dos gases (S). Diferentemente, a velocidade de difusão dos gases é inversamente proporcional à espessura (E) da membrana alveolocapilar e à raiz quadrada do peso molecular dos gases [$D = (\Delta P \times A \times S)/E \times \sqrt{PM}$].

Sabe-se que a redução da oxigenação está associada a diversos fatores, sendo um deles os problemas ventilatórios. Estes podem acarretar problemas de oxigenação, por exemplo em algumas doenças neuromusculares, em problemas que aumentam a resistência do sistema respiratório por secreção e/ou em uma atelectasia pulmonar por uma causa obstrutiva ou restritiva. Dessa maneira, é possível compreender que a maioria das intervenções fisioterapêuticas não atua diretamente na oxigenação, mas sim promovendo uma melhora da ventilação, para que a partir daí haja uma melhora da oxigenação.

Importante relatar também que, quando há aumento do consumo energético por quadros infecciosos ou exercício, por exemplo, o organismo aumenta a oferta de oxigênio elevando a ventilação para manter a homeostasia do organismo. Entretanto, a depender do aumento dessa ventilação e da duração, o indivíduo pode evoluir para fadiga respiratória.

Para o reconhecer as alterações de função respiratória, o fisioterapeuta deve realizar uma cuidadosa anamnese do paciente, utilizando os diversos instrumentos de avaliação, conforme indicação. As avaliações mais utilizadas à beira do leito no ambiente de terapia intensiva são a inspeção dinâmica (padrão muscular ventilatório), palpação, ausculta pulmonar e saturação periférica de oxigênio. Além disso, outras mensurações objetivas para reconhecimento de problemas de ventilação podem ser realizadas, como a aferição de capacidade vital lenta (CVL) ou forçada (CVF), pressões respiratórias máximas (inspiratória – $PI_{máx}$ – e expiratória – $PE_{máx}$), pico de fluxo expiratório (PFE) e mecânica respiratória em pacientes ventilados (resistência do sistema respiratório, complacência estática e dinâmica do sistema respiratório e auto-PEEP). Estas devem ser comparadas com seus valores de normalidade, bem como com seus próprios valores ao longo do tempo para identificação de uma alteração ou da resposta a uma intervenção.

Função neuro-osteomioarticular

Engloba os sistemas relacionados com o aparelho locomotor, podendo incluir o sistema neural íntegro (via sensitiva ou aferente, controle central e via eferente ou motora), o sistema musculoesquelético capaz de executar contração muscular efetiva, e os sistemas ósseo e articular que permitam sustentação e mobilidade corporal.

Entre as principais variáveis relacionadas com esse sistema mensuradas no ambiente de UTI, estão a força muscular periférica, o tônus muscular, a amplitude de movimento articular, o equilíbrio e a coordenação motora. Para avaliar a força muscular esquelética, a modalidade mais utilizada, em virtude da sua praticidade, é o teste muscular manual. Seu escore varia de zero a 5, sendo zero a pontuação dada quando não existe contração muscular e 5 quando o músculo vence a gravidade contra uma resistência moderada.

Um escore de força muscular proposto pelo *Medical Research Council* (escore MRC), que engloba a força de três grupos musculares dos membros superiores (abdutores do ombro, flexores do cotovelo e extensores do punho) e três dos membros inferiores (flexores do quadril, extensores do joelho e dorsiflexores do tornozelo), emprega o escore do teste muscular manual, quantificando bilateralmente esses seis grupos musculares, sendo sua pontuação variável entre zero e 60 (Quadro 32.8). Esse escore tem sido muito utilizado no ambiente hospitalar, apresentando utilidade na identificação da fraqueza muscular do doente crítico (pontuação total inferior a 48). Algumas orientações a serem seguidas estão descritas no Quadro 32.8.

Outro meio de mensurar a força muscular periférica é a dinamometria de preensão palmar, a qual tem grande associação com a força muscular periférica global. A confirmação da fraqueza muscular em idosos pode ser obtida quando os valores da força de preensão palmar são inferiores a 20 kgf em mulheres e 30 kgf em homens, sendo atualmente utilizado como uma das variáveis para o diagnóstico de sarcopenia. Valores inferiores a 7 kgf para mulheres e 11 kgf para homens estão relacionados com a presença de fraqueza muscular adquirida na UTI.

INSTRUMENTOS PARA AVALIAÇÃO DA MOBILIDADE (ATIVIDADE) E PARTICIPAÇÃO SOCIAL

As principais atividades que devem ser avaliadas na UTI têm relação com a mobilidade do paciente, estando representadas pela capacidade de realizar transferências (decúbito dorsal no leito até a posição ortostática) e deambular. Nesse contexto, antes de o fisioterapeuta realizar a avaliação da capacidade do indivíduo executar essas atividades, deve registrar a mobilidade relatada pelo paciente antes da admissão na UTI. A identificação da participação social prévia (prática do futebol, caminhada, entre outras) também é outra informação relevante, pois auxilia no direcionamento do plano de tratamento, bem como na motivação do paciente.

Entre os instrumentos avaliativos da mobilidade nesse ambiente de terapia intensiva, alguns mensuram apenas a capacidade de transferências e de deambulação, como a *Functional Status Score* (FSS), enquanto outros exploram testes físicos, como o da velocidade de marcha, *Time Up and Go* e caminhada de 50 m (TC 50). A Figura 32.2 mostra um fluxograma para elaboração do diagnóstico fisioterapêutico.

CONSIDERAÇÕES FINAIS

A elaboração do diagnóstico fisioterapêutico é de suma importância para a prática clínica do profissional. A correta análise, associada a uma codificação precisa dos achados clínicos, fundamenta o fisioterapeuta e torna mais assertiva a conduta prescrita.

Quadro 32.8 Orientações para realização do teste muscular manual em pacientes críticos.

Posições do teste padronizadas
Para realizar movimentos contra a gravidade (MRC $\geq$ 3), a extremidade da cabeça no leito deve estar colocada em 45°. Para movimentos com eliminação da gravidade (MRC < 3), a extremidade da cabeça no leito deve ser colocada em 10°
A cabeça do paciente deve estar apoiada por um travesseiro, para tornar possível que o paciente veja o membro a ser testado
Os materiais de fixação e posicionamento devem ser removidos. Certifique-se de que os cateteres não interfiram nos movimentos a serem realizados
Se necessário, a terapia de higiene brônquica deve ser realizada antes do teste, seguida por um curto período de recuperação para o doente
Primeiro, deve ser feito o teste de força muscular para uma pontuação MRC de 3. Em seguida, continue o teste para uma pontuação MRC 4 ou 2, dependendo do resultado
Tentativas de aprendizagem, repetições e repouso entre as repetições
Primeiro, o fisioterapeuta executa o movimento passivamente para que o paciente saiba qual movimento ele deve fazer. Em seguida, pede-se ao paciente para realizar o movimento ativamente
Começar o teste no lado direito. Concluir o exame de força muscular para um grupo muscular (bilateral), antes de continuar para o próximo grupo muscular. O teste muscular deve ser sempre realizado na mesma ordem
Três tentativas para cada grupo muscular podem ser realizadas. Quando a primeira tentativa é realizada corretamente, deve-se passar para o próximo grupo muscular
Os períodos de repouso entre as medições podem ser curtos (menos 30 s), a menos que o paciente precise de mais tempo para se recuperar
Tempo de contração
Uma vez que o tempo de contração é retardado no paciente crítico, encorajar os pacientes a manter o esforço por pelo menos 5 a 6 s
Encorajamento do paciente
Incentivar o paciente durante o teste
Cálculo do escore total do MRC
Para a força muscular global, calcular a pontuação da soma MRC, com os valores de força obtidos nos membros superiores e membros inferiores
Tratamento dos dados em falta
Quando a força muscular não puder ser avaliada por conta de razões ortopédicas, neurológicas ou outras, os resultados do grupo de músculos contralaterais serão considerados para calcular a pontuação da soma MRC. Quando há mais de duas extrapolações, a pontuação da soma MRC não poderá ser usada. A razão da extrapolação deve ser relatada no momento da medição

Fonte: Baldwin *et al.* (2013) e Hermans *et al.* (2012).

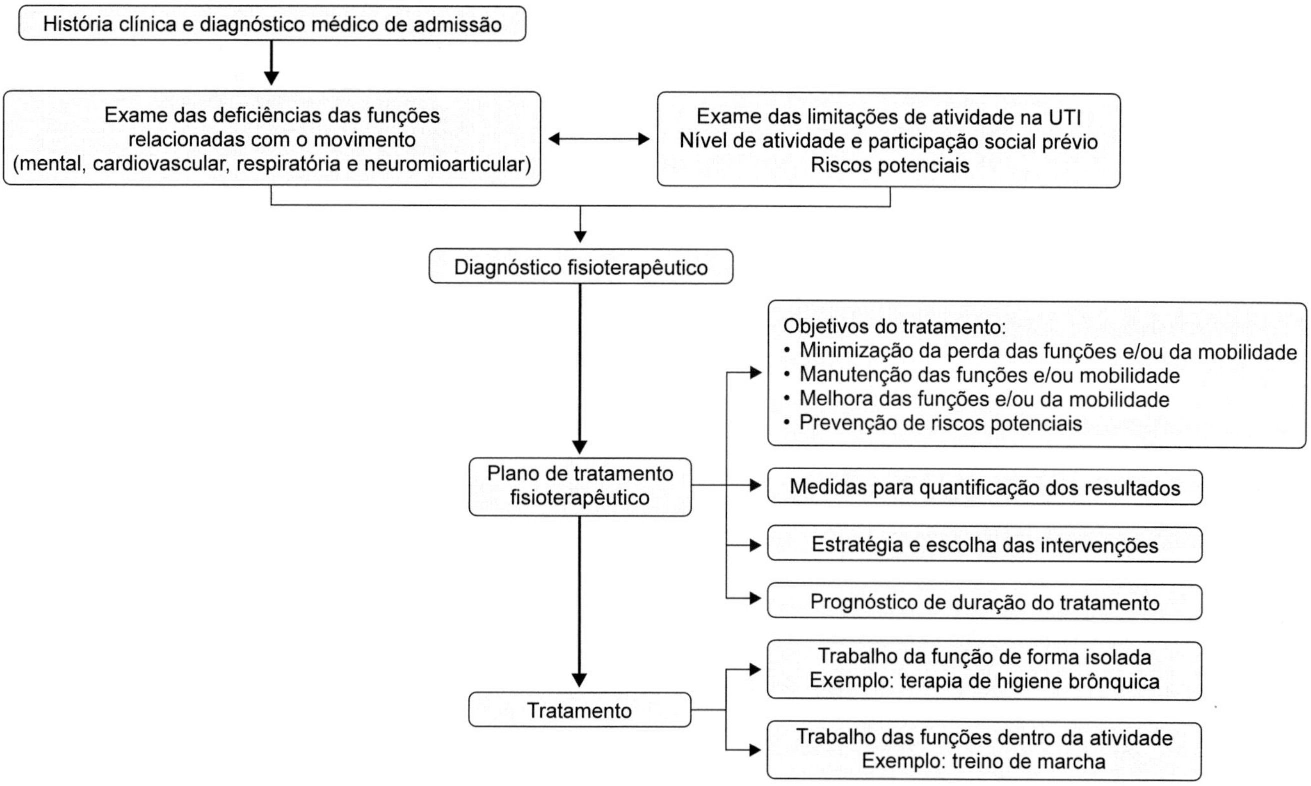

Figura 32.2 Fluxograma para elaboração do diagnóstico fisioterapêutico na UTI.

BIBLIOGRAFIA

Ali NA, O'Brien JM, Hoffmam SP, Phillips G, Garland A, Finley JC, et al. Acquired weakness, handgrip strength, and mortality in critically ill patients. Am J Respir Crit Care Med. 2008;178(3):261-8.

Baldwin CE, Paratz JD, Bersten AD. Muscle strength assessment in critically ill patients with handheld dynamometry: an investigation of reliability, minimal detectable change, and time to peak force generation. J Crit Care. 2013;28:77-86.

Costa D, Gonçalves HA, Lima LP, Ike D, Cancelliero KM, Montebelo MIL. Novos valores de referência para as pressões respiratórias na população brasileira. J Bras Pneumol. 2010;36(3):306-312.

Cruz-Jentoft AJ, Baeyens JP, Bauer JM, Boirie Y, Cederholm T, Landi F, et al. Sarcopenia: European consensus on definition and diagnosis. Report of the European Working Group on Sarcopenia in Older People. Age Ageing. 2010;39(4):412-23.

David CM. Medicina intensiva. Rio de Janeiro: Revinter; 2004.

Di Nubila HBV, Buchalla CM. O papel das classificações da OMS - CID e CIF - nas definições de deficiência e incapacidade. Rev Bras Epidemiol. 2008;11(2):324-35.

Dias CMCC, Maiato ACCA, Baqueiro KMM, Fiqueredo AMF, Rosa FWC, Pitanga JO, et al. Resposta circulatória à caminhada de 50 m na unidade coronariana na síndrome coronariana aguda. Arq Bras Cardiol. 2009;92(2):135-142.

Ely EW, Truman B, Shintani A, Thomason JW, Wheeler AP, Gordon S, et al. Monitoring sedation status over time in ICU patients: reliability and validity of the Richmond Agitation-Sedation Scale (RASS). JAMA. 2003;289(22):2983-91.

Fan E, Ciesla ND, Truong AD, Bhoopathi V, Zeger SL, Nedham DM. Interrater reliability of manual muscle strength testing in ICU survivors and simulated patients. Intensive Care Med. 2010;36(6):1038-43.

França E, Ferrari F, Fernandes P, Cavalcanti R, Duarte A, Martinez B, et al. Fisioterapia em pacientes críticos adultos: recomendações do Departamento de Fisioterapia da Associação de Medicina Intensiva Brasileira. Rev Bras Ter Intensiva. 2012;24(1):6-22.

Freitas FS, Parreira VP, Ibiapina CC. Aplicação clínica do pico de fluxo da tosse: uma revisão da literatura. Fisioter Mov. 2010;23(3):495-502.

Fritz S, Lusardi M. White paper – Walking speed: the sixth vital sign. Journal of Geriatric Physical Therapy. 2009;32(2):46-9.

Girard TD, Pandharipande PP, Schiro E, Work B, Pun BT, Boehm L, et al. A combined early cognitive and physical rehabilitation program for people who are critically ill: the activity and cognitive therapy in the intensive care unit (ACT-ICU) trial. Phys Ther. 2012;92:1580-92.

Gusmao-Flores D, Salluh JIF, Chalhub RA, Quarantini LC. The confusion assessment method for intensive care unit (CAM-ICU) and intensive care delirium screening checklist (ICDSC) for the diagnosis of delirium: a systematic review and meta-analysis of clinical studies. Crit Care Med. 2012;16(R115):1-10.

Gusmao-Flores D, Salluh JIF, Dal-Pizzol F, Ritter C, Tomasi CD, Lima MASD et al. The validity and reliability of the Portuguese versions of three tools used to diagnose delirium in critically ill patients. Clinics. 2011;66(11):1917-22.

Hermans G, Clerckx B, Vanhullebusch T, Segers J, Vanpee G, Robbeets C, et al. Interobserver agreement of Medical Research Council sum-score and handgrip strength in the intensive care unit. Muscle Nerve. 2012;45(1):18-25.

Katz J, Melzack R. Measurement of pain. Surg Clin North Am. 1999;79(2):231-52.

Kayambu G, Boots R, Paratz J. Physical therapy for the critically ill in the ICU: a systematic review and meta-analysis. Crit Care Med. 2013;41(6):1543-54.

Kleyweg RP, van der Meche FG, Schmitz PI. Interobserver agreement in the assessment of muscle strength and functional abilities in Guillain-Barre syndrome. Muscle Nerve. 1991;14:1103-09.

Luque A, Vega JM, Moderno LFO, Sarmento GJV. Tratado de fisioterapia hospitalar: assistência integral ao paciente. São Paulo: Atheneu; 2012.

Martinez BP, Gomes IB, Oliveira CS, Ramos IR, Rocha MD, Forgiarini Jr. LA, et al. Accuracy of the Timed Up and Go test for predicting sarcopenia in elderly hospitalized patients. Clinics. 2015;70(5):369-72.

Martinez BP. Diagnóstico fisioterapêutico na unidade de terapia intensiva. In: Associação Brasileira de Fisioterapia Cardiorrespiratória e

Fisioterapia em Terapia Intensiva; Martins JA, Andrade FMD, Dias CM, organizadores. PROFISIO Programa de Atualização em Fisioterapia em Terapia Intensiva Adulto: Ciclo 5. Porto Alegre: Artmed Panamericana; 2014. p. 9-35. (Sistema de Educação Continuada a Distância, v.1).

McArdle WD, Katch FI, Katch VL. Fisiologia do exercício-energia. Nutrição e desempenho humano. 6. ed. Rio de Janeiro: Guanabara Koogan; 2008.

McCool D, Tzelepis GE. Dysfunction of the diaphragm. N Eng J Med. 2012;366(10):932-42.

Organização Mundial da Saúde (OMS). Classificação Internacional de Funcionalidade, Incapacidade e Saúde. São Paulo: EDUSP; 2003.

Pereira CAC, Rodrigues SC, Sato T. Novos valores de referência para espirometria forçada em brasileiros adultos de raça branca. J Bras Pneumol. 2007;33(4):397-406.

Pernambuco AP, Lana RC, Ribeiro DC, Polese JC. Utilização da Classificação Internacional de Funcionalidade, Incapacidade e Saúde na terapia intensiva. In: Associação Brasileira de Fisioterapia Cardiorrespiratória e Fisioterapia em Terapia Intensiva; Martins JA, Andrade FMD, Dias CM, organizadores. PROFISIO Programa de Atualização em Fisioterapia em Terapia Intensiva Adulto: Ciclo 5. Porto Alegre: Artmed Panamericana; 2014. p.111-34. (Sistema de Educação Continuada a Distância, v.3).

Ramsay MA, Savege TM, Simpson BR, Goodwin R. Controlled sedation with alphaxalone-alphadolone. Br Med J. 1974;2(5920):656-9.

Sampaio RF, Luz MT. Funcionalidade e incapacidade humana: explorando o escopo da classificação internacional da Organização Mundial da Saúde. Cad Saúde Pública. 2009;25:475-83.

Sampaio RF, Mancini MC, Fonseca ST. Produção científica e atuação profissional: aspectos que limitam essa integração na Fisioterapia e Terapia Ocupacional. Rev Bras Fisioter. 2002;6(3):113-18.

Sampaio RF, Mancini MC, Gonçalves GG, Bittencourt NF, Miranda A, Fonseca ST. Aplicação da Classificação de Funcionalidade, Incapacidade e Saúde (CIF) na prática clínica do fisioterapeuta. Braz J Phys Ther. 2005;9:129-36.

Stiller K. Safety issues that should be considered when mobilizing critically ill patients. Crit Care Clin. 2007,23(1):35-53.

Teasdale G, Jennet B. Assessment of coma and impaired consciousness, a practical scale. Lancet. 1974;7872:81-4.

Teixeira C, Silva NB, Savi A, Vieira SRR, Nasi LA, Friedman G, et al. Central venous saturation is a predictor of reintubation in difficult-to-wean patients. Crit Care Med. 2010;38(2):1-6.

Thrush A, Rozek M, Dekerlegand JL. The clinical utility of the Functional Status Score for the Intensive Care Unit (FSS-ICU) at a long-term acute care hospital: a prospective cohort study. Physical Therapy. 2012;92(12):1536-45.

World Health Organization (WHO). International classification of functioning, disability and health. Geneva: WHO; 2001.

World Health Organization (WHO). Towards a common language for functioning, disability and health – ICF. Geneva: WHO/EIP/GPE/CAS/01.3; 2002.

33 Papel do Fisioterapeuta no Transporte de Paciente Crítico

Erica Albanez Giovanetti • Leny Vieira Cavalheiro

INTRODUÇÃO

Historicamente, o desenvolvimento do transporte de paciente crítico ocorreu em ações militares, na necessidade de retirar seus feridos dos campos de batalha, das conquistas do império romano aos dias atuais. O primeiro relato de utilização de ambulâncias volantes data de 1792, criadas pelo cirurgião-chefe de Napoleão para evacuar rapidamente os feridos. Em 1870, durante a Guerra Franco-Prussiana, cerca de 160 feridos, entre soldados e civis, foram retirados por balão de ar quente, originando o transporte aéreo. Contudo, foi nas guerras do Vietnã e da Coreia que o transporte de urgência teve grande avanço, utilizando os helicópteros como ambulâncias aéreas e influenciando o desenvolvimento dos sistemas de emergências médicas públicos ou privados. Outro fator determinante para os sistemas de transporte civis aconteceu durante a epidemia de poliomielite, obrigando a transferências dos doentes críticos com necessidade de respiradores artificiais para os centros especializados.

As indicações e os motivos dos transportes variam de acordo com a necessidade de tratamento especializado, em razão dos recursos financeiros e/ou tecnológicos disponíveis em cada serviço ou ainda por motivos pessoais, como conveniência familiar. A decisão de transportar um paciente crítico cabe ao médico responsável e deve ser baseada em seus riscos em relação aos seus benefícios, pensando em seu melhor prognóstico, já que cerca de 40 a 50% dos pacientes apresentam mudanças em seu tratamento.

TRANSPORTE INTRA E INTER-HOSPITALAR

O transporte intra-hospitalar, também chamado de transporte interno, pode ser definido como movimento do paciente, crítico ou não, dentro do hospital, seja para um setor de diagnóstico (tomografia, ressonância, angiografia), seja tratamento (centro cirúrgico, unidade de terapia intensiva – UTI, hemodinâmica intervencionista). O transporte inter-hospitalar, ou externo, é a movimentação do paciente fora do ambiente hospitalar na busca de suporte avançado de vida, cuidados especializados, resgate pré-hospitalar, tratamento específico e/ou tecnologia de ponta não disponível no local de origem.

A remoção de um paciente crítico adulto e/ou pediátrico pode apresentar eventos adversos que podem variar de 40 a 60%, independentemente do tempo ou da distância a ser percorrida. As causas podem incluir mudanças de frequência cardíaca, alterações hemodinâmicas, arritmias, hipertensão intracraniana, hipoxemia e descompensação respiratória, ou, ainda, causas relacionadas com o mau funcionamento de equipamentos, a falta de pessoal especializado, além de falha de comunicação. Sabe-se hoje que esses eventos podem ser minimizados com planejamento correto, treinamento de pessoas, criação de protocolos institucionais e escolha de equipamentos adequados.

Ao remover um doente crítico, é preciso garantir que ele chegue a seu lugar de destino em uma condição clínica melhor ou igual a que tinha no local de origem, garantindo-lhe cuidados adicionais e extensivos.

Estudos sobre os eventos adversos demonstram deterioração respiratória em 43% dos pacientes transportados, podendo perdurar mais de 24 h. Também foi observado que 68% dos pacientes graves (trauma grave, lesões neurológicas) transportados apresentavam alterações fisiológicas com mais de 5 min de duração durante sua movimentação. Alguns trabalhos demonstram que complicações como arritmias cardíacas e hipotensão podem estar relacionadas com alterações dos gases sanguíneos proporcionados pelas mudanças dos parâmetros ventilatórios durante o transporte. Quando comparada a ventilação manual (Ambu) à ventilação mecânica durante o transporte, observou-se maior incidência de alcalose respiratória (pH 7,39 *versus* 7,51 e $PaCO_2$ 39 *versus* 30 mmHg). Isso pode ser explicado pela falta de controle da frequência respiratória e os altos volumes correntes promovidos nesse tipo de ventilação.

Pacientes ventilados com níveis elevados de pressão expiratória positiva final (PEEP, *positive end respiratory pressure*) e redução acentuada da complacência pulmonar necessitam de ventiladores do mesmo nível que o utilizado na UTI para diminuir o risco de alterações ventilatórias e garantir novos modos de ventilação com controle efetivo do limite pressórico.

Nos pacientes com síndrome do desconforto respiratório agudo (SDRA), a simples desconexão do respirador pode resultar em hipoxemia grave, que também ocorre quando se tenta ventilar pacientes com Ambu ou ventiladores inadequados para transporte. Dessa maneira, recomenda-se o uso de ventiladores microprocessados tanto para transporte inter quanto intra-hospitalar; se optar por ventilação manual, ela deve ser realizada por pessoas treinadas e/ou especializadas.

Os equipamentos de transporte devem ser escolhidos de acordo com a necessidade clínica dos pacientes. Lembrar que os equipamentos devem oferecer resistência a pequenas quedas, conter baterias internas, suportar vibrações durante o deslocamento e ser de fácil manuseio.

O transporte interno ou externo neonatal ou pediátrico criticamente enfermo também envolve muitos riscos, principalmente para aqueles que necessitam de ventilação artificial e devem ser acompanhados por profissionais treinados, mantendo-se os cuidados específicos durante toda a transferência até a chegada ao local de destino.

Alguns estudos observaram que é possível transportar um paciente crítico com falência respiratória em segurança, desde que se realize a transferência inter-hospitalar após rápida estabilização clínica, em veículo preparado com equipamentos semelhantes aos de UTI, monitoramento específico, equipe treinada em atendimento de emergência contando com médico, enfermeiro, fisioterapeuta e motorista com extensiva experiência em situações de emergência.

Para realizar o transporte interno ou externo com segurança e qualidade, adulto ou pediátrico, é necessário ter conhecimento dos aspectos legais e logísticos envolvidos nesse procedimento, manter planejamento cuidadoso envolvendo todas as áreas, equipe multiprofissional (médico, enfermeiro e fisioterapeuta) especializada e treinada em oferecer suporte avançado de vida, materiais e monitores específicos e semelhantes aos usados em UTI, veículos próprios e sempre revisados, meios de comunicação disponíveis e modernos.

MEIOS DE TRANSPORTE

O transporte externo pode ser terrestre (ambulâncias) ou aéreo (helicóptero e ou avião). A escolha do modo de transporte depende da distância a ser percorrida, da urgência da situação, condições climáticas, do tráfego local e da disponibilidade de recursos financeiros.

Seja qual for o veículo escolhido, este deve apresentar ótimas condições de funcionamento, limpeza, oxigênio, baterias, iluminação, acomodação satisfatória e um sistema de radiocomunicação eficaz.

A ambulância pode ser básica, contando com motorista e técnico de enfermagem, ou avançada, constituída por médico, enfermeiro, motorista e, se necessário para pacientes com suporte ventilatório, fisioterapeuta. Nesse tipo de ambulância (Figura 33.1), é preciso ter respirador, bomba de infusão, equipamento de monitoramento, desfibrilador, cânulas de intubação, material para drenagem pleural, acesso venoso, material para pequenas cirurgias, medicações variadas e cilindros de oxigênio e ar comprimido.

As aeronaves também devem ser preparadas para oferecer suporte de vida avançado, e a escolha depende das condições climáticas, do custo e da distância.

A Tabela 33.1 apresenta as vantagens e as desvantagens dos veículos utilizados para transporte.

ALTERAÇÕES FISIOLÓGICAS DO PACIENTE RELATIVAS AO TRANSPORTE

Podem ser cardiovasculares, respiratórias e neurológicas. As alterações cardiovasculares mais encontradas foram arritmia, taquicardia e hipertensão, muitas vezes relacionadas com ansiedade, dor e perda de medicações. As alterações do sistema respiratório estão relacionadas com os pacientes críticos que dependem de ventilação. A hiperventilação causa aprisionamento de ar com hiperinsuflação pulmonar levando ao aumento da pressão intratorácica, que diminui o retorno venoso e, consequentemente, resulta em hipotensão sistêmica. A alcalose aumenta a irritabilidade cardíaca, podendo promover ritmos irregulares. A acidose tem efeito depressor miocárdico, podendo também causar arritmias, portanto são recomendados respiradores adequados com alarmes programados monitorando os volumes durante toda a movimentação. Os pacientes com lesões neurológicas podem apresentar lesões secundárias ao tratamento, como hipertensão craniana, hipotensão e hipoxemia.

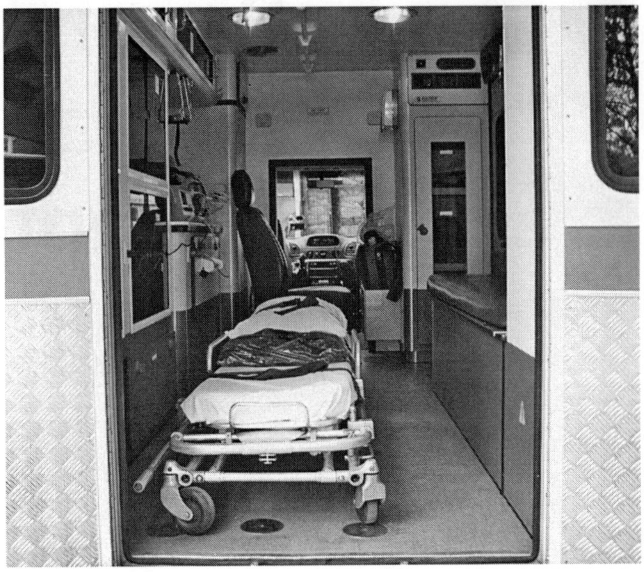

Figura 33.1 Área interna de uma ambulância avançada.

Tabela 33.1 Vantagens e desvantagens dos meios de transporte médico.

Vantagens	Desvantagens
Ambulância	
Pode parar durante uma emergência Não depende de outro veículo Tem menor custo Não depende do clima	Não suporta percurso > 200 km Tem melhor espaço interno Depende de trânsito Tem velocidade reduzida Propicia cinetose (sensação de enjoo pelo movimento)
Avião	
Tem velocidade alta Percorre grande distância Tem cabine interna pressurizada	Necessita de pista de pouso Depende do clima Tem alto custo Envolve outro veículo
Helicóptero	
Tem rapidez e alta velocidade Possibilita paradas Independe de trânsito Não precisa de aeroporto	Suporta peso limitado Precisa de local para pouso Apresenta vibração e ruídos altos Tem pior espaço interno Depende do clima Tem alto custo

No transporte aéreo, as alterações fisiológicas estão relacionadas com a altitude e a pressão barométrica. Quanto menor a pressão atmosférica, menor será a pressão parcial de oxigênio. Os aviões dispõem de um sistema de pressurização a fim de minimizar os efeitos da altitude, mas, mesmo assim, em alguns pacientes com insuficiência respiratória, é necessário ajustar a fração inspirada de oxigênio (FiO_2) para manter a pressão parcial arterial e a saturação de oxigênio.

Impacto do movimento no paciente crítico

O impacto fisiológico do movimento do transporte em pacientes críticos pode estar relacionado com vários motivos:

- Mudanças posturais, gravitacionais, aceleração, desaceleração e até mesmo alterações de superfície que causam mudanças dos estados hemodinâmico, respiratório, neurológico, térmico, álgico e até mesmo psicológico, pois a força que atua sobre um objeto em repouso equivale à força que a gravidade exerce sobre ele. Essas forças levam ao represamento sanguíneo e à redistribuição transitória de líquidos corporais no sentido caudal para o cefálico. A redistribuição de líquidos pode causar danos perigosos em pacientes instáveis, principalmente aqueles com hipertensão intracraniana
- Mudanças de ambiente, equipamentos, ruídos e vibrações que causam desconforto, agitação, ansiedade e distúrbios vegetativos
- Mudanças na temperatura provocam hipotermia, que, por sua vez, pode levar a colapso vascular, principalmente em pacientes vítimas de trauma. Hipertermia que provoca aumento da sudorese, vasodilatação periférica e alterações metabólicas.

Todos esses eventos podem ser minimizados com estabilização do paciente antes da transferência, criando medidas de conforto com ajuste correto da sedação, da analgesia e meios de transporte apropriados.

CLASSIFICAÇÃO DA GRAVIDADE DOS PACIENTES

- Baixo risco: paciente estável sem alterações críticas dependentes ou não de oxigenoterapia, podendo ou não estar monitorado
- Alto risco: paciente em uso de fármacos vasoativos ou assistência ventilatória mecânica.

Pacientes de alto risco devem ser transportados com o mesmo monitoramento que recebem no leito [pressão arterial média (PAM), pressão venosa central (PVC), pressão intracraniana (PIC), capnografia, ventilação mecânica (VM)]. Os pacientes com maior gravidade são PEEP ≥ 5 cmH_2O ou $FiO_2 \geq$ 50%, $PaO_2/FiO_2 \leq 200$, uso de medicação vasoativa, neurológicos com alteração de PIC ou em uso de balão intra-aórtico.

FASES DO TRANSPORTE

Preparo do paciente e equipamentos

A fase de preparo envolve comunicação entre equipes (secretaria, telefonista, médicos, enfermagem) do local de origem para o local de destino, interno ou externo. A preparação do paciente exige estabilidade hemodinâmica e respiratória, ajuste da ventilação mecânica, exames checados, vias aéreas pérvias, cânula adequadamente fixada, manutenção de sedação e das medicações vasoativas.

Os equipamentos necessários para o transporte são:

- Monitor de transporte básico [eletrocardiografia (ECG), oximetria de pulso, pressão arterial não invasiva]
- Monitor de transporte avançado (ECG, oximetria de pulso, capnografia, pressão arterial invasiva, PIC)
- Bombas de infusão com bateria carregada (controle rigoroso da infusão de medicações)
- Medicações em uso
- Incubadora neonatal
- Maleta de transporte (medicamentos e material de emergência)
- Respirador e circuito apropriado (adulto ou pediátrico)
- Bolsa ressuscitadora (Ambu) com reservatório + máscara adulto ou pediátrico + extensão de oxigênio
- Filtro umidificador
- Bateria
- Cilindro de gases
- Engates rápidos de oxigênio (O_2) e de ar comprimido (AC)
- Fluxômetro de O_2
- Válvulas redutoras de O_2 e AC
- Aspirador portátil pronto para uso
- Material para fixação de cânula
- Medidor de *cuff*
- Geradores de energia na ambulância.

Transporte

O paciente deve receber monitoramento das funções vitais, semelhante àquele que estava recebendo na UTI. Todos os equipamentos devem estar posicionados para facilitar o seu acesso caso sejam necessários, monitores ligados, circuitos longos, respiradores testados e prontos, baterias cheias, bombas, equipos e maca disponíveis, além do Ambu sempre à mão. A equipe de transferência deve estar preparada, o elevador disponível e a rota já estabelecida.

Pós-transporte

A fase pós-transporte pode durar até 24 h, pois os pacientes estão sujeitos a complicações. Desse modo, os pacientes precisam ser rapidamente conectados e monitorados em seu leito, necessitando de maior atenção.

ATUAÇÃO DA FISIOTERAPIA NO TRANSPORTE DE PACIENTE

No transporte de paciente crítico, alguns autores recomendam pelo menos duas pessoas na equipe, podendo ser enfermeiro e/ou médico habituados com atendimento de emergências e cuidados intensivos. Pessoal adicional, como fisioterapeuta, pode ser incluído como parte integrante da equipe, principalmente para pacientes que necessitem de ventilação mecânica artificial, formando um time de transporte multidisciplinar.

No Hospital Israelita Albert Einstein, a fisioterapia faz parte desse time tanto no transporte interno quanto no externo, principalmente nos pacientes graves que necessitem de respirador artificial com parâmetros altos, seja de modo invasivo, seja não invasivo. Toda a equipe é treinada de maneira constante e antes da realização do procedimento, terrestre ou aéreo.

O fisioterapeuta é responsável pelos equipamentos respiratórios desde sua escolha até o controle da ventilação. Ele também deve checar os exames do dia (radiografia, gasometria), instalar o respirador, ajustar parâmetros, verificar a carga das baterias, a capacidades dos cilindros, garantir a permeabilidade das vias aéreas, a fixação de cânula, a pressão do *cuff* e colaborar com a equipe de transporte, se necessário, para garantir maior segurança ao paciente e aos membros da equipe.

No momento do transporte interno, o fisioterapeuta deve também orientar a equipe de transporte sobre as condições das baterias e dos cilindros de gases e passar para o médico do transporte as condições respiratórias do paciente.

No momento do transporte externo, o fisioterapeuta é acionado previamente, mantendo comunicação contínua com os membros do transporte, podendo planejar e escolher o equipamento respiratório para o momento. Ele é responsável pelos ajustes respiratórios e deve acompanhar todo o deslocamento; se necessário, o terapeuta atende o paciente antes da remoção para maior estabilidade e eficiência da remoção. Durante toda a remoção, o fisioterapeuta deve acompanhar os sinais vitais do paciente, analisar os parâmetros respiratórios, verificar constantemente a posição da cânula, dos drenos e dos cateteres, auxiliar a equipe, orientar o posicionamento do paciente e do respirador. Lembrar que várias alterações podem ocorrer pela movimentação constante, como diminuição do conforto, presença de ruídos e vibrações intensas.

No transporte de ambulância, é preciso checar a capacidade dos cilindros internos, pois seu consumo depende do volume minuto do paciente, do fluxo de ar para o respirador, da concentração de oxigênio e do tempo total do transporte.

No transporte aéreo, o paciente sempre deve ser posicionado com a cabeceira voltada para a cabine, evitando alteração da PIC causada pela força de aceleração e desaceleração durante a decolagem e a aterrisagem. Também é preciso checar a quantidade de gás disponível, realizar o cálculo do consumo de gás e, se necessário, dependendo da distância, levar cilindros extras, garantindo a ventilação durante todo o voo.

A presença da fisioterapia no transporte é bastante importante na manutenção das funções respiratórias, na escolha correta do respirador e no auxílio à equipe de transporte, garantindo mais segurança ao transporte.

CÁLCULO DA AUTONOMIA DOS GASES

Para calcular a autonomia dos gases necessários em transportes mais prolongados, é preciso calcular a capacidade dos cilindros de oxigênio e de ar comprimido.

Os cálculos são baseados na lei de Boyle, que expressa a expansão dos gases em determinada temperatura.

$$P1 \times V1 = P2 \times V2$$

Em que:

- P1: pressão atmosférica (1 atm = 760 mmHg = 1,033 kgf/cm^2)
- V1: capacidade do cilindro
- P2: pressão no manômetro do cilindro
- V2: volume interno do cilindro.

Capacidade dos cilindros

Aplicando a lei de Boyle para um cilindro pequeno de alumínio (mais fácil de ser transportado), têm-se:

- V2 = volume interno do cilindro de alumínio = 4 ℓ
- P2 = pressão no manômetro = 150 kgf/cm^2
- P1 = pressão atmosférica = 1 atm = 760 mmHg = 1,033 kgf/cm^2
- V1 = 600 ℓ (capacidade do cilindro pequeno de alumínio para oxigênio ou ar comprimido).

Por exemplo:

$$1 \times V1 = 150 \times 4 = 600\ \ell$$

Observações

O mesmo cálculo pode ser atribuído para cilindros maiores com volume interno de 40 ℓ, obtendo-se uma capacidade de 6.000 ℓ (p. ex., os cilindros de ambulâncias). A pressão mínima de trabalho dos respiradores fica em torno de = 3 a 4 kgf/cm^2.

Autonomia dos gases

A autonomia dos gases depende da FiO_2, da capacidade do cilindro e do volume minuto inspirado além do escape.

Tempo de duração dos cilindros

- Gasto do cilindro de oxigênio (O_2) = (FiO_2 – 0,21)/0,79
- Gasto do cilindro de ar comprimido (AC) = 1 – gasto do cilindro de O_2

Tempo de duração do cilindro de O_2 (min) =
capacidade do cilindro O_2 (ℓ)/Gasto de cilindro de O_2 ×
volume minuto inspirado (ℓ/min)

Tempo de duração do cilindro de AC (min) =
capacidade do cilindro de AC (ℓ)/Gasto de cilindro de AC ×
volume minuto (ℓ/min)

Aplicação das fórmulas

Qual o tempo de duração dos cilindros de O_2 e de AC de 4 ℓ, pressão de manômetro de 150 kgf/cm^2, em um paciente em ventilação controlada com volume minuto de 10 ℓ/min e com FiO_2 30% para uma remoção terrestre até Atibaia, partindo de São Paulo?

1. Capacidade do cilindro de AC e O_2 = 150 × 4/1 = 600 ℓ.
2. Gasto do cilindro de O_2 = 0,30 – 0,21/0,79 = 0,11.
3. Gasto do cilindro de AC = 1 – 0,11= 0,89.
4. Tempo de duração do cilindro de O_2 = 600/0,11 × 10 = 545 min.
5. Tempo de duração do cilindro de AC = 600/0,89 × 10 = 67 min.

Nesse caso, observa-se que o cilindro de AC acabará antes que o de oxigênio, considerando que o tempo de transporte máximo deve ser de 67 min, cerca de 1 h, utilizando apenas um cilindro de O_2 e AC.

Considerando o mesmo paciente e alterando apenas a FiO_2 para 60%, como ficaria?

1. Capacidade do cilindro de AC e O_2 = 150 × 4/1 = 600 ℓ.
2. Gasto do cilindro de O_2 = 0,60 – 0,21/0,79 = 0,49.
3. Gasto do cilindro de AC = 1 – 0,49 = 0,51.
4. Tempo de duração do cilindro de O_2 = 600/0,49 × 10 = 122 min.
5. Tempo de duração do cilindro de AC = 600/0,51 × 10 = 117 min.

Nesse caso, o tempo de remoção será maior que 100 min, e os dois cilindros apresentam consumo homogêneo. Para um gasto equivalente, recomenda-se o uso de FiO_2 de 60%.

CONSIDERAÇÕES FINAIS

Em relação aos riscos e benefícios do transporte de pacientes críticos, cabe ao médico tomar a decisão de transportá-los ou não. Treinamento multiprofissional, comunicação efetiva, equipamentos adequados e a definição de protocolos de transferências podem minimizar as complicações inerentes ao transporte de pacientes, o qual deve ser realizado em condições hemodinâmicas e respiratórias de estabilidade.

A escolha dos equipamentos de transporte deve respeitar alguns aspectos: ser leve e portátil, suportar vibrações e quedas, funcionar com baterias internas e ser resistente.

Ao transportar recém-nascidos, é necessário o acompanhamento de profissionais especializados. Profissionais treinados e especializados em transporte refletem a qualidade do serviço de remoção.

A equipe de transporte pode ser formada por médico, enfermeiro, fisioterapeuta e motorista, dependendo do tipo de transporte e das condições clínicas do paciente que será removido.

BIBLIOGRAFIA

Barton AC, Tuttle-Newhall JE, Szalados JE. Portable power supply for continuous mechanical ventilation during intrahospital transport of critically ill patients with ARDS. Chest. 1997;112(2):560-3.

Blackwell TH. Interfacility transports. Semin Respir Crit Care Med. 2002;23(1):11-8.

Braman SS, Dunn SM, Amico CA, Millman RP. Complications of intrahospital transport in critically ill patients. Ann Intern Med. 1987;107(4):469-73.

Cômodo CM., Storni JG., Cesar RG. Transporte de criança de alto risco. In: La Torre FPF, Passarelli MLB, Cesar RG, Pecchini R, editores. Emergências em pediatria. Protocolos da Santa Casa. Barueri: Manole; 2011. p.159-63.

Droogh JM, Smit M, Hut J, de Vos R, Ligtenberg JJ, Zijlstra JG. Interhospital transport of critically ill patients; expect surprises. Crit Care. 2012;16(1):R26.

Fanara B, Manzon C, Barbot O, Desmettre T, Capellier G. Recommendations for the intra-hospital transport f critically ill patients. Crit Care. 2010;14(3):R87.

Gebremichael M, Borg U, Habashi NM, Cottingham C, Cunsolo L, McCunn M, et al. Interhospital transport of the extremely ill patient: the mobile intensive care unit. Crit Care Med. 2000;28(1):79-85.

Guidelines Committee of the American College of Critical Care Medicine; Society of Critical Care Medicine and American Association of Critical-Care Nurses Transfer Guidelines Task Force. Guidelines for the transfer of critically ill patients. Crit Care Med. 1993;21(6):931-7.

Hurst JM, Davis Jr. K, Branson RD, Johannigman JA. Comparision of blood gases during transport using two methods of ventilator support. J Trauma. 1989;29(12):1637-40.

Indeck M, Peterson S, Smith J, Brotman S. Risk, cost and benefit of transporting ICU patients for special studies. J Trauma. 1988;28(7):1020-5.

Lovell MA, Mudaliar MY, Klineberg PL. Intrahospital transport of critically ill patients: complications and difficulties. Anaesth Intensive Care. 2001;29(4):400-5.

Márquez Flores E, García Torres S, Chaves Vinagre J. Transporte de pacientes em estado crítico. In: Princípios de urgência, emergências e cuidados críticos. [Acesso em 9 ago 2017] Disponível em: www.uninet.edu/tratado/c120102.html.

Nogueira VO, Marin HF, Cunha ICKO. Online information about intrahospital transport of adults patients critical. Acta Paul Enferm. 2005;18(4).

Pereira JGA, Nunes TL, Basile-Filho A. Transporte do paciente crítico. Medicina Ribeirão Preto. 2001;34:143-53.

Wadydhas C, Schneck G, Duswald KH. Deterioration of respiratory function after intra-hospital transport of critically ill surgical patients. Intensive Care Med. 1995;21(10):784-9.

Warren J, Fromm RE Jr., Orr RA, Rotello LC, Horst HM; American College of Critical Care Medicine. Guidelines for the inter- and intrahospital transport of critically ill patients. Crit Care Med. 2004;32(1):256-62.

Waydhas C. Intrahospital transport of critically ill patients. Crit Care. 1999;3:R83-R89.

Zuchelo LTS, Chiavone PA. Transporte intra-hospitalar de pacientes sob ventilação invasiva: repercussões cardiorrespiratórias e eventos adversos. J Bras Pneumol. 2009;35(4):367-74.

Parte 4

Fisiopatologia, Métodos Diagnósticos e Reabilitação de Pacientes com DPOC

34 Alterações Estruturais e Funcionais do Sistema Respiratório e Comorbidades do Paciente com Doença Pulmonar Obstrutiva Crônica

Maria da Glória Rodrigues Machado • Aline Cândida Bastos • Luciana de Carvalho Lopes Orlandi

INTRODUÇÃO

Na doença pulmonar obstrutiva crônica (DPOC), as alterações estruturais do sistema respiratório, a resistência ao fluxo aéreo e a hiperinsuflação pulmonar têm muitos efeitos prejudiciais sobre a bomba muscular respiratória, contribuindo significativamente para as manifestações clínicas e fisiopatológicas da doença.

Além das alterações estruturais e funcionais da DPOC relacionadas com o sistema respiratório, ela é considerada uma doença sistêmica, com manifestações extrapulmonares múltiplas, como disfunção musculoesquelética, descondicionamento físico, intolerância ao exercício, osteoporose, alterações metabólicas, ansiedade, depressão e doença cardiovascular.

A disfunção musculoesquelética é prevalente em todos os estágios da DPOC e tem influência significativa nos sintomas, na capacidade funcional, na qualidade de vida e até mesmo na mortalidade. Os mecanismos pelos quais essas perdas ocorrem ainda não estão totalmente esclarecidos e, provavelmente, muitos fatores estão envolvidos.

ALTERAÇÕES ESTRUTURAIS E FUNCIONAIS DO SISTEMA RESPIRATÓRIO | ESQUELETO FIBROELÁSTICO

Há uma diversidade e uma heterogeneidade de células mesenquimais residentes no interstício pulmonar, incluindo fibroblastos, células contráteis semelhantes a miofibroblastos, músculo liso e pericitos. Essas células formam contatos diretos com células epiteliais alveolares e as endoteliais capilares. Após a lesão epitelial, as células mesenquimais recrutadas infiltram no microambiente da ferida. Essas células são responsáveis pela manutenção e pela reparação de componentes da matriz extracelular, incluindo colágeno e elastina. Os fibroblastos reparam matrizes digeridas com elastase pela síntese e por reparo de fibras de elastina degradadas.

O enfisema pulmonar é um exemplo excelente de um processo mórbido que envolve aumento da degradação do tecido conjuntivo pulmonar. Nesse caso, o principal componente atingido pela destruição é a elastina. A perda desse material aumenta a distensibilidade do pulmão e reduz sua capacidade de retração durante a expiração. Além disso, as fibras elásticas nos alvéolos de pacientes com enfisema são anormais, e mudanças morfológicas são observadas, incluindo a fragmentação dessas fibras. A Figura 34.1 mostra fibras elásticas em alvéolos e na parede de via aérea de um indivíduo-controle e um paciente com DPOC. A constatação de que as alterações das fibras elásticas são similares nos alvéolos e nas vias aéreas promove evidência de que a alteração patológica da DPOC não se restringe ao parênquima pulmonar, mas se estende também às vias aéreas.

Esse processo pode levar anos para produzir sintomas clínicos por causa da grande reserva funcional do pulmão. A obstrução ao fluxo aéreo na DPOC é, primariamente, irreversível e é causada pela doença das pequenas vias aéreas, a qual decorre, em parte, dos efeitos da inflamação nessas vias e, em parte, da destruição dos septos alveolares.

Hogg *et al.* (2004) avaliaram o tecido pulmonar proveniente de ressecção pulmonar de pacientes com DPOC, classificados de 0-IV do estágio GOLD, e demonstraram que a progressão da DPOC foi fortemente associada ao espessamento da parede da via aérea. Além disso, foi observado que a progressão da DPOC está associada ao acúmulo de exsudato inflamatório no lúmen e à infiltração de células inflamatórias na parede da via aérea. Essas alterações estão relacionadas com o reparo ou remodelamento das paredes dessas vias aéreas.

FUNÇÃO PULMONAR

Pacientes com DPOC têm reduzidas taxas de fluxo expiratório máximo em todos os volumes pulmonares, e reduções menos significativas no fluxo inspiratório máximo. A forma da curva expiratória é distorcida, mas a forma da curva inspiratória é praticamente normal. A redução do fluxo expiratório máximo é causada pelo estreitamento das vias aéreas, em parte por causa da perda do recolhimento elástico pulmonar e das alterações das vias aéreas.

A redução do fluxo inspiratório máximo decorre da combinação da redução da força muscular inspiratória e do aumento da resistência ao fluxo inspiratório. Com as reduções dos fluxos máximos expiratórios e inspiratórios, a capacidade ventilatória máxima se reduz. A capacidade pulmonar total (CPT) aumenta aproximadamente cerca de 10 a 20%. Entretanto, os maiores aumentos são observados no volume residual (VR) e na capacidade residual funcional (CRF), representando 75 e 80% da CPT predita, respectivamente. A hiperinsuflação causa um decréscimo aproximado de 20% na pressão inspiratória máxima ($PI_{máx}$), que pode ser ainda maior em volumes pulmonares mais elevados.

O aumento da CRF resulta, em parte, de fatores estáticos, como a perda do recolhimento elástico pulmonar, e, em parte, de fatores dinâmicos. A velocidade de esvaziamento pulmonar é lenta, e o intervalo entre os esforços inspiratórios não é suficiente para que a expiração atinja o volume de relaxamento do sistema respiratório, conduzindo à hiperinsuflação pulmonar dinâmica. Assim, o aumento do VR ou da relação VR/CPT significa aumento do aprisionamento aéreo causado por fechamento precoce da via aérea, promovendo evidência indireta de obstrução de vias aéreas periféricas.

A Figura 34.2 mostra a curva fluxo-volume de um voluntário saudável e de pacientes com diferentes níveis de gravidade de DPOC (leve, moderado e grave) durante o ciclo basal, durante a inspiração (parte superior do gráfico) e a expiração (parte inferior do gráfico) máximas. À medida que a gravidade da DPOC aumenta, ocorrem limitação do fluxo expiratório e aumento dos volumes pulmonares estáticos. O desvio das curvas para a esquerda significa aumento da CRF.

O aumento da CRF pode prejudicar a função e a coordenação dos músculos inspiratórios, embora a contratilidade do diafragma, quando normalizada pelo volume pulmonar, possa estar preservada. No entanto, a hipercapnia crônica está relacionada com a disfunção muscular inspiratória. Por causa do aumento do trabalho mecânico, o consumo de energia dos músculos inspiratórios, em qualquer nível dado do volume

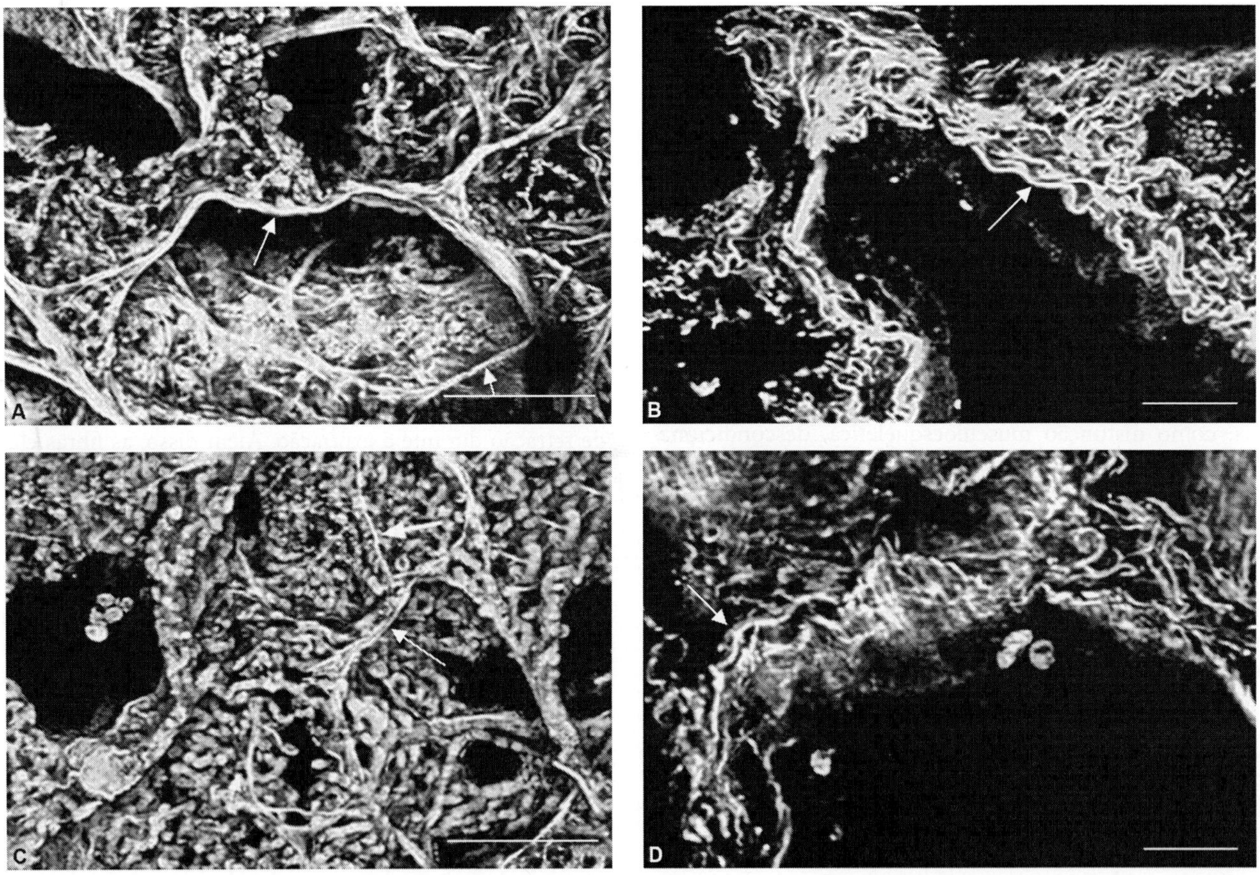

Figura 34.1 Imagens de fibras elásticas em alvéolos e na parede de via aérea de um indivíduo-controle e um paciente com DPOC. **A** e **B.** Alvéolo e via aérea do indivíduo-controle, respectivamente. **C** e **D.** Alvéolo e via aérea do paciente com DPOC, respectivamente. Escala de barras **A** e **C** = 200 μm. Escala de barras **B** e **D** = 100 μm. Adaptada de Black *et al.* (2008).

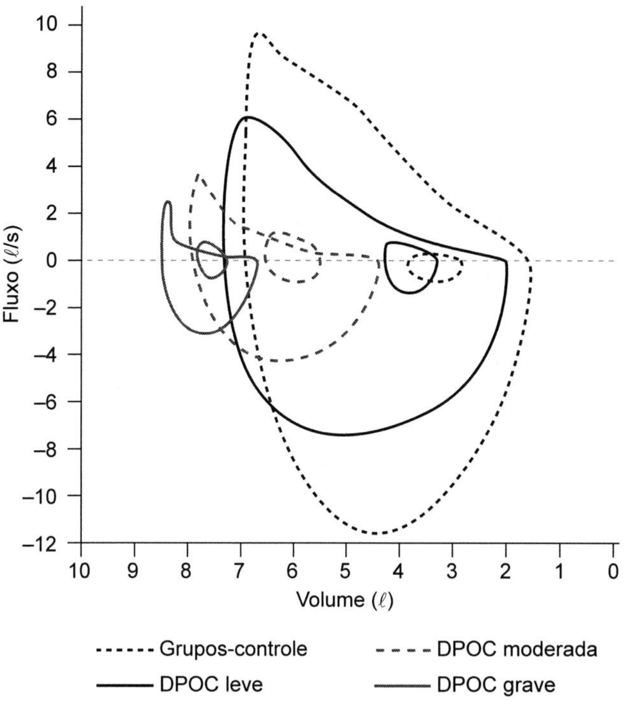

Figura 34.2 Curva fluxo-volume de um voluntário saudável e de pacientes com diferentes níveis de gravidade de doença pulmonar obstrutiva crônica (DPOC) durante o ciclo basal, durante a inspiração e a expiração máximas. Adaptada de O'Donnell *et al.* (2014).

minuto (VĖ), é bem maior que em indivíduos saudáveis. O *drive* respiratório é aumentado para manter o VĖ, o qual geralmente permanece dentro dos limites normais.

Com o aumento da gravidade da obstrução ao fluxo aéreo, o fluxo expiratório torna-se reduzido durante a respiração corrente. Inicialmente, isso ocorre durante os exercícios, porém mais tarde é observado também durante o repouso. As Figuras 34.3 A e B mostram os volumes e as capacidades pulmonares, avaliados durante o repouso e no exercício, de um voluntário saudável e de um paciente com DPOC. Como pode ser observado, o paciente com DPOC apresenta aumento do VR, volume de reserva expiratório (VRE) e da CPT e redução da capacidade inspiratória (CI) em relação ao controle, no repouso. Durante o exercício, acentua-se o aumento do VRE e reduz-se o volume de reserva inspiratório (VRI) e da CI. As Figuras 34.3 C e D mostram a curva pressão-volume de um voluntário saudável e de um paciente com DPOC. Como pode ser observado, o volume de relaxamento ao final da expiração, ou seja, à CRF, é maior no paciente com DPOC. A hiperinsuflação do paciente com DPOC aumenta o volume de relaxamento ao final da expiração, aumenta o VR e reduz o VRI, em comparação à condição normal. As pressões de recuo elástico do pulmão e da parede torácica, em condições normais, são iguais e opostas (representado por setas). Em contraste com o pulmão normal, as pressões de recuo elástico dos pulmões e da parede torácica em presença de hiperinsuflação pulmonar são dirigidas para dentro durante o repouso, alteração que se acentua durante o exercício. Isso resulta em sobrecarga dos

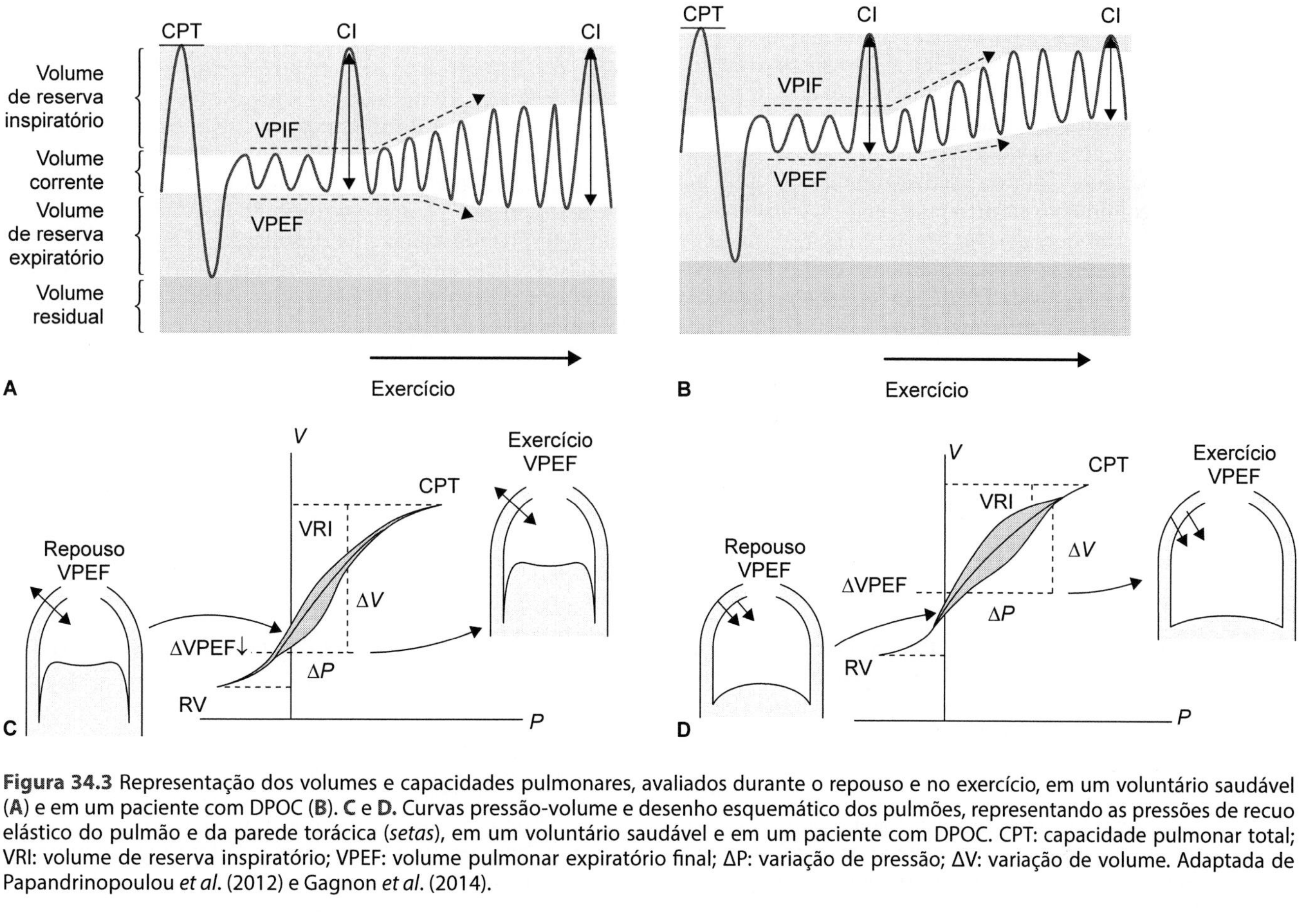

Figura 34.3 Representação dos volumes e capacidades pulmonares, avaliados durante o repouso e no exercício, em um voluntário saudável (**A**) e em um paciente com DPOC (**B**). **C** e **D**. Curvas pressão-volume e desenho esquemático dos pulmões, representando as pressões de recuo elástico do pulmão e da parede torácica (*setas*), em um voluntário saudável e em um paciente com DPOC. CPT: capacidade pulmonar total; VRI: volume de reserva inspiratório; VPEF: volume pulmonar expiratório final; ΔP: variação de pressão; ΔV: variação de volume. Adaptada de Papandrinopoulou *et al.* (2012) e Gagnon *et al.* (2014).

músculos inspiratórios e redução da zona de aposição do músculo diafragma. As reduções da CI e da relação CI/CPT em repouso são consideradas fatores de risco independentes para mortalidade e estão ligadas a risco de exacerbação, dispneia relacionada à atividade e limitação de exercício.

RELAÇÃO VENTILAÇÃO/PERFUSÃO PULMONAR

DPOC é o estado mais comum de doença respiratória crônica associado à insuficiência respiratória crônica e/ou aguda. A fase inicial da DPOC é caracterizada por uma distribuição desigual no estreitamento das vias aéreas periféricas, permanecendo a causa mais importante de hipoxemia arterial, com ou sem hipercapnia, tanto na DPOC estável quanto na exacerbada.

A resposta inflamatória leva ao aumento da espessura da parede das vias aéreas, redução do lúmen e secreção de muco, obstruindo diretamente as vias aéreas. Destruição alveolar enfisematosa reduz a tração radial nas vias aéreas, contribuindo, assim, para a limitação de fluxo aéreo e causando remodelamento da zona de troca gasosa com perda extensiva de área de superfície alveolar e capilares pulmonares.

Espessura aumentada da camada íntima e estreitamento do lúmen do vaso são manifestações de lesão vascular. Características anormais incluem proliferação celular e deposição de proteína da matriz extracelular na camada íntima das artérias musculares pulmonares. Recentemente, foi demonstrado que a área de secção transversa dos pequenos vasos segmentares e subsegmentares (< 5 mm^2) foi significativamente menor em indivíduos com o fenótipo do enfisema pulmonar quando comparados com bronquite crônica, em todos os estágios GOLD. Com a progressão da doença, o volume expiratório forçado de primeiro segundo (VEF_1) e a capacidade vital forçada (CVF) diminuem, e o VR aumenta. A taxa de declínio do VEF_1 é maior que em indivíduos normais. A resistência total das vias aéreas e a desigualdade na relação ventilação/perfusão ($\dot{V}/\dot{Q}$) aumentam. Com o desenvolvimento do enfisema pulmonar, o recolhimento elástico pulmonar e a transferência de monóxido de carbono alveolar por litro (Kco) diminuem, enquanto a complacência estática pulmonar e a CPT aumentam. Em todos os estágios da DPOC, independentemente da presença ou ausência de enfisema pulmonar, a desigualdade na relação $\dot{V}/\dot{Q}$ é o maior mecanismo de prejuízo da troca gasosa e o principal da hipoxemia arterial. Em pacientes com DPOC grave e avançada, uma variedade de distribuição anormal da relação $\dot{V}/\dot{Q}$ pode ser encontrada. Algumas unidades pulmonares têm alta relação $\dot{V}/\dot{Q}$, e a maioria da ventilação ocorre na zona de relação $\dot{V}/\dot{Q}$ alta. Em outras regiões, uma grande proporção de fluxo sanguíneo perfunde unidades pulmonares com relação $\dot{V}/\dot{Q}$ baixa. Algumas regiões combinam áreas de relação $\dot{V}/\dot{Q}$ altas e baixas. Unidades com alta relação $\dot{V}/\dot{Q}$ provavelmente representam regiões enfisematosas com destruição alveolar e perda da vasculatura pulmonar. As unidades com baixa relação $\dot{V}/\dot{Q}$ podem representar áreas com obstrução de vias aéreas. A maioria dos pacientes tem leve a moderado aumento do espaço morto. A ausência de *shunt* sugere que a ventilação colateral e a vasoconstrição hipóxica pulmonar são muito eficientes ou que a oclusão das vias aéreas não é funcionalmente completa. Correlações entre testes de rotina de função pulmonar e gasometrias arteriais ou distribuição da relação $\dot{V}/\dot{Q}$ são pouco satisfatórias.

PRESSÃO POSITIVA EXPIRATÓRIA FINAL INTRÍNSECA

Em condições normais, a CRF é determinada pelas forças elásticas oponentes entre a parede torácica e os pulmões. Nesta situação, o sistema respiratório encontra-se em equilíbrio e a pressão alveolar é igual à pressão atmosférica.

O aumento da CRF acima do valor predito é denominado hiperinsuflação pulmonar, que pode ser decorrente da perda do recolhimento elástico pulmonar (hiperinsuflação pulmonar estática), do fechamento das vias aéreas a altos volumes e do tempo expiratório insuficiente para exalar completamente o volume corrente (VC) antes do início do próximo ciclo inspiratório (hiperinsuflação pulmonar dinâmica). Ao final de uma expiração normal, a pressão de recolhimento elástico pulmonar é zero, mas se observa um valor positivo em pacientes com hiperinsuflação pulmonar. A diferença entre as pressões alveolar e na abertura das vias aéreas ao término da expiração tem sido denominada pressão positiva expiratória final intrínseca (PEEPi ou auto-PEEP). A PEEPi constitui uma carga limiar inspiratória que precisa ser vencida pela contração dos músculos inspiratórios para que ocorram a promoção de uma pressão alveolar negativa e o início da inspiração.

A PEEPi, em pacientes respirando espontaneamente, pode ser avaliada de modo dinâmico pela variação da pressão esofágica requerida para iniciar a insuflação pulmonar. Esse método requer a colocação de um balão esofágico. A Figura 34.4 mostra o registro do fluxo ($\dot{V}$) e das pressões esofágica (Pes), gástrica (Pga) e diafragmática (Pdi) de um paciente com DPOC. A primeira linha vertical (a) representa o início do esforço inspiratório (aumento da Pdi) e a segunda (b) indica o início do fluxo inspiratório. A linha pontilhada representa fluxo zero. A Pga aumentou durante a expiração e tornou-se menos positiva no início da inspiração. A PEEPi é representada pela queda da Pes, entre o aparecimento do esforço inspiratório e o ponto de fluxo zero menos a pressão gástrica observada nesse mesmo intervalo. A PEEPi dinâmica é representada pela queda da Pes necessária para trazer o fluxo inspiratório ao ponto de fluxo zero. A presença de um longo tempo entre o início da queda da pressão pleural e o início do fluxo inspiratório tem sido interpretada como hiperinsuflação dinâmica. A PEEPi dinâmica reflete o menor valor regional de PEEPi dentro dos pulmões e subestima a PEEP estática (PEEPi média) quando de importantes desigualdades de constante de tempo (produto da resistência e complacência do sistema respiratório).

As principais repercussões da PEEPi são:

1. Aumento do trabalho respiratório. Como pode ser observado na Figura 34.4, o intervalo entre o início da contração diafragmática e o momento em que se inicia o fluxo inspiratório é considerado uma atividade isométrica do diafragma, ou seja, a pressão promovida pela contração desse músculo não é capaz de iniciar o fluxo inspiratório.
2. Redução da eficiência da geração de força pela musculatura respiratória. A hiperinsuflação dinâmica encurta os músculos inspiratórios, colocando-os em desvantagem na curva comprimento-tensão, reduzindo a sua capacidade de gerar pressão.
3. Comprometimento hemodinâmico. O aumento da pressão intratorácica reduz o retorno venoso.
4. Aumento da resistência vascular pulmonar. O aumento da resistência vascular pulmonar aumenta o volume diastólico final do ventrículo direito (VDFVD). O aumento do VDFVD desvia o septo interventricular para o lado

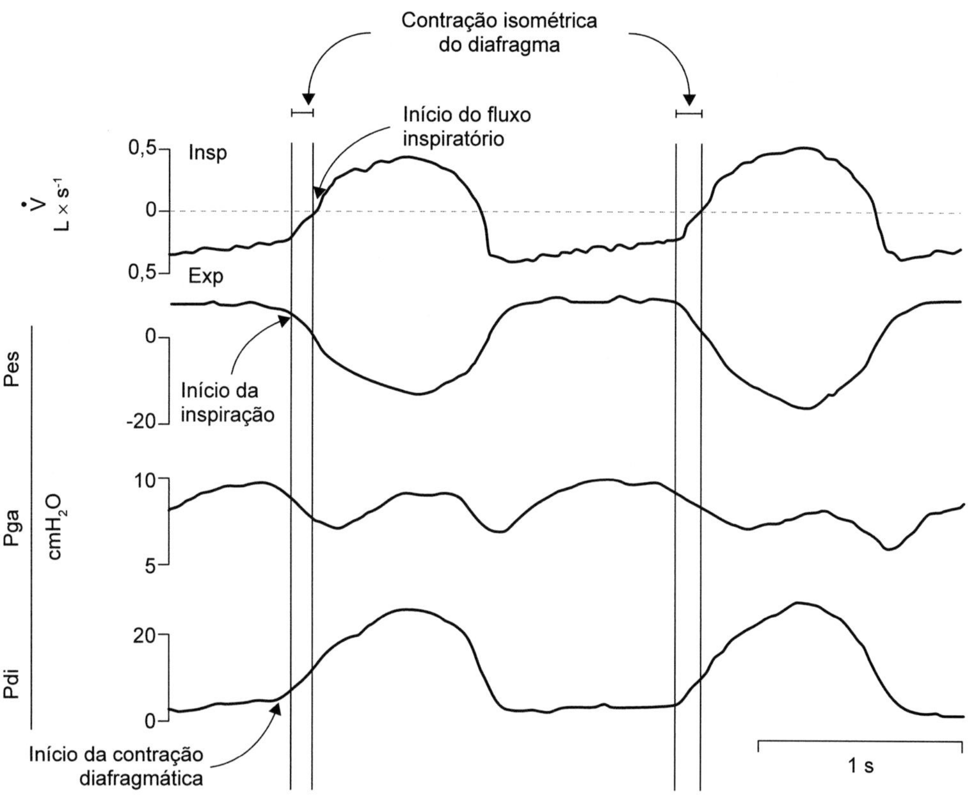

Figura 34.4 Registro do fluxo (V̇) e das pressões esofágica (Pes), gástrica (Pga) e diafragmática (Pdi) de um paciente com DPOC. A primeira linha vertical representa o início do esforço inspiratório (aumento da Pdi), e a segunda linha vertical indica o início do fluxo inspiratório. A linha pontilhada representa fluxo zero. A PEEPi é representada pela queda da Pes, entre o aparecimento do esforço inspiratório e o ponto de fluxo zero menos a pressão gástrica observada nesse intervalo. Adaptada de Rossi *et al.* (1997).

esquerdo e reduz a complacência ventricular esquerda. A combinação desses eventos diminui o enchimento do ventrículo esquerdo e reduz o débito cardíaco.

A aplicação de PEEP externa, em níveis inferiores à PEEPi, reduz o trabalho dos músculos inspiratórios. Para entender o mecanismo de ação da redução da PEEPi com a aplicação da PEEP externa, é preciso lembrar que o fluxo inspiratório ocorre somente quando a pressão alveolar é reduzida abaixo da pressão ambiente. Em condições normais, o fluxo é gerado quando há uma pequena redução da pressão intrapleural. Entretanto, na hiperinsuflação, é necessária uma redução muito maior na pressão intrapleural para reduzir a pressão alveolar abaixo da pressão atmosférica. Nesse caso, se a pressão ambiente for elevada pela aplicação da PEEP externa, a pressão alveolar precisará ser reduzida somente abaixo do nível da PEEP externa imposta. O nível de PEEP recomendado é de 80 a 90% da PEEPi, avaliada em condições dinâmicas. Valores acima desse nível podem aumentar a hiperinsuflação pulmonar. Pelas dificuldades de medir a PEEPi dos pacientes em respiração espontânea, o nível de PEEP utilizado tem sido titulado a partir do conforto do paciente. Na prática clínica, recomenda-se instituir níveis entre 4 e 6 cmH_2O.

Para determinar a PEEPi em pacientes ambulatoriais, Aldrich *et al.* (1993) mediram a pressão alveolar, não invasivamente, durante a respiração corrente em pacientes com DPOC e com asma, e em indivíduos saudáveis, usando a técnica de pletismografia de corpo inteiro. Esses autores observaram uma correlação positiva significativa entre a PEEPi e a CRF (% do previsto) [PEEPi = (0,040 × %CRF) – 3,65], e uma correlação negativa significativa entre a PEEPi e o VEF_1 (% do previsto) [PEEPi = (138/%VEF_1) – 1,34]. Os autores concluíram que a PEEPi é comum em pacientes com obstrução ao fluxo aéreo, na presença ou não de insuficiência ventilatória, e que sua gravidade é, em geral, diretamente proporcional ao grau de hiperinsuflação e obstrução das vias aéreas. A carga limite imposta pela PEEPi é, frequentemente, grande contribuinte para o aumento do gasto energético da respiração e redução da reserva de força da musculatura inspiratória.

DISFUNÇÃO DOS MÚSCULOS RESPIRATÓRIOS

A disfunção muscular é definida como a perda de pelo menos uma das duas condições musculares principais: força e *endurance*. A força é definida como a capacidade de desenvolver um esforço contrátil máximo curto, que depende principalmente da massa muscular (que, por sua vez, é determinada pelo tamanho e pela densidade das fibras), comprimento de repouso muscular, velocidade de encurtamento e padrão de recrutamento de unidades motoras. Diferentemente, a *endurance* caracteriza-se pela capacidade de manter uma carga de exercício submáximo ao longo de um período mais prolongado. A *endurance* é determinada, principalmente, pela coordenação de todos os diferentes elementos envolvidos na distribuição e na utilização do oxigênio pelo músculo (proporção de fibras tipo I, densidade capilar e atividades enzimáticas oxidativas, entre outras). A restauração da força e da *endurance* requer medidas terapêuticas de médio e longo prazo.

A fadiga é definida como a perda temporária da função contrátil que pode ser revertida pelo descanso. Pode ser central ou periférica se a origem é no sistema nervoso central (SNC) ou nas estruturas musculares, respectivamente. É importante ressaltar que estas três condições podem estar presentes simultaneamente, e que um músculo fraco pode tornar-se fadigado com mais facilidade.

Os músculos respiratórios têm como função primária deslocar a parede torácica, possibilitando a mobilização do fluxo de ar para dentro e para fora dos pulmões, mantendo, assim, uma perfeita manutenção das trocas gasosas. O diafragma, principal músculo inspiratório, é composto por dois componentes distintos: diafragmas costal e crural. Ambos os componentes causam a descida da cúpula diafragmática e aumentam a pressão abdominal. No entanto, somente o diafragma costal age sobre a parede torácica, aumentando a sua expansão. O contato entre o diafragma e o gradil costal inferior é denominado zona de aposição, representando 30% da área total da superfície do gradil costal. Quando o diafragma se contrai, o aumento de pressão abdominal é transmitido para a parede torácica, por essa zona, promovendo a expansão do tórax.

A disfunção da musculatura respiratória é associada a risco aumentado de internações hospitalares repetidas e morte prematura. No paciente com DPOC, a disfunção dos músculos respiratórios é causada pela combinação de diferentes fatores locais e sistêmicos. Localmente, os músculos estão expostos ao aumento das cargas ventilatórias mecânicas, causado por limitação do fluxo aéreo, bem como hiperinsuflação pulmonar e aumento da complacência pulmonar.

Diferentes cargas elásticas (alterações dos pulmões e parede torácica), resistivas (vias aéreas) e de limiar (PEEPi) aumentam nestes pacientes, intensificando o trabalho da respiração e a sobrecarga dos músculos inspiratórios. Na hiperinsuflação pulmonar, ocorrem redução da zona de aposição e, consequentemente, menor contribuição diafragmática para a expansão torácica inferior (Figura 34.5).

As fibras musculares diafragmáticas *in vitro* produzem cada vez menos força quando seu comprimento é gradualmente reduzido (desvantagem na curva comprimento-tensão), o que também ocorre quando o volume pulmonar aumenta acima da CRF. A força ativa do diafragma, na verdade, torna-se zero quando o músculo está encurtado em aproximadamente 50% do seu comprimento ideal, ou seja, próximo à CPT. O diafragma encurta-se de 30 a 40% quando o volume pulmonar é aumentado do VR (expiração máxima) para a CPT (inspiração máxima).

Similowski *et al.* (1991) avaliaram a função contrátil do diafragma em pacientes bem nutridos com DPOC com

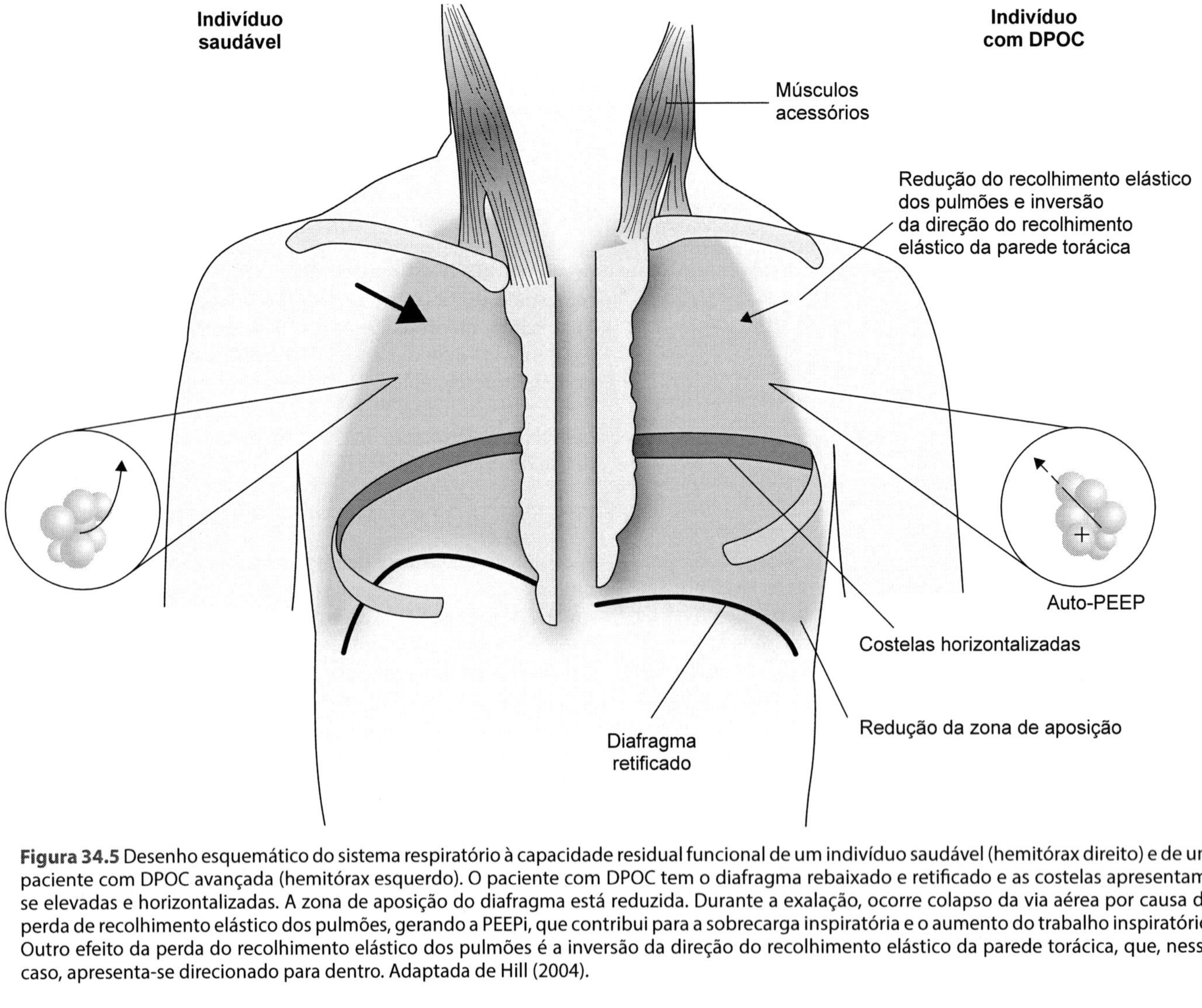

Figura 34.5 Desenho esquemático do sistema respiratório à capacidade residual funcional de um indivíduo saudável (hemitórax direito) e de um paciente com DPOC avançada (hemitórax esquerdo). O paciente com DPOC tem o diafragma rebaixado e retificado e as costelas apresentam-se elevadas e horizontalizadas. A zona de aposição do diafragma está reduzida. Durante a exalação, ocorre colapso da via aérea por causa da perda de recolhimento elástico dos pulmões, gerando a PEEPi, que contribui para a sobrecarga inspiratória e o aumento do trabalho inspiratório. Outro efeito da perda do recolhimento elástico dos pulmões é a inversão da direção do recolhimento elástico da parede torácica, que, nesse caso, apresenta-se direcionado para dentro. Adaptada de Hill (2004).

estimulação frênica bilateral supramáxima e observaram que a sua função diafragmática estava tão boa quanto o grupo-controle para o mesmo volume pulmonar. A manutenção de força desse músculo se deve, provavelmente, ao treinamento persistente involuntário, secundário ao trabalho respiratório aumentado. Como resultado, o diafragma se adapta ao remodelar seu perfil de tipo de fibras para um fenótipo resistente à fadiga, ou seja, com aumento relativo na proporção de fibras tipo I. Levine *et al.* (1997) observaram, em biopsia de diafragma de pacientes com DPOC grave, maior proporção de fibras tipo I (resistentes à fadiga) e menor proporção de fibras tipo II (contração rápida) do que o diafragma normal. Esses dados são consistentes com a hipótese de que o paciente com DPOC grave transforma fibras de contração rápida em fibras de contração lenta no diafragma.

Os indivíduos saudáveis, durante a respiração basal, contraem os músculos intercostais paraesternais e, durante a inspiração, os escalenos. A ação primária desses músculos é deslocar as costelas cranialmente e expandir o gradil costal. Essa ação depende da força de contração desses músculos e da capacidade de as costelas serem deslocadas. As mudanças no comprimento dos músculos intercostais paraesternais, em humanos, não são conhecidas, porém sabe-se que os escalenos se encurtam somente 4,5% na mudança entre VR e CPT.

O esternocleidomastóideo, as fibras superiores do trapézio, as fibras anteriores e posterossuperiores do serrátil, os peitorais, os romboides e outros músculos acessórios da inspiração são recrutados sempre que o trabalho ventilatório está aumentado ou em situações de grande fraqueza muscular. A Figura 34.6 mostra os comprimentos dos músculos diafragma, esternocleidomastóideo, escalenos e intercostais, expressos como a porcentagem do comprimento em repouso (CRF) e ao final da inspiração forçada (CPT), em um voluntário saudável e em um paciente com DPOC. Como pode ser observado, o grau de encurtamento dos músculos diafragma e intercostais em repouso (CRF) é muito mais importante que o escaleno e o esternocleidomastóideo.

Em virtude da distorção geométrica causada pelo aumento do volume pulmonar, o diafragma torna-se aplainado, com seu raio tendendo ao infinito (Figura 34.7). Consequentemente, sua capacidade de gerar pressão durante a inspiração se prejudica. Dessa maneira, esse músculo torna-se incapaz de converter eficientemente tensão em pressão, de acordo com a Lei de Laplace, $Pdi = 2Tdi/Rdi$, em que Pdi é a pressão diafragmática, Tdi é a tensão tangencial gerada pelo diafragma, e Rdi é o raio de curvatura do diafragma.

Na hiperinsuflação, também ocorre uma alteração na orientação espacial das fibras diafragmáticas (ver Figura 34.5). Normalmente, essas fibras são orientadas no sentido cefalocaudal (linha pontilhada), tornando-se orientadas transversalmente com aumentos do volume pulmonar próximos à CPT (linha contínua). Consequentemente, a contração diafragmática tem um efeito expiratório sobre a parede torácica inferior (redução do diâmetro transverso), que pode ser detectado clinicamente como sinal de Hoover.

A hiperinsuflação também provoca mudança das costelas, da posição oblíqua normal para uma posição mais horizontal (ver Figura 34.5), comprometendo a ação de elevação das costelas e expansão da caixa torácica pela musculatura intercostal. Além disso, a alteração na orientação dos músculos intercostais os leva a, em volumes pulmonares elevados, apresentar uma função expiratória sobre a parede torácica.

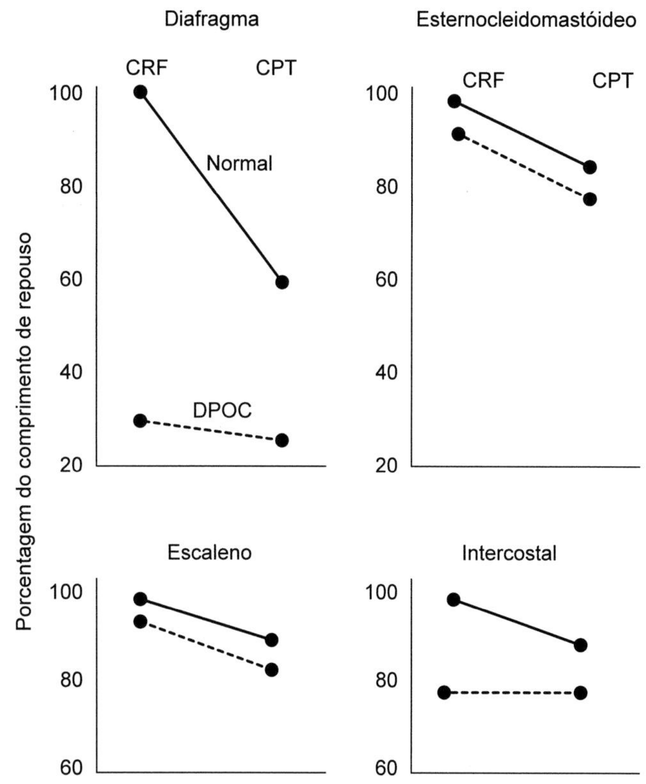

Figura 34.6 Comprimento dos músculos inspiratórios em repouso (capacidade residual funcional, CRF) e após a contração (capacidade pulmonar total, CPT) em um voluntário saudável (*linha contínua*) e um paciente com DPOC (*linha pontilhada*). Como pode se observar, o encurtamento dos músculos diafragma e intercostais, em condições basais, é muito mais importante que o escaleno e esternocleidomastóideo. Adaptada de Druz *et al.* (1979).

O alongamento dos músculos expiratórios da parede abdominal, principalmente dos músculos transversos do abdome e oblíquo interno, é causado pela hiperinsuflação pulmonar. Estudos eletromiográficos de pacientes com DPOC grave demonstraram que o músculo transverso do abdome realiza contração durante a expiração, mesmo em repouso.

Os diafragmas costal direito e esquerdo, em indivíduos normais, estão dispostos em paralelo entre si e entre os músculos intercostais inspiratórios inferiores. O diafragma costal também está em paralelo com o crural. Inversamente, os músculos inspiratórios do pescoço, como o escaleno e o esternocleidomastóideo, em sua maior parte, estão dispostos em série em relação ao diafragma. A disposição em paralelo favorece a geração de pressão, enquanto a disposição em série favorece o deslocamento de volume. Essas relações estão alteradas em altos volumes pulmonares. Os diafragmas costal e crural se comportam como se estivessem mecanicamente em série (Figura 34.8).

A maioria das observações sobre a estrutura dos músculos respiratórios de pacientes com DPOC indica a existência de reduções de volume, peso, espessura e área do músculo diafragma. Além disso, as alterações estruturais da caixa torácica nesses pacientes (como o aumento do diâmetro anteroposterior do tórax, costelas horizontalizadas e uma relação entre diâmetro transverso e anteroposterior menor que para indivíduos normais) também alteram a ação da musculatura respiratória. O peso do diafragma e sua espessura estão relacionados com o peso corporal, sendo maior o peso do diafragma no

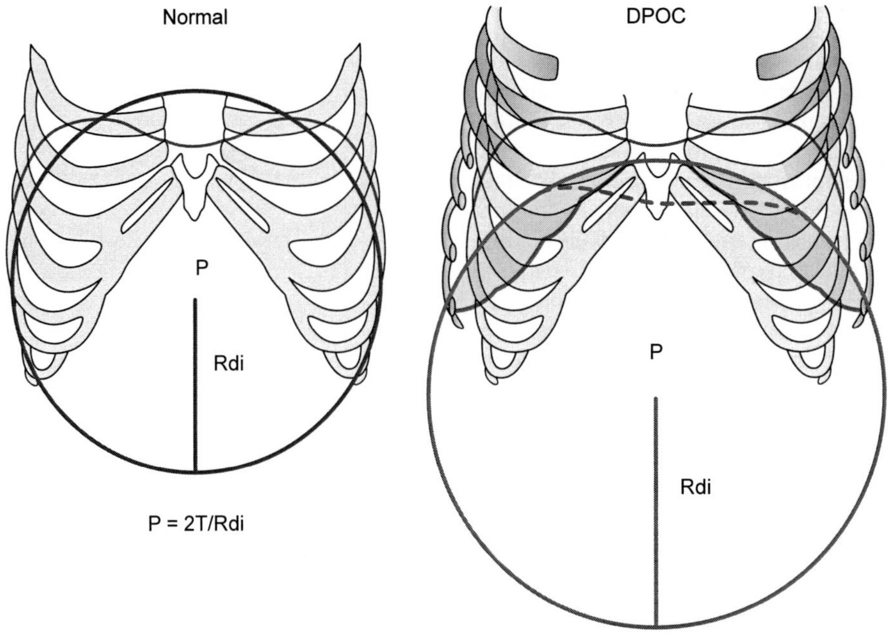

Figura 34.7 Representações esquemáticas do gradil costal e do diafragma em um indivíduo-controle e no paciente com DPOC. Por conta do aumento do volume pulmonar, o diafragma torna-se rebaixado e aplainado. Considerando o diafragma parte de uma esfera, pode-se observar que o raio da esfera do diafragma do paciente com DPOC é muito maior que o raio da esfera do indivíduo-controle. De acordo com a Lei de Laplace, quanto maior o raio (Rdi), menor é a capacidade de gerar pressão (P). T: tensão.

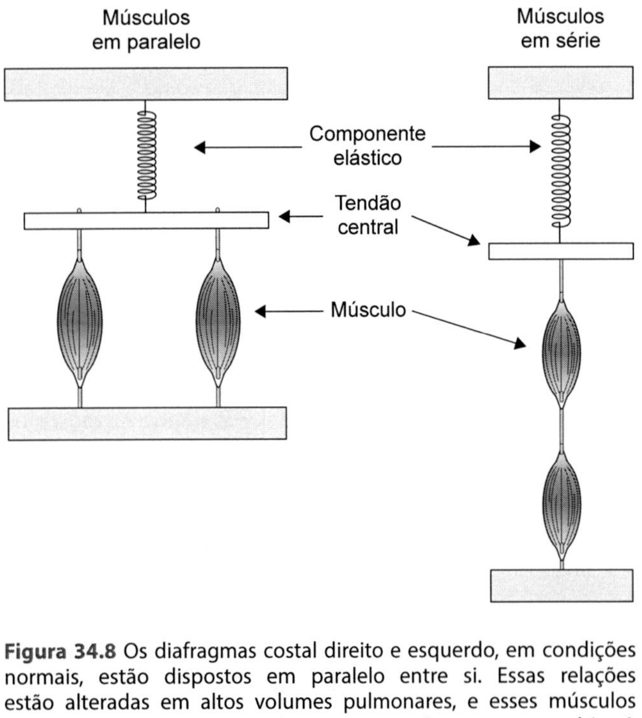

Figura 34.8 Os diafragmas costal direito e esquerdo, em condições normais, estão dispostos em paralelo entre si. Essas relações estão alteradas em altos volumes pulmonares, e esses músculos se comportam como se estivessem mecanicamente em série. A disposição em paralelo favorece a geração de pressão, enquanto a disposição em série favorece o deslocamento de volume. Adaptada de Rochester (1991).

sexo masculino. Como é comum a associação entre a DPOC grave e a perda de peso corporal, é possível que essas reduções de peso e espessura diafragmáticas sejam parte do processo geral da perda de massa muscular esquelética. Entretanto, é provável que outros fatores contribuam para essas reduções.

A hiperinsuflação produz um efeito adverso no recolhimento elástico da parede torácica (ver Figura 34.5). A CRF normalmente é determinada pelo equilíbrio entre o recolhimento elástico pulmonar e o da parede torácica direcionados para dentro e para fora, respectivamente. Essas duas forças são iguais e opostas (representado pelas setas). O recolhimento elástico da parede torácica normalmente ajuda a ação dos músculos inspiratórios na insuflação pulmonar. Este fato pode ser observado na Figura 34.9 (intervalo entre a CRF e o ponto de equilíbrio da parede torácica, ou seja, entre 40 e 60% da capacidade vital – CV, respectivamente). Quando a CRF é aumentada acentuadamente, como na hiperinsuflação, o recolhimento elástico da parede torácica se direciona para dentro. Isso significa que os músculos inspiratórios precisam trabalhar não somente para vencer o recolhimento elástico pulmonar, mas também para vencer o recolhimento elástico da parede torácica.

A postura também interfere na musculatura respiratória. Pacientes com DPOC grave relatam melhora da dispneia em algumas posições. A mudança da posição sentada para supina não altera a mecânica pulmonar, e o alívio da dispneia, provavelmente, se dá pela melhora da mecânica muscular respiratória. Não está esclarecido se esse alívio é consequência de uma melhora da eficiência mecânica do diafragma ou de uma redução da utilização da musculatura do pescoço. Além disso, a dupla função da musculatura do ombro (respiratória e postural) pode contribuir para o aumento da dispneia, principalmente durante a utilização dos membros superiores nas atividades de vida diária e exercícios. Essa musculatura parece contribuir durante a inspiração em repouso nos pacientes com DPOC grave. Os mecanismos da dispneia no paciente com DPOC são complexos. Mais estudos serão necessários para a compreensão desse fenômeno. De Troyer *et al.* (1994) examinaram o padrão de atividade e a frequência de ativação

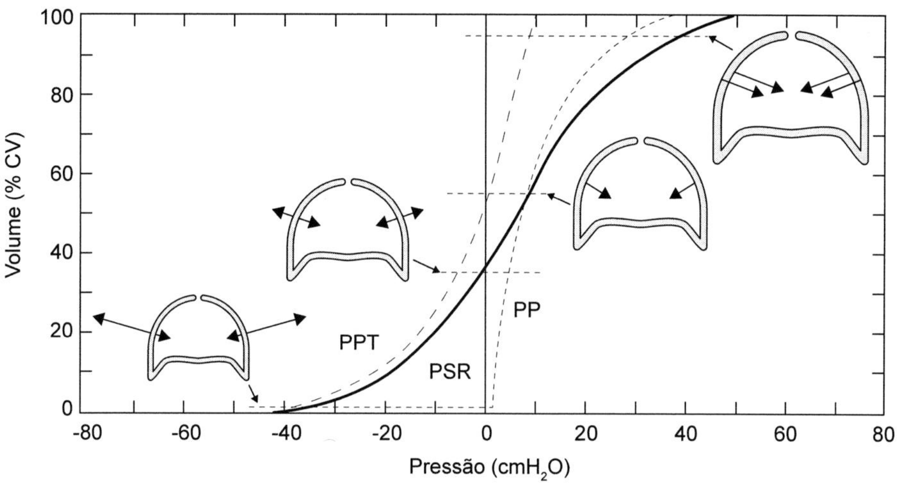

Figura 34.9 Relação pressão-volume dos pulmões (PP), da parede torácica (PPT) e do sistema respiratório (PSR, *linha contínua*). As setas representam o recolhimento elástico dos pulmões e da parede torácica em diferentes volumes pulmonares. Observar que, quando há volumes pulmonares acima do volume de relaxamento da parede torácica (60% da capacidade vital – CV) as forças de recolhimento elástico do pulmão e da parede torácica direcionam-se para dentro. Adaptada de Agostini e Mead (1964).

dos músculos do pescoço (escalenos, esternocleidomastóideo e trapézio) em 40 pacientes com DPOC grave, pela eletromiografia. Na postura sentada, 100% dos pacientes apresentaram forte contração dos escalenos durante a inspiração em repouso; nenhum apresentou atividade inspiratória do músculo trapézio; e apenas 10% apresentaram contração do esternocleidomastóideo. Os músculos trapézio e esternocleidomastóideo não apresentaram atividade inspiratória na posição supina.

A *endurance* muscular respiratória é variável e está relacionada com a força e a duração da contração muscular respiratória. A força da contração é estimada como a média da *pressão diafragmática basal (Pdi)*, expressa como uma fração da pressão diafragmática máxima ($Pdi_{máx}$). A duração da contração é definida como uma taxa do tempo inspiratório (T_I) em relação ao tempo total do ciclo respiratório (T_{TOT}). O índice tempo-pressão diafragmática (ITPdi) é o produto dessas razões, ou seja, $ITPdi = (T_I/T_{TOT}) \times (Pdi/Pdi_{máx})$. Seu valor crítico para desenvolver fadiga respiratória é maior que 0,15. O ITPdi é de 0,02 em pessoas saudáveis em repouso, ou seja, 8 vezes menor que a reserva antes de desenvolver fadiga. Diferentemente, o ITP de pacientes com DPOC em repouso é de 0,05 (0,01 a 0,12), indicando um baixo grau de reserva funcional (33% do valor crítico). O aumento dessa relação é substancial em pacientes com DPOC, pois a Pdi está aumentada e a $Pdi_{máx}$, diminuída.

A *endurance* ventilatória, expressa como um percentual da ventilação voluntária máxima, está normal ou acima do normal nos pacientes com DPOC. Entretanto, a capacidade para sustentar cargas inspiratórias extras pode estar abaixo do normal nesses pacientes. O ITP para os músculos inspiratórios pode ser avaliado a partir da medida da Pes. Desse modo, o ITP_{Pes} pode ser calculado pelo produto (T_I/T_{TOT}) e ($Pes/Pes_{máx}$). Ceriana *et al.* (2017) compararam as trocas na mecânica respiratória durante a exacerbação da DPOC (acidose respiratória e necessidade de ventilação mecânica) em relação ao período estável da doença. Os autores observaram que o ITPdi, o ITP_{Pes} e a PEEPi aumentaram significativamente durante a exacerbação da DPOC. Em contrapartida, as pressões promovidas pelos músculos diafragma e inspiratórios, bem como os volumes expiratórios forçados, diminuíram significativamente.

Apesar de o ITPdi ter aumentado durante a exacerbação, ele não alcançou o limiar de 0,15 em metade dos pacientes, sugerindo que este limiar não necessariamente prediz a ocorrência de fadiga. A Figura 34.10 mostra o ITPdi no período estável da doença (T0) e durante a exacerbação da DPOC (T1).

O padrão respiratório nos pacientes com DPOC tem grande efeito na *endurance* da musculatura respiratória. A respiração rápida e superficial é o mecanismo de adaptação utilizado pelo paciente na tentativa de reduzir a dispneia e prevenir a fadiga dos músculos inspiratórios. A desvantagem desse mecanismo é que volumes correntes pequenos predispõem à hipercapnia e à hipoxemia nesses pacientes. Quando a $PI_{máx}$ é metade do normal, existe uma relação inversa entre $PI_{máx}$ e $PaCO_2$ (Figura 34.11). A equação de regressão linear para 18 pacientes com DPOC com $PI_{máx}$ entre 20 e 55 cmH_2O é: $PaCO_2 = 68,4 - 0,464\ PI_{máx}$ ($r = -0,66$, $p < 0,005$).

A fraqueza dos músculos inspiratórios e expiratórios presentes em pacientes com DPOC pode ter como causas a

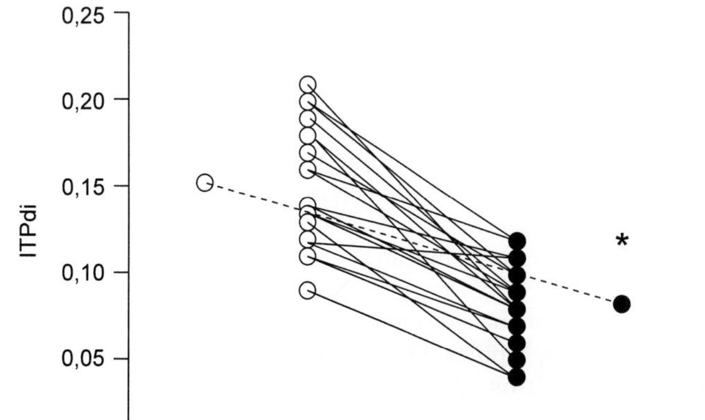

Figura 34.10 Índice tempo-pressão (ITPdi), avaliado no período estável da DPOC (T0) e durante a exacerbação (T1). P < 0,05 em relação a T0. Adaptada de Ceriana *et al.* (2017).

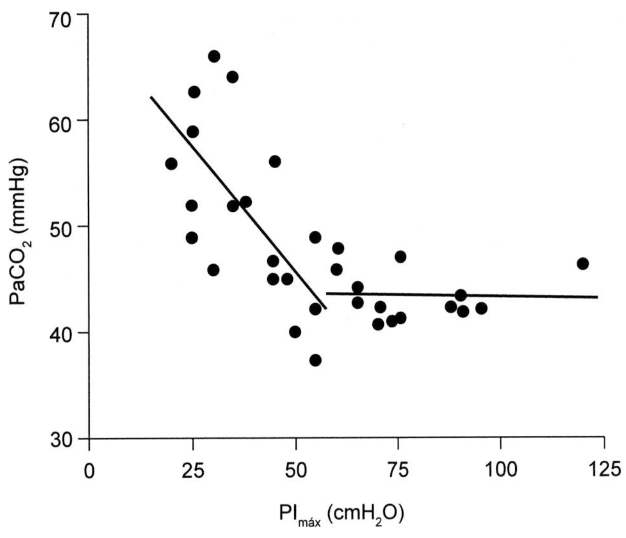

Figura 34.11 Relação entre pressão parcial de dióxido de carbono ($PaCO_2$) e pressão inspiratória máxima ($PI_{máx}$) em pacientes com doença pulmonar obstrutiva crônica (DPOC). Observar a correlação inversa entre $PI_{máx}$ e $PaCO_2$, para valores de $PI_{máx}$ abaixo de 55 cmH_2O. Adaptada de Rochester e Braun (1985).

desnutrição, a falência cardíaca, a hipoxemia, a hipercapnia, a corticoterapia e os distúrbios eletrolíticos (como a hipomagnesemia e a hipofosfatemia). A fraqueza da musculatura inspiratória, inferida por dispneia, fadiga e limitação ao exercício físico, é um fator relevante do desenvolvimento da falência respiratória hipercápnica, que é a causa mais importante de morte de pacientes com DPOC. Diferentemente, a fraqueza da musculatura expiratória é observada sobretudo pela ineficiência da tosse.

Para o planejamento de um programa de reabilitação pulmonar, é importante conhecer a função (ou disfunção) da musculatura respiratória, pois a associação de aumento do trabalho respiratório, redução da eficiência mecânica (causada por resistência das vias aéreas e hiperinsuflação) e fraqueza muscular (causada por hiperinsuflação, atrofia e/ou desnutrição) pode predispor os músculos respiratórios à fadiga muscular em alguns pacientes com DPOC.

COMORBIDADES

Disfunção dos músculos periféricos

Termo usado para as mudanças morfológicas e funcionais, trata-se da maior manifestação sistêmica da DPOC, em virtude de seu impacto na atividade física, tolerância ao exercício, qualidade de vida, maior necessidade de uso de cuidados e sobrevivência. Essa disfunção se apresenta como marcador de gravidade da doença e prognóstico negativo, particularmente com a predominância de fenótipo enfisematoso.

Tabagismo, hipoxia, hipercapnia, acidose, alterações metabólicas de vários tipos, má nutrição, fatores genéticos, inflamação sistêmica, idade, comorbidades, tratamentos concomitantes, exacerbações e inatividade estão entre os fatores etiológicos mais relevantes que contribuem para a disfunção muscular em pacientes com DPOC que estão sob ação de vários mecanismos biológicos.

Os músculos periféricos são compostos de unidades funcionais (unidades motoras), constituídas de um motoneurônio e suas fibras musculares e respectivas inervações. A unidade motora é o elemento final que produz força. De acordo com a velocidade contrátil, as unidades motoras são classificadas como de contração muscular lenta ou rápida. As unidades motoras de contração rápida são subdivididas em resistentes à fadiga, intermediárias e rapidamente fadigáveis. Nos músculos periféricos, as contrações são alcançadas pelas mudanças na frequência de disparos das unidades motoras individuais ou pelo recrutamento adicional dessas unidades motoras no mesmo músculo.

A quantidade de força desenvolvida é determinada pela velocidade de encurtamento e tipo de contração, assim como o número, tamanho, padrão e tipo de unidades motoras ativadas. A força promovida pela unidade motora depende de três fatores: inervação da unidade; área total de secção transversa de todas as fibras musculares na unidade; e força específica das fibras musculares. O número e o tipo de unidades motoras recrutadas, assim como o padrão e a sincronização do disparo, graduam a intensidade da contração muscular. O número de unidades motoras varia de acordo com o músculo. Por exemplo, nos músculos maiores do membro inferior, as unidades motoras têm aproximadamente 500 a 1.000 fibras, capacitando-as com contrações rápidas e fortes.

O envelhecimento, a atividade física reduzida e o treinamento podem alterar as características das unidades motoras. Na espécie humana, o envelhecimento está associado a perda de motoneurônios, especialmente daqueles com maiores limites de recrutamento. Isso resulta em diminuição do número de fibras musculares que, em sua grande maioria, perdem a sua inervação, iniciando um processo de atrofia e diminuição de função. O envelhecimento também é acompanhado de redução significativa de área de secção transversa das fibras tipo I e II, embora as fibras tipos II demonstrem ser mais afetadas. Algumas fibras são reinervadas por motoneurônios vizinhos, mas a capacidade de gerar novos motoneurônios torna-se limitada com a idade.

A maioria das mudanças estruturais tem sido relatada no quadríceps, embora algumas anormalidades também sejam encontradas em outros músculos periféricos dos membros inferiores. O quadríceps é o músculo mais estudado, por sua acessibilidade e seu papel principal na deambulação. Indivíduos com DPOC apresentam aproximadamente 20 a 30% de redução de força do quadríceps. O declínio da força é de 4,3% ao ano comparado a 1 a 2% ao ano na população idosa saudável. Os músculos dos membros superiores são relativamente preservados, provavelmente por sua maior utilização nas atividades de vida diária e pelo fato de serem usados durante a inspiração.

A proporção de fibras tipo I correlaciona-se inversamente com a gravidade da doença e proporcionalmente com o índice de massa corporal (IMC). A mudança na distribuição do tipo de fibra relatada nos músculos quadríceps e tibial anterior não foi observada nos músculos dos membros superiores, assim como no deltoide, indicando que anormalidades estruturais musculares não são homogeneamente distribuídas entre os diferentes grupos musculares. Todos os tipos de fibras dos quadríceps são afetadas pelo processo de atrofia, embora alguns autores argumentem que fibras tipo II são as mais especificamente afetadas.

Muitos estudos têm revelado sinais histológicos maiores no quadríceps de mulheres com DPOC quando comparadas aos homens, embora seus níveis de comprometimento da função pulmonar, condição nutricional, inflamação sistêmica e nível de atividade física sejam similares. Esse fenômeno foi evidente mesmo em estágios moderados da doença. Os sinais iniciais de regeneração muscular foram ligeiramente menores nas mulheres com DPOC do que nos homens. A mudança para um aumento na proporção de fibras tipo II foi menor nas mulheres com DPOC quando comparadas aos homens. Foi observado também que as mulheres apresentaram maior redução de força muscular e da capacidade de exercício e maior percepção da dispneia.

Métodos volitivos e não volitivos de avaliação da *endurance* de quadríceps têm mostrado uma redução de 32 a 77%, o que pode ser atribuído aos diferentes tipos de teste utilizados. A *endurance* é mais comprometida na presença de hipoxemia. Em relação aos membros superiores, observa-se que os músculos flexores do cotovelo, bíceps, tríceps e deltoide posterior estão preservados em pacientes com DPOC.

Mecanismos de disfunção dos músculos dos membros no paciente com DPOC

Inflamação

A relação entre a resposta inflamatória sistêmica em várias condições agudas e crônicas com o desenvolvimento de atrofia muscular já é reconhecida na literatura. A produção de citocinas-chave pode promover uma gama de respostas celulares que culminam na atrofia do músculo. Recentemente, Ferrari *et al.* (2015) avaliaram a associação entre mediadores inflamatórios sistêmicos (IL-8, *proteína C reativa*, TNF-alfa) e força e massa muscular de membros periféricos (quadríceps, bíceps e tríceps) de 55 pacientes com DPOC leve a moderada. A massa muscular foi avaliada por tomografia computadorizada, e a força muscular pelo teste de uma repetição máxima (1 RM). Os autores observaram uma associação negativa entre massa de músculos periféricos e força muscular. Além disso, verificou-se que a inflamação sistêmica tem uma influência negativa na força de grupos musculares específicos em pacientes com DPOC na fase estável da doença. Os níveis de TNF-alfa foram associados à força reduzida de quadríceps e tríceps, e os níveis da *proteína C reativa* à força reduzida do tríceps.

Estresse oxidativo

No paciente com DPOC, há estresse oxidativo local e sistêmico alterando a integridade das proteínas, bem como sua degradação. Além disso, o exercício agudo e as exacerbações agudas aumentam o nível de estresse oxidativo.

Hipoxia

Em modelos animais e em humanos, a exposição à hipoxia diminui a massa muscular. Pacientes com DPOC apresentam alteração crônica do transporte de oxigênio, o que prejudica seu uso e facilita o estresse oxidativo dos músculos dos membros. Além disso, a hipoxemia pode potencializar a resposta inflamatória, promovendo um mecanismo adicional que liga a hipoxia a respostas celulares específicas que predispõem à atrofia muscular. A hipoxemia também pode comprometer a capacidade oxidativa e a capilarização do músculo e predispor à fadiga muscular.

Hipercapnia

O aumento do conteúdo de CO_2 celular está presente em pacientes com DPOC que apresentam hipercapnia e pode piorar durante as exacerbações. A acidose pode alterar a degradação e a síntese proteica.

Comprometimento do equilíbrio energético

O desequilíbrio entre a elevada necessidade energética e a redução da ingestão, ou ambos, pode levar à atrofia muscular dos membros. Vários fatores podem comprometer o equilíbrio energético no paciente com DPOC, como anorexia, desequilíbrio entre síntese e degradação da proteína muscular, aumento da lipólise e de mediadores inflamatórios pulmonares e sistêmicos. O comprometimento do equilíbrio energético e do equilíbrio proteico pode ocorrer simultaneamente, mas esses processos também podem ser dissociados, como refletido nos diferentes fenótipos da composição corporal da DPOC. Pacientes com balanço negativo de energia e de proteína esgotarão as reservas de gordura corporal e proteína, com perdas de peso, força e massa muscular. Pacientes com balanço energético normal e balanço proteico negativo apresentam perda de massa muscular apesar do peso normal e estável.

Corticosteroides

O uso crônico ou repetido de agentes anti-inflamatórios pode potencializar a atrofia e a fraqueza muscular em pacientes com DPOC. Várias alterações têm sido relacionadas com o seu uso: aumento da variação no tamanho das fibras musculares; aumento da quantidade de tecido conjuntivo; e fibras necróticas difusas. Os mecanismos pelos quais os corticosteroides podem afetar a função muscular estão relacionados com a capacidade desses agentes comprometerem a produção de proteínas contráteis e atenuarem a via do IGF-1 (*insulin-like growth factor I).* Os corticosteroides também podem aumentar a proteólise, aumentando os níveis de miostatina. A miostatina é um fator de crescimento que limita o crescimento do tecido muscular. Concentrações elevadas de miostatina em um indivíduo provocam diminuição no desenvolvimento normal dos músculos.

Deficiência de vitamina D

O receptor da vitamina D é altamente expresso nos músculos dos membros e a vitamina D tem um papel importante na saúde desses músculos. Sua deficiência reduz o tamanho das fibras tipo II. Estudos recentes mostram que a deficiência da vitamina D é altamente prevalente no paciente com DPOC, estando correlacionada com osteoporose, fraqueza muscular e doenças cardiovasculares.

Sistema renina-angiotensina

A angiotensina II (Ang II), principal efetor do sistema renina-angiotensina, pode inibir a cascata de sinalização do IGF-1, estimular o NF-kB e interagir positivamente com miostatina. Além disso, a Ang II inibe a proliferação de células-tronco do músculo esquelético, conduzindo a uma menor capacidade regenerativa do músculo.

Tabagismo

Está associado a redução da área de secção transversa das fibras tipo I, redução da proporção das fibras tipo I, redução da atividade da citocromo oxidase, aumento da atividade da lactato desidrogenase e níveis maiores de oxidação da proteína no quadríceps.

Doenças cardiovasculares

Vários tipos de células inflamatórias (macrófagos, neutrófilos e células T nas vias aéreas e no pulmão) estão envolvidos na fisiopatologia da DPOC. Entretanto, a inflamação não se restringe aos pulmões, e inflamação sistêmica crônica também é observada nesses pacientes. A inflamação sistêmica causa uma doença multissistêmica associada à alta frequência de comorbidades maiores, incluindo a doença cardiovascular (DCV) diagnosticada e subclínica independentemente da idade avançada e dos fatores de risco compartilhados. A DCV (hipertensão, cardiopatia isquêmica, acidente vascular encefálico, fibrilação atrial e insuficiência cardíaca) é a comorbidade mais frequente e mais importante na DPOC em virtude da piora do prognóstico desses pacientes, e vice-versa.

De modo geral, os doentes com DPOC têm um risco de 2 a 3 vezes maior de DCV em comparação aos controles com a mesma idade quando ajustados para o tabagismo. As comorbidades cardiovasculares são comuns em qualquer grau de DPOC e têm consequências mais graves nessa população. Entretanto, frequentemente, as comorbidades não são diagnosticadas nem tratadas nesses pacientes.

Ansiedade e depressão

Trata-se de comorbidades comuns em pacientes com DPOC. Em uma revisão sistemática incluindo 20 estudos quantitativos, Pooler e Beech (2014) avaliaram a relação entre ansiedade/depressão em pacientes com DPOC e exacerbações que conduzem a admissões e readmissões hospitalares. Os autores observaram que a ansiedade e a depressão contribuíram de maneira significativa para a probabilidade de pacientes com DPOC serem hospitalizados. Tais comorbidades também contribuíram para maior tempo de internação e maior risco de mortalidade após a alta. Destacou-se que apenas 27 a 33% dos pacientes estavam sendo tratados para essas doenças, mostrando a necessidade de um melhor reconhecimento e tratamento da ansiedade e depressão nessa população. A Figura 34.12 mostra um modelo que se baseia na teoria original da relação entre ansiedade e depressão e as exacerbações da DPOC. As variáveis adicionais foram descobertas a partir da revisão sistemática da literatura.

Apesar da alta taxa de prevalência e do impacto da ansiedade e da depressão em pacientes com DPOC, apenas um pequeno número de estudos aborda esta questão. Entre os tratamentos não farmacológicos, de particular interesse são os programas de reabilitação pulmonar, que podem reduzir os sintomas depressivos nesses pacientes.

CONSIDERAÇÕES FINAIS

A DPOC é considerada uma doença multissistêmica associada a várias comorbidades, as quais não só aumentam as repercussões sociais e o custo anual da doença, mas também são um fator prognóstico para a mortalidade nessa população. Além de insuficiência respiratória, a doença cardíaca isquêmica e doenças malignas são causas frequentes de morte de pacientes com DPOC. O mecanismo comum de todas essas comorbidades pode ser a inflamação sistêmica e seus mediadores, que desempenham um papel importante na patogênese dessa doença.

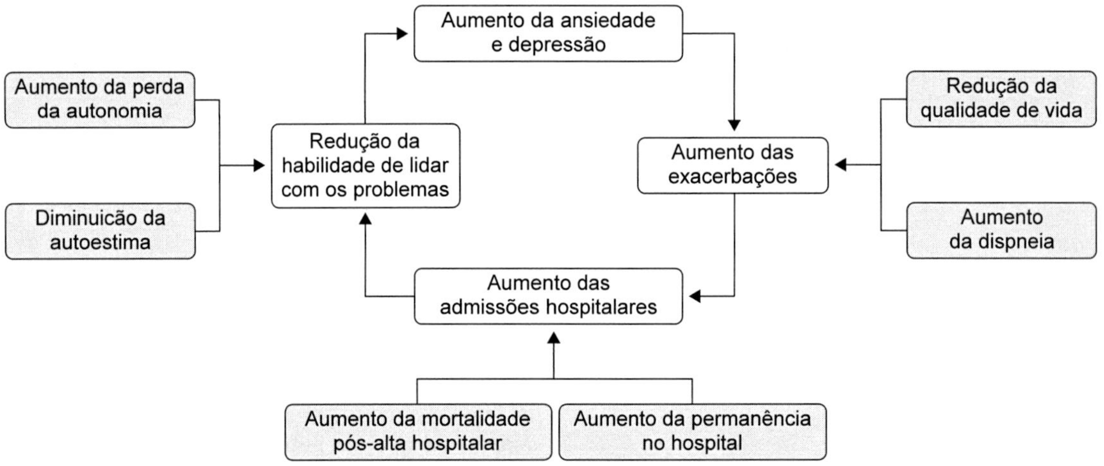

Figura 34.12 Modelo da relação entre ansiedade e depressão e as exacerbações da DPOC. As variáveis adicionais (em cinza) foram descobertas a partir da revisão sistemática da literatura. Adaptada de Donaldson *et al.* (2012).

BIBLIOGRAFIA

Agostini E, Mead J. Statics of the respiratory system. In: Fenn WO, Rahn H, editors. Handbook of physiology – Respiration. Washington, DC: Am Physiol Soc American Physiological Soc.; 1964. p. 1-392.

Aldrich TK, Hendler JM, Vizioli LD, Park M, Multz AS, Shapiro SM. Intrinsic positive end-expiratory pressure in ambulatory patients with airways obstruction. Am Rev Respir Dis. 1993;147(4):845-9.

American Thoracic Society. Standards for the diagnosis and care of patients with chronic obstructive pulmonary disease (COPD). Am J Respir Crit Care Med. 1995;152(5 Pt 2):77S-120S.

Ausín P, Martínez-Llorens J, Sabaté-Bresco M, Casadevall C, Barreiro E, Gea J. Sex differences in function and structure of the quadriceps muscle in chronic obstructive pulmonary disease patients. Chron Respir Dis. 2016 Dec 6. pii: 1479972316674412.

Barreiro E, Gea J. Molecular and biological pathways of skeletal muscle dysfunction in chronic obstructive pulmonary disease. Chron Respir Dis. 2016;13(3):297-311.

Bartolome RC. Respiratory muscle function. Clinics in Chest Medicine. 1986;7:567-83.

Black PN, Ching PST, Beaumont B, Ranasinghe S, Taylor G, Merrilees MJ. Changes in elastic fibers in the small airways and alveoli in COPD. Eur Respir J. 2008;31:998-1004.

Ceriana P, Vitacca M, Carlucci A, Paneroni M, Pisani L, Nava S. Changes of respiratory mechanics in COPD patients from stable state to acute exacerbations with respiratory failure. COPD. 2017;14(2):150-5.

De Troyer A, Peche R, Yernault JC, Estenne M. Neck muscle activity in patients with severe chronic obstructive pulmonary disease. Am J Respir Crit Care Med. 1994;150(1):41-7.

Decramer M, Rennard S, Troosters T, Mapel DW, Giardino N, Mannino D, et al. COPD as a lung disease with systemic consequences – Clinical impact, mechanisms, and potential for early intervention. COPD. 2008;5(4):235-56.

Delafontaine P, Yoshida T. The renin-angiotensin system and the biology of skeletal muscle: mechanisms of muscle wasting in chronic disease states. Trans Am Clin Climatol Assoc. 2016;127:245-58.

Donaldson AV, Maddocks M, Martolini D, Polkey MI, Man WD. Muscle function in COPD: a complex interplay. Int J Chron Obstruct Pulmon Dis. 2012;7:523-35.

Druz WS, Danon J, Fishman HC, Goldberg NB, Moisan TC, Sharp JT. Approaches to assessing respiratory muscle function in respiratory disease. Am Rev Respir Dis. 1979;119(2 Pt 2):145-9.

Ferrari R, Caram LM, Faganello MM, Sanchez FF, Tanni SE, Godoy I. Relation between systemic inflammatory markers, peripheral muscle mass, and strength in limb muscles in stable COPD patients. Int J Chron Obstruct Pulmon Dis. 2015;10:1553-8.

Gagnon P, Guenette JA, Langer D, Laviolette L, Mainguy V, Maltais F, et al. Pathogenesis of hyperinflation in chronic obstructive pulmonary disease. Int J Chron Obstruct Pulmon Dis. 2014;9:187-201.

Hill NS. Noninvasive ventilation for chronic obstructive pulmonary disease. Respir Care. 2004;49:72-87.

Hogg JC, Chu F, Utokaparch S, Woods R, Elliott WM, Buzatu L, et al. The nature of small airway obstruction in chronic obstructive pulmonary disease. N Engl J Med. 2004;350(26):2645-53.

Kokturk N, Baha A, Oh YM, Young Ju J, Jones PW. Vitamin D deficiency: what does it mean for chronic obstructive pulmonary disease (COPD)? A compherensive review for pulmonologists. Clin Respir J. 2016. doi: 10.1111/crj.12588.

Levine S, Kaiser L, Leferovich J, Tikunov B. Cellular adaptations in the diaphragm in chronic obstructive pulmonary disease. N Engl J Med. 1997;337(25):1799-806.

Maltais F, Decramer M, Casaburi R, Barreiro E, Burelle Y, Debigaré R, et al. An official American Thoracic Society/European Respiratory Society statement: update on limb muscle dysfunction in chronic obstructive pulmonary disease. Am J Respir Crit Care Med. 2014;189(9):e15-62.

Mathur S, Takai KP, Macintyre DL, Reid D. Estimation of thigh muscle mass with magnetic resonance imaging in older adults and people with chronic obstructive pulmonary disease. Phys Ther. 2008;88(2):219-30.

Matte DL, Pizzichini MM, Hoepers AT, Diaz AP, Karloh M, Dias M, et al. Prevalence of depression in COPD: A systematic review and meta-analysis of controlled studies. Respir Med. 2016;117:154-61.

O'Donnell DE, Laveneziana P, Webb K, Neder JA. Chronic obstructive pulmonary disease: clinical integrative physiology. Clin Chest Med. 2014;35(1):51-69.

Ojo O, Lagan AL, Rajendran V, Spanjer A, Chen L, Sohal SS, et al. Pathological changes in the COPD lung mesenchyme-novel lessons learned from in vitro and in vivo studies. Pulm Pharmacol Ther. 2014;29(2):121-8.

Onishi K. Total management of chronic obstructive pulmonary disease (COPD) as an independent risk factor for cardiovascular disease. J Cardiol. 2017 Mar 18. pii: S0914-5087(17)30055-2. doi: 10.1016/j.jjcc.2017.03.001.

Papandrinopoulou D, Tzouda V, Tsoukalas G. Lung compliance and chronic obstructive pulmonary disease. Pulm Med. 2012;2012:542769.

Pooler A, Beech R. Examining the relationship between anxiety and depression and exacerbations of COPD which result in hospital admission: a systematic review. Int J Chron Obstruct Pulmon Dis. 2014;9:315-30.

Rochester DF, Braun NM. Determinants of maximal inspiratory pressure in chronic obstructive pulmonary disease. Am Rev Respir Dis. 1985;132:42-7.

Rochester DF. The diaphragm in COPD. Better than expected, but not good enough. N Engl J Med. 1991;325(13):961-2.

Rodríguez-Roisin R, Drakulovic M, Rodríguez DA, Roca J, Barberà JA, Wagner PD. Ventilation-perfusion imbalance and chronic obstructive pulmonary disease staging severity. J Appl Physiol (1985). 2009;106(6):1902-8.

Rossi A, Ganassini A, Polese G, Grassi V. Pulmonary hyperinflation and ventilator-dependent patients. Eur Respir J. 1997;10:1663-74.

Salito C, Luoni E, Aliverti A. Alterations of diaphragm and rib cage morphometry in severe COPD patients by CT analysis. Conf Proc IEEE Eng Med Biol Soc. 2015;2015:6390-3.

Siafakas NM, Vermeire P, Pride NB, Paoletti P, Gibson J, Howard P, et al. Optimal assessment and management of chronic obstructive pulmonary disease (COPD). The European Respiratory Society Task Force. Eur Respir J. 1995;8(8):1398-420.

Similowski T, Yan S, Gauthier AP, Macklem PT, Bellemare F. Contractile properties of the human diaphragm during chronic hyperinflation. N Engl J Med. 1991;325(13):917-23.

Tobin MJ. Respiratory muscles in disease. Clin Chest Med. 1988;9(2):263-86.

Zhu M, Wang T, Wang C, Ji Y. The association between vitamin D and COPD risk, severity, and exacerbation: an updated systematic review and meta-analysis. Int J Chron Obstruct Pulmon Dis. 2016;11:2597-607.

35 Métodos Diagnósticos e Avaliação da Doença Pulmonar Obstrutiva Crônica segundo a Classificação Internacional de Funcionalidade

Luciana de Carvalho Lopes Orlandi • Maria da Glória Rodrigues Machado • José R. Jardim

INTRODUÇÃO

Segundo o *Global Initiative for Chronic Obstructive Lung Disease* (GOLD, 2017), a doença pulmonar obstrutiva crônica (DPOC) é uma doença frequente, prevenível e tratável, que se caracteriza pela presença de sintomas respiratórios persistentes e limitação ao fluxo de ar, decorrentes de anormalidades das vias aéreas e/ou dos alvéolos, frequentemente causados pela exposição a gases ou partículas nocivas. A origem dessas alterações corresponde à combinação de bronquite crônica e enfisema pulmonar, sendo a definição de predominância de um ou outro componente extremamente variável e difícil de quantificar *in vivo*.

As características clínicas da DPOC avançada são a tosse crônica, os sibilos, a expectoração e a dispneia durante pequenos esforços ou até mesmo em repouso. Caracteristicamente, o fluxo de ar está reduzido, a relação entre volume expiratório forçado no primeiro segundo (VEF_1) e capacidade vital forçada (CVF) (relação VEF_1/CVF) está diminuída, assim como o VEF_1 está anormalmente baixo. Hoje, sabe-se que a obstrução das vias aéreas é responsiva aos broncodilatadores em uma parcela considerável dos pacientes. O uso de broncodilatadores é mandatório no tratamento da DPOC. À necropsia, alterações inflamatórias crônicas das vias aéreas se acompanham de aumento irregular do volume de alvéolos e destruição das paredes alveolares, o enfisema. A limitação ao fluxo de ar ocorre por perda da retração elástica pulmonar associada às perdas dos pontos de fixação das vias aéreas terminais aos alvéolos, com colapso expiratório destes e diminuição da luz brônquica pelo processo inflamatório dos brônquios.

A bronquite crônica é classicamente definida pela ocorrência de tosse produtiva crônica, por pelo menos 3 meses ao ano, em 2 anos sucessivos, devendo ser excluídas outras causas de produção de tosse crônica. A hipersecreção crônica de muco resulta principalmente de alterações patológicas nas vias aéreas centrais, ocorrendo antes que seja possível detectar alterações no fluxo de ar. A redução do fluxo de ar na bronquite crônica se deve ao espessamento da parede brônquica, ao aumento da quantidade de muco e a alterações nas pequenas vias aéreas.

PREVALÊNCIA

A prevalência da DPOC no Brasil baseia-se no Estudo PLATINO, estudo de base populacional, realizado na cidade de São Paulo e outras cidades metropolitanas. Na ocasião, exames espirométricos realizados em 963 pessoas com mais de 40 anos nos seus próprios domicílios, escolhidos de modo aleatorizado, de acordo com a situação socioeconômica, verificou que a prevalência de DPOC, baseada no encontro da relação VEF_1/CVF abaixo de 0,70, foi de 15,8% (Menezes *et al.*, 2005). Segundo o GOLD (2017), espera-se o crescimento do número de mortes por DPOC para 4,5 milhões até 2030. O Estudo PLATINO em São Paulo mostrou taxa de subdiagnóstico de 88,7%, e que somente 17% dos pacientes estavam sendo tratados (Nascimento *et al.*, 2007).

MORTALIDADE E MORBIDADE

Diferenças no diagnóstico, termos adotados, classificação ou codificação de causas de óbitos entre os países são as causas das distintas taxas de mortalidade evidenciadas entre eles. Além disso, essas taxas, muitas vezes, variam em diferentes lugares dentro dos próprios países. A prevalência da DPOC é maior em homens que em mulheres e aumenta acentuadamente com a idade. Essa diferença pode decorrer da maior prevalência do tabagismo e da maior exposição ocupacional dos homens. No entanto, estudos recentes indicam que as taxas de mortalidade têm aumentado a um ritmo mais lento ou até mesmo diminuído, especialmente entre homens, nos EUA e no Canadá, enquanto tem aumentado nas mulheres (Ford *et al.*, 2013). A DPOC leva a significativa incapacidade, perda de produtividade e piora da qualidade de vida, que se agravam substancialmente com a progressão da doença. Desse modo, o impacto econômico da DPOC é relevante para o país. Entre as doenças crônicas não transmissíveis, a DPOC é a terceira causa de morte no Brasil, com um aumento de 12% no número de óbitos entre 2005 e 2010, o que representa, atualmente, quase 40 mil óbitos anuais decorrentes da doença. Além disso, a DPOC foi responsável por um custo de 103 milhões de reais ao Sistema Único de Saúde (SUS) em 2011, referente a 142.635 internações (Rabahi, 2013).

PROGNÓSTICO

Os preditores de mortalidade na DPOC são vários, incluindo a idade avançada, o grau de obstrução das vias aéreas, a gravidade da hipoxemia e a presença de hipercapnia. Em pacientes com VEF_1 < 0,75 ℓ, a taxa de mortalidade aproximada em 1 ano é de 30%, e, em 10 anos, de 95%. Entretanto, estudos longitudinais têm demonstrado que alguns pacientes com grave obstrução ao fluxo de ar podem sobreviver muitos anos acima da média, alguns até 15 anos. A relação entre a capacidade inspiratória e a capacidade pulmonar total (CI/CPT) parece predizer melhor a mortalidade por causas respiratórias que o VEF_1. O índice de massa corpórea (IMC = peso [kg]/altura [m]^2) com valores inferiores a 22 kg/m^2 também está associado a um pior prognóstico da DPOC. A DPOC aparece como causa de morte geralmente em virtude de suas complicações, como falência respiratória aguda, câncer de pulmão, pneumonias graves, pneumotórax, arritmias cardíacas ou embolismo pulmonar. Os pacientes que apresentam elevado número de exacerbações da DPOC têm pior qualidade de vida e prognóstico mais reservado.

FATORES ETIOLÓGICOS

O aparecimento da DPOC relaciona-se com tabagismo ativo e/ou passivo, poluição do ar e de interiores, exposições ocupacionais, infecções respiratórias e hereditariedade. Por motivos não conhecidos, presumivelmente relacionados com as diferenças constitucionais dos indivíduos, cerca de 15 a 30% dos tabagistas (de cigarro) desenvolvem DPOC clinicamente significativa. Em torno de 80% dos pacientes com DPOC, a doença está associada ao tabagismo. A prevalência de tabagismo vem diminuindo progressivamente no Brasil; em 2015, foi de 10,5% de fumantes, enquanto em 2006 o índice era de 15,7%. A frequência permanece maior entre os homens (14,4%) que entre as mulheres (8,6%).

Estudos comparando pessoas expostas a combustão de biomassa, poeiras ocupacionais, gases e poluição do ar aos controles apoiam o ponto de vista de que essas exposições contribuam para o desenvolvimento da DPOC. No Brasil, o tabagismo passivo no domicílio passou de 12,7% em 2009 para 10,2% em 2015, e, no local de trabalho, de 12,1% para 9,8%. Algumas partículas, principalmente as resultantes do fumo, e o óxido de nitrogênio, originado do aquecimento de interiores e da cozinha, têm sido reconhecidos como os fatores dominantes de poluição interior e, consequentemente, de uma maior prevalência de sintomas respiratórios. O estudo PLATINO mostrou que, em geral, as pessoas expostas à fumaça de biomassa têm 2,44 vezes mais chance de desenvolver DPOC em comparação às não expostas. No interior do país, ainda há pessoas que usam lenha para cozinhar; a exposição à fumaça dessa lenha aumenta a chance de ocorrer DPOC, sendo considerada a segunda maior causa dessa doença chegando a alcançar 20% do total dos casos.

Sexo, idade, raça, etilismo, infecções respiratórias recorrentes e estado socioeconômico constituem fatores de risco, embora secundários, para o surgimento da DPOC. As mulheres desenvolvem DPOC em idade mais jovem e apresentam uma deterioração maior da função pulmonar que os homens. A taxa de mortalidade por DPOC é maior em brancos, porém essa diferença diminui quando relacionada com o sexo masculino. As taxas de mortalidade e morbidade são inversamente relacionadas com a condição socioeconômica e diretamente com a idade. Além da deficiência de alfa-1-antitripsina (que ocorre em menos de 1% dos casos de enfisema), a DPOC pode aparecer em famílias em conjunto, por um provável fator hereditário, porém os estudos ainda não identificaram quais seriam esses fatores. A única maneira existente capaz de prevenir o surgimento da DPOC é o afastamento dos fatores de risco removíveis, sobressaindo-se em importância a não adesão ao fumo.

O Quadro 35.1 resume os fatores etiológicos da DPOC.

DIAGNÓSTICO

O diagnóstico da DPOC costuma ser feito tardiamente, visto que os pacientes podem não manifestar sintomas significativos, mesmo já apresentando valores anormais de fluxo expiratório. O diagnóstico baseia-se em elementos obtidos da história clínica, como tosse, secreção pulmonar, dispneia, exame físico e função pulmonar.

O estagiamento de uma doença consiste em classificá-la em níveis de acordo com sua gravidade, com a finalidade de propor orientação terapêutica, definir prognóstico e comparar resultados de tratamentos. Inicialmente, a gravidade da DPOC era feita somente com base na classificação espirométrica GOLD I-II-III-IV (Quadro 35.2, Classificação unidimensional).

Em 2011, foram incorporados à classificação espirométrica a avaliação dos sintomas e o número de exacerbações ou

Quadro 35.1 Fatores etiológicos da DPOC.

Tabagismo (ativo e passivo)
Exposição à combustão de biomassa
Exposição às poeiras ocupacionais
Poluição do ar
Infecções
Hiper-reatividade da via aérea
Fatores genéticos
Idade
Sexo e raça
Estado socioeconômico

Fonte: GOLD (2017).

hospitalizações no ano prévio (Figura 35.1). Para a avaliação dos sintomas, é utilizado o teste *COPD Assessment Test* (CAT) e, para a avaliação da dispneia, durante as atividades diárias dos pacientes, a escala de dispneia modificada do Conselho Britânico de Pesquisas Médicas (*modified Medical Research Council* – mMRC). A combinação desses parâmetros classifica os pacientes em quatro quadrantes (grupos). Em 2017, GOLD modificou, mais uma vez, a classificação, separando a classificação espirométrica (I, II, III, IV) daquela por sintomas e exacerbações (A, B, C, D):

- Grupo A: pouco sintomático, escore < 2 na mMRC ou escore < 10 no CAT, com 0 ou 1 exacerbação no ano prévio
- Grupo B: muito sintomático, escore ≥ 2 na mMRC ou escore ≥ 10 no CAT com 0 ou 1 exacerbação no ano prévio
- Grupo C: pouco sintomático, escore de 0 a 1 na mMRC ou escore < 10 no CAT, com 2 ou mais exacerbações por ano ou uma hospitalização no ano prévio
- Grupo D: muito sintomático, escore ≥ 2 na mMRC ou escore ≥ 10 no CAT e/ou 2 ou mais exacerbações ou uma hospitalização no ano prévio.

A avaliação de rotina da DPOC, incluindo sintomas e seu efeito na atividade diária, usando questionários validados e confiáveis, como o questionário clínico da DPOC (*Clinical COPD questionnaire* – CCQ), CAT e mMRC, fornece um guia mais preciso para o impacto dessa doença. As avaliações tradicionais da função pulmonar isoladamente não apresentam uma visão suficiente do impacto da DPOC na qualidade de vida relacionada com a saúde dos pacientes. A implementação de questionários rápidos e fáceis de usar na prática clínica de rotina representa uma maneira eficiente de ajudar os profissionais da saúde a compreenderem plenamente a qualidade de vida relacionada com a saúde de seus pacientes, melhorar a transparência e possibilitar que o tratamento adequado seja prescrito e monitorado.

Quadro 35.2 Classificação da gravidade da DPOC (após o uso de broncodilatador) em pacientes com $VEF_1/CVF < 0,70$.

GOLD I	DPOC leve	$VEF_1 \geq 80\%$ do predito
GOLD II	DPOC moderada	$50\% \leq VEF_1 < 80\%$ do predito
GOLD III	DPOC grave	$30\% \leq VEF_1 < 50\%$ do predito
GOLD IV	DPOC muito grave	$VEF_1 < 30\%$ do predito

DPOC: doença pulmonar obstrutiva crônica; VEF_1: volume expiratório forçado de primeiro segundo da capacidade vital forçada.

Fonte: GOLD (2017).

Escala modificada do Medical Research Council (mMRC)

Já validada na língua portuguesa, trata-se de uma ferramenta de avaliação subjetiva da sensação de dispneia durante as atividades de vida diária (AVD) (Quadro 35.3). A escala mMRC é composta por apenas 5 itens, com pontuação de 0 a 4, entre os quais o paciente escolhe o item que corresponde ao quanto

Quadro 35.3 Escala modificada do Medical Research Council (mMRC).

Pontuação	Atividade
0	Dispneia a exercícios intensos
1	Dispneia andando rápido no plano ou subindo aclives leves
2	Andar mais lentamente que pessoas da mesma idade em razão da dispneia ou parar para respirar andando normalmente no plano
3	Parar para respirar após caminhar uma quadra (90 a 120 m) ou após poucos minutos no plano
4	Não sair de casa por conta da dispneia ou dispneico ao vestir-se

Fonte: Ferrer *et al.* (1997).

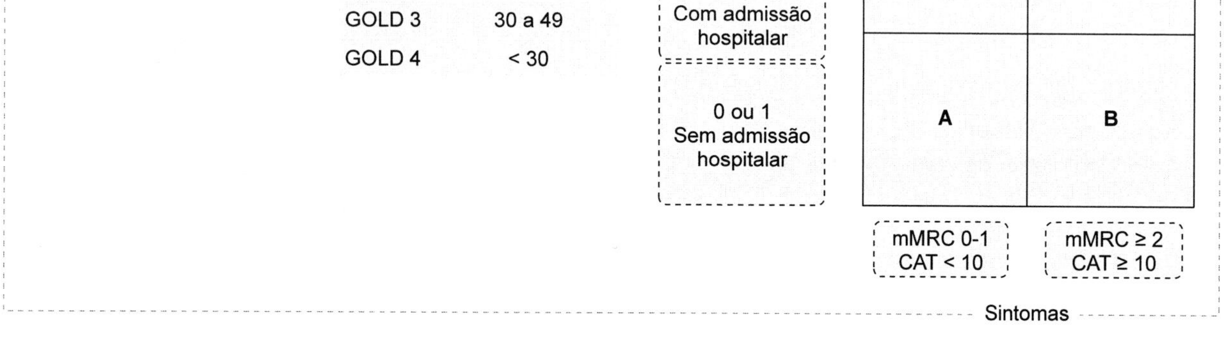

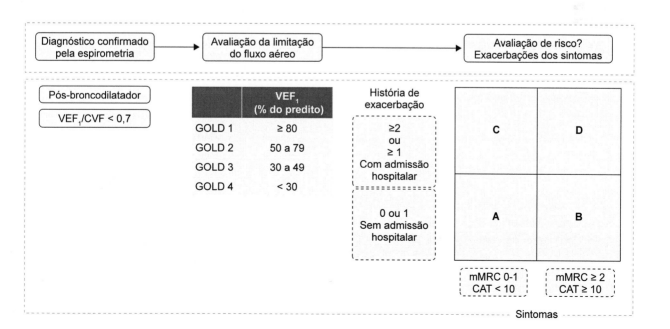

Figura 35.1 Classificação multidimensional da DPOC utilizando a classificação espirométrica (I-II-III-IV) separada da classificação por sintomas e exacerbações (A, B, C, D). Adaptada de GOLD (2017).

a dispneia limita suas AVD. Quanto maior a pontuação na escala, maior a sensação subjetiva de dispneia.

Teste de avaliação da DPOC

O teste de avaliação da DPOC (*COPD Assessment Test* - CAT), introduzido desde 2009 por Jones *et al.*, compreende um instrumento simples e rápido que pode ser usado facilmente para melhorar a comunicação paciente-médico durante as visitas clínicas de rotina. Em 2011, o GOLD incluiu a avaliação da qualidade de vida avaliada pelo CAT na classificação da DPOC. O CAT pode ser preenchido pelos próprios pacientes e consiste em oito itens relacionados com seus sintomas e níveis de atividade. Os itens avaliados no CAT incluem tosse, expectoração, aperto no peito, dispneia durante as atividades, limitações de atividade em casa, confiança, sono e nível de energia (Quadro 35.4).

O CAT é um instrumento unidimensional e suas pontuações totais são facilmente calculadas. Cada item tem uma pontuação de 0 a 5, com a pontuação máxima de 40. O nível de impacto da DPOC será: baixo quando a pontuação do CAT for menor que 10, médio entre 10 e 20, elevado entre 21 e 30 e muito elevado quando maior que 30. O CAT tem forte correlação com questionários que avaliam a qualidade de vida, como o *St George's Respiratory Questionnaire* (SGRQ).

Uma revisão sistemática de 36 estudos concluiu que o CAT é uma ferramenta confiável, válida e com boa capacidade de resposta perante as intervenções, como a reabilitação pulmonar. A estabilidade das pontuações totais do CAT, após administrações repetidas, confirmou sua reprodutibilidade ao longo do tempo, embora sua diferença mínima clinicamente significativa ainda não tenha sido estabelecida. A versão brasileira do CAT é um instrumento válido, reprodutível e confiável para a avaliação dos pacientes com DPOC.

Avaliação do paciente com DPOC

Pacientes com DPOC em geral fumaram pelo menos 20 cigarros por dia, por 20 ou mais anos (20 anos-maço), antes do aparecimento de sintomas. Após 20 a 30 anos de tabagismo, os fumantes podem apresentar tosse matinal com catarro, aos quais eles dão pouca importância por os considerarem sintomas próprios dos fumantes. A expectoração aparece de maneira lenta, progressiva, inicialmente pela manhã, e seu volume raramente ultrapassa 60 mℓ. A secreção é mucoide, mas pode se tornar purulenta nas exacerbações. Com a progressão da doença, os fumantes apresentam dispneia aos esforços, incialmente aos grandes esforços, como subir ladeira e escada ou andar depressa. Igualmente, os fumantes atribuem estes sintomas ao ganho de peso ou aumento da idade e não relacionam a dispneia com alguma doença. Chiado pode ser um sinal frequente.

A hemoptise pode decorrer simplesmente de uma infecção brônquica, mas não é frequente. A dor torácica é manifestação habitual, mas deve lembrar a presença de comorbidade. A cianose central é comumente observada nos casos avançados, mas sua ausência não exclui a presença de hipoxemia. No entanto, os pacientes podem não procurar ajuda médica até que seus sintomas se tornem incômodos e persistentes, com presença de comprometimento respiratório significativo.

A DPOC também é conhecida por ter um impacto extrapulmonar significativo e pode estar associada a sintomas sistêmicos, como fadiga, fraqueza muscular, perda de peso e distúrbios do sono. A perda de peso é comum nas fases avançadas por perda de massa muscular. A perda de peso associada ao aumento dos sintomas também pode indicar a presença de carcinoma. O edema periférico pode indicar a presença de *cor pulmonale*. Cefaleia matinal sugere hipercapnia. Sinais de hipercapnia (tremor, pulso irregular) podem ocorrer durante exacerbações, mas a hipercapnia pode estar presente na DPOC grave e estável, sem a ocorrência desses sinais, e reflete hipoventilação alveolar.

Os sintomas devem ser avaliados rotineiramente, de preferência usando questionários centrados no paciente que forneçam um guia mais preciso sobre o impacto da DPOC. Numerosos questionários têm sido desenvolvidos na tentativa de encontrar uma ferramenta simples e confiável para uso na prática clínica diária. Para essa avaliação de sinais e sintomas, podem ser utilizados os instrumentos a seguir.

Leicester Cough Questionnaire (LCQ)

Desenvolvido para avaliar a tosse em presença de tosse crônica, é autoaplicativo e rápido. Compõe-se de 19 itens subdivididos nos domínios físico, psicológico e social, sendo as respostas quantificadas pelo paciente pela escala Likert, que

Quadro 35.4 Teste de avaliação da DPOC.

Nunca tenho tosse	0	1	2	3	4	5	Tenho tosse o tempo todo
Não tenho nenhum catarro (secreção) no peito	0	1	2	3	4	5	Meu peito está cheio de catarro (secreção)
Não sinto nenhuma pressão no peito	0	1	2	3	4	5	Sinto uma grande pressão no peito
Não sinto falta de ar quando subo uma ladeira ou um andar de escada	0	1	2	3	4	5	Sinto bastante falta de ar quando subo uma ladeira ou um andar de escada
Não sinto nenhuma limitação nas minhas atividades em casa	0	1	2	3	4	5	Sinto-me muito limitado nas minhas atividades em casa
Sinto-me confiante para sair de casa, apesar da minha doença pulmonar	0	1	2	3	4	5	Não me sinto nada confiante para sair de casa, por causa da minha doença pulmonar
Durmo profundamente	0	1	2	3	4	5	Não durmo profundamente por conta da minha doença pulmonar
Tenho muita energia (disposição)	0	1	2	3	4	5	Não tenho nenhuma energia (disposição)
							Pontuação total

Adaptado de Silva *et al.* (2013).

varia de 1 a 7 pontos. A pontuação mais próxima de 21 indica melhor estado de saúde ou menor influência da tosse na qualidade de vida dos pacientes. A versão brasileira foi validada e mostrou ser de fácil compreensão e aplicação. Frequência e intensidade maiores dessas manifestações clínicas geralmente indicam exacerbação ou doença mais grave. Em pacientes já diagnosticados e em acompanhamento por DPOC, o surgimento de tosse crônica ou mudança na característica da tosse usual obriga a buscar o diagnóstico causal. Em 75% dos pacientes com DPOC, a tosse precede a dispneia ou aparece simultaneamente com ela.

Escala visual analógica (EAV)

A dispneia é uma manifestação clínica associada a pior prognóstico, maior incapacidade e maior perda da função pulmonar ao longo do tempo. Para avaliação da dispneia, podem ser utilizadas escalas unidimensionais como a EAV, que consiste em uma linha vertical ou horizontal, geralmente de 10 cm, em que uma extremidade representa ausência total de dispneia e a outra representa pior sensação de dispneia. O paciente é orientado a marcar 1 ponto na escala e, posteriormente, com uma régua milimetrada, mede-se o grau da dispneia.

Escala de Borg

Desenvolvida para avaliar a percepção do grau de esforço realizado durante o exercício. Inicialmente descrita com uma pontuação variando entre 6 e 20, hoje é utilizada na forma modificada com pontuação entre 0 e 10, sendo 0 ausência de dispneia e 10 dispneia máxima.

Na prática clínica, existe interesse em avaliar a dispneia não somente em relação à sua intensidade, mas também seu impacto nas atividades cotidianas e na qualidade de vida do paciente com DPOC, sendo utilizadas, portanto, escalas multidimensionais. Estudos epidemiológicos também indicam que, à medida que a função pulmonar piora, a dispneia torna-se mais persistente, intensa e uma das principais causas de ansiedade e incapacidade para os pacientes.

Dispneia basal de Mahler (*The Baseline Dyspnea Index* – BDI)

O índice de dispneia basal de Mahler (*The Baseline Dyspnea Index* - BDI) e o índice de dispneia de transição (*Transition Dyspnea Index* - TDI) são instrumentos validados e de três itens que avaliam a DPOC em relação ao comprometimento funcional e à magnitude da tarefa e do esforço durante as atividades diárias dos pacientes.

O BDI é um questionário objetivo e multidimensional que avalia a dispneia basal e inclui três domínios — dispneia para esforço mais intenso, dispneia para atividades de trabalho e dispneia para esforços fixos usuais —, os quais são avaliados por meio de notas que podem variar de 0 (dispneia máxima) a 12 (sem queixa de dispneia).

O TDI é um instrumento utilizado para quantificar as alterações na dispneia a partir do estado basal com o objetivo de proporcionar a avaliação multidimensional da dispneia. Uma versão computadorizada autoadministrada do TDI tornou-se disponível em 2004, evitando qualquer interpretação do entrevistador. No entanto, como o paciente tem de recordar o estado basal (BDI) para responder a perguntas sobre o TDI, há uma alta probabilidade de viés de lembrança nessa avaliação. A mudança de 1 ponto é considerada clinicamente importante.

Shortness of Breath Questionnaire (SOBQ)

Avalia dispneia em 21 atividades cotidianas, associadas a níveis variáveis de exercício em uma escala de 6 pontos, que varia de 0 (nunca) até 5 (falta de ar máxima ou incapacidade de realizar a atividade por falta de ar). Além dessas, mais três questões que avaliam limitações na vida diária por falta de ar, medo de mal-estar durante um esforço excessivo e medo de falta de ar formam um total de 24 itens. O escore varia de 0 a 120. Esse questionário já foi utilizado no Brasil e sua utilidade para a avaliação de pacientes com DPOC foi comprovada. O SOBQ tem a vantagem de avaliar o aspecto emocional da dispneia, não considerado nos demais instrumentos.

Diagrama de custo de oxigênio (*Oxygen Cost Diagram* – OCD)

Outra ferramenta para avaliar o impacto da dispneia nas AVD é OCD, uma escala analógica específica composta por uma linha vertical de 100 mm com atividades cotidianas listadas ao lado, na qual o paciente indica um ponto que representa a limitação da AVD causada pela dispneia. Recentemente demonstrou-se que o OCD correlaciona-se fortemente com a distância percorrida no teste de caminhada de 6 min (TC6M) e deve fazer parte da avaliação clínica da DPOC. O estudo de Camargo e Pereira demonstrou que as escalas multidimensionais BDI e SOBQ apresentaram fraca correlação com a função pulmonar. Contudo, houve boas correlações entre mMRC, BDI e SOBQ com TC6M. Na análise multivariada, BDI e capacidade inspiratória foram selecionados como os melhores preditores para a distância percorrida no TC6M.

Avaliação das disfunções da estrutura e função corporal na DPOC

Na fase inicial da DPOC, o exame do tórax pode revelar apenas uma expiração lenta e chieira após uma expiração forçada. Com a progressão da obstrução, a hiperinsuflação torna-se evidente e o diâmetro anteroposterior do tórax aumenta. Os sinais de hiperinsuflação crônica são redução da distância cricoesternal, aumento do diâmetro anteroposterior do tórax, aumento da distância retroesternal e retrocardíaca. Em relação ao coração, observam-se modificação da silhueta cardíaca (coração em gota) e redução do índice cardíaco. O diafragma torna-se limitado em sua mobilidade. Pressão venosa aumentada na veia jugular, hipertrofia ventricular direita e regurgitação da válvula tricúspide são sinais de hipertensão pulmonar que podem (ou não) estar presentes em virtude da hiperinsuflação.

Tórax hiperinsuflado, dispneia, taquipneia, tempo expiratório prolongado, respiração com lábios semicerrados, utilização de musculatura acessória do pescoço e cianose podem ser observados na inspeção geral do paciente com DPOC. À inspeção estática, deve-se observar as alterações relativas ao tórax do paciente, como simetria, diferentes tipos de tiragem, sinal de Hoover e uso de musculatura acessória.

A inspeção dinâmica está relacionada com as características do padrão respiratório, que incluem, principalmente, o tipo de respiração, amplitude (profundidade da respiração), ritmo, frequência respiratória e tempo expiratório prolongado. O padrão respiratório dos pacientes com DPOC pode apresentar-se com alterações nos componentes de volume e tempo do ciclo respiratório e mobilidade anormal do tórax. A mobilidade anormal do tórax pode apresentar-se em três tipos: respiração assincrônica, respiração paradoxal e respiração alternada.

À palpação, podem-se verificar os sinais sugeridos pela inspeção em relação a mecânica respiratória, vias aéreas, pleura e parênquima pulmonar, avaliando-se os frêmitos táteis. O recrutamento da musculatura acessória da respiração é frequentemente observado nos pacientes com DPOC. Os escalenos, à palpação, são tensos, e os esternocleidomastóideos estão destacados, mesmo com o paciente em repouso. A contração da musculatura abdominal é comum durante a expiração nesses pacientes.

A percussão avalia a relação ar/tecido pulmonar, que normalmente está aumentada nesta população por causa da hiperinsuflação pulmonar. Por último, realiza-se a ausculta pulmonar. Os sons respiratórios apresentam-se diminuídos, e crepitações teleinspiratórias podem ser auscultadas nas bases pulmonares. Os roncos podem aparecer especialmente durante a expiração forçada.

Na avaliação dos pacientes com DPOC, é importante:

- Listar a condição de saúde atual do paciente, suas comorbidades e a medicação prescrita
- Identificar sinais e sintomas, principalmente tosse, expectoração e dispneia no repouso ou durante o exercício
- Identificar fatores que influenciem os sintomas e sua progressão
- Identificar sinais da diminuição da capacidade de exercício
- Identificar limitações nas AVD e participação na sociedade
- Identificar a necessidade de informação do paciente
- Determinar os objetivos do tratamento.

Avaliação das exacerbações na DPOC

Exacerbação é definida como um evento no curso natural da doença caracterizado pelo agravamento da dispneia, tosse e/ou produção de expectoração do paciente além da variação normal da doença e que necessite modificar as medicações usuais. Muitos consideram que, para ser classificada como exacerbação, os sintomas devem durar pelo menos 2 dias. Pacientes com DPOC com duas ou mais exacerbações por ano são considerados exacerbadores frequentes, o que pode aumentar o declínio da função pulmonar. Com a progressão da doença, os intervalos entre as exacerbações são reduzidos, e a exacerbação pode aumentar a hipoxemia e a cianose, com ocorrência, mais tardiamente, de acentuada eritrocitose. Os fatores preditores de uma exacerbação são ter tido exacerbação no ano anterior, refluxo gastresofágico, aumento de leucócitos e piora de qualidade de vida. A avaliação das exacerbações é necessária, uma vez que tais episódios podem levar a maior deterioração da função pulmonar, piora da qualidade de vida e aumento do risco de mortalidade. Na avaliação da exacerbação da DPOC, também são utilizados os diários *Exacerbations of Chronic Pulmonary Disease Tool* (EXACT), utilizado para avaliar a frequência, a gravidade e a duração das exacerbações da DPOC, e o *Exacerbations of Chronic Pulmonary Disease Respiratory Symptoms* (E-RS), que avalia a gravidade dos sintomas respiratórios – ambos demonstram ter validade e confiabilidade na avaliação da exacerbação em pacientes com DPOC.

EXAMES COMPLEMENTARES

O paciente com suspeita clínica de DPOC deve ser, inicialmente, submetido a avaliações espirométrica e radiológica, além da oximetria de pulso. A avaliação dos gases sanguíneos depende da gravidade do quadro.

Testes de função pulmonar

Os testes funcionais na DPOC habitualmente se alteram quando já há evidência clínica da doença, mas a espirometria não consegue avaliar precocemente a DPOC. A avaliação funcional pode confirmar a suspeita clínica da doença, quantificar o grau de comprometimento, avaliar o prognóstico e auxiliar no acompanhamento evolutivo da doença.

A espirometria com obtenção das curvas volume-tempo e fluxo-volume é obrigatória na suspeita clínica de DPOC, devendo ser realizada antes e depois da administração de broncodilatador, na fase estável da doença. O grau de obstrução aérea correlaciona-se fortemente com mudanças patológicas pulmonares de fumantes e de pacientes com DPOC. Além disso, oferece um prognóstico independente para a morbidade e a mortalidade desses pacientes.

Na DPOC, as medidas dos volumes pulmonares mostram aumento na capacidade pulmonar total (CPT), na capacidade residual funcional (CRF) e no volume residual (VR). A capacidade vital (CV) pode estar reduzida nos casos de hiperinsuflação pulmonar e não reflete doença restritiva. O VEF_1, facilmente medido, é preciso e previsível em relação a idade, sexo e altura, porém não pode distinguir entre bronquite e enfisema. O VEF_1 em tabagistas sem doenças respiratórias declina de 25 a 30 mℓ por ano após os 35 anos.

A medida da difusão pulmonar do monóxido de carbono é um teste sensível para avaliar alteração na troca gasosa e deve se alterar antes que a espirometria.

Aumento na complacência pulmonar estática, diminuição na pressão de recolhimento pulmonar em certo volume pulmonar e mudança na forma da curva pressão-volume estática são características do enfisema. Pacientes com DPOC tipicamente apresentam redução na relação tempo inspiratório/tempo total (T_I/T_{TOT}) de 0,349, comparados a indivíduos normais, 0,421.

Recentemente, o padrão respiratório de pacientes com DPOC tem sido avaliado pela pletismografia optoeletrônica (POE), considerada uma avaliação não invasiva do padrão respiratório em indivíduos de várias idades e condições de saúde e utilizada basicamente para pesquisa. A POE é um sistema de análise de movimento que mede mudanças na parede torácica durante a respiração, por meio de modelamento do tórax e abdome, baseando-se nos princípios gerais da captura de movimento em 3D. A POE reconstrói a superfície da parede torácica e, depois, o volume, a partir da colocação de uma série de marcadores reflexivos na pele (esferas plásticas de 6 a 10 mm de diâmetro cobertas por um papel refletor) que se relacionam com pontos anatômicos da parede torácica (tórax e abdome). A luz emitida dos marcadores reflexivos é captada por um conjunto de câmeras e a imagem tridimensional formada é analisada.

O modelo POE avalia a parede torácica e seus compartimentos: caixa torácica pulmonar (CTp), caixa torácica abdominal (CTa) e abdome (AB). Esse modelo considera que:

- A CTp e a CTa estão expostas a diferentes pressões durante a inspiração
- A ação direta do diafragma é somente sobre a CTa
- Os músculos inspiratórios agem sobre a CTp, e não sobre a CTa.

Os hemitórax direito e esquerdo podem ser avaliados separadamente. A análise cinemática da mobilidade da parede torácica pode ser realizada em repouso, durante o exercício e/ou durante o tratamento farmacológico ou não farmacológico.

Diferentes variáveis de volume, mensuradas em litros, podem ser avaliadas por meio da POE: volume corrente (VC), volume inspiratório final (VIF), volume expiratório final (VEF). Podem ser calculados indiretamente os volumes de reserva expiratório e inspiratório (VRE e VIR), VEF_1, CV e capacidade inspiratória (CI).

A análise ciclo a ciclo possibilita estudar frequência respiratória (FR), ventilação minuto (V_E), tempo inspiratório (T_I), tempo expiratório (T_E), tempo total do ciclo respiratório (T_{TOT}) e as relações T_I/T_{TOT} e fluxo inspiratório médio (VC parede torácica/T_I) e fluxo expiratório médio (VC parede torácica/Te). Em pacientes com DPOC, a POE tem sido utilizada para avaliar:

- A patogênese da hiperinsuflação dinâmica durante o exercício incremental
- O efeito do broncodilatador sobre a *endurance* de exercício
- As trocas nos volumes da parede torácica durante a respiração frenolabial
- A relação entre a presença de sintomas de ansiedade ou depressão com o padrão respiratório e a mecânica toracoabdominal durante o repouso e o exercício
- Os efeitos da carga constante ou incremental sobre a dispneia e volumes da parede torácica.

Radiografia de tórax

É pouco sensível para o diagnóstico da DPOC, porém bastante útil na avaliação inicial, na exclusão de outras pneumopatias (p. ex., neoplasias) e na inclusão de pneumopatias associadas (p. ex., *cor pulmonale* e hipertensão pulmonar). A radiografia de tórax não é rotineiramente utilizada durante as exacerbações, mas pode excluir ou confirmar complicações como pneumonia ou pneumotórax.

As alterações radiográficas na bronquite crônica compreendem aumento da vasculatura pulmonar e espessamento peribrônquico. Em casos avançados da DPOC, o enfisema apresenta-se com aumento do diâmetro anteroposterior do tórax, aumento dos espaços intercostais, horizontalização das costelas, aumento do espaço retroesternal e retrocardíaco. O diafragma apresenta-se rebaixado e aplainado com visualização das inserções musculares. Os ângulos costofrênicos tornam-se obtusos. O parênquima pulmonar apresenta-se hipertransparente em virtude da hiperinsuflação pulmonar (Figura 35.2). Podem ser observadas bolhas, caracterizadas por maior de radiolucência e perda vascular na periferia dos pulmões. Além de ser um fator potencial para a ocorrência de pneumotórax, a bolha pode comprimir o tecido preservado adjacente. Alterações vasculares como a dilatação da artéria pulmonar e a diminuição abrupta dos vasos, caracterizando a oligoemia, podem estar presentes. O coração torna-se centralizado e em "gota" em virtude da hiperinsuflação pulmonar.

Tomografia computadorizada (TC) de tórax

Pouco utilizada como rotina para avaliação de pacientes com DPOC, pode, entretanto, contribuir para confirmar as alterações sugeridas na radiografia de tórax. A TC, especialmente de alta resolução (TCAR), tem boas sensibilidade e especificidade, além de identificar os tipos específicos anatômicos de enfisema, presença de bronquiectasia e neoplasia pulmonar. A TCAR também tem indicação na avaliação pré-operatória de cirurgias de redução de volume pulmonar e transplante pulmonar.

Hemograma

Em pacientes com DPOC, a policitemia é uma causa que pode levar à hipertensão pulmonar por conta do aumento da

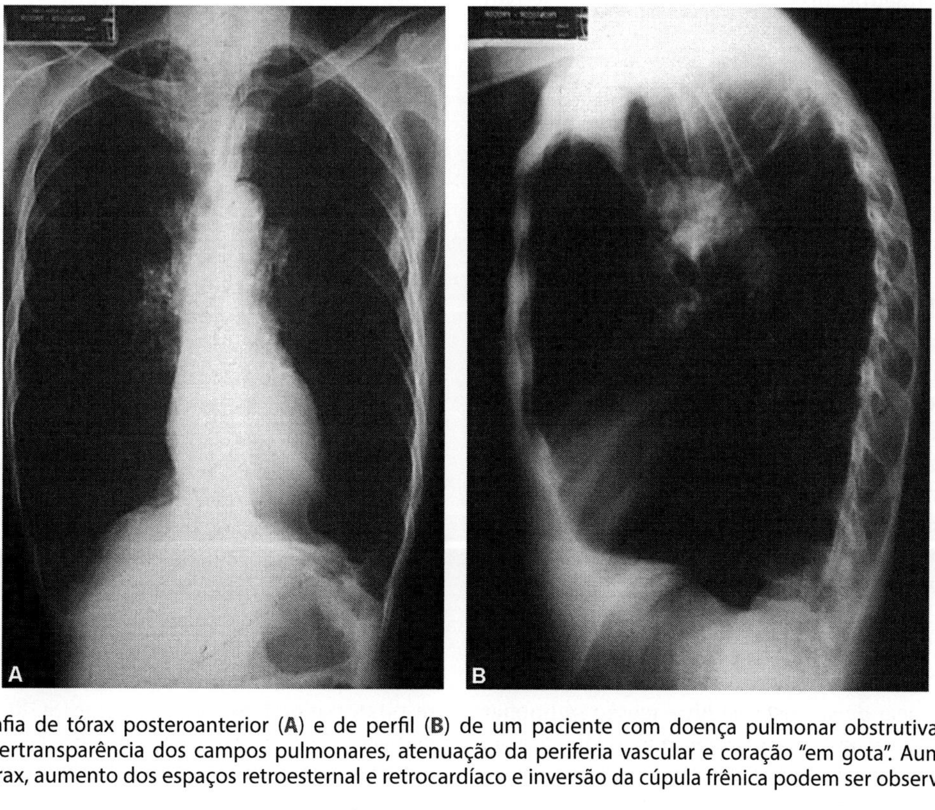

Figura 35.2 Radiografia de tórax posteroanterior (**A**) e de perfil (**B**) de um paciente com doença pulmonar obstrutiva crônica avançada (DPOC). Observar hipertransparência dos campos pulmonares, atenuação da periferia vascular e coração "em gota". Aumento do diâmetro anteroposterior do tórax, aumento dos espaços retroesternal e retrocardíaco e inversão da cúpula frênica podem ser observados na incidência em perfil.

viscosidade sanguínea. Nakamura *et al.* examinaram os efeitos do nível de hemoglobina na pressão arterial pulmonar em pacientes com enfisema crônico. Correlações significativas foram obtidas entre a pressão parcial de oxigênio no sangue arterial (PaO_2), a pressão arterial pulmonar média (mPAP) e a resistência vascular pulmonar (RVP), indicando que ambas, baixa PaO_2 e alta concentração de hemoglobina, podem afetar diretamente a mPAP e a RVP. Esse estudo sugere que a concentração de hemoglobina contribui para a hipertensão pulmonar se o hematócrito estiver acima de 50%, independentemente da presença de hipoxia.

Gasometria arterial

Coletada em repouso e em ar ambiente, é o exame recomendado para a determinação e a quantificação das repercussões da DPOC (VEF_1 < 50% do previsto) sobre as trocas gasosas. A pressão parcial de oxigênio no sangue arterial (PaO_2) avalia o grau de hipoxemia, enquanto a pressão parcial de dióxido de carbono no sangue arterial ($PaCO_2$) analisa o nível de ventilação alveolar. O equilíbrio ácido-base tem singular importância na diferenciação entre doença estável e exacerbada. Segundo o GOLD (2017), se for identificada uma saturação periférica de oxigênio (SpO_2) inferior a 92%, indica-se a realização de gasometria arterial para avaliação da PaO_2 e da $PaCO_2$.

A realização de gasometria arterial é essencial nos estágios II e III do GOLD. Na DPOC, a gasometria revela leve a moderada hipoxemia sem hipercapnia na fase inicial da doença. A hipercapnia dos pacientes com DPOC grave resulta de vários fatores, porém os mais importantes estão relacionados com aumento da carga inspiratória, redução da força muscular inspiratória e padrão respiratório caracterizado por uma respiração rápida e superficial, que produz aumento da ventilação do espaço morto. Esse último fator parece ser consequência dos outros dois primeiros, mas não está estabelecido se isso decorre da fadiga crônica dos músculos respiratórios ou simplesmente de um mecanismo de defesa do sistema respiratório, que adota esse padrão respiratório para evitar fadiga. Com a progressão da DPOC, a hipoxemia torna-se mais grave, e a hipercapnia, compensada. É comum a hipercapnia aparecer após o VEF_1 e apresentar valores abaixo de 1 ℓ. As anormalidades gasométricas pioram durante as exacerbações e podem estar presentes durante atividades físicas ou o sono.

Oximetria de pulso

A vantagem da oximetria de pulso (SpO_2) é prover uma contínua leitura da saturação de oxigênio de maneira não invasiva. Durante os testes de exercícios, a leitura contínua da saturação ajuda a determinar a velocidade e a extensão da resposta da insaturação de oxigênio arterial. Os oxímetros de nova geração, agora amplamente utilizados, têm algoritmos aprimorados de processamento de sinal e melhor equipamento, com redução da sensibilidade ao movimento e às variações da perfusão durante o exercício.

Eletrocardiografia (ECG)

Segundo o GOLD (2017), a ECG e a ecocardiografia também são indicadas em caso de suspeita de hipertensão pulmonar ou em casos em que a dispneia seja desproporcional à função pulmonar e exista evidência ou suspeita de doença cardiovascular associada.

Pressões respiratórias máximas

A fraqueza muscular respiratória na DPOC contribui para hipercapnia, dispneia, dessaturação noturna de oxigênio e redução da capacidade funcional.

As pressões máximas inspiratórias e expiratórias ($PI_{máx}$ e $PE_{máx}$, respectivamente) estão reduzidas em muitos pacientes com DPOC. Os mecanismos resultam da combinação de fatores que incluem hiperinsuflação pulmonar, perda de massa muscular, exacerbação frequente dos sintomas de infecção respiratória, uso de corticosteroides e idade. Enquanto a $PI_{máx}$ é prejudicada pela hiperinsuflação decorrente do encurtamento dos músculos inspiratórios, a $PE_{máx}$ recebe menos influência da mecânica respiratória e pode ser atribuída à fraqueza muscular. A força da musculatura inspiratória em pacientes com DPOC é influenciada também pela posição do corpo. A $PI_{máx}$ e a $PE_{máx}$ são menores na posição supina que na posição sentada em pacientes com DPOC. A pressão diafragmática (P_{DI}) é maior na posição supina que na posição sentada nesses pacientes. A técnica de medida de $PI_{máx}$ e $PE_{máx}$ está descrita no Capítulo 3, no qual são apresentadas equações preditivas das pressões respiratórias máximas.

Endurance dos músculos respiratórios

A *endurance* ventilatória é em geral quantificada em termos da fração da ventilação voluntária máxima (VVM) que pode ser sustentada por um período prolongado. Pacientes com DPOC têm a VVM diminuída em relação às pessoas saudáveis e o nível de ventilação é marcadamente diminuído nesta população. Por exemplo, em um estudo de ventilação sustentada de 5 min, os valores absolutos foram 141 e 39 ℓ/mim para o sujeito saudável e para a DPOC, respectivamente. A obstrução ao fluxo de ar é o maior determinante de redução da VVM, mas a redução da $PI_{máx}$ também contribui para o comprometimento da VVM. Os diferentes modos de avaliação de *endurance* dos músculos respiratórios estão descritas no Capítulo 4.

AVALIAÇÃO DA QUALIDADE DE VIDA NA DPOC

Nos últimos anos, o mundo científico tem aumentado seu interesse na qualidade de vida (QV). Os dois objetivos principais dos profissionais da saúde em relação às doenças incuráveis, como é o caso da DPOC, são o aumento da duração da vida do indivíduo e a melhoria na QV. A QV expressa o impacto da doença no estilo de vida pessoal do paciente.

A avaliação da QV se faz por meio da aplicação de questionários que produzem uma expressão numérica que será utilizada para calcular o impacto da doença no paciente e para avaliar comparativamente os resultados obtidos após determinada terapêutica. Há atualmente considerável evidência mostrando que os questionários de QV fornecem estimativas válidas dos distúrbios das atividades diárias e do bem-estar. Questionários específicos para DPOC foram desenvolvidos a partir de dados coletados de populações de pacientes com essa doença. Os principais questionários "específicos" para a doença relacionados com as doenças de vias aéreas são o questionário respiratório crônico (CRQ), o questionário de doenças respiratórias do Hospital St. George (SGRQ), o questionário de vias aéreas 20 (*Airways questionnaire* 20 – AQ20) e o questionário clínico da DPOC (*Clinical COPD Questionnaire* – CCQ). Por se tratar de questionários que avaliam especificamente o impacto da DPOC e pelo fato de a QV ser uma dimensão mais complexa do que eles podem avaliar, deve-se referir a estas avaliações como QV relacionada com a saúde.

Questionário respiratório crônico (CRQ)

Primeiro questionário "específico" desenvolvido para a DPOC, o CRQ tem quatro componentes padronizados abrangendo dispneia, emoção, fadiga e domínio sobre a doença. Esse questionário tem alta especificidade, mas fornece resultados numéricos difíceis de comparar estatisticamente entre os indivíduos. O CRQ é considerado um instrumento responsivo na avaliação dos efeitos da reabilitação, e sua versão em português demonstrou ser reprodutível e válida para uso em pacientes brasileiros com DPOC. A mudança de 0,5 ponto é considerada clinicamente importante.

Questionário de doenças respiratórias do Hospital St. George (SGRQ)

O SGRQ, já validado no Brasil, foi desenvolvido pelo grupo do Prof. Paul Jones, possibilitando comparações diretas de ganho de saúde obtido por diferentes tipos de terapêutica, tanto na asma quanto na DPOC. Pode ser utilizado em estudos de longa duração e é completamente padronizado. O questionário tem três componentes: sintomas (abrangendo o desconforto causado pelos sintomas respiratórios); atividade (avaliando alterações da atividade física); e impactos (avaliando o impacto global na vida diária e no bem-estar do paciente). Escores para cada domínio e um escore total são calculados, variando de 0 (representando saúde total) a 100 (que corresponde ao pior estado possível). Demonstrou-se que esse questionário pode identificar mudanças na saúde, em períodos curtos ou longos como 1 ano, além de agrupar mudanças em vários aspectos diferentes da doença. O questionário tem pesos específicos, os quais parecem ser válidos para ambos os sexos, para uma larga faixa de idade e para uma extensa variação de gravidade de doença. O SGRQ apresenta ainda boa reprodutibilidade, que o torna adequado para estudos comparativos e de longa duração, relacionados com o efeito das doenças das vias aéreas nas atividades diárias e no bem-estar dos pacientes. Uma de suas vantagens é o fato de poder ser lido para os analfabetos, que ainda constituem uma parcela considerável da população de pacientes ambulatoriais. No entanto, dado que o SGRQ compreende um questionário longo (76 perguntas), a aplicação geral nas consultas clínicas de rotina é difícil. A mudança de 4 unidades é considerada clinicamente importante.

Questionário de vias aéreas 20 (*Airways questionnaire 20* – AQ20)

Em 1994, foi criado um questionário pequeno, com apenas 20 itens, chamado AQ20, com validade e reprodutibilidade já demonstradas para medir o estado de saúde de pacientes com doenças obstrutivas das vias aéreas. O AQ20 guarda propriedades discriminativas e responsividades semelhantes quando comparado ao SGRQ. O tempo médio de resposta do AQ20 é de 4 a 6 min, e o questionário demonstra excelente concordância tanto para a aplicação pela mesma pessoa quanto para indivíduos diferentes. Sua versão brasileira é reprodutível, de fácil aplicação e apresenta boa correlação com o SGRQ. O AQ20 ainda não tem um valor que possa ser considerado clinicamente importante.

Questionário clínico da DPOC (*Clinical COPD Questionnaire* – CCQ)

Outro questionário prático para uso clínico e de fácil aplicação é o questionário clínico da DPOC (*Clinical COPD Questionnaire* – CCQ) que consiste em 10 itens, divididos em três partes: sintomas (4 itens), estado funcional (4 itens) e estado mental (2 itens). Os escores do CCQ podem variar de 0 (melhor estado) a 6 (pior estado).

É importante salientar que se deve considerar, obrigatoriamente, a avaliação da QV em todos os trabalhos clínicos envolvendo pacientes com DPOC, com os objetivos de elaborar estratégias terapêuticas e avaliar os resultados delas.

AVALIAÇÃO DAS ATIVIDADES DE VIDA DIÁRIA E PARTICIPAÇÃO

As atividades de vida diária (AVD) e a participação na sociedade podem estar gravemente reduzidas nos pacientes com DPOC, e sua avaliação requer o reconhecimento dos impactos da incapacidade e das deficiências na vida diária. Uma revisão sistemática, de 86 estudos, concluiu que hiperinsuflação, capacidade de exercício, dispneia, exacerbações prévias, troca gasosa, inflamação sistêmica, qualidade de vida e autocuidado estão consistentemente relacionados com o nível de atividade física dos pacientes com DPOC. Entretanto, os estudos analisados ainda são do tipo transversal e apresentaram pequena qualidade de evidências científicas. Existem instrumentos de avaliação objetiva e subjetiva para as AVD e participação social que podem ser aplicados a pacientes com DPOC, mas é interessante avaliar de ambas as maneiras, já que esses instrumentos abordam atividades diferentes.

Timed up and go (TUG)

Para avaliação objetiva da AVD, o TUG pode ser utilizado, pois se trata de um teste que avalia, de modo rápido e prático, o nível de mobilidade funcional, a capacidade de andar, o equilíbrio dinâmico e o risco de quedas. O TUG consiste em mensurar em segundos o tempo gasto por um indivíduo para levantar de uma cadeira, andar uma distância de 3 m, dar a volta, retornar a cadeira e sentar novamente. Maiores valores de tempo e número de passos representam maior risco de quedas em pacientes com DPOC. Na DPOC, pacientes com TUG > 11 s têm piores condições de saúde em comparação àqueles com TUG abaixo deste limiar. O TUG foi considerado um instrumento válido e responsivo na DPOC por Mesquita *et al.* (2006). Nesse estudo, os pacientes com DPOC apresentaram pior tempo de TUG que os não DPOC, sendo que o tempo TUG de 11,2 s apresentou boas sensibilidade e especificidade para identificar pacientes com distância percorrida no teste de caminhada de 6 min menor que 350 m. O TUG também apresentou melhora após a reabilitação pulmonar indicando que ele fornece informações sobre a resposta da intervenção, podendo, portanto, ser utilizado na prática clínica e pesquisa.

International Physical Activity Questionnaire (IPAQ-6)

O nível de atividade física pode ser avaliado subjetivamente pelo IPAQ-6, questionário que consiste em 20 questões relativas a atividades realizadas em 1 semana normal, com intensidade leve, moderada e vigorosa com duração de 10 min contínuos, divididos em quatro categorias de atividade física, sendo elas: trabalho, transporte, atividades domésticas e lazer. Esse instrumento foi traduzido e adaptado às condições socioeconômicas e culturais da população brasileira por Pardini *et al.* (2001), mas ainda existem dados conflitantes sobre o uso de questionários para avaliação da atividade física e a avaliação objetiva do paciente. Um estudo recente comparou o uso de acelerômetros e a autoavaliação obtida por questionários de atividades físicas moderadas (maiores que 3 MET) em 178 pacientes com DPOC. Nessa comparação, demonstrou-se que o uso do questionário de autoavaliação superestima as atividades físicas realizadas pelos pacientes, não sendo, portanto, uma avaliação fidedigna das atividades físicas ao longo do tempo nesses casos.

London chest activity of daily living scale (LCADL)

Garrod *et al.* (2000) desenvolveram e validaram uma escala padronizada – *London Chest Activity of Daily Living Scale* (LCADL) –, de 15 itens, para avaliar a rotina na AVD e a participação de pacientes com DPOC. A escala LCADL apresenta 15 questões contempladas em quatro domínios: cuidados pessoais, atividades domésticas, atividades físicas e atividades de lazer. O objetivo foi desenvolver uma escala capaz de avaliar a dispneia em relação à AVD realizada, pela administração rápida e com fácil compreensão para o paciente. Os autores sugerem que a LCADL é uma ferramenta válida para a avaliação das AVD em pacientes com DPOC grave. A LCADL apresentou boa correlação com o questionário SGRQ (nas atividades, impactos e escore total). Entretanto, não houve correlação com o domínio sintomas. Isso já era esperado porque a LCADL está predominantemente direcionada para avaliação da dispneia, e o questionário SGRQ para outros sintomas, como tosse, produção de secreção e chiado torácico. Essa escala já foi validada para o Brasil.

Protocolo AVD de Londrina

Recentemente, foi desenvolvido um protocolo válido e confiável para avaliação clínica do desempenho de pacientes com DPOC durante as AVD, o Protocolo AVD de Londrina (Figura 35.3). Esse protocolo tem 5 estações de atividades envolvendo membros superiores, membros inferiores e movimentos de tronco, comumente realizadas durante as AVD. Para realizá-lo, é necessário um espaço de 6,5 × 5 m no mínimo. A estação 1 tem uma mesa com 10 objetos (4 objetos de 250 g, 4 objetos de 500 g e 2 objetos de 1 kg), sobre a qual o paciente realiza movimentos dos membros superiores na posição sentada, passando os objetos do lado esquerdo da mesa para o direito, um a um, e, depois, retornando para o lado esquerdo. Na estação 2, o paciente carrega cargas enquanto caminha. Ele anda com duas sacolas (peso de 5% do peso corporal de cada lado) por três vezes consecutivas (de um lado para o outro, totalizando 18 m). Na estação 3, o paciente fica em frente a quatro prateleiras (distribuídas em diferentes níveis, da altura próxima aos joelhos até acima da cabeça), com uma mesa ao lado. Nessa mesa, há 12 objetos (4 objetos de 250 g, 4 objetos de 500 g, 2 objetos de 1 kg e 2 objetos de 2 kg) que são levados, um por um, com ambas as mãos e colocados nas prateleiras, sendo três objetos em cada prateleira. Depois, o paciente deve retornar os objetos à mesa, um a um. Esta atividade foi escolhida para representar atividades de membros superiores, sem suporte, associadas a movimentos do tronco na posição em pé. Na estação 4, o paciente fica em frente a um varal posicionado no nível dos olhos e com uma cesta no chão, contendo 10 itens de roupa. As roupas devem estar secas e ser de tamanhos diferentes para adultos (variando de 80 a 442 g). O paciente leva as roupas, uma por uma, com as duas mãos e as pendura no varal. Depois de pendurar todas as roupas, o paciente as retorna à cesta, uma a uma, com ambas as mãos. Essa ação representa atividades de membros superiores, sem

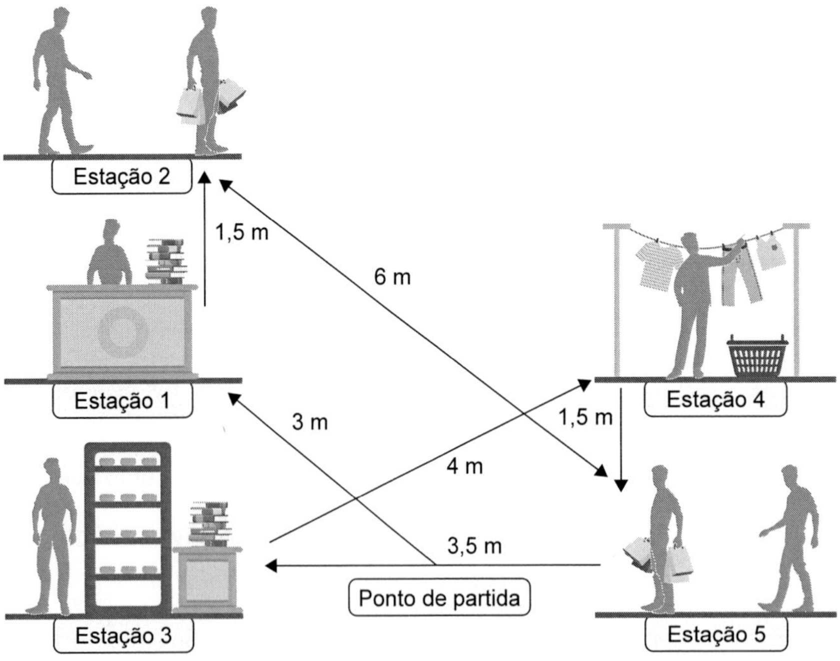

Figura 35.3 Protocolo de atividade de vida diária de Londrina. Esse protocolo tem 5 estações de atividades envolvendo membros superiores, membros inferiores e movimentos de tronco, comumente realizadas durante as AVD. Adaptada de Sant'Anna *et al.* (2017).

suporte, na posição de pé, com movimentos de tronco mais intensos e, eventualmente, agachamentos (o padrão de movimento será escolhido pelo paciente). Na estação 5, o paciente caminha 6 m, indo e voltando por três vezes consecutivas, sem carregar sacolas. Essa atividade representa a caminhada na vida diária do paciente.

A intensidade de movimento durante a realização do protocolo foi fortemente correlacionada com a intensidade de movimento realizado na rotina diária dos pacientes. A duração desse protocolo foi correlacionada com o estado funcional e o impacto na condição de saúde, avaliadas pelo CAT, LCADL e o questionário de estado funcional e dispneia (*Pulmonary Functional Status and Dyspnea Questionnaire* – PFSDQ-M). A duração do protocolo também se correlacionou com a capacidade funcional avaliada pelo TC6M.

Duke Activity Status Index (DASI)

O DASI também compreende um índice de simples aplicação, cuja finalidade é predizer o consumo de oxigênio durante as AVD. A versão do DASI em língua portuguesa do Brasil é reprodutível, de rápida e fácil aplicação e apresentou uma boa correlação com o SGRQ e o TC6M. Ainda, mostrou-se válido e adequado para avaliar a capacidade funcional em pacientes com DPOC de moderada a grave.

WHO Disability Assessment Schedule (WHODAS 2.0)

O questionário WHODAS 2.0, desenvolvido pela Organização Mundial da Saúde (OMS), é baseado na estrutura conceitual da CIF e avalia o nível de funcionalidade e incapacidade em 6 domínios de vida (cognição, mobilidade, autocuidado, convivência com as pessoas, AVD e participação na sociedade). Por ser um instrumento genérico, não tem como foco uma doença específica e possibilita monitorar o impacto de intervenções, como a reabilitação pulmonar. Existem três versões do WHODAS 2.0 que se diferenciam na maneira de aplicação e no tamanho. Já foi traduzido e validado no Brasil e pode ser aplicado em doenças crônicas, como a DPOC.

Canadian Occupational Performance Measure (COPM)

Utilizada para avaliar mudanças na autopercepção do desempenho ocupacional e a satisfação do paciente com o desempenho, com o passar do tempo, a COPM reflete aspectos de "atividades e participação", para quantificar, de maneira autorrelatada, o autocuidado, a produtividade e o lazer. A versão brasileira da COPM foi publicada e pode ser aplicada em pacientes com DPOC.

Escala de gravidade da fadiga (EGF)

Instrumentos que quantificam a fadiga durante as AVD também são importantes na avaliação e na prescrição de exercícios para o paciente com DPOC. A versão brasileira da EGF compreende um instrumento simples e útil para a avaliação da fadiga. Essa escala é autoaplicável e formada por nove afirmações que descrevem a gravidade e a influência da fadiga nas AVD dos indivíduos durante as duas últimas semanas. A EGF mostrou-se reprodutível para uso em pacientes com DPOC no Brasil e apresentou correlações significativas com dispneia, capacidade funcional, função pulmonar e estágio da doença.

AVALIAÇÃO DA CAPACIDADE DE EXERCÍCIO

A principal razão para a submissão do paciente com DPOC à realização dos testes de exercício é elucidar a etiologia da intolerância ao exercício. Diferentes métodos de testes de exercício estão atualmente em uso. Há um interesse crescente na avaliação da tolerância ao exercício e da atividade física em pacientes sintomáticos com DPOC que têm obstrução leve das vias aéreas, pois a deficiência ventilatória e de troca gasosa, a disfunção cardíaca e a disfunção do músculo esquelético já estão presentes em grau variável em pacientes com DPOC leve e coletivamente podem contribuir para a intolerância ao exercício.

O teste que mais fornece informações fisiológicas é o exercício progressivo ou incremental, durante o qual o paciente realiza níveis crescentes de trabalho até um máximo, que é limitado por sintomas. O esforço progressivo possibilita que as respostas cardiopulmonares sejam acompanhadas e proporciona considerável número de informações fisiológicas. Com o teste progressivo ou incremental, é possível avaliar os componentes cardíaco, ventilatório e periférico na limitação ao exercício. Os riscos durante o teste de exercício são raros, porém é importante que o paciente, antes da realização do teste, se submeta a uma avaliação cardíaca. Testes de esforços progressivos, utilizando esteira ou bicicleta ergométrica e monitoramento da função cardíaca e ventilatória, são padronizados para as medidas da capacidade aeróbia máxima. Valores obtidos dessa maneira podem diferenciar as limitações cardíacas das pulmonares e definir acuradamente a capacidade aeróbia individual, comparada a uma capacidade máxima predita. Por isso, a maioria das pesquisas comparando os testes de caminhada, os testes de exercícios máximos e os indicadores da função pulmonar tem sido realizada em pacientes com DPOC.

Em pacientes com bronquite crônica, os gases do sangue arterial frequentemente permanecem inalterados ou até mesmo melhoram durante o exercício. Em contraste, pacientes com enfisema frequentemente desenvolvem hipoxemia arterial durante o exercício. Em muitos pacientes com obstrução grave das vias aéreas, o desempenho no exercício é extremamente reduzido, ainda que não se observem nem exagero da hipoxemia arterial nem de ventilação excessiva.

A disfunção dos músculos respiratórios tem sido proposta como um dos fatores para explicar a grave redução da tolerância ao exercício na DPOC. Os mecanismos propostos incluem excessivo requerimento de consumo de oxigênio pelos músculos respiratórios, desvantagens mecânicas impostas aos músculos inspiratórios pela hiperinsuflação e até mesmo falta de condicionamento da musculatura respiratória. Entretanto, nenhum desses fatores pode ser avaliado com precisão mediante os testes de exercício convencionais. Os testes de exercício, como avaliação preliminar para um programa de reabilitação, têm duas finalidades:

- Avaliar a tolerância do paciente e as alterações nos gases sanguíneos (para hipoxemia ou hipercapnia) durante atividades físicas
- Servir como base para a prescrição segura e apropriada do treinamento subsequente.

A tolerância máxima dos pacientes com DPOC ao exercício limita-se sobretudo pela ventilação minuto máxima alcançada durante o exercício e depende, consideravelmente, da percepção e tolerância individual ao sintoma subjetivo de dispneia. Muitos pacientes são fisicamente inativos e descondicionados por sua função pulmonar limitada e medo de dispneia.

Teste ergométrico

Emprega o esforço físico programado para aumentar o trabalho do coração, provocando eventual desequilíbrio entre a oferta e o consumo de oxigênio. Analisado por meio das respostas clínicas, metabólicas, hemodinâmicas e eletrocardiográficas, o teste ergométrico vem se tornando a melhor maneira de avaliar a condição física e cardiorrespiratória de cardiopatas, sedentários e atletas.

O teste pode ser feito em esteira ou bicicleta ergométrica. As vantagens do teste de exercício em esteira são:

- Reproduz as AVD, como andar ou correr
- O teste é mais familiar ao paciente
- Imprime exercícios predominantemente isotônicos ou dinâmicos
- O pico de oxigênio pode ser ligeiramente maior
- A insaturação de oxigênio pode ser maior em alguns pacientes com DPOC.

O tipo de exercício usado é determinado pela finalidade do teste e pela população em estudo. Em 1956, Bruce estabeleceu as bases de um protocolo de esforço em esteira ergométrica, marcando o início da moderna metodologia do teste. O protocolo de Bruce é o mais utilizado no Brasil, com aumentos progressivos da velocidade e da inclinação. Como o incremento de trabalho é grande (não linear), deve ser usado com prudência em indivíduos com limitações clínicas. Ainda, nesse protocolo, os aumentos de cargas são bruscos, e pode não haver homogeneidade no consumo de oxigênio no decorrer da prova, uma vez que, em um mesmo estágio, o indivíduo pode estar caminhando ou correndo.

Essas peculiaridades diminuem a acuidade da estimativa do consumo máximo de oxigênio ($VO_{2máx}$). Por essas razões, atualmente tem-se utilizado menos o protocolo original de Bruce, preferindo-se empregar modificações em estágios iniciais que tornem mais suave o incremento de trabalho. Os protocolos modificados de Bruce podem ser aplicados em indivíduos com maior limitação física, em sedentários, em idosos e até mesmo em cardiopatas. Testes incrementais estão se tornando cada vez mais populares por causa da facilidade e da curta duração. Em um teste progressivo, é conveniente aumentar a potência a cada minuto, fazendo avaliações ao final de cada minuto, para que a evolução nas respostas ao exercício possa ser avaliada durante o teste, desde o repouso até a capacidade máxima. Contudo, esses testes são mais complexos em seus requisitos de equipamentos, suporte técnico e interpretação.

Teste de caminhada de 6 e 12 minutos

O teste de caminhada, inicialmente com 12 min e posteriormente diminuído para 6 min, foi desenvolvido para ser simples e realizado em qualquer local, sem equipamentos sofisticados (Figura 35.4).

Em contraste aos testes de exercício convencionais, os testes de caminhada com tempo predeterminado têm algumas limitações. Testes de caminhada devem ser utilizados por pacientes que sofrem de moderada a grave limitação ao exercício, pois a distância percorrida pode não ser limitada nas doenças cardiopulmonares leves. Entretanto, testes de exercícios padronizados para exaustão podem seguramente medir a capacidade máxima, independentemente do nível da doença. Ao contrário dos testes de exercício padronizados, habitualmente os testes de caminhada não realizam as medidas de consumo de oxigênio, produção de dióxido de carbono e ventilação, o que limita sua capacidade de diferenciar as contribuições cardíacas ou pulmonares para a limitação ao exercício. No entanto, os testes de caminhada avaliam a resposta integrada dos componentes pulmonares, cardiovasculares e musculares de maneira mais funcional e próxima das atividades diárias dos pacientes. Para melhorar a capacidade diagnóstica dos testes de caminhada, pode-se incorporar o monitoramento metabólico e cardiovascular portátil.

Os testes de caminhada de 6 min (TC6M) e 12 min (TC12M) apresentam boa correlação, sendo ambos aceitáveis para as medidas do desempenho físico. Como outros testes que requerem motivação e esforço, os testes de caminhada estão sujeitos à discreta variação baseada no efeito do treinamento. O efeito da aprendizagem é outro fator que contribui para o aumento da distância percorrida e ocorre após múltiplos testes. As vantagens do TC6M sobre o TC12M são as seguintes:

- Menor tempo para realização
- Mais bem tolerado pelos pacientes
- Possibilita a repetição do teste no mesmo dia.

Entretanto, por requerer uma *endurance* física maior, o TC12M pode prover melhores informações sobre a habilidade do paciente no próprio passo. Ambos os testes são de fácil aplicação, baixo custo, seguros, válidos e confiáveis, mas devem ser realizados de maneira padronizada, para assegurar a fidedignidade do processo. No TC6M, a distância percorrida padronizada é de 30 m (ATS, 2002).

Os testes de caminhada têm demonstrado responsividade a aumentos na capacidade física após reabilitação pulmonar e terapia farmacológica. Assim como o teste cadiopulmonar,

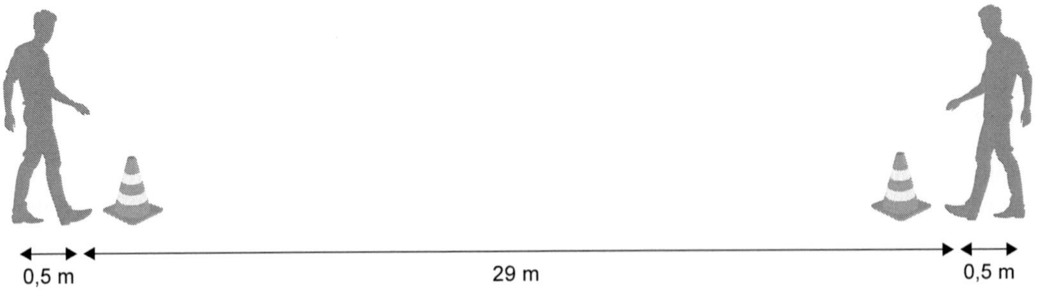

Figura 35.4 Teste de caminhada de 6 minutos (TC6M). Distância percorrida de 30 m no TC6M, sendo 29 m entre os cones e 0,5 m de cada lado, para possibilitar que o paciente realize o giro e retome a caminhada em sentido oposto.

indicam-se os testes de caminhada para pacientes com qualquer grau de doença pulmonar grave, nos quais um dos objetivos do tratamento é a melhora da capacidade funcional. Foram observadas correlações entre os resultados do TC6M e o estado de saúde, dispneia em repouso, capacidade máxima de exercício e mortalidade em pacientes com DPOC. Uma distância percorrida no TC6M < 350 m está associada a pior prognóstico na DPOC. Além da medida da distância percorrida, o TC6M fornece outras informações importantes, como a recuperação de frequência cardíaca pós-exercício e o comportamento da saturação de oxigênio durante o exercício, ampliando, assim, sua aplicabilidade clínica.

Incremental shuttle walking test (ISWT)

Semelhante ao TC6M, o *Incremental shuttle walking test* (ISWT) é um teste de caminhada cujo percurso cobre uma distância de 10 m entre dois cones (cada um posicionado 0,5 m antes de cada extremidade), com o ritmo aumentado em 0,17 m/s a cada min (Figura 35.5). O paciente é posicionado próximo a um dos cones e orientado a contorná-lo e caminhar de uma extremidade a outra após um sinal sonoro. O teste é composto por 12 estágios. A velocidade da caminhada aumenta a cada minuto, determinada por um sinal sonoro diferente do anterior, indicando um novo estágio. Se o paciente alcança o cone oposto antes de ser acionado o sinal sonoro do novo estágio, ele deve aguardar o acionamento do sinal seguinte próximo ao cone para iniciar novamente a caminhada para a outra extremidade. Desse modo, os estágios diferenciam entre si principalmente pela redução do tempo entre os sinais, significando assim uma maior sobrecarga imposta ao paciente em razão do aumento da velocidade.

O ISWT e o TC6M são confiáveis e menos dispendiosos do que o teste de exercício cardiopulmonar. Todos os testes de exercício são seguros quando as precauções recomendadas são seguidas, e não há evidências sugerindo que um teste é mais seguro que outro.

Endurance shuttle walking test (ESWT)

Uma variação do ISWT desenvolvida por Revill *et al.* (1999), o *Endurance shuttle walking test* (ESWT) é realizado a um ritmo constante (80 a 85% do pico de esforço baseado em um ISWT prévio) até que o paciente seja limitado pelos sintomas. Nesta versão, o paciente alcança e mantém um nível de esforço, com uma redução da variabilidade do teste decorrente da motivação, do encorajamento externo e da utilização de estratégias individuais.

High-intensity constant work-rate tests (CWRET)

Testes de *endurance* de alta intensidade constante (*high-intensity constant work-rate tests* – CWRET), tipicamente realizados em esteiras ou cicloergômetros, são consideravelmente mais sensíveis que os testes de exercícios incrementais e o TC6M. Entretanto, necessitam de padronização para reduzir a variabilidade interindividual. Até o presente momento, há uma escassez de estudos que comparem o uso do ISWT, do ESWT e do CWRET em pacientes com DPOC.

Em ambientes onde distâncias de 30 m não estão disponíveis e quando o uso de esteiras seja familiar aos pacientes, pode-se realizar o TC6M utilizando uma esteira com uma velocidade constante e 0% de inclinação. Esse teste foi considerado confiável para medir a distância e a frequência cardíaca, além de razoavelmente prever o $VO_{2máx}$ absoluto em uma população adulta saudável. Nessa modalidade de teste, a distância percorrida demonstrou ser quase 15% menor que o TC6M convencional, isso provavelmente por causa da necessidade de manutenção de ritmo constante e das dificuldades de equilíbrio.

Gait speed test (GST)

A velocidade de marcha é determinada principalmente pela capacidade de exercício, mas reflete o bem-estar global, pois capta muitos dos efeitos multissistêmicos da gravidade da DPOC. O teste de velocidade da marcha (*gait speed test* – GST) necessita de muito pouco tempo e espaço e pode servir como uma medida de avaliação da capacidade funcional e fragilidade de pacientes com DPOC. Para realizar o GST, dois cones são colocados a 8 m de distância e, em seguida, um sistema de temporização automatizado ou um marcador bem definido é configurado 2 m após o primeiro cone e 2 m antes do segundo cone, proporcionando uma zona de aceleração de 2 m, uma

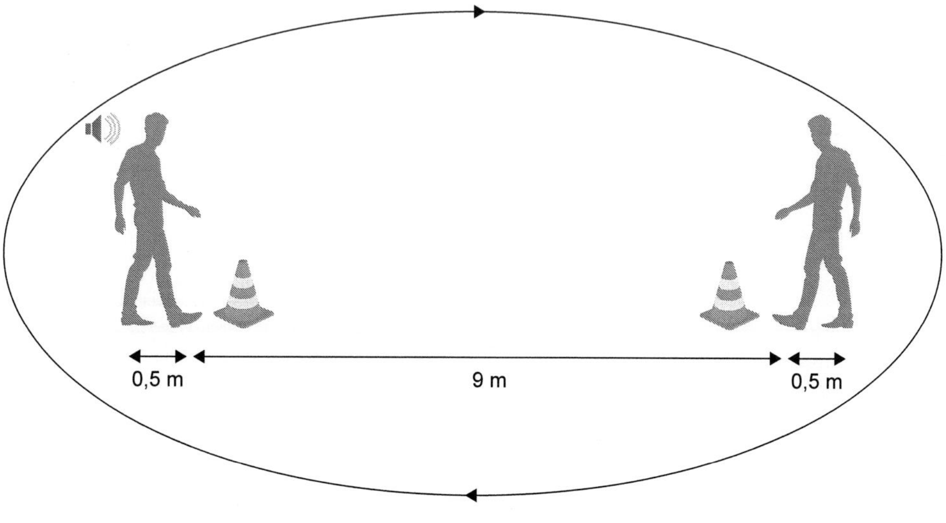

Figura 35.5 *Incremental shuttle walking test* (ISWT). Distância percorrida de 10 m, sendo 9 m entre os cones e 0,5 m de cada lado, para possibilitar que o paciente realize o giro e retome a caminhada em sentido oposto após o sinal sonoro.

área de temporização de 4 m e uma zona de desaceleração de 2 m (Figura 35.6). Os pacientes são instruídos a "caminhar em um ritmo confortável e natural" de um cone para o outro. Embora a confiabilidade *test-retest* seja alta, recomenda-se usar uma metodologia consistente com iguais distância, instruções de velocidade e mecanismo de sincronização o tempo todo. Recomendam-se dois testes de velocidade de marcha, devendo o mais rápido ser considerado a avaliação. O GST apresenta correlações significativas com TC6M, dispneia, função pulmonar e QV de pacientes com DPOC.

Os testes de exercício fornecem informações clínicas que não podem ser obtidas em repouso, além de poderem avaliar a capacidade de exercício, fornecer diagnósticos de causas de limitação ao exercício, avaliar fatores que contribuem para a limitação dos exercícios, fornecer informações para prescrição de um programa de exercícios, avaliar a necessidade para uma terapia específica que poderá melhorar o desempenho durante os exercícios e avaliar a resposta terapêutica.

Outros instrumentos de avaliação funcional em formato de questionários, como os já citados LCADL e PFSDQ, além de *Pulmonary Functional Status Scale* (PFSS), *Manchester Respiratory Activities of Daily Living Questionnaire* (MRADL), e testes clínicos, como o teste de AVD *Glittre* e o *Sit-to-stand test*, estão descritos detalhadamente no Capítulo 37.

TESTES PROGNÓSTICOS E DE AVALIAÇÃO DO IMPACTO ECONÔMICO DA DPOC

Na última década, várias tentativas têm sido feitas para definir uma ferramenta capaz de predizer a mortalidade em pacientes com DPOC. Diversos índices multidimensionais têm sido propostos com o objetivo de uniformizar informações vindas de diferentes variáveis para formar um único escore. Entre eles, podem ser utilizados nos pacientes com DPOC os índices BODE, BODECOST e ADO.

Índice BODE

Celli *et al.*, em 2004, criaram um índice conhecido como BODE que avalia de maneira sistêmica o grau de mortalidade dos pacientes com DPOC. As variáveis utilizadas para o cálculo do índice BODE são índice de massa corpórea (*body mass index* = B), grau de obstrução das vias aéreas com VEF_1 em porcentagem dos valores preditos (*airflow obstruction* = O), dispneia avaliada pela escala modificada mMRC (*dyspnea* = D) e capacidade ao exercício (*exercise capacity* = E) avaliada ao final do TC6M (Quadro 35.5). Os pacientes são pontuados nas quatro variáveis avaliadas (0 a 3 pontos para O, D e E; 0 a 1 ponto para B). O resultado final varia entre 0 e 10, agrupados em 4 quartis (quartil 1 é a pontuação de 0 a 2; quartil 2, de 3 a 4; quartil 3, de 5 a 6; e quartil 4, de 7 a 10). Em pacientes com DPOC, o aumento de um ponto no índice BODE eleva a mortalidade por todas as causas e por causas respiratórias em 34% e 62%, respectivamente.

Posteriormente, foram criados o E-BODE (combina a exacerbação ao índice BODE) e o BODEx (substitui o exercício pela exacerbação).

Índice BODECOST

Dal Negro e Celli, em 2016, considerando a importância de realizar uma avaliação do impacto econômico da DPOC em relação ao risco de mortalidade, em 3 anos, criaram um índice inovador denominado índice BODECOST (BODECOST *index* - BCI) (Quadro 35.6). Obtido pelo índice BODE e o custo anual de cuidado em saúde relativo ao número de hospitalizações e exacerbações de pacientes com DPOC, o BCI varia de 0 a 10 pontos, com 4 categorias de gravidade (0 a 2, 3 a 4, 5 a 6 e 7 a 10 pontos).

É importante aplicar rotineiramente questionários que avaliam a qualidade de vida de todos os pacientes com DPOC, mesmo aqueles com BODE 0. Um melhor prognóstico de morbidade e mortalidade avaliado pelo índice BODE está significativamente correlacionado com melhor capacidade máxima de esforço, oxigenação e recuperação após estresse máximo de pacientes com DPOC.

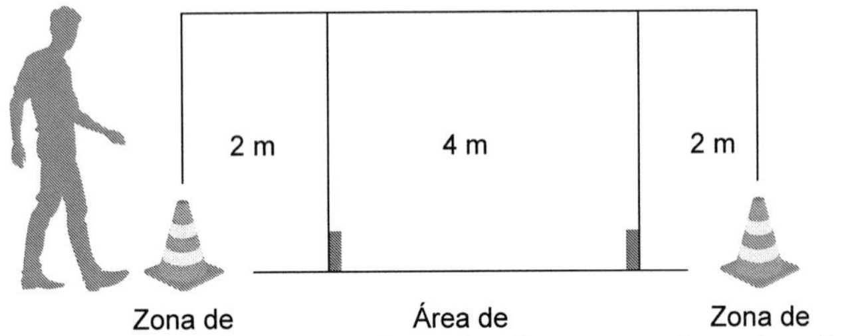

Figura 35.6 O teste de velocidade da marcha (*gait speed test*) pode ser realizado com a colocação de dois cones a 8 m de distância entre eles e, em seguida, um sistema de temporização automatizado configurado 2 e 6 m após o primeiro cone, proporcionando uma zona de aceleração de 2 m, uma área de temporização de 4 m e uma zona de desaceleração de 2 m. Adaptada de Karpman e Benzo (2014).

Quadro 35.5 Índice BODE: variáveis e pontuação.

Variável		Pontuação			
		0	1	2	3
B	Índice de massa corpórea (IMC)	> 21	≤ 21	—	—
O	VEF_1 (% do predito)	≥ 65	50 a 64	36 a 49	≤ 35
D	Dispneia (mMRC)	0 a 1	2	3	4
E	Teste de caminhada de 6 min (TC6 M)	≥ 350	250 a 349	150 a 249	≤ 149

Fonte: Celli *et al.* (2004).

Quadro 35.6 Índice BODECOST: variáveis e pontuação.

Variável	Pontuação			
	0	1	2	3
Índice BODE	0 a 2	3 a 4	5 a 6	7 a 10
Hospitalizações (número/ano)	0	1	2	> 2
Exacerbações (número/ano)	0 a 1	2	> 2	-

Fonte: Dal Negro e Celli (2016).

Índice ADO

Com base em estudos já publicados, Horita *et al.* (2016) desenvolveram uma nova escala de prognóstico da DPOC, com mesma capacidade prognóstica do BODE, que utiliza um índice formado por idade, dispneia e grau de obstrução das vias aéreas (*age, dyspnea and the airway obstruction index* – ADO). Além dos três componentes do índice ADO de idade, mMRC e VEF_1 (% previsto), o escore prognóstico da DPOC incluiu dosagem de hemoglobina, admissão na unidade de emergência respiratória e uma escala de atividade diária. A validação preliminar dessa escala parece ter resultados promissores, pois foi observado que uma pontuação acima de 16 pontos precisamente prevê mortalidade em 2 a 5 anos em pacientes com DPOC grave e muito grave (Quadro 35.7).

AVALIAÇÃO COGNITIVA

Pode ser realizada pelo teste miniexame do estado mental (MEEM), validado para a população brasileira. O MEEM fornece informações sobre diferentes parâmetros cognitivos contendo questões agrupadas em sete categorias: orientação temporal (5 pontos), orientação espacial (5 pontos), registro de três palavras (3 pontos), atenção e cálculo (5 pontos), recordação das três palavras (3 pontos), linguagem (8 pontos) e capacidade construtiva visual (1 ponto). O escore do MEEM varia de 0 a 30 pontos, sendo que os valores mais altos do escore indicam melhor desempenho cognitivo (Tabela 35.1). O MEEM deve ser utilizado considerando os pontos de corte 13 para analfabetos, 18 para baixa/média escolaridade e 26 para alta escolaridade.

AVALIAÇÃO DO CONTROLE POSTURAL

Estudos que avaliam o controle postural e o medo de cair em pacientes com DPOC são relativamente recentes. Pacientes com DPOC apresentam maior déficit do controle postural quando comparados a indivíduos saudáveis de mesma idade. Os comprometimentos mais significativos de equilíbrio, coordenação e mobilidade estão relacionados com maior gravidade da DPOC. Os fatores associados que contribuem para o comprometimento do controle postural são fraqueza muscular, inatividade física, menor capacidade funcional, idade avançada, dependência de oxigênio suplementar e mobilidade limitada.

Uma revisão sistemática concluiu que não existe um método normatizado para avaliar o controle postural do paciente com DPOC, pois existe grande variedade entre os conteúdos e os resultados obtidos entre os instrumentos com insuficiente comprovação científica destes. A maioria dos estudos utiliza a escala de equilíbrio de Berg (*Berg Balance Scale* – BBS) ou o teste de equilíbrio (*Balance Evaluation Systems Test* – BESTest), pois ambos são recomendados e validados para avaliação do controle postural na prática clínica. O *Community Balance and Mobility Scale* (CBMS) e o BESTest podem ser utilizados na avaliação de pacientes com DPOC que apresentarem melhor funcionalidade. Diferentemente, a *Activities-specific Balance Confidence Scale* (ABC) e o *Falls Efficacy Scale* (FES) têm sido utilizados na avaliação do medo de queda desses pacientes. *Timed up and go* (TUG), o teste de apoio unipodal (*Unipodal Stance Test*) e a escala de Tinetti (*Performance Oriented Mobility Assessment*-POMA) também são instrumentos confiáveis e recomendados na avaliação do controle postural de pacientes com DPOC. Contudo, por apresentarem diferentes variáveis em seu conteúdo e propriedades de avaliação, são necessários mais estudos para investigar a aplicabilidade clínica desses instrumentos na abordagem ao paciente com DPOC.

Quadro 35.7 Índice ADO: variáveis e pontuação.

Variável	Pontuação				
	0	1	2	3	4
Idade (anos)	< 63	≥ 63 a < 70	≥ 70 a < 77	≥77 a < 84	≥ 84
Dispneia (mMRC)	0	1	2	3	4
VEF_1 (% do predito)	≥ 75	≥ 55 a < 75	≥ 40 a < 55	≥ 30 a < 40	< 30

Fonte: Horita *et al.* (2016).

AVALIAÇÃO DO PACIENTE COM DPOC SEGUNDO A CIF

A Classificação Internacional de Funcionalidade, Incapacidade e Saúde (CIF) propõe um modelo de entendimento da funcionalidade humana que abrange aspectos biomédicos, pessoais e sociais, além de igualar os termos que descrevem as condições incapacitantes relacionadas com a saúde. A CIF foi aprovada em 2001 pela OMS e publicada no Brasil em 2003.

A CIF aborda os domínios "estrutura e função do corpo" e "atividade e participação", independentes entre si, além de fatores contextuais (ambientais e pessoais). Funções do corpo são as funções fisiológicas dos sistemas corpóreos, incluindo as funções psicológicas e as estruturas do corpo, as partes anatômicas deste. Atividade é a execução de uma tarefa ou ação do indivíduo e representa a perspectiva individual de funcionalidade. Participação refere-se ao envolvimento de um indivíduo em uma situação de vida e representa a perspectiva social da funcionalidade. Os fatores ambientais são externos ao indivíduo e englobam aspectos físico, social e de atitudes nos quais as pessoas vivem e conduzem suas vidas. Fatores pessoais são aspectos particulares da vida de uma pessoa e abrangem características que não fazem parte da condição de saúde, ou seja, gênero, idade, etnia, forma física, estilos e hábitos de vidas e antecedentes sociais.

Um dos objetivos da CIF é contribuir para a comunicação e a informação em saúde utilizando-se uma linguagem padronizada. Assim, a OMS recomenda que, a cada categoria da CIF, seja associado um qualificador que reflita o impacto da condição de saúde sobre aquele aspecto específico da funcionalidade. A escala genérica de qualificadores varia de 0 a 4, conforme a gravidade do comprometimento (0 = nenhum, 1 = problema leve, 2 = problema moderado, 3 = problema grave, 4 = problema completo) seguindo uma ordenação nominal e quantitativa (Quadro 35.8). Contudo, quando a categoria puder ser avaliada de maneira quantitativa, a coluna da direita nesse quadro recomenda uma correlação com os qualificadores da CIF. Os qualificadores 8 e 9 representam situações nas quais a informação não pode ser obtida (9) ou não o foi de modo adequado (8). Quando se usam os *core sets*, somente um qualificador deve ser atribuído a cada categoria da CIF.

Tabela 35.1 Miniexame do estado mental.

Orientação	Pontos	Pontuação
Que dia é hoje?	1	Orientação temporal: 1 ponto para cada resposta certa. Considere correta até 1 h a mais ou a menos em relação à hora real
Em que mês estamos?	1	
Em que ano estamos?	1	
Em que dia da semana estamos?	1	
Qual a hora aproximada? (Variação de 1 h)	1	
Em que local estamos? (Apontando para o chão – consultório, sala)	1	Orientação espacial: 1 ponto para cada resposta certa
Que local é este aqui? (Apontando ao redor/hospital)	1	
Em que bairro nós estamos, ou rua próxima?	1	
Em que cidade nós estamos?	1	
Em que estado nós estamos?	1	
Memória imediata		
Vou dizer 3 palavras e você irá repeti-las: carro, vaso, tijolo Nº de tentativas:	3	1 ponto para cada palavra repetida na primeira tentativa. Repita até as 3 palavras serem entendidas ou o máximo de 3 tentativas
Atenção e cálculo		
100 a 7 sucessivos (93, 86, 79, 72, 65) Soletre MUNDO de trás para a frente	5	1 ponto para cada resposta
Memória de evocação		
Recordar as três palavras	3	1 ponto para cada palavra
Linguagem		
Nomear um relógio e uma caneta	2	1 ponto para cada resposta certa
Repetir: "Nem aqui, nem ali, nem lá"	1	
Comando: pegue este papel com a mão direita, dobre-o ao meio e o coloque no chão	3	1 ponto para cada etapa certa
Ler e obedecer: feche os olhos	1	
Escrever uma frase (no verso da folha)	1	1 ponto se compreensível
Copiar um desenho (Figura 35.7)	1	1 ponto se 5 ângulos em cada figura e se 2 ângulos sobrepostos
Total	30	

Adaptada de Brucki *et al.* (2003).

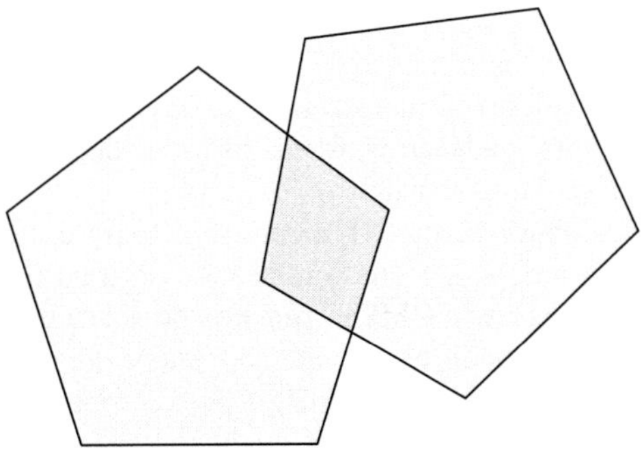

Figura 35.7 Desenho para cópia do miniexame do estado mental.

Quadro 35.8 Escala genérica de qualificadores, segundo a definição nominal e quantitativa.

Qualificador	Definição nominal	Definição quantitativa
0	Nenhum problema	0 a 4%
1	Problema leve	5 a 24%
2	Problema moderado	25 a 49%
3	Problema grave	50 a 95%
4	Problema completo	96 a 100%
8	Não especificada	–
9	Não aplicável	–

Fonte: OPAS/OMS (2003).

Core set depois da avaliação

O termo *core set* é original da língua inglesa e pode ser traduzido como "conjunto principal" ou "itens essenciais". Eles vêm sendo desenvolvidos em processos de consenso com representação multiprofissional e internacional para descrever a funcionalidade de pessoas em determinadas condições de saúde. Os *core sets* podem ser resumidos ou abrangentes, dependendo do número de profissionais que os utilizaram ao mesmo tempo. Seu uso permite ao profissional de saúde avaliar aspectos não contemplados por qualquer outro instrumento de avaliação funcional, como os fatores ambientais. Jobst *et al.* (2013) avaliaram 148 categorias válidas da CIF para elaborar um *core set* para pacientes com DPOC. Essas categorias foram obtidas por meio de 76 médicos em 44 países, com um total de 1.330 respostas (Quadro 35.9). No entanto, 9 categorias consideradas importantes para 75% dos pacientes não foram incluídas. Portanto, ainda existe a necessidade de uma abrangente investigação futura das categorias da CIF em pacientes com DPOC.

A progressiva redução da função pulmonar e a presença de comorbidades produzem diversos impactos sobre a condição física, a funcionalidade e a qualidade de vida relacionada com a saúde dos pacientes com DPOC. Considerando o modelo de funcionalidade e incapacidade e as repercussões globais da DPOC, é importante que a avaliação dos pacientes e a escolha de seus desfechos/instrumentos de interesse sejam amplas, discriminando os diferentes domínios de saúde referenciados pela CIF.

Quadro 35.9 *Core set* para pacientes com DPOC.

Código da CIF e nome da categoria	Nome da subcategoria
Categorias de estrutura do corpo	
s410 Estrutura do aparelho cardiovascular	
s430 Estrutura do aparelho respiratório	s4301 Pulmões s43011 Alvéolos
s710 Estrutura da região da cabeça e pescoço	
s720 Estrutura da região do ombro	
s760 Estrutura do tronco	
Categorias de função do corpo	
b130 Funções da energia e dos impulsos	b1300 Nível de energia b1301 Motivação b1302 Apetite
b134 Funções do sono	b1342 Manutenção do sono b1343 Qualidade do sono
b1470 Controle psicomotor	
b152 Funções emocionais	b1521 Regulação da emoção
b280 Sensação de dor	b2801 Dor localizada b28010 Dor na cabeça ou no pescoço b28011 Dor no peito
b310 Funções da voz	
b410 Funções cardíacas	b4100 Frequência cardíaca
b430 Funções do sistema hematológico	b4301 Funções de transporte de oxigênio pelo sangue
b435 Funções do sistema imunológico	b4350 Resposta imunológica b4351 Reações de hipersensibilidade
b440 Funções da respiração	
b445 Funções dos músculos respiratórios	
b450 Funções respiratórias adicionais	
b455 Funções de tolerância ao exercício	b4550 Resistência física geral b4551 Capacidade aeróbica b4552 Fatigabilidade
b460 Sensações associadas às funções cardiovasculares e respiratórias	
b530 Funções de manutenção do peso	
b730 Funções da força muscular	
b740 Funções da resistência muscular	
b780 Sensações relacionadas com os músculos e as funções do movimento	b7801 Sensação de espasmo muscular
Categorias de atividades e participação	
d230 Realizar a rotina diária	
d240 Lidar com o estresse e outras exigências psicológicas	

(continua)

Quadro 35.9 *(Continuação) Core set* para pacientes com DPOC.

Código da CIF e nome da categoria	Nome da subcategoria
Categorias de atividades e participação	
d330 Falar	
d410 Mudar a posição básica do corpo	d4100 Deitar-se
d430 Levantar e transportar objetos	d4301 Transportar nas mãos d4302 Transportar nos braços d4303 Transportar nos ombros, nas ancas e nas costas
d450 Andar	
d455 Deslocar-se	d4551 Subir/descer
d460 Deslocar-se por diferentes locais	d4601 Deslocar-se dentro de edifícios que não a própria casa d4602 Deslocar-se fora da sua casa e de outros edifícios
d470 Utilizar transporte	d4702 Utilizar transporte público
d475 Conduzir	d4750 Conduzir um meio de transporte com tração humana d4751 Conduzir veículos motorizados
d510 Lavar-se	d5100 Lavar partes do corpo
d540 Vestir-se	
d570 Cuidar da própria saúde	d5701 Controle da alimentação e da forma física d5702 Manter a própria saúde
d620 Adquirir bens e serviços	d6200 Comprar
d640 Realizar as tarefas domésticas	d6400 Lavar e secar roupa d6401 Limpar a cozinha e os utensílios d6402 Limpar a habitação
d650 Cuidar dos objetos da casa	
d660 Ajudar os outros	
d770 Relacionamentos íntimos	d7702 Relacionamentos sexuais
d845 Obter, manter e sair de um emprego	d8450 Procurar emprego d8451 Manter um emprego d8452 Sair de um emprego
d850 Trabalho remunerado	
d910 Vida comunitária	d9100 Associações informais d9101 Associações formais
d920 Recreação e lazer	d9200 Jogos d9201 Esportes d9202 Arte e cultura d9204 Passatempos (*"hobbies"*) d9205 Socialização
Categorias de fatores ambientais	
e110 Produtos ou substâncias para consumo pessoal	e1100 Alimentos e1101 Medicamentos
e115 Produtos e tecnologias para uso pessoal na vida diária	e1151 Produtos e tecnologias de apoio para uso pessoal na vida diária
e120 Produtos e tecnologias destinados a facilitar a mobilidade e o transporte pessoal em ambientes interiores e exteriores	
e150 Arquitetura, construção, materiais e tecnologias arquitetônicas em prédios para uso público	
e155 Arquitetura, construção, materiais e tecnologias arquitetônicas em prédios para uso privado	
e225 Clima	e2250 Temperatura e2251 Umidade e2252 Pressão atmosférica e2253 Precipitação e2254 Vento e2255 Variação sazonal
e245 Mudanças relacionadas com o tempo	e2450 Ciclos dia/noite
e260 Qualidade do ar	e2600 Qualidade do ar interior e2601 Qualidade do ar exterior

(continua)

Quadro 35.9 *(Continuação) Core set* para pacientes com DPOC.

Código da CIF e nome da categoria	Nome da subcategoria
Categorias de fatores ambientais	
e310 Família próxima	
e320 Amigos	
e340 Prestadores de cuidados pessoais e assistentes pessoais	
e355 Profissionais de saúde	
e410 Atitudes individuais de membros da família próxima	
e420 Atitudes individuais dos amigos	
e450 Atitudes individuais de profissionais de saúde	
e460 Atitudes sociais	
e540 Serviços, sistemas e políticas relacionados com os transportes	
e555 Serviços, sistemas e políticas relacionados com associações e organizações	e5550 Serviços relacionados com associações e organizações
e575 Serviços, sistemas e políticas relacionados com o apoio social geral	e5750 Serviços de apoio social em geral
e580 Serviços, sistemas e políticas relacionados com a saúde	e5800 Serviços de saúde e5801 Sistemas de saúde e5802 Políticas de saúde
e585 Serviços, sistemas e políticas relacionados com a educação e a formação profissional	
e590 Serviços, sistemas e políticas relacionados com o trabalho e o emprego	

BIBLIOGRAFIA

Agusti AG, Noguera A, Sauleda J, Sala E, Pons J, Busquets X. Systemic effects of chronic obstructive pulmonary disease. Eur Respir J. 2003;21(2):347-60.

American Thoracic Society (ATS). ATS Statement: guidelines for the six-minute walk test. Am J Crit Care Med. 2002;166(1):111-7.

American Thoracic Society/European Respiratory Society. Skeletal muscle dysfunction in chronic obstructive pulmonary disease. Am J Respir Crit Care Med. 1999;159(4 Pt 2):S1-S40.

Athayde FTSA, Britto RR, Parreira VF. Desfechos e instrumentos de avaliação em programas de reabilitação pulmonar para pacientes com DPOC: revisão de literatura baseada na CIF. ASSOBRAFIR Ciência. 2010;1(1):9-2.

Baarends EM, Schols AM, Mostert R, Wouters EF. Peak exercise response in relation to tissue depletion in patients with COPD. Eur Respir J. 1997;10(12):2807-13.

Barnes PJ. Mechanisms in COPD. Chest. 2000;117(supl 2):10S-14S.

Bauerle O, Chrusch CA, Younes M. Mechanisms by which COPD affects exercise tolerance. Am J Respir Crit Care Med. 1998;157(1):57-68.

Bernard S, LeBlanc P, Whittom F, Carrier G, Jobin J, Belleau R, et al. Peripheral muscle weakness in patients with chronic obstructive pulmonary disease. Am J Respir Crit Care Med. 1998;158(2):629-34.

Bertolucci PHF, Brucki SMD, Campacci SR, Julian Y. O Mini-exame do estado mental em uma população geral. Impacto da escolaridade. Arq Neuropsiquiatr. 1994;52(1):1-7.

Bestall JC, Paul EA, Garrod R, Garnham R, Jones PW, Wedzicha JA. Usefulness of the Medical Research Council (MRC) dyspnoea scale as a measure of disability in patients with chronic obstructive pulmonary disease. Thorax. 1999;54(7):581-6.

Pichurko BM. Exercising your patient: which test(s) and when? Respir Care. 2012;57(1):100-10.

Bruce RA. Evaluation of functional capacity and exercise tolerance of cardiac patients. Mod Concepts Cardiovasc Dis. 1956;25(4):321-6.

Brucki SMD, Nitrini R, Caramelli P, Bertolucci PHF, Okamoto IH. Sugestões para o uso do Mini-Exame do Estado Mental no Brasil. Arq Neuropsiquiatr. 2003;61(3-B).

Camargo LACR, Pereira CAC. Dispneia em DPOC: além da escala Modified Medical Research Council. J Bras Pneumol. 2010;36(5):571-8.

Camelier A, Rosa F, Jones P, Jardim JR. Validação do questionário de vias aéreas 20 ("Airways questionnaire 20" - AQ20) em pacientes portadores de doença pulmonar obstrutiva crônica (DPOC) no Brasil. J Pneumol. 2003;29(1):28-35.

Carter R, Holiday DB, Grothues C, Nwasuruba C, Stocks J, Tiep B. Criterion validity of the Duke Activity Status Index for assessing functional capacity in patients with chronic obstructive pulmonary disease. J Cardiopulm Rehabil. 2002;22(4):298-308.

Casanova C, Cote C, de Torres JP, Aguirre-Jaime A, Marin JM, Pinto-Plata V, et al. Inspiratory-to-total lung capacity ratio predicts mortality in patients with chronic obstructive pulmonary disease. Am J Respir Crit Care Med. 2005;171:591-7.

Cavalheri V, Mantoani LC, Camillo CA, Pitta, F. Correlações entre o índice BODE e variáveis máximas de esforço em pacientes com DPOC. ASSOBRAFIR Ciência. 2016;7(1):13-21.

Celli BR, Cote CG, Marin JM, Casanova C, Montes de Oca M, Mendez RA, et al. The body-mass index, airflow obstruction, dyspnea, and exercise capacity index in chronic obstructive pulmonary disease. N Engl J Med. 2004;350(10):1005-12.

Chuang ML, Lin IF, Lee CY. Clinical assessment tests in evaluating patients with chronic obstructive pulmonary disease: a cross-sectional study. Medicine. 2016;95(47):e5471.

Cote CG, Pinto-Plata V, Kasprzyk K, Dordelly LJ, Celli BR. The 6-min walk distance, peak oxygen uptake, and mortality in COPD. Chest. 2007;132(6):1778-85.

Dal Negro RW, Celli BR. The BODECOST Index (BCI): a composite index for assessing the impact of COPD in real life. Multidiscip Respir Med. 2016;11:10.

Diaz O, Villafranca C, Ghezzo H, Borzone G, Leiva A, Milic-Emili J, et al. Breathing pattern and gas exchange at peak exercise in COPD patients with and without tidal flow limitation at rest. Eur Respir J. 2001;17(6):1120-7.

Eakin EG, Sassi-Dambron DE, Ries AL, Kaplan RM. Reliability and validity of dyspnea measures in patients with obstructive lung disease. Int J Behav Med. 1995;2(2):118-34.

Felisbino MB, Steidle LJ, Gonçalves-Tavares M, Pizzichini MM, Pizzichini E. Questionário de Leicester sobre tosse crônica: tradução e adaptação cultural para a língua portuguesa falada no Brasil. J Bras Pneumol. 2014;40(2):213-21.

Ferrer M, Alonso J, Morera J, Marrades RM, Khalaf A, Aguar MC, et al. Chronic obstructive pulmonary disease and health-related quality of life. Ann Intern Med. 1997;127(12):1072-9.

Ford ES, Croft JB, Mannino DM, Wheaton AG, Zhang X, Giles WH. COPD surveillance-United States, 1999-2011. Chest. 2013;144(1):284-305.

Gallagher CG. Exercise limitation and clinical exercise testing in chronic obstructive pulmonary disease. Clin Chest Med. 1994;15(2):305-26.

Gallego MC, Samaniego J, Alonso J, Sanchez A, Carrizo S, Marin JM. Disnea en la EPOC: relación de la escala MRC con la disnea inducida en las pruebas de marcha y de ejercicio cardiopulmonar máximo. Arch Bronconeumol. 2002;38(3):112-6.

Garrod R, Bestall JC, Paul EA, Wedzicha JA, Jones PW. Development and validation of a standardized measure of activity of daily living in patients with severe COPD: the London Chest Activity of Daily Living scale (LCADL). Respir Med. 2000;94(6):589-96.

Gershon AS, Wang C, Wilton AS, Raut R, To T. Trends in chronic obstructive pulmonary disease prevalence, incidence, and mortality in Ontario, Canada, 1996 to 2007: a population-based study. Arch Intern Med. 2010;170(6):560-5.

Gimeno-Santos E, Frei A, Steurer-Stey C, de Batlle J, Rabinovich RA, Raste Y, et al. Determinants and outcomes of physical activity in patients with COPD: a systematic review. Thorax. 2014;69(8):731-9.

Global Initiative for Chronic Obstructive Pulmonary Disease. GOLD 2017 Global Strategy for the Diagnosis, Management and Prevention of COPD. [Acesso em 2 ago 2017] Disponível em: http://goldcopd.org/gold-2017-global-strategy-diagnosis-management-prevention-copd.

Golpe R, Pérez-de-Llano LA, Méndez-Marote L, Veres-Racamonde A. Prognostic value of walk distance, work, oxygen saturation, and dyspnea during 6-minute walk test in COPD patients. Respir Care. 2013;58(8):1329-34.

González-García M, Maldonado Gomez D, Torres-Duque CA, Barrero M, Jaramillo Villegas C, Pérez JM, et al. Tomographic and functional findings in severe COPD: comparison between the wood smoke-related and smoking-related disease. J Bras Pneumol. 2013;39(2):147-54.

Gupta N, Pinto LM, Morogan A, Bourbeau J. The COPD assessment test: a systematic review. Eur Respir J. 2014;44(4):873-84.

Guyatt GH, Townsend M, Berman LB, Pugsley SO. Quality of life in patients with chronic airflow limitation. Br J Dis Chest. 1987;81(1):45-54.

Hadeli KO, Siegel EM, Sherrill DL, Beck KC, Enright PL. Predictors of oxygen desaturation during submaximal exercise in 8000 patients. Chest. 2001;120(1):88-92.

Hajiro T. A comparison of the level of dyspnea vs disease severity in indicating the health-related quality of life of patients with COPD. Chest. 1999;116(6):1632-37.

Heijdra YF, Dekhuijzen PNR, van Herwaarden CLA, Folgering HTM. Effects of body position, hyperinflation, and blood gas tensions on maximal respiratory pressures in patients with chronic obstructive pulmonary disease. Thorax. 1994;49(5):453-8.

Hill K, Geist R, Goldstein RS, Lacasse Y. Anxiety and depression in end-stage COPD. Eur Respir J. 2008;31(3):667-77.

Horita N, Koblizek V, Plutinsky M, Novotna B, Hejduk K, Kaneko T. Chronic obstructive pulmonary disease prognostic score: a new index Biomed Pap Med Fac Univ Palacky Olomouc Czech Repub. 2016;160(2):211-8.

Jobst A, Kirchberger I, Cieza A, Stuck G, Stucki A. Content validity of the comprehensive ICF core set for chronic obstructive pulmonary diseases: an International Delphi Survey. Open Respir Med J. 2013;7:33-45.

Jones PW, Harding G, Berry P, Wiklund I, Chen WH, Kline Leidy N. Development and first validation of the COPD assessment Test. Eur Respir J. 2009; 34(3): 648-54.

Karpman C, Benzo R. Gait speed as a measure of functional status in COPD patients. Int J Chron Obstruct Pulmon Dis. 2014;9:1315-20.

Killian KJ, Leblanc P, Martin DH, Summers E, Jones NL, Campbell EJ. Exercise capacity and ventilatory, circulatory, and symptom limitation in patients with chronic airflow limitation. Am Rev Respir Dis. 1992;146(4):935-40.

Kovelis D, Segretti NO, Probst VS, Lareau SC, Brunetto AF, Pitta F. Validation of the Modified Pulmonary Functional Status and Dyspnea Questionnaire and the Medical Research Council scale for use in Brazilian patients with chronic obstructive pulmonary disease. J Bras Pneumol. 2008;34(12):1008-18.

Lari SM, Attaran D, Tohidi M. Improving communication between the physician and the COPD patient: an evaluation of the utility of the COPD Assessment Test in primary care. Patient Relat Outcome Meas. 2014;10(5):145-52.

Laskin JJ, Bundy S, Marron M, Moore M, Swanson M, Blair M, et al. Using the treadmill for the six minute walk test: reliability and validity. J Cardiopulm Rehab Prev. 2007;27(6):407-10.

Law M, Baptiste S, McColl M, Opzoomer A, Polatajko H, Pollock N. The Canadian occupational performance measure: an outcome measure for occupational therapy. Can J Occup Ther. 1990;57(2):82-7.

Lourenço RA, Veras RP. Mini-Mental State Examination: psychometric characteristics in elderly outpatients. Rev Saúde Pública. 2006;40(4):712-9.

Mador MJ, Kufel TJ. Reproducibility of visual analog scale measurements of dyspnea in patients with chronic obstructive pulmonary disease. Am Rev Respir Dis. 1992;146(1):82-7.

Mahler DA, Ward J, Fierro-Carrion G, Waterman LA, Lentine TF, Mejia-Alfaro R, et al. Development of self-administered versions of modified baseline and transition dyspnea indexes in COPD. COPD. 2004;1(2):165-72.

Mahler DA, Weinberg DH, Wells CK, Feinstein AR. The measurement of dyspnea. Contents, interobserver agreement, and physiologic correlates of two new clinical indexes. Chest. 1984;85(6):751-8.

Maitre B, Similowski T, Derenne JP. Physical examination of the adult patient with respiratory diseases: inspection and palpation. Eur Respir J. 1995(8):1584-93.

Massaroni C, Carraro E, Vianello A, Miccinilli S, Morrone M, Levai IK, et al. Optoelectronic plethysmography in clinical practice and research: a review. Respiration. 2017;93(5):339-354.

McAllister DA, Maclay JD, Mills NL, Mair G, Miller J, Anderson D, et al. Arterial stiffness is independently associated with emphysema severity in patients with chronic obstructive pulmonary disease. J Respir Crit Care Med. 2007;176(12):1208-14.

McGavin CR, Artvinli M, Naoe H, McHardy GJ. Dyspnoea, disability, and distance walked: comparison of estimates of exercise performance in respiratory disease. Br Med J. 1978;2(6132):241-3.

Menezes AMB, Jardim JR, Pérez-Padilla R, Camelier A, Rosa F, Nascimento O, et al. Prevalence of chronic obstructive pulmonary disease and associated factors: the PLATINO Study in São Paulo, Brazil. Cad Saúde Pública. 2005;21(5):1565-73.

Menezes AMB, Lopez MV, Hallal PC, Muiño A, Perez-Padilla R, Jardim JR, et al. Prevalence of smoking and incidence of initiation in the Latin American adult population: the PLATINO study. BMC Public Health. 2009;9:151.

Mesquita R, Wilke S, Smid DE, Janssen DJA, Franssen FME, Probst VS, et al. Measurement properties of the Timed Up & Go test in patients with COPD. Chron Respir Dis. 2016;13(4):344-52.

Miravitlles M, Cantoni J, Naberan K. Factors associated with a low level of physical activity in patients with chronic obstructive pulmonary disease. Lung. 2014;192(2):259-65.

Mkacher W, Tabka Z, Trabelsi Y. Minimal detectable change for balance measurements in patients with COPD. J Cardiopulm Rehabil Prev. 2017;37(3):223-8.

van der Molen T, Miravitlles M, Kocks JW. COPD management: role of symptom assessment in routine clinical practice. Int J Chron Obstruct Pulmon Dis. 2013;8:461-71.

Moreira A, Alvarelhão J, Silva AG, Costa R, Queirós A. Tradução e validação para português do WHODAS 2.0 – 12 itens em pessoas com 55 ou mais anos. Rev Por T Saúde Pública. 2015;33(2):179-82.

Moreira GL, Pitta F, Ramos D, Nascimento CSC, Barzon D, Kovelis D, et al. Versão em português do Chronic Respiratory Questionnaire: estudo da validade e reprodutibilidade. J Bras Pneumol. 2009;35(8):737-44.

Nakamura A, Kasamatsu N, Hashizume I, Shirai T, Hanzawa S, Momiki S, et al. Effects of hemoglobin on pulmonary arterial pressure and pulmonary vascular resistance in patients with chronic emphysema. Respiration. 2000;67(5):502-6.

Nascimento OA, Camelier A, Rosa FW, Menezes AM, Pérez-Padilla R, Jardim JR. Latin American Project for the Investigation of Obstructive Lung Disease (PLATINO) Group. Chronic obstructive pulmonary disease is underdiagnosed and undertreated in São Paulo (Brazil): results of the PLATINO study. Braz J Med Biol Res. 2007;40(7):887-95.

Neder JA, Jones PW, Nery LE, Whipp BJ. Determinants of the exercise endurance capacity in patients with chronic obstructive pulmonary disease. Am J Respir Crit Care Med. 2000;162(2 Pt 1):497-504.

O'Donnell DE, Gebke KB. Activity restriction in mild COPD: a challenging clinical problem. Int J Chron Obstruct Pulmon Dis. 2014;(9):577-88.

Oliveira CO, Lee A, Granger CL, Miller KJ, Irving LB, Denehy L. Postural control and fear of falling assessment in people with chronic obstructive pulmonary disease: a systematic review of instruments, international classification of functioning, disability and health linkage, and measurement properties. Arch Phys Med Rehabil. 2013;(94):1784-99.

Organização Mundial de Saúde, Organização Pan-Americana de Saúde. CIF: Classificação Internacional de Funcionalidade, Incapacidade e Saúde. São Paulo: EDUSP; 2003.

Organização Mundial de Saúde. CID: Classificação Estatística Internacional de Doenças. São Paulo: EDUSP; 1989.

Orlandi L de C, Pinho JF, Murad MG, Rocha FL, Rodrigues-Machado MG. Depression diagnosed by the mini international neuropsychiatric interview plus (MINI) in patients with chronic obstructive pulmonary disease: relationship with functional capacity and quality of life. BMC Res Notes. 2016;9:65.

Pardini R, Matsudo SM, Araújo T, Matsudo V, Andrade E, Braggion G, et al. Validação do questionário internacional de nível de atividade física (IPAQ – versão 6): estudo piloto em adultos jovens brasileiros. Rev Bras Ciên e Mov. 2001;9(3):45-51.

Petterson M, Begnoche V, Graybeal J. The effect of motion on pulse oximetry and its clinical significance. Anesth Analg. 2007;105(Suppl):S78--S84.

Pinto-Plata VM, Cote C, Cabral H, Taylor J, Celli BR. The 6-min walk distance: change over time and value as a predictor of survival in severe COPD. Eur Respir J. 2004;23(1):28-33.

Porto EF, Castro AAM, Schmidt VGS, Rabelo HM, Kümpel C, Nascimento OS, et al. Postural control in chronic obstructive pulmonary disease: a systematic review. Int J Chron Obstruct Pulmon Dis. 2015;10:1233-9.

Puente-Maestu L, Palange P, Casaburi R, Laveneziana P, Maltais F, Neder JA, et al. Use of exercise testing in the evaluationof interventional efficacy: an official ERS statement. Eur Respir J. 2016;47(2):429-60.

Puhan MA, Guyatt GH, Goldstein R, Mador J, McKim D, Stahl E, et al. Relative responsiveness of the Chronic Respiratory Questionnaire, St. Georges Respiratory Questionnaire and four other health-related quality of life instruments for patients with chronic lung disease. Respir Med. 2007;101(2):308-16.

Rabahi MF. Epidemiologia da DPOC: enfrentando desafios. Pulmão RJ. 2013;22(2):4-8.

Rabe KF, Hurd S, Anzueto A, Barnes PJ, Buist SA, Calverley P, et al. Global strategy for the diagnosis, management, and prevention of chronic obstructive pulmonary disease: GOLD executive summary. Am J Respir Crit Care Med. 2007;176(6):532-55.

Ramon MA, Esquinas C, Barrecheguren M, Pleguezuelos E, Molina J, Quintano JA, et al. Self-reported daily walking time in COPD: relationship with relevant clinical and functional characteristics. Int J Chron Obstruct Pulmon Dis. 2017;13(12):1173-81.

Revill SM, Morgan MDL, Singh SJ, Williams J, Hardman AE. The endurance shuttle walk: a new field test for the assessment of endurance capacity in chronic obstructive pulmonary disease. Thorax. 1999;54(3):213-22.

Richardson RS, Sheldon J, Poole DC, Hopkins SR, Ries AL, Wagner PD. Evidence of skeletal muscle metabolic reserve during whole body exercise in patients with chronic obstructive pulmonary disease. Am J Respir Crit Care Med. 1999;159(3):881-5.

Sant'Anna T, Donária L, Furlanetto KC, Morakami F, Rodrigues A, Grosskreutz T, et al. Development, validity and reliability of the Londrina activities of daily living protocol for subjects with COPD. Respir Care. 2017;62(3):288-97.

Schols AM, Ferreira IM, Franssen FM, Gosker HR, Janssens W, Muscaritoli M, et al. A nutritional assessment and therapy in COPD: a European Respiratory Society Statement. Eur Respir J. 2014;44(6):1504-20.

Serres I, Gautier V, Varray A, Prefaut C. Impaired skeletal muscle endurance related to physical inactivity and altered lung function in COPD patients. Chest. 1998;113(4):900-5.

Sievi NA, Brack T, Brutsche MH, Frey M, Irani S, Leuppi JD, et al. Accelerometer- versus questionnaire-based assessment of physical activity and their changes over time in patients with COPD. Int J Chron Obstruct Pulmon Dis. 2017;10(12):1113-8.

Silva G F, Morano MTAP, Viana CMP, Magalhães CBA, Pereira EDB. Validação do teste de avaliação da DPOC em português para uso no Brasil. J Bras Pneumol. 2013;39(4):402-8.

Singh SJ, Morgan MD, Scott S, Walters D, Hardman AE. Development of a shuttle walking test of disability in patients with chronic airways obstruction. Thorax. 1992;47:1019-24.

Singh SJ, Sodergren SC, Hyland ME, Williams J, Morgan MD. A comparison of three disease-specific and two generic health-status measures to evaluate the outcome of pulmonary rehabilitation in COPD. Respir Med. 2001;95(1):71-7.

Sociedade Brasileira de Pneumologia e Tisiologia. Diretrizes Brasileiras para o Manejo da DPOC. [Acesso em 19 set 2017] Disponível em: https://pt.scribd.com/document/341879197/DPOC-Diretrizes--DPOC-2016-completa-FINAL-pdf

Sørheim I-C, Johannessen A, Gulsvik A, Bakke PS, Silverman EK, DeMeo DL. Gender differences in COPD: are women more susceptible to smoking effects than men? Thorax. 2010;65(6):480-5.

Sousa TC, Jardim JR, Jones P. Validação do Questionário do Hospital Saint George na Doença Respiratória (SGRQ) em pacientes portadores de doença pulmonar obstrutiva crônica no Brasil. J Pneumol. 2000;26(3):119-28.

Stavem K, Erikssen J, Boe J. Health-related quality of life is associated with arterial PO_2 in chronic obstructive pulmonary disease. Respir Med. 2000;94(8):772-7.

Steele B. Timed walking testes of exercise capacity in chronic cardiopulmonary illness. J Cardiopulm Rehabil. 1996;16(1):25-33.

Tavares LA, Barreto-Neto J, Jardim JR, Souza GMC, Hlatky MA, Nascimento AO. Adaptação cultural e avaliação da reprodutibilidade do Duke Activity Status Index para pacientes com DPOC no Brasil. J Bras Pneumol. 2012;38(6):684-91.

Ustün TB, Chatterji S, Bickenbach J, Kostanjsek N, Schneider M. The International Classification of functioning, Disability and health: a new tool for understanding disability and health. Disabil Rehabil. 2003;25(11-12):565-71.

Valderramas S, Camelier AA, Silva AS, Mallmann R, de Paulo HK, Rosa FW. Reprodutibilidade da versão brasileira da escala de gravidade da fadiga e sua correlação com função pulmonar, dispneia e capacidade funcional em pacientes com DPOC. J Bras Pneumol. 2013;39(4):427-33.

Vestbo J, Hurd SS, Agustí AG, Jones PW, Vogelmeier C, Anzueto A, et al. Global strategy for the diagnosis, management, and prevention of chronic obstructive pulmonary disease: GOLD executive summary. Am J Respir Crit Care Med. 2013;187(4):347-65.

Vilaró J, Resqueti VR, Fregonezi GAF. Avaliação clínica da capacidade do exercício em pacientes com doença pulmonar obstrutiva crônica. Rev Bras Fisioter. 2008;12(4):249-59.

ANEXO | FICHA DE AVALIAÇÃO EM FISIOTERAPIA RESPIRATÓRIA NO MODELO DA CIF

Data da avaliação: _____/_____/_____

1. IDENTIFICAÇÃO

Nome:
Sexo:
Idade:
Data de nascimento:
Endereço:
Bairro:
Cidade:
UF:
Telefone:
Profissão/Ocupação:
Estado civil:
Diagnóstico clínico:
Médico responsável:
Diagnóstico fisioterapêutico:

2. AVALIAÇÃO SUBJETIVA

2.1 Condição de saúde atual:
2.2 Antecedentes pessoais:
2.3 Antecedentes familiares:
2.4 Medicação em uso:

3. AVALIAÇÃO OBJETIVA

3.1 Avaliação da estrutura do corpo
- 3.1.1 Estrutura do aparelho respiratório (CIF→ s430)
  - Traqueia: CIF→ s4300
  - Pulmões: CIF→ s4301
  - Caixa torácica: CIF→ s4302
  - Músculos da respiração: CIF→ s4303
- 3.1.2 Músculos do tronco: CIF→ s7601
- 3.1.3 Exames complementares das estruturas: radiografias, tomografia computadorizada de tórax, ressonância magnética, cintilografia de inalação e perfusão pulmonar, ultrassonografia e outros

3.2 Avaliação da função do corpo
- 3.2.1 Manifestações clínicas primárias
  - Tosse: CIF→ b450.____
  - Expectoração: CIF→ b4408.____
  - Hemoptise: CIF→ b4408.____
  - Chiado torácico: CIF→ b4408.____
  - Dor torácica: CIF→ b28011.____
  - Cianose: CIF→ b4408.____
  - Dispneia: CIF→b460.____
- Instrumentos de avaliação sugeridos:
  - Escala de dispneia segundo o Conselho Médico Britânico de Pesquisa (MRC)
  - *Leicester Cough Questionnaire* (LCQ)
  - Escala visual analógica (EAV)
  - Escala de Borg
  - Dispneia Basal de Mahler (*The Baseline Dyspnea Index* - BDI)
  - Índice de Dispneia de Transição (*Transition Dyspnea Index* - TDI)
  - *Shortness of Breath Questionnaire* (SOBQ)
  - Diagrama de Custo de Oxigênio (*Oxygen Cost Diagram* - OCD)
- 3.2.2 Manifestações clínicas secundárias
  - Baqueteamento digital
    - Dedos das mãos: CIF→ s8300.____
    - Dedos dos pés: CIF→ s8301.____
  - Febre: CIF→b5500.____
  - Fatigabilidade: CIF→ b4552.____
  - Edema: CIF→b435.____ Local:
  - Postura antálgica: CIF→ b2801.____
  - Dor abdominal: CIF→b28012.____ Local:
- 3.2.3 Dados vitais e dados antropométricos
  - Pressão arterial: CIF→b420.____
  - Frequência cardíaca: CIF→b4100.____
  - Temperatura: CIF→b5500.____
  - SpO_2: CIF→b4301.____
  - Peso: CIF→b530.____ Peso: _____ Altura:____ IMC:_____

(continua)

3.2.4 Funções da respiração (CIF→b440)
Frequência respiratória: CIF→ b4400.____
Tipo de respiração: CIF→ b449.____
Profundidade da respiração (amplitude): CIF→ b4402.____
Ritmo: CIF→ b4401.____
3.2.5 Sinais de esforço respiratório: CIF→b4408
( ) Batimento de asas do nariz
( ) Prolongamento do tempo expiratório
( ) Tiragens: intercostais, supraclavicular, infraclavicular, supraesternal e subdiafragmática. Local:
( ) Alterações da voz: CIF→b310.____
( ) Respiração com resistência labial: CIF→ b450.____
( ) Uso de músculos acessórios respiratórios: CIF → b4452.____
3.2.6 Palpação do tórax
Sensibilidade: CIF→b2702.____ Local:
Flexibilidade torácica: CIF→b7109.____ Local:
Expansibilidade torácica: CIF→ b449.____
Lobo superior: ( ) Simétrico ( ) Assimétrico
Lobo médio (língula): ( ) Simétrico ( ) Assimétrico
Lobo inferior: ( ) Simétrico ( ) Assimétrico
Músculos respiratórios: (CIF→b445)
Diafragma: CIF→ b4451.____
Intercostais: CIF→ b4450.____
Escalenos: CIF→b 4458.____
Frêmitos: CIF→ b449.____
Frêmito brônquico: ( ) Não ( ) Sim Local:
Frêmito pleural: ( ) Não ( ) Sim Local:
Frêmito toracovocal: ( ) Normal ( ) Alterado Local:
3.2.7 Percussão torácica: CIF→b449.____
( ) Som claro pulmonar
( ) Timpanismo Local:
( ) Macicez Local:
3.2.8 Ausculta pulmonar: CIF→ b449
Sons respiratórios:
Ruídos adventícios:
3.2.9 Funções da força muscular: CIF→b730
3.2.10 Funções da tolerância ao exercício: CIF→b455
3.2.11 Funções da capacidade aeróbia: CIF→b4551
3.2.12 Exames complementares da função respiratória:
Espirometria:
Gasometria:
Força dos músculos respiratórios
$PI_{máx}$: $PE_{máx}$:
Endurance dos músculos inspiratórios
Carga máxima:
Tempo limite:
Endurance dos músculos expiratórios
Carga máxima:
Tempo limite:
3.2.13 Testes específicos sugeridos para:
Avaliação da capacidade funcional
Teste ergométrico
Teste de caminhada de 6 min ou 12 min
Teste de *endurance* dos membros superiores
Incremental shuttle walking test (ISWT)
Endurance shuttle walking test (ESWT)
High-intensity constant work-rate tests (CWRET)
Gait speed test (GST)
Sit-to-stand test (STST)
Teste de Glittre
Avaliação da qualidade de vida
Questionário Respiratório Crônico (CRQ)
Questionário de Doenças Respiratórias do Hospital St. George (SGRQ)
Questionário de Vias Aéreas 20 (*Airways Questionnaire* 20 - AQ20)
Questionário Clínico da DPOC (*Clinical COPD Questionnaire* - CCQ)
Avaliação cognitiva
Teste Miniexame do Estado Mental (MEEM)
Avaliação do controle postural
Escala de Equilíbrio de Berg (*Berg Balance Scale* - BBS)
Teste de Equilíbrio (*Balance Evaluation Systems Test* - BESTest)
Community Balance and Mobility Scale (CBMS) e do BESTest
Timed Up and Go (TUG)
Teste de Apoio Unipodal (*Unipodal Stance Test*)
Escala de Tinetti (*Performance Oriented Mobility Assessment* - POMA)

(continua)

3.3 Avaliação da atividade e participação
( ) Sedentário
( ) Não sedentário – Tipo de atividade física:
Tempo de atividade:___ Duração:___ Frequência:_____
Realizar a rotina diária: CIF→ d230.___ ___
Andar: CIF→ d450.___ ___
Deslocar-se: CIF→ d455.___ ___
Mobilidade: CIF→ d498.___ ___
Realizar as tarefas domésticas: CIF→ d640.___ ___
Cuidados pessoais: CIF→ d598.___ ___
Relações interpessoais: CIF→ d798.___ ___
Vida comunitária, social e civil: CIF→ d998.___ ___
Recreação e lazer: CIF→ d920.___ ___
Áreas principais da vida – educação, trabalho, emprego e vida econômica: CIF→ d898.___ ___
Instrumentos sugeridos:
Timed Up and Go (TUG)
International Physical Activity Questionaire (IPAQ-6)
London Chest Activity of Daily Living Scale (LCADL)
Protocolo AVD de Londrina
Duke Activity Status Index (DASI)
WHO Disability Assessment Schedule (WHODAS 2.0)
Canadian Occupational Performance Measure (COPM)
Escala de Gravidade da Fadiga (EGF)
Pulmonary Function Status and Dyspnea questionnaire (PFSDQ)
Pulmonary Functional Status Scale (PFSS)
Manchester Respiratory Activities of Daily Living Questionnaire (MRADL)

3.4 Avaliação dos fatores ambientais
Uso de medicamentos: CIF→ e1101 ___ (+ ou •)
Clima: CIF→ e225___ (+ ou •)
Qualidade do ar: CIF→ e260___ (+ ou •)
Produtos e tecnologia: CIF→ e198 ___ (+ ou •)
Ambiente habitual: CIF→ e298 ___ (+ ou •)
Apoio e relacionamentos: CIF→ e398 ___ (+ ou •)
Atitudes pessoais: CIF→ e498 ___ (+ ou •)
Serviços, sistemas e política: CIF→ e598 ___ (+ ou •)

3.5 Objetivo funcional do paciente:

3.6 Tratamento fisioterapêutico:

36 Métodos de Avaliação e Treinamento dos Membros Superiores

Marcelo Velloso • Isabela M. B. Sclauser Pessoa
Vanessa Pereira de Lima

INTRODUÇÃO

Com a evolução da doença pulmonar, sobretudo da doença pulmonar obstrutiva crônica (DPOC), os pacientes começam a apresentar redução da força muscular periférica e respiratória, com pronunciada diminuição da capacidade funcional e máxima ao exercício. À medida que aumenta a gravidade da doença, a dispneia e a fadiga física começam a ter impacto nas atividades da vida diária (AVD), algumas das quais, eventualmente, tornando-se limitadas ou sendo completamente eliminadas do cotidiano do paciente.

Pacientes pneumopatas queixam-se frequentemente de dificuldade em realizar AVD com os membros superiores (MMSS), particularmente quando estes estão elevados (acima da cintura escapular) e sem apoio. A principal queixa é a dispneia, e os fatores que podem ser responsáveis pela interrupção precoce das atividades são hiperinsuflação pulmonar dinâmica, bioenergética muscular, alterações na mecânica respiratória e perda de força e *endurance* muscular.

Durante a elevação dos MMSS, os músculos da caixa torácica e da cintura escapular são recrutados simultaneamente para múltiplos propósitos, como auxiliar a respiração (atividade ventilatória) e manter o suporte postural dos braços e do tronco (atividade não ventilatória).

Embora não exista um consenso na literatura sobre qual seja o melhor meio de avaliar, prescrever e treinar os MMSS de pacientes com pneumopatia crônica, a mais recente diretriz sobre reabilitação pulmonar, publicada em 2007 por Ries *et al.* (1988), ressalta a importância da avaliação e do treinamento dos MMSS nesses casos. Assim, este capítulo se propõe a explorar os métodos de avaliação e treinamento dos MMSS para os pacientes com pneumopatias crônicas descritos na literatura.

MÉTODOS DE AVALIAÇÃO DOS MMSS

O processo de avaliação dos MMSS para os pacientes com pneumopatias crônicas deve ser contínuo, mesmo após terem iniciado o treinamento. Para isso, testes periódicos devem ser realizados pelo fisioterapeuta com o intuito de avaliar o desempenho dos músculos da cintura escapular, determinar ou ajustar a carga de treinamento desses membros, além de avaliar os resultados do programa de reabilitação pulmonar.

Para testar a força e/ou *endurance* muscular dos MMSS, há duas modalidades de testes incrementais: testes com os MMSS apoiados ou com suporte; e testes com os MMSS sem apoio ou sem suporte.

Testes com os MMSS apoiados ou com suporte

Cicloergômetro de braço

Esse método de avaliação de resistência e força musculares dos MMSS é considerado padrão-ouro, porém provê uma medida de resistência muscular apenas quando os MMSS estão apoiados. Esse teste exige equipamento sofisticado, o que acarreta alto custo, além de não mostrar semelhança com os movimentos realizados com os MMSS durante as AVD. Para a realização do teste com o cicloergômetro, o paciente permanece sentado em uma cadeira em frente ao equipamento. Em geral, o eixo de rotação dos braços situa-se na altura médio-esternal. O teste ocorre com incremento de carga, limitado por sintomas e apresenta protocolos distintos.

Alguns autores desenvolveram protocolos de avaliação com cicloergômetro para pacientes com DPOC, mas ainda não há um consenso sobre qual é o melhor. McKeough *et al.* (2005) desenvolveram um protocolo para pacientes com DPOC submetidos a cirurgia de redução do volume pulmonar. Os pacientes foram orientados a manter a rotação do cicloergômetro entre 50 e 60 rpm, e a carga foi aumentada a cada minuto em 5 ou 10 W até a indicação do paciente para interromper o teste. No protocolo de Franssen *et al.* (2002), os pacientes foram orientados a manter entre 60 e 70 rpm. Já no protocolo de Castagna *et al.* (2007), os pacientes com DPOC exercitaram-se por 1 min sem carga e por 3 min com carga de 10 W. Após esse período, havia aumento constante de 6 W a cada minuto até que o paciente atingisse a exaustão, e a cadência foi estabelecida em 60 rpm. Em protocolos para indivíduos saudáveis, como o proposto por Martin *et al.* (1991), os pacientes iniciavam sem carga, mantendo 70 rpm, e esta era aumentada em proporções maiores em comparação à amostra de pneumopatas (aumento de 34 W a cada 2 min), sendo o teste interrompido quando o indivíduo não conseguia manter 70 rpm.

Testes com os MMSS sem apoio ou sem suporte

Teste de membro superior sem apoio (*unsupported upper limb exercise test* – UULEX)

Este teste de resistência/força dos MMSS foi desenvolvido por Takahashi *et al.* (2003) para pacientes com DPOC. Os pacientes sentam-se em frente a um quadro de 8 níveis fixado na parede, sendo o primeiro deles no nível dos joelhos. Em seguida, os pacientes recebem uma barra de 200 g e são orientados a elevá-la com as duas mãos em uma frequência de 30 elevações/min (uso de metrônomo para dar a cadência). Inicialmente, os participantes movem os braços a partir da cintura pélvica para o primeiro nível (nível do joelho) por 2 min como um aquecimento. A partir daí, a cada minuto, os pacientes levantam seus braços para alcançar o nível mais elevado no quadro (Figura 36.1). Caso alcancem o nível mais alto do quadro, inicia-se o incremento de carga correspondente a 500 g a cada minuto (1 kg, 1,5 kg e 2 kg) até que o paciente atinja a exaustão. Os critérios de interrupção sugeridos por Takahashi *et al.* (2003) para esse teste são: respostas fisiológicas anormais (supra ou infradesnivelamento do segmento ST, arritmias cardíacas, valores de frequência cardíaca (FC) acima de 85% da FC máxima (220 – 0,65 × idade) ou dessaturação periférica de oxigênio (SpO_2 < 85%), assim como a incapacidade do paciente em continuar o teste.

Teste dos movimentos em diagonais

Este teste consiste em movimentos diagonais derivados e modificados do método Kabat – técnica de facilitação neuromuscular proprioceptiva (FNP) ou *proprioceptive neuromuscular facilitation* (PNF). Ele envolve trabalho de resistência progressiva com utilização de pesos livres, podendo também ser utilizado como meio de treinamento de força e resistência.

Durante o teste, o paciente realiza o levantamento progressivo de peso, com aumento de 250 g a cada 1 ou 2 min, até identificar a carga máxima que pode suportar. O teste é realizado com pesos livres graduados (halteres ou caneleiras) utilizando os movimentos da segunda diagonal. O paciente inicia o movimento com o MMSS dominante em extensão de cotovelo, flexão e adução da articulação escapuloumeral, partindo da espinha ilíaca anterossuperior do lado oposto ao membro dominante, cruza a frente do corpo, realizando rotação externa, extensão e abdução, e, em seguida, ele volta o membro superior à posição inicial (Figura 36.2). Acredita-se que os movimentos em diagonal recrutam maior número de grupos musculares quando comparados a outros tipos de testes, e também que tenham boa correlação com as atividades realizadas no cotidiano dos pacientes, pois simulam seus movimentos ao realizarem as AVD, já que o habitual são os músculos e as articulações trabalharem em diagonal.

Embora seja um teste relatado pela literatura, suas propriedades de medida ainda não foram avaliadas; por isso, são encontradas algumas variantes desse teste no que se refere ao período de interrupção para descanso (após 2 min de teste, descansa-se 1 min), assim como o incremento de peso (250 g ou 500 g).

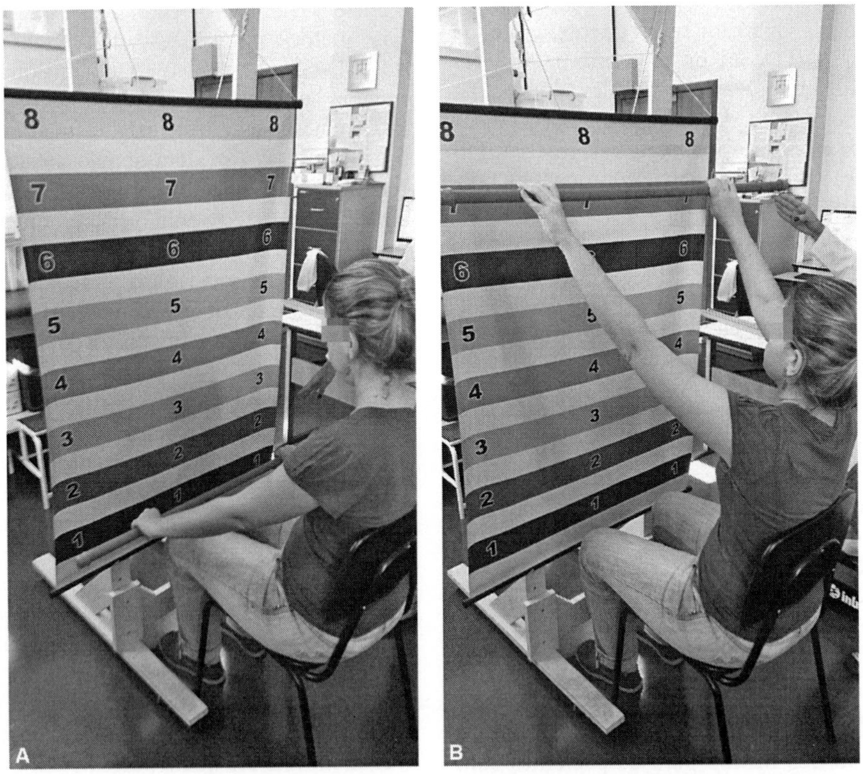

Figura 36.1 Teste de membro superior sem apoio (*unsupported upper limb exercise test* – UULEX) para pacientes com DPOC. **A.** Início do teste no nível 1, com movimento iniciando na cintura pélvica em direção aos joelhos. **B.** Voluntário atingindo o nível 7, com movimento iniciando na cintura pélvica em direção ao nível 7 do painel. Fonte: Lima (2016).

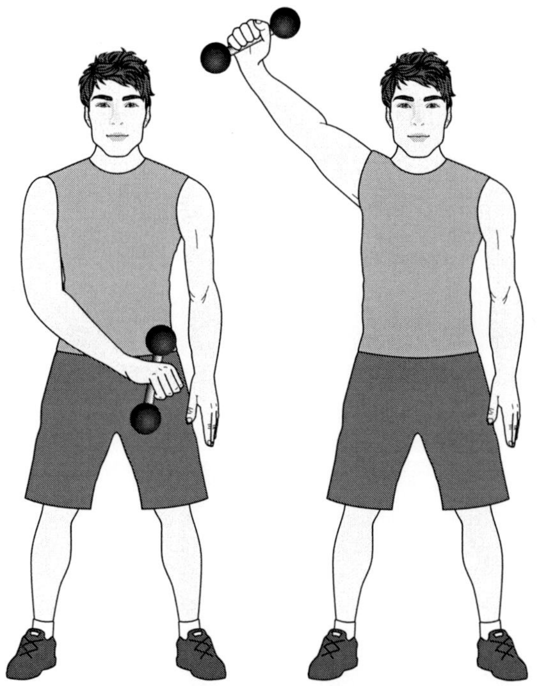

Figura 36.2 Segunda diagonal, utilizada no teste incremental dos MMSS para pacientes com DPOC. Adaptada de Souza *et al.* (2010).

O teste incremental de MMSS utilizando a FNP foi utilizado no programa de reabilitação pulmonar da Universidade Federal de Minas Gerais (UFMG) seguindo este protocolo: paciente em posição sentada, com os MMSS apoiados, em repouso por 5 min. Durante esse período, os pesos eram organizados em ordem crescente, próximo ao paciente, em local de rápido e fácil acesso pelo fisioterapeuta. Depois de transcorridos 5 min, os dados vitais eram mensurados (frequência respiratória, SpO_2, FC, dispneia em repouso e fadiga dos MMSS utilizando a escala modificada de Borg). O teste era realizado somente após explicação e demonstração dos movimentos pelo fisioterapeuta. A cada 2 min, o fisioterapeuta acrescentava 0,5 kg à carga inicial. O fisioterapeuta interrompia o teste caso o paciente relatasse dispneia intensa, fadiga nos braços, "palpitação" ou dor articular no membro testado, e também se o paciente começasse a apresentar compensações com o tronco indicando fadiga muscular e/ou não conseguisse realizar a amplitude total do movimento. Caso o paciente apresentasse dor nos ombros previamente ao teste, o treinamento dos MMSS com carga era contraindicado até saber qual a razão para tal sintoma.

A SpO_2 e a FC devem ser monitoradas durante todo o teste. O fisioterapeuta deve colocar o oxímetro no dedo da mão não dominante do paciente e, caso ocorra dessaturação (SpO_2 < 90%) durante o teste, o fisioterapeuta precisa ofertar oxigênio ao paciente para elevar a SpO_2. Ao final do teste, o fisioterapeuta deve mensurar todos os dados novamente, anotar o tempo total do teste, a carga máxima atingida no teste e a carga máxima atingida sem compensação postural ou sintomas. Além disso, precisa anotar nas observações o motivo da interrupção do teste e qual será a carga de treinamento do paciente. Será considerada carga máxima a última que o paciente conseguiu levantar durante 2 min completos sem apresentar sintomas ou compensação postural. Para o treinamento, serão utilizados 50% dessa carga máxima atingida sem compensação postural ou sintomas.

Teste de uma repetição máxima (1 RM)

Outro meio de avaliar a força muscular dos MMSS é o teste de uma repetição máxima (1 RM), cujo conceito corresponde ao maior peso que pode ser elevado executando a amplitude total do movimento. Em equipamentos de academia, pode-se avaliar 1 RM no exercício supino (musculatura peitoral e bíceps) e no exercício puxada baixa (grande dorsal, bíceps, trapézio, romboides e peitoral maior). No protocolo de Dourado *et al.* (2006), pacientes com DPOC realizaram um aquecimento prévio de 10 repetições com uma carga leve para minimizar o efeito do aprendizado. Em geral, a primeira tentativa é realizada com peso próximo do máximo esperado para o paciente, assim evita-se a fadiga por repetição. Normalmente, para se estabelecer a carga máxima, são necessárias 3 a 4 tentativas, sendo permitidos 2 a 3 min de descanso entre elas.

Teste das argolas de 6 minutos (TA6) ou *6-min Pegboard e Ring Test* (6 PBRT)

Nesse teste, o paciente é posicionado sentado em uma cadeira, de frente para um quadro que contém 20 anéis encaixados em dois pinos (10 argolas em cada pino). O paciente deve mover tantas argolas quanto possível dos dois pinos inferiores para os dois pinos superiores e vice-versa, com as duas mãos simultaneamente, durante 6 min. Os dois pinos inferiores são posicionados na altura dos ombros, e os dois superiores 20 cm acima da altura dos ombros (Figura 36.3). Após todas as argolas serem colocadas nos pinos superiores, o paciente é orientado a colocá-las novamente nos pinos inferiores. O tempo total do teste é de 6 min. O paciente pode interromper o teste caso apresente dispneia, fadiga ou outro desconforto, retornando após a recuperação (dentro do prazo de 6 min). A análise final é feita pelo número de argolas movidas durante o período de 6 min. Os dados vitais são monitorados antes e após o teste. Em estudos científicos, são realizados dois testes com um intervalo de 30 min de descanso entre eles. Esse teste apresentou alta confiabilidade e validade quando realizado em 27 pacientes com DPOC.

Além dos pacientes com DPOC, aqueles internados em unidade de terapia intensiva (UTI) e que permanecem um tempo prolongado em inatividade costumam desenvolver perdas funcionais. Dessa maneira, os testes de força muscular manual para avaliar os MMSS podem ser realizados. Entretanto, alguns pacientes apresentarão limitações decorrentes de estados de coma, delírio e/ou politraumatismos. Para pacientes cooperativos em UTI, Hough *et al.* (2011) propuseram a realização de um teste de força muscular global incluindo a musculatura dos MMSS (abdutores do ombro, flexores do cotovelos e extensores do punho), entre outros grupos musculares, sendo avaliado um total de 12 músculos. Os pacientes são colocados na posição sentada ou supina, dependendo da condição clínica. O teste utiliza a escala *Medical Research Council* (MRC), a qual consiste em 6 pontos:

- 0: sem contração
- 1: esboço de contração
- 2: movimento ativo com a gravidade eliminada
- 3: movimento ativo contra a gravidade
- 4: movimento ativo contra a gravidade e a resistência
- 5: contração normal.

A soma dos 12 escores menor que 48 indica que o paciente apresenta limitação para movimentos realizados contra a gravidade e limitação parcial para movimentos realizados contra a resistência.

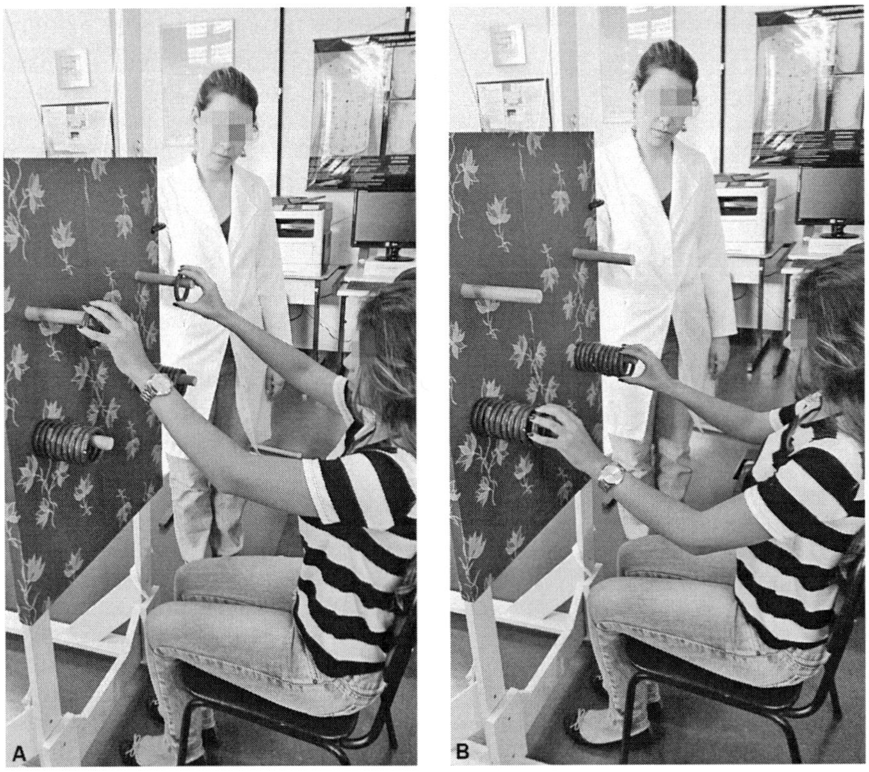

Figura 36.3 Teste de força/resistência dos MMSS para pacientes com DPOC (TA6). **A.** O indivíduo move as argolas dos pinos superiores para os inferiores. **B.** O indivíduo move as argolas dos pinos inferiores para os superiores. Fonte: Lima (2016).

McKeough *et al.* (2005) compararam as respostas metabólicas e ventilatórias de pacientes com DPOC grave em relação a pessoas saudáveis. As medidas foram realizadas durante três testes de exercícios incrementais:

1. Exercícios com os MMSS sem apoio (elevação de um bastão de 300 g com tempo cronometrado)
2. Exercícios com apoio dos MMSS (cicloergômetro)
3. Exercício com os MMII (cicloergômetro).

Os autores constataram que o pico do consumo de oxigênio (VO_2) e da ventilação minuto/volume minuto (VE) foi mais baixo para os três testes no grupo dos pacientes, sendo, ainda nesse grupo, o pico do VO_2 menor para os que realizaram exercícios sem suporte dos MMSS. Os autores justificaram esses achados pela limitação mecânica para aumentar o VE, cujo pico também foi mais baixo, comparado aos outros testes. Os autores verificaram que, na recuperação, com MMSS abaixados, o volume corrente (VC) era maior que o VC no pico do exercício sem suporte dos MMSS, constatando a existência de uma limitação dos movimentos da caixa torácica, ocasionados pela estabilização desta pelos músculos dos MMSS e do tronco, quando os MMSS estão posicionados acima da cabeça.

Treinamento dos MMSS para pacientes com DPOC

As alterações da função pulmonar, que são encontradas nos pacientes com DPOC, acarretam disfunções respiratórias decorrentes da hiperinsuflação e das modificações que ocorrem na mecânica respiratória, alterando as trocas gasosas, prejudicando suas habilidades físicas tanto em AVD quanto em atividades de lazer e produtivas.

Habitualmente, os programas de treinamento físico direcionados à reabilitação do paciente com DPOC priorizam o treinamento dos membros inferiores (MMII); dessa maneira, pouco se tem estudado sobre os efeitos do treinamento dos MMSS na melhora da execução das AVD, que, segundo o GOLD (2016), tem nível de evidência B.

Historicamente, os primeiros estudos sobre esse assunto tiveram início com o relato dos pacientes com DPOC que realizavam programas de reabilitação pulmonar, referindo suas dificuldades em realizar atividades com os MMSS. O primeiro estudo encontrado na literatura foi realizado por Tangri e Woolf (1973), que estudaram o padrão ventilatório de sete pacientes com DPOC enquanto realizavam duas atividades com os MMSS: pentear os cabelos e amarrar os sapatos. Os pesquisadores verificaram que, durante estas atividades, ocorreu mudança no padrão respiratório, que passou a ser rápido, superficial e irregular, e, ao término delas, o padrão foi rápido e profundo, levando a um período de hiperventilação compensatória para a restauração das trocas gasosas.

Os pacientes com DPOC perdem gradativamente o condicionamento muscular, o que os leva a anaerobiose a esforços cada vez menores, associado à dispneia, determinando a perda funcional e criando um círculo vicioso que envolve o cansaço precoce e perda do condicionamento físico. Para reverter esse estado de inatividade, é importante que o paciente esteja engajado em um programa de condicionamento físico que pode ser baseado em exercícios simples, os quais muitas vezes fazem parte da sua rotina diária.

Um estudo com 12 pacientes com DPOC grave comparou exercícios dos MMSS com exercícios dos MMII em bicicleta ergométrica sem carga, constatando que pacientes mais graves, ao realizarem os exercícios de braço, apresentavam assincronia toracoabdominal e interrompiam o exercício por intensa dispneia, o que não ocorria ao realizarem exercícios com os MMII. Esse fato também tem associação com a constatação de que a simples elevação dos braços aumenta o consumo de oxigênio (VO_2) em 16%, assim como a ventilação pulmonar em 24%, além de aumentar a pressão inspiratória final gástrica (Pg) e a transdiafragmática (Pdi). Esses dados sugerem que a elevação dos braços altera o recrutamento muscular ventilatório e postural, comprometendo a mecânica da caixa torácica e do compartimento abdominal.

Os achados de assincronia toracoabdominal e alteração no recrutamento muscular ventilatório e postural, já relatados, também foram encontrados em indivíduos saudáveis (50 a 70 anos) submetidos a atividade de pentear os cabelos por 5 min, monitorados com pletismografia por indutância e eletromiografia dos esternocleidomastóideos. Entretanto, esse fato não representou sensação aumentada de cansaço, tendo em vista que a biomecânica da caixa torácica estava preservada.

Quando os braços são elevados, observa-se perda da capacidade vital em pacientes com DPOC. Isso explica o fato de alguns pacientes se cansarem mais quando utilizam os braços para pentear os cabelos, escovar os dentes, tomar banho e amarrar os sapatos do que em exercícios que utilizam as pernas.

Desse modo, as limitações ao exercício e às atividades com os MMSS podem ocorrer pela assincronia toracoabdominal, pela alteração no padrão ventilatório e pelo elevado VO_2 durante essas atividades. Entretanto, recentemente, tem-se verificado que, ao realizarem exercícios com os MMSS e/ou com os MMII, pacientes com DPOC podem desenvolver também hiperinsuflação dinâmica, que pode ser atribuída às alterações do padrão ventilatório e da assincronia. A hiperinsuflação dinâmica é maior durante os exercícios dos MMSS quando comparada aos exercícios com os MMII, apontando mais um fator que limita os exercícios com os MMSS, pois diminui a capacidade inspiratória dos pacientes com DPOC durante a sua realização, levando ao aumento da sensação de dispneia.

Diante do exposto, o programa de treinamento dos MMSS para pacientes com DPOC deve levar em consideração todas as particularidades dessa população. É preciso criar mecanismos para amenizar os efeitos do alto consumo de oxigênio utilizando técnicas de conservação de energia, que diminuirão a assincronia toracoabdominal e a hiperinsufação dinâmica. Essas técnicas preconizam a reeducação respiratória e o incentivo no uso do freno labial em todas as expirações. Outro ponto importante é possibilitar o descanso entre as séries de exercícios com os MMSS.

O treinamento para os MMSS pode ser de força, resistência ou misto e, dentro dessas modalidades, ser dividido em dois grupos: exercícios com apoio de braço e sem apoio de braço. Os exercícios realizados com os MMSS sem apoio têm sido mais recomendados por apresentarem maior semelhança com as atividades funcionais, embora o cicloergômetro de braço ainda seja considerado o padrão-ouro.

O cicloergômetro de braço é um tipo de exercício com apoio que torna possível o uso da conservação de energia durante sua execução, pois mantém os MMSS apoiados em uma superfície evitando que o paciente tenha que sustentá-lo, não provocando a concorrência entre função respiratória e postural da musculatura acessória da respiração. Além disso, esse tipo de treinamento possibilita o incremento da carga de modo gradual, proporcionando maior controle na evolução do treinamento. Entretanto, o equipamento necessário tem alto custo, e o movimento realizado apresenta pouca semelhança com as atividades habituais do dia a dia.

Para a realização do treinamento com o cicloergômetro de braço, o fisioterapeuta deve ajustá-lo para que o exercício seja realizado com os braços movimentando-se na altura dos ombros do paciente. Nessa modalidade, um dos protocolos mais utilizados é o desenvolvido por Celli (1994), que emprega, para o treinamento, 50% da carga máxima obtida no teste incremental de MMSS realizado no cicloergômetro de braço. Durante o treinamento, o paciente deve manter 50 rotações/min, durante pelo menos 20 min.

Outra possibilidade de treinamento com o cicloergômetro é utilizar uma porcentagem do consumo máximo de oxigênio ($VO_{2máx}$), em torno de 60% com tempo de exercício de 30 min por sessão. Caso o paciente não complete o tempo em virtude da exaustão, deve-se aumentar o tempo progressivamente em cada sessão de treinamento. Com a evolução do treinamento dos MMSS, é esperado que a carga inicial torne-se ineficiente para se obter o efeito do treinamento; por isso, recomenda-se a realização de avaliações periódicas para progressão da carga sempre observando a tolerância do paciente. Para o treinamento em cicloergômetro de braço em pacientes com DPOC, sugerem-se incrementos pequenos, em torno de 5 a 10 W.

Embora não apresente as vantagens do treinamento com o cicloergômetro no que se refere à posição do paciente, ao incremento de carga e à mensuração dos resultados, o treinamento sem apoio dos MMSS pode ser considerado mais funcional, uma vez que seus movimentos se assemelham aos realizados durante as AVD. Além disso, não necessita de equipamentos especiais, o que facilita sua reprodução pelo paciente em qualquer lugar, não sendo necessário estar em um centro de reabilitação para se exercitar.

Existem vários tipos de exercícios sem apoio descritos na literatura, como a elevação dos braços na altura dos ombros, os exercícios em diagonal, os exercícios com bastões e os exercícios com faixas elásticas.

TIPOS DE EXERCÍCIOS PARA MMSS SEM APOIO

Elevação dos braços na altura dos ombros

Este exercício consiste na elevação de halter com os braços estendidos ao longo do corpo até a altura do ombro. Originalmente, o treinamento deve iniciar com peso de 500 a 750 g, por 2 min, seguindo a frequência da respiração, por um período de 2 min de repouso. A sequência deve ser repetida por 30 min. Recomenda-se fazer incrementos de 250 g no peso a cada 5 sessões, ou de acordo com a tolerância do paciente. Essa modalidade de treinamento se preocupa com o descanso do paciente, porém a sua realização na frequência da respiração pode potencializar o aparecimento de hiperinsuflação dinâmica. Por isso, recomenda-se que o paciente utilize a seguinte estratégia: inspirar quando os MMSS estiverem ao longo do corpo e expirar durante todo o movimento de elevação, usando a respiração frenolabial.

Exercícios em diagonal

Como descrito anteriormente, o exercício em diagonal para treinamento dos MMSS utiliza movimentos baseados no método de FNP, cujo fundamento é ser mais fisiológico por obedecer à anatomia das fibras musculares e das articulações que funcionam em diagonal. Além disso, esses exercícios envolvem maior número de músculos em um único movimento dinâmico, trabalhando a amplitude completa da articulação do ombro. Outra vantagem desse tipo de treinamento é que o movimento desenvolvido tem maior proximidade com aqueles realizados durante as atividades funcionais. Neste método de treinamento, não existe dificuldade em mensurar a evolução do tratamento, porém ainda não existe uma padronização do teste incremental, o qual determinará a carga de treinamento ideal para cada paciente.

Para realizar o treinamento com exercícios em diagonal, o paciente deve levantar peso (halter) executando os seguintes movimentos:

- Primeira diagonal: braço em extensão ao longo do corpo; faz-se um movimento partindo do trocanter maior do fêmur homolateral em direção ao ombro contralateral
- Segunda diagonal: braço em adução; faz-se um movimento iniciando na crista ilíaca contralateral realizando abdução com o braço estendido (Figura 36.4).

Devem ser realizadas duas séries de cada movimento, com duração de 2 min cada, intercaladas por 2 min de repouso. Os exercícios devem ser executados em um membro superior por vez, ou seja, alternando entre o membro superior direito e o esquerdo, de modo que cada membro superior realize duas séries de cada diagonal. A frequência do movimento deve ser de aproximadamente 15 repetições/min. O peso utilizado pelo paciente deve ser igual a 50% do peso máximo alcançado no teste incremental de MMSS. O paciente deve coordenar o exercício com a respiração, inspirando com os MMSS em repouso e executando o movimento durante a expiração frenolabial.

Semanalmente, deve-se monitorar FC, pressão arterial (PA), frequência respiratória (FR), SpO_2, sensação de fadiga para respirar (dispneia) e fadiga nos MMSS por meio da escala de Borg, para controle e avaliação da resposta do paciente ao treinamento.

Exercícios com bastões

Outra maneira de treinar os MMSS é utilizando os exercícios com bastões explorando grandes amplitudes de movimento, devendo-se fazer movimentos de adução e abdução do braço, além da flexão do ombro e a dissociação das cinturas pélvica e escapular. Durante o exercício, é importante que o paciente coordene os movimentos com a respiração. Desse modo, os pacientes devem ser instruídos a inspirar no repouso e expirar durante todo o movimento. Esse método faz o paciente realizar exercícios contra a gravidade e, simultaneamente, utilizar muitos grupos musculares. No entanto, nessa modalidade de treinamento, não é possível quantificar a carga imposta e, assim, fica difícil acompanhar a evolução do paciente quanto à carga de trabalho. Um modo de avaliar os resultados desse treinamento dos MMSS é o relato dos pacientes quanto ao seu desempenho nas AVD, que pode ser mensurado por meio de questionários específicos para esse fim.

Exercícios com faixas elásticas

As faixas elásticas, tipo *teraband* ou *teratube*, com diferentes resistências especificadas pelo fabricante de acordo com a cor, também constituem outra possibilidade para a realização do treinamento dos MMSS. Nesse método, a carga está relacionada com a cor da faixa que determina o grau de resistência ao movimento. Dessa maneira, o fisioterapeuta pode avaliar a evolução do treinamento à medida que a cor da faixa elástica que o paciente está utilizando para treinar muda. Esse método de treinamento fornece ao paciente as mesmas possibilidades de movimento que o treinamento com o bastão, com a vantagem de poder realizar também exercícios específicos para determinados grupos musculares. Contudo, esse método é limitado pela resistência das faixas disponíveis no mercado.

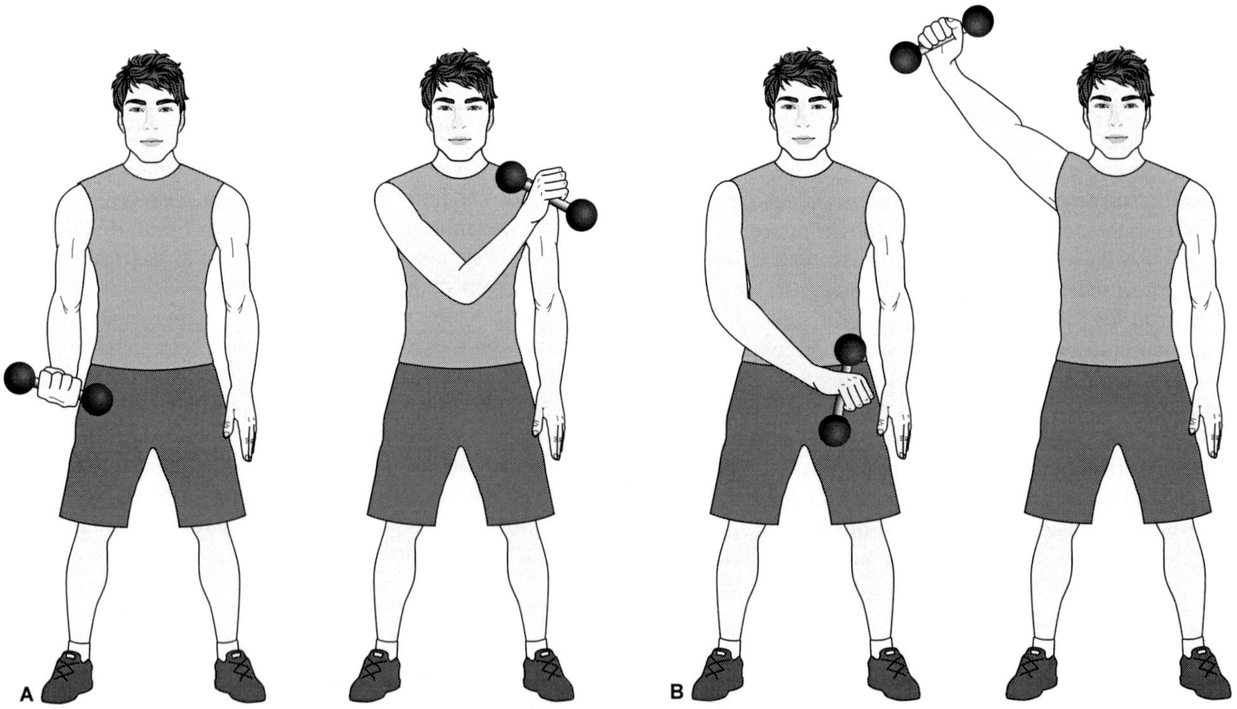

Figura 36.4 Treinamento com exercícios em diagonal. **A.** Início e fim da primeira diagonal. **B.** Início e fim da segunda diagonal.

Exercícios em equipamentos de musculação

Também é possível utilizar equipamentos de musculação para realizar o treinamento dos MMSS dos pacientes com DPOC. Esses equipamentos possibilitam o treinamento específico para cada músculo da cintura escapular e braços ou um treinamento globalizado, envolvendo simultaneamente a cintura escapular e os braços, dependendo da disponibilidade de equipamento. O treinamento de um músculo específico aumenta a força e a resistência dos MMSS, mas implica aumento no período diário dispensado ao exercício, além de aumentar o gasto energético para trabalhar todos os músculos da cintura escapular.

Uma revisão sistemática realizada por McKeough *et al.* em 2016 mostrou que o treinamento de MMSS (força ou resistência) reduz a sensação de dispneia nos pacientes com DPOC quando comparados ao não treinados, porém, até o momento, não existe evidência de melhora nos escores de qualidade de vida desses pacientes.

Independentemente do tipo de treinamento escolhido, é de extrema importância que o paciente seja sempre monitorado, uma vez que tais pacientes apresentam risco. Durante o treinamento, deve-se verificar periodicamente: FC, PA, FR, SpO_2 e sensação de dispneia e fadiga dos MMSS, por meio da escala de Borg modificada.

CONSIDERAÇÕES FINAIS

Independentemente do teste escolhido para avaliar os membros superiores dos pacientes com DPOC, deve-se sempre levar em consideração o objetivo do tratamento que será realizado, ou seja, se o objetivo é ganhar força muscular, deve-se escolher testes que mensuram a força, caso seja *endurance*, deve-se usar um teste que mensure a *endurance*. Também é possível utilizar uma avaliação mista quando o treinamento for misto. Esse cuidado é fundamental para que se consiga mostrar o resultado do tratamento proposto.

BIBLIOGRAFIA

Agustí AGN. Systemic effects of chronic obstructive pulmonary disease. Am Thorac Soc. 2005;2:267-70.

Alder SS, Beckers D, Buck M. PNF: facilitação neuromuscular proprioceptiva: um guia ilustrado. 2. ed. Barueri: Manole; 2007.

Baarends EM, Schols AMWJ, Slebos DJ, Mostert R, Janssen PP, Wouters EFM. Metabolic and ventilatory response pattern to arm elevation in patients with COPD and healthy age-matched subjects. Eur Respir J. 1995;8(8):1345-51.

Belman MJ. Exercise in chronic obstructive pulmonary disease. Chest. 1986;(7):585-95.

Breslin EH, Adams E, Lutz A, Roy C. Instrument development in the measurement of unsupported arm exercise endurance in normal adult subjects. Arch Phys Med Rehabil. 1993;74(6):649-52.

Castagna O, Boussuges A, Vallier JM, Prefaut C, Brisswalter J. Is impairment similar between arm and leg cranking exercise in COPD patients? Respiratory Medicine. 2007;101(3):547-53.

Celli B, Rassulo J, Make BJ. Dyssynchronous breathing during arm but not leg exercise in patients with chronic airflow obstruction. N Engl J Med. 1986;314(23):1485-90.

Celli BR, Criner GJ, Rassulo J. Ventilatory muscle recruitment during unsupported arm exercise in normal subjects. J Appl Physiol. 1988;64(5):1936-41.

Celli BR. The clinical use of upper extremity exercise. Clin Chest Med. 1994;15(2):339-49.

Couser JR, Celli BR. Respiratory response and ventilatory muscle recruitment during arm elevation in normal subjects. Chest. 1992;101(2):1034-49.

Dolmage TE, Maestro L, Avendano MA, Goldestein RS. The ventilatory response to arm elevation of patients with COPD. Chest. 1993;104(4):1097-100.

Dourado VZ, Antunes LC, Tanni SE, de Paiva SA, Padovani CR, Godoy I. Relationship of upper-limb and thoracic muscle streng to 6-min walk distance in COPD patients. Chest. 2006;129(3):551-7.

Epstein SK, Celli BR, Martinez FJ, Couser JI, Roa J, Pollock M, et al. Arm training reduces the VO_2 and VE cost of unsupported arm exercise and elevation in chronic obstructive pulmonary disease. J Cardiopulm Rehabil. 1997;17(3):171-7.

Franssen FM, Wouters EF, Baarends EM, Akkermans MA, Schols AM. Arm mechanical efficiency and arm exercise capacity are relatively preserved in chronic obstructive pulmonary disease. Med Sci Sports Exerc. 2002;34(10):1570-6.

Gigliotti F, Coli C, Bianchi R, Grazzini M, Stendardi L, Castellani C, et al. Arm exercise and hyperinflation in patients with COPD. Chest. 2005;128(3):1225-32.

Global Initiative for Chronic Obstructive Lung Disease (GOLD). Global strategy for the diagnosis, management and prevention of COPD, 2016. Disponível em: www.goldcopd.org/.

Hough CL, Lieu Bk, Caldwell ES. Manual muscle strength testing of critically ill patients: feasibility and interobserver agreement. Critical Care. 2011;15(1):R43.

Janaudis-Ferreira T, Beauchamp MK, Goldstein RS, Brooks D. How should we measure arm exercise capacity in patients with COPD? A systematic review. Chest 2012;141(1):111-20.

Killian KJ. Limitation to muscular activity in chronic obstructive pulmonary disease. Eur Respir J. 2004;24(1):6-7.

Leidy NK. Psychometric properties of the functional performance inventory in patients with chronic obstructive pulmonary disease. Nursing Research. 1999;48(1):20-8.

Leite PH. Heart rate responses during isometric exercises in patients undergoing a phase III cardiac rehabilitation program. Rev Bras Fisioter. 2010;14(5):383-9.

Lima VP. Valores de referência de dois testes de avaliação de capacidade funcional de membros superiores em indivíduos saudáveis [tese de doutorado]. Belo Horizonte: UFMG; 2016.

Martin TW, Zeballos RJ, Weisman IM. Gas exchange during maximal upper extremity exercise. Chest. 1991;99(2):420-5.

McKeough ZJ, Alison JA, Bayfield MS, Bye PT. Supported and unsupported arm exercise capacity following lung volume reduction surgery: a pilot study. Chron Respir Dis. 2005;2(2):59-65.

McKeough ZJ, Alison JA, Bye PTP. Arm positioning alters lung volumes in subjects with COPD and healthy subjects. Aust J of Physiother. 2003;49(2):133-7.

McKeough ZJ, Velloso M, Lima VP, Alison JA. Upper limb exercise training for COPD. Cochrane Database Syst Rev. 2016;11:CD011434.

Panka GF, Oliveira MM, França DC, Parreira VF, Britto RR, Velloso M. Ventilatory and muscular assessment in healthy subjects during any activity of daily living with unsupported arm elevation. Rev Bras Fisioter. 2010;14(4):337-43.

Porto EF, Castro AA, Velloso M, Nascimento O, Dal Maso F, Jardim JR. Exercises using the upper limbs hyperinflation COPD patients more than exercises using the lower limbs at the same metabolic demand. Monaldi Arch Chest Dis. 2009;71(1):21-6.

Reichel HS. Facilitação neuromuscular proprioceptiva – Conceito – Método – Técnica. Belo Horizonte: Premier; 1998.

Ries AL, Bauldoff GS, Carlin BW, Casaburi R, Emery CF, Mahler DA, et al. Pulmonary Rehabilitation: Joint ACCP/AACVPR Evidence-Based Clinical Practice Guidelines. Chest. 2007;131(5 Suppl):4S-42S.

Ries AL, Ellis B, Hawkins RW. Upper extremity exercise training in chronic obstructive pulmonary disease. Chest. 1988;93(4):688-92.

Ries AL. The importance of exercise in pulmonary rehabilitation. Clin Chest Med. 1994;15(2):327-37.

Schaubert KL, Bohannon RW. Reliability and validity of tree strength measures obtained from community dwelling elderly persons. Journal of Strength and Conditioning Research. 2005;19(3):717-20.

Sclauser Pessoa IMB, Parreira VF, Lorenzo VAP, Reis MAS, Costa D. Análise da hiperinsuflação pulmonar dinâmica (HD) após atividade de vida diária em pacientes com doença pulmonar obstrutiva crônica. Rev Bras Fisioter. 2007;11(6):469-74.

Souza GF, Castro AAM, Velloso M, Silva CR, Jardim JR. Lactic acid levels in patients with chronic obstructive pulmonary disease accomplishing unsupported arm exercises. Chronic Respiratory Disease. 2010;7(2):75-82.

Takahashi T, Jenkins SC, Strauss GR, Watson CP, Lake FR. A new unsupported upper limb exercise test for patients with chronic obstructive pulmonary disease. Journal of Cardiopulmonary Rehabilitation. 2003;23:430-73.

Tangri S, Wolf CR. The breathing pattern in chronic obstructive lung disease during the performance of some common daily activities. Chest. 1973;63(1):126-7.

Tarantino AB. Doenças pulmonares. In: Tarantino AB. Reabilitação pulmonar. Rio de Janeiro: Guanabara Koogan; 1997. p. 627-40.

Zhan S, Cerny FJ, Gibbons WJ, Mador MJ, Wu J-W. Development of an unsupported arm exercise test in patients with chronic obstructive pulmonary disease. J Cardiopulm Rehabil. 2006;26(3):180-7; discussion 188-90.

37 Técnicas de Conservação de Energia para Pneumopatas

Anne Marise Koenig • Marcelo Velloso

INTRODUÇÃO

Pacientes com pneumopatia crônica muitas vezes apresentam limitações funcionais na realização de atividades cotidianas, em decorrência do agravamento do seu quadro clínico, o que causa decréscimo da autonomia ou da independência.

Neste capítulo, serão abordados os aspectos relativos à ocupação humana e aos meios de atuação terapêutica que atenuam os sintomas produzidos pelo quadro clínico, visando à manutenção ou à melhora funcional desses pacientes.

O ser humano, em sua essência, é um ser ocupacional. Independentemente do ciclo vital a que pertença ou de suas habilidades, necessita da ocupação para crescer e desenvolver-se. É por meio dela que experimenta a união de seu espírito, mente e corpo.

As ocupações e as atividades humanas representam tudo aquilo que o ser humano faz no seu dia a dia, ano após ano, produzindo para si e também para a humanidade: sua história de vida e seu legado. Elas têm propósito, significado e utilidade pessoal e social e englobam: observar a si mesmo; se relacionar com pessoas, grupos, a sociedade em geral e a natureza; desenvolver-se espiritualmente; vivenciar papéis, hábitos e rotinas; experimentar a sexualidade; permitir-se a vivência de lazer, entretenimento e cultura; contribuir para a estrutura econômica da família e da comunidade; cuidar de outros; dormir e descansar.

As ocupações são classificadas e organizadas, cuja conclusão envolve múltiplas atividades. Quando executadas, podem ser compartilhadas ou observadas por outras pessoas, como limpar a casa, ou ser percebida e vivenciada apenas pelo paciente em questão, como a leitura de um jornal ou revista. Pode-se afirmar que só há um envolvimento ativo quando o paciente encontra propósito e significado na atividade.

De acordo com Cavalcanti *et al.* (2015), as ocupações/atividades são influenciadas por três domínios:

1. Fatores do paciente.
2. Habilidades de desempenho.
3. Padrões de desempenho, que se inter-relacionam.

Os fatores do paciente referem-se a valores, crenças, espiritualidade, funções do corpo e estruturas do corpo. Os valores e as crenças são atributos morais derivados da cultura familiar e social sobre o que é bom, certo, verdadeiro e significativo e/ou o seu inverso. A espiritualidade é a relação humana com o transcendente, na busca de sentido para a vida, podendo ou não estar relacionado com a religião. As funções do corpo relacionam-se com: capacidade mental cognitiva, psicológica e comportamental, funções sensoriais, neuromusculoesqueléticas, dos sistemas digestório, metabólico e endócrino, funções geniturinárias e reprodutivas, cardiovascular, hematológico, imunológico, respiratório e pele. As estruturas referem-se a partes anatômicas do corpo (órgãos, membros e componentes).

As habilidades de desempenho são as ações combinadas das funções e estruturas do corpo que permeiam e possibilitam a realização das atividades e ocupações humanas, sendo classificadas como motoras, processuais e de interação social.

Padrões de desempenho são hábitos, papéis, rituais, funções e rotinas estabelecidos pelo paciente para e no desenvolvimento de suas ocupações e atividades.

A inter-relação desses fatores apoia o envolvimento e a participação do paciente nas áreas de ocupação humana designadas como atividades de vida diária (AVD), também conhecidas como atividades básicas da vida diária (ABVD) ou atividades pessoais da vida diária (APVD), atividades instrumentais de vida diária (AIVD), descanso e sono, educação, trabalho, lazer e participação social.

ATIVIDADES DE VIDA DIÁRIA

Essenciais para a sobrevivência do ser humano e para seu bem-estar, destinam-se ao cuidado de seu próprio corpo. De acordo com Cavalcanti *et al.* (2015), englobam:

- Uso de vaso sanitário e realização da higiene íntima
- Capacidade de vestir-se
- Alimentação
- Mobilidade funcional
- Cuidado com equipamentos pessoais
- Higiene pessoal e cuidado com corpo, pelos, unha e dentes
- Atividade sexual.

Uso do vaso sanitário e realização da higiene íntima

Trata-se de atividades que exigem do indivíduo a capacidade de manter-se na posição ortostática ou sentada no vaso sanitário e/ou transferir-se de e para o vaso; usar utensílios e dispositivos auxiliares, como assento elevado e barra de apoio; utilizar materiais que auxiliem na limpeza do corpo, como papel higiênico e ducha higiênica; controlar os esfíncteres e, se necessário, manipular cateter, colostomia ou supositório; cuidados menstruais; e manipulação de vestimentas.

Capacidade de vestir-se

Ao vestir-se, são recrutadas as habilidades do indivíduo de escolher as roupas e acessórios de acordo com o clima, a ocasião e o período do dia; acessá-las e retirá-las do guarda-roupa ou similar; vestir-se e despir-se de maneira sequencial de acordo com seu aprendizado, estética, tradição e cultura, bem como fechá-las e ajustá-las, além de colocar e retirar dispositivos pessoais, órteses e próteses.

Alimentação

Ao deglutir, comer e alimentar-se, é necessário escolher, colocar e arranjar o alimento e o líquido no prato, copo ou xícara; ser capaz de trazê-lo à boca, manipular e manter o alimento ou líquido nela e engoli-lo.

Mobilidade funcional

Na mobilidade funcional, o indivíduo deve ser capaz de, ao desempenhar as atividades, mudar de posição ou movimentar-se de um lugar para outro; deambular e transportar objetos; mover-se na cama; realizar transferências; e manter-se e mover a cadeira de rodas.

Cuidado com equipamentos pessoais

Requer habilidades de uso, limpeza e manutenção de óculos e lentes de contato; aparelho otofônico; aparelho de medida de índice glicêmico; dispositivos contraceptivos e sexuais, bem como órteses e próteses.

Higiene pessoal e cuidado com corpo, pelos, unha e dentes

Na higiene pessoal e no cuidado com corpo, pelos, unha e dentes, são exigidas do ser humano a realização de atividades como aplicar e remover produtos de beleza; lavar, secar, pentear, modelar, escovar e prender o cabelo; remover pelos do corpo; cuidar de unhas, pele, orelhas, olhos e nariz; aplicar desodorante e creme; escovar os dentes, passar fio dental e bochechar, além de retirar, higienizar e recolocar órteses e próteses dentárias.

Atividade sexual

Finalmente, na atividade sexual, deve ocupar-se de atividades que lhe propiciem satisfação sexual, relacional ou reprodutiva.

ATIVIDADES INSTRUMENTAIS DE VIDA DIÁRIA

Requerem habilidades mais avançadas e dão apoio ao desenvolvimento das AVD no ambiente doméstico e na comunidade:

- Administração da casa: orçamento doméstico, compras e armazenamento, preparação de refeições, limpeza da casa, cuidados com as roupas
- Cuidados dispensados a terceiros, como filhos pequenos, pais idosos e familiares/amigos/vizinhos doentes; cuidados dispendidos a animais; administração da saúde: uso de medicamentos, marcação de consultas, manutenção de hábitos saudáveis, como atividades físicas e alimentação balanceada
- Segurança: ser capaz de identificar situações de risco e tomar as devidas providências, como chamar terceiros, ligar para emergência, polícia, desligar gás e disjuntores elétricos etc.
- Uso de tecnologias ambientais, como televisores, rádios, micro-ondas, fogões, liquidificadores, torradeiras, sanduicheiras, aspirador de pó etc.
- Habilidade de dirigir e mover-se na comunidade: transitar pelas ruas da cidade, ir aos pontos de comércio desejados usando transporte particular, público ou a pé etc.
- Capacidade de gerenciar a comunicação utilizando sistemas e equipamentos como telefones, teclados, computadores ou *tablets*, luzes de chamada, entre outras
- Administração financeira de bens e recursos, bem como a realização de atividades de expressão espiritual e religiosa.

DESCANSO E SONO

São permeados por atividades que possibilitam o relaxamento, o descanso, a preparação e o sono propriamente dito, por meio de banhos relaxantes, uso de roupas confortáveis e apropriadas (pijama), leitura, preparação da cama, diminuição da intensidade da luz, audição de músicas relaxantes, entre outros.

ÁREA DE OCUPAÇÃO HUMANA

A área de ocupação humana designada como educação é mediada por atividade educacional acadêmica (p. ex., obtenção de grau no ensino fundamental, médio e superior), extracurricular (esportes, danças, teatro) e atividades vocacionais.

ATIVIDADES DE TRABALHO

Referem-se à capacidade produtiva humana de modificar matérias-primas ou planejar e administrar serviços, de maneira remunerada ou não. Para seu desenvolvimento, é necessário que o ser humano procure emprego, desenvolva as funções determinadas para o trabalho, se prepare para a aposentadoria e, caso deseje, realize trabalhos voluntários.

LAZER

Compreende *hobbies*, jogos, brincadeiras, atividades recreacionais e de entretenimento apropriadas ao ciclo vital à cultura dos indivíduos.

PARTICIPAÇÃO SOCIAL

Vivência humana das atividades que o indivíduo realiza em conjunto com a comunidade, os familiares, os amigos e os pares.

OCUPAÇÃO

Para que as ocupações humanas ocorram, são necessários o contexto e o ambiente. O contexto inclui o domínio cultural (costumes, crenças e padrões de atividade), pessoal (idade, ciclo do desenvolvimento, papéis relativos, gênero), temporal (período do dia, estação do ano, duração e ritmo da atividade) e virtual (quando a comunicação ocorre por meio de fones, *tablets*, computadores etc.).

O ambiente pode ser físico, relacionado com edificação imobiliária, mobiliários, ferramentas e objetos, e social, associado a pessoas significativas, rede de apoio e de suporte, crenças, costumes, padrões de comportamentos, educação, regime econômico, político e emprego.

Todos os seres humanos desempenham ocupações ao longo da vida que estão sujeitas a mudanças em decorrência de processos relativos a envelhecimento, adoecimento, incapacidades, exclusão social, entre outros.

ALTERAÇÕES FUNCIONAIS DO PACIENTE COM DPOC

Indivíduos com doença pulmonar obstrutiva crônica (DPOC) experimentam mudanças funcionais relativas às áreas de AVD, AIVD, descanso e sono, educação, trabalho, lazer e participação social, pois, em virtude da progressão da doença ao longo do tempo, veem aumentar suas dificuldades para realizar atividades simples do cotidiano. Inicialmente, essa dificuldade está relacionada com atividades que requerem grande gasto energético (subir escadas, andar rápido ou correr). Depois, ela passa por aquelas de média intensidade (realizar compras, trabalhos domésticos), chegando àquelas relativas aos cuidados pessoais (vestir-se, comer, tomar banho, entre outras), muitas vezes limitando até mesmo as atividades recreativas e passatempos que o paciente possa ter, levando-o a necessitar de auxílio.

Quando um indivíduo realiza suas AVD ou outras atividades dinâmicas, é exigido determinado gasto energético do corpo, e, quanto mais intensa for a atividade, maiores serão o consumo de oxigênio (VO_2), a ventilação minuto (VE) e a frequência cardíaca (FC). Em indivíduos com DPOC, o sistema respiratório está prejudicado, apresentando dificuldades para suprir a demanda de oxigênio requerida durante a atividade, promovendo, então, hiperinsuflação dinâmica, cansaço e dispneia precoce. Esses fatores são altamente limitantes e se caracterizam como as principais queixas dos pneumopatas crônicos.

A dispneia, na maioria das vezes, é a queixa principal dos pacientes com DPOC, configurando-se o fator limitante para a execução de suas AVD. Além disso, a redução da atividade física por causa desse sintoma leva ao descondicionamento físico, o que pode aumentar ainda mais a sensação de dispneia.

Um estudo recente mensurou o tempo gasto pelos pacientes com DPOC em suas atividades cotidianas e verificou que eles passam a maior parte do tempo sentados ou deitados, quando comparados a sujeitos idosos saudáveis. Esses resultados são coerentes com o que se verifica na prática clínica, em que os pacientes com DPOC inconscientemente reduzem suas atividades com o objetivo de reduzir a intensidade da dispneia.

De modo geral, a dispneia representa o sintoma mais incapacitante do paciente com DPOC e, como em outras pneumopatias crônicas, ela é multifatorial, pois ocorre por lesões no tecido pulmonar acompanhadas por alterações na biomecânica da caixa torácica, aumento do VO_2 e da VE e hiperinsuflação dinâmica durante a realização de atividades simples do cotidiano. Para saber o impacto da dispneia na vida do paciente, é importante realizar uma avaliação clínica global que possibilite mensurar a autonomia e a independência funcional dos pacientes com pneumopatia crônica e, assim, complementar a avaliação sintomática tradicional.

Na prática clínica, observa-se que indivíduos acometidos pela DPOC geralmente buscam suporte das equipes de saúde somente quando sentem as perdas funcionais, ou seja, a partir da classe II do GOLD (2010).

TRATAMENTO DA PERDA DE FUNCIONALIDADE

Inicialmente, o profissional da saúde deve avaliar minuciosamente as ocupações, os fatores do paciente, suas habilidades e padrões de desempenho, os contextos e ambientes onde está inserido, determinando o grau de comprometimento ou classe, as perdas funcionais e as capacidades residuais, os motivos desencadeadores da dispneia e do cansaço, bem como seus interesses e desejos. Com o resultado da avaliação, é possível traçar um plano de tratamento direcionado às necessidades reais de cada paciente.

Sendo assim, uma avaliação multidimensional do paciente com DPOC torna-se essencial. No entanto, o avaliador deve utilizar instrumentos válidos e confiáveis que forneçam informações clínicas importantes para uma avaliação funcional acurada. Além disso, é necessário que o avaliador conheça e saiba utilizar corretamente os instrumentos, pois assim pode utilizá-los para acompanhar a evolução do tratamento e sua efetividade.

A seguir, será feita uma descrição breve dos instrumentos disponíveis para avaliar a funcionalidade, divididos em questionários e testes clínicos.

INSTRUMENTOS DE AVALIAÇÃO FUNCIONAL | QUESTIONÁRIOS

London Chest Activity of Daily Living Scale (LCADL)

Apresenta quatro domínios – cuidados pessoais, atividades domésticas, atividades físicas e atividades de lazer – perfazendo um total de 15 questões quantitativas, com a finalidade de avaliar a limitação das AVD em pacientes com DPOC. Quanto mais alto o escore total, que pode variar de zero até 75 pontos, maior é a limitação da AVD. Recentemente, a escala LCADL foi traduzida para o português do Brasil, versão que demonstrou excelente reprodutibilidade no escore total e na maioria das questões. A versão brasileira da escala LCADL é um instrumento confiável, reprodutível e válido para avaliar a dispneia durante AVD em pacientes com DPOC grave. O tempo médio de preenchimento do questionário é de 8 min.

Pulmonary Function Status and Dyspnea Questionnaire (PFSDQ)

Trata-se de um questionário de *status* funcional específico para pacientes com DPOC que fornece informação sobre sintomas e nível de atividade. Originalmente, é formado por dois componentes, 164 itens, autoadministrado, avaliando a percepção do paciente às mudanças na dispneia e no nível de atividade (*status* funcional). Mais tarde, desenvolveu-se uma versão modificada e mais curta desse instrumento (PFSDQ-M), composta por 40 itens, sendo avaliadas pelo paciente somente 10 atividades comuns e acrescentando-se um componente de fadiga às já existentes atividade e dispneia. Além disso, um sistema de escore universal foi adotado para as subescalas com o uso de uma escala de 11 pontos variando de zero a 10. A aplicabilidade do PFSDQ-M foi suportada pela fácil leitura, autoadministração e curto período gasto para o teste, em média 7 min.

Pulmonary Functional Status Scale (PFSS)

Trata-se de um questionário de *status* funcional, autoadministrado, específico para pacientes com DPOC e formado por 64 itens, com um componente funcional (predominantemente AVD) e outro emocional. O componente funcional inclui subescores de autocuidado, atividades diárias, tarefas domésticas, compras no mercado e preparação de refeições, transporte (mobilidade), relacionamento e dispneia. O componente emocional abrange subescores de ansiedade e depressão. Escores altos indicam bom desempenho funcional.

Manchester Respiratory Activities of Daily Living Questionnaire (MRADL)

Questionário específico para pacientes com DPOC, é formado por 21 itens, autoadministrado, constituído por quatro domínios: mobilidade (7 itens), atividades na cozinha (4 itens), tarefas domésticas (6 itens) e atividades de lazer (4 itens). O MRADL é pontuado por um escore de zero a 21, em que 21 significa nenhuma incapacidade física. Trata-se de um questionário válido e confiável, fácil e rápido de ser administrado, levando em média 10 min para ser completado e sendo utilizado para avaliação da incapacidade física em pacientes idosos com DPOC. É um instrumento capaz de discriminar bem entre DPOC idosos e controles saudáveis e é sensível à reabilitação pulmonar.

Perfil de atividade humana (PAH)

Medida de autorrelato do gasto energético ou aptidão física, tem 94 itens (atividades) selecionados de uma lista de acordo com o gasto de energia requerida e contém atividades que requerem de 1 a 10 MET aproximadamente, ordenadas do menor para o maior gasto energético. Para cada um dos 94 itens, existem três possíveis respostas: "ainda faço", "parei de fazer" ou "nunca fiz". Uma vantagem desse instrumento é que a resposta "nunca fiz" não é computada em qualquer escore ou classificação do PAH, o que minimiza o risco do viés cultural de alguns itens. O PAH é um instrumento que foi traduzido para o português e adaptado transculturalmente ao Brasil. Sua versão brasileira pode ser aplicada em indivíduos com níveis funcionais diferentes, desde muito baixos até muito altos, sem risco de um "efeito teto". O tempo gasto na aplicação do instrumento foi de aproximadamente 20 min.

INSTRUMENTOS DE AVALIAÇÃO FUNCIONAL | TESTES CLÍNICOS

Além do teste da caminhada dos 6 min (mais usado) e do *Shuttle walk test*, outros testes podem ser utilizados para avaliar a funcionalidade dos pacientes com pneumopatia crônica.

Teste de AVD Glittre

Este teste foi desenvolvido para medir o *status* funcional em DPOC com um grupo padronizado de AVD que representam atividades comuns essenciais na vida diária e que são de difícil realização por esses pacientes. Ele começa com o paciente na posição sentada, com uma mochila de 2,5 kg (mulheres) e 5 kg (homens) nas costas. O indivíduo se levanta para andar em uma pista de 10 m, passando por uma escada de dois degraus (17 cm de altura e 27 cm de profundidade) e, em seguida, vai até duas prateleiras, que são ajustadas na altura dos ombros e da cintura de cada paciente. Três caixas pesando 1 kg cada são posicionadas na prateleira mais alta e o paciente deve movê-las, uma por vez, para a prateleira inferior, e depois para baixo colocando-as no chão; em seguida, deve devolver as caixas para a prateleira inferior e novamente para a prateleira mais alta. Ao final do teste, o paciente faz a volta pelo mesmo percurso até a cadeira (Figura 37.1). O teste consiste em cinco voltas, e os pacientes são instruídos a completá-las o mais rápido possível. É permitido que eles descansem se necessário, mas é dito para retornarem à atividade tão logo seja possível.

Sit-to-stand test

Este teste é realizado utilizando uma cadeira com altura padronizada (46 cm) sem descanso para os braços. Antes de seu início, o procedimento é demonstrado ao indivíduo. Ele é orientado a sentar-se na beirada da cadeira e, em seguida ao comando "Vai!", levantar-se e rapidamente voltar a sentar, repedindo o procedimento várias vezes tão rápido quanto possível em um período de 1 min. O número de repetições completadas é anotado. Esse teste é considerado um indicador do *status* funcional para pessoas idosas, já que o ato de se levantar da posição sentada é uma atividade essencial que possibilita outras atividades vitais, como o andar.

Após a avaliação, o tratamento das perdas funcionais inicia-se pelos seguintes passos:

1. Educação em saúde com orientações sobre a importância da cessação do tabagismo, de se evitar a exposição a agentes poluentes, aos extremos de temperatura e à umidade, bem como a não realização de atividades físicas quando o ar for considerado impróprio. Também orientar sobre a necessidade de hábitos saudáveis de vida.

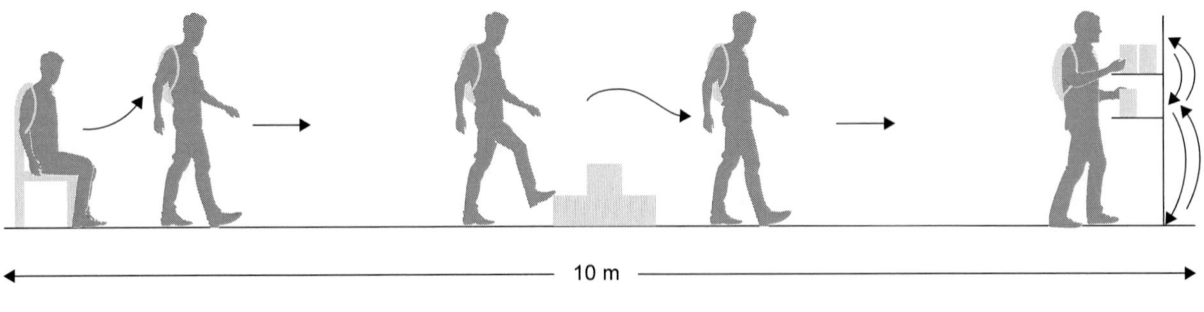

Figura 37.1 Circuito do teste de AVD Glittre. Adaptada de Skumlien *et al.* (2006).

2. Orientação sobre técnicas respiratórias – respiração lenta e profunda, uso da respiração freno-labial, relaxamento, posicionamento corporal, treinamento muscular inspiratório e respiração diafragmática que melhoram a ventilação e a troca gasosa e diminuem a dispneia, melhorando a tolerância ao exercício, aumentando a capacidade funcional e, consequentemente, melhorando a qualidade de vida.
3. Reabilitação pulmonar que objetiva restaurar, manter e prevenir agravos relativos à capacidade funcional do indivíduo, por meio de orientações, suporte psicológico, técnicas de relaxamento e controle do estresse, estimulação cognitiva, exercícios físicos, treino de AVD, AIVD, atividades de trabalho e lazer e educação da família.

Treino de AVD, AIVD, trabalho e lazer

A dispneia e o cansaço, como dito anteriormente, são os fatores que mais comprometem a realização das atividades do cotidiano e as que causam mais angústia no pneumopata crônico.

Com o objetivo de diminuir o desconforto causado por estes fatores e de manter o paciente ativo em suas atividades do cotidiano, os guias de reabilitação recomendam a utilização de técnicas de conservação de energia, modificações e adaptações ambientais e indicação e treinamento de uso da tecnologia assistiva.

Técnicas de conservação de energia

Para treinar as atividades do cotidiano, em especial as AVD e AIVD, utilizando-se as técnicas de conservação de energia, deve-se seguir os nove objetivos que as norteiam:

1. Treinar a respiração diafragmática, primeiro em repouso para que o paciente tenha percepção e consciência dos movimentos respiratórios durante a inspiração e a expiração. Em seguida, deve-se orientar a respiração diafragmática durante a realização das atividades, evitando-se períodos de apneia.
2. Treinar membros superiores, objetivando o aumento da resistência e da tolerância durante a execução das atividades, principalmente quando não for possível apoiar os braços.
3. Graduar as atividades, organizando-as por nível de complexidade, gasto energético e tempo de desenvolvimento, iniciando com atividades fáceis, que exigem menor gasto energético e que sejam breves. Por exemplo:
   - Inicialmente treinar atividades de higiene pessoal, como escovar os dentes, pentear os cabelos (Figura 37.2), fazer a barba, lavar o rosto e maquiar-se, em posição sentada e com apoio de membros superiores. Em seguida, treinar depilar axilas e pernas e tomar banho lavando os cabelos na posição sentada, sem apoio de membros superiores
   - Na atividade de compras, inicialmente deve-se optar por poucos produtos e por estabelecimentos próximos à residência (p. ex., comprar carne no açougue da esquina, para a semana). Posteriormente, a quantidade de produtos da lista e o tempo de execução aumentam, assim como a distância do estabelecimento (p. ex., compra de supermercado para o mês inteiro, solicitando entrega em domicílio).
4. Simplificar e auxiliar o desempenho nas atividades, modificando e adaptando o ambiente mobiliário e imobiliário e prescrevendo dispositivos de auxílio (Figura 37.3). É importante que o ambiente seja favorável, sem barreiras ou fatores de risco. Pode-se indicar a retirada de móveis que atrapalham a passagem, a construção de rampas de acesso quando houver somente escada e a implantação de corrimão em corredores e escadas. No quarto, a cama deve estar ajustada à altura do paciente (paciente sentado, pernas flexionadas em 90-90-90° no quadril, joelho e pé), princípio que precisa ser aplicado a sofás, cadeiras e poltronas. A cama pode contar com uma pequena grade, próxima a cabeceira, para servir de apoio ao se levantar. No guarda-roupa, o cabideiro deve ser retrátil. Caso não tenha condições econômicas de adquiri-lo, orientar a compra de um dispositivo de alcance ou, ainda, confeccionar um dispositivo utilizando um cabo de vassoura com um gancho na ponta, para que possa retirar os cabides do varal. No banheiro, indicar elevação de vaso sanitário com assento removível ou base de cimento (o assento é mais indicado, pois pode ser retirado e ajustado a outros ambientes que o paciente frequenta ou venha a frequentar). O papel higiênico deve ser colocado em base móvel, facilitando seu manuseio (geralmente o porta-papel higiênico fica atrás do vaso sanitário, levando o paciente a rodar o tronco para alcançá-lo). Prescrição de barras de apoio em área seca e úmida do banheiro. Aproximar a altura do espelho à pia, para que possa fazer a atividade de higiene na posição sentada. Na cozinha, pode ser indicado o uso de lava-louças, espremedor de frutas elétrico, micro-ondas, fogões de acendimento automático e panelas de cabos duplos, para melhor distribuição do peso. A mesa de jantar deve permitir o apoio dos braços, com angulação de cotovelo de 90°. Para a limpeza doméstica, usar "vassouras mágicas" ou aspirador de pó, para evitar varrer. Na lavanderia, optar pelo uso da máquina de lavar roupas e por varais de solo ou ajustáveis (de preferência com roldanas). O ferro deve ser leve e a vapor. Se o paciente souber manipular, indicar o uso de controle remoto nos aparelhos eletroeletrônicos, em vez de se levantar para manuseá-los.
5. Eliminar ocupações e atividades desnecessárias. Algumas sugestões: deixar as louças secarem no escorredor em vez de enxugá-las. Fazer compras de supermercado ou de outros produtos pela internet, para que a entrega seja em domicílio. Preparar refeições em grande quantidade, para que possam ser armazenadas e congeladas. Não passar roupas de cama, mesa e banho. Evitar varrer a casa, passando somente pano úmido. Usar roupão felpudo após o banho, eliminando a atividade de se enxugar. Preferir calçados sem cadarços.
6. Orientar o paciente a pedir ajuda de familiares, cuidadores e amigos para realizar suas tarefas, quando necessário. Estes devem ser orientados pela equipe sobre o quadro clínico do paciente, as incapacidades decorrentes e as capacidades remanescentes, além de meios de auxiliá-lo no tratamento.
7. Organizar o tempo, considerando o tempo gasto na realização das atividades e o tempo necessário para descanso. Importante desenvolver com o paciente um cronograma de suas atividades diárias e semanais, optando por realizar atividades com maior gasto energético no período do dia em que se sente melhor, alternando com descanso e atividades de menor gasto. Além de organizar o cotidiano, esse cronograma auxilia na diminuição da ansiedade.
8. Organizar o ambiente de modo que os materiais a serem utilizados pelo paciente permaneçam em locais de fácil acesso, entre a altura das cinturas escapular e pélvica (Figura 37.4), evitando a necessidade de grandes amplitudes de movimento de membros superiores sem sustentação, além

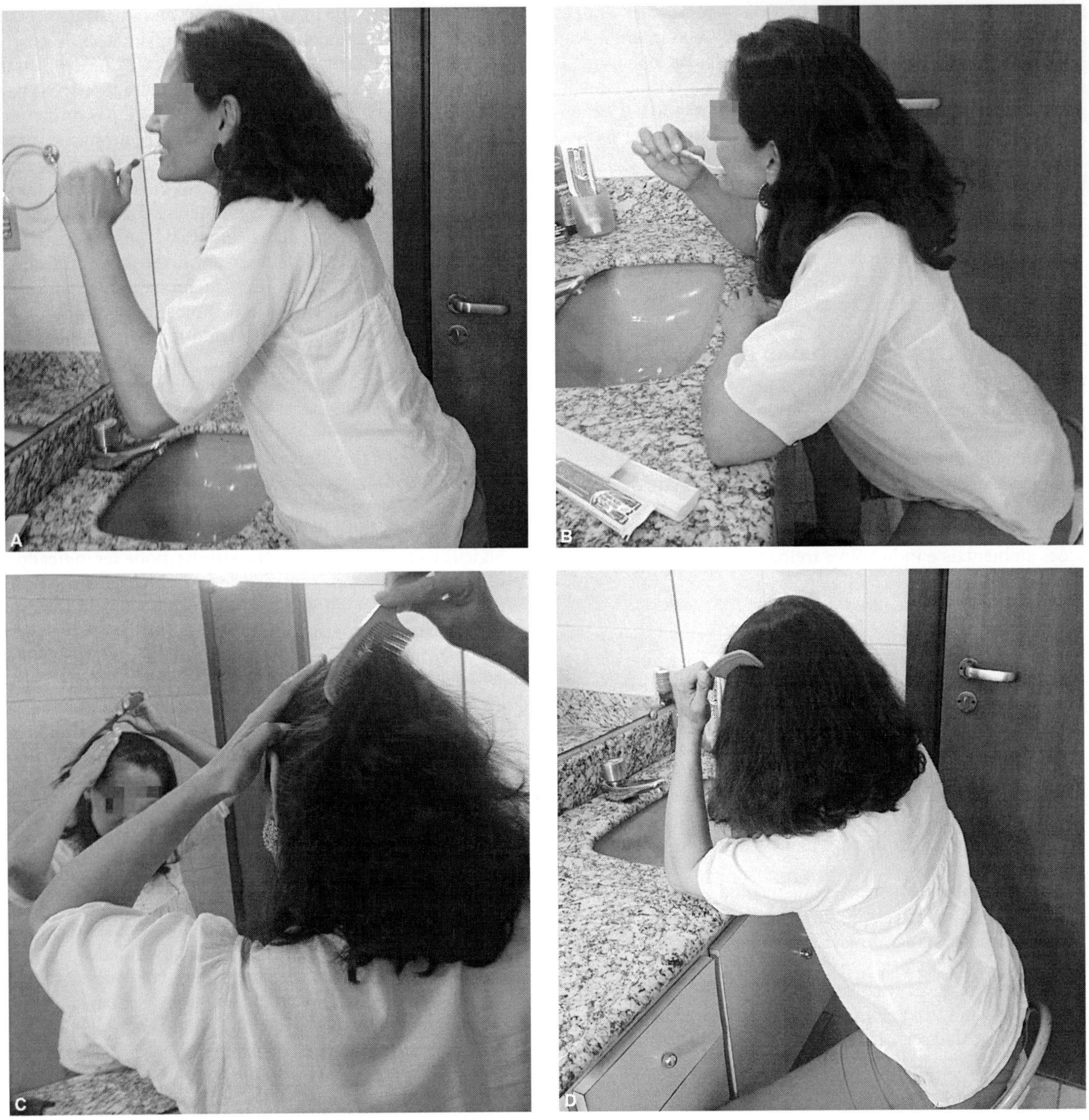

Figura 37.2 Atividades de escovar os dentes e pentear os cabelos. **A.** O indivíduo realiza a atividade de escovar os dentes em pé com os braços sem apoio. **B.** Mesma atividade de forma adaptada, com o indivíduo sentado e com os braços apoiados. **C.** Atividade de pentear os cabelos com o indivíduo em pé e sem apoio para os braços. **D.** Mesma atividade de forma adaptada, com o indivíduo sentado e com os braços apoiados.

da flexão de tronco. Os armários e as estantes da casa e do trabalho devem obedecer a essa organização. Na cozinha, é indicada uma mesa de trabalho móvel na altura preconizada, com todos os utensílios, alimentos e equipamentos a serem utilizados. Mesas de trabalho móveis são indicadas para outros espaços, como lavanderia, churrasqueira, oficinas etc.

9. Orientar quanto às posturas mais adequadas na realização das atividades, evitando a flexão do tronco e realizando o máximo de atividades com os braços apoiados e/ou em posição sentada (Figura 37.5).

Atividades externas ao lar devem ser programadas com antecedência, obedecendo à temporalidade do indivíduo e dispensando a correria, para não desencadear dispneia nem ansiedade. Atentar-se ao fato de que nem todos os espaços públicos oferecem local de descanso, como bancos para sentar. Para aqueles dependentes de oxigênio ou que apresentam fadiga e dispneia aos mínimos e médios esforços, sugerem-se banquetas dobráveis (que são leves e fáceis de carregar) ou andadores com assento dobrável e cesta, para carregar o cilindro.

As áreas de trabalho e lazer podem e devem seguir as técnicas de conservação de energia. O profissional da área da saúde

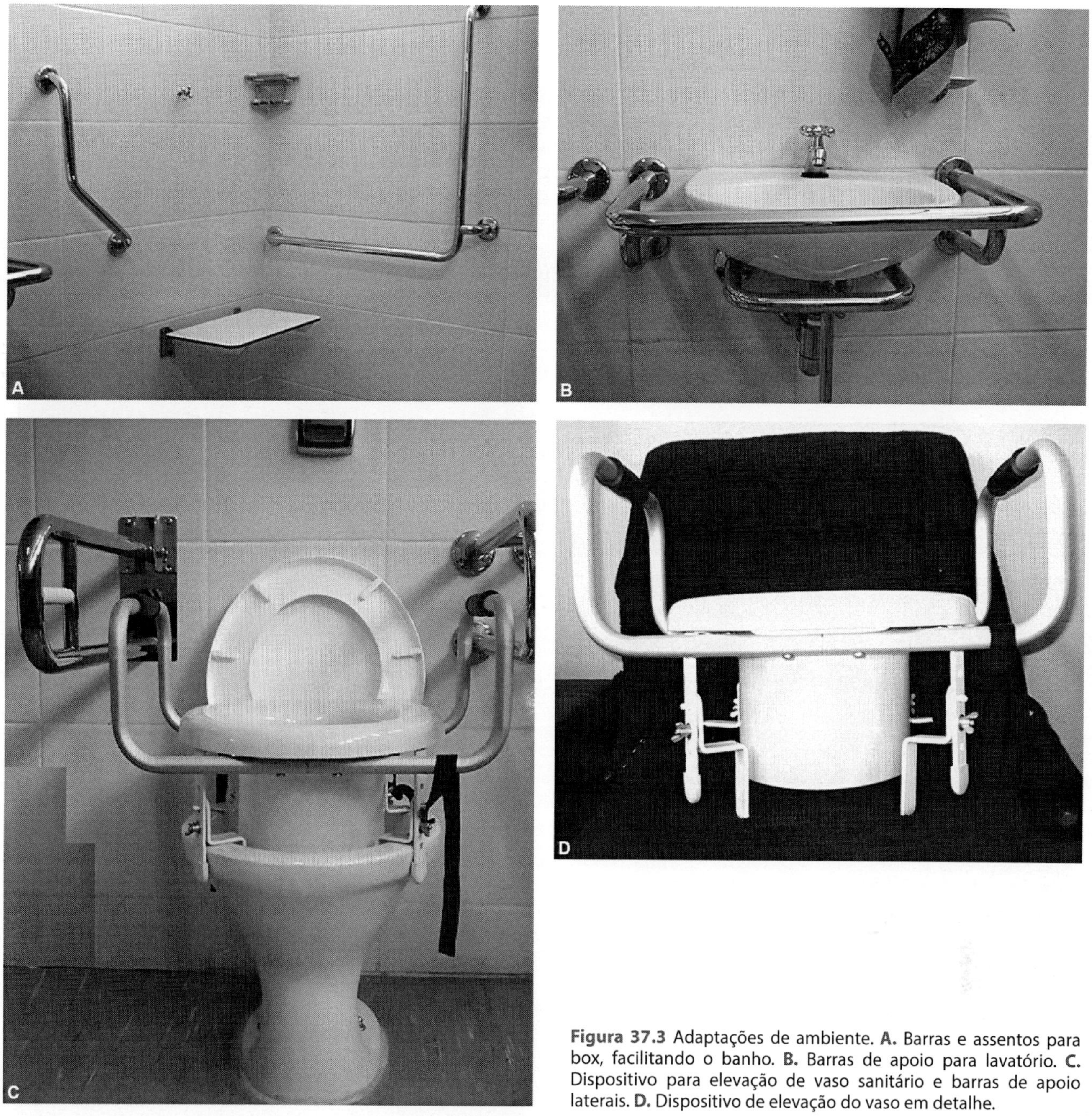

Figura 37.3 Adaptações de ambiente. **A.** Barras e assentos para box, facilitando o banho. **B.** Barras de apoio para lavatório. **C.** Dispositivo para elevação de vaso sanitário e barras de apoio laterais. **D.** Dispositivo de elevação do vaso em detalhe.

deve avaliar o ambiente de trabalho e propor mudanças, quando possível, como a adequação ergonômica do espaço, a implantação de rampas de acesso ou o uso adequado do elevador.

A organização do tempo e a importância de pedir ajuda aos colegas de trabalho devem ser valorizadas. Eles também devem ser orientados a prestar os primeiros socorros, caso o paciente venha a ter uma situação de emergência. As atividades de lazer podem ser realizadas no ambiente doméstico ou fora dele.

No ambiente doméstico, é importante manter uma postura adequada quando, por exemplo, jogar cartas, assistir à TV, conversar com os amigos, ler e fazer atividades artesanais. Muitas vezes, as atividades neste ambiente protegido são menos desgastantes e mais prazerosas ao paciente. Ao realizar atividades externas, depara-se com a falta de acessibilidade dos espaços públicos e, se utiliza transporte coletivo, com a altura exagerada dos degraus dos ônibus e com o número ínfimo daqueles com adaptação. Muitas vezes, esses ambientes também oferecem risco ambiental por fatores biológicos, como é o caso de cinemas, com revestimento de carpete onde proliferam facilmente ácaros, bactérias e fungos. Embora o ambiente externo seja menos protegido, não se deve impedir o pneumopata crônico de usá-lo. O paciente deve ser orientado pelos profissionais da saúde quanto aos cuidados no uso e à melhor maneira de explorar os ambientes.

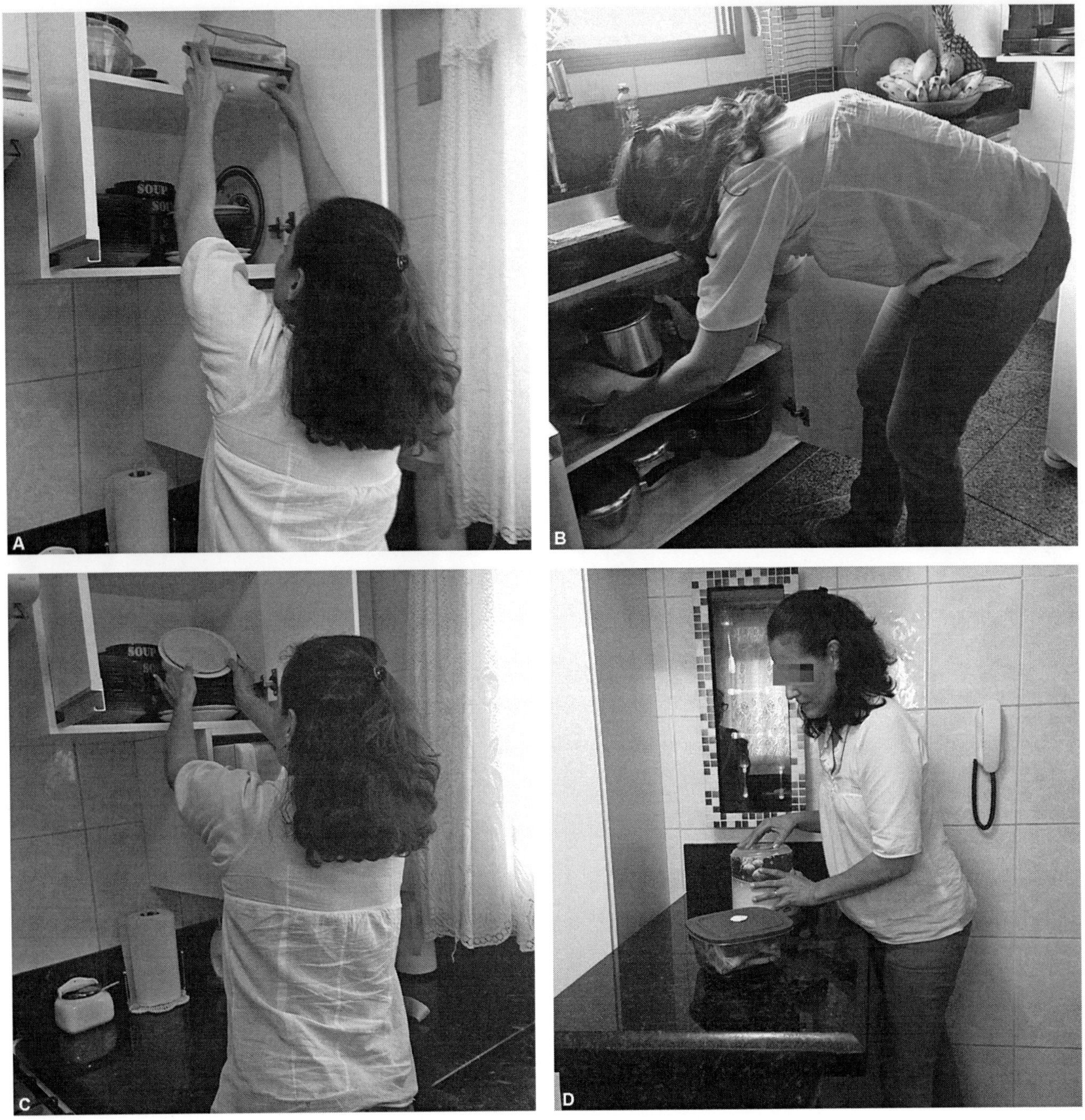

Figura 37.4 Organização de ambiente. **A** e **B.** Ambiente não adaptado, onde o indivíduo tem que alcançar objetos acima da cabeça e abaixo dos joelhos. **C** e **D.** Objetos posicionados adequadamente, na altura dos ombros e da cintura pélvica.

CONSIDERAÇÕES FINAIS

Como visto, as técnicas de conservação de energia, quando bem orientadas e utilizadas, aumentam a funcionalidade do paciente e não implicam aumento do custo do tratamento, e sim a mudança de hábito e pequenas adequações ambientais.

Recentemente, um estudo mostrou que o consumo de oxigênio, a frequência cardíaca e a sensação de dispneia dos pacientes com DPOC moderada a grave diminuem quando se utiliza apenas a mudança de postura para realizar AVD, como higiene pessoal (escovar os dentes, lavar o rosto e pentear os cabelos), colocar e retirar sapatos e colocar potes em prateleiras altas e baixas quando comparadas às mesmas atividades realizadas sem as técnicas de conservação de energia. Desse modo, os profissionais de saúde devem conhecer, ensinar e incentivar o uso dessas técnicas pelos pacientes pneumopatas crônicos.

No tratamento de pacientes com pneumopatias crônicas, é necessário reconhecer que estes podem ser independentes na vida, a despeito da quantidade de ajuda que recebem enquanto completam suas atividades. Os pacientes podem ser considerados independentes e autônomos quando desempenham ou dirigem ações necessárias à participação, independentemente da quantidade ou do tipo de assistência necessária, desde que estejam satisfeitos com o seu desempenho.

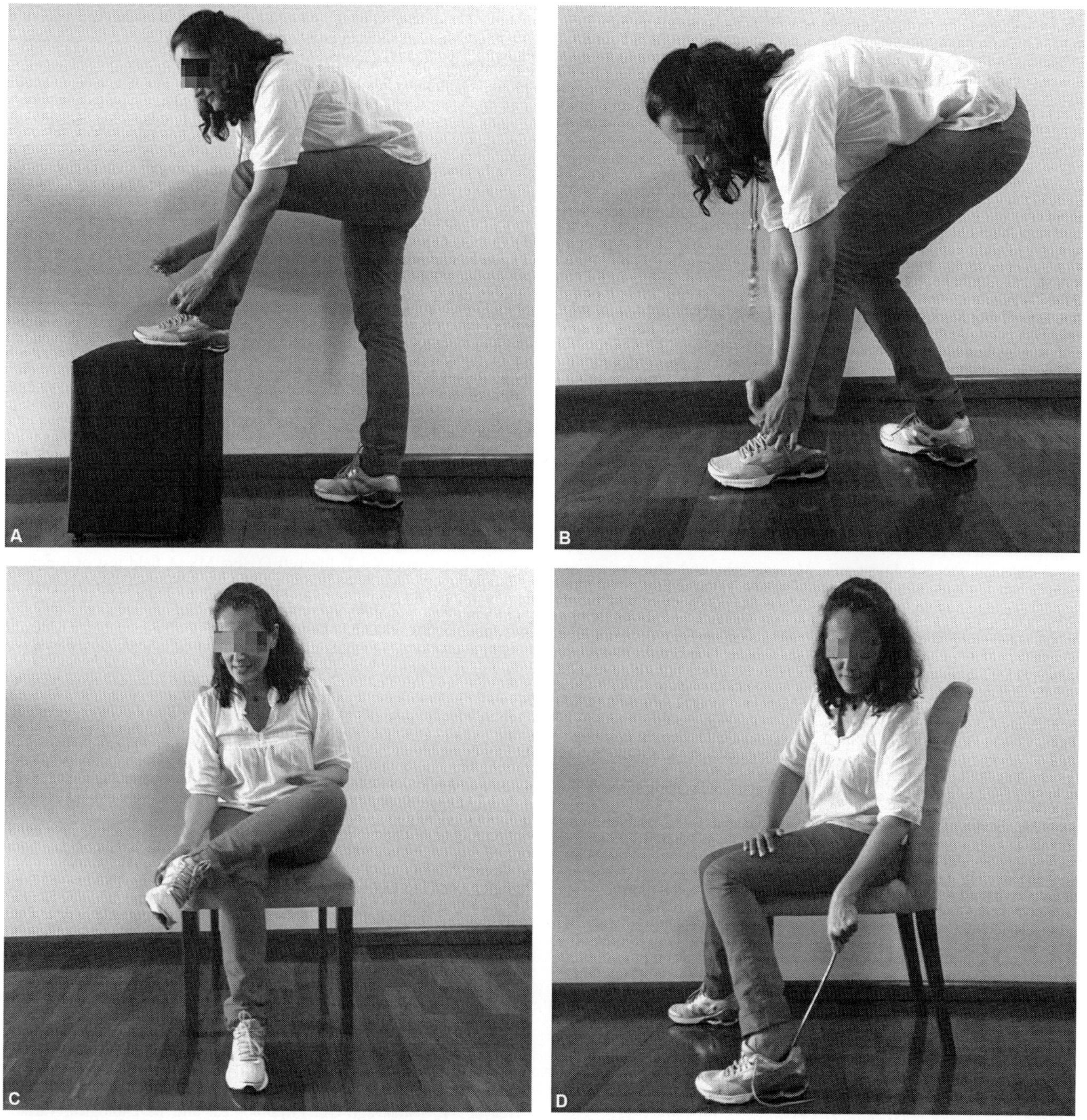

Figura 37.5 Exemplo de postura adequada para realizar a atividade de calçar os sapatos. **A** e **B**. Indivíduo realizando a atividade de maneira incorreta: posição em pé, com flexão de tronco. **C**. Atividade realizada na posição correta. **D**. Posição correta com uso de calçadeira com cabo longo, adequada para indivíduos que não conseguem cruzar as pernas.

BIBLIOGRAFIA

American Occupational Therapy Association (AOTA). Estrutura da prática da terapia ocupacional: domínio e processo. 3. ed. Traduzido por Cavalcanti A, Dutra FCMS, Elui VMC. Rev Ter Ocup Univ São Paulo. 2015;26(ed. esp.):1-49.

American Occupational Therapy Association (AOTA). Uniform terminology for occupational therapy. American Journal of Occupational Therapy. 1994;48:1047-54.

ATS Statement. Guidelines for the six-minute walk test. Am J Respir Crit Care Med. 2002;166(1):111-7.

Berzins GF. An occupational therapy program for the chronic obstructive pulmonary disease patient. Am J Occup Ther. 1970;24(3):181-6.

Bohannon RW, Smith J, Hull D, Palmeri D, Barnhard R. Deficits in lower extremity muscle and gait performance among renal transplant candidates. Arch Phys Med Rehabil. 1995;76(6):547-51.

Campo LA, Chilingaryan G, Berg K, Paradis B, Mazer B. Validity and reliability of the modified shuttle walk test in patients with chronic obstructive pulmonary disease. Arch Phys Med Rehabil. 2006;87(7):918-22.

Carpes MF, Mayer AF, Simon KM, Jardim JR, Garrod R. The Brazilian Portuguese version of the London Chest Activity of Daily Living scale for use in patients with chronic obstructive pulmonary disease. J Bras Pneumol. 2008;34(3):143-51.

Coelho CC, Aquino ES, Almeida DC. Comparative analysis and reproducibility of the modified shuttle walk test in normal children and in children with cystic fibrosis. J Bras Pneumol. 2007;33(2):168-74.

Cote CG, Pinto-Plata V, Kasprzyk K, Dordelly LJ, Celli BR. The 6-min walk distance, peak oxygen uptake, and mortality in COPD. Chest. 2007;132(6):1778-85.

Daughton DM, Fix AJ, Kass I, Bell CW, Patil KD. Maximum oxygen consumption and the ADAPT quality-of-life scale. Arch Phys Med Rehabil. 1982;63(12):620-2.

Davidson M, Morton N. A systematic review of the Humam Activity Profile. Clin Rehabil. 2007;21(2):151-62.

Ferraro R. Disfunção cardiopulmonar em adultos. In: Neistadt ME, Crepeau EB. Willard e Spackman Terapia ocupacional. 9. ed. Rio de Janeiro: Guanabara Koogan; 2002. p. 648-59.

Fix AJ. Human activity profile – professional manual. Nebraska: Psychological Assessment Resources; 1988.

Foti D. Atividades da vida diária. In: Pedretti LW, Early MB. Terapia ocupacional: capacidades práticas para as disfunções físicas. São Paulo: Roca; 2005. p. 132-83.

Garrod R, Bestall JC, Paul EA, Wedzicha JA, Jones PW. Development and validation of a standardized measure of activity of daily living in patients with severe COPD: the London Chest Activity of daily living scale (LCADL). Respir Med. 2000;94(6):589-96.

Garrod R, Paul EA, Wedzicha JA. An evaluation of the reliability and sensitivity of the London Chest Activity of Daily Living Scale (LCADL). Respir Med. 2002;96(9):725-30.

Garrot R, Paul EA, Wedzicha JA. Supplemental oxygen during pulmonary rehabilitation in patients with COPD with exercise hypoxaemia. Thorax. 2000;55(7):539-43.

Global Strategy for the Diagnosis, Management and Prevention of COPD: 2010 update. Acesso em: www.goldcopd.com.

Gross MM, Stevenson PJ, Charette SL, Pyka G, Marcus R. Effect of muscle strength and movement speed on the biomechanics of rising from a chair in healthy elderly and young women. Gait Posture. 1998;8(3):175-85.

Haggerty MC, Stockdale-Woolley R, Zuwallack R. Functional status in pulmonary rehabilitation participants. J Cardiopulm Rehabil. 1999;19(1):35-42 [abstract]

Jeng C, Chang W, Wai PM, Chou CL. Comparison of oxygen consumption in performing daily activities between patients with chronic obstructive pulmonary disease and a healthy population. Heart Lung. 2003;32(2):121-30.

Lareau SC, Breslin EH, Meek PM. Functional status instruments: outcome measure in the evaluation of patients with chronic obstructive pulmonary disease. Heart Lung. 1996;25(3):212-24.

Lareau SC, Carrieri-Kohlman V, Janson-Bjerklie S, Roos PJ. Development and testing of the Pulmonary Function Status and Dyspnea Questionnaire (PFSDQ). Heart Lung. 1994;23:242-50.

Lareau SC, Meek PM, Press D, Anholm JD, Roos PJ. Dyspnea in patients with chronic obstructive pulmonary disease: does dyspnea worsen longitudinally in the presence of declining lung function? Heart Lung. 1999;28(1):65-73.

Lareau SC, Meek PM, Roos PJ. Development and testing of the modified version of the Pulmonary Functional Status and Dyspnea Questionnaire (PFSDQ-M). Heart Lung. 1998;27(3):159-68.

Law M, Baptiste S, Careswell A, McColl MA, Polatajko HL, Pollock N. Medida Canadense de Desempenho Ocupacional (COPM). Trad. Magalhães LC, Magalhães LV, Cardoso AA. Belo Horizonte: Editora Universidade Federal de Minas Gerais; 2009.

Nield M, Hoo GS, Roper J, Santiago S, Dracup K. Usefulness of the human activity profile, a functional performance measure, in people with chronic obstructive pulmonary disease. J Cardiopulm Rehabil. 2005;25(2):115-21.

Normandin EA, Mccusker C, Connor M, Vale F, Gerardi D, Zuwallack RL. An evaluation of two approaches to exercise conditioning in pulmonary rehabilitation. Chest. 2002;121(4):1085-91.

Ozalevli S, Ozden A, Itil O, Akkoclu A. Comparison of the sit-to-stand test with 6 min walk in patients with chronic obstructive pulmonary disease. Respir Med. 2007;101(2):286-93.

Pedretti LW, Early MB. Desempenho ocupacional e modelos de prática para disfunção fisica In: Pedretti LW, Early MB. Terapia ocupacional: capacidades práticas para as disfunções físicas. São Paulo: Roca; 2005. p. 3-13.

Pitta F, Troosters T, Probst VS, Langer D, Decramer M, Gosselink R. Are patients with COPD more active after pulmonary rehabilitation? Chest. 2008;134(2):273-80.

Pitta F, Troosters T, Spruit MA, Probst VS, Decramer M, Gosselink R. Characteristics of physical activities in daily life in chronic obstructive pulmonary disease. Am J Respir Crit Care Med. 2005;171:972-77.

Puhan MA, Mador MJ, Held U, Goldstein R, Guyatt GH, Schünemann HJ. Interpretation of treatment changes in 6-minute walk distance in patients with COPD. Eur Respir J. 2008;32(3):637-43.

Reardon JZ, Lareau SC, Zuwallack R. Functional status and quality of life in chronic obstructive pulmonary disease. Am J Med. 2006;119(10A):S32-S37.

Redelmeier DA, Bayoumi AM, Goldstein RS, Guyatt GH. Interpreting small differences in functional status: the six minute walk test in chronic lung disease patients. Am J Respir Crit Care Med. 1997;155(4):1278-82.

Skumlien S, Haave E, Morland L, Bjortuft O, Ryg MS. Gender differences in the performance of activities of daily living among patients with chronic obstructive pulmonary disease. Chron Respir Dis. 2006;3(3):141-8.

Skumlien S, Hagelund T, Bjørtuft O, Ryg MS. A field test of functional status as performance of activities of daily living in CPOD patients. Respir Med. 2006;100(2):316-23.

Skumlien S, Skogedal EA, Ryg MS, Bjørtuft O. Endurance or resistance training in primary care after in-patient rehabilitation for COPD? Respir Med. 2008;102:422-9.

Sociedade Brasileira de Clínica Médica/Sociedade Brasileira de Pneumologia e Fisiologia. II Consenso Brasileiro sobre Doença Pulmonar Obstrutiva Crônica (DPOC). J Bras Pneumol. 2004;30:1S-42S.

Souza AC, Magalhães LC, Teixeira-Salmela LF. Adaptação transcultural e análise das propriedades psicométricas da versão brasileira do Perfil de Atividade Humana. Cad Saúde Pública. 2006;22(12):2623-36.

Teixeira E. Atividades da vida diária. In: Teixeira E, Sauron FN, Santos LSB, Oliveira MC. Terapia ocupacional na reabilitação física. São Paulo: Roca; 2003. p. 193-219.

Velloso M, Jardim JR. Funcionalidade do paciente com doença pulmonar obstrutiva crônica e técnicas de conservação de energia. J Bras Pneumol. 2006;32(6):580-6.

Velloso M, Stella SG, Cendon S, Silva AC, Jardim JR. Metabolic and ventilatory parameters of four activities of daily living accomplished with arms in COPD patients. Chest. 2003;123(4):1047-53.

Weaver TE, Narsavage GL, Guilfoyle MJ. The development and psychometric evaluation of the Pulmonary Functional Status scale: an instrument to assess functional status in pulmonary disease. J Cardiopulm Rehabil. 1998;18(2):105-11. [abstract]

Weaver TE, Narsavage GL. Physiological and psychological variables related to functional status in chronic obstructive pulmonary disease. Nurs Res. 1992;41(5):286-91.

Yohannes AM, Greenwood YA, Connoly MJ. Reliability of the Manchester respiratory activities of daily living questionnaire as a postal questionnaire. Age Ageing. 2002;31(5):355-8.

Yohannes AM, Roomi J, Winn S, Connolly MJ. The Manchester respiratory activities of daily living questionnaire: development, reliability, validity, and responsiveness to pulmonary rehabilitation. J Am Geriatr Soc. 2000;48(11):1496-500.

38 Causas de Desnutrição e Avaliação Nutricional do Paciente com Doença Pulmonar Obstrutiva Crônica

Cláudia Marotta Neves Alves • Maria da Glória Rodrigues Machado

INTRODUÇÃO

A incidência da desnutrição varia com o grau de função pulmonar e com as anormalidades das trocas gasosas. Em pacientes com hipoxemia ou com normoxemia, porém com grave obstrução ao fluxo aéreo (VEF_1 < 35%), a desnutrição ocorre em 50% dos pacientes, mas também está presente em 25% daqueles que apresentam moderada obstrução ao fluxo aéreo.

A desnutrição afeta a sobrevida, a capacidade muscular aeróbica e a tolerância ao exercício em pacientes com doença pulmonar obstrutiva crônica (DPOC) clinicamente estáveis. Estudos retrospectivos mostram que uma perda de 5 a 10% do peso corporal inicial, ou peso menor que 90% do ideal ou perda de peso superior a 5% nos últimos 3 a 12 meses, são indicadores de um prognóstico ruim, independentemente da gravidade da obstrução ao fluxo aéreo. Esses parâmetros de perda de peso – associados a três dos parâmetros descritos a seguir: fadiga, anorexia, redução da força muscular, redução de massa muscular, redução de tecido adiposo, anemia, hipoalbuminemia e presença de marcadores bioquímicos de inflamação sistêmica – caracterizam a "síndrome da caquexia pulmonar", com taxas de mortalidade de 10 a 15% ao ano.

PATOGÊNESE DA PERDA DE PESO

A patogênese da perda de peso progressiva é multifatorial e envolve vários elementos que contribuem para uma redução progressiva da massa magra (Figura 38.1). Os principais fatores são:

- Ingestão de alimentos: muitos fatores podem predispor à ingestão inadequada de alimentos, como anorexia, insaturação arterial durante o preparo ou consumo de alimentos por causa de dispneia e palpitações aos pequenos esforços, depressão, descondicionamento físico comprometendo a realização de compras e reduzidos recursos financeiros. Embora estudos sugiram que as calorias ingeridas pelos pacientes com DPOC não são menores que as recomendadas para indivíduos adultos saudáveis, atenção deve ser dada a estes fatores durante a abordagem clínica
- Metabolismo: o gasto energético basal (GEB) corresponde a 60 a 70% das necessidades diárias de energia para manutenção do funcionamento do organismo em repouso. Em pacientes com DPOC, tem sido relatado um aumento de 15 a 20% no GEB, caracterizado como um estado de hipermetabolismo atribuído à ineficiência mecânica, levando a um maior esforço respiratório e uma maior demanda por oxigênio
- Hipoxia: é um fenômeno frequentemente observado em pacientes com enfisema, no qual a gravidade da obstrução do fluxo de ar está linearmente relacionada com o enchimento diminuído do ventrículo esquerdo levando a volume sistólico e débito cardíaco diminuídos. Neste caso, o corpo mantém o fluxo de sangue para os locais críticos, como o coração, o sistema nervoso central e os músculos ventilatórios, enquanto os tecidos periféricos, incluindo os músculos esqueléticos, apresentam hipoxia e déficit de nutrientes
- Estresse oxidativo: os danos teciduais observados no paciente com DPOC, decorrentes da exposição de espécies reativas de oxigênio exógenos e endógenos, é desencadeado pelo aumento dos produtos da peroxidação lipídica e outros oxidantes, com diminuição concomitante de antioxidantes, como catalase, superóxido dismutase e vitaminas C e E. Indivíduos com baixo peso estão mais suscetíveis, por causa do desequilíbrio entre os agentes oxidantes e antioxidantes, por apresentar possível deficiência e/ou reduzida ingestão de vitaminas
- Inflamação sistêmica: pacientes com DPOC/caquexia apresentam os níveis de citocinas inflamatórias circulantes [fator

de necrose tumoral (TNF-alfa), interleucinas 6 e 8 (IL-6 e IL-8)] e quimiocinas elevados que podem ter um efeito prejudicial sobre o catabolismo muscular. A ação de citocinas TNF ligadas aos receptores das células musculares resulta em morte destas por apoptose e desintegração de proteínas miofibrilares. O anabolismo muscular também pode ser afetado durante a inflamação crônica, em virtude da redução do "*pool*" de aminoácidos direcionados para a síntese de proteínas de fase aguda. Além disso, Koehler *et al.* (2007) demonstraram uma correlação significativa entre o aumento dos níveis de IL-6 com a diminuição do apetite

- Envelhecimento: os idosos perdem progressivamente massa corporal magra, o que causa o declínio da força muscular e leva à redução da capacidade de realização de exercícios. A sarcopenia, caracterizada pela perda de massa muscular, está associada a uma série de disfunções e doenças sistêmicas prevalentes no idoso. Impõe um risco adicional de fraqueza muscular esquelética em uma proporção crescente, conferindo maior risco para quedas, fraturas, incapacidade, dependência, hospitalização recorrente e mortalidade
- Medicamentos: glicorticoide, utilizado para tratar exacerbações da DPOC, desempenha um papel importante na síndrome de perda de massa muscular, por inibir a síntese de proteínas e promover o catabolismo proteico, embora promovam o aumento do apetite. Dose superior a 60 mg/dia pode levar à redução da força dos músculos respiratórios. Além disso, há uma relação direta com a etiologia da osteoporose, principalmente se associada a tabagismo, baixo índice de massa corpórea (IMC), sedentarismo e deficiência de vitamina D.

AVALIAÇÃO NUTRICIONAL

A avaliação do estado nutricional direciona a dietoterapia específica de acordo com a classificação do *status* nutricional, atenuando alterações físicas, metabólicas e orgânicas provenientes da reduzida ingestão alimentar e principalmente ao aumento do GEB inerentes ao curso da doença. Podem ser utilizados vários métodos indiretos e direitos que, associados, determinam um diagnóstico preciso.

Métodos indiretos

Avaliação nutricional subjetiva. É utilizada como triagem e classificação do risco nutricional. Trata-se de métodos práticos, não invasivos, não onerosos e que podem ser realizados por qualquer observador treinado. As ferramentas mais utilizadas são Avaliação Subjetiva Global (ASG), *Malnutrition Universal Screening Tool* (MUST), Miniavaliação nutricional (MAN), *Nutrition Risk Score* (NRS 2002), sendo este último associado à exarcebação da DPOC em pacientes hospitalizados. Estas ferramentas são validadas e, de modo geral, possibilitam identificar rapidamente pacientes suscetíveis ou em risco de desnutrição, para se beneficiarem de um apoio nutricional. Classificam o risco nutricional do paciente levando em consideração gravidade da doença, alterações no peso corporal/IMC e ingestão de alimentos em determinado período.

Métodos diretos

Avaliação do consumo alimentar. É feita utilizando-se inquéritos nutricionais, como o de frequência alimentar, recordatório de 24 h ou do diário alimentar, que auxiliam na identificação do perfil quantitativo e qualitativo da dieta, além de hábitos alimentares, alergias e intolerâncias. Em conjunto, essas informações contribuem para direcionar o planejamento dietoterápico.

Composição corporal. Estudos apoiam a avaliação da composição corporal como um marcador de gravidade da doença sistêmica no estagiamento da DPOC. A determinação da composição corporal pode ser realizada direta ou

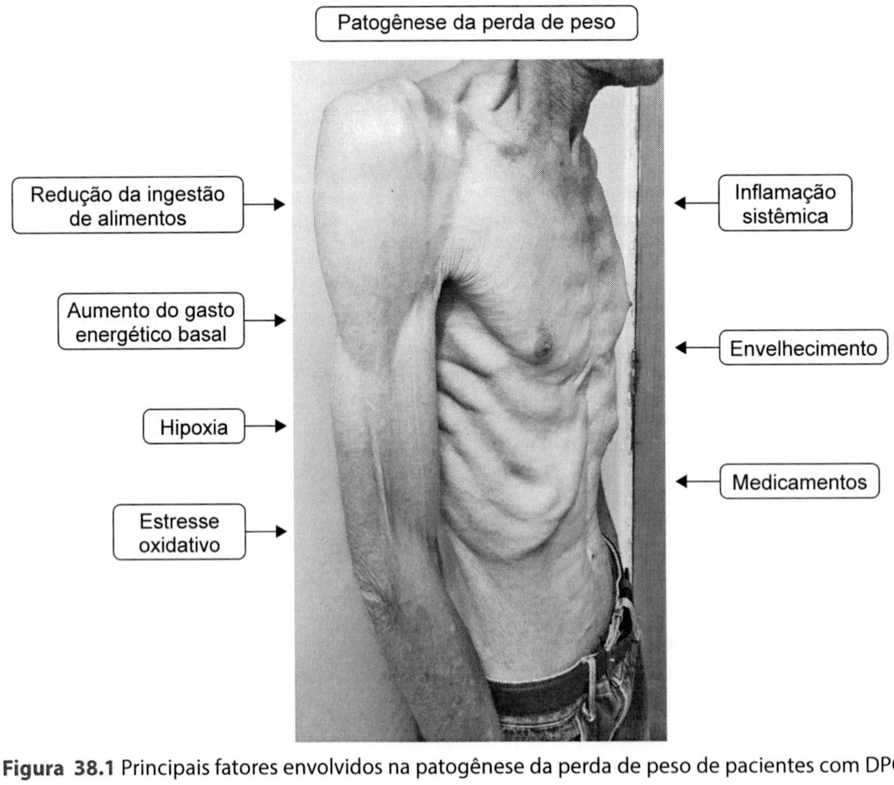

Figura 38.1 Principais fatores envolvidos na patogênese da perda de peso de pacientes com DPOC.

indiretamente. A antropometria é muito utilizada por ser de baixo custo, fácil aplicabilidade e não invasivo. As medidas mais utilizadas são peso, estatura, circunferências e pregas cutâneas. O IMC, embora não extratifique a composição corporal, é um indicador que está diretamente relacionado com alto risco de mortalidade em pacientes com DPOC, se inferior a 20 kg/m^2. Por sua vez, o sobrepeso e a obesidade parecem ter um efeito protetor, sendo considerada a faixa de normalidade 20 $\leq$ IMC > 25 kg/m^2, sobrepeso $\geq$ 25 kg/m^2 e obesidade $\geq$ 30 kg/m^2. Destaca-se que, de acordo com as recomendações da European Respiratory Society (ERS), valores de IMC inferiores a 25 kg/m^2 estão associados a pior prognóstico em pacientes com DPOC moderado a grave. Emami *et al.* (2016) avaliaram indicadores antropométricos e parâmetros espirométricos associados a dispneia em pacientes com DPOC e demonstraram que circunferência de cintura < 90 cm e circunferência braquial < 27 cm apresentaram correlação com reduzido %VEF_1.

A avaliação bicompartimental da massa muscular e do tecido adiposo tem grande importância na caracterização do estado nutricional, por serem parâmetros preditores independentes, de consequências metabólicas e funcionais em pacientes com DPOC. A medida de dobras cutâneas pode ser facilmente aplicada na prática clínica, por ser um método preciso, disponível e barato para a determinação de tecido adiposo e massa magra. Utilizam-se as quatro dobras-padrão: tricipital, bicipital, subescapular e suprailíaca, com a aplicação da equação Durn e Womersley para a densidade corporal e com a equação de Siri para determinação da massa magra em pacientes com DPOC.

Apesar de ainda permanecerem limitados e onerosos, os métodos para aferição direta dos compartimentos mais utilizados são: bioimpedância elétrica (BIA) e densitometria por dupla emissão de raios X (DEXA), sendo este mais recomendado por avaliar três compartimentos (tecido adiposo, muscular e ósseo). A medida de dobras cutâneas apresenta concordância estatística com o DEXA, sugerido como padrão-ouro para avaliação da composição corporal.

Dosagens bioquímicas

São úteis na avaliação do estado nutricional e no monitoramento do tratamento nutricional, como índice creatinina/altura (utilizado na avaliação da massa corporal magra), albumina, transferrina e pré-albumina, que são proteínas plasmáticas de transporte, sintetizadas pelo fígado e conhecidas como demarcadoras do estado proteico visceral. A hipoalbuminemia $\leq$ 2,5 g/dℓ é um forte fator de risco na insuficiência respiratória aguda em pacientes com DPOC. A avaliação da resposta imunológica pela contagem total de linfócitos e do teste de hipersensibilidade cutânea permitem identificar alterações no estado nutricional, uma vez que, em pacientes desnutridos, observa-se uma depleção na imunidade humoral e celular.

RECOMENDAÇÕES NUTRICIONAIS

Vários estudos sugerem que, pelo equilíbrio do estado nutricional, é possível melhorar o desempenho da musculatura respiratória nos pacientes desnutridos com DPOC. Um dos objetivos no tratamento dos pacientes que sofrem de hipoxemia, hipercapnia e desnutrição é corrigir a desnutrição sem aumentar o quociente respiratório e minimizar a produção de dióxido de carbono.

As necessidades de energia podem ser calculadas utilizando a calorimetria indireta ou a equação de Harris-Benedict, multiplicando-a pelo fator atividade física e pelo fator lesão. A recomendação geral é fornecer 1,3 × GEB para fornecer energia adequada e evitar perda de peso no paciente estável, e 1,7 × GEB para recuperação do estado nutricional do paciente DPOC.

Em pacientes estáveis, a oferta de proteínas deve corresponder a 20% do gasto energético total, sendo o restante distribuído em carboidratos (50 a 60%) e lipídios (25 a 30%). Uma oferta adequada de calorias não proteicas evita que a proteína recebida seja consumida pelo organismo como fonte de energia.

Dietas com alto teor de lipídios têm sido recomendadas sob condições ideais, pois sua utilização produz menos CO_2 por O_2 consumido, quando comparadas a dietas ricas em carboidratos. Estudos com distribuição de macronutrientes (28% de carboidrato e 55% de lipídios) demonstraram redução na produção de CO_2, redução no consumo de O_2 e do quociente respiratório, melhor desempenho dos exercícios e aumento de 22% acima do basal nos valores de VEF_1 e CVF_1. Contrariando a informação de que dietas ricas em carboidratos aumentam a produção de CO_2, estudos também concluíram que o responsável por este aumento é o total de calorias. Isso significa que a superalimentação pode ser um fator significativo, em vez da quantidade de carboidratos, na hipercapnia. Dessa maneira, a abordagem terapêutica deve ser individualizada e dinâmica, e as intervenções propostas de acordo com a resposta clínica do paciente. A ingestão de líquidos deve ser incentivada, pois contribui para a fluidificação das secreções e a diminuição da viscosidade do muco, melhorando a expectoração e a limpeza das vias aéreas. A recomendação deve ser individualizada, considerando estado clínico do paciente, uso de medicamentos, idade, nível de atividade física, ambiente e dieta.

Resultados de metanálises e revisões sistemáticas de suporte nutricional, de pacientes desnutridos com DPOC, concluem que a utilização de suplementos nutricionais, aliados a treinamentos físicos promovem ganho significativo de peso, melhoram a força dos músculos respiratórios, a função respiratória e a qualidade de vida, aumentam a massa magra e a adiposa, contribuindo também com uma evolução positiva no teste de caminhada de 6 minutos.

Além de estimular o consumo de frutas e hortaliças (fontes de antioxidantes, minerais, vitaminas, flavonoides, fitoquímicos e fibras), a terapia com antioxidantes (vitaminas C, D e E) para pacientes com DPOC com baixo peso também deve ser considerada, em razão da alta correlação entre o estresse oxidativo com alterações no IMC, presença de desnutrição e reduzidos níveis séricos dessas vitaminas. Para pacientes com DPOC em uso de glicorticoides, a orientação prática em situação de risco é a suplementação de pelo menos 1.200 mg de cálcio e 800 a 1.000 UI de vitamina D/dia para minimizar a perda óssea. Deficiências de minerais e eletrólitos podem afetar a função da musculatura esquelética, incluindo a musculatura respiratória. A hipofosfatemia pode prejudicar as propriedades de contração do diafragma, e a hipomagnesemia e a hipopotassemia têm sido descritas como causas de fraqueza da musculatura respiratória. Uma redução progressiva de cálcio sérico ionizado está associada a uma redução da força diafragmática, principalmente na estimulação diafragmática submáxima de baixa frequência, pois existe um prejuízo na integração do processo excitação-contração. Dessa maneira, estes nutrientes devem ser monitorados e corrigidos, se necessário.

Alimentos ricos em ácido graxo poli-insaturado ômega 3 – PUFA (ácido docosa-hexaenoico, ácido eicosapentaenoico e ácido alfalinolênico), como peixes (atum, salmão, bacalhau, sardinha), têm mostrado efeito anti-inflamatório e podem ser benéficos em condição inflamatória crônica.

De modo geral, o aconselhamento dietético deve ser adaptado considerando-se as condições fisiológicas apresentadas pelo paciente. Para pacientes edêntulos, dispneicos, anoréxicos e/ou com presença de fadiga, é necessário implementar uma dieta com consistência modificada, fracionada em 5 a 6 vezes/dia em menor volume e com maior concentração calórica, otimizando a oferta de nutrientes. Diante de um comprometimento da via oral, funcionamento do trato gastrintestinal, porcentagem de perda de peso e/ou ingestão insuficiente mesmo com a suplementação, a terapia nutricional via enteral ou parenteral deve ser considerada.

CONSIDERAÇÕES FINAIS

A dieta está relacionada tanto no desenvolvimento quanto na progressão e na exarcebação da DPOC. O manejo nutricional aliado à terapia de suplementação deve fazer parte do plano terapêutico, com a finalidade de aumentar a taxa de sobrevida e diminuir comorbidades por meio de ganho de peso, preferencialmente massa muscular, e melhorar a função pulmonar e dos músculos respiratórios, a capacidade de exercício e a qualidade de vida.

BIBLIOGRAFIA

American Dietetic Association, Dietitians of Canada. Manual of Clinical Dietetics. 6. ed. Chicago: American Dietetic Association; 2000.

Berthon BS, Wood LG. Nutrition and respiratory health-feature review. Nutrients. 2015;7:1618-43.

Bottoni A, Oliveira GPC, Ferrini MT, Waitzberg DL. Avaliação nutricional: exames laboratoriais. In: Waitzberg DL. Nutrição oral, enteral e parenteral na prática clínica. 3. ed. São Paulo: Atheneu; 2000. p. 279-94.

Cai B, Zhu Y, Ma Y, Xu Z, Zao Y, Wang J et al. Effect of supplementing a high-fat, low-carbohydrate enteral formula in COPD patients. Nutrition. 2003;19:229-32.

Cao C, Wang R, Wang J, Bunjhoo H, Xu Y, Xiong W. Body mass index and mortality in chronic obstructive pulmonary disease: a meta-analysis. PLoS One. 2012;7(8):e43892.

Chen CW, Chen YY, Lu CL, Chen SC, Chen YJ, Lin MS et al. Severe hypoalbuminemia is a strong independent risk factor for acute respiratory failure in COPD: a nationwide cohort study. International Journal of Chronic Obstructive Pulmonary Disease. 2015;10:1147-54.

De Batlle J, Sauleda J, Balcells E, Gomez FP, Mendez M, Rodriguez E, et al. Association between omega3 and omega6 fatty acid intakes and serum inflammatory markers in COPD. J Nutr Biochem. 2012;23:817-21.

Detsky AS, Mclaughlin JR, Baker JP, Johnston N, Whittaker S, Mendelson RA, et al. What is subjective global assessment of nutritional status? J Parenter Enteral Nutr 1987;11(1):8-13.

Dhakal N, Lamsal M, Baral N, Shrestha S, Dhakal SS, Bhatta N, et al. Oxidative stress and nutritional status in chronic obstructive pulmonary disease. Journal of Clinical and Diagnostic Research. 2015;9(2):BC01-BC04.

Emami AM, Sajadi G, Jazayeri N. Anthropometric indicators associated with dyspnea and spirometric parameters in patients with chronic obstructive pulmonary disease. Tanaffos. 2016;15(3):134-40.

Ferreira IM, Brooks D, White J, Goldstein R. Nutritional supplementation for stable chronic obstructive pulmonary disease. Cochrane Database of Systematic Review. 2012;12:204.

Guo Y, Zhang T, Wang Z, Yu F, Xu Q, Guo W, et al. Body mass index and mortality in chronic obstructive pulmonary disease: a dose–response meta-analysis. Medicine. 2016;95(28):e4225.

Hallin R, Koivisto-Hursti UK, Lindberg E, Janson C. Nutritional status, dietary energy intake and the risk of exacerbations in patients with chronic obstructive pulmonary disease (COPD). Respir Med. 2006;100:561-7.

Hronek M, Kovarik M, Aimova P, Koblizek V, Pavlikova L, Salajka F, et al. SKinfold Anthropometry –The accurate method for fat free mass measurement in COPD. Journal COPD. 2013;(10):603-97.

Hsieh MJ, Yang TM, Tsai YH. Nutritional supplementation in patients with chronic obstructive pulmonary disease.Journal of the Formosan Medical Association. 2016;115(8):595-601.

Keranis E, Makris D, Rodopoulou P, Martinou H, Papamakarios G, Daniil Z, et al. Impact of dietary shift to higher-antioxidant foods in COPD: a randomised trial. European Respiratory Journal. 2010;36(4):774-80.

Koehler F, Doehner W, Hoernig S, Witt C, Anker SD, John M. Anorexia in chronic obstructive pulmonary disease--association to cachexia and hormonal derangement. Int J Cardiol. 2007 Jun 25;119(1):83-9.

Kondrup J, Rasmussen HH, Hamberg O, Stanga Z, Ad Hoc. Prognostic ESPEN Working Group Nutritional risk screening (NRS 2002): a new method based on an analysis of controlled clinical trials. Clin Nutr. 2003;22:321-36.

Langen RC, Gosker HR, Remels AH, Schols AM. Triggers and mechanisms of skeletal muscle wasting in chronic obstructive pulmonary disease. Int J Biochem Cell Biol. 2013;45:2245-56.

Laveneziana P, Palange P, Faculty ERSRS. Physical activity, nutritional status and systemic inflammation in COPD. Eur Respir J. 2012;40:522-9.

Persson LJ, Aanerud M, Hiemstra PS, Hardie JA, Bakke PS, Eagan TM. Chronic obstructive pulmonary disease is associated with low levels of vitamin D. PLoS One. 2012;7(6):e38934.

Rawal G, Yadav S, Shokeen P, Nagayach S. Medical nutrition therapy for the critically ill. Int J Health Sci Res. 2015;5:384-93.

Rawal G, Yadav S, Shokeen P. Health and the vitamin D. Int J Health Sci Res. 2015;5:416-23.

Sanders KJC, Kneppers AEM, Van BC, Langen RCJ, Schols AMWJ. Cachexia in chronic obstructive pulmonary disease: new insights and therapeutic perspective. Journal of Cachexia, Sarcopenia and Muscle. 2016;7(1):5-22.

Schols AM, Ferreira IM, Franssen FM, Gosker HR, Janssens W, Muscaritoli M, et al. Nutritional assessment and therapy in COPD: a European Respiratory Society Statement. Eur Respir J. 2014;44:1504-20.

Shan X, Liu J, Luo Y, Xu X, Han Z, Li H. Relationship between nutritional risk and exercise capacity in severe chronic obstructive pulmonary disease in male patients. International Journal of Chronic Obstructive Pulmonary Disease. 2015;10:1207-12.

Theije CC, Langen RC, Lamers WH, Gosker HR, Schols AM, Koehler SE. Differential sensitivity of oxidative and glycolytic muscles to hypoxia-induced muscle atrophy. J Appl Physiol (1985). 2015;118:200-11.

Von Haehling S, Anker SD, Schols AM, Postma DS, Pieters WR, Roldaan AC, et al. Prevalence, incidence and clinical impact of cachexia: facts and numbers – Update 2014. Journal of Cachexia, Sarcopenia and Muscle. 2014;5(4):261-3.

39 Asma e Doença Pulmonar Obstrutiva Crônica | Similaridades, Diferenças e Sobreposição

Giselle Santos Magalhães • Maria José Campagnole-Santos • Maria da Glória Rodrigues Machado

INTRODUÇÃO

A síndrome da sobreposição é uma situação clínica em que os sinais clínicos e laboratoriais de duas ou mais doenças distintas existem em um mesmo paciente. A doença central da maioria das síndromes de sobreposição é a doença pulmonar obstrutiva crônica (DPOC), doença inflamatória crônica caracterizada por obstrução persistente do fluxo aéreo, perda acelerada da função pulmonar e dano irreversível pulmonar.

A asma e a DPOC são duas das doenças pulmonares crônicas mais comumente encontradas na clínica. Ambas dividem características comuns, como inflamação das vias aéreas e limitação ao fluxo aéreo. Entretanto, têm diferentes etiologia, fisiopatologia, progressão da doença, prognóstico e opções e respostas terapêuticas.

A sobreposição de asma e DPOC é denominada ACOS (*asthma-COPD overlap syndrome*). Pacientes com ACOS têm exacerbações mais frequentes, maior declínio da função pulmonar, maior utilização dos cuidados de saúde e maior ônus econômico em comparação àqueles com asma ou DPOC isoladas. Evidências científicas da prevalência e da mortalidade por ACOS são limitadas, em razão da falta de padronização da fisiopatologia e manifestações clínicas.

ASMA

Hoje, é considerada a doença crônica mais comum em crianças, sendo uma das principais causas de dias perdidos na escola e, entre os adultos, dias perdidos de trabalho. Estudos epidemiológicos estimam que cerca de 300 milhões de indivíduos são asmáticos. Além disso, a asma está associada a uma significativa taxa de mortalidade, prevendo-se o aumento em mais de 100 milhões de pacientes com a doença em 2025.

A asma é uma doença caracterizada pela inflamação das vias aéreas mediada por respostas excessivas de memória a alergênios inalados. Os fatores que influenciam o risco de asma incluem predisposição genética, contato com alergênios ambientais (ácaros, pelos de animais, fungos, pólen, poluição do ar), infecção viral, tabagismo e dieta.

O aumento alarmante na incidência de asma nos últimos anos torna-se um importante problema de saúde pública, não apenas no mundo ocidental, mas também nos países em desenvolvimento, como o Brasil. Mais de 300 milhões de pessoas sofrem de asma em todo o mundo, o que provoca um encargo econômico que ultrapassa o da tuberculose e do HIV-AIDS. Estudos populacionais sequenciais, no Brasil, mostraram que crianças e adolescentes de grandes cidades apresentam até 25% de sintomas de asma, como sibilância, dispneia e tosse recorrentes. A incidência não é conhecida, mas estudos locais indicam até 10% de pacientes diagnosticados com asma na população geral.

Atualmente, não existe cura para a asma, e a maioria dos pacientes necessita de medicação diária não específica de longo prazo, como corticosteroides, para controlar a inflamação subjacente e prevenir os sintomas e os ataques de asma com risco de morte.

A asma também é caracterizada por hiper-responsividade das vias aéreas e por limitação do fluxo aéreo, em que muitas células e elementos celulares desempenham papel importante. Clinicamente, os indivíduos suscetíveis a esta inflamação têm por consequência episódios de sibilância, dispneia, aperto no peito e tosse, sobretudo à noite e/ou no início da manhã. Esses episódios são geralmente associados à obstrução brônquica generalizada, porém variam, sendo, pelo menos em parte, reversíveis espontaneamente ou com o tratamento farmacológico. Os sintomas podem ser desencadeados por exposição aos alergênios, fumaça de cigarro, exercício físico, estresse e infecções virais. O diagnóstico de asma baseia-se nos sintomas clínicos e na limitação variável do fluxo de ar expiratório.

Na visão clássica, a primeira etapa para o desenvolvimento do quadro asmático atópico é a sensibilização a um antígeno, nos quais as células dendríticas presentes na mucosa brônquica atuam como apresentadoras de antígeno aos linfócitos T auxiliares (Th2). Por meio da produção de citocinas, os linfócitos Th2 estimulam os linfócitos B a se diferenciarem em plasmócitos produtores de IgE específica ao alergênio sensibilizante (Figura 39.1 A). A IgE é liberada na corrente sanguínea e se liga aos receptores de alta afinidade presentes na membrana celular de mastócitos, basófilos e eosinófilos. Estas células são ricas em mediadores inflamatórios (Figura 39.1 B). No segundo contato com o mesmo alergênio, este se liga a IgE, já presentes na superfície dos mastócitos, basófilos e eosinófilos, e, por meio de uma reação antígeno-anticorpo, provoca a degranulação dessas células com a liberação de seus mediadores pré-formados (histamina) e derivados dos fosfolipídios de membrana (leucotrienos e prostaglandinas), desencadeando ativação e recrutamento de células inflamatórias para o tecido pulmonar, principalmente de eosinófilos (Figura 39.1 C). Estudos clínicos em pacientes asmáticos demonstram que a presença de eosinófilos nos pulmões está associada ao dano tecidual e à hiper-responsividade das vias aéreas, resultando na limitação do fluxo aéreo.

Células estruturais, como o epitélio das vias aéreas e células da musculatura lisa brônquica, também desempenham um papel importante na patogênese da inflamação e remodelamento na asma. Essas células funcionam como imunomoduladores e respondem ao estímulo inflamatório, liberando mediadores inflamatórios, como citocinas e quimiocinas que contribuem para a manutenção da inflamação. Atuando em conjunto, os mediadores das células inflamatórias e as células estruturais das vias aéreas causam lesões e alterações histopatológicas, como perda da integridade epitelial e remodelamento pulmonar; além disso, observam-se anormalidades no controle neural autonômico e alteração da broncomotricidade. Os mediadores inflamatórios liberados no pulmão também podem estimular linfócitos e macrófagos a produzirem citocinas, que, por sua vez, amplificam as alterações no tônus e a reatividade do músculo liso das vias aéreas, as alterações na permeabilidade vascular, a secreção de muco e a função mucociliar. Todas essas alterações levam ao remodelamento pulmonar, associado a piora da função pulmonar, resistência ao tratamento e comprometimento na qualidade de vida dos pacientes asmáticos.

O conjunto de trocas estruturais da parede das vias aéreas, causadas por ciclos de lesão e reparo, constitui uma importante causa de obstrução irreversível da via aérea e consequente limitação do fluxo aéreo. O remodelamento na asma é caracterizado por hipertrofia e hiperplasia da camada muscular lisa, hiperplasia das células epiteliais, metaplasia das células goblet, espessamento da membrana reticular e angiogênese. A Figura 39.2 mostra imagens de tomografia computadorizada e de histologia de biopsia de via aérea de uma pessoa saudável e de um paciente com asma grave. A espessura média da parede da via aérea apresenta-se aumentada no paciente asmático, com redução dos diâmetros interno e externo. O epitélio das vias aéreas apresenta-se alterado, com hiperplasia das glândulas mucosas. A lâmina reticular e a membrana basal (pontilhada) encontram-se aumentadas. As alterações estruturais provocadas pela manutenção do processo inflamatório e o desequilíbrio entre síntese e degradação de matriz extracelular levam à redução do calibre das vias aéreas e hiper-responsividade brônquica.

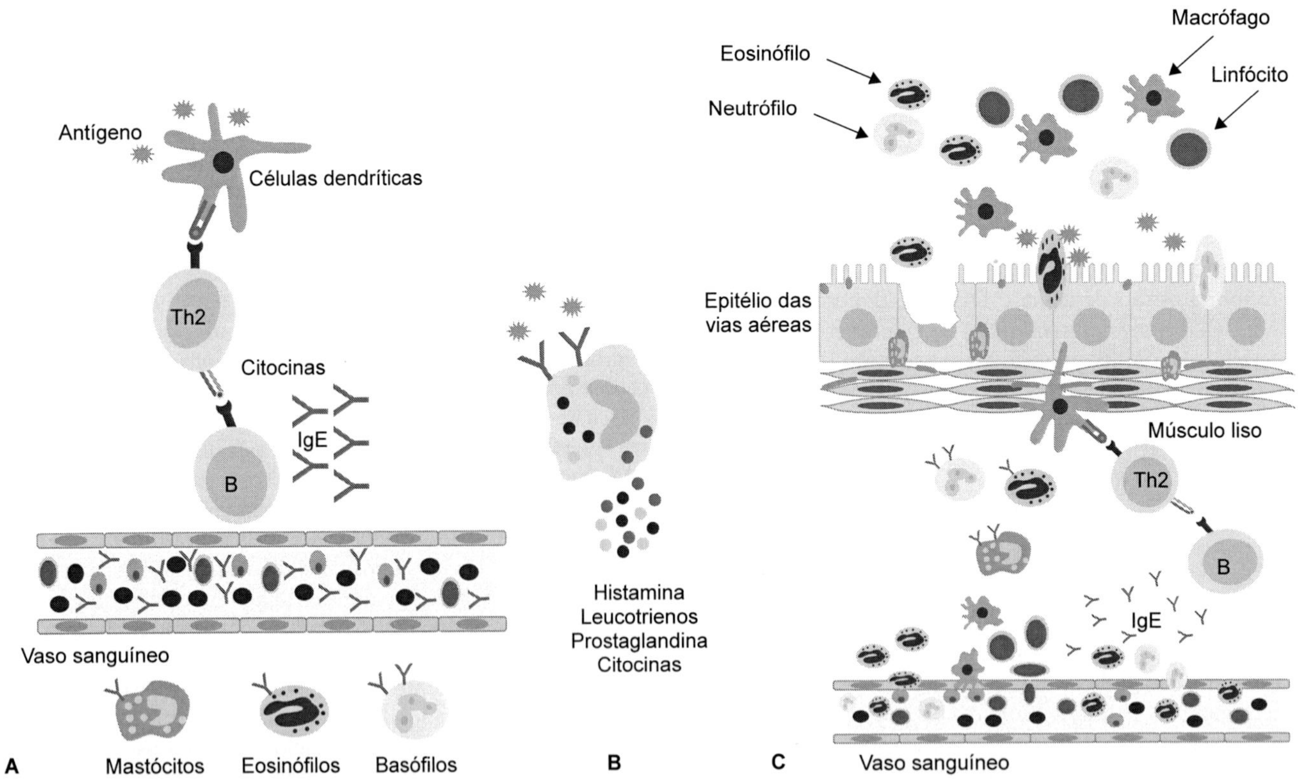

Figura 39.1 Visão simplificada das etapas para o desenvolvimento do quadro asmático clássico. A patogênese da asma associa-se a mecanismos moleculares e celulares da inflamação das vias aéreas. Na asma alérgica, essa inflamação é amplamente dependente da sensibilização pela IgE (**A**); regulação positiva de mediadores inflamatórios, como citocinas e quimocinas (**B**); e recrutamento de células inflamatórias, dano tecidual, remodelamento brônquico e perda de função pulmonar (**C**).

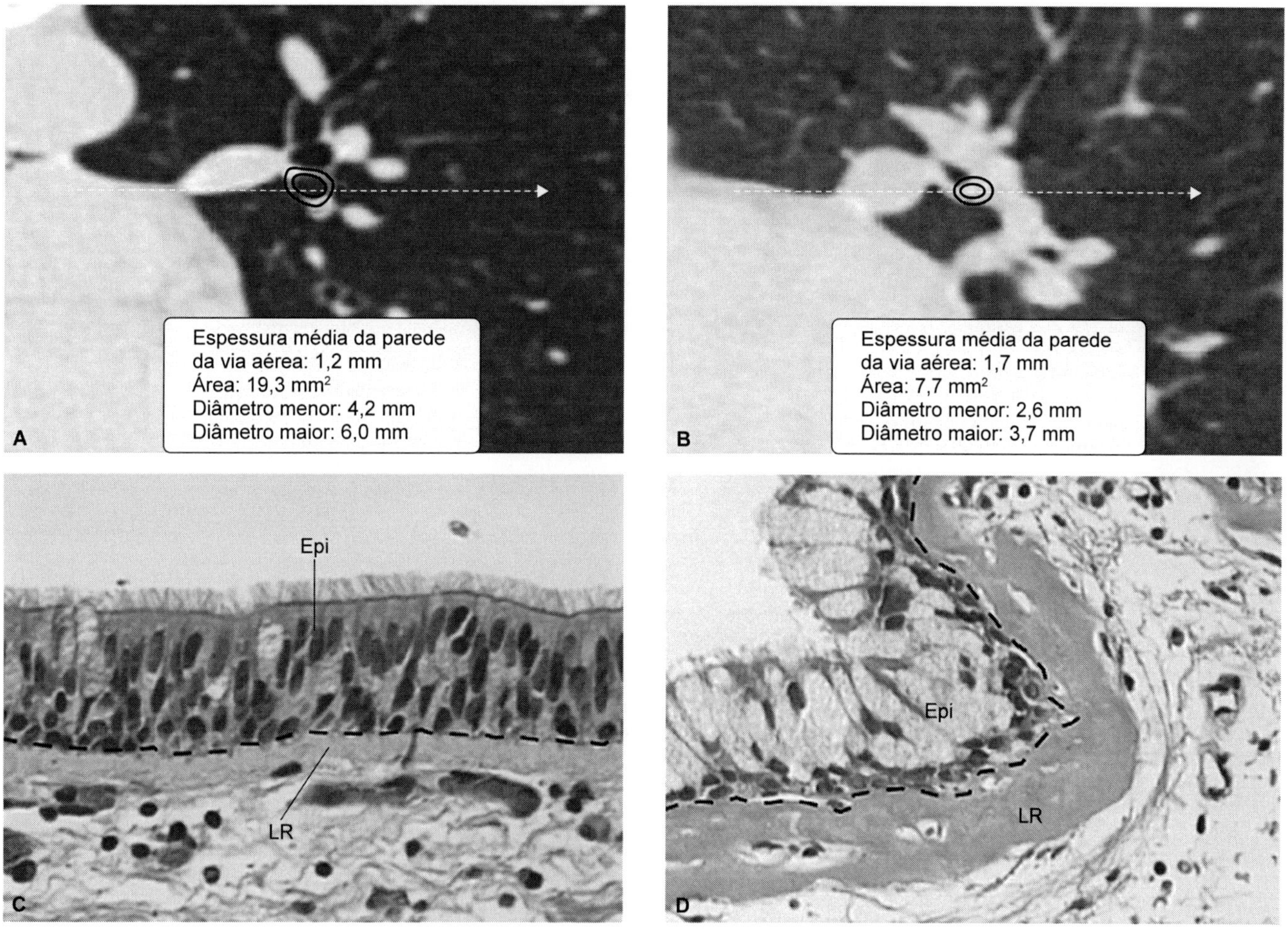

Figura 39.2 Imagens de tomografia computadorizada e histologia de biopsia de via aérea de uma pessoa saudável (**A** e **C**, respectivamente) e de um paciente com asma grave (**B** e **D**). Epi: epitélio; LR: lâmina reticular. Adaptada de Aysola *et al.* (2008).

O diagnóstico de asma baseia-se na história de sintomas característicos, evidência de limitação do fluxo aéreo detectada por meio do teste de reversibilidade com broncodilatador ou outros testes. O teste de função pulmonar, como a espirometria, auxilia no diagnóstico, na classificação da gravidade da obstrução do fluxo aéreo, na resposta à terapia e no monitoramento de pacientes asmáticos. A espirometria avalia a capacidade vital forçada (CVF), o volume expiratório forçado no primeiro segundo (VEF_1) e a relação entre VEF_1/CVF, conhecida como índice de Tiffeneau. O VEF_1 é um parâmetro importante para estabelecer a gravidade da doença e avaliar a reversibilidade com broncodilatador.

Sintomas clínicos e de limitação ao fluxo aéreo, que podem ser revertidos total ou parcialmente após a inalação de broncodilatadores, indicam fortemente o diagnóstico positivo para asma. O documento *Global Initiative for Asthma* (GINA, 2015) utiliza o índice de Tiffeneau como parâmetro para avaliar a presença de limitação ao fluxo aéreo. O índice de Tiffeneau abaixo de 0,75 a 0,80 para adultos ou abaixo de 0,90 para crianças indica a presença de obstrução de vias aéreas. Além disso, quanto maior for a variação do fluxo expiratório após a utilização de broncodilatador ou quanto mais vezes a variação for observada, maior a probabilidade de asma. A reversibilidade da obstrução ao fluxo aéreo com o uso de broncodilatador é confirmada pelo aumento por VEF_1 > 12% e > 200 mℓ em adultos, e aumento de VEF_1 > 12% do valor previsto em crianças. O monitoramento do pico de fluxo expiratório (PFE) a longo prazo de pacientes com asma grave ou pouca percepção da limitação do fluxo deve ser considerado. A Figura 39.3 mostra os traçados espirométricos típicos de um paciente com asma, antes e após o uso de broncodilatador, comparados a uma curva normal, na curva volume-tempo e fluxo-volume.

O tratamento da asma tem como objetivos principais o controle dos sintomas e a redução dos riscos de exacerbação da crise asmática e da limitação fixa do fluxo aéreo. O tratamento medicamentoso se baseia na redução do processo inflamatório, sendo o corticosteroide inalatório a terapia de escolha. O tratamento de manutenção com corticosteroide inalatório reduz a frequência e a gravidade das exacerbações, o número de hospitalizações e de atendimentos nos serviços de emergência, assim como melhora a qualidade de vida, a função pulmonar, a hiper-responsividade brônquica e diminui a broncoconstrição induzida pelo exercício. Um estudo recente de Marchioro *et al.* (2014) mostrou que na grande maioria dos pacientes com asma no Brasil a doença não está controlada, segundo critérios internacionais. Segundo estes autores, as medicações de manutenção para o controle da asma ainda são subutilizadas no Brasil, e o uso de medicações de alívio e corticosteroide oral é mais frequente em pacientes com asma parcialmente controlada ou não controlada.

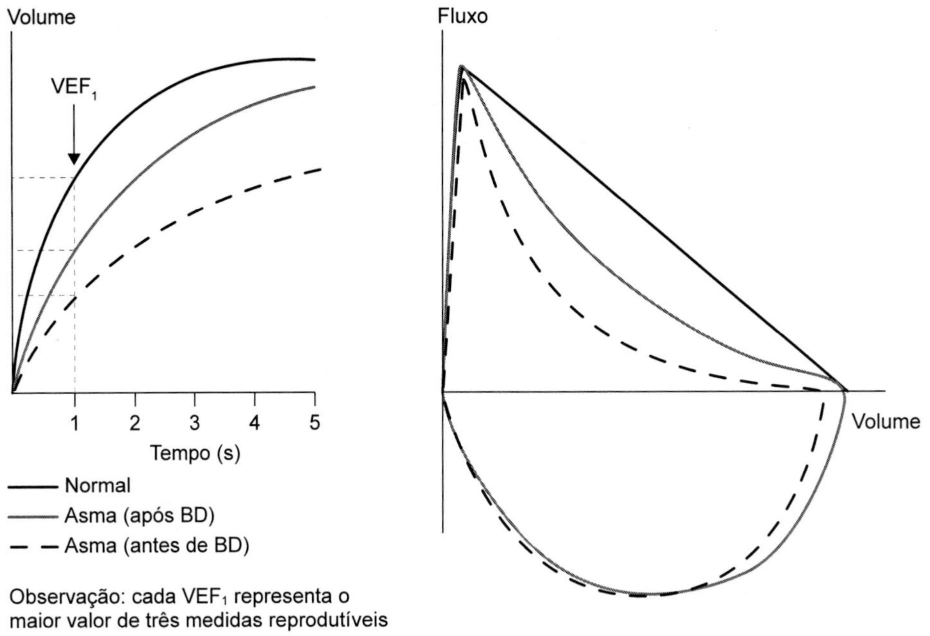

Figura 39.3 Traçados espirométricos típicos de um paciente com asma, antes (*linha traçada*) e após a prova broncodilatadora (*linha cinza*) comparados a uma curva normal (*linha preta*), nas curvas volume-tempo (**A**) e fluxo-volume (**B**). São indicativos de asma: obstrução das vias aéreas, caracterizada por redução do volume expiratório forçado no primeiro segundo (VEF$_1$) menor que 80% do previsto; obstrução ao fluxo aéreo, que desaparece ou melhora significativamente após o uso de broncodilatador. Cada VEF$_1$ representa o maior volume de três medidas reprodutíveis.

DPOC

Uma das maiores causas de morbidade e de mortalidade, classifica-se como a quarta principal causa de morte no mundo. Estima-se que haverá aumento de prevalência e mortalidade por DPOC nas próximas décadas, o que torna a doença um problema importante de saúde pública mundial.

DPOC é uma doença evitável e tratável, com alguns efeitos extrapulmonares importantes que podem contribuir para seu agravamento em alguns pacientes. A alteração pulmonar característica da DPOC é causada pela combinação de doença das pequenas vias aéreas (bronquiolite obstrutiva) com limitação do fluxo aéreo não totalmente reversível e destruição do parênquima alveolar (enfisema).

Estudos epidemiológicos atuais mostram que os cuidados em saúde, atribuídos à DPOC, representam um grande encargo econômico em todo o mundo, aproximando-se aos tratamentos de doenças infecciosas transmissíveis. A DPOC é uma doença multidimensional, com fenótipos intermediários e clínica variados, sendo o tabagismo o principal fator de risco. Entretanto, em muitos países, a poluição do ar, resultante de queima de lenha e outros combustíveis e biomassas, também tem sido identificada como fator de risco para a DPOC. Além disso, alguns fatores genéticos foram relacionados com a fisiopatologia da doença. A lesão pulmonar por agente nocivo leva ao dano tecidual que envolve interações complexas entre estresse oxidativo, inflamação e proteólise de matriz extracelular.

Clinicamente, pacientes com DPOC apresentam bronquite crônica, ou seja, um estado de inflamação e remodelamento predominantemente de pequenas vias aéreas, associada a enfisema, uma doença do parênquima pulmonar que se manifesta como a perda de área de superfície para a troca gasosa (Figura 39.4). Pacientes com DPOC apresentam falta de ar, tosse produtiva crônica, que pode evoluir ao longo dos anos para hipoxemia crônica e/ou insuficiência respiratória hipercápnica. Essas manifestações clínicas levam ao comprometimento na qualidade de vida dos pacientes. A DPOC pode resultar também em doenças extrapulmonares, como inflamação sistêmica, alterações do metabolismo, eventos cardiovasculares e câncer, além de contribuir para a morte prematura desses pacientes.

A exposição prolongada ou frequente a agentes pró-inflamatórios promove o desenvolvimento da forma crônica da inflamação, que é amplificada pelo estresse oxidativo e o excesso de proteinases no pulmão. Estes mediadores levam a mudanças estruturais e funcionais que culminam no aprisionamento de ar e na limitação progressiva do fluxo aéreo. As células do tecido epitelial contribuem para a inflamação produzindo citocinas e quimiocinas, bem como para o reparo tecidual por meio da produção de metaloproteinases. A migração e a manutenção de neutrófilos, macrófagos e linfócitos T para as pequenas vias aéreas estão associadas à produção de citocinas e enzimas proteolíticas, o que resulta na destruição da estrutura alveolar e no aumento da secreção de muco (Figura 39.4). Os tecidos lesados sofrem reparação por um processo semelhante ao da formação da cicatriz. No entanto, enquanto a exposição a agentes nocivos persistir, a reparação tecidual é resultado de dois processos opostos: a proteólise reforçada do parênquima pulmonar e a fibrose excessiva das vias aéreas.

O diagnóstico da DPOC deve ser considerado nos pacientes que apresentam as manifestações clínicas de dispneia, tosse crônica e/ou produção de secreção e história de exposição a fatores de risco para o desenvolvimento da doença. A avaliação é baseada em sintomas, risco de exacerbações, gravidade das anormalidades espirométricas e identificação das comorbidades, que podem ter importante impacto sobre o prognóstico do paciente.

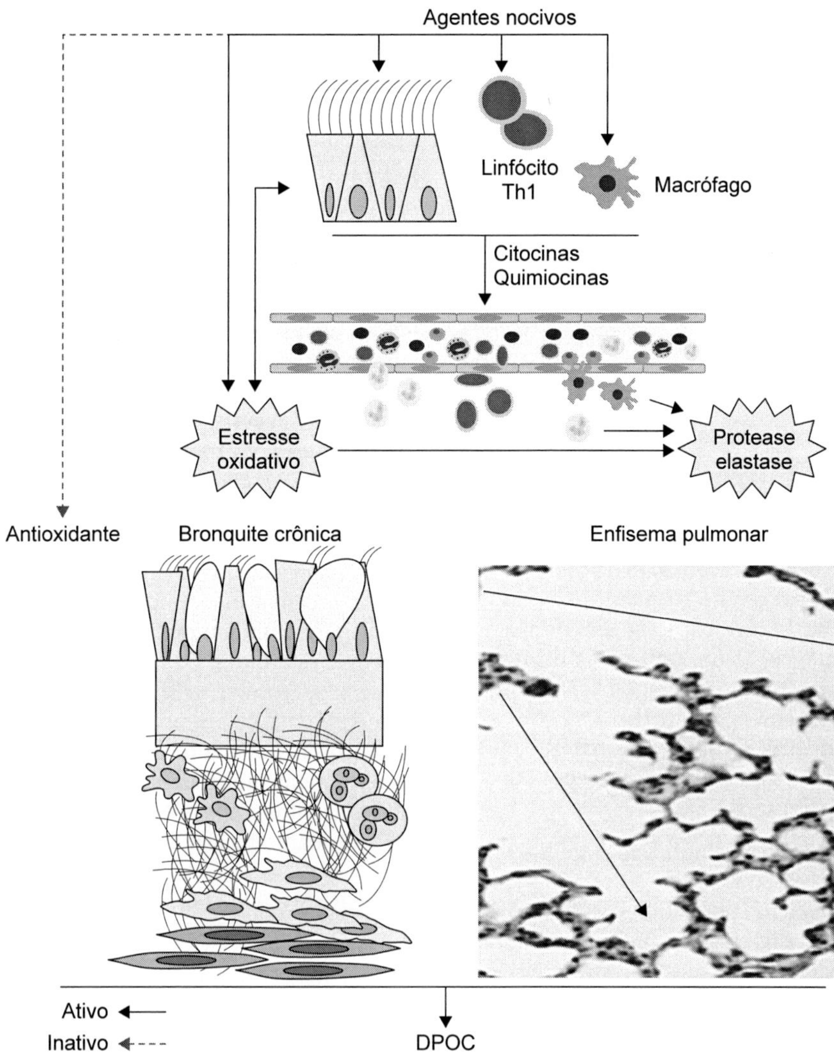

Figura 39.4 Representação simplificada das etapas para o desenvolvimento da DPOC. A exposição a agentes nocivos promove o desenvolvimento da forma crônica da inflamação, e é adicionalmente amplificada pelo estresse oxidativo e o excesso de proteinases no pulmão. As células do tecido epitelial contribuem para a inflamação produzindo citocinas e quimiocinas, bem como para o reparo tecidual. A migração e a manutenção de neutrófilos, macrófagos e linfócitos T no pulmão estão associadas à manutenção da inflamação, o que resulta em mudanças estruturais e funcionais. A inflamação e o estresse oxidativo levam à redução do calibre das vias aéreas e enfisema pulmonar, consequentemente, à limitação do fluxo expiratório persistente (ou que varia muito pouco pós-BD) e à hiperinsuflação pulmonar.

De acordo com a *Global Obstructive Lung Disease* (GOLD), o diagnóstico clínico da DPOC requer a realização da espirometria. O índice de Tiffeneau, definido pela relação entre VEF_1/CVF abaixo de 70% após a prova broncodilatadora, confirma a presença de limitação persistente ao fluxo aéreo. A classificação unidimensional da gravidade da doença foi proposta em: GOLD I: $VEF_1 \geq 80\%$ do predito; GOLD II: $VEF_1 \geq 50$ a $< 80\%$ do predito; GOLD III: $VEF_1 \geq 30$ a $< 50\%$ do predito e GOLD IV: $VEF_1 < 30\%$ do predito. A Figura 39.5 apresenta a classificação unidimensional da gravidade da DPOC de acordo com os resultados da espirometria.

Em 2011, foram incorporados à classificação espirométrica a avaliação dos sintomas e o número de exacerbações ou hospitalizações no ano prévio. Para a avaliação dos sintomas, é utilizado o teste *COPD Assessment Test* (CAT), e, para avaliação da dispneia, durante as atividades diárias dos pacientes, emprega-se a escala de dispneia modificada do Conselho Britânico de Pesquisas Médicas (*modified Medical Research Council* – mMRC).

O CAT é composto de oito informações sobre tosse, catarro, aperto no peito, falta de ar, limitações nas atividades domiciliares, confiança em sair de casa, sono e energia. A pontuação de cada item varia de 0 a 5, e o impacto clínico da doença é classificado de acordo com o escore final: 6-10 pontos, leve; 11-20, moderado; 21-30, grave; e 31-40, muito grave.

O mMRC, é composto por cinco itens, correspondentes ao nível de dispneia que limita as atividades de vida diária (AVD). Os graus subjetivos de gravidade da dispneia são:

- Só sofre de falta de ar durante exercícios intensos
- Sofre de falta de ar quando andando apressadamente ou subindo uma rampa leve
- Anda mais devagar do que pessoas da mesma idade por causa de falta de ar ou tem que parar para respirar mesmo quando andando devagar

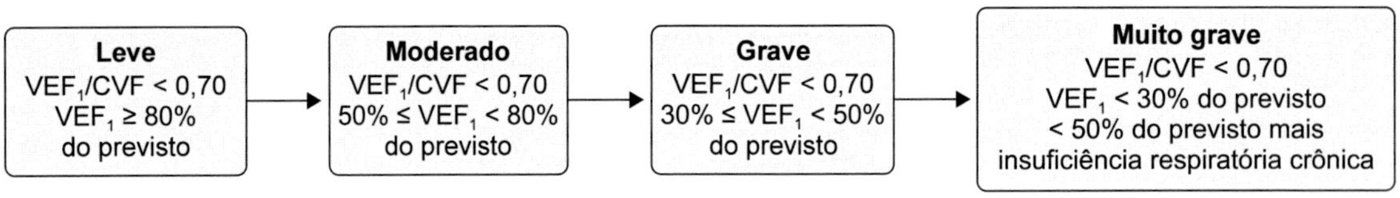

Figura 39.5 Classificação espirométrica da gravidade da DPOC após prova broncodilatadora. VEF_1: volume expiratório forçado no primeiro segundo; CVF: capacidade vital forçada. Fonte: GOLD (2015).

- Precisa parar para respirar depois de andar menos de 100 m ou após alguns minutos
- Sente tanta falta de ar que não sai mais de casa, ou sente falta de ar quando está se vestindo.

O GOLD 2017 modificou, mais uma vez, a classificação, separando a classificação espirométrica (I, II, III, IV) daquela por sintomas e exacerbações (A, B, C, D):

- Grupo A: pouco sintomático, escore < 2 na mMRC ou escore < 10 no CAT, com 0 ou 1 exacerbação no ano prévio
- Grupo B: muito sintomático, escore ≥ 2 na mMRC ou escore ≥ 10 no CAT com 0 ou 1 exacerbação no ano prévio
- Grupo C: pouco sintomático, escore de 0 a 1 na mMRC ou escore < 10 no CAT, com 2 ou mais exacerbações por ano ou uma hospitalização no ano prévio
- Grupo D: muito sintomático, escore ≥ 2 na mMRC ou escore ≥ 10 no CAT e/ou duas ou mais exacerbações ou uma hospitalização no ano prévio.

Para a avaliação dos sintomas, é utilizado o questionário COPD *Assessment*.

O tratamento da DPOC tem como objetivos: promover o alívio de sintomas, evitar a progressão da doença; melhorar a tolerância à atividade física; manter a qualidade de vida; evitar e tratar exacerbações e complicações. Nenhuma estratégia terapêutica atual é capaz de influenciar o declínio a longo prazo da função pulmonar. As medicações são usadas para evitar e controlar os sintomas, bem como reduzir a gravidade, melhorar a qualidade de vida e a tolerância ao exercício.

SIMILARIDADE ENTRE ASMA E DPOC

Asma e DPOC são caracterizadas por inflamação crônica com alterações celulares e estruturais, conhecidas como remodelamento das vias aéreas. Essas alterações estruturais levam ao espessamento das paredes das vias aéreas, o que facilita a constrição delas e, consequentemente, a restrição ao fluxo aéreo. Entretanto, o padrão de infiltração das células e as mudanças estruturais são diferentes. O espessamento de músculos lisos domina em grandes vias aéreas na asma grave e em pequenas vias aéreas na DPOC. As similaridades estruturais do processo de reconstrução na asma e na DPOC consistem no espessamento da parede brônquica e na proliferação das células produtoras de muco na parede das vias aéreas.

A Figura 39.6 apresenta um desenho esquemático do epitélio normal da via aérea mostrando as alterações fisiopatológicas que ocorrem na asma e na DPOC, o que ressalta as células inflamatórias envolvidas e as estruturas pulmonares afetadas.

Nos últimos anos, fenótipos clínicos foram propostos para melhor classificar os pacientes com asma e DPOC. Nos casos com apresentação clínica típica, o diagnóstico diferencial entre as duas doenças geralmente não é difícil. A DPOC com frequência aparece depois dos 40 anos de idade, está associada a uma história prévia de tabagismo e geralmente apresenta irreversibilidade da obstrução ao fluxo aéreo. Em contraste, a asma geralmente se apresenta em crianças e adolescentes, não está associada ao tabagismo, tem sintomas mais variáveis e a obstrução é comumente reversível. No entanto, na prática clínica, alguns pacientes apresentam certo grau de sobreposição de asma e DPOC, promovendo dúvidas no diagnóstico e no tratamento. Alguns pacientes com asma são fumantes e apresentam características semelhantes às da DPOC, como maior inflamação pulmonar neutrofílica, declínio acelerado na função pulmonar ou pior resposta aos broncodilatadores e/ou corticosteroides. De modo contrário, pacientes com DPOC podem apresentar características semelhantes às da asma, como inflamação pulmonar eosinofílica e reversibilidade após prova broncodilatadora. Além disso, algumas exacerbações, especialmente aquelas associadas a infecções virais, aumento de neutrófilos e eosinófilos, podem ser encontradas tanto na DPOC quanto na asma.

DIFERENÇAS ENTRE ASMA E A DPOC

A DPOC pode coexistir com a asma ou uma condição pode evoluir para a outra. Classicamente, a inflamação pulmonar crônica é muito diferente nessas duas doenças (Tabelas 39.1 e 39.2). O tabagismo é a principal causa de DPOC, diagnosticada normalmente depois dos 40 anos de idade. Nessa condição, as alterações histopatológicas associadas à inflamação localizam-se predominantemente em pequenas vias aéreas e no parênquima pulmonar e resultam na destruição do tecido com restrição progressiva e irreversível do fluxo de ar. A destruição do parênquima pulmonar leva à ruptura de paredes alveolares e ao aumento da complacência pulmonar, alterações que levam à hiperinsuflação pulmonar, o que resulta em um declínio progressivo da função pulmonar, que compromete a qualidade de vida e pode levar ao óbito.

Diferentemente da DPOC, a asma é caracterizada como uma doença alérgica que se desenvolve na infância. Na asma, há correlação positiva entre as alterações histopatológica com a frequência de ataques e hiper-responsividade brônquica, que pode causar a obstrução intermitente do fluxo aéreo, geralmente reversível. O prognóstico de asma costuma ser favorável, com boa resposta ao tratamento anti-inflamatório. A Tabela 39.1 mostra as principais diferenças entre a asma e a DPOC em relação aos fatores ambientais e individuais, faixa etária, sintomas, características da inflamação e da lesão pulmonar e limitação ao fluxo aéreo. É importante ressaltar que, na asma grave, a obstrução ao fluxo de ar pode ser fixa, uma vez que a inflamação e o remodelamento pulmonar em pacientes asmáticos podem não se restringir às grandes vias aéreas, atingindo as pequenas vias aéreas, os vasos e o parênquima alveolar.

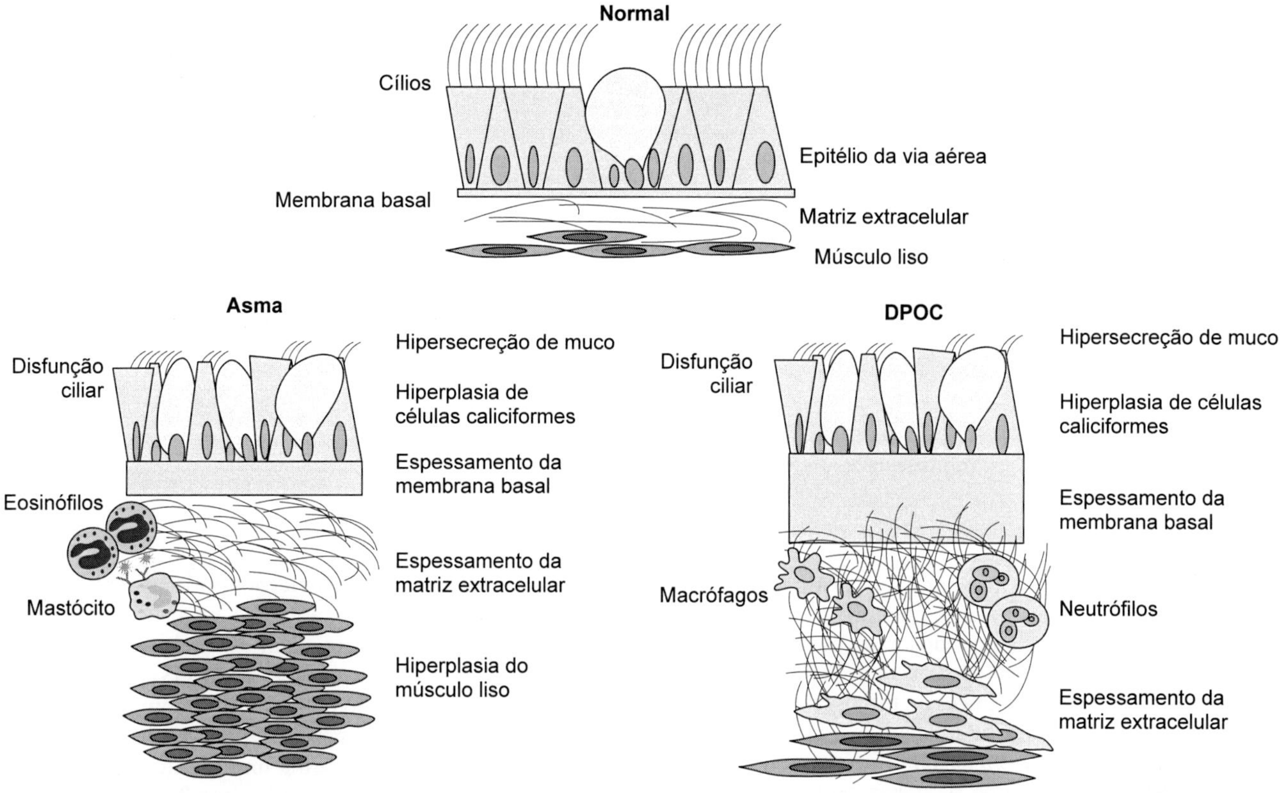

Figura 39.6 Desenho esquemático do epitélio normal da via aérea e alterações fisiopatológicas na asma e na DPOC, mostrando o padrão inflamatório e as estruturas pulmonares afetadas. A asma e a DPOC têm características comuns na camada epitelial: metaplasia de células caliciformes. Na camada reticular da membrana basal, os pacientes com DPOC apresentam a membrana basal mais espessa que os asmáticos. A hipertrofia da musculatura lisa está presente nas duas doenças, mas é mais evidente na asma que na DPOC.

Tabela 39.1 Principais diferenças entre asma e DPOC.

Aspectos	Doença	
	Asma	DPOC
Fatores ambientais	Exposição alergênica Infecções respiratórias Sensibilizadores ocupacionais	Tabagismo Poluição do ar Alcoolismo Baixa condição socioeconômica
Fatores individuais	Atopia Baixo peso ao nascer	Predisposição genética Baixo peso ao nascer Deficiência de alfa-1 antitrispina
Faixa etária	Todas as idades, predominando entre crianças e jovens	Geralmente a partir de 40 anos
Sintomas	Sibilância e surtos de dispneia	Dispneia e tosse crônica e produtiva
Inflamação	Resposta inflamatória do tipo Th2 Predominância de eosinófilos, mastócitos e linfócitos CD4	Resposta inflamatória do tipo Th1 Predominância de neutrófilos, macrófagos e linfócitos CD8
Características da lesão pulmonar	Grandes vias aéreas	Pequenas vias aéreas e parênquima pulmonar
Limitação do fluxo aéreo	Reversível	Irreversível

Fonte: GINA (2015) e GOLD (2015).

Os principais tipos de células inflamatórias envolvidas na DPOC e na asma também são diferentes. Neutrófilos e macrófagos são as principais células envolvidas na DPOC, enquanto na asma existe um predomínio de eosinófilos e mastócitos. Contudo, os neutrófilos estão presentes na exacerbação da crise asmática. A Tabela 39.2 mostra as principais células e os mediadores inflamatórios envolvidos na asma em geral, na asma grave e na DPOC, bem como as alterações pulmonares e a resposta à terapia.

Caracterizar as alterações fenotípicas e os mecanismos fisiopatológicos das doenças obstrutivas crônicas é importante para ampliar a compreensão da evolução dessas doenças e as

Tabela 39.2 Principais diferenças entre asma, DPOC e asma grave.

Aspectos	Asma	DPOC	Asma grave
Células	Eosinófilos, mastócitos, células T CD4 (Th2)	Neutrófilos, macrófagos, células T CD8 (Th1)	Neutrófilos, macrófagos, células T CD4 (Th2), células T CD8 (Th1)
Principais mediadores	Eoxatina IL-4, IL-5, IL-13	IL-8 TNF-alfa, IL-1-beta, IL-6	IL-8 IL-5, IL-13
Localização da doença	Vias aéreas proximais	Vias aéreas periféricas, parênquima pulmonar, vasos pulmonares	Vias aéreas proximais, vias aéreas periféricas, parênquima pulmonar, vasos pulmonares
Alterações pulmonares	Perda de integridade epitelial das vias aéreas, fibrose das grandes vias aéreas, broncoconstrição	Perda de integridade epitelial das vias aéreas, fibrose das pequenas vias aéreas, destruição de parênquima, remodelamento vascular pulmonar	Perda de integridade epitelial das vias aéreas, fibrose das pequenas e grandes vias aéreas, destruição de parênquima, remodelamento pulmonar, broncoconstrição
Resposta à terapia	Alta resposta a broncodilatador e corticosteroides	Baixa resposta a broncodilatador e corticosteroides	Baixa resposta a broncodilatador e corticosteroides

Fonte: GINA (2015) e GOLD (2015).

implicações terapêuticas. Os pacientes são distinguidos por uma história clínica detalhada, testes funcionais e de imagem. No entanto, é comum pacientes idosos apresentarem quadros clínicos atípicos, em virtude da coexistência de asma e DPOC. Além dos sintomas clínicos, a tomografia computadorizada (TC) é uma técnica de imagem extremamente útil para monitorar os pacientes. Em pacientes com asma, pode-se identificar, por meio deste exame, o espessamento das paredes brônquicas e o aprisionamento aéreo (Figura 39.7 A). Entretanto, nos pacientes com asma leve, a TC pode apresentar-se totalmente normal. Já em pacientes com DPOC, os achados tomográficos são a presença de enfisema e espessamento brônquico (Figura 39.7 B).

SÍNDROME DE SOBREPOSIÇÃO ASMA E DPOC

Apesar de a asma e a DPOC serem patologicamente diferentes, muitos pacientes compartilham características de ambas. Estudos epidemiológicos mostram que pacientes idosos com doença obstrutiva das vias aéreas podem ter sobreposição de diagnósticos de asma e DPOC (ACOS, *Asthma COPD Overlap Syndrome*). Essa prevalência em idosos pode estar relacionada a vários anos de exposição ao antígeno, exposição prolongada a poluição, fumaça de cigarro, além de mudanças fisiológicas dos pulmões relacionadas a idade. A ACOS é caracterizada por limitação persistente do fluxo aéreo combinada com asma e DPOC. Alguns pacientes com DPOC podem apresentar inflamação eosinofílica e/ou uma importante reversibilidade após a administração do broncodilatador. Tabagistas e asmáticos desenvolvem características patológicas similares às da DPOC, pois apresentam inflamação neutrofílica e são menos sensíveis ao tratamento com corticosteroides. Além disso, em algumas exacerbações, especialmente aquelas associadas a infecções virais, o aumento de neutrófilos e eosinófilos pode ser encontrado tanto na DPOC quanto na asma.

Os pacientes nos quais as características das duas doenças se sobrepõem poderiam apresentar diferentes respostas ao tratamento e à evolução da doença. Contudo, a síndrome de sobreposição é normalmente excluída dos estudos clínicos; com isso, as evidências científicas disponíveis sobre o diagnóstico e o tratamento são limitadas. Tais informações são

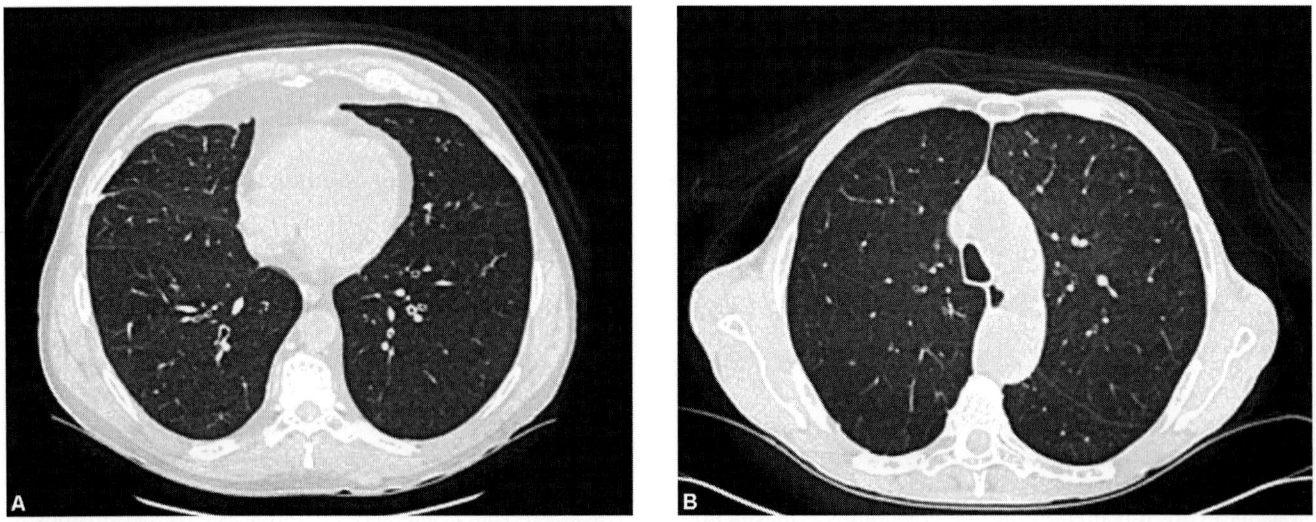

Figura 39.7 Seções transversais tomográficas. **A.** Paciente asmático com espessamento difuso da parede brônquica. **B.** Paciente com DPOC com áreas de enfisema centrilobular predominantemente nos campos pulmonares superiores. Adaptada de Athanazio (2012).

extremamente necessárias para fornecer recomendações sobre o diagnóstico e o tratamento, além de identificar possíveis lacunas na compreensão da asma, DPOC e ACOS.

A ACOS é fracamente caracterizada em termos patológicos, aspectos clínicos, resposta a tratamento e prognóstico. Apesar dessa pouca definição, o encargo econômico atribuído a ACOS é superior ao de asma e DPOC. ACOS é mais comum em idoso e está associada ao aumento da frequência de dispneia, sibilância, exarcerbações e internações.

As mudanças estruturais nas pequenas vias aéreas contribuem para a sobreposição fenotípica entre asma e DPOC. Essas duas condições têm características comuns na camada epitelial, como a metaplasia de células caliciformes e a produção de mediadores inflamatórios pelas células epiteliais das vias aéreas. Os pacientes com DPOC com características semelhantes às da asma têm uma membrana basal mais espessa e maior quantidade de músculo liso das vias aéreas que o paciente com DPOC clássico. Em asmáticos fumantes, a inflamação das vias aéreas pode ser predominantemente neutrofílica, semelhantemente à inflamação observada em pacientes com DPOC. Os fumantes com asma apresentaram maior número de células caliciformes e mastócitos, menor número de eosinófilos e camada epitelial mais espessa (Figura 39.8).

Pacientes com asma e DPOC têm maior frequência de exacerbações dos sintomas. A Figura 39.9 mostra a porcentagem de frequência de exacerbações e a porcentagem de exacerbações graves em pacientes com DPOC e ACOS.

O diagnóstico da ACOS é um desafio, porque não há biomarcadores específicos que a diferenciem da asma ou da DPOC. Portanto, ainda não existem critérios diagnósticos aceitos universalmente. Documentos recentes de GINA e GOLD definem ACOS como uma síndrome caracterizada por obstrução persistente associada a várias características normalmente definidas para a asma e a DPOC (Tabela 39.3). Para identificar um paciente com ACOS, o profissional da saúde deve considerar as características que favorecem o diagnóstico

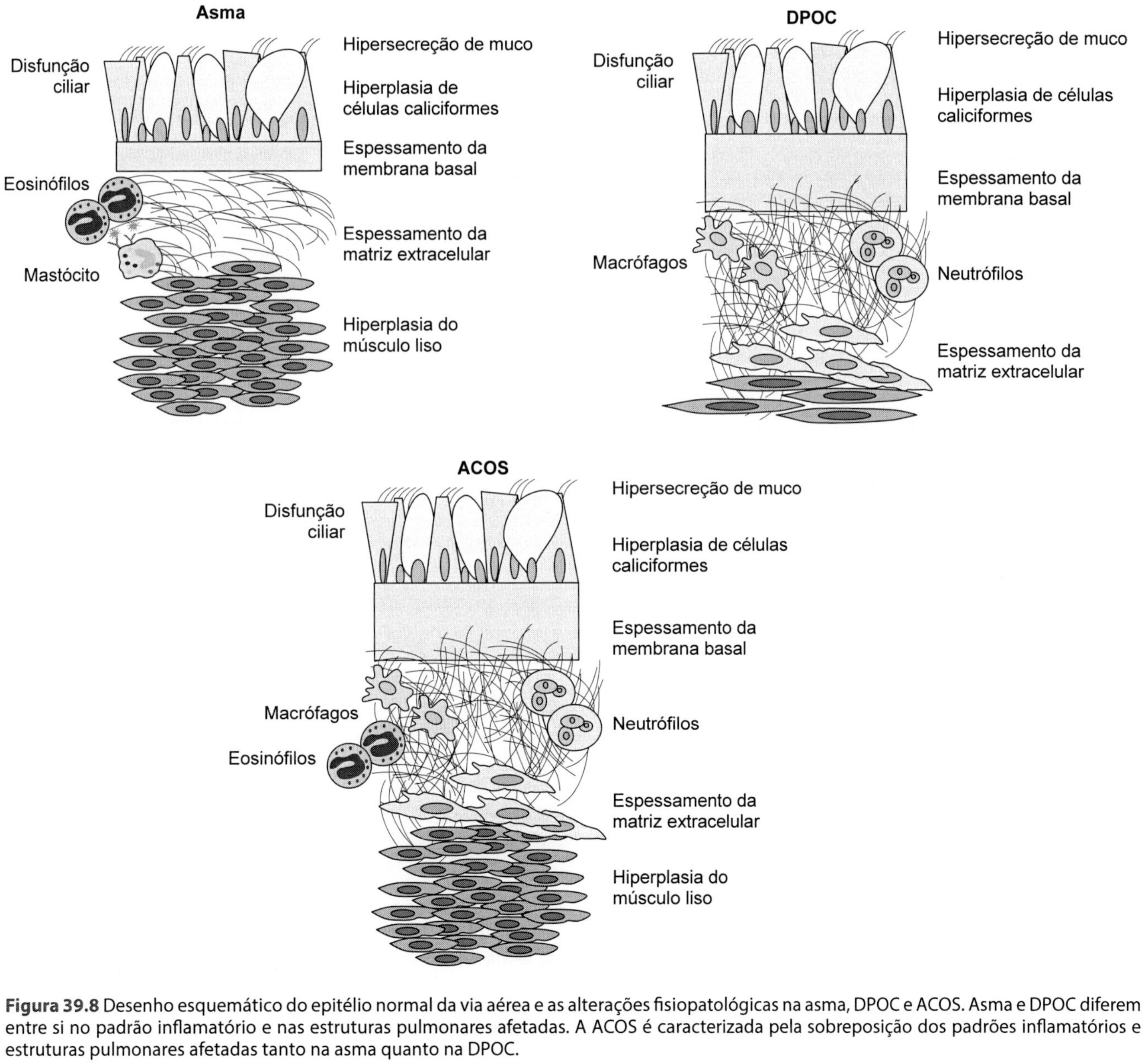

Figura 39.8 Desenho esquemático do epitélio normal da via aérea e as alterações fisiopatológicas na asma, DPOC e ACOS. Asma e DPOC diferem entre si no padrão inflamatório e nas estruturas pulmonares afetadas. A ACOS é caracterizada pela sobreposição dos padrões inflamatórios e estruturas pulmonares afetadas tanto na asma quanto na DPOC.

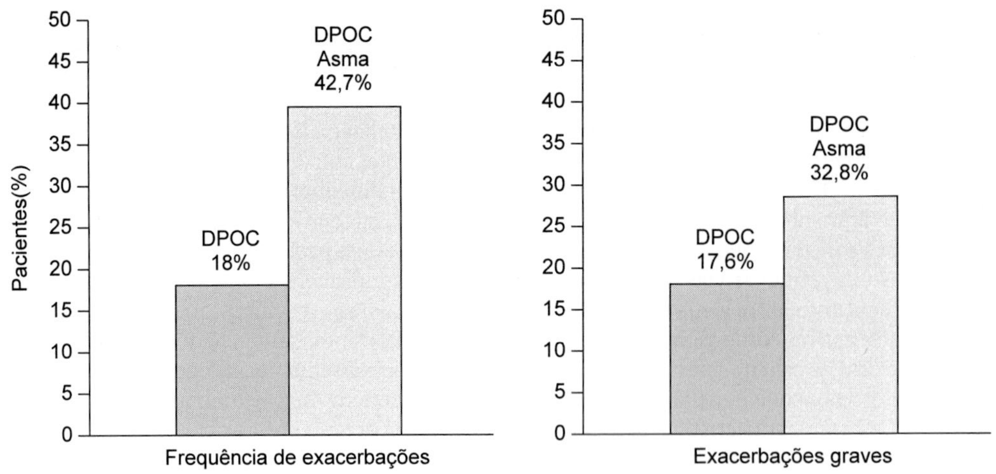

Figura 39.9 Pacientes com DPOC e asma apresentam exacerbações respiratórias mais frequentes e graves. Adaptada de Hardin *et al.* (2011).

Tabela 39.3 Principais diferenças entre asma, DPOC e ACOS.

Características	Asma	DPOC	ACOS
Idade de início	Antes dos 20 anos	Depois dos 40 anos	Normalmente depois dos 40 anos, porém pode ser encontrada em crianças ou adultos jovens
Padrão dos sintomas	Variação em minutos, horas ou dias Piora à noite e no início da manhã Sintomas desencadeados por exercício, emoções e exposição a alergênios	Persistente mesmo com o tratamento Sintomas diários e dispneia ao esforço Dispneia precedida por tosse crônica e expectoração	Dispneia persistente, mas pode ocorrer variação
Função pulmonar	Registro de limitação variável do fluxo aéreo	Registro de limitação persistente do fluxo aéreo	Limitação do fluxo aéreo não totalmente reversível, mas muitas vezes com registro de limitação variável
Função pulmonar entre os sintomas	Normal	Alterada	Alterada
Antecedentes pessoais ou familiares	Diagnóstico anterior de asma Antecedentes familiares de asma ou outros quadros alérgicos	Diagnóstico anterior de DPOC Exposição a fatores de risco (fumaça de cigarro)	Diagnóstico anterior de asma Antecedentes familiares de asma ou outros quadros alérgicos História de exposição prolongada a agentes nocivos
Evolução temporal	Variação sazonal ou anual dos sintomas Podem melhorar espontaneamente ou apresenta uma resposta imediata a broncodilatadores e corticosteroides	Os sintomas pioram com o tempo; evolução progressiva ao longo dos anos Resposta com o broncodilatador proporciona apenas alívio limitado	Sintomas são, em parte, significativamente reduzidos pelo tratamento Progressão é habitual, com a necessidade de tratamento prolongado
Radiografia do tórax	Pode ser normal	Grave hiperinsuflação pulmonar	Similar ao DPOC
Exacerbações	As exacerbações ocorrem, mas os riscos de exacerbações podem ser reduzidos por tratamento	As exacerbações podem ser reduzidas por tratamento. Se mantidas, contribuem para as comorbidades	Exacerbações podem ser mais comuns que na DPOC, mas são reduzidas por tratamento. Se mantidas, contribuem para as comorbidades
Inflamação das vias aéreas	Predominância de eosinófilos	Predominância de neutrófilos e linfócitos	Presença de eosinófilos e neutrófilos

Fonte: GINA e GOLD (2014).

de asma ou DPOC, baseando-se na história clínica do paciente, comparando com os exames complementares que indicam um diagnóstico para asma ou DPOC, e, finalmente, determinando se existem características de ambas sugerindo ACOS.

Documentos recentes do GINA (2015) e GOLD (2015) estabelecem os critérios para o diagnóstico de asma, DPOC e ACOS, utilizando a análise de limitação do fluxo aéreo (Tabela 39.4).

As informações sobre a ACOS são limitadas porque normalmente se excluem os pacientes que apresentam coexistência de asma e DPOC dos estudos clínicos relacionados com asma ou DPOC. Observação a longo prazo e estudos prospectivos são necessários para identificar os fatores de risco genético, entender a relação entre genótipo e fenótipo, identificar biomarcadores específicos para o diagnóstico, desenvolver terapias-alvo, prever o prognóstico e propor intervenções ótimas para ACOS.

Tabela 39.4 Principais diferenças da função pulmonar entre asma, DPOC e ACOS.

Variáveis espirométricas	Asma	DPOC	ACOS
VEF_1/CVF normais pré e pós-broncodilatador	Compatível	Não compatível	Não compatível
VEF_1/CVF < 0,7 pós-broncodilatador	Indica limitação das vias aéreas que pode melhorar	Necessário para o diagnóstico	Habitual
$VEF_1 \geq 80\%$ do previsto	Compatível Bom controle dos sintomas	Compatível com a categoria leve da doença	Compatível com ACOS leve
$VEF_1 < 80\%$ do previsto	Compatível e um fator de risco para exacerbações	Indica gravidade da limitação do fluxo aéreo e o risco de exacerbação e mortalidade	Indica gravidade da limitação do fluxo aéreo e o risco de exacerbação e mortalidade
Aumento de 12% e 200 mℓ no VEF_1 após broncodilatador em relação ao valor basal (limitação reversível do fluxo aéreo)	Usual em alguns momentos no curso da asma; nem sempre está presente	Comum na DPOC e mais provável quando o VEF_1 é baixo, mas considerar a possibilidade de ACOS	Comum na ACOS mais provavelmente quando o VEF_1 é baixo
Aumento > 12% e 400 mℓ no VEF_1 pós- broncodilatador em relação basal	Probabilidade elevada de asma	Incomum na DPOC Considerar a possibilidade de ACOS	Compatível com o diagnóstico de ACOS

Fonte: GINA e GOLD (2014).

BIBLIOGRAFIA

Andersén H, Lampela P, Nevanlinna A, Saynajakangas O, Keistinen T. High hospital burden in overlap syndrome of asthma and COPD. Clin Respir J. 2013;7(4):342-6.

Athanazio R. Airway disease: similarities and differences between asthma, COPD and bronchiectasis. Clinics. 2012;67(11):1335-43.

Aysola RS, Hoffman EA, Gierada D, Wenzel S, Cook-Granroth J, Tarsi J, et al. Airway remodeling measured by multidetector computed tomography is increased in severe asthma and correlates with pathology. Chest. 2008;134(6):1183-91.

Brightling CE, Pavord ID. Eosinophilic bronchitis: an important cause of prolonged cough. Ann Med. 2000;32(7):446-51.

Cukic V, Lovre V, Dragisic D, Ustamujic A. Asthma and chronic obstructive pulmonary disease (COPD): differences and similarities. Mater Sociomed. 2012;24(2):100-5.

De Marco R, Pesce G, Marcon A, Accordini S, Antonicelli L, Bugiani M, et al. The coexistence of asthma and chronic obstructive pulmonary disease (COPD): prevalence and risk factors in young, middle-aged and elderly people from the general population. PLoS ONE. 2013;8:e62985.

Decramer M, Janssens W, Miravitlles M. Chronic obstructive pulmonary disease. Lancet. 2012;379(9823):1341-51.

Frey U, Brodbeck T, Majumdar A, Taylor DR, Town GI, Silverman M, et al. Risk of severe asthma episodes predicted from fluctuation analysis of airway function. Nature. 2005;438:667-70.

Gibson PG, Simpson JL. The overlap syndrome of asthma and COPD: what are its features and how important is it? Thorax. 2009;64:728-35.

Global Initiative for Asthma (GINA). Global strategy for asthma management and prevention. [Acesso em ago 2015] Disponível em: www.ginasthma.org.

Global Initiative for Asthma (GINA); Global Initiative for Chronic Obstructive Lung Disease (GOLD). Diagnosis of diseases of chronic airflow limitation: asthma, COPD and asthma-COPD overlap syndrome (ACOS). 2014. [Acesso em 10 maio 2017] Disponível: www.everydaybreathing.com/media/15569/asthmacopdoverlap.pdf.

Global Initiative for Chronic Obstructive Lung Disease (GOLD). Global strategy for the diagnosis, management, and prevention of COPD (updated 2015). [Acesso em ago 2015] Disponível em: www.goldcopd.org.

Hardin M, Silverman EK, Barr RG, Hansel NN, Schroeder JD, Make BJ, Crapo JD, Hersh CP; COPDGene Investigators. The clinical features of the overlap between COPD and asthma.Respir Res. 2011;12:127.

Haswell LE, Hewitt K, Thorne D, Richter A, Gaça MD. Cigarette smoke total particulate matter increases mucous secreting cell numbers in vitro: a potential model of goblet cell hyperplasia. Toxicol In Vitro. 2010;24(3):981-7.

Holgate ST, Djukanovic R, Howarth PH, Montefort S, Roche W. The T cell and the airway's fibrotic response in asthma. Chest. 1993;103(2 Suppl):125S-128S.

Holgate ST, Finnerty JP. Recent advances in understanding the pathogenesis of asthma and its clinical implications. Q J Med. 1988;66(249):5-19.

Holgate ST, Polosa R. Treatment strategies for allergy and asthma. Nat Rev Immunol. 2008;8(3):218-30.

Jeffery PK. Remodeling and inflammation of bronchi in asthma and chronic obstructive pulmonary disease. Proc Am Thorac Soc. 2004;1:176-83.

Kay AB. Allergy and allergic diseases: second of two parts. N Engl J Med. 2001;344:109-13.

Lapperre TS, Sont JK, van Schadewijk A, Gosman MM, Postma DS, Bajema IM, et al.; GLUCOLD Study Group. Smoking cessation and bronchial epithelial remodelling in COPD: a cross-sectional study. Respir Res. 2007;8:85.

MacNee W. Oxidative stress and lung inflammation in airways disease. Eur J Pharmacol. 2001;429(1-3):195-207.

Marchioro J, Gazzotti MR, Nascimento OA, Montealegre F, Fish J, Jardim JR. Level of asthma control and its relationship with medication use in asthma patients in Brazil. J Bras Pneumol. 2014;40(5):487-94.

Mauad T, Dolhnikoff M. Pathologic similarities and differences between asthma and chronic obstructive pulmonary disease. Curr Opin Pulm Med. 2008;14:31-8.

Perret JL, Dharmage SC, Matheson MC, Johns DP, Gurrin LC, Burgess JA, et al. The interplay between the effects of lifetime asthma, smoking, and atopy on fixed airflow obstruction in middle age. Am J Respir Crit Care Med. 2013;187:42-8.

Rhee CK, Yoon HK, Yoo KH, Kim YS, Lee SW, Park YB, et al. Medical utilization and cost in patients with overlap syndrome of chronic obstructive pulmonary disease and asthma. COPD. 2014;11:163-70.

Sethi S, Mahler DA, Marcus P, Owen CA, Yawn B, Rennard S. Inflammation in COPD: implications for management. Am J Med. 2012;125(12):1162-70.

Seumois G, Chavez L, Gerasimova A, Lienhard M, Omran N, Kalinke L, et al. Epigenomic analysis of primary human T cells reveals enhancers associated with TH2 memory cell differentiation and asthma susceptibility. Nat Immunol. 2014;15(8):777-88.

Siva R, Green RH, Brightling CE, Shelley M, Hargadon B, McKenna S, et al. Eosinophilic airway inflammation and exacerbations of COPD: a randomised controlled trial. Eur Respir J. 2007;29(5):906-13.

Sociedade Brasileira de Pneumologia e Tisiologia. IV Diretrizes Brasileiras para o Manejo da Asma. J Bras Pneumol. 2006;32(Supl 7):S447-S474.

Tamimi A, Serdarevic D, Hanania NA. The effects of cigarette smoke on airway inflammation in asthma and COPD: therapeutic implications. Respir Med. 2012;106(3):319-28.

Tashkin DP, Celli B, Decramer M, Liu D, Burkhart D, Cassino C, et al. Bronchodilator responsiveness in patients with COPD (data from the UPLIFT trial). Rev Port Pneumol. 2008;14(4):584-7.

Tho NV, Park HY, Nakano Y. Asthma-COPD overlap syndrome (ACOS): a diagnostic challenge. Respirology. 2015;21(3):410-8.

Thomson NC, Chaudhuri R, Livingston E. Asthma and cigarette smoking. Eur Respir J. 2004;24(5):822-33.

Tuder RM, Petrache I. Pathogenesis of chronic obstructive pulmonary disease. J Clin Invest. 2012;122(8):2749-55.

Yayan J, Rasche K. Asthma and COPD: similarities and differences in the pathophysiology, diagnosis and therapy. Adv Exp Med Biol. 2016;910:31-8.

Tabela 39.4 Principais diferenças da função pulmonar entre asma, DPOC e ACOS.

VEF1/CVF normais pré ou pós-broncodilatador	Compatível	Não compatível	Não compatível
VEF1/CVF < 0,7 pós-broncodilatador	Indica limitação ao fluxo aéreo, mas que pode melhorar [illegible]	[illegible]	[illegible]
VEF1 ≥ 80% do previsto	Compatível [illegible] bom controle dos sintomas	Compatível com a categoria leve da doença	Compatível com ACOS leve
VEF1 < 80% do previsto	Compatível e um fator de risco para exacerbações	[illegible]	Indica gravidade [illegible]

40 Reabilitação Pulmonar

Nidia A. Hernandes • Graciane Laender Moreira • Fabio Pitta

INTRODUÇÃO

Segundo a American Thoracic Society (ATS) e a European Respiratory Society (ERS), reabilitação pulmonar é "uma intervenção abrangente baseada na avaliação do paciente, seguida por terapias individualizadas que incluem, mas não se limitam a, treinamento físico, educação e mudanças de comportamento, com o objetivo de melhorar a condição física e psicológica de indivíduos com doença respiratória crônica e promover adesão de longo prazo a comportamentos que promovam a saúde". A reabilitação pode ser introduzida na rotina de tratamento de pacientes desde os estágios iniciais da doença, assim como em quadros estáveis e instáveis, visando a controlar a sua evolução e proporcionar maior adesão ao tratamento.

O treinamento físico tem sido apontado como peça-chave em programas de reabilitação pulmonar. Isso se deve ao fato de os pneumopatas crônicos serem acometidos por diversas manifestações extrapulmonares da doença, entre elas a disfunção muscular esquelética, a qual induz a redução da capacidade de exercício e limita o estado funcional desses pacientes.

Por meio de um grupo de estratégias integradas de tratamento, como o treinamento físico, a reabilitação pulmonar visa a reduzir sintomas, aumentar a participação em atividades de vida diária, otimizar o estado funcional, melhorar a qualidade de vida e reduzir custos com serviços de saúde.

INDICAÇÕES E CONTRAINDICAÇÕES

Todos os pacientes com pneumopatia crônica que, mesmo com tratamento medicamentoso otimizado, apresentam sintomas respiratórios, limitação da capacidade funcional, dificuldade para realizar as atividades de vida diária e/ou aumento na utilização dos recursos de saúde, podem se beneficiar da reabilitação pulmonar. Entretanto, as evidências científicas para pacientes com doença respiratória crônica que não a doença pulmonar obstrutiva crônica (DPOC) ainda são poucas. Portanto, este capítulo abordará sobretudo a reabilitação pulmonar em DPOC, visto serem esses pacientes os principais candidatos a esse tipo de tratamento.

Além de pacientes com DPOC, são potenciais candidatos à reabilitação pulmonar aqueles com asma, doença pulmonar intersticial, bronquiectasia, fibrose cística, doenças neuromusculares, câncer de pulmão, hipertensão pulmonar, pré e pós-operatório de cirurgia torácica e abdominal alta e pré e pós-transplante de pulmão.

Algumas situações constituem contraindicações, como condições clínicas que possam colocar o paciente em risco ou que interferem no processo de reabilitação, por exemplo, angina instável, insuficiência cardíaca grave, distúrbios ortopédicos ou neurológicos, devendo ser analisadas criteriosamente pela equipe de profissionais envolvidos na reabilitação e, caso seja possível, adaptações no programa podem ser consideradas.

Ressalta-se que alguns centros de reabilitação pulmonar não têm admitido pacientes que ainda sejam tabagistas, visto que um dos critérios para elegibilidade para esse tipo de programa é a exclusão desses indivíduos. Entretanto, evidências científicas demonstraram que tabagistas correntes que se inserem em programas de reabilitação pulmonar apresentam ganhos na capacidade funcional e qualidade de vida similares aos dos ex-tabagistas, embora a adesão dos tabagistas correntes seja menor. Sendo assim, a admissão ou não de pacientes que ainda sejam tabagistas em programas de reabilitação pulmonar dependerá da decisão de cada centro, considerando os critérios de elegibilidade, os fatores econômicos e os elementos clínicos favoráveis.

PROFISSIONAIS ENVOLVIDOS, LOCAL E EQUIPAMENTOS NECESSÁRIOS

Profissionais da saúde

A reabilitação pulmonar é definida como uma intervenção interdisciplinar, portanto diversos profissionais podem estar envolvidos: médico pneumologista, fisioterapeuta, enfermeiro, nutricionista, terapeuta ocupacional, psicólogo e assistente social, entre outros.

Um programa de reabilitação deve incluir, no mínimo, um médico pneumologista e um profissional da saúde que seja competente e treinado para realizar os testes de capacidade de exercício e conduzir o treinamento físico. Embora ainda não haja um consenso, recomenda-se que exista um supervisor para cada 6 a 8 pacientes durante as sessões de treinamento físico.

Local

Os programas de reabilitação pulmonar podem ser realizados das seguintes maneiras: *inpatient* (internação para reabilitação); *outpatient* (reabilitação ambulatorial); e domiciliar. Recentemente, também tem sido estudado o treinamento de exercício assistido por tecnologia.

A grande maioria dos programas de reabilitação pulmonar em todo o mundo descritos na literatura científica refere-se a programas *outpatient*. A reabilitação pulmonar *inpatient* não é comum no Brasil, requer altos custos para sua realização e é geralmente indicada para pacientes gravemente descondicionados, embora esta não constitua necessariamente uma regra nos países que adotam esse sistema. Contudo, a reabilitação domiciliar promove custos mínimos e estudos demonstraram que este tipo de intervenção é seguro e eficaz para pacientes com DPOC, assim como pode apresentar resultados equivalentes à reabilitação *outpatient*, diante da utilização de protocolos similares.

O treinamento de exercício assistido por tecnologia inclui a utilização de pedômetros ou celulares com o objetivo de incentivar a realização do exercício físico em pacientes que não tenham acesso a centros de reabilitação por residirem em regiões mais distantes e/ou terem problemas com transporte. Entretanto, os resultados obtidos com esse tipo de intervenção ainda não são conclusivos, em decorrência da variabilidade dos instrumentos utilizados e de poucas evidências científicas.

Independentemente do local de realização da reabilitação, é importante que exista um espaço para as avaliações dos pacientes, contendo, no mínimo, um corredor plano para que os testes de campo sejam realizados. Adicionalmente, deve existir um ambiente para o treinamento físico, que pode ser uma sala ampla ou uma academia.

Equipamentos

Em programas de treinamento físico, são necessários alguns equipamentos para realização dos exercícios e monitoramento dos pacientes. Recomenda-se que as salas de treinamento tenham disponibilidade de oxigênio e sejam equipadas com oxímetro de pulso, esfigmomanômetro, esteira e/ou bicicleta ergométrica e equipamentos para treinamento de força (pesos livres, faixas elásticas e/ou estação de musculação). Materiais e equipamentos para primeiros socorros e situações de emergência também são recomendados.

AVALIAÇÃO DO PACIENTE

Na reabilitação pulmonar, os pacientes devem ser avaliados no início e ao final do programa, com os objetivos de prescrever o treinamento físico de maneira individualizada e verificar os resultados obtidos com esta intervenção. Os itens a serem avaliados incluem:

- Sintomas (dispneia e fadiga)
- Capacidade de exercício
- Estado funcional
- Qualidade de vida
- Força muscular periférica e respiratória para aqueles pacientes que apresentam sinais de fraqueza muscular
- Nível de atividade física na vida diária (AFVD).

A Tabela 40.1 resume os itens da avaliação de pneumopatas crônicos e seus instrumentos. Além desses itens, a avaliação inicial deve incluir anamnese e exame físico a fim de identificar comorbidades que possam interferir no processo da reabilitação, presença de tosse e produção de secreção, conhecer o histórico tabágico, uso de medicações e oxigenoterapia, entre outros. A avaliação da função pulmonar por meio de espirometria antes e após uso de broncodilatador também é útil para conhecer o distúrbio ventilatório e a sua gravidade.

TREINAMENTO FÍSICO EM PROGRAMAS DE REABILITAÇÃO PULMONAR

A intolerância ao exercício físico é uma manifestação comum nos pacientes com pneumopatia crônica e constitui um dos principais fatores de limitação das atividades de vida diária nesses pacientes. Os mecanismos que levam à intolerância ao exercício são diversos. Além dos sintomas respiratórios, algumas manifestações sistêmicas das pneumopatias crônicas, como disfunção cardíaca e disfunção muscular esquelética, contribuem para o quadro de intolerância ao exercício observado nos pacientes.

A disfunção muscular esquelética é causada por vários fatores, como inflamação sistêmica, inatividade física, estresse oxidativo, miopatia por corticosteroide, depleção nutricional e desequilíbrio no metabolismo proteico. As principais anormalidades observadas na musculatura esquelética são redução da capacidade oxidativa, atrofia e redução de força muscular. Como consequência, pacientes com disfunção muscular esquelética apresentam fadiga muscular precoce, reduzindo sua tolerância ao exercício. Saey *et al.* (2003) demonstraram que pacientes com DPOC que apresentaram fadiga de quadríceps após se exercitarem até a exaustão (teste em cicloergômetro com carga constante) não conseguiram aumentar seu tempo de exercício quando um novo teste foi realizado após administração de uma dose de broncodilatador inalatório. Os autores concluíram que, independentemente de se ter a função pulmonar otimizada, a musculatura periférica pode ser um fator limitante da tolerância ao exercício.

Além da disfunção muscular, os pacientes com DPOC são envolvidos na chamada "espiral negativa da doença", conforme esquematizado na Figura 40.1. Nessa espiral negativa, os pacientes se tornam fisicamente inativos em virtude da dispneia, portanto progressivamente intolerantes ao exercício e, consequentemente, apresentam maior sensação de dispneia. Sendo assim, a espiral negativa é responsável pela evolução da doença e pela piora do quadro clínico.

Tabela 40.1 Avaliações e instrumentos recomendados para pacientes com pneumopatia crônica.

Avaliação	Instrumentos
Sintomas	Escala de Borg, escala visual analógica, escala do *Medical Research Council* (MRC)
Capacidade de exercício	Teste cardiopulmonar de esforço e testes de campo (teste de caminhada de 6 min, *incremental shuttle walk test* e *endurance shuttle walk test*)
Estado funcional	Questionários: *London Chest Activity of Daily Living* (LCADL) e *Pulmonary Functional Status and Dyspnea Questionnaire- Modified Version* (PFSDQ-M), entre outros
Qualidade de vida	Questionários específicos para doença respiratória: *Saint George Respiratory Questionnaire* (SGRQ), *Chronic Respiratory Disease Questionnaire* (CRQ) e *COPD Assessment Test* (CAT), entre outros
Força muscular periférica	Teste de uma repetição máxima (1RM), teste do pico de força muscular
Nível de atividade física na vida diária	Monitores de atividade física (p. ex., acelerômetros)

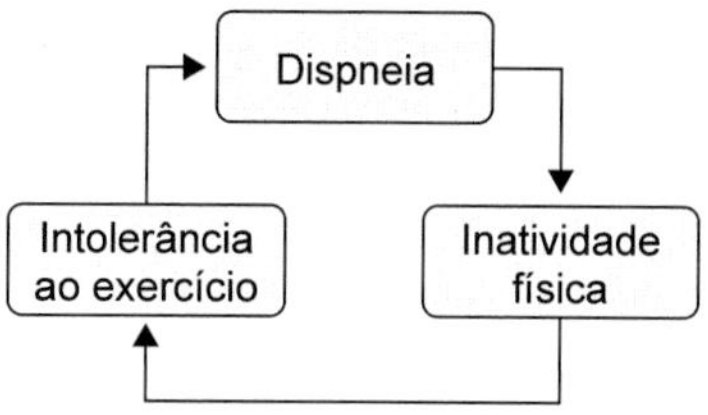

Figura 40.1 Espiral negativa da DPOC.

O treinamento físico retira os pacientes do quadro de inatividade física e aumenta sua tolerância ao exercício, sendo, dessa maneira, uma estratégia eficaz de tratamento para impedir a evolução da doença. Por esse motivo, atualmente, o treinamento físico é considerado a peça-chave dentro de um programa de reabilitação pulmonar e está indicado para os pneumopatas crônicos que apresentam redução da tolerância ao exercício, dispneia ou fadiga ao esforço e limitação funcional nas atividades de vida diária.

Diversos efeitos na musculatura esquelética são observados após o treinamento físico, como aumentos de massa e força musculares, de capilaridade, da atividade de enzimas oxidativas, da proporção de fibras musculares tipo I e redução da acidose lática durante o exercício. A melhora da função muscular esquelética resulta em maior eficiência mecânica, ou seja, há uma menor ventilação para determinada carga de trabalho imposta ao paciente.

Início do treinamento físico

O treinamento físico não deve ser considerado a última opção de tratamento para pacientes com pneumopatia crônica. Pelo contrário, deve ser inserido na rotina de manejo desses pacientes em estágios precoces da doença, visto que, como já citado anteriormente, pacientes em todos os estágios da doença se beneficiam dessa modalidade de tratamento não farmacológico.

Em 2013, as diretrizes internacionais sobre reabilitação pulmonar passaram a recomendar que os pacientes, independentemente da estabilidade clínica da doença, sejam inseridos em programas de reabilitação, pois alguns estudos têm observado efeitos positivos do treinamento físico quando iniciado durante ou imediatamente após uma exacerbação aguda da DPOC.

Em um estudo de metanálise realizado por Puhan *et al.* (2009), verificou-se que a reabilitação, quando iniciada logo após uma exacerbação aguda da DPOC, reduz a frequência de readmissão hospitalar em um período de 3 a 18 meses, além de diminuir a mortalidade e promover melhora da qualidade de vida. Seymour *et al.*, em 2010, conduziram um estudo que comparou os efeitos da reabilitação pulmonar imediatamente após exacerbação aguda com os efeitos de cuidados usuais. Os resultados demonstraram que apenas os pacientes que foram submetidos à reabilitação apresentaram melhora de capacidade de exercício, força muscular de quadríceps e qualidade de vida. Em outro estudo, Puhan *et al.* (2011) compararam os efeitos da reabilitação imediata (até 2 semanas após exacerbação aguda da DPOC) com os efeitos da reabilitação tardia (6 meses após exacerbação aguda) e observaram que pacientes submetidos à reabilitação precoce apresentaram uma recuperação mais rápida da qualidade de vida. A reabilitação iniciada já durante uma internação por exacerbação aguda grave também se mostrou benéfica, especialmente exercícios para aumento e/ou manutenção da força muscular, visto que estes promovem menor demanda ventilatória e menos sintomas em relação ao treinamento aeróbico.

Algumas justificativas para o início precoce da reabilitação podem ser apontadas. Primeiro, os pacientes podem estar mais motivados a alterar seu estilo de vida e melhorar seus cuidados com a saúde após um período de piora da doença. Além disso, sabe-se que a redução observada na força muscular de quadríceps e no nível de AFVD após uma hospitalização por exacerbação aguda da DPOC (aproximadamente 8 dias de internação) ainda persiste 1 mês após a alta.

Modalidades de treinamento

Treinamento de *endurance* (treinamento aeróbico)

Consiste na realização de atividades rítmicas e dinâmicas que envolvam grandes grupos musculares de membros superiores ou inferiores, cujo principal objetivo é melhorar a capacidade aeróbica de exercício, a qual está associada à redução da dispneia e fadiga.

Exercícios realizados em esteira ergométrica e cicloergômetro para membros inferiores são os mais utilizados em programas de reabilitação pulmonar, mas pode-se utilizar também o cicloergômetro para membros superiores e degraus de uma escada (Figuras 40.2 e 40.3). Além disso, caminhadas ao ar livre passaram a ser uma modalidade de treinamento físico viável para pacientes com DPOC, pois se demonstrou que esse tipo de exercício físico tem um impacto positivo na AFVD tanto a curto quanto a longo prazo.

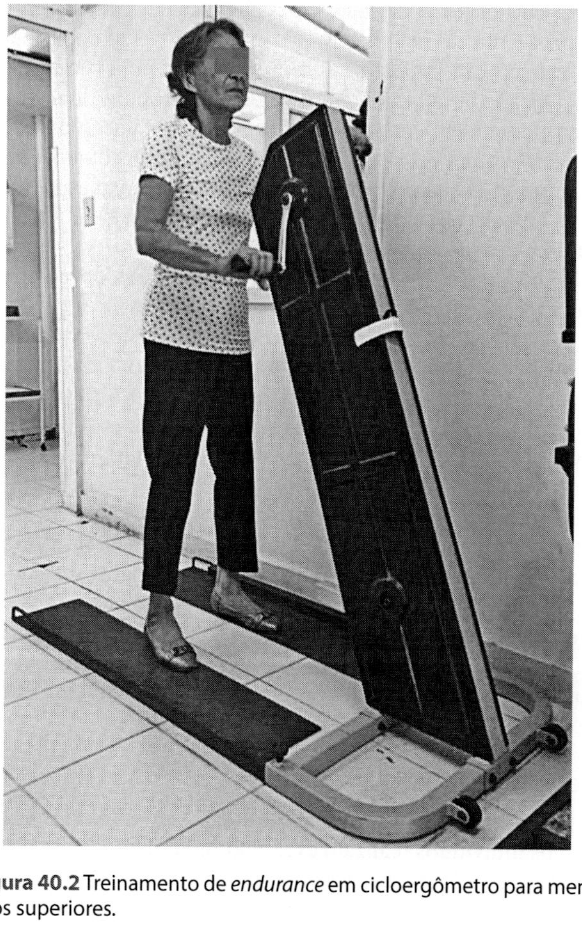

Figura 40.2 Treinamento de *endurance* em cicloergômetro para membros superiores.

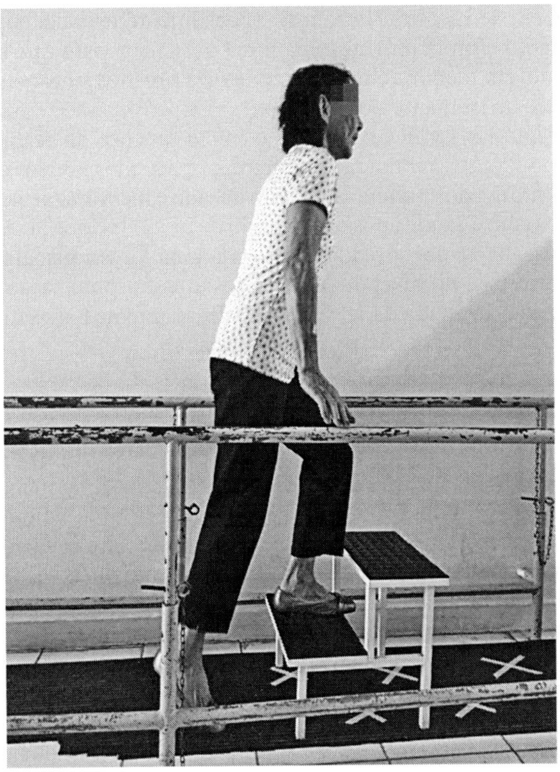

Figura 40.3 Treinamento de *endurance* com paciente subindo e descendo degraus.

A prescrição da carga do treinamento de *endurance* pode se basear nos testes de exercício realizados na avaliação inicial do programa de reabilitação pulmonar. A velocidade média do teste da caminhada de 6 min (TC6 min) e a carga máxima de trabalho atingida em um teste cardiopulmonar de esforço podem ser utilizadas como parâmetro para prescrição de exercício em esteira e cicloergômetro, respectivamente. A princípio, pacientes toleram exercitar-se em cargas equivalentes a 75% da velocidade média do TC6 min e 60% da carga máxima de trabalho em cicloergômetro.

A progressão da intensidade dos exercícios deve ser baseada na tolerância dos pacientes, sendo os escores de esforço percebido utilizados como coadjuvantes no controle da intensidade durante as sessões de treinamento. Utilizando-se a escala de Borg modificada, escores entre 4 e 6 pontos para dispneia ou fadiga correspondem a um consumo de oxigênio (VO_2) de 75 a 80% do VO_{2pico}, proporcionando, assim, uma alta intensidade de treinamento.

A frequência do treinamento de *endurance* deve ser de 3 a 5 vezes/semana, com duração da sessão de 20 a 60 min. Ainda não há um consenso sobre a duração mínima do programa de treinamento físico em reabilitação pulmonar. Acredita-se que, quanto mais longo o programa, mais duradouros são os benefícios obtidos. No entanto, programas intensivos que incluem 20 sessões condensadas em 3 a 4 semanas também se mostraram efetivos em pacientes com DPOC.

Treinamento intervalado

Trata-se de uma modificação do treinamento de *endurance* na qual os indivíduos realizam exercícios aeróbicos de alta intensidade (100 a 150% da carga máxima de trabalho atingida em um teste incremental) em curtos períodos, intercalados com períodos de repouso ou de exercício de baixa intensidade. Esse tipo de treinamento pode ser uma opção para pacientes mais graves que apresentam dificuldade em exercitar-se de maneira prolongada em alta intensidade por causa de dispneia ou fadiga.

Recomenda-se que o tempo dos blocos de exercício de alta intensidade seja de aproximadamente 30 s, e os períodos de repouso de 20 a 40 s. Vale enfatizar que o treinamento intervalado consome mais tempo da sessão de exercícios que o treinamento contínuo, pois deve-se considerar tempo de exercício apenas o período no qual o paciente está se exercitando na intensidade desejada.

Além disso, sugere-se que, durante os períodos de repouso, os pacientes sejam orientados a realizar expiração frenolabial e técnicas de controle respiratório, visando a aumentar o volume corrente, melhorar a saturação periférica de oxigênio (SpO_2) e controlar a sensação de dispneia pela redução da hiperinsuflação.

Diversos estudos prévios demonstraram que pacientes com DPOC submetidos ao treinamento intervalado obtiveram benefícios semelhantes ao treinamento contínuo. Entretanto, a eficácia do treinamento intervalado em relação ao contínuo na diminuição da sensação de dispneia durante as sessões de exercício ainda não está clara, pois os estudos disponíveis têm diferentes protocolos de intervalo, que podem variar de 30 s a 1 min e meio. É possível que curtos intervalos de treinamento em alta intensidade, inferiores a 1 min, sejam necessários para que os pacientes relatem menos sintomas e, assim, consigam tolerar maiores intensidades.

Também não existem evidências do treinamento intervalado para pacientes com outras doenças respiratórias que não a DPOC. No entanto, diante dos achados com os pacientes com DPOC, esta pode ser uma alternativa para pacientes incapazes de realizar o treinamento contínuo em virtude de dispneia intensa, dessaturação de oxigênio ou presença de comorbidades. Assim, o treinamento intervalado também pode ser considerado uma estratégia para aumentar a intensidade do exercício em programas de treinamento físico de pacientes com outras doenças respiratórias crônicas.

Treinamento de força ou resistido

Recomendado para todos os pacientes com pneumopatia crônica, especialmente para aqueles que apresentam fraqueza muscular periférica, seus objetivos são aumentar força e massa musculares.

A prescrição "ideal" para o treinamento de força em pacientes com doença respiratória crônica ainda não foi determinada. O American College of Sports Medicine (ACSM) recomenda que, para o ganho de força muscular em adultos, as sessões de treinamento devem incluir de 1 a 3 séries de 8 a 12 repetições, as quais devem ser realizadas 2 a 3 vezes/semana. A carga inicial para treinamento deve ser entre 60 e 70% de uma repetição máxima (1 RM), ou seja, entre 60 e 70% da carga máxima que o paciente consegue realizar em toda a amplitude de movimento, em uma única vez, sem utilizar movimentos compensatórios.

A sobrecarga pode ser alcançada por meio do aumento da resistência ou peso; aumento das repetições por série; aumento do número de séries por exercício e/ou diminuição do intervalo de descanso entre as séries ou exercícios. Recomenda-se que, além dos grupos musculares de membros inferiores, os de membros superiores sejam exercitados.

Para a realização dos exercícios de força, diversos equipamentos podem ser utilizados, desde pesos livres e faixas elásticas até estações de musculação. A inclusão de exercícios funcionais (p. ex., sentar e levantar, exercício em *step*) também é recomendada, pois os pacientes podem facilmente realizá-los em casa.

Um estudo realizado por Gloeckl *et al.* (2012) sugeriu o uso da plataforma vibratória como uma nova modalidade para o treinamento resistido de pacientes com DPOC. Trata-se de uma modalidade de treinamento neuromuscular na qual vibrações sinusoidais acima de 12 Hz de frequência provocam ativação muscular reflexa, promovendo aumento de força muscular.

Estudos já demonstraram que a combinação de treinamento resistido com treinamento de *endurance*, contínuo ou intervalado, é provavelmente a melhor estratégia, pois traz benefícios complementares para o tratamento da disfunção muscular esquelética em pneumopatas crônicos.

O fato de o treinamento de força apresentar menor demanda ventilatória e metabólica torna esta modalidade viável para indivíduos com doença pulmonar mais grave ou com comorbidades associadas, os quais muitas vezes não são capazes de realizar o treinamento de *endurance* em decorrência da dispneia no momento inicial da reabilitação pulmonar. Além disso, como previamente mencionado neste capítulo, trata-se de uma opção viável e efetiva para o treinamento dos pacientes que se encontram em período de exacerbação aguda da doença.

As recomendações para prescrição de treinamento físico em reabilitação pulmonar estão demonstradas no Quadro 40.1.

Treinamento de membros superiores

Pacientes com doença respiratória crônica apresentam limitações para realizar atividades de vida diária que envolvem os membros superiores, como tomar banho e se vestir. Por esse motivo, o treinamento de membros superiores é parte integrante de um programa de treinamento físico.

Entre os exercícios realizados, pode-se citar os aeróbicos (cicloergômetro para membros superiores - ver Figura 40.2) e os de força (treinamento com halteres e corda ou faixa elástica). Os grupos musculares-alvo de treinamento são bíceps, tríceps, deltoide, grande dorsal e peitoral.

As evidências em pacientes com DPOC sugerem que o treinamento de membros superiores aumenta a funcionalidade destes, a qual repercutirá para o paciente em melhora na realização de suas atividades de vida diária. Entretanto, ainda não foi determinada a melhor maneira de se prescrever esse tipo de treinamento, assim como também não está elucidado o impacto dessa intervenção em outros desfechos, por exemplo, a qualidade de vida.

Quadro 40.1 Guia prático para prescrição de treinamento físico em reabilitação pulmonar.

Modalidade	Combinação de treinamento de *endurance* (contínuo ou intervalado) com resistido
Intensidade	> 60% capacidade máxima
Duração	Mínimo de 28 sessões
Frequência	Mínimo de 3 vezes/semana
Progressão	De acordo com os sintomas

Treinamento muscular inspiratório (TMI)

Aplicado isoladamente em pacientes com DPOC, demonstrou ser eficaz para o aumento de força e *endurance* desses músculos e na redução clinicamente importante da dispneia durante a realização das atividades de vida diária. Entretanto, os benefícios do treinamento, quando realizado como adjunto à reabilitação pulmonar, são questionáveis.

O TMI pode ser interessante quando aplicado com exercício físico para indivíduos que apresentam fraqueza muscular inspiratória (pressão inspiratória máxima ($PI_{máx}$) < –60 cmH_2O ou < 70% do predito) ou que são incapazes de participar de programas de treinamento físico de maneira efetiva pela presença de comorbidades.

Treinamento de flexibilidade

Pacientes com doença respiratória crônica, como a DPOC, apresentam desvios do alinhamento ideal decorrente da reorganização das cadeias musculares. Essas alterações posturais estão associadas a declínio da função pulmonar, aumento do trabalho respiratório e diminuição da qualidade de vida.

O treinamento de flexibilidade é um componente dentro do programa de reabilitação pulmonar, o qual engloba exercícios de alongamento tanto para membros superiores quanto inferiores, devendo ser realizado no mínimo de 2 a 3 vezes/semana. Esses exercícios visam a melhorar a mobilidade torácica e a postura dos pacientes, porém não há nenhum estudo, até o momento, que demonstra a efetividade deste tipo de treinamento em um programa de reabilitação pulmonar.

Estimulação elétrica neuromuscular (EENM)

Consiste na aplicação de uma corrente elétrica, por meio de eletrodos fixados sobre a pele, a qual induz a despolarização de motoneurônios, causando contrações musculares. Essa modalidade terapêutica tem sido utilizada em pacientes com DPOC gravemente debilitados, por exemplo, pacientes acamados ou que utilizam cadeira de rodas em razão da extrema disfunção muscular esquelética. Entretanto, não há critérios para a seleção de candidatos à EENM.

O padrão de ativação muscular durante a estimulação elétrica pode ser diferente em relação à realização de exercícios ativos convencionais, e a frequência de estimulação determina o tipo de fibras musculares que serão ativadas, se fibras de contração lenta e/ou fibras de contração rápida.

Seus benefícios incluem melhora de força muscular, capacidade de exercício e estado geral de saúde. Entretanto, ainda não foram avaliados a duração desses benefícios, a eficácia dessa intervenção para pacientes com DPOC que apresentam uma boa capacidade de exercício na condição basal e o seu impacto em indivíduos com doença respiratória crônica estável que não a DPOC. Dessa maneira, padronizações são ainda necessárias quanto ao protocolo de aplicação da EENM.

MONITORAMENTO DURANTE AS SESSÕES DE TREINAMENTO FÍSICO

O monitoramento durante as sessões de treinamento físico deve ser realizado para garantir a segurança do paciente, bem como orientar a progressão da intensidade dos exercícios. Recomenda-se avaliar frequência cardíaca, SpO_2 e sensação de dispneia e fadiga antes e durante as sessões de treinamento.

Além disso, sinais e sintomas de intolerância ao esforço, como sudorese excessiva, palidez, angina, náuseas e tontura, são indicações para suspender o exercício.

ESTRATÉGIAS COADJUVANTES EMPREGADAS DURANTE O TREINAMENTO FÍSICO

Como mencionado anteriormente, pacientes com pneumopatia crônica mais grave, na maioria das vezes, não são capazes de acompanhar um programa de treinamento físico de alta intensidade. Por isso, algumas estratégias têm sido propostas, visando a reduzir o trabalho ventilatório durante o exercício para que esses pacientes consigam se exercitar por um período maior em intensidade desejada. Consequentemente, essas estratégias podem auxiliar no aumento da adesão dos pacientes ao programa de treinamento físico.

Técnicas respiratórias | Expiração ativa e frenolabial

As técnicas respiratórias de expiração ativa e frenolabial têm auxiliado na redução da sensação de dispneia ao repouso e durante o esforço em pacientes com pneumopatia crônica. Elas reduzem a frequência respiratória e aumentam o volume corrente por prolongarem o tempo expiratório. Infelizmente, existem poucas evidências científicas sobre seus benefícios, sendo a recomendação de seu uso apenas baseada em mecanismos fisiopatológicos e na experiência clínica. Spahija *et al.* (2005), em um estudo com oito pacientes com DPOC, observaram que o emprego da técnica expiração frenolabial durante exercício em cicloergômetro com intensidade de 60% da carga máxima de trabalho reduziu a frequência respiratória e aumentou o volume corrente dos participantes. Entretanto, a redução na sensação de dispneia foi variável entre os pacientes.

É importante ressaltar que atenção deve ser dada ao aumento excessivo do trabalho respiratório, devendo as técnicas ser empregadas apenas nos pacientes que se beneficiarem. Estudos adicionais são necessários para se recomendar a utilização das técnicas respiratórias na reabilitação pulmonar.

Suplementação de oxigênio e heliox

A suplementação de oxigênio deve ser utilizada em pacientes que fazem uso de oxigenoterapia domiciliar ou para aqueles que dessaturam apenas frente ao esforço ($SpO_2 < 90\%$). O oxigênio pode ser ofertado por meio de cateteres ou máscaras a taxas que propiciem $SpO_2 \geq 90\%$. Quando se oferece oxigênio suplementar aos pneumopatas crônicos, há um aumento da tolerância ao exercício, pois ocorrem redução da hiperinsuflação dinâmica e aumento da oferta de oxigênio à musculatura periférica pelo aumento do conteúdo sanguíneo de oxigênio, bem como pela vasodilatação da circulação pulmonar. Interessantemente, tanto pacientes hipoxêmicos quanto não hipoxêmicos beneficiam-se da suplementação de oxigênio. Entretanto, atualmente, a suplementação de oxigênio durante o exercício para a melhora dos efeitos do treinamento em pacientes sem dessaturação ao esforço ainda não é recomendada.

Estudos têm sido realizados para avaliar o efeito da mistura do gás hélio com o oxigênio (heliox) como um adjunto ao treinamento físico de pacientes com DPOC, entretanto os resultados são controversos e ainda precisa ser estabelecido o real benefício da aplicação dessa mistura de gases em relação ao seu custo.

Ventilação mecânica não invasiva

O uso da ventilação mecânica não invasiva (VNI) durante o exercício físico reduz a sensação de dispneia e aumenta a tolerância ao exercício em alguns pacientes com pneumopatia crônica, pois reduz a carga imposta aos músculos respiratórios. Já a utilização da VNI noturna associada ao programa de reabilitação pulmonar demonstrou melhorar o estado funcional de pacientes com DPOC grave e muito grave, mas não apresentou benefícios adicionais na capacidade de exercício e dispneia. Os benefícios da utilização da VNI são maiores em pacientes com DPOC grave e também quando se utiliza maior pressão expiratória positiva, porém dentro dos limites toleráveis.

Tanto os modos ventilatórios de ventilação assistida proporcional (PAV – *proportional assist ventilation*) quanto pressão suporte (PSV – *pressure support ventilation*) e pressão positiva contínua nas vias aéreas (CPAP – *continuous positive airway pressure*) demonstraram-se benéficos em reduzir a sensação de dispneia e aumentar o tempo de exercício. Entretanto, a limitada literatura atual sobre esse assunto aponta que maiores efeitos foram observados durante o uso da PAV.

Em razão das dificuldades de execução e do alto custo do uso da VNI, ainda são necessárias pesquisas que avaliem o custo-benefício e a percepção do próprio paciente em relação à utilização dessa técnica como coadjuvante à reabilitação pulmonar.

Farmacoterapia

O uso de medicamentos para o trato respiratório, como broncodilatadores e corticosteroides, é um ponto-chave para o manejo da doença, visto que auxilia na prevenção e no controle dos sintomas e melhoram a tolerância do paciente ao exercício em decorrência da diminuição da hiperinsuflação estática e dinâmica. Dessa maneira, uma terapia medicamentosa otimizada faz parte da rotina de um programa de reabilitação pulmonar, e essa otimização deve ser buscada antes do treinamento físico dos pacientes com DPOC.

Além do uso de broncodilatadores e corticosteroides, tem-se discutido a importância da suplementação de hormônios anabólicos para o ganho de massa muscular como um fator coadjuvante aos efeitos da reabilitação. Apesar de essa intervenção ter promovido o aumento de massa muscular, com significativo efeito anabólico demonstrado por meio de biopsia do músculo quadríceps, não há evidência de melhora na resistência e na força muscular periférica. Desse modo, os estudos disponíveis não são suficientes para que se possa considerar essa suplementação em pacientes com DPOC que participam de um programa de reabilitação pulmonar.

Dispositivos auxiliares de marcha

A utilização de dispositivos de marcha, como o *rollator* (andador com rodas), demonstrou aumentar a capacidade funcional e reduzir o desconforto respiratório em pacientes com DPOC que interrompem o TC6 min por dispneia ou naqueles que apresentam uma baixa capacidade funcional, com uma distância percorrida no teste de caminhada entre 300 e 400 m. No entanto, ainda é desconhecida a utilização de dispositivos auxiliares da marcha para otimizar os efeitos do treinamento físico ou para aumentar o nível de atividade física da vida diária.

EDUCAÇÃO COMO PARTE INTEGRANTE DA REABILITAÇÃO PULMONAR

O componente educacional tem papel importante em programas de reabilitação pulmonar, visto que melhora a compreensão dos pacientes sobre a doença e seu tratamento, encorajando sua participação ativa no processo da reabilitação e de autocuidado com a saúde.

Diversos são os temas que podem ser abordados durante as sessões educativas, entre eles:

- Fisiopatologia da doença
- Benefícios do treinamento físico e da atividade física
- Técnicas de higiene brônquica
- Técnicas de conservação de energia
- Prevenção e tratamento de exacerbações
- Uso de medicações inalatórias
- Controle da ansiedade e depressão relacionadas com a pneumopatia
- Nutrição.

As sessões educativas podem ser realizadas por meio de aulas em grupo, instruções individuais ou cartilhas informativas. Além de englobar aspectos didáticos, deve-se promover mudanças de comportamento, principalmente com relação a habilidades e práticas de automanejo. As estratégias de automanejo podem englobar definição de metas, solução de problemas, tomada de decisão e planos de ação predeterminados.

Com a educação como parte integrante de um programa de reabilitação pulmonar, os pacientes podem apresentar mudanças de comportamento positivas, como maior adesão à medicação, realização regular de exercícios físicos e aumento no nível de atividade física.

BENEFÍCIOS E RESPOSTA À REABILITAÇÃO PULMONAR

Os benefícios da reabilitação pulmonar estão listados a seguir:

- Aumento da capacidade de exercício
- Redução da sensação de dispneia
- Melhora na qualidade de vida relacionada com a saúde
- Redução do número de hospitalizações e dos dias de hospitalização
- Redução de ansiedade e depressão associadas à doença
- Aumento de força e *endurance* de musculatura esquelética
- Melhora da sobrevida
- Melhora na recuperação após hospitalização por exacerbação da doença.

Estudos prévios demonstraram que os benefícios da reabilitação pulmonar são vistos em pacientes com DPOC independentemente da gravidade da doença, a qual é evidenciada por grau de obstrução das vias aéreas, nível de limitação funcional por dispneia (escala do *Medical Research Council* - MRC), idade, gênero e estabilidade clínica da doença. Contudo, com relação aos efeitos da reabilitação pulmonar no nível de atividade física de pacientes com DPOC, os estudos apresentam achados divergentes, sendo que alguns relataram o aumento no nível de atividade física após a reabilitação pulmonar, enquanto outros não identificaram melhora. Essa disparidade nos achados reforça a necessidade de identificar um modo de transformar os ganhos na capacidade funcional, após a reabilitação pulmonar, em melhora na AFVD desses pacientes, assim como também realizar possíveis modificações no programa de reabilitação pulmonar para alcançar esse objetivo. Ressalta-se que as comorbidades associadas à DPOC provocam um impacto negativo no declínio da capacidade física dos pacientes, mas a influência destas sobre a resposta à reabilitação pulmonar ainda é controversa. Contudo, a presença dessas comorbidades deve ser considerada na avaliação e no monitoramento dos pacientes, com o objetivo de garantir a segurança e melhorar os resultados obtidos com este tipo de intervenção.

De acordo com Troosters *et al.* (2001) e Vagaggini *et al.* (2009), aproximadamente 65% dos pacientes com DPOC respondem à reabilitação pulmonar apresentando melhora da capacidade de exercício. Estudos têm demonstrado que os pacientes "respondedores" ao tratamento são aqueles que apresentam uma combinação de pior capacidade física e alguma reserva ventilatória.

MANUTENÇÃO DOS EFEITOS DA REABILITAÇÃO PULMONAR

Os benefícios obtidos com programas de reabilitação de curta duração (6 a 8 semanas) começam a diminuir dentro de 6 a 12 meses após seu término, mantendo-se a qualidade de vida por maior tempo do que a capacidade de exercício. Entre os fatores responsáveis pelo declínio do estado funcional e da capacidade de exercício, destacam-se quadros de exacerbação da doença, a presença de comorbidades e o retorno para um quadro de inatividade física. Por isso, algumas estratégias têm sido propostas para fazer a manutenção a longo prazo dos efeitos da reabilitação.

Tem-se recomendado programas de manutenção nos quais pode ser realizada uma sessão supervisionada semanal ou mensal de exercícios associada a sessões domiciliares 2 a 3 vezes/semana. É importante ressaltar que as sessões domiciliares devem ser constituídas por exercícios que possam ser facilmente realizados sem supervisão, como caminhadas e exercícios funcionais. Além disso, estratégias como contato telefônico e uso de pedômetros para incentivar a realização de atividade física têm sido sugeridas. No entanto, as evidências com relação à utilização dessas estratégias como manutenção dos benefícios da reabilitação pulmonar permanecem inconclusivas, sendo ainda necessário estabelecer o formato e o tempo delas.

CONSIDERAÇÕES FINAIS

A reabilitação pulmonar é fundamental para o tratamento de pneumopatas crônicos, e o treinamento físico é visto como a "pedra angular" no processo de reabilitação. Desse modo, o embasamento científico acerca de suas indicações e contraindicações, bem como sua prescrição, deve guiar a decisão dos profissionais na prática clínica.

BIBLIOGRAFIA

Altenburg WA, de Greef MH, ten Hacken NH, Wempe JB. A better response in exercise capacity after pulmonary rehabilitation in more severe COPD patients. Respir Med. 2012;106(5):694-700.

American College of Sports Medicine Position Stand. Progression models in resistance training for healthy adults. Med Sci Sports Exerc. 2009;41(3):687-708.

Annegarn J, Meijer K, Passos VL, Stute K, Wiechert J, Savelberg HH, et al. Problematic activities of daily life are weakly associated with clinical characteristics in COPD. J Am Med Dir Assoc. 2012;13(3):284-90.

Arnardóttir RH, Boman G, Larsson K, Hedenström H, Emtner M. Interval training compared with continuous training in patients with COPD. Respir Med. 2007;101(6):1196-204.

Barnes PJ, Celli BR. Systemic manifestations and comorbidities of COPD. Eur Respir J. 2009;33(5):1165-85.

Beauchamp MK, Nonoyama M, Goldstein RS, Hill K, Dolmage TE, Mathur S, et al. Interval versus continuous training in individuals with chronic obstructive pulmonary disease – A systematic review. Thorax. 2010;65(2):157-64.

Beaumont M, Reychler G, Le Ber-Moy C, Peran L. The effects of a pulmonary rehabilitation program in relation to the severity of COPD. Rev Mal Respir. 2011;28(3):297-305.

Berry MJ, Rejeski WJ, Adair NE, Zaccaro D. Exercise rehabilitation and chronic obstructive pulmonary disease stage. Am J Respir Crit Care Med. 1999;160(4):1248-53.

Bestall JC, Paul EA, Garrod R, Garnham R, Jones RW, Wedzicha AJ. Longitudinal trends in exercise capacity and health status after pulmonary rehabilitation in patients with COPD. Respir Med. 2003;97(2):173-80.

Borg GA. Psychophysical bases of perceived exertion. Med Sci Sports Exerc. 1982;14(5):377-81.

Breyer MK, Breyer-Kohansal R, Funk GC, Dornhofer N, Spruit MA, Wouters EF, et al. Nordic walking improves daily physical activities in COPD: a randomised controlled trial. Respir Res. 2010;11:112.

Brooks D, Krip B, Mangovski-Alzamora S, Goldstein RS. The effect of postrehabilitation programmes among individuals with chronic obstructive pulmonary disease. Eur Respir J. 2002;20(1):20-9.

Burdet L, de Muralt B, Schutz Y, Pichard C, Fitting JW. Administration of growth hormone to underweight patients with chronic obstructive pulmonary disease. A prospective, randomized, controlled study. Am J Respir Crit Care Med. 1997;156(6):1800-6.

Cardinale M, Rittweger J. Vibration exercise makes your muscles and bones stronger: fact or fiction? J Br Menopause Soc. 2006;12(1):12-8.

Casaburi R, Bhasin S, Cosentino L, Porszasz J, Somfay A, Lewis MI, et al. Effects of testosterone and resistance training in men with chronic obstructive pulmonary disease. Am J Respir Crit Care Med. 2004;170(8):870-8.

Casaburi R, Kukafka D, Cooper CB, Witek TJ Jr, Kesten S. Improvement in exercise tolerance with the combination of tiotropium and pulmonary rehabilitation in patients with COPD. Chest. 2005;127(3):809-17.

Cindy Ng LW, Mackney J, Jenkins S, Hill K. Does exercise training change physical activity in people with COPD? A systematic review and meta-analysis. Chron Respir Dis. 2012;9(1):17-26.

Corner E, Garrod R. Does the addition of non-invasive ventilation during pulmonary rehabilitation in patients with chronic obstructive pulmonary disease augment patient outcome in exercise tolerance? A literature review. Physiother Res Int. 2010;15(1):5-15.

Coronado M, Janssens JP, de Muralt B, Terrier P, Schutz Y, Fitting JW. Walking activity measured by accelerometry during respiratory rehabilitation. J Cardiopulm Rehabil. 2003;23(5):357-64.

Costi S, Crisafulli E, Antoni FD, Beneventi C, Fabbri LM, Clini EM. Effects of unsupported upper extremity exercise training in patients with COPD: a randomized clinical trial. Chest. 2009;136(2):387-95.

Dallas MI, McCusker C, Haggerty MC, Rochester CL, Zuwallack R, Northeast Pulmonary Rehabilitation Consortium. Using pedometers to monitor walking activity in outcome assessment for pulmonary rehabilitation. Chron Respir Dis. 2009;6(4):217-24.

de Blok BM, de Greef MH, Ten Hacken NH, Sprenger SR, Postema K, Wempe JB. The effects of a lifestyle physical activity counseling program with feedback of a pedometer during pulmonary rehabilitation in patients with COPD: a pilot study. Patient Educ Couns. 2006;61(1):48-55.

Di Meo F, Pedone C, Lubich S, Pizzoli C, Traballesi M, Incalzi RA. Age does not hamper the response to pulmonary rehabilitation of COPD patients. Age Ageing. 2008;37(5):530-5.

Downs AM. Physical therapy in lung transplantation. Phys Ther. 1996;76(6):626-42.

Duiverman ML, Wempe JB, Bladder G, Jansen DF, Kerstjens HA, Zijlstra JG, et al. Nocturnal non-invasive ventilation in addition to rehabilitation in hypercapnic patients with COPD. Thorax. 2008;63(12):1052-7.

Egan C, Deering BM, Blake C, Fullen BM, McCormack NM, Spruit MA, et al. Short term and long term effects of pulmonary rehabilitation on physical activity in COPD. Respir Med. 2012;106(12):1671-9.

Evans RA, Singh SJ, Collier R, Williams JE, Morgan MD. Pulmonary rehabilitation is successful for COPD irrespective of MRC dyspnoea grade. Respir Med. 2009;103(7):1070-5.

Eves ND, Sandmeyer LC, Wong EY, Jones LW, MacDonald GF, Ford GT, et al. Helium-hyperoxia: a novel intervention to improve the benefits of pulmonary rehabilitation for patients with COPD. Chest. 2009;135(3):609-18.

Fernandez AM, Pascual J, Ferrando C, Arnal A, Vergara I, Sevila V. Home-based pulmonary rehabilitation in very severe COPD: is it safe and useful? J Cardiopulm Rehabil Prev. 2009;29(5):325-31.

Foglio K, Bianchi L, Bruletti G, Porta R, Vitacca M, Balbi B, et al. Seven-year time course of lung function, symptoms, health-related quality of life, and exercise tolerance in COPD patients undergoing pulmonary rehabilitation programs. Respir Med. 2007;101(9):1961-70.

Fuchs-Climent D, Le Gallais D, Varray A, Desplan J, Cadopi M, Préfaut C. Quality of life and exercise tolerance in chronic obstructive pulmonary disease: effects of a short and intensive inpatient rehabilitation program. Am J Phys Med Rehabil. 1999;78(4):330-5.

Garber CE, Blissmer B, Deschenes MR, Franklin BA, Lamonte MJ, Lee IM, et al. American College of Sports Medicine position stand. Quantity and quality of exercise for developing and maintaining cardiorespiratory, musculoskeletal, and neuromotor fitness in apparently healthy adults: guidance for prescribing exercise. Med Sci Sports Exerc. 2011;43(7):1334-59.

Garrod R, Marshall J, Barley E, Jones PW. Predictors of success and failure in pulmonary rehabilitation. Eur Respir J. 2006;27(4):788-94.

Garrod R, Mikelsons C, Paul EA, Wedzicha JA. Randomized controlled trial of domiciliary noninvasive positive pressure ventilation and physical training in severe chronic obstructive pulmonary disease. Am J Respir Crit Care Med. 2000;162(4 Pt 1):1335-41.

Geddes EL, O'Brien K, Reid WD, Brooks D, Crowe J. Inspiratory muscle training in adults with chronic obstructive pulmonary disease: an update of a systematic review. Respir Med. 2008;102(12):1715-29.

Global Initiative for Chronic Obstructive Lung Disease. Global strategy for the diagnosis, management, and prevention of chronic obstructive pulmonary disease. 2011.

Gloeckl R, Heinzelmann I, Baeuerle S, Damm E, Schwedhelm AL, Diril M, et al. Effects of whole body vibration in patients with chronic obstructive pulmonary disease--a randomized controlled trial. Respir Med. 2012;106(1):75-83.

Goldstein RS, Gort EH, Stubbing D, Avendano MA, Guyatt GH. Randomised controlled trial of respiratory rehabilitation. Lancet. 1994;344(8934):1394-7.

Gosselink R. Controlled breathing and dyspnea in patients with chronic obstructive pulmonary disease (COPD). J Rehabil Res Dev. 2003;40(5 Suppl 2):25-33.

Gregory CM, Bickel CS. Recruitment patterns in human skeletal muscle during electrical stimulation. Phys Ther. 2005;85(4):358-64.

Haave E, Skumlien S, Hyland ME. Gender considerations in pulmonary rehabilitation. J Cardiopulm Rehabil Prev. 2008;28(3):215-9.

Hayton C, Clark A, Olive S, Browne P, Galey P, Knights E, et al. Barriers to pulmonary rehabilitation: characteristics that predict patient attendance and adherence. Respir Med. 2013;107(3):401-7.

Honeyman P, Barr P, Stubbing DG. Effect of a walking aid on disability, oxygenation, and breathlessness in patients with chronic airflow limitation. J Cardiopulm Rehabil. 1996;16(1):63-7.

Horowitz MB, Littenberg B, Mahler DA. Dyspnea ratings for prescribing exercise intensity in patients with COPD. Chest. 1996;109(5):1169-75.

Janaudis-Ferreira T, Hill K, Goldstein R, Wadell K, Brooks D. Arm exercise training in patients with chronic obstructive pulmonary disease: a systematic review. J Cardiopulm Rehabil Prev. 2009;29(5):277-83.

Janaudis-Ferreira T, Hill K, Goldstein RS, Robles-Ribeiro P, Beauchamp MK, Dolmage TE, et al. Resistance arm training in patients with COPD: A Randomized Controlled Trial. Chest. 2011;139(1):151-8.

Jenkins S, Hill K, Cecins NM. State of the art: how to set up a pulmonary rehabilitation program. Respirology. 2010;15(8):1157-73.

Kaelin ME, Swank AM, Adams KJ, Barnard KL, Berning JM, Green A. Cardiopulmonary responses, muscle soreness, and injury during the one repetition maximum assessment in pulmonary rehabilitation patients. J Cardiopulm Rehabil. 1999;19(6):366-72.

Kohnlein T, Schonheit-Kenn U, Winterkamp S, Welte T, Kenn K. Noninvasive ventilation in pulmonary rehabilitation of COPD patients. Respir Med. 2009;103(9):1329-36.

Kortianou EA, Nasis IG, Spetsioti ST, Daskalakis AM, Vogiatzis I. Effectiveness of interval exercise training in patients with COPD. Cardiopulm Phys Ther J. 2010;21(3):12-9.

Langer D, Hendriks E, Burtin C, Probst V, van der Schans C, Paterson W, et al. A clinical practice guideline for physiotherapists treating patients with chronic obstructive pulmonary disease based on a systematic review of available evidence. Clin Rehabil. 2009;23(5):445-62.

Leung RW, Alison JA, McKeough ZJ, Peters MJ. Ground walk training improves functional exercise capacity more than cycle training in people with chronic obstructive pulmonary disease (COPD): a randomised trial. J Physiother. 2010;56(2):105-12.

Lewis MI, Fournier M, Storer TW, Bhasin S, Porszasz J, Ren SG, et al. Skeletal muscle adaptations to testosterone and resistance training in men with COPD. J Appl Physiol (1985). 2007;103(4):1299-310.

Liu WT, Wang CH, Lin HC, Lin SM, Lee KY, Lo YL, et al. Efficacy of a cell phone-based exercise programme for COPD. Eur Respir J. 2008;32(3):651-9.

Mador MJ, Krawza M, Alhajhusian A, Khan AI, Shaffer M, Kufel TJ. Interval training versus continuous training in patients with chronic obstructive pulmonary disease. J Cardiopulm Rehabil Prev. 2009;29(2):126-32.

Mador MJ, Patel AN, Nadler J. Effects of pulmonary rehabilitation on activity levels in patients with chronic obstructive pulmonary disease. J Cardiopulm Rehabil Prev. 2011;31(1):52-9.

Maltais F, Bourbeau J, Shapiro S, Lacasse Y, Perrault H, Baltzan M, et al. Effects of home-based pulmonary rehabilitation in patients with chronic obstructive pulmonary disease: a randomized trial. Ann Intern Med. 2008;149(12):869-78.

Mendes de Oliveira JC, Studart Leitão Filho FS, Malosa Sampaio LM, Negrinho de Oliveira AC, Hirata RP, Costa D, et al. Outpatient vs. home-based pulmonary rehabilitation in COPD: a randomized controlled trial. Multidiscip Respir Med. 2010;5(6):401-8.

Munro PE, Holland AE, Bailey M, Button BM, Snell GI. Pulmonary rehabilitation following lung transplantation. Transplant Proc. 2009;41(1):292-5.

Nápolis LM, Dal Corso S, Neder JA, Malaguti C, Gimenes ACO, Nery LE. Neuromuscular electrical stimulation improves exercise tolerance in chronic obstructive pulmonary disease patients with better preserved fat-free mass. Clinics (Sao Paulo). 2011;66(3):401-6.

Nasis IG, Vogiatzis I, Stratakos G, Athanasopoulos D, Koutsoukou A, Daskalakis A, et al. Effects of interval-load versus constant-load training on the BODE index in COPD patients. Respir Med. 2009;103(9):1392-8.

Neder JA, Sword D, Ward SA, Mackay E, Cochrane LM, Clark CJ. Home based neuromuscular electrical stimulation as a new rehabilitative strategy for severely disabled patients with chronic obstructive pulmonary disease (COPD). Thorax. 2002;57(4):333-7.

Nici L, ZuWallack R. Scope, background and definition of pulmonary rehabilitation. Eur J Phys Rehabil Med. 2011;47(3):465-74.

O'Donnell DE, Fluge T, Gerken F, Hamilton A, Webb K, Aguilaniu B, et al. Effects of tiotropium on lung hyperinflation, dyspnoea and exercise tolerance in COPD. Eur Respir J. 2004;23(6):832-40.

Ortega F, Toral J, Cejudo P, Villagomez R, Sánchez H, Castillo J, et al. Comparison of effects of strength and endurance training in patients with chronic obstructive pulmonary disease. Am J Respir Crit Care Med. 2002;166(5):669-74.

Pachioni C, Ferrante J, Panissa T, Ferreira DMA, Ramos D, Moreira GL, et al. Avaliação postural em pacientes com doença pulmonar obstrutiva crônica. Fisioter Pesqui 2011;18(4):341-5.

Pape GS, Friedman M, Underwood LE, Clemmons DR. The effect of growth hormone on weight gain and pulmonary function in patients with chronic obstructive lung disease. Chest. 1991;99(6):1495-500.

Pitta F, Troosters T, Probst VS, Langer D, Decramer M, Gosselink R. Are patients with COPD more active after pulmonary rehabilitation? Chest. 2008;134(2):273-80.

Pitta F, Troosters T, Probst VS, Spruit MA, Decramer M, Gosselink R. Physical activity and hospitalization for exacerbation of COPD. Chest. 2006;129(3):536-44.

Polkey MI, Moxham J. Attacking the disease spiral in chronic obstructive pulmonary disease. Clin Med. 2006;6(2):190-6.

Probst VS, Troosters T, Coosemans I, Spruit MA, Pitta FO, Decramer M, et al. Mechanisms of improvement in exercise capacity using a rollator in patients with COPD. Chest. 2004;126(4):1102-7.

Probst VS, Troosters T, Pitta F, Decramer M, Gosselink R. Cardiopulmonary stress during exercise training in patients with COPD. Eur Respir J. 2006;27(6):1110-8.

Puhan M, Scharplatz M, Troosters T, Walters EH, Steurer J. Pulmonary rehabilitation following exacerbations of chronic obstructive pulmonary disease. Cochrane Database Syst Rev. 2009;(1):CD005305.

Puhan MA, Gimeno-Santos E, Scharplatz M, Troosters T, Walters EH, Steurer J. Pulmonary rehabilitation following exacerbations of chronic obstructive pulmonary disease. Cochrane Database Syst Rev. 2011;(10):CD005305.

Requena SB, Padial PP, Gonzalez-Badillo JJ. Percutaneous electrical stimulation in strength training: an update. J Strength Cond Res. 2005;19(2):438-48.

Saey D, Debigare R, LeBlanc P, Mador MJ, Cote CH, Jobin J, et al. Contractile leg fatigue after cycle exercise: a factor limiting exercise in patients with chronic obstructive pulmonary disease. Am J Respir Crit Care Med. 2003;168(4):425-30.

Santana VT, Squassoni SD, Neder JA, Fiss E. Influence of current smoking on adherence and responses to pulmonary rehabilitation in patients with COPD. Rev Bras Fisioter. 2010;14(1):16-23.

Scorsone D, Bartolini S, Saporiti R, Braido F, Baroffio M, Pellegrino R, et al. Does a low-density gas mixture or oxygen supplementation improve exercise training in COPD? Chest. 2010;138(5):1133-9.

Sewell L, Singh SJ, Williams JE, Collier R, Morgan MD. Can individualized rehabilitation improve functional independence in elderly patients with COPD? Chest. 2005;128(3):1194-200.

Seymour JM, Moore L, Jolley CJ, Ward K, Creasey J, Steier JS, et al. Outpatient pulmonary rehabilitation following acute exacerbations of COPD. Thorax. 2010;65(5):423-8.

Sillen MJ, Speksnijder CM, Eterman RM, Janssen PP, Wagers SS, Wouters EF, et al. Effects of neuromuscular electrical stimulation of muscles of ambulation in patients with chronic heart failure or COPD: a systematic review of the English-language literature. Chest. 2009;136(1):44-61.

Solway S, Brooks D, Lau L, Goldstein R. The short-term effect of a rollator on functional exercise capacity among individuals with severe COPD. Chest. 2002;122(1):56-65.

Somfay A, Porszasz J, Lee SM, Casaburi R. Dose-response effect of oxygen on hyperinflation and exercise endurance in nonhypoxaemic COPD patients. Eur Respir J. 2001;18(1):77-84.

Spahija J, de Marchie M, Grassino A. Effects of imposed pursed-lips breathing on respiratory mechanics and dyspnea at rest and during exercise in COPD. Chest. 2005;128(2):640-50.

Spruit MA, Singh SJ, Garvey C, ZuWallack R, Nici L, Rochester C, et al. An official American Thoracic Society/European Respiratory Society statement: key concepts and advances in pulmonary rehabilitation. Am J Respir Crit Care Med. 2013;188(8):e13-e64.

Spruit MA, Wouters EF. New modalities of pulmonary rehabilitation in patients with chronic obstructive pulmonary disease. Sports Med. 2007;37(6):501-18.

Steele BG, Belza B, Hunziker J, Holt L, Legro M, Coppersmith J, et al. Monitoring daily activity during pulmonary rehabilitation using a triaxial accelerometer. J Cardiopulm Rehabil. 2003;23(2):139-42.

Troosters T, Gosselink R, Decramer M. Exercise training in COPD: how to distinguish responders from nonresponders. J Cardiopulm Rehabil. 2001;21(1):10-7.

Troosters T, Gosselink R, Janssens W, Decramer M. Exercise training and pulmonary rehabilitation: new insights and remaining challenges. Eur Respir Rev. 2010;19(115):24-9.

Troosters T, Probst VS, Crul T, Pitta F, Gayan-Ramirez G, Decramer M, et al. Resistance training prevents deterioration in quadriceps muscle function during acute exacerbations of chronic obstructive pulmonary disease. Am J Respir Crit Care Med. 2010;181(10):1072-7.

Vagaggini B, Costa F, Antonelli S, De Simone C, De Cusatis G, Martino F, et al. Clinical predictors of the efficacy of a pulmonary rehabilitation programme in patients with COPD. Respir Med. 2009;103(8):1224-30.

Vanderthommen M, Duchateau J. Electrical stimulation as a modality to improve performance of the neuromuscular system. Exerc Sport Sci Rev. 2007;35(4):180-5.

Varga J, Porszasz J, Boda K, Casaburi R, Somfay A. Supervised high intensity continuous and interval training vs. self-paced training in COPD. Respir Med. 2007;101(11):2297-304.

Velloso M, Jardim JR. Study of energy expenditure during activities of daily living using and not using body position recommended by energy conservation techniques in patients with COPD. Chest. 2006;130(1):126-32.

Vestbo J, Hurd SS, Agusti AG, Jones PW, Vogelmeier C, Anzueto A, et al. Global strategy for the diagnosis, management, and prevention of chronic obstructive pulmonary disease: GOLD executive summary. Am J Respir Crit Care Med. 2013;187(4):347-65.

Vivodtzev I, Pepin JL, Vottero G, Mayer V, Porsin B, Lévy P, et al. Improvement in quadriceps strength and dyspnea in daily tasks after 1 month of electrical stimulation in severely deconditioned and malnourished COPD. Chest. 2006;129(6):1540-8.

Vogiatzis I, Nanas S, Roussos C. Interval training as an alternative modality to continuous exercise in patients with COPD. Eur Respir J. 2002;20(1):12-9.

Vogiatzis I, Terzis G, Nanas S, Stratakos G, Simoes DC, Georgiadou O, et al. Skeletal muscle adaptations to interval training in patients with advanced COPD. Chest. 2005;128(6):3838-45.

Vogiatzis I. Strategies of muscle training in very severe COPD patients. Eur Respir J. 2011;38(4):971-5.

Wewel AR, Gellermann I, Schwertfeger I, Morfeld M, Magnussen H, Jörres RA. Intervention by phone calls raises domiciliary activity and exercise capacity in patients with severe COPD. Respir Med. 2008;102(1):20-6.

Williams MA, Haskell WL, Ades PA, Amsterdam EA, Bittner V, Franklin BA, et al. Resistance exercise in individuals with and without cardiovascular disease: 2007 update: a scientific statement from the American Heart Association Council on Clinical Cardiology and Council on Nutrition, Physical Activity, and Metabolism. Circulation. 2007;116(5):572-84.

41 Fisioterapia nos Distúrbios Respiratórios do Sono

Flávia Baggio Nerbass

INTRODUÇÃO

Os distúrbios respiratórios do sono (DRS) são eventos de respiração anormal que se manifestam somente durante o período de sono. Entre eles, destacam-se o ronco, a síndrome da resistência das vias aéreas superiores, a apneia obstrutiva do sono (AOS), a apneia central do sono (ACS), a respiração de Cheyne-Stokes, além de doenças que cursam com hipoventilação, como a síndrome da hipoventilação alveolar congênita (síndrome de Ondine) e a síndrome da obesidade-hipoventilação. Neste capítulo, será feita uma abordagem mais abrangente da AOS, por ser um dos DRS mais prevalente e responsável por graves consequências ao organismo.

APNEIA OBSTRUTIVA DO SONO

Caracteriza-se por episódios repetitivos de obstrução parcial (hipopneia) ou completa (apneia) da via aérea superior (VAS) durante o sono, seguida por queda na saturação da oxi-hemoglobina e/ou despertares. Essa obstrução decorre do relaxamento da musculatura da orofaringe, que causa estreitamento nessa região, reduzindo ou interrompendo a passagem de ar para os pulmões. Com isso, as trocas gasosas são ineficientes, havendo redução nos níveis de oxigênio (O_2) e elevação nos níveis de gás carbônico (CO_2) do sangue arterial. Essas hipoxemia e hipercapnia, respectivamente, provocam despertares no paciente para que a patência da VAS seja restabelecida e a respiração normalizada. Contudo, assim que o indivíduo volta a dormir, a musculatura relaxa novamente, obstrui a passagem do ar e o processo todo se repete, promovendo um ciclo vicioso que resulta em um sono fragmentado e de má qualidade.

Além disso, pelo fato de as apneias serem de natureza obstrutiva (bloqueio mecânico), o comando respiratório central para o diafragma continua inalterado, levando o indivíduo a manter o esforço torácico e abdominal contra uma via aérea fechada. Esse esforço aumenta a pressão intratorácica e, por conseguinte, a pressão transmural do ventrículo esquerdo (VE), levando à sobrecarga cardíaca. Esses episódios cíclicos ao longo de uma noite, e por todas as noites de sono do indivíduo, produzem uma série de efeitos deletérios aos diversos sistemas do organismo, que serão comentados a seguir.

A Figura 41.1 mostra uma via aérea normal e outra com obstrução, impedindo a passagem do fluxo de ar.

A AOS é um distúrbio multifatorial, estando entre os principais fatores de risco a obesidade, a idade avançada (> 65 anos), o gênero masculino e as alterações anatômicas craniofaciais. As principais manifestações clínicas são: ronco alto e frequente, pausas respiratórias presenciadas, despertares recorrentes, sonolência e fadiga diurnas, deterioração intelectual e alterações de humor.

DIAGNÓSTICO

O diagnóstico dos DRS deve combinar suspeita clínica e confirmação por exame de polissonografia (PSG) completa de noite inteira. Na avaliação clínica, são frequentes os relatos de ronco, pausas respiratórias presenciadas pelo(a) parceiro(a), latência curta para iniciar o sono (pegar no sono muito rápido), dificuldade para manter o sono pela sua fragmentação (insônia de manutenção), noctúria, sono agitado e/ou com pesadelos, movimentação excessiva na cama e disfunção erétil. Outros sintomas diurnos, como sonolência excessiva, déficit de memória e atenção, alterações do humor (ansiedade, depressão e irritabilidade), cefaleia matinal, náuseas e refluxo gastresofágico, também podem ocorrer. A aplicação de alguns questionários pode ser útil nessa investigação como

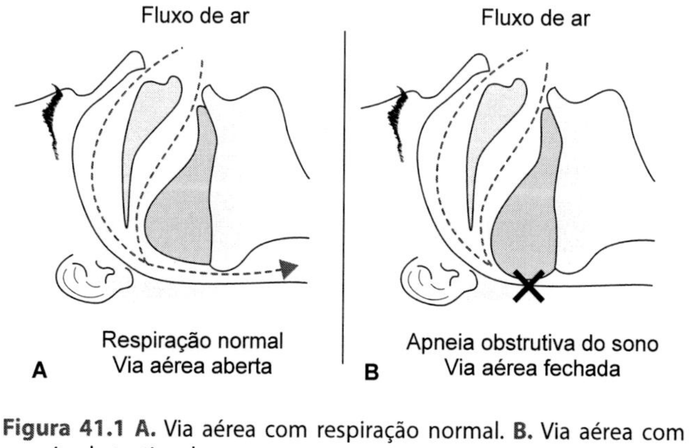

Figura 41.1 A. Via aérea com respiração normal. **B.** Via aérea com apneia obstrutiva do sono.

rastreamento para diagnóstico dos DRS. Entre eles, destacam-se a Escala de Sonolência de Epworth (avalia a intensidade da sonolência diurna), o Questionário Clínico de Berlin (indica alto ou baixo risco de o paciente ter AOS) e o Índice de Qualidade de Sono de Pittsburgh (avalia subjetivamente a qualidade do sono do indivíduo nos últimos 30 dias).

O diagnóstico e a gravidade a doença devem ser confirmados pela PSG, o exame padrão-ouro e que consiste em um sistema de registro de diversos parâmetros fisiológicos durante o sono. Com a PSG, é possível avaliar as fases do sono e suas porcentagens em cada estágio NREM (*non rapid eye movement*) e REM (*rapid eye movement*), o tempo total de sono, a latência para início do sono, sua eficiência e os despertares. Os eventos respiratórios (apneias e hipopneias) são registrados por meio de múltiplos canais que captam mudanças no fluxo de ar (termistor oronasal – sensor térmico sensível às variações de calor – e cateter nasal conectado a um transdutor de pressão), por um pequeno microfone localizado na região cervical (detecção de ronco) e por alterações na movimentação do tórax e do abdome (cintas que detectam esforço muscular ou a ausência deste). A saturação periférica de oxigênio (SpO_2) é continuamente avaliada pela oximetria de pulso (Figura 41.2). Os resultados são interpretados de acordo com os critérios determinados pela American Academy of Sleep Medicine (AASM), cujo índice de apneia e hipopneia (IAH = número de apneias + hipopneias/horas de sono) classifica a doença em:

- Leve: IAH entre 5 e 15 eventos/h
- Moderada: IAH entre 15 e 30 eventos/h
- Grave: IAH ≥ 30 eventos/h.

A PSG também pode ser realizada para titular a pressão terapêutica que será programada nos dispositivos de pressão positiva, usados para tratamento dos DRS. Nesses casos, durante a realização do exame, o profissional responsável responderá com incrementos manuais de pressão diante de apneias e hipopneias de origem obstrutiva, a fim de aboli-las. Essa titulação também pode ser realizada na modalidade *Split-night*, em que, na primeira metade da noite, o exame é feito sem pressão positiva (para diagnóstico), e, na outra metade, com titulação manual da pressão positiva.

Atualmente, a AASM já recomenda essa titulação da pressão por meio de equipamentos de pressão positiva automáticos. Esse tipo de titulação tem ganhado mais aceitação a cada dia, por possibilitar a avaliação durante vários dias e no ambiente de sono habitual do paciente, além do início precoce da terapia, visto que o tempo de espera para realização de exames de titulação em laboratório é grande. Contudo, a AASM aceita esse tipo de titulação para pacientes sem comorbidades importantes (doença pulmonar obstrutiva crônica – DPOC – e insuficiência cardíaca congestiva – ICC), desde que acompanhados por um profissional habilitado.

IMPLICAÇÕES CLÍNICAS DA AOS

Os potenciais efeitos da AOS sobre o sistema cardiovascular são múltiplos:

- As obstruções recorrentes das vias aéreas superiores aumentam o esforço inspiratório e causam maior negatividade da pressão intrapleural. Consequentemente, ocorre aumento do retorno venoso para o átrio direito (AD), causando distensão do ventrículo direito (VD), podendo deslocar o septo interventricular (SIV) para a esquerda (prejuízo ao enchimento do VE)
- As variações na pressão intratorácica durante os episódios obstrutivos aumentam a pressão transmural do VE (pós-carga do VE)
- A hipoxia e a hipercapnia intermitentes promovem despertares frequentes, que aumentam a estimulação dos quimiorreceptores centrais e periféricos e elevam a atividade nervosa simpática.

Cabe destacar que esses fenômenos ocorrem inúmeras vezes durante uma noite e por todos os períodos de sono do indivíduo.

Evidências indicam que as consequências sistêmicas dos eventos obstrutivos não se restringem apenas à noite, podendo estender-se ao longo do dia. Assim, a AOS desencadeia uma

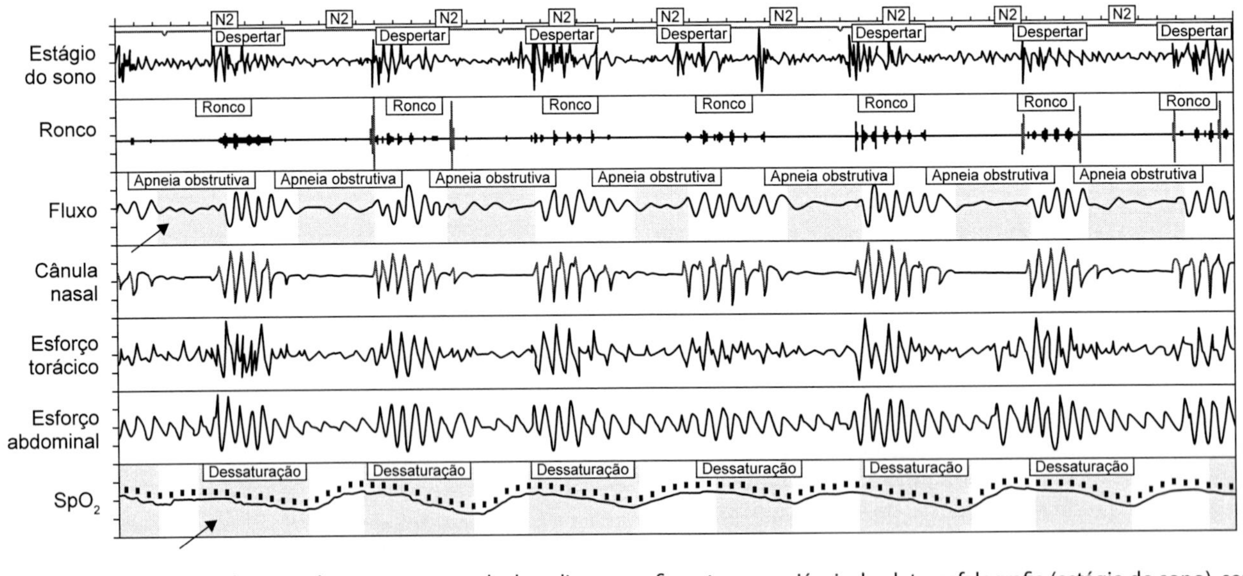

Figura 41.2 Representação de 5 min de sono em uma tela de polissonografia noturna: variáveis de eletrocefalografia (estágio do sono), sensor de ronco, fluxo aéreo, cânula nasal, cintas de esforço torácico e abdominal e saturação periférica de O_2 (SpO_2). A seta no fluxo representa os eventos de apneia obstrutiva e, na SpO_2, as quedas de saturação decorrentes das apneias.

grande lista de respostas neuro-hormonais e inflamatórias que são potencialmente prejudiciais para o sistema cardiovascular, incluindo: aumento da atividade nervosa simpática, liberação de produtos do estresse oxidativo, aumento nas concentrações plasmáticas de proteína C reativa, de fibrinogênio, de citocinas e de leptina, além de ser mediadora de aumento na resistência à insulina e na disfunção endotelial. Estudos sugerem que a presença de AOS contribui para o desenvolvimento da aterosclerose, pois, nesses estudos, os pacientes com AOS apresentaram aumento da rigidez arterial e da espessura da camada íntima média da artéria carótida quando comparados aos controles.

TRATAMENTO DOS DRS

Tratamento dos DRS com pressão positiva

O tratamento de escolha para a maioria dos indivíduos com AOS, principalmente casos moderados e graves, é o uso da pressão positiva na via aérea (PAP, *positive airway pressure*), que visa a manter a patência da via aérea superior (VAS) durante o sono. Entre esses dispositivos, destacam-se o CPAP, o binível pressórico e o servoventilador.

CPAP (*continuous positive airway pressure*). Trata-se de um gerador de ar comprimido que impõe uma pressão positiva aplicada continuamente na VAS durante todo o ciclo respiratório. Essa pressão pode ser transmitida ao paciente por meio de interfaces (máscaras) nasais, oronasais ou faciais (Figura 41.3). O sistema CPAP proporciona um suporte pneumático para a traqueia, impedindo o colapso dessa região frente ao relaxamento muscular (Figura 41.4). Com isso, há remissão dos eventos obstrutivos e das variações bruscas na pressão intratorácica, revertendo a hipoxia/hipercapnia intermitentes e os despertares. Assim, os padrões de sono e da atividade simpática se normalizam, há melhora da sonolência diurna e outros sinais e sintomas relacionados com a AOS. Todo esse conjunto de benefícios estabiliza ou faz regredir as complicações sistêmicas da AOS, além de melhorar a qualidade de vida e aumentar a sobrevida. O tratamento com CPAP também pode ser indicado em alguns casos de AOS leve e síndrome de resistência da VAS que sejam sintomáticos ou não respondedores a outros tipos de tratamento.

Binível pressórico (BiPAP®). Outro dispositivo de PAP que foi concebido com o intuito de poder variar dois níveis de pressão – inspiratória e expiratória. A pressão inspiratória (IPAP) é maior e reduz a limitação de fluxo causada pelo estreitamento das VAS durante o sono. A IPAP aumenta a variação do volume pulmonar entre as fases do ciclo respiratório, promovendo maior conforto ao paciente. A pressão contra a qual o paciente expira (EPAP) é mais baixa (Figura 41.5). Facilita a exalação do ar, o que diminui o recrutamento muscular abdominal e o desconforto respiratório consequente, além de ser a responsável por abolir os eventos obstrutivos e corrigir a AOS. A diferença entre os níveis de IPAP e EPAP não deve ser menor do que 4 cmH_2O. No tratamento dos DRS, seu uso pode estar indicado em casos de pacientes que não aderiram ao CPAP, naqueles em que a pressão de tratamento é muito alta (> 15 cmH_2O) ou em doenças que cursam com hipoventilação, como a síndrome da obesidade-hipoventilação. Além disso, por ter uma frequência respiratória pré-selecionada no equipamento (*backup*), pode ser utilizado no tratamento de pacientes com síndrome da hipoventilação alveolar congênita (síndrome de Ondine).

Servoventilador. Equipamento mais especializado desenvolvido com o intuito de tratar apneias centrais e respiração de Cheyne-Stokes durante o sono. A respiração de Cheyne-Stokes é causada por uma instabilidade no centro respiratório e no controle químico da respiração, geralmente relacionados com a insuficiência cardíaca. Ocorre um padrão de hiperpneia, seguido de hipopneia ("crescendo-decrescendo") e apneia central (Figura 41.6). Para corrigir o ritmo irregular, esses dispositivos fornecem uma EPAP e um suporte de IPAP, que é servo controlado, com base no monitoramento da ventilação minuto. Especificamente, há um ajuste automático do nível de pressão de suporte, relacionada de modo inverso com as variações no pico de fluxo de mais de uma janela de tempo em movimento. Assim, se os picos de fluxo forem menores do que o pico de fluxo médio da janela anterior, o dispositivo reconhece como padrão decrescendo, que precede uma apneia central, e responde aumentando o nível de pressão de suporte. Em contrapartida, se o pico de fluxo é significativamente mais elevado do que o picos médios da janela anterior, o dispositivo assume que é uma hiperpneia e reduz o nível de pressão de suporte. Portanto, o sistema servoventilador minimiza e/ou corrige o comportamento oscilatório "crescendo-decrescendo" da respiração, tornando-a mais regular e sendo capaz de abolir as apneias centrais por meio de um *backup* de frequência respiratória (Figura 41.6). O nível de EPAP deve ser programado para tratar as hipopneias e apneias de origem obstrutiva. Contudo, deve-se considerar que, como esse tipo de respiração é comum em pacientes com insuficiência cardíaca que podem ser sensíveis às reduções de retorno venoso ocasionadas pela pressão positiva, os níveis pressóricos não devem ser excessivos. O servoventilador tem apenas uma contraindicação específica, advinda do estudo SERVE-HF, em fase IV, que não recomenda o seu uso em pacientes com ICC e baixa fração de ejeção (< 45%), por não ter atingido seu desfecho primário, com aumento de mortalidade nessa classe de pacientes.

Dispositivos automáticos

Mais recentemente, surgiram no mercado equipamentos de CPAP e pressão binível automáticos (APAP), que alteram o nível de pressão de tratamento em resposta às variações na patência da VAS, a qual é detectada pela curva de fluxo respiratório do paciente. Foram desenvolvidos como uma alternativa à titulação manual realizada em um laboratório e para alcançar pressões médias mais baixas nas VAS em diferentes situações (fases do sono, mudanças no peso corporal, posição do corpo e ingestão de álcool), podendo melhorar a adesão. Ultimamente, seu propósito tem se expandido para detectar e tratar os distúrbios respiratórios do sono e corrigir a hipoventilação.

Esses novos algoritmos detectam eventos respiratórios de qualquer natureza, analisam os sinais e determinam a resposta. Por isso, a indicação de dispositivos de pressão autoajustável tem crescido nos últimos tempos. Em uma recente metanálise que incluiu 19 estudos randomizados e controlados com mais de 800 pacientes, Xu *et al.* (2012) concluíram que o uso de PAP promoveu uma menor pressão média na VAS (1,4 cmH_2O), além de 0,23 h/noite a mais de tempo de uso em relação ao CPAP de pressão fixa. Ambos foram eficazes para reduzir o IAH e melhorar a sonolência. Contudo, é importante salientar que nem todos os APAP trabalham com a mesma eficácia. Esse dado foi sugerido por Zhu *et al.*

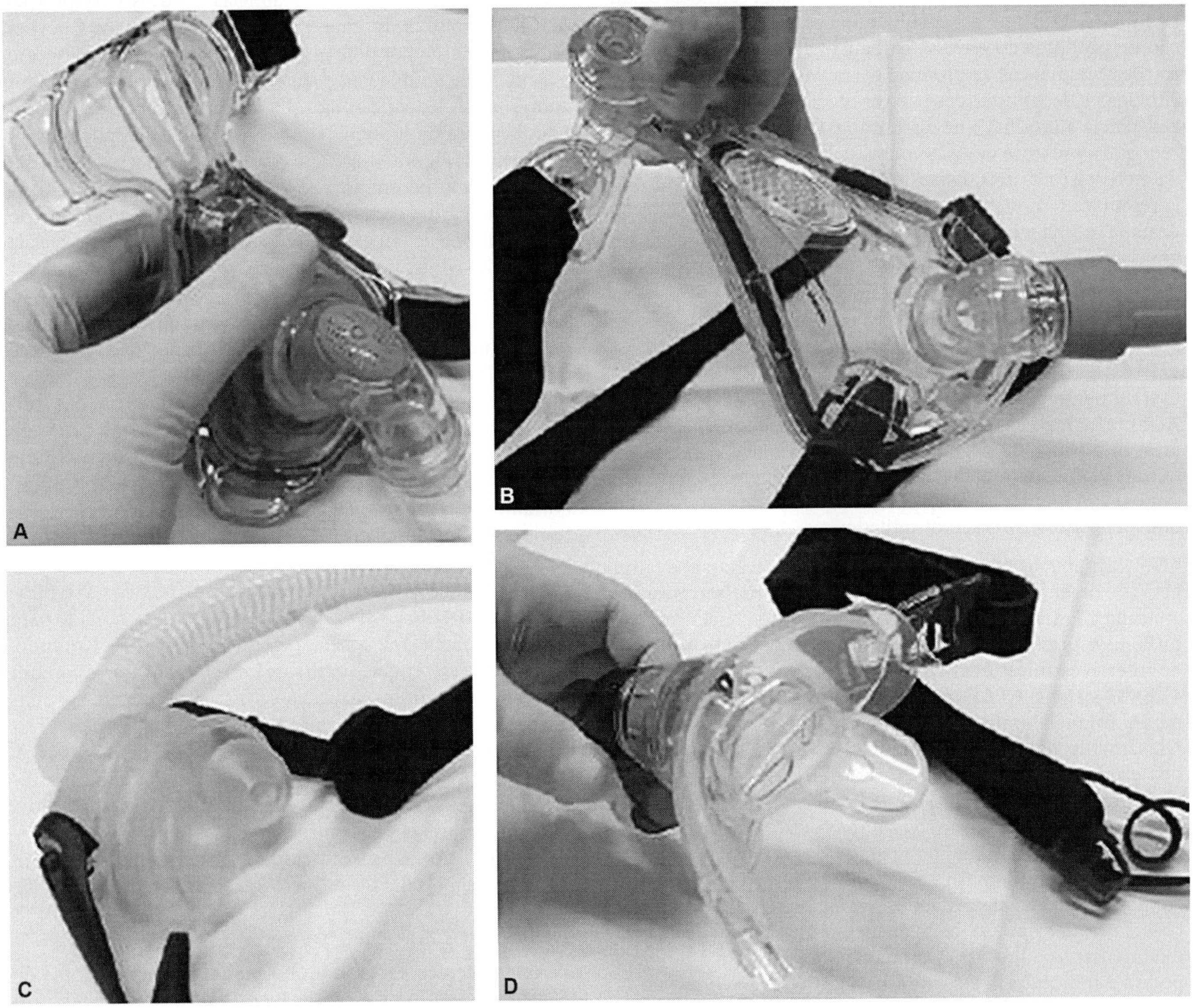

Figura 41.3 A. Máscara nasal triangular. **B.** Máscara oronasal. **C.** Máscara nasal *pillow*. **D.** Máscara oral. Fonte: Andrade *et al.* (2014).

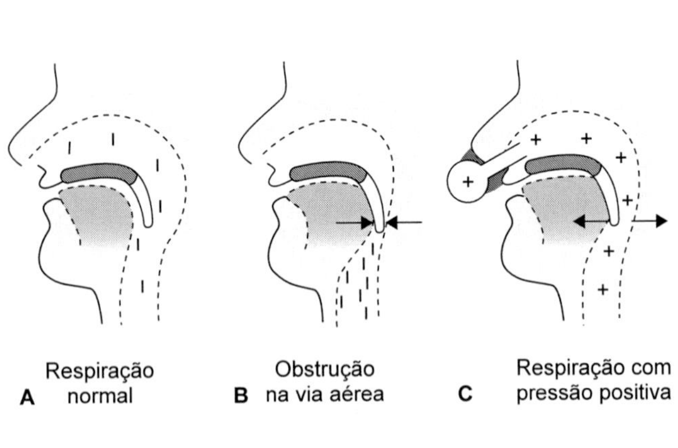

Figura 41.4 Respiração normal: quando o paciente está acordado, o tônus muscular evita o colapso da via aérea durante a inspiração (**A**) e a obstrução na via aérea. Durante o sono, a língua e o palato mole são sugados contra a parede posterior da orofaringe (**B**). Respiração com pressão positiva (+) por interface nasal e abertura da região colapsável (**C**). As setas representam os locais de fechamento e abertura da via aérea, respectivamente. Adaptada de Sullivan *et al.* (1981).

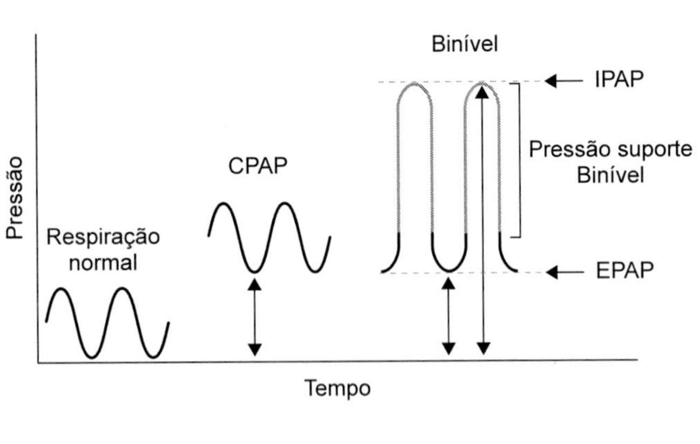

Figura 41.5 Representação de respiração normal, após aplicação de pressão positiva contínua nas vias aéreas (CPAP, *continuous positive airway pressure*) e binível. EPAP: *expiratory positive airway pressure*; IPAP: *inspiratory positive airway pressure*.

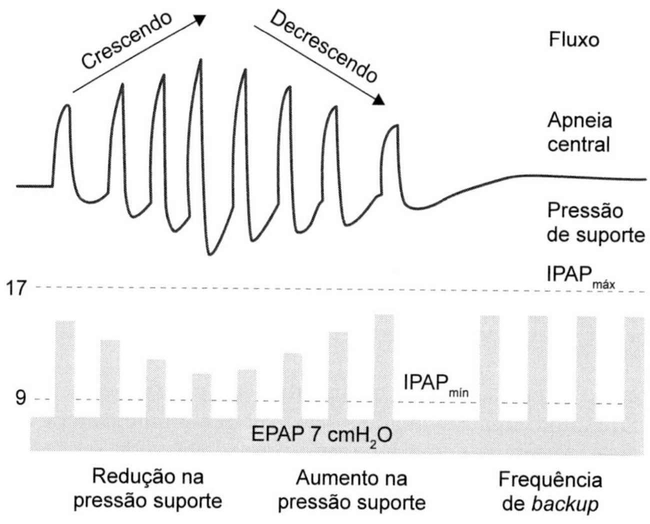

Figura 41.6 Princípios do funcionamento do servoventilador. O padrão crescendo-decrescendo da respiração de Cheyne-Stokes na curva de fluxo (superior) é seguido de uma apneia central. O dispositivo responde às elevações e às reduções do pico de fluxo, oferecendo níveis inversos de pressão de suporte. Isso minimiza o comportamento oscilatório. Durante a apneia central, o sistema ativa a frequência respiratória de *backup* e ventila o paciente. Durante toda a respiração de *backup*, a pressão de suporte ofertada é igual ao IPAP menos a EPAP. EPAP: *expiratory positive airway pressure*; IPAP: *inspiratory positive airway pressure*. Adaptada de Antonescu-Turcu e Parthasarathy (2010).

(2015), que compararam 11 dispositivos automáticos disponíveis no mercado, simulando eventos respiratórios de diferentes naturezas (apneias e hipopneias obstrutivas, centrais e ronco), com diferentes tempos de teste. Os autores observaram que, em uma sequência de 30 min de apneias obstrutivas, apenas cinco equipamentos foram capazes de normalizar o fluxo respiratório. Cinco equipamentos aumentaram os níveis de pressão frente a episódios de ronco, e apenas quatro deles mantiveram uma pressão mínima inalterada quando em apneias centrais. Ao simular um cenário de 5 h de sono com diversos tipos de eventos, apenas cinco equipamentos atingiram IAH < 5 evento/h. Assim, mesmo se o paciente estiver em uso do auto-CPAP, o fisioterapeuta deve ficar atento às queixas relatadas pelo paciente e aos relatórios fornecidos pelo equipamento, pois podem traduzir uma eficácia comprometida do dispositivo.

Tecnologias de conforto

Novas tecnologias de conforto também foram desenvolvidas para melhorar a adesão, como:

- Alívio expiratório (redução da pressão na transição da inspiração para a expiração), que pode ser graduado e reduz a resistência à exalação do ar
- Rampa pressórica (aumenta a pressão gradualmente, durante um tempo predeterminado em minutos), que auxilia o início do sono com PAP em níveis mais baixos de pressão
- Umidificador aquecido (aquece e umidifica o ar inspirado), que favorece o não ressecamento das VAS
- Alívio de pressão total e responsivo ao despertar, que visa a minimizar o desconforto de pressões mais altas quando o paciente desperta
- Algoritmos de rampa "automática", que incrementam a pressão conforme a identificação de eventos obstrutivos ou estabilização do padrão respiratório. Embora a AASM recomende o uso do umidificador para melhorar os sintomas nasais, não existem, até o momento, dados consistentes comprovando melhora na adesão a longo prazo com seu uso, assim como com dos demais recursos de conforto supracitados. Diante disso, a indicação desses recursos deve ser avaliada caso a caso pelo fisioterapeuta.

Contraindicações da pressão positiva na via aérea

Até o momento, há apenas uma contraindicação formal para o uso de PAP no tratamento dos DRS, que faz referência ao emprego de servoventilador para pacientes com ICC e fração de ejeção < 45%. Pacientes com queixas de claustrofobia, aerofagia, ressecamento oral intenso, ansiedade excessiva ou obstrução nasal importante podem ser intolerantes à PAP. Medicações indutoras do sono podem estar indicadas, a critério médico, para aqueles pacientes que não conseguem iniciar a terapia com PAP. Contudo, cada caso deve ser avaliado e discutido com a equipe multiprofissional envolvida, para que a conduta seja individualizada e precisa.

Tratamento da AOS com pressão positiva nas vias aéreas e desfecho cardiovascular

Estudos observacionais e ensaios clínicos randomizados têm sido amplamente realizados com o intuito de investigar os efeitos benéficos do tratamento da AOS com PAP nas variáveis cardiovasculares e metabólicas. Evidências crescentes demonstram que o CPAP é capaz de diminuir a atividade simpática, reduzir a concentração de proteína C reativa, melhorar a resistência à insulina e a função endotelial, além de minimizar os sinais precoces de aterosclerose.

A AOS também é uma causa secundária de hipertensão arterial, e seu tratamento com PAP pode reduzir a pressão arterial. Duas recentes metanálises demonstraram que a redução global da pressão arterial com CPAP foi de aproximadamente 2 mmHg e, apesar de se tratar de uma redução aparentemente pequena, parece ser clinicamente relevante. Em hipertensos resistentes (casos de hipertensão não controlada mesmo com uso de três anti-hipertensivos, incluindo diurético; ou aqueles que precisam de mais de três medicações para controle da pressão arterial), o tratamento com PAP por 6 meses reduziu em 6 e 4 mmHg as pressões arteriais sistólica e diastólica, respectivamente.

Uma forte correlação encontrada entre a velocidade da onda de pulso carótida-femoral (estimativa da medida da rigidez arterial da aorta) com o índice de massa do VE em pacientes com AOS sugere que a pós-carga aumentada provocada pela elevação da pressão transmural durante as apneias/hipopneias possa contribuir para a progressão do remodelamento cardíaco. Esse remodelamento ainda pode ajudar a explicar a forte associação entre AOS e fibrilação atrial. A prevalência de AOS entre os pacientes com fibrilação atrial é em torno de 50%, e o uso de PAP parece reduzir o risco desses episódios recorrentes. Além disso, o tratamento de AOS com PAP reduz sobremaneira os eventos cardiovasculares fatais e não fatais em um seguimento de 10 anos.

PAPEL DO FISIOTERAPEUTA NO TRATAMENTO DOS DRS

Como a PAP é o tratamento de escolha para AOS moderada a grave, necessita de uma interface (máscara) conectada ao rosto do paciente e de ajustes individualizados no equipamento, e seu uso indiscriminado pode torná-lo pouco tolerado. O fisioterapeuta especializado em sono é o profissional mais indicado para adaptar o paciente à PAP, acompanhá-lo a curto, médio e longo prazo para identificar e solucionar problemas, além de garantir boa adesão e sucesso ao tratamento. Isso se deve ao amplo conhecimento desse profissional sobre a fisiologia e a fisiopatologia do sistema respiratório, assim como sobre os efeitos da PAP na interação coração-pulmão, uma vez que muitos pacientes podem apresentar outras doenças concomitantes (DPOC, insuficiência cardíaca e outros distúrbios que cursam com hipoventilação). Nesses casos, a escolha dos parâmetros e a associação de outras estratégias ventilatórias ou oxigenoterapia suplementar podem ser necessárias.

Avaliação

Primeiro passo para a adaptação adequada do paciente à PAP. O fisioterapeuta deve estar atento ao histórico da doença relatado pelo paciente e familiar. Observar sinais e questionar os sintomas é fundamental. Queixas de ronco, pausas respiratórias presenciadas, pesadelos, déficit de memória, irritabilidade, falta de concentração, agitação e sonolência diurna são comuns nesses pacientes. Identificar fatores de risco e doenças associadas também pode ajudar a nortear a entrevista. O profissional deve ficar atento às características físicas, como sobrepeso, obesidade, circunferência cervical aumentada, alterações anatômicas da face, além de questionar o paciente sobre presença de obstruções nasais, pois a escolha da interface também será influenciada por esses parâmetros. O terapeuta deve investigar os hábitos de vida, como prática de atividade física, tabagismo, etilismo, uso de medicações indutoras de sono e relaxantes musculares, além dos hábitos de sono.

A avaliação da PSG é indispensável, pois evidencia dados importantes, como o tempo de sono em cada estágio (NREM e REM), o número de despertares, a gravidade do distúrbio, o tipo predominante de eventos (obstrutivos, centrais e mistos), a prevalência de eventos em posição supina, além dos níveis e do tempo de dessaturação durante os eventos. Caso o paciente tenha PSG com titulação ou *split night*, a pressão de PAP deve constar no laudo do exame e ser considerada. É importante também verificar qual a interface utilizada nessas titulações, uma vez que o tipo de máscara influencia na pressão de tratamento e na adesão, conforme será comentado a seguir.

Adaptação, acompanhamento e adesão

Atualmente, o maior desafio dos profissionais que trabalham no tratamento dos DRS é melhorar a adesão. Embora o CPAP seja responsável por tantos benefícios, dados recentes mostram que a adesão ao tratamento com PAP ainda é baixa e varia entre 29 e 85%. Alguns potenciais preditores de má adesão incluem:

- Efeitos colaterais, como aerofagia, ressecamento na boca e na garganta, desconforto, irritação cutânea e vazamentos provocados pela máscara, claustrofobia, dificuldade para exalar, intolerância às pressões do aparelho
- Fatores relacionados com o paciente, como estreitamento de VAS, baixo *status* socioeconômico-cultural, falta de apoio familiar, gênero feminino, menor gravidade da doença, pouca sintomatologia (independentemente da gravidade), experiências anteriores negativas com PAP
- Fatores relacionados com o profissional da saúde, como falta de confiança, de esclarecimento ao paciente e de disponibilidade para acompanhamento. Por sua vez, pacientes que tiveram um bom contato inicial com o dispositivo e aqueles muito sintomáticos apresentam maior aceitação da terapia.

Vários estudos sugerem que o padrão de adesão a longo prazo é estabelecido precocemente. Assim, muitos esforços têm sido realizados para minimizar esses problemas rapidamente. Para tal, o acompanhamento desse paciente é necessário e muito importante, pois, caso apresente dificuldades no início da terapia, uma intervenção imediata pode ser realizada. É fundamental que o profissional de fisioterapia entenda muito bem a fisiologia do sono, pois o controle ventilatório se modifica em relação à vigília, e a presença de doenças combinadas pode exigir abordagem diferente e individualizada. Com isso, a escolha do equipamento e do modo ventilatório deve ser feita mediante criteriosa avaliação.

A conscientização sobre a gravidade da doença e suas consequências, o melhor entendimento em relação ao tratamento, além de uma boa supervisão para solucionar problemas, modificar parâmetros e sugerir intervenção de outros especialistas para terapias combinadas podem auxiliar esse paciente no processo de adaptação inicial, que não se restringe apenas ao contato paciente-profissional no consultório, mas também compreende o uso domiciliar.

A consulta para adaptação inicial do paciente à PAP deve ocorrer de maneira tranquila em ambiente calmo e silencioso. A adaptação domiciliar deve ser preconizada sempre que possível. Quando em consultório, o uso de poltronas reclináveis e camas auxilia na avaliação da resposta do paciente em diferentes posições corporais. É importante que o paciente seja esclarecido sobre o que é a doença, suas implicações clínicas e consequências. O fisioterapeuta deve explicar a ele e aos familiares sobre o funcionamento do aparelho, objetivos e benefícios do tratamento, fazendo-os participar da terapia. Estudos recentes sugerem que intervenções simples, como mostrar ao paciente um vídeo educativo e explicar o resultado da PSG, já são estratégias eficazes para aumentar a adesão.

O fisioterapeuta deve, então, demonstrar o equipamento para o paciente e selecionar algumas opções de modelo e tamanho da interface a serem utilizadas. Sugere-se que o profissional inicie o contato com os dispositivos com uma pressão mais baixa do que aquela prescrita na PSG. Esse primeiro contato com o aparelho e com a pressão imposta por ele pode causar algum desconforto ao paciente. Na prática clínica, iniciar a demonstração dos equipamentos em baixas pressões e aumentá-las progressivamente (rampa) até uma pressão mais alta tem se mostrado uma estratégia interessante. Durante esse período, relatos do paciente, como desconforto com os parâmetros do aparelho, dificuldade para exalar e incômodo com a interface, já possibilitam modificar a conduta e adequar o tratamento. Por isso, é importante que o fisioterapeuta supervisione e intervenha nesse processo sempre que necessário.

Para a escolha da interface, o profissional deve considerar o tipo de rosto do paciente, as características craniofaciais e anatômicas da VAS, a presença/ausência de dentição, as queixas do paciente sobre obstrução nasal e a presença de barba ou bigode (possibilidade de vazamentos). O fisioterapeuta deve avaliar a adaptação das interfaces em diferentes posições corporais e pressões.

Embora exista uma grande diversidade de interfaces no mercado (nasais triangulares e *pillows*, orais e oronasais – ver Figura 41.3), os modelos nasais são os mais indicados para tratamento de DRS com PAP. Além de serem menores e mais leves (o que auxilia em sua utilização a longo prazo), estudos recentes têm demonstrado sua superioridade em relação aos modelos oronasais para melhor controle do IAH, menor índice de despertares, maior preferência pelos pacientes e maior adesão a longo prazo. Existem duas teorias que suportam a afirmativa de que as interfaces oronasais são menos efetivas no controle do IAH. A primeira delas e mais aceita sugere que a aplicação de uma pressão positiva na cavidade oral durante o sono (período em que a musculatura da orofaringe está relaxada) provoca uma força que projeta a língua e o palato mole contra a parede posterior da laringe, piorando a obstrução (Figura 41.7). A segunda teoria suporta o fato de que a porção basal da máscara oronasal, que repousa sobre a mandíbula, provoque seu deslocamento posterior reduzindo o espaço retropalatal e retroglossal, o que leva a um maior estreitamento dessa região, tornando-a mais colapsável. Diante disso, sempre que possível, a interface nasal deve ser indicada. No entanto, a avaliação do paciente deve ser individualizada e a escolha da máscara feita por ele e pelo profissional, respeitada.

Pacientes em uso de PAP devem evitar dormir em decúbito dorsal, pois tal posição favorece a abertura de boca (provoca vazamento) e o deslocamento posterior das estruturas moles contra a parede posterior da orofaringe (favorece obstrução).

Vale ressaltar que a adaptação à PAP deve ser feita, preferencialmente, mediante prescrição médica e após confirmação do diagnóstico pelo exame do sono. Caso o paciente procure o fisioterapeuta antes do diagnóstico, cabe ao profissional encaminhá-lo à avaliação de especialista para confirmação da suspeita clínica e laboratorial. Se o paciente já tiver o diagnóstico confirmado e indicação para uso de PAP, mas não tiver PSG com titulação, o fisioterapeuta pode sugerir o uso do equipamento automático por 1 a 2 semanas, para determinar a pressão terapêutica.

CONSIDERAÇÕES FINAIS

Durante o início do tratamento, o acompanhamento profissional possibilita identificar, corrigir e solucionar problemas relacionados com o uso do equipamento. Deve ser estabelecido um contato periódico com o paciente para reavaliações mensais, bimestrais, semestrais e anuais, uma vez que a apneia do sono tem um caráter evolutivo e mudanças de conduta podem ser necessárias no curso do tratamento. Além disso, o profissional deve orientar o paciente sobre cuidados e conservação do equipamento, periodicidade de higienização e troca de filtros.

Os dispositivos mais modernos são equipados com cartões de memória que armazenam informações estatísticas e gráficas sobre:

- Adesão do paciente (dias e horas de uso)
- Pressões médias e máximas atingidas (em caso de aparelhos automáticos)
- Índice residual de eventos respiratórios (obstrutivos, centrais, hipopneias)
- Índice de vazamento pela interface.

Esses dados propiciam uma avaliação mais objetiva do tratamento e, associados aos relatos do paciente e dos familiares, possibilitam ajustes mais precisos de parâmetros e *feedbacks* frequentes aos médicos e pacientes, demonstrando as melhoras obtidas com a PAP e os objetivos a alcançar. É importante ressaltar que um trabalho em conjunto do fisioterapeuta com a equipe multiprofissional é vital para o sucesso do tratamento, uma vez que terapias combinadas podem estar indicadas.

Por fim, o paciente deve ser conscientizado de que:

- A pressão positiva não cura a apneia, mas é um tratamento muito efetivo no controle dos eventos respiratórios e de suas consequências
- O tratamento envolve um longo período de comprometimento para promover resultados benéficos
- O paciente pode contar com uma equipe especializada para ajudá-lo
- O primeiro aparelho ou máscara não serão os únicos, pois trocas de modelos de interfaces e até mesmo de tecnologia do equipamento podem ser necessárias com o passar do tempo.

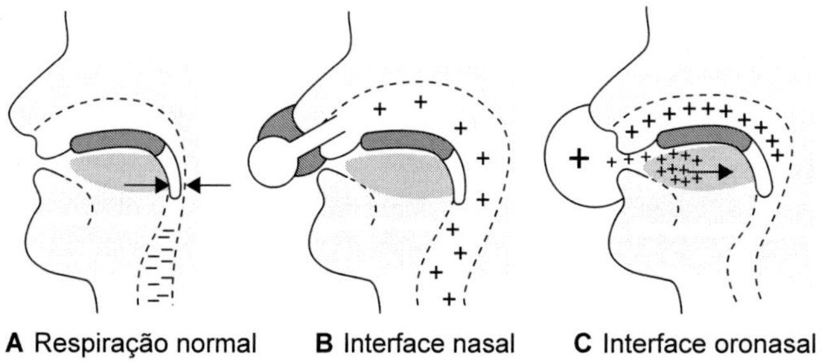

Figura 41.7 Representação de uma região propensa ao colapso (**A**) e dos mecanismos de abertura das vias aéreas com interface nasal (**B**) e de piora da obstrução na região retropalatal e retroglossal ocasionados pela interface oronasal (**C**). Adaptada de Andrade *et al.* (2014).

BIBLIOGRAFIA

American Academy of Sleep Medicine. Sleep-related breathing disorders in adults: recommendations for syndrome definition and measurement techniques in clinical research. The Report of an American Academy of Sleep Medicine Task Force. Sleep. 1999;22(5):667-89.

American Academy of Sleep Medicine. The international classification of sleep disorders: diagnostic and coding manual. 2. ed. Westchester, Ill.: American Academy of Sleep Medicine; 2005.

Andrade RG, Piccin VS, Nascimento JA, Viana FM, Genta PR, Lorenzi-Filho G. Impact of the type of mask on the effectiveness of and adherence to continuous positive airway pressure treatment for obstructive sleep apnea. J Bras Pneumol. 2014;40(6):658-68.

Antonescu-Turcu A, Parthasarathy S. CPAP and bi-level PAP therapy: new and established roles. Respir Care. 2010;55(9):1216-29.

Bakker JP, Marshall NS. Flexible pressure delivery modification of continuous positive airway pressure for obstructive sleep apnea does not improve compliance with therapy: systematic review and meta-analysis. Chest. 2011;139(6):1322-30.

Balachandran JS, Yu X, Wroblewski K, Mokhlesi B. A brief survey of patients' first impression after CPAP titration predicts future CPAP adherence: a pilot study. J Clin Sleep Med. 2013;9(3):199-205.

Basoglu OK, Midilli M, Midilli R, Bilgen C. Adherence to continuous positive airway pressure therapy in obstructive sleep apnea syndrome: effect of visual education. Sleep Breath. 2012;16(4):1193-200.

Basoglu OK, Sarac F, Sarac S, Uluer H, Yilmaz C. Metabolic syndrome, insulin resistance, fibrinogen, homocysteine, leptin, and C-reactive protein in obese patients with obstructive sleep apnea syndrome. Ann Thorac Med. 2011;6(3):120-5.

Bazzano LA, Khan Z, Reynolds K, He J. Effect of nocturnal nasal continuous positive airway pressure on blood pressure in obstructive sleep apnea. Hypertension. 2007;50(2):417-23.

Borel JC, Tamisier R, Dias-Domingos S, Sapene M, Martin F, Stach B, et al. Type of mask may impact on continuous positive airway pressure adherence in apneic patients. PLoS One. 2013;8(5):e64382.

Bradley TD, Floras JS. Obstructive sleep apnoea and its cardiovascular consequences. Lancet. 2009;373(9657):82-93.

Bradley TD, Floras JS. Sleep apnea and heart failure: Part I: obstructive sleep apnea. Circulation. 2003;107(12):1671-8.

Budhiraja R, Parthasarathy S, Drake CL, Roth T, Sharief I, Budhiraja P, et al. Early CPAP use identifies subsequent adherence to CPAP therapy. Sleep. 2007;30(3):320-4.

Buysse DJ, Reynolds CF, Monk TH, Berman SR, Kupfer DJ. The Pittsburgh Sleep Quality Index: a new instrument for psychiatric practice and research. Psychiatry Res. 1989;28(2):193-213.

Caples SM, Gami AS, Somers VK. Obstructive sleep apnea. Ann Intern Med. 2005;142(3):187-97.

Cowie MR, Woehrle H, Wegscheider K, Angermann C, d'Ortho MP, Erdmann E, et al. Adaptive servo-ventilation for central sleep apnea in systolic heart failure. N Engl J Med. 2015;373(12):1095-105.

Cuhadaroğlu C, Utkusavaş A, Oztürk L, Salman S, Ece T. Effects of nasal CPAP treatment on insulin resistance, lipid profile, and plasma leptin in sleep apnea. Lung. 2009;187(2):75-81.

Drager LF, Bortolotto LA, Figueiredo AC, Krieger EM, Lorenzi GF. Effects of continuous positive airway pressure on early signs of atherosclerosis in obstructive sleep apnea. Am J Respir Crit Care Med. 2007;176(7):706-12.

Drager LF, Bortolotto LA, Figueiredo AC, Silva BC, Krieger EM, Lorenzi-Filho G. Obstructive sleep apnea, hypertension, and their interaction on arterial stiffness and heart remodeling. Chest. 2007;131(5):1379-86.

Drager LF, Bortolotto LA, Lorenzi MC, Figueiredo AC, Krieger EM, Lorenzi-Filho G. Early signs of atherosclerosis in obstructive sleep apnea. Am J Respir Crit Care Med. 2005;172(5):613-8.

Drager LF, Pedrosa RP, Diniz PM, Diegues-Silva L, Marcondes B, Couto RB, et al. The effects of continuous positive airway pressure on prehypertension and masked hypertension in men with severe obstructive sleep apnea. Hypertension. 2011;57(3):549-55.

Ebben MR, Milrad S, Dyke JP, Phillips CD, Krieger AC. Comparison of the upper airway dynamics of oronasal and nasal masks with positive airway pressure treatment using cine magnetic resonance imaging. Sleep Breath. 2016;20(1):79-85.

Ebben MR, Oyegbile T, Pollak CP. The efficacy of three different mask styles on a PAP titration night. Sleep Med. 2012;13(6):645-9.

Haentjens P, Van Meerhaeghe A, Moscariello A, De Weerdt S, Poppe K, Dupont A, et al. The impact of continuous positive airway pressure on blood pressure in patients with obstructive sleep apnea syndrome: evidence from a meta-analysis of placebo-controlled randomized trials. Arch Intern Med. 2007;167(8):757-64.

Iber C, Chesson AL, Quan SF. The AASM manual for the scoring of sleep and associated events: rules, terminology and technical specifications. American Academy of Sleep Medicine. 2007.

Jelic S, Lederer DJ, Adams T, Padeletti M, Colombo PC, Factor PH, et al. Vascular inflammation in obesity and sleep apnea. Circulation. 2010;121(8):1014-21.

Johns MW. A new method for measuring daytime sleepiness: the Epworth sleepiness scale. Sleep. 1991;14(6):540-5.

Jurado-Gamez B, Bardwell WA, Cordova-Pacheco LJ, García-Amores M, Feu-Collado N, Buela-Casal G. A basic intervention improves CPAP adherence in sleep apnoea patients: a controlled trial. Sleep Breath. 2015;19(2):509-14.

Kim HY, MS J. Improving compliance for continuous positive airway pressure compliance and possible influencing factors. Korean J Otorhinolaryngol-Head Neck Surg. 2014;57(1):7-14.

Kushida CA, Berry RB, Blau A, Crabtree T, Fietze I, Kryger MH, et al. Positive airway pressure initiation: a randomized controlled trial to assess the impact of therapy mode and titration process on efficacy, adherence, and outcomes. Sleep. 2011;34(8):1083-92.

Kushida CA, Chediak A, Berry RB, Brown LK, Gozal D, Iber C, et al. Clinical guidelines for the manual titration of positive airway pressure in patients with obstructive sleep apnea. J Clin Sleep Med. 2008;4(2):157-71.

Kushida CA, Littner MR, Hirshkowitz M, Morgenthaler TI, Alessi CA, Bailey D, et al. Practice parameters for the use of continuous and bilevel positive airway pressure devices to treat adult patients with sleep-related breathing disorders. Sleep. 2006;29(3):375-80.

Mador MJ, Krauza M, Pervez A, Pierce D, Braun M. Effect of heated humidification on compliance and quality of life in patients with sleep apnea using nasal continuous positive airway pressure. Chest. 2005;128(4):2151-8.

Marin JM, Carrizo SJ, Vicente E, Agusti AG. Long-term cardiovascular outcomes in men with obstructive sleep apnoea-hypopnoea with or without treatment with continuous positive airway pressure: an observational study. Lancet. 2005;365(9464):1046-53.

Nerbass FB, Piccin VS, Peruchi BB, Mortari DM, Ykeda DS, FOS M. Atuação da Fisioterapia no tratamento dos distúrbios respiratórios do sono. ASSOBRAFIR Ciência. 2015;6(2):13-30.

Netzer NC, Stoohs RA, Netzer CM, Clark K, Strohl KP. Using the Berlin Questionnaire to identify patients at risk for the sleep apnea syndrome. Ann Intern Med. 1999;131(7):485-91.

Nilius G, Franke KJ, Domanski U, Schroeder M, Ruhle KH. Effect of APAP and heated humidification with a heated breathing tube on adherence, quality of life, and nasopharyngeal complaints. Sleep Breath. 2016;20(1):43-9.

Pedrosa RP, Drager LF, de Paula LK, Amaro AC, Bortolotto LA, Lorenzi-Filho G. Effects of OSA treatment on BP in patients with resistant hypertension: a randomized trial. Chest. 2013;144(5):1487-94.

Pepperell JC, Ramdassingh-Dow S, Crosthwaite N, Mullins R, Jenkinson C, Stradling JR, et al. Ambulatory blood pressure after therapeutic and subtherapeutic nasal continuous positive airway pressure for obstructive sleep apnoea: a randomised parallel trial. Lancet. 2002;359(9302):204-10.

Ruhle KH, Franke KJ, Domanski U, Nilius G. Quality of life, compliance, sleep and nasopharyngeal side effects during CPAP therapy with and without controlled heated humidification. Sleep Breath. 2011;15(3):479-85.

Ryan S, Doherty LS, Nolan GM, McNicholas WT. Effects of heated humidification and topical steroids on compliance, nasal symptoms, and quality of life in patients with obstructive sleep apnea syndrome using nasal continuous positive airway pressure. J Clin Sleep Med. 2009;5(5):422-7.

Schäfer H, Ewig S, Hasper E, Lüderitz B. Failure of CPAP therapy in obstructive sleep apnoea syndrome: predictive factors and treatment with bilevel-positive airway pressure. Respir Med. 1998;92(2):208-15.

Schorr F, Genta PR, Gregório MG, Danzi-Soares NJ, Lorenzi-Filho G. Continuous positive airway pressure delivered by oronasal mask may not be effective for obstructive sleep apnoea. Eur Respir J. 2012;40(2):503-5.

Schwab RJ, Remmers JE, Kuna ST. Anatomy and physiology of upper airway obstruction. In: Kryger M, Roth T, Dement W, editors. Principles and practice of sleep medicine. 5. ed. St. Louis: Elsevier Saunders; 2010.

Somers VK, Dyken ME, Clary MP, Abboud FM. Sympathetic neural mechanisms in obstructive sleep apnea. J Clin Invest. 1995;96(4):1897-904.

Somiah M, Taxin Z, Keating J, Mooney AM, Norman RG, Rapoport DM, et al. Sleep quality, short-term and long-term CPAP adherence. J Clin Sleep Med. 2012;8(5):489-500.

Sullivan CE, Issa FG, Berthon-Jones M, Eves L. Reversal of obstructive sleep apnoea by continuous positive airway pressure applied through the nares. Lancet. 1981;1(8225):862-5.

Teo M, Amis T, Lee S, Falland K, Lambert S, Wheatley J. Equivalence of nasal and oronasal masks during initial CPAP titration for obstructive sleep apnea syndrome. Sleep. 2011;34(7):951-5.

Xu T, Li T, Wei D, Feng Y, Xian L, Wu H, et al. Effect of automatic versus fixed continuous positive airway pressure for the treatment of obstructive sleep apnea: an up-to-date meta-analysis. Sleep Breath. 2012;16(4):1017-26.

Zhu K, Roisman G, Aouf S, Escourrou P. All APAPs are not equivalent for the treatment of sleep disordered breathing: a bench evaluation of eleven commercially available devices. J Clin Sleep Med. 2015;11(7):725-34.

Parte 5

Fisioterapia Cardiovascular

42 Novos Rumos da Ventilação Não Invasiva em Cardiologia

Louise Helena Rodrigues Gonçalves • Marcio A. de Oliveira

INTRODUÇÃO

A ventilação não invasiva por pressão positiva (VNI) é um tipo de ventilação na qual são usadas máscaras de diferentes formas que conectam o paciente ao ventilador de modo não invasivo. Ela tem como principal objetivo reduzir o trabalho respiratório e melhorar as trocas gasosas, além de reduzir a necessidade de intubação orotraqueal (IOT). Essa técnica também apresenta vantagens sobre a ventilação mecânica invasiva (VMI), por ser de fácil aplicabilidade e, principalmente, por diminuir os riscos que o paciente apresenta em VMI. Existem vários meios de aplicar a VNI, porém dois são os mais utilizados: a ventilação por pressão positiva em dois níveis pressóricos (Bi-*level*); e a ventilação por pressão positiva contínua nas vias aéreas (CPAP).

A utilização da VNI em situações de insuficiência respiratória aguda (IRA), edema agudo de pulmão (EAP) cardiogênico, síndrome do desconforto respiratório agudo (SDRA), pós-operatórios de cirurgias cardíacas, entre outras, está bem fundamentada na literatura. Todavia, tem crescido o surgimento de novas aplicações da VNI.

Na Cardiologia, o uso da VNI tem se mostrado promissor em situações ainda pouco usuais, como na sala de cateterismo (Figura 42.1), na cardiologia intervencionista minimamente invasiva e durante a realização da ecocardiografia transesofágica. Nelas, a VNI poderia reduzir a necessidade de sedação profunda ou anestesia geral, o que diminui o risco de depressão respiratória, hipoxemia e/ou hipercapnia, ausência de proteção de vias aéreas, pneumonia aspirativa e necessidade de intubação traqueal, bem como suas complicações.

Neste capítulo, serão abordadas as mais promissoras e inovadoras indicações para a utilização da VNIPP na cardiologia.

VNIPP NA CARDIOLOGIA INTERVENCIONISTA

A escolha de intervenções cardíacas minimamente invasivas via cateterismo tem se tornado cada vez mais frequente para a investigação e o tratamento das obstruções coronarianas e das alterações valvares. Esses procedimentos vêm reduzindo a incidência de complicações relacionadas ao procedimento cirúrgico convencional e ao período pós-operatório. Dentre as complicações, estão as relacionadas com as alterações hemodinâmicas desencadeadas pela anestesia e VMI a pneumonia associada à ventilação mecânica (PAV) e as alterações de função pulmonar provocadas pelo procedimento aberto, como as atelectasias, complicações presentes em 90% dos pacientes submetidos à anestesia geral.

Por se tratar de um procedimento invasivo em um órgão vital, a cirurgia cardíaca é considerada de alto risco. O pós-operatório pode tornar-se crítico com a possibilidade de complicações cardíacas, como arritmias, sangramento e transtornos em outros órgãos e sistemas (p. ex., infecções, problemas neurológicos, pulmonares e digestivos). O emprego de técnicas menos invasivas na cirurgia cardiovascular proporciona uma nova alternativa para pacientes com insuficiência coronariana. A operação pode ser realizada com melhor estética, possibilitando uma recuperação mais rápida e com menor tempo de internação hospitalar. Apesar de ser evidente que, quanto menor o trauma, melhor será a recuperação do paciente, há escassez na literatura sobre a questão da segurança e eficácia do tratamento minimamente invasivo em relação à cirurgia convencional. A cirurgia de revascularização do miocárdio por minitoracotomia é um procedimento de baixa morbidade e mortalidade e, pela curta permanência hospitalar e menor utilização de equipamentos, reverte em menor custo hospitalar.

Durante procedimentos em sala de cateterismo, como implante percutâneo de valva aórtica, valvoplastia ou cirurgia pleuropericárdica, o uso de sedação e a necessidade da posição de decúbito dorsal horizontal para a intervenção podem não ser bem tolerados por pacientes com doenças cardiorrespiratórias prévias ou que já utilizam algum suporte ventilatório não invasivo domiciliar. Além disso, pacientes com IRA, como nos casos de EAP ou doença pulmonar obstrutiva crônica (DPOC) exacerbada, provavelmente necessitarão de algum grau de suporte ventilatório contínuo durante esses procedimentos.

De acordo com uma diretriz sobre VNI, elaborada pela *Canadian Medical Association*, esses dois subgrupos de pacientes previamente citados são os que mais se beneficiam do uso da VNI, alcançando o maior nível de evidência e recomendação da literatura, na redução da necessidade de IOT e mortalidade. A fundamentação para o uso da VNI nessas situações clínicas se dá por causa da redução do trabalho respiratório e do aumento da ventilação alveolar, diminuindo a acidose respiratória e melhorando as trocas gasosas. Todavia, estudos sobre a utilização da VNI durante procedimentos minimamente invasivos em populações que comprovadamente se beneficiam dessa terapia são escassos.

Os efeitos gerais observados com o uso da VNI são o aumento do volume e da capacidade pulmonar, melhora da complacência pulmonar, melhora das trocas gasosas e diminuição do trabalho respiratório, tendo como objetivos facilitar as trocas gasosas, diminuir o trabalho respiratório e melhorar a capacidade residual funcional, diminuindo, assim, as áreas de atelectasias. O fisioterapeuta tem papel importante para o sucesso da VNI, pois indicará a interface mais adequada e os parâmetros necessários para cada caso, sempre com o intuito de promover maior tolerância e adesão do paciente para obter melhores resultados.

O uso da ventilação não invasiva como alternativa de suporte ventilatório à IOT, comumente realizada durante cirurgias minimamente invasivas em Cardiologia para pacientes com comorbidades importantes, é seguro e capaz de manter a estabilidade respiratória durante os procedimentos. Coimbra *et al.* (2007), ao avaliarem 70 pacientes em uso de VNI submetidos a revascularização do miocárdio, cirurgias valvares, correção de aneurisma ou dissecção de aorta, tromboendarterectomia e cirurgias combinadas, observaram que sua aplicação nos pacientes com insuficiência respiratória hipoxêmica evitou a reintubação em 54% dos casos.

Guarracino *et al.* (2008) evidenciaram, por experiência combinada a relato de caso com VNI e técnica de anestesia regional, que mesmo pacientes criticamente doentes podem ser submetidos à utilização do BIPAP, uma vez que há um aumento inspiratório com pressão de insuflação e pressão positiva expiratória final para prevenir o colapso alveolar.

Em 2011, Guarracino *et al.* avaliaram 60 pacientes com estenose aórtica grave, entre eles pacientes com doença respiratória grave submetidos a ortopneia, VNI e sedação durante o procedimento proposto. A VNI mostrou-se vantajosa, evitando pressões elevadas nas vias aéreas em razão das comorbidades se comparada à VMI significativamente, sendo capaz de evitar a IOT e manter a estabilidade respiratória durante todo o procedimento. Corroborando esses achados, Franco *et al.* (2011) utilizaram VNI com dois níveis de pressão positiva nas vias aéreas, sendo o grupo-controle tratado com fisioterapia respiratória e o outro com BIPAP associado à fisioterapia respiratória. No grupo-controle, 61,5% dos pacientes evoluíram com algum grau de atelectasia e, no grupo BIPAP, isso ocorreu em 54%, sendo a VNI benéfica para reestabelecer função pulmonar mais rapidamente e de maneira segura. Fica evidente a escassez de estudos relacionados com o uso de VNI nos procedimentos em sala de cateterismo, evidenciando-se, apenas em alguns estudos, o sucesso da VNI nessa população.

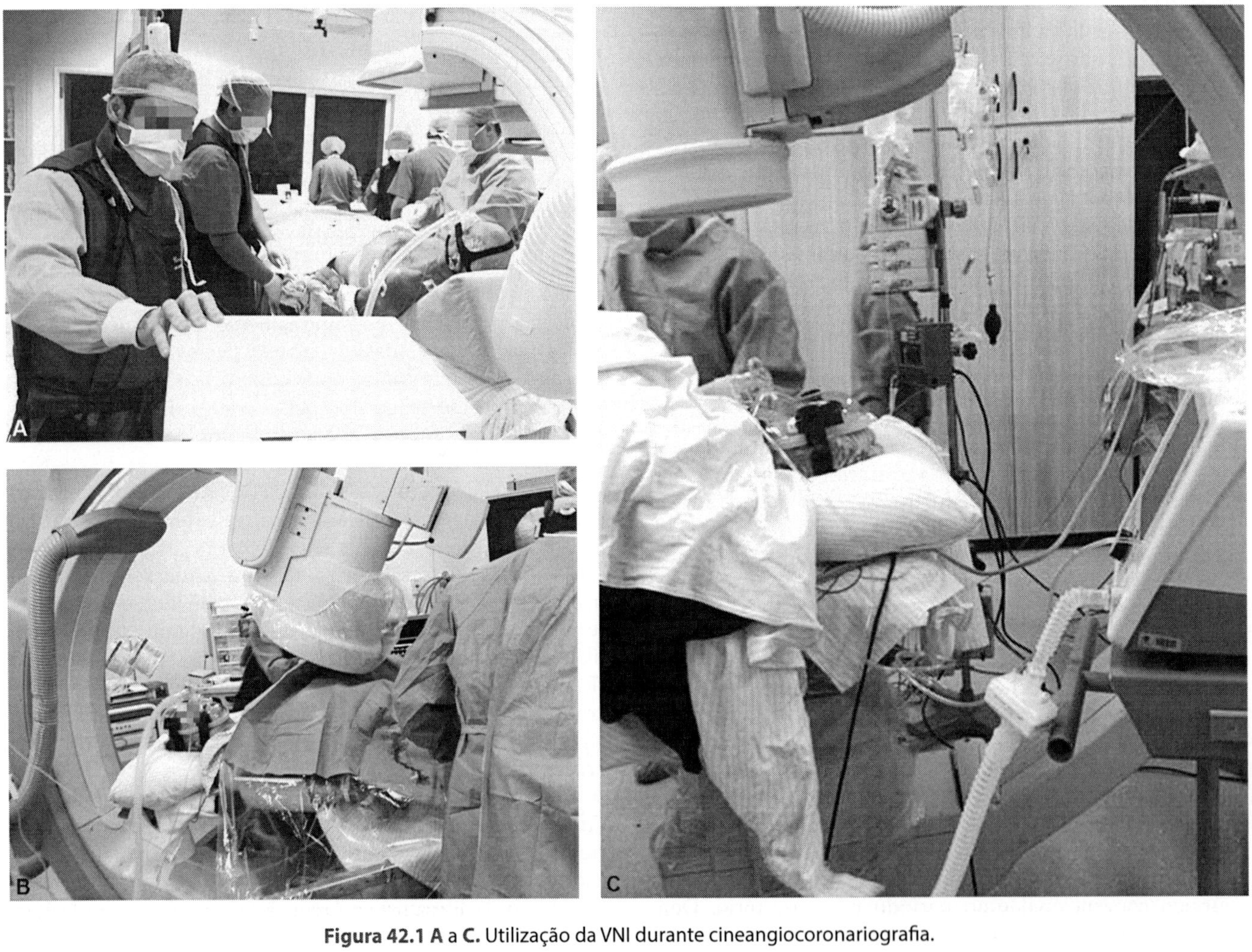

Figura 42.1 A a C. Utilização da VNI durante cineangiocoronariografia.

VNIPP DURANTE A ECOCARDIOGRAFIA TRANSESOFÁGICA

A ecocardiografia transesofágica (ETE) é um exame de imagem muito utilizado em Cardiologia e de duração relativamente longa, sobretudo quando associado à outra intervenção, sendo inerente ao procedimento a necessidade de sedação. A ETE pode ser necessária para a visualização de procedimentos como fechamento do forame oval patente, implantes de valva percutâneos e plastia valvar aórtica por estenose. Contudo, quando realizada em pacientes com cardiopatias graves, aumenta o risco para o desenvolvimento de IRA e arritmias durante o procedimento. A necessidade de anestesia geral e sedação também estão associadas a um risco aumentado para IRA e outras complicações.

O uso de VNI durante a realização da ETE minimiza, mas não elimina, o risco de evolução do paciente para um quadro de IRA. Portanto, o monitoramento constante e equipamentos para IOT são imprescindíveis durante o procedimento. Recomenda-se a realização da ETE em ambiente de terapia intensiva ou cirúrgico, porém é possível realizá-la fora desses locais, o que requer equipe com treinamento e experiência neste procedimento, bem como materiais e equipamentos específicos.

Interfaces tradicionais modificadas, com orifícios para introdução da sonda, podem ser utilizadas para esses procedimentos sem a obrigatoriedade de material específico.

Em 2010, Guarracino *et al.* relataram três casos, sendo dois pacientes submetidos a implante percutâneo de válvula aórtica e um à valvoplastia com a utilização de ETE em VNI. Foram avaliados os sinais vitais, a oximetria de pulso, a gasometria arterial e o nível de sedação ao longo do procedimento. O estudo conclui que o uso da VNI por meio de uma máscara facial reduz o risco de IOT e anestesia geral em pacientes de alto risco. Entretanto, os autores enfatizam que a VNI, para procedimentos sob sedação, tem algumas limitações, como vias aéreas desprotegidas, exigência de cooperação do paciente e realização do procedimento sob estreita vigilância de sinais vitais e saturação de oxigênio. Este mesmo grupo observou casos com o uso de VNI durante a ETE em pacientes de alto risco, com estenose aórtica grave associada a comorbidades importantes. Todos os pacientes receberam uma pequena quantidade de sedação durante o procedimento e utilizaram VNI com sucesso como estratégia na manutenção da estabilidade respiratória. Também não foram observados complicações hemodinâmicas ou problemas técnicos para sua realização.

CONSIDERAÇÕES FINAIS

São descritos inúmeros benefícios relacionados com a utilização da VNI em pacientes de alto risco, principalmente naqueles com cardiopatias e/ou pneumopatias, submetidos a intervenções cardiológicas minimamente invasivas na sala de cateterismo e, também, durante a ETE.

Os procedimentos associados ao uso da VNI, quando indicado, são realizados com níveis menores de sedação, pois exigem algum grau de colaboração do paciente, evitando a utilização de sedação profunda e anestesia geral. Isso reduz o risco de depressão respiratória, hipoxemia e/ou hipoventilação e mantém a capacidade de proteção de vias aéreas, reduzindo, portanto, a incidência de pneumonia aspirativa e a necessidade de intubação traqueal.

A utilização da VNI pode ser benéfica para prevenir, manter ou reestabelecer a função pulmonar mais rapidamente, sobretudo quanto à capacidade vital, de maneira aparentemente segura, evitando a instalação da VMI, com melhora da oxigenação, redução da frequência respiratória e frequência cardíaca. Esta medida parece ser promissora para o alívio da dispneia e para a prevenção da insuficiência respiratória. Sendo assim, nas situações descritas, a utilização da VNI tem sido relatada com sucesso para pacientes selecionados e criticamente enfermos, exigindo da equipe assistencial experiência, conhecimento amplo do procedimento, treinamento e habilidades específicas para a adequada aplicação da técnica.

Os resultados descritos são promissores e a utilização da VNI na cardiologia intervencionista e na ETE parece segura e potencialmente útil. Todavia, os dados disponíveis são limitados e a maior parte dos estudos pode ser considerada de baixa qualidade. Portanto, ensaios clínicos randomizados serão necessários para fundamentar os resultados relacionados com os benefícios e a eficiência da VNI nessas condições especiais em cardiologia.

BIBLIOGRAFIA

Ambrosino N, Vagheggini G. Noninvasive positive pressure ventilation in the acute care setting: where are we? Eur Respir J. 2008;31:874-86.

Ambrosino NF, Guarracino F. Unusual applications of noninvasive ventilation. Eur Respir J. 2011;38:440-9.

Arcêncio L, Souza MD, Bortolin BS, Fernandes ACM, Rodrigues AJ, Evora PRB. Cuidados pré e pós-operatórios em cirurgia cardiotorácica: uma abordagem fisioterapêutica. Rev Bras Cir Cardiovasc. 2008;23(3):400-10.

Cabrini L, Nobile L, Cama E, Borghi G, Pieri M, Bocchino S, et al. Non-invasive ventilation during upper endoscopies in adult patients: a systematic review. Minerva Anestesiol. 2013;79:683-94.

Cabrini L, Nobile L, Plumari VP, Landoni G, Borghi G, Mucchetti M, et al. Intraoperative prophylactic and therapeutic non-invasive ventilation: a systematic review. Br J Anaesth. 2014;112(4):638-47.

Canet J, Mazo V. Postoperative pulmonary complications. Minerva Anestesiol. 2010;76:138-43.

Coimbra VRM, Lara RA, Flores EG, Nozawa E, Júnior JOCA, Feltrim MIZ. Application of noninvasive ventilation in acute respiratory failure after cardiovascular surgery. Arquivo Brasileiro de Cardiologia. 2007;89(5):270-6.

Dinkhuysen JJ, Almeida TLV, Pinto IMF, Souza LCB. Tratamento cirúrgico da coarctação de aorta pela aortoplastia trapezoidal. Arq Bras Cardiol. 2004;82(1):9-17.

Ferrari G, Olliveri F, De Filippi G, Milan A, Aprà F, Boccuzzi A, et al. Noninvasive positive airway pressure and risk of myocardial infarction in acute cardiogenic pulmonary edema : continuous positive airway pressure vs noninvasive positive pressure ventilation. Chest. 2007;132(6):1804-9.

Franco AM, Torres FCC, Lourenço IS, Morales D, Rodrigues AJ. Avaliação da ventilação não-invasiva com dois níveis de pressão positiva nas vias aéreas após cirurgia cardíaca. Rev Bras Cir Cardiovascular. 2011;26(4):582-90.

Guarracino F, Cabrini L, Baldassarri R, Cariello C, Covello RD, Landoni G, et al. Non-invasive ventilation-aided transoesophageal echocardiography in high-risk patients: a pilot study. Eur J Echocardiogr. 2010;11(6):554-6.

Guarracino F, Cabrini L, Baldassarri R, Petronio S, De Carlo M, Covello RD, et al. Noninvasive ventilation for awake percutaneous aortic valve implantation in high-risk respiratory patients: a case series. J Cardiothorac Vasc Anesth. 2011;25(6):1109-12.

Guarracino F, Gemignani R, Pratesi G, Melfi F, Ambrosino N. Awake palliative thoracic surgery in a high-risk patient: one lung, non-invasive ventilation combined with epidural blockade. Anaesthesia. 2008; 63(7):761-3.

Keenan SP, Sinuff T, Burns KE, Muscedere J, Kutsogiannis J, Mehta S, et al. Clinical practice guidelines for the use of noninvasive positive-pressure ventilation and noninvasive continuous positive airway pressure in the acute care setting. Canadian Medical Association Journal 2011;183(3):195-214.

Poffo R, Pope RB, Selbach RA, Mokross CA, Fukuti F, Silva Júnior I, et al. Cirurgia cardíaca videoassistida: resultados de um projeto pioneiro no Brasil. Rev Bras Cir Cardiovasc. 2009;24(3):318-26.

Rucci G, Casale T, Nava S. First use of noninvasive ventilation during urgent coronary stenting in acute myocardial infarction complicated by pulmonary edema. Intensive Care Med. 2013;39(6):1166-7.

Salman A, Milbrandt EB, Pinsky MR. The role of noninvasive ventilation in acute cardiogenic pulmonary edema. Critical Care. 2010;14:303.

Tobin MJ. Principles and practice of mechanical ventilation. 3. ed. New York: McGrawhill; 2013. Effect of mechanical ventilation on heart-lung interactions. p. 803-21.

43

Fisiopatologia, Métodos Diagnósticos e Tratamento da Doença Arterial Obstrutiva Periférica

Marcelle Xavier Custódio • Carlos Henrique Xavier • Daniel Mendes Pinto • Maria da Glória Rodrigues Machado

INTRODUÇÃO

Entre as doenças que acometem a perfusão tecidual e que são passíveis de intervenção fisioterápica, estão as arteriopatias de membros superiores (MMSS), a tromboangeíte obliterante, a arterite de Takayasu e outras. Contudo, a doença arterial obstrutiva periférica (DAOP) tem maior prevalência. No Brasil, 5,3% dos indivíduos com menos de 45 anos têm alta probabilidade de desenvolver DAOP. Os sinais e sintomas são, de maneira geral, resultado do desequilíbrio entre a oferta e a demanda de oxigênio e outros nutrientes nos tecidos irrigados pelas artérias afetadas. Tais manifestações clínicas são detectadas por meio de exames invasivos e não invasivos. O tratamento da DAOP deve ser multidisciplinar, por sua característica multifatorial, incluindo mudanças de estilo de vida, redução de fatores de risco modificáveis, tratamento farmacológico, fisioterápico e/ou cirúrgico. Considerando os altos custos de algumas estratégias terapêuticas, o tratamento fisioterápico surge como uma opção com bons resultados clínicos, que refletem melhora no *status* funcional e na qualidade de vida.

ANATOMIA E FISIOLOGIA DO SISTEMA ARTERIAL

O sistema arterial é a parte do sistema circulatório responsável pela condução do sangue do coração aos tecidos periféricos. Trata-se de um sistema centrífugo, de grande resistência, em que o tônus vascular imprime alto gradiente pressórico e alta velocidade de fluxo ao fluido. Aproximadamente 65% da resistência de todo o sistema vascular é resultante do sistema arterial, em especial de artérias menores e arteríolas. Além do gradiente pressórico, a energia cinética imposta pela sístole cardíaca e a energia potencial gravitacional (que varia de acordo com a posição do indivíduo) determinam o movimento do fluido intravascular e o sentido do fluxo (Figura 43.1). Dessa maneira, o diâmetro vascular e as propriedades reológicas do sangue designam a resistência arterial. Em condições fisiológicas, a atividade vasomotora dos capilares, resultante da ação de fatores humorais, locais e autonômicos, consegue controlar quase precisamente a taxa de fluxo necessária para a irrigação adequada de cada leito vascular.

Estruturalmente, os vasos arteriais são compostos por três camadas: interna, média e adventícia. A camada interna é formada pelo endotélio, grande responsável pela liberação de fatores relaxantes. Nas artérias e arteríolas, a camada de células musculares lisas é significativamente mais espessa que nas veias. Tais miócitos vasculares sofrem influência de fatores vasomotores, o que os torna efetores dos ajustes no raio dos vasos, modificando a resistência à passagem do fluido

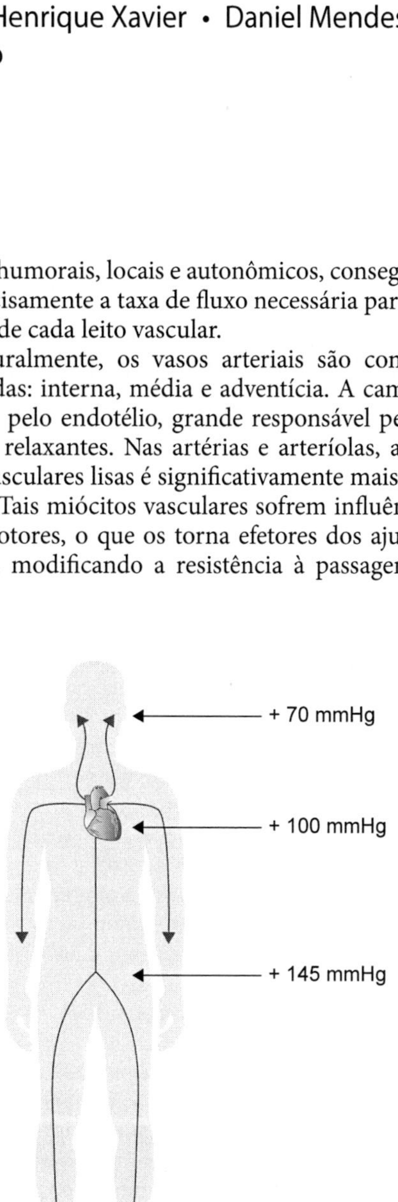

Figura 43.1 Valores aproximados de pressão arterial aferidos em diferentes níveis em um indivíduo durante ortostatismo.

intravascular. O sistema arterial é dividido em grandes artérias, artérias de médio e pequeno calibre e arteríolas.

Hemodinamicamente, o sistema arterial é um sistema centrífugo, divergente e não valvulado, tonicamente controlado pela vasomotricidade. No nível das arteríolas, existem os esfíncteres pré-capilares, estruturas pequenas e densas em camada muscular, que controlam o fluxo para os capilares, sendo, portanto, determinantes da resistência no sistema arterial. Quando há aumento da demanda metabólica tecidual, fatores locais e autonômicos reduzem a atividade dos esfíncteres pré-capilares, possibilitando uma melhor irrigação daquele leito.

Durante exercício físico moderado, o débito cardíaco (volume de sangue ejetado pelo coração em um dado intervalo de tempo) aumenta cerca de duas vezes. Alterações no controle autonômico e local do fluxo sanguíneo, atuando especialmente no tônus vascular e nos esfíncteres pré-capilares, tornam possível que leitos vasculares específicos sejam contemplados com maior fluxo, por exemplo os músculos esqueléticos. Se, em condições de repouso, os músculos esqueléticos consumiam cerca de 15% do débito cardíaco, durante o exercício esse número ultrapassa 60%. Em indivíduos treinados, tais porcentagens podem ser ainda maiores em face à maior eficiência autonômica e vascular de controle da perfusão. Dessa maneira, é plausível afirmar que aumentos na taxa metabólica e no consumo de oxigênio tecidual influenciam diretamente o controle da perfusão tecidual, como resultado do controle arteriolar e capilar.

DOENÇA ARTERIAL OBSTRUTIVA PERIFÉRICA

Apesar de ser sistêmica, difusa e progressiva, os sinais e sintomas da doença aterosclerótica variam, sendo particulares a cada leito vascular envolvido. Condição invariável na aterosclerose, a disfunção endotelial é caracterizada pela redução/perda na capacidade do endotélio em liberar óxido nítrico, havendo, portanto, redução da inibição tônica da musculatura lisa vascular, o que resulta em predominância da vasomotricidade. Paralelamente, o outro braço desse equilíbrio de controle da função vascular é composto pelas influências vasoconstritoras, em especial moléculas vasoativas, como angiotensina II e epinefrina. Em conjunto, a menor bioatividade do óxido nítrico associada à predominância vasoconstritora favorecem a formação e o acúmulo de radicais livres, o que pode danificar a homeostase celular e, enfim, refletir em prejuízos funcionais.

O estresse oxidativo, processo metabólico que decorre do acúmulo de radicais livres, consegue recrutar/iniciar o processo inflamatório protagonista da fisiopatologia da doença aterosclerótica. A formação da placa ateromatosa é o resultado da ação mantida de fatores vasoconstritores e pró-inflamatórios, que resulta em obstrução do lúmen vascular e redução da perfusão tecidual. A predominância da atividade vasoconstritora mediada pelos suprimentos simpáticos e o desequilíbrio que favorece a sinalização pró-trombótica plaquetária pela liberação de tromboxano A_2 e serotonina são também determinantes da instalação da obstrução vascular existente na DAOP.

Assim como em qualquer outra condição arterial em que há obstrução vascular, na DAOP há um desequilíbrio entre a oferta e a demanda de oxigênio para músculos e órgãos. Assim, a intensidade da obstrução, sua localização e os reflexos funcionais determinam o grau de isquemia. Por consequência, o organismo desenvolve circulação colateral no intuito de suprir as demandas teciduais, por meio de mecanismos ainda não completamente elucidados:

- Arteriogênese (desenvolvimento de circulação colateral a partir de anastomoses vasculares preexistentes, anteriormente inativas, que foram perfundidas como resultado dos processos metabólicos e mecânicos envolvidos na isquemia)
- Angiogênese (brotamento de novos vasos a partir de células endoteliais diferenciadas de um vaso preexistente).

Outro importante mecanismo de compensação é a adaptação metabólica ao baixo fluxo. No nível celular, ocorre aumento do número e do tamanho das mitocôndrias, de modo que a célula fica mais eficiente para desempenhar seus processos metabólicos com a reduzida oferta de O_2. Alguns autores citam esse mecanismo como o principal para a compensação à isquemia, mais importante que a formação de circulação colateral.

Em razão da característica sistêmica do processo aterosclerótico, a DAOP apresenta grande correlação com doença arterial coronariana, cerebrovascular e cardiovascular. O termo DAOP corresponde à obstrução crônica das artérias dos membros geralmente secundária a aterosclerose, acometendo predominantemente os membros inferiores (MMII), sobretudo a aorta abdominal e as artérias ilíacas (30% dos pacientes sintomáticos), as artérias femorais e poplíteas (80 a 90% dos pacientes) e os vasos mais distais, incluindo artérias tibiais e fibulares (40 a 50% dos pacientes), preferencialmente nos pontos de ramificação e ângulos vasculares mais agudos, nos locais de grande turbulência causando alteração da pressão parietal e lesão da íntima (Figura 43.2).

O sintoma mais comum da DAOP é a claudicação intermitente. Claudicação significa o ato de mancar devido à dor

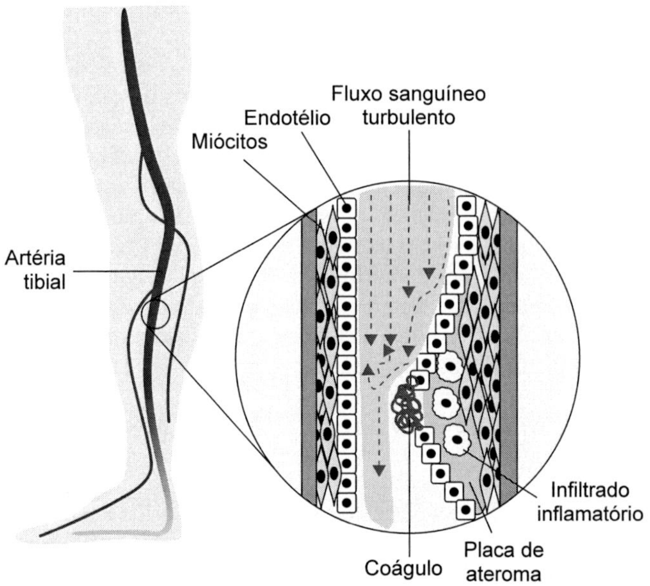

Figura 43.2 Representação esquemática do processo aterosclerótico em artéria de membro inferior de um indivíduo com DAOP, com os componentes vasculares e os achados fisiopatológicos típicos da doença. Membro inferior com obstrução arterial no nível de seu terço médio (círculo), a partir da qual a perfusão é reduzida, representada pela coloração alterada distalmente à lesão. Aumento e detalhe dos componentes morfológicos vasculares e dos achados fisiopatológicos do local da lesão. A redução do lúmen vascular, provocada pela placa de ateroma, altera o fluxo sanguíneo e o torna turbulento. Isso resulta de lesão endotelial e ativação da cascata de coagulação local, o que aumenta a obstrução vascular e a isquemia do leito vascular irrigado pela artéria obstruída.

em MMII suficiente para interromper a deambulação, causada pelo exercício em razão da insuficiência arterial. Inicialmente, a dor ocorre para caminhada de grandes distâncias. Com o tempo, à medida que as obstruções arteriais aumentam, a claudicação ocorre para distâncias cada vez mais curtas. Claudicação intermitente (CI) surge quando a pessoa não consegue desempenhar suas atividades habituais, como andar curtas distâncias. Obstruções maiores ou a falta de adaptação muscular à isquemia levam ao quadro de dor isquêmica em repouso. Nessa situação, a dor isquêmica ocorre quando o paciente fica parado, necessita ficar com o pé pendente e não consegue dormir. Graus mais avançados de isquemia caracterizam-se pela perda tecidual. São as úlceras isquêmicas, que comumente surgem nas extremidades dos pés ou sobre as superfícies ósseas dos maléolos ou calcâneo. Os quadros de dor isquêmica em repouso ou de lesões tróficas são chamados de isquemia crítica. A isquemia crítica do membro é uma situação que implica a necessidade de tratamento rápido para a melhora da circulação por algum meio de desobstrução arterial.

A despeito da maior prevalência em MMII, a DAOP também pode acometer MMSS. Os pacientes acometidos por DAOP em MMSS podem apresentar "claudicação dos braços", determinada como desconforto nos MMSS durante atividades domésticas de rotina ou higiene pessoal. Normalmente, esses pacientes apresentam grandes diferenças nas leituras de pressão sanguínea entre os braços direito e esquerdo, resultado de um acometimento unilateral. A limitação funcional principal decorre do prolongamento do tempo de repouso até a remissão do episódio isquêmico.

Pessoas com DAOP apresentam perda de força e potência muscular pela redução das fibras musculares tipo II, que pode resultar da morte de terminais nervosos motores e sensoriais, produzindo fadiga precoce, baixa capacidade de exercício, atrofia muscular por desuso e inabilidade motora (diminuição de equilíbrio e propriocepção e distúrbios de sensibilidade). Tais alterações coincidem com a natureza do envelhecimento, de maneira que a incidência de DAOP em idosos pode produzir alterações funcionais mais pronunciadas. Tem-se demonstrado que idosos com DAOP que apresentam CI têm declínio significativo na função ambulatorial e na função física, em comparação com idosos sem DAOP. Tais indivíduos com DAOP e CI, quando não submetidos à fisioterapia, apresentam piora da função do membro acometido.

Estatísticas nacionais revelam que, no Brasil, há grande prevalência da DAOP. Na última década, houve aumento da prevalência da DAOP no país e no mundo, principalmente dos casos de isquemia crítica. Em torno de 5% dos indivíduos com menos de 45 anos de idade apresentam probabilidade de desenvolver DAOP. Estimativas dão conta de que 10,5% da população brasileira apresenta DAOP, incluindo casos sintomáticos e não sintomáticos. Enquanto aproximadamente 10% dos indivíduos com idade entre 50 e 69 anos apresentam DAOP, em idosos acima de 70 anos a prevalência chega a 30%.

Fatores de risco da DAOP

Três fatores de risco principais formam a "tríade fatal" da DAOP.

Tabagismo. Estabelece maior correlação com início e progressão da doença e duplica o risco de desenvolvimento de DAOP nos MMII (estudo de Framingham), além de acelerar significativamente o surgimento da CI e apresentar forte correlação com eventos como amputações, infarto agudo do miocárdio, diminuição da taxa de permeabilidade em cirurgias reconstrutivas, dor em repouso e menor sobrevida. Tudo isso é resultado dos efeitos deletérios do tabagismo sobre os mecanismos de controle endotelial do tônus vascular, por alterar a capacidade vasodilatadora dependente do endotélio, modificando a biodisponibilidade de substâncias vasoativas (óxido nítrico, tromboxano A2, endotelina e prostaciclina), e gerar radicais livres, que interferem em vários mecanismos lesivos, no aumento da resistência periférica, na agregação plaquetária, na viscosidade plasmática, nos níveis de fibrinogênio e nas tendências trombóticas.

Diabetes melito. Idade avançada, tempo de doença e presença de neuropatia periférica associam-se fortemente a maior ocorrência da DAOP. Em pacientes diabéticos com DAOP, há também cronificação dos sinais e sintomas, aumentando a incidência de úlceras, gangrena e eventos isquêmicos agudos e/ou críticos nos MMII. No diabetes melito tipo 1, a alteração relacionada com a vasculopatia é consequência de modificações metabólicas dependentes da hiperglicemia, ligadas à presença de microangiopatia. Já no diabetes melito tipo 2, a disfunção endotelial existente nessa condição é protagonista da aterosclerose macrovascular e está associada à inflamação e à resistência à insulina. A hiperglicemia tem papel importante na formação e na desestabilização de placas ateroscleróticas, por estimular a proliferação de células musculares lisas vasculares.

Hipertensão arterial sistêmica (HAS). A função endotelial alterada na HAS provém do desequilíbrio no controle da função vascular, como resultado de deficiência de produção/disponibilidade de óxido nítrico (como braço vasodilatador) ou de aumento na influência de fatores vasoativos, como epinefrina, endotelina e angiotensina II.

A prevalência da DAOP também aumenta com a idade. A rigidez arterial faz parte do processo de envelhecimento, cujas principais alterações relacionam-se com as trocas no diâmetro e na função dos vasos sanguíneos. Vários biomarcadores, estruturais ou funcionais, têm sido utilizados para auxiliar no diagnóstico de rigidez arterial, como medidas de glicemia [hemoglobina A1c (HbA1c)], metabolismo das lipoproteínas (perfil lipídico) e inflamação (proteína C reativa). Os marcadores estruturais podem ser parâmetros ecocardiográficos, como o espessamento da camada íntima-média da artéria carótida e a tomografia computadorizada de calcificação das artérias coronárias. Os marcadores funcionais podem ser avaliados por numerosos aparelhos e diferentes métodos (invasivos e não invasivos). A cada dia, estão sendo disponibilizados novos equipamentos e métodos menos operador-dependente, possibilitando a disseminação das medidas de rigidez arterial para melhor estratificação de risco cardiovascular dos pacientes. A rigidez arterial pode ser avaliada pela velocidade de onda de pulso (VOP), pelo índice de aumentação (AIx), pela pressão arterial sistólica central (PASc) e pela pressão de pulso central (PPc).

A VOP é calculada pela razão entre a distância e o tempo percorrido pela onda entre dois pontos. O AIx, medida indireta da rigidez arterial e direta da onda de reflexão, também, está associado a fatores de risco cardiovasculares. O AIx é avaliado a partir da onda de pressão aórtica central, composta pela onda incidente (*forward*), criada pela contração do ventrículo esquerdo (VE) e uma onda de reflexão (*backward*) gerada na periferia, voltando para o coração. A onda de pulso aórtica pode ser derivada por uma função de transferência gerada a partir da medida oscilométrica da pressão braquial. O pico de pressão causado pela contração do ventrículo esquerdo é chamado de P1, e o pico de pressão da onda de reflexão de P2. A diferença entre esses picos representa a pressão de aumentação central (PAc), que reflete o grau em que a pressão arterial central aumenta em razão da onda de reflexão. A relação entre PAc e PPc [AIx = (P2 – P1)/PP × 100 ou PAc/PPc × 100] define o AIx, que depende do tempo e da magnitude da onda de reflexão. A magnitude da reflexão é avaliada pela relação entre as amplitudes da onda de reflexão e da onda incidente. O tempo de reflexão (Tr) da onda da periferia para o coração também é indicativo de rigidez arterial, ou seja, quanto menor o Tr, maior será o AIx.

Em 2007, Brewer *et al.* investigaram a relação entre o AIx e a capacidade funcional de pacientes com doença arterial periférica, que tinham o índice tornozelo-braço (ITB) entre 0,5 e 1,5. Esses autores observaram que o aumento do AIx e da PPc e a redução do Tr foram associados a menor distância caminhada, sugerindo que a rigidez arterial pode influenciar a capacidade funcional dessa população.

Outros fatores de risco tradicionais também determinam surgimento e evolução da DAOP: hereditariedade, obesidade, sedentarismo e hiperlipidemia. Esta última contribui de maneira importante para a fisiopatologia da DAOP: cada aumento de 10 mg/dℓ do colesterol total acarreta um aumento aproximado de 1,1% no risco de DAOP, com elevações similares para o desenvolvimento da claudicação. Outros fatores considerados emergentes incluem a hiper-homocisteinemia, os anticorpos anticardiolipina elevados e a função plaquetária alterada.

Manifestações clínicas da DAOP

A claudicação intermitente é o principal sintoma da DAOP de MMII e está diretamente relacionada com a gravidade da doença e com o risco de eventos cardiovasculares. Descreve-se a claudicação intermitente como dor, cãibra, dormência e sensação de fadiga que surgem quando a demanda metabólica da musculatura esquelética excede o aporte sanguíneo, como resultado da ativação de receptores sensoriais locais pelo acúmulo de metabólitos. O termo claudicação intermitente, do latim *claudicatio*, refere-se aos sintomas da isquemia muscular induzida por esforço físico, reprodutíveis à deambulação e aliviados pelo repouso. Sabe-se que a musculatura mais afetada é o tríceps sural, por ser irrigado pela artéria femoral e por seus ramos. A maior prevalência da DAOP em MMII é geralmente associada ao turbilhonamento do fluxo sanguíneo nessas regiões, em virtude da bifurcação e da angulação de artérias. A localização topográfica da obstrução arterial determina o surgimento da dor isquêmica a jusante. Um exemplo é a síndrome de Leriche, causada pela obstrução do segmento aortoilíaco, que cursa com claudicação em todo o membro, impotência erétil e ausência de pulsos femorais. Acometimento das artérias femoral superficial e poplítea resulta em claudicação na panturrilha. Acometimento das artérias tibiais resulta em dor nos pés. Obstruções nas artérias subclávia, axilar e braquial levam a sintomas em ombros, bíceps e antebraço, respectivamente.

Nas formas mais graves da DAOP, estão presentes dor em repouso, sensação de frio ou dormência nos pés e artelhos, configurando o quadro de isquemia crítica, que se intensifica à noite com elevação dos MMII (por atenuar o benefício da energia potencial gravitacional sobre a direção e a velocidade do fluxo) e é aliviada com o retorno à posição ortostática. A capacidade de deambulação do indivíduo depende do grau de isquemia de MMII. Contudo, a distância percorrida depende da velocidade de deambulação, do nível de inclinação, do grau de obstrução arterial, do desenvolvimento de circulação colateral e da porcentagem da carboxi-hemoglobina no sangue. Assim, observa-se que a distância percorrida pelo paciente diminui e o tempo necessário para recuperação da dor aumenta proporcionalmente ao aumento da obstrução vascular. Além disso, outro fator que afeta negativamente a capacidade funcional é o descondicionamento.

Classificação da DAOP

Para classificação dos sintomas da DAOP e avaliação dos benefícios do tratamento, são utilizadas com maior frequência as tabelas de classificação clínicas de Rutherford, que descreve uma avaliação preferencialmente baseada em aspectos clínicos da DAOP, e de Fontaine, que define estágios e subestágios fundamentados em sintomas da DAOP (Quadro 43.1).

Métodos diagnósticos

O diagnóstico clínico das doenças arteriais periféricas baseia-se em uma boa anamnese e na busca de sinais e sintomas que surgem em decorrência da isquemia no território irrigado pela artéria lesada. Para complementar os achados clínicos, exames de imagem podem ser necessários para determinar a localização e a gravidade do quadro. Especificamente para o fisioterapeuta, a adequada interpretação de cada exame embasará a formulação da intervenção e o plano de tratamento.

Um dos métodos de imagem mais utilizados, por ser não invasivo e ter alta especificidade e sensibilidade, é o Doppler colorido arterial (também chamado de mapeamento-dúplex ou *duplex-scan*), com base em emissão e captação de ondas

Quadro 43.1 Classificações de Rutherford e de Fontaine.

Classificação de Rutherford	Classificação de Fontaine
Categoria 0 – Assintomático	Estágio I – Assintomático
Categoria 1 – Claudicação leve	Estágio IIa – Claudicação intermitente (distância até o início da dor > 200 m)
Categoria 2 – Claudicação moderada	
Categoria 3 – Claudicação grave	Estágio IIb – Claudicação intermitente limitante (distância até o início da dor < 200 m)
Categoria 4 – Dor em repouso	Estágio III – Dor em repouso
Categoria 5 – Lesão trófica pequena	Estágio IV – Lesões tróficas (gangrena e perda tecidual)
Categoria 6 – Lesão trófica extensa	

ultrassônicas que possibilitam avaliar a morfologia da parede arterial (dimensões, extensão e possíveis lesões). Tal exame mostra o padrão de fluxo sanguíneo, que, em condições fisiológicas, é trifásico. Na DAOP, tal padrão pode apresentar-se monofásico ou bifásico.

Apesar de poder superestimar o grau das estenoses arteriais, a angiorressonância pode ser outro método de estudo das obstruções. É pouco invasivo e realizado com contraste paramagnético (o gadolínio, que melhora a qualidade das imagens da parede e do fluxo arterial e das estruturas adjacentes). Todavia, a realização desse exame é contraindicada em pacientes com marca-passo cardíaco ou clipes metálicos.

A arteriografia representa o método de diagnóstico invasivo padrão-ouro para o adequado planejamento cirúrgico quando a revascularização é indicada, pois fornece detalhes das condições anatômicas da parede arterial. Entretanto, apresenta desvantagens, como nefrotoxicidade e potencial alergênico de seus contrastes iodados.

Além do exame clínico e dos métodos de diagnóstico por imagem, exames laboratoriais complementam o diagnóstico da DAOP, especialmente por identificarem a presença de alguns dos fatores de risco para o desenvolvimento da doença (lipidograma, hemoglobina glicada, glicemia, hemograma etc.). Quando alguns marcadores inflamatórios, como a proteína C reativa – um marcador sensível e confiável da inflamação –, apresentam aumentos modestos em seus níveis séricos, isso é suficiente para detectar a presença, a progressão e as complicações trombo-oclusivas da aterosclerose. Além disso, a elevação dos níveis plasmáticos de homocisteína configura um importante e prevalente fator de risco para doença aterosclerótica, causando dano vascular, possivelmente por efeitos diretos sobre o endotélio e a coagulação.

A literatura descreve vários métodos que podem ser utilizados para avaliar a disfunção microcirculatória resultante do processo aterosclerótico, destacando-se: a medida do fluxo sanguíneo da superfície cutânea pela fluxometria "Doppler" *laser*, que determina a perfusão sanguínea do tecido superficial; a tensão de oxigênio transcutâneo, que, por sua vez, quantifica as moléculas de oxigênio transferidas para microcirculação da pele após aquecimento maior que 40°C promovido por um transdutor; a capilaroscopia, que avalia a morfologia dos capilares e o fluxo sanguíneo da pele pela adição de pigmento fluorescente, possibilitando a distinção da microvasculatura a partir de compartimentos intersticiais e a verificação da difusão transcapilar. Outro método descrito é a medida de vasorreatividade microvascular, feita por meio de estímulos farmacológicos (infusão de acetilcolina ou de nitroprussiatro de sódio) ou pela oclusão de fluxo sanguíneo. Um exemplo desta última é a oclusão da artéria braquial por 5 min usando o esfigmomanômetro, com pressão mantida e concomitante à ultrassonografia, avaliando o diâmetro do vaso e a velocidade do fluxo. Subsequentemente à cessação da oclusão, observa-se a hiperemia reativa resultante do estresse de cisalhamento, que ocasiona liberação de óxido nítrico, promovendo uma vasodilatação mediada por fluxo. Contudo, esses métodos têm pouca aplicabilidade prática.

O ITB é um método quantitativo, simples, confiável e não invasivo para verificar a perfusão dos MMII, com altas sensibilidade (95%) e especificidade (99%). Há indicação formal para avaliação do ITB em todos os pacientes com perfil epidemiológico ou clínico de risco para a DAOP ou diagnóstico já estabelecido. A técnica consiste na mensuração das pressões arteriais sistólicas do tornozelo (artérias pediosa e tibial posterior) e braço (artéria braquial) por meio do aparelho de Doppler contínuo portátil (Figura 43.3).

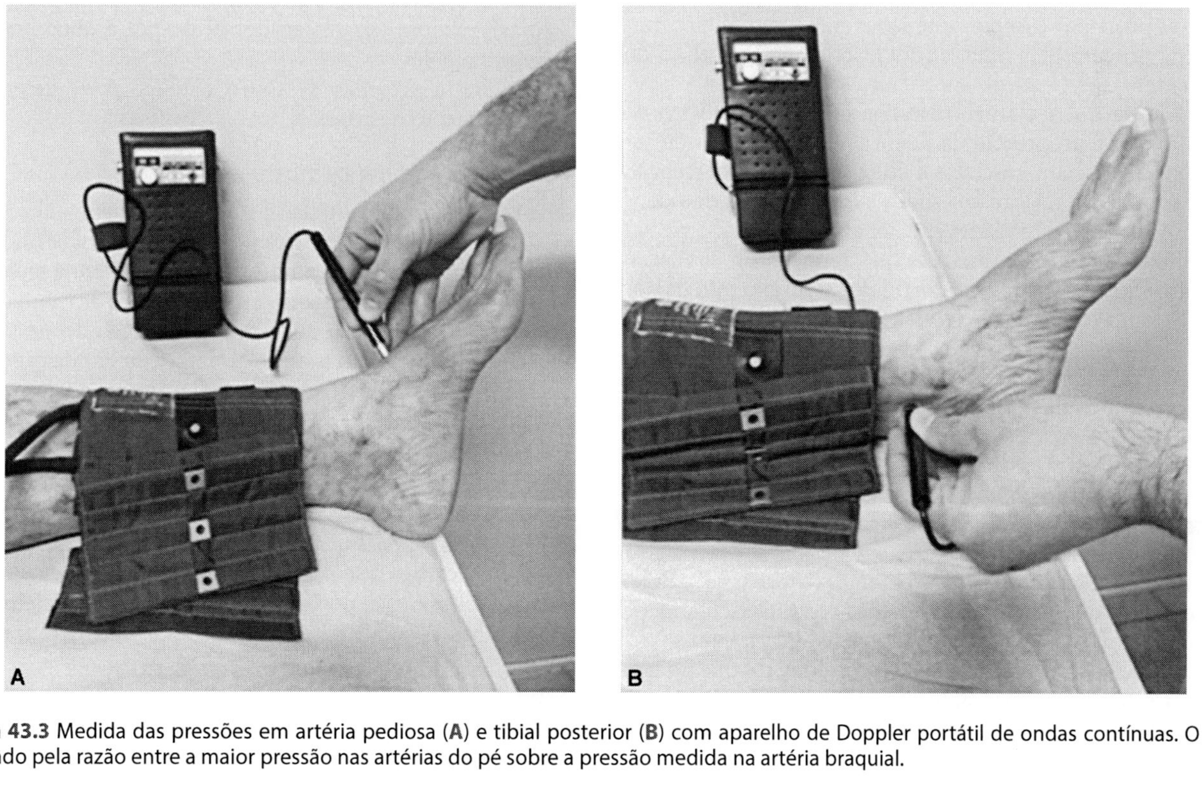

Figura 43.3 Medida das pressões em artéria pediosa (**A**) e tibial posterior (**B**) com aparelho de Doppler portátil de ondas contínuas. O ITB é calculado pela razão entre a maior pressão nas artérias do pé sobre a pressão medida na artéria braquial.

Interpretação do ITB:

- ≥ 0,9: normal
- 0,71 a 0,9: alteração discreta
- 0,41 a 0,7: alteração moderada
- ≤ 0,4: alteração importante
- ≥ 1,4: sugere calcificação de Mockenberg.

É importante ressaltar que a apresentação de resultados falso-negativos não é incomum em situações de calcificação arterial e estenose aorto-ilíacas moderadas. Ressalta-se também a existência de controvérsias na literatura acerca da correlação ITB *versus* desempenho físico em claudicantes. A despeito disso, estudos como o *Cardiovascular Health Study* e o *Systolic Hypertension and Elderly Program* (SHEP) mostram que a avaliação do ITB em pacientes com DAOP sintomática tem sido utilizada como marcador de risco para a evolução da doença, como surgimento de sinais e sintomas de isquemia crítica (dor em repouso e ulcerações isquêmicas), para predizer eventos cardiovasculares e, também, para rastrear DAOP subclínica.

Avaliação fisioterápica

A avaliação do paciente com diagnóstico de DAOP deve contemplar aspectos observados em exame médico e aspectos funcionais.

Anamnese

- Idade e sexo: a DAOP tem maior prevalência em homens, com faixa etária entre 50 e 70 anos; outras arteriopatias, como tromboangeíte obliterante, acometem mais homens com idade menor que 40 anos, e a arterite de Takayasu é predominante em mulheres com menos de 40 anos
- Profissão: atividades ocupacionais podem causar alterações vasculares secundárias a traumas ou exposição a baixas temperaturas (fenômeno de Raynaud)
- Escolaridade: direciona a linguagem que deve ser usada para cada nível cultural
- Queixa principal: é importante saber qual o verdadeiro motivo da procura pela intervenção fisioterápica, na visão do paciente
- História de doença atual: investigação sobre histórico de surgimento e progressão da doença; quais recursos de intervenção já foram buscados e utilizados; qual a percepção do paciente em relação aos sinais e aos sintomas da doença. Em relação a atividades funcionais, o paciente deve ser questionado sobre as situações que agravam ou aliviam o quadro álgico (distância percorrida até o surgimento da dor de CI, tempo de repouso necessário, limitações funcionais)
- História pregressa: informações sobre cirurgias prévias e motivos de internação são importantes. Histórico de tabagismo (tempo que fumou, tempo de interrupção e consumo diário de cigarros) e consumo de álcool também são relevantes. As doenças associadas, como cardiopatias, diabetes, hipertensão, dislipidemia, distúrbios hematológicos, entre outras, também devem ser investigadas porque influenciarão na conduta fisioterápica
- História familiar: investigar se parentes (irmãos, pai e mãe) apresentam ou apresentaram doenças cardiovasculares ou fatores de risco com características hereditárias
- Medicamentos: verificar o uso de medicamentos que podem alterar o tônus vascular, anti-hipertensivos, hipoglicemiantes, estatinas, anticoagulantes, bloqueadores beta-adrenérgicos, entre outros
- Exames complementares: observar exames e relatórios trazidos pelo paciente que possam detalhar o nível de estado de saúde ou que indiquem a necessidade de acompanhamento multiprofissional.

Exame físico

- Dados antropométricos: peso e altura (cálculo de IMC – índice de massa corporal); pregas cutâneas; circunferência da cintura e do quadril (cálculo do ICQ – índice cintura-quadril)
- Sinais vitais: frequência cardíaca de repouso; pressão arterial; frequência respiratória; temperatura corporal; saturação de oxigênio
- Hemodinâmica periférica: pode ser avaliada por meio do ITB, podendo usar como referência a maior pressão arterial sistólica das artérias do braço e do tornozelo (tibial anterior ou posterior)
- Inspeção: deve-se observar hiperpigmentação, queda de pelos, unhas espessadas, pele lisa e brilhante, cianose, úlceras, gangrenas, edema periférico postural e trofismo muscular. O teste de hiperemia reativa pode ser realizado para observar a coloração dos pés (palidez em DAOP) após 3 min de elevação dos membros a 60° e eritrocianose após o paciente sentar-se
- Palpação: possibilita verificar presença de frêmitos, redução da temperatura cutânea, hipoperfusão, ausência ou redução de pulsos periféricos. O pulso arterial é graduado em 0 (ausente), 1 (reduzido) e 2 (pulso de amplitude normal). Em artérias aneurismáticas, com amplo pulso, ele é graduado em 3, como no aneurisma da artéria poplítea. É possível palpar pulsos em artérias elásticas: aorta abdominal (em pacientes não obesos), carótida cervical e subclávia supraclavicular. Nos membros superiores, o pulso é palpável sobre a artéria axilar, braquial, radial e ulnar. Nos membros inferiores, é importante a palpação do pulso sobre a artéria femoral comum (na região inguinal), poplítea (retrogenicular), pediosa (na região dorsal do pé) e tibial posterior (retromaleolar)
- Ausculta: a presença de sopro sistólico pode determinar estreitamento de artérias.

Avaliação de endurance *muscular*

Sabe-se que a gravidade da DAOP está relacionada com um baixo nível de atividade física e com a deficiência na habilidade de caminhada, portanto testes que avaliem a *endurance* muscular de MMII tornam-se necessários para determinar uma intervenção mais específica e globalizada desses pacientes. Uma das opções é o teste de levantar e sentar da cadeira ou mesmo o *Heel Rise Test*, que avalia *endurance* do tríceps sural.

Avaliação da força muscular

Em virtude da inabilidade dos pacientes com DAOP, os grandes grupos musculares são afetados e podem apresentar redução significativa da força muscular. Avaliar os músculos extensores e flexores de quadril e joelhos, dorsiflexores e flexores plantares é essencial, pois trata-se de grupos musculares mais afetados nesses pacientes.

Testes funcionais

Os testes funcionais para a avaliação da DAOP são importantes para quantificação das limitações e da eficiência do tratamento por meio dos parâmetros de tempo (até o surgimento da dor inicial e da dor máxima), de distância percorrida (até o aparecimento de dor inicial e dor máxima) e da observação das respostas hemodinâmicas de pressão arterial e frequência cardíaca antes, durante e após a sua realização. O American College of Sports Medicine (ACSM) recomenda o protocolo de esteira como teste de esforço, começando com baixa velocidade e com incrementos graduais na angulação. A pressão arterial sistólica das artérias braquial e do tornozelo devem ser registradas após 5 a 10 min de repouso na posição supina, para cálculo do ITB. A percepção de dor e claudicação pode ser monitorada usando-se a escala de Borg. Após completarem o teste de esforço, os pacientes devem se recuperar na posição supina por 15 min e a pressão arterial ser monitorada. Segundo as Diretrizes da Sociedade Brasileira de Angiologia e Cirurgia Vascular (SBACV), um estudo de metanálise comprovou que protocolos de aumento gradativo são mais confiáveis e que o protocolo em esteira de carga fixa pode ser usado na falta de esteira ajustável, com inclinação positiva de 12° a 3,2 km/h.

Como grande parte dos portadores de DAOP apresenta déficit funcional na caminhada, os protocolos descontínuos podem ser necessários para que se alcance um consumo máximo de VO_2. Se o protocolo em esteira rolante for interrompido pela dor isquêmica das pernas, os protocolos de cicloergômetro de braços podem ser usados para que se estabeleça a frequência cardíaca prevista de treinamento com exercícios de MMSS. Além dos protocolos de esteira rolante, outros testes com alta confiabilidade podem ser utilizados para avaliar as respostas às intervenções:

- Teste de caminhada de 6 minutos: o paciente é instruído a andar uma distância com o máximo de velocidade possível durante 6 min. Usado para predizer a capacidade de exercício em situações de pré e pós-tratamento, suas contraindicações são angina instável, evento cardiovascular recente, taquicardia de repouso e hipertensão não tratada. Esse teste pode ser limitado e afetado por biotipo, idade, motivação, condição cognitiva, problemas ortopédicos, doença pulmonar, distância da demarcação do teste e conhecimento prévio
- Teste *heel rise*: é um instrumento clinicamente relevante para a reabilitação vascular, que avalia a *endurance* do tríceps sural (principal musculatura afetada na DAOP) e é sensível para determinar a capacidade funcional nesta população. Consiste em ações musculares concêntricas e excêntricas da musculatura da panturrilha por envolver um ciclo de contração e relaxamento, que promove uma energia elástica e potencialização mioelétrica da atividade muscular. A velocidade do movimento e o tempo nas ações musculares concêntricas e excêntricas podem ser determinados por estímulos sonoros. Alguns autores sugerem maneiras variadas de realizar o teste *heel rise*, entretanto é importante que, em sua fase de acompanhamento e reavaliação, seja realizado com a mesma metodologia adotada na primeira avaliação para um mesmo paciente
- Teste de deslocamento bidirecional progressivo (*shuttle walk test*): teste incremental que utiliza uma distância de 10 m, em que a velocidade é determinada por sinais de áudio. A partir de estímulos sonoros que determinam a velocidade, o teste tem 12 estágios, cada um com duração de 1 min. O primeiro percurso inicia com 3 voltas, e o último finaliza o teste com 14 voltas, sendo que, a cada estágio, incrementa-se uma volta. O teste é interrompido quando o indivíduo não alcança o cone por duas vezes consecutivas. Os parâmetros de velocidade e distância são os principais indicadores de melhora com a intervenção fisioterápica (Figura 43.4)
- Questionário de comprometimento de caminhada (QCC) ou *walking impairment questionnaire* (WIQ): questionário desenvolvido para caracterizar o grau de deterioração da caminhada em pacientes com DAOP. Autoaplicável, o QCC é composto por quatro questionamentos, que abordam aspectos de distância e velocidade da caminhada, localização da dor de CI e habilidade em subir escadas
- Avaliação do ambiente externo: particularidades acerca da topografia e da ergonomia do ambiente frequentado devem ser fornecidas pelo paciente, no intuito de guiar a abordagem terapêutica e comparar o desempenho do indivíduo, servindo como parâmetro de evolução do tratamento.

Tratamento

Antes de qualquer intervenção cirúrgica, farmacológica ou fisioterápica, é necessário que o indivíduo com DAOP seja esclarecido sobre a importância de modificar seu estilo de vida, atuando em especial sobre os fatores de risco modificáveis que podem contribuir para o agravamento da doença. Interrupção do tabagismo, controle dietético, controle de obesidade, controle da hipertensão arterial e interrupção do sedentarismo são algumas ações essenciais a serem adotadas.

Tratamento medicamentoso

A terapia farmacológica deve ser feita somente sob orientação médica e direcionada à condição de cada indivíduo, pela associação de medicamentos que combatam não só à DAOP, mas também os fatores de risco associados, como dislipidemias (estatinas), diabetes (hipoglicemiantes), hipertensão arterial (anti-hipertensivos) e outros. A não ser que haja alguma contraindicação, todo paciente com DAOP deve fazer uso de antiplaquetários (ácido acetilsalicílico ou clopidogrel) visando a reduzir eventos cardiovasculares maiores, como infarto do miocárdio, acidente vascular encefálico ou tromboses arteriais periféricas.

A pentoxifilina é um hemorreológico anteriormente usado para melhora dos sintomas da DAOP. Estudos recentes mostram que não tem valor para melhora da claudicação.

O cilostazol é o medicamento de escolha para o tratamento da claudicação. Trata-se de um inibidor da fosfodiesterase III que aumenta a adenosina-monofosfato cíclica intracelular, resultando em suas três ações principais: vasodilatadora, antiplaquetária e hemorreológica. Esse último efeito refere-se a alterações estruturais dos microtúbulos que causam aumento

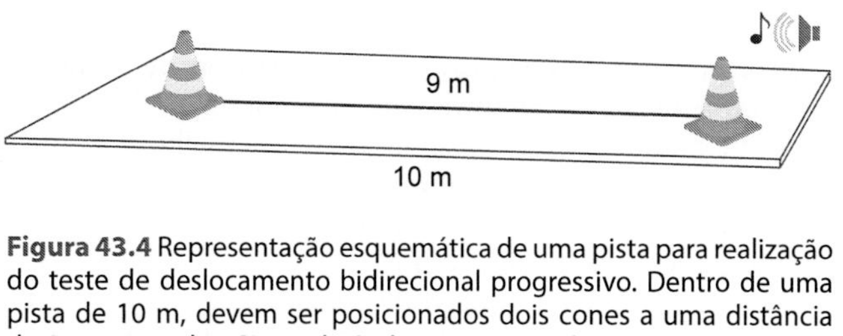

Figura 43.4 Representação esquemática de uma pista para realização do teste de deslocamento bidirecional progressivo. Dentro de uma pista de 10 m, devem ser posicionados dois cones a uma distância de 9 m entre eles. Sinais de áudio, representados no canto superior, marcam os estágios do teste.

da flexibilidade dos eritrócitos, com resultante facilitação da passagem destes na microcirculação e em artérias obstruídas. O uso regular do cilostazol pode aumentar a distância de marcha em até quatro vezes. Os principais efeitos colaterais, resultado do efeito vasodilatador, são cefaleia pulsátil, palpitações e diarreia. A principal contraindicação ao uso é a insuficiência cardíaca; quando usado em situações de baixa fração de ejeção do ventrículo esquerdo (abaixo de 35%), aumenta o risco de morte súbita. Importante ressaltar que o cilostazol não tem efeito para cicatrização de úlceras isquêmicas. Seu uso é indicado principalmente em claudicantes.

Outros medicamentos são usados com menos frequência para tratamento da DAOP. Anticoagulantes (heparina e anticoagulantes orais) estão indicados somente em situações de eventos tromboembólicos ou de arritmias cardíacas. Prostaglandinas intravenosas são potentes vasodilatadores, porém de efeito ainda não comprovado nos pacientes isquêmicos. Novos antiagregantes, como prasugrel e ticagrelor, e anticoagulantes diretos, como a rivaroxabana, têm sido estudados para tratamento da DAOP, porém ainda sem orientação de uso definida.

Intervenção cirúrgica

Está indicada em duas situações: na CI e na isquemia crítica. Para o claudicante, o tratamento de primeira escolha consiste em melhora dos hábitos de vida, uso de antiplaquetário e do cilostazol e tratamento fisioterápico para melhora da deambulação. Nos casos não responsivos, em especial nas obstruções proximais aorto-ilíacas, o tratamento invasivo com a desobstrução arterial é eficaz e duradouro. Nos casos de isquemia crítica (dor isquêmica em repouso ou lesões tróficas), há necessidade de melhora do fluxo arterial para resolução da dor ou cicatrização das lesões. Obstruções curtas são normalmente tratadas via intravascular, por meio de angioplastias com balões ou *stents*. Obstruções longas são mais bem tratadas com as cirurgias de derivação arterial, também chamadas de *bypass* arterial (pontes de safena ou com prótese sintética).

Tratamento fisioterápico

Seu princípio baseia-se na indução da dor de claudicação, uma vez que este é o estímulo metabólico para os processos de adaptações vasculares, como melhora do metabolismo oxidativo por aumento do número de mitocôndrias. A melhora da capacidade oxidativa muscular promove menor utilização de O_2 para determinada carga de trabalho, ou seja, independentemente da intensidade do treinamento, observa-se redução do processo isquêmico.

Principais elementos do treinamento físico em DAOP

- Aquecimento e resfriamento: duração de 5 min cada, consistindo de alongamentos de grandes grupos musculares
- Tipos de exercícios: independentemente de sua modalidade, exercícios são comprovadamente efetivos, de custo relativamente baixo, não invasivos e melhoram os sintomas e dor de claudicação. São responsáveis pela melhora na função vascular, por potencializarem o efeito de fatores vasodilatadores, como os dependentes de óxido nítrico. Alguns tipos podem ser usados, como:
  - Caminhada: padrão-ouro de tratamento. Pode ser realizada em esteira ou solo, com variabilidade de sobrecarga e dos planos (reto, inclinado, misto). Todos esses parâmetros são determinados pelos resultados obtidos nos testes de capacidade funcional. O programa de caminhada é considerado parte fundamental dos cuidados médicos necessários a pacientes com CI, produzindo melhoras mais significativas na distância de dor por claudicação que outros tipos de atividade física
  - Cicloergometria de MMII: exercícios com sustentação do peso corporal podem ser complementados com treinos de resistência por possibilitarem maior duração e uma intensidade mais alta. Como exercício alternativo, esta modalidade melhora comorbidades e fatores de risco (como obesidade), podendo ser usada em pacientes com grandes prejuízos na marcha. É comprovado que a caminhada e a cicloergometria melhoram similarmente o tempo de claudicação absoluta e respostas metabólicas e cardiovasculares
  - Cicloergometria de MMSS: durante a avaliação de alguns pacientes, podem ser detectadas algumas excepcionalidades, em razão do aumento na gravidade doença e dor isquêmica intensa em MMII durante deambulação. Nessas situações, os pacientes não tolerariam atividades envolvendo os MMII. Uma intervenção alternativa, já comprovada cientificamente e com excelentes resultados, seria o cicloergômetro de MMSS, que promove melhora no *status* funcional e mental desses pacientes, além de promover adaptações anti-inflamatórias mais efetivas, por ser uma atividade em que o processo isquêmico dos MMII não seria um fator limitante pela especificidade do treinamento. No entanto, tem contraindicações ortopédicas, como artrite dolorosa e outras disfunções musculoesqueléticas de MMII, devendo-se considerar comorbidades cardíacas ao se escolher essa terapêutica. Especificamente no treinamento com MMSS, torna-se necessário o fortalecimento dos grupos musculares envolvidos para evitar o surgimento de afecções ortopédicas
  - Treino de força e resistência: os treinamentos resistidos incluem diferentes tipos de exercícios, como resistência de flexão plantar e de MMSS e MMII, e treinamento de força. São indicados em pacientes com distúrbios ortopédicos, como artrite de joelhos. Estudos demonstram que os exercícios resistidos melhoram a distância percorrida até o início da dor de claudicação e distância final percorrida até a dor máxima. Os exercícios de flexão plantar, mais especificamente, melhoram a capacidade de caminhada. Contudo, quando comparado a programas de caminhada, os benefícios dos treinos de resistência sobre o condicionamento cardiovascular são menores
- Intensidade: existem dois pontos principais que determinam a intensidade do treinamento, o condicionamento cardiovascular e os parâmetros específicos na DAOP (tempo de início de dor de claudicação e tempo de dor máxima – interrupção da atividade até a cessação da dor isquêmica; distância percorrida até o início da dor de claudicação e distância final percorrida até a dor máxima; tempo de repouso necessário para cessação da dor). Muitas vezes, o condicionamento cardiovascular de alguns pacientes é o fator limitante para o enfoque específico na DAOP, o que torna o treino de baixa intensidade, em relação aos parâmetros da DAOP. A despeito disso, muitos estudos demonstram que os treinos de baixa intensidade são similarmente efetivos, por melhorarem a função, a circulação periférica e a qualidade de vida desses pacientes. Treinos de alta intensidade,

por sua vez, são correlacionados com piora na disfunção endotelial e no quadro inflamatório de pacientes com DAOP

- Tempo de treinamento: para efeito cardiovascular, as sessões devem durar no mínimo 30 a 60 min/dia, preferencialmente 5 vezes/semana. Para tratamento da DAOP, nas sessões iniciais, as caminhadas intermitentes devem ser de 30 a 60 min/dia. Segundo a ACSM, incrementos graduais bissemanais de 5 min podem ser somados a cada sessão
- Frequência: exercícios com sustentação do peso corporal podem ser realizados de 3 a 5 vezes/semana. Exercícios contra a resistência devem ser feitos ao menos 2 vezes/semana
- Atividade supervisionada: estudos mostram que o treinamento físico supervisionado de 3 e 6 meses tem melhor relação custo-efetividade quanto à terapia intravascular e o que os resultados após o 6º mês de treinamento supervisionado melhoram mais a distância de caminhada que a terapia intravascular. Exercícios supervisionados são comprovadamente mais efetivos em relação à distância de claudicação e ao tempo de claudicação máxima quando comparados com exercícios não supervisionados
- Atividades complementares: o fisioterapeuta pode incorporar atividades ao plano de tratamento para melhora de equilíbrio, propriocepção, marcha e treino de força, dependendo da necessidade e do resultado da avaliação.

Efeitos do treinamento na DAOP

O princípio da reabilitação é a melhora do metabolismo oxidativo. Arteriogênese e angiogênese consistem em efeitos reparativos resultantes da reabilitação, pois melhoram a perfusão tecidual por meio de vasculatura colateral. Além disso, o treinamento produz:

- Aumento na liberação de óxido nítrico
- Melhora na vasodilatação dependente do endotélio
- Melhora do perfil lipídico
- Redução da obesidade
- Queda dos níveis pressóricos
- Adequação da modulação neuro-hormonal e do metabolismo de glicose
- Equilíbrio homeostático da acilcarnitina muscular
- Melhora da viscosidade sanguínea e filtrabilidade
- Melhora da biomecânica da caminhada
- Redução de custo de O_2 do exercício
- Redução do trabalho cardíaco.

Embora o treinamento diminua a aterosclerose e promova mudanças hemodinâmicas em virtude do decréscimo dos sintomas de claudicação, a melhora na habilidade funcional e na qualidade de vida é mais evidente após a permanência no treinamento por, no mínimo, 12 semanas.

Repercussões funcionais e clínicas da reabilitação na DAOP

Os efeitos citados anteriormente resultam em melhora significativa do estado clínico e da função, que pode ser evidente em:

- Aumento da distância livre de dor e até atingir dor máxima
- Aumento de velocidade de caminhada
- Aumento do tempo de caminhada até o início da dor de CI e até a dor máxima
- Adaptações fisiológicas e metabólicas
- Controle de doenças associadas e comorbidades
- Maior adesão a terapias coadjuvantes, como medicamentosa e nutricional
- Melhora no desempenho em atividades de esporte e lazer
- Redução dos níveis de estresse e depressão.

CONSIDERAÇÕES FINAIS

Apesar dos avanços sobre os conhecimentos da função vascular, do surgimento de novas terapias e da evolução na elaboração de estratégias terapêuticas multidisciplinares nas DAOP, a fisiopatologia da doença aponta para a importância da prevenção do surgimento e da progressão do processo aterosclerótico. Para tanto, a difusão da informação e da prevenção primária deveria compor a primeira frente de abordagem de pacientes com fatores de risco evidentes. Uma vez instalada, a DAOP sintomática induz ao sedentarismo compulsório, comprometendo a independência funcional. Indubitavelmente, o treinamento físico supervisionado compreende uma das principais ferramentas no controle de fatores de risco e comorbidades, promovendo uma melhora significativa da qualidade de vida.

BIBLIOGRAFIA

Aggarwal S, Moore RD, Arena R, Marra B, McBride A, Lamb B, et al. Rehabilitation therapy in peripheral arterial disease. Can J Cardiol. 2016;32(10S2):S374-S381.

Aherne TM, Kheirelseid EAH, Boland M, Carr S, Al-Zabi T, Bashar K, et al. Supervised exercise therapy in the management of peripheral arterial disease – an assessment of compliance. Vasa. 2017;46(3):219-22.

American College of Sports Medicine (ACSM). Prescrição de exercícios para pacientes com doenças cardiovascular e cerebrovascular. In: Diretrizes do ACSM para os testes de esforço e sua prescrição. 9. ed. Rio de Janeiro: Guanabara Koogan; 2014. p. 230-3.

Anderson SI, Whatling P, Hudlicka O, Gosling P, Simms M, Brown MD. Chronic transcutaneous electrical stimulation of calf muscles improves functional capacity without inducing systemic inflammation in claudicants. Eur Journal Vascular Endovascular Surgery. 2004;27:201-9.

Andreozzi GM, Leone A, Laudain R, Deinite G, Martini R. Acute impairment of the endotelial function by maximal treadmill exercise in patients with intermittent claudication, and its improvement after supervised physical training. Int Angiol. 2007;26(1):12-7.

Askew CD, Parmenter B, Leicht AS, Walker PJ, Golledge J. Exercise & Sports Science Australia (ESSA) position statement on exercise prescription for patients with peripheral arterial disease and intermittent claudication. J Sci Med Sport. 2014;17(6):623-9.

Atkins LM, Gardner AW. The relationship between lower extremity functional strength and severity of peripheral arterial disease. Angiology. 2004;55(4):347-55.

Besnier F, Sénard JM, Grémeaux V, Riédel M, Garrigues D, Guiraud T, et al. The efficacy of transcutaneous electrical nerve stimulation on the improvement of walking distance in patients with peripheral arterial disease with intermittent claudication: study protocol for a randomised controlled trial: the TENS-PAD study. Trials. 2017;18(1):373.

Brewer LC, Chai HS, Bailey KR, Kullo IJ. Measures of arterial stiffness and wave reflection are associated with walking distanei in patients with peripheral arterial disease. Atherosclerosis. 2007;191(2):384-90.

Creager MA, Dzau VJ. Doenças vasculares dos membros. In: Braunwald E. Tratado de medicina cardiovascular. São Paulo: Roca; 1999. p. 1516-23.

Di Minno G, Spadarella G, Cafaro G, Petitto M, Lupoli R, Di Minno A, et al. Systematic reviews and meta-analyses for more profitable strategies in peripheral artery disease. Ann Med. 2014;46(7):475-89.

Fowler B, Jamrozik K, Norman P, Allen Y, Wilkinson E. Improving maximum walking distance in early peripheral arterial disease: randomized controlled trial. Australian Journal of Physiotherapy. 2002;48:269-75.

Gardner AW, Katzel LI, Sorkin JD, Bradham DD, Hochberg MC, Finn WR. Exercise rehabilitation improves functional outcomes and peripheral circulation in patients with intermittent claudication: a randomized controlled trial. JAGS. 2001;49:755-62.

Gardner AW, Montgomery PS, Flinn WR, Katzel LI. The effect of exercise intensity on the response to exercise rehabilitation in patients with intermittent claudication. Journal of Vascular Surgery. 2005;42(4):702-9.

Gardner AW, Poehlman ET. Exercise rehabilitation programs for the treatment of claudication pain. JAMA. 1995;274:975-80.

Girolami B, Bernardi E, Prins MH, Ten Cate JW, Hettiarachchi R, Prandoni P, et al. Treatment of intermittent claudication with physical training, smoking cessation, pentoxifylline, or nafronyl: a meta-analysis. Arch Intern Med. 1999;159(4):337-45.

Green S. Haemodynamic limitations and exercise performance in peripheral arterial disease. Clinical Physiology and Functional Imaging. 2002;22(2):81-91.

Hametner B, Wassertheurer S, Kropf J, Mayer C, Eber B, Weber T. Oscillometric estimation of aortic pulse wave velocity: comparison with intra-aortic catheter measurements. Blood Press Monit. 2013;18(3):173-6.

Mays RJ, Regensteiner JG. Exercise therapy for claudication: latest advances. Current Treatment Options in Cardiovascular Medicine. 2013;15:188-99.

McDermott MM, Ades P, Guralnik JM, Dyer A, Ferrucci L, Liu K, et al. Treadmill exercise and resistance training in patients with peripheral arterial disease with and without intermittent claudication: a randomized controlled trial. JAMA. 2009;301(2):165-174.

McDermott MM, Criqui MH, Greenland P, Guralnik JM, Liu K, Pearce WH, et al. Leg strength in peripheral arterial disease: associations with disease severity and lower-extremity performance. J Vasc Surg. 2004;39(3):523-30.

McDermott MM, Kibbe MR. Improving lower extremity functioning in peripheral artery disease: exercise, endovascular revascularization, or both? JAMA. 2017;317(7):689-90.

Menard JR, Smith HE, Riebe D, Braun CM, Blissmer B, Patterson RB. Long-term results of peripheral arterial disease rehabilitation. J Vasc Surg. 2004;39:1186-92.

Monteiro DP, Britto RR, Lages ACR, Basílio ML, de Oliveira Pires MC, Carvalho ML, et al. Heel-rise test in the assessment of individuals with peripheral arterial occlusive disease. Vasc Health Risk Manag. 2013;9:29-35.

Mukherjee D, Lingan P, Chetcuti S, Grossman PM, Moscucci M, Luciano AE, et al. Missed opportunities to treat atherosclerosis in patients undergoing peripheral vascular interventions: insights from the University of Michigan. Peripheral vascular disease quality improvement initiative (PVD-QI). Circulation. 2002;106:1909-12.

Olin JW, White CJ, Armstrong EJ, Kadian-Dodov D, Hiatt WR. Peripheral artery disease: evolving role of exercise, medical therapy, and endovascular options. J Am Coll Cardiol. 2016;67(11):1338-57.

Parmenter BJ, Raymond J, Dinnen P, Singh MAF. A systematic review of randomized controlled trials: walking versus alternative exercise prescription as treatment for intermittent claudication. Atherosclerosis. 2011;218(1):1-12.

Pereira DAG, Montemezzo D, Costa DOBR, da Silva FC, Braga MJ, Britto RR. Physiotherapy in individuals with peripheral arterial occlusive disease – a retrospective study. Jour Resp Cardiov Phy Ter. 2012;1(1):16-22.

Regensteiner JG, Steiner JF, Hiatt WR. Exercise training improves functional status in patients with peripheral arterial disease. J Vasc Surg. 1996;23:104-15.

Revill SM, Morgan MDL, Singh SJ, Williams J, Hardman AE. The endurance shuttle walk: a new field test for the assessment of endurance capacity in chronic obstructive pulmonary disease. Thorax. 1999;54:213-22.

Saxton JM, Zwierska I, Blagojevic M, Choksy SA, Nawaz S, Pockley AG. Upper-versus lower-limb aerobic exercise training on health-related quality of life in patients with symptomatic peripheral arterial disease. J Vasc Surg. 2011;53(5):1265-73.

Scott-Okafor HR, Silver KKC, Parker J, Almy-Albert T, Gardner AW. Lower extremity strength deficits in peripheral arterial occlusive disease patients with intermittent claudication. Angiology. 2001;52(1):7-14.

Shishehbor MH. The importance of functional status in the management of peripheral arterial disease. Journal of the American College of Cardiology. 2011;57(23):2365-7.

Stewart KJ, Hiatt WR, Regensteiner JG, Hirsch AT. Exercise training for claudication. The New England Journal of Medicine. 2002;347(24):1941-51.

Tebbutt N, Robinson L, Todhunter J, Jonker L. A plantar flexion device exercise programme for patients with peripheral arterial disease: a randomized prospective feasibility study. Physiotherapy. 2011;97:244-9.

Tomiyama H, Yamashina A. Non-invasive vascular function tests: their pathophysiological background and clinical application. Circ J. 2010;74(1):24-33.

Townsend RR, Wilkinson IB, Schiffrin EL, Avolio AP, Chirinos JA, Cockcroft JR, et al. Recommendations for improving and standardizing vascular research on arterial stiffness: a scientific statement from the American Heart Association. Hypertension. 2015; 66:698-722.

TransAtlantic Inter-Society Consensus Working Group. Management of peripheral arterial disease (PAD). Journal Vascular Surgery. 2000;31:S5-S44, S54-S74, S77-S122.

Tsai JC, Chan P, Wang CH, Jeng C, Hsieh MH, Kao PF, et al. The effects of exercise training on walking function and perception of health status in elderly patients with peripheral arterial occlusive disease. J Intern Med. 2002;252(5):448-55.

Vlachopoulos C, Aznaouridis K, O'Rourke MF, Safar ME, Baou K, Stefanadis C. Prediction of cardiovascular events and all-cause mortality with central haemodynamics: a systematic review and meta-analysis. Eur Heart J. 2010;31(15):1865-71.

Walker RD, Nawaz S, Wilkinson CH, Saxton JM, Pockley G, Wood RF. Influence of upper and lower-limb exercise training on cardiovascular function and walking distances in patients with intermittent claudication. Journal of Vascular Surgery. 2001;31(4):662-9.

Wang E, Hoff J, Loe H, Kaehler N, Helgerud J. Plantar flexion: an effective training for peripheral arterial disease. Eur J Appl Physiol. 2008;104:749-56.

Weber T, Wassertheurer S, Rammer M, Haiden A, Hametner B, Eber B. Wave reflections, assessed with a novel method for pulse wave separation, are associated with end-organ damage and clinical outcomes. Hypertension. 2012; 60:534- 41.

Yang HT, Ren J, Laughlin MH, Terjunk RL. Prior exercise training produces NO-dependent increase in collateral blood flow after acute arterial occlusion. American Journal Physiology Heart Circulation. 2001;282:301-10.

Zwierska I, Nawaz S, Walker RD, Wood RF, Pockley AG, Saxton JM. Treadmill versus shuttle walk test of walking ability in intermittent claudication. Med Sci Sports Exerc. 2004;36(11):1835-40.

44 Fisiopatologia, Métodos Diagnósticos e Tratamento da Doença Venosa Crônica

Marcelle Xavier Custódio • Carlos Henrique Xavier • Daniel Mendes Pinto • Maria da Glória Rodrigues Machado

INTRODUÇÃO

Diversas doenças venosas que acometem a minoria da população apresentam-se em fase aguda e não são adequadas a programas de reabilitação, sendo abordadas cirúrgica e farmacologicamente. Como exemplo, podem ser destacadas doença venosa aguda, flebite/tromboflebite e tromboembolismo. Entretanto, a doença venosa crônica (DVC) acomete a maior parte dos pacientes portadores de doenças venosas e tem etiologia congênita ou provocada pela exposição mantida a fatores de risco. Estudos populacionais grandes mostram que a DVC ocorre em até 20% da população quando são incluídos todos os graus da doença venosa. A condição clínica resultante é passível de abordagem fisioterápica e reabilitação. Neste capítulo, serão tratados os aspectos fisiopatológicos e a abordagem fisioterapêutica da DVC.

ANATOMIA E FISIOLOGIA DO SISTEMA VENOSO

O sistema venoso é a parte do sistema circulatório responsável pela condução do sangue da pequena para a grande circulação. Suas funções são conduzir o sangue às câmaras cardíacas direitas, acomodar o volume extracelular vascular (capacitância) e regular a temperatura corporal por meio de mudanças na perfusão cutânea. Vasos pré e pós-capilares determinam a condutância vascular.

Estruturalmente, os vasos sanguíneos são compostos por três camadas: interna, média e adventícia. A camada interna é composta pelo endotélio (responsável pelo controle local da homeostase vascular), pelo tecido conjuntivo e por uma camada de tecido elástico (dedicados ao ancoramento estrutural e à facilitação da difusão de nutrientes às camadas mais externas). A camada ou túnica média é formada por células musculares lisas dispostas concentricamente e conectadas por tecido conjuntivo elástico e proteoglicanos. A camada adventícia ou túnica externa atua como revestimento externo e é composta basicamente por fibroblastos, colágeno e fibras elásticas. Além disso, a túnica externa tem vasos linfáticos e fibras nervosas amielínicas, estas últimas geralmente relacionadas com o controle do tônus neurovascular/vasomotor. É importante salientar que, na túnica externa, existem pequenos vasos chamados *vasa vasorum*, cuja função é suprir a demanda energética dessa camada e da parte mais externa da túnica média, uma vez que estas camadas podem não ser atingidas pela simples difusão dos nutrientes oriundos do lúmen vascular.

O sistema venoso é dividido em grandes veias, veias de médio e pequeno calibre e vênulas. Hemodinamicamente, o sistema venoso é um sistema centrípeto, convergente e valvulado, fasicamente comandado pela respiração. Durante a inspiração, há expansão do volume intratorácico que se reflete em diminuição da condutância e do lúmen da cava inferior ao nível do anel diafragmático, concomitantemente ao fechamento de válvulas ilíaco-femorais. Durante a expiração, ocorre exatamente o contrário, o que acarreta potenciação do retorno venoso simultâneo a abertura valvular periférica. Vale ressaltar que, em razão da relevante distensibilidade característica do sistema venoso, grandes volumes sanguíneos podem ser acomodados.

O estado de cocontração ou tônus influencia diretamente nas propriedades do sistema venoso por alteração no recrutamento da camada muscular que compõe o vaso. A venoconstrição é comandada principalmente pelo controle neurovascular, por meio das terminações nervosas adrenérgicas que adentram a camada média das veias. Fatores hormonais, locais e ambientais (como adrenalina circulante, baixas temperaturas, atividade física e mudanças ventilatórias) podem também constringir veias e acelerar o retorno venoso. A venodilatação é determinada principalmente pela redução da ação tônica neurovascular. Contudo, influências como hipoventilação, hipertermia e redução do estresse podem potencializar o efeito venodilatador.

A pressão venosa central é a pressão intra-atrial direita. A pressão venosa periférica varia de acordo com a postura. Pelo fato de a postura humana ser bípede, a gravidade contribui fortemente para variações de pressão venosa no sentido craniocaudal. Em ortostatismo, na altura da articulação do tornozelo, pode ser medida uma pressão venosa de aproximadamente 100 mmHg; já na altura do pescoço, os níveis pressóricos estão próximos a 0 mmHg (Figura 44.1). Cientistas evolucionistas atribuem a grande incidência de insuficiência venosa em humanos à escolha evolutiva de se tornar bípede. Segundo eles, a grande morbidade dessa doença nos membros inferiores seria a maior evidência que suporta essa hipótese. Tal ocorrência seria reflexo do despreparo evolutivo ainda existente no sistema venoso humano.

BOMBA MUSCULAR VENOSA PERIFÉRICA

Forças centrífugas e centrípetas determinam a dinâmica do sistema venoso periférico em relação a sucção, propulsão e direcionamento do fluxo sanguíneo. Entre essas influências, a de maior interesse neste capítulo são as bombas músculo-venoarticulares ou bombas impulso-aspirativas.

A atividade dessas bombas é determinada pela deambulação, o que ocorre de duas maneiras: promovendo aspiração sanguínea do sistema venoso superficial em direção ao profundo; ejetando sistolicamente o sangue em direção ao átrio direito.

A principal bomba é a do tríceps sural (músculos gastrocnêmio e soleares) ou o chamado grande coração periférico de Barrouw. No interior desses músculos, existem veias profundas sistolicamente comprimidas durante sua contração. Ao mesmo tempo, a válvula distal da veia profunda e as válvulas das veias perfurantes fecham-se e o sangue é ejetado ao coração. No relaxamento ou na diástole, aumenta-se a pressão no sistema superficial, possibilitando que o sangue seja aspirado em profundidade pelas veias perfurantes. Isso gera um gradiente pressórico que suga o volume sanguíneo em direção ao sistema profundo até o fim da diástole. Uma nova sístole reinicia o ciclo da bomba muscular (Figura 44.2). Segundo Brizzio (1988), existem também outras bombas impulso-aspirativas que sinergicamente determinam a adequada drenagem venosa. Tais bombas são recrutadas durante as subsequentes fases da marcha, seguindo o fluxo venoso no sentido caudocranial (Figura 44.3).

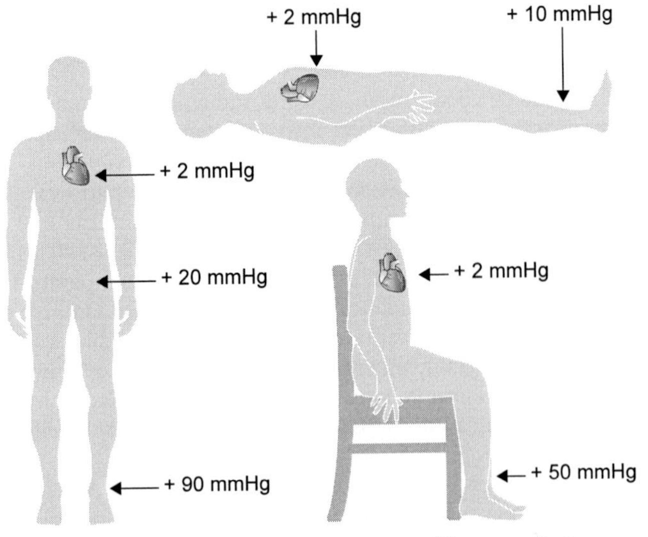

Figura 44.1 Valores de pressão venosa em diferentes níveis em um indivíduo em ortostatismo, em decúbito dorsal e sentado.

DOENÇA VENOSA CRÔNICA

As DVC são anormalidades no funcionamento do sistema venoso causadas por incompetência valvular associada ou não a obstrução do fluxo venoso, podendo acometer o sistema profundo e o superficial. Alterações morfoestruturais nos vasos e nas válvulas venosas são achados característicos da DVC. Tais alterações resultam de estímulos mecânicos e inflamatórios mantidos que agridem estas estruturas e culminam em sua incompetência. Mudanças na composição de tecido conjuntivo, assim como sua descaracterização, são vistas em vasos e válvulas acometidos (Figura 44.4). Constata-se incapacidade de manutenção do equilíbrio entre a volemia sanguínea arterial que chega ao membro inferior e retorna ao átrio direito, decorrente da ineficiência do sistema venoso superficial e/ou profundo. Isso caracteriza sinais e sintomas produzidos por hipertensão venosa resultantes de anormalidades estruturais (incompetência valvular) e funcionais (inatividade) das veias.

Fisiopatologia da DVC

Baseia-se no desequilíbrio das pressões intra e extraluminares das veias, desencadeadas por insuficiência valvular e/ou obstrução venosa. Ambos os processos desencadeantes resultam em refluxo venoso, aumento da pressão hidrostática e um quadro de hipertensão venosa. Inicialmente, na fase aguda, há uma resposta de aumento de complacência da parede e do lúmen vascular na tentativa de manter a homeostase. No entanto, a persistência e até mesmo o aumento da hipertensão venosa superam a resistência do vaso, promovem uma dilatação localizada e estabelecem varizes. Em estágio avançado, a

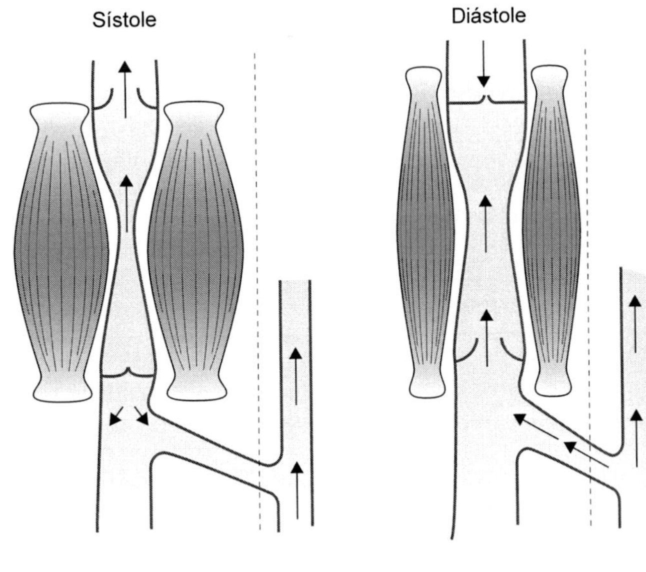

Figura 44.2 Representação esquemática da bomba do tríceps sural durante a sístole e a diástole. Entre os ventres dos músculos do gastrocnêmio e sóleo, existem veias profundas sistolicamente comprimidas durante sua contração. Nesse momento, a válvula distal da veia profunda e as válvulas das veias perfurantes fecham-se. O sangue assume um fluxo unidirecional centrípeto até o coração, representado na figura da esquerda. No relaxamento ou diástole (representado à direita), aumenta-se a pressão no sistema superficial, possibilitando que o sangue seja aspirado em profundidade pelas veias perfurantes. Isso gera um gradiente pressórico que suga o volume sanguíneo em direção ao sistema profundo até o fim da diástole.

hipertensão venosa obriga o sistema venoso a promover uma dilatação uniforme ou localizada de seus ramos, especialmente do sistema venoso superficial, em razão de sua maior vulnerabilidade natural. Por isso, telangiectasias e veias varicosas podem ser vistas na pele de pacientes com DVC (Figura 44.5).

O fator mais importante e passo limitante da instalação e do agravamento do quadro de DVC é a falência contrátil da bomba muscular periférica. Considerando que a higidez dessa bomba garantiria a reversão do ingurgitamento vascular e da hipertensão venosa e restauraria os níveis pressóricos, o simples funcionamento normal dela compensaria as perdas oriundas das alterações morfoestruturais características da DVC.

As alterações fisiopatológicas decorrentes do processo inflamatório e de hipertensão capilar manifestam-se clinicamente. Acúmulos de metabólitos vasculares no espaço intersticial, característicos da cronificação do processo, resultam em alterações na pele e no tecido subcutâneo que determinam os sinais e sintomas vistos e relatados pelos pacientes com DVC. A hiperpigmentação resulta do extravasamento de eritrócitos e de seu rompimento no espaço subcutâneo liberando hemoglobina, que se degrada em hemossiderina e confere a

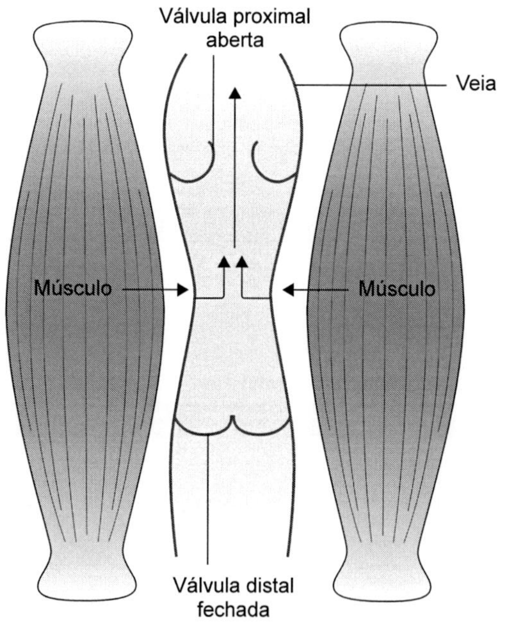

Figura 44.3 Representação esquemática de bombas impulso-aspirativas, as quais são recrutadas durante as subsequentes fases da marcha, em grupos musculares além do tríceps sural. Durante a contração muscular, válvulas distais se fecham, ao mesmo tempo que as proximais se abrem, possibilitando um fluxo sanguíneo em direção proximal.

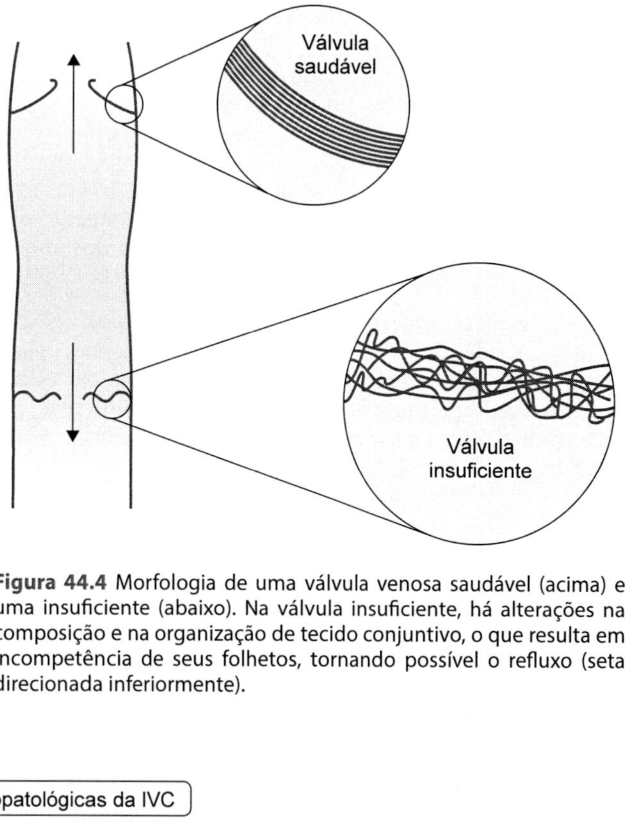

Figura 44.4 Morfologia de uma válvula venosa saudável (acima) e uma insuficiente (abaixo). Na válvula insuficiente, há alterações na composição e na organização de tecido conjuntivo, o que resulta em incompetência de seus folhetos, tornando possível o refluxo (seta direcionada inferiormente).

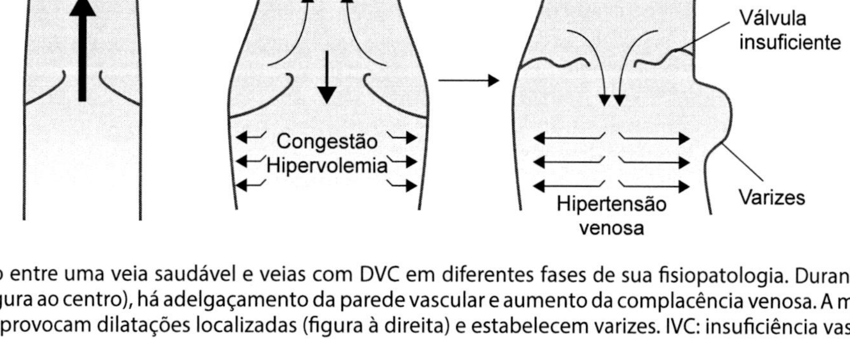

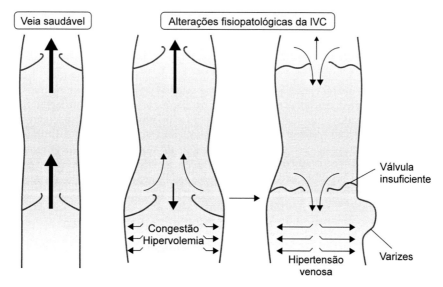

Figura 44.5 Comparação entre uma veia saudável e veias com DVC em diferentes fases de sua fisiopatologia. Durante a DVC, nota-se refluxo venoso; na fase aguda (figura ao centro), há adelgaçamento da parede vascular e aumento da complacência venosa. A manutenção da congestão e da hipertensão venosa provocam dilatações localizadas (figura à direita) e estabelecem varizes. IVC: insuficiência vascular crônica.

cor acastanhada da pele. A lipodermatoesclerose é causada por excessiva sinalização inflamatória e degradação do tecido cutâneo, a ponto de tornar a pele espessada, lisa e rígida. Eczema de estase é outro agravante que acomete alguns pacientes, sendo uma manifestação alérgica especuladamente atribuída ao acúmulo de proteínas no interstício que geraria uma resposta autoimune. A erisipela é um acometimento cutâneo favorecido pelo edema (acúmulo de líquido extravascular), um meio de cultura propício à instalação de infecção por *estreptococos* piógenos beta-hemolíticos de Lancefield. Rubor e calor são sinais flogísticos de processos inflamatórios em geral também presentes na DVC. O edema depressível ou sinal de cacifo positivo (depressão temporariamente mantida após compressão com dedo polegar em áreas edemaciadas) representa um sinal característico do agravamento de DVC. A manutenção do edema e sua composição rica em proteínas desenvolvem fibrose progressiva, atingem o tecido subcutâneo na região de articulação do tornozelo e podem culminar em anquilose da articulação talocrural. A evolução natural de um quadro de hipertensão venosa crônica não tratada pode causar até mesmo úlcera de estase.

Tendo em vista a maior prevalência da DVC em idosos, é importante notar que as repercussões do envelhecimento devem ser consideradas na abordagem fisioterápica dos idosos portadores de DVC, como:

- Fadiga precoce
- Alterações de fibras rápidas tipo II, do retículo sarcoplasmático e, consequentemente, do metabolismo de cálcio dentro das fibras que prejudicam a contração muscular
- Declínio da força muscular estática e dinâmica
- Declínio na capacidade de ativação muscular
- Acúmulo de colágeno.

Esses fatores podem ser agravados pela presença da DVC. Da mesma maneira, a progressão da DVC pode ser acelerada por essas alterações decorrentes do envelhecimento.

Quadro 44.1 Classificação clínica, etiológica, anatômica e patofisiológica da DVC.

Classificação clínica	
C_0	Sem sinais visíveis ou palpáveis de doença venosa
C_1	Telangiectasias ou veias reticulares
C_2	Veias varicosas
C_3	Edema
C_{4a}	Pigmentação ou eczema
C_{4b}	Lipodermatosclerose ou atrofia branca
C_5	Úlcera venosa cicatrizada
C_6	Úlcera venosa em atividade
S	Sintomático: dor, irritação da pele, sensação de peso, câibras musculares e outras queixas atribuíveis à disfunção venosa
A	Assintomático
Classificação etiológica	
E_c	Congênita
E_p	Primária
E_s	Secundária (pós-trombótica)
E_n	Nenhuma causa venosa identificada
Classificação anatômica	
A_s	Veias superficiais
A_p	Veias perfurantes
A_d	Veias profundas
N_a	Nenhuma localização venosa identificada
Classificação patofisiológica	
P_r	Refluxo
P_o	Obstrução
$P_{r,o}$	Refluxo e obstrução
P_n	Nenhuma fisiopatologia venosa identificável

Fonte: Eklöf *et al.* (2004).

Classificação da DVC

No intuito de uniformizar a identificação do estágio de acometimento da DVC, uma linguagem universal foi desenvolvida para graduar clinicamente a doença venosa nos membros inferiores, utilizando um sistema de classificação clínica (C), etiológica (E), anatômica (A) e patofisiológica (P) denominado CEAP (Quadro 44.1).

Métodos diagnósticos

O diagnóstico de DVC, assim como de qualquer outra doença, é um diagnóstico médico. Por esse motivo, consultas e exames médicos devem ser inicialmente realizados antes da avaliação e da abordagem fisioterápicas. Entretanto, cabe a qualquer profissional da área da saúde saber interpretar estes e outros exames trazidos pelos seus pacientes. Especificamente para o fisioterapeuta, tais exames fazem saber se existe necessidade de intervenção fisioterápica, bem como o prognóstico e o plano de tratamento.

Além da avaliação clínica, exames de imagem podem ser utilizados para melhor formulação da hipótese diagnóstica. O exame mais utilizado é o Doppler colorido venoso, também chamado mapeamento-dúplex ou *duplex-scan* venoso, um método de imagem baseado em emissão e captação de ondas ultrassônicas identificando os vasos e suas dimensões, extensão e possíveis lesões. A detecção de refluxo pode ser vista neste exame por um gráfico que ilustra o fluxo sanguíneo. Apesar de grande importância diagnóstica, o Doppler colorido venoso não avalia a eficiência contrátil da bomba periférica e o consequente esvaziamento venoso, portanto, não contempla os efeitos da intervenção fisioterápica. Por esse motivo, a pletismografia a ar é o exame mais indicado para quantificar a capacidade de ejeção da bomba muscular e o volume residual pós-ejeção, os alvos da abordagem fisioterápica. Os melhores resultados observados em pacientes em tratamento são aumento da fração de ejeção e diminuição do volume residual. Apesar de sua especificidade em medir o progresso da intervenção, a pletismografia a ar ainda é pouco acessível à população, pelo pouco reconhecimento de sua relevância pelos sistemas de saúde público e privado.

Avaliação fisioterápica

Anamnese

Deve conter detalhes de dados que direcionam a intervenção:

- Idade: a prevalência de DVC aumenta com a idade
- Sexo: diferenças hormonais determinam maior prevalência de DVC em mulheres

- Profissão: atividades ocupacionais que exigem longos períodos em uma mesma posição aumentam o risco de desenvolvimento da DVC
- Escolaridade: direciona a linguagem que deve ser usada para cada nível cultural. Graus mais avançados da DVC grau IV são vistos predominantemente em pessoas de baixo nível escolar
- Queixa principal: é importante saber qual o verdadeiro motivo da procura pela intervenção fisioterápica, na visão do paciente
- História de doença atual: investiga-se o histórico do surgimento e a progressão da doença; quais recursos de intervenção já foram buscados e utilizados; qual a percepção do paciente em relação aos sinais e sintomas da doença; em quais períodos os sintomas se intensificam. É importante saber detalhes sobre o edema: é de início lento ou brusco, em minutos ou horas; inicia-se em MMII com posterior progressão ou em apenas um membro na obstrução venosa ou linfática; as circunstâncias em que fica mais intenso: em qual horário do dia o edema se intensifica, se coincide com medicamentos, se ocorre na fase menstrual; a duração do edema: minutos, horas, dias, semanas, meses ou anos; se tem distribuição generalizada ou localizada e se é contínuo, persistente ou recorrente. Em relação a atividades funcionais, o paciente deve informar quais situações agravam ou aliviam o quadro álgico, além de uma possível situação que desencadeou o edema (p. ex., entorses de tornozelo ou imobilidades). O paciente também deve ser questionado sobre o nível de atividade física porventura realizado. Relatos de sensação de peso ao fim do dia, cãibras e formigamento são os mais comuns em portadores de DVC. Além disso, há o relato de redução ou inexistência do edema ao acordar e de uma progressão no decorrer do dia causando desconforto. Alguns ainda relatam que, ao elevarem as pernas, o edema regride.
- História pregressa: o paciente deve informar todas as cirurgias às quais se submeteu, quadros de erisipela e motivos de internação. E, ainda, se é ou já foi tabagista, por quanto tempo interrompeu e quantos cigarros fumou/fuma por dia. O tabagismo altera a coagulabilidade sanguínea e pode aumentar as chances de trombose/tromboembolismo, que são eventos que desencadeiam e/ou agravam o quadro de DVC. No caso das mulheres, o tempo de uso de anticoncepcionais também agrava a DVC. Deve-se questionar ainda sobre a frequência e a quantidade de consumo de álcool, outro fator determinante na progressão da DVC. As doenças associadas, como cardiopatias, diabetes, hipertensão, dislipidemia, distúrbios hematológicos, entre outras, também devem ser investigadas porque influenciam na conduta fisioterápica
- História familiar: investigar se parentes (irmãos, pai e mãe) apresentam DVC e/ou outras doenças por causa do fator hereditariedade da DVC
- Medicamentos: os flebotônicos são importantes coadjuvantes no tratamento fisioterápico, por promoverem melhora do tônus vascular e, com isso, propiciarem uma competência valvular melhor, possibilitando o retorno venoso. Outros medicamentos podem alterar o tônus vascular, as propriedades reológicas do sangue e o desempenho do exercício, como inibidores da enzima conversora de angiotensina (ECA), anticoagulantes e bloqueadores beta-adrenérgicos, respectivamente
- Exames complementares: dosagens plasmáticas informam a situação de fatores sanguíneos determinantes na DVC. Exames de imagens informam a situação clínica do cliente. Caso seja necessário e acessível, deve-se recomendar a realização de pletismografia antes e após a intervenção fisioterápica
- Investigação sobre uso de meias compressivas: se usou/usa meia compressiva e por qual período; tipo de meia utilizada e seu nível de compressão; qual a impressão sobre essa terapêutica.

Exame físico

- Dados antropométricos e sinais vitais: peso; frequência cardíaca de repouso; pressão arterial; frequência respiratória e temperatura corporal
- Inspeção de sinais e sintomas:
  - Rubor e/ou hiperpigmentação: descrever os limites da região acometida
  - Percepção térmica: palpar os membros afetados para verificar regiões que podem apresentar hipoperfusão por possível doença arterial obstrutiva periférica (DAOP). Ao contrário, uma situação comum em portadores de DVC é a detecção de áreas com temperatura aumentada, que demonstram um sinal típico de inflamação
  - Dor à palpação: identificar o local onde há dor e repetir o exame após o tratamento, pois existe forte associação da dor com a presença do edema
  - Varizes: descrever os locais acometidos e as características das varizes. Importante documentar fotograficamente a situação de tais sinais para comparação após intervenções fisioterápica e médica
  - Alterações dérmicas associadas: a situação de congestão vascular do paciente pode produzir sinais como descamações, pontos de erosão dérmica ou sequelas de crises de erisipela
- Edema e sinal de cacifo: documentar detalhadamente a região que apresenta edema e em que local há sinal de cacifo positivo (o exame é positivo quando, depois da descompressão com um ou dois dedos, o tecido fica com uma depressão. A pressão na pele ocorre por ao menos 5 s, a fim de evidenciar um possível edema)
- Alterações de pele e tecido subcutâneo são características de fases avançadas da DVC. A fibrose de pele e tecido subcutâneo (lipodermatoesclerose) se caracteriza por perda da elasticidade no nível da perna e do tornozelo, restrição da amplitude de movimento da articulação tibiotarsal e dor crônica. Dermatite de estase define-se por hiperpigmentação ocre na região dos tornozelos e das pernas. Quadros avançados de dermatoesclerose culminam na perda da cobertura epitelial, que é a úlcera de estase. São caraterísticas da úlcera de estase: pouco dolorosa, recidivas frequentes, localização medial (associada à insuficiência da veia safena magna ou de veias perfurantes) e com fundo granulado
- Mobilidade articular (goniometria): avaliar ativa e passivamente a amplitude e as limitações de movimento do tornozelo, sobretudo na função da articulação tibiotarsal e sua interferência na eficiência da bomba muscular periférica. Sabe-se que a anquilose tibiotarsal é um fator agravante da DVC. O critério de goniometria ajuda a avaliar se a intervenção de mobilizações do tornozelo foi eficiente para sanar possíveis reduções de amplitudes de movimento
- Quantificação do edema: os critérios mais comuns e clinicamente acessíveis de quantificação do edema são perimetria

e volumetria. Em virtude das limitações técnicas, devem-se padronizar os procedimentos de perimetria, e a reavaliação precisa ser feita pelo mesmo profissional. A volumetria é um método que utiliza o princípio de Arquimedes para avaliação do edema, em que o volume de líquido deslocado pela imersão corresponde ao volume do membro

- Testes de capacidade funcional e *endurance* do músculo tríceps sural: um dos testes de capacidade funcional mais utilizados e acessíveis é o de caminhada de 6 minutos (*6 minutes walk test*). Como o alvo terapêutico é a melhora da bomba muscular periférica, testes de *endurance* do tríceps sural devem ser empregados a fim de acompanhar a efetividade de intervenção. Existem estudos demonstrando que se deve realizar os testes de capacidade funcional na posição ortostática, enquanto testes de grupos musculares específicos são mais efetivos na posição deitada e que as atividades de contração isométrica e força são maiores em exercícios de cadeia cinética fechada. Como os pacientes com DVC apresentam muita inatividade por causa de seu quadro clínico, recomenda-se que se realizem testes que recrutam tipos diferentes de fibras musculares para testar *endurance* e força, em posições variadas para avaliação mais abrangente. Infelizmente, ainda não há validação de alguns testes específicos que avaliem grandes grupos musculares e subgrupos específicos em pacientes com DVC. Uma exceção, bem descrita na literatura, bastante aceita clinicamente e que avalia especificamente o processo de fadiga pelas ações musculares concêntricas e excêntricas no tríceps sural (musculatura bastante comprometida na DVC) é o *Heel Rise Test*. Ele consiste em ações musculares concêntricas e excêntricas da musculatura da panturrilha por envolver um ciclo de contração e relaxamento, que promove uma energia elástica e potencialização mioelétrica da atividade muscular. A velocidade do movimento e o tempo nas ações musculares concêntricas e excêntricas podem ser determinados por estímulos sonoros. Alguns autores sugerem maneiras variadas de realizar o *Hell Rise Test*, entretanto é importante que o teste, em sua fase de acompanhamento e reavaliação, seja realizado com a mesma metodologia adotada na primeira avaliação para um mesmo paciente
- Avaliação da qualidade de vida: existem pontos importantes limitantes para quantificar o impacto da doença venosa na saúde e na função diária dos pacientes. Um questionário bastante validado e testado para quantificar esses impactos é o VEINES-QOL (*Venous Insufficiency Epidemiological and Economic Study - Quality of Life*), baseado no paciente e desenvolvido para ser autoaplicável. Seus itens foram fundamentados no modelo SF-36, ainda o mais indicado para avaliar diferentes populações. Contudo, o VEINES/QOL tem questões do SF-36 direcionadas especificamente para doenças venosas que avaliam o impacto dos sintomas na perspectiva de qualidade de vida desses pacientes, as limitações nas atividades de vida diária, os impactos psicológicos e as interferências imediatas e a longo prazo. Um questionário utilizado para avaliação funcional é o CIVIQ (*Chronic Venous Insufficiency Questionnaire*), empregado em dois tempos, antes e após o tratamento venoso.

Tratamento

O tratamento pode ser clínico, objetivando controlar os sintomas, evitar complicações e recorrência e promover cicatrização, adotando medidas higieno-dietéticas, terapia compressiva, terapia sistêmica e terapia tópica. A abordagem também pode ser cirúrgica, com enfoques funcionais ou estéticos.

Tratamento medicamentoso

A classe de medicamentos mais indicada para o tratamento das DVC são os vasoativos, pois atuam no tônus vascular venoso, reduzindo o ingurgitamento e a estase, além de potencializar o retorno venoso.

A maioria dos fármacos vasoativos é composta de flavonoides, derivados de extratos vegetais, como da diosmina, da hesperidina e da rutina. Trata-se de um grupo heterogêneo de medicamentos com efeitos na macrocirculação, aumentando o tônus venoso (por meio do aumento do tônus da musculatura lisa vascular) e efeitos na microcirculação, reduzindo a permeabilidade capilar. O efeito principal é na redução do edema e da dor.

Os diuréticos podem também ser usados como coadjuvantes, mas seu uso isolado não promove benefícios nos graus mais elevados de DVC, em virtude da diferenciação na composição do edema. Os corticosteroides tópicos são empregados nos tratamentos de manifestações alérgicas cutâneas em pacientes com DVC, como o eczema.

Medidas higieno-dietéticas

É preciso orientar os pacientes para que adotem modificações no estilo de vida que serão complementares à terapêutica de primeira escolha:

- Evitar uso de roupas apertadas e calçados sem salto ou com salto muito elevado
- Controle ponderal e de doenças associadas
- Evitar longos períodos na posição sentada ou ortostática
- Sempre que possível, elevar os membros inferiores a aproximadamente 45° acima do nível do coração
- Manter cuidados com os pés para evitar micose e traumas como porta de entrada de bactérias e fungos
- Diminuir a ingestão de sal e álcool.

Terapia da compressão

Essa abordagem é essencial na potencialização dos resultados de tratamentos médico e fisioterápico, pois diminui as elevadas pressões patológicas intravasculares e/ou intersticiais, alterando o desenvolvimento das flebopatias.

Existem dois tipos de compressão: elástica e inelástica. A primeira se ajusta às variações de volume da extremidade e exerce uma pressão contínua da superfície para a profundidade, aumentando a resistência do tecido intersticial, com maior pressão de repouso e menor pressão de trabalho. No entanto, esse tipo de compressão pode causar isquemias, parestesias, desconforto e dor.

A compressão inelástica, por sua vez, tem efeito somente durante o movimento, como resultado das alterações de volume do membro e da contração e relaxamento da musculatura, sendo mais efetiva para gerar uma pressão de trabalho. A compressão concêntrica exerce a mesma pressão em cada segmento do membro e inclui as ataduras e as meias elásticas, enquanto a compressão excêntrica é uma compressão suplementar localizada e composta por artefatos de espuma, gaze, poliuretano. Todas essas compressões têm indicações na redução de vários tipos de edemas (venoso/linfático/inflamatório/pós-traumático) e na prevenção de trombose venosa profunda (TVP) e varizes.

A compressão na DVC costuma ser o único recurso terapêutico disponível e mantém o equilíbrio entre pressão e permeabilidade, sendo as de maior importância as meias elásticas.

Meias elásticas

A pressão da meia é transmitida da superfície para a profundidade, reduz as dimensões das estruturas venosas, aumenta a pressão intersticial, incrementa a absorção do líquido intersticial e reduz o edema porque apresenta pressão de trabalho (que surge pelo trabalho muscular) e pressão de repouso. Há diversos tipos de meias, confeccionadas com variados materiais. As meias que mais se aplicam à característica climática do Brasil são as feitas com grandes quantidades de algodão, pois proporcionam mais conforto e causam menos reações alérgicas.

Existem quatro classes de meias elásticas. A classe I (leve compressão, < 20 mmHg) é preventiva, atua sobre edema ocupacional e previne tromboembolismo; é indicada para pessoas com predisposição ao desenvolvimento de varizes (C_0 e C_1), alívio da sensação de fadiga nas pernas e uso em viagens de longa distância.

A classe II (média compressão, 20 a 30 mmHg) é usada em pacientes com varizes de MMII (C_2 e C_3), edemas leves, varizes gravídicas, após escleroterapia de pequenas veias e no tratamento do linfedema.

A classe III (alta compressão, 30 a 40 mmHg) é indicada para pacientes com varizes com edema e fibrose intersticial, IVC (C_4, C_5 e C_6), cicatrização de feridas, varizes gravídicas graves, angiodisplasias, tratamento de linfedema e prevenção de úlcera venosa e síndrome pós-trombótica.

A classe IV (muito alta compressão, > 40 mmHg) é indicada para casos de linfedema e dermatofibroses avançadas.

A indicação do comprimento da meia varia com o quadro clínico do paciente. A maior compressão é exercida na região do tornozelo (100%), na região da panturrilha varia de 50 a 70% e na região da coxa é de 20%.

Os benefícios da contenção são tão proeminentes que justificariam uma maior adesão dos pacientes ao seu uso. Os principais benefícios são: redução de edema; alívio da dor; melhora da microcirculação; diminuição do volume venoso; aceleração da velocidade do fluxo venoso; redução dos refluxos venosos; aumento da fibrinólise; melhora da mobilidade articular; e aumento na efetividade da bomba muscular. Apesar do efeito de melhora na bomba muscular, estudos mostraram que, em DVC grave, as meias atuam mais no controle do refluxo durante ortostatismo do que auxiliam na hemodinâmica venosa. Estudos ultrassonográficos recentes demonstraram que a contenção elástica reduz o diâmetro das veias do músculo gastrocnêmio, o que justifica o uso de terapia compressiva associada ao tratamento fisioterápico, potencializando, assim, os resultados de ambos os tratamentos. Corroborando esses achados, também foi descrito que o uso de meias compressivas potencializa a contração da panturrilha e melhora a hemodinâmica venosa.

Tratamento fisioterápico

Antes de proceder com a conduta terapêutica diária, é mandatório avaliar o paciente sob suspeita de processos alérgicos, erisipela e trombose venosa. Devem-se verificar sinais flogísticos e realizar o teste de emplastamento da panturrilha. Em caso de suspeita de qualquer desses sinais, a intervenção fisioterápica deve ser suspensa até a avaliação médica do paciente.

O tratamento fisioterápico precisa ter como meta a melhora da função e da qualidade de vida do paciente. Como uma das principais causas da DVC é a falência contrátil da panturrilha, em virtude de alterações musculares ou imobilidade da articulação talocrural, o foco terapêutico é o fortalecimento da bomba muscular periférica, que potencializa o esvaziamento e a drenagem venosa.

Os tipos de exercícios devem ser um somatório de movimentos passivos (produzidos por força externa e que possibilitam maior mobilidade articular), movimentos ativos (contração ativa da musculatura com recrutamento do máximo de fibras musculares) e movimentos resistidos (com resistência externa). O tipo de intervenção baseia-se nos achados provenientes da avaliação para individualizar o plano de tratamento, uma vez que esses pacientes são majoritariamente idosos e podem apresentar comorbidades. Em geral, pacientes com DVC apresentam redução da amplitude de movimento da articulação do tornozelo associada a pouca força muscular de membros inferiores (mais comumente afetados pela DVC). Desse modo, a estratégia básica de tratamento destina-se a recuperar a mobilidade articular do tornozelo e melhorar a flexibilidade e a força muscular dos membros inferiores.

Para recuperar a amplitude de movimento do tornozelo, inicialmente podem-se utilizar a mobilização passiva e o alongamento de flexores plantares e dorsiflexores. Progressivamente, o paciente pode ser acompanhado durante autoalongamento de grupos musculares dos membros inferiores.

Paralelamente, exercícios ativos com resistência progressiva (do próprio corpo ou resistência imposta) devem ser utilizados no programa de ganho de força. Tais exercícios também podem evoluir, além das variáveis de carga e número de repetições, em predominância de contrações concêntricas e/ou excêntricas. Além dos exercícios de fortalecimento em ortostatismo, realizar aqueles com elevação de membros inferiores em decúbito dorsal, pois associam os benefícios da gravidade sobre o retorno venoso àqueles obtidos pela contração muscular (Figuras 44.6 a 44.8).

Além dos exercícios para ganho de força muscular, atividades que melhorem a resistência e a *endurance* podem ser realizadas. O uso da bicicleta invertida pode melhorar a *endurance* associada aos efeitos da gravidade. A caminhada também pode ser usada, de acordo com a disponibilidade de espaço (solo ou esteira rolante). A marcha pode começar normal e progressivamente evoluir para a "marcha na ponta dos pés", ou associar os dois tipos. Apesar de ainda não serem muito bem estudados, exercícios respiratórios associados aos outros exercícios parecem melhorar os resultados por potencializar o retorno venoso (Figuras 44.9 a 44.11).

Estudos recentes demonstram também que a respiração diafragmática pode influenciar positivamente o retorno venoso, via veia cava inferior (VCI). Durante a inspiração, a pressão de átrio direito – diretamente afetada pela pressão intratorácica – diminui, e a pressão intra-abdominal aumenta pela descida do diafragma. O retorno venoso, o maior determinante do débito cardíaco, relaciona-se diretamente com o gradiente pressórico gerado entre as veias extratorácicas (veias cavas inferior – VCI e superior – VCS) e a pressão de átrio direito. O aumento desse gradiente durante a inspiração espontânea aumenta o retorno venoso. Nessa situação, o diâmetro da VCI diminui significativamente. Por sua vez, o colapso mínimo ou ausente da VCI significa aumento da pressão venosa central ou disfunção ventricular direita. Byeon *et al.* (2012) avaliaram o impacto da inspiração lenta e profunda

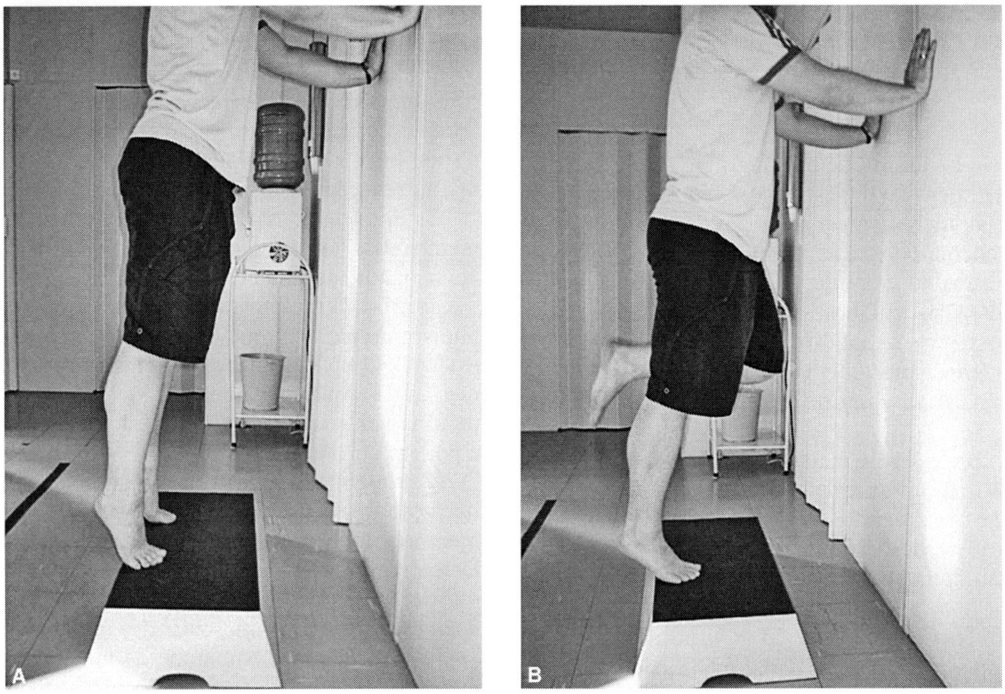

Figura 44.6 Fortalecimento de tríceps sural sob plataforma. **A.** Bilateral. **B.** Unilateral.

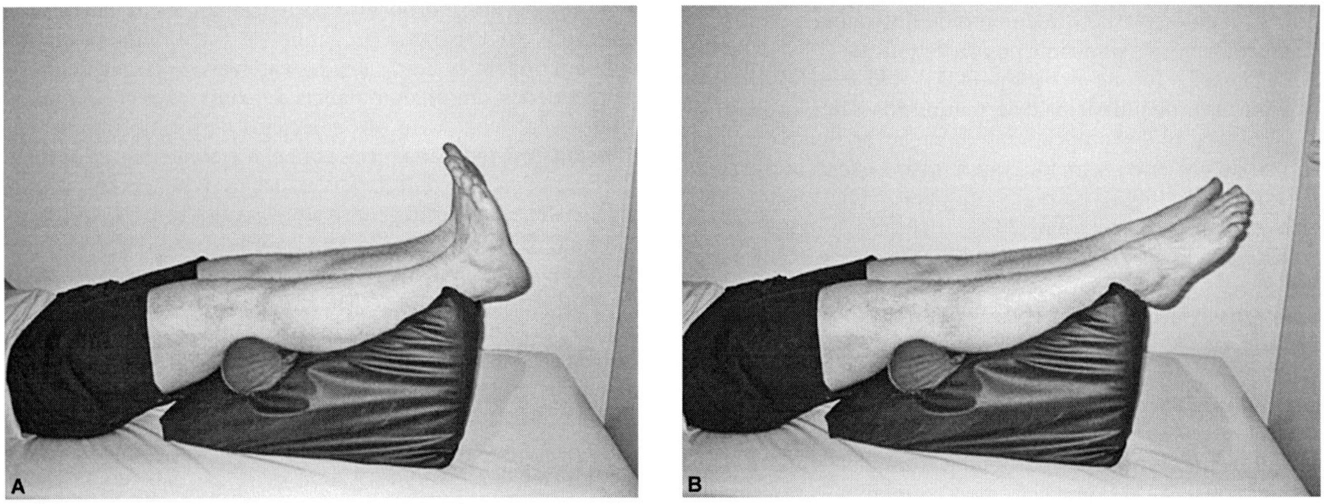

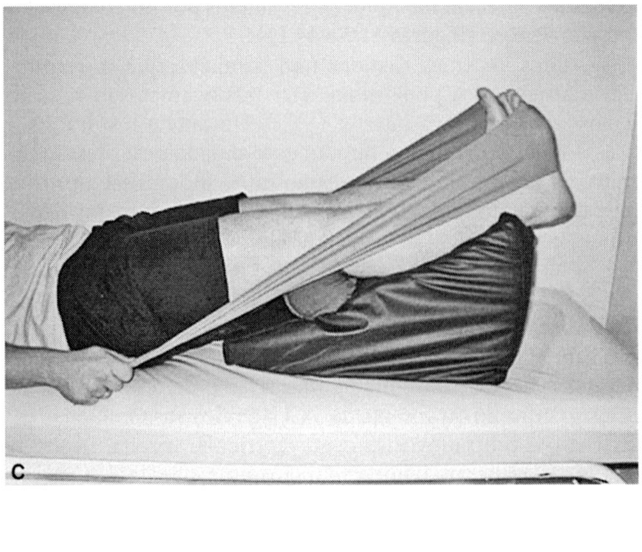

Figura 44.7 Exercícios de retorno venoso realizados bilateralmente e simultaneamente. **A** e **B.** Sem resistência externa. **C.** Uso de faixa elástica como resistência externa.

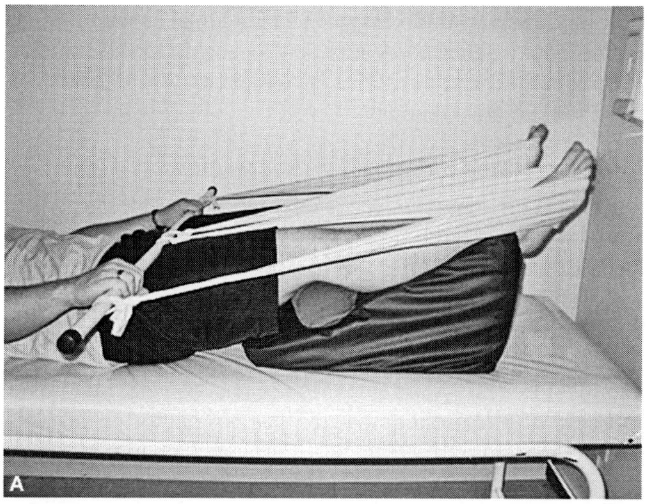

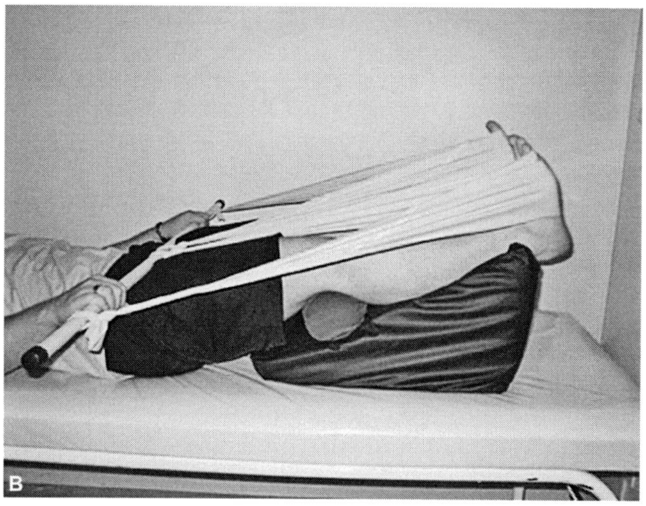

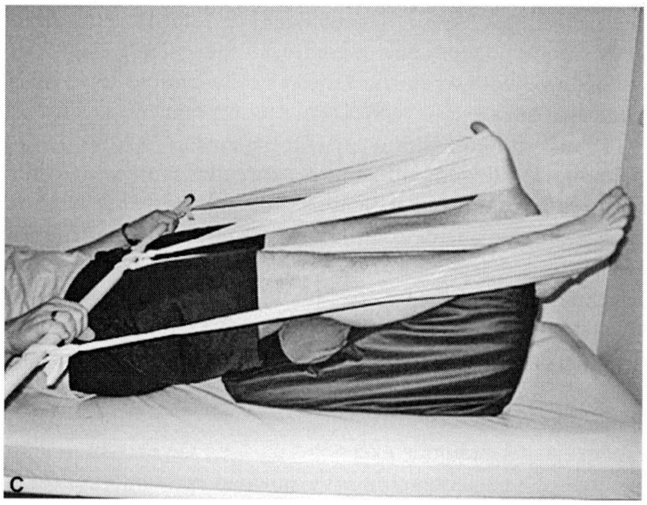

Figura 44.8 Exercícios de retorno venoso com resistência externa bilateral. **A** e **B.** Movimento sincronizado. **C.** Movimento alternado.

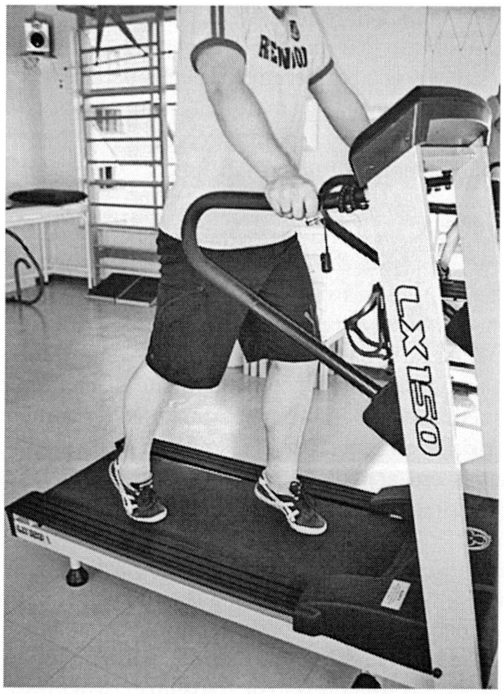

Figura 44.9 Caminhada com ponta de pés em esteira.

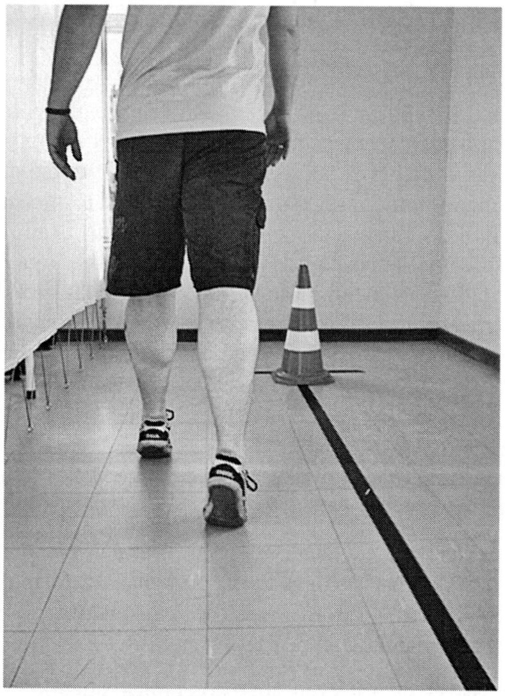

Figura 44.10 Caminhada com ponta de pés em solo.

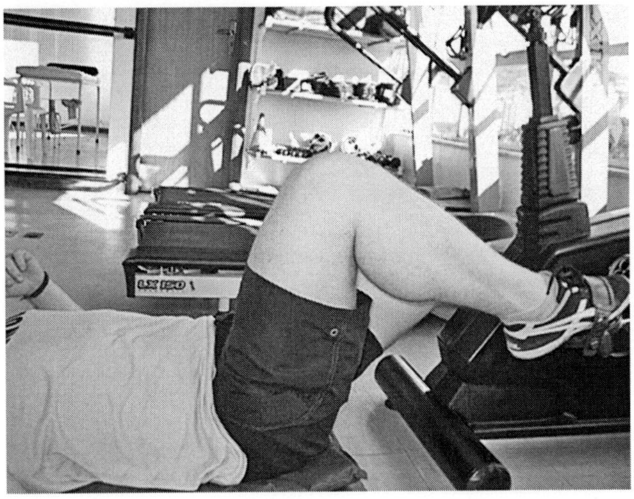

Figura 44.11 Bicicleta invertida em decúbito supino.

associada a uma pausa inspiratória sobre o fluxo venoso central utilizando a ecocardiografia em voluntários que tinham prática da respiração diafragmática por, no mínimo, 2 anos. A respiração normal foi comparada com o grupo-controle, sem prática da respiração diafragmática. Estes autores observaram que as pessoas que praticavam a respiração abdominal apresentaram maior grau de colapso da VCI que o grupo-controle, sugerindo que o exercício de respiração diafragmática pode afetar positivamente o retorno venoso. O colapso da VCI foi maior durante a inspiração lenta e profunda associada a uma pausa inspiratória.

Todos os exercícios utilizados no tratamento devem ser inicialmente supervisionados e orientados, tornando-se obrigatoriamente parte da rotina diária dos pacientes com DVC, a fim de evitar a agudização do quadro e manter os benefícios já obtidos com todos os tipos de tratamento.

Reavaliações periódicas devem ser realizadas para quantificar os resultados, adequar a terapêutica e manter uma linguagem objetiva entre a equipe de saúde e o paciente.

Drenagem linfática

Outro ponto importante no tratamento de pacientes com DVC é abordar o edema, que geralmente manifesta-se em regiões do terço inferior da perna, na região maleolar e no dorso dos pés. Esses achados podem ser tratados usando-se a técnica de drenagem linfática manual descongestiva. Isso é justificado, pois a maioria dos pacientes com DVC apresenta sobrecarga do sistema linfático por incompetência venosa e, muitas vezes, comprometimento importante que caracteriza linfedema secundário. Nesse ponto, associa-se a terapêutica de compressão (seja por enfaixamento compressivo, seja por uso de meias elásticas).

TVP e síndrome pós-trombótica

A TVP se caracteriza por alterações de um ou mais fatores da tríade de Virchow:

- Estase venosa
- Lesão endotelial decorrente da propensão à formação de trombos
- Hipercoagulabilidade.

É passível de intervenção fisioterápica quando já houver recanalização de trombo e restauração de fluxo venoso. Pode-se constatar, então, impotência funcional da panturrilha, edema e dor à palpação. A atuação é focada no fortalecimento da bomba muscular periférica, na terapia da compressão e na drenagem linfática manual.

Pós-operatório de varicectomia e safenectomia

Este é mais um item passível de intervenção fisioterápica, com resultados importantes que evitam grandes complicações associadas a essas cirurgias. Na literatura, não há descrição de um protocolo de intervenção fisioterápica para esses casos. Entretanto, unindo os conhecimentos de fisiopatologia, cinesioterapia e eletrotermoterapia, é possível traçar um plano de tratamento eficaz. Massagens localizadas, uso de ventosas e aplicação de ultrassonografia atérmica nos pontos de fleboextração aceleram o processo cicatricial e evitam aderências. A drenagem linfática manual diminui o edema pós-cirúrgico e melhora a circulação tecidual, potencializando a recuperação. Exercícios leves (sem carga adicional) de retorno venoso são mais recomendados, pois a contração muscular a este nível também melhora o retorno venoso e evita complicações relacionadas com a estase venosa sem causar prejuízos.

É necessário orientar o paciente para evitar recidiva de varizes: adotar cuidados alimentares para evitar sobrepeso; evitar posturas ortostáticas por tempos prolongados; evitar banhos excessivamente quentes, sauna e exposição ao sol; usar roupas confortáveis e sapatos com salto médio; elevar os membros inferiores sempre que possível no decorrer do dia; manter-se ativo regularmente (de preferência, com exercícios na água, evitando exercícios de alto impacto e com cargas elevadas).

Hidroterapia e hidroginástica

É bem estabelecido que exercícios na água são extremamente adequados a pacientes com DVC que não apresentam úlceras ativas. A associação entre a pressão hidrostática (determinada pela coluna de água dentro da qual o paciente está imerso) e o exercício produz resultados bastante satisfatórios. Após alta fisioterápica, a hidroginástica representa a melhor escolha para manutenção dos resultados e prevenção de recidivas. As questões relativas à temperatura da água para esses pacientes ainda precisam ser mais bem descritas em estudos com maior tempo de intervenção, embora a literatura relate benefícios do uso de baixas temperaturas em disfunções venosas.

Úlcera venosa

A equipe de saúde deve discutir a melhor abordagem em pacientes com úlcera venosa ativa. Há alguns anos, era consenso não intervir e recomendar repouso a esses pacientes. Atualmente, estudos mostram resultados importantes com a intervenção fisioterápica, como aumento da *endurance* muscular, melhora da ejeção e hemodinâmica da bomba periférica e, principalmente, aceleração da cicatrização da úlcera. Atividades em articulações circunvizinhas à área ulcerada são as maiores responsáveis pelos resultados positivos nestes pacientes.

É muito comum que os sistemas especializados em tratamento de úlcera venosa utilizem a bota de Unna, que são ataduras embebidas em uma pasta composta por óxido de zinco, gelatina e glicerina. A bota de Unna tem alto poder de cicatrização de feridas, alta pressão de trabalho e baixa pressão de repouso. Contudo, esse método apresenta algumas desvantagens:

- Deve ser aplicado por profissional treinado
- Deve ser usado por longos períodos (até 7 dias), o que impede a inspeção diária da pele e da ferida e a higienização dos membros.

Os sistemas de compressão são muito eficazes na cicatrização das úlceras venosas. A combinação de sistemas (materiais) de compressão com multicomponentes (p. ex., a associação de meias elásticas e ataduras) é mais efetiva que as compressões com componentes únicos (p. ex., a compressão somente com material elástico). Entretanto, é importante salientar que, nos sistemas multicomponentes, a bandagem externa deve ser elástica.

CONSIDERAÇÕES FINAIS

Apesar dos avanços sobre os conhecimentos da função vascular, o arsenal de estratégias terapêuticas multidisciplinares nas doenças venosas é limitado. Assim, a difusão de informação, a alteração de hábitos de vida, o uso preventivo de terapia de compressão e a atividade física regular deveriam ser incorporados precocemente. Após diagnosticadas, as doenças venosas devem ser tratadas por profissionais especializados, sendo a fisioterapia um dos principais eixos, haja vista os benefícios comprovados na qualidade de vida dos pacientes.

BIBLIOGRAFIA

Alving BM, Francis CW, Hiatt WR, Jackson MR. Consultations on patients with venous or arterial diseases. Hematology Am Soc Hematol Educ Program. 2003:540-58.

Belczak CEQ, Belczak JN. A importância da ativação das bombas impulso-aspirativas na hipertensão venosa crônica. Revista Brasileira de Flebologia e Linfologia. 2001;6(2):16-9.

Belczak CEQ, Godoy JMP, Seidel AC, Silva JÁ, Cavalheri G Jr., Belczak SQ. Influência da atividade diária na volumetria dos membros inferiores medida por perimetria e pela pletismografia a ar. J Vasc Bras. 2004;3(4):304-10.

Belczak NJ, Belczak CEQ. Reabilitação cinesiofisiátrica do flebopata crônico. In: Thomaz JB, Belczak CEQ. Tratado de flebologia e linfologia. Rio de Janeiro: Rubio; 2006. p.460-84.

Brizzio EO. Propellant suction pumps of the lower limbs. Angiologia. 1988;40(6):197-202.

Browse NL, Burnand KG, Thomas ML. Síndrome da falência contrátil da panturrilha. In: Browse NL, Burnand KG, Thomas ML. Doenças venosas. 2. ed. Rio de Janeiro: Di Livros; 2001. p.433-60.

Byeon K, Choi JO, Yang JH, Sung J, Park SW, Oh JK, et al. The response of the vena cava to abdominal breathing. J Altern Complement Med. 2012;18(2):153-7.

Carlsson U, Lind K. Moller M, Karlsson J, Svantesson U. Plantar flexor muscle function in open and closed chain. Clinical Physiology. 2001;21(1):1-8.

Ciocon JO, Galindo-Ciocon D, Galindo DJ. Raised leg exercises for leg edema in the elderly. Angiology. 1995;46(1):19-25.

Dix FP, Brooke R, McCollum CN. Venous disease is associated with an impaired range of ankle movement. Eur J Vasc Endovasc Surg. 2004;25:556-61.

Eifell RKG, Ashour H, Lees TA. Comparison of new continuous measurements of ambulatory venous pressure (AVP) with conventional tiptoe exercise ambulatory AVP in relation to the CEAP clinical classification chronic venous disease. J Vasc Surg. 2006;44(4):794-802.

Eklöf B, Rutherford RB, Bergan JJ, Carpentier PH, Gloviczki P, Kistner RL, et al. Revision of the CEAP classification for chronic venous disorders: consensus statement. American Venous Forum International Ad Hoc Committee for Revision of the CEAP Classification. J Vasc Surg. 2004;40(6):1248-52.

Evangelista SSM. Pletismografia no estudo das doenças vasculares venosas. In: Maffei FHA, Lastória S, Yoshida WB, Rollo HA. Doenças vasculares periféricas. 3. ed. Rio de Janeiro: Medsi; 2002. p. 479-92.

Godoy JM, Braile DM, Perez FB, Godoy MF. Effect of walking on pressure variations that occur at the between elastic stockings and the skin. Int Wound J. 2010;7(3):191-3.

Godoy JMP, Braile DM, Godoy MFP. Bandagem co-adesiva e de baixa elasticidade no tratamento do linfedema. Rev Angiol Cir Vasc. 2003;12(3):87-9.

Hartmann BR, Drews B, Kayser T. Physical therapy improves venous hemodynamics in case of varicosity: results of a controlled study. Angiology. 1997;48(2):157-62.

Ibeguna V, Delis KT, Nicolaides AN, Aina O. Effect of elastic compression stockings on venous hemodynamics during walking. J Vasc Surg. 2003;37:420-5.

Kahn SR, Lamping DL, Ducruet T, Arsenault L, Miron MJ, Roussin A, et al. VEINES-QOL/Sym questionnaire was a reliable and valid disease-specific quality of life measure for deep venous thrombosis. J Clin Epidemiol. 2006;59(10):1049-56.

Kan YM, Delis KT. Hemodynamic effects of supervised calf muscle exercise in patients with venous leg ulceration: a prospective controlled study. Arch Surg. 2001;136(12):1364-9.

Kramer J, Walsh R, Fowler P, Webster-Bogart S. Comparisons of sitting, prone and standing tests of knee flexion strength. Isokinetics Exercise Science. 1996;6:57-63.

Lännergren J, Westerblad H. Muscle fatigue explained by metabolic changes in muscle fibers. Nord Med. 1994;109:23-7.

Leal FJ, Couto RC, da Silva TP, Tenório VO. Fisioterapia vascular no tratamento da doença venosa crônica. J Vasc Bras. 2005;14(3):224-30.

Lunsford BR, Perry J. The standing heel-rise test for ankle plantar flexion: criterion for normal. Phys Ther. 1995;75(8):49-53.

Lutz GE, Palmitier RA, An KN, Chao EYS. Comparison of tibiofemoral joint forces during open-kinetic-chain and closed-kinetic-chain exercises. J Bone Joint Surg. 1993;75:732-9.

Nelson EA, Bell-Syer SE. Compression for preventing recurrence of venous ulcers. Cochrane Database Systematic Reviews. 2014;9:CD002303.

Padberg FT Jr., Johnston MV, Sisto SA. Structured exercise improves calf muscle pump function in chronic venous insufficiency: a randomized trial. J Vasc Surg. 2004;39(1):79-87.

Parstsch H, Flour M, Smith PC; International Compression Club. Indications for compression therapy in venous and lymphatic disease. Consensus based on experimental data and scientific evidence. Under the auspices of the IUP. Int Angiol. 2008;27(3):193-219.

Peeters M, Svantesson U, Grimby G. Effect of prior isometric muscle action on concentric torque output during plantar flexion. Eur J Appl Physiol. 1995;71:272-5.

Rabe E, Partsch H, Jünger M, Abel M, Achhammer I, Becker F, et al. Guidelines for clinical studies with compression devices in patients with venous disorders of the lower limb. Eur J Vasc Endovasc Surg. 2008;35(4):494-500.

Ramelet AA, Monti M. Lifestyle, sport and physical therapy in venous insufficiency patients. In: Phebology - The Guide. Paris: Elsevier; 1999. p.281-92.

Stanley AC, Fernandez NN, Lounsbury KM, Corrow K, Osler T, Healey C, et al. Pressure-induced cellular senescence: a mechanism linking venous hypertension to venous ulcers. J Surg Res. 2005;124:112-7.

Svantesson U, Grimby G, Thomeé R. Potentiation of concentric plantar flexion torque following eccentric and isometric muscle actions. Acta Physiol Scand. 1994;152:287-93.

Svantesson U, Osterberg U, Thomeé R, Grimby G. Muscle fatigue in a standing heel-rise test. Scand J Rehab Med. 1998;30:67-72.

Svantesson U, Osterberg U, Thomeé R, Peeters M, Grimby G. Fatigue during repeated eccentric-concentric and pure concentric muscle actions of the plantar flexors. Clinical Biomechanics. 1998;13:336-43.

Timi JR, Belczak SQ, Futigami AY, Prade FM. A anquilose tíbio-társica e sua importância na insuficiência venosa crônica. J Vasc Bras. 2009;8(3):214-8.

Timi JR, Futigami AY, Belczak SQ, Pradella FM. Ankle ankysosis and its importance in chronic venous disease. Int Angiol. 2005;24:148.

Van Korlaar I, Vossen C, Rosendaal F, Cameron L, Bovill E, Kaptein A. Quality of life in venous disease. Thromb Haemost. 2003;90:27-35.

Van Uden CJ, van der Vleuten CJ, Kooloos JG, Haenen JH, Wollersheim H. Gait and calf muscle endurance in patients with chronic venous insufficiency. Clin Rehab. 2005;19:339-44.

Yang D, Vandogen YK, Stacey MC. Effect of exercise on calf muscle pump function in patients with chronic venous disease. Br J Surg. 1999;86(3):338-41.

Parte 6

Fisiopatologia e Tratamento das Doenças Respiratórias

45

Aspectos Moleculares da Ação de Fármacos no Sistema Respiratório

Bruno Almeida Rezende

INTRODUÇÃO

Compreender os aspectos moleculares pelos quais os compostos biologicamente ativos agem no organismo nunca foi uma tarefa muito fácil para o profissional da área de saúde, e a abordagem do assunto, quase sempre em uma linguagem complexa com termos pouco utilizados na área clínica, desestimula o estudo por parte dos interessados.

Este capítulo não tem como objetivo abordar prescrição medicamentosa, mas sim tratar de maneira clara os mecanismos moleculares de ação dos principais fármacos utilizados na terapia de enfermidades ligadas ao sistema respiratório. De posse desse conhecimento, o leitor será capaz de obter uma visão crítica sobre o tipo de fármaco empregado, assim como prever possíveis efeitos colaterais e consequências de associações de diversos medicamentos.

Este capítulo trata não somente dos aspectos moleculares de fármacos relacionados com os distúrbios respiratórios em que os broncodilatadores e fármacos anti-inflamatórios são comumente empregados, mas também aborda as principais ferramentas terapêuticas envolvidas no controle da hipertensão pulmonar (HP).

BRONCODILATADORES

Constituem uma classe de medicamentos capazes de causar relaxamento da musculatura lisa das vias aéreas, melhorando, assim, a ventilação pulmonar. São largamente empregados principalmente no tratamento de asma e doença pulmonar obstrutiva crônica (DPOC). São comercializados no mercado vários tipos de broncodilatadores, cujos mecanismos de ação são muito bem compreendidos na atualidade. Para melhor entendê-los, faz-se necessária uma breve revisão sobre os principais aspectos moleculares que regulam a contração da musculatura lisa brônquica.

Músculo liso brônquico

As fibras musculares brônquicas, assim como os outros tipos de músculo liso, estão permanentemente em um estado fisiológico chamado tônus muscular, que se caracteriza por um estado intermediário entre a contração total e o relaxamento total da fibra. Qualquer fator que altere esse estado de tônus afeta diretamente a resistência à passagem de ar para as vias aéreas. Várias são as substâncias que podem atuar alterando o estado contrátil do músculo liso brônquico. Em geral, a contração do músculo liso está relacionada com a entrada de cálcio (Ca^{2+}) na fibra, que se combina a uma proteína chamada calmodulina. Esse complexo, por sua vez, é responsável por desencadear a contração da fibra pela ativação de proteínas contráteis (Figura 45.1). Sendo assim, qualquer processo que leve a um aumento da concentração intracelular de Ca^{2+} promove, invariavelmente, contração da fibra.

No controle neuro-humoral das vias aéreas, as vias eferentes, constituídas pelos nervos parassimpáticos, liberam acetilcolina como neurotransmissor, além de nervos do sistema simpático, onde a norepinefrina é liberada e se soma aos efeitos da epinefrina circulante (Figura 45.2). Essas substâncias atuam diretamente em receptores localizados na membrana da fibra muscular lisa. A acetilcolina atua em um receptor

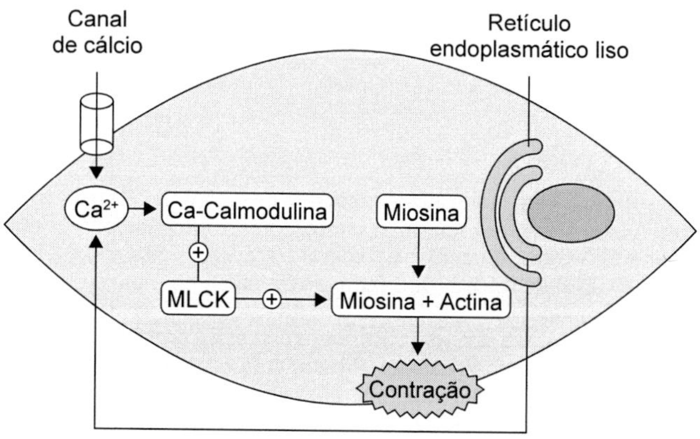

Figura 45.1 Processo contrátil do músculo liso brônquico. O Ca^{2+} proveniente do meio extracelular ou dos estoques internos se liga e ativa a calmodulina, formando um complexo que ativa a proteína quinase de cadeia leve da miosina (MLCK). Esta, por sua vez, fosforila fibras contráteis, tornando possível o processo contrátil.

chamado muscarínico. O pulmão tem fibras pós-ganglionares parassimpáticas tanto na musculatura lisa bronquiolar e vascular quanto nas glândulas mucosas. A acetilcolina liberada por essas fibras é capaz de atuar em um subtipo de receptor muscarínico chamado M_3 (Figura 45.2-1). Esse subtipo de receptor, por sua vez, quando ativado pela acetilcolina, ativa uma cascata de sinais químicos que promove aumento de Ca^{2+} intracelular pela abertura de canais de Ca^{2+} na membrana celular (Figura 45.2-2) e liberação do Ca^{2+} armazenado no interior do retículo sarcoplasmático (Figura 45.2-3), promovendo a contração da fibra com consequente broncoespasmo. Além do músculo liso, a acetilcolina atua em receptores localizados nas glândulas mucosas, aumentando a produção de muco também por mecanismos dependentes da entrada de Ca^{2+}, obstruindo ainda mais as vias aéreas.

As catecolaminas, como a norepinefrina e epinefrina, causam o efeito inverso ao da acetilcolina, fazendo a musculatura brônquica relaxar e as glândulas mucosas diminuírem a produção de muco. Embora não se observe inervação simpática diretamente sobre a musculatura lisa brônquica, as catecolaminas circulantes são responsáveis por ativar aí outro tipo de receptor, chamado receptor adrenérgico. Existem dois subtipos de receptores adrenérgicos: alfa e beta. No pulmão, os receptores beta-adrenérgicos são encontrados no músculo liso brônquico, no epitélio e nas glândulas; também se verifica a presença deles em grande número nos alvéolos. Os receptores beta são divididos em pelo menos três subtipos: beta-1, beta-2 e beta-3. Os receptores beta-2 (Figura 45.2-4) são abundantes no músculo liso brônquico e nas glândulas do epitélio respiratório.

Esse tipo de receptor, quando estimulado, promove a ativação de uma enzima chamada adenilato ciclase, responsável pela produção de cAMP (Figura 45.2-5), a partir do trifosfato de adenosina (ATP) citosólico. O cAMP promove o relaxamento da musculatura lisa por diferentes vias:

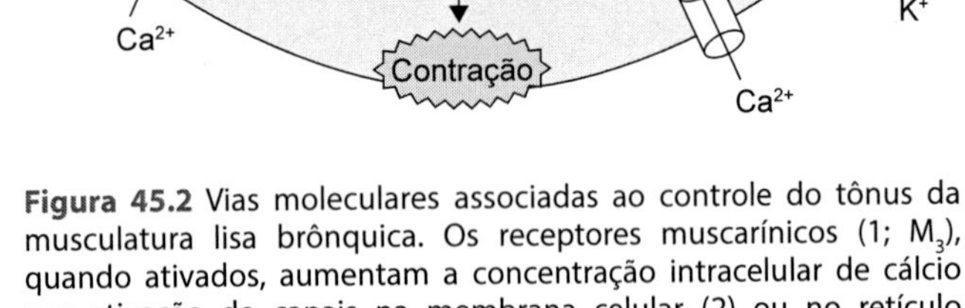

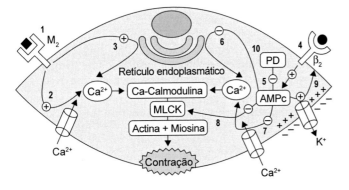

Figura 45.2 Vias moleculares associadas ao controle do tônus da musculatura lisa brônquica. Os receptores muscarínicos (1; M_3), quando ativados, aumentam a concentração intracelular de cálcio por ativação de canais na membrana celular (2) ou no retículo endoplasmático liso (3). Esse aumento de cálcio no interior da membrana, por sua vez, torna possível o processo contrátil. A ativação de receptores adrenérgicos (4; β_2) aumenta o monofosfato cíclico de adenosina (5; cAMP), que tem uma série de efeitos intracelulares relacionados com a inibição do processo contrátil, como remoção do Ca^{2+} intracelular (6), inibição de canais de cálcio (7), inibição direta da ação das proteínas relacionadas com a contração (8; MLCK-proteína quinase de cadeia leve da miosina), ou hiperpolarização da membrana muscular por meio da ativação de canais de potássio (9). A inibição da fosfodiesterase (PD) também aumenta a concentração de cAMP intracelular, o que promove o relaxamento.

- Diminuição da concentração de Ca^{2+} celular por meio de sua remoção para os depósitos intracelulares do retículo sarcoplasmático (Figura 45.2-6) e outras organelas, onde é armazenado em altas concentrações, ou inibição dos canais de Ca^{2+} membranares (Figura 45.2-7)
- Inibição da proteína quinase de cadeia leve da miosina (MLCK) (Figura 45.2-8), enzima responsável pelo controle, via fosforilação, da interação da miosina com a actina no processo contrátil
- Abertura de certos canais de potássio (K^+), o que hiperpolariza a fibra muscular, tornando mais difícil a entrada de Ca^{2+} por canais ativados por voltagem e aumentando o sequestro de Ca^{2+} para os depósitos intracelulares (Figura 45.2-9).

Dessa maneira, a ativação de receptores beta na fibra muscular promove o relaxamento da fibra muscular lisa. A ação de beta-agonistas pode resultar, em um curto intervalo de tempo, na elevação intracelular maior que 400 vezes o valor basal de cAMP. Uma vez produzido, o cAMP é degradado por enzimas degradadoras de nucleotídios cíclicos, chamadas fosfodiesterases (Figura 45.2-10). A inibição dessas enzimas também aumenta a concentração de cAMP intracelular, o que promove o relaxamento.

Os antagonistas dos receptores beta, como o propranolol – que se acredita não ter nenhum efeito sobre a função das vias aéreas nos indivíduos normais –, provocam sibilos em pacientes asmáticos, podendo desencadear um ataque asmático agudo potencialmente grave ao abolirem o efeito compensatório da epinefrina endógena.

Broncodilatadores | Beta-2-agonistas

A adrenalina purificada (epinefrina) foi a primeira substância a ser utilizada sob a forma injetável para o tratamento da asma. Ela ativa tanto os receptores beta-2 no pulmão (causando broncodilatação por todos os mecanismos anteriormente descritos) quanto todos os outros receptores adrenérgicos sistêmicos, causando, assim, sintomas de uma descarga simpática, o que não é desejável. A epinefrina é utilizada ainda hoje como terapia para asma, principalmente nas crises agudas, e, por ter curta duração, deve ser suplementada por outros broncodilatadores. Já existem no mercado vários outros medicamentos mais seletivos e de administração mais fácil, diminuindo, assim, a utilização da epinefrina.

Com o esclarecimento das subdivisões dos receptores adrenérgicos, vários estudos foram feitos na tentativa de descobrir fármacos que fossem mais seletivos para os receptores adrenérgicos pulmonares (beta-2) e que tivessem tempo de ação cada vez mais longo e administração mais fácil. Desde então, uma gama de beta-agonistas tem sido lançada no mercado na forma de *sprays* aerossóis ou para inalação por nebulização.

Esses beta-agonistas variam principalmente a sua duração de ação. Substâncias como salbutamol ou terbutalina são consideradas fármacos inalatórios de curta duração, utilizadas principalmente para evitar ou tratar sibilos em pacientes com doença obstrutiva reversível das vias aéreas. O efeito máximo ocorre dentro de 30 min, com duração de 4 a 6 h. Contudo, alguns pacientes podem precisar de uma terapia mais prolongada com broncodilatadores, não só em episódios de asma, mas também para melhorar a função respiratória em pacientes com DPOC. Para isso, surgiram no mercado beta-agonistas de longa duração, como o salmeterol e formoterol, que apresentam pequenas diferenças quanto ao mecanismo de ação e ao perfil farmacológico. O salmeterol tem início de duração mais rápido (cerca de 5 min), enquanto o formoterol começa a agir após 20 ou 30 min, porém a duração de ação de ambos é semelhante (cerca de 12 h). A hipótese para explicar a longa duração de ação desses compostos está relacionada com sua lipofilia. Salmeterol e formoterol são moléculas muito lipofílicas. Quando atingem a membrana celular e o receptor beta, demoram mais para se "desgrudar" do receptor porque ambos estão mergulhados na membrana lipídica, e, como são lipofílicos, permanecem aí por mais tempo.

Sabe-se que, além do efeito broncodilatador, os beta-agonistas são eficazes em reduzir a liberação de mediadores inflamatórios pelos mastócitos, bem como diminuir um dos principais mediadores da inflamação pelos monócitos, o TNF-alfa. Também aumentam a depuração de muco por um aumento no batimento ciliar.

Apesar de ditos beta-2 seletivos, esses agonistas podem ter algum grau de ligação com outros tipos de receptores, como os receptores beta-1 cardíacos. Isso é particularmente importante em relação aos efeitos colaterais que provocam. A administração por inalação reduz muito a incidência de efeitos colaterais, mas estes, mesmo assim, podem estar presentes. De maneira geral, os principais efeitos colaterais induzidos por beta-agonistas são taquicardias e arritmias, por uma atuação beta-1 inespecífica, tremor e vasodilatação periférica que ocorrem por causa da ativação de receptores beta-2 no músculo esquelético e em vasos periféricos.

Antagonistas de receptores muscarínicos

Como discutido anteriormente, a acetilcolina liberada pelas terminações do sistema parassimpático é capaz de causar broncoconstrição e aumento da produção de muco nas vias aéreas por sua ação sobre os receptores M_3. Os antagonistas muscarínicos, também chamados anticolinérgicos, são fármacos que bloqueiam competitivamente a ação da acetilcolina liberada nas terminações que chegam aos brônquios.

Sua eficácia terapêutica dependerá de até que ponto o reflexo colinérgico broncoconstritor contribui para o broncoespasmo total do quadro clínico presente. Parece que a participação das vias parassimpáticas nas respostas broncoespasmódicas varia muito entre os indivíduos; assim, esses medicamentos podem funcionar muito bem em determinados pacientes ou não oferecer nenhum benefício a outros.

É muito comum que esses medicamentos sejam associados aos beta-agonistas, melhorando assim a eficácia terapêutica, uma vez que cada um deles age causando relaxamento da musculatura lisa brônquica utilizando vias farmacológicas diferentes.

O brometo de ipratrópio é, sem dúvida, o anticolinérgico mais utilizado para tratamento das enfermidades do sistema respiratório, sobretudo a asma. Trata-se de um derivado quaternário da N-isopropilatropina. Essa substância não discrimina entre os subtipos de receptores muscarínicos. Não é particularmente eficaz contra estímulos alergênicos, porém inibe o aumento da secreção de muco que ocorre na asma e pode aumentar a depuração mucociliar das secreções brônquicas. Não tem nenhum efeito sobre a fase inflamatória tardia da asma. O ipratrópio é administrado por inalação; por conseguinte, não exerce muita ação sobre os receptores muscarínicos além dos receptores brônquicos. Tem seu efeito máximo alcançado depois de 30 min e tem duração média de 4 h. Trata-se de um fármaco bem tolerado e seguro, com poucos efeitos colaterais em razão da baixa absorção sistêmica. Entretanto, pode-se observar taquicardia e sensação de boca seca, características dessa classe de medicamentos. Quando se necessita de um fármaco com efeito mais prolongado, pode-se utilizar o tiotrópio, particularmente empregado em pacientes com DPOC, para evitar sibilos e dispneia.

É interessante salientar que essa classe de medicamentos é muito bem empregada para reversão do broncoespasmo precipitado por antagonistas dos receptores beta-adrenérgicos como o propranolol, pois atua por uma via independente que não utiliza os receptores beta-adrenérgicos, que estariam bloqueados.

Metilxantinas

Compostos originalmente extraídos de plantas como café e cacau, as metilxantinas têm sido utilizadas desde o início do século 20 como broncodilatadores de escolha para o tratamento da asma. Historicamente, seu emprego no tratamento da asma nasceu de uma sugestão de Willian Whitering, que, em 1786, recomendou café forte como remédio para alívio de sintomas em pacientes asmáticos. Em 1900, o Laboratório Boehringer passou a sintetizar a teofilina, o principal representante do grupo, do qual também fazem parte a cafeína e a teobromina. A teofilina começou então, a partir da década de 1930, a ser amplamente utilizada no tratamento da asma. Entretanto, sua utilização tem sido muito reduzida ao longo das últimas décadas, sendo substituída por substâncias mais efetivas e com menos efeitos colaterais, como os beta-agonistas.

Durante muito tempo, especulou-se quais seriam os mecanismos implicados no efeito broncodilatador das metilxantinas. Até pouco tempo, acreditava-se que as metilxantinas atuavam na inibição das enzimas degradadoras de nucleotídios cíclicos, as fosfodiesterases (ver Figura 45.2 J), aumentando assim a quantidade de cAMP disponível na célula muscular lisa. Entretanto, trabalhos mais recentes mostraram que as concentrações necessárias para inibir a enzima isolada ultrapassam acentuadamente a faixa terapêutica utilizada. Atualmente, a hipótese mais aceita para tentar explicar o mecanismo de ação das metilxantinas é que estas inibem o receptor membranar de uma substância chamada adenosina, um nucleotídio que pode ser encontrado em abundância sob a forma livre no citosol de todas as células. Precursora do ATP e transportada livremente para dentro e para fora da célula, principalmente por transportadores de membrana, a adenosina produz muitos efeitos farmacológicos por atuar em receptores específicos na membrana celular de diversas células, como o músculo liso brônquico e as células inflamatórias. Sabe-se que, no músculo liso brônquico, o receptor para adenosina, quando ativado, inibe a produção de cAMP no interior da célula muscular. Assim sendo, acredita-se que as metilxantinas, como a teofilina, antagonizam o receptor para adenosina no músculo liso brônquico, aumentando a quantidade de cAMP. Esse efeito se soma à inibição da fosfodiesterase causada também pelas metilxantinas, elevando assim a quantidade de cAMP e promovendo a consequente broncodilatação. Além do efeito broncodilatador direto, as metilxantinas inibem a liberação de mediadores dos mastócitos, podendo, desse modo, trazer algum benefício também na fase tardia da asma.

As metilxantinas são administradas via oral e em preparações de liberação prolongada, não podendo fazê-lo por inalação. A mais utilizada é a teofilina. Pequenas alterações na estrutura dão origem à aminofilina, com propriedades farmacocinéticas diferentes e que pode ser administrada por injeção IV lenta de uma dose de ataque, seguida de infusão IV. São considerados fármacos de segunda linha no tratamento da asma e DPOC.

A meia-vida da teofilina aumenta quando de distúrbios hepáticos e fármacos que inibem enzimas hepáticas relacionadas com o citocromo P450, como anticoncepcionais orais, eritromicina, bloqueadores de canais de Ca^{2+} e cimetidina. Contudo, substâncias que aumentam a produção de destas enzimas hepáticas (indução enzimática), como fenobarbital, fenitoína e carbamazepina, diminuem sua meia-vida, o que também ocorre em fumantes e etilistas inveterados. Esses aspectos devem ser muito bem avaliados ao se prescrever essa classe de medicamentos, em virtude de sua estreita janela terapêutica e da grande quantidade de efeitos colaterais que podem causar, como excitação, convulsões, distúrbios gastrintestinais e arritmias, provavelmente por causa da ampla participação de adenosina como transmissor em vários sistemas.

GLICOCORTICOIDES

Trata-se de hormônios esteroidais produzidos pelo córtex da glândula suprarrenal. A terapia anti-inflamatória com glicocorticoides exógenos tem grande valor em várias doenças sistêmicas, e o emprego dessa classe de substâncias é de fundamental importância em distúrbios respiratórios, sobretudo na asma. A hidrocortisona é o principal glicocorticoide endógeno, e sua função no organismo está relacionada a um efeito permissivo sobre outros hormônios, isto é, permitir ou facilitar as ações de outros hormônios. Os glicocorticoides estão diretamente ligados ao metabolismo de carboidratos e proteínas e, além dos efeitos metabólicos, exibem atividade anti-inflamatória e imunossupressora. Por essas últimas ações, em geral são utilizados terapeuticamente.

O mecanismo de ação dessas substâncias envolve alteração na transcrição gênica. Ao entrarem na circulação sanguínea, elas penetram livremente nas células e se combinam a receptores chamados receptores esteroídicos. Uma vez ativados, esses receptores se dimerizam e migram para o núcleo celular onde se ligam a regiões específicas do DNA e podem reprimir ou induzir a expressão de vários genes. Entre os genes inibidos, estão os genes de várias proteínas com ação inflamatória, como aqueles relacionados à enzima ciclo-oxigenase, várias citocinas e fatores de adesão. A indução envolve produção de mRNA para várias substâncias, como a anexina-1, uma proteína com forte ação anti-inflamatória, principalmente por inibir enzimas produtoras de produtos inflamatórios, como a fosfolipase A2. Além de inibirem as células inflamatórias, os corticosteroides conseguem modular células estruturais, como células epiteliais, endoteliais, mucosas e musculares lisas brônquicas, trazendo efeitos benéficos para as doenças inflamatórias pulmonares (Figura 45.3).

Além de genes relacionados com a inflamação, vários outros podem ser suprimidos ou induzidos, principalmente aqueles ligados ao metabolismo celular e à diferenciação celular. Esse é o principal inconveniente da terapêutica com glicocorticoides, pois uma série de efeitos colaterais advém dessa inespecificidade. Com frequência, o paciente usuário crônico de glicocorticoides apresenta hiperglicemia, osteoporose, obesidade e vários outros efeitos negativos.

Ademais de seu efeito anti-inflamatório, os glicocorticoides melhoram a ação dos agonistas adrenérgicos dos receptores no músculo liso brônquico, seja por modificações dos receptores e aumento do número destes, seja atuando em reações moleculares que se produzem entre a estimulação do receptor e o estado contrátil do músculo. Sendo assim, comumente empregam-se beta-agonistas adrenérgicos e glicocorticoides, ambos favoráveis à broncodilatação.

Além dos efeitos colaterais causados pela administração de glicocorticoides exógenos, há outro inconveniente quanto à sua aplicação sistêmica crônica. O glicocorticoide exógeno, quando administrado cronicamente, promove a atrofia do córtex da glândula suprarrenal, levando, assim, à diminuição da produção endógena de esteroides. Desse modo, se a terapia for suspensa de maneira abrupta, uma série de reações indesejáveis, como hipotensão, depressão, anorexia, perda de peso e hipoglicemia, pode ocorrer em virtude da baixa concentração de corticosteroides circulantes. Para evitar esses efeitos, a terapia crônica deve ser suspensa gradativamente.

Com o passar dos anos, vários glicocorticoides foram produzidos no mercado, o que possibilitou a produção de compostos de uso tópico com baixa biodisponibilidade sistêmica e alta potência tópica, reduzindo muito o índice de efeitos colaterais. Hoje em dia, raramente se utilizam corticosteroides

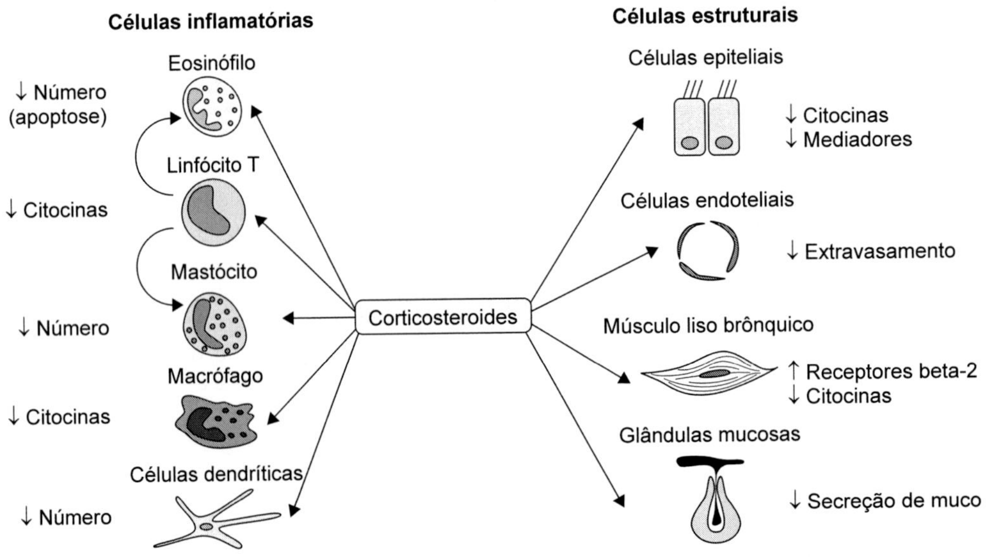

Figura 45.3 Efeitos celulares dos glicocorticoides. Adaptada de Barnes e Adcock (1993).

sistêmicos para tratamento de afecções pulmonares, ainda que o seu emprego tópico na forma de aerossol seja muito popular. No entanto, ainda assim, uma fração do esteroide inalada penetra na circulação sanguínea, podendo causar algum grau de efeitos colaterais.

Os corticosteroides utilizados por inalação são bioestáveis nas vias aéreas, sendo inativados no fígado por enzimas específicas. A fração de corticosteroide inalada e que se deposita na orofaringe, não alcançando os pulmões, é deglutida e absorvida pelo trato gastrintestinal, além de eficientemente inativada pela primeira passagem pelo fígado. Não ocorre o mesmo para a pequena fração inalada depositada nos brônquios, que também sofre absorção sistêmica. Essa pequena parcela absorvida pelas vias aéreas é transportada ao coração pela circulação brônquica e pela circulação pulmonar. Enquanto um quarto do débito cardíaco apresenta a primeira passagem pelo fígado para sofrer inativação, a maioria do corticosteroide absorvido nos pulmões é largamente distribuída pelo corpo, persistindo por várias horas após a inalação. Os glicocorticoides mais comumente utilizados por inalação são dipropionato de beclometasona, budesonida, flunisolida, propionato de fluticasona e acetato de triancinolona.

ANTAGONISTAS DE LEUCOTRIENOS

Antes de analisar os fármacos dessa classe, é necessário fazer uma breve revisão sobre a produção dos eicosanoides, mediadores inflamatórios de suma importância em todo tipo de inflamação. Os eicosanoides são mediadores lipídicos formados, sequencialmente, a partir do ácido araquidônico e pela ação da enzima fosfolipase A2 (PLA_2, *phospholipase* 2) sobre os fosfolipídios constituintes da membrana celular de todas as células (Figura 45.4). Esse processo pode ser desencadeado pela ação de estímulos inflamatórios diversos ou lesão celular direta. Dependendo do tipo celular no qual se forma o ácido araquidônico, este pode ser metabolizado por enzimas específicas, transformando-se em prostaglandinas, leucotrienos (LT) ou lipoxinas.

As enzimas responsáveis por transformar o ácido araquidônico em prostaglandinas são as ciclo-oxigenases (COX), divididas em dois tipos: 1 e 2. A COX-1 ocorre na maioria das células como enzima constitutiva (i. e., está sempre presente) e sabe-se que os eicosanoides, produzidos por ela, estão envolvidos na homeostasia normal, como na regulação de respostas vasculares. Diferentemente, a COX-2 é induzida em células inflamatórias por um estímulo inflamatório. As prostaglandinas produzidas nessas células são mediadores inflamatórios muito potentes e produzidas enquanto durar o processo inflamatório, contribuindo, assim, para a manutenção da resposta inflamatória.

Os leucotrienos, por sua vez, são produtos das vias das lipo-oxigenases. Essas enzimas solúveis localizam-se no citosol e são encontradas nos pulmões, nas plaquetas, nos mastócitos e nos leucócitos. A principal enzima do grupo é a 5-lipo-oxigenase. Essas enzimas atuam sobre o ácido araquidônico, produzindo um intermediário lipídico que é convertido, espontaneamente, em leucotrieno A_4 (LTA_4). O LTA_4 pode ser convertido em LTB_4 ou em uma série de cistenil-leucotrienos, LTC_4, LTD_4 e LTE_4, que têm o aminoácido cisteína incorporado à sua estrutura. Os leucotrienos e os cistenil-leucotrienos atuam em receptores específicos, causando quimiotaxia, adesão e ativação de polimorfonucleares e monócitos. Podem ainda estimular a proliferação de macrófagos e linfócitos e a produção de linfocinas por essas células. Por último, causam contração da musculatura brônquica, tornando-se importantes, especialmente na asma.

O escarro de pacientes asmáticos tem elevada concentração de cistenil-leucotrienos. Pesquisas atuais mostram uma grande relevância desse grupo de mediadores na indução da hiper-responsividade brônquica subjacente em asmáticos.

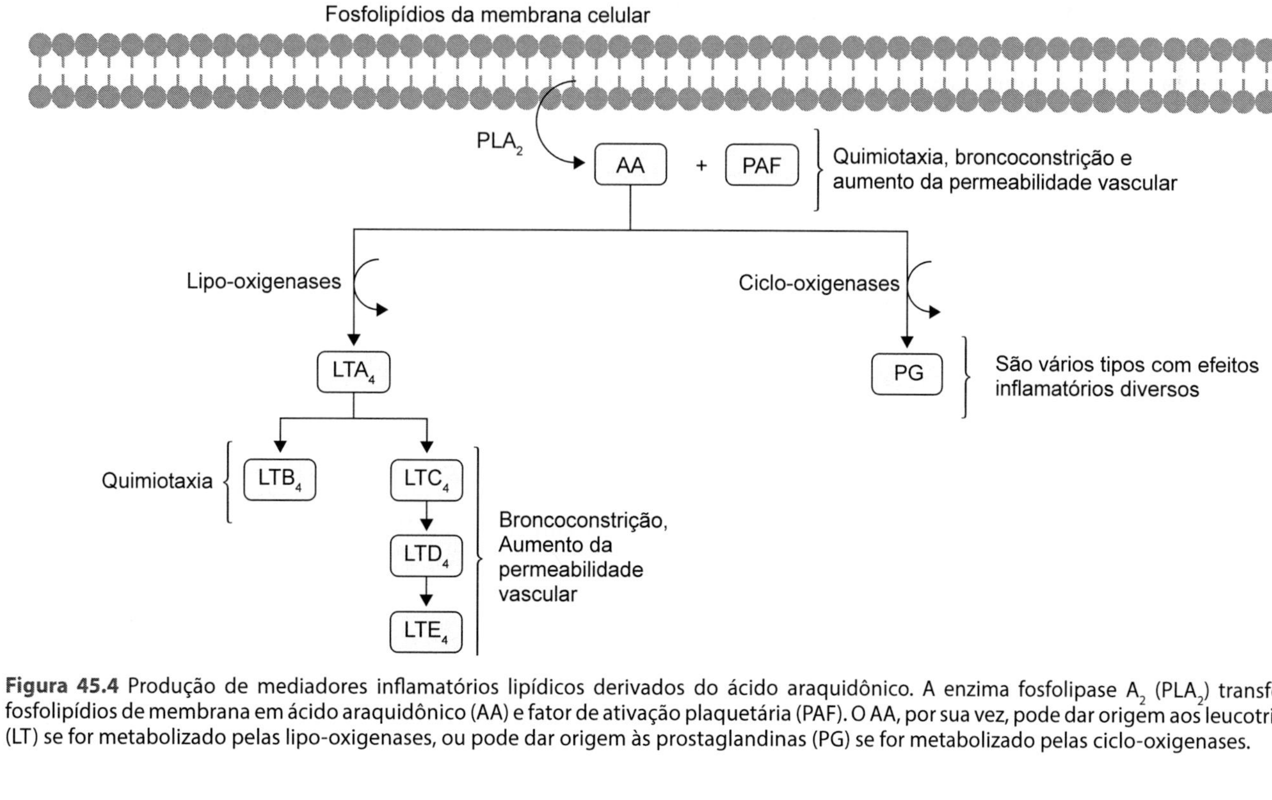

Figura 45.4 Produção de mediadores inflamatórios lipídicos derivados do ácido araquidônico. A enzima fosfolipase A_2 (PLA_2) transforma fosfolipídios de membrana em ácido araquidônico (AA) e fator de ativação plaquetária (PAF). O AA, por sua vez, pode dar origem aos leucotrienos (LT) se for metabolizado pelas lipo-oxigenases, ou pode dar origem às prostaglandinas (PG) se for metabolizado pelas ciclo-oxigenases.

Acredita-se que esses produtos estejam entre os principais mediadores, tanto na fase inicial quanto na fase tardia da asma.

Todos os cistenil-leucotrienos atuam sobre o mesmo receptor de alta afinidade. Este, quando estimulado, ativa mecanismos de transdução de sinais que, por sua vez, levam ao aumento do Ca^{2+} intracelular. Atualmente, existem no mercado antagonistas competitivos para os receptores de cistenil-leucotrienos, como o zafirlucaste e montelucaste, os quais mostraram eficácia relativa e, ao contrário do que se esperava, não representam uma cura para a asma. São, contudo, eficazes em impedir o desenvolvimento de certos tipos de asma, como aquela induzida por ácido acetilsalicílico, medicamento que, como se sabe, inibe irreversivelmente a COX-2. Dessa maneira, o ácido araquidônico, não sendo metabolizado pela COX-2, se acumula nas células inflamatórias e acaba sendo metabolizado pelas lipo-oxigenases (ver Figura 45.4), aumentando, assim, a quantidade de leucotrienos e cistenil-leucotrienos, com a possibilidade de desencadear uma crise asmática em indivíduos predispostos. Esses antagonistas também mostram algum benefício na asma induzida por exercício, diminuindo ambas as respostas iniciais e tardias a alergênios inalados e relaxando as vias aéreas na asma leve e moderada. Apesar de causar broncodilatação, esta se mostra bem menos efetiva em relação àquela induzida por antagonistas dos receptores beta-adrenérgicos e inibidores de receptores muscarínicos.

De maneira geral, os antagonistas de cistenil-leucotrienos não causam efeitos colaterais significativos, sendo relatados distúrbios gastrintestinais e cefaleia. Ambas as substâncias são administradas via oral, 1 ou 2 vezes/dia.

Um antagonista da 5-lipo-oxigenase (Zileuton®) tem sido comercializado, recentemente, em alguns países como agente antiasmático e anti-inflamatório. Contudo, ainda é muito cedo para dizer se esse novo medicamento ocupará lugar importante nesse tipo de terapia.

ANTICORPOS CONTRA IMUNOGLOBULINA E | ANTI-IgE

Os mastócitos e, em menor grau, os eosinófilos e os basófilos têm um papel central na etiopatogenia da asma brônquica, sendo encontrados em grande quantidade no pulmão e na pele. Esses tipos celulares inflamatórios, com características peculiares, se tornam diferentes dos outros tipos celulares envolvidos na resposta inflamatória. No interior dessas células, há um grande número de vesículas com conteúdo de histamina, uma menor quantidade de heparina e um tipo de proteína ácida. A histamina é um potente mediador da resposta inflamatória das reações de hipersensibilidade do tipo I, causando, entre outros efeitos, constrição brônquica e aumento da permeabilidade vascular. Sua ação ocorre pela ativação de receptores membranares específicos, que são de três tipos: H_1, H_2 e H_3. Os efeitos anteriormente mencionados são causados pelos receptores H_1.

A liberação da histamina se faz muito rapidamente, quando a concentração de Ca^{2+} intracelular aumenta de modo abrupto mediante a estimulação antigênica. O conteúdo histaminérgico liberado é responsável por causar intensa broncoconstrição, característica da fase inicial da asma.

Somente a partir da década de 1970, os mecanismos responsáveis pela degranulação (liberação do conteúdo vesicular) dos mastócitos começaram a ser elucidados. É sabido que a membrana celular do mastócito tem um tipo de proteína (chamada de FcεRI), de alta afinidade para a porção FC de determinado tipo de imunoglobulina (anticorpo), chamado imunoglobulina E (IgE) (Figura 45.5). Essa imunoglobulina representa apenas uma pequena fração no plasma quando comparada às outras imunoglobulinas (apenas 0,002% do total de imunoglobulinas circulantes). No entanto, o IgE, diferentemente das outras imunoglobulinas, é capaz de se ancorar à proteína FcεRI presente na membrana celular de mastócitos e basófilos em razão da alta afinidade (Figura 45.5). Assim, a IgE funciona como uma espécie de receptor membranar desse tipo celular. Os mastócitos são então ativados pelo acoplamento do antígeno (ligação cruzada) aos receptores de IgE da superfície de sua membrana celular, resultando, assim, em uma ativação das proteínas ancoradoras membranares que são capazes de induzir uma cascata de sinalização intracelular. O resultado final é aumento de Ca^{2+}, com consequente liberação das vesículas contendo histamina. O conteúdo do mastócito também pode ser liberado quando os componentes do sistema de complemento C3a e C5a interagem com receptores de membrana específicos.

Vários estudos epidemiológicos têm mostrado que o grau de hiper-responsividade brônquica está associado aos níveis totais de IgE. Ficou demonstrado que vias aéreas de pacientes com alto nível de IgE total no soro são mais reativas a histamina, em comparação a indivíduos com baixos níveis de IgE.

Com base nesses dados, foi desenvolvido um tipo de anticorpo monoclonal contra a IgE humana, o omalizumabe. Esse anticorpo anti-IgE forma complexos com a IgE livre plasmática (Figura 45.5), inativando-os e predispondo-os à degradação, e impedindo que eles se liguem à membrana mastocitária. Após a administração SC ou IV desse anti-IgE, os níveis séricos de IgE circulante caem para valores muito abaixo do normal, chegando a atingir mais de 99% de diminuição da IgE total livre por ação dose-dependente. Da mesma maneira, ocorre redução na expressão da proteína ancoradora de IgE presente na membrana mastocitária. Além disso, o anti-IgE pode ligar-se a essa proteína inibindo-a, dificultando a geração de sinais transmembrana que levam à degranulação mastocitária. Esse conjunto de ações leva a uma redução drástica na liberação da histamina mastócito-mediada (cerca de 90% de redução), o que torna este fármaco um excelente agente antialérgico, que tem trazido muitos benefícios para pacientes com asma alérgica grave. A aplicação do omalizumabe deve ser feita com injeções mensais ou quinzenais. A dosagem de anti-IgE necessária deve ser individualizada de acordo com os níveis de IgE de cada paciente, fazendo-se necessária a dosagem prévia dos níveis de IgE circulante. Cálculos devem ser feitos para proporcionar a maior redução possível dos níveis de IgE; caso contrário, a IgE residual pode continuar levando à degranulação de mastócitos, caso reconheça seu antígeno, e a terapia não funcionará.

Além dos anti-IgE, vários outros anticorpos monoclonais têm sido testados em ensaios clínicos na asma. Os principais já utilizados são os antagonistas de algumas citocinas (anti-IL-4, anti-IL-5, anti-IL-9, anti-IL-13 e anti-IL-14) (Figura 45.6) e, também, anti-TNF e anti-CD11a. Sabe-se que a asma, assim como outras doenças inflamatórias, tem um perfil definido de citocinas que participam da sinalização do processo inflamatório envolvido. Cada citocina tem um papel específico na doença, cujo estudo individual está relacionado com uma terapia mais seletiva para as doenças inflamatórias. Assim, se determinada citocina tem um papel muito relevante na

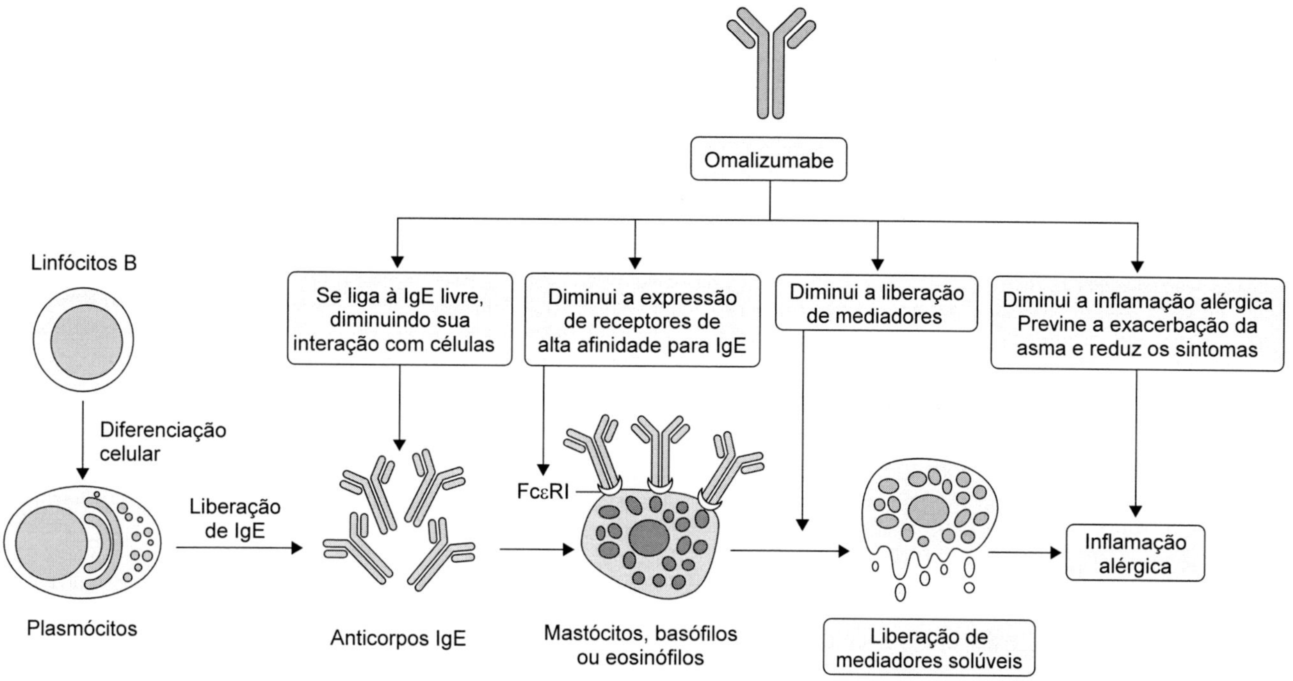

Figura 45.5 Efeitos da inibição da IgE na resposta inflamatória alérgica. O anticorpo monoclonal anti-IgE omalizumabe pode diminuir os níveis de IgE livres resultando em atenuação das reações alérgicas. Além disso, a inibição da ligação da IgE a mastócitos, basófilos e eosinófilos também leva a diminuição na expressão da proteína de ancoramento da IgE de alta afinidade (FcεRI) que está presente na membrana celular dessas células. Adaptada de Holgate e Polosa (2008).

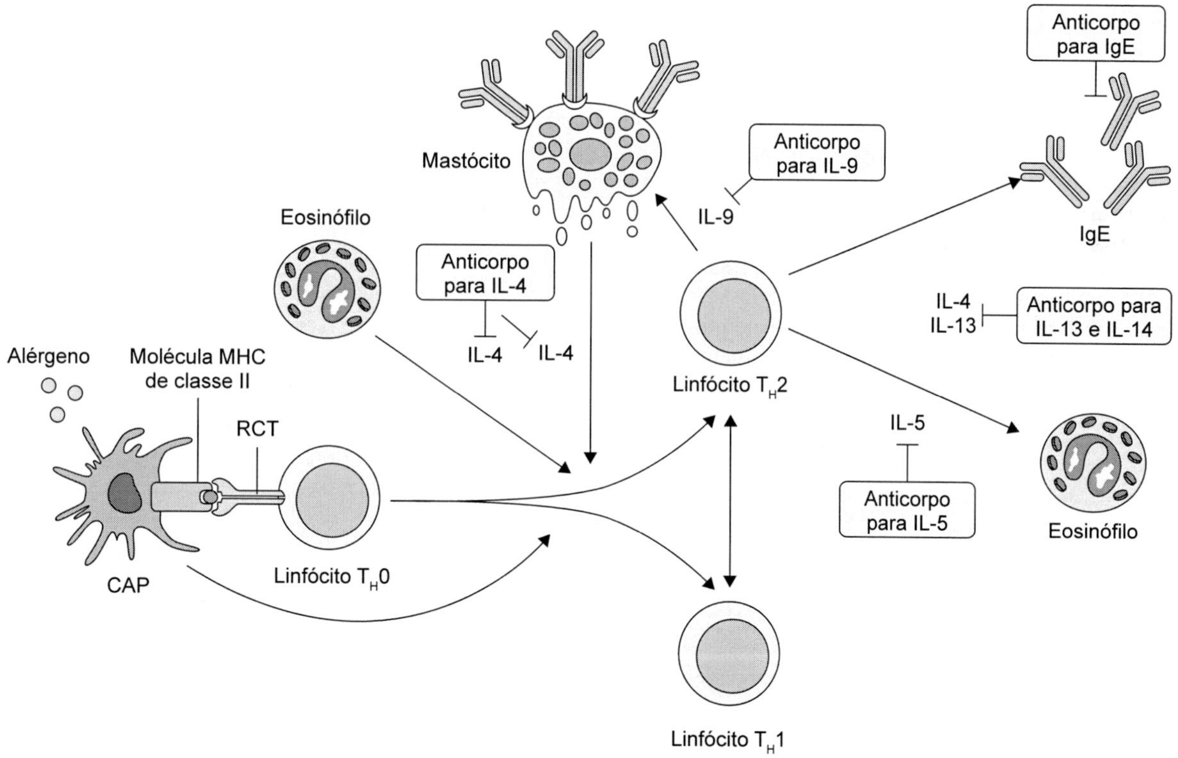

Figura 45.6 Inibição de várias interleucinas mediadoras da resposta inflamatória na asma a partir de anticorpos específicos anti-interleucinas. CAP: célula apresentadora de antígenos; RCT: receptor de células T. Adaptada de Holgate e Polosa (2008).

asma, mas não em outras doenças inflamatórias, sua inibição específica seria uma terapêutica mais direcionada e acarretaria menos efeitos colaterais. A terapia com anticorpos monoclonais tem se mostrado muito eficiente, no entanto seu alto custo ainda inviabiliza o seu uso rotineiro. A cada ano, novos tipos de anticorpos monoclonais são lançados no mercado, configurando-se um tipo de terapia mais promissor entre todas as terapias empregadas. Para uma revisão detalhada dos novos anticorpos monoclonais no tratamento da asma, vale consultar Agondi *et al.* (2012).

AGENTES MUCOLÍTICOS

O desequilíbrio entre a formação e a remoção do muco no trato respiratório muitas vezes está relacionado com uma piora do quadro clínico de pacientes com diversos tipos de doenças respiratórias.

A composição do muco das vias aéreas varia muito em dependência do quadro clínico do paciente. Normalmente, o muco constitui-se predominantemente de um emaranhado de glicoproteínas, no qual grandes cadeias se unem umas às outras pelas pontes dissulfeto (Figura 45.7). Secreção purulenta está frequentemente associada ao muco, sobretudo em doenças com quadro infeccioso. As secreções podem ser mucosas, serosas ou purulentas, fluidas ou espessas, viscosas e, por vezes, formam rolhas. Muitas vezes, o auxílio de uma medicação mucolítica pode trazer grandes benefícios porque fluidifica o muco, facilitando a expectoração ou a aspiração. No entanto, seu emprego é alvo de grandes controvérsias. Cabe ao profissional buscar informação nos inúmeros trabalhos clínicos sobre qual a melhor conduta a ser realizada em cada caso. Neste tópico, serão abordados dois principais tipos de agentes mucolíticos: a N-acetilcisteína (NAC) e a dornase alfa.

N-acetilcisteína (NAC)

Composto derivado do aminoácido cisteína, com um grupamento tiol (SH - sulfidrila) que confere à molécula um poderoso efeito antioxidante, a NAC é uma molécula muito reativa, à qual vários efeitos benéficos já foram associados. Sua ação mucolítica se dá por sua ação redutora, uma vez que o grupo tiol livre rompe as ligações dissulfeto entre as diferentes cadeias proteicas do muco (Figura 45.7). Sua ação se dá diretamente sobre as secreções mucosas e purulentas, como comprovado *in vitro* e *in vivo*, determinando a formação de moléculas com peso molecular inferior, o que contribui para maior fluidez do muco ao reduzir a sua viscosidade.

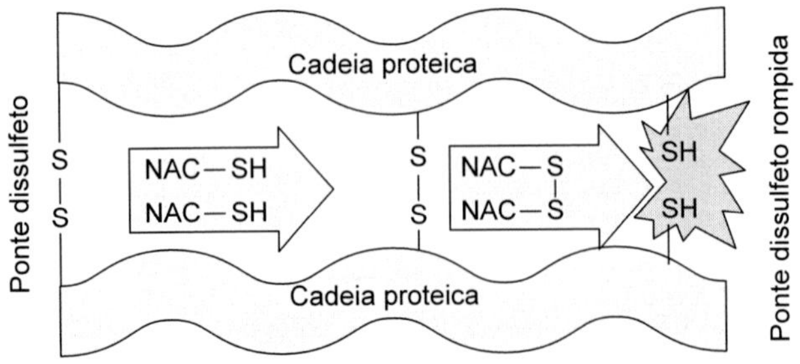

Figura 45.7 A N-acetilcisteína (NAC) quebra pontes dissulfeto das cadeias proteicas que constituem o muco. A quebra das pontes dissulfeto torna o muco mais fluido, facilitando sua depuração ou aspiração mecânica.

Atualmente, há uma grande divergência em relação aos efeitos benéficos da NAC sobre o trato respiratório. Vários estudos clínicos, como os de Miller *et al.*, mostram que não há melhora em relação à depuração mucociliar de pacientes tratados com NAC. Contudo, já se demonstrou que a utilização de NAC é capaz de reduzir muito a debilidade de pacientes com problemas respiratórios crônicos, como descrito por Parr e Huitson (1987) e, também, por Rasmussen e Glennow (1988).

Além de seu efeito sobre as secreções, a NAC tem várias outras ações biológicas relacionadas com o seu efeito antioxidante direto ou indireto. A NAC atua repondo os estoques intracelulares de glutationa (GSH), uma molécula antioxidante de extrema importância, presente em todos os tipos celulares. A GSH atua protegendo a célula contra efeitos nocivos de agentes oxidantes. Dessa maneira, a NAC tem sido empregada nos casos em que a reposição dos estoques de GSH é importante, como na síndrome do desconforto respiratório agudo (SDRA), na bronquite crônica e na intoxicação por paracetamol (substância anti-inflamatória responsável por depletar os estoques de GSH hepática quando administrados em altas doses).

Dornase alfa

Agente mucolítico utilizado no tratamento de pacientes com fibrose cística, trata-se de uma enzima (desoxirribonuclease I) que cliva a cadeia de DNA em regiões específicas. Estudos recentes mostram uma grande melhora na função respiratória de pacientes com fibrose cística tratados regularmente com dornase alfa por nebulização. O risco de infecção das vias aéreas também parece estar reduzido nesses pacientes.

O paciente com fibrose cística tem grande retenção de secreções viscosas purulentas nas vias aéreas, o que contribui para a redução da função pulmonar, bem como para a exacerbação de infecções. Essa secreção tem elevadas concentrações de DNA extracelular eliminado pelos leucócitos em degeneração que se acumulam em resposta à infecção. Sabe-se que as moléculas de DNA, por serem muito grandes, tornam a secreção mucosa muito mais viscosa, e a utilização da dornase alfa por nebulização aumenta a fluidez do muco ao quebrar o DNA em regiões específicas.

HIPERTENSÃO PULMONAR (HP)

Doença caracterizada por um aumento da pressão arterial pulmonar média acima de 25 mmHg no repouso com pressão capilar pulmonar menor ou igual a 15 mmHg, a HP está intimamente associada a alterações vasculares, sobretudo alterações funcionais no endotélio vascular, o que traz como consequência um aumento da resistência arterial pulmonar. Esta condição está relacionada com hipertrofia da câmara cardíaca direita, diminuição do débito cardíaco e consequente comprometimento também da circulação sistêmica. Assim, a HP está associada a uma deterioração clínica progressiva e a um mau prognóstico na maioria dos casos.

Várias vias moleculares geralmente estão envolvidas na disfunção endotelial observada na HP. Mediadores vasoativos, como óxido nítrico (NO), prostaciclina, serotonina e endotelina-1, podem ser anormalmente produzidos, promovendo um desequilíbrio entre ações vasoconstritoras e vasodilatadoras e entre apoptose e proliferação celular. Esses efeitos implicam diretamente vasoconstrição arterial e remodelamento da parede vascular, com hipertrofia da camada média muscular, proliferação e fibrose da camada íntima, proliferação da camada adventícia e trombose *in situ*, com ou sem lesão plexogênica.

A HP, além de estar relacionada com edema pulmonar e diminuição da capacidade ventilatória pulmonar, tem estreita ligação com condições sistêmicas (p. ex., edema periférico relacionado com diminuição da capacidade do coração em manter o debito cardíaco). Desse modo, a terapia medicamentosa da HP não se restringe ao tratamento dos fatores primários envolvidos na doença (vasodilatadores arteriais pulmonares), mas também abrange o tratamento dos acometimentos secundários que decorrem do aumento da resistência vascular pulmonar. Assim, é frequente o uso de diuréticos, broncodilatadores, anticoagulantes, oxigênio e outros medicamentos em conjunto com fármacos que agem diretamente na modulação contrátil dos vasos arteriais pulmonares. Por envolver uma intervenção terapêutica medicamentosa bastante extensa, que foge ao escopo deste capítulo, a discussão será restrita a medicamentos com ação mais direta no aparelho respiratório. Portanto, serão abordados os principais medicamentos envolvidos na diminuição da resistência vascular pulmonar.

Endotélio vascular e músculo liso vascular no sistema respiratório

A HP é histologicamente caracterizada por obstrução das pequenas artérias, descritas como lesões plexogênicas, resultantes da disfunção das células endoteliais e da musculatura lisa e proliferação de fibroblastos. Vasoconstrição, remodelamento das paredes dos vasos e trombose *in situ* também podem resultar da disfunção dessas células.

O tônus vascular pulmonar, assim como o tônus vascular sistêmico, é extensamente modulado por mediadores vasoconstritores e relaxantes derivados do endotélio vascular. Fisiologicamente, o endotélio vascular responde a fatores hormonais e físicos, como alterações de fluxo, pressão e metabólitos, liberando substâncias vasoativas importantes no controle de fluxo tanto local quanto sistêmico. O desequilíbrio patológico na produção desses mediadores pode modular a vasoconstrição, promovendo aumento da resistência arterial pulmonar típica encontrada na HP. Esse desequilíbrio na produção de fatores modulatórios da contração vascular pelas células endoteliais, geralmente com o aumento de substâncias vasoconstritoras e diminuição da produção de substâncias vasorrelaxantes, é comumente chamado de disfunção endotelial.

Entre as substâncias modulatórias vasorrelaxantes produzidas pelo endotélio vascular, pode-se destacar o NO, a prostaciclina (PGI_2), o peróxido de hidrogênio (H_2O_2) e o fator hiperpolarizante derivado do endotélio (EDHF, *endothelium-derived hyperpolarizing factor*). Diferentemente, as substâncias contráteis produzidas por essas células podem ser a endotelina-1 (ET-1), algumas espécies reativas de oxigênio e radicais livres, como o peroxinitrito e o ânion superóxido.

O NO é talvez o mediador endotelial funcionalmente mais importante em condições fisiológicas normais. Seu papel é de extrema importância no controle da resistência vascular periférica e pulmonar, bem como do fluxo sanguíneo local, constituindo-se também um antiagregante plaquetário. O NO é sintetizado no interior das células endoteliais pela clivagem do aminoácido L-arginina, gerando L-citrulina e NO, pela ação catalítica da enzima óxido nítrico sintase (NOS). O NO produzido pelo endotélio difunde-se rapidamente para o músculo liso subjacente e ativa a enzima guanilato ciclase solúvel, mediando a conversão da guanosina trifosfato (GTP) em guanosina 3', 5' monofosfato (GMPc) (Figura 45.8-1), ativadora de outra enzima, a proteína quinase G (PKG). Esta enzima fosforila e modula a ação de proteínas específicas na célula muscular lisa, causando relaxamento dessa célula. Entre as proteínas fosforiladas pela PKG, podem-se destacar principalmente canais iônicos como os de Ca e K. A fosforilação desses canais, promovida pela PKG, leva a uma menor quantidade de Ca^{2+} livre no citoplasma da célula muscular, com consequentes relaxamento e vasodilatação. Uma revisão detalhada desse processo pode ser obtida em Scott e Graseman (2014).

A PGI_2 é uma substância da classe das prostaglandinas, mediadores produzidos como metabólito do ácido araquidônico em vários tipos celulares por ação da enzima ciclo-oxigenase (COX). Além de seu efeito vasodilatador potente, a PGI_2 tem ação antiagregante plaquetária. A PGI_2 produzida pelo endotélio se liga a seu receptor membranar específico na célula muscular lisa e ativa a enzima adenilato ciclase, que converte em adenosina trifosfato (ATP) e em cAMP (Figura 45.8-2). O cAMP ativa uma proteína quinase específica, a proteína quinase A (PKA). Assim como ocorre com a PKG na via do NO, a PKA fosforila proteínas e enzimas no músculo liso vascular que levam ao seu relaxamento. Entre as ações promovidas pela PKA, pode-se citar a redução da afinidade das proteínas contráteis ao Ca^{2+} e a hiperpolarização das células pela abertura de canais de potássio. Em pacientes com HP, a liberação de prostaciclinas está reduzida.

As endotelinas correspodem a peptídeos vasoconstritores produzidos pelo endotélio vascular, sendo a endotelina-1 (ET-1) o subtipo mais importante. A interação deste peptídio com receptores membranares localizados no músculo liso vascular (receptores ET_a) (Figura 45.8-3) leva a uma potente contração desta célula por duas vias distintas. A via clássica seria o aumento da concentração intracelular do íon cálcio que ativa a enzima fosfolipase C (PLC) (Figura 45.8-4), que, por sua vez, estimula a liberação do Ca^{2+} armazenado nos estoques internos (retículo sarcoplasmático). O cálcio se liga a proteínas específicas do músculo liso e induz fosforilação em pontos específicos da miosina por meio de uma proteína conhecida como proteína quinase de cadeia leve da miosina (MLCK) (Figura 45.8-5), causando contração. Vários agentes vasoconstritores hormonais, como epinefrina, angiotensina II (Ang II) e serotonina, agem de maneira muito semelhante à endotelina, ligando-se a receptores específicos na membrana celular do músculo liso e ativando a liberação de Ca^{2+} armazenado no retículo sarcoplasmático. Além desses mecanismos, a endotelina e os outros vasoconstritores já mencionados podem, de certo modo, aumentar a sensibilidade das proteínas contráteis ao íon Ca^{2+}, ou seja, além de esses hormônios aumentarem a quantidade de íon Ca^{2+} livre no citoplasma, potencializam o efeito deste íon. Isso acontece porque os receptores para hormônios com funções contráteis, como a endotelina, ativam a enzima PLC que leva ao aumento intracelular de Ca^{2+} e estimulam a ativação de um conjunto de proteínas quinases, conhecidas como sistema RhOA/Rho-quinase (Figura 45.8-6). Essas proteínas melhoram a ação do íon Ca^{2+}, pois facilitam a fosforilação da miosina, uma vez que inibem uma enzima que reverte a fosforilação da miosina induzida pelo Ca^{2+}, a proteína fosfatase da cadeia leve da miosina (MLCP). A fosforilação da miosina, o evento final da contração do músculo liso vascular, é, portanto, controlada por estas duas enzimas, uma que a fosforila, ativando-a e promovendo sua contração (MLCK, que tem sua ativação promovida pelo íon Ca^{2+}), e uma que a desfosforila, levando ao seu relaxamento (MLCP). Assim, a endotelina aumenta a concentração de Ca^{2+} intracelular e também inibe a enzima responsável por inibir o processo contrátil por meio da desfosforilação da miosina (MLCP). Recentes estudos experimentais têm mostrado que o inibidor da enzima Rho-quinase, o fasudil (Figura 45.8-7) causa vasodilatação em uma série de leitos vasculares e, quando administrado via sistêmica, parece dilatar preferencialmente artérias pulmonares, o que o classificaria como um importante aliado no tratamento da HP. No entanto, apesar de mostrar efeito promissor em testes clínicos, o fasudil ainda não está disponível para a utilização no tratamento da HP no Brasil.

Além desse efeito direto sobre a contração vascular, a ET-1 aumenta a expressão do receptor da serotonina nas células musculares lisas, induzindo o remodelamento vascular. A expressão da ET-1 está aumentada na HP e os seus níveis circulantes correlacionam com a gravidade da doença. Alguns autores sugerem que a via da RhOA/RhoA-quinase, além de aumentar a sensibilidade ao íon Ca^{2+} e a contração, está envolvida com resposta proliferativa, disfunção endotelial e remodelamento pulmonar na HP.

Esses conceitos revisados até o momento são de grande importância para entender os mecanismos de ação dos principais fármacos utilizados no tratamento da HP. A seguir, será

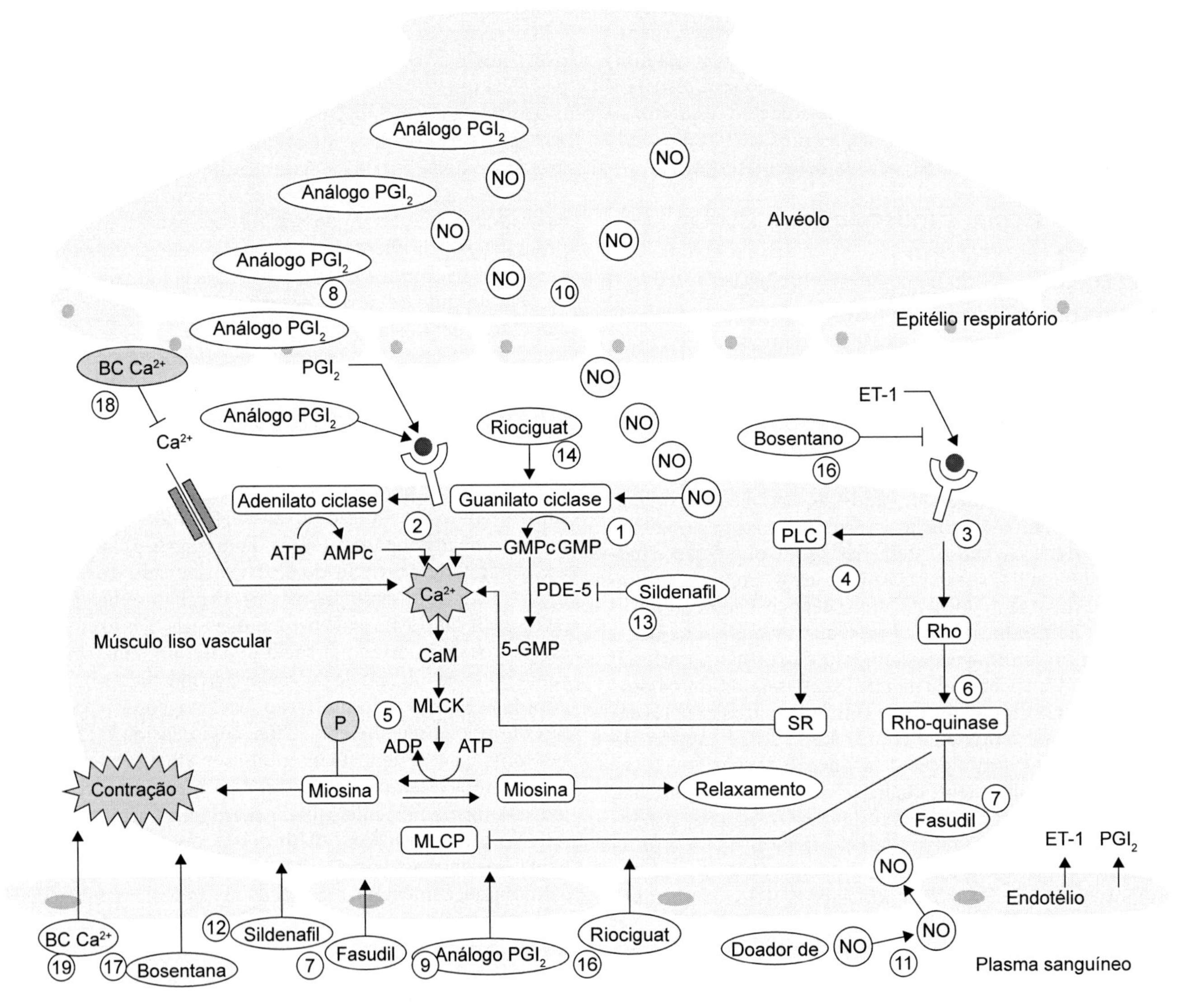

Figura 45.8 Modulação do processo contrátil em artéria pulmonar. A concentração de Ca^{2+} intracelular livre é responsável pelo processo contrátil por meio da ligação com calmodulina (CaM) e posterior ativação da proteína quinase de cadeia leve da miosina (MLCK), que fosforila miosina e ativa o processo contrátil. A concentração livre de Ca^{2+} é modulada por vários fármacos vasodilatadores empregados no tratamento da hipertensão pulmonar (HP). Prostaciclinas (PGI_2) e análogos da prostaciclina interagem com receptor membranar relacionado com ativação da enzima adenilato ciclase e produção de cAMP (adenosina trifosfato cíclico), que diminui a concentração livre de Ca^{2+}. O óxido nítrico (NO) e o riociguat induzem a produção de guanosina trifosfato cíclico (GMPc) pela ativação da enzima guanilato ciclase, que também se relaciona com a diminuição dos níveis plasmáticos de Ca^2. Endotelina-1 (ET-1) ativa receptores de membrana que estão envolvidos na contração pela liberação de Ca^{2+} armazenado no retículo sarcoplasmático (SR) via formação da fosfolipase C (PLC), além de aumentar a ativação da fosfatase de cadeia leve da miosina (MLCP), que se contrapõe ao processo contrátil por causar um efeito inverso ao observado pela MLCK. O fasudil inibe este processo por inibir a enzima Rho-quinase e a bosentana, ao bloquear o receptor para ET-1. Sildenafila inibe a degradação de cAMP e GMPc pela inibição da enzima fosfodiesterase tipo V (PDE5). Bloqueadores de canais para Ca^{2+} (BC Ca^{2+}) bloqueiam a concentração livre intracelular deste íon pelo bloqueio de canais de Ca^{2+} tipo L membranares. Alguns análogos de PGI_2 e NO podem atingir seletivamente os vasos pulmonares pela difusão alveolar pós-inalação. Todos os outros fármacos mostrados chegam aos vasos pulmonares pela circulação sistêmica.

feita uma abordagem dos medicamentos atualmente em uso para a redução da resistência arterial pulmonar.

Análogos da prostaciclina

Fármacos vasodilatadores de uso sistêmico, não somente os análogos da prostaciclina, mas também os bloqueadores de canais de Ca^{2+}, os nitrovasodilatadores e os inibidores dos receptores de endotelina, devem ser utilizadas com muita cautela, uma vez que os efeitos sistêmicos podem ser pronunciados em um grupo de pacientes que frequentemente tem insuficiência cardíaca com diminuição de perfusão sistêmica, secundária ao problema pulmonar. No entanto, eles tendem a causar uma vasodilatação mais significativa nas artérias pulmonares que nas artérias sistêmicas, muito provavelmente por causa da disfunção ali existente, que as torna hiper-responsivas a alguns agentes vasodilatadores. A intensidade com que os vasodilatadores de uso sistêmico podem preferencialmente vasodilatar a circulação pulmonar depende da relação resistência vascular periférica/resistência vascular sistêmica; ou seja, se a resistência vascular periférica está mais elevada que a resistência vascular sistêmica, os agentes vasodilatadores sistêmicos podem causar uma vasodilatação maior em nível pulmonar do que sistêmico.

A diminuição da pressão sistêmica secundária ao uso de vasodilatadores é minimizada se a redução na pós-carga do ventrículo direito causa aumento no débito deste ventrículo, com consequente aumento no débito cardíaco. Em outras palavras, se os vasodilatadores diminuem a resistência vascular pulmonar e essa ação aumenta o débito de ventrículo direito, então o débito cardíaco pode ser aumentado. Se, ao contrário, a vasodilatação pulmonar não melhorar a função do ventrículo direito, pode ocorrer hipotensão arterial decorrente da vasodilatação sistêmica. Portanto, a determinação do potencial benefício dos vasodilatadores sistêmicos é importante para avaliar o efeito desses fármacos na função do ventrículo direito e no débito cardíaco.

Entre os vasodilatadores empregados na HP, os análogos da prostaciclina são o grupo de vasodilatadores mais recentemente introduzidos no tratamento da doença (ver Figura 45.8-8 e 9). Vários trabalhos mostram um claro aumento na sobrevida de pacientes com HP tratados com esse grupo de medicamentos, cujo uso está fundamentado no fato de haver uma clara diminuição na produção de prostaciclina pelo endotélio vascular pulmonar em pacientes com HP. Como mostrado, a prostaciclina se liga a receptores específicos no músculo liso vascular levando a um relaxamento e à redução da resistência vascular, que acontece na circulação pulmonar e sistêmica. Além do claro efeito vasodilatador, os benefícios da utilização crônica dos análogos da prostaciclina parecem estar associados a uma propriedade antiproliferativa. O uso desses medicamentos em pacientes com doença avançada (ausência de reatividade vascular pulmonar) tem mostrado "recuperação" da função endotelial vascular pulmonar.

Atualmente, quatro análogos da prostaciclina podem ser encontrados: epoprostenol, treprostinila, iloprost e beraprosta. Por serem medicamentos recém-introduzidos no arsenal terapêutico da HP e terem alto custo, muitos clínicos ainda não se sentem seguros em recomendá-los.

Basicamente, o que diferencia esses medicamentos são parâmetros farmacocinéticos que possibilitam sua aplicação por diferentes vias de administração. O epoprostenol, o primeiro medicamento dessa classe aprovado para uso em HP, deve ser administrado via IV, por cateter tunelizado, e de maneira contínua por uma bomba de infusão portátil, em razão de sua curta meia-vida. Os efeitos colaterais mais frequentes são dor na mandíbula, rubor facial, diarreia, náuseas e vômitos. Além disso, a necessidade de se manter um cateter permanente não é bem vista, pois há potencial risco de infeção e trombose. Para solucionar este problema, novos análogos foram lançados, como o trenprostinil, que tem molécula mais estável, direcionado à administração via SC, o iloprost, que pode ser administrado via inalatória (ver Figura 45.8-8), minimizando assim os efeitos sistêmicos, e o beraprosta, que pode ser utilizado por via oral. Até o momento, estes fármacos estão sendo acompanhados em grandes estudos clínicos para que sua eficácia e segurança possam ser atestadas e sua utilização, então, difundida no tratamento da HP.

ÓXIDO NÍTRICO INALATÓRIO E NITROVASODILATADORES

O NO (ver Figura 45.8-10 e 11) medeia vários fenômenos celulares, como vasorrelaxamento dependente do endotélio, inibição da ativação, adesão e agregação plaquetária, citotoxicidade mediada por macrófagos, entre outros efeitos. Partindo do princípio de que o NO é menos produzido pelo endotélio disfuncional relacionado com HP, e constituindo-se este o principal vasodilatador endógeno produzido, sua utilização pode ser valiosa em algumas condições transitórias graves da doença. Por se tratar de uma molécula gasosa, essa substância pode ser inalada (ver Figura 45.8-10), causando vasodilatação pulmonar em baixas concentrações (5 a 80 ppm), sem efeitos sistêmicos associados, uma vez que sua meia-vida é muito curta para se difundir para a circulação sistêmica. Desde então, a utilização do óxido nítrico inalatório (NOi) tem sido bem definida, não só em doenças pulmonares, mas também em associação a doenças cardíacas. Trata-se de uma terapia usada transitoriamente no controle da HP, especialmente em neonatos, cuja utilização se restringe ao ambiente hospitalar, devendo ser cautelosa e por tempo limitado, uma vez que a inalação contínua de NO predispõe à toxicidade, como meta-hemoglobinemia, efeitos citotóxicos pulmonares, produção aumentada de dióxido de nitrogênio e peroxinitrito e alterações no sistema surfactante pulmonar. Além disso, o efeito rebote contrátil dos vasos pulmonares pode ser observado caso a interrupção da inalação não seja lenta e gradual.

Além da terapia inalatória, agentes sistêmicos doadores de NO podem ser administrados por outras vias, como via oral e IV (ver Figura 45.8-11). Essas substâncias, comumente chamadas de nitrovasodilatadores, sendo a nitroglicerina o representante mais conhecido, podem causar uma vasodilatação maior em nível pulmonar que sistêmico e seu uso, pelos mesmos motivos expressos para o NO inalatório, também é transitório em HP.

Inibidores da fosfodiesterase tipo V

Fosfodiesterases são enzimas responsáveis pela degradação de nucleotídios cíclicos como o monofosfato de guanosina cíclico (GMPc), gerados pela ação do NO sobre a enzima guanilato ciclase no músculo liso vascular. À medida que este nucleotídio cíclico é produzido pela guanilato ciclase, que é estimulada pelo NO, sua degradação acontece concomitantemente pelas enzimas fosfodiesterases. Assim, quando a ação das fosfodiesterases é inibida, o tempo de meia-vida do GMPc na célula aumenta e sua ação vasodilatadora é potencializada. A ação de nucleotídios cíclicos, como o GMPc e o cAMP, é complexa. Essas substâncias ativam proteínas quinases intracelulares que fosforilam canais iônicos e outras proteínas, além de modular a resposta contrátil vascular. Assim, o GMPc, por exemplo, ativa uma quinase chamada proteína quinase G, a qual fosforila canais de potássio, por exemplo, causando hiperpolarização de membrana na célula muscular lisa e diminuição na entrada de Ca^{2+}.

As fosfodiesterases são divididas em vários subtipos e estão amplamente distribuídas no organismo, com atividade variável em diferentes tecidos. Um subtipo da enzima em especial, a fosfodiesterase tipo V, é encontrado no corpo cavernoso. Sua inibição facilita a ereção peniana; assim, diversos medicamentos inibidores deste subtipo da enzima foram recentemente introduzidos no mercado para tratamento da disfunção erétil, quando também se observou uma melhora nos quadros de HP. Posteriormente, concluiu-se que a mesma fosfodiesterase tipo V é uma importante enzima encontrada nas artérias pulmonares e que sua inibição promove uma espécie de vasodilatação seletiva não observada de maneira significativa na circulação sanguínea sistêmica. Além disso, pode ser utilizada concomitantemente com o NO inalatório, potencializando sua ação.

Entre os inibidores de fosfodiesterase tipo V, destacam-se a sildenafila (ver Figura 45.8-12 e 13), o zaprinaste e o dipiridamol, sendo a sildenafila o inibidor mais seletivo para a fosfodiesterase V e com maior grau de seletividade para a circulação pulmonar em relação à circulação sistêmica. Estes medicamentos podem ser administrados via oral e representam uma boa alternativa terapêutica no tratamento da HP grave em adultos e recém-nascidos. Outra grande vantagem é o baixo custo, quando comparado a outros fármacos vasodilatadores pulmonares já estabelecidos.

Esse grupo de medicamentos tem mostrado efeitos colaterais pouco frequentes, como o risco potencial de lesão da retina (retinite pigmentosa), sobretudo nos indivíduos com mutação nos genes que codificam a fosfodiesterase tipo VI, e a dor de cabeça. Os efeitos centrais do sildenafila têm sido atribuídos ao relato recente da presença de fosfodiesterase tipo V no tecido cerebral, principalmente no cerebelo, no hipocampo e no gânglio cervical superior.

Ativadores da guanilato ciclase solúvel

Enquanto os inibidores da fosfodiesterase V, como o sildenafila, agem aumentando a concentração plasmática de GMPc (diminuição de sua degradação), o novo fármaco riociguat é capaz de aumentar a concentração intracelular de GMPc pela estimulação direta da enzima guanilato ciclase solúvel (ver Figura 45.8-14 e 15). A estimulação dessa enzima pelo NO já foi discutida neste capítulo. Como o riociguat pode estimular a guanilato ciclase solúvel de maneira independente do NO, esse age de maneira sinérgica com esse mediador e é capaz de produzir efeito vasodilatador, além de efeitos antiagregante plaquetário e antiproliferativo, muito benéficos nos casos de hipertensão pulmonar. O riociguat é um fármaco utilizado via oral (ver Figura 45.8-15), o que o torna bastante prático no tratamento da HP. Além de poder ser utilizado para o tratamento da HP clássica, em que prevalece o aumento da resistência vascular pulmonar, o riociguat é o único fármaco aprovado para a utilização na HP tromboembólica crônica, em que a persistência de tromboembolismos sob a forma de tecido organizado obstrui as artérias pulmonares.

Antagonistas de receptores para endotelina

Sabe-se que os níveis plasmáticos de endotelina-1 nos pacientes com HP são aumentados e que o prognóstico da doença se correlaciona inversamente com os níveis circulantes deste mediador. Esse potente vasoconstritor também parece estar associado a alterações de remodelamento vascular, tipicamente observadas nas artérias pulmonares durante o desenvolvimento da HP. A bosentana é considerada o principal inibidor de receptores para a ET-1 empregado no tratamento da HP (ver Figura 45.8-16), tendo uma afinidade maior para o receptor ET_a, o receptor associado à vasoconstrição e ao remodelamento vascular. A ET-1 também pode se ligar a outro tipo de receptor membranar, o ET_b, o qual está associado à vasodilatação; a bosentana, felizmente, tem pouco efeito na inibição deste receptor. Recentemente, um medicamento ainda mais seletivo para a inibição dos receptores ET_a, a ambrisentana, foi introduzido no mercado. Entretanto, testes clínicos de longo prazo são necessários para atestar suas vantagens em relação à bosentana, que tem sido utilizada há mais de uma década.

A bosentana é administrada via oral (ver Figura 45.8-17), e seu uso tem mostrado melhora significativa dos sintomas relacionados com a HP, bem como aumento na sobrevida. Por ser um medicamento de uso oral, seu emprego é bastante prático, quando comparado, por exemplo, aos análogos da prostaciclina. No entanto, existe um potencial risco de dano hepático com a utilização crônica desse medicamento, e o acompanhamento da função hepática é necessário em pacientes que usam a bosentana de maneira regular. Outro risco inerente ao uso é seu potencial para causar teratogenicidade. Gestantes não podem usá-lo, e mulheres em idade fértil são advertidas a usarem método contraceptivo durante o período de utilização desse medicamento.

Bloqueadores dos canais de Ca^{2+} e antagonistas da fosfodiesterase tipo III

O uso de bloqueadores dos canais de Ca^{2+}, como nifedipino (ver Figura 45.8-18 e 19), tem mostrado eficácia no tratamento em alguns casos de HP. Em geral, quanto maior a pressão na artéria pulmonar, menor a eficácia desses fármacos. Muito cuidado deve ser tomado no emprego de bloqueadores de canais de Ca^{2+} no tratamento da HP, uma vez que podem apresentar resultados adversos se utilizados de maneira incorreta. Pacientes com HP e grave insuficiência do coração direito não devem utilizá-los, em virtude de seu efeito inotrópico negativo.

Os inibidores da fosfodiesterase tipo III, como milrinona e anrinona, inibem a metabolização do cAMP/GMPc (ver Figura 45.8-2 e 3). Além disso, podem causar vasodilatação pulmonar e aumento na contratilidade do ventrículo esquerdo. Eles têm demonstrado sucesso quando utilizados via IV em pacientes com HP durante e após cirurgia cardíaca. Os inibidores da fosfodiesterase tipo III podem ser benéficos quando do aumento da resistência vascular pulmonar e da diminuição da contratilidade do ventrículo direito em virtude das propriedades vasodilatadoras e inotrópica positiva desse fármaco. Milrinona e anrinona causam vasodilatação pulmonar, além de aumentarem o débito cardíaco e, consequentemente, serem úteis na insuficiência de ventrículo direito e HP. Os inibidores da fosfodiesterase tipo III, assim como os bloqueadores de canais de Ca^{2+}, não são seletivos para circulação pulmonar e podem causar hipotensão sistêmica. No entanto, a resistência vascular pulmonar pode ser diminuída preferencialmente na presença de uma relação elevada resistência vascular pulmonar/sistêmica. Essas substâncias também são clinicamente utilizadas para tratamento da insuficiência cardíaca congestiva, pois o aumento de cAMP no tecido cardíaco aumenta seu potencial de contração.

CONSIDERAÇÕES FINAIS

Apesar de os recentes avanços na terapêutica medicamentosa terem possibilitado uma melhora significativa da qualidade de vida e sobrevida dos pacientes acometidos por doenças do trato respiratório, ainda há um caminho muito extenso a ser trilhado nessa área. Muitos dos medicamentos abordados neste capítulo apresentam desvantagens quanto à sua eficiência, ao grande número de efeitos colaterais, à praticidade de uso e ao custo. Novos estudos têm apontado opções terapêuticas promissoras, sobretudo no campo da hipertensão pulmonar para os próximos anos. No entanto, essa é uma área muito abrangente que envolve uma estreita relação entre pesquisas nas áreas clínica e molecular e requer grande investimento monetário e pessoal para que possa ser cumprida em sua plenitude. Diante de tantas opções terapêuticas disponíveis no mercado, e que anda estão por vir, cabe aos profissionais da área de saúde se manterem atualizados sobre as mais recentes opções terapêuticas visando a oferecer ao paciente o melhor tratamento possível.

BIBLIOGRAFIA

Agondi RC, Aun MV, Bisaccioni C, Kalil J, Machado AS, França AT, et al. Anticorpos monoclonais no tratamento da asma. Rev Bras Alerg Imunopatol. 2012; 35(5):177-82.

Andrade WC, Camargos P, Lasmar L, Bousquet J. A pediatric asthma management program in a low-income setting resulting in reduced use of health service for acute asthma. Allergy. 2010;65(11):1472-7.

Barnes PJ, Adcock IM. Anti-inflammatory actions of steroids: molecular mechanisms. Trends Pharmacol Sci. 1993;14(12):436-1.

Barnes PJ, Adcock IM. How do corticosteroids work in asthma? Ann Intern Med. 2003;139(5 Pt 1):359-70.

Barnett CF, Machado R. Sildenafil in the treatment of pulmonary hypertension. Vasc Health Risk Manag. 2006;2(4):411-22.

Brunton L, Chabner B, Knollman B. Goodman and Gilman's. The pharmacological basis of therapeutics. 12. ed. New York: McGraw-Hill, 2011.

Campos H, Xisto D, Zin WA, Rocco PRM. Inibidores de fosfodiesterases: novas perspectivas de uma antiga terapia na asma? J Pneumol. 2003;29(6):405-12.

Cavalcanti IL, Cantinho FA, Assad A. Medicina perioperatória. Rio de Janeiro: Sociedade de Anestesiologia do Estado do Rio de Janeiro; 2006.

Chemla D, Castelain V, Hervé P, Lecarpentier Y, Brimioulle S. Haemodynamic evaluation of pulmonary hypertension. Eur Respir J. 2002;20(5):1314-31.

Cunnane TC. The mechanism of neurotransmitter release from sympathetic nerves. Trends Neurosci. 1984;7(7):248-53.

Diretrizes da Sociedade Brasileira de Pneumatologia e Tisiologia para o manejo da asma 2012. J Bras Pneumol. 2012;38(1):S1-S46.

Dostmann WR, Tegge W, Frank R, Nickl CK, Taylor MS, Brayden JE. Exploring the mechanisms of vascular smooth muscle tone with highly specific, membrane-permeable inhibitors of cyclic GMP-dependent protein kinase alpha. Pharmacol Ther. 2002;93(2-3):203-15.

Eglen RM, Chopin A, Dillon MP, Hegde S. Muscarinic receptor ligands and their therapeutics potential. Curr Opin Chem Biol. 1999;3(4):426-32.

Galié N, Humbert M, Vachiery JL, Gibbs S, Lang I, Torbicki A, et al. 2015 ESC/ERS Guidelines for the diagnosis and treatment of pulmonary hypertension: The Joint Task Force for the Diagnosis and Treatment of Pulmonary Hypertension of the European Society of Cardiology (ESC) and the European Respiratory Society (ERS). Endorsed by: Association for European Paediatric and Congenital Cardiology (AEPC), International Society for Heart and Lung Transplantation (ISHLT). Eur Heart J. 2016;37(1):67-119.

Global Initiative for Asthma – GINA. Global Strategy for Asthma Management and Prevention. Bethesda: National Heart, Lung and Blood Institute. National Institutes of Health. US Department of Health and Human Services. [Acesso em 16 ago 2017] Disponível em: http://ginasthma.org/2017-pocket-guide-for-asthma-management-and-prevention/.

Goyal RK. Muscarinic receptor subtypes: physiology and clinical implications. N Engl J Med. 1989;321(15):1022-9.

Hoette S, Jardim C, de Souza R. Diagnóstico e tratamento da hipertensão pulmonar: uma atualização. J Bras Pneumol. 2010;36(6):795-811.

Holgate ST, Polosa R. Treatment strategies for allergy and asthma. Nature Reviews Immunology. 2008;8(3):218-30.

Kelly GS. Clinical applications of n-acetylcysteine. Alt Med Rev. 1998;3(2):114-27.

Knot HJ, Brayden JA. Calcium channels and potassium channels. In: Biochemistry of smooth muscle contraction. Londres: Academic Press; 1996. p. 203-19.

Krumenacker JS, Hanafy KA, Murad F. Regulation of nitric oxide and soluble guanylyl cyclase. Brain Res Bull. 2004;62(6):505-15.

McLaughlin VV, Archer SL, Badesch DB, Barst RJ, Farber HW, Lindner JR, et al. ACCF/AHA 2009 expert consensus document on pulmonary hypertension: a report of the American College of Cardiology Foundation Task Force on Expert Consensus Documents and the American Heart Association developed in collaboration with the American College of Chest Physicians; American Thoracic Society, Inc.; and the Pulmonary Hypertension Association. J Am Coll Cardiol. 2009;53(17):1573-619.

Miller AB, Pavia D, Agnew JE, Lopez-Vidriero MT, Lauque D, Clarke SW. Effect of oral N-acetylcysteine on mucus clearance. Br J Dis Chest. 1985;79(3):262-6.

Parr GD, Huitson A. Oral fabrol (oral N-acetyl-cysteine) in chronic bronchitis. Br J Dis Chest. 1987;81(4):341-8.

Prieto L. Eficacia clínica de los antagonistas de cisteinil-leucotrienos en el asma. Rev Esp Alergol Inmunol Clín. 199813(1):1-12.

Rang HP, Dale MM. Farmacologia. 5. ed. Londres: Elsevier; 2003.

Rasmussen JB, Glennow C. Reduction in days of illness after long-term treatment with N-acetylcysteine controlled-release tablets in patients with chronic bronchitis. Eur Respir J. 1988;1(4):351-5.

Ricachinevsky CP , Amantéa SL. Manejo farmacológico da hipertensão arterial pulmonar. J Pediatr. 2006;82(5):S153-S165.

Schmidt D, Watson N, Ruehlmann E, Magnussen H, Rabe KF. Serum immunoglobulin E levels predict human airway reactivity in vitro. Clin Exp Alergy. 2000;30:233-45.

Scott JA, Grasemann H. Arginine metabolism in asthma. Immunol Allergy Clin North Am. 2014;34(4):767-75.

Shak S, Capon DJ, Hellmiss R, Marsters SA, Baker CL. Recombinant human DNase I reduces the viscosity of cystic fibrosis sputum. Proc Natl Acad Sci USA. 1990;87(23):9188-92.

Souza-Machado A, Santos PM, Cruz AA. Adherence to treatment in severe asthma: predicting factors in a program for asthma control in Brazil. World Allergy Organ J. 2010;3(3):48-52.

Woods SE, Brown K, Engel A. The influence of gender on adults admitted for asthma. Gend Med. 2010;7(2):109-14.

46 Equilíbrio Redox na Fisiopatologia das Doenças Respiratórias

Luciano dos Santos Aggum Capettini

INTRODUÇÃO

Demonstrou-se a presença de radicais livres em sistemas biológicos, pela primeira vez, há mais de meio século, por Barry Commoner (1954). A década seguinte foi marcada por numerosos estudos que associaram os radicais livres a vários mecanismos patogênicos, como mutagenicidade, morte celular e câncer. Contudo, o final da década de 1960 foi marcado pela descoberta da enzima superóxido dismutase (SOD), responsável pela formação do peróxido de hidrogênio (H_2O_2) a partir do ânion superóxido (O_2^-) em amostras de tecidos sadios, dando indícios da participação de radicais livres no controle fisiológico celular. Os estudos subsequentes demonstraram que os radicais livres participam ativamente do controle fisiológico celular, não atuando somente como agentes deletérios a biomoléculas.

Atualmente, há fortes evidências de que os seres vivos não somente se adaptaram a conviver com os radicais livres, como também desenvolveram mecanismos vantajosos utilizando-se deles em benefício próprio. Várias funções fisiológicas importantes envolvem os radicais livres ou seus metabólitos. Entre elas, estão a regulação do tônus vascular, a regulação da transdução de sinais via receptores de membrana e a regulação da oxidação de compostos orgânicos nos processos energéticos.

ESPÉCIES REATIVAS DE OXIGÊNIO E DE NITROGÊNIO

O oxigênio é um dos mais abundantes elementos da atmosfera, constituindo 21% do ar respirado. É essencial aos processos oxidativos de biomoléculas para a síntese energética celular. Contudo, o oxigênio pode representar causa de lesão direta a vários órgãos, principalmente o pulmão. Sob condições fisiológicas, metabólitos potencialmente tóxicos do oxigênio são produzidos em pequenas quantidades por meio das reações de transferência de elétrons no metabolismo aeróbico, mas são rapidamente removidos por mecanismos próprios de defesa. Acredita-se que aproximadamente 95% do oxigênio absorvido seja utilizado para a síntese de ATP, e os outros 5% convertidos em radicais livres.

Entre os principais metabólitos do oxigênio, estão as espécies reativas de oxigênio (ERO) e as espécies reativas de nitrogênio (ERON). As ERO compreendem produtos da redução parcial do oxigênio, sendo, nos sistemas biológicos, as mais importantes o $O_2^{\bullet -}$, o H_2O_2, o radical hidroxila ($OH^{\bullet -}$), o oxigênio singlet ($^1O_2$) e o ácido hipocloroso (HOCl). As ERON derivam diretamente do óxido nítrico ($NO^{\bullet}$), e as mais significantes em sistemas biológicos são o peroxinitrito ($ONOO^-$) e o ácido peroxinitroso (ONOOH) (Figura 46.1). A Tabela 46.1 apresenta conceitos básicos que devem ser abordados para melhor compreensão dos papéis desempenhados por esses metabólitos.

Com base nos conceitos da Tabela 46.1, pode-se afirmar que nem toda espécie reativa é um radical livre, mas todo radical livre é uma espécie reativa. Trata-se apenas de uma questão de terminologia, porém a utilização dos termos ERO e ERON será mais apropriada, uma vez que serão abordadas algumas espécies reativas não consideradas radicais livres.

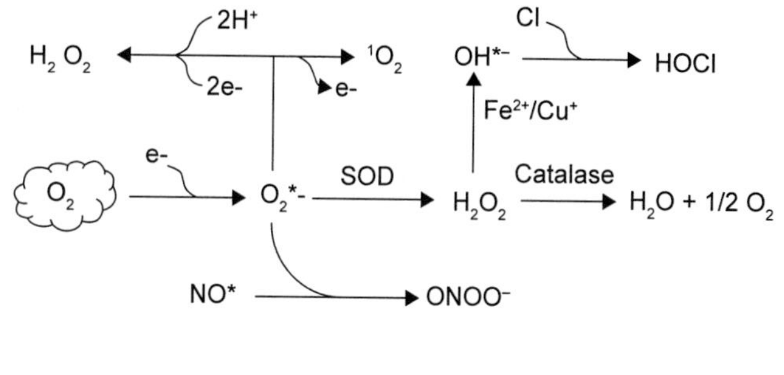

$O_2 + 4H^+ + 4e^- \longrightarrow 2H_2O$

$O_2^{*-} + Fe^{3+} \longrightarrow Fe^{2+} + {}^1O_2$ (A)

$H_2O_2 + Fe^{2+}/Cu^+ \longrightarrow Fe^{2+}/Cu^+ + OH^- + OH^{*-}$ (B)

Figura 46.1 Mecanismos de formação e eliminação de ERO e ERON. A partir da redução do oxigênio molecular (O_2), é formado um radical superóxido ($O_2^{\bullet -}$). O $O_2^{\bullet -}$ pode originar o peróxido de hidrogênio (H_2O_2) a partir de sua autodismutação ou por ação da enzima superóxido dismutase (SOD). O $O_2^{\bullet -}$ também pode reagir com óxido nítrico ($NO^{\bullet}$) originando o peroxinitrito ($ONOO^-$) ou ser oxidado pelo Fe^{3+} originando o oxigênio singlet ($^1O_2$, reação de Haber-Weiss). O H_2O_2 pode ser catalisado pela enzima catalase ou originar radicais hidroxila ($OH^{\bullet -}$) em presença de metais (reação de Fenton). O $OH^{\bullet -}$ pode originar ácidos hipo-halosos, como o ácido hipocloroso (HOCl), em presença de haletos (p. ex., Cl).

Tabela 46.1 Definição de termos básicos.

Termos	Definições
Radical livre	Toda e qualquer espécie química capaz de existir de modo independente contendo um ou mais elétrons desemparelhados no orbital externo, conferindo-lhes alta reatividade
Espécies reativas	Moléculas ou átomos formados a partir da redução parcial do oxigênio molecular e/ou reações com o óxido nítrico; podem ser radicais ou não radicais
Oxidação	Perda de elétrons em reações químicas
Redução	Ganho de elétrons em reações químicas
Redução-oxidação (REDOX)	Termo utilizado para representar o balanço nas reações de oxidação e redução envolvendo perda e ganho de elétrons durante reações químicas
Antioxidante	Substância com capacidade de diminuir o acúmulo de radicais livres pela sua remoção ou pelo controle dos seus efeitos deletérios nas células

Além das vias oxidativas enzimáticas celulares clássicas, o O_2 molecular pode ser reduzido por vias não enzimáticas, pela redução sucessiva por quatro elétrons. Entretanto, durante esse processo, são formados produtos, intermediários como o $O_2^{\bullet-}$. Como a maioria das ERO, o $O_2^{\bullet-}$ é extremamente reativo e tende a originar outros produtos como o $ONOO^-$, o H_2O_2 e o $^1O_2$. Ainda por via não enzimática, o $O_2^{\bullet-}$ pode ser oxidado por íons Fe^{3+} (reação de Haber-Weiss), e o H_2O_2 pode originar $OH^{\bullet-}$ em presença de Fe^{2+} (reação de Fenton).

SÍNTESE FISIOLÓGICA E METABOLISMO

Muitas células do parênquima pulmonar conseguem gerar ERO, como células endoteliais, pneumócitos do tipo II, células de Clara, células ciliadas das vias aéreas, além de polimorfonucleares e macrófagos alveolares. Os sistemas geradores de espécies reativas de oxigênio e nitrogênio (ERON) no pulmão são semelhantes aos de outros tecidos.

As ERON podem ser sintetizadas por vários processos enzimáticos ou não enzimáticos nos diferentes tipos celulares. Contudo, algumas poucas "reações-chave" conseguem descrever todo o processo de formação das ERON.

A enzima nicotinamida adenina dinucleotídio fosfato oxidase (NADPH oxidase) participa da cascata respiratória celular e, durante o processo oxidativo do NADPH, catalisa a redução de um elétron do oxigênio molecular originando o $O_2^{\bullet-}$. A NADPH oxidase é uma enzima complexa constitutiva de células de mamíferos, está presente no citosol e é associada às membranas celulares. Apesar de seu caráter constitutivo em todas as células, seu papel como fonte de $O_2^{\bullet-}$ é mais notado em células fagocíticas, como macrófagos e polimorfonucleares.

A enzima SOD catalisa a conversão (dismutação) de 2 moles de $O_2^{\bullet-}$ a 1 mol de O_2 e 1 mol de H_2O_2. Há três isoformas básicas:

- Cobre-zinco SOD (SOD-Cu/Zn): enzima de caráter constitutivo presente no citosol celular
- Manganês SOD (SOD-Mn): enzima expressa em caráter induzido em resposta a situações de estresse celular (estresse oxidativo e citocinas inflamatórias) situada nas mitocôndrias
- SOD extracelular (EC-SOD): enzima constitutiva localizada na matriz extracelular.

Mieloperoxidase (MPx) é uma enzima localizada principalmente em células fagocíticas e que catalisa a oxidação de haletos iônicos, como cloreto (Cl^-), brometo (Br^-) e iodeto (I^-) pelo H_2O_2, para formar os ácidos hipo-halosos correspondentes (HOCl, HOBr, HOI). A MPx é uma heme-enzima, o que confere coloração esverdeada aos exsudatos purulentos.

A enzima xantina oxidase (XO) atua na cadeia metabólica das purinas e catalisa a oxidação da xantina (ou hipoxantina) pelo oxigênio molecular para formar ácido úrico e $O_2^{\bullet-}$. Uma enzima diretamente ligada à XO é a xantina desidrogenase, que catalisa a conversão da xantina a ácido úrico sem produzir as formas reduzidas do oxigênio molecular, mas utiliza como cofator a nicotinamida adenina dinucleotídio reduzida (NADH). Entretanto, a xantina desidrogenase é convertida à XO durante curtos períodos de isquemia seguidos de reperfusão. Ambas as formas estão presentes abundantemente em hepatócitos. Com base nesses dados, alguns autores demonstraram que, em episódios de isquemia hepatoesplâncnica ou choque hemorrágico, há lesão direta dos pulmões por um aumento excessivo na formação de XO e $O_2^{\bullet-}$, visto que os pulmões recebem todo o débito cardíaco.

As três isoformas da óxido nítrico sintase (NOS) – endotelial, neuronal e induzida – catalisam a formação de óxido nítrico (NO) e l-citrulina a partir da l-arginina. As isoformas neuronal (nNOS) e endotelial (eNOS) são constitutivas, e suas atividades regulam-se por aumentos nas concentrações intracelulares de cálcio. Diferentemente, a isoforma induzida (iNOS) independe das variações de cálcio celular. Dados recentes na literatura sugerem que há produção excessiva de ânions superóxido pela NOS quando da deficiência de um ou mais de seus cofatores em algumas condições, como a desnutrição ou a aterosclerose. Além disso, a nNOS produz, fisiologicamente, pequenas quantidades de H_2O_2.

Em presença de íons ferro ou cobre em um baixo estado de oxidação (Fe^{2+} ou Cu^+), o H_2O_2 é degradado a $OH^{\bullet-}$ (reação de Fenton), provocando dano celular ainda maior.

EFEITOS DAS ERON SOBRE AS FUNÇÕES DAS VIAS AÉREAS

A maioria dos estudos *in vitro* e *in vivo* tem demonstrado uma hiporresponsividade das vias aéreas quando expostas às ERON. Entretanto, os dados de muitos estudos são ainda pouco precisos em virtude das limitações que envolvem as pesquisas dos efeitos diretos das ERON sobre as vias aéreas em humanos. O Quadro 46.1 mostra alguns desses efeitos em modelos animais e em humanos.

Pulmões

Vários componentes do tecido pulmonar são capazes de sintetizar altas concentrações de ERON. Particularmente, as

Quadro 46.1 Efeitos das ERON sobre as vias aéreas.

- Contração direta
- Aumento da resposta contrátil a:
  - Acetilcolina ou metacolina
  - Histamina
  - Serotonina
  - Bradicinina
  - Substância P
- Redução na quantidade e na função de receptores beta-adrenérgicos
- Proliferação de miócitos
- Aumento de permeabilidade
- Aumento na secreção de muco e redução na quantidade e função de cílios epiteliais
- Destruição de células epiteliais
- Alteração na expressão de moléculas de adesão
- Influxo de células inflamatórias
- Aumento na síntese de mediadores inflamatórios

ERON secretadas por macrófagos alveolares modulam tanto as funções de pneumócitos quanto as funções das células endoteliais capilares, levando a alterações diretas da permeabilidade vascular e migração celular. A produção aumentada de $O_2^{\cdot-}$ leva a ativação direta ou indireta (ativação de quinases, como c-Src, PKC, PI3 K/AKT e MAP quinases) de mitógenos e fatores de transcrição, como o AP-1 e NF-kappa-B. Como consequência, há aumento na secreção de várias citocinas e quimiocinas pró-inflamatórias, como IL-1beta-, TNF-alfa, CCL2, IL-17 e IL-18, o que resulta no recrutamento de células dendríticas, monócitos e linfócitos, além da maturação de linfócitos B e ativação da resposta autoimune. Além disso, a produção excessiva de $O_2^{\cdot-}$ e H_2O_2 comumente leva ao aumento de expressão e atividade de metaloproteinases, responsáveis pela degradação da matriz colágena e destruição da estrutura do parênquima pulmonar (Figura 46.2).

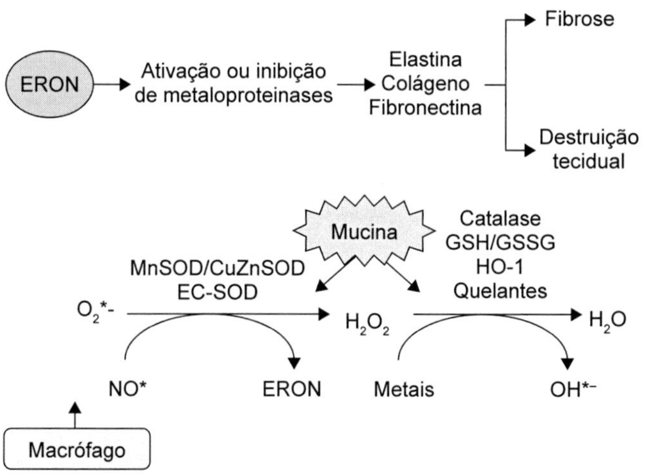

Figura 46.2 Atuação e metabolismo enzimático das ERON. *Parte superior*: as ERON atuam como mediadores intra e/ou extracelulares na ativação ou inibição de metaloproteinases de matriz. Isso resulta em alteração no metabolismo e síntese de elastina, colágeno e fibronectina, levando à fibrose pulmonar (inativação das metaloproteinases) ou destruição do parênquima pulmonar (ativação das metaloproteinases). *Parte inferior*: macrófagos presentes nos pulmões sintetizam consideráveis concentrações de $O_2^{\cdot-}$ e $NO^{\cdot}$. O $O_2^{\cdot-}$ pode ser degradado pelas diversas isoformas da SOD ou por ação das mucinas (encontradas na secreção mucosa) ou, ainda, interagir com o $NO^{\cdot}$ originando ERON. O H_2O_2 pode ser degradado por várias peroxidases, como catalase, GSH/GSSG (glutationa dissulfeto), hemeoxigenase 1 (HO-1), por quelantes ou por mucinas. Além disso, o H_2O_2 pode interagir com metais originando o radical OH^{-}.

Músculo liso traqueal e bronquiolar

Estudos têm demonstrado que o H_2O_2 exerce efeito contrátil sobre o músculo liso traqueal e bronquiolar em várias espécies animais. Esse efeito parece estar associado aos produtos da ciclo-oxigenase, visto que sua inibição com a indometacina abole os efeitos contráteis do H_2O_2. Além disso, o H_2O_2 pode estimular as MAP (*mitogen-activated protein*) quinases envolvidas na regulação da proliferação de miócitos traqueais. As ERON, de modo geral, provocam hiper-responsividade a vários agonistas contráteis na musculatura lisa traqueal.

Alguns agonistas contráteis, como a angiotensina II e a serotonina, ativam a NADPH oxidase associada à membrana. Essa ativação provoca aumento na síntese de $O_2^{\cdot-}$ e H_2O_2, ativando as MAP quinases, favorecendo a hiperplasia e a hipertrofia do músculo liso. Em adição ao aumento da musculatura lisa, os fatores de crescimento derivados de plaquetas e o fator de crescimento endotelial, quando associados a receptores tirosinoquinases (RTK) de fibroblastos, ativam complexos oxidases associados à membrana. Essa ativação aumenta os níveis de $O_2^{\cdot-}$ e H_2O_2, favorece a proliferação de fibroblastos e aumenta a deposição de fibras, características importantes nos quadros de bronquite e fibrose pulmonar.

Vasos sanguíneos

Fisiologicamente, as ERON funcionam como sinalizadores vasculares, promovendo a ativação da guanilato ciclase solúvel e a hiperpolarização do músculo liso vascular. Entretanto, em condições de estresse oxidativo, as ERON estão diretamente associadas à patogênese de doenças vasculares, como hipertensão, aterosclerose e trombose.

Na vasculatura pulmonar, não há dados consistentes para afirmar os reais efeitos das ERON. Entretanto, alguns dados sugerem que radicais, como o peroxinitrito, são responsáveis por uma despolarização das membranas mitocondriais em células endoteliais, levando a um déficit energético. Além disso, a produção excessiva de NO pela iNOS, em alguns quadros patológicos, promove a perda do mecanismo regulatório da vasoconstrição hipóxica.

Nervos

Acredita-se que algumas ERON consigam diminuir a atividade da colinesterase, potencializando contrações induzidas por terminações colinérgicas. Estudos demonstraram que radicais $OH^{\cdot-}$ são capazes de provocar exsudação neurogênica de plasma. Além disso, tem sido mostrado que uma exposição prolongada a pequenas concentrações de ozônio inibe a atividade de catecolaminas centrais e periféricas.

Antioxidantes

Os pulmões têm mecanismos eficazes de defesa contra a produção excessiva de ERON. Estudos em modelos animais têm demonstrado que as mucinas – glicoproteínas ricas em cisteína – atuam como importantes barreiras antioxidantes sobre o epitélio das vias aéreas, e sua síntese é estimulada por oxidantes endógenos e exógenos (ver Figura 46.2). Além disso, o fluido epitelial é rico em moléculas de glutationa (GSH), considerada o principal antioxidante pulmonar humano. Corroborando esse efeito da GSH, o tecido pulmonar é rico em uma série de proteínas (ceruloplasminas, lactoferrinas, albumina, transferrina, ferritina) capazes de se ligar a íons ferro livres e outros metais, inibindo a síntese de ERON pelas reações de Fenton e Haber-Weiss.

Outro ponto de interesse e dúvida é a presença de vitaminas hidro e lipossolúveis na secreção mucosa das vias aéreas. Nenhum papel específico foi atribuído a esses antioxidantes natos na secreção mucosa, mas vários estudos têm tentado correlacionar suas concentrações com alterações oxidativas celulares, principalmente nas mitocôndrias.

Entre os vários mecanismos antioxidantes pulmonares, destacam-se alguns endógenos e outros exógenos, os últimos ainda podendo ser enzimáticos ou não enzimáticos. Os principais antioxidantes endógenos são as enzimas SOD, catalase e enzimas relacionadas ao metabolismo da GSH, além da própria GSH. Os principais antioxidantes exógenos são as vitaminas C (ácido ascórbico) e E (tocoferol) e a N-acetilcisteína (NAC), precursora da GSH.

Superóxido dismutase

As SOD constituem o único sistema enzimático atuante na formação de H_2O_2 a partir do $O_2^{\bullet-}$. Os pulmões comumente apresentam as três isoformas da enzima SOD, como dito anteriormente. A CuZn-SOD, em se tratando de uma enzima citosólica, é encontrada por todo o citosol, mas também no núcleo e nos lisossomos. É expressa nos epitélios bronquiolar e alveolar, nas células mesenquimais, nos fibroblastos e no endotélio vascular. A Mn-SOD, por sua localização mitocondrial, desempenha papel fundamental na detoxificação do excesso de O_2^- produzido nas reações oxidativas aeróbicas. É encontrada, basicamente, em pneumócitos tipo II e macrófagos alveolares. A EC-SOD localiza-se principalmente em áreas de matriz extracelular ricas em colágeno tipo I e ao redor dos vasos sanguíneos pulmonares e sistêmicos.

Acredita-se que o polimorfismo (diferenças estruturais e funcionais entre as isoformas) das SOD no sistema respiratório esteja associado à capacidade de proteção contra lesão específica requerida a cada parte componente do sistema. Assim, a EC-SOD, por exemplo, tem sua atividade regulada no sentido de preservar a integridade da matriz extracelular e da estrutura morfofuncional das vias aéreas e do parênquima pulmonar. Além disso, a atividade dessas enzimas é regulada por mediadores inflamatórios e fatores irritantes exógenos, como o cigarro e outros poluentes atmosféricos.

Após o nascimento, as células pulmonares são expostas a elevadas concentrações de oxigênio. Em neonatos, especificamente, a utilização de altas concentrações de oxigênio pode elevar o risco de toxicidade às células pulmonares pelo $O_2^{\bullet-}$. Alguns estudos demonstram que a atividade da SOD, em neonatos ou recém-nascidos após algumas poucas horas de nascimento, já é semelhante à atividade dessa enzima em adultos. Contudo, os dados experimentais mais atuais sugerem que a SOD já é expressa entre a 15ª e a 17ª semanas de gestação, ocorrendo apenas uma espécie de ativação após o nascimento.

O entendimento básico sobre a expressão e a regulação das SOD em condições fisiológicas e em alterações que podem ocorrer durante doenças pulmonares é necessário, objetivando possíveis intervenções terapêuticas com agentes miméticos (com efeitos semelhantes) dessas enzimas.

Catalase

Uma das principais vias de degradação do H_2O_2, trata-se de uma hemeproteína tetramérica, localizada nos peroxissomos e expressa comumente em macrófagos e neutrófilos alveolares. A catalase é capaz de catalisar uma oxidação divalente (dois elétrons) e tem um sítio ativo redutor. Sua ativação se dá pelo H_2O_2, mas ela pode atuar na degradação de pequenos hidroperóxidos (metil ou etil hidroperóxidos). Entretanto, não consegue degradar grandes moléculas, como hidroperóxidos lipídicos.

GSH e enzimas relacionadas

A GSH é um tripeptídeo contendo um aminoácido cisteína (grupo tiol) (Figura 46.3) e está presente em todo o trato respiratório, exercendo papel central na proteção do parênquima pulmonar contra o excesso de radicais livres. As enzimas relacionadas com o metabolismo da GSH são, com a catalase, as grandes responsáveis pela detoxificação da maior parte do H_2O_2 produzido pelo organismo. Entretanto, diferentemente da catalase, elas são responsáveis pela degradação de hidroperóxidos, potencialmente nocivos ao organismo. Entre esses produtos, podem-se destacar os hidroperóxidos lipídicos originados pelo ataque de radicais livres a lipídios poli-insaturados de membranas e alguns produtos das reações catalisadas pelas lipo-oxigenases. As principais enzimas relacionadas com o metabolismo da GSH incluem a glutationa peroxidase (GPx), a glutationa redutase (GR), a glutamato cisteína ligase (GCL), a gamaglutamil cisteína sintase (gama-GCS) e a glutationa sintase (GSH sintase).

A enzima-chave no ciclo redox, responsável pela degradação do H_2O_2, é a GPx. Essa reação utiliza, especificamente, a GSH como doadora de elétrons (Figura 46.3). Nesse processo, há a formação de glutationa dissulfeto (GSSH) que é, consequentemente, reduzida à GSH pela GR utilizando o NADPH como doador de elétrons. Grande parte das células do aparelho respiratório mantém uma elevada proporção de GSH: GSSH em condições fisiológicas, como modo de disponibilizar grande quantidade de GSH em resposta aos eventuais aumentos na concentração de hidroperóxidos.

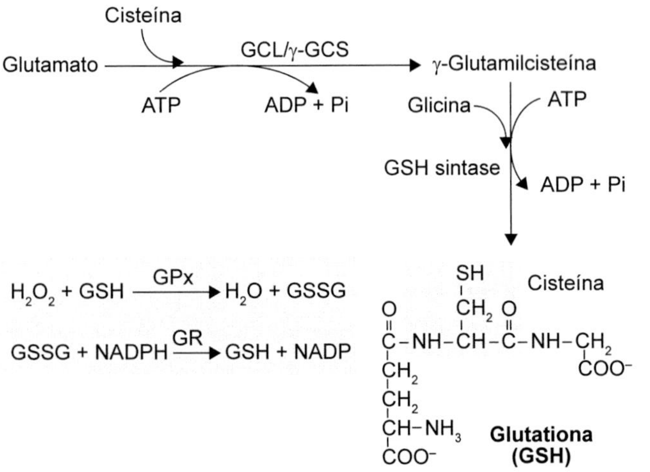

Figura 46.3 Síntese e metabolismo da GSH. O aminoácido cisteína é incorporado ao aminoácido glutamato pelas enzimas glutamato cisteína ligase (GCL), a gamaglutamil cisteína sintase (gama-GCS). Nesse processo, é originado o intermediário gamaglutamilcisteína, que, por incorporação de glicina em presença da enzima glutationa sintase (GSH sintase), origina a glutationa (GSH). A GSH pode ser metabolizada pela GSH peroxidase (GPx) em presença de H_2O_2 originando a GSSG. Entretanto, a GSSG pode originar GSH pela GSH redutase (GR) em presença da nicotinamida adenina dinucleotídio fosfato (NADPH).

Além de seu papel na degradação de hidroperóxidos, a GSH é um peptídeo solúvel e exerce importante papel antioxidante atuando como *scavenger* de radicais livres, principalmente do $O_2^{\bullet-}$. A remoção do $O_2^{\bullet-}$ pela GSH leva à formação de radicais *thiyl* ($GS^{\bullet}$) e H_2O_2, que retroalimentarão o ciclo detoxificador do sistema da GSH (Figura 46.4).

Cinco isoformas da GPx já foram identificadas: GPx1, forma citosólica clássica, encontrada em todas as células; GPx2, isoforma gastrintestinal; GPx3, encontrada no plasma e em secreções do trato respiratório; GPx4, isoforma responsável pela degradação específica de fosfolipídios hidroperóxidos; GPx5, encontrada no epidídimo. Entretanto, a isoforma mais estudada no sistema respiratório é a GPx3, além de seu papel na manutenção da integridade bronquiolar.

Além da GR, a GSH pode ser sintetizada a partir de outras duas fontes importantes: a GCL e a GSH sintase. A GCL é uma enzima limitante na síntese de GSH no trato respiratório, apresentando-se na forma de um heterodímero com duas subunidades (uma leve e uma pesada). Ambas as subunidades são encontradas no citosol do epitélio brônquico e, eventualmente, em macrófagos alveolares. Alguns estudos sugerem que a GCL é modulada por mediadores inflamatórios e é clivada em processos apoptóticos.

Vitaminas C e E

As vitaminas C (ácido ascórbico) e E (alfatocoferol) são encontradas, em pequenas concentrações, nos componentes do sistema respiratório. Contudo, mesmo em baixas concentrações, essas vitaminas parecem exercer papel essencial na regulação da biodisponibilidade de GSH, como discutido anteriormente e demonstrado na Figura 46.5.

N-acetilcisteína

A GSH é um peptídeo que dificilmente atravessa as membranas celulares e apresenta vários efeitos colaterais quando administrada, incluindo a broncoconstrição. Entretanto, a GSH tem papel fundamental na defesa antioxidante pulmonar. Como alternativa para a administração de GSH, foi desenvolvida a N-acetilcisteína (NAC), que é mais bem absorvida e aumenta os níveis teciduais de GSH por elevar a disponibilidade de cisteína, um precursor da GSH (ver Figura 46.3). A NAC tem sido utilizada na prática clínica com pouco sucesso como terapia antioxidante para doenças pulmonares. Contudo, tais dados devem-se ao fato de que os mecanismos oxidantes da maioria das doenças ainda são pouco conhecidos, e o mecanismo de ação da própria NAC pouco estudado.

ESTRESSE OXIDATIVO

Fisiologicamente, as ERON são sintetizadas em pequenas concentrações, e seu excesso é removido por mecanismos enzimáticos ou não enzimáticos, endógenos ou exógenos. Entretanto, em várias condições de estresse ao organismo, há um desequilíbrio entre essas funções pró e antioxidantes. Pode haver um excesso na produção de ERON, redução nas defesas antioxidantes ou associação de ambos em uma condição denominada estresse oxidativo. Vários são os fatores que podem levar ao estresse oxidativo, como mostra o Quadro 46.2.

Estudos têm demonstrado que o estresse oxidativo é responsável por lesão direta a várias biomoléculas, incluindo carboidratos, lipídios, proteínas e ácidos nucleicos. A maioria das ERON tem elevada difusibilidade pelas membranas celulares, entretanto, grande parte delas apresenta meia-vida

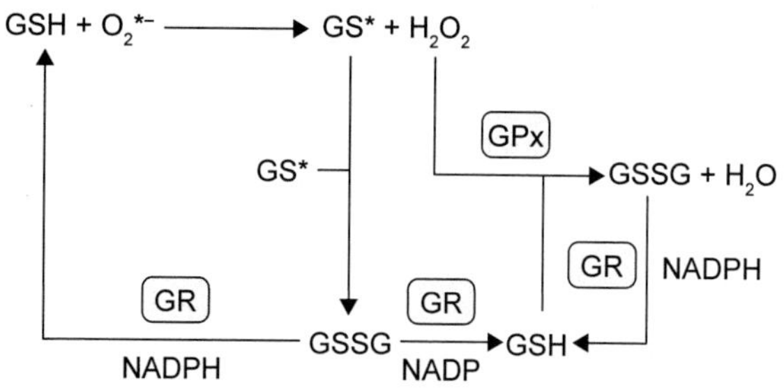

Figura 46.4 Mecanismo antioxidante da glutationa (GSH). A GSH exerce seu papel antioxidante por interagir com o superóxido (O_2^{*-}) e/ou peróxido de hidrogênio (H_2O_2). Ao interagir com o O_2^{*-}, a GSH origina um radical intermediário thiyl (GS*) que pode originar GSSG ou ainda reagir com o H_2O_2, formando também glutationa dissulfeto (GSSG). A GSSG é metabolizada pela glutationa redutase (GR) originando GSH, como descrito na Figura 46.3. NADPH: nicotinamida adenina dinucleotídeo fosfato.

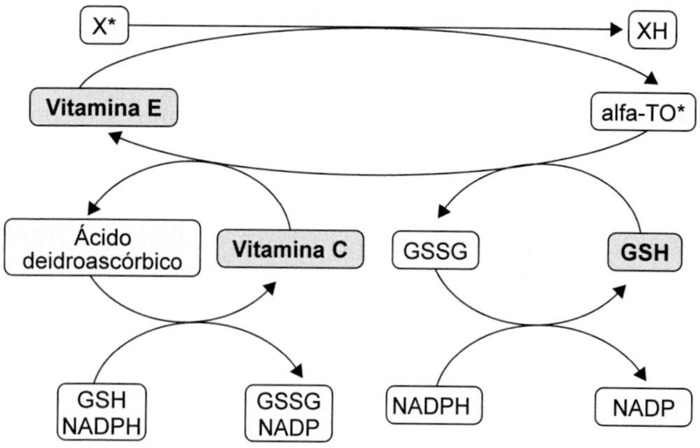

Figura 46.5 Mecanismo antioxidante vitamina C/vitamina E/GSH. A vitamina E (alfatocoferol) atua na estabilização eletrônica de radicais livres ($X^{\bullet}$) e, durante esse processo, é originado o radical alfatocoferila (alfa-$TO^{\bullet}$). Este último pode ser regenerado à vitamina E pela glutationa (GSH) ou pela vitamina C (ácido ascórbico) originando as espécies instáveis glutationa dissulfeto (GSSG) e ácido deidroascórbico, respectivamente. Tanto a GSH quanto a vitamina C podem ser regeneradas pela nicotinamida adenina dinucleotídio fosfato (NADPH) a partir da GSSG e do ácido deidroascórbico, respectivamente. Além disso, a vitamina C pode ser regenerada pela GSH.

Quadro 46.2 Pró e antioxidantes endógenos e exógenos.

	Endógenos	Exógenos
Pró-oxidantes	Mitocôndrias Peroxissomos lipo-oxigenases Nicotinamida adenina dinucleotídio fosfato (NADPH) oxidase Citocromo P450 Polimorfonucleares Macrófagos Envelhecimento	Radiações ultravioleta Radiações ionizantes Quimioterápicos Cigarro e toxinas Infecções Herbicidas Ozônio Metais pesados
Antioxidantes	Superóxido dismutase (SOD) Catalase Enzimas ligadas ao metabolismo da glutationa (GSH) Tióis (GSH) Uratos Ubiquinonas e ubiquinol	Vitaminas A e E Flavonoides, xantonas e taninos

extremamente curta (geralmente segundos ou frações de segundos). Desse modo, as espécies com meia-vida um pouco maior e que não reagem com lipídios e proteínas de membrana ao atravessá-la conseguem provocar lesão em locais relativamente distantes do sítio de produção. Isso justifica o fato de algumas espécies conseguirem atuar em estruturas celulares mais profundas, como o núcleo.

As reações das ERON com biomoléculas promovem a formação de produtos, muitas vezes também lesivos às células, que são comumente utilizados como biomarcadores do estresse oxidativo em diferentes condições patológicas, como será discutido posteriormente. A Figura 46.6 mostra os produtos mais comuns da ação das ERON sobre DNA, proteínas e lipídios. O DNA é oxidado originando frações de ácidos nucleicos oxidados. Estes se quebram em frações ainda menores, os nucleotídios oxidados, como o 8-oxo-2'-deosiguanosina. As moléculas de proteínas são oxidadas a aminoácidos, como a o-tirosina. Já os lipídios sofrem um processo degenerativo denominado peroxidação lipídica. Esta tem sido utilizada, mais comumente, como marcador de lesão tecidual em várias doenças do sistema respiratório na prática clínica. Ao entrar em contato com as ERON, as extensas moléculas lipídicas podem originar, diretamente, duas classes de compostos: os hidroperóxidos e os isoprostanos. Os isoprostanos são compostos semelhantes a prostaglandinas, mas sua via de síntese independe das ciclo-oxigenases. Os hidroperóxidos são os primeiros produtos da quebra de ligações insaturadas dos lipídios. Durante seu metabolismo, podem ser originadas outras moléculas também utilizadas como marcadores de peroxidação lipídica. Entre elas, podem-se citar os alcanos, os dienos conjugados e os produtos aldeídicos, como o 4-hidroxinonenal e o malondialdeído (MDA).

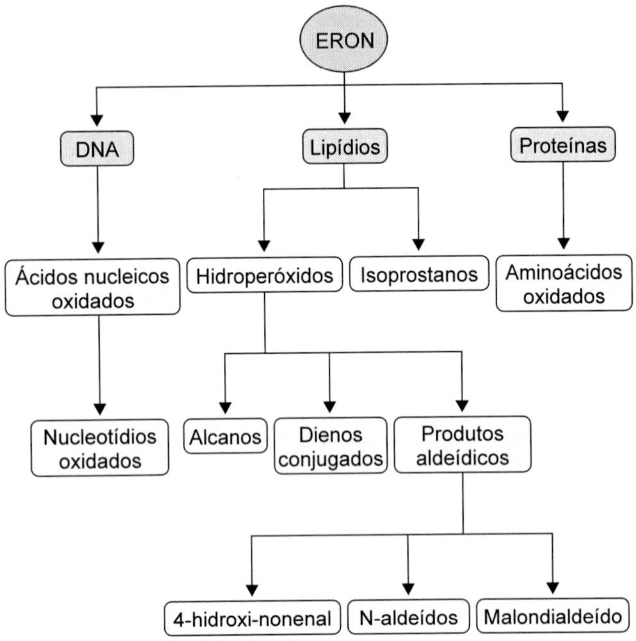

Figura 46.6 Produtos de lesão a biomoléculas pelas ERON. Em presença de ERON, o DNA sofre clivagens oxidativas originando ácidos nucleicos e nucleotídios oxidados (*esquerda*). Os lipídios sofrem quebras em dois grandes grupos de compostos: os isoprostanos e os hidroperóxidos. Os hidroperóxidos são ainda fracionados pelas ERON a dienos conjugados, alcanos e produtos aldeídicos, como o 4-hidroxinonenal, os N-aldeídos e o malondialdeído (MDA). As proteínas sofrem quebras originando aminoácidos oxidados.

O pulmão talvez seja o órgão mais atingido pelo estresse oxidativo, por causa das elevadas tensões de oxigênio às quais é submetido. A pressão parcial de oxigênio local é muito maior em nível alveolar do que em outros órgãos vitais, como coração, fígado e rins. A elevada pressão parcial de oxigênio alveolar (aproximadamente 100 mmHg), associada à extensa área superficial alveolar (aproximadamente 70 m^2 em um pulmão humano adulto), faz do pulmão um alvo fácil para as ERON formadas em situações patológicas.

A exposição direta das células pulmonares ao ar atmosférico as torna suscetíveis ao estresse oxidativo, causado por irritantes ou poluentes atmosféricos, como o cigarro, o ozônio e outros carcinógenos. Além disso, componentes comuns à maioria dos distúrbios e infecções pulmonares são a inflamação e a ativação de células inflamatórias, que também promovem a formação de ERON.

O pulmão é o único órgão exposto não somente a elevadas tensões de oxigênio e outros oxidantes atmosféricos, mas também aos oxidantes endógenos produzidos por uma grande variedade de doenças pulmonares e durante a sua terapia de suporte.

As ERON são essenciais em muitos processos fisiológicos e no controle de microrganismos invasores das vias aéreas. Entretanto, quando as células e os tecidos das vias aéreas são expostos ao estresse oxidativo provocado por poluentes, infecções, reações inflamatórias ou deficiências em antioxidantes, os níveis elevados de ERON podem levar a condições extremamente deletérias em processos patológicos. Essas espécies participam na patogênese de várias doenças ou distúrbios de vias aéreas e pulmões, como síndrome do desconforto respiratório agudo (SDRA), fibrose cística, fibrose pulmonar, doenças pulmonares obstrutivas crônicas (DPOC) e asma.

DOENÇA PULMONAR OBSTRUTIVA CRÔNICA

Trata-se de uma síndrome heterogênea, caracterizada por uma limitação progressiva e irreversível do fluxo de ar. Estima-se que, até o ano de 2020, a DPOC seja a terceira causa de morte no mundo. O maior fator de risco é o tabagismo. Aproximadamente 90% de todos os pacientes portadores de DPOC são fumantes. Entretanto, somente 20% dos fumantes desenvolvem a doença. Recentemente, a DPOC tem sido associada ao estresse oxidativo, considerado um evento-chave na fisiopatologia da doença.

Estudos de MacNee (2005) demonstraram que tanto células estruturais quanto células inflamatórias (células epiteliais, neutrófilos, macrófagos e eosinófilos) são ativadas na DPOC, produzindo ERON. O acúmulo dessas espécies leva ao estresse oxidativo, que é responsável pela oxidação do ácido araquidônico, promovendo uma série de mediadores prostanoides, denominados isoprostanos (como discutido anteriormente). De acordo com Morrow, esses isoprostanos têm efeitos funcionais, incluindo broncoconstrição e exsudação plasmática.

Algumas peroxidases, presentes em neutrófilos, desempenham importante papel na progressão do estresse oxidativo. O H_2O_2 gerado no interior dos neutrófilos, por exemplo, é convertido em ácido hipocloroso em presença de íons cloreto pela enzima mieloperoxidase. O ácido hipocloroso, com os demais ácidos originados de hipo-halogenetos, é um potente oxidante de membranas celulares. Além disso, a mieloperoxidase é capaz de originar peroxinitrito a partir de nitrato originado de resíduos do aminoácido tirosina. A Figura 46.7 exemplifica como um agente causal (cigarro) pode desencadear o quadro clínico da DPOC. A estimulação de células epiteliais e de células inflamatórias ativa as proteases, que degradarão a matriz do parênquima pulmonará e aumentarão a secreção mucosa.

Há várias evidências que demonstram aumento no estresse oxidativo em pacientes com DPOC. Estudos em lavado broncoalveolar (LBA) demonstram que há aumento na atividade da enzima XO, com consequente aumento na síntese de $O_2^{\bullet-}$. Além disso, há aumento considerável nos níveis de produtos de peroxidação lipídica e oxidação proteica (como o 4-hidróxi-2-nonenal e o-tirosina) nesses lavados.

Os efeitos do estresse oxidativo na DPOC podem decorrer tanto da ação direta das ERON sobre as células-alvo no trato respiratório quanto da ativação de vias de transdução de sinais ou fatores de transcrição pelos produtos de peroxidação lipídica. O H_2O_2 provoca constrição da musculatura lisa bronquiolar, e o $OH^{\bullet-}$ induz a exsudação plasmática nas vias aéreas. O 8-isoprostano, produto da peroxidação lipídica, é um potente constritor de vias aéreas, provavelmente via receptores de tromboxanos. Em alguns modelos animais, já foi demonstrado que o estresse oxidativo leva a uma broncoconstrição induzida por terminações nervosas colinérgicas, que podem ser resultado da degradação a acetilcolinesterase ou um efeito direto dos isoprostanos sobre os nervos das vias aéreas.

As ERON, além da lesão celular direta e indireta, são responsáveis pela ativação de fibroblastos, provocando a redução da luz de brônquios e bronquíolos. Em resposta a agentes irritantes, como o fumo são ativados complexos oxidases associados à membrana celular dos fibroblastos, com consequente aumento na produção de H_2O_2 e $O_2^{\bullet-}$. Essas espécies são capazes de inativar as tirosinofosfatases intracelulares favorecendo

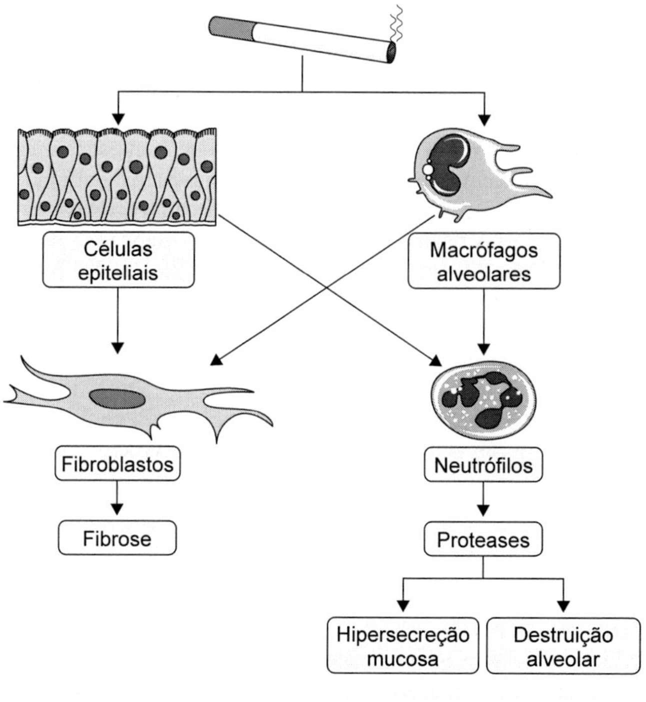

Figura 46.7 Mecanismo de lesão via ERON na DPOC. Em resposta a um estímulo agressor crônico como o tabagismo na DPOC, há modificações estruturais nas células epiteliais e nos macrófagos alveolares. Ambas produzem quantidades excessivas de ERON que atuarão como sinalizadores celulares ativando fibroblastos e neutrófilos. A ativação dos fibroblastos é responsável pelo quadro de fibrose, e a ativação tanto de neutrófilos quanto dos macrófagos leva a um aumento na síntese de proteases com destruição alveolar (enfisema) ou hipersecreção mucosa (bronquite).

a proliferação de fibroblastos e o subsequente aumento na síntese de fibras.

Outro evento importante na DPOC é o aumento na secreção de muco. Alguns trabalhos mostraram que as ERON podem aumentar a atividade secretora de células caliciformes em associação a uma perda gradativa da movimentação ciliar no epitélio do trato respiratório.

SÍNDROME DO DESCONFORTO RESPIRATÓRIO AGUDO

Vários estudos têm demonstrado que as ERON têm efeitos deletérios sobre as funções de células endoteliais e epiteliais nos pulmões. Estudos recentes demonstraram que o estresse oxidativo altera a permeabilidade endotelial, um dos mais importantes eventos na fisiopatologia da SDRA. Provavelmente, vários mecanismos estão envolvidos nessa disfunção endotelial mediada pelo desequilíbrio redox, como alterações dos filamentos de actina do citoesqueleto endotelial, ativação de vias que aumentam a concentração de cálcio intracelular, ativação da miosinoquinase de cadeia leve, da proteína quinase C (PKC) e de várias outras vias de sinalização. Além disso, as ERON podem causar uma disfunção epitelial. Já foi demonstrado aumento da permeabilidade epitelial, bem como alterações no transporte de íons sódio pelas ERON. Estas também inibem o consumo de oxigênio e a síntese de ATP e surfactante pelos pneumócitos tipo II.

Apesar dos vários estudos em humanos e com vários modelos experimentais de SDRA e lesão pulmonar aguda, não se chegou a um consenso sobre o momento inicial da atuação das ERON na patogênese dessas doenças. Acredita-se que as ERON possam atuar como fatores causais diretos da lesão pulmonar, potencializar os efeitos de outros fatores causais, ativar diretamente neutrófilos pulmonares e/ou promover a expressão de moléculas de adesão para esses tipos celulares no endotélio vascular.

Um dos mecanismos mais aceitos para descrever a lesão pulmonar consiste, em um primeiro momento, em alterações vasculares provocadas por um agente causal (infecção bacteriana, intoxicação por herbicidas etc.), que levará a alterações de permeabilidade vascular, síntese de citocinas e quimiocinas, além da expressão de moléculas de adesão no endotélio vascular. Os polimorfonucleares (PMN) neutrófilos, então, transmigrariam do espaço intravascular para o espaço intra-alveolar, onde, em sua forma ativada, sintetizariam grandes quantidades de ERON, citocinas, quimiocinas, proteases e proteínas catiônicas, levando à lesão do epitélio pulmonar e ao edema (Figura 46.8). Alguns trabalhos sugerem ainda que as ERON geradas pelos neutrófilos infiltrados nos alvéolos pulmonares são responsáveis diretas pelas complicações vasculares em pacientes críticos com SDRA, com perda no mecanismo de vasoconstrição hipóxica.

Apesar das dificuldades técnicas para dosagens de ERON, várias metodologias têm sido desenvolvidas para a sua aplicabilidade na prática clínica. Atualmente, já é possível determinar baixas concentrações de nitrito e H_2O_2 no ar exalado e na urina de pacientes com SDRA. Além disso, alguns biomarcadores de peroxidação lipídica e oxidação de proteínas são dosados em plasma e LBA, assim como os níveis de antioxidantes. Esses estudos tornam-se relevantes, uma vez que a quantificação de estresse oxidativo pode dar orientações quanto à gravidade e à progressão do quadro clínico, como mostra o Quadro 46.3.

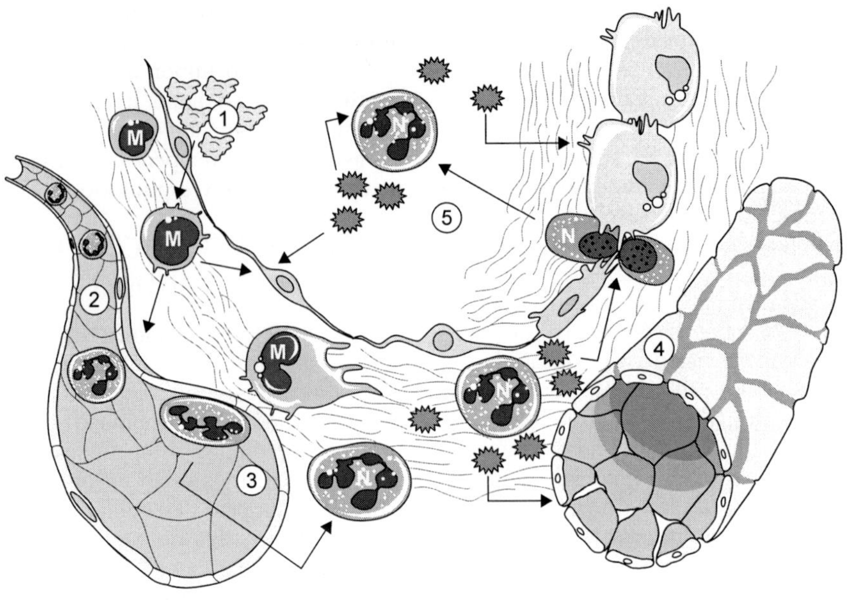

Figura 46.8 Mecanismo de lesão pulmonar aguda. A presença de algum agente agressor no alvéolo pulmonar (1) promove a ativação de macrófagos intersticiais que induz à síntese de moléculas de adesão no endotélio vascular. A partir de então, há adesão e rolamento de neutrófilos (2) que sofrem alterações morfofuncionais e transmigram para o interstício (3). No interstício, essas células modificadas produzem ERON responsáveis pelo aumento na permeabilidade alveolar e vascular (4). O aumento na permeabilidade alveolar permite que macrófagos migrem para o alvéolo, onde, ativados, sintetizam grande quantidade de ERON (5) responsáveis por alterações no epitélio alveolar, edema intracelular e destruição celular.

Quadro 46.3 Estresse oxidativo em pacientes com SDRA.

Aumento dos níveis de H_2O_2 na urina e ar expirado
Elevados níveis séricos de 4-hidroxinonenal (produto de peroxidação lipídica)
Elevados níveis de aminoácidos oxidados em pacientes com SDRA estabilizada e níveis moderados em pacientes com risco de SDRA
Níveis plasmáticos reduzidos de vitaminas C e E

FIBROSE CÍSTICA

Uma importante consequência dos ciclos repetidos de infecção pulmonar, característicos da fibrose cística (FC), é a perda gradativa da função pulmonar. Como consequência, a falência pulmonar é a responsável por aproximadamente 90% dos óbitos. Apesar de o fator genético causador da FC ser bem caracterizado, os mecanismos responsáveis pela destruição gradual do tecido pulmonar e consequente perda da função pulmonar ainda são pouco claros.

A disfunção pulmonar na FC consiste, basicamente, na obstrução do fluxo de ar nas vias aéreas causada pelo acúmulo de secreções viscosas e destruição gradual das vias aéreas. Além disso, são comuns as infecções endobronquiais que também podem levar a uma degeneração tecidual local. Como mecanismo compensatório, o organismo reage com uma resposta imune sistêmica, com aumento nas concentrações séricas de imunoglobulinas, bem como com a migração de células inflamatórias para o parênquima pulmonar. Estudos de Holsclaw (1993) demonstraram que o LBA de pacientes com FC tinha 1.000 vezes mais neutrófilos do que o de indivíduos normais.

Vários estudos atuais demonstram que células inflamatórias ativadas são grandes fontes de radicais livres. Trata-se de uma resposta do organismo à invasão por patógenos e outros agressores. Os radicais livres produzidos pelos neutrófilos, por exemplo, são grandes responsáveis pela proteção do epitélio das vias aéreas contra microrganismos porque têm grande poder de lesar biomoléculas. Contudo, o estresse oxidativo causado por esses radicais também leva à destruição do epitélio pulmonar, exacerbando ainda mais o quadro característico da FC. Os efeitos da destruição tecidual, causados pelo estresse oxidativo, ainda podem ser exacerbados pela deficiência sistêmica de um dos principais antioxidantes pulmonares: a glutationa.

Atualmente, têm-se utilizado alguns marcadores do estresse oxidativo para determinar a gravidade da doença em nível sistêmico. Acredita-se que os níveis plasmáticos de produtos da peroxidação lipídica e da oxidação proteica, associados aos níveis de antioxidantes, sejam bons preditores da resposta sistêmica ao estresse pulmonar. Entretanto, o monitoramento do estresse oxidativo é difícil e pode não ser detectado por alterações de mecanismos de defesa circulantes no sangue. Com base nisso, alguns estudiosos têm desenvolvido métodos menos invasivos e mais diretos para medidas de estresse oxidativo em FC. Entre esses métodos, estão as medidas de monóxido de carbono (CO), hidrocarbonetos voláteis e H_2O_2.

A Figura 46.9 exemplifica o processo de lesão tecidual na FC. O CO é produzido endogenamente pela enzima hemeoxigenase 1 (HO-1) em condições de estresse oxidativo. A HO-1 converte os grupos prostéticos heme e hemina em biliverdina, com formação de CO. A biliverdina é rapidamente convertida em bilirrubina, um potente antioxidante. Há trabalhos demonstrando que os níveis de CO no ar exalado de indivíduos homozigotos para a mutação do fator transmembrana para FC ΔF508 são maiores do que os níveis de CO em heterozigotos. Esses dados parecem estar diretamente ligados à gravidade da doença.

Durante a peroxidação lipídica em tecidos biológicos, há produção de alguns hidrocarbonetos voláteis como o etano e

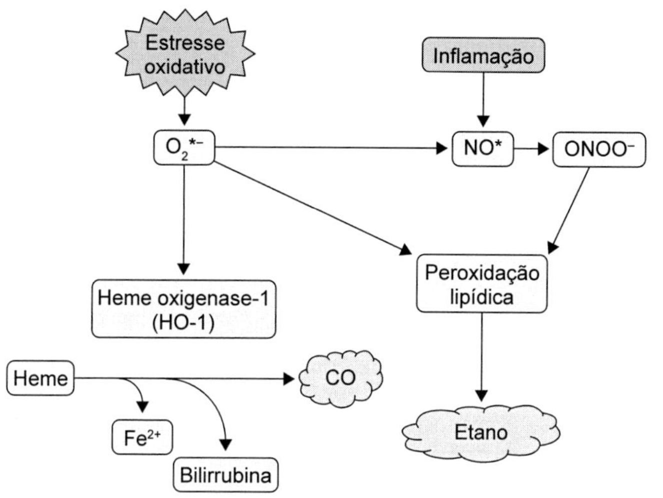

Figura 46.9 Produção de monóxido de carbono (CO) e etano no estresse oxidativo. As ERON originadas pelo estresse oxidativo e por condições oxidativas inflamatórias promovem a peroxidação lipídica, onde um de seus produtos detectáveis no ar exalado é o etano (alcano volátil). Além disso, há ativação da enzima heme oxigenase-1 (HO-1), que degrada o grupo prostético heme em bilirrubina com liberação de CO.

o pentano. Esses hidrocarbonetos são de grande importância por conta de sua detecção relativamente simples em amostras de ar expirado. O etano é um produto da oxidação por radicais livres de ácidos graxos ômega-3, como o ácido 9,12,15-linoleico, enquanto o pentano é produto da peroxidação de ácidos graxos poli-insaturados ômega-6, como o ácido araquidônico. Em pacientes com FC, os níveis de etano são elevados e podem ser diretamente associados ao CO expirado e à obstrução de vias aéreas.

O H_2O_2 é formado por reação enzimática ou não enzimática a partir do O_2^{*-} produzido pelas células inflamatórias presentes nas vias aéreas de pacientes com FC. O H_2O_2 é uma molécula volátil e, em temperaturas fisiológicas, encontra-se no estado gasoso. Apesar de ser utilizado como mais um marcador de estresse oxidativo, o H_2O_2 é o principal indicador da atividade neutrofílica *in vivo*.

Há algumas evidências, também, de que o ferro participa ativamente na lesão gerada por radicais livres, como o O_2^{*-} e o H_2O_2. Isso se deve ao grande potencial deletério dos radicais OH^{*-} gerados pela reação de Fenton. Uma maneira de tentar contornar a produção de OH^{*-} pela presença de íons ferro (Fe^{2+}) é o armazenamento deste sob a forma de ferritina.

O tratamento da FC com esteroides é constantemente associado a uma redução dos níveis de CO e etano exalados. Os esteroides, de fato, por reduzirem o processo inflamatório, diminuem a produção de oxidantes pelas células inflamatórias e suprimem a síntese de citocinas proinflamatórias, o que pode inibir a HO-1.

FIBROSE PULMONAR

Grande parte dos trabalhos sobre fibrose pulmonar traz um foco sobre o processo fibrótico, sobre a importância dos *foci* fibroblásticos na progressão da doença e nas terapias com medicações anti-inflamatórias e antifibróticas, como corticosteroides, fármacos citotóxicos e interferona gama (IFN-gama). Entretanto, há vários estudos recentes que sugerem a importância do estado celular redox na progressão da fibrose pulmonar, em modelos animais e, possivelmente, em humanos.

Vários estudos sugerem que o estresse oxidativo desempenha um papel crítico no desenvolvimento da fibrose no trato respiratório inferior. As células inflamatórias obtidas do LBA de pacientes com fibrose pulmonar produzem uma quantidade muito maior de ERON do que as obtidas de indivíduos normais. Além disso, os níveis de isoprostanos e o-tirosina são mais elevados na fibrose pulmonar.

Dados recentes na literatura demonstram que, em doenças fibróticas pulmonares humanas, há estresse oxidativo por distúrbios na manutenção da homeostase de antioxidantes pulmonares, principalmente da GSH. Além disso, há um complexo mecanismo de regulação do surgimento e progressão da doença. Esses mecanismos envolvem a ativação de vários fatores de crescimento, como o TGF-beta, além da regulação de várias metaloproteinases de matriz e inibidores de proteases.

Várias terapias com antioxidantes de baixo peso molecular têm demonstrado prevenir a progressão da fibrose. A NAC tem sido utilizada com sucesso em alguns países, na forma oral, inalatória ou intravenosa. O tratamento via oral com NAC (600 mg 3 vezes/dia) demonstrou redução nos marcadores plasmáticos de peroxidação lipídica e aumentou os níveis de GSH circulantes. Entretanto, esses dados são obtidos após longos períodos de tratamento (aproximadamente 12 semanas), o que dificulta a difusão da terapia na comunidade médica. Contudo, os dados ainda são mais animadores do que os obtidos com alguns corticosteroides. A NAC demonstrou valores médios de capacidade vital e capacidade de difusão maiores do que os obtidos com corticosteroides, como a prednisolona.

ASMA

Por muito tempo, houve a tentativa de associar as ERON à gravidade da asma. Além disso, os estudos eram pouco precisos em virtude das dificuldades em quantificar as espécies reativas produzidas localmente nas vias aéreas. Os estudos em humanos, atualmente, incluem a análise de células isoladas do sangue e do aspirado traqueal de pacientes asmáticos. Vários trabalhos demonstraram que neutrófilos e macrófagos de pacientes asmáticos produzem mais ERON quando estimulados do que as células de pessoas sadias. Além disso, as células do LBA de pacientes asmáticos produzem mais ERON espontaneamente.

Além dos estudos com células, muitos métodos têm sido desenvolvidos para a detecção de H_2O_2 e produtos de peroxidação lipídica no ar expirado de asmáticos. Outro dado de interesse são as baixas concentrações de antioxidantes plasmáticos. Esses dados levam a crer que o estresse oxidativo também está intimamente associado à asma. Contudo, os mecanismos exatos ainda não são claros.

Há dúvida sobre qual seria o mecanismo diferencial entre a asma e as demais doenças discutidas anteriormente, posto que, na verdade, os mecanismos de lesão são bem semelhantes. Entretanto, acredita-se que algum fator presente nas vias aéreas (p. ex., os poluentes atmosféricos) possa ativar os macrófagos e os polimorfonucleares. Estes aumentariam a síntese de ERON, que, por sua vez, aumentariam a produção de muco e a permeabilidade epitelial, com consequente obstrução das vias aéreas. Não obstante, a lesão causada ao epitélio leva a uma perda de produção de broncodilatadores, como a prostaglandina E_2 (PGE_2) e o óxido nítrico (NO), aumentando a resposta contrátil da musculatura lisa das vias aéreas. A resposta inflamatória também aumenta a sensibilidade da musculatura lisa aos agentes contráteis e reduz a sensibilidade aos agentes relaxantes.

Apesar de existirem outros mediadores no processo asmático, a inibição dos efeitos causados pelas ERON é capaz de atenuar, sensivelmente, o quadro clínico dos pacientes asmáticos. Várias têm sido as alternativas clínicas para o tratamento da asma pela redução do estresse oxidativo. A Tabela 46.2 mostra algumas opções já utilizadas em vários países, com sucesso. Entretanto, há que se tomar certo cuidado durante o controle das ERON, visto que elas também atuam na linha de defesa das vias aéreas contra microrganismos.

ESTRESSE OXIDATIVO NO PACIENTE CRÍTICO

As ERO e as ERON desempenham um importante papel no desenvolvimento de doenças em pacientes críticos. Normalmente, essas espécies são neutralizadas por antioxidantes endógenos e/ou exógenos, como vitamina E, ou enzimas, como a SOD. Entretanto, em pacientes que requerem terapia intensiva, há um acúmulo dessas espécies e uma deficiência nos mecanismos detoxificadores. O estresse oxidativo e as lesões provocadas por ele têm sido intimamente associados a muitas doenças de pacientes críticos. Grande parte dos fármacos e tratamentos utilizados atualmente nesses casos é direcionada à prevenção da lesão causada pelo estresse oxidativo (Quadro 46.4).

Medidas da atividade de ERON e do estresse oxidativo têm se mostrado um dado relevante em pacientes em unidades de terapia intensiva (UTI). Muitos têm sido os biomarcadores utilizados para determinação de estresse oxidativo nesses pacientes. A Tabela 46.3 mostra alguns dos biomarcadores empregados na prática clínica, apesar de não haver um consenso na comunidade científica sobre qual, ou quais, deles seria o melhor indicador.

Há evidências de aumento no estresse oxidativo e redução das defesas antioxidantes em pacientes com SDRA. Além disso, há indicativos de que os níveis de peroxidação lipídica em pacientes com SDRA, em UTI, tendem a aumentar continuamente durante todo o período de terapia intensiva. Com base nesses dados, algumas pesquisas têm sugerido a associação de antioxidantes por via enteral. Essas manobras têm demonstrado uma melhora nos níveis de peroxidação lipídica e, consequentemente, do quadro clínico do paciente.

Em pacientes com choque séptico, inflamação sistêmica ou lesão por isquemia e reperfusão, tem-se demonstrado que redução sensível dos níveis de glutationa e aumento nos níveis de ERON. Esses dados também foram associados à elevada taxa de mortalidade de pacientes que demonstravam a combinação desses dois fatores.

Em vários estudos, o estresse oxidativo já foi também relacionado diretamente com o aumento na mortalidade por fadiga do diafragma, doenças cardiovasculares como a aterosclerose e hipertensão, além do diabetes melito.

Alguns medicamentos são utilizados para tratar ou estabilizar o mecanismo de defesa desses pacientes. Um exemplo é o tratamento com a NAC. Esta, além do seu efeito mucolítico, apresenta grande atividade antioxidante por ser doadora de cisteína, que é precursora da glutationa. A NAC já se mostrou capaz de reduzir os níveis de estresse oxidativo na SDRA, na infecção pelo HIV e na DPOC. Além disso, seus efeitos já foram demonstrados no aumento da atividade fagocítica de neutrófilos em pacientes com sepse ou resposta inflamatória sistêmica. A NAC oferece várias vantagens sobre a administração da GSH diretamente, como menor degradação por administração oral e maior difusibilidade por barreiras orgânicas. A NAC já se mostrou efetiva em pacientes em UTI, sendo ministrada via oral, inalatória ou IV, em doses variando de 600 a 1.800 mg/kg de peso.

Apesar de tudo o que foi abordado sobre a associação direta do estresse oxidativo com distúrbios ou doenças de pacientes submetidos a cuidados intensivos, muitos podem perguntar sobre a aplicabilidade desses conceitos na prática clínica. Atualmente, não há muitos trabalhos evidenciando que as práticas de suporte ao paciente levem a um aumento no estresse oxidativo. Entretanto, o conhecimento dos mecanismos geradores de radicais e dos mecanismos de defesa contribui diretamente para uma adequação das condutas no sentido de evitar uma potencialização do estresse oxidativo já presente nesses pacientes. Alguns hospitais já têm adotado medidas de níveis plasmáticos de marcadores de peroxidação lipídica e antioxidantes durante o curso da doença para auxiliar no acompanhamento do quadro clínico. Um exemplo é o monitoramento contínuo dos níveis de H_2O_2 exalados e dos níveis séricos de SOD. Esses dados já são utilizados para avaliar se houve melhora em nível molecular, antes mesmo da melhora do quadro clínico.

Alguns hospitais europeus têm adotado, como medida-padrão, a utilização de antioxidantes, como as vitaminas C e E, em pacientes com histórico de alcoolismo. Outros antioxidantes têm sido utilizados em pacientes com alterações cardiovasculares e na prevenção da fadiga do diafragma. Contudo, a suplementação com antioxidantes deve ser criteriosa. Um excesso nos níveis de antioxidantes pode comprometer a ativação de mecanismos de defesa via regulação redox.

Entre os vários antioxidantes utilizados nas UTI estão a NAC, as estatinas, os inibidores da enzima conversora de angiotensina (ECA) e os betabloqueadores.

Apesar das dificuldades encontradas em pesquisas com pacientes em UTI, elas podem oferecer um grande impacto

Tabela 46.2 Terapia antioxidante em pacientes asmáticos.

Antioxidante	Resultado
Vitamina C	Aumento no volume expiratório forçado e na capacidade vital forçada; melhora na função pulmonar de crianças
Selênio	Aumento na atividade da enzima GSH-peroxidase dependente de selênio
Ebseleno	Atividade semelhante à GSH-peroxidase; *scavenger* de radicais peroxinitrito
N-acetilcisteína	Redução na viscosidade e na elasticidade do muco; *scavenger* de ERON; efeito citoprotetor; aumento nos níveis de GSH
Ambroxol	Redução de muco (agente mucolítico); *scavenger* de radicais hidroxila; inibição da migração e da ativação de neutrófilos; redução da reatividade bronquial
Apocinina	Inibidor de NADPH oxidase; prevenção da produção de ERON por macrófagos e neutrófilos; redução da lesão celular
Corticosteroides	Ação anti-inflamatória; inibição da ação de fatores de transcrição; redução dos níveis de citocinas e mediadores inflamatórios; estudos com budesonida demonstraram redução nos níveis de peroxinitrito nas vias aéreas de pacientes asmáticos

GSH: glutationa; ERON: espécies reativas de nitrogênio; NADPH: nicotinamida adenina dinucleotídio fosfato.

Quadro 46.4 Síndromes e doenças relacionadas com a UTI e com o estresse oxidativo causado por espécies reativas de nitrogênio (ERON).

- Choque séptico
- Síndrome do desconforto respiratório agudo
- Síndrome da resposta inflamatória sistêmica
- Coágulos intravasculares disseminados
- Disfunção de múltiplos órgãos
- Doenças cardiovasculares
- Diabetes melito
- Trauma
- Lesão de reperfusão
- Câncer

Tabela 46.3 Medidas biológicas do estresse oxidativo em pacientes em UTI.

Local da medida	Biomarcador
Soro	Glutationa e glutationa peroxidade
	Superóxido dismutase
	Hidroperóxidos e malondialdeídos
	Catalase
	Tocoferol e caroteno
	Selênio
	Ascorbato
Urina	Isoprostanos F-2
	Malondialdeídos
Ar exalado	Peróxido de hidrogênio (H_2O_2)
	Alcanos
	Isoprostana-8
	Manlondialdeídos

clínico que pode significar um aumento na sobrevida desses pacientes debilitados. Estudos mais atuais têm demonstrado que a implementação de alguns cuidados e a observação durante o monitoramento dos pacientes podem oferecer novos dados sobre os eventos oxidativos e seu impacto sobre a melhora clínica, como mostra o Quadro 46.5.

MÉTODOS PARA DETECÇÃO DE METABÓLITOS REATIVOS DE ERON *IN VITRO* E *IN VIVO*

Vários fatores dificultam a determinação de quantidades exatas de espécies reativas. Uma das dificuldades encontradas, por exemplo, na determinação das concentrações de superóxido é a presença das formas citoplasmática e mitocondrial da SOD. Isso leva a dosagens de superóxido raramente superiores a 1 nM. Além disso, a meia-vida extremamente curta da maioria das espécies (segundos ou frações de segundos), associada aos eficientes mecanismos redutores celulares, dificulta a determinação de concentrações mais precisas de radicais. Outra dificuldade encontrada é a deficiência de boa parte dos mecanismos em penetrar nas células, detectando a espécie no seu local de produção (*in situ*). Por isso, várias estratégias são utilizadas para determinar, de maneira indireta, o dano causado pelas ERON, ou seja, o estresse oxidativo. A seguir, são citados vários métodos utilizados na tentativa de quantificar o estresse oxidativo em diferentes amostras biológicas.

Dosagem de ERON *ex vivo*

A maioria das ERON é de difícil detecção pelos motivos citados anteriormente. Contudo, o H_2O_2, por exemplo, tem meia-vida maior, o que possibilita a sua detecção em materiais humanos, como plasma, urina e ar expirado. O H_2O_2 pode ser detectado pelo espectrofotômetro, até 30 min após a coleta do material. Entretanto, suas concentrações são extremamente baixas, o que dificulta a sua visualização.

Contudo, em modelos animais, a detecção dessas espécies torna-se mais fácil, pela possibilidade de se trabalhar com o órgão recém-retirado do animal. Em preparações especiais, diversos órgãos podem ser mantidos funcionais em soluções fisiológicas, quando, então, é registrada a síntese desses radicais em tempo real. Podem-se utilizar técnicas de quimioluminescência, fluorescência ou detecção eletroquímica.

Análise dos marcadores de oxidação de lipídios, proteínas e DNA

Um método relativamente simples para determinar o estresse oxidativo de uma dada amostra é por meio das dosagens de marcadores de oxidação. Geralmente, utilizam-se técnicas espectrofotométricas para determinação de hidroperóxidos lipídicos, malondialdeído (MDA), dienos conjugados, o-tirosina e nucleotídios oxidados.

Avaliação da atividade das enzimas antioxidantes

Um indicador indireto do estresse oxidativo é a medida da atividade das enzimas antioxidantes, como a catalase e a SOD. Por meio dos substratos específicos para cada enzima (H_2O_2 e $O_2^{\bullet-}$, respectivamente), as amostras de tecido homogeneizado ou LBA podem indicar a atividade da enzima em um intervalo de tempo específico. São utilizados métodos espectrofotométricos e/ou fluorimétricos, entre outros. Geralmente, utiliza-se a medida do substrato antes e depois da colocação da amostra contendo a enzima.

Análise do ar expirado

Monóxido de carbono (CO)

Na maioria dos estudos, o CO é detectado eletroquimicamente, utilizando-se sensores elétricos seletivos para CO, mas também

Quadro 46.5 Oportunidades de pesquisa e impacto clínico (*American Journal of Critical Care*).

Oportunidades de pesquisa	Impacto clínico
Investigação de práticas de suporte e como essas intervenções podem prevenir ou diminuir a formação de ERON	Dados que esclareçam se as práticas aumentam ou diminuem o estresse oxidativo
Investigação de práticas de monitoramento e como acompanhar a evolução ou a regressão do estresse oxidativo (p. ex., monitorar continuamente o H_2O_2 exalado e os níveis séricos de SOD)	Habilidade em determinar quais práticas de monitoramento podem ser sensíveis para detecção do estresse oxidativo

ERON: espécies reativas de nitrogênio; H_2O_2: peróxido de nitrogênio; SOD: superóxido dismutase.

pode sê-lo por espectrofotômetro ou por cromatografia de gás em laboratórios especializados. O material é coletado em uma única exalação a um fluxo constante (5 a 6 ℓ/min) após inspiração à capacidade pulmonar total. Trata-se de uma vantagem, por ser uma medida não invasiva da peroxidação lipídica.

Hidrocarbonetos voláteis (etano)

A análise de hidrocarbonetos voláteis, como o etano, é de difícil execução, pois há possibilidade de contaminação das amostras com o ar atmosférico. As análises das amostras são feitas por cromatografia de gás.

CONSIDERAÇÕES FINAIS

O controle do *status* oxidativo celular é extremamente fino e complexo. Muitas pesquisas têm como alvo principal o uso de antioxidantes para o tratamento de doenças respiratórias. Contudo, apesar do incontestável papel das ERON na patogênese de várias doenças respiratórias, elas participam do controle de diversas funções celulares, como o processo de respiração celular e balanço energético. Além disso, as ERON são essenciais ao controle de patógenos aos quais as vias aéreas estão constantemente expostas. Por esse motivo, talvez, o uso de antioxidantes, como a N-acetilcisteína e a vitamina C, ainda é controverso e sua eficácia clínica questionada. O grande desafio das pesquisas em estresse oxidativo talvez seja a ponderação entre os efeitos benéficos e deletérios das ERON em um sistema altamente complexo como o sistema respiratório.

BIBLIOGRAFIA

Andrade-Júnior DR, Souza RB, Santos AS, Andrade DR. Os radicais livres de oxigênio e as doenças pulmonares. J Bras Pneumol. 2005;31(1):60-8.

Barnes JP. Mediators of chronic obstructive pulmonary disease. Pharmacological Reviews. 2004;56:515-48.

Boots AW, Haenen GRMM, Bast A. Oxidant metabolism in chronic obstructive pulmonary disease. European Respiratory Journal. 2003;22(suppl. 46):14-27.

Bowler RP, Crapo JD. Oxidative stress in airways. Is there a role for extracellular superoxide dismutase? American Journal of Respiratory Critical Care Medicine 2002;166:S38-S43.

Cantin AM, Woods DE. Aerosolized prolastin suppresses bacterial proliferation in a model of chronic Pseudomonas aeruginosa lung infection. Am J Respir Crit Care Med. 1999;160(4):1130-5.

Cho JH, Yang DK, Kim L, Ryu JS, Lee HL, Lim CM, et al. Inhaled nitric oxide improves the survival of the paraquat-injured rats. Vascular Pharmacology. 2005;42:171-8.

Chow CW, Abreu MTH, Suziki T, Downey GP. Oxidative stress and acute lung injury. American Journal of Respiratory and Cellular and Molecular Biology. 2003;29:427-31.

Clark JM, Lambertsen CJ. Pulmonary oxygen toxicity: a review. Pharmacol Rev. 1971;(2):37-133.

Commoner B, Townsend J, Pake GE. Free radicals in biological materials. Nature. 1954;174(4432):689-91.

Davies KJ, Quintanilha AT, Brooks GA, Packer L. Free radicals and tissue damage produced by exercise. Biochem Biophys Res Commun. 1982;107:1198-2005.

Fink MP. Role of reactive oxygen and nitrogen species in acute respiratory distress syndrome. Curr Opin Crit Care. 2002;8(1):6-11.

Gitto E, Reiter RJ, Karbownik M, Xian-Tan D, Barberi I. Respiratory distress syndrome in the newborn: role of oxidative stress. Intensive Care Med. 2001;27(7):1116-23.

Henricks PA, Nijkamp FP. Reactive oxygen species as mediators in asthma. Pulm Pharmacol Ther. 2001;14(6):409-20.

Kharitonov SA, Barnes PJ. Effects of corticosteroids on noninvasive biomarkers of inflammation in asthma and chronic obstructive pulmonary disease. Proc Am Thorac Soc. 2004;1(3):191-9.

Kinnula VL, Fattman CL, Tan RJ, Oury TD. Oxidative stress in pulmonary fibrosis: a possible role for redox modulatory therapy. Am J Respir Crit Care Med. 2005;172(4):417-22.

Kirkham PA, Barnes PJ. Oxidative stress in COPD. Chest. 2013;144(1):266-73.

Koechlin C, Couillard A, Simar D, Cristol JP, Bellet H, Hayot M, et al. Does oxidative stress alter quadriceps endurance in chronic obstructive pulmonary disease? Am J Respir Crit Care Med. 2004;169(9):1022-7.

Lang JD, McArdle PJ, O'Reilly PJ, Matalon S. Oxidant-antioxidant balance in acute lung injury. Chest. 2002;122(6 Suppl):314S-320S.

Lee ES, Smith WE, Quach HT, Jones BD, Santilli SM, Vatassery GT. Moderate hyperoxia (40%) increases antioxidant levels in mouse tissue. Journal of Surgical Research. 2005;127:80-4.

Lee IT, Yang CM. Inflammatory signalings involved in airway and pulmonary diseases. Mediators Inflamm. 2013;2013:791231.

MacNee W. Pathogenesis of chronic obstructive pulmonary disease. Proc Am Thorac Soc. 2005;2(4):258-66.

Matthay MA, Zimmerman GA. Acute lung injury and the acute respiratory distress syndrome. Four decades of inquiry into pathogenesis of rational management. Am J Respir Cell Mol Biol. 2005;33:319-27.

McGrath LT, Mallon P, Dowey L, Silke B, McClean E, McDonnell M, et al. Oxidative stress during acute respiratory exacerbations in cystic fibrosis. Thorax. 1999;54(6):518-23.

Nadeem A, Siddiqui N, Alharbi NO, Alharbi MM. Airway and systemic oxidant-antioxidant dysregulation in asthma: a possible scenario of oxidants spill over from lung into blood. Pulm Pharmacol Ther. 2014;29(1):31-40.

Nevin BJ, Broadley KJ. Nitric oxide in respiratory diseases. Pharmacology & Therapeutics. 2002;95:259-93.

Oury TD, Chang LY, Marklund SL, Day BJ, Crapo JD. Immunocyto-chemical localization of extracellular superoxide dismutase in human lung. Lab Invest. 1994;70:889-98.

Paredi P, Biernacki W, Invernizzi G, Kharitonov SA, Barnes PJ. Exhaled carbon monoxide levels elevated in diabetes and correlated with glucose concentration in blood: a new test for monitoring the disease? Chest. 1999;116(4):1007-11.

Paredi P, Kharitonov SA, Barnes PJ. Analysis of expired air for oxidation products. Am J Respir Crit Care Med. 2002;166(12 Pt 2):S31-7.

Phillips M, Cataneo RN, Greenberg J, Grodman R, Gunawardena R, Naidu A. Effect of oxygen on breath markers of oxidative stress. Eur Respir J. 2003;21(1):48-51.

Rahman I, MacNee W. Oxidative stress and regulation of glutathione in lung inflammation. Eur Respir J. 2000;16:534-54.

Repine JE, Bast A, Lankhorst I. Oxidative stress in chronic obstructive pulmonary disease. Oxidative Stress Study Group. Am J Respir Crit Care Med. 1997;156(2 Pt 1):341-57.

Ross D, Norbeck K, Moldeus P. The generation and subsequent fate of glutathionyl radicals in biological systems. J Biol Chem. 1985;260(28):15028-32.

Roum JH, Buhl R, McElvaney NG, Borok Z, Crystal RG. Systemic deficiency of glutathione in cystic fibrosis. J Appl Physiol. 1993;75(6):2419-24.

Sacandalios S. Oxidative stress: molecular perception and transduction of signals triggering antioxidant gene defenses. Braz J Med Biol Res. 2005;38(7):995-1014.

Santus P, Corsico A, Solidoro P, Braido F, Di Marco F, Scichilione N. Oxidative stress and respiratory system: pharmacological and clinical reappraisal of n-acetylcysteine. COPD. 2014;11:705-17.

Schieber M, Chandel NS. ROS function in redox signaling and oxidative stress. Current Biology. 2014;24:R453-R462.

Schock BC, Young IS, Brown V, Fitch PS, Shields MD, Ennis M. Antioxidants and oxidative stress in BAL fluid of atopic asthmatic children. Pediatr Res. 2003;53(3):375-81.

Spicuzza L, Barnes PJ, Di Maria GU, Belvisi MG. Effect of 8-iso-prostaglandin F(2 alpha) on acetylcholine release from parasympathetic nerves in guinea pig airways. Eur J Pharmacol. 2001;416(3):231-4.

Tarpey MM, Wink DA, Grisham MB. Methods for detection of reactive metabolites of oxygen and nitrogen: in vitro and in vivo considerations. Am J Physiol Regul Integr Comp Physiol. 2004;286(3):R431-44.

Venglarik CJ, Girón-Calle J, Wigley AF, Malle E, Watanabe N, Forman HJ. Hypochlorous acid alters bronchial epithelial cell membrane properties and prevention by extracellular glutathione. J Appl Physiol. 2003;95:2444-52.

Zocrato LB, Capettini LS, Rezende BA, Silva JF, Rodrigues-Machado MG, Cortes SF, et al. Increased expression of endothelial iNOS accounts for hyporesponsiveness of pulmonary artery to vasoconstrictors after paraquat poisoning. Toxicol In Vitro. 2010;24(3):1019-25.

Índice Alfabético

W

10 1 2 3 4 5 6 7 8 9 2022